国家癌症中心 编
National Cancer Center

2017
中国肿瘤登记年报
CHINA CANCER REGISTRY ANNUAL REPORT

主编 赫 捷 陈万青

U0231999

人民卫生出版社

图书在版编目(CIP)数据

2017 中国肿瘤登记年报 / 国家癌症中心编. —北京：人民卫生出版社，2018

ISBN 978-7-117-27029-8

Ⅰ. ①2… Ⅱ. ①国… Ⅲ. ①肿瘤 - 卫生统计 - 中国 -2017- 年报 Ⅳ. ①R73-54

中国版本图书馆 CIP 数据核字（2018）第 148193 号

| 人卫智网 | www.ipmph.com | 医学教育、学术、考试、健康，购书智慧智能综合服务平台 |
| 人卫官网 | www.pmph.com | 人卫官方资讯发布平台 |

2017 中国肿瘤登记年报

编　　写：国家癌症中心

出版发行：人民卫生出版社（中继线 010-59780011）

地　　址：北京市朝阳区潘家园南里 19 号

邮　　编：100021

E - mail：pmph @ pmph.com

购书热线：010-59787592　010-59787584　010-65264830

印　　刷：北京画中画印刷有限公司

经　　销：新华书店

开　　本：889×1194　1/16　印张：39

字　　数：1127 千字

版　　次：2018 年 8 月第 1 版　2018 年 8 月第 1 版第 1 次印刷

标准书号：ISBN 978-7-117-27029-8

定　　价：198.00 元

打击盗版举报电话：010-59787491　E-mail：WQ @ pmph.com

（凡属印装质量问题请与本社市场营销中心联系退换）

编　委　会

Editorial Board

鸣 谢

中国肿瘤登记年报编委会对各肿瘤登记处的相关工作人员在本年报出版过程中给予的大力协助,尤其在整理、补充、审核登记资料,以及建档、建库等方面所做出的贡献表示感谢!衷心感谢编写组成员在年报撰写工作付出的辛苦努力!同时,对《中国肿瘤》编辑部在编审过程中提供的大力支持表示感谢!

Acknowledgement

The editorial committee of China cancer registry annual report would like to express their gratitude to all staff of cancer registries who have made a great contribution for the report, especially on data reduction, supplements, auditing and cancer registration database management. Sincere thanks go to all members of the contributors for their great efforts. Additionally, we gratefully acknowledge the support of editing from the journal of *China Cancer*.

肿瘤登记处名单 List of cancer registries

省(自治区、直辖市) Province (autonomous region, municipality)	肿瘤登记处 Cancer registry	登记处所在单位 Affiliation	主要工作成员 Staff
北京	北京市	北京肿瘤医院;北京市肿瘤防治研究所	季加孚 王宁 杨雷 袁延楠 李慧超 刘硕 卢思佳 田敬
天津	天津市	天津市疾控中心	江国虹 王德征 沈成凤 张爽 张辉 徐忠良 张颖 宋桂德 纪艳 王冲
河北	河北省	河北医科大学第四医院	单保恩 贺宇彤 梁迪 李道娟 温登瑰 靳晶 师金
	石家庄市	石家庄市疾控中心	董会敏 马新颜 高从 范志磊 吴立强 张新娟 礼千惠 王军勇 任军辉 邓莉莉 张玉峰 张玉伟
	赞皇县	赞皇县疾控中心	马学志 王树革 郝月红 李丽 焦士辉 赵娟
	辛集市	辛集市疾控中心	耿丽 田秋菊 杨若楠 孙寒
	迁西县	迁西县疾控中心	李印国 盛振海 陈晓东 赵金鸽 王伟光 赵珊
	迁安市	迁安市疾控中心	谌华卿 刘芳 王翠玲
	秦皇岛市区	秦皇岛市第四医院	魏东舟 张松 熊润红 杨晋
	涉县	涉县肿瘤防治所	李永伟 张爱兵 温登瑰 张兴旺 张书宾 贾瑞强 张晓萍 牛春艳
	磁县	磁县肿瘤防治研究所	宋国慧 李东方 陈超 盂凡书 冀鸿新 龚妍玮 张金 路晓雪 严永霞
	武安市	武安市疾控中心	杨慧 李璐 韩建朝 郭秀杰
	邢台县	邢台县疾控中心	董玲 王德旗 赵书云
	内丘县	内丘县疾控中心	龙云 张振花

省（自治区、直辖市） Province （autonomous region, municipality）	肿瘤登记处 Cancer registry	登记处所在单位 Affiliation	主要工作成员 Staff
河北	任县	任县疾控中心	常明　张存果　谢文涛　李红延　檀志辉 吉国强
	保定市	保定市疾控中心	侯烨　马继飞　焦克冉　李红云　和丽娜 张卫君　刘玉荣　孙明　张利
	望都县	望都县疾控中心	王宏伟　田红梅　葛淑环　王红革
	安国市	安国市疾控中心	刘树生　李辉　魏泽永　李倩倩
	宣化县	宣化县疾控中心	左存锐　李少英　杜万艳　刘玉明
	张北县	张北县疾控中心	刘会　刘东雍
	承德市双桥区	承德市双桥区疾控中心	王明慧　谭忠萍　李广鲲　彭媛媛　平萍
	丰宁满族自治县	丰宁县医院	任秀英　于清利　唐秋香　王艳峰
	沧州市	沧州市疾控中心	鲁文慧　杨希晨　安连芹　张文润　高哲敏 孙通庆　付素红　杨秀敏　邱秀俊　李文娟 仝建玲
	海兴县	海兴县疾控中心	王华丽　张策　武华倩
	盐山县	盐山县疾控中心	张俊芹　庞凌云　李杰
山西	山西省	山西省肿瘤医院	张永贞　曹凌　乔楠
	太原市杏花岭区	太原市杏花岭区疾控中心	荆国旗　倪芳　薛秀丽　赵虹
	阳泉市	阳泉市肿瘤防治研究所肿瘤医院	高秋生　马玉龙　冯俊青　张月旭　蒋书琼 张宏伟　吕利成　王秋花　王珍　郗小红 智慧
	平定县	平定县疾控中心	贾源瑶　武金平　李春霞
	盂县	盂县疾控中心	荣玉海　秦先林　刘智慧　王晓风　王丽 韩瑞贞
	平顺县	平顺县疾控中心	贾艳芳
	沁源县	沁源县疾控中心	关鹏飞
	阳城县	阳城县肿瘤医院肿瘤研究所	王新正　元芳梅
	晋中市榆次区	晋中市榆次区疾控中心	郑永萍　郭秀峰　董小平　智伟　李巧凤 闫梦娇
	昔阳县	昔阳县疾控中心	王晓霞
	寿阳县	寿阳县疾控中心	李卫东　郝佐文　张慧玲　李润明　霍志强 王俊红　姜艳红
	稷山县	稷山县疾控中心	谭万霞
	新绛县	新绛县疾控中心	郭亚丽　周莉娜　郭玉玲

省（自治区、直辖市） Province （autonomous region, municipality）	肿瘤登记处 Cancer registry	登记处所在单位 Affiliation	主要工作成员 Staff
山西	垣曲县	垣曲县疾控中心	张红霞　武茹燕
	芮城县	芮城县疾控中心	王康宁　范夏莉
	洪洞县	洪洞县疾控中心	郭婷婷　张敏　程淑萍　崔亚丽
	临县	临县疾控中心	刘秀娥　高旭亮
内蒙古	内蒙古自治区	内蒙古综合疾控中心	钱永刚　席云峰　陈文婕
	武川县	武川县疾控中心	郭建平　韩敏　赵晓钢
	土默特右旗	土右旗疾控中心	贾卫军　王峰　田晓丽
	赤峰市	赤峰市疾控中心	何丽　韩晓玉　张雪
	敖汉旗	敖汉旗疾控中心	曹国峰　崔富　崔海华　任启超　陈静 刘继莹　陈婷欣
	开鲁县	开鲁县疾控中心	张成立　石新元　曹亮　张富超　王国华 丁秀鸿
	呼伦贝尔市海拉尔区	呼伦贝尔市海拉尔区疾控中心	刘宝霞
	阿荣旗	阿荣旗疾控中心	郭天骅　柳聪慧
	莫力达瓦达斡尔族自治旗	莫旗疾控中心	赵占峰　张凤杰
	鄂温克族自治旗	鄂旗疾控中心	张艺杰
	牙克石市	牙克石市疾控中心	苏燕　李玉芝　李文辉　韩立国　潘炳凯 李覆男
	根河市	根河市疾控中心	谷寒风　麻然香　钟彦丰
	巴彦淖尔市临河区	巴彦淖尔市临河区疾控中心	李忠　马萍　刘美丽　丁建平　袁月新 张旭峰
	锡林浩特市	锡林浩特市疾控中心	赛音毕力格　李智鹏　王艳萍　范翠玲 王可心
辽宁	辽宁省	辽宁省疾控中心	穆慧娟　礼彦侠　于丽娅
	沈阳市	沈阳市疾控中心	李恂　吕艺
	康平县	康平县疾控中心	牛翔天　王洪利　彭红伟　田丽娟　魏继红
	法库县	法库县疾控中心	裴永武　孔林　张宝桐　马云丽　刘茜
	大连市	大连市疾控中心	姜杰　梅丹　王晓锋
	庄河市	庄河市疾控中心	王丽娜　刘绘园　郝金宽　张永梅
	鞍山市	鞍山市疾控中心	袁月　徐绍和　邹青春　张微微　王肖琳 林立强　李绯璇　张思齐　曲杰　于进 陈康境　张颖　洪圣茹

省（自治区、直辖市） Province （autonomous region，municipality）	肿瘤登记处 Cancer registry	登记处所在单位 Affiliation	主要工作成员 Staff
辽宁	本溪市	本溪市疾控中心	安晓霞　李海娜　孟芳芳
	丹东市	丹东市疾控中心	戴东　季程程
	东港市	东港市疾控中心	吕辉　张武武
	营口市	营口市疾控中心	李颖
	阜新市	阜新市疾控中心	代晓泽　刘辉　赵丽军　齐笑晴
	彰武县	彰武县疾控中心	王楠
	辽阳县	辽阳县疾控中心	何秀玲　李迎秋　郭凤娟　金丽影　徐荣亮
	大洼市	大洼市疾控中心	吕剑锋　焦红梅
	建平县	建平县疾控中心	许慧敏　吕广艳　杨晓光　熊丽杰
吉林	吉林省	吉林省疾控中心	贾淯媛　侯筑林
	德惠市	德惠市疾控中心	程志芳　凌命新　张文兴
	吉林市	吉林市疾控中心	孙殿伟　王刚　张迪　刘晔　王锦
	桦甸市	桦甸市疾控中心	李金禄　于彩霞
	通化市	通化市疾控中心	何柳　李淑娟　魏霞　郭慧敏
	通化县	通化县疾控中心	崔艳玲　钱文伟　刘宇
	梅河口市	梅河口市疾控中心	王彬　刘光明　杜跃军　张静文　王莹
	大安市	大安市疾控中心	李晓秋　王威　刘玉涵
	延吉市	延吉市疾控中心	金哲男　方学哲　刘海婷
	敦化市	敦化市疾控中心	朱光哲　姜红媛　朱晓梅　李秀英　李楠　荆铎　田丽敏
黑龙江	黑龙江省	黑龙江省肿瘤防治办公室	宋冰冰　孙惠昕　陈王洋　张冒祥
	哈尔滨市道里区	哈尔滨市道里区疾控中心	李凯峰　于延玲　康娟　杨媛媛　张希羽
	哈尔滨市南岗区	哈尔滨市南岗区疾控中心	杨丽秋　何慧　于波　王威娜　单晓丽　栾青　李玲玲
	哈尔滨市香坊区	哈尔滨市香坊区疾控中心	李欲哲　高艳丽　毕建韬
	尚志市	尚志市疾控中心	姜欣
	五常市	五常市疾控中心	周锐　田伟成　赵丽君
	同江市	同江市疾控中心	齐明军　于洋　段翔棋
	勃利县	勃利县疾控中心	张长山　王雨微

省（自治区、直辖市） Province （autonomous region, municipality）	肿瘤登记处 Cancer registry	登记处所在单位 Affiliation	主要工作成员 Staff
黑龙江	牡丹江市	牡丹江市疾控中心	黄丽勃　邱红　王路思　常蓉　肖静
	海林市	海林市疾控中心	余斌　张金荣　牛春英
上海	上海市	上海市疾控中心	仲伟鉴　施燕　鲍萍萍　吴春晓　张敏璐 王春芳　顾凯　向咏梅　彭鹏　龚杨明 施亮　邹珍
江苏	江苏省	江苏省疾控中心	韩仁强　周金意　缪伟刚　罗鹏飞　俞浩 武鸣
	无锡市区	无锡市疾控中心	董美华　杨坚波　钱云　杨志杰　董昀球 谢巍　李亭亭　高迪　周佳　刘增超 徐红艳　茹炯
	徐州市区	徐州市疾控中心	常桂秋　娄培安　张盼　董宗美 陈培培　乔程　李婷　张宁
	常州市区	常州市疾控中心	姚杏娟　姚昉　骆文书　董惠斌 李贵英　邬银燕　施鸿飞　秦晶
	溧阳市	溧阳市疾控中心	刘建平　周亮　彭柳明　狄静　曹磊
	常州市金坛区	常州市金坛区疾控中心	周鑫　何怡
	苏州市区	苏州市疾控中心	胡一河　陆艳　王临池　华钰洁 黄春妍　陈丽　王从菊　周靓玥　张莹 张荣艳　顾建芬
	南通市区	南通市疾控中心	徐红　王秦　韩颖颖　刘海峰　喻鹏 冯健　瞿艳华　戴垚垚　郑会燕　赵培 潘少聪
	海安县	海安县疾控中心	王小健　曹晓斌　童海燕　魏金莲
	如东县	如东县疾控中心	纪桂勤　夏建华　张爱红　孙艳丽 周晓云
	启东市	启东市人民医院,启东肝癌防治研究所	朱健　陈建国　陈永胜　张永辉　丁璐璐 陆健泉　唐红萍
	如皋市	如皋市疾控中心	王书兰　吴坚　吕家爱　黄晓波　孙福华
	海门市	海门市疾控中心	杨艳蕾　唐锦高　倪倬健　邱敏
	连云港市区	连云港市疾控中心	董建梅　张春道　李伟伟　马昭君 秦绪成　李振涛　仲凤霞　王红燕　吴安博 付艳云
	连云港市赣榆区	连云港市赣榆区疾控中心	金凤　张晓峰　顾绍生
	东海县	东海县疾控中心	徐宗攀　张振宇　吴同浩　马进　郑培兰 陈晓
	灌云县	灌云县疾控中心	朱凤东　马士化　严春华　孙新苗
	灌南县	灌南县疾控中心	房维高　王海涛　王昕　荣秋艳　孙婷婷

省（自治区、直辖市） Province (autonomous region, municipality)	肿瘤登记处 Cancer registry	登记处所在单位 Affiliation	主要工作成员 Staff
江苏	淮安市清江浦区	淮安市清江浦区疾控中心	于浩　李彬彬　於丽丽
	淮安市淮安区	淮安市淮安区疾控中心	开海涛　宋光　苏明　缪彩云　邰昊 顾仲翔　颜庆洋
	淮安市淮阴区	淮安市淮阴区疾控中心	李成菊　袁瑛　唐勇　杨帆
	涟水县	涟水县疾控中心	叶建玲　孙维新　浦继尹
	淮安市洪泽区	淮安市洪泽区疾控中心	李栋　陈思红　王芳　张举巧　袁翠莲
	盱眙县	盱眙县疾控中心	袁守国　许松　李鑫林　滕建玉　谢杨 赵倩　汪茂艳
	金湖县	金湖县疾控中心	周娟　何士林
	盐城市亭湖区	盐城市亭湖区疾控中心	严莉丽　朱金明　曾华
	盐城市盐都区	盐城市盐都区疾控中心	岳燕萍
	滨海县	滨海县疾控中心	蔡伟　曹正兵　徐胜
	阜宁县	阜宁县疾控中心	王建明　支杰　蒋蔓
	射阳县	射阳县疾控中心	戴曙光　孙峰　赵春燕　岳荣荣
	建湖县	建湖县疾控中心	王剑　肖丽　蔡奎　孔文娟
	东台市	东台市疾控中心	赵建华　史春兰
	大丰市	大丰市疾控中心	顾晓平　智恒奎　王银存　盛风
	宝应县	宝应县疾控中心	王元霞　朱立文　商桂娟　刘国新　潘艳玉 张志平
	丹阳市	丹阳市疾控中心	应洪琰　陈丽黎　周超　胡佳慧
	扬中市	扬中市肿瘤防治研究所	华召来　周琴　施爱武　朱阳春　冷荣柏
	泰兴市	泰兴市疾控中心	范敏　樊冬梅　刘红建　黄素勤　徐兴 封军莉　丁华萍
浙江	浙江省	浙江省癌症中心	毛伟敏　俞敏　杜灵彬　李辉章　龚巍巍 朱陈　王悠清　张超男　陈瑶瑶　余传定 周慧娟　董鹏
	杭州市	杭州市疾控中心	赵刚　刘庆敏　任艳军　张艳　刘冰
	宁波市江东区	宁波市江东区疾控中心	董芬　孙灵英　俞紫莲　赵磊　项艺
	慈溪市	慈溪市疾控中心	吴逸平　罗央努　罗丹　马旭　刘琼 黄振宇　黄文　王利君　胡吉　马微丰 徐宁辉　孙金科
	温州市鹿城区	温州市鹿城区疾控中心	朱海深　谢海斌　郑纲　陈茜　项方吕 陈捷　张沛绮　徐晓旭　陈淑珍

省（自治区、直辖市） Province （autonomous region， municipality）	肿瘤登记处 Cancer registry	登记处所在单位 Affiliation	主要工作成员 Staff
浙江	嘉兴市	嘉兴市疾控中心	李雪琴　马骏　洪霞　陈文燕　王飞 王敏娟　朱云芳　王芳　沈晔　姚晴燕
	嘉善县	嘉善县肿瘤防治所	李其龙　姚开颜　杨金华　周春婷 吕洁萍
	海宁市	海宁市中医医院	姜春晓　许云峰　祝丽娟　王小花　杨靖 封琳
	长兴县	长兴县疾控中心	陆红妹　王小康　陈蓉　秦家胜　章柳红 徐文竹　张琼　贺晓红　顾建萍　范月峰 高萍萍　佘利华
	绍兴市上虞区	绍兴市上虞区疾控中心	张鑫培　章军　杜海波　丁萍飞　赵之青 韩建锋　龚月江　阮建江　陈建忠
	永康市	永康市疾控中心	应新显　胡云卿　吴忠顶　胡浩　黄金莲 周美儿　朱洪挺　胡春生　徐玲巧　陈璐
	开化县	开化县疾控中心	郑小萍　严传富　汪德兵　项彩英
	岱山县	岱山县疾控中心	虞吉寅　夏仕军　何存弘　赵剑刚　王坤炎 王志平　王建军　罗黛玲　徐妮　郑章 林玉艳　钟依军　徐群飞
	仙居县	仙居县疾控中心	蔡红卫　应江伟　吴武军　周立新 王丽君　俞念含　王丹枫　郑红　陈海仙
	龙泉市	龙泉市疾控中心	陈焕松　梅盛华　万春松　刘卫红 叶水菊　魏珍　周雯　王艺霖　谢泽久 邱鹏　张美锦　吴国庆　杨盛春
安徽	安徽省	安徽省疾控中心	刘志荣　陈叶纪　查震球　戴丹
	合肥市	合肥市疾控中心	张小鹏　朱义彬　张俊青　孙锋　李晓铷 唐伦　陈双双　田源　宫小刚　胡玉莹 卢林　张鹏川
	长丰县	长丰县疾控中心	吴海燕　孙多壮　郑军　陈春
	肥东县	肥东县疾控中心	陈海涛　谈其干　张全寿　任波
	肥西县	肥西县疾控中心	汪金华　赵艳艳　胡晓先　唐德明　姚平 张军
	庐江县	庐江县疾控中心	洪光烈　李佳佳　艾静
	巢湖市	巢湖市疾控中心	王义江　刘涛
	芜湖市	芜湖市疾控中心	朱君君　甘跃　鲍慧芬　崔晓娟 丁卫群　王秀丽　陈云　吴瑞萍　冯花平
	蚌埠市	蚌埠市疾控中心	卜庭栋　何泽民　陈军　吴子虎　周国华 白雪　陈艳　沈明　高雅旋
	五河县	五河县疾控中心	王军　王玉栋　郭茂蕴　夏立环　姜玉洁
	马鞍山市	马鞍山市疾控中心	叶敏仕　王春　卞正平　蔡华英

省（自治区、直辖市） Province （autonomous region, municipality）	肿瘤登记处 Cancer registry	登记处所在单位 Affiliation	主要工作成员 Staff
安徽	铜陵市	铜陵市疾控中心	胡婧婷　吴刚　刘红艳
	铜陵市义安区	铜陵市义安区疾控中心	钱静　汪孝东　邢朝胜　王芳　张标 丁媛
	定远县	定远县疾控中心	朱敏　王孝旭　王斌　曹娇娇
	天长市	天长市疾控中心	胡彪　任桂云　曹水
	阜阳市颍州区	阜阳市颍州区疾控中心	韩冰　陈芳　韩梅　曾玲　赵喃喃 周建华　崔忠民　郭青
	阜阳市颍东区	阜阳市颍东区疾控中心	马朝阳　郭海昊　刘侠　司伟　亓先昀
	太和县	太和县疾控中心	王允田　张西才　谭霈源
	宿州市埇桥区	宿州市埇桥区疾控中心	马新安　刘中华　吴春艳　张鹏　黄磊
	灵璧县	灵璧县疾控中心	郭启高　赵辉　陶海棠　汤雅丽
	寿县	寿县疾控中心	杨茂敏　蔡传毓　徐海军　霍圣菊 陶俊婷　唐晶晶
	金寨县	金寨县疾控中心	袁伟　俞亮　肖冬梅　张礼兵
	蒙城县	蒙城县疾控中心	王勇　李银梅　刘翔　刘珊珊　谢贝贝 张爱东
	泾县	泾县疾控中心	刘安阜　余永明　伍沪文　谢玉荣 马志进　沈斌　司芸芸　王芳　王木田 黄志刚　王菊红
福建	福建省	福建省肿瘤医院	周衍　江惠娟　林永添　马晶昱
	福清市	福清市疾控中心	何道逢　黄巧凤　钟女娟　许志达　王小阳
	长乐市	长乐市肿瘤防治研究所	陈建顺　陈礼慈　陈心聪　陈聪明　陈英
	厦门市区	厦门市疾控中心	伍啸青　林艺兰　陈月珍　陈丽燕　张琼花 连真忠　黄清香　谢丽珊　张卓平　张凡旋
	厦门市同安区	厦门市同安区疾控中心	陈上清　陈仁忠
	莆田市涵江区	厦门市涵江区疾控中心	林玉成　方晓滨
	永安市	永安市疾控中心	范光　李杭生　潘玮
	惠安县	惠安县疾控中心	陈培阳　柳美凤　张冬雪
	长泰县	长泰县疾控中心	郑冬柏　张碧花
	建瓯市	建瓯市疾控中心	裴振义　熊健　吕航
	龙岩市新罗区	龙岩市新罗区疾控中心	廖凌玲
	龙岩市永定区	龙岩市永定区疾控中心	吴红平　卢华兴
江西	江西省	江西省疾控中心	刘杰　朱丽萍　徐艳　颜玮　陈轶英 赵军
	南昌市新建区	南昌市新建区疾控中心	熊炜　周孔香　何建平

省（自治区、直辖市） Province （autonomous region，municipality）	肿瘤登记处 Cancer registry	登记处所在单位 Affiliation	主要工作成员 Staff
江西	九江市浔阳区	九江市浔阳区疾控中心	黎哲程　朱丽霞　郑坤　邓如蕙　刘明子
	武宁县	武宁县疾控中心	潘盛林　段红政　邹德政　张赣湘　王淼
	赣州市章贡区	赣州市章贡区疾控中心	苏德云　张华　柳伟　张纯碧　廖顺
	赣州市赣县区	赣州市赣县区疾控中心	罗鸿华　刘金祥　吴光辉　陈华
	龙南县	龙南县疾控中心	赖永赣　彭旻微
	安福县	安福县疾控中心	王剑　肖中仕　刘正凡　刘跃
	万载县	万载县疾控中心	刘兵　汤丽珍　陈亚芬
	上高县	上高县疾控中心	叶江西　陶武明　赵卫东　刘梓英　游浩
	靖安县	靖安县疾控中心	舒小裕　刘志英　涂红龙
	宜黄县	宜黄县疾控中心	吴旭明　朱海龙　廖庆远　谢小英
	上饶市信州区	上饶市疾控中心	孔德义　郑俐敏　严宇涵　邱光圣　邵云兰
	玉山县	玉山县疾控中心	祝庆伟　黄华燕　陈义东
	横峰县	横峰县疾控中心	程立平　涂永海　毛术霞　李文秦　王万华
	余干县	余干县疾控中心	汤彩兰　段叠　徐建强　叶晓莲
山东	山东省	山东省疾控中心	郭晓雷　付振涛
	济南市	济南市疾控中心	宫舒萍　韩京　杨柳　王洋　姜超 王玉恒　李瑛鑫　吴兴彬　丁春明
	章丘市	章丘市疾控中心	刘庆皆　柴本正　夏海燕
	青岛市	青岛市疾控中心	张华　宁锋
	青岛西海岸新区	青岛西海岸新区疾控中心	陈向华　廖倩
	淄博市临淄区	淄博市临淄区疾控中心	高峰　卢斌　韦洁　马海玲　张城倩
	沂源县	沂源县疾控中心	李东芝　林风金　崔宝强　孙兆爱
	滕州市	滕州市疾控中心	徐玉銮　李玉春　于雪静　龚理
	广饶县	广饶县疾控中心	徐海霞　刘芳
	烟台市	烟台市疾控中心	陈远银　刘海韵　于绍轶　曲淑娜　徐颖 王倩倩　王心祥　林强　卢茜　李兴龙 孙溪盛
	招远市	招远市疾控中心	翟玉庭　刘瑞兰　李桂刚　宁巍巍 刘伟光　张发学　刘国江　李美欣　张晓光
	临朐县	临朐县胃癌防治所	刘卫东　郭超　付海花　张兰福　孙树海
	高密市	高密市疾控中心	宫献升　黄一峰　冷冠群　谢珍　马瑞花

省（自治区、直辖市） Province (autonomous region, municipality)	肿瘤登记处 Cancer registry	登记处所在单位 Affiliation	主要工作成员 Staff
山东	汶上县	汶上县疾控中心	马仲锋　李晓琴　张燕　李岩　张丹 马典伦　杨庆杰　冯令花
	梁山县	梁山县疾控中心	张建鲁　谢书丹　冯昌红
	曲阜市	曲阜市疾控中心	孔超　孔凡玲　颜俊　孔秀梅
	邹城市	邹城市疾控中心	王维花　骆秀美
	宁阳县	宁阳县疾控中心	焦颖　刘婷婷　马学成　王静
	肥城市	肥城市人民医院	赵德利　李琰琰　姜敏　张婷婷　尹晓燕 王青　杨林林
	乳山市	乳山市疾控中心	邹跃威　李立科　张玉佳
	日照市东港区	日照市东港区疾控中心	贺玉芬　韩志军　徐贞贞
	莱芜市莱城区	莱芜市莱城区疾控中心	丁丽平　尚明香　吕明星　燕凤宇
	沂南县	沂南县疾控中心	徐兴曲　王家倩　华国梁
	沂水县	沂水县疾控中心	刘持菊　王维霞　杨登强　张江宝
	莒南县	莒南县疾控中心	杨庆国　文章军　邓花
	德州市德城区	德州市德城区疾控中心	杨树乾　安德峰　刘爱华
	高唐县	高唐县疾控中心	谢新莉　杨亮亮　杨建新
	滨州市滨城区	滨州市滨城区疾控中心	徐晓青　赵经纬　李娜
	菏泽市牡丹区	菏泽市牡丹区疾控中心	秦舒　国锦　仇翠梅　孙鹏
	单县	单县疾控中心	赵海洲　邵光勇　李锦　刘继云　高玉
	巨野县	巨野县疾控中心	肖艳玲　伍恩标　冯东民　汪晓丽
河南	河南省	河南省肿瘤防治研究办公室	刘曙正　孙喜斌　全培良　陈琼　张萌 曹小琴
	郑州市	郑州市疾控中心	孙文慧　李建彬　苌道亮　杨金秀　张亚丽 时珂　段华筝　李建华
	开封市祥符区	开封市祥符区疾控中心	马师　李慎榜　田艳玲　代蒙蒙　王晓倩
	洛阳市	洛阳市疾控中心	闫云燕　杜爱兰　李爱红　倪燕　温丹 韩迎霞　邢建乐　何桂婷
	洛阳市吉利区	洛阳市吉利区疾控中心	席永娟　张菲菲
	孟津县	孟津县疾控中心	许瑞瑞　张琰琰
	新安县	新安县疾控中心	翟亚楠
	栾川县	栾川县疾控中心	刘爱坡　黄建生　田森
	嵩县	嵩县疾控中心	乔幸　石梦瑶　安转霞

省（自治区、直辖市） Province （autonomous region, municipality）	肿瘤登记处 Cancer registry	登记处所在单位 Affiliation	主要工作成员 Staff
河南	汝阳县	汝阳县疾控中心	李白鸟　郭晓娅
	宜阳县	宜阳县疾控中心	楚玉梅　陈培
	偃师市	偃师市疾控中心	段凤玲　秦艳锦　周艳艳
	鲁山县	鲁山县疾控中心	郭启民　田大广　付敬　任冰　匡晓霏 张丽萨
	安阳市	安阳市肿瘤医院	王建坡　王强　潘鹏飞　付维　任晓光 闫焕勤
	林州市	林州市肿瘤医院	付方现　刘志才　李变云　于晓东　侯凯 刘畅　程兰萍　王丽
	鹤壁市	鹤壁市人民医院	钞利娜　王冰冰　董雪萍　胡凤琴 裴树英
	辉县市	辉县市疾控中心	孙花荣　何天有　赵小聪　李颖
	濮阳市华龙区	濮阳市华龙区疾控中心	王培贤　王新杰　毛利娟
	禹州市	禹州市卫生防疫站	杨安锋　赵江珍　杨宗慧　李晓蕊
	漯河市	漯河市疾控中心	代莹　张起行　孙路平　胡昕
	漯河市源汇区	漯河市源汇区疾控中心	刘伟飞　李冬　李彤　李凯歌　牛艳丽
	漯河市郾城区	漯河市郾城区疾控中心	曹贺梅　孙路森　密伟杰　庞静　宋哲奥 常帅奇
	漯河市召陵区	漯河市召陵区疾控中心	陶哲　樊永立　党丽媛　刘佳　刘洋
	三门峡市	三门峡市疾控中心	刘存棣　吴彦领　武恕星　郭振平　何建磊 姚晓云
	南阳市卧龙区	南阳市卧龙区疾控中心	刘凯　周静　张飞虎
	方城县	方城县疾控中心	李谱　田向阳　倪林静
	内乡县	内乡县疾控中心	李亚波　金花　代阳
	睢县	睢县疾控中心	郇树青　蔡蕾　祝海松　周康
	虞城县	虞城县疾控中心	王立新　李增燕　杨晓东　王士刚
	罗山县	罗山县疾控中心	曹世明　岳梅军　朱义功　江坤
	固始县	固始县疾控中心	李程鹏　张柯　沈玉
	沈丘县	沈丘县疾控中心	程麟　刘军政　胡晓岚　马平　王爱丽 迟艳丽　王振远
	郸城县	郸城县疾控中心	张吉志　谢守彬　郭德银　张建　陈静 顾雅靖　赵辉
	西平县	西平县疾控中心	邵天堂　赵春玲　王中梅　毛小辉　夏耀华 康文昊

省（自治区、直辖市） Province （autonomous region， municipality）	肿瘤登记处 Cancer registry	登记处所在单位 Affiliation	主要工作成员 Staff
河南	济源市	济源市疾控中心	黄艳芳　郑莹茹
湖北	湖北省	湖北省肿瘤医院	魏少忠　李广灿　张敏　廉吉好　张玉玲
	武汉市	武汉市疾控中心	杨念念　龚洁　严亚琼　代娟　赵原原
	十堰市郧阳区	十堰市郧阳区疾控中心	柯华　胡晓东　陈静
	宜昌市	宜昌市疾控中心	胡池　杨佳娟　朱婕
	五峰土家族自治县	五峰县疾控中心	邹晓丹　熊斌
	宜城市	宜城市疾控中心	陈阳
	京山县	京山县疾控中心	李宏　夏春来　陈娇
	钟祥市	钟祥市疾控中心	赵丽　霍军荣
	云梦县	云梦县疾控中心	李纯波　周浩　潘雨晴
	公安县	公安县疾控中心	谢朝林　薛维军　洪杰　申立琼
	洪湖市	洪湖市疾控中心	廖涛　代宇　徐海涛　刘红丽
	麻城市	麻城市疾控中心	鲁爱枝　柳以泽　徐胜平　项维红　库守能 王金荣　丁成
	嘉鱼县	嘉鱼县疾控中心	刘晓玲　刘庆
	恩施市	恩施市疾控中心	徐翔　邹翔　赵小燕　李道菊　向蓉 邓孝军
湖南	湖南省	湖南省肿瘤防治研究办公室	刘景诗　刘湘国　梁剑平　王静　廖先珍 许可葵　朱松林　邹艳花　石朝辉　肖海帆 颜仕鹏
	长沙市芙蓉区	长沙市芙蓉区疾控中心	张运秋　胡辉伍　杨丽　厉洁　杨俊峰 陈海燕
	长沙市天心区	长沙市天心区疾控中心	许超伦　李琼　兰泽龙　吴丹
	长沙市岳麓区	长沙市岳麓区疾控中心	龚长虹　胡艳红　刘平伟　苏威武　陈继怀 陈翠梅　刘招美　李思
	长沙市开福区	长沙市开福区疾控中心	曹群良　林玲　任敏　陈腊梅　卢懿 王璟　刘阳
	长沙市雨花区	长沙市雨花区疾控中心	周建湘　何韬　胡蓉　杨晶晶　蒋韵香
	长沙市望城区	长沙市望城区疾控中心	赵运良　赵劲良　张伟　熊浩　杨光耀 曾理　曾辉　邹思伟　王献
	株洲市芦淞区	株洲市芦淞区疾控中心	何礼　唐晶　卞晓嘉　刘慧颖　罗播
	株洲市石峰区	株洲市石峰区疾控中心	黄志成　刘可可　张红雷　刘宏
	攸县	攸县疾控中心	符三乃　欧阳四新　王优桃　李银燕

省（自治区、直辖市） Province （autonomous region, municipality）	肿瘤登记处 Cancer registry	登记处所在单位 Affiliation	主要工作成员 Staff
湖南	湘潭市雨湖区	湘潭市雨湖区疾控中心	邓莉芳　袁芳华　唐炎夏　马超颖
	衡东县	衡东县疾控中心	赵夏梁　单健生　刘早红　肖静娴 刘彗伟　丁莉
	邵东县	邵东县疾控中心	尹超平　邹中华　陈文伟　徐梓成
	岳阳市岳阳楼区	岳阳市岳阳楼区疾控中心	苏从旭　陈艳芳　张艳　徐欣　李春芳 方敏　谭玲
	常德市武陵区	常德市武陵区疾控中心	涂林立　张志刚　唐志敏　刘思思
	慈利县	慈利县疾控中心	朱从喜　杜文高　向友明　陈华云　吴双
	益阳市资阳区	益阳市资阳区疾控中心	龚建华　崔光辉　王迪军　宋建兵　陈晶 王玲玲　张丽情
	临武县	临武县疾控中心	周贤文　文宏保　刘冰　曹玲芳
	资兴市	资兴市疾控中心	宁兴平　李雄豹　黎利文　宋玉娟　夏云磊
	道县	道县疾控中心	肖拥军　胡建湘　郑平　吴玲　胡雨华 何英俊　肖思恩
	新田县	新田县疾控中心	欧阳乐　谢众麟　黄锋　刘君红
	麻阳县	麻阳县疾控中心	陈琳　赵辉　陈启佳　滕瑶
	洪江市	洪江市疾控中心	向湘林　易思连　向丽琼
	涟源市	涟源市疾控中心	文申根　李秀兰　龙爱梅　周丹　彭红南
广东	广东省	广东省疾控中心	夏亮　许燕君　许晓君　林立丰
	广州市	广州市疾控中心	李科　许欢　林国桢　李燕　刘华章
	翁源县	翁源县疾控中心	李育清　梁寿华
	南雄市	南雄市疾控中心	张艳艳　邝香华
	深圳市	深圳市慢性病防治中心	彭绩　雷林　周海滨　冯铁建　余卫业
	珠海市	珠海市慢性病防治中心	滕勇勇　郭红革　徐郁　叶浩森　赵金利 谢水仙
	佛山市海南区	佛山市海南区疾控中心	陈振明　陈志恒
	佛山市顺德区	佛山市顺德区慢性病防治中心	杨俊杰　欧阳静仪
	江门市	江门市疾控中心	莫兆波　于雪芳
	徐闻县	徐闻县疾控中心	梁敬培　杨导　范月明　吴启花　魏珠棉
	肇庆市端州区	肇庆市疾控中心	冼国佳　梁大艳　陆素颖　梁国栋　方艺娟
	四会市	四会市惠民平价医院 （肿瘤研究所）	李艳华　卢玉强　凌伟　乡一萍　许奕伟 林二洪　姚继洲

省（自治区、直辖市）Province（autonomous region，municipality）	肿瘤登记处 Cancer registry	登记处所在单位 Affiliation	主要工作成员 Staff
广东	梅州市	梅州市疾控中心	古彩红　杨冀龙　梁新杰
	阳山县	阳山县疾控中心	黄永杰　梁时力
	东莞市	东莞市疾控中心	钟洁莹　姚旭芳　钟逸菲　卢志慧　黄雅卿　陈妙嫦
	中山市	中山市人民医院肿瘤研究所	魏矿荣　梁智恒　李柱明
	揭西县	揭西县疾控中心	刘洁霜　李亮民
广西	广西壮族自治区	广西医科大学附属肿瘤医院	余家华　葛莲英　曹骥　李秋林　容敏华
	南宁市西乡塘区	南宁市西乡塘区疾控中心	苏升灿　何雨澄
	隆安县	隆安县疾控中心	陈珍莲　黄建云　潘智敏　方孔雄
	宾阳县	宾阳县疾控中心	甘晓琴　李秀霞　陈伟强
	柳州市	柳州市疾控中心	蒙进怀　王萍　蓝剑　曾宣彰　蒋琦莲　陈宁钰　刘芸　孟樊文　覃宇禄　余冬远　罗洁　欧蕾
	桂林市	桂林市疾控中心	潘定权　张振开　阳冬　李春红　马金海　黄灵　刘昊　蒋兴兴　石瑀　范隆军　唐一玉
	梧州市	梧州市红十字会医院	郑裕明　汤伟文　苏韶华　谢红英
	苍梧县	苍梧县疾控中心	潘桂秋　杨敏生　苏石汉
	合浦县	合浦县疾控中心	苏福康　曹松　张强　陈振芳　傅文　秦晓丽　易丽德　谢贤缤
	北流市	北流市疾控中心	邓立鹏　吕逯　黎丹　梁盛凤　钟兰
	合山市	合山市疾控中心	兰君珠　罗尔承　杨仕芝　罗秋霞　卢珍玉　覃贵丽　李想　姚春新　吴里玲　兰海姣
	扶绥县	扶绥县人民医院/扶绥县肿瘤防治研究所	李海华　韦忠亮　李云西　黄志斌
海南	海南省	海南省肿瘤医院	董华　江娟　刘希文　梁振暖
	三亚市	三亚市疾控中心	陈朱　陈人强　陈莲芬　朱明胜　蔡畅　黄周珠　周淑娟　陈人介
	五指山市	五指山市疾控中心	符美艳
	琼海市	琼海市疾控中心	符芳敏　王春雨　颜李丽　彭修月
	定安县	定安县疾控中心	陈浩南　陈金堂　黄龙奇　苏文树　陈学发　吴多顺　程小燕　陈良望　吴孔运　蔡泽裕　王裕业

省（自治区、直辖市） Province (autonomous region, municipality)	肿瘤登记处 Cancer registry	登记处所在单位 Affiliation	主要工作成员 Staff
海南	昌江黎族自治县	昌江县疾控中心	关定贤　吴娜　梁彩凌　钟玉玲
	陵水黎族自治县	陵水县疾控中心	许声文
重庆	重庆市	重庆市疾控中心	丁贤彬　吕晓燕
	重庆市万州区	重庆市万州区疾控中心	郑代坤　彭瑾　孟言浦　唐亮　吴波 陈春蓉
	重庆市渝中区	重庆市渝中区疾控中心	彭焱　周琦
	重庆市沙坪坝区	重庆市沙坪坝区疾控中心	李廷荣　蒙怡
	重庆市九龙坡区	重庆市九龙坡区疾控中心	汤成　谭学筠
	重庆市江津区	重庆市江津区疾控中心	康纪明　陈睿　梁维
	丰都县	丰都县疾控中心	崔小平　刘琳
四川	四川省	四川省疾控中心	吴先萍　邓颖　李博　王安荣　陈晓芳 季奎　胥馨尹　何君　易光辉　曾晶 刘潇霞　乔良
	成都市青羊区	成都市青羊区疾控中心	韩天旭　蔡鹏　刘嘉　黄世蓉
	成都市龙泉驿区	成都市龙泉驿区疾控中心	陈贤林　江涛　师杨　张群英　阮红海 杜可馨　张文韬　熊森林　刘玉苗　袁红梅 程文兰　张盛　周昌武
	彭州市	彭州市疾控中心	陈小芳　罗国金　王建　王宏　李娜 孙强　刘佳秋
	自贡市自流井区	自贡市自流井区疾控中心	李刚　黄艳
	攀枝花市仁和区	攀枝花市仁和区疾控中心	李平
	泸县	泸县疾控中心	余军　熊君　侯川　陈平平
	盐亭县	盐亭县肿瘤防治研究所 (肿瘤医院)	杨天宇　李林　陈君泽　黄政　何永明 李军
	剑阁县	剑阁县疾控中心	吴婷　田锦林　程江　杨国卫　赵志刚 孙仕丽　郑芸芸　刘波泉　李林元　王泽奉 朱必建　杨建生　罗顺
	乐山市市中区	乐山市市中区疾控中心	张翼　赵彬茜　岑晓榆　曹敬静
	仁寿县	仁寿县疾控中心	瞿遥来　范雪
	长宁县	长宁县疾控中心	杨蔺　王宇
	大竹县	大竹县疾控中心	申化坤　王大千　叶明兰　赵红艳　李海波
	雅安市	雅安市疾控中心	杨雅康　熊江　王显贵　魏余琴　刘清霞

省（自治区、直辖市） Province （autonomous region， municipality）	肿瘤登记处 Cancer registry	登记处所在单位 Affiliation	主要工作成员 Staff
四川	雅安市雨城区	雅安市雨城区疾控中心	朱春明　王晓宇
	雅安市名山区	雅安市名山区疾控中心	王修华　胡启源
	荥经县	荥经县疾控中心	罗强　李展翅　陈建　李明远
	汉源县	汉源县疾控中心	杜涓　王新　辜豪　陈德友　彭敏
	石棉县	石棉县疾控中心	昝定强　李桂芬
	天全县	天全县疾控中心	吴世蓉　彭晓忠　郑云琼
	芦山县	芦山县疾控中心	唐明淑
	宝兴县	宝兴县疾控中心	姜亚
贵州	贵州省	贵州省疾控中心	刘涛　李凌　周婕
	开阳县	开阳县疾控中心	唐禄军　颜克梅　李卫
	六盘水市六枝特区	六盘水市六枝特区疾控中心	陈宇　但家敏　何德荣　肖玉珍
	遵义市汇川区	遵义市汇川区疾控中心	冉隆梅
	安顺市西秀区	安顺市西秀区疾控中心	蒋有琴　成梅　吴小霞　杨文超
	镇宁布依族苗族自治县	镇宁县疾控中心	伍妍婷
	铜仁市碧江区	铜仁市碧江区疾控中心	杨江艳　万兆明　曾群花　杨可珍　喻凤
	册亨县	册亨县疾控中心	国玉红　覃明江
	雷山县	雷山县疾控中心	杨平　杨军
	福泉市	福泉市疾控中心	岳雪
云南	云南省	云南省疾控中心	秦明芳　文洪梅　陈杨
	昆明市盘龙区	昆明市盘龙区疾控中心	马琳玲　何开浚
	昆明市官渡区	昆明市官渡区疾控中心	张树兰　徐志荣　王丽　张云先　段培华　张慧萍
	昆明市西山区	昆明市西山区疾控中心	夏学经　俞俊亚　周欣霞
	昆明市晋宁区	昆明市晋宁区疾控中心	张美莲　李明珠
	昆明市石林区	昆明市石林区疾控中心	周芳华　李成艳
	曲靖市麒麟区	曲靖市麒麟区疾控中心	汤占林　雷芸华
	玉溪市红塔区	玉溪市红塔区疾控中心	李昆　王其明　温帼敏　杜春华　谢芳　张莉　林蕾　刘蕊　沈婷　赵明洪　师柔　白光宝　邹容
	易门县	易门县疾控中心	樊学琼　许葵　周永斌　吕宏　阮伟

省（自治区、直辖市） Province (autonomous region, municipality)	肿瘤登记处 Cancer registry	登记处所在单位 Affiliation	主要工作成员 Staff
云南	保山市隆阳区	保山市隆阳区疾控中心	杨建华
	腾冲市	腾冲市疾控中心	刘晓丽　李亚丹　刘素娟　杨艳芳　段莹莹 封占益
	水富县	水富县疾控中心	李华夏
	丽江市古城区	丽江市古城区疾控中心	贺卫红　洪春梅
	个旧市	个旧市肿瘤防治工作领导小组办公室	王建宁　潘龙海　余晓芸　胡志伟　高美蓉 刘建云
	开远市	开远市疾控中心	王玺茜　张燕　顾春芳　闫友芸
	弥勒市	弥勒市疾控中心	徐建华　段尚梅　王升梅
	屏边苗族自治县	屏边县疾控中心	冯伟　赵蕾蕾　王映晶
	石屏县	石屏县疾控中心	高霞　苏舟
	景洪市	景洪市疾控中心	石保英
	兰坪白族普米族自治县	兰坪县疾控中心	和映山
西藏	西藏自治区	西藏自治区疾控中心	扎西宗吉　于跃
	拉萨市	拉萨市疾控中心	袁静　杨永艳
	江孜县	江孜县疾控中心	拉巴顿珠　玉珍
	林芝县	林芝市疾控中心	谢小飞　王英
陕西	陕西省	陕西省疾控中心	刘峰　马金刚　王艳平
	西安市碑林区	西安市碑林区疾控中心	何锋　周鼎　李福强
	西安市莲湖区	西安市莲湖区疾控中心	王宁　张建成　刘少龙
	西安市未央区	西安市未央区疾控中心	张晓霞　李倩
	西安市雁塔区	西安市雁塔区疾控中心	高重阳　李凡　郭兴　金瑶
	西安市高陵区	西安市高陵区疾控中心	黄伟　李晶
	铜川市王益区	铜川市王益区疾控中心	赵旭东
	凤翔县	凤翔县疾控中心	朱黎芬　辛丽　辛敏
	岐山县	岐山县疾控中心	白小光　张格平　袁小红　巨磊
	太白县	太白县疾控中心	净昭
	眉县	眉县疾控中心	王宏　杨彩玲　杜水泉　兰志超　朱文丽
	陇县	陇县疾控中心	闫建军　刘锁儒　郭小兰　何玉娟
	千阳县	千阳县疾控中心	韩巧俊　茹夏丽　张红

省（自治区、直辖市） Province （autonomous region, municipality）	肿瘤登记处 Cancer registry	登记处所在单位 Affiliation	主要工作成员 Staff
陕西	麟游县	麟游县疾控中心	党治平　杨丽娟
	泾阳县	泾阳县疾控中心	杨宏勋　赵宁　闫阿妮
	长武县	长武县疾控中心	鱼建玲　党晓妮　郭娟
	武功县	武功县疾控中心	郑亚文　牛小燕　赵海荣　司亚庆　焦燕茹 张晶　宋君利
	潼关县	潼关县疾控中心	吴永亮　屈胜利　马敬阳　同焕芳　张琪 谷博　齐小军　杨彬
	合阳县	合阳县疾控中心	梁忠义
	延安市宝塔区	延安市宝塔区疾控中心	李蓉　尹明萍
	黄陵县	黄陵县疾控中心	雷云云　孙炜炜　田雄博
	南郑县	南郑县疾控中心	吴俊明　徐天俊
	城固县	城固县疾控中心	王馨　杨俊明
	绥德县	绥德县疾控中心	康彩虹　谢东梅　刘维东　徐萃　李庆芳
	安康市汉滨区	安康市汉滨区疾控中心	王化春　刘卫军　王大锋
	宁陕县	宁陕县疾控中心	代鹏　易秉涛　张燕　杨津云
	紫阳县	紫阳县疾控中心	张波　许金华　朱啸啸　张萌　李明刚
	旬阳县	旬阳县疾控中心	王万成　刘小玲　蔡红萍
	商洛市商州区	商洛市商州区疾控中心	王天军　张琪
	洛南县	洛南县疾控中心	孙文锋　梁红霞　卢云玲
	镇安县	镇安县疾控中心	王雯　艾万琴　刘家政　马铭
甘肃	甘肃省	甘肃省肿瘤医院	刘玉琴　杨丽娜
	兰州市	兰州市疾控中心	张展翔　魏颖
	兰州市城关区	兰州市城关区疾控中心	韩霞　杨菁
	兰州市七里河区	兰州市七里河区疾控中心	王志龙　郭荣玲
	兰州市西固区	兰州市西固区疾控中心	徐梅
	兰州市安宁区	兰州市安宁区疾控中心	何秀芬　苏霞
	兰州市红古区	兰州市红古区疾控中心	段迎明
	靖远县	靖远县疾控中心	李连升　孟作胜
	景泰县	景泰县疾控中心	梁志龙　周福新
	天水市麦积区	天水市麦积区疾控中心	张辉　何军
	武威市凉州区	武威肿瘤医院	徐风兰　刘晓琴

省（自治区、直辖市） Province （autonomous region, municipality）	肿瘤登记处 Cancer registry	登记处所在单位 Affiliation	主要工作成员 Staff
甘肃	张掖市甘州区	张掖市甘州区疾控中心	张森乔　王泽平
	静宁县	静宁县疾控中心	杨娟　闫润芳　李雪梅
	敦煌市	敦煌市疾控中心	司长源　淳志明
	庆城县	庆城县疾控中心	慕杰民　李海峰
	临洮县	临洮县疾控中心	胡东伟　龚成继　师寒菊　牛卓　孙金花
	临潭县	临潭县疾控中心	常胜杰　姚文林
青海	青海省	青海省疾控中心	周素霞　郭淑玲
	西宁市	西宁市疾控中心	徐文强　马海滨　蔡成喜　马萍　李珊 李宣蓉　张丁鑫乐
	大通回族土族 自治县	大通县疾控中心	李勇　刁存寿　马玉英
	湟中县	湟中县疾控中心	李玉军　汪有库
	互助土族自治县	互助县疾控中心	郑有元　贺宗英　贾春英
	循化撒拉族自 治县	循化县疾控中心	马承才　周宁
	民和回族土族 自治县	民和县疾控中心	王海林　乔生忠　马小川
	海东市乐都区	海东市乐都区疾控中心	赵华　谢淑雯　赵洪霞
	海南藏族自治州	海南州疾控中心	李荣　拉毛才让　贺永庆　石君红　齐迎兰 郭红英　杨秀措
宁夏	宁夏回族自治区	宁夏回族自治区疾控 中心	马芳　张银娥　靳雅男　田园　谢帆 王晓丽
	银川市	银川市疾控中心	张嫣平　于明哲　陈烽　胡翠娟　杨晓霞
	贺兰县	贺兰县疾控中心	盛春宁　陈海荣　侯海龙　姜旭红　董威 秦达
	石嘴山市大武 口区	石嘴山市疾控中心	闵宁华　马洁
	石嘴山市惠农区	石嘴山市惠农区疾控 中心	李冬梅
	平罗县	平罗县疾控中心	马玉秀　刘凤香
	青铜峡市	青铜峡市疾控中心	赵仲刚　马楠
	固原市原州区	固原市原州区疾控中心	南艳　张杰　邱风霞
	中卫市	中卫市疾控中心	韩雅雯　李生荣
	中宁县	中宁县疾控中心	张向国　王静
新疆	新疆维吾尔族自 治区	新疆维吾尔族自治区疾 控中心	张荣　甫尔哈提·吾守尔　刘来新

省（自治区、直辖市） Province （autonomous region, municipality）	肿瘤登记处 Cancer registry	登记处所在单位 Affiliation	主要工作成员 Staff
新疆	乌鲁木齐市	乌鲁木齐市疾控中心	孙高峰　万里
	乌鲁木齐市天山区	乌鲁木齐市天山区疾控中心	郭颖贞　马玉红
	乌鲁木齐市米东区	乌鲁木齐市米东区疾控中心	聂发桂　王晓燕　刘馨
	克拉玛依市	克拉玛依市疾控中心	陈志萍　阿迪拉　马贞　玛尔哈巴 买日旦
	和田市	和田市疾控中心	张平　吴磊
	和田县	和田县疾控中心	古丽洁米娜·阿卜杜喀迪尔　周志浩 艾力·艾合买提
	新源县	新源县疾控中心	田鹏昊　刘书起　康春　曲新梅　张春英
兵团	石河子市	石河子大学医学院	李锋　李述刚　刘成刚　姜新华　庞丽娟 陈瑜
	第七师	七师疾控中心	杨海东　周倩　龚耀　刘长龙

前　言

中国肿瘤登记年报是我国肿瘤登记数据的汇总和分析总结,将最新的恶性肿瘤统计结果提供给专业人员参考使用。2017年报是2014年登记地区的恶性肿瘤监测数据。目前我国肿瘤登记年报已经被广泛应用于肿瘤研究和防控工作。

此次年报对不同地区(城乡、东中西、七大区)的癌症发病和死亡进行了分析,以比较不同地区肿瘤负担的差异。数据质量控制要求严格,以保证数据的完整性、真实性和及时性。

2017年,全国肿瘤登记中心收到全国449个肿瘤登记处上报的2014年肿瘤登记数据。通过对数据质量的综合审核,有339个登记处的数据入选本报告以反映2014年我国肿瘤登记覆盖地区癌症的发病与死亡水平。入选资料覆盖2014年人口288243347人,包括129个城市登记地区(144061915人)和210个农村登记地区(144181432人)。年报内容共分六章,第一章为概述;第二章是统计方法;第三章是数据质量评价;第四、五章为全国合计以及主要癌症的发病与死亡分析结果;第六章是附录。

《2017中国肿瘤登记年报》的顺利出版,凝结着全国肿瘤登记处工作人员和编写人员的辛勤劳动,在此谨表衷心的感谢!

国家癌症中心
2017年11月

Foreword

The *Cancer Registry Annual Report* was the cancer statistics collected from registries, summarized and analyzed the pooled data. It provided the most recent cancer burden information for professionals. The 2017 report was the registration data in 2014. It has been broadly applied to cancer research, prevention and control in China.

In this volume of annual report, cancer incidence and mortality were analyzed by area (urban/rural, north/central/west and 7 economic regions) to compare cancer burden in different area. The quality control was strictly required to ensure the completeness, validity and timeliness.

In 2017, the National Cancer Registry Center collected data for calendar year 2014 from 449 registries. After comprehensive quality evaluation, data from 339 registries has been selected as sources of this annual report to reflect cancer incidence and mortality in the registration areas in 2014. The data in this report covered 288 millions people from 129 urban areas (about 144.1 millions) and 210 rural areas (about 144.2 millions). This annual report comprises the following six parts. Chapter1 is the introduction of the background for this volume of annual report. Chapter 2 is the operation procedures, and the statistical methods, indexes. Chapter 3 is the evaluation of data quality. Chapter 4 and 5 contain the main analysis results of incidence and mortality. In Chapter 6, statistical tables are presented.

We acknowledge all staff working for the cancer registries and for the editorial board, whose hard work contributes to the publication of *the China Cancer Registry Annual Report 2017*.

National Cancer Center
November, 2017

目　录

Contents

网络增值服务

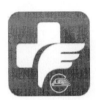

人卫临床助手
中国临床决策辅助系统
Chinese Clinical Decision Assistant System

扫描二维码，
免费下载

第一章 概　述

Chapter 1　Background

1　登记系统介绍

1　Introduction of the cancer registration system

自 2008 年，卫生部设立肿瘤登记随访项目，在全国 31 个省（自治区、直辖市）逐步开展人群为基础的癌症发病、死亡和生存的信息收集工作。目前，肿瘤登记处数量逐年增加，数据质量也在逐步提高，肿瘤登记年报数据已逐渐成为制定癌症防治策略，科研、临床研究的基础信息。截至目前，开展肿瘤登记的登记处超过 480 个，覆盖人口达到 3.75 亿人。肿瘤登记工作由国家卫生计生委疾病预防控制局领导，全国肿瘤登记中心负责执行，并得到各省、自治区和直辖市卫生计生部门的支持。《2017 中国肿瘤登记年报》共收录 339 个登记处的数据，覆盖人口较去年大幅度的增加，达 288243347 人，涵盖 31 个省、自治区和直辖市。

（表 1-1 ）

Since national project of cancer registration and follow-up was initiated by Ministry of Health in 2008, population-based cancer registration, collecting cancer incident cases, cancer deaths and follow-up information has spread in 31 provinces all over the country. At present, the number of cancer registries is increasing and the data quality is improving. The annual report has provided the basic data for making cancer control strategies, cancer research and clinical trials. Till now, the total number of cancer registries are more than 480, covered population over 375 millions. Cancer registration program is being headed by Bureau of Disease Prevention and Control, National Health and Family Planning Commission and enforced by NCCR under the support of public health authorities in every province. "China Cancer Registry Annual report 2017" included data from 339 cancer registries from 31 provinces, covering more than 288243347 population, much more than coverage in last year.

（Table 1-1 ）

表 1-1　中国肿瘤登记数据发表情况
Table 1-1　Publication of cancer registration data

时间 Period	发表年份 Publication year	登记点数 No. registries	覆盖人口（万） Population（10 thousands）	省（自治区、直辖市）数 No. provinces and municipalities
1988~1992	2001	11	2169	11
1993~1997	2002	12	2224	12
1998~2002	2007	30	4081	18
2003	2007	35	5603	20
2004	2008	38	7191	20
2005	2009	34	5492	19
2006	2010	34	5957	19
2007	2010	38	5981	17
2008	2011	41	6614	18
2009	2012	72	8547	24
2010	2013	145	15840	28
2011	2014	177	17531	29
2012	2015	193	19806	29
2013	2016	255	22649	31
2014	2017	339	28824	31

2 中国肿瘤登记的发展

2.1 全国肿瘤登记项目

2008 年, 卫生部设立"肿瘤登记随访项目", 中央财政对登记点调研、人员培训、癌症发病、死亡和人口信息收集、数据整理给予经费支持。2008 年度在原有登记点基础上新增 52 个新点, 肿瘤登记覆盖全国 31 个省、自治区、直辖市的 95 市、县, 人口约 1 亿 1 千万。2009 年度新增登记点 54 个, 总数达到 149 个, 覆盖人口达全国人口的 10%。2010~2011 年度共增加 46 个登记点, 总数达到 195 个, 覆盖人口 1.8 亿, 超过全国人口的 13%。2014 年, 全部登记点增加至 308 个, 覆盖人口约 3 亿。2015 年、2016 年登记点数量保持不变。

2.2 随访与生存率分析

人群恶性肿瘤的生存分析是反映一个地区肿瘤负担、医疗资源和评价治疗水平重要的信息。肿瘤随访登记项目特别强调了肿瘤病例随访工作的重要性。

为了做好肿瘤的生存分析, 强化登记地区的随访工作, 全国肿瘤登记中心于 2011 年开始在部分登记处开展肿瘤随访资料的收集和生存分析。2014 年, 肿瘤登记项目新增随访工作经费, 举办了针对生存分析的专业培训班, 极大推动人群肿瘤病例随访的全面开展。目前, 大部分登记点开展了随访, 并成为登记处的常规工作。

2 Development of cancer registries in China

2.1 National cancer registration program

"National Program of Cancer Registry" was initiated by Ministry of Health in 2008, supporting registry investigation, techincal training, data collection and data management through central finance. On the basis of existed cancer registries, 52 counties or cities were selected to be new cancer registries following registry selection principle in 2008 covering all 31 provinces with population over 110 millions. In financial year of 2009, 54 cancer registries were established on the basis of work in previous year, covering 10% of national population. In financial year of 2010 and 2011, other extra 46 registries came into operation and total cancer registries were increased to 195 with more than 13% of population coverage. In 2014, the number of cancer registries expanded to 308 with population coverage of about 300 millions. In the years of 2015~2016, progam did not increase the coverage.

2.2 Follow-up and survival analysis

Population based cancer survival analysis could provide useful information for reflecting regional cancer burden, medical resources and evaluating cancer care. In National Project of Cancer Registration and Follow-up, the importance of follow-up for cancer cases was emphasized.

In order to enhance population based cancer follow-up and survival analysis, NCCR started to collect survival information in part of registries who have implemented follow-up. In 2014, a new fund was launched from National Project of Cancer Registration and Follow-up to support information collection in cancer registries. Training on followup and survival analysis were held by NCCR that would greatly promote population based cancer follow-up and cancer survival analysis. Till now, most of registries have implemented follow-up and it becomes the routine work.

3 本年报数据

3.1 覆盖地区

上报 2014 年肿瘤登记数据的 449 个登记处分布在 31 个省（区、市），其中县级以上城市 160 个，县及县级市 289 个。城市地区登记覆盖一般为全部城区，县或县级市均为覆盖全县（市）范围。个别城市仅覆盖部分市区，如哈尔滨市的南岗区和道里区。年报收录的 339 个登记处分布在 31 个省（自治区、直辖市），其中城市登记处 129 个，农村登记处 210 个。

3.2 时间范围

上报的肿瘤发病死亡资料为 2014 年 1 月 1 日至 2014 年 12 月 31 日全年的发病和死亡个案数据，以及 2014 年年中人口数据。

3.3 覆盖人群

全国 449 个肿瘤登记处 2014 年覆盖人口 345711646 人，其中男性 175695770 人，女性 170015876 人，占全国 2014 年年末人口数的 25.27%。其中 339 个数据质量较好的肿瘤登记处数据被此次年报采纳，覆盖人口共 288243347 人，其中男性 146203891 人，女性 142039456 人，占全国 2014 年年末人口数的 21.07%。

3.4 登记数据质量

全国肿瘤登记中心根据《中国肿瘤登记工作指导手册（2016）》，并参照国际癌症研究机构（IARC）/国际癌症登记协会（IACR）《五大洲癌症发病率第 9 卷（Cancer Incidence in Five Continents Volume Ⅸ）》对登记质量的有关要求，使用 SAS 软件、MS-Excel，以及 IARC/IACR 的 IARC-crgTools 软件，对这些地区 2014 年的原始登记资料进行审核、整理，对资料质量的完整性和可靠性作了评估。登记中心对审核过程中发现的质量问题，及时反馈给各肿瘤登记处，并根据各登记处再次提交的核实情况，对数据进行了重新整理。根据最新制定的质量审核标准，本年报最终选取 339 个登记处的数据作为合并的数据库。

3 Data in this cancer registry annual report

3.1 Coverage area

Total 449 registries submitted cancer registration data of 2014. They are distributed in 31 provinces (autonomous regions and municipalities), comprising 160 cities and 289 counties. In general, urban registry should cover all central districts and rural registry cover its administrative area. However, several urban registries only covered one district, such as, Nangang district and Daoli District in Harbin. There were 339 registries accepted by this annual report distributed in 31 provinces, including 129 cities and 210 counties.

3.2 Time scope

The resource is all individual information of cases diagnosed or died of cancer between the 1st January and the 31st December 2014 in registration areas with population data in mid-year of 2014.

3.3 Population coverage

Total covered populations of 449 cancer registries in 2014 were 345711646, including 175695770 males and 170015876 females, accounted for 25.27% of whole national population in 2014. Pooled database from 339 qualified cancer registries covered 288243347 of populations, including 146203891 males and 142039456 females, accounted for 21.07%.

3.4 Registration data quality

Completeness and reliability of submitted data were checked and evaluated by NCCR based on "Guideline for Chinese Cancer Registration 2016" and referring to relevant data quality criterion of "Cancer Incidence in Five Continents Volume Ⅸ" by IARC/IACR. Software such as SAS, MS-Ex-cel and IARC/IACR tools IARC-crgTools were used for data collection, sorting and check and evaluation. Found quality problems were timely feedback to registries, and revised data were re-submitted. According to updated criteria of data quality, NCCR accepted the data to be pooled for national estimation from 339 cancer registries.

3.5 本年报内容

本年报汇总了肿瘤登记覆盖地区 2014 年恶性肿瘤的发病、死亡及人口资料,包括死亡发病比例,病理诊断比例,仅有医学死亡证明书的比例等质量控制指标,肿瘤登记数据的指标包括发病率、死亡率,以及中调率(2000 年中国人口构成)、世调率(Segi's 世界人口构成)和累积率,各年龄组段分性别的发病率和死亡率。对部分肿瘤的发病部位的亚部位分布和组织学分型的分布进行了描述。将我国地区分为城市、农村,中、东、西部地区,以及华北、华东、华南、华中、东北、西北和西南地区的肿瘤发病死亡进行比较。

3.5 Contents of the report

In process of analyzing, cancer new cases and deaths in registered areas in 2014 were pooled combined with demographical information. Data quality indicators, such as mortality incidence rate ratio(M/I), percentage of morphology verification(MV%), percentage of death certificate only(DCO%). Variables of cancer registry included of crude incidence rate, mortality, China age-standardized rate(national population structure in 2000), world age-standardized rate(Segi's world population structure), cumulative rate, age-specific rate, etc. The distribution of sub-site and histological type of some major cancers were described. The incidence and mortality were stratified by three levels, urban/rural, Eastem/Middle/Westem, and 7 areas(North China, East China, South China, Central China, Northeast'Northwest and Southwest).

第二章 方法与指标

肿瘤登记是系统性、经常性收集有关肿瘤及肿瘤病人信息的统计制度。目的是为了解城乡居民癌症发病、死亡情况和生存状态，掌握癌症的疾病负担与变化趋势，以及在不同地区和人群中的分布特征，为国家和卫生行政部门制定癌症防治策略、规划与计划，为癌症基础研究及临床研究提供基本信息，为监测和评价癌症控制措施的效果提供基本依据。

1 建立肿瘤登记处

肿瘤登记处是连续性搜集、贮存、整理、统计分析、评价、阐述及报告肿瘤发病、死亡和生存信息资料的部门。

肿瘤登记处应建立在具备完善的死因监测系统的地区，同时能够获取准确的人口学资料。城市肿瘤登记处覆盖全部市区户籍人口，人口规模应在 80 万以上；农村肿瘤登记处覆盖全县户籍人口，东、中部地区人口规模应在 50 万以上，西部地区应在 30 万以上。

当地政府或卫生行政部门应制定和颁布实行肿瘤登记报告制度的法律法规或规范性文件，设立肿瘤登记处，并配备相应的工作人员、经费及设备，同时制订肿瘤登记报告实施细则。

Chapter 2 Data collection method and indices

Cancer registration is a systematic and regular statistical system designed for the collection of data on cancer and cancer patients. Cancer registration aims at understanding cancer incidence, mortality and survival in urban and rural areas. Another purpose of it is to understand cancer burden and the trend of it as well as the distribution of it in different regions and populations. Cancer registration may provide accurate, up-to-date population-based cancer data which are vital for decision making regarding cancer prevention and control. The data may also provide basic information for cancer research and cancer surveillance.

1 Establishing a cancer registry

A cancer registry is the bureau for the collection, storage, management, and analysis of data on persons with cancer.

The cancer registry should be established based on the death surveillance system and accurate population statistics. The urban cancer registries should cover the whole permanent residents with the population of 800000 or above in cities. The rural cancer registries should cover the overall permanent residents with the population of 500000 or above (300000 or above in Western areas) in counties or county-level cities.

The local governments or health bureaus should make regulations on cancer registration. They should also provide trained personnel, funding, equipment and cancer report regulations to support the establishment of cancer registries.

2 登记资料收集方法

　　我国肿瘤登记地区收集资料的方法以被动和主动收集相结合。由各医疗机构定期报送肿瘤登记卡片到肿瘤登记地区,以及登记员主动到各医疗单位查阅肿瘤新病例的诊疗病史,摘录肿瘤发病信息。

2.1　建立信息收集渠道

　　肿瘤登记地区从相关部门收集辖区内肿瘤新发病例、死亡病例、生存信息和相关人口资料。病例资料的收集渠道包括登记地区各级医疗机构、医疗保险数据库、死因监测数据库、新型农村合作医疗数据库等。人口资料的来源包括人口普查资料和公安、统计部门有关资料等。

2.2　开展病例核实工作

　　肿瘤登记地区负责肿瘤病例的建卡和分类编码,并以身份证号作为标识。通过核对死因监测数据库,对遗漏病例进行补充建卡,对重复病例进行剔除。

2.3　开展随访工作

　　随访工作的开展采用被动随访和主动随访相结合的方式进行。肿瘤登记处首先将肿瘤发病库与全死因登记库进行被动匹配。未匹配上者通过定期访视、电话、书信、电子邮件等方式,并通过社区居委会、基层医疗卫生机构开展主动随访,获取病例的生存情况。

　　(图 2-1)

2　Methods of data collection

Case reporting methods are classified as active or passive. Cancer registry personnel may actively retrieve the cancer data from health-related bureaus, insurance bureaus and public security bureaus. Meanwhile, cancer registries may also passively receive the cancer registration cards from health-related bureaus.

2.1　Data collecting channels

Cancer registries should collect cancer statistics including cancer incidence, cancer death, cancer survival and population data from all kinds of channels. The cancer registries may collect cancer statistics from clinics, hospitals, health insurance databases, death surveillance database, and cooperative health insurance database in rural areas.

2.2　Cancer case certification

The cancer registries are responsible for making cancer case report forms, using identification card number as personal identification code. The cancer death records should also be matched with incidence database. The missing incidence cases should be supplemented, and the duplicated cases should be deleted.

2.3　Follow-up practice

Both passive follow-up and active follow-up are used to collect the survival information of cancer cases. Staff of local registries linked the cancer records and death records based on identifiable information. Patients who were not linked to the death surveillance system are then further followed up through direct contact with them or their family members through home visit, telephone, mails and emails.

　　(Figure 2-1)

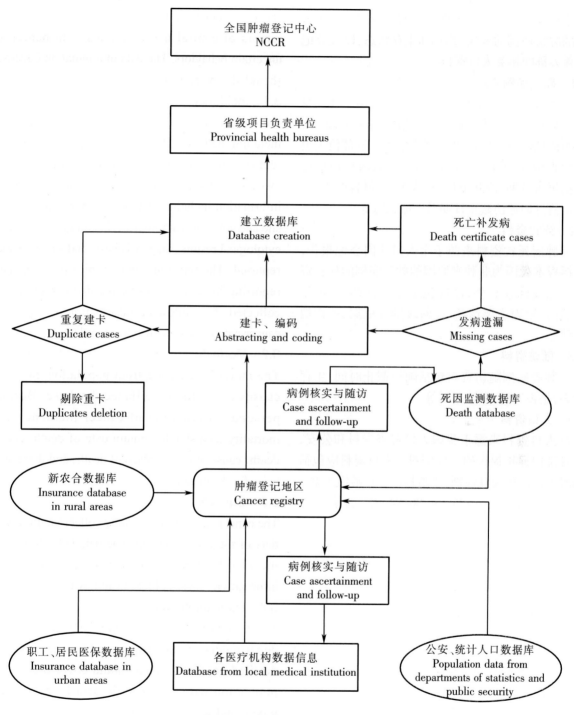

图 2-1　肿瘤登记工作流程图

Figure 2-1　Flow diagram of the cancer registration system

3 登记资料收集内容

肿瘤登记主要收集的是登记覆盖范围内全部癌症和中枢神经系统良性肿瘤及动态未定或未知的肿瘤病例的发病、死亡和生存状态，以及登记覆盖人群的相关人口资料。

3.1 新发病例资料

个人信息包括姓名、性别、出生日期、年龄、身份证号码、住址、出生地、民族、婚姻状况、职业等；肿瘤信息包括发病日期、解剖学部位（亚部位）、组织学类型、诊断依据、临床分期等；报告单位信息包括报告日期、诊断单位、报告单位、报告医生等；随访信息如随访截止日期及生命状态等。

3.2 死亡资料

肿瘤死亡资料来源于全人口死因登记报告，包括根本死因为非肿瘤原因的肿瘤病例的死亡资料。除发病信息外，还应包括死亡日期、实足年龄、死亡原因主要诊断、诊断级别和依据、死亡地点等。

3.3 随访资料

肿瘤病例随访资料包括随访截止时间，生存状态，是否失访，失访原因等。

3.4 人口资料

人口资料来源于我国人口普查资料和公安、统计部门逐年提供的人口资料。人口资料应包括居民人口总数及其性别、年龄构成。年龄组按0~、1~4、5~9、10~14……75~79、80~84、85+分组。

3 Data collection

Cancer registries are required to collect data on all cancers' incidence, mortality and survival, including tumors of central nerve systems with benign or uncertain behaviors. The data of population coverage should also be collected.

3.1 Incidence

We collect personal information of incident cases including age, sex, date of birth, age of diagnosis, identification number, address, place of birth, race, marital status and career. The detailed cancer information including date of diagnosis, anatomical site and sub-site, pathological, histological as well as cytological results, diagnosis basis and stage are also reported. The reporting date, clinics of diagnosis, reporting bureau, and reporting doctors should be collected. The follow-up information of registered cancer patients should also be recorded.

3.2 Mortality

The mortality data are from population-based all causes of death surveillance database. Besides personal information of cancer incidence, the mortality data should contain date of death, age of death, cause of death, place of death, and diagnostic basis for death cause.

3.3 Survival

The cancer survival data mainly collect the follow up data of the cancer patient. The detailed information includes：last time of contact, vital status, censor information, causes of lost-to-follow up.

3.4 Population data

The population data originate from census data, departments of statistics or public security. The detailed population data should cover the overall population with age-specific data by 5-year age groups and sex-specific data.

4 登记的质量控制

质量控制贯穿肿瘤登记工作的全过程。肿瘤登记地区应在各个环节制定工作规范和质量控制程序，并严格执行。质量控制主要包括四个方面：可比性、有效性、完整性和时效性。

4.1 可比性

数据结果真实可比的基本先决条件是采用通用的标准或定义。通常而言，可比性是指发病率间的不同不是因各登记地区之间的数据质量和标准不同而产生。可比性涉及以下几个指标：对"发病"的定义、对原发、复发和转移的诊断标准、分类与编码、死亡证明等。

4.2 完整性

完整性是指在登记地区资料库的目标人群中发现所有发病病例的程度。常用的评价指标有死亡/发病比（M:I）、只有死亡证明书比例（DCO%）、组织学诊断确认比例（HV%）、病例的来源数与报告单数、不同时间发病率的稳定性、不同人群发病率的比较、年龄别发病率曲线、儿童癌症评价等等。俘获/再俘获方法也用来评价登记报告资料的完整性。

4 Quality control of registration

The value of cancer registration relies on the data quality. This procedure aims at providing qualified cancer registration data with comparability, completeness, validity, and timeliness.

4.1 Comparability

Comparability is the extent to which coding and classification at a registry, together with the definitions of recording and reporting specific data items, adhere to standardized international guidelines. In the evaluation of the comparability of registration data, the following standards should be identical:

The identification for tumor classification and coding, the definition of incidence, the identification of primary cancer and cancer recurrence or metastasis of an existing one, the criteria of death certification.

4.2 Completeness

The completeness of cancer registry data refers to the extent of all the incident cancers occurring in the population included in the cancer registration database. It is an extremely important attribute of a cancer registry's data. The methods which provide indication of the completeness include the following: mortality/incidence ratios, DCO%, histological verification of diagnosis, reporting avenues, stability of incidence rates over time, comparison of incidence rates in different populations, shape of age-specific curves and incidence rates of childhood cancers. Capture-recapture methods are also available to obtain a quantitative evaluation of the degree of completeness of registration.

4.3 有效性

有效性是指登记病例中具有给定特征（例如肿瘤部位、年龄）真正属性的病例所占的比例。再摘录与再编码方法是评价有效性的最客观方法，一般由另一个观察者完成对登记地区记录与相关病例文件间仔细比较。常用的评价指标有组织学诊断确认比例（HV%）、只有死亡证明书比例（DCO%）、部位不明的百分比（UK%），年龄不明的百分比等。癌症登记地区至少进行诸如年龄/出生日期、性别/部位、部位/组织学，以及部位/组织学/年龄、基本变量无遗漏信息的基本核对。

4.4 时效性

时效性一般指发病日期（诊断日期）到数据被利用时（年报、研究报告、论文）的间隔。登记地区应及时报告和获取癌症信息。目前对时效性无统一的国际标准。为平衡与完整性和准确性的关系，全国肿瘤登记中心要求各登记地区于诊断年份后的30个月内提交数据。

4.3 Validity

Validity is defined as the proportion of cases in a dataset with a given characteristic which truly have the attribute. Re-abstracting and recording are methods which permit comparisons with respect to specified subsets of cases. Using diagnostic criteria（histological verification and DCO%）, missing information analysis and internal consistency methods, the validity of the cancer registration information can be verified.

4.4 Timeliness

Timeliness relates to the rapidity at which a registry can collect, process and report reliable and complete cancer data. It indicates the time to availability as the interval between date of diagnosis and the date the case was available in the regi-stry for further use. The cancer registries should timely collect and report cancer statistics. Whilst there are no international guidelines for the timeliness of cancer registry data, NCCR requires the cancer registries of China should report cancer statistics in 30 months.

5 登记资料的审核流程

全国肿瘤登记中心收到各登记地区上报资料后，首先检查资料的完整性。在确认资料完整后，使用 IARC/IACR 工具软件中的 Check 程序逐一检查所有记录的变量是否完整和有效，同时对不同变量之间是否合乎逻辑的一致性进行检查。然后使用数据分析软件及数据库软件生成统一表格，对登记数据的完整性和可靠性做出评估。各登记地区根据评估结果，对登记资料进行核实、补充与修改，将修改后的资料再次上报全国肿瘤登记中心，全国肿瘤登记中心将全国各登记地区数据进行汇总分析，并撰写年度报告。

（图 2-2）

5 Flow diagram of data quality

After receiving the cancer registration data, NCCR will first check the completeness of the cancer data. After that, IARC/IACR check software would be used to check whether all the variables are complete and valid. The internal consistency of the dataset would also be checked. NCCR would further publish specific data evaluation report to each registry. The local registries would follow the evaluation report to check and revise the cancer datasets once again. Qualified cancer dataset will be pooled and analyzed for annual national cancer report.

（Figure 2-2）

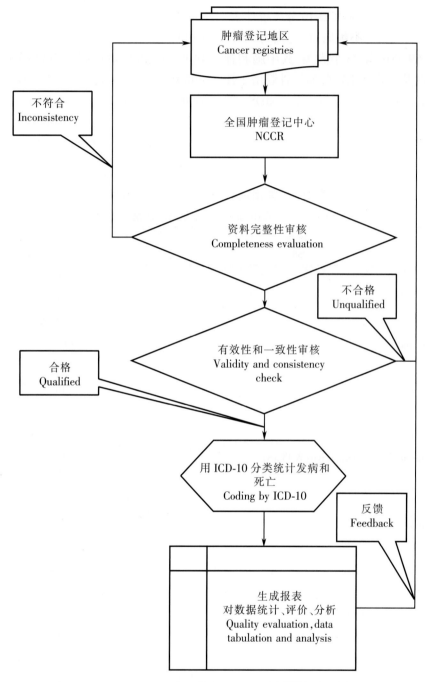

图 2-2　登记资料的审核流程图

Figure 2-2　Flow diagram of data quality

6 统计分类

6.1 癌症分类

参照国际上常用的癌症 ICD-10 分类统计表，根据 ICD-10 前三位 "C" 类编码，将包括男、女性肿瘤细分类为 59 部位及 25 个大类，其中脑和神经系统包括良性及良恶性未定肿瘤。骨髓增生性疾病（MPD）和骨髓增生异常综合征（MDS）归入 C92。

（表 2-1~2-2）

6 Classification and coding

6.1 Cancer classification

Taken from the WHO cancer classification publications of ICD-10 version, Cancers were classified into 59 types and 25 categories with different anatomic sites. The neoplasms of cerebral and central nervous system are included in the ICD-10 cancer dictionary. For myeloproliferative disease and myelodysplastic syndromes, they are coded as C92.

（Table 2-l~2-2）

表 2-1　常用癌症分类统计表（细分类）

Table 2-1　Cancer classification of ICD-10

部位 Site	ICD-10 编码范围 code
唇 Lip	C00
舌 Tongue	C01–C02
口 Mouth	C03–C06
唾液腺 Salivary Gland	C07–C08
扁桃腺 Tonsil	C09
其他口咽 Oropharynx	C10
鼻咽 Nasopharynx	C11
喉咽 Laryngopharynx	C12–C13
咽,部位不明 Other in the Lip, Oral Cavity & Pharynx	C14
食管 Esophagus	C15
胃 Stomach	C16
小肠 Small Intestine	C17
结肠 Colon	C18
直肠 Rectum	C19–C20
肛门 Anus	C21
肝脏 Liver	C22
胆囊及其他 Gallbladder and Extrahepatic Ducts	C23–C24
胰腺 Pancreas	C25
鼻、鼻窦及其他 Nasal Cavity, Accessory Sinuses	C30–C31
喉 Larynx	C32
气管,支气管,肺 Trachea, Bronchus & Lung	C33–C34
其他胸腔器官 Thymus, Heart, Mediastinum & Pleura	C37–C38
骨 Bone & Articular Cartilage	C40–C41
皮肤黑色素瘤 Melanoma of Skin	C43
其他皮肤 Other Malignant Neoplasms of Skin	C44

部位 Site	ICD-10 编码范围 code
间皮瘤 Mesothelioma	C45
卡波西肉瘤 Kaposi's Sarcoma	C46
周围神经,其他结缔组织,软组织 Peripheral Nerves, Other Connective and Soft Tissue	C47; C49
乳房 Breast	C50
外阴 Vulva	C51
阴道 Vagina	C52
子宫颈 Cervix	C53
子宫体 Coipus	C54
子宫,部位不明 Uterus, Part Unspecified	C55
卵巢 Ovary	C56
其他女性生殖器 Other Female Genital Organs	C57
胎盘 Placenta	C58
阴茎 Penis	C60
前列腺 Prostate	C61
睾丸 Testis	C62
其他男性生殖器 Other Male Genital Organs	C63
肾 Kidney	C64
肾盂 Renal Pelvis	C65
输尿管 Ureter	C66
膀胱 Bladder	C67
其他泌尿器官 Other Urinary Organs	C68
眼 Eye	C69
脑,神经系统 Brain and Central Nervous System	C70–C72; D32–33; D42–43
甲状腺 Thyroid Gland	C73
肾上腺 Adrenal Gland	C74
其他内分泌腺 Other Endocrine Glands	C75
霍奇金病 Hodgkin's Disease	C81
非霍奇金淋巴瘤 Non Hodgkin's Disease	C82–C85, 96
免疫增生性疾病 Malignant Immunoproliferative Diseases	C88
多发性骨髓瘤 Malignant Plasma Cell Neoplams	C90
淋巴样白血病 Lymphoid Leukemia	C91
髓样白血病 Myeloid Leukemia	C92–C94; D45; D46.1–4; D47.1
白血病,未特指 Leukemia of Unspecified Cell Type	C95
其他或未指明部位 Other & Unspecified	O&U
所有部位合计 Au Sites	ALL
所有部位除外 C44 Au but C44	ALLbC44

表 2-2　常用癌症分类统计表（大类）

Table 2-2　Cancer categories by ICD-10

部位 Site	ICD-10 编码范围 code
口腔和咽喉（除外鼻咽癌）Oral Cavity & Pharynx but Nasopharynx	C00–C10；G12–G14
鼻咽 Nasopharynx	C11
食管 Esophagus	C15
胃 Stomach	C16
结直肠肛门 Colon，Rectum & Anus	C18–C21
肝脏 Liver	C22
胆囊及其他 Gallbladder and Extrahepatic Ducts	C23–C24
胰腺 Pancreas	C25
喉 Larynx	C32
气管，支气管，肺 Trachea，Bronchus & Lung	C33–C34
其他胸腔器官 Other Thoracic Organs	C37–C38
骨 Bone	C40–C41
皮肤黑色素瘤 Melanoma of Skin	C43
乳房 Breast	C50
子宫颈 Cervix Uteri	C53
子宫体及子宫部位不明 Uterus & Unspecified	C54–C55
卵巢 Ovary	C56
前列腺 Prostate	C61
睾丸 Testis	C62
肾及泌尿系统部位不明 Kidney & Unspecified Urinary Organs	C64–C66；68
膀胱 Bladder	C67
脑，神经系统 Brain & Central Nervous System	C70–C72；D32–D33；D42–D43
甲状腺 Thyroid Gland	C73
淋巴瘤 Lymphoma	C81–C85，88，90，96
白血病 Leukemia	C92–C94；D45；D46.1–4；D47.1
其他 Other and Unspecified	Other
所有部位合计 All Sites	ALL

6.2 地区分类

- 城、乡分类根据国家标准 GB 2260—2009，将地级以上城市归于城市地区，县及县级市归于农村地区。

- 东、中、西部地区的划分采用国家统计局标准。

东部地区包括：北京、天津、河北、辽宁、上海、江苏、浙江、福建、山东、广东、海南。

中部地区包括：黑龙江、吉林、山西、安徽、江西、河南、湖北、湖南。

西部地区包括：内蒙古、广西、重庆、四川、贵州、云南、西藏、陕西、甘肃、青海、宁夏、新疆。

- 七大区划分根据民政部区划分类

华北地区：北京、天津、河北、山西、内蒙古；

东北地区：辽宁、吉林、黑龙江；

华东地区：上海、江苏、浙江、安徽、福建、江西、山东；

华中地区：河南、湖北、湖南；

华南地区：广东、广西、海南；

西南地区：重庆、四川、贵州、云南、西藏；

西北地区：陕西、甘肃、青海、宁夏、新疆。

6.2 Area classification

- According to GB2260–2009 national standard, prefecture-level cities are classified into urban areas, whereas counties and county-level cities are classified into rural areas.

- The classification of Eastern area, Middle area and Western area is based on the standard of National Statistics Bureau.

The Eastern areas consist of provinces of Beijing, Tianjin, Hebei, Liaoning, Shanghai, Jiangsu, Zhejiang, Fujian, Shandong, Guangdong and Hainan province.

The Middle areas consist of provinces of Heilongjiang, Jilin, Shanxi, Anhui, Jiangxi, Henan, Hubei and Hunan.

The Western areas consist of provinces of Inner Mongolia, Guangxi, Chongqing, Sichuan, Guizhou, Yunnan, Tibet, Shanxi, Gansu, Qinghai, Ningxia and Xinjiang.

- According to the standard from Ministry of Civil Affairs, the seven areas' classification is shown as following:

North China: Beijing, Tianjin, Hebei, Shanxi, Inner Mongolia,

Northeast: Liaoning, Jilin, Heilongjiang.

East China: Shanghai, Jiangsu, Zhejiang, Anhui, Fujian, Jiangxi, Shandong.

Central China: Henan, Hubei, Hunan.

South China: Guangdong, Guangxi, Hainan.

Southwest: Chongqing, Sichuan, Guizhou, Yunnan, Tibet.

Northwest: Shaanxi, Gansu, Qinghai, Ningxia, Xinjiang.

7 常用统计指标

7.1 年均人口数

年均人口数是计算发病（死亡）率指标的分母，精确算法是一年内每一天暴露于发病（死亡）危险的生存人数之和除以年内天数，但实际上很难掌握每一天的生存人数，因而常用年初和年末人口数的算术平均数作为年平均人口数的近似值。

$$年均人口数 = \frac{年初（上年末）人口数 + 年末人口数}{2}$$

年中人口数指 7 月 1 日零时人口数，如果人口数变化均匀，年中人口数等于年平均人口数，可以用年中人口数代替年平均人口数。

7.2 性别、年龄别人口数

性别年龄别人口数是指按男、女性别和不同年龄分组的人口数，建议用"内插法"推算。年龄的分组，规定以 5 岁年龄别：不满 1 岁、1~4 岁、5~9 岁、10~14 岁……75~79 岁、80~84 岁、85 岁及以上。

7.3 发病（死亡）率

发病（死亡）率又称为粗发病（死亡）率，是反映人口发病（死亡）情况最基本的指标，是指某年该地登记的每 10 万人口癌症新病例（死亡）数，反映人口发病（死亡）水平。

$$发病（死亡）率 = \frac{某年某地癌症新病例（死亡）数}{某年某地年均人口数} \times 100000（1/10 万）$$

7.4 性别、年龄别发病（死亡）率

人口的性别年龄结构是影响癌症发病（死亡）水平的重要因素，性别年龄别发病（死亡）率是统计研究的重要指标。

$$某年龄组发病（死亡）率 = \frac{某年龄组发病（死亡）数}{同年龄组人口数} \times 100000（1/10 万）$$

7 Statistical indicators

7.1 Average annual population

Average annual population is the denominator of the incidence（mortality）rates. The exact method to calculate is the average of persons at risk of incidence（death）each day in a specific year. Considering the complexity of the calculation, we often use the estimated calculation to quantify the population effectively. The formula is：

Average annual population=

$$\frac{\text{Population in the early of the year+Population at the end of the year}}{2}$$

The mid-year population is the number of population at 0 o'clock on July 1st If the population is relatively stable, the mid-year population can be used to represent average annual population.

7.2 Sex-and age-specific population

Sex-specific population is the population by sex. Age-specific population is the population by different age groups and it is can be calculated by interpolation. The ages may be grouped into classes of up to five years, for example, 0, 1~4, 5~9, 10~14…80~84, 85+.

7.3 Incidence（mortality）rates

An incidence（mortality）rate is a measure of the frequency with which an event, such as a new case of cancer（cancer death）occurs in a population over a period of time.

Incidence（mortality）rate per 100000=

$$\frac{\text{New cases（new cancer death）ocurring during a given time period}}{\text{Population at risk during the same time period}} \times 100000$$

7.4 Sex-and age-specific incidence（mortality）rates

Sex and age are important factors influencing the cancer incidence and mortality. Sex-specific and age specific rates are important statistical indicators.

Age-specific incidence（mortality）rate per 100000=

$$\frac{\text{Cases in a specific age group}}{\text{Population in the age group}} \times 100000$$

7.5 年龄调整率（标准化率）

由于粗发病（死亡）率受人口年龄构成的影响较大，因此在对比分析不同地区的发病（死亡）率或同一地区人群不同时期的发病（死亡）水平时，为消除人口年龄结构对发病（死亡）水平的影响，需要计算按年龄标准化发病（死亡）率，即指按照某一标准人口的年龄结构所计算的发病（死亡）率。本年报使用中国标准人口是 2000 年全国第五次人口普查的人口构成，世界标准人口采用 Segi's 标准人口构成。表 2-3 为中国人口和世界人口年龄构成，可供计算年龄标化率时选用。

（表 2-3）

年龄标化发病（死亡）率的计算（直接法）：

（1）计算年龄组发病（死亡）率。

（2）以各年龄组发病（死亡）率乘相应的标准人口年龄构成百分比，得到相应的理论发病（死亡）率。

（3）将各年龄组的理论发病（死亡）率相加之和，即是年龄标化发病（死亡）率。

$$标准化发病（死亡）率 = \frac{\sum 标准人口年龄构成 \times 年龄别发病（死亡）率}{\sum 标准人口年龄构成}$$

7.5 Age-standardized rate or age-adjusted rate（ASR）

Standardization is necessary when comparing populations with different age structures because age has such a powerful influence on cancer incidence and mortality. ASR is a summary measure of a rate that a population would have if it had a standard age structure.

In this annual cancer report, the population standards we used are the Segi's population and the fifth Chinese national census of 2000. Table 2-3 are the details of the population standards.

（Table 2-3）

Direct method calculating incidence（mortality）rate：

（1）Calculating the rates for subjects in a specific age category in a study population.

（2）Calculating the weighted age-specific rates. The weights applied represent the relative age distribution of the standard population.

（3）Adding up each weighted age-specific rate. The summary rates reflect the adjusted rates.

$$Adjusted\ rate = \frac{\sum Standard\ population\ in\ corresponding\ age\ group \times age\text{-}specific\ rate}{\sum Standard\ population}$$

表 2-3 标准人口构成
Table 2-3 Population standards

年龄组（岁） Age group （years）	中国人口构成 2000 年 China standard population（2000）	世界人口构成 （Segi's population）	年龄组（岁） Age group （years）	中国人口构成 2000 年 China standard population（2000）	世界人口构成 （Segi's population）
0~	13793799	2400	45~	85521045	6000
1~	55184575	9600	50~	63304200	5000
5~	90152587	10000	55~	46370375	4000
10~	125396633	9000	60~	41703848	4000
15~	103031165	9000	65~	34780460	3000
20~	94573174	8000	70~	25574149	2000
25~	117602265	8000	75~	15928330	1000
30~	127314298	6000	80~	7989158	500
35~	109147295	6000	85+	4001925	500
40~	81242945	6000	合计	1242612226	100000

7.6 分类构成

各类癌症发病（死亡）构成百分比可以反映各类癌症对居民健康危害的情况。癌症发病（死亡）分类构成百分比的计算公式如下：

$$某癌症构成 = \frac{某癌症发病（死亡）人数}{总发病（死亡）人数} \times 100\%$$

7.7 累积发病（死亡）率

累积发病（死亡）率是指某病在某一年龄阶段内的按年龄（岁）的发病（死亡）率进行累积的总指标。累积发病（死亡）率消除了年龄构成不同的影响，故不需要标准化便可以与不同地区直接进行比较。癌症一般是计算0~74岁的累积发病（死亡）率。

$$累积发病（死亡）率 =（\sum（年龄组发病（死亡）\times 年龄组距））\times 100\%$$

7.8 截缩发病（死亡）率

通常对癌症是截取35~64岁这一易发年龄段计算，其标准人口构成是世界人口。

$$截缩发病（死亡）率 = \frac{\sum 截缩段各年龄组发病率（死亡）率 \times 各段标准年龄构成}{\sum 各段标准年龄构成} \times 100\%$$

因为癌症在35岁以前是少发的，而在65岁以后其他疾病较多，干扰较大，所以采用35~64这一阶段的截缩发病（死亡）率比较确切，便于比较。

7.6 Proportions

Proportional distribution indicated the site-specific percentage level of incident cases and deaths compared with total cases recorded. The formular is：

Proportion of a certain type of cancer=

$$\frac{\text{Cases of a particular cancer}}{\text{Cases of all cancers}} \times 100\%$$

7.7 Cumulative rate

A cumulative rate expresses the probability of the onset of cancer between birth and a specific age. The rate can be compared without age standardization as it is not affected by age structures. This is often expressed for population between 0 and 74 years.

Cumulative rate=$(\sum(\text{Age-specific rate} \times \text{Width of the age group})) \times 100\%$

7.8 Truncated incidence（mortality）rate

Truncated rate is the calculation of rates over the truncated age-range 35~64, using WHO world standard population. The data are presented as truncated rates mainly because the accuracy of age-specific rates in the elderly may be much less certain and the rates in the young age groups may be rare.

Truncated incidence（mortality）rate=

$$\frac{\sum \text{Truncated in a specific age group} \times \text{Standard proportion of the age group}}{\sum \text{Standard proportion}} \times 100\%$$

8 生存率

生存率是评价癌症治疗是否有效的关键指标。以人群为基础的肿瘤登记数据收集患者的生存时间资料,其可反映全人群的肿瘤生存状况。某时刻生存率,是指某一批随访对象中,生存期大于等于该时间的研究对象的比例,如5年生存率等。常用的生存率指标有观察生存率、净生存率和相对生存率。生存率实质是累积生存概率。

8.1 观察生存率

观察生存率分析中,以患者死亡为观察终点,包括死于肿瘤和其他原因。肿瘤登记资料常用寿命表法估计观察生存率。寿命表法应用定群寿命表的基本原理计算生存率,并可利用截尾数据的不完全信息。

8.2 调整生存率/净生存率

观察生存率反映的是肿瘤患者的整体死亡状况。在很多情况下,人们关注于肿瘤患者死于肿瘤的信息。此时,常常需要计算调整生存率/净生存率。净生存率的关键是必须依赖完整、准确的死因信息。在比较不同年龄、性别、社会经济学状况下癌症患者的生存率时,使用净生存率显得尤为重要,因为肿瘤外其他死因会影响癌症患者的生存状况。

净生存率可通过计算疾病特异性生存率(disease-specific survival)获得,即以患者死于该肿瘤为观察终点。若肿瘤患者死于肿瘤之外的其他原因,将与存活状态同等处理。

8 Survival

Survival is an overall index for measuring the effectiveness of cancer care. Population-based cancer registries collect information on all cancer cases in defined areas. The survival rates calculated from such data will therefore represent the average prognosis in the population. Survival can be expressed in terms of the percentage of those cases alive at the starting date who were still alive after a specified interval (ie. 5 years). The measures for survival calculation include observed survival rate, net survival and relative survival, which are the cumulative probability of survival from diagnosis to the end of each time interval.

8.1 Observed survival

The observed or crude survival is simply the estimated probability of survival at the end of the specified period of time. It takes no account of the cause of death. Actuarial or life-table method provides a means for using all the follow-up information to calculate survival, which is often applied in population-based cancer survival analysis.

8.2 Adjusted survival/net survival

The observed survival can be interpreted as the probability of survival from cancer and all other causes of deaths combined. While this is a true reflection of total mortality in the patient group, the main interest is usually in describing mortality attributable to cancer. The concept of net (or adjusted) survival is the survival probability in the hy-pothesis that the patients only die from their cancer. It is a crucial measure for survival comparisons among patients with different age, sex and socio-economic status.

Net survival can be achieved through calculating cancer-specific survival, which relies on reliable individual cause of death. If the cancer patients die from causes other than cancer, it will be treated as alive.

8.3 相对生存率

当缺乏完整、准确的全死因信息时,净生存率指标往往较难通过疾病特异性生存率获取。此时,净生存率可以通过相对生存率来估计。相对生存率即为特定人群的观察生存率与该人群的期望生存率比值。根据全死因寿命表的死亡概率,可以求得一般人群的期望生存概率。

$$相对生存率 = \frac{观察生存率}{期望生存率}$$

如前所述,肿瘤登记资料中观察生存率常采用寿命表法。而期望生存率的计算常常分区间估计。估计方法有 Ederer Ⅰ、Ederer Ⅱ、Hakulinen 方法等。

8.3 Relative survival

Where death certificate is not publicly available, or certification of the cause of death is not sufficiently reliable, net survival is hardly achieved through cancer-specific survival, which needs the exact cause of death for cancer patients. Relative sur-vival does not require information on the cause of death in the cancer patients. Relative survival rates are usually expressed as a ratio of the crude survival in the group of cancer patients and the corresponding expected survival in the general population. Expected survival in the general popu-lation can be achieved through life tables.

Observed survival can be achieved by life-table/actual methods, while expected survival can be estimated with methods of Ederer Ⅰ, Ederer Ⅱ and Hakulinen.

$$Relative\ survival\ ratio = \frac{Observed\ survival}{Expected\ survival}$$

第三章 数据质量评价

Chapter 3 Evaluation of data quality

1 数据来源

全国 449 个肿瘤登记地区提交了 2014 年肿瘤登记资料,其中 304 个登记地区为国家肿瘤随访登记项目点,26 个为淮河流域癌症早诊早治项目点,119 个为其他项目点。登记地区分布在中国大陆 31 个省、自治区和直辖市,以及新疆生产建设兵团,其中地级以上城市 159 个,县和县级市 290 个。江苏省上报资料登记地区数量最多为 36 个,其次为河南省 34 个、山东省和陕西省各 30 个。北京、天津和广州分别提交了市区和郊县数据,为区分城乡按 2 个登记地区计。

(表 3-1)

1 Data sources

A total of 449 cancer registries submitted cancer registration data of 2014 to NCCR. Among them, 304 cancer registries were funded by National Cancer Registration Follow-up Program and 26 registries were funded by the Hu'ai River Cancer Screening Program. Another 119 registries were funded by other programs. A total of 31 provinces, autonomous regions, municipalities and Xinjiang production and construction corps were covered by these registries, with a total of 159 prefecture-level cities and 290 counties (county-level cities). Jiangsu province had the most cancer registries of 36. Henan, Shandong and Shanxi province provided 34, 30 and 30 registries' data respectively. Beijing, Tianjin and Guangzhou provided both urban and rural cancer data. They were classified as urban and rural areas seperately.

(Table 3-1)

表 3-1 全国提交 2014 年肿瘤登记资料的肿瘤登记地区

Table 3-1 The cancer registries which submitted cancer statistics of 2014

省(自治区、直辖市) Province and municipality	登记地区数 No. cancer registries	登记地区名单 List of cancer registries
北京 Beijing	2	北京市 Beijing Shi、北京郊县 Rural areas of Beijing Shi
天津 Tianjin	2	天津市 Tianjin Shi、天津郊县 Rural areas of Tianjin Shi
河北 Hebei	23	石家庄市 Shijiazhuang Shi、石家庄郊区 Rural areas of Shijiazhuang Shi、赞皇县 Zanhuang Xian、辛集市 Xinji Shi、迁西县 Qianxi Xian、迁安市 Qian'an Shi、秦皇岛市区 Urban areas of Qinhuangdao Shi、涉县 She Xian、磁县 Ci Xian、武安市 Wu'an Shi、邢台县 Xingtai Xian、内丘县 Neiqiu Xian、任县 Ren Xian、保定市 Baoding Shi、望都县 Wangdu Xian、安国市 Anguo Shi、宣化县 Xuanhua Xian、张北县 Zhangbei Xian、承德市双桥区 Shuangqiao Qu, Chengde Shi、丰宁满族自治县 Fengning Manzu Zizhixian、沧州市 Cangzhou Shi、海兴县 Haixing Xian、盐山县 Yanshan Xian
山西 Shanxi	16	太原市杏花岭区 Xinghualing Qu, Taiyuan Shi、阳泉市 Yangquan Shi、平定县 Pingding Xian、孟县 Yu Xian、平顺县 Pingshun Xian、沁源县 Qinyuan Xian、阳城县 Yangcheng Xian、晋中市榆次区 Yuci Qu, Yuzhong Shi、昔阳县 Xiyang Xian、寿阳县 Shouyang Xian、稷山县 Jishan Xian、新绛县 Xinjiang Xian、垣曲县 YuanQuXian、芮城县 Ruicheng Xian、洪洞县 Hongtong Xian、临县 Lin Xian

省（自治区、直辖市） Province and municipality	登记地区数 No. cancer registries	登记地区名单 List of cancer registries
内蒙古 Inner Mongolia	13	武川县 Wuchuan Xian、土默特右旗 Tumd Youqi、赤峰市 Chifeng Shi、敖汉旗 Aohan Qi、开鲁县 Kailu Xian、呼伦贝尔市海拉尔区 Hailar Qu, Hulunbeier Shi、阿荣旗 Arun Qi、莫力达瓦达斡尔族自治旗 Morin Dawa Daurzu Zizhiqi、鄂温克族自治旗 Ewenkizu Zizhiqi、牙克石市 Yakeshi Shi、根河市 Genhe Shi、巴彦淖尔市临河区 Linhe Qu, Bayannaoer Shi、锡林浩特市 Xilin Hot Shi
辽宁 Liaoning	15	沈阳市 Shenyang Shi、康平县 Kangping Xian、法库县 Faku Xian、大连市 Dalian Shi、庄河市 Zhuanghe Shi、鞍山市 Anshan Shi、本溪市 Benxi Shi、丹东市 Dandong Shi、东港市 Donggang Shi、营口市 Yingkou Shi、阜新市 Fuxin Shi、彰武县 Zhangwu Xian、辽阳县 Liaoyang Xian、大洼县 Dawa Xian、建平县 Jianping Xian
吉林 Jilin	9	德惠市 Dehui Shi、吉林市 Jilin Shi、桦甸市 Huadian Shi、通化市 Tonghua Shi、通化县 Tonghua Xian、梅河口市 Meihekou Shi、大安市 Da'an Shi、延吉市 Yanji Shi、敦化市 Dunhua Shi
黑龙江 Heilongjiang	9	哈尔滨道里区 Daoli Qu, Harbin Shi、哈尔滨南岗区 Nangang Qu, Haerbin Shi、哈尔滨市香坊区 Xiangfang Qu, Haerbin Shi、尚志市 Shangzhi Shi、五常市 Wuchang Shi、同江市 Tongjiang Shi、勃利县 Boli Xian、牡丹江市 Mudanjiang Shi、海林市 Hailin Shi
上海 Shanghai	1	上海市 Shanghai Shi
江苏 Jiangsu	36	无锡市区 Urban areas of Wuxi Shi、徐州市区 Urban areas of Xuzhou Shi、常州市区 Urban areas of Changzhou Shi、溧阳市 Liyang Shi、金坛市 Jintan Shi、苏州市区 Urban areas of Suzhou Shi、南通市区 Urban areas of Nantong Shi、海安县 Hai'an Xian、如东县 Rudong Xian、启东市 Qidong Shi、如皋市 Rugao Shi、海门市 Haimen Shi、连云港市区 Urban areas of Lianyungang Shi、赣榆县 Ganyu Xian、东海县 Donghai Xian、灌云县 Guanyun Xian、灌南县 Guannan Xian、淮安市辖区 Huai'an Shi、淮安市淮安区 Chuzhou Qu, Huai'an Shi、淮安市淮阴区 Huaiyin Qu, Hu'an Shi、涟水县 Lianshui Xian、洪泽县 Hongze Xian、盱眙县 Xuyi Xian、金湖县 Jinhu Xian、盐城市亭湖区 Tinghu Qu, Yancheng Shi、盐城市盐都区 Yandu Qu, Yancheng Shi、滨海县 Binhai Xian、阜宁县 Funing Xian、射阳县 Sheyang Xian、建湖县 Jianhu Xian、东台市 Dongtai Shi、大丰市 Dafeng Shi、宝应县 Baoying Xian、丹阳市 Danyang Shi、扬中市 Yangzhong Shi、泰兴市 Taixing Shi
浙江 Zhejiang	14	杭州市 Hangzhou Shi、宁波市江东区 Jiangdong Qu, Ningbo Shi、慈溪市 Cixi Shi、温州市鹿城区 Lucheng Qu, Wenzhou Shi、嘉兴市 Jiaxing Shi、嘉善县 Jiashan Xian、海宁市 Haining Shi、长兴县 Changxing Xian、绍兴市上虞区 Shangyu Qu, Shaoxing Shi、永康市 Yongkang Shi、开化县 Kaihua Xian、岱山县 Daishan Xian、仙居县 Xianju Xian、龙泉市 Longquan Shi
安徽 Anhui	23	合肥市 Hefei Shi、长丰县 Changfeng Xian、肥东县 Feidong Xian、肥西县 Feixi Xian、庐江县 Lujiang Xian、巢湖市 Chaohu Shi、芜湖市 Wuhu Shi、蚌埠市 Bengbu Shi、五河县 Wuhe Xian、马鞍山市 Ma'anshan Shi、铜陵市区 Urban areas of Tongling Shi、铜陵县 Tangling Xian、定远县 Dingyuan Xian、天长市 Tianchang Shi、阜阳市颍州区 Yingzhou Qu, Fuyang Shi、阜阳市颍东区 Yingdong Qu, Fuyang Shi、太和县 Taihe Xian、宿州市埇桥区 Yongqiao Qu, Suzhou Shi、灵璧县 Lingbi Xian、寿县 Shou Xian、金寨县 Jinzhai Xian、蒙城县 Mengcheng Xian、泾县 Jing Xian
福建 Fujian	11	福清市 Fuqing Shi、长乐市 Changle Shi、厦门市区 Urban areas of Xiamen Shi、厦门市同安区 Tong'an Qu, Xiamen Shi、莆田市涵江区 Hanjiang Qu, Putian Shi、永安市 Yong'an Shi、惠安县 Hui'an Xian、长泰县 Changtai Xian、建瓯市 Jian'ou Shi、龙岩市新罗区 Xinluo Qu, Longyan Shi、永定县 Yongding Xian
江西 Jiangxi	15	新建县 Xinjian Xian、九江市浔阳区 Xunyang Qu, Jiujiang Shi、武宁县 Wuning Xian、赣州市章贡区 Zhanggong Qu, Zhangzhou Shi、赣县 Gan Xian、龙南县 Longnan Xian、安福县 Anfu Xian、万载县 Wanzai Xian、上高县 Shanggao Xian、靖安县 Jing'an Xian、宜黄县 Yihuang Xian、上饶市信州区 Xinzhou Qu, Shangrao Shi、玉山县 Yushan Xian、横峰县 Hengfeng Xian、余干县 Yugan Xian

省（自治区、直辖市） Province and municipality	登记地区数 No. cancer registries	登记地区名单 List of cancer registries
山东 Shandong	30	济南市 Jinan Shi、章丘市 Zhangqiu Shi、青岛市区 Urban areas of Qingdao Shi、青岛西海岸新区 Xihaian Qu, Qingdao Shi、淄博市临淄区 Linzi Qu, Zibo Shi、沂源县 Yiyuan Xian、滕州市 Tengzhou Shi、广饶县 Guangrao Xian、烟台市 Yantai Shi、招远市 Zhaoyuan Shi、临朐县 LinQuXian、高密市 Gaomi Shi、汶上县 Wenshang Xian、梁山县 Liangshan Xian、曲阜市 Qufu Shi、邹城市 Zoucheng Shi、宁阳县 Ningyang Xian、肥城市 Feicheng Shi、乳山市 Rushan Shi、日照市东港区 Donggang Qu, Rizhao Shi、莱芜市莱城区 Laicheng Qu, Laiwu Shi、沂南县 Yinan Xian、沂水县 Yishui Xian、莒南县 Junan Xian、德州市德城区 Decheng Qu, Dezhou Shi、高唐县 Gaotang Xian、滨州市滨城区 Bincheng Qu, Binzhou Shi、菏泽市牡丹区 Mudan Qu, Heze Shi、单县 Shan Xian、巨野县 Juye Xian
河南 Henan	34	郑州市 Zhengzhou Shi、开封县 Kaifeng Xian、洛阳市 Luoyang Shi、洛阳市吉利区 Jili Qu, Luoyang Shi、孟津县 Mengjin Xian、新安县 Xin'an Xian、栾川县 Luanchuan Xian、嵩县 Song Xian、汝阳县 Ruyang Xian、宜阳县 Yiyang Xian、洛宁县 Luoning Xian、偃师市 Yanshi Shi、鲁山县 Lushan Xian、安阳市 Anyang Shi、林州市 Linzhou Shi、鹤壁市 Hebi Shi、辉县市 Huixian Shi、濮阳市华龙区 Hualong Qu, Puyang Shi、禹州市 Yuzhou Shi、漯河市源汇区 Yuanhui Qu, Luohe Shi、漯河郾城区 Yancheng Qu, Luohe Shi、漯河市召陵区 Shaoling Qu, Luohe Shi、三门峡市 Sanmenxia Shi、南阳市卧龙区 Wolong Qu, Nanyang Shi、方城县 Fangcheng Xian、内乡县 Neixiang Xian、睢县 Sui Xian、虞城县 Yucheng Xian、罗山县 Luoshan Xian、固始县 Gushi Xian、沈丘县 Shenqiu Xian、郸城县 Dancheng Xian、西平县 Xiping Xian、济源市 Jiyuan Shi
湖北 Hubei	13	武汉市 Wuhan Shi、郧县 Yun Xian、宜昌市 Yichang Shi、五峰土家族自治县 Wufeng Tujiazu Zizhixian、宜城市 Yicheng Shi、京山县 Jingshan Xian、钟祥市 Zhongxiang Shi、云梦县 Yunmeng Xian、公安县 Gong'an Xian、洪湖市 Honghu Shi、麻城市 Macheng Shi、嘉鱼县 Jiayu Xian、恩施市 Enshi Shi
湖南 Hunan	23	长沙市芙蓉区 Furong Qu, Changsha Shi、长沙市天心区 Tianxin Qu, Changsha Shi、长沙市岳麓区 Yuelu Qu, Changsha Shi、长沙市开福区 Kaifu Qu, Changsha Shi、长沙市雨花区 Yuhua Qu, Changsha Shi、长沙市望城区 Wangcheng Qu, Changsha Shi、株洲市芦淞区 Lusong Qu, Zhuzhou Shi、株洲市石峰区 Shifeng Qu, Zhuzhou Shi、攸县 You Xian、湘潭市雨湖区 Yuhu Qu, Xiangtan Shi、衡东县 Hengdong Xian、邵东县 Shaodong Xian、岳阳楼区 Yueyanglou Qu, Yueyang Shi、常德市武陵区 Wuling Qu, Changde Shi、慈利县 Cili Xian、益阳市资阳区 Ziyang Qu, Yiyang Shi、临武县 Linwu Xian、资兴市 Zixing Shi、道县 Dao Xian、新田县 Xintian Xian、麻阳苗族自治县 Mayang Miaozu Zizhixian、洪江市 Hongjiang Shi、涟源市 Lianyuan Shi
广东 Guangdong	17	广州市 Guangzhou Shi、广州市郊区 Rural areas of Guangzhou Shi、翁源县 Wengyuan Xian、南雄市 Nanxiong Shi、深圳市 Shenzhen Shi、珠海市 Zhuhai Shi、佛山市南海区 Nanhai Shi、佛山市顺德区 Shunde Shi、江门市城区 Jiangmen Shi、徐闻县 Xuwen Xian、肇庆市端州区 Duanzhou Qu, Zhaoqing Shi、四会市 Sihui Shi、梅州市梅县区 Mei Xian、阳山县 Yangshan Xian、东莞市 Dongguan Shi、中山市 Zhongshan Shi、揭西县 Jiexi Xian
广西 Guangxi	11	南宁市西乡塘区 Xixiangtang Qu, Nanning Shi、隆安县 Long'an Xian、宾阳县 Binyang Xian、柳州市 Liuzhou Shi、桂林市 Guilin Shi、梧州市万秀区 Wanxiu Qu, Wuzhou Shi、苍梧县 Cangwu Xian、合浦县 Hepu Xian、北流市 Beiliu Shi、合山市 Heshan Shi、扶绥县 Fusui Xian
海南 Hainan	6	三亚市 Sanya Shi、五指山市 Wuzhishan Shi、琼海市 Qionghai Shi、定安县 Ding'an Xian、昌江黎族自治县 Changjiang Lizu Zizhixian、陵水黎族自治县 Lingshui Lizu Zizhixian
重庆 Chongqing	6	万州区 Wanzhou Qu、渝中区 Yuzhong Qu、沙坪坝区 Shapingba Qu、九龙坡区 Jiulongpo Qu、江津区 Jiangjin Qu、丰都县 Fengdu Xian

省（自治区、直辖市） Province and municipality	登记地区数 No. cancer registries	登记地区名单 List of cancer registries
四川 Sichuan	20	成都市青羊区 Qingyang Qu, Chengdu Shi、成都市龙泉驿区 Longquanyi Qu, Chengdu Shi、彭州市 Pengzhou Shi、自贡市自流井区 Ziliujing Qu, Zigong Shi、攀枝花市仁和区 Renhe Qu, Panzhihua Shi、泸县 Lu Xian、盐亭县 Yanting Xian、剑阁县 Jiange Xian、乐山市中区 Shizhong Qu, Leshan Shi、仁寿县 Renshou Xian、长宁县 Changning Xian、大竹县 Dazhu Xian、雅安市雨城区 Yucheng Qu, Ya'an Shi、名山县 Mingshan Xian、荥经县 Yingjing Xian、汉源县 Hanyuan Xian、石棉县 Shimian Xian、天全县 Tianquan Xian、芦山县 Lushan Xian、宝兴县 Baoxing Xian
贵州 Guizhou	9	开阳县 Kaiyang Xian、六盘水市六枝特区 Luzhi TeQu、遵义市汇川区 Huichuan Qu, Zunyi Shi、安顺市西秀区 Xixiu Qu, Anshun Shi、镇宁布依族苗族自治县 Zhenning Buyeizu Miaozu Zizhixian、铜仁市碧江区 Tongren Shi、册亨县 Ceheng Xian、雷山县 Leishan Xian、福泉市 Fuquan Shi
云南 Yunnan	19	昆明市盘龙区 Panlong Qu, Kunming Shi、昆明市官渡区 Guandu Qu, Kunming Shi、昆明市西山区 Xishan Qu, Kunming Shi、昆明市晋宁区 Jinning Xian、昆明市石林区 Shilin Qu, Kunming Shi、曲靖市麒麟区 Qilin Qu, Qujing Shi、玉溪市红塔区 Hongta Qu, Yuxi Shi、易门县 Yimen Xian、保山市隆阳区 Longyang Qu, Baoshan Shi、腾冲市 Tengchong Xian、水富县 Shuifu Xian、丽江市古城区 Gucheng Qu, Lijiang Shi、个旧市 Gejiu Shi、开远市 Kaiyuan Shi、弥勒市 Mile Shi、屏边苗族自治县 Pingbian Miaozu Zizhixian、石屏县 Shiping Xian、景洪市 Jinghong Shi、兰坪白族普米族自治县 Lanping Baizu Pumizu Zizhixian
西藏 Tibet	3	拉萨市 Lhasa Shi、江孜县 Gyangze Xian、林芝县 Nyingchi Xian
陕西 Shaanxi	30	西安市碑林区 Beilin Qu、西安市莲湖区 Lianhu Qu, Xi'an Shi、西安市未央区 Weiyang Qu、西安市雁塔区 Yanta Qu、高陵县 Gaoling Xian、铜川市王益区 Wangyi Qu, Tongchuan Shi、凤翔县 Fengxiang Xian、岐山县 Qishan Xian、扶风县 Fufeng Xian、眉县 Mei Xian、陇县 Long Xian、千阳县 Qianyang Xian、麟游县 Linyou Xian、泾阳县 Jingyang Xian、长武县 Changwu Xian、武功县 Wugong Xian、潼关县 Tongguan Xian、合阳县 Heyang Xian、延安市宝塔区 Baota Qu、黄陵县 Huangling Xian、南郑县 Nanzheng Xian、城固县 Chenggu Xian、绥德县 Suide Xian、安康市汉滨区 Hanbin Qu, Ankang Shi、宁陕县 Ningshan Xian、紫阳县 Ziyang Xian、旬阳县 Xunyang Xian、商洛市商州区 Shangzhou Qu, Shangluo Shi、洛南县 Luonan Xian、镇安县 Zhen'an Xian
甘肃 Gansu	15	兰州市城关区 Chengguan Qu, Lanzhou Shi、兰州市七里河区 Qilihe Qu, Lanzhou Shi、兰州市西固区 Xigu Qu, Lanzhou Shi、兰州市安宁区 Anning Qu, Lanzhou Shi、兰州市红古区 Honggu Qu, Lanzhou Shi、靖远县 Jingyuan Xian、景泰县 Jingtai Xian、天水市麦积区 Maiji Qu, Tianshui Shi、武威市凉州区 Liangzhou Qu, Wuwei Shi、张掖市甘州区 Ganzhou Qu, Zhangye Shi、静宁县 Jingning Xian、敦煌市 Dunhuang Shi、庆城县 Qingcheng Xian、临洮县 Lintao Xian、临潭县 Lintan Xian
青海 Qinghai	8	西宁市 Xining Shi、大通回族土族自治县 Datong Huizu Tuzu Zizhixian、湟中县 Huangzhong Xian、互助土族自治县 Huzhu Tuzu Zizhixian、循化撒拉族自治县 Xunhua Salarzu Zizhixian、民和回族土族自治县 Minhe Huizu Tuzu Zizhixian、海东市乐都区 Ledu Xian、海南藏族自治州 Hainan Zangzu Zizhizhou
宁夏 Ningxia	9	银川市 Yinchuan Shi、贺兰县 Helan Xian、大武口市 Dawukou Qu、惠农县 Huinong Xian、平罗县 Pingluo Xian、青铜峡市 Qingtongxia Shi、固原市 Guyuan Shi、中卫市 Zhongwei Shi、中宁县 Zhongning Xian
新疆 Xinjiang	5	乌鲁木齐市天山区 Tianshan Qu, Urumqi Shi、乌鲁木齐市米东区 Midong Qu, Ürümqi Shi、克拉玛依市 Karamay Shi、和田县 Hotan Xian、新源县 Xinyuan（Künes）Xian
兵团 Corps	2	农七师 Di Qi Shi、石河子市 Shihezi Shi

2 年报数据入选规则和标准

2017 年,全国肿瘤登记中心肿瘤登记专家组和《中国肿瘤登记年报》编委会,根据《卫生部肿瘤随访登记技术方案》(原卫生部疾病预防控制局 2009)要求,参照《中国肿瘤登记工作指导手册 2016》,以及国际癌症研究机构(IARC)/国际癌症登记协会(IACR)对肿瘤登记数据的质量控制规则,进一步细化和完善了数据入选原则和标准,取消了肿瘤登记地区质量分级。

年报的数据入选原则和标准,注重肿瘤登记数据的真实性、稳定性和均衡性,根据登记地区的特点,综合评估该肿瘤登记处数据质量。除了几个重点指标,如 MV%、DCO%、M/I、发病率水平、死亡率水平,仍作为衡量数据质量的标准,还综合考虑肿瘤登记处各个指标在本地区的合理范围;新建立的登记处的 MV% 标准适当放宽。数据稳定性差,发病与死亡变化超过 10% 的登记处,或者发病率、死亡率一升一降,评价为质量较差,不被接受。新增加年龄调整率作为考核指标之一。考虑到地区覆盖的完整性,对部分西部省份的肿瘤登记处适当放宽收录标准,评价指标同时考虑地区间差异,如社会经济发展水平,工作基础,少数民族地区等方面,择优录用数据相对较完整的肿瘤登记处。

2 Data inclusion criteria and standard of Annual Report

In 2017, the inclusion criteria and standard of data were detailed and enhanced, the classification of the quality of cancer registries was canceled by the panel of cancer registry experts of NCCR and the editorial committee of "Chinese Cancer Registry Annual Report" based on "Technical Protocols of Cancer Registration and Follow up" by Ministry of Health 2009, "Guideline of Chinese Cancer Regis-tration" and the quality control rules of cancer registration by The International Agency for Research on Cancer (IARC)/The International A-gency for Cancer Registry(IACR).

The standard and criteria of data inclusion of "Chinese Cancer Registry Annual Report" were focused on the authenticity, constancy and equilibrium of data. The quality of data was evaluated based on the characteristics of the corresponding region. Aside from several important indexes like MV%, DCO%, M/I, incidence and mortality, the proper range of each index in each registry was taken into consideration as well to evaluate the data quality. For example, limitation of MV% should be loosened up when evalutating new registries. Conditions such as poor data constancy, change of incidence and mortality being more than 10%, one of incidence and mortality increasing while the other decreasing were defined as low quality. Such data were therefore not accepted. Age-standardized rate was a new evaluating index. Given the completeness of regional coverage, the standard of inclusion was loosened to registries in western provinces. The gap of socioeconomic development, the basis of previous work, and whether it is a minority nationality region were taken into consideration. Registries with comparatively complete data were accepted.

3 2014年肿瘤登记资料评价

3.1 覆盖人口、发病数和死亡数

提交数据的449个肿瘤登记地区2014年登记覆盖人口345711646人，其中城市地区为163366737人，占全部覆盖人口的47.26%，农村地区为182344909人，占52.74%全国登记地区覆盖人口占2014年年末全国人口数的25.27%。

2014年报告癌症新发病例数合计925472例，其中城市地区占52.84%，农村地区占47.16%。共计报告癌症死亡病例男女合计为541931例，城市地区占50.07%，农村地区占49.93%。

3.2 各肿瘤登记地区数据质量评价

在提交2014年资料的449个登记处中，病理诊断比例（MV%）在55%~95%的登记处有365个，占81.29%，MV%小于55%和大于95%分别有79个和5个，占18.71%。只有死亡医学证明书比例（DCO%）在大于0且小于5%之间的登记处有305个，占67.93%，DCO%为0的登记处有96个，大于5%的登记处有48个，占32.07%。死亡/发病比（M/I）在0.55~0.85的登记处有322个，占71.71%，M/I小于0.55和大于0.85的登记处分别为116个和11个，占28.29%。2014年全部恶性肿瘤发病率与2013年相比变化幅度在10%以内的登记处有220个，占登记处总数的49.00%。第一次提交数据的登记处有112个，变化幅度大于10%的登记处有117个，分别占24.94%和26.06%。

（表3-2）

3 Evaluation of cancer registration data of 2014

3.1 Population coverage, new cancer cases and cancer deaths

Among 449 cancer registries which submitted cancer statistics, the population coverage was 345711646, with 163366737 in urban areas (47.26%) and 182344909 in rural areas (52.74%). The covering population accounted for 25.27% of the overall national population of 2014.

A total of 925472 new cancer cases were reported in 2014. Among them, 52.84% were from urban areas and 47.16% were from rural areas. There were 541931 cancer deaths in 2014. The urban cancer deaths accounted for 50.07% of overall cancer deaths and rural cancer deaths accounted for 49.93%.

3.2 Evaluation of data quality in cancer registries

Among the 449 registries which submitted the data of 2014, 365 registries, accounting for 81.29% of all registries, had MV% between 55% and 95%. 79 had MV% less than 55%, 5 had MV% more than 95%, together they represented 18.71% of all registries. 305 registries had DCO% between 0 and 5%, accounting for 67.93% of all registries. 96 had DCO% equal to 0, 48 had DCO% more than 5%, together they represented 32.07% of all registries. 322 registries had M/I between 0.55 and 0.85, accounting for 71.71% of all registries. 116 had M/I less than 0.55, 11 had M/I more than 0.85, together they represented 28.29% of all registries. Compared with all cancer incidence rate in 2013, 220 registries reported a change of rate in 2014 less than 10%, accounting for 49% of all registries. 112 registries submitted data for the first time, 117 registries reported a change of rate more than 10%, representing 24.94% and 26.06% of all registries respectively.

（Table 3-2）.

表 3-2　2014 年全国各肿瘤登记地区覆盖人口、发病数和死亡数及主要质控指标

Table 3-2　The population coverage，new cancer cases，cancer deaths and major indicators for data quality of 2014 in cancer registration areas

序号 No.	肿瘤登记处 cancer registries	人口数 N	发病数 Cases	死亡数 Deaths	MV %	DCO %	M/I	发病率变化 change%	接受 accepted
1	北京市 Beijing Shi	8289660	30976	16201	76.31	0.03	0.52	3.72	Y
2	北京郊县 Rural areas of Beijing Shi	4959016	15523	8636	71.80	0.04	0.56	3.89	Y
3	天津市 Tianjin Shi	5188258	19909	11674	56.81	0.01	0.59	4.59	Y
4	天津郊县 Rural areas of Tianjin Shi	4978204	11886	6747	61.45	0.02	0.57	4.23	Y
5	石家庄市 Shijiazhuang Shi	2096556	4510	2812	68.40	0.13	0.62	−7.19	Y
6	石家庄郊区 Rural areas of Shi-jiazhuang Shi	2284628	5535	3627	74.51	0.13	0.66		Y
7	赞皇县 Zanhuang Xian	266764	604	403	68.38	3.31	0.67	−2.17	Y
8	辛集市 Xinji Shi	636865	1370	813	87.30	0.15	0.59	10.20	Y
9	迁西县 Qianxi Xian	398614	845	561	83.67	0.00	0.66	2.40	Y
10	迁安市 Qian'an Shi	759210	1531	824	69.63	0.46	0.54		Y
11	秦皇岛市区 Urban areas of Qin-huangdao Shi	717871	1902	1483	74.97	0.89	0.78	13.76	Y
12	涉县 She Xian	419427	1202	899	87.69	1.58	0.75	−5.99	Y
13	磁县 Ci Xian	634923	1831	1287	84.82	0.44	0.70	5.24	Y
14	武安市 Wu'an Shi	833700	1777	1015	69.27	4.05	0.57	10.18	Y
15	邢台县 Xingtai Xian	346994	760	608	79.08	1.97	0.80	2.02	Y
16	内丘县 Neiqiu Xian	290474	668	429	62.43	1.95	0.64	−3.27	Y
17	任县 Ren Xian	333895	727	489	88.17	0.14	0.67	16.45	Y
18	保定市 Baoding Shi	1159847	2972	1809	71.70	11.27	0.61	12.28	Y
19	望都县 Wangdu Xian	254701	562	289	80.07	0.89	0.51		Y
20	安国市 Anguo Shi	377255	1016	623	88.98	2.07	0.61	−2.81	Y
21	宣化县 Xuanhua Xian	276894	631	473	77.34	0.00	0.75	14.89	Y
22	张北县 Zhangbei Xian	365202	1020	611	80.10	1.18	0.60	12.69	Y
23	承德市双桥区 Shuangqiao Qu，Chengde Shi	308751	747	483	78.31	0.27	0.65		Y
24	丰宁满族自治县 Fengning Manzu Zizhixian	405476	985	674	86.29	0.51	0.68	4.70	Y
25	沧州市 Cangzhou Shi	506571	1153	658	83.35	0.52	0.57	9.78	Y
26	海兴县 Haixing Xian	214330	457	298	81.18	11.16	0.65	8.32	Y
27	盐山县 Yanshan Xian	427824	877	576	76.05	7.53	0.66	2.87	Y

序号 No.	肿瘤登记处 cancer registries	人口数 N	发病数 Cases	死亡数 Deaths	MV %	DCO %	M/I	发病率变化 change%	接受 accepted
28	太原市杏花岭区 Xinghualing Qu, Taiyuan Shi	649136	1495	974	77.99	0.00	0.65	47.55	Y
29	阳泉市 Yangquan Shi	707514	1643	1110	85.88	4.02	0.68	−0.70	Y
30	平定县 Pingding Xian	316043	771	565	49.16	5.71	0.73	−3.13	Y
31	盂县 Yu Xian	306077	543	359	41.80	1.29	0.66	−3.09	Y
32	平顺县 Pingshun Xian	154970	307	170	71.99	0.00	0.55	−35.27	
33	沁源县 Qinyuan Xian	158702	227	72	81.94	0.00	0.32	−36.06	
34	阳城县 Yangcheng Xian	383648	1178	712	76.23	10.53	0.60	−18.20	Y
35	晋中市榆次区 Yuci Qu, Yuzhong Shi	606765	1712	685	90.83	0.06	0.40	17.42	
36	昔阳县 Xiyang Xian	236877	236	297	99.15	0.00	1.26		
37	寿阳县 Shouyang Xian	213683	600	404	76.33	0.67	0.67	3.08	Y
38	稷山县 Jishan Xian	361712	589	378	63.50	0.00	0.64	−26.04	
39	新绛县 Xinjiang Xian	323909	82	67	86.59	1.22	0.82	−70.27	
40	垣曲县 YuanQuXian	229645	473	243	99.58	0.00	0.51	−0.16	
41	芮城县 Ruicheng Xian	399380	374	207	97.86	0.00	0.55	−21.03	
42	洪洞县 Hongtong Xian	710550	1159	818	87.49	0.00	0.71	30.47	Y
43	临县 Lin Xian	650684	1233	865	95.86	0.32	0.70	10.91	
44	武川县 Wuchuan Xian	667478	65	124	83.08	0.00	1.91		
45	土默特右旗 Tumd Youqi	279368	387	268	91.47	7.75	0.69	40.55	
46	赤峰市 Chifeng Shi	1329315	3395	1561	43.09	10.40	0.46	61.85	Y
47	敖汉旗 Aohan Qi	545318	1205	759	63.57	0.00	0.63	3.22	Y
48	开鲁县 Kailu Xian	392701	878	587	55.24	0.57	0.67	−2.70	Y
49	呼伦贝尔市海拉尔区 Hailar Qu, Hulunbeier Shi	348931	922	621	67.14	0.65	0.67	−15.02	Y
50	阿荣旗 Arun Qi	281103	764	416	75.92	0.52	0.54		Y
51	莫力达瓦达斡尔族自治旗 Morin Dawa Daurzu Zizhiqi	327757	369	231	1.63	0.00	0.63	10.07	
52	鄂温克族自治旗 Ewenkizu Zizhiqi	136122	280	173	71.79	2.14	0.62	9.80	Y
53	牙克石市 Yakeshi Shi	352173	1376	812	57.70	9.08	0.59	11.51	Y
54	根河市 Genhe Shi	144796	398	280	82.16	6.53	0.70	19.11	Y
55	巴彦淖尔市临河区 Linhe Qu, Bayannaoer Shi	429977	985	597	83.15	2.03	0.61	4.34	Y
56	锡林浩特市 Xilin Hot Shi	248136	664	308	85.54	0.00	0.46	5.35	Y
57	沈阳市 Shenyang Shi	3768748	14092	9359	47.79	26.14	0.66	7.75	Y

序号 No.	肿瘤登记处 cancer registries	人口数 N	发病数 Cases	死亡数 Deaths	MV %	DCO %	M/I	发病率变化 change%	接受 accepted
58	康平县 Kangping Xian	351707	1011	504	75.96	2.87	0.50	8.88	Y
59	法库县 Faku Xian	447388	1353	1033	27.57	1.48	0.76	4.88	Y
60	大连市 Dalian Shi	2353059	11627	5214	79.42	3.69	0.45	−7.93	Y
61	庄河市 Zhuanghe Shi	903047	3106	2047	63.62	9.24	0.66	4.46	Y
62	鞍山市 Anshan Shi	1512850	5675	3719	66.52	8.74	0.66	−0.67	Y
63	本溪市 Benxi Shi	934412	2750	1925	55.93	4.80	0.70	−3.99	Y
64	丹东市 Dandong Shi	784009	2818	1519	74.59	13.17	0.54	10.91	Y
65	东港市 Donggang Shi	607646	1849	1272	52.57	12.39	0.69	−3.14	Y
66	营口市 Yingkou Shi	445536	2068	830	58.17	23.36	0.40		Y
67	阜新市 Fuxin Shi	642456	2187	1404	43.85	1.05	0.64	7.53	Y
68	彰武县 Zhangwu Xian	412577	1032	670	7.75	13.18	0.65		
69	辽阳县 Liaoyang Xian	474203	1079	805	53.85	13.07	0.75	−0.36	Y
70	大洼县 Dawa Xian	315840	997	572	43.93	1.81	0.57		Y
71	建平县 Jianping Xian	583380	1530	1059	39.93	7.19	0.69	0.02	Y
72	德惠市 Dehui Shi	948012	2008	1263	70.02	2.99	0.63	0.13	Y
73	吉林市 Jilin Shi	1968520	6992	2831	72.15	3.60	0.40	48.75	Y
74	桦甸市 Huadian Shi	443294	1086	390	49.36	0.00	0.36	−10.49	
75	通化市 Tonghua Shi	443352	1648	1348	66.32	1.03	0.82	−1.79	Y
76	通化县 Tonghua Xian	240956	451	275	66.30	4.43	0.61		Y
77	梅河口市 Meihekou Shi	621291	1326	917	79.56	2.79	0.69	7.38	Y
78	大安市 Da'an Shi	409011	955	343	76.13	0.00	0.36	−6.28	
79	延吉市 Yanji Shi	531622	1176	887	54.76	1.36	0.75	−1.47	Y
80	敦化市 Dunhua Shi	482583	1034	741	77.85	1.55	0.72		Y
81	哈尔滨道里区 Daoli Qu, Harbin Shi	728024	1996	1266	88.38	1.85	0.63	−7.74	Y
82	哈尔滨南岗区 Nangang Qu, Haerbin Shi	1006481	3094	1927	70.52	2.81	0.62	7.10	Y
83	哈尔滨市香坊区 Xiangfang Qu, Haerbin Shi	748594	1878	1314	83.76	1.12	0.70	−18.49	
84	尚志市 Shangzhi Shi	588585	1129	885	84.94	0.35	0.78	−3.26	Y
85	五常市 Wuchang Shi	1057278	900	529	89.78	0.67	0.59	−51.09	
86	同江市 Tongjiang Shi	216533	296	267	0.34	0.00	0.90		
87	勃利县 Boli Xian	295460	813	498	72.45	8.61	0.61	18.27	Y

序号 No.	肿瘤登记处 cancer registries	人口数 N	发病数 Cases	死亡数 Deaths	MV %	DCO %	M/I	发病率变化 change%	接受 accepted
88	牡丹江市 Mudanjiang Shi	949025	2666	1511	85.26	1.95	0.57	74.45	Y
89	海林市 Hailin Shi	401550	863	551	78.68	1.62	0.64		Y
90	上海市 Shanghai Shi	6159032	30470	17683	79.26	0.03	0.58	2.41	Y
91	无锡市区 Urban areas of Wuxi Shi	2438470	7978	5246	70.61	0.09	0.66	−3.40	Y
92	徐州市区 Urban areas of Xuzhou Shi	1908824	3888	2246	46.68	2.31	0.58	−12.37	Y
93	常州市区 Urban areas of Changzhou Shi	2260413	8481	5187	78.14	0.71	0.61	−0.43	Y
94	溧阳市 Liyang Shi	793854	2266	1378	74.58	0.09	0.61	−2.12	Y
95	金坛市 Jintan Shi	549774	2157	1405	75.10	1.16	0.65	−4.57	Y
96	苏州市区 Urban areas of Suzhou Shi	3351978	11603	7078	70.40	0.23	0.61	1.96	Y
97	南通市区 Urban areas of Nantong Shi	1807780	6641	4416	67.01	1.51	0.66	5.50	Y
98	海安县 Hai'an Xian	942413	3696	2331	59.36	0.03	0.63	2.37	Y
99	如东县 Rudong Xian	1043668	4041	2628	55.21	0.49	0.65	9.64	Y
100	启东市 Qidong Shi	1123353	4655	3107	58.65	0.00	0.67	8.31	Y
101	如皋市 Rugao Shi	1433146	5510	3672	67.10	0.07	0.67	7.82	Y
102	海门市 Haimen Shi	1002134	4106	2701	57.99	0.22	0.66	−0.37	Y
103	连云港市区 Urban areas of Lianyungang Shi	1004477	2323	1542	74.13	2.37	0.66	2.49	Y
104	赣榆县 Ganyu Xian	1183724	2367	1852	67.00	0.59	0.78	−10.70	Y
105	东海县 Donghai Xian	1202009	2210	1753	60.90	7.96	0.79	−1.81	Y
106	灌云县 Guanyun Xian	1040585	2079	1495	61.81	1.01	0.72	1.64	Y
107	灌南县 Guannan Xian	814399	1468	970	63.28	0.14	0.66	−7.99	Y
108	淮安市辖区 Huai'an Shi	546616	1334	941	68.67	0.90	0.71	18.68	Y
109	淮安市淮安区 Chuzhou Qu, Huai'an Shi	1200842	3317	2217	66.93	0.06	0.67	4.89	Y
110	淮安市淮阴区 Huaiyin Qu, Hu'an Shi	931551	2645	1789	68.58	0.68	0.68	1.74	Y
111	涟水县 Lianshui Xian	1147364	2846	1726	67.08	5.48	0.61	5.85	Y
112	洪泽县 Hongze Xian	389489	1130	798	67.35	0.27	0.71	−4.54	Y
113	盱眙县 Xuyi Xian	789832	1992	1275	67.62	1.15	0.64	3.24	Y
114	金湖县 Jinhu Xian	358529	1264	791	68.28	2.85	0.63	4.40	Y
115	盐城市亭湖区 Tinghu Qu, Yancheng Shi	710243	2178	1327	71.35	1.42	0.61	8.14	Y

序号 No.	肿瘤登记处 cancer registries	人口数 N	发病数 Cases	死亡数 Deaths	MV %	DCO %	M/I	发病率变化 change%	接受 accepted
116	盐城市盐都区 Yandu Qu, Yan-cheng Shi	715681	2723	1833	67.50	0.00	0.67	5.69	Y
117	滨海县 Binhai Xian	1200973	2966	2046	57.65	0.13	0.69	−6.17	Y
118	阜宁县 Funing Xian	1120938	2696	2000	71.22	0.19	0.74	0.43	Y
119	射阳县 Sheyang Xian	967798	3388	2362	69.60	0.24	0.70	7.51	Y
120	建湖县 Jianhu Xian	801297	2522	1852	78.39	0.00	0.73	1.04	Y
121	东台市 Dongtai Shi	1127667	3626	2835	67.10	2.90	0.78	7.85	Y
122	大丰市 Dafeng Shi	725433	2765	1823	74.58	0.11	0.66	8.98	Y
123	宝应县 Baoying Xian	907237	2242	1938	66.95	1.78	0.86	−12.99	Y
124	丹阳市 Danyang Shi	813454	2749	2068	72.32	0.91	0.75	−10.79	Y
125	扬中市 Yangzhong Shi	289703	1086	867	70.72	0.37	0.80	1.60	Y
126	泰兴市 Taixing Shi	1198798	3242	2314	76.84	0.06	0.71	7.56	Y
127	杭州市 Hangzhou Shi	7078734	25333	12493	77.27	0.88	0.49	3.93	Y
128	宁波市江东区 Jiangdong Qu, Ningbo Shi	265131	1141	533	81.07	0.26	0.47		Y
129	慈溪市 Cixi Shi	1044776	3755	2110	66.95	1.94	0.56	3.99	Y
130	温州市鹿城区 Lucheng Qu, Wenzhou Shi	736335	2050	1328	74.15	2.68	0.65		Y
131	嘉兴市 Jiaxing Shi	528328	2304	1185	71.88	0.00	0.51	7.37	Y
132	嘉善县 Jiashan Xian	386978	1839	973	68.35	0.05	0.53	11.02	Y
133	海宁市 Haining Shi	671669	2236	1258	71.82	0.49	0.56	9.21	Y
134	长兴县 Changxing Xian	628175	1980	1193	66.41	3.28	0.60		Y
135	绍兴市上虞区 Shangyu Qu, Shaoxing Shi	720442	3005	1662	69.82	2.20	0.55	20.66	Y
136	永康市 Yongkang Shi	590079	1758	1189	66.33	3.75	0.68	−8.10	Y
137	开化县 Kaihua Xian	357284	943	547	70.52	0.21	0.58	−3.15	Y
138	岱山县 Daishan Xian	187882	934	548	66.27	0.11	0.59		Y
139	仙居县 Xianju Xian	505950	1599	971	65.92	0.06	0.61	0.77	Y
140	龙泉市 Longquan Shi	289816	767	469	66.36	0.00	0.61		Y
141	合肥市 Hefei Shi	2430768	6460	4011	63.02	3.42	0.62	−0.44	Y
142	长丰县 Changfeng Xian	760145	2226	1199	41.64	0.40	0.54	11.77	Y
143	肥东县 Feidong Xian	1063000	3203	1908	61.41	0.28	0.60	10.28	Y
144	肥西县 Feixi Xian	796800	3103	2009	57.85	8.12	0.65	1.03	Y

序号 No.	肿瘤登记处 cancer registries	人口数 N	发病数 Cases	死亡数 Deaths	MV %	DCO %	M/I	发病率变化 change%	接受 accepted
145	庐江县 Lujiang Xian	1194924	4538	3007	54.16	2.73	0.66	−0.47	Y
146	巢湖市 Chaohu Shi	864113	2423	1466	51.96	1.32	0.61	−13.50	Y
147	芜湖市 Wuhu Shi	1478663	4289	2259	65.05	9.23	0.53	92.35	Y
148	蚌埠市 Bengbu Shi	989609	2397	1200	47.31	0.00	0.50	−11.66	Y
149	五河县 Wuhe Xian	668591	1242	643	12.48	0.00	0.52	−13.18	
150	马鞍山市 Ma'anshan Shi	638060	2113	1266	78.18	0.43	0.60	5.63	Y
151	铜陵市区 Urban areas of Tongling Shi	448736	1355	914	66.94	1.25	0.67	13.58	Y
152	铜陵县 Tangling Xian	289617	830	555	66.75	4.46	0.67	6.72	Y
153	定远县 Dingyuan Xian	963002	2003	1013	33.45	4.29	0.51	−5.16	Y
154	天长市 Tianchang Shi	602840	1413	1174	79.55	6.30	0.83	−1.00	Y
155	阜阳市颍州区 Yingzhou Qu, Fuyang Shi	749751	1536	876	48.89	0.13	0.57	−3.40	Y
156	阜阳市颍东区 Yingdong Qu, Fuyang Shi	644143	1480	889	53.85	0.41	0.60	−0.51	Y
157	太和县 Taihe Xian	1702241	3232	651	64.73	0.00	0.20		
158	宿州市埇桥区 Yongqiao Qu, Suzhou Shi	1662329	3645	2722	65.84	3.46	0.75	−2.46	Y
159	灵璧县 Lingbi Xian	989537	2482	1593	55.40	0.16	0.64	4.58	Y
160	寿县 Shou Xian	1196375	3111	1952	66.41	7.81	0.63	2.89	Y
161	金寨县 Jinzhai Xian	695491	1447	547	73.46	1.87	0.38	100.78	
162	蒙城县 Mengcheng Xian	1071789	2365	1605	63.17	0.00	0.68	−1.42	Y
163	泾县 Jing Xian	300812	764	471	82.59	1.57	0.62	−1.35	Y
164	福清市 Fuqing Shi	1297557	2079	108	83.69	0.00	0.05		
165	长乐市 Changle Shi	715790	1454	1010	73.80	0.07	0.69	−0.89	Y
166	厦门市区 Urban areas of Xiamen Shi	1362840	4099	2932	70.63	0.00	0.72	7.54	Y
167	厦门市同安区 Tong'an Qu, Xiamen Shi	363144	751	559	78.16	0.00	0.74	−5.59	Y
168	莆田市涵江区 Hanjiang Qu, Putian Shi	441779	1528	937	81.81	0.00	0.61	6.65	Y
169	永安市 Yong'an Shi	338761	668	488	68.26	4.64	0.73	−14.76	
170	惠安县 Hui'an Xian	764559	1569	1549	65.71	0.00	0.99	−26.51	
171	长泰县 Changtai Xian	203446	430	309	88.84	0.00	0.72	2.64	Y
172	建瓯市 Jian'ou Shi	545107	1008	653	69.15	4.76	0.65	−0.34	Y

序号 No.	肿瘤登记处 cancer registries	人口数 N	发病数 Cases	死亡数 Deaths	MV %	DCO %	M/I	发病率变化 change%	接受 accepted
173	龙岩市新罗区 Xinluo Qu, Longyan Shi	505403	1036	540	73.36	0.10	0.52		Y
174	永定县 Yongding Xian	501922	1223	798	67.87	0.33	0.65	15.84	Y
175	新建县 Xinjian Xian	661067	1283	870	66.87	0.39	0.68	1.64	Y
176	九江市浔阳区 Xunyang Qu, Jiujiang Shi	288217	536	340	68.28	0.19	0.63	−23.53	
177	武宁县 Wuning Xian	382096	773	509	58.73	0.39	0.66	−6.59	Y
178	赣州市章贡区 Zhanggong Qu, Zhangzhou Shi	479622	1079	736	70.25	0.83	0.68	−1.85	Y
179	赣县 Gan Xian	556896	899	565	78.31	1.67	0.63		Y
180	龙南县 Longnan Xian	331635	605	343	64.30	2.48	0.57	−5.65	Y
181	安福县 Anfu Xian	391712	689	474	65.02	0.15	0.69		Y
182	万载县 Wanzai Xian	482634	938	562	68.76	1.17	0.60		Y
183	上高县 Shanggao Xian	332497	626	395	63.10	1.76	0.63	0.51	Y
184	靖安县 Jing'an Xian	149700	266	201	62.78	0.00	0.76	−1.10	Y
185	宜黄县 Yihuang Xian	226127	379	231	63.32	1.85	0.61		Y
186	上饶市信州区 Xinzhou Qu, Shangrao Shi	416642	935	632	68.13	2.67	0.68	6.97	Y
187	玉山县 Yushan Xian	577287	1105	492	68.69	0.00	0.45		
188	横峰县 Hengfeng Xian	187008	384	235	69.27	0.52	0.61	4.26	Y
189	余干县 Yugan Xian	906836	1762	1130	51.42	0.34	0.64		Y
190	济南市 Jinan Shi	3534628	9869	5346	70.39	0.77	0.54	−11.41	Y
191	章丘市 Zhangqiu Shi	1023903	3232	2418	67.57	1.14	0.75	0.50	Y
192	青岛市区 Urban areas of Qingdao Shi	1744812	6236	4069	64.69	7.23	0.65	16.67	Y
193	青岛西海岸新区 Xihaian Qu, Qingdao Shi	750229	2839	1415	56.53	0.00	0.50	24.47	Y
194	淄博市临淄区 Linzi Qu, Zibo Shi	612826	1730	892	59.60	16.07	0.52	9.15	Y
195	沂源县 Yiyuan Xian	565169	1931	591	74.16	0.41	0.31	17.18	
196	滕州市 Tengzhou Shi	1692968	4398	2775	70.55	0.32	0.63	2.71	Y
197	广饶县 Guangrao Xian	511968	1414	944	88.05	0.28	0.67	−8.50	Y
198	烟台市 Yantai Shi	1808598	6107	3451	59.85	2.98	0.57	24.69	Y
199	招远市 Zhaoyuan Shi	568066	2364	1540	51.78	0.42	0.65	4.39	Y
200	临朐县 LinQuXian	890729	2847	1803	72.64	0.60	0.63	−5.51	Y

序号 No.	肿瘤登记处 cancer registries	人口数 N	发病数 Cases	死亡数 Deaths	MV %	DCO %	M/I	发病率变化 change%	接受 accepted
201	高密市 Gaomi Shi	884232	2670	1980	79.63	0.04	0.74	18.39	Y
202	汶上县 Wenshang Xian	797945	2296	1421	66.42	3.75	0.62	0.65	Y
203	梁山县 Liangshan Xian	806808	2220	1377	70.54	2.07	0.62	−4.32	Y
204	曲阜市 Qufu Shi	637855	1846	366	80.28	0.22	0.20	25.55	
205	邹城市 Zoucheng Shi	1157634	2992	2092	62.37	0.74	0.70	5.04	Y
206	宁阳县 Ningyang Xian	830166	2910	1832	78.08	1.72	0.63	−2.61	Y
207	肥城市 Feicheng Shi	988737	3685	2414	70.47	1.68	0.66	7.18	Y
208	乳山市 Rushan Shi	562741	2382	1342	65.03	3.48	0.56	10.43	Y
209	日照市东港区 Donggang Qu, Rizhao Shi	919735	1558	202	82.80	0.13	0.13	118.51	
210	莱芜市莱城区 Laicheng Qu, Laiwu Shi	964344	2778	628	67.35	3.17	0.23	50.57	
211	沂南县 Yinan Xian	931844	2307	1365	57.43	2.17	0.59	2.49	Y
212	沂水县 Yishui Xian	1146255	2906	1797	41.53	2.06	0.62	−2.34	Y
213	莒南县 Junan Xian	834592	2032	1316	62.70	0.20	0.65	−9.33	Y
214	德州市德城区 Decheng Qu, Dezhou Shi	386097	1197	593	69.34	1.17	0.50	−16.75	Y
215	高唐县 Gaotang Xian	491324	1470	849	71.97	2.93	0.58	5.55	Y
216	滨州市滨城区 Bincheng Qu, Binzhou Shi	667556	1876	1100	53.14	0.43	0.59	2.02	Y
217	菏泽市牡丹区 Mudan Qu, Heze Shi	1335493	3538	1134	45.25	0.11	0.32	17.45	
218	单县 Shan Xian	1241493	3345	1771	39.22	1.11	0.53	27.87	Y
219	巨野县 Juye Xian	1005258	2452	1474	37.19	0.12	0.60	2.01	Y
220	郑州市 Zhengzhou Shi	2656865	6868	804	81.62	0.15	0.12	110.11	
221	开封县 Kaifeng Xian	703906	1653	801	65.40	1.15	0.48	1.16	Y
222	洛阳市 Luoyang Shi	1119126	2889	1891	74.25	3.91	0.65	7.27	Y
223	洛阳市吉利区 Jili Qu, Luoyang Shi	68164	150	99	8.00	7.33	0.66		
224	孟津县 Mengjin Xian	459600	1125	663	58.40	5.42	0.59		Y
225	新安县 Xin'an Xian	534291	1202	921	33.94	0.25	0.77		Y
226	栾川县 Luanchuan Xian	346991	823	404	62.33	11.30	0.49		Y
227	嵩县 Song Xian	598981	1330	1003	69.02	1.35	0.75		Y
228	汝阳县 Ruyang Xian	509917	1282	733	70.51	2.96	0.57		Y
229	宜阳县 Yiyang Xian	695512	2015	1176	65.91	1.29	0.58		Y

序号 No.	肿瘤登记处 cancer registries	人口数 N	发病数 Cases	死亡数 Deaths	MV %	DCO %	M/I	发病率变化 change%	接受 accepted
230	洛宁县 Luoning Xian	508586	472	25	10.81	0.00	0.05		
231	偃师市 Yanshi Shi	620440	1418	908	59.17	4.72	0.64	−2.60	Y
232	鲁山县 Lushan Xian	897305	2254	1070	75.29	1.29	0.47	4.82	Y
233	安阳市 Anyang Shi	1143494	2429	74	70.65	0.00	0.03		
234	林州市 Linzhou Shi	1093727	3227	2180	74.62	1.15	0.68	−2.18	Y
235	鹤壁市 Hebi Shi	634834	1647	1042	66.48	3.83	0.63	0.63	Y
236	辉县市 Huixian Shi	856425	2277	1426	69.43	0.31	0.63	4.62	Y
237	濮阳市华龙区 Hualong Qu, Puyang Shi	464559	1252	489	37.54	0.00	0.39		
238	禹州市 Yuzhou Shi	1134293	2840	1721	69.26	3.35	0.61	−2.04	Y
239	漯河市源汇区 Yuanhui Qu, Luohe Shi	322194	552	441	57.79	0.18	0.80	−21.85	
240	漯河郾城区 Yancheng Qu, Luohe Shi	476339	1216	741	68.50	2.63	0.61	9.07	Y
241	漯河市召陵区 Shaoling Qu, Luohe Shi	476579	1155	597	64.33	0.00	0.52	7.66	Y
242	三门峡市 Sanmenxia Shi	292686	821	441	81.73	0.00	0.54	4.21	Y
243	南阳市卧龙区 Wolong Qu, Nanyang Shi	912045	2477	1488	64.31	1.78	0.60		Y
244	方城县 Fangcheng Xian	1135497	2964	1246	59.31	0.03	0.42		Y
245	内乡县 Neixiang Xian	718859	1918	1135	76.38	0.47	0.59	2.71	Y
246	睢县 Sui Xian	849995	2177	1156	85.25	0.09	0.53	0.40	Y
247	虞城县 Yucheng Xian	1105661	2604	1660	60.37	1.00	0.64	−1.67	Y
248	罗山县 Luoshan Xian	745553	1777	1121	69.27	2.59	0.63	−6.88	Y
249	固始县 Gushi Xian	1735312	3236	1464	77.16	0.00	0.45		
250	沈丘县 Shenqiu Xian	1177710	3210	2366	69.10	4.14	0.74	−5.63	Y
251	郸城县 Dancheng Xian	1373054	3418	2630	68.08	1.78	0.77	−1.04	Y
252	西平县 Xiping Xian	874824	2030	1406	69.85	2.12	0.69	3.97	Y
253	济源市 Jiyuan Shi	700685	1622	1058	65.78	5.98	0.65	2.11	Y
254	武汉市 Wuhan Shi	4501643	16534	8947	87.57	0.00	0.54	3.50	Y
255	郧县 Yun Xian	564463	1441	826	59.06	0.00	0.57		Y
256	宜昌市 Yichang Shi	1316435	3056	1820	64.46	2.98	0.60	4.03	Y
257	五峰土家族自治县 Wufeng Tujiazu Zizhixian	200113	445	305	69.66	1.12	0.69	1.22	Y
258	宜城市 Yicheng Shi	516727	1268	800	73.74	0.00	0.63		Y
259	京山县 Jingshan Xian	636768	1359	705	66.96	0.00	0.52		Y

序号 No.	肿瘤登记处 cancer registries	人口数 N	发病数 Cases	死亡数 Deaths	MV %	DCO %	M/I	发病率变化 change%	接受 accepted
260	钟祥市 Zhongxiang Shi	1038810	2189	1430	77.30	0.32	0.65	0.05	Y
261	云梦县 Yunmeng Xian	532470	1474	747	77.00	0.07	0.51	0.77	Y
262	公安县 Gong'an Xian	881608	2597	1704	80.79	0.15	0.66	5.15	Y
263	洪湖市 Honghu Shi	823204	1818	1209	79.87	0.17	0.67	−2.26	Y
264	麻城市 Macheng Shi	1135201	2885	1974	73.93	0.59	0.68	2.57	Y
265	嘉鱼县 Jiayu Xian	370279	778	395	63.62	3.34	0.51	−1.32	Y
266	恩施市 Enshi Shi	820923	1597	1233	78.15	0.06	0.77		Y
267	长沙市芙蓉区 Furong Qu, Chang-sha Shi	403897	1288	781	71.82	0.31	0.61	−7.39	Y
268	长沙市天心区 Tianxin Qu, Chang-sha Shi	397330	1260	817	70.95	2.06	0.65	−12.93	Y
269	长沙市岳麓区 Yuelu Qu, Chang-sha Shi	644835	1568	944	71.24	1.72	0.60		Y
270	长沙市开福区 Kaifu Qu, Chang-sha Shi	452168	1179	715	70.48	0.93	0.61	−9.90	Y
271	长沙市雨花区 Yuhua Qu, Chang-sha Shi	576255	1569	1167	66.60	0.64	0.74		Y
272	长沙市望城区 Wangcheng Qu, Changsha Shi	525995	929	634	74.17	0.22	0.68	22.19	
273	株洲市芦淞区 Lusong Qu, Zhuz-hou Shi	297398	547	340	68.74	8.04	0.62		Y
274	株洲市石峰区 Shifeng Qu, Zhuz-hou Shi	250523	559	422	71.02	0.18	0.75	7.54	Y
275	攸县 You Xian	811139	1578	1240	71.04	0.63	0.79		Y
276	湘潭市雨湖区 Yuhu Qu, Xiang-tan Shi	526753	1435	740	72.47	1.88	0.52	5.93	Y
277	衡东县 Hengdong Xian	747598	1451	1067	73.40	1.03	0.74	−0.27	Y
278	邵东县 Shaodong Xian	1335496	2624	1142	66.04	1.68	0.44	1.42	
279	岳阳楼区 Yueyanglou Qu, Yueyang Shi	522748	1103	848	71.26	1.18	0.77	0.51	Y
280	常德市武陵区 Wuling Qu, Changde Shi	423322	860	563	74.07	7.91	0.65	9.97	Y
281	慈利县 Cili Xian	709871	1582	900	71.87	1.39	0.57	9.09	Y
282	益阳市资阳区 Ziyang Qu, Yiyang Shi	426991	867	693	75.20	0.58	0.80	8.14	Y
283	临武县 Linwu Xian	394496	659	482	76.02	0.15	0.73	0.17	Y
284	资兴市 Zixing Shi	377296	643	432	68.58	0.62	0.67	−3.02	Y

序号 No.	肿瘤登记处 cancer registries	人口数 N	发病数 Cases	死亡数 Deaths	MV %	DCO %	M/I	发病率变化 change%	接受 accepted
285	道县 Dao Xian	798800	1207	967	66.28	0.17	0.80		
286	新田县 Xintian Xian	430700	774	517	70.16	7.36	0.67		Y
287	麻阳苗族自治县 Mayang Miaozu Zizhixian	403075	717	508	69.46	2.65	0.71	−1.43	Y
288	洪江市 Hongjiang Shi	428898	683	518	76.13	0.29	0.76		
289	涟源市 Lianyuan Shi	1165801	2024	1178	72.63	0.59	0.58	−5.70	Y
290	广州市 Guangzhou Shi	4206559	14760	7923	75.16	1.06	0.54	5.73	Y
291	广州市郊区 Rural areas of Guang-zhou Shi	4192819	10802	6243	71.39	0.83	0.58	6.86	Y
292	翁源县 Wengyuan Xian	402381	387	596	41.34	0.00	1.54	151.98	
293	南雄市 Nanxiong Shi	478871	1152	766	48.70	0.26	0.66	5.28	Y
294	深圳市 Shenzhen Shi	3212381	5977	1258	76.73	1.34	0.21	5.98	Y
295	珠海市 Zhuhai Shi	1094047	2892	1250	64.35	0.07	0.43	6.99	Y
296	佛山市南海区 Nanhai Shi	1262098	2801	1817	34.24	18.49	0.65		Y
297	佛山市顺德区 Shunde Shi	1270861	3557	2160	60.81	0.00	0.61		Y
298	江门市城区 Jiangmen Shi	645024	2013	1173	72.68	0.35	0.58	1.27	Y
299	徐闻县 Xuwen Xian	710549	1282	8	46.33	0.00	0.01		
300	肇庆市端州区 Duanzhou Qu, Zhaoqing Shi	370957	1261	588	55.59	9.91	0.47		Y
301	四会市 Sihui Shi	418863	1060	681	54.25	1.42	0.64	2.94	Y
302	梅州市梅县区 Mei Xian	599871	665	99	59.10	0.00	0.15		
303	阳山县 Yangshan Xian	540737	718	305	44.85	0.28	0.42	21.05	
304	东莞市 Dongguan Shi	1897583	4776	2490	72.80	2.87	0.52		Y
305	中山市 Zhongshan Shi	1549309	4578	2809	76.61	0.00	0.61	3.41	Y
306	揭西县 Jiexi Xian	832859	1133	37	42.63	1.50	0.03		
307	南宁市西乡塘区 Xixiangtang Qu, Nanning Shi	1068584	1284	613	46.18	31.46	0.48		
308	隆安县 Long'an Xian	413406	928	424	57.54	0.00	0.46	24.18	Y
309	宾阳县 Binyang Xian	1043801	1867	1076	70.01	0.00	0.58	81.37	Y
310	柳州市 Liuzhou Shi	1176000	3065	1721	67.05	0.03	0.56	3.64	Y
311	桂林市 Guilin Shi	767201	2195	1158	72.98	1.41	0.53	7.87	Y
312	梧州市万秀区 Wanxiu Qu, Wu-zhou Shi	308572	704	450	61.51	0.00	0.64		Y
313	苍梧县 Cangwu Xian	386182	989	601	55.31	0.00	0.61	15.99	Y

序号 No.	肿瘤登记处 cancer registries	人口数 N	发病数 Cases	死亡数 Deaths	MV %	DCO %	M/I	发病率变化 change%	接受 accepted
314	合浦县 Hepu Xian	908800	2485	1644	46.28	1.57	0.66	4.50	Y
315	北流市 Beiliu Shi	1471670	2838	2048	43.06	0.00	0.72	−9.41	Y
316	合山市 Heshan Shi	116454	182	148	53.85	1.65	0.81		
317	扶绥县 Fusui Xian	459121	1142	787	33.10	3.42	0.69	0.45	Y
318	三亚市 Sanya Shi	585600	1106	133	77.85	0.00	0.12	−2.77	
319	五指山市 Wuzhishan Shi	105100	155	90	88.39	0.65	0.58	5.90	
320	琼海市 Qionghai Shi	502670	1011	725	44.31	5.24	0.72	4.76	Y
321	定安县 Ding'an Xian	343356	391	276	59.59	1.28	0.71	−38.83	
322	昌江黎族自治县 Changjiang Lizu Zizhixian	227700	540	283	73.33	2.41	0.52	−13.64	Y
323	陵水黎族自治县 Lingshui Lizu Zizhixian	370500	667	296	68.67	0.60	0.44		Y
324	重庆市万州区 Wanzhou Qu, Chongqing Shi	1597796	3195	2495	59.25	0.78	0.78	−16.93	
325	重庆市渝中区 Yuzhong Qu, Chongqing Shi	645223	2016	1084	65.38	3.03	0.54	2.89	Y
326	重庆市沙坪坝区 Shapingba Qu, Chongqing Shi	1005849	2621	1957	67.65	0.72	0.75	−1.41	Y
327	重庆市九龙坡区 Jiulongpo Qu, Chongqing Shi	884548	2695	1764	68.98	0.00	0.65	11.63	Y
328	江津区 Jiangjin Qu, Chongqing Shi	1252786	2609	1994	65.43	0.00	0.76		Y
329	丰都县 Fengdu Xian	684652	1823	1095	61.22	1.54	0.60		Y
330	成都市青羊区 Qingyang Qu, Chengdu Shi	640457	2074	1279	65.67	4.63	0.62	9.50	Y
331	成都市龙泉驿区 Longquanyi Qu, Chengdu Shi	623437	1668	1066	67.99	5.76	0.64		Y
332	彭州市 Pengzhou Shi	807371	2942	1996	73.79	0.10	0.68	17.36	Y
333	自贡市自流井区 Ziliujing Qu, Zigong Shi	362730	1158	720	49.74	0.52	0.62	14.55	Y
334	攀枝花市仁和区 Renhe Qu, Panzhihua Shi	231400	470	325	60.85	1.70	0.69	17.08	Y
335	泸县 Lu Xian	1079378	3703	2230	30.06	0.08	0.60	7.24	Y
336	盐亭县 Yanting Xian	605391	2336	1808	78.81	0.21	0.77	4.21	Y
337	剑阁县 Jiange Xian	676794	1391	1048	72.61	0.58	0.75		Y
338	乐山市中区 Shizhong Qu, Leshan Shi	603925	1427	1029	59.50	0.91	0.72	−13.51	Y
339	仁寿县 Renshou Xian	1235113	1933	1050	56.75	0.00	0.54		
340	长宁县 Changning Xian	462575	768	562	66.80	0.26	0.73	2.13	Y

序号 No.	肿瘤登记处 cancer registries	人口数 N	发病数 Cases	死亡数 Deaths	MV %	DCO %	M/I	发病率变化 change%	接受 accepted
341	大竹县 Dazhu Xian	1122849	2336	1405	73.12	0.34	0.60	3.46	Y
342	雅安市雨城区 Yucheng Qu, Ya'an Shi	346939	874	521	79.29	0.34	0.60	−4.08	Y
343	名山县 Mingshan Xian	280245	578	313	71.45	2.08	0.54	1.70	Y
344	荥经县 Yingjing Xian	152792	326	210	86.20	0.00	0.64	−0.32	Y
345	汉源县 Hanyuan Xian	329709	731	347	67.85	0.96	0.47	5.16	Y
346	石棉县 Shimian Xian	124657	285	155	67.02	0.35	0.54	6.97	Y
347	天全县 Tianquan Xian	155295	322	208	68.01	0.31	0.65	−6.97	Y
348	芦山县 Lushan Xian	122295	266	178	69.17	4.14	0.67	−1.16	Y
349	宝兴县 Baoxing Xian	59019	108	63	70.37	2.78	0.58	−10.27	Y
350	开阳县 Kaiyang Xian	358655	725	493	87.45	0.28	0.68	4.17	Y
351	六盘水市六枝特区 Luzhi TeQu	494528	725	508	77.93	0.00	0.70	29.93	
352	遵义市汇川区 Huichuan Qu, Zunyi Shi	359981	687	330	77.00	0.44	0.48	3.21	Y
353	安顺市西秀区 Xixiu Qu, Anshun Shi	621000	939	603	84.24	0.11	0.64		
354	镇宁布依族苗族自治县 Zhenning Buyeizu Miaozu Zizhixian	262029	519	392	40.27	0.00	0.76	−23.87	Y
355	铜仁市碧江区 Tongren Shi	300342	651	598	83.87	0.61	0.92	−25.26	
356	册亨县 Ceheng Xian	191439	377	264	55.70	0.00	0.70	6.80	Y
357	雷山县 Leishan Xian	157385	143	210	74.13	0.00	1.47	−33.80	
358	福泉市 Fuquan Shi	287280	474	309	86.08	0.21	0.65		Y
359	昆明市盘龙区 Panlong Qu, Kunming Shi	533598	1091	920	62.05	13.20	0.84	−7.15	Y
360	昆明市官渡区 Guandu Qu, Kunming Shi	515763	1233	775	68.45	0.41	0.63	−1.17	Y
361	昆明市西山区 Xishan Qu, Kunming Shi	528002	1492	728	70.04	0.07	0.49		Y
362	昆明市晋宁区 Jinning Xian	280820	463	129	66.52	4.32	0.28		
363	昆明市石林区 Shilin Qu, Kunming Shi	245463	131	57	46.56	0.76	0.44		
364	曲靖市麒麟区 Qilin Qu, Qujing Shi	726602	1786	840	30.80	19.32	0.47	4.79	Y
365	玉溪市红塔区 Hongta Qu, Yuxi Shi	436858	982	608	66.80	0.71	0.62	−6.71	Y
366	易门县 Yimen Xian	166503	367	244	71.39	0.00	0.66	11.02	Y
367	保山市隆阳区 Longyang Qu, Baoshan Shi	925523	1554	931	70.66	0.00	0.60	0.04	Y
368	腾冲市 Tengchong Xian	653557	1132	688	67.84	0.00	0.61		Y

序号 No.	肿瘤登记处 cancer registries	人口数 N	发病数 Cases	死亡数 Deaths	MV %	DCO %	M/I	发病率变化 change%	接受 accepted
369	水富县 Shuifu Xian	102902	172	101	8.72	2.33	0.59		
370	丽江市古城区 Gucheng Qu, Lijiang Shi	152733	297	84	66.33	0.00	0.28		
371	个旧市 Gejiu Shi	391478	882	527	63.49	1.47	0.60	−1.56	Y
372	开远市 Kaiyuan Shi	284224	462	169	58.66	0.65	0.37		
373	弥勒市 Mile Shi	527758	639	385	87.79	0.00	0.60		
374	屏边苗族自治县 Pingbian Miaozu Zizhixian	157662	252	159	77.38	0.00	0.63	−1.20	Y
375	石屏县 Shiping Xian	312502	417	258	91.37	0.00	0.62		
376	景洪市 Jinghong Shi	523042	812	491	5.91	0.00	0.60		
377	兰坪白族普米族自治县 Lanping Baizu Pumizu Zizhixian	216552	267	177	3.75	4.87	0.66	13.19	
378	拉萨市 Lhasa Shi	288456	57	34	29.82	21.05	0.60	−53.66	
379	江孜县 Gyangze Xian	66767	10	8	10.00	0.00	0.80	66.67	
380	林芝县 Nyingchi Xian	44176	22	10	45.45	54.55	0.45	−12.00	Y
381	西安市碑林区 Beilin Qu	710201	1599	969	73.05	3.31	0.61		Y
382	西安市莲湖区 Lianhu Qu, Xi'an Shi	657530	1754	1134	79.76	0.63	0.65	52.61	Y
383	西安市未央区 Weiyang Qu	431006	846	556	84.04	0.24	0.66		Y
384	西安市雁塔区 Yanta Qu	818042	1922	820	83.19	3.54	0.43		Y
385	高陵县 Gaoling Xian	329077	625	422	79.52	0.16	0.68		Y
386	铜川市王益区 Wangyi Qu, Tongchuan Shi	202234	502	379	68.33	0.20	0.75		Y
387	凤翔县 Fengxiang Xian	526501	362	368	75.69	0.83	1.02		
388	岐山县 Qishan Xian	471044	772	596	71.63	0.00	0.77		
389	扶风县 Fufeng Xian	49985	57	39	15.79	0.00	0.68		
390	眉县 Mei Xian	303575	457	363	49.02	4.60	0.79	−6.24	
391	陇县 Long Xian	271415	501	331	86.03	0.00	0.66		Y
392	千阳县 Qianyang Xian	128334	277	153	78.70	0.36	0.55	27.21	Y
393	麟游县 Linyou Xian	92883	144	44	72.92	0.00	0.31		
394	泾阳县 Jingyang Xian	536917	891	521	60.94	0.34	0.58	−13.61	
395	长武县 Changwu Xian	186603	50	28	100.00	0.00	0.56		
396	武功县 Wugong Xian	463027	191	77	45.55	0.52	0.40		

序号 No.	肿瘤登记处 cancer registries	人口数 N	发病数 Cases	死亡数 Deaths	MV %	DCO %	M/I	发病率变化 change%	接受 accepted
397	潼关县 Tongguan Xian	161232	257	189	59.14	0.00	0.74	−1.88	Y
398	合阳县 Heyang Xian	437031	243	82	48.56	0.00	0.34		
399	延安市宝塔区 Baota Qu	122731	119	79	30.25	0.00	0.66		
400	黄陵县 Huangling Xian	129897	234	93	90.60	0.00	0.40		
401	南郑县 Nanzheng Xian	470911	272	354	25.37	0.00	1.30		
402	城固县 Chenggu Xian	535479	843	686	71.89	4.98	0.81	21.24	
403	绥德县 Suide Xian	365111	527	73	21.25	0.00	0.14		
404	安康市汉滨区 Hanbin Qu, Ankang Shi	972128	1464	518	48.77	14.75	0.35	150.77	
405	宁陕县 Ningshan Xian	70435	104	59	78.85	1.92	0.57		
406	紫阳县 Ziyang Xian	283947	325	299	74.77	9.54	0.92		
407	旬阳县 Xunyang Xian	460119	262	153	8.40	0.00	0.58	−11.78	
408	商洛市商州区 Shangzhou Qu, Shangluo Shi	563878	1831	1199	84.33	2.40	0.65	8.81	Y
409	洛南县 Luonan Xian	459621	380	188	43.42	0.00	0.49		
410	镇安县 Zhen'an Xian	283494	309	39	53.72	0.00	0.13		
411	兰州市城关区 Chengguan Qu, Lanzhou Shi	1342349	3185	973	66.62	3.23	0.31		
412	兰州市七里河区 Qilihe Qu, Lanzhou Shi	631014	1498	300	70.63	8.41	0.20		
413	兰州市西固区 Xigu Qu, Lanzhou Shi	322896	1025	165	69.17	3.32	0.16		
414	兰州市安宁区 Anning Qu, Lanzhou Shi	190305	421	84	73.16	0.48	0.20		
415	兰州市红古区 Honggu Qu, Lanzhou Shi	144591	371	65	62.80	0.00	0.18		
416	靖远县 Jingyuan Xian	477477	582	161	65.46	2.23	0.28	120.18	
417	景泰县 Jingtai Xian	237204	564	298	70.57	0.35	0.53	−3.71	Y
418	天水市麦积区 Maiji Qu, Tianshui Shi	635899	836	271	72.13	0.36	0.32	−31.08	
419	武威市凉州区 Liangzhou Qu, Wuwei Shi	1047209	3214	1781	69.48	0.22	0.55	−10.40	Y
420	张掖市甘州区 Ganzhou Qu, Zhangye Shi	518565	1456	897	74.45	0.62	0.62	14.87	Y
421	静宁县 Jingning Xian	491284	653	129	70.29	0.00	0.20		
422	敦煌市 Dunhuang Shi	144389	399	107	58.65	0.00	0.27	19.41	

序号 No.	肿瘤登记处 cancer registries	人口数 N	发病数 Cases	死亡数 Deaths	MV %	DCO %	M/I	发病率变化 change%	接受 accepted
423	庆城县 Qingcheng Xian	286359	354	232	68.36	3.11	0.66	−6.18	
424	临洮县 Lintao Xian	543391	967	268	47.36	18.92	0.28		
425	临潭县 Lintan Xian	136065	374	202	62.30	1.34	0.54	−20.79	Y
426	西宁市 Xining Shi	940509	2503	1100	63.68	1.84	0.44	51.00	Y
427	大通回族土族自治县 Datong Huizu Tuzu Zizhixian	464610	546	281	83.52	3.66	0.51		Y
428	湟中县 Huangzhong Xian	486584	811	614	58.69	0.49	0.76	2.69	Y
429	互助土族自治县 Huzhu Tuzu Zizhixian	400042	625	518	33.28	0.32	0.83		Y
430	循化撒拉族自治县 Xunhua Salarzu Zizhixian	157493	196	111	28.57	0.00	0.57		
431	民和回族土族自治县 Minhe Huizu Tuzu Zizhixian	440716	564	445	31.56	0.00	0.79	11.98	
432	海东市乐都区 Ledu Xian	292890	551	337	32.30	0.00	0.61	59.17	Y
433	海南藏族自治州 Hainan Zangzu Zizhizhou	470776	742	477	21.29	0.27	0.64	−12.00	Y
434	银川市 Yinchuan Shi	1032655	3392	1111	75.41	0.18	0.33	13.35	
435	贺兰县 Helan Xian	217776	531	201	49.72	3.01	0.38		
436	大武口市 Dawukou Qu	271093	598	362	70.74	1.34	0.61	2.41	Y
437	惠农县 Huinong Xian	182930	443	268	60.27	0.45	0.60	15.30	Y
438	平罗县 Pingluo Xian	311461	586	330	51.88	3.24	0.56	13.23	Y
439	青铜峡市 Qingtongxia Shi	270294	561	294	61.85	0.18	0.52	40.60	Y
440	固原市 Guyuan Shi	430686	349	268	55.01	1.43	0.77	14.06	
441	中卫市 Zhongwei Shi	387200	931	549	30.83	0.00	0.59	1.89	Y
442	中宁县 Zhongning Xian	314951	655	271	71.91	1.22	0.41	17.72	
443	乌鲁木齐市天山区 Tianshan Qu, Urumqi Shi	483962	1378	690	63.79	0.65	0.50	5.31	Y
444	乌鲁木齐市米东区 Midong Qu, Urumqi Shi	245250	478	130	75.94	0.63	0.27	10.14	
445	克拉玛依市 Karamay Shi	296581	545	250	73.58	1.65	0.46	16.08	Y
446	和田县 Hotan Xian	291150	141	89	87.23	0.00	0.63	−25.71	
447	农七师 Kuytun Shi	176325	350	240	69.71	0.00	0.69	24.66	Y
448	新源县 Xinyuan (Künes) Xian	300548	420	272	80.00	3.33	0.65	−32.16	
449	石河子市 Shihezi Shi	578359	1649	1165	60.16	5.82	0.71	−18.72	Y

4 年报收录登记地区的选取与数据质量评价

4.1 年报收录登记地区的选取

全国肿瘤登记中心对449个登记地区提交的2014年登记资料审核，根据病理学诊断比例（MV%）、只有死亡医学证明书比例（DCO%）、死亡/发病比（M/I）、发病率和死亡率水平、逐年变化趋势等指标进行综合评价，共有339个肿瘤登记地区的数据被收录至《2017中国肿瘤登记年报》，覆盖了中国大陆全部31个省份，作为全国肿瘤登记地区样本数据，分析中国癌症的发病与死亡。

4.2 全国登记地区数据质量评价

全国肿瘤登记地区合计病理诊断比例为68.01%，只有死亡证明书比例为2.19%，死亡/发病比为0.61；全国城市肿瘤登记地区合计病理诊断比例为69.75%，只有死亡证明书比例为2.79%，死亡/发病比为0.58；全国农村肿瘤登记地区合计病理诊断比例为65.96%，只有死亡证明书比例为1.49%，死亡/发病比为0.64。

（表3-3）

4 Selection of cancer registries and evaluation of data quality

4.1 Evaluation of the data quality for qualified cancer registries in annual report

Among 449 cancer registries which provided cancer data to NCCR, a total of 339 cancer registries covering all 31 provinces in mainland China. The qualified data were included in the final database for further analysis.

4.2 Evaluation of data quality in national cancer registries

Among the 339 cancer registries, the MV%, DCO%, M/I were 68.01%, 2.19% and 0.61 respectively. In urban cancer registries, the MV%, DCO% and M/I were 69.75%, 2.79% and 0.58 respectively. In rural cancer registries, the MV%, DCO% and M/I were 65.96%, 1.49% and 0.64 respectively.

（Table 3-3）

表 3-3 全国肿瘤登记地区合计数据质量评价
Table 3-3 Quality indicators of the qualified national cancer registries

部位 Site	ICD-10	全国 Total		城市 Urban areas			农村 Rural areas		
		MV%	DCO%	M/I	MV%	DCO%	M/I	MV%	DCO%	M/I
口腔和咽喉（除外鼻咽癌）Oral Cavity & Pharynx but Nasopharynx	C00-C10, C12-C14	76.95	1.35	0.46	79.41	1.74	0.47	73.71	0.84	0.45
鼻咽癌 Nasopharynx	C11	73.74	1.19	0.54	73.68	1.74	0.55	73.81	0.60	0.53
食管 Esophagus	C15	76.51	1.77	0.74	73.90	2.60	0.77	77.91	1.32	0.73
胃 Stomach	C16	76.66	2.28	0.71	75.64	3.08	0.70	77.51	1.61	0.73
结直肠肛门 Colon, Rectum & Anus	C18-C21	78.80	1.62	0.48	78.58	2.08	0.48	79.17	0.87	0.48
肝脏 Liver	C22	35.82	3.63	0.87	36.32	4.87	0.87	35.38	2.53	0.88
胆囊及其他 Gallbladder etc.	C23-C24	48.38	2.66	0.74	49.78	3.51	0.77	46.35	1.42	0.70
胰腺 Pancreas	C25	39.23	3.81	0.88	40.56	4.77	0.90	37.26	2.40	0.85
喉 Larynx	C32	72.80	2.00	0.57	76.76	2.48	0.54	67.65	1.36	0.60
气管,支气管,肺 Trachea, Bronchus & Lung	C33-C34	55.32	3.34	0.80	57.82	4.49	0.80	52.48	2.02	0.80
其他胸腔器官 Other Thoracic Organs	C37-C38	59.30	2.20	0.52	62.91	3.00	0.52	53.57	0.93	0.51
骨 Bone	C40-C41	41.63	4.28	0.72	44.73	6.31	0.70	39.04	2.59	0.74
皮肤的黑色素瘤 Melanoma of Skin	C43	95.95	0.48	0.53	95.10	0.88	0.59	96.97	0.00	0.47
乳房 Breast	C50	87.29	0.61	0.24	88.08	0.73	0.23	86.07	0.43	0.25
子宫颈 Cervix Uteri	C53	86.07	1.01	0.30	86.09	1.43	0.29	86.05	0.60	0.31
子宫体及子宫部位不明 Uterus & Unspecified	C54-C55	84.42	0.73	0.26	85.61	0.90	0.24	83.02	0.53	0.28
卵巢 Ovary	C56	76.91	1.48	0.44	77.01	2.07	0.47	76.78	0.64	0.40
前列腺 Prostate	C61	70.23	L26	0.43	73.23	1.31	0.41	62.84	1.16	0.48
睾丸 Testis	C62	75.46	0.91	0.29	7833	1.04	0.22	71.43	0.73	0.38
肾及泌尿系统不明 Kidney & Unspecified Urinary Organs	C64-C66, 68	72.70	1.27	0.37	74.97	1.51	0.38	67.93	0.77	0.36
膀胱 Bladder	C67	74.86	1.45	0.41	77.04	1.88	0.41	71.43	0.77	0.41
脑,神经系统 Brain & Central Nervous System	C70-C72	48.45	2.66	0.56	53.68	3.16	0.53	42.80	2.12	0.59
甲状腺 Thyroid Gland	C73	91.74	0.13	0.05	93.06	0.15	0.04	88.34	0.10	0.07
淋巴瘤 Lymphoma	C81-C85, 88, 90, 96	95.10	0.73	0.59	95.00	0.90	0.58	95.26	0.46	0.60
白血病 Leukemia	C91-C95	96.34	0.98	0.65	95.72	1.24	0.63	97.07	0.66	0.66
不明及其他癌症 All Others	Other	64.16	2.93	0.55	65.49	3.45	0.53	62.12	2.13	0.57
所有部位合计 All Sites Total	ALL	68.01	2.19	0.61	69.75	2.79	0.58	65.96	1.49	0.64

第四章 2014年全国肿瘤登记地区癌症发病与死亡

在国家（卫生计生委）重大医改项目支持下，全国肿瘤登记工作得到了长足的发展。在扩大覆盖人群的基础上合理增设新的肿瘤登记处，科学地建设国家肿瘤登记系统。本年报中收录的2014年登记资料，登记地区覆盖人口，与2013年相比，登记处覆盖人口增了21.42%。2014年全国肿瘤登记数据反映了目前我国癌症的发病和死亡情况，为我国癌症防治与研究提供了基础参考数据。

1 全国登记地区覆盖人口

纳入年报分析的全国肿瘤登记地区覆盖人口为288243347人（其中男性146203891人，女性142039456人），占全国2014年年末人口数的21.07%。其中城市地区人口为144061915人（男性72399636人，女性71662279人），占全国肿瘤登记地区人口的49.98%；农村人口为144181432人（男性73804255人，女性70377177人），占全国肿瘤登记地区人口的50.02%。东部肿瘤登记地区覆盖人口164062330人（其中男性82736216人，女性81326114人），占全国肿瘤登记地区人口的56.92%；中部肿瘤登记地区覆盖人口81477272人（其中男性41670061人，女性39807211人），占全国肿瘤登记地区人口的2827%；西部肿瘤登记地区覆盖人口42703745人（其中男性21797614人，女性20906131人），占全国肿瘤登记地区人口的14.81%。

（表4-1a~4-1b，图4-1）

Chapter 4 Incidence and mortality of cancers in registration areas of China, 2014

The work of cancer registration has got considerable development in China supported by the national program for medical reform. On the basis of amplifying the registration population new registries were reasonably added and the system of national cancer registration was constructed scientifically. In 2014, the covered population in the registration system in China increase by 21.42% compared to 2013. The national cancer registration data in 2014 reflects the incidence and mortality of cancers at present in China and provides the basic reference data for cancer control and research.

1 Population source in selected cancer registries

The population covered by selected cancer registration areas in 2014 was 288243347 (146203891 males and 142039456 females), which accounted for 21.07% of all national population in 2014, including 144061915 in urban areas (49.98%) and 144181432 in rural areas (50.02%).

In 2014, the population covered by the cancer registration in Eastern areas was 164062330 (82736216 males and 81326114 females), which accounted for 56.92% of all cancer registration areas. The population covered by the registration in Middle areas and Western areas in 2014 were 81477272 (41670061 males and 39807211 females) and 42703745 (21797614 males and 20906131 females), which accounted for 28.27% and 14.81% of all cancer registration areas respectively.

（Table 4-1a~4-lb, Figure 4-1）

表 4-1a　2014 年全国肿瘤登记地区覆盖人口

Table 4-1a　Population in all registration areas in 2014

年龄组 Age	全国 All areas			城市 Urban areas			农村 Rural areas		
	合计 All	男性 Male	女性 Female	合计 All	男性 Male	女性 Female	合计 All	男性 Male	女性 Female
Total	288243347	146203891	142039456	144061915	72399636	71662279	144181432	73804255	70377177
0~	2814044	1492182	1321862	1275248	671377	603871	1538796	820805	717991
1~	11790643	6311799	5478844	5320656	2820187	2500469	6469987	3491612	2978375
5~	14158817	7508364	6650453	6113824	3222287	2891537	8044993	4286077	3758916
10~	13477475	7183868	6293607	5735117	3026322	2708795	7742358	4157546	3584812
15~	16278953	8504790	7774163	7421242	3837073	3584169	8857711	4667717	4189994
20~	22270337	11413925	10856412	10996282	5603771	5392511	11274055	5810154	5463901
25~	23654798	11962976	11691822	12064510	6032310	6032200	11590288	5930666	5659622
30~	21777508	10979497	10798011	11670562	5822541	5848021	10106946	5156956	4949990
35~	22178903	11195114	10983789	11256245	5621092	5635153	10922658	5574022	5348636
40~	25154963	12704250	12450713	12519440	6271584	6247856	12635523	6432666	6202857
45~	24871943	12564439	12307504	12252736	6180251	6072485	12619207	6384188	6235019
50~	20860587	10614514	10246073	10961070	5575763	5385307	9899517	5038751	4860766
55~	19878526	10017016	9861510	10631745	5323828	5307917	9246781	4693188	4553593
60~	16141504	8078525	8062979	8410046	4170458	4239588	7731458	3908067	3823391
65~	11185605	5558957	5626648	5702607	2801634	2900973	5482998	2757323	2725675
70~	8198251	3999592	4198659	4231840	2027677	2204163	3966411	1971915	1994496
75~	6623616	3121472	3502144	3584481	1666916	1917565	3039135	1454556	1584579
80~	4220840	1901893	2318947	2356926	1075496	1281430	1863914	826397	1037517
85+	2706034	1090718	1615316	1557338	649069	908269	1148696	441649	707047

表 4-1b　2014 年全国东、中、西部地区覆盖人口

Table 4-1b　Population in East Middle and Western areas in 2014

年龄组 Age	东部地区 Eastern areas			中部地区 Middle areas			西部地区 Western areas		
	合计 All	男性 Male	女性 Female	合计 All	男性 Male	女性 Female	合计 All	男性 Male	女性 Female
Total	164062330	82736216	81326114	81477272	41670061	39807211	42703745	21797614	20906131
0~	1570950	829218	741732	829352	442556	386796	413742	220408	193334
1~	6374619	3402265	2972354	3693180	1998730	1694450	1722844	910804	812040
5~	7261473	3852078	3409395	4666267	2483322	2182945	2231077	1172964	1058113
10~	6749203	3588385	3160818	4365640	2347986	2017654	2362632	1247497	1115135
15~	8346091	4360138	3985953	5107571	2670148	2437423	2825291	1474504	1350787
20~	11981208	6137409	5843799	6814144	3498463	3315681	3474985	1778053	1696932
25~	13626919	6879291	6747628	6695321	3396298	3299023	3332558	1687387	1645171
30~	12659659	6345448	6314211	6125063	3105059	3020004	2992786	1528990	1463796
35~	12020355	6012607	6007748	6503737	3319311	3184426	3654811	1863196	1791615
40~	13940312	6977695	6962617	7142253	3637125	3505128	4072398	2089430	1982968
45~	13839318	6958542	6880776	7117414	3606847	3510567	3915211	1999050	1916161
50~	12729504	6464290	6265214	5431222	2764977	2666245	2699861	1385247	1314614
55~	12337145	6207669	6129476	4918294	2487419	2430875	2623087	1321928	1301159
60~	10123579	5042503	5081076	4011003	2028118	1982885	2006922	1007904	999018
65~	6871321	3398347	3472974	2806824	1410046	1396778	1507460	750564	756896
70~	4895468	2376652	2518816	2100476	1037206	1063270	1202307	585734	616573
75~	4115567	1925811	2189756	1641713	779500	862213	866336	416161	450175
80~	2772779	1236090	1536689	944408	432624	511784	503653	233179	270474
85+	1846860	741778	1105082	563390	224326	339064	295784	124614	171170

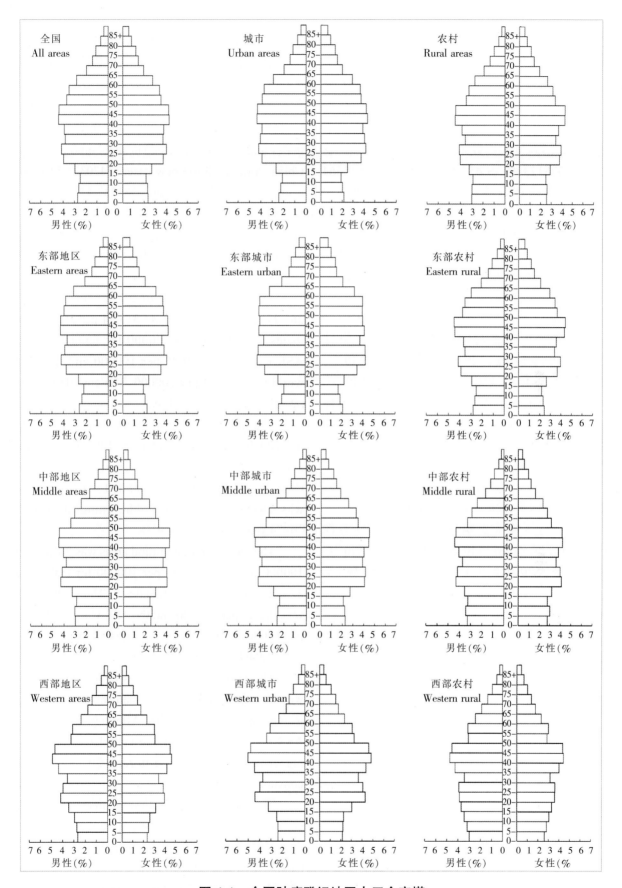

图 4-1 全国肿瘤登记地区人口金字塔

Figure 4-1 Population pyramids of national registration areas

2 全部癌症（ICD-10：C00–C96）发病和死亡

2.1 全部癌症（ICD-10：C00–C96）发病情况

2014 年全国肿瘤登记地区癌症新发病例数 825155 例（男性 458409 例，女性 366746 例），其中城市地区的新发病例数 447032 例，占 54.18%，农村地区 378123 例，占 45.82%。东部地区 513564 例，占新发病例数的 62.24%，中部地区 207414 例，占新发病例数的 25.14%，西部地区 104177 例，占新发病例数的 12.62%。

全国肿瘤登记地区癌症发病率为 286.27/10 万（男性 313.54/10 万，女性 258.20/10 万），中标率 189.76/10 万，世标率 185.73/10 万，累积率（0~74 岁）为 21.49%。

城市地区癌症发病率为 310.31/10 万（男性 334.04/10 万，女性 286.33/10 万），中标率 196.32/10 万，世标率 191.59/10 万，累积率（0~74 岁）为 21.91%。

农村地区癌症发病率为 262.25/10 万（男性 293.43/10 万，女性 229.56/10 万），中标率 182.49/10 万，世标率 179.21/10 万，累积率（0~74 岁）为 21.04%。

城市与农村相比，城市男女的粗发病率均高于农村地区男女，除城市男性累积率低于农村外，不论男女中标率、世标率城市均高于农村。

东部地区癌症发病率为 313.03/10 万（男性 338.44/10 万，女性 287.18/10 万），中标率 194.17/10 万，世标率 189.35/10 万，累积率（0~74 岁）为 21.77%。

2 Incidence and mortality of all cancer sites（ICD-10：C00–C96）

2.1 Incidence of all cancer sites（ICD-10：C00-C96）

In 2014, there were 825155 new cases（458409 males and 366746 females）in registration areas of China. Among all the new cases, 447032（54.18%）came from urban areas and 378123（45.82%）from rural areas. As for regions, there were 513564（62.24%）cases in Eastern areas, 207414（25.14%）cases in Middle areas and 104177（12.62%）cases from Western areas.

The incidence rate of all cancer sites was 286.27 per 100000 in 2014（313.54 per 100000 for males and 258.20 per 100000 for females）. The ASR China was 189.76 per 100000 and the ASR world was 185.73 per 100000. The cumulative rate（0~74 years old）was 21.49%.

The incidence rate in urban areas was 310.31 per 100000 in 2014（334.04 per 100000 for males and 286.33 per 100000 for females）. The ASR China was 196.32 per 100000 and the ASR world was 191.59 per 100000. The cumulative rate（0~74 years old）was 21.91%.

The incidence rate in rural areas was 262.25 per 100000 in 2014（293.43 per 100000 for males and 229.56 per 100000 for females）. The ASR China was 182.49 per 100000 and the ASR world of 179.21 per 100000. The cumulative rate（0~74 years old）was 21.04%.

The crude incidence rates of all cancer sites were higher in urban areas than those in rural no matter for males or females. After adjusted by age, ASR China, ASR world and cumulative rate were higher in urban than those in rural for females, but conversely for males.

The incidence rate in Eastern areas was 313.03 per 100000 in 2014（338.44 per 100000 for males and 287.18 per 100000 for females）. The ASR China was 194.17 per 100000 and the ASR world of 189.35 per 100000. The cumulative rate（0~74 years old）was 21.77%.

中部地区癌症发病率为 254.57/10 万（男性 282.59/10 万，女性 225.24/10 万），中标率 186.90/10 万，世标率 184.08/10 万，累积率（0~74 岁）为 21.63%。

西部地区癌症发病率为 243.95/10 万（男性 278.20/10 万，女性 208.24/10 万），中标率 177.57/10 万，世标率 174.37/10 万，累积率（0~74 岁）为 20.16%。

东中西部地区相比，东部地区的男性和女性癌症发病率均高于中西部地区；东部地区男性中标率、世标率和累积率均低于中部地区，而高于西部地区；东部地区的女性发病率、中标率、世标率和累积率均高于中西部地区，西部地区最低。

（表 4-2）

The incidence rate in middle areas was 254.57 per 100000 in 2014（282.59 per 100000 for males and 225.24 per 100000 for females）. The ASR China was 186.90 per 100000 and the ASR world of 184.08 per 100000. The cumulative rate（0~74 years old）was 21.63%.

The incidence rate in Western areas was 243.95 per 100000 in 2014（278.20 per 100000 for males and 208.24 per 100000 for females）. The ASR China was 177.57 per 100000 and the ASR world of 174.37 per 100000. The cumulative rate（0~74 years old）was 20.16%.

The incidence rate of both males and females in Eastern areas were higher than those in Middle and Western areas. The ASR China, ASR world and cumulative rate for males in Eastern areas were lower than in Middle and higher than in Western areas with the highest in Middle areas. The incidence rate for females in Eastern areas was the highest and the rate in Western areas was the lowest.

（Table 4-2）

表 4-2　2014 年全国肿瘤登记地区全部癌症（ICD-10：C00–C96）发病主要指标

Table 4-2　Incidence of all cancer sites（ICD-10：C00–C96）in registration areas of China, 2014

地区 Area	性别 Sex	病例数 No.cases	发病率 Incidence rate（1/10^5）	中标率 ASR China （1/10^5）	世标率 ASR world （1/10^5）	累积率 Cum.rate 0~74（%）
全国	合计 Both sex	825155	286.27	189.76	185.73	21.49
All	男性 Male	458409	313.54	209.91	208.26	24.73
	女性 Female	366746	258.20	171.70	165.23	18.35
城市	合计 Both sex	447032	310.31	196.32	191.59	21.91
Urban areas	男性 Male	241842	334.04	211.78	209.81	24.66
	女性 Female	205190	286.33	183.31	175.80	19.35
农村	合计 Both sex	378123	262.25	182.49	179.21	21.04
Rural areas	男性 Male	216567	293.43	207.50	206.19	24.80
	女性 Female	161556	229.56	158.98	153.67	17.26
东部合计	合计 Both sex	513564	313.03	194.17	189.35	21.77
Eastern areas	男性 Male	280013	338.44	210.31	208.19	24.62
	女性 Female	233551	287.18	180.23	172.65	19.05
中部合计	合计 Both sex	207414	254.57	186.90	184.08	21.63
Middle areas	男性 Male	117754	282.59	211.52	211.00	25.41
	女性 Female	89660	225.24	164.04	158.92	17.88
西部合计	合计 Both sex	104177	243.95	177.57	174.37	20.16
Western areas	男性 Male	60642	278.20	205.97	204.39	24.09
	女性 Female	43535	208.24	150.78	145.93	16.31

ASR China：2000 中国人口标化率；Age-standardized rate by Chinese population. ASR world：2000 世界人口标化率；Age-standardized rate by world population. CUM. Rate：累积率；Cumulative rate.

2.2 全部癌症（ICD-10：C00-C96）年龄别发病率

2014年全国肿瘤登记地区全部癌症的年龄别发病率在0~24岁时处于较低水平，35- 岁年龄组时快速上升，在80- 岁年龄组发病率处于最高水平，85+ 岁年龄组的发病率有所下降，城市和农村地区的癌症年龄别发病率变化趋势基本相同。城市男性癌症发病率在20- 岁、45- 岁年龄组及60~75 岁之间发病率低于农村，在其他年龄组均高于农村；城市女性各年龄组癌症发病率均高于农村。

东部、中部和西部地区的年龄别发病率变化趋势基本类同，发病率均在80- 岁年龄组达到最高。东部地区合计与女性的大部分年龄组发病率高于中部和西部地区，西部地区男性的大部分年龄组发病率高于东部和中部。三个区域的城市癌症发病率均高于农村，东部和西部的城市与农村的年龄别发病率曲线相似，而中部的城市与农村的年龄别发病率曲线在75 岁以上年龄组存在差别。

（表 4-3a~4-3b, 图 4-2）

2.2 Age-specific incidence rate of all cancer sites（ICD-10：C00-C96）

Incidence was relatively low at the age group of 0~24 years, and dramatically increased after 35 years old, reached peak at the age group of 80- years and then decreased slightly after 85+ years old. The model of age-specific incidence in urban areas was similar as that in rural areas. Incidence rates were higher in urban areas than those in rural for males except for age group of 20- and 45-, and age group of 60~75 years. Incidence rates were higher in urban areas than those in rural for females in all age groups.

The trend of age-specific incidence among Eastern, Middle and Western areas was basically the same, with the incidence rate reached peak at the age of 80- years. Incidence rates in Eastern areas were higher than those in Middle and Western areas for both sexes and females in most of age groups. The incidence rates of female in Western areas were higher than those in Eastern and Middle areas in most of age groups. In the three regions the rates in urban areas were higher than those in rural areas. In the Eastern and Western the curves of age-specific incidence between urban and rural were similar and in the Middle areas the curves were different shapes in age group 75 years of or older age groups.

（Table 4-3a~4-3b, Figure 4-2）

表 4-3a　2014 年全国肿瘤登记地区癌症年龄别发病率（1/10 万）

Table 4-3a　Age-specific incidence rate of all cancer sites in registration areas of China, 2014 (1/10^5)

年龄组 Age	全国 All			城市 Urban areas			农村 Rural areas		
	合计 Both sexes	男性 Male	女性 Female	合计 Both sexes	男性 Male	女性 Female	合计 Both sexes	男性 Male	女性 Female
Total	286.27	313.54	258.20	310.31	334.04	286.33	262.25	293.43	229.56
0–	13.29	14.27	12.18	16.62	17.87	15.24	10.53	11.33	9.61
1–	12.23	12.88	11.48	13.29	14.01	12.48	11.36	11.97	10.64
5–	8.33	9.31	7.22	8.95	9.68	8.13	7.86	9.03	6.52
10–	8.55	8.95	8.09	9.38	9.58	9.16	7.93	8.49	7.28
15–	10.79	10.88	10.70	11.66	11.31	12.03	10.07	10.52	9.57
20–	17.11	13.83	20.56	17.37	13.72	21.16	16.86	13.94	19.97
25–	32.81	25.64	40.14	36.10	27.60	44.59	29.38	23.64	35.39
30–	57.42	42.32	72.77	65.76	47.64	83.79	47.79	36.30	59.76
35–	88.75	64.70	113.26	97.84	67.18	128.43	79.38	62.20	97.28
40–	155.34	116.75	194.72	164.13	117.85	210.58	146.63	115.68	178.74
45–	238.26	202.80	274.47	241.53	193.58	290.33	235.09	211.73	259.02
50–	355.56	341.72	369.90	379.67	354.27	405.97	328.86	327.84	329.93
55–	511.97	572.58	450.42	528.53	577.27	479.64	492.94	567.25	416.35
60–	726.47	873.22	579.44	726.76	858.90	596.78	726.15	888.50	560.21
65–	925.58	1168.78	685.31	921.98	1147.29	704.38	929.33	1190.61	665.01
70–	1148.32	1481.90	830.55	1158.29	1481.45	861.01	1137.68	1482.37	796.89
75–	1351.17	1748.41	997.10	1396.02	1790.67	1052.95	1298.26	1699.97	929.52
80–	1487.67	1944.27	1113.18	1584.22	2041.66	1200.30	1365.57	1817.53	1005.57
85+	1255.93	1677.98	970.96	1359.18	1795.96	1047.05	1115.96	1504.59	873.21

表 4-3b　2014 年全国东、中、西部肿瘤登记地区癌症年龄别发病率（1/10 万）

Table 4-3b　Age-specific incidence rate of all cancer sites in Eastern, Middle and Western registration areas of China, 2014 (1/10^5)

年龄组 Age	东部地区 Eastern areas			中部地区 Middle areas			西部地区 Western areas		
	合计 Both sexes	男性 Male	女性 Female	合计 Both sexes	男性 Male	女性 Female	合计 Both sexes	男性 Male	女性 Female
Total	313.03	338.44	287.18	254.57	282.59	225.24	243.95	278.20	208.24
0–	14.32	15.80	12.67	9.77	10.62	8.79	16.44	15.88	17.07
1–	13.21	13.90	12.41	10.70	10.76	10.62	11.90	13.72	9.85
5–	8.37	9.42	7.19	7.99	9.38	6.41	8.87	8.78	8.98
10–	9.11	9.50	8.67	7.81	8.43	7.09	8.30	8.34	8.25
15–	11.18	11.42	10.91	9.67	9.40	9.97	11.68	11.94	11.40
20–	17.99	14.19	21.99	15.57	12.35	18.97	17.09	15.52	18.74
25–	35.59	27.20	44.15	28.72	23.03	34.59	29.62	24.53	34.83
30–	63.14	44.90	81.47	47.10	34.65	59.90	54.33	47.16	61.83
35–	96.84	66.28	127.42	78.65	58.17	99.99	80.11	71.22	89.36
40–	161.72	115.97	207.57	147.40	112.51	183.62	147.43	126.73	169.24
45–	247.52	203.05	292.50	230.41	200.20	261.44	219.83	206.65	233.59
50–	362.36	340.38	385.03	344.82	335.30	354.69	345.13	360.80	328.61
55–	523.91	576.24	470.90	503.35	572.32	432.77	472.04	555.85	386.89
60–	709.67	845.55	574.82	767.41	925.83	605.38	729.38	905.74	551.44
65–	929.40	1158.65	705.07	959.98	1236.48	680.85	844.14	1087.45	602.86
70–	1163.89	1486.21	859.77	1167.59	1533.54	810.61	1051.23	1372.98	745.57
75–	1400.37	1797.68	1050.94	1293.28	1700.83	924.83	1227.12	1609.47	873.66
80–	1521.11	1964.74	1164.26	1469.07	1956.43	1057.09	1338.42	1813.20	929.11
85+	1280.44	1671.12	1018.20	1238.57	1751.47	899.24	1135.96	1586.50	807.97

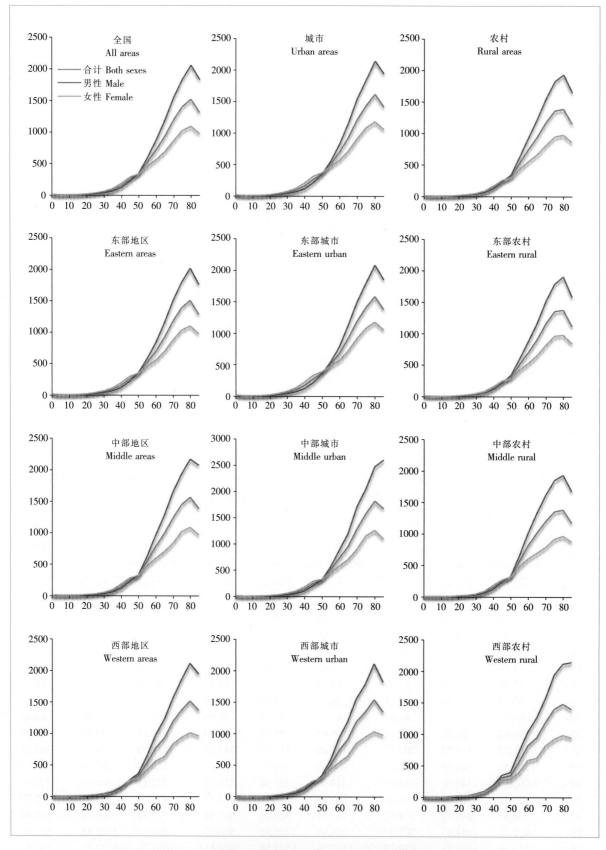

图 4-2　2014 年全国肿瘤登记地区癌症年龄别发病率（1/10 万）

Figure 4-2　Age-specific incidence rate of overall cancer in registration

areas of China，2014（1/10^5）

2.3 全部癌症（ICD-10：C00–C96）死亡情况

2014年全国肿瘤登记地区癌症死亡病例报告 500160 例（男性 315992 例，女性 184168 例），其中城市地区 258560 例，占全国癌症死亡的 51.70%，农村地区 241600 例，占全国癌症死亡的 48.30%。东部地区 307791 例，占全国癌症死亡的 61.54%；中部地区 128247 例，占全国癌症死亡的 25.64%；西部地区 64122 例，占全国癌症死亡的 12.82%。

2014年全国癌症死亡率为 173.52/10 万（男性 216.13/10 万，女性 129.66/10 万），中标率 107.28/10 万，世标率 106.42/10 万，累积率（0~74 岁）为 12.05%。

城市地区死亡率为 179.48/10 万（男性 222.84/10 万，女性 135.67/10 万），中标率 103.26/10 万，世标率 102.50/10 万，累积率（0~74 岁）为 11.34%。

农村地区死亡率为 167.57/10 万（男性 209.55/10 万，女性 123.54/10 万），中标率 111.29/10 万，世标率 110.28/10 万，累积率（0~74 岁）为 12.80%。

城市与农村相比，城市地区男性和女性死亡率均高于农村，而城市男性和女性的中标率、世标率和累积率均低于农村。

东部、中部和西部地区死亡率分别为 187.61/10 万（男性 232.51/10 万，女性 141.92/10 万），157.40/10 万（男性 197.09/10 万，女性 115.86/10 万）和 150.16/10 万（男性 190.35/10 万，女性 108.25/10 万）。东部地区的中标率为 105.84/10 万、中部地区 111.19/10 万、西部地区 105.39/10 万。东部地区的世标率为 104.88/10 万、中部地区 110.48/10 万、西部地区 104.77/10 万。东部、中部和西部地区累积率（0~74 岁）分别为 11.78%、12.75% 和 11.96%。

2.3 Mortality of all cancer sites（ICD-10：C00–C96）

In 2014 year there were 500160 death cases of all cancer sties（315992 males and 184168 females）in registration areas of China. Among all the deaths cases, 258560（51.70%）came from urban areas, and 241600（48.30%）from rural areas. And from different regions, there were 307791（61.54%）death cases in Eastern areas, 128247（25.64%）in Middle areas and 64122（12.82%）in Western areas.

The mortality rate of all cancer sites was 173.52 per 100000 in 2014（216.13 per 100000 in male and 129.66 per 100000 in female）. The ASR China was 107.28 per 100000 and the ASR world was 106.42 per 10000. The cumulative rate（0~74 years old）was 12.05%.

The mortality of all cancer sites in urban areas was 179.48 per 100000 in 2014（222.84 per 100000 in male and 135.67 per 100000 in female）. The ASR China was 103.26 per 100000 and the ASR world was 102.50 per 100000. The cumulative rate（0~74 years old）was 11.34%.

The mortality of all cancer sites in rural areas was 167.57 per 100000 in 2014（209.55 per 100000 in male and 123.54 per 100000 in female）. The ASR China was 111.29 per 100000 and the ASR world was 110.28 per 100000. The cumulative rate（0~74 years old）was 12.80%.

The mortality of all cancer sites in the urban was higher than those in the rural area for both males and females. While the ASR China, ASR world and cumulative rate of all cancer sites were all lower in urban areas than those in rural areas no matter for males or females.

The mortality of all cancer sites in Eastern, Middle and Western areas were successively 187.61 per 100000（232.51 per 100000 in male and 141.92 per 100000 in female）, 157.40 per 100000（197.09 per 100000 in male and 115.86 per 100000 in female）and 150.16 per 100000（190.35 per 100000 in male and 108.25 per 100000 in female）. The ASR China was 105.84 per 100000 in Eastern areas, 111.19 per 100000 in Middle areas and 105.39 per 100000 in Western areas respectively. The ASR world was 104.88 per 100000 in the Eastern, 110.48 per 100000 in the Middle and 104.77 per 100000 in the Western areas. The cumulative rates（0~74 years old）in the Eastern, Middle and Western areas were 11.78%, 12.75% and 11.96%, respectively.

东部地区男女性的死亡率均高于中部和西部,中部地区男性和女性中标率、世标率和累积率均高于东部和西部地区。

在我国七大经济区中,癌症发病率与死亡率相差不大。华南地区男性发病率和死亡率均最高,华北地区男性发病率和死亡率最低;华南地区女性发病率最高,西南地区女性发病率最低;东北地区女性死亡率最高,华南地区死亡率最低。城市地区男女合计的发病率与死亡率相差不大。华南城市地区男性癌症发病率最高,华北城市地区男性发病率最低;华南城市地区女性发病率最高,西南城市地区女性发病率最低。华中城市地区男性死亡率最高,华北城市地区男性死亡率最低;东北城市地区女性死亡率最高,西南城市地区女性死亡率最低。华南农村地区男性发病率和死亡率最高,西北农村地区男性发病率最低,华北农村地区男性死亡率最低;华南地区农村女性发病率最高,西北地区农村女性发病率最低;东北地区农村女性死亡率最高,华南地区农村女性死亡率最低。

（表4-4,图4-3）

The mortality of all cancer sites in Eastern areas was higher than those in Middle and Western areas for both males and females. The ASR China, ASR world and cumulative rate were the highest in the Middle areas for both males and females.

There was little difference among the seven major economic zones in China for the incidence rate and mortality. The incidence and the mortality in Southwest were the highest and both rates were the lowest in North China for males. For females, the incidence rates were the highest in South China and Northeast China, and the lowest in Southwest and South China, respectively. In urban areas of the seven economic zones, there were little differences for the incidence and mortality rates. The incidence rate was the highest in South China and the lowest in North China for males, and the highest in South China and the lowest in Southwest for females. The mortality was the highest in Central China and the lowest in North China for males, and the highest in Northwest and the lowest in North China for females. In rural areas of the seven economic zones, for males, the incidence and mortality in South China were the highest and the both rates were the lowest in Northwest and North China, respectively. For females, the incidence and mortality rates were the highest in South China and Northeast China, and the both rates were the lowest in Northwest and South China, respectively.

（Table 4-4, Figure 4-3）

表 4-4　2014 年全国肿瘤登记地区全部癌症（ICD-10：C00–C96）死亡主要指标

Table 4-4　Mortality of all cancer sites（ICD-10：C00–C96）in registration areas of China, 2014

地区 Area	性别 Sex	病例数 No.cases	死亡率 Mortality rate （1/10^5）	中标率 ASR China （1/10^5）	世标率 ASR world （1/10^5）	累积率 Cum.rate 0~74（%）
全国 All	合计 Both sexes	500160	173.52	107.28	106.42	12.05
	男性 Male	315992	216.13	139.74	139.10	15.90
	女性 Female	184168	129.66	76.48	75.45	8.25
城市 Urban areas	合计 Both sexes	258560	179.48	103.26	102.50	11.34
	男性 Male	161334	222.84	133.96	133.59	14.99
	女性 Female	97226	135.67	74.62	73.53	7.83
农村 Rural areas	合计 Both sexes	241600	167.57	111.29	110.28	12.80
	男性 Male	154658	209.55	145.37	144.35	16.85
	女性 Female	86942	123.54	78.34	77.36	8.70
东部 Eastern areas	合计 Both sexes	307791	187.61	105.84	104.88	11.78
	男性 Male	192373	232.51	137.52	136.77	15.52
	女性 Female	115418	141.92	76.11	74.97	8.12
中部 Middle areas	合计 Both sexes	128247	157.40	111.19	110.48	12.75
	男性 Male	82127	197.09	145.07	144.65	16.78
	女性 Female	46120	115.86	78.59	77.69	8.71
西部 Western areas	合计 Both sexes	64122	150.16	105.39	104.77	11.96
	男性 Male	41492	190.35	138.54	138.17	15.98
	女性 Female	22630	108.25	73.23	72.45	7.99

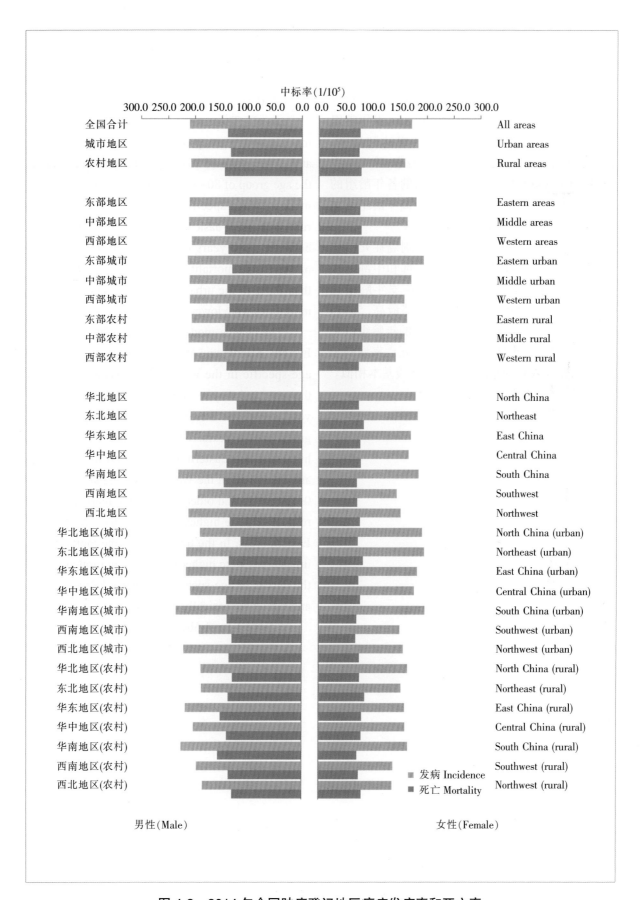

中标率(1/10⁵)

	中标率(1/10⁵)	
300.0 250.0 200.0 150.0 100.0 50.0 0.0		0.0 50.0 100.0 150.0 200.0 250.0 300.0

全国合计 All areas
城市地区 Urban areas
农村地区 Rural areas

东部地区 Eastern areas
中部地区 Middle areas
西部地区 Western areas
东部城市 Eastern urban
中部城市 Middle urban
西部城市 Western urban
东部农村 Eastern rural
中部农村 Middle rural
西部农村 Western rural

华北地区 North China
东北地区 Northeast
华东地区 East China
华中地区 Central China
华南地区 South China
西南地区 Southwest
西北地区 Northwest
华北地区(城市) North China (urban)
东北地区(城市) Northeast (urban)
华东地区(城市) East China (urban)
华中地区(城市) Central China (urban)
华南地区(城市) South China (urban)
西南地区(城市) Southwest (urban)
西北地区(城市) Northwest (urban)
华北地区(农村) North China (rural)
东北地区(农村) Northeast (rural)
华东地区(农村) East China (rural)
华中地区(农村) Central China (rural)
华南地区(农村) South China (rural)
西南地区(农村) Southwest (rural)
西北地区(农村) Northwest (rural)

发病 Incidence
死亡 Mortality

男性(Male)　　　　　　　　　　　女性(Female)

图 4-3　2014 年全国肿瘤登记地区癌症发病率和死亡率

Figure 4-3　Cancer incidence and mortality rates in registration areas of China，2014

2.4 全部癌症（ICD-10：C00–C96）年龄别死亡率

全国肿瘤登记地区癌症年龄别死亡率在35岁以前处于较低水平，在40– 岁年龄组以后死亡率随年龄增长而明显升高。城乡年龄别死亡率的变化模式基本相似，城市地区在85+ 岁年龄组达到最高，农村地区在80– 岁年龄组达到最高。农村的各年龄组死亡率整体高于城市，除0~1 岁组、10~15 岁组略低于城市外，农村的各年龄组的死亡率均大于城市，到了80 岁以上高年龄组我国城市地区的死亡率则又高于农村地区。

东部、中部和西部地区的年龄别癌症死亡率变化模式均与全国的基本一致，东部和中部地区85+ 岁年龄组达到高峰，西部在80– 岁年龄组达到高峰。0~55 岁年龄段死亡率西部最高，55~75 岁年龄段均以中部最高，而75 以上的年龄组以东部地区最高。三个区域的城市癌症死亡率均高于农村，城市与农村的年龄别死亡率曲线基本相似。

（表 4-5a~4-5b，图 4-4）

2.4 Age-specific mortality of all cancer sites（ICD-10：C00–C96）

The age-specific mortality increased with age and was relatively low in population younger than 35 years old. There was a dramatic mortality increasing rate at age group of 40 years and reached peak at the age group of 85+ years in urban areas and at the age group of 80– years in rural areas. The change models of age-specific mortality in the urban and rural areas were basically the same. In all age groups between 1~80 years old except for the age group of 10~15 the mortalities in rural areas were higher than those in the urban and in other age groups the mortalities were lower.

The change model of age-specific mortality in Eastern, Middle and Western areas, as the model of age-specific in the whole of China, was basically the same and they reached peak at age group of 85+ years except the Western areas with the peak at age group of 80– years. The total mortalities were the highest in the Eastern areas, second in the Middle and the lowest in the Western. Among age groups of 0~55, 55~75 and older than 75, the mortalities were respectively the highest in the Western, Middle and Eastern areas. In the three regions the mortalities in urban areas were higher than those in rural areas and the curves of age-specific incidence between urban and rural were basically the same.

（Table 4-5a~4-5b, Figure 4-4）

表 4-5a 2014 年全国肿瘤登记地区癌症年龄别死亡率（1/10 万）

Table 4-5a Age-specific mortality of all cancer sites in registration areas of China, 2014（ $1/10^5$ ）

年龄组 Age	全国 All			城市 Urban areas			农村 Rural areas		
	合计 Both sexes	男性 Male	女性 Female	合计 Both sexes	男性 Male	女性 Female	合计 Both sexes	男性 Male	女性 Female
Total	173.52	216.13	129.66	179.48	222.84	135.67	167.57	209.55	123.54
0~	4.73	4.22	5.30	5.57	4.47	6.79	4.03	4.02	4.04
1~	4.73	5.09	4.33	4.64	4.82	4.44	4.81	5.30	4.23
5~	3.45	4.01	2.83	2.94	3.17	2.70	3.84	4.64	2.93
10~	3.52	3.72	3.30	3.57	3.60	3.54	3.49	3.80	3.12
15~	4.07	4.84	3.22	3.88	4.53	3.18	4.22	5.10	3.25
20~	5.00	5.62	4.35	4.21	4.80	3.60	5.77	6.42	5.09
25~	7.94	8.39	7.48	6.79	7.08	6.50	9.15	9.73	8.53
30~	13.84	15.13	12.53	12.54	13.28	11.80	15.35	17.22	13.39
35~	25.01	27.62	22.34	22.49	23.45	21.54	27.59	31.83	23.18
40~	51.82	59.42	44.07	48.18	53.45	42.89	55.43	65.25	45.25
45~	92.92	111.70	73.74	84.54	99.61	69.21	101.04	123.41	78.14
50~	154.78	194.39	113.74	151.31	190.56	110.67	158.62	198.64	117.14
55~	255.71	339.56	170.53	245.47	328.94	161.76	267.48	351.62	180.76
60~	401.03	537.26	264.53	372.03	503.13	243.07	432.57	573.69	288.33
65~	579.27	784.77	376.25	536.89	731.75	348.71	623.35	838.64	405.55
70~	806.32	1079.54	546.06	768.20	1025.06	531.90	846.99	1135.55	561.70
75~	1109.80	1462.87	795.11	1108.25	1443.44	816.87	1111.63	1485.13	768.78
80~	1402.37	1855.47	1030.77	1469.92	1910.84	1099.86	1316.96	1783.40	945.43
85+	1429.88	1910.67	1105.23	1568.96	2075.28	1207.13	1241.32	1668.75	974.33

表 4-5b 2014 年全国东、中、西部肿瘤登记地区癌症年龄别死亡率（1/10 万）

Table 4-5b Age-specific mortality of all cancer sites in Eastern, Middle and Western registration areas of China, 2014（ $1/10^5$ ）

年龄组 Age	东部地区 Eastern areas			中部地区 Middle areas			西部地区 Western areas		
	合计 Both sexes	男性 Male	女性 Female	合计 Both sexes	男性 Male	女性 Female	合计 Both sexes	男性 Male	女性 Female
Total	187.61	232.51	141.92	157.40	197.09	115.86	150.16	190.35	108.25
0~	4.97	4.34	5.66	4.10	4.29	3.88	5.08	3.63	6.72
1~	4.50	4.91	4.04	4.12	4.05	4.19	6.91	8.01	5.66
5~	3.14	3.66	2.55	3.77	4.31	3.16	3.81	4.52	3.02
10~	3.45	3.71	3.16	3.60	3.58	3.62	3.60	4.01	3.14
15~	3.76	4.52	2.94	3.68	4.46	2.83	5.66	6.51	4.74
20~	4.70	5.25	4.12	5.00	5.55	4.43	6.04	7.09	4.95
25~	7.13	7.31	6.94	8.93	9.66	8.18	9.30	10.25	8.33
30~	12.84	13.46	12.23	13.65	15.07	12.19	18.44	22.17	14.55
35~	23.46	25.21	21.71	25.57	27.96	23.08	29.08	34.78	23.16
40~	47.78	54.70	40.85	54.46	60.93	47.76	61.02	72.56	48.87
45~	90.42	108.30	72.33	95.12	113.92	75.80	97.75	119.56	74.99
50~	149.79	189.86	108.46	158.64	195.81	120.09	170.53	212.74	126.04
55~	253.15	336.60	168.64	262.92	347.43	176.44	254.20	338.67	168.39
60~	380.69	510.60	251.76	440.64	586.06	291.90	424.48	572.48	275.17
65~	565.26	764.81	370.00	625.37	844.30	404.36	557.30	763.29	353.02
70~	804.91	1071.51	553.36	844.90	1131.89	564.96	744.65	1019.40	483.64
75~	1143.20	1499.32	830.00	1098.49	1469.92	762.69	972.60	1280.99	687.51
80~	1443.64	1895.98	1079.79	1401.51	1892.41	986.55	1176.80	1572.18	835.94
85+	1480.08	1950.58	1164.26	1358.03	1891.00	1005.41	1253.28	1708.48	921.89

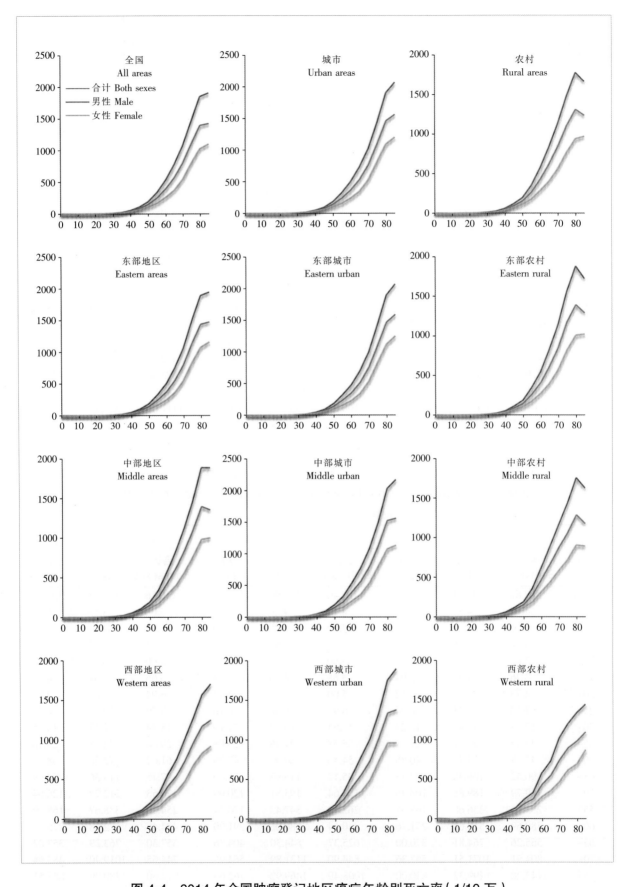

图 4-4　2014 年全国肿瘤登记地区癌症年龄别死亡率（1/10 万）

Figure 4-4　Age-specific mortality of overall cancer in registration areas of China，2014（1/10^5）

3 全国肿瘤登记地区前 10 位癌症发病与死亡

3.1 前 10 位癌症发病情况

2014 年全国癌症发病第 1 位的是肺癌,其次为女性乳腺癌、胃癌、肝癌和结直肠癌。男性发病第 1 位癌症为肺癌,其次为胃癌、肝癌、结直肠癌和食管癌;女性发病第 1 位癌症为乳腺癌,其次为肺癌、结直肠癌、胃癌和甲状腺癌。

(表 4-6,图 4-5a~4-5d)

3 The 10 most common cancers in national cancer registration areas

3.1 Incidence of the 10 most common cancers

Lung was the most common cancer followed by cancer of female breast, stomach, liver and colorectum. In male, lung cancer was the most common cancer followed by cancers of stomach, liver, colorectum and esophagus. While in female, breast cancer was the most common cancer followed by cancers of lung, colorectum, stomach and thyroid.

(Table 4-6, Figure 4-5a~4-5d)

表 4-6 2014 年全国肿瘤登记地区前 10 位癌症发病
Table 4-6 Incidence of the 10 most common cancers in registration areas of China, 2014

顺位 Rank	合计 Both sexes				男性 Male				女性 Female			
	部位 Site	发病率 Incidence rate (1/10⁵)	构成 (%)	中标率 ASR China (1/10⁵)	部位 Site	发病率 Incidence rate (1/10⁵)	构成 (%)	中标率 ASR China (1/10⁵)	部位 Site	发病率 Incidence rate (1/10⁵)	构成 (%)	中标率 ASR China (1/10⁵)
1	肺 (C33–C34) Lung	59.03	36.54	36.62	肺 (C33–C34) Lung	77.42	50.07	49.97	乳腺 (C50) Breast	42.11	28.20	30.10
2	乳腺 (C50) Breast	42.11	28.20	30.10	胃(C16) Stomach	43.50	28.41	28.34	肺 (C33–C34) Lung	40.10	23.60	23.86
3	胃 (C16) Stomach	31.48	19.77	19.87	肝(C22) liver	40.39	27.03	27.59	结直肠 (C18–C21) Colorectum	23.67	14.15	14.41
4	肝 (C22) Liver	27.87	17.98	18.31	结直肠 (C18–C21) Colorectum	31.16	20.29	20.51	胃(C16) Stomach	19.11	11.43	11.71
5	结直肠 (C18–C21) Colorectum	27.47	17.16	17.40	食管 (C15) Esophagus	28.56	18.69	18.41	甲状腺 (C73) Thyroid	18.72	13.49	15.36
6	食管(C15) Esophagus	20.26	12.64	12.49	前列腺 (C61) Prostate	9.79	5.88	6.02	子宫颈 (C53) Cervix	15.73	10.66	11.62
7	子宫颈 (C53) Cervix	15.73	10.66	11.62	膀胱 (C67) Bladder	8.84	5.61	5.66	肝(C22) liver	14.97	8.99	9.08
8	甲状腺 (C73) Thyroid	12.29	8.93	10.22	胰腺 (C25) Pancreas	7.65	4.92	4.96	食管 (C15) Esophagus	11.72	6.77	6.74
9	子宫体 (C54–C55) Uterus	9.87	6.57	6.79	脑瘤 (C70–C72) Brain	7.05	5.34	5.42	子宫体 (C54–C55) Uterus	9.87	6.57	6.79
10	前列腺 (C61) Prostate	9.79	5.88	6.02	淋巴瘤 (C81–C85, 88,90,96) Lymphoma	6.87	4.80	4.89	脑瘤 (C70–C72) Brain	8.18	5.75	5.86

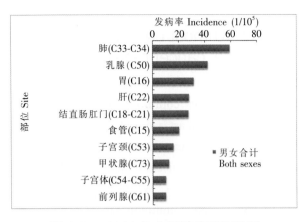

图 4-5a　2014 年全国肿瘤登记地区
前 10 位癌症发病率

Figure 4-5a　Incidence rates of the 10 most
common cancers in cancer registration
areas of China, 2014

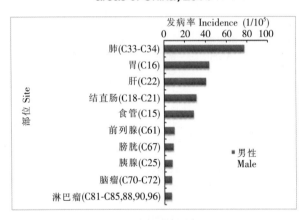

图 4-5b　2014 年全国肿瘤登记地区男性
前 10 位癌症发病率

Figure 4-5b　Incidence rates of the 10 most
common cancers for male, 2014

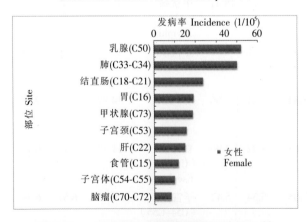

图 4-5c　2014 年全国肿瘤登记地区女性
前 10 位癌症发病率

Figure 4-5c　Incidence rates of the 10 most
common cancers for female, 2014

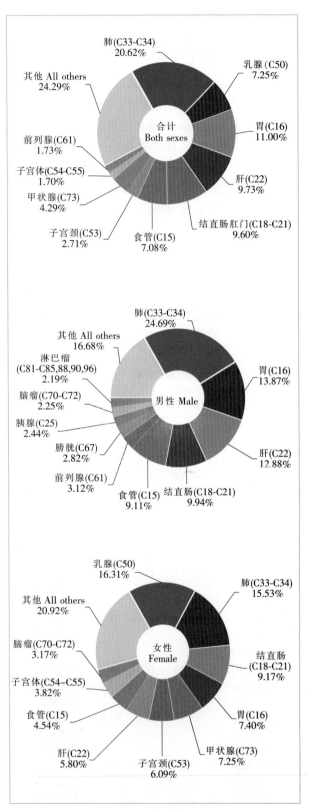

图 4-5d　2014 年全国肿瘤登记地区
前 10 位癌症发病构成（%）

Figure 4-5d　The proportion of the 10 most
common cancer new cases in national
registration areas, 2014（%）

3.2 前10位癌症死亡情况

2014年全国男女合计和男性癌症死亡第1位的均为肺癌,其次为肝癌、胃癌、食管癌和结直肠癌;女性死亡第1位癌症为肺癌,其次为胃癌、肝癌、结直肠癌和乳腺癌。

(表4-7,图4-6a~4-6d)

3.2 Mortality for the top 10 leading causes of cancer death

Lung cancer was the leading cause of cancer deaths, followed by cancers of liver, stomach, esophagus and colorectum for all population and male. In female, the five leading causes of cancer death were lung cancer, stomach cancer, liver cancer, colorectum cancer and breast cancer.

(Table 4-7, Figure 4-6a~4-6d)

表4-7 2014年全国肿瘤登记地区前10位癌症死亡
Table 4-7 The top 10 leading causes of cancer death in registration areas of China, 2014

顺位 Rank	合计 Both sexes				男性 Male				女性 Female			
	部位 Site	死亡率 Mortality rate (1/10⁵)	构成 (%)	中标率 ASR China (1/10⁵)	部位 Site	死亡率 Mortality rate (1/10⁵)	构成 (%)	中标率 ASR China (1/10⁵)	部位 Site	死亡率 Mortality rate (1/10⁵)	构成 (%)	中标率 ASR China (1/10⁵)
1	肺 (C33–C34) Lung	47.23	28.29	28.45	肺 (C33–C34) Lung	63.54	40.26	40.34	肺 (C33–C34) Lung	30.44	16.95	17.18
2	肝 (C22) Liver	24.37	15.47	15.71	肝 (C22) liver	35.14	23.28	23.69	胃 (C16) Stomach	13.85	7.78	7.95
3	胃 (C16) Stomach	22.50	13.51	13.65	胃 (C16) Stomach	30.92	19.57	19.69	肝 (C22) liver	13.28	7.75	7.82
4	食管 (C15) Esophagus	15.05	9.05	9.01	食管 (C15) Esophagus	21.38	13.65	13.57	结直肠 (C18–C21) Colorectum	11.37	6.24	6.33
5	结直肠 (C18–C21) Colorectum	13.27	7.78	7.87	结直肠 (C18–C21) Colorectum	15.13	9.43	9.51	乳腺 (C50) Breast	10.05	6.28	6.46
6	乳腺 (C50) Breast	10.05	6.28	6.46	胰腺 (C25) Pancreas	6.79	4.32	4.34	食管 (C15) Esophagus	8.53	4.62	4.65
7	胰腺 (C25) Pancreas	6.03	3.61	3.63	脑瘤 (C70–C72) Brain	4.62	3.39	3.37	胰腺 (C25) Pancreas	5.24	2.92	2.95
8	子宫颈 (C53) Cervix	4.72	3.01	3.14	白血病 (C91–C95) Leukaemia	4.42	3.35	3.36	子宫颈 (C53) Cervix	4.72	3.01	3.14
9	脑瘤 (C70–C72) Brain	4.24	3.00	2.98	前列腺 (C61) Prostate	4.24	2.42	2.39	脑瘤 (C70–C72) Brain	3.85	2.60	2.59
10	前列腺 (C61) Prostate	4.24	2.42	2.39	淋巴瘤 (C81–C85, 88, 90, 96) Lymphoma	4.22	2.81	2.83	卵巢 (C56) Ovary	3.41	2.17	2.21

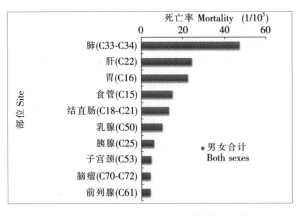

图 4-6a　2014 年全国肿瘤登记地区
前 10 位癌症死亡率

Figure 4-6a　Mortalities of the top 10 leading
causes of cancer death in national registration
areas，2014

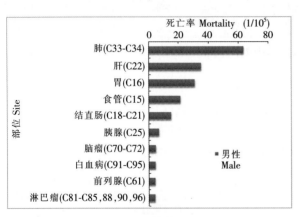

图 4-6b　2014 年全国肿瘤登记地区男性
前 10 位癌症死亡率

Figure 4-6b　Mortalities of the top 10 leading
causes of cancer death for male，2014

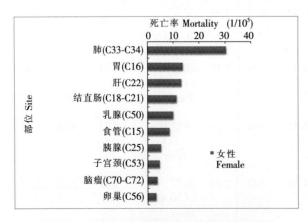

图 4-6c　2014 年全国肿瘤登记地区女性
前 10 位癌症死亡率

Figure 4-6c　Mortalities of the top 10 leading
causes of cancer death for female，2014

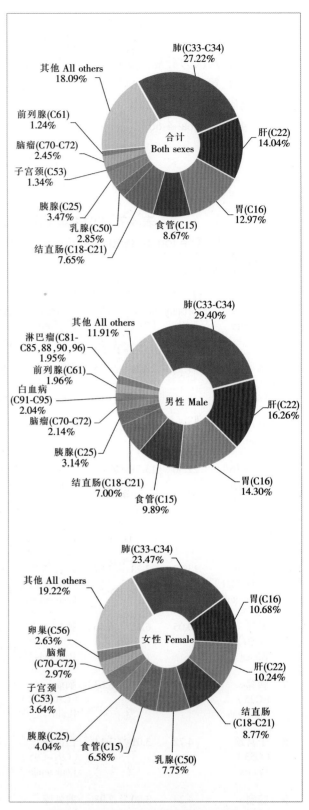

图 4-6d　2014 年全国肿瘤登记地区
前 10 位癌症死亡构成（％）

Figure 4-6d　The proportion of the top 10
leading causes of cancer death in national
registration areas，2014（％）

3.3 城市肿瘤登记地区前10位癌症发病情况

城市肿瘤登记地区癌症发病第1位的是肺癌,其次为女性乳腺癌、结直肠癌、胃癌和肝癌。男性癌症发病第1位的是肺癌,其次为胃癌、结直肠癌、肝癌和食管癌;女性癌症发病第1位的是乳腺癌,其次为肺癌、结直肠癌、甲状腺癌和胃癌。

（表4-8,图4-7a~4-7d）

3.3 Incidence of the 10 most common cancers in urban registration areas

Lung cancer was the most frequently diagnosed cancer, followed by female breast, colorectum, stomach and liver. In male, lung cancer was the most common cancer followed by stomach cancer, colorectal cancer, liver cancer and esophageal cancer. In female, breast cancer was the most common cancer followed by cancers of lung, colorectum, thyroid and stomach.

（Table 4-8, Figure 4-7a~4-7d）

表4-8 2014年全国城市肿瘤登记地区前10位癌症发病
Table 4-8 Incidence of the 10 most common cancers in urban registration areas of China, 2014

顺位 Rank	合计 Both sexes				男性 Male							
	部位 Site	发病率 Incidence rate (1/10^5)	构成 (%)	中标率 ASR China (1/10^5)	部位 Site	发病率 Incidence rate (1/10^5)	构成 (%)	中标率 ASR China (1/10^5)	部位 Site	发病率 Incidence rate (1/10^5)	构成 (%)	中标率 ASR China (1/10^5)
1	肺 (C33–C34) Lung	62.81	36.54	36.62	肺 (C33–C34) Lung	82.21	49.96	49.80	乳腺 (C50) Breast	50.83	32.80	34.85
2	乳腺 (C50) Breast	50.83	32.80	34.85	胃 (C16) Stomach	39.90	24.56	24.50	肺 (C33–C34) Lung	43.21	23.91	24.25
3	结直肠 (C18–C21) Colorectum	34.17	20.08	20.31	结直肠 (C18–C21) Colorectum	39.18	23.99	24.19	结直肠 (C18–C21) Colorectum	29.10	16.36	16.64
4	胃 (C16) Stomach	28.87	17.12	17.23	肝 (C22) liver	38.57	24.48	24.90	甲状腺 (C73) Thyroid	26.26	18.48	21.07
5	肝 (C22) Liver	26.32	16.09	16.34	食管 (C15) Esophagus	21.21	13.15	12.93	胃 (C16) Stomach	17.74	10.07	10.37
6	甲状腺 (C73) Thyroid	17.68	12.52	14.38	前列腺 (C61) Prostate	14.06	7.87	8.07	子宫颈 (C53) Cervix	15.43	10.21	11.16
7	子宫颈 (C53) Cervix	15.43	10.21	11.16	膀胱 (C67) Bladder	10.83	6.43	6.49	肝 (C22) Liver	13.96	7.88	7.95
8	食管 (C15) Esophagus	14.14	8.35	8.23	甲状腺 (C73) Thyroid	9.19	6.59	7.72	子宫体 (C54–C55) Uterus	10.53	6.75	6.93
9	前列腺 (C61) Prostate	14.06	7.87	8.07	胰腺 (C25) Pancreas	9.09	5.51	5.54	卵巢 (C56) Ovary	8.95	5.92	6.21
10	子宫体 (C54–C55) Uterus	10.53	6.75	6.93	淋巴瘤 (C81–C85, 88, 90, 96) Lymphoma	8.39	5.57	5.70	脑瘤 (C70–C72) Brain	8.63	5.85	5.94

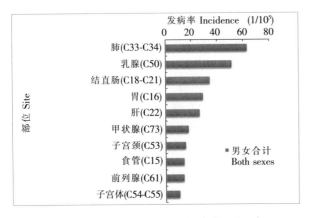

图 4-7a 2014 年全国城市肿瘤登记地区
前 10 位癌症发病率

Figure 4-7a Incidence rates of the 10 most
common cancers in urban registration areas of
China，2014

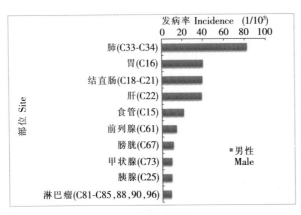

图 4-7b 2014 年全国城市肿瘤登记地区男性
前 10 位癌症发病率

Figure 4-7b Incidence rates of the 10 most common
cancers in urban registration areas for male，2014

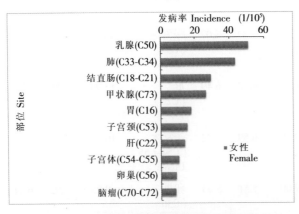

图 4-7c 2014 年全国城市肿瘤登记地区女性
前 10 位癌症发病率

Figure 4-7c Incidence rates of the 10 most common
cancers in urban registration areas for female，2014

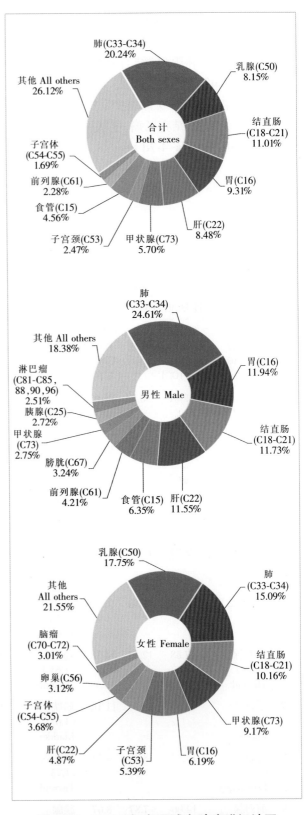

图 4-7d 2014 年全国城市肿瘤登记地区
前 10 位癌症发病构成（％）

Figure 4-7d The proportion of the 10 most
common cancer new cases in urban registration
areas of China，2014（％）

64

3.4 城市肿瘤登记地区前 10 位癌症死亡情况

全国城市肿瘤登记地区合计癌症死亡第 1 位的为肺癌，其次为肝癌、胃癌、结直肠癌和女性乳腺癌。男性癌症死亡第 1 位的为肺癌，其次为肝癌、胃癌、结直肠癌和食管癌；女性癌症死亡第 1 位的为肺癌，其次为结直肠癌、肝癌、胃癌和乳腺癌。

（表 4-9，图 4-8a~4-8d）

3.4 The top 10 leading causes of cancer death in urban registration areas

For mortality of cancer in urban areas, lung cancer was the leading causes of cancer death, followed by cancer of liver, stomach, colorectum and female breast. In male, lung cancer was the leading causes of cancer death followed by liver cancer, stomach cancer, colorectal cancer and esophageal cancer. In female, lung cancer was the most common cancer followed by colorectal cancer, liver cancer, stomach cancer and breast cancer.

（Table 4-9, Figure 4-8a~4-8d）

表 4-9　2014 年全国城市肿瘤登记地区前 10 位癌症死亡
Table 4-9　Mortality of the top 10 leading causes of cancer death in urban registration areas of China, 2014

顺位 Rank	合计 Both sexes 部位 Site	死亡率 Mortality rate (1/10^5)	构成 (%)	中标率 ASR China (1/10^5)	男性 Male 部位 Site	死亡率 Mortality rate (1/10^5)	构成 (%)	中标率 ASR China (1/10^5)	女性 Female 部位 Site	死亡率 Mortality rate (1/10^5)	构成 (%)	中标率 ASR China (1/10^5)
1	肺（C33-C34）Lung	50.28	27.95	28.14	肺（C33-C34）Lung	68.01	40.10	40.17	肺（C33-C34）Lung	32.36	16.61	16.92
2	肝（C22）Liver	22.77	13.60	13.79	肝（C22）Liver	33.04	20.69	20.96	结直肠（C18-C21）Colorectum	13.99	7.11	7.21
3	胃（C16）Stomach	20.24	11.34	11.46	胃（C16）Stomach	28.02	16.56	16.64	肝（C22）Liver	12.39	6.70	6.80
4	结直肠（C18-C21）Colorectum	16.48	8.94	9.02	结直肠（C18-C21）Colorectum	18.95	10.93	10.98	胃（C16）Stomach	12.39	6.50	6.66
5	乳腺（C50）Breast	11.75	6.89	7.04	食管（C15）Esophagus	16.37	9.86	9.76	乳腺（C50）Breast	11.75	6.89	7.04
6	食管（C15）Esophagus	10.88	6.16	6.12	胰腺（C25）Pancreas	8.34	4.97	4.98	胰腺（C25）Pancreas	6.35	3.29	3.32
7	胰腺（C25）Pancreas	7.35	4.11	4.13	前列腺（C61）Prostate	5.80	2.97	2.93	食管（C15）Esophagus	5.33	2.64	2.66
8	前列腺（C61）Prostate	5.80	2.97	2.93	淋巴瘤（C81-C85,88,90,96）Lymphoma	5.02	3.09	3.13	子宫颈（C53）Cervix	4.52	2.78	2.92
9	子宫颈（C53）Cervix	4.52	2.78	2.92	白血病（C91-C95）Leukaemia	4.76	3.27	3.30	卵巢（C56）Ovary	4.21	2.54	2.58
10	淋巴瘤（C81-C85,88,90,96）Lymphoma	4.21	2.49	2.52	脑瘤（C70-C72）Brain	4.53	3.18	3.15	胆囊（C23-C24）Gallbladder	3.93	1.97	1.99

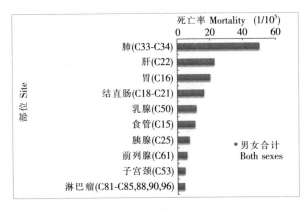

图 4-8a　2014 年全国城市肿瘤登记地区
前 10 位癌症死亡

Figure 4-8a　Mortalities of the top 10 leading
causes of cancer death in urban registration
areas of China，2014

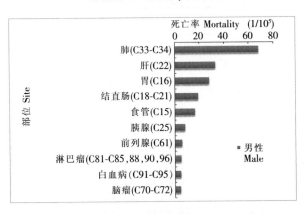

图 4-8b　2014 年全国城市肿瘤登记地区男性
前 10 位癌症死亡

Figure 4-8b　Mortalities of the top 10 leading causes of
cancer death in urban registration areas for male，2014

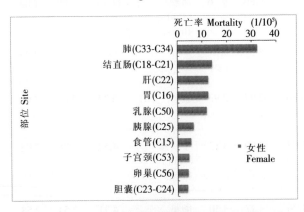

图 4-8c　2014 年全国城市肿瘤登记地区女性
前 10 位癌症死亡

Figure 4-8c　Mortalities of the top 10 leading
causes of cancer death in urban registration
areas for female，2014

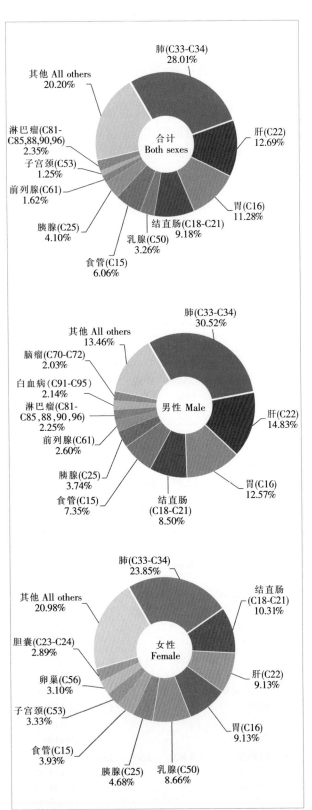

图 4-8d　2014 年全国城市肿瘤登记地区
前 10 位癌症死亡构成（％）

Figure 4-8d　The proportion of the top 10
leading causes of cancer death in urban
registration areas of China，2014（％）

3.5 农村肿瘤登记地区前10位癌症发病情况

全国农村肿瘤登记地区合计发病第1位癌症为肺癌，其次为胃癌、女性乳腺癌、肝癌和食管癌。男性发病第1位癌症为肺癌，其次为胃癌、肝癌、食管癌和结直肠癌；女性发病第1位癌症为肺癌，其次为乳腺癌、胃癌、结直肠癌和食管癌。

（表4-10，图4-9a~4-9d）

3.5 Incidence of the 10 most common cancers in rural registration areas

The lung cancer was the most common cancer, followed by cancer of stomach, female breast, liver and esophagus. In males, lung cancer was the most common cancer followed by stomach cancer, liver cancer, esophageal cancer and colorectal cancer. In females, lung cancer was the most common cancer followed by breast cancer, stomach cancer, colorectal cancer and esophageal cancer.

（Table 4-10, Figure 4-9a~4-9d）

表4-10 2014年全国农村肿瘤登记地区前10位癌症发病
Table 4-10 Incidence of the 10 most common cancers in rural registration areas of China, 2014

顺位 Rank	合计 Both sexes				男性 Male				女性 Female			
	部位 Site	发病率 Incidence rate (1/10⁵)	构成 (%)	中标率 ASR China (1/10⁵)	部位 Site	发病率 Incidence rate (1/10⁵)	构成 (%)	中标率 ASR China (1/10⁵)	部位 Site	发病率 Incidence rate (1/10⁵)	构成 (%)	中标率 ASR China (1/10⁵)
1	肺（C33–C34）Lung	55.25	36.46	36.53	肺（C33–C34）Lung	72.72	50.05	50.02	肺（C33–C34）Lung	36.93	23.23	23.39
2	胃（C16）Stomach	34.09	22.66	22.75	胃（C16）Stomach	47.04	32.51	32.45	乳腺（C50）Breast	33.22	23.15	24.89
3	乳腺（C50）Breast	33.22	23.15	24.89	肝（C22）Liver	42.19	29.69	30.39	胃（C16）Stomach	20.51	12.96	13.22
4	肝（C22）Liver	29.41	19.99	20.40	食管（C15）Esophagus	35.77	24.71	24.36	结直肠（C18–C21）Colorectum	18.14	11.64	11.87
5	食管（C15）Esophagus	26.37	17.38	17.18	结直肠（C18–C21）Colorectum	23.29	16.20	16.44	食管（C15）Esophagus	16.52	10.17	10.12
6	结直肠（C18–C21）Colorectum	20.78	13.90	14.13	脑瘤（C70–C72）Brain	6.93	5.44	5.50	子宫颈（C53）Cervix	16.04	11.16	12.14
7	子宫颈（C53）Cervix	16.04	11.16	12.14	膀胱（C67）Bladder	6.89	4.68	4.74	肝（C22）Liver	16.01	10.22	10.32
8	子宫体（C54–C55）Uterus	9.20	6.36	6.60	胰腺（C25）Pancreas	6.24	4.28	4.31	甲状腺（C73）Thyroid	11.04	8.15	9.21
9	脑瘤（C70–C72）Brain	7.31	5.54	5.63	白血病（C91–C95）Leukaemia	6.04	5.27	5.14	子宫体（C54–C55）Uterus	9.20	6.36	6.60
10	甲状腺（C73）Thyroid	6.91	5.15	5.81	前列腺（C61）Prostate	5.60	3.65	3.73	脑瘤（C70–C72）Brain	7.71	5.65	5.76

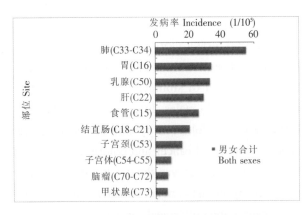

图 4-9a　2014 年全国农村肿瘤登记地区
前 10 位癌症发病率

Figure 4-9a　Incidence rates of the 10 most
common cancers in rural registration
areas of China，2014

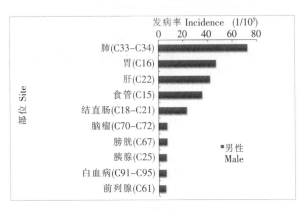

图 4-9b　2014 年全国农村肿瘤登记地区男性
前 10 位癌症发病率

Figure 4-9b　Incidence rates of the 10 most
common cancers in rural registration
areas for male，2014

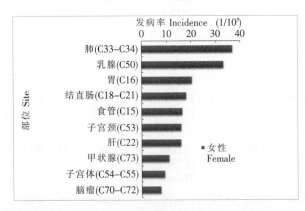

图 4-9c　2014 年全国农村肿瘤登记地区女性
前 10 位癌症发病率

Figure 4-9c　Incidence rates of the 10 most common
cancers in rural registration areas for female，2014

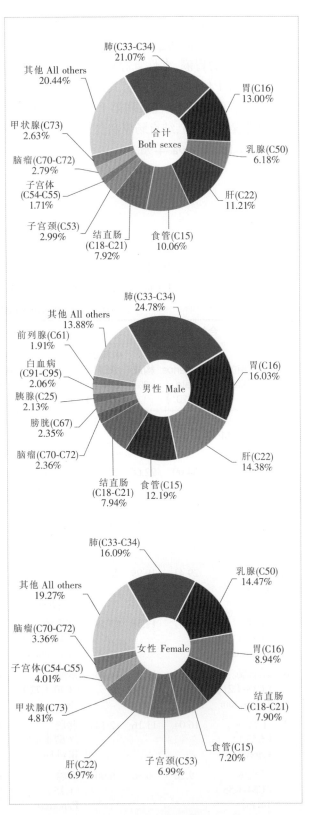

图 4-9d　2014 年全国农村肿瘤登记地区
前 10 位癌症发病构成（％）

Figure 4-9d　The proportion of the 10 most
common cancer new cases in rural registration
areas of China，2014（％）

3.6 农村肿瘤登记地区前 10 位癌症死亡情况

全国农村肿瘤登记地区合计癌症死亡第 1 位的是肺癌，其次为肝癌、胃癌、食管癌和结直肠癌。男性癌症死亡第 1 位的是肺癌，其次为肝癌、胃癌、食管癌和结直肠癌；女性癌症死亡第 1 位的是肺癌，其次为胃癌、肝癌、食管癌和结直肠癌。

（表 4-11，图 4-10a~4-10d）

3.6 Mortality for the top 10 leading causes of cancer death in rural registration areas

For mortality of cancer in rural registration areas, lung cancer was the leading cause of cancer death, followed by cancer of liver, stomach, esophagus and colorectum. In male, lung cancer was the leading causes of cancer death followed by liver cancer, stomach cancer, esophageal cancer and colorectal cancer. In female, lung cancer was the most common cancer followed by stomach cancer, liver cancer, esophageal cancer and colorectal cancer.

（Table 4-11, Figure 4-10a~4-10d）

表 4-11 2014 年全国农村肿瘤登记地区前 10 位癌症死亡
Table 4-11 Mortality of the top 10 leading causes of cancer death in rural registration areas of China, 2014

顺位 Rank	合计 Both sexes				男性 Male				女性 Female			
	部位 Site	死亡率 Mortality rate (1/10⁵)	构成 (%)	中标率 ASR China (1/10⁵)	部位 Site	死亡率 Mortality rate (1/10⁵)	构成 (%)	中标率 ASR China (1/10⁵)	部位 Site	死亡率 Mortality rate (1/10⁵)	构成 (%)	中标率 ASR China (1/10⁵)
1	肺（C33–C34）Lung	44.17	28.54	28.68	肺（C33–C34）Lung	59.14	40.24	40.37	肺（C33–C34）Lung	28.48	17.26	17.40
2	肝（C22）Liver	25.96	17.45	17.76	肝（C22）Liver	37.19	25.99	26.54	胃（C16）Stomach	15.33	9.21	9.40
3	胃（C16）Stomach	24.76	15.89	16.07	胃（C16）Stomach	33.76	22.82	22.98	肝（C22）Liver	14.18	8.89	8.94
4	食管（C15）Esophagus	19.22	12.27	12.25	食管（C15）Esophagus	26.30	17.83	17.75	食管（C15）Esophagus	11.80	6.87	6.91
5	结直肠（C18–C21）Colorectum	10.07	6.43	6.54	结直肠（C18–C21）Colorectum	11.37	7.69	7.81	结直肠（C18–C21）Colorectum	8.70	5.22	5.31
6	乳腺（C50）Breast	8.33	5.59	5.79	胰腺（C25）Pancreas	5.27	3.60	3.62	乳腺（C50）Breast	8.33	5.59	5.79
7	子宫颈（C53）Cervix	4.93	3.27	3.39	脑瘤（C70–C72）Brain	4.72	3.60	3.61	子宫颈（C53）Cervix	4.93	3.27	3.39
8	胰腺（C25）Pancreas	4.70	3.04	3.06	白血病（C91~C95）Leukaemia	4.08	3.36	3.37	胰腺（C25）Pancreas	4.11	2.49	2.51
9	脑瘤（C70–C72）Brain	4.31	3.17	3.19	淋巴瘤（C81–C85, 88, 90, 96）Lymphoma	3.44	2.47	2.48	脑瘤（C70–C72）Brain	3.89	2.74	2.76
10	白血病（C91~C95）Leukaemia	3.62	2.93	2.92	膀胱（C67）Bladder	2.83	1.85	1.86	白血病（C91~C95）Leukaemia	3.14	2.49	2.47

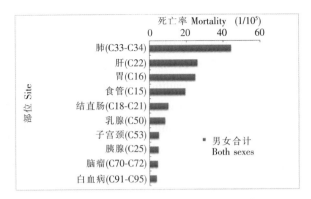

图 4-10a　2014 年全国农村肿瘤登记地区
前 10 位癌症死亡率

Figure 4-10a　Mortalities of the top 10 leading
causes of cancer death in rural registration
areas of China，2014

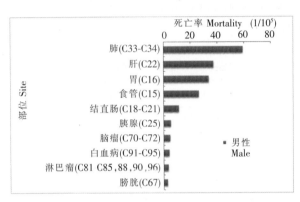

图 4-10b　2014 年全国农村肿瘤登记地区男性
前 10 位癌症死亡率

Figure 4-10b　Mortalities of the top 10 leading
causes of cancer death in rural registration
areas for male，2014

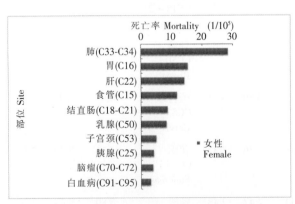

图 4-10c　2014 年全国农村肿瘤登记地区女性
前 10 位癌症死亡率

Figure 4-10c　Mortalities of the top 10 leading
causes of cancer death in rural registration
areas for female，2014

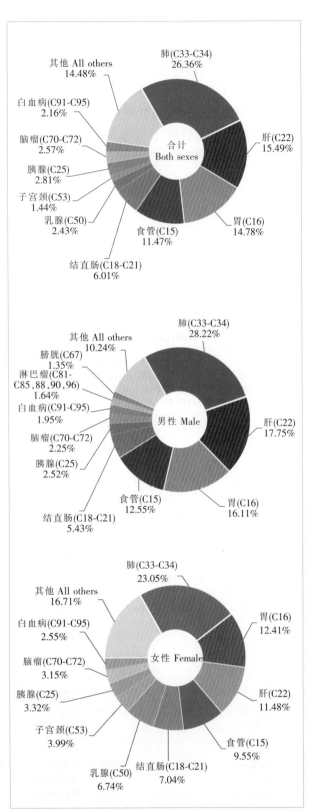

图 4-10d　2014 年全国农村肿瘤登记地区
前 10 位癌症死亡构成（％）

Figure 4-10d　The proportion of the top
10 leading causes of cancer death in rural
registration areas of China，2014（％）

3.7 东部肿瘤登记地区前 10 位癌症发病情况

全国东部肿瘤登记地区合计发病第 1 位癌症为肺癌,其次为女性乳腺癌、胃癌、结直肠癌和肝癌。男性发病第 1 位癌症为肺癌,其次为胃癌、肝癌、结直肠癌和食管癌;女性发病第 1 位癌症为乳腺癌,其次为肺癌、结直肠癌、甲状腺癌和胃癌。

(表 4-12,图 4-11a~4-11d)

3.7 Incidence of the 10 most common cancers in Eastern registration areas

For incidence of cancer in Eastern areas, the lung cancer was the most common cause, followed by cancer of female breast, stomach, colorectum and liver. In male, lung cancer was the most common cancer followed by stomach cancer, liver cancer, colorectal cancer and esophageal cancer. In female, breast cancer was the most common cancer followed by lung cancer, colorectal cancer, thyroid cancer and stomach cancer.

(Table 4-12, Figure 4-11a~4-11d)

表 4-12 2014 年全国东部肿瘤登记地区前 10 位癌症发病
Table 4-12 Incidence of the 10 most common cancers in Eastern registration areas of China, 2014

顺位 Rank	合计 Both sexes				男性 Male				女性 Female			
	部位 Site	发病率 Incidence rate (1/10⁵)	构成 (%)	中标率 ASR China (1/10⁵)	部位 Site	发病率 Incidence rate (1/10⁵)	构成 (%)	中标率 ASR China (1/10⁵)	部位 Site	发病率 Incidence rate (1/10⁵)	构成 (%)	中标率 ASR China (1/10⁵)
1	肺 (C33–C34) Lung	63.68	36.17	36.30	肺 (C33–C34) Lung	81.61	48.42	48.38	乳腺 (C50) Breast	48.28	30.94	33.05
2	乳腺 (C50) Breast	48.28	30.94	33.05	胃 (C16) Stomach	44.75	26.79	26.80	肺 (C33–C34) Lung	45.43	24.58	24.88
3	胃 (C16) Stomach	32.54	18.75	18.91	肝 (C22) Liver	40.43	25.27	25.75	结直肠 (C18–C21) Colorectum	27.05	14.80	15.10
4	结直肠 (C18–C21) Colorectum	31.28	17.96	18.23	结直肠 (C18–C21) Colorectum	35.43	21.26	21.51	甲状腺 (C73) Thyroid	24.47	17.29	19.82
5	肝 (C22) Liver	27.55	16.54	16.82	食管 (C15) Esophagus	29.50	17.73	17.49	胃 (C16) Stomach	20.12	11.07	11.40
6	食管 (C15) Esophagus	20.74	11.84	11.72	前列腺 (C61) Prostate	12.34	6.78	6.94	子宫颈 (C53) Cervix	14.84	9.73	10.66
7	甲状腺 (C73) Thyroid	16.18	11.53	13.29	膀胱 (C67) Bladder	10.47	6.08	6.15	肝 (C22) Liver	14.44	7.95	8.03
8	子宫颈 (C53) Cervix	14.84	9.73	10.66	胰腺 (C25) Pancreas	9.03	5.34	5.37	食管 (C15) Esophagus	11.83	6.14	6.15
9	前列腺 (C61) Prostate	12.34	6.78	6.94	淋巴瘤 (C81~C85, 88, 90, 96) Lymphoma	8.04	5.28	5.39	子宫体 (C54–C55) Uterus	11.16	7.04	7.27
10	子宫体 (C54–C55) Uterus	11.16	7.04	7.27	甲状腺 (C73) Thyroid	8.03	5.82	6.82	脑瘤 (C70–C72) Brain	9.12	6.05	6.18

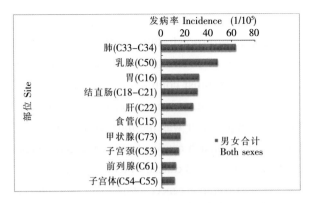

图 4-11a 2014 年全国东部肿瘤登记地区
前 10 位癌症发病率

Figure 4-11a Incidence rates of the 10 most
common cancers in Eastern registration
areas of China, 2014

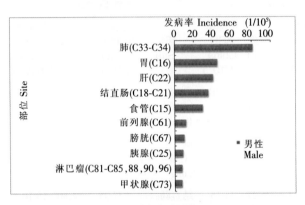

图 4-11b 2014 年全国东部肿瘤登记地区男性前
10 位癌症发病率

Figure 4-11b Incidence rates of the 10 most
common cancers in Eastern registration
areas for male, 2014

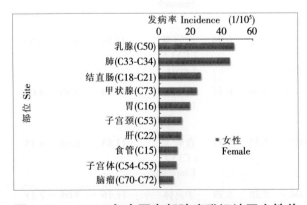

图 4-11c 2014 年全国东部肿瘤登记地区女性前
10 位癌症发病率

Figure 4-11c Incidence rates of the 10 most
common cancers in Eastern registration
areas for female, 2014

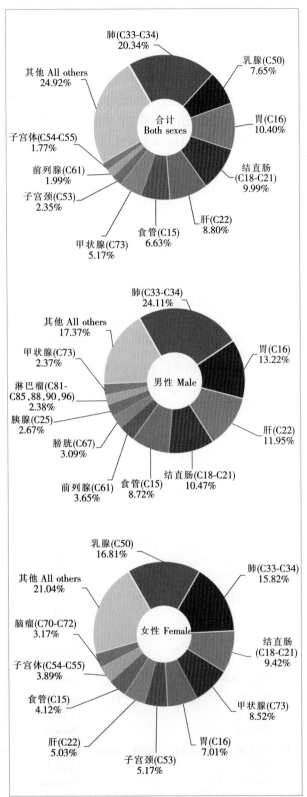

图 4-11d 2014 年全国东部肿瘤登记地区
前 10 位癌症发病构成（%）

Figure 4-11d The proportion of the 10
most common cancer new cases in Eastern
registration areas of China, 2014（%）

3.8 东部肿瘤登记地区前 10 位癌症死亡情况

全国东部肿瘤登记地区男女合计和男性癌症死亡第 1 位的均为肺癌，其次为肝癌、胃癌、食管癌和结直肠癌；女性癌症死亡第 1 位的是肺癌，其次为胃癌、肝癌、结直肠癌和乳腺癌。

（表 4-13，图 4-12a~4-12d）

3.8 Mortality for the top 10 leading causes of cancer death in Eastern registration areas

Lung cancer was the leading causes of cancer death, followed by liver cancer, stomach cancer, esophageal cancer and colorectal cancer for all population and for male in Eastern areas. In female, lung cancer was the leading causes of cancer death followed by stomach cancer, liver cancer, colorectal cancer and breast cancer.

（Table 4-13, Figure 4-12a~4-12d）

表 4–13　2014 年全国东部肿瘤登记地区前 10 位癌症死亡

Table 4–13　Mortality of the top 10 leading causes of cancer death in Eastern registration areas of China，2014

顺位 Rank	合计 Both sexes				男性 Male				女性 Female			
	部位 Site	死亡率 Mortality rate （1/10⁵）	构成 （%）	中标率 ASR China （1/10⁵）	部位 Site	死亡率 Mortality rate （1/10⁵）	构成 （%）	中标率 ASR China （1/10⁵）	部位 Site	死亡率 Mortality rate （1/10⁵）	构成 （%）	中标率 ASR China （1/10⁵）
1	肺 （C33-C34） Lung	51.61	28.15	28.37	肺 （C33-C34） Lung	68.18	39.43	39.59	肺 （C33-C34） Lung	34.76	17.56	17.85
2	肝（C22） Liver	24.54	14.44	14.65	肝（C22） Liver	35.74	22.02	22.39	胃（C16） Stomach	14.54	7.39	7.60
3	胃（C16） Stomach	23.41	12.73	12.92	胃（C16） Stomach	32.12	18.46	18.64	肝（C22） Liver	13.14	7.00	7.06
4	食管 （C15） Esophagus	15.88	8.64	8.64	食管 （C15） Esophagus	22.72	13.20	13.15	结直肠 （C18-C21） Colorectum	13.06	6.41	6.51
5	结直肠 （C18-C21） Colorectum	15.03	7.93	8.02	结直肠 （C18-C21） Colorectum	16.96	9.59	9.65	乳腺 （C50） Breast	11.11	6.43	6.60
6	乳腺 （C50） Breast	11.11	6.43	6.60	胰腺 （C25） Pancreas	8.24	4.80	4.82	食管 （C15） Esophagus	8.92	4.31	4.35
7	胰腺 （C25） Pancreas	7.40	4.04	4.06	前列腺 （C61） Prostate	5.13	2.60	2.56	胰腺 （C25） Pancreas	6.54	3.30	3.33
8	前列腺 （C61） Prostate	5.13	2.60	2.56	白血病 （C91-C95） Leukaemia	4.93	3.44	3.48	子宫颈 （C53） Cervix	4.21	2.52	2.64
9	脑瘤 （C70-C72） Brain	4.53	2.98	2.96	淋巴瘤 （C81-C85， 88，90，96） Lymphoma	4.88	3.00	3.02	脑瘤 （C70-C72） Brain	4.18	2.62	160
10	白血病 （C91-C95） Leukaemia	4.29	2.95	2.97	脑瘤 （C70-C72） Brain	4.87	3.34	3.32	卵巢 （C56） Ovary	3.78	2.25	2.29

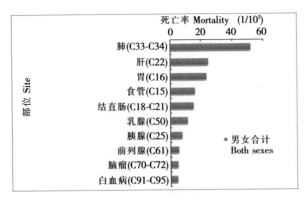

图 4-12a 2014 年全国东部肿瘤登记地区前 10 位癌症死亡率

Figure 4-12a Mortalities of the top 10 leading causes of cancer death in Eastern registration areas of China, 2014

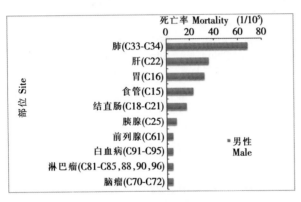

图 4-12b 2014 年全国东部肿瘤登记地区男性前10 位癌症死亡率

Figure 4-12b Mortalities of the top 10 leading causes of cancer death in Eastern registration areas for male, 2014

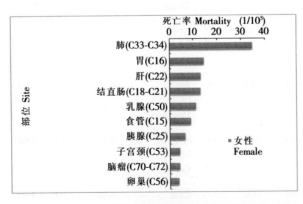

图 4-12c 2014 年全国东部肿瘤登记地区女性前10 位癌症死亡率

Figure 4-12c Mortalities of the top 10 leading causes of cancer death in Eastern registration areas for female, 2014

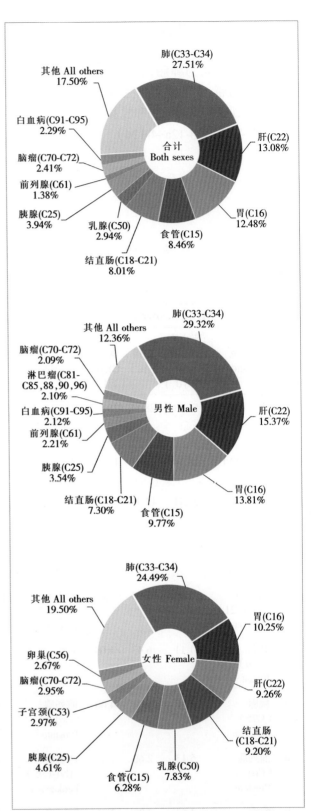

图 4-12d 2014 年全国东部肿瘤登记地区前 10 位癌症死亡构成（%）

Figure 4-12d The proportion of the top 10 leading causes of cancer death in Eastern registration areas of China, 2014（%）

3.9 中部肿瘤登记地区前 10 位癌症发病情况

全国中部地区男女合计发病第 1 位癌症为肺癌,其次为女性乳腺癌、胃癌、肝癌和食管癌。男性发病第 1 位癌症为肺癌,其次为胃癌、肝癌、食管癌和结直肠癌;女性发病第 1 位癌症为乳腺癌,其次为肺癌、胃癌、结直肠癌和子宫颈癌。

(表 4-14,图 4-13a~4-13d)

3.9 Incidence of the 10 most common cancers in Middle registration areas

For incidence of cancer in Middle registration areas, the lung cancer was the most common cause, followed by cancer of female breast, stomach, liver and esophagus. In male, lung cancer was the most common cancer followed by stomach cancer, liver cancer, esophageal cancer and colorectal cancer. In female, breast cancer was the most common cancer followed by lung cancer, stomach cancer, colorectal cancer and cervical cancer.

(Table 4-14, Figure 4-13a~4-13d)

表 4-14 2014 年全国中部肿瘤登记地区前 10 位癌症发病
Table 4-14 Incidence of the 10 most common cancers in Middle registration areas of China, 2014

顺位 Rank	合计 Both sexes				男性 Male				女性 Female			
	部位 Site	发病率 Incidence rate (1/10^5)	构成 (%)	中标率 ASR China (1/10^5)	部位 Site	发病率 Incidence rate (1/10^5)	构成 (%)	中标率 ASR China (1/10^5)	部位 Site	发病率 Incidence rate (1/10^5)	构成 (%)	中标率 ASR China (1/10^5)
1	肺 (C33-C34) Lung	53.67	37.88	37.82	肺 (C33-C34) Lung	73.39	54.05	53.76	乳腺 (C50) Breast	35.32	25.34	27.03
2	乳腺 (C50) Breast	35.32	25.34	27.03	胃 (C16) Stomach	44.95	33.37	33.14	肺 (C33-C34) Lung	33.03	22.18	22.35
3	胃 (C16) Stomach	32.32	23.06	23.06	肝 (C22) Liver	38.50	28.57	29.05	胃 (C16) Stomach	19.10	12.96	13.18
4	肝 (C22) Liver	27.26	19.56	19.84	食管 (C15) Esophagus	29.57	21.98	21.61	结直肠 (C18-C21) Colorectum	18.81	12.92	13.14
5	食管 (C15) Esophagus	21.71	15.45	15.22	结直肠 (C18-C21) Colorectum	24.18	17.81	17.97	子宫颈 (C53) Cervix	17.96	12.87	13.87
6	结直肠 (C18-C21) Colorectum	21.55	15.33	15.52	脑瘤 (C70-C72) Brain	6.36	5.19	5.22	肝 (C22) Liver	15.48	10.53	10.58
7	子宫颈 (C53) Cervix	17.96	12.87	13.87	膀胱 (C67) Bladder	6.26	4.53	4.56	食管 (C15) Esophagus	13.48	9.06	8.96
8	子宫体 (C54-C55) Uterus	8.20	5.89	6.09	前列腺 (C61) Prostate	5.91	4.14	4.21	甲状腺 (C73) Thyroid	12.09	9.02	10.13
9	甲状腺 (C73) Thyroid	7.78	5.85	6.61	白血病 (C91~C95) Leukaemia	5.74	5.17	5.02	子宫体 (C54-C55) Uterus	8.20	5.89	6.09
10	卵巢 (C56) Ovary	6.95	5.14	5.38	胰腺 (C25) Pancreas	5.71	4.19	4.21	卵巢 (C56) Ovary	6.95	5.14	5.38

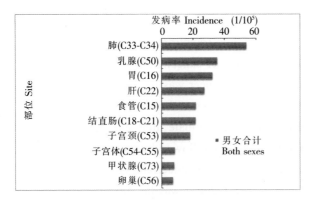

图 4-13a　2014 年全国中部肿瘤登记地区
前 10 位癌症发病率

Figure 4-13a　Incidence rates of the 10 most
common cancers in Middle registration
areas of China, 2014

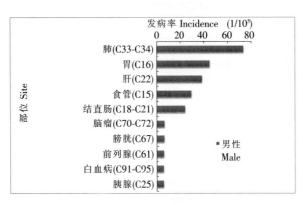

图 4-13b　2014 年全国中部肿瘤登记地区男性前
10 位癌症发病率

Figure 4-13b　Incidence rates of the 10 most
common cancers in Middle registration
areas for male, 2014

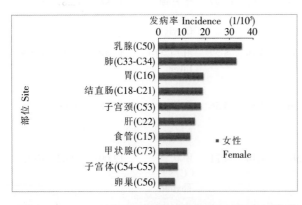

图 4-13c　2014 年全国中部肿瘤登记地区女性前
10 位癌症发病率

Figure 4-13c　Incidence rates of the 10 most
common cancers in Middle registration
areas for female, 2014

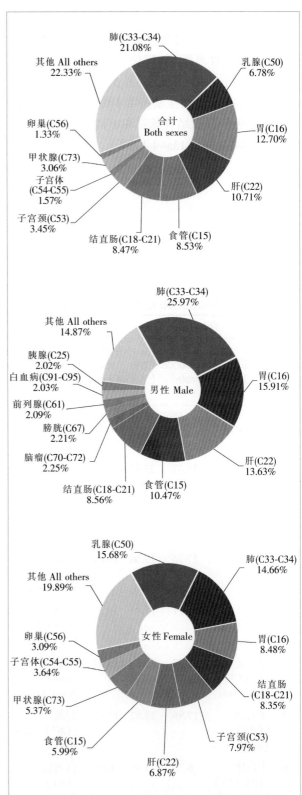

图 4-13d　2014 年全国中部肿瘤登记地区
前 10 位癌症发病构成（%）

Figure 4-13d　The proportion of the 10
most common cancer new cases in Middle
registration areas of China, 2014（%）

3.10　中部肿瘤登记地区前 10 位癌症死亡情况

全国中部肿瘤登记地区癌症死亡第 1 位的是肺癌，其次为肝癌、胃癌、食管癌和结直肠癌。男性癌症死亡第 1 位的是肺癌，其次是肝癌、胃癌、食管癌和结直肠癌；女性癌症死亡第 1 位的是肺癌，其次为胃癌、肝癌、食管癌和乳腺癌。

（表 4-15，图 4-14a~4-14d）

3.10　Mortality for the top 10 leading causes of cancer death in Middle registration areas

For mortality of cancer in Middle registration areas, lung cancer was the leading causes of cancer death, followed by liver cancer, stomach cancer, esophageal cancer and colorectal cancer. In male, lung cancer was the leading causes of cancer death followed by liver cancer, stomach cancer, esophageal cancer and colorectal cancer. In female, lung cancer was the leading causes of cancer death followed by stomach cancer, liver cancer, esophageal cancer and breast cancer.

（Table 4-15, Figure 4-14a~4-14d）

表 4-15　2014 年全国中部肿瘤登记地区前 10 位癌症死亡
Table 4-15　Mortality of the top 10 leading causes of cancer death in Middle registration areas of China, 2014

顺位 Rank	合计 Both sexes			男性 Male				女性 Female			
	部位 Site	死亡率 Mortality rate ($1/10^5$)	构成 (%)	中标率 ASR China ($1/10^5$)	部位 Site	死亡率 Mortality rate ($1/10^5$)	构成 (%)	中标率 ASR China ($1/10^5$)	部位 Site	死亡率 Mortality rate ($1/10^5$)	构成 (%)	中标率 ASR China ($1/10^5$)
1	肺（C33–C34）Lung	42.16	29.14	29.19	肺（C33–C34）Lung	58.63	42.68	42.61	肺（C33–C34）Lung	24.92	16.15	16.28
2	肝（C22）Liver	23.93	17.00	17.23	肝（C22）Liver	33.65	24.84	25.19	胃（C16）Stomach	13.95	9.07	9.19
3	胃（C16）Stomach	22.99	15.90	15.98	胃（C16）Stomach	31.62	22.99	23.03	肝（C22）Liver	13.76	9.18	9.26
4	食管（C15）Esophagus	15.24	10.59	10.52	食管（C15）Esophagus	20.90	15.34	15.20	食管（C15）Esophagus	9.31	5.97	5.96
5	结直肠（C18–C21）Colorectum	10.48	7.15	7.29	结直肠（C18–C21）Colorectum	12.15	8.72	8.85	乳腺（C50）Breast	8.94	6.25	6.44
6	乳腺（C50）Breast	8.94	6.25	6.44	胰腺（C25）Pancreas	4.88	3.57	3.57	结直肠（C18–C21）Colorectum	8.73	5.68	5.81
7	子宫颈（C53）Cervix	5.42	3.79	3.91	脑瘤（C70–C72）Brain	4.34	3.47	3.48	子宫颈（C53）Cervix	5.42	3.79	3.91
8	胰腺（C25）Pancreas	4.24	2.94	2.96	白血病（C91–C95）Leukaemia	3.63	3.07	3.06	胰腺（C25）Pancreas	3.57	2.34	2.37
9	脑瘤（C70–C72）Brain	3.90	3.02	3.03	淋巴瘤（C81–C85, 88, 90, 96）Lymphoma	3.53	2.64	2.67	脑瘤（C70–C72）Brain	3.44	2.58	2.58
10	白血病（C91–C95）Leukaemia	3.28	2.75	2.72	前列腺（C61）Prostate	2.89	1.99	2.00	白血病（C91–C95）Leukaemia	2.91	2.43	2.38

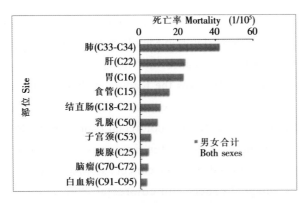

图 4-14a　2014 年全国中部肿瘤登记地区
前 10 位癌症死亡率

Figure 4-14a　Mortalities of the top 10 leading
causes of cancer death in Middle registration
areas of China, 2014

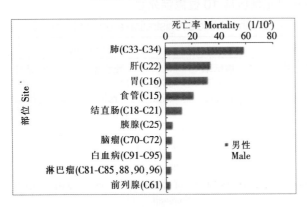

图 4-14b　2014 年全国中部肿瘤登记地区男性前
10 位癌症死亡率

Figure 4-14b　Mortalities of the top 10 leading
causes of cancer death in Middle registration
areas for male, 2014

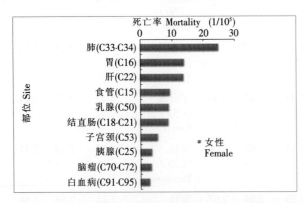

图 4-14c　2014 年全国中部肿瘤登记地区女性前
10 位癌症死亡率

Figure 4-14c　Mortalities of the top 10 leading
causes of cancer death in Middle registration
areas for female, 2014

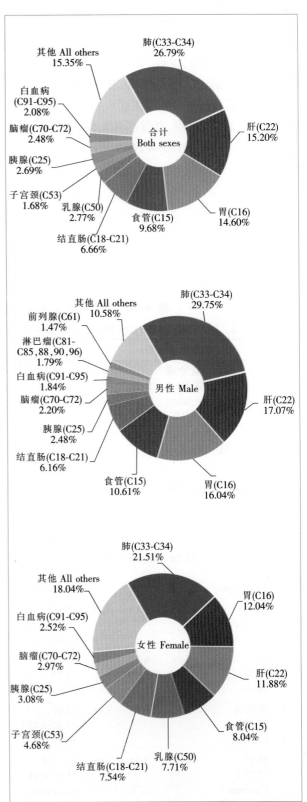

图 4-14d　2014 年全国中部肿瘤登记地区
前 10 位癌症死亡构成（%）

Figure 4-14d　The proportion of the top 10
leading causes of cancer death in Middle
registration areas of China, 2014（%）

3.11 西部肿瘤登记地区前 10 位癌症发病情况

全国西部肿瘤登记地区合计发病第 1 位癌症为肺癌，其次为女性乳腺癌、肝癌、胃癌和结直肠癌。男性发病第 1 位癌症为肺癌，其次为肝癌、胃癌、结直肠癌和食管癌；女性发病第 1 位癌症为肺癌，其次为乳腺癌、结直肠癌、肝癌和胃癌。

（表 4-16，图 4-15a~4-15d）

3.11 Incidence of the 10 most common cancers in Western registration areas

For incidence of cancer in Western registration areas, the lung cancer was the most common cause, followed by cancer of female breast, liver, stomach and colorectum. In male, lung cancer was the most common cancer followed by liver cancer, stomach cancer, colorectalcancer and esophageal cancer. In female, lung cancer was the most common cancer followed by breast cancer, colorectal cancer, liver cancer and stomach cancer.

（Table 4-16, Figure 4-15a~4-15d）

表 4-16 2014 年全国西部肿瘤登记地区前 10 位癌症发病

Table 4-16 Incidence of the 10 most common cancers in Western registration areas of China, 2014

顺位 Rank	合计 Both sexes			男性 Male				女性 Female			
	部位 Site	发病率 Incidence rate (1/10^5)	构成 (%)	中标率 ASR China (1/10^5)	部位 Site	发病率 Incidence rate (1/10^5)	构成 (%)	中标率 ASR China (1/10^5)	部位 Site	发病率 Incidence rate (1/10^5)	构成 (%)	中标率 ASR China (1/10^5)
1	肺（C33–C34）Lung	51.41	35.74	35.78	肺（C33–C34）Lung	69.24	50.12	49.96	肺（C33–C34）Lung	32.82	21.76	21.99
2	乳腺（C50）Breast	31.00	21.89	23.48	肝（C22）Liver	43.85	31.96	32.89	乳腺（C50）Breast	31.00	21.89	23.48
3	肝（C22）Liver	30.25	21.45	22.01	胃（C16）Stomach	35.98	26.27	26.13	结直肠（C18–C21）Colorectum	19.79	13.31	13.48
4	胃（C16）Stomach	25.80	18.20	18.20	结直肠（C18–C21）Colorectum	28.31	20.50	20.73	肝（C22）Liver	16.06	10.88	11.04
5	结直肠（C18–C21）Colorectum	24.14	16.86	17.06	食管（C15）Esophagus	23.03	17.00	16.65	胃（C16）Stomach	15.19	10.24	10.40
6	食管（C15）Esophagus	15.63	11.12	10.92	膀胱（C67）Bladder	7.57	5.41	5.47	子宫颈（C53）Cervix	14.97	10.65	11.59
7	子宫颈（C53）Cervix	14.97	10.65	11.59	前列腺（C61）Prostate	7.53	4.97	5.17	甲状腺（C73）Thyroid	8.95	6.65	7.50
8	子宫体（C54–C55）Uterus	8.03	5.77	5.98	脑瘤（C70–C72）Brain	6.66	5.35	5.50	子宫体（C54–C55）Uterus	8.03	5.77	5.98
9	前列腺（C61）Prostate	7.53	4.97	5.17	胰腺（C25）Pancreas	6.13	4.39	4.43	食管（C15）Esophagus	7.91	5.34	5.29
10	脑瘤（C70–C72）Brain	6.97	5.48	5.61	白血病（C91–C95）Leukaemia	5.79	5.26	5.05	脑瘤（C70–C72）Brain	7.29	5.62	5.73

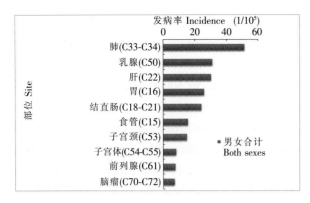

图 4-15a 2014 年全国西部肿瘤登记地区
前 10 位癌症发病率

Figure 4-15a   Incidence rates of the 10 most
common cancers in Western registration areas
of China，2014

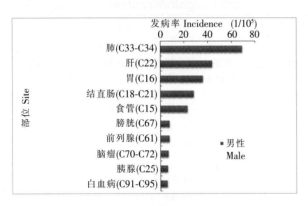

图 4-15b   2014 年全国西部肿瘤登记地区男性前
10 位癌症发病率

Figure 4-15b   Incidence rates of the 10 most
common cancers in Western registration areas
for male，2014

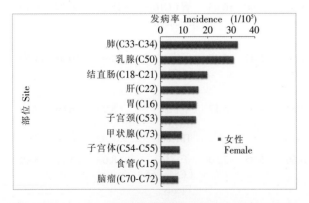

图 4-15c   2014 年全国西部肿瘤登记地区女性前
10 位癌症发病率

Figure 4-15c   Incidence rates of the 10 most
common cancers in Western registration areas
for female，2014

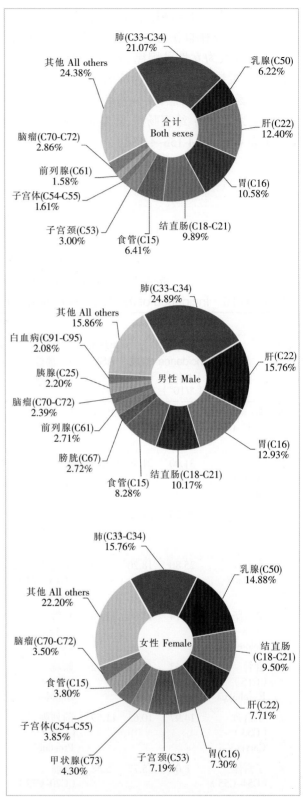

图 4-15d   2014 年全国西部肿瘤登记地区
前 10 位癌症发病构成（％）

Figure 4-15d   The proportion of the 10
most common cancer new cases in Western
registration areas of China，2014（％）

80

3.12 西部肿瘤登记地区前 10 位癌症死亡情况

全国西部肿瘤登记地区癌症死亡第 1 位的均为肺癌，其次为肝癌、胃癌、结直肠癌和食管癌。男性癌症死亡第 1 位的是肺癌，其次是肝癌、胃癌、食管癌和结直肠癌；女性癌症死亡第 1 位的是肺癌，其次为肝癌、胃癌、结直肠癌和乳腺癌。

（表 4-17，图 4-16a~4-16d）

3.12 Mortality for the top 10 leading causes of cancer death in Western registration areas

For mortality of cancer in Western registration areas, lung cancer was the leading causes of cancer death, followed by liver cancer, stomach cancer, colorectal cancer and esophageal cancer for all population. In male, lung cancer was the leading causes of cancer death followed by liver cancer, stomach cancer, esophageal cancer and colorectal cancer. In female, lung cancer was the leading causes of cancer death, followed by liver cancer, stomachcancer, colorectal cancer and breast cancer.

（Table 4-17, Figure 4-16a~4-16d）

表 4-17 2014 年全国西部肿瘤登记地区前 10 位癌症死亡
Table 4-17 Mortality of the top 10 leading causes of cancer death in Western registration areas of China, 2014

顺位 Rank	合计 Both sexes				男性 Male				女性 Female			
	部位 Site	死亡率 Mortality rate (1/10^5)	构成 (%)	中标率 ASR China (1/10^5)	部位 Site	死亡率 Mortality rate (1/10^5)	构成 (%)	中标率 ASR China (1/10^5)	部位 Site	死亡率 Mortality rate (1/10^5)	构成 (%)	中标率 ASR China (1/10^5)
1	肺（C33–C34）Lung	40.03	27.30	27.39	肺（C33–C34）Lung	55.28	39.53	39.49	肺（C33–C34）Lung	24.12	15.50	15.69
2	肝（C22）Liver	24.53	17.23	17.58	肝（C22）Liver	35.69	25.93	26.50	肝（C22）Liver	12.90	8.52	8.62
3	胃（C16）Stomach	18.13	12.56	12.57	胃（C16）Stomach	25.01	18.10	18.05	胃（C16）Stomach	10.95	7.17	7.24
4	结直肠（C18–C21）Colorectum	11.87	8.02	8.09	食管（C15）Esophagus	17.23	1160	12.38	结直肠（C18–C21）Colorectum	9.82	6.30	6.34
5	食管（C15）Esophagus	11,52	8.02	7.91	结直肠（C18–C21）Colorectum	13.84	9.81	9.90	乳腺（C50）Breast	8.05	5.56	5.75
6	乳腺（C50）Breast	8.05	5.56	5.75	胰腺（C25）Pancreas	4.95	3.54	3.54	食管（C15）Esophagus	5.57	3.56	3.54
7	子宫颈（C53）Cervix	5.37	3.75	3.92	脑瘤（C70–C72）Brain	4.23	3.40	3.39	子宫颈（C53）Cervix	5.37	3.75	3.92
8	胰腺（C25）Pancreas	4.18	2.85	2.87	白血病（C91–C95）Leukaemia	3.96	3.36	3.33	胰腺（C25）Pancreas	3.37	2.18	2.22
9	脑瘤（C70–C72）Brain	3.80	2.98	2.96	前列腺（C61）Prostate	3.41	2.30	2.27	脑瘤（C70–C72）Brain	3.35	2.54	2.53
10	前列腺（C61）Prostate	3.41	2.30	2.27	淋巴瘤（C81–C85, 88, 90, 96）Lymphoma	3.03	2.25	2.28	卵巢（C56）Ovary	3.02	2.13	2.18

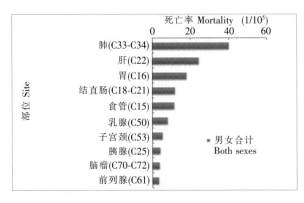

图 4-16a 2014 年全国西部肿瘤登记地区
前 10 位癌症死亡率

Figure 4-16a Mortalities of the top 10 leading
causes of cancer death in Western registration
areas of China, 2014

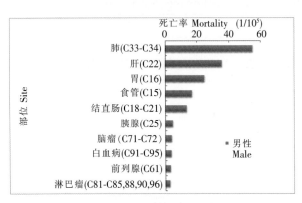

图 4-16b 2014 年全国西部肿瘤登记地区男性
前 10 位癌症死亡率

Figure 4-16b Mortalities of the top 10 leading
causes of cancer death in Western registration
areas for male, 2014

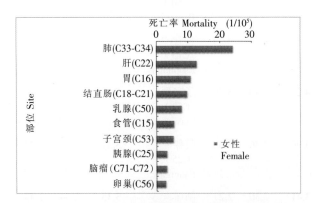

图 4-16c 2014 年全国西部肿瘤登记地区女性
前 10 位癌症死亡率

Figure 4-16c Mortalities of the top 10 leading
causes of cancer death in Western registration
areas for female, 2014

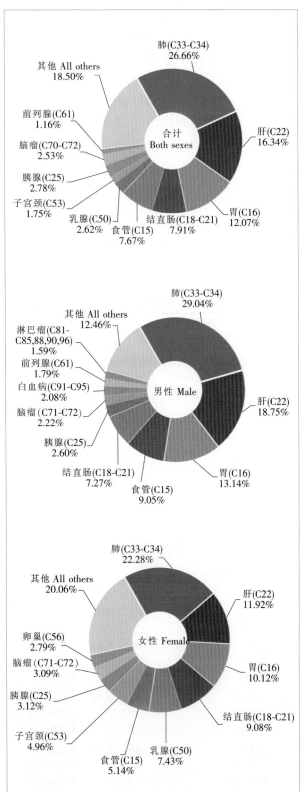

图 4-16d 2014 年全国西部肿瘤登记地区
前 10 位癌症死亡构成（%）

Figure 4-16d The proportion of the top 10
leading causes of cancer death in Western
registration areas of China, 2014（%）

第五章　各部位癌症的发病与死亡

Chapter 5　Cancer incidences and mortalities by site

1　口腔和咽喉（除鼻咽）（C00–C10；C12–C14）

2014年，全国肿瘤登记地区口腔和咽喉恶性肿瘤新发病例数为9895例，发病率为3.43/10万，中标率为2.32/10万，世标率为2.27/10万，占全部恶性肿瘤新发病例的1.20%。男、女新发病例数分别为6647例、3248例，男性中标率为女性的2.02倍，城市为农村的1.18倍。2014年，因口腔和咽喉恶性肿瘤死亡病例数为4581例，死亡率为1.59/10万，中标率为0.98/10万，世标率为0.98/10万。男、女性因口腔和咽喉恶性肿瘤死亡病例数分别为3246例、1335例，男性中标死亡率是女性的2.67倍。口腔和咽喉恶性肿瘤发病和死亡的0~74岁累积率分别为0.26%和0.11%。

不同地区口腔和咽喉恶性肿瘤年龄别发病率与死亡率在40岁之前处于较低水平，自40岁以后快速上升，男、女发病率均于80~岁年龄组达到高峰，男、女死亡率均于85+岁年龄组达到高峰，男性发病率和死亡率均高于女性。城乡和不同地区年龄别发病率与死亡率的水平虽然有一定的差异，但总体趋势类同。

在报告亚部位的病例中，28.0%的口腔和咽喉恶性肿瘤发生在口腔，其次是发生在舌部占20.6%，涎腺占17.1%，下咽占13.9%。

城市口腔和咽喉恶性肿瘤发病率与死亡率均高于农村地区。东部地区的发病率高于中部和西部，中部地区的死亡率高于东部和西部。在七大行政区中，华南地区男性发病率和死亡率均最高，西北地区均为最低；华南地区女性发病率和死亡率均最高，东北地区发病率最低，西北地区女性死亡率最低。

（表5-la~5-lb，图5-la~5-lc）

1　Oral Cavity & Pharynx but Naso-pharynx（C00–C10；C12–C14）

In 2014, there were 9895 new cases diagnosed with oral cavity and pharyngeal cancer in registration areas of China（6647 in male and 3248 in female）, with the crude incidence rate of 3.43 per 100000（the ASR China of 2.32 per 100000 and 2.27 per 100000 for ASR world）, accounting for 1.20% of all newly diagnosed cancer cases. The ASR China were 1.02 and 0.18 times higher in male and urban areas than those in female and rural areas, respectively. In the meantime, 4581 cases died of oral cavity and pharyngeal cancer in 2014（3246 in male and 1335 in female）, with the crude mortality of 1.59 per 100000（both the ASR China and the ASR world of 0.98 per 100000）. The cumulative rates of incidence and mortality from 0 to 74 years were 0.26% and 0.11%, respectively.

The age-specific incidence and mortality rates were relatively lower before 40 years old in each area and increased dramatically since then. The incidence rate in age group of 80~84 years old was the highest in both sexes. The mortality rates peaked in age group above 85 years old in both sexes. Age-specific rates in male, for both incidence and mortality, were generally higher than those in female counterparts. The age-specific incidence and mortality rates varied in different areas with similar curve.

Mouth cancer comprised 28.0% of the oral cavity and pharyngeal cancer, followed by tongue（20.6%）, salivary glands（17.1%）and hypopharynx（13.9%）successively.

Both the oral cavity and pharyngeal cancer incidence and mortality rates were higher in urban than in rural areas. The Eastern areas had higher incidence rates than Middle and Western areas. The Middle areas had higher mortality rates than Eastern and Western areas. Among the seven administrative districts, both the highest incidence and mortality rates of male were shown in Southern China while Northwest China had both the lowest incidence and mortality rates; as for female, both the incidence and mortality rates of oral cavity and pharyngeal cancer in Southern China were the highest. Northeast China had the lowest incidence while Northwest China had the lowest mortality rate.

（Table 5-la~5-lb, Figure 5-la~5-lc）

地区 Area	性别 Sex	病例数 No.cases	粗率 Crude rate （1/10^5）	构成 （%）	中标率 ASR China （1/10^5）	世标率 ASR world （1/10^5）	累积率 Cum.rate 0~74（%）
全国 All	合计 Both sexes	9895	3.43	1.20	2.32	2.27	0.26
	男性 Male	6647	4.55	1.45	3.11	3.06	0.36
	女性 Female	3248	2.29	0.89	1.54	1.48	0.16
城市 Urban areas	合计 Both sexes	5620	3.90	1.26	2.50	2.44	0.28
	男性 Male	3799	5.25	1.57	3.40	3.35	0.39
	女性 Female	1821	2.54	0.89	1.63	1.56	0.17
农村 Rural areas	合计 Both sexes	4275	2.97	1.13	2.11	2.07	0.24
	男性 Male	2848	3.86	1.32	2.78	2.75	0.33
	女性 Female	1427	2.03	0.88	1.45	1.39	0.15
东部地区 Eastern areas	合计 Both sexes	6138	3.74	1.20	2.36	2.30	0.27
	男性 Male	4147	5.01	1.48	3.19	3.15	0.37
	女性 Female	1991	2.45	0.85	1.56	1.48	0.16
中部地区 Middle areas	合计 Both sexes	2520	3.09	1.21	2.32	2.26	0.26
	男性 Male	1667	4.00	1.42	3.05	3.00	0.35
	女性 Female	853	2.14	0.95	1.58	1.52	0.16
西部地区 Western areas	合计 Both sexes	1237	2.90	1.19	2.13	2.09	0.24
	男性 Male	833	3.82	1.37	2.85	2.81	0.33
	女性 Female	404	1.93	0.93	1.44	1.38	0.15

表 5-1b　2014 年全国肿瘤登记地区口腔和咽喉恶性肿瘤死亡情况
Table 5-1b　Mortality of oral cavity and pharyngeal cancer in registration areas of China，2014

地区 Area	性别 Sex	病例数 No.cases	粗率 Crude rate （1/10^5）	构成 （%）	中标率 ASR China （1/10^5）	世标率 ASR world （1/10^5）	累积率 Cum.rate 0~74（%）
全国 All	合计 Both sexes	4581	1.59	0.92	0.98	0.98	0.11
	男性 Male	3246	2.22	1.03	1.44	1.44	0.17
	女性 Female	1335	0.94	0.72	0.54	0.53	0.06
城市 Urban areas	合计 Both sexes	2658	1.85	1.03	1.07	1.07	0.12
	男性 Male	1901	2.63	1.18	1.61	1.60	0.18
	女性 Female	757	1.06	0.78	0.56	0.55	0.06
农村 Rural areas	合计 Both sexes	1923	1.33	0.80	0.88	0.88	0.10
	男性 Male	1345	1.82	0.87	1.26	1.26	0.15
	女性 Female	578	0.82	0.66	0.51	0.51	0.06
东部地区 Eastern areas	合计 Both sexes	2855	1.74	0.93	0.98	0.98	0.11
	男性 Male	2035	2.46	1.06	1.47	1.47	0.17
	女性 Female	820	1.01	0.71	0.52	0.51	0.05
中部地区 Middle areas	合计 Both sexes	1141	1.40	0.89	0.99	0.99	0.11
	男性 Male	793	1.90	0.97	1.40	1.40	0.16
	女性 Female	348	0.87	0.75	0.59	0.58	0.07
西部地区 Western areas	合计 Both sexes	585	1.37	0.91	0.95	0.96	0.11
	男性 Male	418	1.92	1.01	1.38	1.40	0.17
	女性 Female	167	0.80	0.74	0.52	0.54	0.06

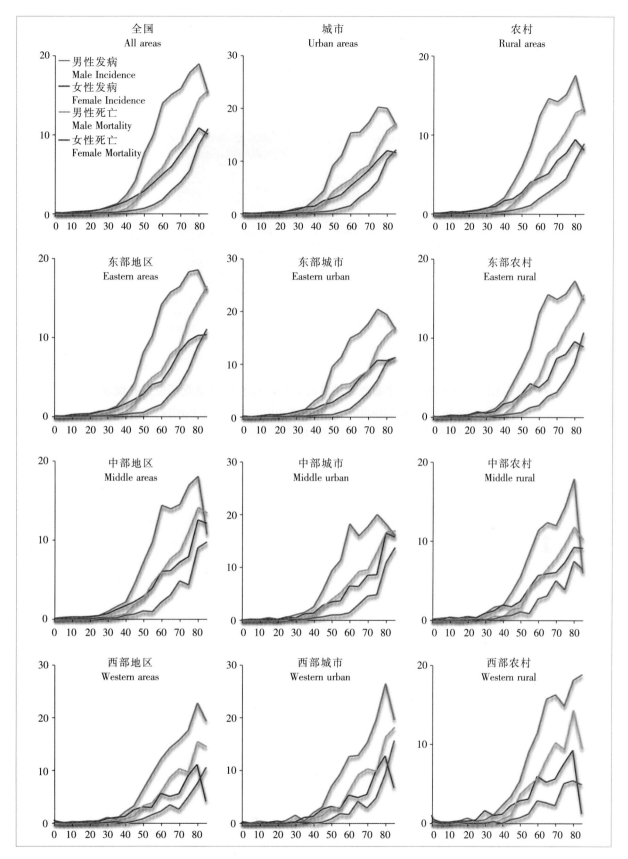

图 5-1a　2014 年全国肿瘤登记地区口腔和咽喉恶性肿瘤年龄别发病率和死亡率（1/10 万）

Figure 5-1a　Age-specific incidence and mortality rates of oral cavity and pharyngeal cancer in registration areas of China，2014（1/10^5）

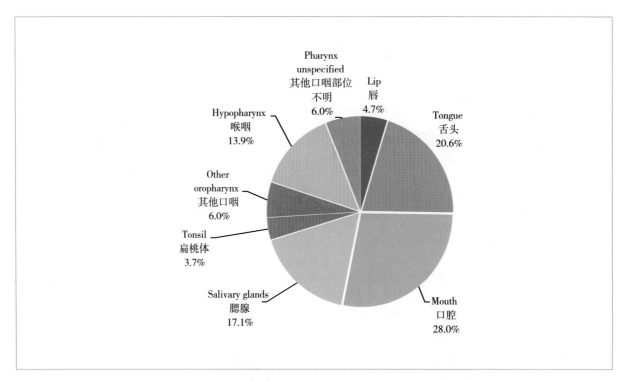

图 5-1b　2014 年全国肿瘤登记地区口腔和咽喉恶性肿瘤亚部位分布情况

Figure 5-1b　Distribution of subcategories of oral cavity and
pharyngeal cancer in registration areas of China，2014

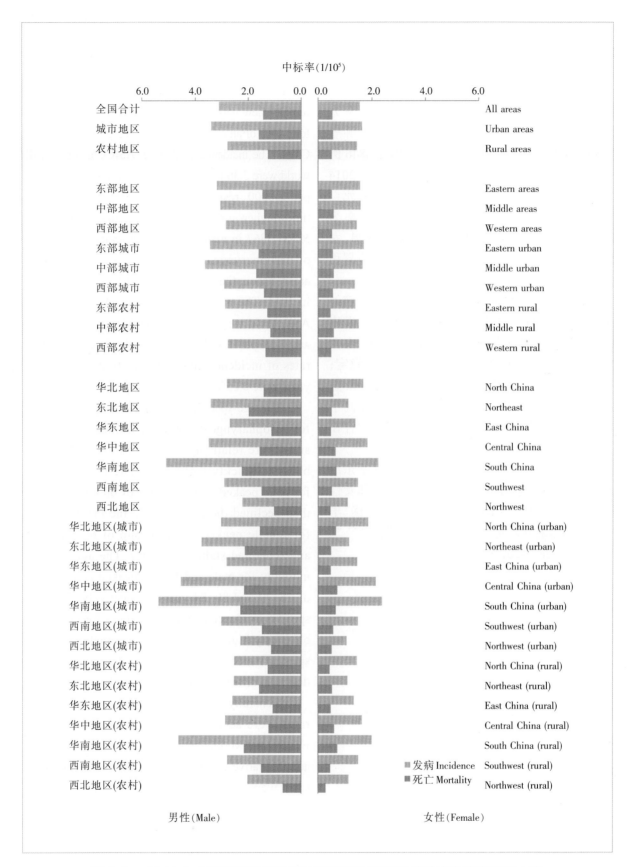

中标率(1/10⁵)

全国合计	All areas
城市地区	Urban areas
农村地区	Rural areas
东部地区	Eastern areas
中部地区	Middle areas
西部地区	Western areas
东部城市	Eastern urban
中部城市	Middle urban
西部城市	Western urban
东部农村	Eastern rural
中部农村	Middle rural
西部农村	Western rural
华北地区	North China
东北地区	Northeast
华东地区	East China
华中地区	Central China
华南地区	South China
西南地区	Southwest
西北地区	Northwest
华北地区(城市)	North China (urban)
东北地区(城市)	Northeast (urban)
华东地区(城市)	East China (urban)
华中地区(城市)	Central China (urban)
华南地区(城市)	South China (urban)
西南地区(城市)	Southwest (urban)
西北地区(城市)	Northwest (urban)
华北地区(农村)	North China (rural)
东北地区(农村)	Northeast (rural)
华东地区(农村)	East China (rural)
华中地区(农村)	Central China (rural)
华南地区(农村)	South China (rural)
西南地区(农村)	Southwest (rural)
西北地区(农村)	Northwest (rural)

发病 Incidence
死亡 Mortality

男性(Male)　　　　　　　　　　女性(Female)

图 5-1c　2014 年全国不同肿瘤登记地区口腔和咽喉恶性肿瘤发病率和死亡率

Figure 5-1c　Incidence and mortality rates of oral cavity and pharyngeal cancer in different registration areas of China，2014

2 鼻咽（C11）

2014年，全国肿瘤登记地区鼻咽癌新发病例数为9685例，发病率为3.36/10万，中标率为2.47/10万，世标率为2.32/10万，占全部恶性肿瘤发病的1.17%，男、女新发病例数分别为6846例和2839例，男性中标率为女性的2.38倍。2014年，全国肿瘤登记地区鼻咽癌死亡5258例，死亡率为1.82/10万，中标率为1.23/10万，世标率为1.19/10万，占全部恶性肿瘤死亡的1.05%，男、女死亡病例数分别为3867和1391例。0~74岁累积发病和死亡率分别为0.25%和0.14%。

鼻咽癌年龄别发病和死亡率在25岁之前处于较低水平，自25岁后开始迅速上升，男性发病在60~69岁年龄段达到高峰，其后开始下降，女性发病在60~岁年龄组达到高峰，其后相对稳定；男、女死亡分别在75~岁年龄组和80~岁年龄组达到高峰，男性年龄别发病和死亡率均明显高于女性。不同地区鼻咽癌年龄别发病和死亡率存在一定差异，但总体趋势类同。

总体而言，西部地区发病和死亡率高于东部和中部。在七大行政区中，华南地区男性和女性鼻咽癌发病和死亡率远高于其他地区，西南、华中、华东、东北和西北次之，华北地区最低。

（表5-2a~5-2b，图5-2a~5-2b）

2 Nasopharynx（C11）

In 2014, there were 9685 (6846 in male, 2839 in female) new nasopharyngeal cancer cases, accounting for 1.17% of all cancer new cases in registration areas of China. The incidence crude rate, ASR China and ASR world were 3.36 per 100000, 2.47 per 100000 and 2.32 per 100000, respectively. The ASR China was 1.38 times higher in male than that in female. There were 5258 (3867 in male and 1391 in female) cases died of nasopharyngeal cancer in Chinese registering areas, accounting for 1.05% of all cancer death cases in 2014. The mortality crude rate, ASR China and ASR world were 1.82 per 100000, 1.23 per 100000 and 1.19 per 100000, respectively. The cumulative rates of incidence and mortality from age 0 to 74 years were 0.25% and 0.14%, respectively.

The age-specific incidence and mortality rates for nasopharyngeal cancer in Chinese registering areas were relatively lower before 25 years old, but rose quickly since then. The incidence rate for male peaked at age groups of 60~69 years and then declined thereafter, while the incidence rate for female peaked at age group of 60~64 years and remained stable thereafter. The age-specific mortality for male and female peaked at age group of 75~79 and 80~84 years, respectively. The age-specific incidence and mortality rates for male were obviously higher than those for female. The age-specific incidence and mortality rates varied at some degree in different Chinese areas with similar curve.

Generally, the highest incidence and mortality rates were seen in Western areas, followed by Eastern and Middle areas. Among the Chinese seven administrative districts, the incidence and mortality rates were much higher in South China for both sexes than those in other Chinese districts, with the lowest incidence and mortality rates in North China.

（Table 5-2a~5-2b, Figure 5-2a~5-2b）

表 5-2a　2014 年全国肿瘤登记地区鼻咽癌发病情况

Table 5-2a　Incidence of nasopharyngeal cancer in registration areas of China，2014

地区 Area	性别 Sex	病例数 No.cases	粗率 Crude rate （1/10^5）	构成 （%）	中标率 ASR China （1/10^5）	世标率 ASR world （1/10^5）	累积率 Cum.rate 0~74（%）
全国 All	合计 Both sexes	9685	3.36	1.17	2.47	2.32	0.25
	男性 Male	6846	4.68	1.49	3.48	3.28	0.36
	女性 Female	2839	2.00	0.77	1.46	1.36	0.14
城市 Urban areas	合计 Both sexes	4989	3.46	1.12	2.47	2.31	0.25
	男性 Male	3534	4.88	1.46	3.51	3.30	0.36
	女性 Female	1455	2.03	0.71	1.44	1.34	0.14
农村 Rural areas	合计 Both sexes	4696	3.26	1.24	2.47	2.33	0.25
	男性 Male	3312	4.49	1.53	3.45	3.25	0.36
	女性 Female	1384	1.97	0.86	1.48	1.39	0.15
东部地区 Eastern areas	合计 Both sexes	5491	3.35	1.07	2.39	2.23	0.24
	男性 Male	3974	4.80	1.42	3.45	3.23	0.35
	女性 Female	1517	1.87	0.65	1.34	1.23	0.13
中部地区 Middle areas	合计 Both sexes	2373	2.91	1.14	2.26	2.14	0.24
	男性 Male	1613	3.87	1.37	3.05	2.89	0.32
	女性 Female	760	1.91	0.85	1.45	1.37	0.15
西部地区 Western areas	合计 Both sexes	1821	4.26	1.75	3.28	3.11	0.34
	男性 Male	1259	5.78	2.08	4.50	4.28	0.48
	女性 Female	562	2.69	1.29	2.03	1.92	0.20

表 5-2b　2014 年全国肿瘤登记地区鼻咽癌死亡情况

Table 5-2b　Mortality of nasopharyngeal cancer in registration areas of China，2014

地区 Area	性别 Sex	病例数 No.cases	粗率 Crude rate （1/10^5）	构成 （%）	中标率 ASR China （1/10^5）	世标率 ASR world （1/10^5）	累积率 Cum.rate 0~74（%）
全国 All	合计 Both sexes	5258	1.82	1.05	1.23	1.19	0.14
	男性 Male	3867	2.64	1.22	1.83	1.78	0.21
	女性 Female	1391	0.98	0.76	0.64	0.62	0.07
城市 Urban areas	合计 Both sexes	2761	1.92	1.07	1.23	1.19	0.14
	男性 Male	2036	2.81	1.26	1.86	1.80	0.21
	女性 Female	725	1.01	0.75	0.61	0.60	0.07
农村 Rural areas	合计 Both sexes	2497	1.73	1.03	1.23	1.20	0.14
	男性 Male	1831	2.48	1.18	1.80	1.76	0.20
	女性 Female	666	0.95	0.77	0.66	0.63	0.07
东部地区 Eastern areas	合计 Both sexes	3186	1.94	1.04	1.23	1.19	0.14
	男性 Male	2396	2.90	1.25	1.88	1.82	0.21
	女性 Female	790	0.97	0.68	0.59	0.57	0.07
中部地区 Middle areas	合计 Both sexes	1198	1.47	0.93	1.08	1.06	0.13
	男性 Male	831	1.99	1.01	1.51	1.48	0.18
	女性 Female	367	0.92	0.80	0.66	0.64	0.07
西部地区 Western areas	合计 Both sexes	874	2.05	1.36	1.51	1.47	0.17
	男性 Male	640	2.94	1.54	2.22	2.16	0.25
	女性 Female	234	1.12	1.03	0.80	0.78	0.09

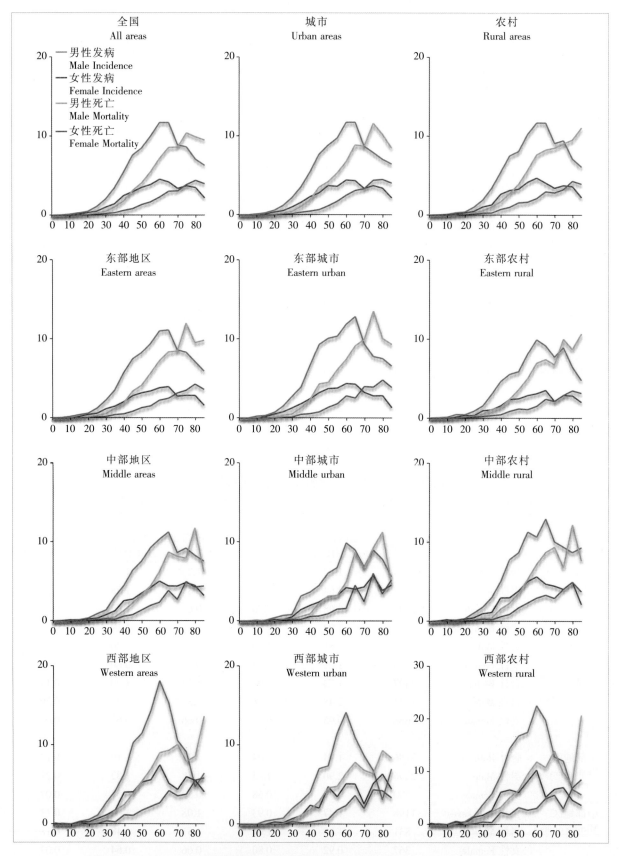

图 5-2a　2014 年全国肿瘤登记地区鼻咽癌年龄别发病率和死亡率（1/10 万）

Figure 5-2a　Age-specific incidence and mortality rates of nasopharyngeal cancer in registration areas of China，2014（1/10⁵）

中标率(1/10⁵)

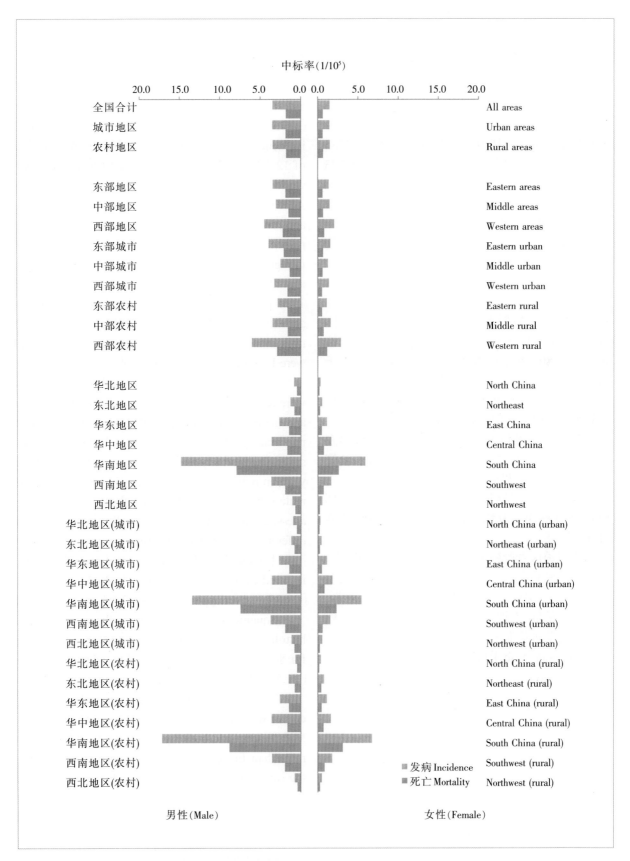

图 5-2b   2014 年全国不同肿瘤登记地区鼻咽癌发病率和死亡率

Figure 5-2b   Incidence and mortality rates of nasopharyngeal
cancer in different registration areas of China, 2014

3 食管（C15）

2014年，全国肿瘤登记地区食管癌新发病例数为58396例，发病率为20.26/10万，中标率为12.49/10万，世标率为12.64/10万，占全部恶性肿瘤发病的7.08%。其中男性新发病例数为41755例，女性为16641例。男性中标率为女性的2.73倍，农村为城市的2.09倍。2014年，因食管癌死亡病例数为43383例，死亡率为15.05/10万，中标率9.01/10万，世标率9.05/10万。其中男性食管癌死亡为31261例，女性为12122例。食管癌0~74岁累积发病率和死亡率分别为1.63%和1.10%。

不同地区食管癌年龄别发病率和死亡率在40岁之前处于较低水平，自40岁以后快速上升。男、女发病率均于80-岁年龄组达到高峰，男性死亡率于80-岁年龄组达到高峰，女性死亡率于85+岁年龄组达到高峰，男性年龄别发病和死亡率均高于女性。城乡和不同地区年龄别发病和死亡率的水平虽然有一定的差异，但总体趋势类同。

在报告亚部位的病例中，45.1%的食管癌发生在食管中段，其次是食管下段（占24.6%），食管上段占22.8%，交界处仅占7.5%。

鳞癌是食管癌最主要的病理类型，占全部食管癌的86.3%，其次是腺癌（11.5%）和腺鳞癌（1.0%）。

农村地区食管癌发病率、死亡率均高于城市。中部地区发病率和死亡率高于东部和西部。在七大行政区中，男性华东、华中地区发病较高，东北、华南地区最低，女性华中地区最高，东北最低。死亡分布与发病基本一致。

（表5-3a~5-3b，图5-3a~5-3d）

3 Esophagus（C15）

In 2014, there were 58396 new cases diagnosed as esophageal cancer in registration areas of China (41755 in male and 16641 in female), with the crude incidence rate of 20.26 per 100000 (the ASR China of 12.49 per 100000 and 12.64 per 100000 for ASR world), accounting for 7.08% of all cancer cases. The ASR China was 1.73 and 1.09 times higher in male and rural areas than those in female and urban areas, respectively. 43383 cases died of esophageal cancer in registration areas of China in 2014 (31261 in male and 12122 in female), with the crude mortality rate of 15.05 per 100000 (the ASR China of 9.01 per 100000 and 9.05 per 100000 for ASR world). The cumulative rates of incidence and mortality from age 0 to 74 years were 1.63% and 1.10%, respectively.

The age-specific incidence and mortality rates were relatively lower before 40 years old in each area and increased dramatically since then. The incidence rate in age group of 80~84 years was the highest in both sexes. The mortality rates peaked in age group of 80~84 years in male and above 85 years in female. Rates in male were generally higher than those in female. The age-specific incidence and mortality rates varied in different areas with similar curve.

The esophageal cancer occurred more frequently in middle (45.1%), then lower (24.6%) and upper (22.8%), overlapping was only 7.5%.

Squamous cell carcinoma was the most common histological type of esophageal cancer, accounting for 86.3% of all cases, followed by adenocarcinoma (11.5%) and adenosquamouscarcinoma (1.0%).

The incidence and mortality rates of esophageal cancer were higher in rural than those in urban areas. Middle areas had both higher incidence and mortality rates than Eastern areas and Western areas. Among the seven administrative districts, higher esophageal cancer incidence rates of male were shown in the East China and Central China, lower in Northeast and South China. In female, incidence rate of esophageal cancer in Central China was the highest but it was the lowest in Northeast. The distribution of mortality in different areas was similar to the incidence.

（Table 5-3a~5-3b, Figure 5-3a~5-3d）

表 5-3a 2014 年全国肿瘤登记地区食管癌发病情况
Table 5-3a Incidence of esophageal cancer in registration areas of China, 2014

地区 Area	性别 Sex	病例数 No.cases	粗率 Crude rate (1/10^5)	构成 (%)	中标率 ASR China (1/10^5)	世标率 ASR world (1/10^5)	累积率 Cum.rate 0~74(%)
全国 All	合计 Both sexes	58396	20.26	7.08	12.49	12.64	1.63
	男性 Male	41755	28.56	9.11	18.41	18.69	2.42
	女性 Female	16641	11.72	4.54	6.74	6.77	0.85
城市 Urban areas	合计 Both sexes	20375	14.14	4.56	8.23	8.35	1.06
	男性 Male	15358	21.21	6.35	12.93	13.15	1.68
	女性 Female	5017	7.00	2.45	3.73	3.74	0.46
农村 Rural areas	合计 Both sexes	38021	26.37	10.06	17.18	17.38	2.24
	男性 Male	26397	35.77	12.19	24.36	24.71	3.20
	女性 Female	11624	16.52	7.20	10.12	10.17	1.28
东部地区 Eastern areas	合计 Both sexes	34030	20.74	6.63	11.72	11.84	1.53
	男性 Male	24411	29.50	8.72	17.49	17.73	2.30
	女性 Female	9619	11.83	4.12	6.15	6.14	0.77
中部地区 Middle areas	合计 Both sexes	17691	21.71	8.53	15.22	15.45	1.99
	男性 Male	12323	29.57	10.47	21.61	21.98	2.85
	女性 Female	5368	13.48	5.99	8.96	9.06	1.13
西部地区 Western areas	合计 Both sexes	6675	15.63	6.41	10.92	11.12	1.44
	男性 Male	5021	23.03	8.28	16.65	17.00	2.20
	女性 Female	1654	7.91	3.80	5.29	5.34	0.68

表 5-3b 2014 年全国肿瘤登记地区食管癌死亡情况
Table 5-3b Mortality of esophageal cancer in registration areas of China, 2014

地区 Area	性别 Sex	病例数 No.cases	粗率 Crude rate (1/10^5)	构成 (%)	中标率 ASR China (1/10^5)	世标率 ASR world (1/10^5)	累积率 Cum.rate 0~74(%)
全国 All	合计 Both sexes	43383	15.05	8.67	9.01	9.05	1.10
	男性 Male	31261	21.38	9.89	13.57	13.65	1.68
	女性 Female	12122	8.53	6.58	4.65	4.62	0.52
城市 Urban areas	合计 Both sexes	15672	10.88	6.06	6.12	6.16	0.73
	男性 Male	11851	16.37	7.35	9.76	9.86	1.20
	女性 Female	3821	5.33	3.93	2.66	2.64	0.29
农村 Rural areas	合计 Both sexes	27711	19.22	11.47	12.25	12.27	1.49
	男性 Male	19410	26.30	12.55	17.75	17.83	2.19
	女性 Female	8301	11.80	9.55	6.91	6.87	0.78
东部地区 Eastern areas	合计 Both sexes	26046	15.88	8.46	8.64	8.64	1.04
	男性 Male	18794	22.72	9.77	13.15	13.20	1.61
	女性 Female	7252	8.92	6.28	4.35	4.31	0.48
中部地区 Middle areas	合计 Both sexes	12417	15.24	9.68	10.52	10.59	1.30
	男性 Male	8711	20.90	10.61	15.20	15.34	1.91
	女性 Female	3706	9.31	8.04	5.96	5.97	0.69
西部地区 Western areas	合计 Both sexes	4920	11.52	7.67	7.91	8.02	1.00
	男性 Male	3756	17.23	9.05	12.38	12.60	1.60
	女性 Female	1164	5.57	5.14	3.54	3.56	0.41

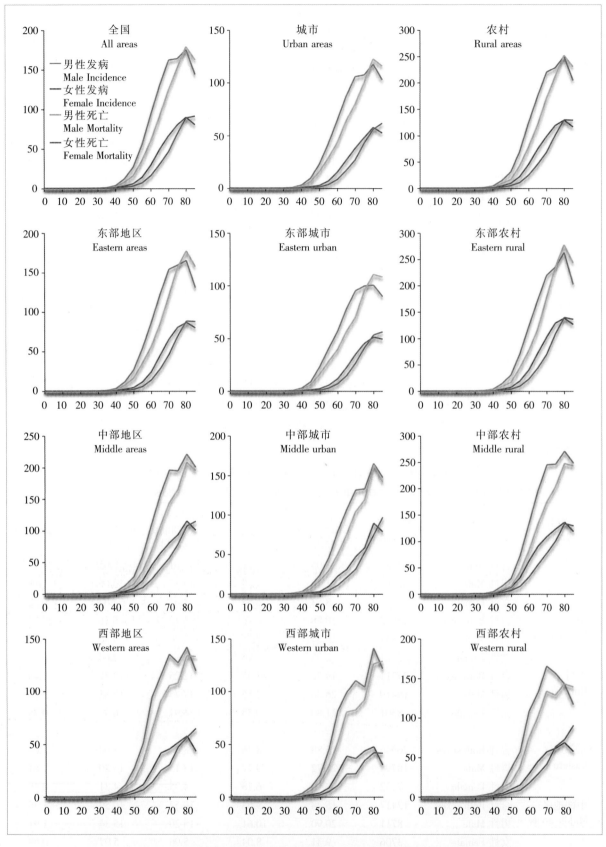

图 5-3a　2014 年全国肿瘤登记地区食管癌年龄别发病率和死亡率（1/10 万）

Figure 5-3a　Age-specific incidence and mortality rates of esophageal

cancer in registration areas of China，2014（1/10^5）

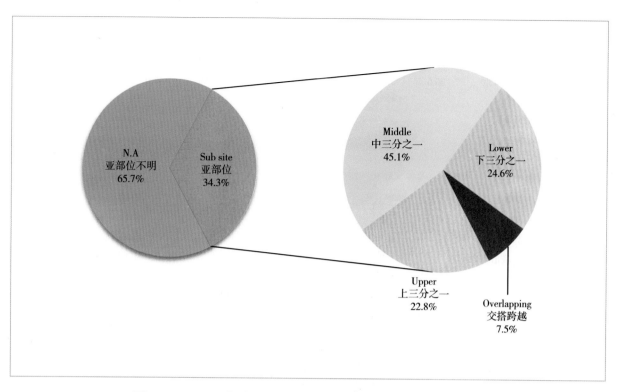

图 5-3b　2014 年全国肿瘤登记地区食管癌亚部位分布情况

Figure 5-3b　Distribution of subcategories of esophageal
cancer in registration areas of China, 2014

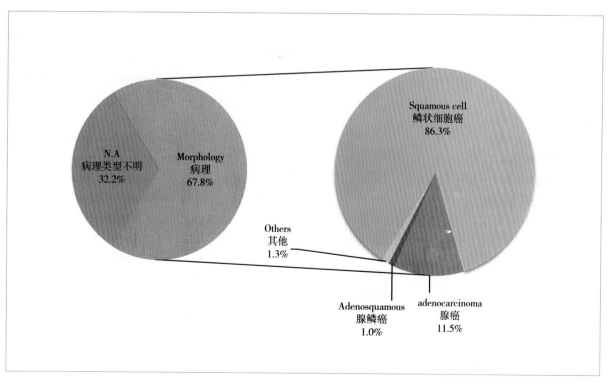

图 5-3c　2014 年全国肿瘤登记地区食管癌病理分型情况

Figure 5-3c　Distribution of histological types of esophageal
cancer in registration areas of China, 2014

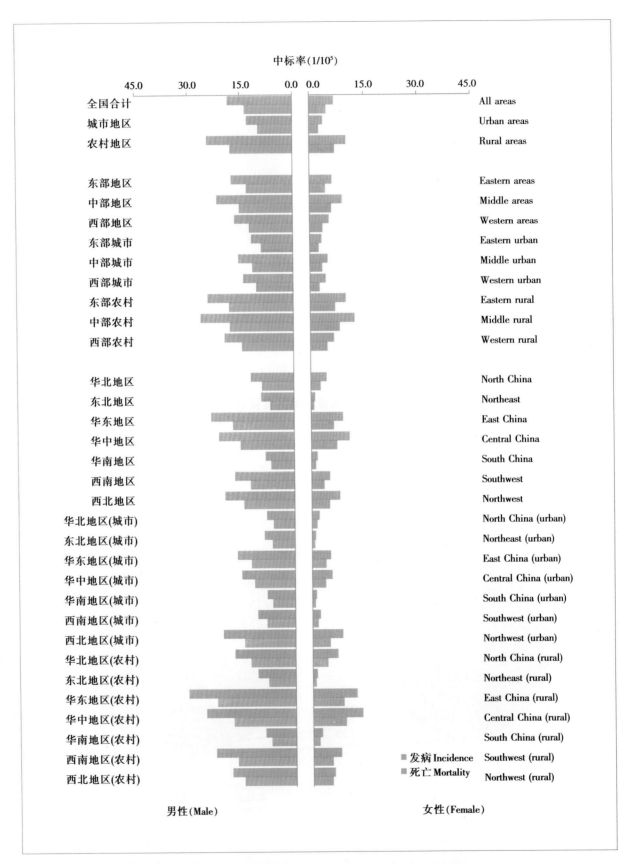

图 5-3d　2014 年全国不同肿瘤登记地区食管癌发病率和死亡率

Figure 5-3d　Incidence and mortality rates of esophageal

cancer in different registration areas of China，2014

4 胃（C16）

2014 年,全国肿瘤登记地区胃癌新发病例数为 90747 例,发病率为 31.48/10 万,中标率为 19.87/10 万,世标率为 19.77/10 万,占全部恶性肿瘤发病的 11.00%。其中男性胃癌新发病例数为 63600 例,女性为 27147 例。男性胃癌发病的中标率是女性的 2.42 倍,农村是城市的 1.32 倍。2014 年,全国肿瘤登记地区胃癌死亡病例数为 64868 例,死亡率为 22.50/10 万,中标率 13.65/10 万,世标率 13.51/10 万。其中男性胃癌死亡病例数为 45201 例,女性 19667 例。胃癌 0~74 岁累积发病率和死亡率分别为 2.45% 和 1.58%。

不同地区胃癌年龄别发病率和死亡率在 40 岁之前处于较低水平,自 45 岁以后快速上升,男性和女性发病率均在 80- 岁年龄组达到高峰,男性死亡率在 80- 岁年龄组达到高峰,女性死亡率则在 85+ 岁年龄组达到高峰,男性发病率和死亡率均高于女性。城乡和不同地区的年龄别发病率和死亡率的水平虽然有一定的差异,但总体趋势类同。

胃癌病例有明确的亚部位信息占 42.0%。其中,44.1% 的病例发生在贲门,其次是幽门窦,占 19.1%,胃体占 16.4%,胃底占 7.2%,胃小弯占 6.2%,交界处占 4.1%,幽门占 1.5%,胃大弯占 1.4%。

有病理学诊断信息的病例占 66.4%。其中,腺癌是最主要的病理类型,占全部胃癌的 91.6%,其次是鳞癌（4.4%）、类癌（0.3%）和腺鳞癌（0.2%）。

农村地区胃癌发病率和死亡率均高于城市。中部地区高于东部和西部地区,西部农村胃癌发病率与死亡率最低。在七大行政区中,西北地区男性和女性发病率和死亡率最高,华南地区最低。
（表 5-4a~5-4b,图 5-4a~5-4d）

4 Stomach（C16）

In 2014, there were 90747 cases newly diagnosed as stomach cancer in the registration areas of China（63600 in male and 27147 in female）, with the crude incidence rate of 31.48 per 100000（the ASR China of 19.87 per 100000 and 19.77 per 100000 for ASR world）, accounting for 11.00% of all cancer cases. The ASR China in male and rural areas were 1.42 and 0.32 times higher than those in female and urban areas, respectively. A total of 64868 cases died of stomach cancer in 2014（45201 males and 19667 females）, with the crude mortality rate of 22.50 per 100000（the ASR China of 13.65 per 100000 and 13.51 per 100000 for ASR world）. The cumulative rates of incidence and mortality from age 0 to 74 years were 2.45% and 1.58%, respectively.

The age-specific incidence and mortality rates were relatively lower before 40 years old in each area and dramatically increased since then, peaked at age group of 80- years, except that the mortality rate for female peaked at age group of above 85 years. Rates in male were generally higher than those in female. The age-specific incidence and mortality rates varied in different areas with similar curve.

Of all stomach cancer cases, 42.0% had specific subcategories, among which it occurred more frequently in cardia（44.1%）, than in pylorus antrum（19.1%）, body（16.4%）, fundus（7.2%）, lesser curva-ture（6.2%）, overlapping（4.1%）, pylorus（1.5%）and greater curvature（1.4%）.

There were 66.4% of cases having pathological diagnostic information. Adenocarcinoma was the most common histological type of stomach cancer, accounting for 91.6% in all cases with morphology, followed by squamous cell carcinoma（4.4%）, carcinoid（0.3%）and adenosquamous carcinoma（0.2%）.

The incidence and mortality rates of stomach cancer were higher in rural areas than those in urban areas. Middle areas had higher rates than Eastern and Western areas. Western rural had the lowest rates. Among the seven administrative districts, the highest rates of stomach cancer were shown in Northwest areas and the lowest in South China for both sexes.
（Table 5-4a~5-4b, Figure 5-4a~5-4d）

表 5-4a　2014 年全国肿瘤登记地区胃癌发病情况

Table 5-4a　Incidence of stomach cancer in registration areas of China, 2014

地区 Area	性别 Sex	病例数 No.cases	粗率 Crude rate (1/10^5)	构成 (%)	中标率 ASR China (1/10^5)	世标率 ASR world (1/10^5)	累积率 Cum.rate 0~74(%)
全国 All	合计 Both sexes	90747	31.48	11.00	19.87	19.77	2.45
	男性 Male	63600	43.50	13.87	28.34	28.41	3.58
	女性 Female	27147	19.11	7.40	11.71	11.43	1.34
城市 Urban areas	合计 Both sexes	41597	28.87	9.31	17.23	17.12	2.09
	男性 Male	28886	39.90	11.94	24.50	24.56	3.06
	女性 Female	12711	17.74	6.19	10.37	10.07	1.16
农村 Rural areas	合计 Both sexes	49150	34.09	13.00	22.75	22.66	2.84
	男性 Male	34714	47.04	16.03	32.45	32.51	4.13
	女性 Female	14436	20.51	8.94	13.22	12.96	1.54
东部地区 Eastern areas	合计 Both sexes	53394	32.54	10.40	18.91	18.75	2.31
	男性 Male	37028	44.75	13.22	26.80	26.79	3.35
	女性 Female	16366	20.12	7.01	11.40	11.07	1.29
中部地区 Middle areas	合计 Both sexes	26334	32.32	12.70	23.06	23.06	2.91
	男性 Male	18729	44.95	15.91	33.14	33.37	4.27
	女性 Female	7605	19.10	8.48	13.18	12.96	1.54
西部地区 Western areas	合计 Both sexes	11019	25.80	10.58	18.20	18.20	2.25
	男性 Male	7843	35.98	12.93	26.13	26.27	3.30
	女性 Female	3176	15.19	7.30	10.40	10.24	1.21

表 5-4b　2014 年全国肿瘤登记地区胃癌死亡情况

Table 5-4b　Mortality of stomach cancer in registration areas of China, 2014

地区 Area	性别 Sex	病例数 No.cases	粗率 Crude rate (1/10^5)	构成 (%)	中标率 ASR China (1/10^5)	世标率 ASR world (1/10^5)	累积率 Cum.rate 0~74(%)
全国 All	合计 Both sexes	64868	22.50	12.97	13.65	13.51	1.58
	男性 Male	45201	30.92	14.30	19.69	19.57	2.32
	女性 Female	19667	13.85	10.68	7.95	7.78	0.86
城市 Urban areas	合计 Both sexes	29163	20.24	11.28	11.46	11.34	1.30
	男性 Male	20284	28.02	12.57	16.64	16.56	1.93
	女性 Female	8879	12.39	9.13	6.66	6.50	0.69
农村 Rural areas	合计 Both sexes	35705	24.76	14.78	16.07	15.89	1.89
	男性 Male	24917	33.76	16.11	22.98	22.82	2.73
	女性 Female	10788	15.33	12.41	9.40	9.21	1.04
东部地区 Eastern areas	合计 Both sexes	38399	23.41	12.48	12.92	12.73	1.47
	男性 Male	26574	32.12	13.81	18.64	18.46	2.16
	女性 Female	11825	14.54	10.25	7.60	7.39	0.80
中部地区 Middle areas	合计 Both sexes	18728	22.99	14.60	15.98	15.90	1.89
	男性 Male	13176	31.62	16.04	23.03	22.99	2.76
	女性 Female	5552	13.95	12.04	9.19	9.07	1.02
西部地区 Western areas	合计 Both sexes	7741	18.13	12.07	12.57	12.56	1.53
	男性 Male	5451	25.01	13.14	18.05	18.10	2.25
	女性 Female	2290	10.95	10.12	7.24	7.17	0.82

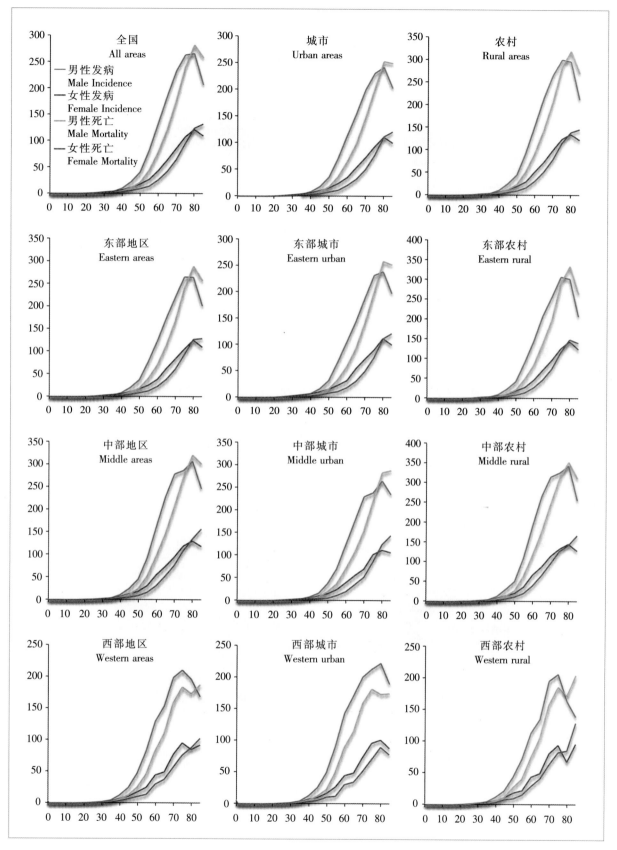

图 5-4a　2014 年全国肿瘤登记地区胃癌年龄别发病率和死亡率（1/10 万）

Figure 5-4a　Age-specific incidence and mortality rates of stomach cancer in registration areas of China，2014（1/10⁵）

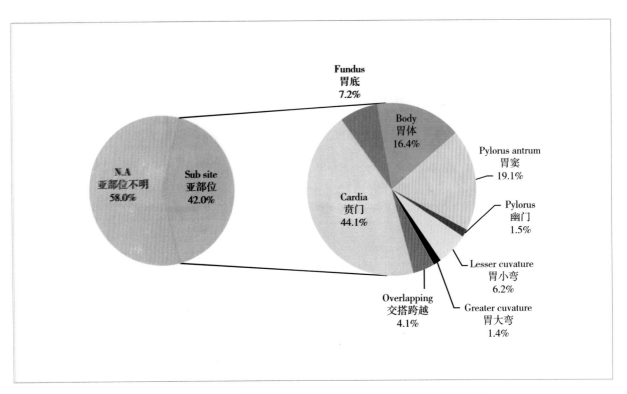

图 5-4b 2014 年全国肿瘤登记地区胃癌亚部位分布情况

Figure 5-4b Distribution of subcategories of stomach cancer in registration areas of China，2014

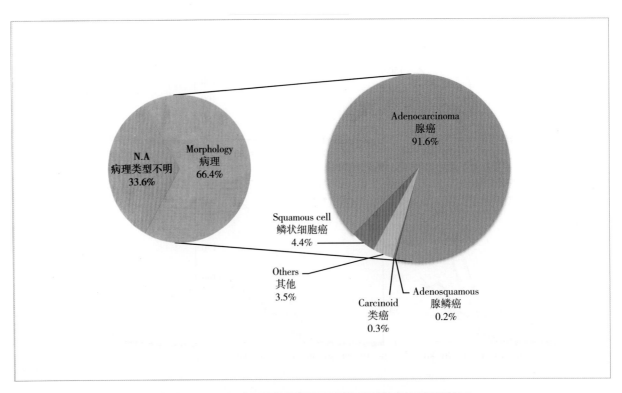

图 5-4c 2014 年全国肿瘤登记地区胃癌病理分型情况

Figure 5-4c Distribution of histological types of stomach cancer in registration areas of China，2014

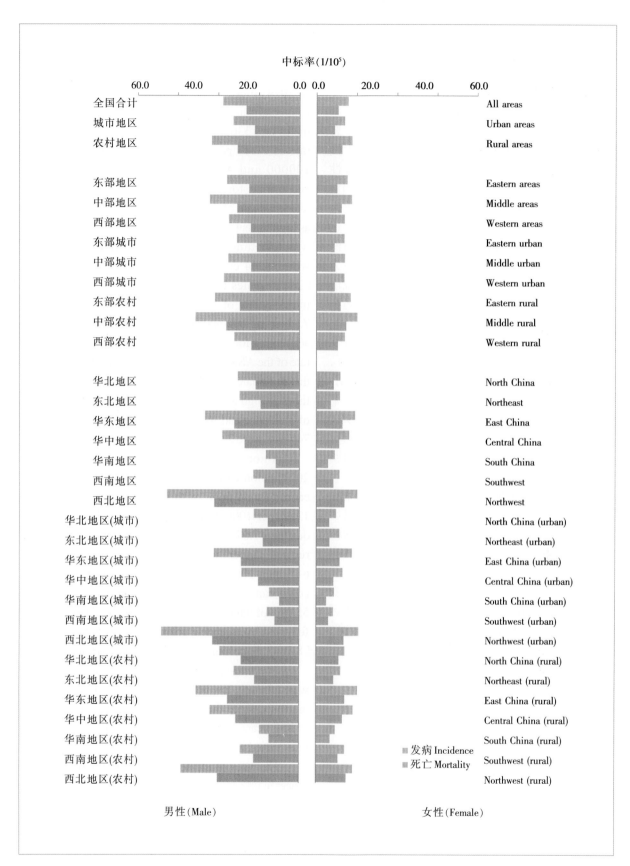

图 5-4d　2014 年全国不同肿瘤登记地区胃癌发病率和死亡率

Figure 5-4d　Incidence and mortality rates of stomach
cancer in different registration areas of China，2014

5 结直肠肛门（C18–C21）

　　2014年，全国肿瘤登记地区结直肠癌新发病例为79180例，发病率为27.47/10万，中标率为17.40/10万，世标率为17.16/10万，占全部恶性肿瘤新发病例的9.60%。其中男性新发病例为45557例，女性为33623例；中标发病率男性为女性的1.42倍，城市为农村的1.44倍。2014年，全国肿瘤登记地区因结直肠癌死亡病例数为38264例，死亡率为13.27/10万，中标率7.87/10万，世标率7.78/10万，占全部恶性肿瘤死亡病例的7.65%。其中男性死亡病例为22115例，女性为16149例；中标死亡率男性为女性的1.50倍，城市为农村的1.38倍。结直肠癌0~74岁累积发病率和死亡率分别为2.04%和0.82%。

　　2014年，全国肿瘤登记地区结直肠癌新发病例中结肠癌占49.09%，发病率为13.48/10万，直肠癌占49.66%，发病率为13.64/10万。同期，结直肠癌死亡病例中结肠癌占47.07%，死亡率为6.25/10万，直肠癌占51.14%，死亡率为6.79/10万。结肠癌病例中55.0%有明确的亚部位信息，其中乙状结肠占41.8%，升结肠占23.3%，横结肠占8.5%，降结肠占8.1%，盲肠占8.0%。

　　全国肿瘤登记地区结直肠癌年龄别发病率和死亡率在45岁之前均处于较低水平，45岁以后显著上升，在80~岁年龄组或85+岁组达到高峰。城乡和不同地区间年龄别发病率、死亡率虽然有一定的差异，但总体趋势类同。

　　城市地区结直肠癌发病率和死亡率均高于农村地区，东部城市高于中、西部城市。七大行政区中，华南地区，尤其是华南城市地区，发病率较高；西北地区发病率和死亡率均相对较低。

　　（表5-5a~5-5f，图5-5a~5-5c）

5 Colon, Rectum & Anus (C18–C21)

In 2014, there were 79180 new cases diagnosed as colorectal cancer in registration areas of China (45557 males and 33623 females), with the crude incidence rate of 27.47 per 100000 (ASR China of 17.40 per 100000 and ASR world of 17.16 per 100000), accounting for 9.60% of all new cancer cases. The incidence rate of the ASR China in male was 1.42 times as high as that in female, and the rate in the urban areas was 1.44 times as high as that in rural areas. There were 38264 cases died of colorectal cancer in 2014 (22115 males and 16149 females), with the crude mortality rate of 13.27 per 100000 (the ASR China of 7.87per 100000 and ASR world of 7.78 per 100000), accounting for 7.65% of all cancer deaths. The mortality rate of the ASR China in male was 1.50 times as high as that in female, and the rate in the urban areas was 1.38 times as high as that in rural areas. The cumulative rates of incidence and mortality for the age group from 0 to 74 years were 2.04% and 0.82%, respectively.

Among all new cases of colorectal cancer in 2014, colon cancer accounted for 49.09% and rectal cancer for 49.66%, with the crude rate of 13.48 and 13.64 per 100000, respectively. Of colorectal cancer deaths, 47.07% were colon cancer and 51.14% were rectum cancer, with the mortality rate of 6.25 and 6.79 per 100000, respectively. The proportion of colon cancer with available subsite information was 55.0%, of which 41.8% occurred in the sigmoid colon, followed by ascending colon (23.3%), transverse colon (8.5%), descending colon (8.1%) and caecum (8.0%).

The age-specific incidence and mortality rates were relatively low before 45 years old, and dramatically increased since then, peaking at the age group of 80~ or 85+ years. The age-specific incidence and mortality rates varied in different areas with similar curves.

The rates of incidence and mortality of colorectal cancer in urban areas were higher than those in rural areas. The rates in Eastern urban areas were higher than those in Middle and Western urban areas. Among the seven administrative districts, the higher rates of incidence were shown in the South China, especially in South China urban areas. The rates of incidence and mortality of colorectal cancer were lower in Northwest China.

(Table 5-5a~5-5f, Figure 5-5a~5-5c)

表 5-5a 2014 年全国肿瘤登记地区结直肠癌发病情况
Table 5-5a Incidence of colorectal cancer in registration areas of China, 2014

地区 Area	性别 Sex	病例数 No.cases	粗率 Crude rate (1/10⁵)	构成 (%)	中标率 ASR China (1/10⁵)	世标率 ASR world (1/10⁵)	累积率 Cum.rate 0~74(%)
全国 All	合计 Both sexes	79180	27.47	9.60	17.40	17.16	2.04
	男性 Male	45557	31.16	9.94	20.51	20.29	2.43
	女性 Female	33623	23.67	9.17	14.41	14.15	1.65
城市 Urban areas	合计 Both sexes	49223	34.17	11.01	20.31	20.08	2.39
	男性 Male	28366	39.18	11.73	24.19	23.99	2.89
	女性 Female	20857	29.10	10.16	16.64	16.36	1.90
农村 Rural areas	合计 Both sexes	29957	20.78	7.92	14.13	13.90	1.66
	男性 Male	17191	23.29	7.94	16.44	16.20	1.95
	女性 Female	12766	18.14	7.90	11.87	11.64	1.38
东部地区 Eastern areas	合计 Both sexes	51311	31.28	9.99	18.23	17.96	2.12
	男性 Male	29313	35.43	10.47	21.51	21.26	2.54
	女性 Female	21998	27.05	9.42	15.10	14.80	1.71
中部地区 Middle areas	合计 Both sexes	17561	21.55	8.47	15.52	15.33	1.85
	男性 Male	10074	24.18	8.56	17.97	17.81	2.15
	女性 Female	7487	18.81	8.35	13.14	12.92	1.54
西部地区 Western areas	合计 Both sexes	10308	24.14	9.89	17.06	16.86	2.02
	男性 Male	6170	28.31	10.17	20.73	20.50	2.45
	女性 Female	4138	19.79	9.50	13.48	13.31	1.59

表 5-5b 2014 年全国肿瘤登记地区结直肠癌死亡情况
Table 5-5b Mortality of colorectal cancer in registration areas of China, 2014

地区 Area	性别 Sex	病例数 No.cases	粗率 Crude rate (1/10⁵)	构成 (%)	中标率 ASR China (1/10⁵)	世标率 ASR world (1/10⁵)	累积率 Cum.rate 0~74(%)
全国 All	合计 Both sexes	38264	13.27	7.65	7.87	7.78	0.82
	男性 Male	22115	15.13	7.00	9.51	9.43	1.00
	女性 Female	16149	11.37	8.77	6.33	6.24	0.65
城市 Urban areas	合计 Both sexes	23745	16.48	9.18	9.02	8.94	0.93
	男性 Male	13721	18.95	8.50	10.98	10.93	1.14
	女性 Female	10024	13.99	10.31	7.21	7.11	0.73
农村 Rural areas	合计 Both sexes	14519	10.07	6.01	6.54	6.43	0.71
	男性 Male	8394	11.37	5.43	7.81	7.69	0.84
	女性 Female	6125	8.70	7.04	5.31	5.22	0.56
东部地区 Eastern areas	合计 Both sexes	24653	15.03	8.01	8.02	7.93	0.82
	男性 Male	14035	16.96	7.30	9.65	9.59	1.00
	女性 Female	10618	13.06	9.20	6.51	6.41	0.65
中部地区 Middle areas	合计 Both sexes	8540	10.48	6.66	7.29	7.15	0.79
	男性 Male	5063	12.15	6.16	8.85	8.72	0.95
	女性 Female	3477	8.73	7.54	5.81	5.68	0.62
西部地区 Western areas	合计 Both sexes	5071	11.87	7.91	8.09	8.02	0.89
	男性 Male	3017	13.84	7.27	9.90	9.81	1.09
	女性 Female	2054	9.82	9.08	6.34	6.30	0.69

表 5-5c 2014 年全国肿瘤登记地区结肠癌发病情况

Table 5-5c Incidence of colon cancer in registration areas of China，2014

地区 Area	性别 Sex	病例数 No.cases	粗率 Crude rate （1/10^5）	构成 （%）	中标率 ASR China （1/10^5）	世标率 ASR world （1/10^5）	累积率 Cum.rate 0~74（%）
全国 All	合计 Both sexes	38866	13.48	4.71	8.50	8.36	0.98
	男性 Male	21593	14.77	4.71	9.71	9.56	1.13
	女性 Female	17273	12.16	4.71	7.34	7.21	0.83
城市 Urban areas	合计 Both sexes	26097	18.12	5.84	10.68	10.52	1.24
	男性 Male	14402	19.89	5.96	12.23	12.06	1.43
	女性 Female	11695	16.32	5.70	9.22	9.06	1.05
农村 Rural areas	合计 Both sexes	12769	8.86	3.38	6.06	5.93	0.70
	男性 Male	7191	9.74	3.32	6.93	6.78	0.81
	女性 Female	5578	7.93	3.45	5.21	5.10	0.60
东部地区 Eastern areas	合计 Both sexes	26391	16.09	5.14	9.32	9.15	1.07
	男性 Male	14482	17.50	5.17	10.62	10.45	1.23
	女性 Female	11909	14.64	5.10	8.08	7.91	0.90
中部地区 Middle areas	合计 Both sexes	8109	9.95	3.91	7.17	7.06	0.85
	男性 Male	4534	10.88	3.85	8.10	7.96	0.95
	女性 Female	3575	8.98	3.99	6.28	6.19	0.74
西部地区 Western areas	合计 Both sexes	4366	10.22	4.19	7.23	7.11	0.84
	男性 Male	2577	11.82	4.25	8.65	8.49	0.99
	女性 Female	1789	8.56	4.11	5.84	5.76	0.69

表 5-5d 2014 年全国肿瘤登记地区结肠癌死亡情况

Table 5-5d Mortality of colon cancer in registration areas of China，2014

地区 Area	性别 Sex	病例数 No.cases	粗率 Crude rate （1/10^5）	构成 （%）	中标率 ASR China （1/10^5）	世标率 ASR world （1/10^5）	累积率 Cum.rate 0~74（%）
全国 All	合计 Both sexes	18010	6.25	3.60	3.67	3.62	0.37
	男性 Male	10059	6.88	3.18	4.29	4.26	0.44
	女性 Female	7951	5.60	4.32	3.08	3.04	0.31
城市 Urban areas	合计 Both sexes	12439	8.63	4.81	4.68	4.63	0.47
	男性 Male	6921	9.56	4.29	5.49	5.45	0.55
	女性 Female	5518	7.70	5.68	3.94	3.89	0.40
农村 Rural areas	合计 Both sexes	5571	3.86	2.31	2.51	2.47	0.27
	男性 Male	3138	4.25	2.03	2.93	2.88	0.31
	女性 Female	2433	3.46	2.80	2.10	2.07	0.22
东部地区 Eastern areas	合计 Both sexes	12394	7.55	4.03	4.00	3.96	0.41
	男性 Male	6804	8.22	3.54	4.66	4.63	0.47
	女性 Female	5590	6.87	4.84	3.40	3.35	0.34
中部地区 Middle areas	合计 Both sexes	3630	4.46	2.83	3.08	3.01	0.32
	男性 Male	2091	5.02	2.55	3.64	3.56	0.38
	女性 Female	1539	3.87	3.34	2.55	2.50	0.27
西部地区 Western areas	合计 Both sexes	1986	4.65	3.10	3.14	3.10	0.33
	男性 Male	1164	5.34	2.81	3.79	3.74	0.40
	女性 Female	822	3.93	3.63	2.52	2.49	0.26

表 5-5e 2014 年全国肿瘤登记地区直肠癌发病情况

Table 5-5e Incidence of rectum cancer in registration areas of China, 2014

地区 Area	性别 Sex	病例数 No.cases	粗率 Crude rate (1/10^5)	构成 (%)	中标率 ASR China (1/10^5)	世标率 ASR world (1/10^5)	累积率 Cum.rate 0~74(%)
全国 All	合计 Both sexes	39323	13.64	4.77	8.68	8.59	1.04
	男性 Male	23397	16.00	5.10	10.54	10.48	1.27
	女性 Female	15926	11.21	4.34	6.88	6.76	0.80
城市 Urban areas	合计 Both sexes	22667	15.73	5.07	9.45	9.37	1.13
	男性 Male	13704	18.93	5.67	11.74	11.71	1.43
	女性 Female	8963	12.51	4.37	7.26	7.13	0.84
农村 Rural areas	合计 Both sexes	16656	11.55	4.40	7.82	7.71	0.93
	男性 Male	9693	13.13	4.48	9.22	9.12	1.11
	女性 Female	6963	9.89	4.31	6.45	6.33	0.75
东部地区 Eastern areas	合计 Both sexes	24335	14.83	4.74	8.71	8.60	1.03
	男性 Male	14496	17.52	5.18	10.65	10.57	1.28
	女性 Female	9839	12.10	4.21	6.85	6.72	0.79
中部地区 Middle areas	合计 Both sexes	9173	11.26	4.42	8.09	8.02	0.97
	男性 Male	5380	12.91	4.57	9.57	9.57	1.17
	女性 Female	3793	9.53	4.23	6.65	6.52	0.77
西部地区 Western areas	合计 Both sexes	5815	13.62	5.58	9.62	9.54	1.16
	男性 Male	3521	16.15	5.81	11.84	11.76	1.43
	女性 Female	2294	10.97	5.27	7.44	7.36	0.88

表 5-5f 2014 年全国肿瘤登记地区直肠癌死亡情况

Table 5-5f Mortality of rectum cancer in registration areas of China, 2014

地区 Area	性别 Sex	病例数 No.cases	粗率 Crude rate (1/10^5)	构成 (%)	中标率 ASR China (1/10^5)	世标率 ASR world (1/10^5)	累积率 Cum.rate 0~74(%)
全国 All	合计 Both sexes	19569	6.79	3.91	4.06	4.01	0.43
	男性 Male	11655	7.97	3.69	5.04	5.00	0.54
	女性 Female	7914	5.57	4.30	3.14	3.09	0.32
城市 Urban areas	合计 Both sexes	10957	7.61	4.24	4.21	4.18	0.44
	男性 Male	6594	9.11	4.09	5.33	5.31	0.57
	女性 Female	4363	6.09	4.49	3.17	3.12	0.32
农村 Rural areas	合计 Both sexes	8612	5.97	3.56	3.87	3.81	0.42
	男性 Male	5061	6.86	3.27	4.70	4.63	0.51
	女性 Female	3551	5.05	4.08	3.09	3.03	0.33
东部地区 Eastern areas	合计 Both sexes	11857	7.23	3.85	3.88	3.84	0.40
	男性 Male	6999	8.46	3.64	4.83	4.80	0.51
	女性 Female	4858	5.97	4.21	3.00	2.96	0.30
中部地区 Middle areas	合计 Both sexes	4724	5.80	3.68	4.05	3.98	0.45
	男性 Male	2865	6.88	3.49	5.03	4.97	0.56
	女性 Female	1859	4.67	4.03	3.12	3.04	0.33
西部地区 Western areas	合计 Both sexes	2988	7.00	4.66	4.79	4.76	0.54
	男性 Male	1791	8.22	4.32	5.91	5.88	0.67
	女性 Female	1197	5.73	5.29	3.71	3.69	0.41

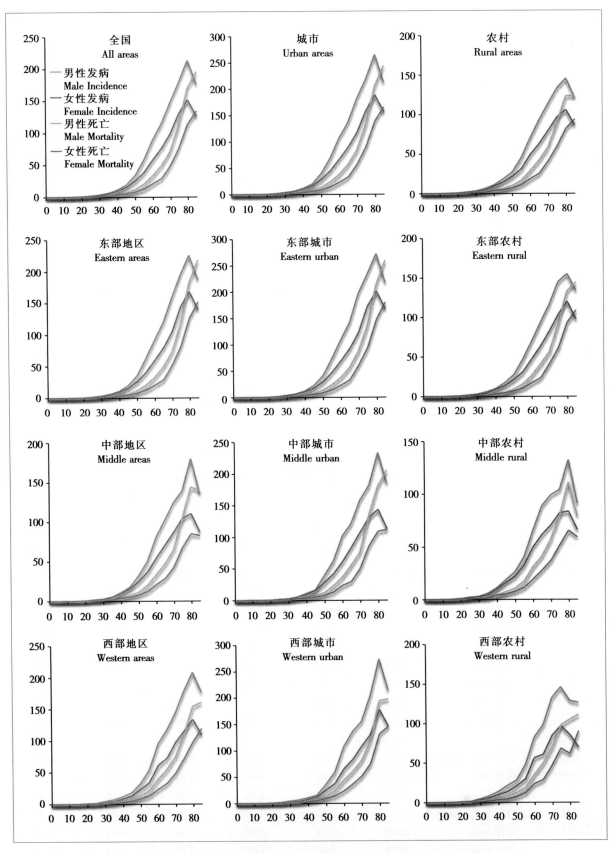

图 5-5a　2014 年全国肿瘤登记地区结直肠癌年龄别发病率和死亡率（1/10 万）

Figure 5-5a　Age-specific incidence and mortality rates of colorectal cancer in registration areas of China，2014（1/10⁵）

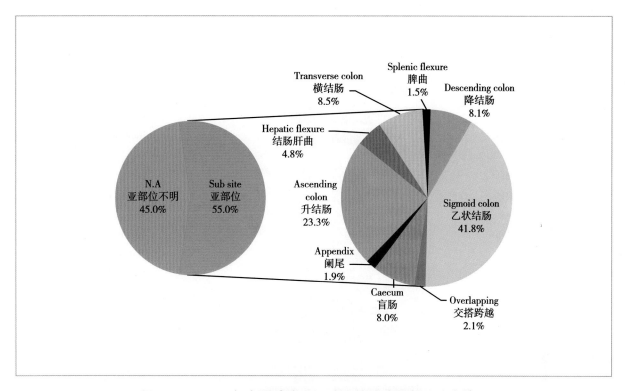

图 5-5b   2014 年全国肿瘤登记地区结肠癌亚部位分布情况

Figure 5-5b   Distribution of subcategories of colon

cancer in registration areas of China，2014

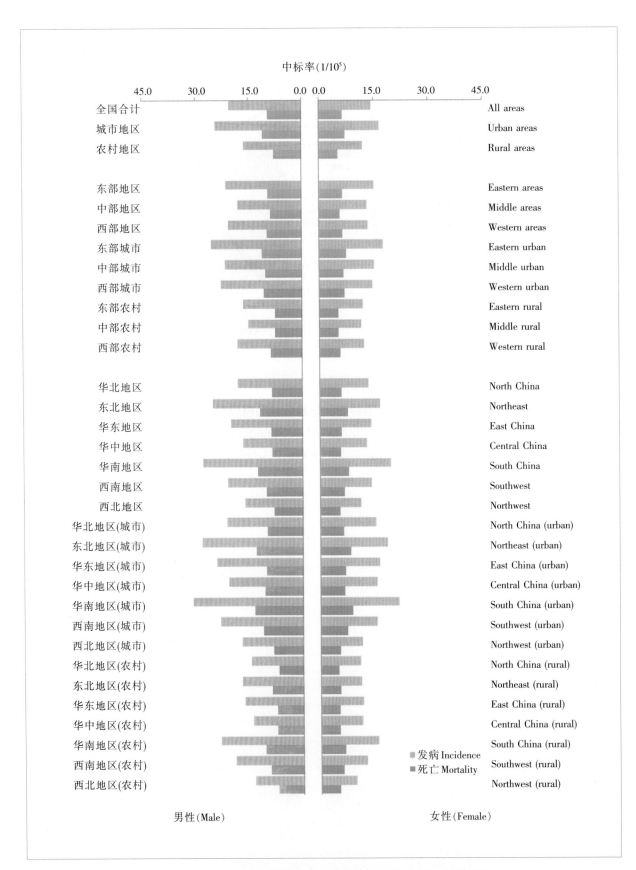

图 5-5c　2014 年全国不同肿瘤登记地区结直肠癌发病率和死亡率

Figure 5-5c　Incidence and mortality rates of colorectal

cancer in different registration areas of China，2014

6 肝脏（C22）

　　2014年，全国肿瘤登记地区肝癌新发病例为80325例，发病率为27.87/10万，中标率为18.31/10万，世标率为17.98/10万，占全部恶性肿瘤新发病例的9.73%。其中男性新发病例为59057例，女性为21268例；中标发病率男性为女性的3.04倍，农村为城市的1.25倍。2014年，全国肿瘤登记地区因肝癌死亡病例为70231例，死亡率为24.37/10万，中标率15.71/10万，世标率15.47/10万，占全部恶性肿瘤死亡病例的14.04%。其中男性死亡病例为51370例，女性为18861例；中标死亡率男性为女性的3.03倍，农村为城市的1.29倍。肝癌0~74岁累积发病率和死亡率分别为2.10%和1.79%。

　　全国肿瘤登记地区肝癌年龄别发病率和死亡率在35岁之前均处于较低水平，35岁以后快速上升，在80~岁或85+岁年龄组达到高峰。城乡和不同地区间年龄别发病率和死亡率虽然有一定的差异，但总体趋势类同。

　　农村地区肝癌发病率和死亡率均高于城市地区。西部地区肝癌发病率和死亡率最高，中部地区次之、东部地区最低。七大行政区中，华南地区肝癌发病率和死亡率最高；华北地区肝癌发病率和死亡率最低。

　　（表5-6a~5-6b，图5-6a~5-6b）

6 Liver（C22）

In 2014, there were 80325 new cases diagnosed as liver cancer in registration areas of China（59057 males and 21268 females）, with the crude incidence rate of 27.87 per 100000（ASR China of 18.31 per 100000 and ASR world of 17.98 per 100000）, accounting for 9.73% of all new cancer cases. The incidence rate of the ASR China in male was 3.04 times as high as that in female, and the rate in the rural areas was 1.25 times as high as that in urban areas. There were 70231 cases died of liver cancer in 2014（51370 males and 18861 females）, with the crude mortality rate of 24.37 per 100000（ASR China of 15.71 per 100000 and ASR world of 15.47 per 100000）, accounting for 14.04% of all cancer deaths. The mortality rate of the ASR China in male was 3.03 times as high as that in female, and the rate in the rural areas was 1.29 times as high as that in urban areas. The cumulative rates of incidence and mortality for the age group from 0 to 74 years were 2.10% and 1.79%, respectively.

The age-specific incidence and mortality rates were relatively low before 35 years old, and increased dramatically since then, peaking at the age group of 80~ or 85+ years. The age-specific incidence and mortality rates varied in different areas with similar curves.

The incidence and mortality rates of liver cancer in rural areas were higher than those in urban areas. Western areas had the highest incidence and mortality rates, followed by Middle areas, and the lowest in Eastern areas. Among the seven administrative districts, the highest liver cancer incidence and mortality rates were shown in South China, and the lowest in North China.

（Table 5-6a~5-6b, Figure 5-6a~5-6b）

表 5-6a 2014 年全国肿瘤登记地区肝癌发病情况
Table 5-6a Incidence of liver cancer in registration areas of China, 2014

地区 Area	性别 Sex	病例数 No.cases	粗率 Crude rate (1/10^5)	构成 (%)	中标率 ASR China (1/10^5)	世标率 ASR world (1/10^5)	累积率 Cum.rate 0~74(%)
全国 All	合计 Both sexes	80325	27.87	9.73	18.31	17.98	2.10
	男性 Male	59057	40.39	12.88	27.59	27.03	3.15
	女性 Female	21268	14.97	5.80	9.08	8.99	1.05
城市 Urban areas	合计 Both sexes	37922	26.32	8.48	16.34	16.09	1.87
	男性 Male	27921	38.57	11.55	24.90	24.48	2.85
	女性 Female	10001	13.96	4.87	7.95	7.88	0.91
农村 Rural areas	合计 Both sexes	42403	29.41	11.21	20.40	19.99	2.34
	男性 Male	31136	42.19	14.38	30.39	29.69	3.47
	女性 Female	11267	16.01	6.97	10.32	10.22	1.19
东部地区 Eastern areas	合计 Both sexes	45201	27.55	8.80	16.82	16.54	1.92
	男性 Male	33454	40.43	11.95	25.75	25.27	2.94
	女性 Female	11747	14.44	5.03	8.03	7.95	0.91
中部地区 Middle areas	合计 Both sexes	22208	27.26	10.71	19.84	19.56	2.32
	男性 Male	16045	38.50	13.63	29.05	28.57	3.36
	女性 Female	6163	15.48	6.87	10.58	10.53	1.25
西部地区 Western areas	合计 Both sexes	12916	30.25	12.40	22.01	21.45	2.49
	男性 Male	9558	43.85	15.76	32.89	31.96	3.71
	女性 Female	3358	16.06	7.71	11.04	10.88	1.26

表 5-6b 2014 年全国肿瘤登记地区肝癌死亡情况
Table 5-6b Mortality of liver cancer in registration areas of China, 2014

地区 Area	性别 Sex	病例数 No.cases	粗率 Crude rate (1/10^5)	构成 (%)	中标率 ASR China (1/10^5)	世标率 ASR world (1/10^5)	累积率 Cum.rate 0~74(%)
全国 All	合计 Both sexes	70231	24.37	14.04	15.71	15.47	1.79
	男性 Male	51370	35.14	16.26	23.69	23.28	2.69
	女性 Female	18861	13.28	10.24	7.82	7.75	0.88
城市 Urban areas	合计 Both sexes	32803	22.77	12.69	13.79	13.60	1.56
	男性 Male	23923	33.04	14.83	20.96	20.69	2.38
	女性 Female	8880	12.39	9.13	6.80	6.70	0.75
农村 Rural areas	合计 Both sexes	37428	25.96	15.49	17.76	17.45	2.03
	男性 Male	27447	37.19	17.75	26.54	25.99	3.02
	女性 Female	9981	14.18	11.48	8.94	8.89	1.03
东部地区 Eastern areas	合计 Both sexes	40255	24.54	13.08	14.65	14.44	1.66
	男性 Male	29569	35.74	15.37	22.39	22.02	2.54
	女性 Female	10686	13.14	9.26	7.06	7.00	0.79
中部地区 Middle areas	合计 Both sexes	19499	23.93	15.20	17.23	17.00	1.98
	男性 Male	14021	33.65	17.07	25.19	24.84	2.89
	女性 Female	5478	13.76	11.88	9.26	9.18	1.07
西部地区 Western areas	合计 Both sexes	10477	24.53	16.34	17.58	17.23	1.97
	男性 Male	7780	35.69	18.75	26.50	25.93	2.98
	女性 Female	2697	12.90	11.92	8.62	8.52	0.96

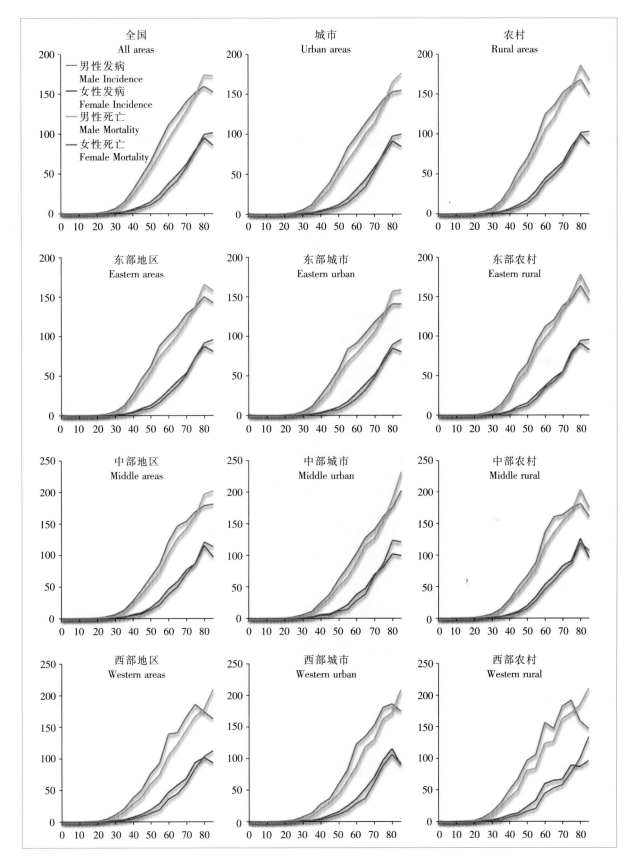

图 5-6a　2014 年全国肿瘤登记地区肝癌年龄别发病率和死亡率（1/10 万）

Figure 5-6a　Age-specific incidence and mortality rates of liver cancer in registration areas of China，2014（1/10⁵）

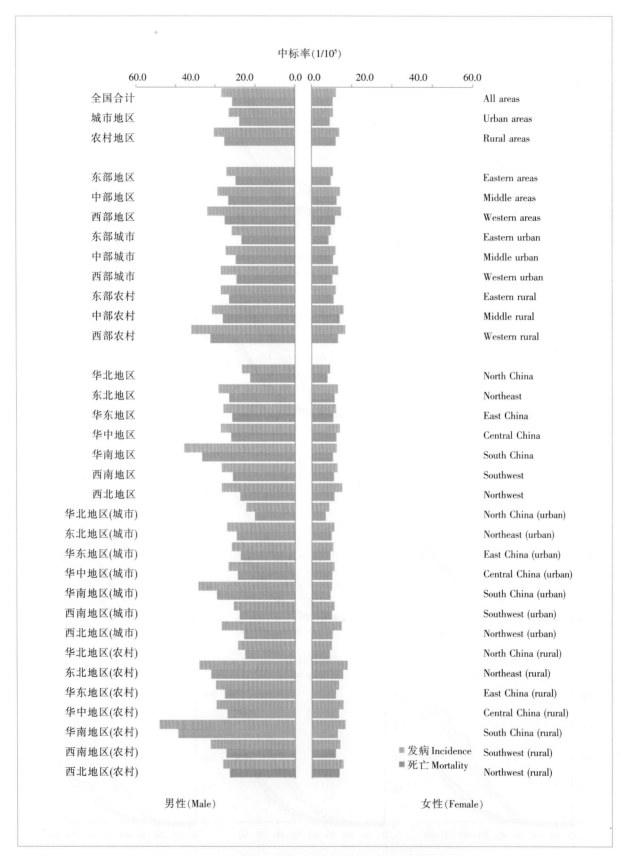

中标率(1/10⁵)

| 男性(Male) | | 女性(Female) |

全国合计 — All areas
城市地区 — Urban areas
农村地区 — Rural areas

东部地区 — Eastern areas
中部地区 — Middle areas
西部地区 — Western areas
东部城市 — Eastern urban
中部城市 — Middle urban
西部城市 — Western urban
东部农村 — Eastern rural
中部农村 — Middle rural
西部农村 — Western rural

华北地区 — North China
东北地区 — Northeast
华东地区 — East China
华中地区 — Central China
华南地区 — South China
西南地区 — Southwest
西北地区 — Northwest
华北地区(城市) — North China (urban)
东北地区(城市) — Northeast (urban)
华东地区(城市) — East China (urban)
华中地区(城市) — Central China (urban)
华南地区(城市) — South China (urban)
西南地区(城市) — Southwest (urban)
西北地区(城市) — Northwest (urban)
华北地区(农村) — North China (rural)
东北地区(农村) — Northeast (rural)
华东地区(农村) — East China (rural)
华中地区(农村) — Central China (rural)
华南地区(农村) — South China (rural)
西南地区(农村) — Southwest (rural)
西北地区(农村) — Northwest (rural)

发病 Incidence
死亡 Mortality

图 5-6b 2014 年全国不同肿瘤登记地区肝癌发病率和死亡率

Figure 5-6b Incidence and mortality rates of liver cancer in different registration areas of China，2014

7 胆囊及胆道其他（C23-C24）

2014 年,全国肿瘤登记地区胆囊及胆道其他癌（简称胆囊癌）新发病例为 11238 例,发病率为 3.90/10 万,中标率为 2.36/10 万,世标率为 2.34/10 万,占全部恶性肿瘤发病的 1.36%。其中男性新发病例为 5394 例,女性为 5844 例。中标发病率男性与女性基本相同,城市为农村的 1.26 倍。2014 年,全国肿瘤登记地区因胆囊癌死亡病例为 8370 例,死亡率为 2.90/10 万,中标率和世标率均为 1.69/10 万,占全部恶性肿瘤死亡的 1.67%。其中男性胆囊癌死亡病例为 3872 例,女性为 4498 例;中标死亡率女性为男性的 1.05 倍,城市为农村的 1.38 倍。胆囊癌 0~74 岁累积发病率和累积死亡率分别为 0.27% 和 0.18%。

全国肿瘤登记地区胆囊癌年龄别发病率和死亡率在 50 岁之前处于较低水平,50 岁以后显著上升,在 80~ 岁年龄组达到高峰。男性与女性差异不明显;各年龄组发病率和死亡率城市均高于农村,西部农村的发病率、死亡率年龄别曲线波动相对较大。

城市地区胆囊癌发病率和死亡率均高于农村地区;东部农村高于中、西部农村,而中部城市低于东部城市。在七大行政区中,西北与华北地区发病率与死亡率较高,而华中地区为最低;西北城市地区发病率最高,而西南农村地区死亡率为最低。

（表 5-7a~5-7b,图 5-7a~5-7b）

7 Gallbladder & Extrahepatic Bile Ducts（C23-C24）

In 2014, there were 11238 new cases diagnosed as cancers of gallbladder and extrahepatic bile ducts（gallbladder cancer, for short）in registration areas of China（5394 males and 5844 females）, with the crude incidence rate of 3.90 per 100000（ASR China of 2.36 per 100000 and ASR world of 2.34 per 100000）, accounted for 1.36% of all new cancer cases. The incidence rate of the ASR China in male was nearly the same as that in female, and the rate in the urban areas was 1.26 times as high as that in rural areas. There were 8370 cases died of gallbladder cancer in 2014（3872 males and 4498 females）with the crude mortality of 2.90 per 100000（ASR China and ASR world both of 1.69 per 100000）, accounting for 1.67% of all cancer deaths. The mortality rate of the ASR China in female was 1.05 times as high as that in male, and the rate in the urban areas was 1.38 times as high as that in rural areas.The cumulative rates of incidence and mortality for the age group from 0 to 74 years were 0.27% and 0.18%, respectively.

The age-specific incidence and mortality rates were relatively low before 50 years old, and increased constantly since then, peaking atthe age group of 80~84 years. There were no obvious differences between male and female. The age-specific incidence and mortality rates in urban areas were higher than those in rural areas, however the age-specific curves of rates showed a greater change in Western rural areas.

The rates of incidence and mortality of gallbladder cancer in urban areas were higher than those in rural areas. The rates in Eastern rural areas were higher than those in Middle and Western urban areas, but the rates in the Middle urban areas were lower than those in Eastern urban areas. Among the seven administrative districts, the rates were relatively high in the Northwest and the North China, and the lowest rates of incidence and mortality were seen in Central China. The highest incidence and mortality rates were seen in urban areas of Northwest China, and the lowest mortality in rural areas of Southwest China.

（Table 5-7a~5-7b, Figure 5-7a~5-7b）

表 5-7a　2014 年全国肿瘤登记地区胆囊及胆道其他癌发病情况

Table 5-7a　Incidence of cancers of gallbladder and extrahepatic
bile ducts in registration areas of China，2014

地区 Area	性别 Sex	病例数 No.cases	粗率 Crude rate （1/10⁵）	构成 （%）	中标率 ASR China （1/10⁵）	世标率 ASR world （1/10⁵）	累积率 Cum.rate 0~74（%）
全国 All	合计 Both sexes	11238	3.90	1.36	2.36	2.34	0.27
	男性 Male	5394	3.69	1.18	2.35	2.35	0.28
	女性 Female	5844	4.11	1.59	2.36	2.34	0.27
城市 Urban areas	合计 Both sexes	6668	4.63	1.49	2.60	2.59	0.29
	男性 Male	3186	4.40	1.32	2.61	2.61	0.30
	女性 Female	3482	4.86	1.70	2.59	2.56	0.29
农村 Rural areas	合计 Both sexes	4570	3.17	1.21	2.07	2.06	0.25
	男性 Male	2208	2.99	1.02	2.06	2.05	0.25
	女性 Female	2362	3.36	1.46	2.08	2.07	0.25
东部地区 Eastern areas	合计 Both sexes	7293	4.45	1.42	2.45	2.44	0.28
	男性 Male	3630	4.39	1.30	2.56	2.56	0.30
	女性 Female	3663	4.50	1.57	2.34	2.32	0.26
中部地区 Middle areas	合计 Both sexes	2447	3.00	1.18	2.08	2.07	0.24
	男性 Male	1085	2.60	0.92	1.90	1.89	0.22
	女性 Female	1362	3.42	1.52	2.26	2.25	0.26
西部地区 Western areas	合计 Both sexes	1498	3.51	1.44	2.40	2.40	0.29
	男性 Male	679	3.12	1.12	2.23	2.24	0.27
	女性 Female	819	3.92	1.88	2.57	2.55	0.31

表 5-7b　2014 年全国肿瘤登记地区胆囊及胆道其他癌死亡情况

Table 5-7b　Mortality of cancers of gallbladder and extrahepatic
bile ducts in registration areas of China，2014

地区 Area	性别 Sex	病例数 No.cases	粗率 Crude rate （1/10⁵）	构成 （%）	中标率 ASR China （1/10⁵）	世标率 ASR world （1/10⁵）	累积率 Cum.rate 0~74（%）
全国 All	合计 Both sexes	8370	2.90	1.67	1.69	1.69	0.18
	男性 Male	3872	2.65	1.23	1.65	1.65	0.18
	女性 Female	4498	3.17	2.44	1.73	1.72	0.19
城市 Urban areas	合计 Both sexes	5166	3.59	2.00	1.94	1.93	0.20
	男性 Male	2353	3.25	1.46	1.87	1.87	0.20
	女性 Female	2813	3.93	2.89	1.99	1.97	0.21
农村 Rural areas	合计 Both sexes	3204	2.22	1.33	1.41	1.41	0.16
	男性 Male	1519	2.06	0.98	1.39	1.39	0.16
	女性 Female	1685	2.39	1.94	1.43	1.43	0.16
东部地区 Eastern areas	合计 Both sexes	5613	3.42	1.82	1.80	1.79	0.19
	男性 Male	2690	3.25	1.40	1.84	1.84	0.20
	女性 Female	2923	3.59	2.53	1.76	1.74	0.18
中部地区 Middle areas	合计 Both sexes	1789	2.20	1.39	1.50	1.49	0.17
	男性 Male	785	1.88	0.96	1.36	1.35	0.15
	女性 Female	1004	2.52	2.18	1.63	1.62	0.19
西部地区 Western areas	合计 Both sexes	968	2.27	1.51	1.52	1.52	0.18
	男性 Male	397	1.82	0.96	1.29	1.31	0.15
	女性 Female	571	2.73	2.52	1.75	1.74	0.20

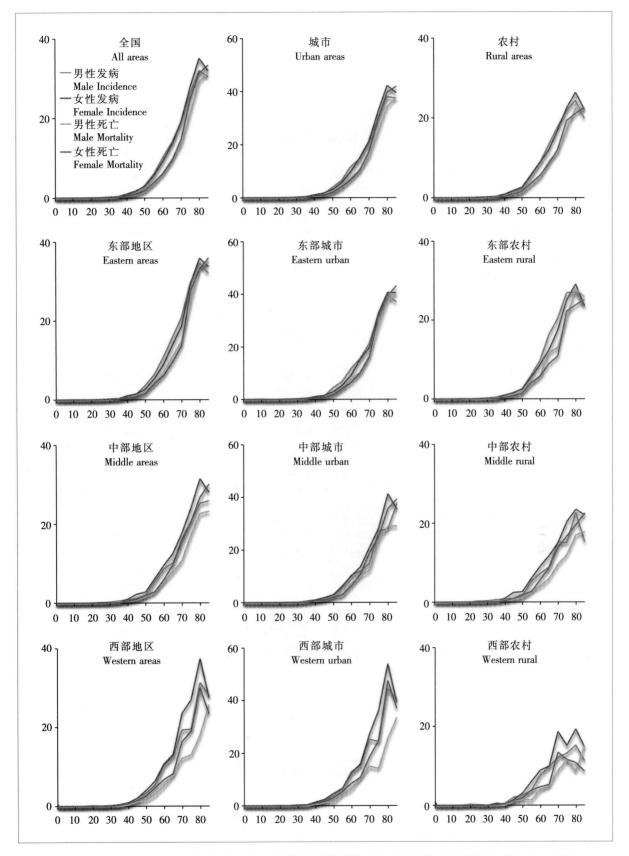

图 5-7a　2014 年全国肿瘤登记地区胆囊及胆道其他癌年龄别发病率和死亡率（1/10 万）

Figure 5-7a　Age-specific incidence and mortality rates of cancers of gallbladder and extrahepatic bile ducts in registration areas of China，2014（1/10⁵）

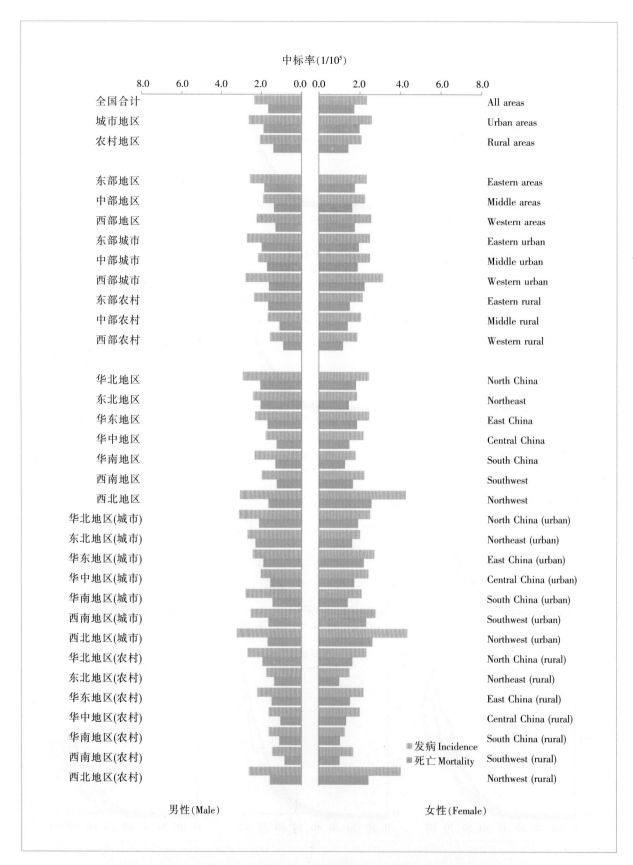

图 5-7b　2014 年全国不同肿瘤登记地区胆囊及胆道其他癌发病率和死亡率

Figure 5-7b　Incidence and mortality rates of cancers of gallbladder and
extrahepatic bile ducts in different registration areas of China，2014

8 胰腺（C25）

2014 年，全国肿瘤登记地区胰腺癌新发病例为 19799 例，发病率为 6.87/10 万，中标率为 4.22/10 万，世标率为 4.19/10 万，占全部恶性肿瘤新发病例数的 2.40%。其中男性新发病例数为 11189 例，女性为 8610 例；中标发病率男性为女性的 1.41 倍，城市为农村的 1.30 倍。2014 年，全国肿瘤登记地区因胰腺癌死亡病例为 17374 例，死亡率为 6.03/10 万，中标率 3.63/10 万，世标率 3.61/10 万，占全部恶性肿瘤死亡病例数的 3.47%。其中男性死亡病例数为 9931 例，女性为 7443 例；中标死亡率男性为女性的 1.47 倍，城市为农村的 1.35 倍。胰腺癌 0~74 岁累积发病率和死亡率分别为 0.50% 和 0.42%。

全国肿瘤登记地区胰腺癌年龄别发病率和死亡率在 45 岁之前均处于较低水平，45 岁以后显著上升，在 80~ 岁年龄组达到高峰，男性总体高于女性。城乡和不同地区年龄别发病率和死亡率虽然有一定的差异，但总体趋势类同。

32.4% 的胰腺癌新发病例具有明确的亚部位信息，其中胰头占 60.2%，胰岛占 17.6%，胰体占 9.7%，胰尾占 7.4%。

城市地区胰腺癌发病率和死亡率均高于农村地区。东部地区胰腺癌发病率和死亡率均高于中部地区和西部地区。七大行政区中，东北和华东地区发病率和死亡率较高，华中和华南地区较低。

（表 5-8a~5-8b，图 5-8a~5-8c）

8 Pancreas（C25）

In 2014, there were 19799 new cases diagnosed as pancreatic cancer in registration areas of China（11189 males and 8610 females）, with the crude incidence rate of 6.87 per 100000（ASR China of 4.22 per 100000 and ASR world of 4.19 per 100000）, accounting for 2.40% of all new cancer cases. The incidence rate of ASR China in male was 1.41 times as high as that in female, and the rate in urban areas was 1.30 times as high as that in rural areas. A total of 17374 cases died of pancreatic cancer in 2014（9931 males and 7443 females）, with the crude mortality rate of 6.03 per 100000（ASR China of 3.63 per 100000 and ASR world of 3.61 per 100000）, accounting for 3.47% of all cancer deaths. The mortality rate of ASR China in male was 1.47 times as high as that in female, and the rate in urban areas was 1.35 times as high as that in rural areas. The cumulative rates of incidence and mortality for the age group from 0 to 74 years were 0.50% and 0.42%, respectively.

The age-specific incidence and mortality rates were relatively low before 45 years old, and dramatically increased since then, peaking at the age group of 80~ years. Rates in male were generally higher than those in female. The age-specific incidence and mortality rates varied in different areas with similar curves.

The proportion of pancreatic cancer with available subsite information was 32.4%, of which 60.2% occurred in head, followed by endocrine（17.6%）, body（9.7%）and tail（7.4%）.

The pancreatic cancer incidence and mortality rates in urban areas were higher than those in rural areas. The rates in Eastern areas were higher than those in Middle and Western areas. Among the seven administrative districts, higher pancreatic cancer rates were shown in Northeast and East China, while the lower rates appeared in Central and South China.

（Table 5-8a~5-8b, Figure 5-8a~5-8c）

表 5-8a　2014 年全国肿瘤登记地区胰腺癌发病情况

Table 5-8a　Incidence of pancreatic cancer in registration areas of China，2014

地区 Area	性别 Sex	病例数 No.cases	粗率 Crude rate （1/10⁵）	构成 （%）	中标率 ASR China （1/10⁵）	世标率 ASR world （1/10⁵）	累积率 Cum.rate 0~74（%）
全国 All	合计 Both sexes	19799	6.87	2.40	4.22	4.19	0.50
	男性 Male	11189	7.65	2.44	4.96	4.92	0.59
	女性 Female	8610	6.06	2.35	3.51	3.47	0.41
城市 Urban areas	合计 Both sexes	11814	8.20	2.64	4.73	4.69	0.55
	男性 Male	6582	9.09	2.72	5.54	5.51	0.66
	女性 Female	5232	7.30	2.55	3.95	3.90	0.45
农村 Rural areas	合计 Both sexes	7985	5.54	2.11	3.65	3.62	0.44
	男性 Male	4607	6.24	2.13	4.31	4.28	0.52
	女性 Female	3378	4.80	2.09	3.00	2.97	0.36
东部地区 Eastern areas	合计 Both sexes	13440	8.19	2.62	4.60	4.57	0.54
	男性 Male	7475	9.03	2.67	5.37	5.34	0.64
	女性 Female	5965	7.33	2.55	3.86	3.82	0.44
中部地区 Middle areas	合计 Both sexes	4164	5.11	2.01	3.62	3.59	0.44
	男性 Male	2378	5.71	2.02	4.21	4.19	0.51
	女性 Female	1786	4.49	1.99	3.03	3.00	0.37
西部地区 Western areas	合计 Both sexes	2195	5.14	2.11	3.58	3.54	0.43
	男性 Male	1336	6.13	2.20	4.43	4.39	0.52
	女性 Female	859	4.11	1.97	2.74	2.71	0.33

表 5-8b　2014 年全国肿瘤登记地区胰腺癌死亡情况

Table 5-8b　Mortality of pancreatic cancer in registration areas of China，2014

地区 Area	性别 Sex	病例数 No.cases	粗率 Crude rate （1/10⁵）	构成 （%）	中标率 ASR China （1/10⁵）	世标率 ASR world （1/10⁵）	累积率 Cum.rate 0~74（%）
全国 All	合计 Both sexes	17374	6.03	3.47	3.63	3.61	0.42
	男性 Male	9931	6.79	3.14	4.34	4.32	0.51
	女性 Female	7443	5.24	4.04	2.95	2.92	0.33
城市 Urban areas	合计 Both sexes	10594	7.35	4.10	4.13	4.11	0.48
	男性 Male	6041	8.34	3.74	4.98	4.97	0.59
	女性 Female	4553	6.35	4.68	3.32	3.29	0.37
农村 Rural areas	合计 Both sexes	6780	4.70	2.81	3.06	3.04	0.36
	男性 Male	3890	5.27	2.52	3.62	3.60	0.43
	女性 Female	2890	4.11	3.32	2.51	2.49	0.29
东部地区 Eastern areas	合计 Both sexes	12135	7.40	3.94	4.06	4.04	0.47
	男性 Male	6819	8.24	3.54	4.82	4.80	0.57
	女性 Female	5316	6.54	4.61	3.33	3.30	0.37
中部地区 Middle areas	合计 Both sexes	3455	4.24	2.69	2.96	2.94	0.36
	男性 Male	2033	4.88	2.48	3.57	3.57	0.42
	女性 Female	1422	3.57	3.08	2.37	2.34	0.28
西部地区 Western areas	合计 Both sexes	1784	4.18	2.78	2.87	2.85	0.33
	男性 Male	1079	4.95	2.60	3.54	3.54	0.42
	女性 Female	705	3.37	3.12	2.22	2.18	0.25

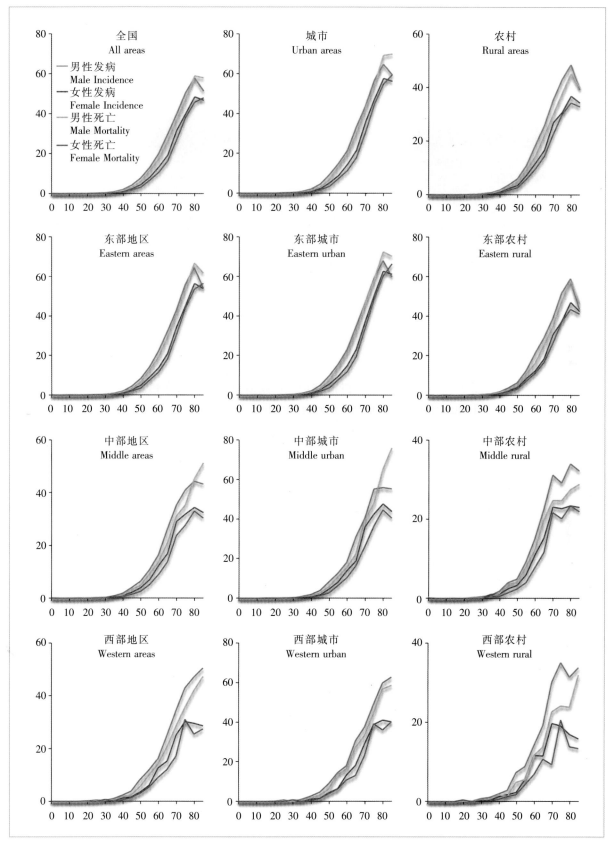

图 5-8a　2014 年全国肿瘤登记地区胰腺癌年龄别发病率和死亡率（1/10 万）

Figure 5-8a　Age-specific incidence and mortality rates of pancreatic cancer in registration areas of China, 2014（1/10^5）

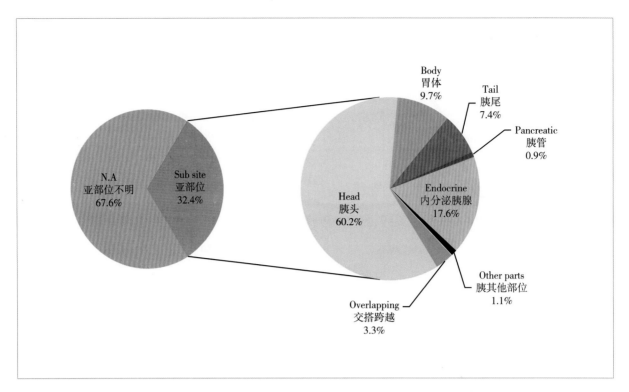

图 5-8b 2014 年全国肿瘤登记地区胰腺癌亚部位分布情况

Figure 5-8b Distribution of subcategories of pancreatic cancer in registration areas of China，2014

中标率(1/10⁵)

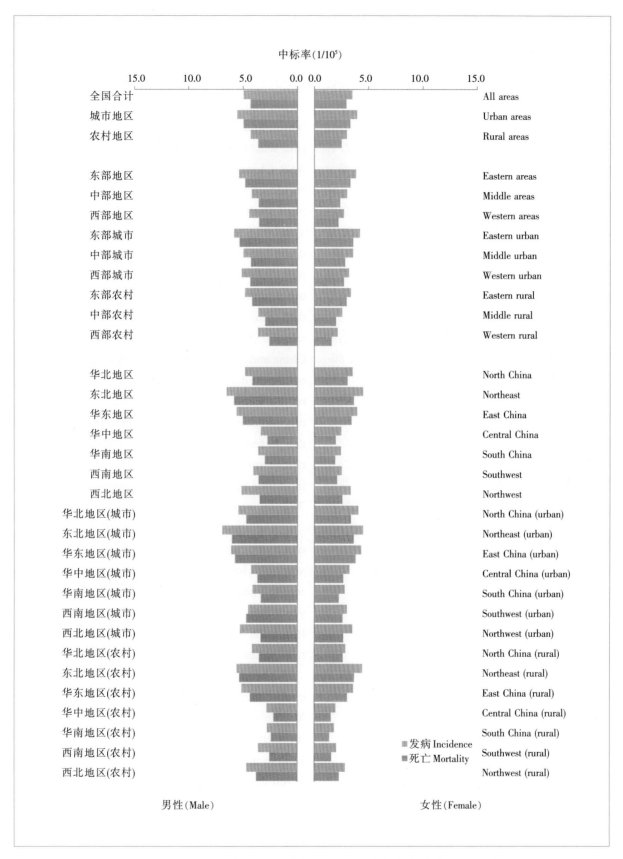

图 5-8c　2014 年全国不同肿瘤登记地区胰腺癌发病率和死亡率

Figure 5-8c　Incidence and mortality rates of pancreatic
cancer in different registration areas of China，2014

9 喉（C32）

2014年,全国肿瘤登记地区喉癌新发病例数为5059例（男性4473例,女性586例）,发病率为1.76/10万,中标率为1.11/10万,世标率为1.12/10万;其中男性和女性中标率分别为1.99/10万和0.25/10万,男性较女性高。城市和农村中标率分别为1.19/10万和1.02/10万,农村较城市低。同期喉癌死亡例数为2868例（男性2490例,女性378例）,死亡率为0.99/10万,中标率为0.60/10万,世标率为0.60/10万;男性死亡率较女性高,农村较城市低,年龄标化后,男性中标率较女性高6.13倍,城市为农村的102%。喉癌0~74岁累积发病率和死亡率分别为0.14%和0.07%。

喉癌年龄别发病率和死亡率在44岁之前处于较低水平,45岁以后迅速上升,在75~岁或80~岁年龄组达到高峰,男性高于女性。城乡和不同地区年龄别发病率、死亡率,以及发病、死亡高峰有一定的差异,但总体趋势基本相同。

总体来看,城市地区喉癌的发病率和死亡率均高于农村地区。中部城市和中部农村地区的发病率和死亡率分别较东、西部城市地区及东、西部农村地区高。在七大行政区中,华南和东北发病率和死亡率较高,西北和华东较低。

（表5-9a~5-9b,图5-9a~5-9b）

9 Larynx（C32）

In 2014, there were 5059 new cases diagnosed as larynx cancer in registration areas of China（4473 males and 586 females）. The crude incidence rate was 1.76 per 100000（1.11 per 100000 for ASR China and 1.12 per 100000 for ASR world）. Incidence rate for ASR China in male was per 1.99 per 100000, which was higher than that of 0.25 per 100000 in female. Incidence rate for ASR China in urban and rural areas was 1.19 per 100000 and 1.02 per 100000, respectively. The rate was higher in urban areas than that in rural areas. About 2868 cases died of larynx cancer in 2014, with the crude mortality rate of 0.99 per 100000（0.60 per 100000 both for ASR China and ASR world）. Mortality rate was higher in male than that in female, higher in urban than that in rural areas, respectively. After age-standardization, mortality remained 6.13 times higher in male than that in female, and 0.02 times higher in urban than that in rural, respectively. The cumulative rates of incidence and mortality for the age group from 0 to 74 years were 0.14% and 0.07%, respeetively.

The age-specific incidence and mortality rates of larynx cancer were relatively lower before 44 years old, but dramatically increased after that, then reached peak at the age group of 75~79 or 80~84 years. Rates in male were generally higher than those in female. The age-specific incidence and mortality rates varied in different areas with similar trends.

The incidence and mortality rates of larynx cancer were higher in urban than those in rural. Middle urban and rural had higher incidence and mortality rates than Eastern and Western urban, Eastern and Western rural, respectively. Among the seven administrative districts, high larynx cancer rates were shown in the South China and Northeast, whereas, lower rates were observed in Northwest and East China.

（Table 5-9a~5-9b, Figure 5-9a~5-9b）

表 5-9a　2014 年全国肿瘤登记地区喉癌发病情况
Table 5-9a　Incidence of larynx cancer in registration areas of China，2014

地区 Area	性别 Sex	病例数 No.cases	粗率 Crude rate （1/10^5）	构成 （%）	中标率 ASR China （1/10^5）	世标率 ASR world （1/10^5）	累积率 Cum.rate 0~74（%）
全国 All	合计 Both sexes	5059	1.76	0.61	1.11	1.12	0.14
	男性 Male	4473	3.06	0.98	1.99	2.02	0.26
	女性 Female	586	0.41	0.16	0.25	0.24	0.03
城市 Urban areas	合计 Both sexes	2861	1.99	0.64	1.19	1.21	0.15
	男性 Male	2594	3.58	1.07	2.21	2.26	0.29
	女性 Female	267	0.37	0.13	0.21	0.20	0.03
农村 Rural areas	合计 Both sexes	2198	1.52	0.58	1.02	1.03	0.13
	男性 Male	1879	2.55	0.87	1.76	1.77	0.22
	女性 Female	319	0.45	0.20	0.29	0.29	0.04
东部地区 Eastern areas	合计 Both sexes	3040	1.85	0.59	1.08	1.10	0.14
	男性 Male	2719	3.29	0.97	1.98	2.01	0.26
	女性 Female	321	0.39	0.14	0.21	0.21	0.03
中部地区 Middle areas	合计 Both sexes	1417	1.74	0.68	1.23	1.25	0.16
	男性 Male	1214	2.91	1.03	2.13	2.17	0.27
	女性 Female	203	0.51	0.23	0.35	0.34	0.04
西部地区 Western areas	合计 Both sexes	602	1.41	0.58	0.99	1.01	0.12
	男性 Male	540	2.48	0.89	1.79	1.82	0.23
	女性 Female	62	0.30	0.14	0.21	0.21	0.02

表 5-9b　2014 年全国肿瘤登记地区喉癌死亡情况
Table 5-9b　Mortality of larynx cancer in registration areas of China，2014

地区 Area	性别 Sex	病例数 No.cases	粗率 Crude rate （1/10^5）	构成 （%）	中标率 ASR China （1/10^5）	世标率 ASR world （1/10^5）	累积率 Cum.rate 0~74（%）
全国 All	合计 Both sexes	2868	0.99	0.57	0.60	0.60	0.07
	男性 Male	2490	1.70	0.79	1.07	1.08	0.12
	女性 Female	378	0.27	0.21	0.15	0.14	0.02
城市 Urban areas	合计 Both sexes	1550	1.08	0.60	0.60	0.60	0.07
	男性 Male	1387	1.92	0.86	1.12	1.13	0.13
	女性 Female	163	0.23	0.17	0.11	0.11	0.01
农村 Rural areas	合计 Both sexes	1318	0.91	0.55	0.59	0.59	0.07
	男性 Male	1103	1.49	0.71	1.01	1.01	0.12
	女性 Female	215	0.31	0.25	0.19	0.18	0.02
东部地区 Eastern areas	合计 Both sexes	1617	0.99	0.53	0.54	0.54	0.06
	男性 Male	1416	1.71	0.74	0.98	0.99	0.11
	女性 Female	201	0.25	0.17	0.12	0.12	0.01
中部地区 Middle areas	合计 Both sexes	857	1.05	0.67	0.73	0.73	0.08
	男性 Male	729	1.75	0.89	1.26	1.27	0.14
	女性 Female	128	0.32	0.28	0.21	0.21	0.02
西部地区 Western areas	合计 Both sexes	394	0.92	0.61	0.63	0.63	0.07
	男性 Male	345	1.58	0.83	1.13	1.13	0.13
	女性 Female	49	0.23	0.22	0.15	0.14	0.01

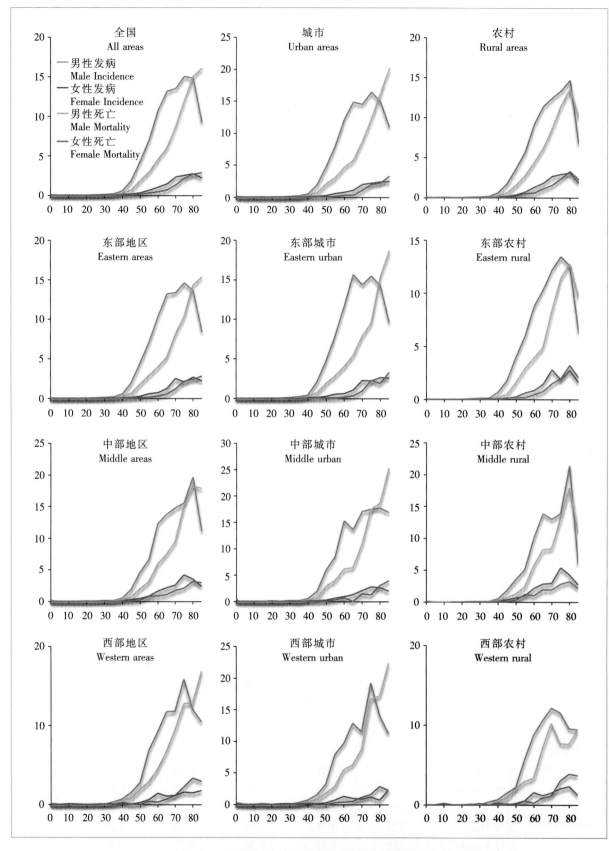

图 5-9a　2014 年全国肿瘤登记地区喉癌年龄别发病率和死亡率（1/10 万）

Figure 5-9a　Age-specific incidence and mortality rates of larynx

cancer in registration areas of China，2014（1/10^5）

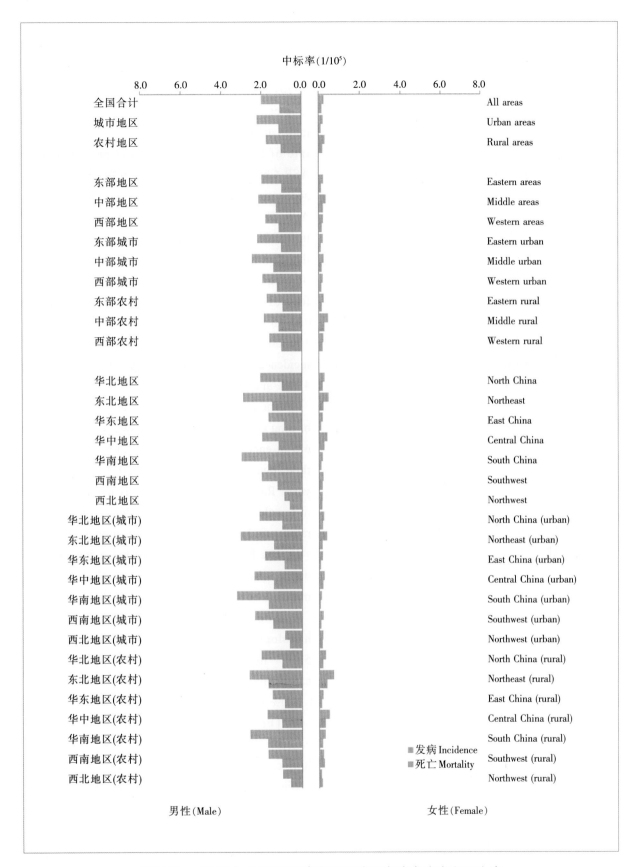

中标率(1/10⁵)

男性(Male)　　　　　　　　　　　　　女性(Female)

图 5-9b　2014 年全国不同肿瘤登记地区喉癌发病率和死亡率

Figure 5-9b　Incidence and mortality rates of larynx cancer in
different registration areas of China, 2014

10 气管,支气管,肺(C33–C34)

2014年,全国肿瘤登记地区肺癌新发病例数为170152例(男性113194例,女性56958例),发病率为59.03/10万,中标率为36.62/10万,世标率为36.54/10万,占全部恶性肿瘤发病数的20.62%。男性中标率为女性的2.09倍,城市略高于农村。2014年,登记地区因肺癌死亡病例数为136125例(男性92892例,女性为43233例),死亡率为47.23/10万,中标率28.45/10万,世标率28.29/10万。肺癌发病和死亡的0~74岁累积率分别为4.48%和3.31%。

不同地区肺癌年龄别发病率和死亡率在40岁之前均处于较低水平,自40岁以后快速上升,在80~岁或85+岁年龄组达到高峰,男性高于女性。城乡和不同地区年龄别率的水平虽然有一定的差异,但总体趋势类同。

46.5%的肺癌发生在肺上叶,其次是下叶(占30.6%),中叶占13.6%,主支气管仅占6.4%。

腺癌是肺癌最主要的病理类型,占全部肺癌的53.9%,其次是鳞癌30.6%和腺鳞癌11.0%。

总体来看,城市地区肺癌的发病率和死亡率均高于农村地区。中部地区肺癌发病率与死亡率最高,东部地区最低。在七大行政区中,东北、华中、西南地区发病率和死亡率均较高,西北地区最低。

(表5-10a~5-10b,图5-10a~5-10d)

10 Trachea,Bronchus & Lung (C33–C34)

In 2014, there were 170152 new cases diagnosed as lung cancer in registration areas of China(113194 males and 56958 females), with the crude incidence rate of 59.03 per 100000(36.62 per 100000 for ASR China and 36.54 per 100000 for ASR world), accounting for 20.62% of all cancer new cases. The ASR China was 1.09 times higher in male than that in female, while in urban areas it was slightly higher than that in rural areas. A total of 136125 cases died of lung cancer in 2014(92892 males and 43233 females), with the crude mortality of 47.23per 100000(28.45 per 100000 for ASR China and 28.29 per 100000 for ASR world). The cumulative rates of incidence and mortality from age 0 to 74 years were 4.48% and 3.31%, respectively.

The age-specific incidence and mortality rates of lung cancer were relatively lower before 40 years old in each area and increased dramatically since then, peaked in age group of 80~84 or above 85 years. Rates in male were generally higher than those in female. The age-specific incidence and mortality rates varied in different areas with similar curve.

The lung cancer occurred more frequently in upper lobe(46.5%), then lower lobe(30.6%), middle lobe(13.6%)and main bronchus(6.4%).

Adenocarcinoma was the most common histological type of lung cancer, accounting for 53.9% in all cases, followed by squamous cell carcinoma(30.6%)and adenosquamous carcinoma(11.0%).

The incidence and mortality rates of lung cancer were higher in urban than those in rural. The lung cancer incidence and mortality rates were the highest in Middle areas, followed by Western areas, then the Eastern. Among the seven administrative districts, higher lung cancer rates were shown in the Northeast, Central China as well as Southwest, and the lowest in Northwest.

(Table 5-10a~5-10b, Figure 5-10a~5-10d)

表 5-10a　2014 年全国肿瘤登记地区肺癌发病情况
Table 5-10a　Incidence of lung cancer in registration areas of China, 2014

地区 Area	性别 Sex	病例数 No.cases	粗率 Crude rate (1/10^5)	构成 (%)	中标率 ASR China (1/10^5)	世标率 ASR world (1/10^5)	累积率 Cum.rate 0~74(%)
全国	合计 Both sexes	170152	59.03	20.62	36.62	36.54	4.48
All	男性 Male	113194	77.42	24.69	49.97	50.07	6.20
	女性 Female	56958	40.10	15.53	23.86	23.60	2.80
城市	合计 Both sexes	90489	62.81	20.24	36.62	36.54	4.44
Urban areas	男性 Male	59523	82.21	24.61	49.80	49.96	6.15
	女性 Female	30966	43.21	15.09	24.25	23.91	2.79
农村	合计 Both sexes	79663	55.25	21.07	36.53	36.46	4.53
Rural areas	男性 Male	53671	72.72	24.78	50.02	50.05	6.24
	女性 Female	25992	36.93	16.09	23.39	23.23	2.80
东部地区	合计 Both sexes	104469	63.68	20.34	36.30	36.17	4.43
Eastern areas	男性 Male	67520	81.61	24.11	48.38	48.42	6.00
	女性 Female	36949	45.43	15.82	24.88	24.58	2.91
中部地区	合计 Both sexes	43729	53.67	21.08	37.82	37.88	4.69
Middle areas	男性 Male	30581	73.39	25.97	53.76	54.05	6.73
	女性 Female	13148	33.03	14.66	22.35	22.18	2.65
西部地区	合计 Both sexes	21954	51.41	21.07	35.78	35.74	4.34
Western areas	男性 Male	15093	69.24	24.89	49.96	50.12	6.11
	女性 Female	6861	32.82	15.76	21.99	21.76	2.58

表 5-10b　2014 年全国肿瘤登记地区肺癌死亡情况
Table 5-10b　Mortality of lung cancer in registration areas of China, 2014

地区 Area	性别 Sex	病例数 No.cases	粗率 Crude rate (1/10^5)	构成 (%)	中标率 ASR China (1/10^5)	世标率 ASR world (1/10^5)	累积率 Cum.rate 0~74(%)
全国	合计 Both sexes	136125	47.23	27.22	28.45	28.29	3.31
All	男性 Male	92892	63.54	29.40	40.34	40.26	4.77
	女性 Female	43233	30.44	23.47	17.18	16.95	1.88
城市	合计 Both sexes	72433	50.28	28.01	28.14	27.95	3.21
Urban areas	男性 Male	49242	68.01	30.52	40.17	40.10	4.69
	女性 Female	23191	32.36	23.85	16.92	16.61	1.78
农村	合计 Both sexes	63692	44.17	26.36	28.68	28.54	3.43
Rural areas	男性 Male	43650	59.14	28.22	40.37	40.24	4.85
	女性 Female	20042	28.48	23.05	17.40	17.26	1.99
东部地区	合计 Both sexes	84680	51.61	27.51	28.37	28.15	3.29
Eastern areas	男性 Male	56411	68.18	29.32	39.59	39.43	4.68
	女性 Female	28269	34.76	24.49	17.85	17.56	1.94
中部地区	合计 Both sexes	34352	42.16	26.79	29.19	29.14	3.45
Middle areas	男性 Male	24431	58.63	29.75	42.61	42.68	5.07
	女性 Female	9921	24.92	21.51	16.28	16.15	1.82
西部地区	合计 Both sexes	17093	40.03	26.66	27.39	2730	3.18
Western areas	男性 Male	12050	55.28	29.04	39.49	39.53	4.65
	女性 Female	5043	24.12	22.28	15.69	15.50	1.72

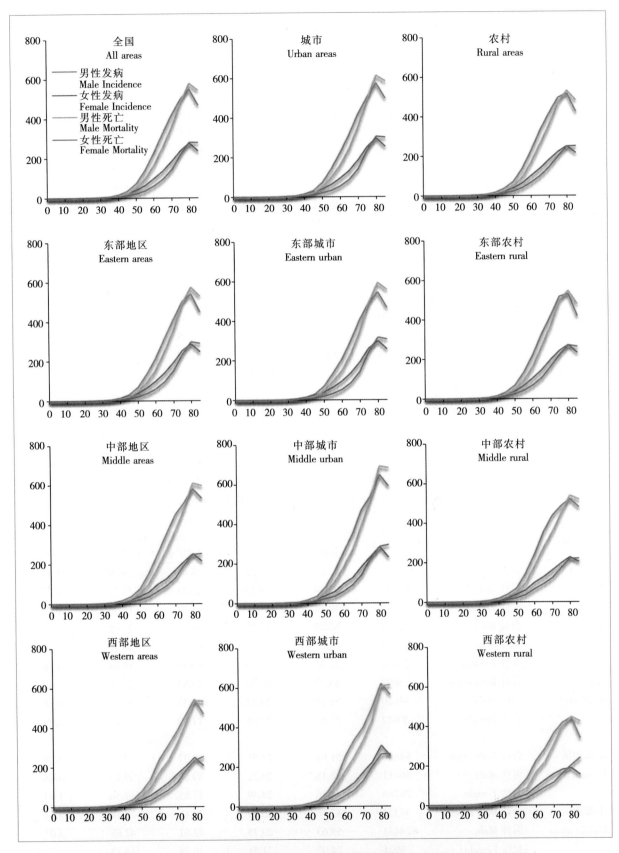

图 5-10a　2014 年全国肿瘤登记地区肺癌年龄别发病率和死亡率（1/10 万）

Figure 5-10a　Age-specific incidence and mortality rates of lung
cancer in registration areas of China，2014（1/10⁵）

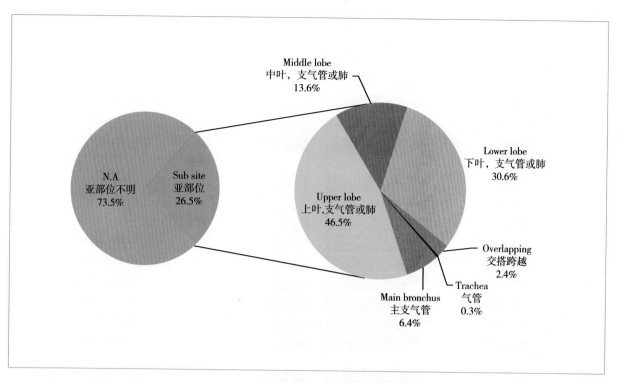

图 5-10b　2014 年全国肿瘤登记地区肺癌亚部位分布情况

Figure 5-10b　Distribution of subcategories of lung
cancer in registration areas of China，2014

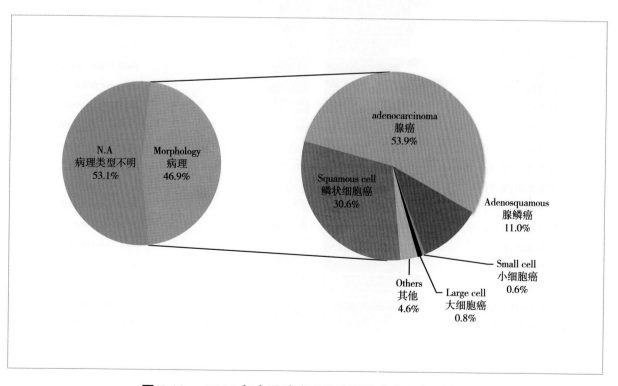

图 5-10c　2014 年全国肿瘤登记地区肺癌病理分型情况

Figure 5-10c　Distribution of histological types of lung
cancer in registration areas of China，2014

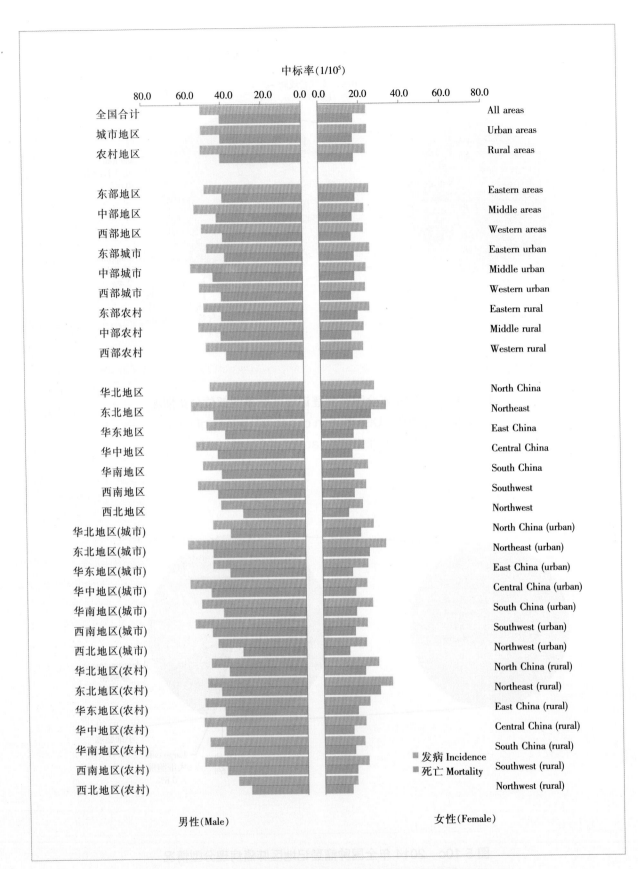

图 5-10d 2014 年全国不同肿瘤登记地区肺癌发病率和死亡率

Figure 5-10d Incidence and mortality rates of lung cancer in
different registration areas of China, 2014

CHINA CANCER REGISTRY ANNUAL REPORT 2017

11 骨（C40–C41）

2014 年，全国肿瘤登记地区骨癌新发病例数为 5253 例（男性 2978 例，女性 2275 例），发病率为 1.82/10 万，中标率为 1.37/10 万，世标率为 1.33/10 万；其中男性和女性中标率分别为 1.57/10 万和 1.17/10 万，男性较女性高。城市和农村中标率分别为 1.22/10 万和 1.53/10 万，农村较城市高。同期骨癌死亡例数为 3792 例，死亡率为 1.32/10 万，中标率为 0.89/10 万，世标率为 0.88/10 万；分性别和地区比较，男性死亡率和中标率均高于女性高，农村高于城市。骨癌 0~74 岁累积发病率和死亡率分别为 0.14% 和 0.09%。

骨癌年龄别发病率和死亡率在 44 岁之前处于较低水平，45 岁以后迅速上升，在 75~ 岁或 80~ 岁年龄组达到高峰，男性高于女性。城乡和不同地区年龄别发病率、死亡率，以及发病、死亡高峰有一定的差异，但总体趋势基本相同。

分亚部位比较，38.6% 的骨癌发生在四肢的骨、关节和关节软骨，61.5% 发生在其他及未特指部位的骨、关节和关节软骨。

总体来看，农村地区骨癌的发病率和死亡率均高于城市。西部地区的发病率和死亡率均较东部和中部高。在七大行政区中，西北地区发病率高，东北最低。分地区比较标化死亡率，西南地区死亡率最高，华北地区最低。

（表 5-11a~5-11b，图 5-11a~5-11c）

11　Bone（C40–C41）

In 2014, there were 5253 new case of bone cancer in registration areas of China（2978 males, 2275 females）. The crude incidence rate was 1.82 per 100000（1.37 per 100000 for ASR China and 1.33 per 100000 for ASR world）. The age-standardized incidence rate was higher in male（1.57 per 100000 for ASR China）than that in female（1.17 per 100000 for ASR China）. Incidence rate for ASR China in rural areas was 1.53 per 100000, which was higher than that in urban areas（1.22 per 100000）. A total of 3792 cases died of bone cancer in Chinese cancer registries. The crude mortality rate of bone cancer was 1.32 per 100000（0.89 per 100000 for ASR China and 0.88 per 100000 for ASR world）. By gender and area, the crude rate and age-standardized mortality rates were both higher in male than those in female, in rural than those in urban. The cumulative rates of incidence and mortality for the age group from 0 to 74 years were 0.14% and 0.09%, respectively.

The age-specific incidence and mortality rates of bone cancer were relatively low before 44 years old, but dramatically increased after that and then reached peak at age group of 75~79 or 80~84 years. Rates in male were generally higher than those in female. The age-specific incidence and mortality rates varied among different areas with similar trends.

By subsite, 38.6% of bone cancer occurred in limbs; whereas others（61.5%）occurred in other unspecific bone and articular cartilage site.

The incidence and mortality rates of bone cancer were higher in rural than those in urban. Western areas had higher incidence and mortality rates than Eastern and Middle areas. Among the seven administrative districts, the highest incidence rate for bone cancer was shown in Northwest; whereas the lowest rates were observed in Northeast. For standardized mortality, the highest rate was shown in Southwest, whereas the lowest rate in North China.

（Table 5-11a~5-llb, Figure 5-11a~5-11c）

表 5-11a 2014 年全国肿瘤登记地区骨癌发病情况
Table 5-11a Incidence of bone cancer in registration areas of China, 2014

地区 Area	性别 Sex	病例数 No.cases	粗率 Crude rate (1/10^5)	构成 (%)	中标率 ASR China (1/10^5)	世标率 ASR world (1/10^5)	累积率 Cum.rate 0~74(%)
全国	合计 Both sexes	5253	1.82	0.64	1.37	1.33	0.14
All	男性 Male	2978	2.04	0.65	1.57	1.53	0.16
	女性 Female	2275	1.60	0.62	1.17	1.14	0.12
城市	合计 Both sexes	2392	1.66	0.54	1.22	1.19	0.12
Urban areas	男性 Male	1327	1.83	0.55	1.36	1.34	0.14
	女性 Female	1065	1.49	0.52	1.08	1.05	0.10
农村	合计 Both sexes	2861	1.98	0.76	1.53	1.49	0.16
Rural areas	男性 Male	1651	2.24	0.76	1.78	1.73	0.18
	女性 Female	1210	1.72	0.75	1.28	1.24	0.13
东部地区	合计 Both sexes	2799	1.71	0.55	1.20	1.17	0.12
Eastern areas	男性 Male	1577	1.91	0.56	1.38	1.36	0.14
	女性 Female	1222	1.50	0.52	1.02	0.99	0.10
中部地区	合计 Both sexes	1593	1.96	0.77	1.58	1.53	0.16
Middle areas	男性 Male	905	2.17	0.77	1.81	1.75	0.18
	女性 Female	688	1.73	0.77	1.34	1.30	0.14
西部地区	合计 Both sexes	861	2.02	0.83	1.66	1.61	0.16
Western areas	男性 Male	496	2.28	0.82	1.87	1.82	0.19
	女性 Female	365	1.75	0.84	1.46	1.41	0.14

表 5-11b 2014 年全国肿瘤登记地区骨癌死亡情况
Table 5-11b Mortality of bone cancer in registration areas of China, 2014

地区 Area	性别 Sex	病例数 No.cases	粗率 Crude rate (1/10^5)	构成 (%)	中标率 ASR China (1/10^5)	世标率 ASR world (1/10^5)	累积率 Cum.rate 0~74(%)
全国	合计 Both sexes	3792	1.32	0.76	0.89	0.88	0.09
All	男性 Male	2220	1.52	0.70	1.07	1.05	0.11
	女性 Female	1572	1.11	0.85	0.72	0.71	0.08
城市	合计 Both sexes	1666	1.16	0.64	0.75	0.74	0.08
Urban areas	男性 Male	971	1.34	0.60	0.91	0.90	0.09
	女性 Female	695	0.97	0.71	0.60	0.59	0.06
农村	合计 Both sexes	2126	1.47	0.88	1.05	1.03	0.11
Rural areas	男性 Male	1249	1.69	0.81	1.24	1.22	0.13
	女性 Female	877	1.25	1.01	0.85	0.84	0.09
东部地区	合计 Both sexes	2211	1.35	0.72	0.85	0.83	0.09
Eastern areas	男性 Male	1282	1.55	0.67	1.02	1.00	0.11
	女性 Female	929	1.14	0.80	0.69	0.67	0.07
中部地区	合计 Both sexes	968	1.19	0.75	0.89	0.88	0.10
Middle areas	男性 Male	557	1.34	0.68	1.04	1.03	0.12
	女性 Female	411	1.03	0.89	0.74	0.73	0.08
西部地区	合计 Both sexes	613	1.44	0.96	1.07	1.06	0.11
Western areas	男性 Male	381	1.75	0.92	1.33	1.31	0.14
	女性 Female	232	1.11	1.03	0.83	0.81	0.08

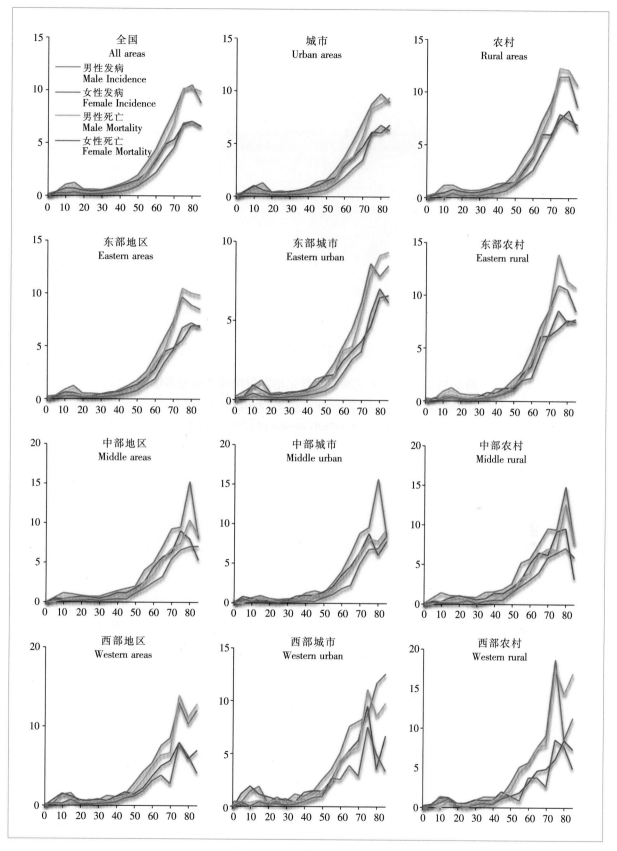

图 5-11a　2014 年全国肿瘤登记地区骨癌年龄别发病率和死亡率（1/10 万）

Figure 5-11a　Age-specific incidence and mortality rates of bone
cancer in registration areas of China，2014（1/10⁵）

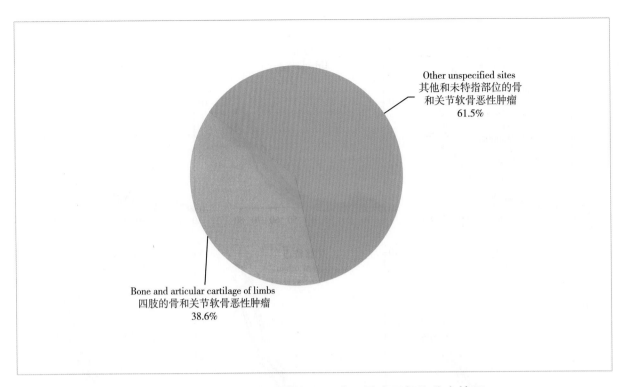

图 5-11b　2014 年全国肿瘤登记地区骨癌亚部位分布情况

Figure 5-11b　Distribution of subcategories of bone
cancer in registration areas of China，2014

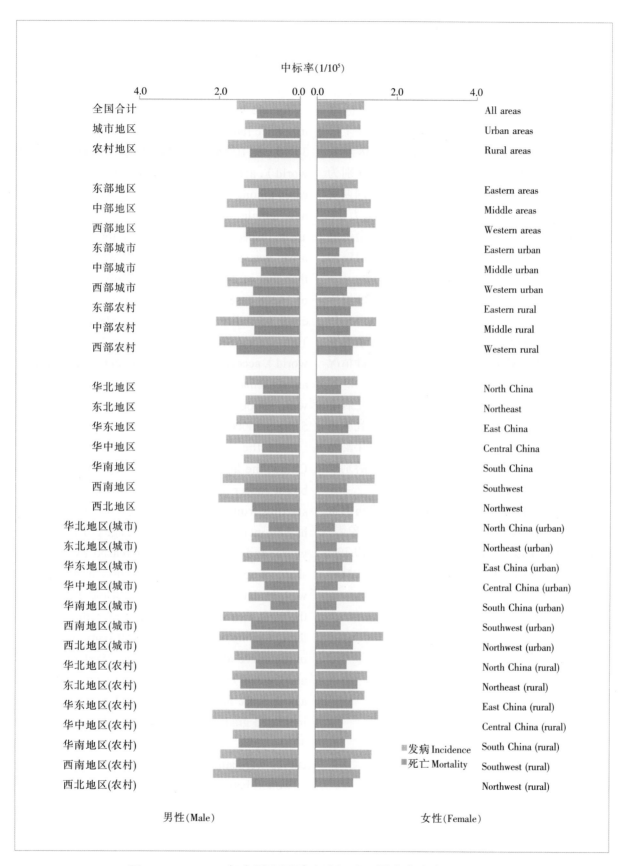

图 5-11c　2014 年全国不同肿瘤登记地区骨癌发病率和死亡率

Figure 5-11c　Incidence and mortality rates of bone cancer in different registration areas of China, 2014

12 女性乳腺（C50）

2014 年，全国肿瘤登记地区女性乳腺癌新发病例 59806 例，发病率为 42.11/10 万，中标率为 30.10/10 万，世标率为 28.20/10 万，占女性全部癌症发病的 16.31%。其中城市和农村地区新发病例分别为 36426 例和 23380 例，中标率分别为 34.85/10 万和 24.89/10 万，城市高于农村。同期女性乳腺癌死亡 14278 例，死亡率为 10.05/10 万，中标率 6.46/10 万，世标率 6.28/10 万，占女性全部癌症死亡的 7.75%。城市和农村地区女性乳腺癌的死亡中标率分别为 7.04/10 万和 5.79/10 万。

全国肿瘤登记地区女性乳腺癌从 25~29 岁年龄组开始，随年龄增长发病率迅速上升，至 55~59 岁年龄组达发病高峰，之后随年龄增长而迅速下降。城市地区年龄别发病率曲线与全国合计情况相类似，而农村地区发病率最高出现在 45~49 岁和 55~59 岁两个年龄组。东、中和西部的发病率曲线也与全国合计相类似。同期全国女性乳腺癌年龄别死亡率曲线自 30~34 岁组开始随着年龄增长而增长，无论城市、农村还是地区之间年龄别死亡率曲线走势相似。

所有女性乳腺癌病例中，有 25.9% 的病例报告了明确的亚部位，其中 40.8% 发生在外上象限，其次是内上象限，占 19.9%，重叠区域占 10.7%，外下象限占 8.5%，内下象限占 8.0%，中央区域占 6.7%，乳头和乳晕占 4.6%，腋窝区域占 0.6%。

12 Female Breast（C50）

In 2014, there were 59806 new cases diagnosed as female breast cancer in China, with the crude incidence rate of 42.11 per 100000（the ASR China 30.10 per 100000 and 28.20 per 100000 for ASR world）, accounting for 16.31% of the new cancer cases among female. There were 36426 and 23380 new female breast cancer cases in urban and rural areas, respectively. Incidence rate for ASR China in urban was per 34.85 per 100000, which was higher than that of 24.89 per 100000 in rural areas. A total of 14278 cases died of breast cancer cases, with the crude mortality rate of 10.05 per 100000（6.46 per 100000 for ASR China and 6.28 per 100000 for ASR world）, accounting for 7.75% of all the cancer deaths among female. Mortality rate for ASR China in urban was 7.04 per 100000, which was higher than that of 5.79 per 100000 in rural areas.

In the areas covered by cancer registry of China, the age-specific incidence rate of female breast cancer increased dramatically along with age starting from the age group of 25~29 years. The highest incidence appeared in the age group of 55~59 years, and then gradually decreased by age. The shape of age-specific incidence curve in urban areas was similar to the overall curve, while the curve of the rural area was slightly different with 2 peaks at the age group of 45~49 and 55~59 years. The shapes of the curve of the 3 major areas（Western, Eastern and Central）were similar to the overall curve. The age-specific mortality of female breast cancer was increased gradually with age after the age group of 30~34 years. The shape of the age-specific mortality curves were similar between urban and rural areas, as well as between the 3 major areas.

There was 25.9% female breast cancer cases with clarified subcategories. Among them, most frequently, 40.8% occurred in upper outer, then upper inner（19.9%）, overlapping（10.7%）, lower outer（8.5%）, lower inner（8.0%）, central portion（6.7%）, nipple and areola（4.6%）and axillary tail（0.6%）.

所有女性乳腺癌病例中,有77.3%报告了明确的病理类型。其中,导管内癌是最主要的病理类型,占78.2%,小叶癌占5.5%,髓样癌和Paget病分别占0.5%和1.5%,其他类型占14.3%。

总体来看,城市地区女性乳腺癌的发病率和死亡率均高于农村地区。东部地区的发病率和死亡率均较中部和西部高。七大地区中发病率高于全国平均水平的依次是东北地区、华南地区和华北地区,死亡率高于全国平均水平的地区为东北地区。

(表5-12a~5-12b,图5-12a~5-12d)

There was 77.3% female breast cancer cases with confirmed histological type. Among them, intraductal carcinoma was the most common histological type, accounting for 78.2% in all cases, fol-lowed by lobular carcinoma(5.5%), Paget's (1.5%)and medullary carcinoma(0.5%). Other types accounts for 14.3%.

The incidence and mortality rates of female breast cancer were higher in urban than those in rural. Western areas had higher incidence and mortality rates than Eastern areas and Middle areas. Among the seven administrative districts, there were 3 districts(Northeast, South China and North China in descending order)whose incidence rates were higher than the overall incidence rate and 1 district (Northeast)whose mortality rate was higher than the overall mortality rate.

(Table 5-12a~5-12b, Figure 5-12a~5-12d)

表 5-12a　2014 年全国肿瘤登记地区女性乳腺癌发病情况

Table 5-12a　Incidence of female breast cancer in registration areas of China, 2014

地区 Area	病例数 No.cases	粗率 Crude rate (1/10^5)	构成 (%)	中标率 ASR China (1/10^5)	世标率 ASR world (1/10^5)	累积率 Cum.rate 0~74(%)
全国 All	59806	42.11	16.31	30.10	28.20	3.05
城市 Urban areas	36426	50.83	17.75	34.85	32.80	3.60
农村 Rural areas	23380	33.22	14.47	24.89	23.15	2.45
东部地区 Eastern areas	39267	48.28	16.81	33.05	30.94	3.36
中部地区 Middle areas	14059	35.32	15.68	27.03	25.34	2.72
西部地区 Western areas	6480	31.00	14.88	23.48	21.89	2.33

表 5-12b　2014 年全国肿瘤登记地区女性乳腺癌死亡情况

Table 5-12b　Mortality of female breast cancer in registration areas of China, 2014

地区 Area	病例数 No.cases	粗率 Crude rate (1/10^5)	构成 (%)	中标率 ASR China (1/10^5)	世标率 ASR world (1/10^5)	累积率 Cum.rate 0~74(%)
全国 All	14278	10.05	7.75	6.46	6.28	0.69
城市 Urban areas	8417	11.75	8.66	7.04	6.89	0.74
农村 Rural areas	5861	8.33	6.74	5.79	5.59	0.62
东部地区 Eastern areas	9039	11.11	7.83	6.60	6.43	0.70
中部地区 Middle areas	3557	8.94	7.71	6.44	6.25	0.69
西部地区 Western areas	14278	10.05	7.75	6.46	6.28	0.69

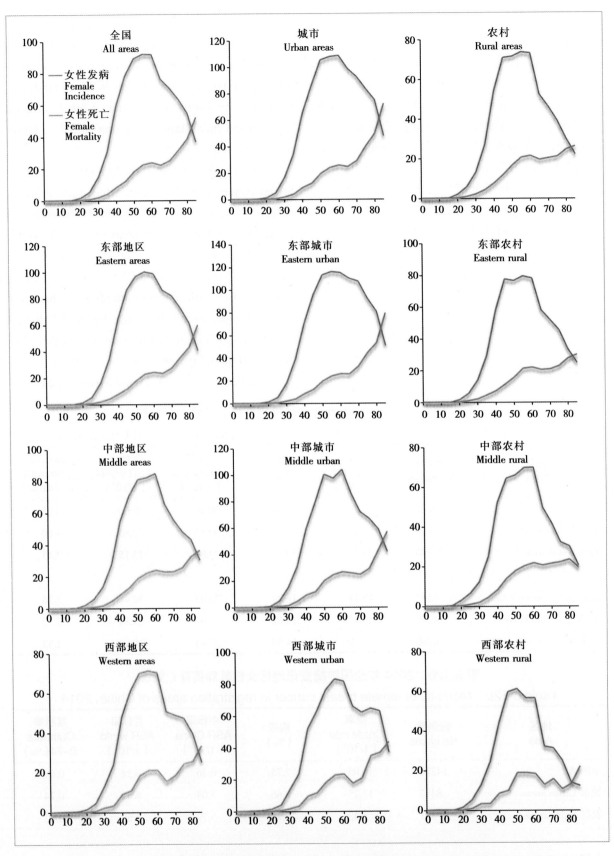

图 5-12a　2014 年全国肿瘤登记地区女性乳腺癌年龄别发病率和死亡率（1/10 万）

Figure 5-12a　Age-specific incidence and mortality rates offemale breast cancer in registration areas of China，2014（1/10⁵）

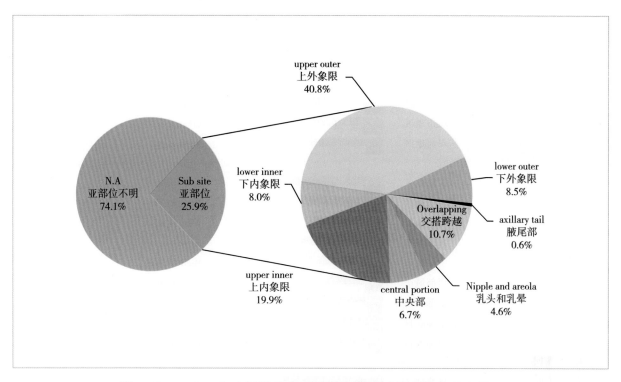

图 5-12b　2014 年全国肿瘤登记地区女性乳腺癌亚部位分布情况

Figure 5-12b　Distribution of subcategories of female breast cancer in registration areas of China, 2014

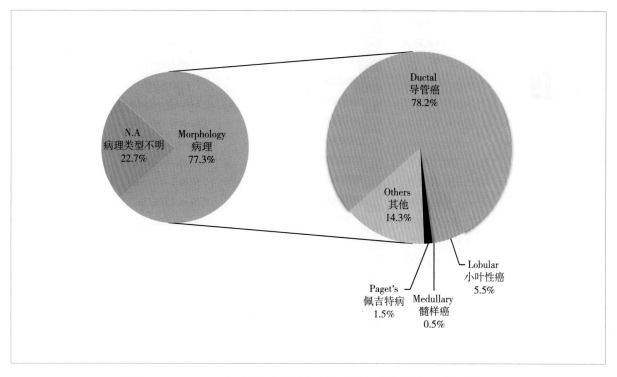

图 5-12c　2014 年全国肿瘤登记地区女性乳腺癌病理分型情况

Figure 5-12c　Distribution of histological types of female breast cancer in registration areas of China, 2014

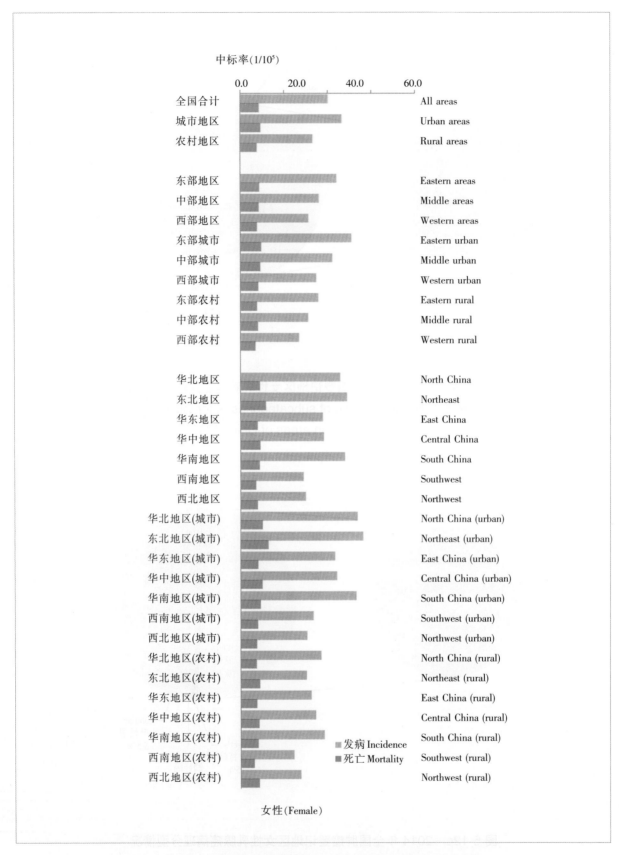

中标率(1/10⁵)

图 5-12d　2014 年全国不同肿瘤登记地区女性乳腺癌发病率和死亡率

Figure 5-12d　Incidence and mortality rates of female breast
cancer in differentregistration areas of China，2014

13 子宫颈（C53）

2014年，全国肿瘤登记地区子宫颈癌新发病例数为22348例，发病率为15.73/10万，中标率为11.62/10万，世标率为10.66/10万，占女性全部癌症发病的6.09%。2014年，全国肿瘤登记地区因子宫颈癌死亡病例数为6709例，死亡率为4.72/10万，中标率为3.14/10万，世标率为3.01/10万。子宫颈癌发病和死亡的0~74岁累积率分别为1.12%和0.33%。

全国肿瘤登记地区子宫颈癌年龄别发病率在20岁之前处于较低水平，自20岁以后快速上升，50~岁年龄组达到高峰，之后逐渐下降。年龄别死亡率在25岁之前处于较低水平，25岁以后迅速上升，死亡率随年龄的增加逐渐升高，在85+岁年龄组达到高峰。不同地区子宫颈癌年龄别率的水平虽然有一定的差异，但总体趋势类同。

在具有亚部位信息的所有子宫颈癌中，宫颈内膜癌、外宫颈癌和宫颈交界部位癌分别占56.5%、30.8%和12.7%。

城市地区子宫颈癌发病率、死亡率低于农村地区。中部地区发病率与死亡率均高于东部地区和西部地区。在七大行政区中，华中、东北地区子宫颈癌发病率较高，西北、华北地区较低。

（表5-13a~5-13b，图5-13a~5-13c）

13 Cervix（C53）

In 2014, there were 22348 new cases diagnosed as cervical cancer in registration areas of China, with the crude incidence rate of 15.73 per 100000（11.62 per 100000 for ASR China and 10.66 per 100000 for ASR world）, accounting for 6.09% of all female cancer cases. A total of 6709 cases died of cervical cancer in 2014, with the crude mortality of 4.72 per 100000（3.14 per 100000 for ASR China and 3.01 per 100000 for ASR world）. The cumulative rates of incidence and mortality from age 0 to 74 years were 1.12% and 0.33%, respectively.

The age-specific incidence rate was low before 20 years old and dramatically increased constantly since then. The incidence reached peak at the age group of 50~years, and then decreased gradually. The age-specific mortality was low before 25 years old and gradually increased with age, reaching peak at the age group of 85+years. The age-specific incidence and mortality rates varied in different areas with similar curve.

The frequencies for availabe subcategories of cervical cancer were 56.5%, 30.8% and 12.7% for endocervix, exocervix and overlapping parts, respectively.

The incidence and mortality rates of cervical cancer were lower in urban areas than those in rural areas. Middle areas had higher rates than Eastern and Western areas. Among the seven adminis-trative districts, the incidence rates of cervical cancer were higher in Central China and Northeast areas, and lower in Northwest and North China.

（Table 5-13a~5-13b, Figure 5-13a~5-13c）

表 5-13a　2014 年全国肿瘤登记地区子宫颈癌发病情况

Table 5-13a　Incidence of cervical cancer in registration areas of China, 2014

地区 Area	病例数 No.cases	粗率 Crude rate (1/10^5)	构成 (%)	中标率 ASR China (1/10^5)	世标率 ASR world (1/10^5)	累积率 Cum.rate 0~74(%)
全国 All	22348	15.73	6.09	11.62	10.66	1.12
城市 Urban areas	11056	15.43	5.39	11.16	10.21	1.06
农村 Rural areas	11292	16.04	6.99	12.14	11.16	1.18
东部地区 Eastern areas	12068	14.84	5.17	10.66	9.73	1.01
中部地区 Middle areas	7150	17.96	7.97	13.87	12.87	1.37
西部地区 Western areas	3130	14.97	7.19	11.59	10.65	1.13

表 5-13b　2014 年全国肿瘤登记地区子宫颈癌死亡情况

Table 5-13b　Mortality of cervical cancer in registration areas of China, 2014

地区 Area	病例数 No.cases	粗率 Crude rate (1/10^5)	构成 (%)	中标率 ASR China (1/10^5)	世标率 ASR world (1/10^5)	累积率 Cum.rate 0~74(%)
全国 All	6709	4.72	3.64	3.14	3.01	0.33
城市 Urban areas	3238	4.52	3.33	2.92	2.78	0.30
农村 Rural areas	3471	4.93	3.99	3.39	3.27	0.37
东部地区 Eastern areas	3427	4.21	2.97	2.64	2.52	0.27
中部地区 Middle areas	2159	5.42	4.68	3.91	3.79	0.43
西部地区 Western areas	1123	5.37	4.96	3.92	3.75	0.42

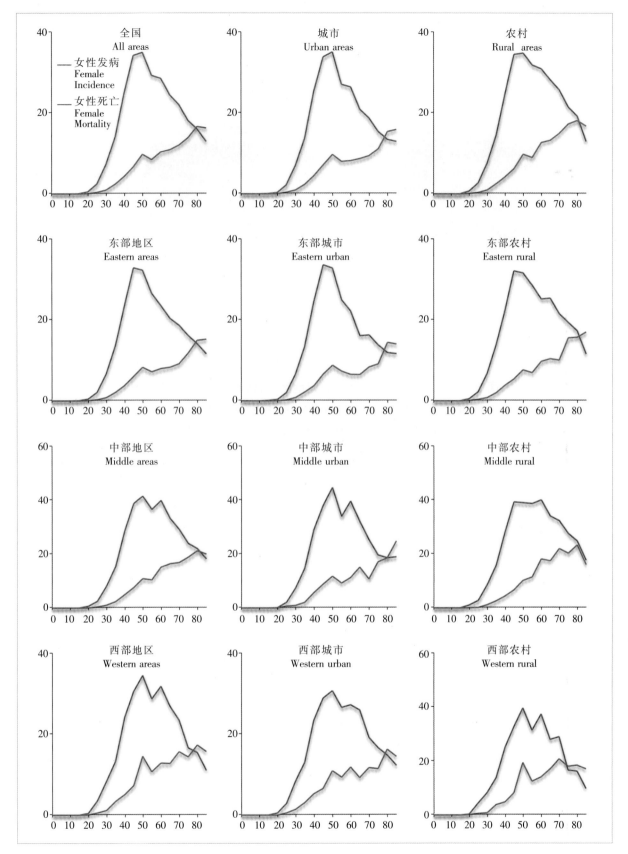

图 5-13a　2014 年全国肿瘤登记地区子宫颈癌年龄别发病率和死亡率（1/10 万）

Figure 5-13a　Age-specific incidence and mortality rates of cervical

cancer in registration areas of China，2014（ 1/10⁵ ）

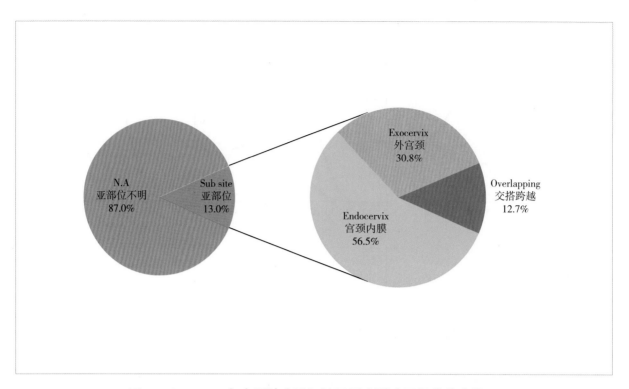

图 5-13b　2014 年全国肿瘤登记地区子宫颈癌亚部位分布情况

Figure 5-13b　Distribution of subcategories of cervical
cancer in registration areas of China，2014

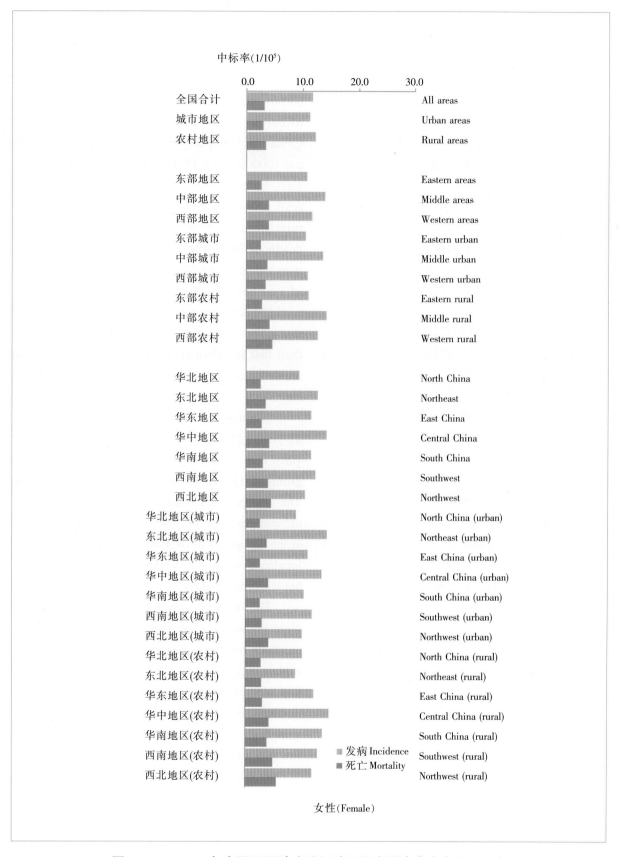

中标率(1/10⁵)

	全国合计	All areas
城市地区	Urban areas
农村地区	Rural areas
东部地区	Eastern areas
中部地区	Middle areas
西部地区	Western areas
东部城市	Eastern urban
中部城市	Middle urban
西部城市	Western urban
东部农村	Eastern rural
中部农村	Middle rural
西部农村	Western rural
华北地区	North China
东北地区	Northeast
华东地区	East China
华中地区	Central China
华南地区	South China
西南地区	Southwest
西北地区	Northwest
华北地区(城市)	North China (urban)
东北地区(城市)	Northeast (urban)
华东地区(城市)	East China (urban)
华中地区(城市)	Central China (urban)
华南地区(城市)	South China (urban)
西南地区(城市)	Southwest (urban)
西北地区(城市)	Northwest (urban)
华北地区(农村)	North China (rural)
东北地区(农村)	Northeast (rural)
华东地区(农村)	East China (rural)
华中地区(农村)	Central China (rural)
华南地区(农村)	South China (rural)
西南地区(农村)	Southwest (rural)
西北地区(农村)	Northwest (rural)

■ 发病 Incidence
■ 死亡 Mortality

女性(Female)

图 5-13c 2014 年全国不同肿瘤登记地区子宫颈癌发病率和死亡率
Figure 5-13c Incidence and mortality rates of cervical cancer in
different registration areas of China，2014

14 子宫体及部位不明（C54–C55）

2014 年,全国肿瘤登记地区子宫体及部位不明癌(简称子宫体癌)新发病 14021 例,发病率为 9.87/10 万,中标率为 6.79/10 万,世标率为 6.57/10 万,占女性全部癌症发病的 3.82%。其中城市地区中标率为 6.93/10 万,农村地区为 6.60/10 万,城市为农村的 1.05 倍。2014 年,全国因子宫体癌死亡 3614 例,死亡率为 2.54/10 万,中标率 1.57/10 万,世标率 1.56/10 万,占女性全部癌症死亡的 2.54%。其中城市地区中标率为 1.45/10 万,农村地区为 1.71/10 万,农村为城市的 1.18 倍。子宫体癌发病和死亡的 0~74 岁累积率分别为 0.74% 和 0.18%。

全国子宫体癌年龄别发病率在 25 岁之前处于较低水平,自 25 岁以后快速上升,55~ 岁年龄组达到高峰,之后逐渐下降。年龄别死亡率在 30 岁之前处于较低水平,30 岁以后迅速上升,死亡率随年龄的升高逐渐升高,在 80 岁及以上组达到高峰。不同地区年龄别率的水平虽然有一定的差异,但总体趋势类同。

按区域划分,城市子宫体癌发病率高于农村,而死亡率低于农村。东部地区发病率高于中部地区和西部地区。东部地区死亡率高于中部地区和西部地区。在七大行政区中,华南、华北地区子宫体癌发病较高,西南地区较低。

（表 5-14a~5-14b,图 5-14a~5-14b）

14 Corpus Uterus & Unspecified (C54–C55)

In 2014, there were 14021 new cases diagnosed as corpus uterus cancers and the crude incidence rate of corpus uterus cancer in registration areas of China was 9.87 per 100000 (the ASR China of 6.79 per 100000 and 6.57 per 100000 for ASR world), accounting for 3.82% of all female cancer cases. The ASR China was 1.05 times in urban as much as in rural areas. There were 3614 corpus uterus cancer deaths in 2014. The crude mortality rate of corpus uterus cancer was 2.54 per 100000 (the ASR China of 1.57 per 100000 and 1.56 per 100000 for ASR world), accounting for 2.54% of all female cancer cases. The ASR China was 0.18 times higher in rural than that in urban areas. The cumulative rates of incidence and mortality from age 0 to 74 were 0.74% and 0.18%, respectively.

The age-specific incidence was low before 25 years old and dramatically increased constantly since then. The incidence reached peak at the age group of 55~years, and then decreased gradually. The age-specific mortality was low before 30 years old and gradually increased with age, reaching peak at the age group of over 80-years. The age-specific incidence and mortality rates varied in different areas but with similar curve.

The incidence rates of corpus uterus cancer were higher in urban than those in rural, but the mortality rates were just opposite. Eastern areas had higher incidence and mortality rates than Middle and Western areas. Among the seven administrative districts, the incidence rates of corpus uterus cancer were high in North China and South China and the low in Southwest areas.

(Table 5-14a~5-14b, Figure 5-14a~5-14b)

表 5-14a   2014 年全国肿瘤登记地区子宫体癌发病情况

Table 5-14a   Incidence of corpus uterus cancer in registration areas of China, 2014

地区 Area	病例数 No.cases	粗率 Crude rate (1/10^5)	构成 (%)	中标率 ASR China (1/10^5)	世标率 ASR world (1/10^5)	累积率 Cum.rate 0~74(%)
全国 All	14021	9.87	3.82	6.79	6.51	0.74
城市 Urban areas	7547	10.53	3.68	6.93	6.15	0.77
农村 Rural areas	6474	9.20	4.01	6.60	6.36	0.70
东部地区 Eastern areas	9077	11.16	3.89	7.27	7.04	0.80
中部地区 Middle areas	3266	8.20	3.64	6.09	5.89	0.65
西部地区 Western areas	1678	8.03	3.85	5.98	5.77	0.64

表 5-14b   2014 年全国肿瘤登记地区子宫体癌死亡情况

Table 5-14b   Mortality of corpus uterus cancer in registration areas of China, 2014

地区 Area	病例数 No.cases	粗率 Crude rate (1/10^5)	构成 (%)	中标率 ASR China (1/10^5)	世标率 ASR world (1/10^5)	累积率 Cum.rate 0~74(%)
全国 All	3614	2.54	1.96	1.57	1.56	0.18
城市 Urban areas	1800	2.51	1.85	1.45	1.44	0.16
农村 Rural areas	1814	2.58	2.09	1.71	1.69	0.19
东部地区 Eastern areas	2147	2.64	1.86	1.49	1.48	0.17
中部地区 Middle areas	954	2.40	2.07	1.68	1.66	0.20
西部地区 Western areas	513	2.45	2.27	1.71	1.68	0.19

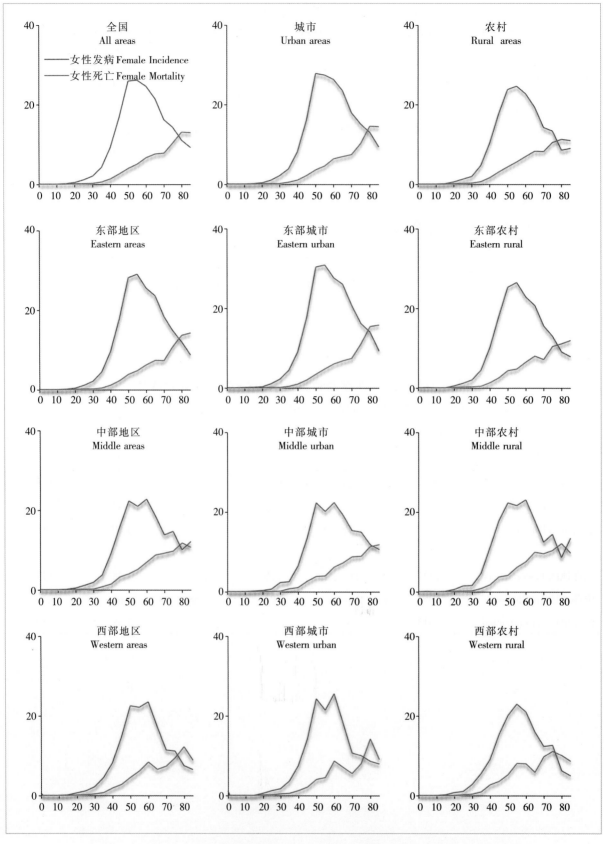

图 5-14a　2014 年全国肿瘤登记地区子宫体癌年龄别发病率和死亡率（1/10 万）

Figure 5-14a　Age-specific incidence and mortality rates of corpus uterus cancer in registration areas of China，2014（1/10⁵）

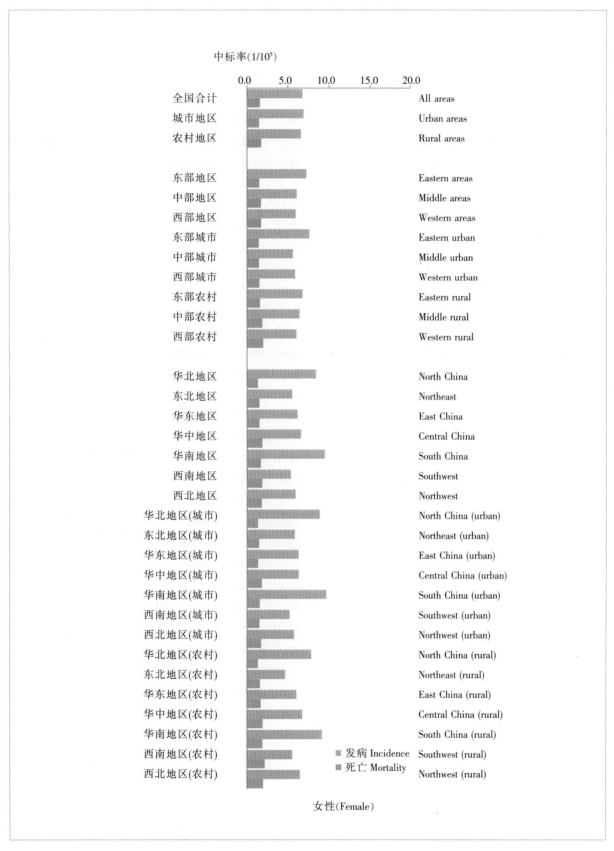

中标率(1/10⁵)

	全国合计	All areas
	城市地区	Urban areas
	农村地区	Rural areas
	东部地区	Eastern areas
	中部地区	Middle areas
	西部地区	Western areas
	东部城市	Eastern urban
	中部城市	Middle urban
	西部城市	Western urban
	东部农村	Eastern rural
	中部农村	Middle rural
	西部农村	Western rural
	华北地区	North China
	东北地区	Northeast
	华东地区	East China
	华中地区	Central China
	华南地区	South China
	西南地区	Southwest
	西北地区	Northwest
	华北地区(城市)	North China (urban)
	东北地区(城市)	Northeast (urban)
	华东地区(城市)	East China (urban)
	华中地区(城市)	Central China (urban)
	华南地区(城市)	South China (urban)
	西南地区(城市)	Southwest (urban)
	西北地区(城市)	Northwest (urban)
	华北地区(农村)	North China (rural)
	东北地区(农村)	Northeast (rural)
	华东地区(农村)	East China (rural)
	华中地区(农村)	Central China (rural)
	华南地区(农村)	South China (rural)
	西南地区(农村)	Southwest (rural)
	西北地区(农村)	Northwest (rural)

发病 Incidence
死亡 Mortality

女性(Female)

图 5-14b   2014 年全国不同肿瘤登记地区子宫体癌发病率和死亡率
Figure 5-14b   Incidence and mortality rates of corpus uterus cancer in
different registration areas of China，2014

15 卵巢（C56）

2014年，全国肿瘤登记地区卵巢癌发病数为10916例，占同期女性癌症发病总数的2.98%，发病率、中标率和世标率分别为7.69/10万、5.55/10万和5.29/10万。同期全国卵巢癌死亡数为4838例，占同期女性癌症死亡总数的2.63%，死亡率、中标率和世标率分别为3.41/10万、2.21/10万和2.17/10万。0~74岁累积发病率和死亡率分别为0.57%和0.26%。

城市地区卵巢癌发病和死亡均高于农村。城市和农村发病中标率分别为6.21/10万和4.82/10万，死亡中标率分别为2.58/10万和1.80/10万。卵巢癌发病和死亡中标率均为东部稍高于中部和西部。

2014年全国卵巢癌年龄别发病率从35~岁年龄组迅速上升，55~岁年龄组达高峰，其后在70~年龄组迅速下降，而死亡从35~岁年龄组迅速上升，75~岁年龄组达高峰。不同地区年龄别发病和死亡率有所不同。

（表5-15a~5-15b，图5-15a~5-15b）

15 Ovary（C56）

There were 10916 new cases with ovarian cancer, accounting for 2.98% of all new female cancers in 2014. The crude incidence rates, ASR China and ASR world were 7.69, 5.55 and 5.29 per 100000, respectively. There were 4838 ovarian cancer deaths in 2014, accounting for 2.63% of all female cancer deatlis.The crude mortality rates, ASR Chi-na and ASR world were 3.41, 2.21 and 2.17 per 100000, respectively. The cumulative incidence and mortality rates for 0~74 age group were 0.57% and 0.26%, respectively.

The ovarian cancer incidence and mortality rates were higher in urban than those in rural. The incidence rates for ASR China were 6.21 and 4.82 per 100000 in urban and rural, respectively. The mortality rates for ASR China were 2.58 and 1.80 per 100000 in urban and rural, respectively. The incidence and mortality rates, ASR China in Eastern areas were slightly higher than those in Middle areas and Western areas.

The age-specific incident rates for ovarian cancer in China of 2014 rose quickly from age group of 35~39 years, reaching peaked at age group of 55~59 years, and then decreasing quickly at age group of 70~74 years. The age-specific mortality rates increased quickly from age group of 35~39 years, reaching peak at 75~79. The age-specific incidence and mortality rates showed slight difference among different areas.

（Table 5-15a~5-15b, Figure 5-15a~5-15b）

表 5-15a　2014 年全国肿瘤登记地区卵巢癌发病情况

Table 5-15a　Incidence of ovarian cancer in registration areas of China, 2014

地区 Area	病例数 No.cases	粗率 Crude rate (1/10^5)	构成 (%)	中标率 ASR China (1/10^5)	世标率 ASR world (1/10^5)	累积率 Cum.rate 0~74(%)
全国 All	10916	7.69	2.98	5.55	5.29	0.57
城市 Urban areas	6411	8.95	3.12	6.21	5.92	0.64
农村 Rural areas	4505	6.40	2.79	4.82	4.60	0.50
东部地区 Eastern areas	6718	8.26	2.88	5.67	5.42	0.59
中部地区 Middle areas	2768	6.95	3.09	5.38	5.14	0.56
西部地区 Western areas	1430	6.84	3.28	5.33	5.06	0.55

表 5-15b　2014 年全国肿瘤登记地区卵巢癌死亡情况

Table 5-15b　Mortality of ovarian cancer in registration areas of China , 2014

地区 Area	病例数 No.cases	粗率 Crude rate (1/10^5)	构成 (%)	中标率 ASR China (1/10^5)	世标率 ASR world (1/10^5)	累积率 Cum.rate 0~74(%)
全国 All	4838	3.41	2.63	2.21	2.17	0.26
城市 Urban areas	3015	4.21	3.10	2.58	2.54	0.30
农村 Rural areas	1823	2.59	2.10	1.80	1.76	0.21
东部地区 Eastern areas	3078	3.78	2.67	2.29	2.25	0.26
中部地区 Middle areas	1128	2.83	2.45	2.03	2.00	0.24
西部地区 Western areas	632	3.02	2.19	2.18	2.13	0.25

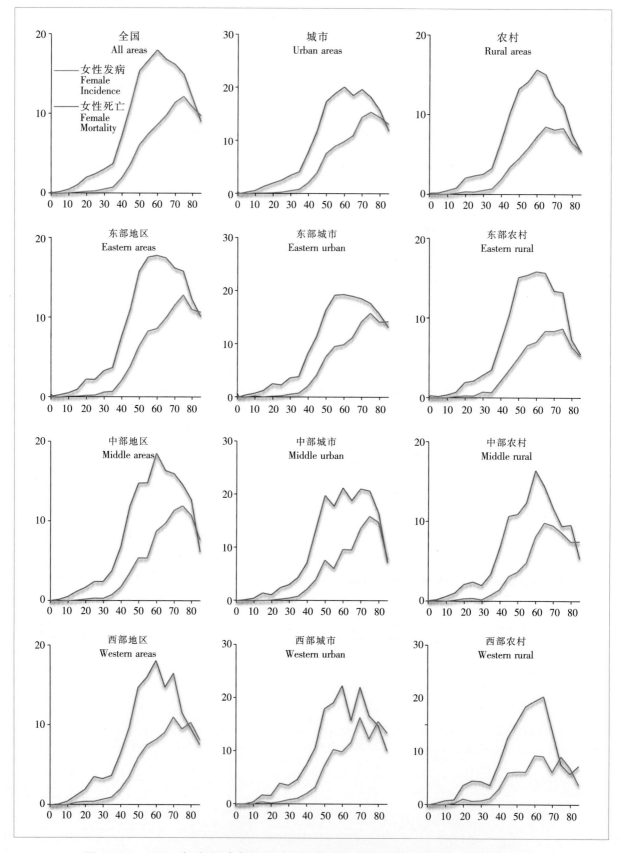

图 5-15a　2014 年全国肿瘤登记地区卵巢癌年龄别发病率和死亡率（1/10 万）

Figure 5-15a　Age-specific incidence and mortality rates of ovarian cancer in registration areas of China，2014（1/10⁵）

中标率(1/10⁵)

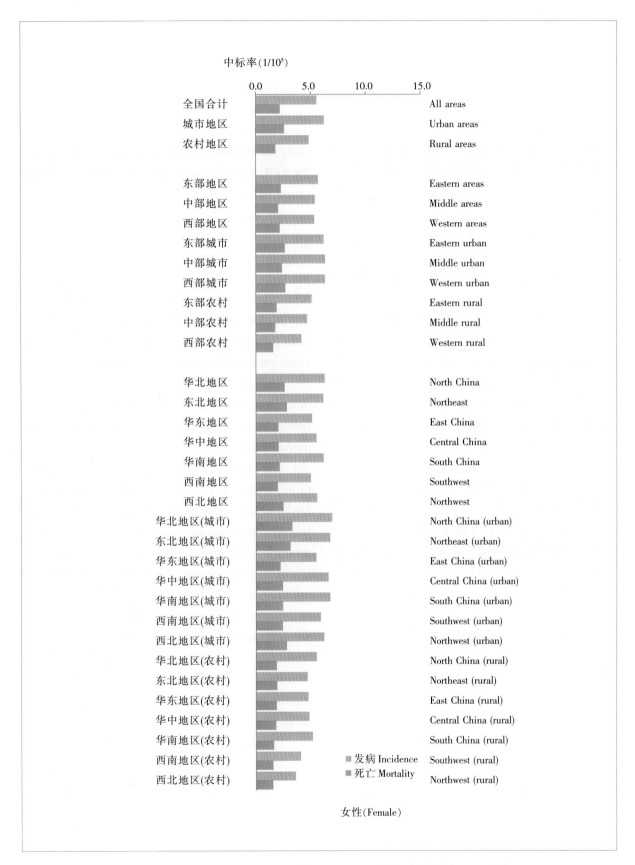

图 5-15b　2014 年全国不同肿瘤登记地区卵巢癌发病率和死亡率

Figure 5-15b　Incidence and mortality rates of ovarian cancer in
different registration areas of China, 2014

16 前列腺（C61）

2014年，全国肿瘤登记地区前列腺癌发病14310例，发病率为9.79/10万，中标率为6.02/10万，世标率为5.88/10万，占全部癌症发病的3.12%。城市地区前列腺癌发病率远高于农村地区，年龄标化后，城市地区发病中标率为农村地区的2.16倍。2014年，全国肿瘤登记地区因前列腺癌死亡病例数为6196例，前列腺癌死亡率为4.24/10万，中标率为2.39/10万，世标率为2.42/10万。城市地区前列腺癌死亡率同样高于农村地区。前列腺癌发病和死亡的0~74岁累积率分别为0.64%和0.17%。

不同地区前列腺癌年龄别发病率和死亡率在55岁之前处于较低水平，55岁开始呈上升趋势，60岁以后快速上升。城市地区发病率在85+岁年龄组达到高峰，而农村地区则在80~84岁组达到高峰，但中部农村地区略有不同，其前列腺癌发病率高峰年龄在85+岁年龄组。城乡和不同地区前列腺癌年龄别率的水平虽然有一定的差异，但总体趋势大致相同。

东部城市地区前列腺癌发病率远远高于中、西部的城市和农村地区。东部城市地区的死亡率高于其他地区，其次是西部城市地区。在七大行政区中，华南地区前列腺癌发病率较高，尤其是华南城市地区。死亡率同样是华南地区高于其他地区；农村地区为华南地区发病率和死亡率均高于其他地区。

（表5-16a~5-16b，图5-16a~5-16b）

16 Prostate（C61）

In 2014, there were 14310 new cases diagnosed as prostate cancer in registration areas of China, with the crude incidence rate of was 9.79 per 100000 (6.02 per 100000 for ASR China and 5.88 per 100000 for ASR world), accounting for 3.12% of all total cancer cases. The ASR China was 1.16 times higher in urban areas than that in rural areas. A total of 6196 cases died of prostate cancer in 2014 with the crude mortality of prostate cancer was 4.24 per 100000 (2.39 per 100000 for ASR China and 2.42 per 100000 for ASR world). The rate of mortality in urban areas was higher than that in rural areas. The cumulative rates of incidence and mortality from age 0 to 74 years were 0.64% and 0.17%, respectively.

The age-specific incidence and mortality rates were low before 55 years old and increased constantly since then. The age-specific incidence and mortality rates dramatically increased over 60 years old. The incidence reached peak at the age group of 85-years in urban areas and at the age group of 80~84 years in rural areas. Although the rates of age-specific incidence and mortality varied in different areas, the overall trend was similar.

The incidence rate of prostate cancer in Eastern urban areas was significantly higher than that in Middle and Western areas. The mortality rate of prostate cancer in Eastern urban areas was higher than other areas. Among the seven administrative districts, the incidence and mortality rates were the highest in South China, both in urban and in rural areas.

（Table 5-16a~5-16b, Figure 5-16a~5-16b）

表 5-16a 2014 年全国肿瘤登记地区前列腺癌发病情况

Table 5-16a Incidence of prostate cancer in registration areas of China, 2014

地区 Area	病例数 No.cases	粗率 Crude rate (1/10^5)	构成 (%)	中标率 ASR China (1/10^5)	世标率 ASR world (1/10^5)	累积率 Cum. rate 0~74 (%)
全国 All	14310	9.79	3.12	6.02	5.88	0.64
城市 Urban areas	10179	14.06	4.21	8.07	7.87	0.89
农村 Rural areas	4131	5.60	1.91	3.73	3.65	0.39
东部地区 Eastern areas	10207	12.34	3.65	6.94	6.78	0.77
中部地区 Middle areas	2461	5.91	2.09	4.21	4.14	0.44
西部地区 Western areas	1642	7.53	2.71	5.17	4.97	0.49

表 5-16b 2014 年全国肿瘤登记地区前列腺癌死亡情况

Table 5-16b Mortality of prostate cancer in registration areas of China, 2014

地区 Area	病例数 No.cases	粗率 Crude rate (1/10^5)	构成 (%)	中标率 ASR China (1/10^5)	世标率 ASR world (1/10^5)	累积率 Cum.rate 0~74 (%)
全国 All	6196	4.24	1.96	2.39	2.42	0.17
城市 Urban areas	4197	5.80	2.60	2.93	2.97	0.20
农村 Rural areas	1999	2.71	1.29	1.74	1.74	0.14
东部地区 Eastern areas	4247	5.13	2.21	2.56	2.60	0.18
中部地区 Middle areas	1206	2.89	1.47	2.00	1.99	0.15
西部地区 Western areas	743	3.41	1.79	2.27	2.30	0.18

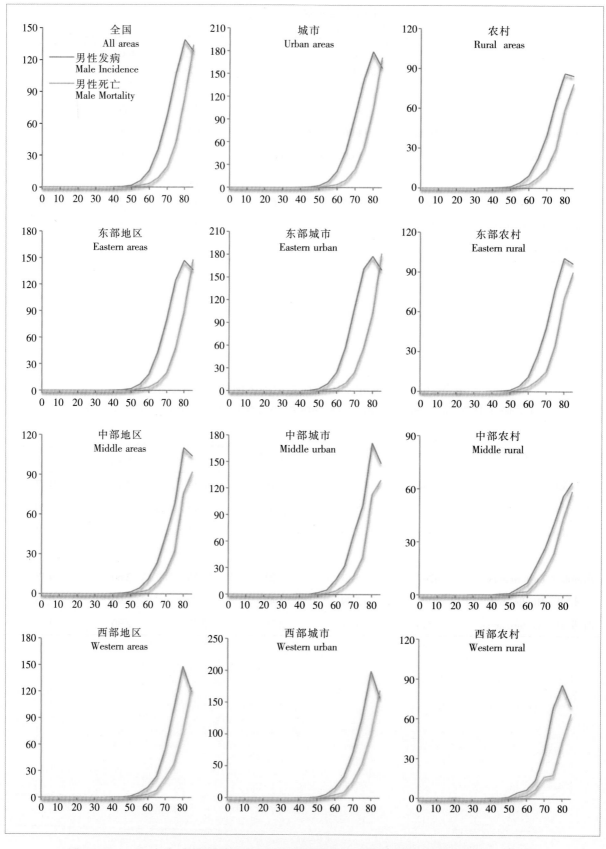

图 5-16a 2014 年全国肿瘤登记地区前列腺癌年龄别发病率和死亡率（1/10 万）

Figure 5-16a Age-specific incidence and mortality rates of prostate
cancer in registration areas of China，2014（1/10⁵）

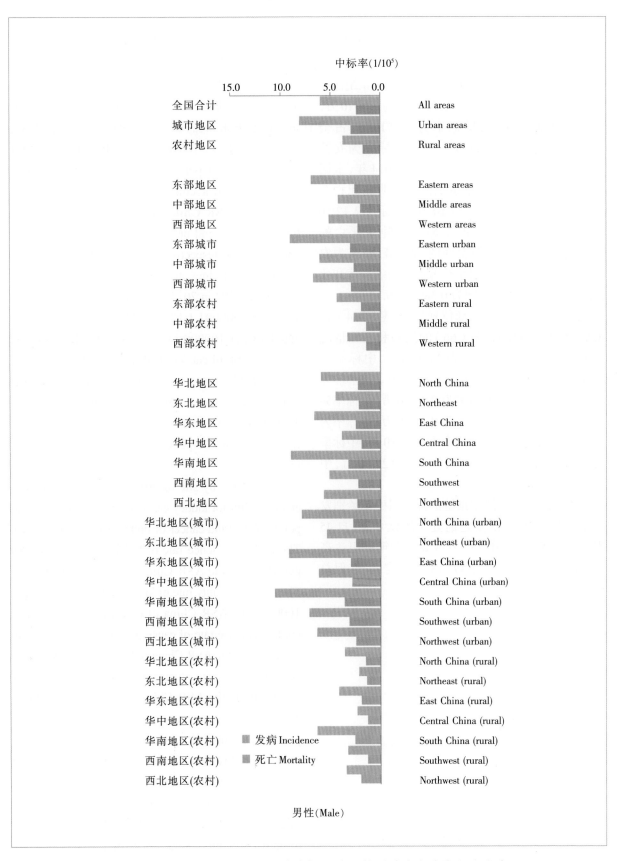

图 5-16b 2014 年全国不同肿瘤登记地区前列腺癌发病率和死亡率

Figure 5-16b Incidence and mortality rates of prostate cancer in different registration areas of China, 2014

17 肾及泌尿系统部位不明(C64–C66,C68)

2014 年,全国肿瘤登记地区肾及泌尿系统部位不明癌新发病登记 14416 例,发病率为 5.00/10 万,中标率为 3.31/10 万,世标率为 3.29/10 万,占全部恶性肿瘤发病的 1.75%。男性中标率为女性的 1.69 倍,城市为农村的 1.85 倍。2014 年,全国肿瘤登记地区肾及泌尿系统部位不明癌死亡登记 5387 例,死亡率为 1.87/10 万,中标率 1.12/10 万,世标率 1.13/10 万,占全部恶性肿瘤死亡的 1.08%。男性中标率为女性的 1.87 倍,城市为农村的 1.82 倍。肾及泌尿系统部位不明癌发病和死亡的 0~74 岁累积率分别为 0.38% 和 0.12%。

按泌尿道癌症不同部位划分,肾癌(C64)、肾盂癌(C65)、输尿管癌(C66)的发病和死亡情况有所差异。肾癌发病率为 3.89/10 万,中标率为 2.63/10 万。肾癌死亡率为 1.39/10 万,中标率为 0.85/10 万。肾盂癌发病率为 0.49/10 万,中标率为 0.31/10 万。肾盂癌死亡率为 0.21/10 万,中标率为 0.12/10 万。输尿管癌发病率为 0.50/10 万,中标率为 0.30/10 万。输尿管癌死亡率为 0.22/10 万,中标率为 0.12/10 万。

不同地区肾及泌尿系统部位不明癌年龄别发病率和死亡率在 45 岁之前处于较低水平,自 45 岁起后快速上升,在 75~ 岁或 80~ 岁年龄组达高峰。城乡不同地区的年龄别率有一定差异,但总体趋势类同。

17 Kidney & Unspecified Urinary Organs(C64–C66,C68)

In 2014, there were 14416 of new cases diagnosed as cancers of kidney and unspecified urinary organs in registration areas of China. The crude incidence rate was 5.00 per 100000. The ASR China and ASR world were 3.31 per 100000 and 3.29 per 100000, respectively. It accounted for 1.75% of all cancer cases. The ASR China were 0.69 and 0.85 times higher in male and urban areas than those in female and rural areas respectively. The number of deaths due to cancer of kidney and unspecified urinary organs was about 5387 in 2014. The crude mortality rate was 1.87 per 100000(1.12 per 100000 for ASR China and 1.13 per 100000 for ASR world). It accounted for 1.08% of all cancer deaths. The ASR China were 0.87 and 0.82 times higher in male and urban areas than those in female and rural areas respectively. The cumulative rates of incidence and mortality from age 0 to 74 years were 0.38% and 0.12%, respectively.

Specified by site of urinary tract, the incidence and mortality for kidney cancer(C64), cancer of renal pelvis(C65)and cancer of ureter(C66)were shown. The crude incidence rate of kidney cancer was 3.89 per 100000(the ASR China of 2.63 per 100000). The crude mortality rate of kidney cancer was 1.39 per 100000(the ASR China of 0.85 per 100000). The crude incidence rate of cancer of renal pelvis was 0.49 per 100000(the ASR China of 0.31 per 100000). The crude mortality rate of cancer of renal pelvis was 0.21 per 100000(the ASR China of 0.12 per 100000). The crude incidence rate of cancer of ureter was 0.50 per 100000(the ASR China of 0.30 per 100000). The crude mortality rate of cancer of ureter was 0.22 per 100000(the ASR China of 0.12 per 100000).

The age-specific incidence and mortality rates were relatively low before 45 years old and dramatically increased since then, reaching peak in age groups of 75~or 80~years. The age-specific incidence and mortality rates varied in different areas with similar curve of trend.

所有肾及泌尿系统部位不明癌中，77.9%的病例发生在除外肾盂的肾部位，9.9%发生在输尿管，发生在肾盂者占9.8%，泌尿系统其他部位占2.4%。

在所有具有明确病理的肾及泌尿系统部位不明癌中，透明细胞腺癌是最主要的病理类型，占73.1%，乳头状腺癌4.6%、嫌色细胞瘤2.9%、集合管癌0.6%和其他癌占18.8%。

城市地区肾及泌尿系统部位不明癌发病率和死亡率高于农村，东部地区发病率和死亡率均高于中部和西部地区。在七大行政区中，华北地区发病率和死亡率最高，西南地区发病率和死亡率最低。

（表5-17a~5-17h，图5-17a~5-17d）

Among all cancers of kidney & unspecified urinary organs, 77.9% occurred in kidney except renal pelvis. And 9.9% occurred in ureter, 9.8% in renal pelvis, and other urinary organs 2.4%.

Among all cancers of kidney & unspecified urinary organs with availabe pathological information, clear cell adenocarcinoma was the most common histological type, accounting for 73.1%, followed by papillary adenocarcinoma (4.6%), chromophobe (2.9%), collecting duct (0.6%) and others (18.8%).

The incidence and mortality rates for cancer of kidney & unspecified urinary organs were higher in urban areas than those in rural areas. The incidence and mortality were the highest in Eastern areas than Middle areas and Western areas. The incidence and mortality rates were the highest in Northeast areas while the lowest in Southwest areas among seven administrative regions of China.

(Table 5-17a~5-17h, Figure 5-17a~5-17d)

表 5-17a　2014 年全国肿瘤登记地区肾及泌尿系统部位不明癌发病情况

Table 5-17a　Incidence of cancers of kidney & unspecified urinary organs in registration areas of China, 2014

地区 Area	性别 Sex	病例数 No. cases	粗率 Crude rate (1/10^5)	构成 (%)	中标率 ASR China (1/10^5)	世标率 ASR world (1/10^5)	累积率 Cum. rate 0~74(%)
全国 All	合计 Both sexes	14416	5.00	1.75	3.31	3.29	0.38
	男性 Male	8973	6.14	1.96	4.18	4.14	0.48
	女性 Female	5443	3.83	1.48	2.46	2.46	0.28
城市 Urban areas	合计 Both sexes	9767	6.78	2.18	4.24	4.22	0.49
	男性 Male	6065	8.38	2.51	5.39	5.34	0.62
	女性 Female	3702	5.17	1.80	3.13	3.13	0.36
农村 Rural areas	合计 Both sexes	4649	3.22	1.23	2.29	2.28	0.27
	男性 Male	2908	3.94	1.34	2.86	2.84	0.34
	女性 Female	1741	2.47	1.08	1.71	1.72	0.20
东部地区 Eastern areas	合计 Both sexes	10160	6.19	1.98	3.84	3.80	0.44
	男性 Male	6348	7.67	2.27	4.90	4.83	0.56
	女性 Female	3812	4.69	1.63	2.81	2.79	0.32
中部地区 Middle areas	合计 Both sexes	2772	3.40	1.34	2.51	2.52	0.29
	男性 Male	1715	4.12	1.46	3.11	3.12	0.36
	女性 Female	1057	2.66	1.18	1.91	1.92	0.22
西部地区 Western areas	合计 Both sexes	1484	3.48	1.42	2.53	2.53	0.28
	男性 Male	910	4.17	1.50	3.10	3.08	0.35
	女性 Female	574	2.75	1.32	1.97	1.99	0.22

表 5-17b　2014 年全国肿瘤登记地区肾及泌尿系统部位不明癌死亡情况
Table 5-17b　Mortality of cancers of kidney & unspecified urinary organs in registration areas of China, 2014

地区 Area	性别 Sex	病例数 No. cases	粗率 Crude rate (1/10⁵)	构成 (%)	中标率 ASR China (1/10⁵)	世标率 ASR world (1/10⁵)	累积率 Cum. rate 0~74(%)
全国 All	合计 Both sexes	5387	1.87	1.08	1.12	1.13	0.12
	男性 Male	3407	2.33	1.08	1.48	1.49	0.16
	女性 Female	1980	1.39	1.08	0.79	0.79	0.08
城市 Urban areas	合计 Both sexes	3704	2.57	1.43	1.42	1.42	0.15
	男性 Male	2317	3.20	1.44	1.87	1.88	0.19
	女性 Female	1387	1.94	1.43	1.00	0.99	0.10
农村 Rural areas	合计 Both sexes	1683	1.17	0.70	0.78	0.79	0.09
	男性 Male	1090	1.48	0.70	1.03	1.04	0.12
	女性 Female	593	0.84	0.68	0.54	0.54	0.06
东部地区 Eastern areas	合计 Both sexes	3629	2.21	1.18	1.19	1.20	0.12
	男性 Male	2298	2.78	1.19	1.59	1.61	0.17
	女性 Female	1331	1.64	1.15	0.82	0.82	0.08
中部地区 Middle areas	合计 Both sexes	1156	1.42	0.90	1.00	1.00	0.11
	男性 Male	730	1.75	0.89	1.29	1.30	0.14
	女性 Female	426	1.07	0.92	0.72	0.72	0.08
西部地区 Western areas	合计 Both sexes	602	1.41	0.94	0.98	0.99	0.11
	男性 Male	379	1.74	0.91	1.26	1.27	0.14
	女性 Female	223	1.07	0.99	0.71	0.72	0.07

表 5-17c　2014 年全国肿瘤登记地区肾癌发病情况
Table 5-17c　Incidence of kidney cancer in registration areas of China, 2014

地区 Area	性别 Sex	病例数 No. cases	粗率 Crude rate (1/10⁵)	构成 (%)	中标率 ASR China (1/10⁵)	世标率 ASR world (1/10⁵)	累积率 Cum. rate 0~74(%)
全国 All	合计 Both sexes	11225	3.89	1.36	2.63	2.62	0.30
	男性 Male	7212	4.93	1.57	3.40	3.37	0.39
	女性 Female	4013	2.83	1.09	1.87	1.88	0.21
城市 Urban areas	合计 Both sexes	7609	5.28	1.70	3.39	3.37	0.39
	男性 Male	4923	6.80	2.04	4.45	4.41	0.52
	女性 Female	2686	3.75	1.31	2.36	2.37	0.27
农村 Rural areas	合计 Both sexes	3616	2.51	0.96	1.80	1.80	0.21
	男性 Male	2289	3.10	1.06	2.27	2.26	0.26
	女性 Female	1327	1.89	0.82	1.34	1.34	0.15
东部地区 Eastern areas	合计 Both sexes	7894	4.81	1.54	3.06	3.03	0.35
	男性 Male	5123	6.19	1.83	4.02	3.97	0.46
	女性 Female	2771	3.41	1.19	2.12	2.12	0.24
中部地区 Middle areas	合计 Both sexes	2127	2.61	1.03	1.94	1.95	0.23
	男性 Male	1339	3.21	1.14	2.44	2.45	0.28
	女性 Female	788	1.98	0.88	1.44	1.46	0.17
西部地区 Western areas	合计 Both sexes	1204	2.82	1.16	2.08	2.08	0.23
	男性 Male	750	3.44	1.24	2.57	2.55	0.29
	女性 Female	454	2.17	1.04	1.60	1.61	0.17

表 5-17d 2014 年全国肿瘤登记地区肾癌死亡情况
Table 5-17d Mortality of kidney cancer in registration areas of China, 2014

地区 Area	性别 Sex	病例数 No. cases	粗率 Crude rate (1/10⁵)	构成 (%)	中标率 ASR China (1/10⁵)	世标率 ASR world (1/10⁵)	累积率 Cum. rate 0~74(%)
全国	合计 Both sexes	4007	1.39	0.80	0.85	0.86	0.09
All	男性 Male	2603	1.78	0.82	1.14	1.16	0.12
	女性 Female	1404	0.99	0.76	0.57	0.58	0.06
城市	合计 Both sexes	2685	1.86	1.04	1.05	1.06	0.11
Urban areas	男性 Male	1742	2.41	1.08	1.43	1.44	0.15
	女性 Female	943	1.32	0.97	0.70	0.70	0.07
农村	合计 Both sexes	1322	0.92	0.55	0.62	0.63	0.07
Rural areas	男性 Male	861	1.17	0.56	0.81	0.83	0.09
	女性 Female	461	0.66	0.53	0.43	0.43	0.05
东部地区	合计 Both sexes	2667	1.63	0.87	0.90	0.91	0.10
Eastern areas	男性 Male	1742	2.11	0.91	1.22	1.24	0.13
	女性 Female	925	1.14	0.80	0.59	0.60	0.06
中部地区	合计 Both sexes	876	1.08	0.68	0.76	0.77	0.08
Middle areas	男性 Male	558	1.34	0.68	0.99	1.01	0.11
	女性 Female	318	0.80	0.69	0.54	0.55	0.06
西部地区	合计 Both sexes	464	1.09	0.72	0.77	0.77	0.08
Western areas	男性 Male	303	1.39	0.73	1.02	1.02	0.11
	女性 Female	161	0.77	0.71	0.52	0.53	0.05

表 5-17e 2014 年全国肿瘤登记地区肾盂癌发病情况
Table 5-17e Incidence of cancer of renal pelvis in registration areas of China, 2014

地区 Area	性别 Sex	病例数 No. cases	粗率 Crude rate (1/10⁵)	构成 (%)	中标率 ASR China (1/10⁵)	世标率 ASR world (1/10⁵)	累积率 Cum. rate 0~74(%)
全国	合计 Both sexes	1415	0.49	0.17	0.31	0.30	0.04
All	男性 Male	790	0.54	0.17	0.35	0.35	0.04
	女性 Female	625	0.44	0.17	0.26	0.25	0.03
城市	合计 Both sexes	935	0.65	0.21	0.37	0.36	0.04
Urban areas	男性 Male	502	0.69	0.21	0.41	0.41	0.05
	女性 Female	433	0.60	0.21	0.33	0.32	0.04
农村	合计 Both sexes	480	0.33	0.13	0.23	0.23	0.03
Rural areas	男性 Male	288	0.39	0.13	0.28	0.28	0.03
	女性 Female	192	0.27	0.12	0.18	0.18	0.02
东部地区	合计 Both sexes	996	0.61	0.19	0.35	0.34	0.04
Eastern areas	男性 Male	539	0.65	0.19	0.39	0.38	0.04
	女性 Female	457	0.56	0.20	0.30	0.30	0.04
中部地区	合计 Both sexes	298	0.37	0.14	0.27	0.26	0.03
Middle areas	男性 Male	186	0.45	0.16	0.34	0.34	0.04
	女性 Female	112	0.28	0.12	0.19	0.19	0.02
西部地区	合计 Both sexes	121	0.28	0.12	0.19	0.19	0.02
Western areas	男性 Male	65	0.30	0.11	0.21	0.22	0.02
	女性 Female	56	0.27	0.13	0.17	0.17	0.02

表 5-17f　2014 年全国肿瘤登记地区肾盂癌死亡情况

Table 5-17f　Mortality of cancer of renal pelvis in registration areas of China, 2014

地区 Area	性别 Sex	病例数 No. cases	粗率 Crude rate (1/10^5)	构成 (%)	中标率 ASR China (1/10^5)	世标率 ASR world (1/10^5)	累积率 Cum. rate 0~74(%)
全国	合计 Both sexes	592	0.21	0.12	0.12	0.12	0.01
All	男性 Male	354	0.24	0.11	0.15	0.15	0.02
	女性 Female	238	0.17	0.13	0.09	0.09	0.01
城市	合计 Both sexes	423	0.29	0.16	0.15	0.15	0.01
Urban areas	男性 Male	242	0.33	0.15	0.19	0.19	0.02
	女性 Female	181	0.25	0.19	0.12	0.12	0.01
农村	合计 Both sexes	169	0.12	0.07	0.08	0.08	0.01
Rural areas	男性 Male	112	0.15	0.07	0.11	0.11	0.01
	女性 Female	57	0.08	0.07	0.05	0.05	0.01
东部地区	合计 Both sexes	391	0.24	0.13	0.12	0.12	0.01
Eastern areas	男性 Male	231	0.28	0.12	0.15	0.15	0.02
	女性 Female	160	0.20	0.14	0.09	0.09	0.01
中部地区	合计 Both sexes	137	0.17	0.11	0.12	0.12	0.01
Middle areas	男性 Male	88	0.21	0.11	0.16	0.15	0.02
	女性 Female	49	0.12	0.11	0.08	0.08	0.01
西部地区	合计 Both sexes	64	0.15	0.10	0.10	0.10	0.01
Western areas	男性 Male	35	0.16	0.08	0.11	0.12	0.01
	女性 Female	29	0.14	0.13	0.09	0.09	0.01

表 5-17g　2014 年全国肿瘤登记地区输尿管癌发病情况

Table 5-17g　Incidence of cancer of ureter in registration areas of China, 2014

地区 Area	性别 Sex	病例数 No. cases	粗率 Crude rate (1/10^5)	构成 (%)	中标率 ASR China (1/10^5)	世标率 ASR world (1/10^5)	累积率 Cum. rate 0~74(%)
全国	合计 Both sexes	1431	0.50	0.17	0.30	0.30	0.04
All	男性 Male	748	0.51	0.16	0.33	0.32	0.04
	女性 Female	683	0.48	0.19	0.28	0.28	0.03
城市	合计 Both sexes	1018	0.71	0.23	0.40	0.40	0.05
Urban areas	男性 Male	513	0.71	0.21	0.42	0.41	0.05
	女性 Female	505	0.70	0.25	0.38	0.38	0.05
农村	合计 Both sexes	413	0.29	0.11	0.19	0.19	0.02
Rural areas	男性 Male	235	0.32	0.11	0.22	0.22	0.03
	女性 Female	178	0.25	0.11	0.16	0.16	0.02
东部地区	合计 Both sexes	1041	0.63	0.20	0.35	0.35	0.04
Eastern areas	男性 Male	537	0.65	0.19	0.38	0.37	0.04
	女性 Female	504	0.62	0.22	0.32	0.32	0.04
中部地区	合计 Both sexes	271	0.33	0.13	0.24	0.23	0.03
Middle areas	男性 Male	144	0.35	0.12	0.25	0.25	0.03
	女性 Female	127	0.32	0.14	0.22	0.21	0.03
西部地区	合计 Both sexes	119	0.28	0.11	0.19	0.19	0.02
Western areas	男性 Male	67	0.31	0.11	0.22	0.23	0.03
	女性 Female	52	0.25	0.12	0.16	0.16	0.02

地区 Area	性别 Sex	病例数 No. cases	粗率 Crude rate （1/10^5）	构成 （%）	中标率 ASR China （1/10^5）	世标率 ASR world （1/10^5）	累积率 Cum. rate 0~74（%）
全国	合计 Both sexes	633	0.22	0.13	0.12	0.12	0.01
All	男性 Male	346	0.24	0.11	0.14	0.15	0.02
	女性 Female	287	0.20	0.16	0.11	0.10	0.01
城市	合计 Both sexes	481	0.33	0.19	0.18	0.17	0.02
Urban areas	男性 Male	255	0.35	0.16	0.20	0.20	0.02
	女性 Female	226	0.32	0.23	0.15	0.15	0.01
农村	合计 Both sexes	152	0.11	0.06	0.07	0.07	0.01
Rural areas	男性 Male	91	0.12	0.06	0.08	0.09	0.01
	女性 Female	61	0.09	0.07	0.05	0.05	0.01
东部地区	合计 Both sexes	452	0.28	0.15	0.14	0.14	0.01
Eastern areas	男性 Male	243	0.29	0.13	0.16	0.16	0.02
	女性 Female	209	0.26	0.18	0.12	0.11	0.01
中部地区	合计 Both sexes	114	0.14	0.09	0.10	0.09	0.01
Middle areas	男性 Male	68	0.16	0.08	0.12	0.12	0.01
	女性 Female	46	0.12	0.10	0.08	0.08	0.01
西部地区	合计 Both sexes	67	0.16	0.10	0.11	0.11	0.01
Western areas	男性 Male	35	0.16	0.08	0.11	0.12	0.01
	女性 Female	32	0.15	0.14	0.10	0.10	0.01

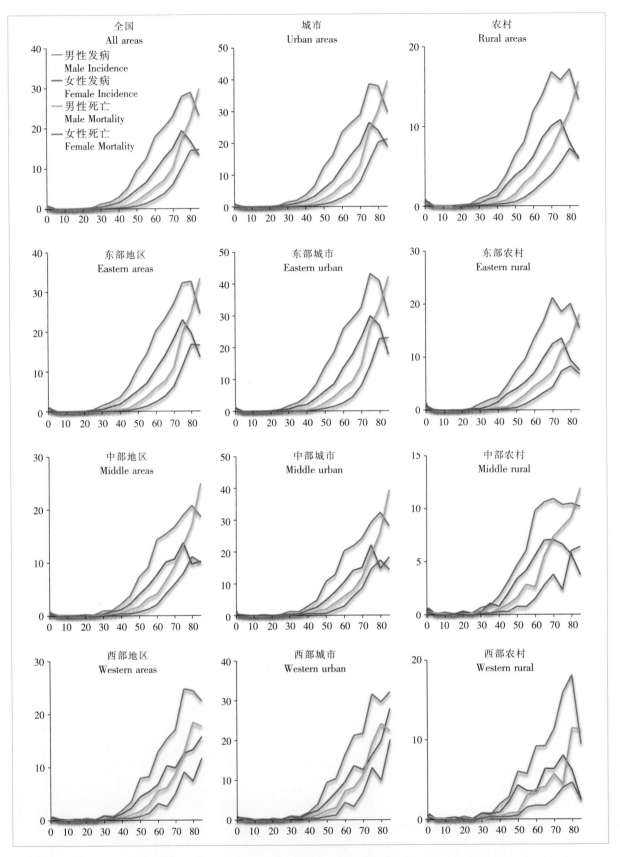

图 5-17a　2014 年全国肿瘤登记地区肾及泌尿系统部位不明癌年龄别发病率和死亡率（1/10 万）

Figure 5-17a　Age-specific incidence and mortality rates of cancers of kidney & unspecified urinary organs in registration areas of China，2014（1/10^5）

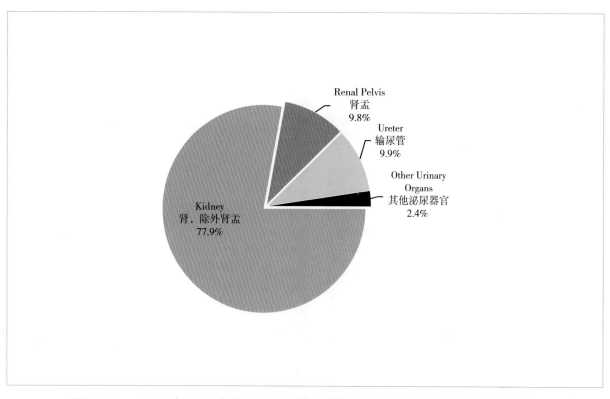

图 5-17b　2014 年全国肿瘤登记地区肾及泌尿系统部位不明癌亚部位分布情况

Figure 5-17b　Distribution of subcategories of cancers of kidney &
unspecified urinary organs in registration areas of China, 2014

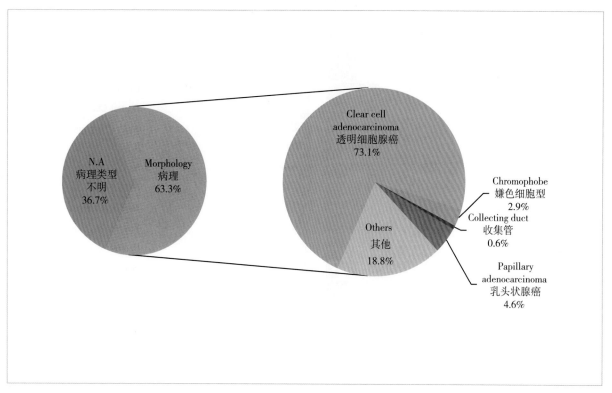

图 5-17c　2014 年全国肿瘤登记地区肾及泌尿系统部位不明癌病理分型情况

Figure 5-17c　Distribution of histological types of cancers of kidney &
unspecified urinary organs in registration areas of China, 2014

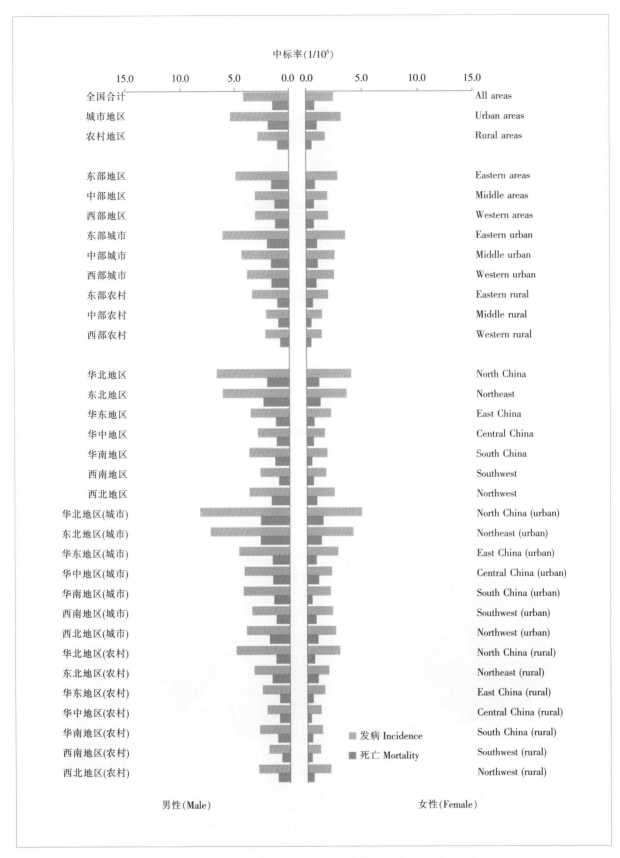

图 5-17d　2014 年全国不同肿瘤登记地区肾及泌尿系统部位不明癌发病率和死亡率

Figure 5-17d　Incidence and mortality rates of cancers of kidney & unspecified urinary organs in different registration areas of China, 2014

18 膀胱（C67）

2014 年，全国肿瘤登记地区膀胱癌新发病登记 16661 例，发病率为 5.78/10 万，中标率为 3.54/10 万，世标率为 3.49/10 万，占全部恶性肿瘤发病的 2.02%。男性中标率为女性的 3.69 倍，城市为农村的 1.38 倍。2014 年，全国肿瘤登记地区膀胱癌死亡登记 6835 例，死亡率为 2.37/10 万，中标率 1.29/10 万，世标率 1.29/10 万，占全部恶性肿瘤死亡的 1.37%。男性中标率为女性的 3.68 倍，城市为农村的 1.24 倍。膀胱癌发病和死亡的 0~74 岁累积率分别为 0.40% 和 0.12%。

不同地区膀胱癌年龄别发病率和死亡率在 45 岁之前处于较低水平，自 45 岁以后快速上升，在 80~ 岁或 85+ 岁年龄组达到高峰，男性高于女性。城乡和不同地区间年龄别发病率和死亡率水平虽然有一定的差异，但总体趋势类同。

膀胱癌发生部位主要以侧壁、三角区和后壁为主，分别占 30.7%、21.8% 和 12.6%，发生在交界处的占 7.5%，脐尿管最少，仅占 2.3%。

移行细胞癌是膀胱癌最主要的病理类型，占全部膀胱癌的 80.3%。其次是鳞癌和腺癌，分别占膀胱癌的 7.2% 和 6.5%。

城市地区膀胱癌发病率和死亡率均高于农村。东部城市膀胱癌发病率及死亡率高于西部和中部的城市，而东部农村膀胱癌发病率及死亡率也高于西部和中部的农村。在七大行政区中，发病率和死亡率均是东北地区最高，华中地区最低。

（表 5-18a~5-18b，图 5-18a~5-18d）

18 Bladder（C67）

In 2014, there were 16661 of new cases diagnosed as bladder cancer in registration areas of China. The crude incidence rate of bladder cancer was 5.78 per 100000. The ASR China and ASR world were 3.54 per 100000 and 3.49 per 100000, respectively. It accounted for 2.02% of all cancer cases. The ASR China were 2.69 and 0.38 times higher in male and urban areas than those in female and rural areas, respectively. The number of deaths due to bladder cancer was about 6835 in 2014. The crude mortality rate of bladder cancer was 2.37 per 100000 (1.29 per 100000 both for ASR China and ASR world). It accounted for 1.37% of all cancer deaths. The ASR China were 2.68 and 0.24 times higher in male and urban areas than those in female and rural areas, respectively. The cumulative rates of incidence and mortality from age 0 to 74 years were 0.40% and 0.12%, respectively.

The age-specific incidence and mortality rates were relatively lower before 45 years old in each area and dramatically increased constantly since then, peaked in age group of 80~ or above 85 years. Rates in male were generally higher than those in female. The age-specific incidence and mortality rates varied in different areas with similar curve.

The Bladder cancer occurred more frequently in lateral (30.7%), trigone (21.8%), posterior (12.6%) and overlapping (7.5), less occurred in urachus (only 2.3%).

Transitional cell carcinoma was the most common histological type of bladder cancer, accounted for 80.3% in all cases, followed by squamous cell carcinoma (7.2%) and adenosquamous carcinoma (6.5%).

The bladder cancer incidence and mortality rates were higher in urban areas than those in rural areas. The bladder cancer incidence and mortality rates were the hightest in Eastern areas (urban and rural) and the lowest in Middle areas (urban and rural). The incidence and mortality rates were the highest in Northeast areas while the lowest in Central China among seven administrative regions of China.

(Table 5-18a~5-18b, Figure 5-18a~5-18d)

表 5-18a 2014 年全国肿瘤登记地区膀胱癌发病情况

Table 5-18a Incidence of bladder cancer in registration areas of China, 2014

地区 Area	性别 Sex	病例数 No. cases	粗率 Crude rate (1/10^5)	构成 (%)	中标率 ASR China (1/10^5)	世标率 ASR world (1/10^5)	累积率 Cum. rate 0~74(%)
全国	合计 Both sexes	16661	5.78	2.02	3.54	3.49	0.40
All	男性 Male	12925	8.84	2.82	5.66	5.61	0.64
	女性 Female	3736	2.63	1.02	1.53	1.51	0.17
城市	合计 Both sexes	10204	7.08	2.28	4.06	4.01	0.46
Urban areas	男性 Male	7842	10.83	3.24	6.49	6.43	0.73
	女性 Female	2362	3.30	1.15	1.79	1.76	0.19
农村	合计 Both sexes	6457	4.48	1.71	2.95	2.91	0.34
Rural areas	男性 Male	5083	6.89	2.35	4.74	4.68	0.54
	女性 Female	1374	1.95	0.85	1.23	1.22	0.14
东部地区	合计 Both sexes	11178	6.81	2.18	3.82	3.77	0.43
Eastern areas	男性 Male	8666	10.47	3.09	6.15	6.08	0.69
	女性 Female	2512	3.09	1.08	1.64	1.61	0.18
中部地区	合计 Both sexes	3378	4.15	1.63	2.90	2.87	0.33
Middle areas	男性 Male	2608	6.26	2.21	4.56	4.53	0.51
	女性 Female	770	1.93	0.86	1.30	1.29	0.15
西部地区	合计 Both sexes	2105	4.93	2.02	3.42	3.37	0.39
Western areas	男性 Male	1651	7.57	2.72	5.47	5.41	0.62
	女性 Female	454	2.17	1.04	1.45	1.41	0.16

表 5-18b 2014 年全国肿瘤登记地区膀胱癌死亡情况

Table 5-18b Mortality of bladder cancer in registration areas of China, 2014

地区 Area	性别 Sex	病例数 No. cases	粗率 Crude rate (1/10^5)	构成 (%)	中标率 ASR China (1/10^5)	世标率 ASR world (1/10^5)	累积率 Cum. rate 0~74(%)
全国	合计 Both sexes	6835	2.37	1.37	1.29	1.29	0.12
All	男性 Male	5201	3.56	1.65	2.10	2.11	0.18
	女性 Female	1634	1.15	0.89	0.57	0.57	0.05
城市	合计 Both sexes	4156	2.88	1.61	1.41	1.42	0.12
Urban areas	男性 Male	3116	4.30	1.93	2.28	2.31	0.19
	女性 Female	1040	1.45	1.07	0.65	0.65	0.05
农村	合计 Both sexes	2679	1.86	1.11	1.14	1.12	0.11
Rural areas	男性 Male	2085	2.83	1.35	1.86	1.85	0.17
	女性 Female	594	0.84	0.68	0.48	0.48	0.05
东部地区	合计 Both sexes	4545	2.77	1.48	1.33	1.34	0.11
Eastern areas	男性 Male	3433	4.15	1.78	2.17	2.20	0.18
	女性 Female	1112	1.37	0.96	0.60	0.60	0.05
中部地区	合计 Both sexes	1461	1.79	1.14	1.18	1.17	0.11
Middle areas	男性 Male	1133	2.72	1.38	1.92	1.90	0.18
	女性 Female	328	0.82	0.71	0.51	0.51	0.05
西部地区	合计 Both sexes	829	1.94	1.29	1.26	1.26	0.12
Western areas	男性 Male	635	2.91	1.53	2.02	2.02	0.20
	女性 Female	194	0.93	0.86	0.56	0.56	0.05

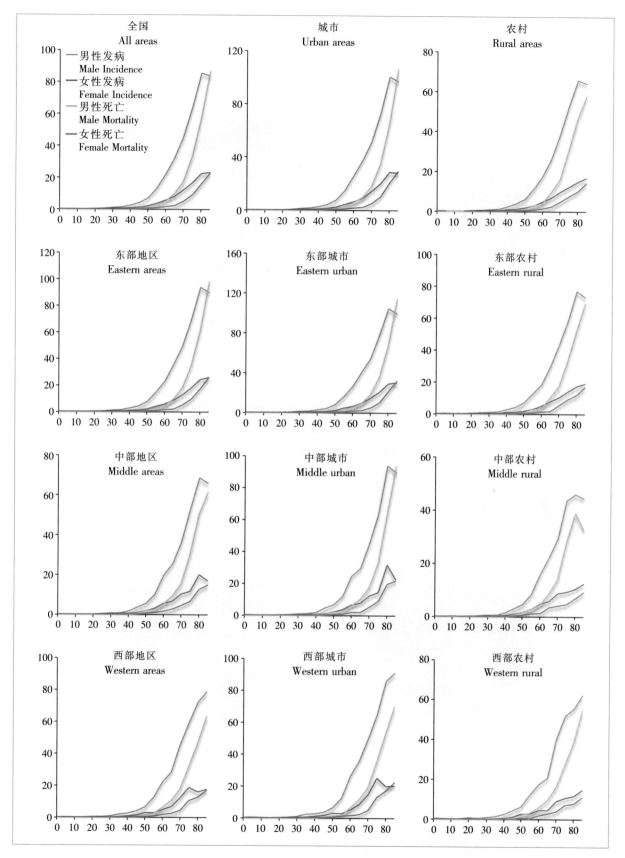

图 5-18a　2014 年全国肿瘤登记地区膀胱癌年龄别发病率和死亡率（1/10 万）

Figure 5-18a　Age-specific incidence and mortality rates of bladder

cancer in registration areas of China, 2014 (1/10⁵)

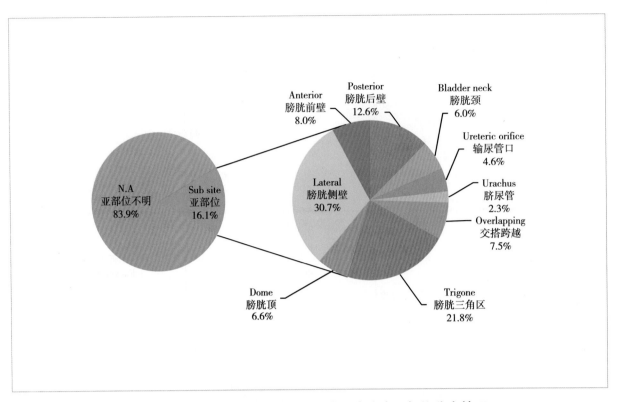

图 5-18b　2014 年全国肿瘤登记地区膀胱癌亚部位分布情况

Figure 5-18b　Distribution of subcategories of bladder cancer in registration areas of China，2014

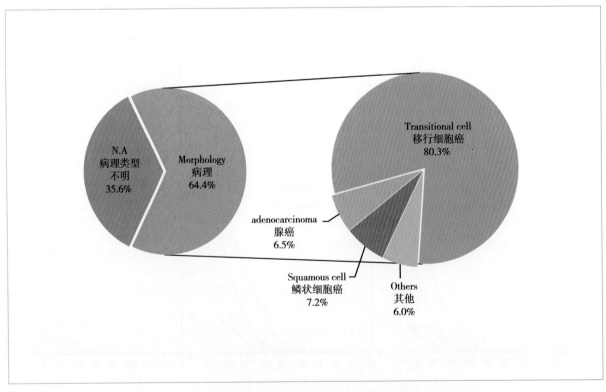

图 5-18c　2014 年全国肿瘤登记地区膀胱癌病理分型情况

Figure 5-18c　Distribution of histological types of bladder cancer in registration areas of China，2014

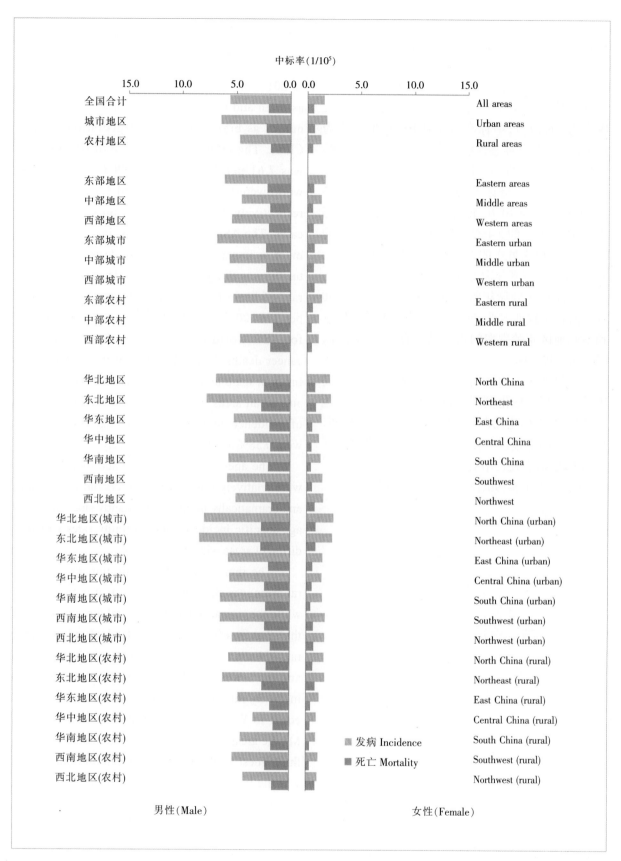

中标率(1/10⁵)

图 5-18d 2014 年全国不同肿瘤登记地区膀胱癌发病率和死亡率
Figure 5-18d Incidence and mortality rates of bladder cancer in different
registration areas of China, 2014

19 脑及中枢神经系统（C70–C72）

2014年，全国肿瘤登记地区脑及中枢神经系统肿瘤（简称脑瘤）新发病登记21925例，发病率为7.6/10万，中标率为5.64/10万，世标率为5.55/10万，占全部恶性肿瘤发病的2.66%。女性中标率为男性的1.03倍。2014年，全国肿瘤登记地区脑瘤死亡登记12232例，死亡率为4.24/10万，中标率2.98/10万，世标率3.00/10万，占全部恶性肿瘤死亡的2.45%。男性中标率为女性的1.30倍，农村为城市的1.14倍。脑瘤发病和死亡的0~74岁累积率分别为0.58%和0.31%。

不同地区脑瘤年龄别发病率和死亡率在30岁之前处于较低水平，30岁以后快速上升。城乡和不同地区年龄别率的水平虽然有一定的差异，但总体趋势类同。

农村地区脑瘤发病率略低于城市，死亡率高于城市。脑瘤标化发病率东部地区最高，中部地区最低，脑瘤标化死亡率东部和西部地区的相同，且均低于中部地区。在七大行政区中，华南地区发病率较高，但死亡率最低。

（表5-19a~5-19b，图5-19a~5-19b）

19 Brain & Central Nervous System（C70–C72）

In 2014, there were 21925 of new cases diagnosed as brain and central nervous system tumors（blow named as brain tumors）in registration areas of China. The crude incidence rate of brain tumors was 7.61 per 100000. The ASR China and ASR world were 5.64 per 100000 and 5.55 per 100000, respectively. It accounted for 2.66% of all cancer cases. The ASR China was 1.03 times in female as much as in male. The number of deaths due to brain tumors was about 12232 in 2014. The crude mortality rate of brain tumors was 4.24 per 100000（2.98 per 100000 for ASR China and 3.00 per 100000 for ASR world）. It accounted for 2.45% of all cancer deaths. The ASR China were 1.30 and 1.14 times in male and rural areas as much as in female and urban areas, respectively. The cumulative rates of incidence and mortality from age 0 to 74 years were 0.58% and 0.31%, respectively.

The age-specific incidence and mortality rates were relatively low before 30 years old in each area and dramatically increased constantly since then. The age-specific incidence and mortality rates varied in different areas with similar curve.

The incidence rate of brain tumors in the rural areas was slightly lower than that in urban areas while the mortality rate in the rural areas was higher than that in urban areas. The standardized incidence rate of brain tumors was the hightest in Eastern areas and the lowest in Middle areas. The standardized mortality rate of brain tumors in Eastern areas was equal to Western areas and they were lower than Middle areas. The incidence rate in South China was the highest while the mortality rate in South China was the lowest among seven administrative regions of China.

（Table 5-19a~5-19b, Figure 5-19a~5-19b）

表 5-19a　2014 年全国肿瘤登记地区脑瘤发病情况
表 5-19a　2014 年全国肿瘤登记地区脑瘤发病情况
Table 5-19a　Incidence of brain tumors in registration areas of China, 2014

地区 Area	性别 Sex	病例数 No. cases	粗率 Crude rate (1/10^5)	构成 (%)	中标率 ASR China (1/10^5)	世标率 ASR world (1/10^5)	累积率 Cum. rate 0~74(%)
全国	合计 Both sexes	21925	7.61	2.66	5.64	5.55	0.58
All	男性 Male	10313	7.05	2.25	5.42	5.34	0.54
	女性 Female	11612	8.18	3.17	5.86	5.75	0.61
城市	合计 Both sexes	11384	7.90	2.55	5.64	5.55	0.58
Urban areas	男性 Male	5201	7.18	2.15	5.33	5.23	0.53
	女性 Female	6183	8.63	3.01	5.94	5.85	0.62
农村	合计 Both sexes	10541	7.31	2.79	5.63	5.54	0.58
Rural areas	男性 Male	5112	6.93	2.36	5.50	5.44	0.56
	女性 Female	5429	7.71	3.36	5.76	5.65	0.60
东部地区	合计 Both sexes	13627	8.31	2.65	5.84	5.73	0.60
Eastern areas	男性 Male	6212	7.51	2.22	5.49	5.41	0.55
	女性 Female	7415	9.12	3.17	6.18	6.05	0.64
中部地区	合计 Both sexes	5322	6.53	2.57	5.21	5.17	0.54
Middle areas	男性 Male	2650	6.36	2.25	5.22	5.19	0.53
	女性 Female	2672	6.71	2.98	5.20	5.15	0.55
西部地区	合计 Both sexes	2976	6.97	2.86	5.61	5.48	0.57
Western areas	男性 Male	1451	6.66	2.39	5.50	5.35	0.55
	女性 Female	1525	7.29	3.50	5.73	5.62	0.59

表 5-19b　2014 年全国肿瘤登记地区脑瘤死亡情况
Table 5-19b　Mortality of brain tumors in registration areas of China, 2014

地区 Area	性别 Sex	病例数 No. cases	粗率 Crude rate (1/10^5)	构成 (%)	中标率 ASR China (1/10^5)	世标率 ASR world (1/10^5)	累积率 Cum. rate 0~74(%)
全国	合计 Both sexes	12232	4.24	2.45	2.98	3.00	0.31
All	男性 Male	6761	4.62	2.14	3.37	3.39	0.35
	女性 Female	5471	3.85	2.97	2.59	2.60	0.27
城市	合计 Both sexes	6011	4.17	2.32	2.79	2.83	0.29
Urban areas	男性 Male	3280	4.53	2.03	3.15	3.18	0.32
	女性 Female	2731	3.81	2.81	2.45	2.48	0.25
农村	合计 Both sexes	6221	4.31	2.57	3.19	3.17	0.34
Rural areas	男性 Male	3481	4.72	2.25	3.61	3.60	0.38
	女性 Female	2740	3.89	3.15	2.76	2.74	0.29
东部地区	合计 Both sexes	7429	4.53	2.41	2.96	2.98	0.31
Eastern areas	男性 Male	4028	4.87	2.09	3.32	3.34	0.35
	女性 Female	3401	4.18	2.95	2.60	2.62	0.27
中部地区	合计 Both sexes	3180	3.90	2.48	3.03	3.02	0.32
Middle areas	男性 Male	1810	4.34	2.20	3.48	3.47	0.36
	女性 Female	1370	3.44	2.97	2.58	2.58	0.27
西部地区	合计 Both sexes	1623	3.80	2.53	2.96	2.98	0.31
Western areas	男性 Male	923	4.23	2.22	3.39	3.40	0.36
	女性 Female	700	3.35	3.09	2.53	2.54	0.26

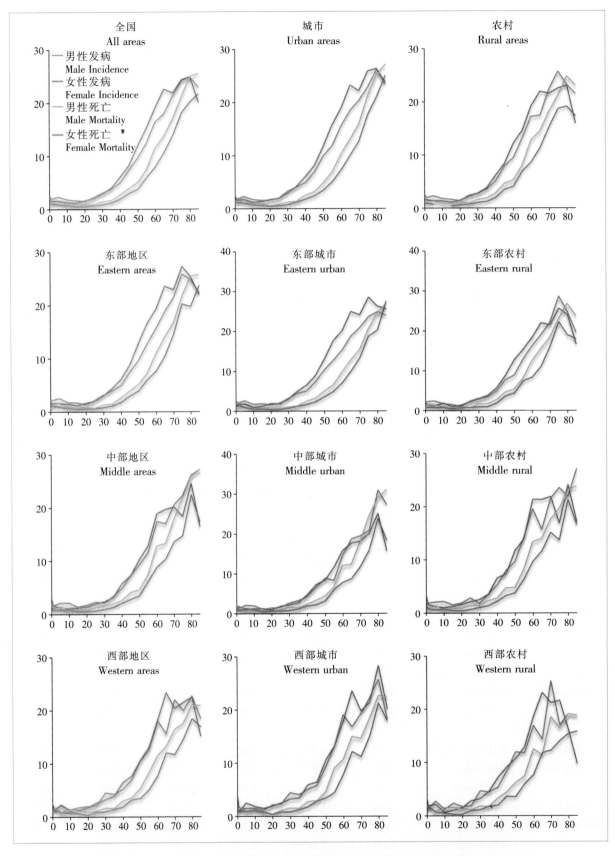

图 5-19a　2014 年全国肿瘤登记地区脑瘤年龄别发病率和死亡率（1/10 万）

Figure 5-19a　Age-specific incidence and mortality rates of brain tumors in registration areas of China，2014（1/10⁵）

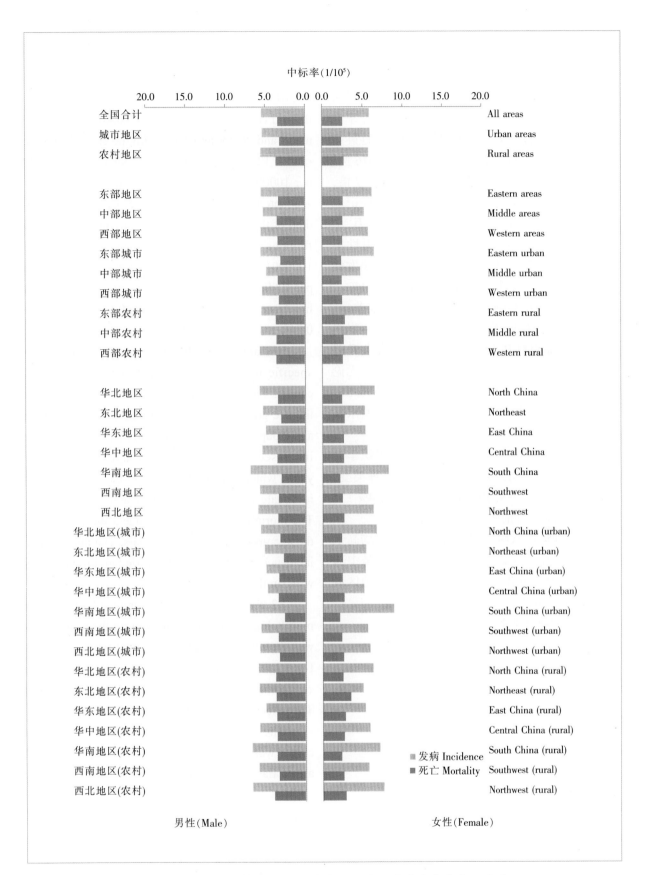

中标率(1/10⁵)

男性(Male)　　　　女性(Female)

■ 发病 Incidence
■ 死亡 Mortality

图 5-19b　2014 年全国不同肿瘤登记地区脑瘤发病率和死亡率

Figure 5-19b　Incidence and mortality rates of brain tumors in different
registration areas of China，2014

20 甲状腺（C73）

2014年，全国肿瘤登记地区甲状腺癌新发病例数为35435例，发病率为12.29/10万，中标率为10.22/10万，世标率为8.93/10万，占全部恶性肿瘤发病的4.29%。其中男性新发病例数为8846例，女性为26589例。女性中标率为男性的2.97倍，城市为农村的2.48倍。2014年全国肿瘤登记地区甲状腺癌死亡1612例，死亡率为0.56/10万，中标率0.36/10万，世标率0.35/10万。其中男性甲状腺癌死亡587例，女性1025例。甲状腺癌发病和死亡的0~74岁累积率分别为0.86%和0.04%。

甲状腺癌年龄别发病率呈明显的性别差异。女性在15~岁年龄组开始快速上升，至50~岁组达到高峰，而男性从15~岁组开始呈缓慢上升趋势。女性各年龄别发病率均明显高于男性；无论男女，甲状腺癌的年龄别死亡率从50~岁或55~岁组开始上升。城乡和不同地区年龄别率的水平虽然有一定的差异，但总体趋势类同。

82.0%的甲状腺癌病例具有明确的组织学类型，其中乳头状癌是甲状腺癌最主要的病理类型，占全部甲状腺癌的92.0%，其次是腺癌（1.4%）和髓样癌（0.4%），其他病理占6.2%。

城市地区甲状腺癌的发病率和死亡率均高于农村。发病中标率以东部地区最高，其次是中部地区，西部地区最低；死亡的中标率以中部地区最高，东部地区最低。

（表5-20a~5-20b，图5-20a~5-20c）

20 Thyroid Gland（C73）

In 2014, there were 35435 new cases diagnosed as thyroid cancer in registration areas of China（8846 males and 26589 females）, with the crude incidence rate of 12.29 per 100000（the ASR China of 10.22 per 100000 and 8.93 per 100000 for ASR world）, accounted for 4.29% of all cancer cases. 1612 cases died of thyroid cancer in 2014（587 males and 1025 females）, with the crude mortality of 0.56 per 100000（the ASR China of 0.36 per 100000 and 0.35 per 100000 for ASR world）. The cumulative rates of incidence and mortality from age 0 to 74 years were 0.86% and 0.04%, respectively.

An obviously difference was seen in age-specific incidence in different genders of thyroid cancer. The incidence dramatically increased over the age group of 15~ years in female and peaked at age group of 50~ years. While in male, the incidence increased constantly over the age group of 15~ years, which was not so dramatic like female. Rates in female were generally higher than those in male. The mortality rates in both genders increased from the age group of 50~ or 55~ years. The age-specific incidence and mortality rates varied in different areas with similar curve.

82.0% cases of thyroid cancer had specific morphological information. Among them, papillary was the most common histological type, accounted for 92.0% in all cases, followed by adenoma carcinoma（1.4%）and medullary carcinoma（0.4%）. The percentage of other morphologies was 6.2%.

The incidence and mortality rates of thyroid cancer were higher in urban areas than those in rural areas. Eastern areas had the highest incidence rate（ASR China）, followed by Middle and Western areas. Middle areas had the highest mortality rate, followed by Western and Eastern areas.

（Table 5-20a~5-20b, Figure 5-20a~5-20c）

表 5-20a　2014 年全国肿瘤登记地区甲状腺癌发病情况

Table 5-20a　Incidence of thyroid cancer in registration areas of China, 2014

地区 Area	性别 Sex	病例数 No. cases	粗率 Crude rate (1/10⁵)	构成 (%)	中标率 ASR China (1/10⁵)	世标率 ASR world (1/10⁵)	累积率 Cum. rate 0~74(%)
全国	合计 Both sexes	35435	12.29	4.29	10.22	8.93	0.86
All	男性 Male	8846	6.05	1.93	5.18	4.46	0.43
	女性 Female	26589	18.72	7.25	15.36	13.49	1.31
城市	合计 Both sexes	25474	17.68	5.70	14.38	12.52	1.21
Urban areas	男性 Male	6653	9.19	2.75	7.72	6.59	0.62
	女性 Female	18821	26.26	9.17	21.07	18.48	1.79
农村	合计 Both sexes	9961	6.91	2.63	5.81	5.15	0.50
Rural areas	男性 Male	2193	2.97	1.01	2.53	2.24	0.22
	女性 Female	7768	11.04	4.81	9.21	8.15	0.79
东部地区	合计 Both sexes	26544	16.18	5.17	13.29	11.53	1.11
Eastern areas	男性 Male	6641	8.03	2.37	6.82	5.82	0.55
	女性 Female	19903	24.47	8.52	19.82	17.29	1.66
中部地区	合计 Both sexes	6340	7.78	3.06	6.61	5.85	0.57
Middle areas	男性 Male	1526	3.66	1.30	3.19	2.78	0.27
	女性 Female	4814	12.09	5.37	10.13	9.02	0.88
西部地区	合计 Both sexes	2551	5.97	2.45	5.03	4.45	0.44
Western areas	男性 Male	679	3.12	1.12	2.65	2.32	0.23
	女性 Female	1872	8.95	4.30	7.50	6.65	0.65

表 5-20b　2014 年全国肿瘤登记地区甲状腺癌死亡情况

Table 5-20b　Mortality of thyroid cancer in registration areas of China, 2014

地区 Area	性别 Sex	病例数 No. cases	粗率 Crude rate (1/10⁵)	构成 (%)	中标率 ASR China (1/10⁵)	世标率 ASR world (1/10⁵)	累积率 Cum. rate 0~74(%)
全国	合计 Both sexes	1612	0.56	0.32	0.36	0.35	0.04
All	男性 Male	587	0.40	0.19	0.27	0.26	0.03
	女性 Female	1025	0.72	0.56	0.45	0.43	0.05
城市	合计 Both sexes	905	0.63	0.35	0.38	0.36	0.04
Urban areas	男性 Male	328	0.45	0.20	0.28	0.27	0.03
	女性 Female	577	0.81	0.59	0.47	0.45	0.04
农村	合计 Both sexes	707	0.49	0.29	0.34	0.33	0.04
Rural areas	男性 Male	259	0.35	0.17	0.25	0.24	0.03
	女性 Female	448	0.64	0.52	0.43	0.42	0.05
东部地区	合计 Both sexes	976	0.59	0.32	0.35	0.34	0.04
Eastern areas	男性 Male	354	0.43	0.18	0.26	0.26	0.03
	女性 Female	622	0.76	0.54	0.43	0.41	0.04
中部地区	合计 Both sexes	423	0.52	0.33	0.38	0.37	0.04
Middle areas	男性 Male	150	0.36	0.18	0.27	0.26	0.03
	女性 Female	273	0.69	0.59	0.50	0.48	0.05
西部地区	合计 Both sexes	213	0.50	0.33	0.36	0.35	0.04
Western areas	男性 Male	83	0.38	0.20	0.27	0.27	0.03
	女性 Female	130	0.62	0.57	0.45	0.43	0.04

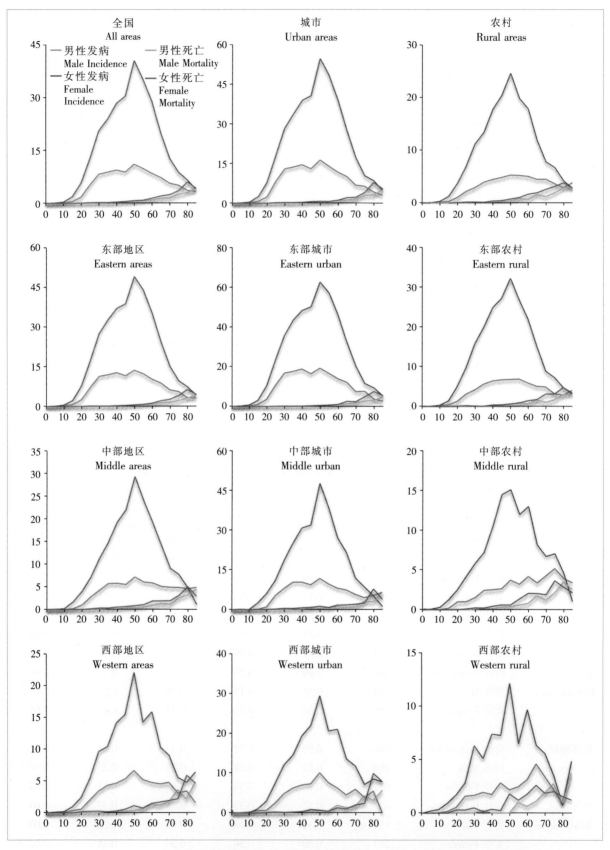

图 5-20a 2014 年全国肿瘤登记地区甲状腺癌年龄别发病率和死亡率（1/10 万）

Figure 5-20a Age-specific incidence and mortality rates of thyroid cancer in
registration areas of China，2014（1/10⁵）

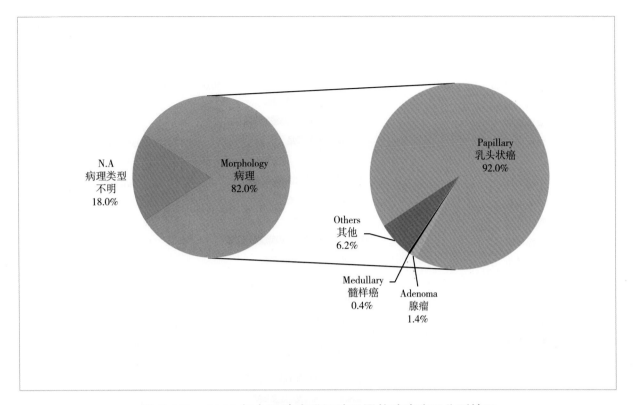

图 5-20b　2014 年全国肿瘤登记地区甲状腺癌病理分型情况

Figure 5-20b　Distribution of histological types of thyroid cancer
in registration areas of China，2014

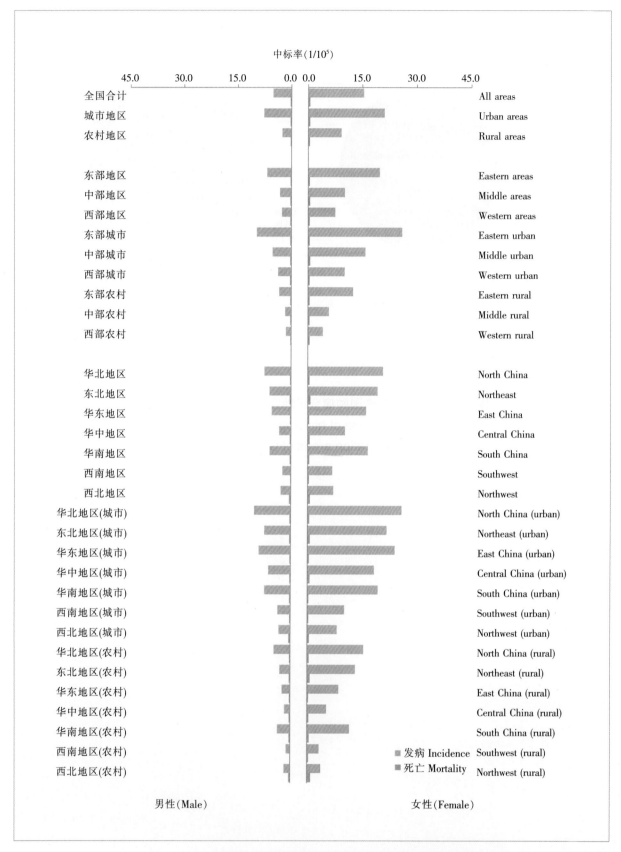

图 5-20c 2014 年全国不同肿瘤登记地区甲状腺癌发病率和死亡率

Figure 5-20c Incidence and mortality rates of thyroid cancer in different registration areas of China，2014

21 恶性淋巴瘤（C81–C85,88,90,96）

2014 年,全国肿瘤登记地区恶性淋巴瘤新发病例数估计为 17331 例,其中男性新发病例数约为 10043 例,女性为 7288 例,占全部恶性肿瘤发病的 2.10%。发病率为 6.01/10 万,中标率为 4.19/10 万,世标率为 4.10/10 万。男性中标率为女性的 1.39 倍,城市为农村的 1.40 倍。2014 年,登记地区恶性淋巴瘤死亡病例数为 10163 例,其中男性恶性淋巴瘤死亡约为 6173 例,女性为 3990 例。死亡率为 3.53/10 万,中标率 2.27/10 万,世标率 2.25/10 万。恶性淋巴瘤发病和死亡的 0~74 岁累积率分别为 0.47% 和 0.26%。

不同地区恶性淋巴瘤年龄别发病率和死亡率在 40 岁之前处于较低水平,自 40 岁以后快速上升,在 80~ 岁年龄组（男性）和 75~ 岁（女性）达到高峰,男性高于女性。城乡和不同地区年龄别率的水平虽然有一定的差异,但总体趋势类同。

恶性淋巴瘤包括多种类型,其中霍奇金病占 5.7%,滤泡性非霍奇金淋巴瘤占 3.3%,弥漫性非霍奇金淋巴瘤占 15.5%,周围和皮肤的 T 细胞淋巴瘤占 4.5%,非霍奇金淋巴瘤的其他和未特指类型占 46.9%,恶性免疫增生性疾病占 0.5%,多发性骨髓瘤和恶性浆细胞肿瘤占 22.3%,其他和未特指的淋巴、造血和有关组织的恶性肿瘤占 1.3%。

城市地区恶性淋巴瘤发病率和死亡率均高于农村。东部地区不论城市还是农村,恶性淋巴瘤发病率与死亡率均高于中部和西部地区。在七大行政区中,华南地区恶性淋巴瘤发病率和死亡率最高,东北和西北地区较低。

（表 5-21a~5-21b,图 5-21a~5-21c）

21 Malignant Lymphoma（C81–C85,88,90,96）

In 2014, there were 17331 new cases diagnosed as malignant lymphoma in registration areas of China (10043 in male and 7288 in female), accounting for 2.10% of all cancer new cases. The crude incidence rate of malignant lymphoma in China was 6.01 per 100000 (4.19 per 100000 for ASR China and 4.10 per 100000 for ASR world). The male/female ratio based on ASR China was 1.39 and the urban/rural ratio was 1.40. A total of 10163 cases died of malignant lymphoma in 2014 (6173 in male and 3990 in female). The crude mortality rate of malignant lymphoma was 3.53 per 100000 (2.27 per 100000 for ASR China and 2.25 per 100000 for ASR world). The cumulative rates of incidence and mortality from age 0 to 74 years were 0.47% and 0.26%, respectively.

The age-specific incidence and mortality rates of malignant lymphoma were relatively low before 40 years old in each area and increased dramatically since then, peaked at age groups of 80~ years in male and 75~ years in female, respectively. Rates in male were generally higher than those in female. The age-specific incidence and mortality rates varied in different areas with similar curve.

The malignant lymphoma consisted of Hodgkin's disease (5.7%), follicular non-Hodgkin's lymphoma (3.3%), diffuse non-Hodgkin's lymphoma (15.5%), peripheral & cutaneous T-cell lymphoma (4.5%), other and unspecified types of non-Hodgkin's lymphoma (46.9%), malignant immunoproliferative disease (0.5%), multiple myeloma & malignant plasma cell neoplasms (22.3%), and other and unspecified (1.3%).

The incidence and mortality rates of malignant lymphoma were higher in urban areas than those in rural areas. Eastern areas had higher rates than Middle and Western areas both in urban and rural areas. Among seven administrative districts, the highest incidence and mortality rates of malignant lymphoma were observed in South China and relatively lower rates in Northeast and Northwest areas.

（Table 5-21a~5-21b, Figure 5-21a~5-21c）

表 5-21a　2014 年全国肿瘤登记地区恶性淋巴瘤发病情况
Table 5-21a　Incidence of malignant lymphoma in registration areas of China，2014

地区 Area	性别 Sex	病例数 No. cases	粗率 Crude rate （1/10^5）	构成 （%）	中标率 ASR China （1/10^5）	世标率 ASR world （1/10^5）	累积率 Cum. rate 0~74（%）
全国	合计 Both sexes	17331	6.01	2.10	4.19	4.10	0.47
All	男性 Male	10043	6.87	2.19	4.89	4.80	0.54
	女性 Female	7288	5.13	1.99	3.51	3.43	0.39
城市	合计 Both sexes	10532	7.31	2.36	4.85	4.72	0.54
Urban areas	男性 Male	6072	8.39	2.51	5.70	5.57	0.63
	女性 Female	4460	6.22	2.17	4.04	3.92	0.45
农村	合计 Both sexes	6799	4.72	1.80	3.47	3.42	0.39
Rural areas	男性 Male	3971	5.38	1.83	4.03	3.97	0.45
	女性 Female	2828	4.02	1.75	2.92	2.88	0.33
东部地区	合计 Both sexes	11552	7.04	2.25	4.62	4.52	0.51
Eastern areas	男性 Male	6652	8.04	2.38	5.39	5.28	0.59
	女性 Female	4900	6.03	2.10	3.89	3.79	0.43
中部地区	合计 Both sexes	3926	4.82	1.89	3.71	3.63	0.42
Middle areas	男性 Male	2323	5.57	1.97	4.39	4.29	0.49
	女性 Female	1603	4.03	1.79	3.05	2.99	0.35
西部地区	合计 Both sexes	1853	4.34	1.78	3.26	3.23	0.38
Western areas	男性 Male	1068	4.90	1.76	3.77	3.73	0.43
	女性 Female	785	3.75	1.80	2.77	2.75	0.32

表 5-21b　2014 年全国肿瘤登记地区恶性淋巴瘤死亡情况
Table 5-21b　Mortality of malignant lymphoma in registration areas of China，2014

地区 Area	性别 Sex	病例数 No. cases	粗率 Crude rate （1/10^5）	构成 （%）	中标率 ASR China （1/10^5）	世标率 ASR world （1/10^5）	累积率 Cum. rate 0~74（%）
全国	合计 Both sexes	10163	3.53	2.03	2.27	2.25	0.26
All	男性 Male	6173	4.22	1.95	2.83	2.81	0.32
	女性 Female	3990	2.81	2.17	1.74	1.72	0.20
城市	合计 Both sexes	6065	4.21	2.35	2.52	2.49	0.28
Urban areas	男性 Male	3636	5.02	2.25	3.13	3.09	0.35
	女性 Female	2429	3.39	2.50	1.95	1.94	0.22
农村	合计 Both sexes	4098	2.84	1.70	1.99	1.97	0.23
Rural areas	男性 Male	2537	3.44	1.64	2.48	2.47	0.29
	女性 Female	1561	2.22	1.80	1.50	1.48	0.17
东部地区	合计 Both sexes	6728	4.10	2.19	2.42	2.40	0.27
Eastern areas	男性 Male	4039	4.88	2.10	3.02	3.00	0.34
	女性 Female	2689	3.31	2.33	1.87	1.84	0.21
中部地区	合计 Both sexes	2344	2.88	1.83	2.11	2.08	0.24
Middle areas	男性 Male	1473	3.53	1.79	2.67	2.64	0.30
	女性 Female	871	2.19	1.89	1.56	1.55	0.18
西部地区	合计 Both sexes	1091	2.55	1.70	1.86	1.86	0.21
Western areas	男性 Male	661	3.03	1.59	2.28	2.25	0.25
	女性 Female	430	2.06	1.90	1.47	1.48	0.17

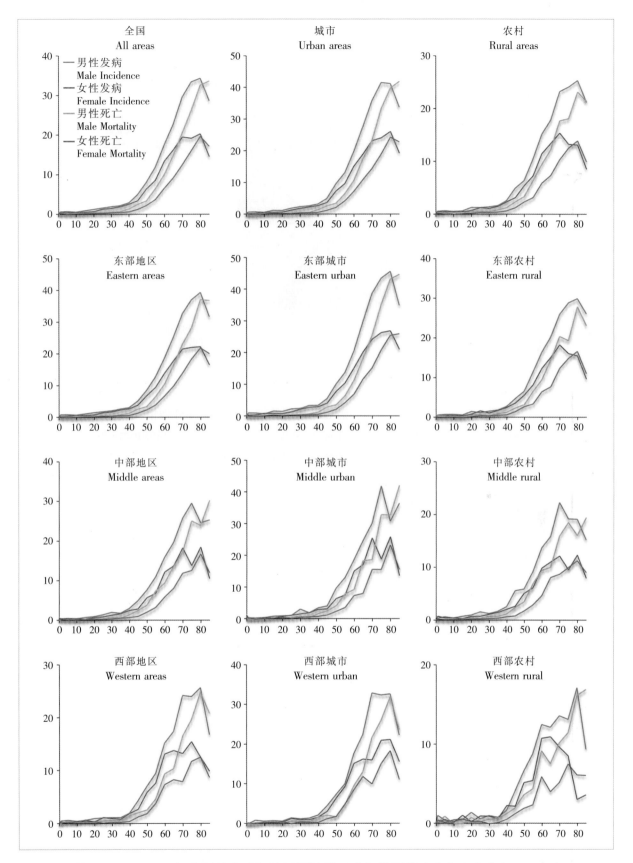

图 5-21a　2014 年全国肿瘤登记地区恶性淋巴瘤年龄别发病率和死亡率（1/10 万）

Figure 5-21a　Age-specific incidence and mortality rates of malignant

lymphoma in registration areas of China，2014（1/10⁵）

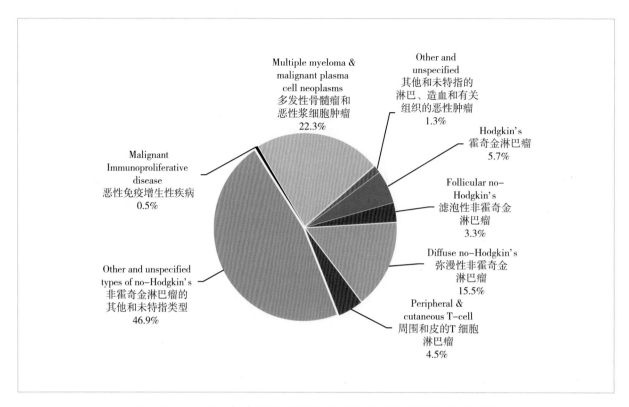

图 5-21b 2014 年全国肿瘤登记地区恶性淋巴瘤病理分型情况

Figure 5-21b Distribution of histological types of malignant lymphoma in registration areas of China，2014

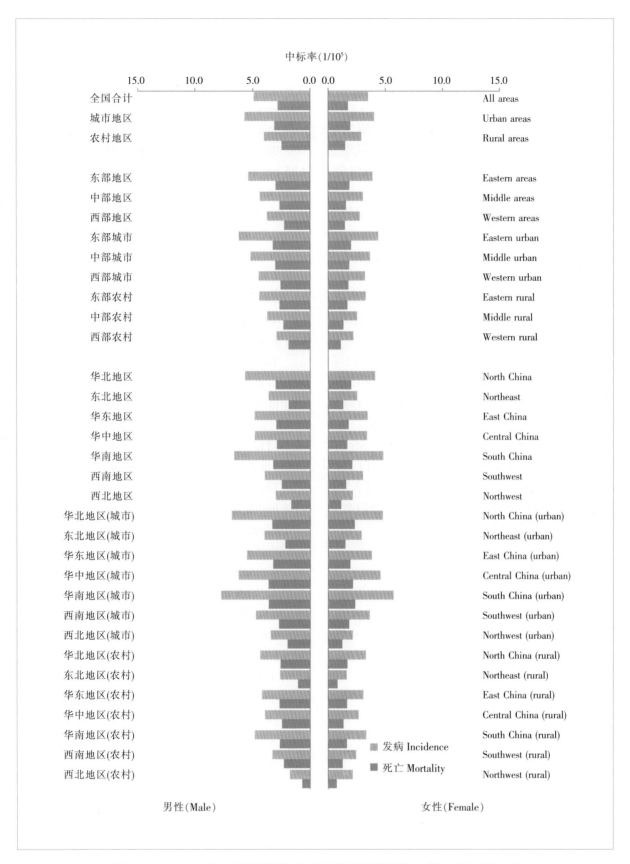

中标率(1/10⁵)

图 5-21c　2014 年全国不同肿瘤登记地区恶性淋巴瘤发病率和死亡率

Figure 5-21c　Incidence and mortality rates of malignant lymphoma in different registration areas of China, 2014

22 白血病（C91–C95）

2014年，全国肿瘤登记地区白血病发病为17215例，发病率为5.97/10万，中标率为4.85/10万，世标率为5.01/10万，占全部恶性肿瘤发病的2.09%。男性中标率为女性的1.30倍，城市为农村的1.11倍。2014年，白血病死亡11114例，死亡率为3.86/10万，中标率2.88/10万，世标率2.88/10万。白血病发病和死亡的0~74岁累积率分别为0.46%和0.28%。

全国白血病年龄别发病率和死亡率在0~4岁年龄组较高，在5岁以后趋于平缓，40岁以后开始快速升高，在75~岁或80~岁年龄组，达到高峰。城乡和不同地区年龄别率的水平虽然有一定的差异，但总体趋势类同。

城市地区白血病发病率和死亡率均高于农村。东部地区城市发病率高于中部和西部城市，且东部农村白血病死亡率最高。在七大行政区中，华南、西南地区发病较高，西北地区最低。

白血病中有病理分型登记的占63.8%，其中淋巴样白血病（C91）占23.3%、髓样白血病（C92）占35.3%、单核细胞白血病（C93）占3.5%，其他类型（C94）为1.8%。不同病理类型白血病的发病、死亡情况如下：

22 Leukemia（C91–C95）

It was estimated that there were 17215 new cases diagnosed as leukemia and the incidence rate of leukemia in registration areas of China was 5.97 per 100000 in 2014. The age-standardized rates were 4.85 per 100000 and 5.01 per 100000, respectively, after standardized by the age structures of China and the world. It accounted for 2.09% of all cancer cases. About 11114 cases died of leukemia in 2014. The mortality of leukemia was 3.86 per 100000（the ASR China of 2.88 per 100000 and 2.88 per 100000 for ASR world）. The cumulative rates of incidence and mortality from age 0 to 74 years were 0.46% and 0.28%, respectively.

The age-specific incidence and mortality rates were high before 5 years old, and smoothly increased after then. It dramatically increased at the age group of 40~ years, peaked in the age group of 75~ or 80~ years. The age-specific incidence and mortality rates varied in different areas with similar curve.

The leukemia incidence and mortality rates were higher in urban than those in rural areas. Eastern urban areas had higher incidence rate than Middle and Western urban areas, but Eastern rural had the highest mortality rate. Among the seven administrative districts, high leukemia rates were shown in the South China, Southwest and the lowest in the Northwest.

The histological type of leukemia accounted for 63.8% in all registry cases, lymphoid leukemia（C91）accounted for 23.3%, myeloid leukemia（C92）accounted for 35.3%, monocytic leukemia（C93）accounted for 3.5%, other leukemia（C94）accounted for 1.8%. The incidence and mortality of different histological type of leukemia were as follows：

淋巴样白血病（C91）发病为3631例，发病率为1.26/10万（中标率为1.12/10万，世标率为1.27/10万），占全部恶性肿瘤发病的0.44%。淋巴样白血病死亡率为0.85/10万（中标率0.68/10万，世标率0.69/10万）。淋巴样白血病发病和死亡的0~74岁累积率分别为0.10%和0.06%。城市地区的发病率和死亡率高于农村，东部地区的发病率和死亡率高于西部和中部地区。

髓样白血病（C92）发病7935例，发病率为2.75/10万（中标率为2.13/10万，世标率为2.07/10万），占全部恶性肿瘤发病的0.96%。死亡率为1.36/10万（中标率0.95/10万，世标率0.93/10万）。发病和死亡的0~74岁累积率分别为0.21%和0.10%。城市的发病率和死亡率高于农村，东部地区的发病率和死亡率均高于西部和中部地区。

（表5-22a~5-22f，图5-22a~5-22c）

It was estimated that there were 3631 new cases diagnosed as lymphoid leukemia（C91）. The incidence rate of lymphoid leukemia in China was 1.26 per 100000（the ASR China of 1.12 per 100000 and 1.27 per 100000 for ASR world）in 2014. It accounted for 0.44% of all cancer cases. The mortality of lymphoid leukemia was 0.85 per 100000（the ASR China of 0.68 per 100000 and 0.69 per 100000 for ASR world）. The cumulative rates of incidence and mortality from age 0 to 74 years were 0.10% and 0.06%. respectively. The incidence and mortality rates were higher in urban than those in rural. Eastern areas had higher incidence and mortality rates than Middle and Western areas.

It was estimated that there were 7935 new cases diagnosed as myeloid leukemia（C92）. The incidence rate of myeloid leukemia in China was 2.75 per 100000（the ASR China of 2.13 per 100000 and 2.07 per 100000 for ASR world）in 2014. It accounted for 0.96% of all cancer cases. The mortality of myeloid leukemia was 1.36 per 100000（the ASR China of 0.95 per 100000 and 0.93 per 100000 for ASR world）. The cumulative rates of incidence and mortality from age 0 to 74 years were 0.21% and 0.10%, respectively. The incidence and mortality rates were higher in urban than those in rural. Eastern areas had higher incidence and mortality rates than Middle and Western areas.

（Table 5-22a~5-22f, Figure 5-22a~5-22c）

表 5-22a　2014 年全国肿瘤登记地区白血病发病情况

Table 5-22a　Incidence of leukemia in registration areas of China，2014

地区 Area	性别 Sex	病例数 No. cases	粗率 Crude rate （1/10^5）	构成 （%）	中标率 ASR China （1/10^5）	世标率 ASR world （1/10^5）	累积率 Cum. rate 0~74（%）
全国	合计 Both sexes	17215	5.97	2.09	4.85	5.01	0.46
All	男性 Male	9786	6.69	2.13	5.48	5.65	0.52
	女性 Female	7429	5.23	2.03	4.23	4.37	0.39
城市	合计 Both sexes	9332	6.48	2.09	5.10	5.31	0.48
Urban areas	男性 Male	5327	7.36	2.20	5.81	6.02	0.55
	女性 Female	4005	5.59	1.95	4.41	4.62	0.41
农村	合计 Both sexes	7883	5.47	2.08	4.60	4.72	0.44
Rural areas	男性 Male	4459	6.04	2.06	5.14	5.27	0.49
	女性 Female	3424	4.87	2.12	4.05	4.15	0.38
东部地区	合计 Both sexes	10763	6.56	2.10	5.09	5.26	0.48
Eastern areas	男性 Male	6133	7.41	2.19	5.80	5.96	0.55
	女性 Female	4630	5.69	1.98	4.41	4.56	0.41
中部地区	合计 Both sexes	4268	5.24	2.06	4.54	4.69	0.43
Middle areas	男性 Male	2391	5.74	2.03	5.02	5.17	0.48
	女性 Female	1877	4.72	2.09	4.06	4.20	0.38
西部地区	合计 Both sexes	2184	5.11	2.10	4.44	4.61	0.42
Western areas	男性 Male	1262	5.79	2.08	5.05	5.26	0.47
	女性 Female	922	4.41	2.12	3.82	3.95	0.36

表 5-22b　2014 年全国肿瘤登记地区白血病死亡情况

Table 5-22b　Mortality of leukemia in registration areas of China，2014

地区 Area	性别 Sex	病例数 No. cases	粗率 Crude rate （1/10^5）	构成 （%）	中标率 ASR China （1/10^5）	世标率 ASR world （1/10^5）	累积率 Cum. rate 0~74（%）
全国	合计 Both sexes	11114	3.86	2.22	2.88	2.88	0.28
All	男性 Male	6455	4.42	2.04	3.36	3.35	0.33
	女性 Female	4659	3.28	2.53	2.41	2.43	0.23
城市	合计 Both sexes	5891	4.09	2.28	2.81	2.80	0.27
Urban areas	男性 Male	3445	4.76	2.14	3.30	3.27	0.32
	女性 Female	2446	3.41	2.52	2.34	2.37	0.22
农村	合计 Both sexes	5223	3.62	2.16	2.92	2.93	0.29
Rural areas	男性 Male	3010	4.08	1.95	3.37	3.36	0.33
	女性 Female	2213	3.14	2.55	2.47	2.49	0.24
东部地区	合计 Both sexes	7041	4.29	2.29	2.97	2.95	0.29
Eastern areas	男性 Male	4079	4.93	2.12	3.48	3.44	0.34
	女性 Female	2962	3.64	2.57	2.47	2.48	0.24
中部地区	合计 Both sexes	2673	3.28	2.08	2.72	2.75	0.26
Middle areas	男性 Male	1513	3.63	1.84	3.06	3.07	0.30
	女性 Female	1160	2.91	2.52	2.38	2.43	0.23
西部地区	合计 Both sexes	1400	3.28	2.18	2.71	2.75	0.25
Western areas	男性 Male	863	3.96	2.08	3.33	3.36	0.31
	女性 Female	537	2.57	2.37	2.11	2.14	0.20

表 5-22c 2014 年全国肿瘤登记地区淋巴样白血病发病情况

Table 5-22c Incidence of lymphoid leukemia in registration areas of China, 2014

地区 Area	性别 Sex	病例数 No. cases	粗率 Crude rate (1/10^5)	构成 (%)	中标率 ASR China (1/10^5)	世标率 ASR world (1/10^5)	累积率 Cum. rate 0~74(%)
全国	合计 Both sexes	3631	1.26	0.44	1.12	1.27	0.10
All	男性 Male	2111	1.44	0.46	1.28	1.46	0.12
	女性 Female	1520	1.07	0.41	0.95	1.08	0.08
城市	合计 Both sexes	2183	1.52	0.49	1.38	1.60	0.12
Urban areas	男性 Male	1304	1.80	0.54	1.62	1.88	0.15
	女性 Female	879	1.23	0.43	1.13	1.33	0.10
农村	合计 Both sexes	1448	1.00	0.38	0.89	0.99	0.08
Rural areas	男性 Male	807	1.09	0.37	0.98	1.09	0.09
	女性 Female	641	0.91	0.40	0.79	0.88	0.07
东部地区	合计 Both sexes	2396	1.46	0.47	1.31	1.51	0.12
Eastern areas	男性 Male	1415	1.71	0.51	1.53	1.76	0.14
	女性 Female	981	1.21	0.42	1.07	1.25	0.09
中部地区	合计 Both sexes	844	1.04	0.41	0.92	1.03	0.08
Middle areas	男性 Male	463	1.11	0.39	1.00	1.10	0.09
	女性 Female	381	0.96	0.42	0.85	0.96	0.08
西部地区	合计 Both sexes	391	0.92	0.38	0.83	0.91	0.07
Western areas	男性 Male	233	1.07	0.38	0.96	1.09	0.08
	女性 Female	158	0.76	0.36	0.70	0.73	0.06

表 5-22d 2014 年全国肿瘤登记地区淋巴样白血病死亡情况

Table 5-22d Mortality of lymphoid leukemia in registration areas of China, 2014

地区 Area	性别 Sex	病例数 No. cases	粗率 Crude rate (1/10^5)	构成 (%)	中标率 ASR China (1/10^5)	世标率 ASR world (1/10^5)	累积率 Cum. rate 0~74(%)
全国	合计 Both sexes	2438	0.85	0.49	0.68	0.69	0.06
All	男性 Male	1387	0.95	0.44	0.77	0.78	0.07
	女性 Female	1051	0.74	0.57	0.58	0.60	0.05
城市	合计 Both sexes	1374	0.95	0.53	0.72	0.73	0.06
Urban areas	男性 Male	782	1.08	0.48	0.82	0.82	0.07
	女性 Female	592	0.83	0.61	0.63	0.65	0.05
农村	合计 Both sexes	1064	0.74	0.44	0.62	0.64	0.06
Rural areas	男性 Male	605	0.82	0.39	0.71	0.72	0.07
	女性 Female	459	0.65	0.53	0.53	0.55	0.05
东部地区	合计 Both sexes	1573	0.96	0.51	0.73	0.74	0.06
Eastern areas	男性 Male	903	1.09	0.47	0.85	0.84	0.08
	女性 Female	670	0.82	0.58	0.62	0.63	0.05
中部地区	合计 Both sexes	619	0.76	0.48	0.65	0.67	0.06
Middle areas	男性 Male	347	0.83	0.42	0.73	0.74	0.07
	女性 Female	272	0.68	0.59	0.57	0.60	0.05
西部地区	合计 Both sexes	246	0.58	0.38	0.50	0.52	0.04
Western areas	男性 Male	137	0.63	0.33	0.55	0.57	0.05
	女性 Female	109	0.52	0.48	0.45	0.48	0.04

表 5-22e　2014 年全国肿瘤登记地区髓样白血病发病情况

Table 5-22e　Incidence of myeloid leukemia in registration areas of China，2014

地区 Area	性别 Sex	病例数 No. cases	粗率 Crude rate （1/10⁵）	构成 （%）	中标率 ASR China （1/10⁵）	世标率 ASR world （1/10⁵）	累积率 Cum. rate 0~74（%）
全国	合计 Both sexes	7935	2.75	0.96	2.13	2.07	0.21
All	男性 Male	4494	3.07	0.98	2.40	2.34	0.23
	女性 Female	3441	2.42	0.94	1.87	1.82	0.18
城市	合计 Both sexes	4830	3.35	1.08	2.49	2.42	0.24
Urban areas	男性 Male	2732	3.77	1.13	2.83	2.74	0.27
	女性 Female	2098	2.93	1.02	2.17	2.11	0.21
农村	合计 Both sexes	3105	2.15	0.82	1.75	1.71	0.17
Rural areas	男性 Male	1762	2.39	0.81	1.95	1.91	0.19
	女性 Female	1343	1.91	0.83	1.54	1.51	0.15
东部地区	合计 Both sexes	5472	3.34	1.07	2.45	2.38	0.24
Eastern areas	男性 Male	3091	3.74	1.10	2.77	2.68	0.27
	女性 Female	2381	2.93	1.02	2.16	2.10	0.21
中部地区	合计 Both sexes	1597	1.96	0.77	1.64	1.61	0.16
Middle areas	男性 Male	900	2.16	0.76	1.84	1.82	0.18
	女性 Female	697	1.75	0.78	1.44	1.41	0.14
西部地区	合计 Both sexes	866	2.03	0.83	1.72	1.65	0.16
Western areas	男性 Male	503	2.31	0.83	1.96	1.87	0.18
	女性 Female	363	1.74	0.83	1.48	1.44	0.14

表 5-22f　2014 年全国肿瘤登记地区髓样白血病死亡情况

Table 5-22f　Mortality of myeloid leukemia in registration areas of China，2014

地区 Area	性别 Sex	病例数 No. cases	粗率 Crude rate （1/10⁵）	构成 （%）	中标率 ASR China （1/10⁵）	世标率 ASR world （1/10⁵）	累积率 Cum. rate 0~74（%）
全国	合计 Both sexes	3908	1.36	0.78	0.95	0.93	0.10
All	男性 Male	2341	1.60	0.74	1.16	1.13	0.12
	女性 Female	1567	1.10	0.85	0.75	0.74	0.08
城市	合计 Both sexes	2372	1.65	0.92	1.06	1.04	0.11
Urban areas	男性 Male	1415	1.95	0.88	1.29	1.27	0.13
	女性 Female	957	1.34	0.98	0.84	0.83	0.08
农村	合计 Both sexes	1536	1.07	0.64	0.82	0.80	0.08
Rural areas	男性 Male	926	1.25	0.60	0.99	0.97	0.10
	女性 Female	610	0.87	0.70	0.65	0.64	0.07
东部地区	合计 Both sexes	2681	1.63	0.87	1.05	1.03	0.11
Eastern areas	男性 Male	1603	1.94	0.83	1.28	1.26	0.13
	女性 Female	1078	1.33	0.93	0.84	0.82	0.08
中部地区	合计 Both sexes	812	1.00	0.63	0.79	0.78	0.08
Middle areas	男性 Male	472	1.13	0.57	0.93	0.91	0.10
	女性 Female	340	0.85	0.74	0.65	0.66	0.07
西部地区	合计 Both sexes	415	0.97	0.65	0.79	0.74	0.07
Western areas	男性 Male	266	1.22	0.64	1.02	0.95	0.09
	女性 Female	149	0.71	0.66	0.56	0.53	0.05

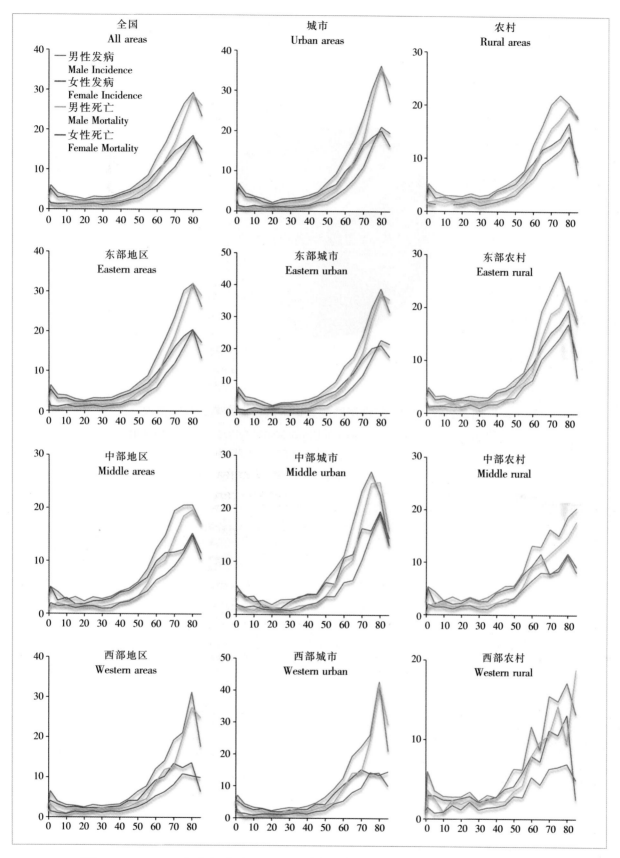

图 5-22a　2014 年全国肿瘤登记地区白血病年龄别发病率和死亡率（1/10 万）

Figure 5-22a　Age-specific incidence and mortality rates of leukemia in registration areas of China，2014（1/10^5）

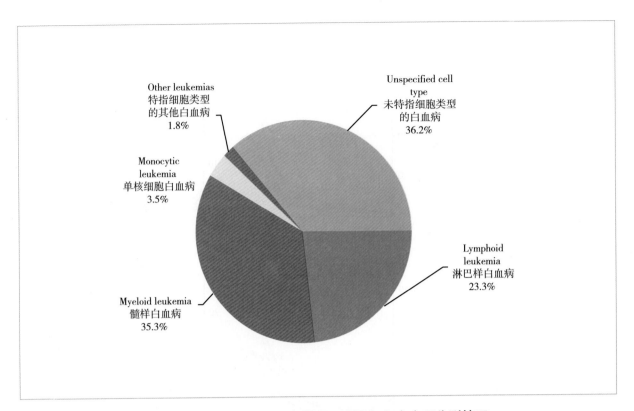

图 5-22b　2014 年全国肿瘤登记地区白血病病理分型情况

Figure 5-22b　Distribution of histological types of leukemia in registration areas of China, 2014

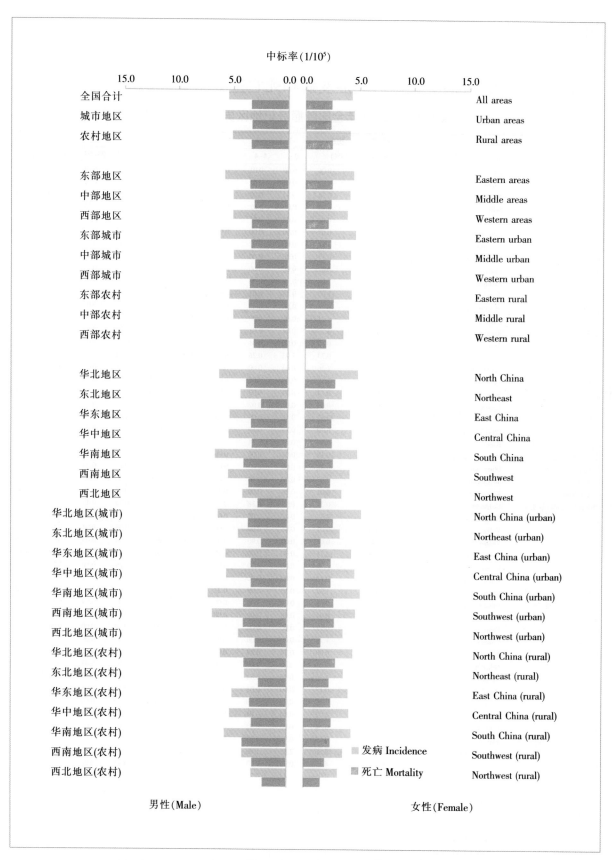

图 5-22c 2014 年全国不同肿瘤登记地区白血病发病率和死亡率

Figure 5-22c Incidence and mortality rates of leukemia in different registration areas of China，2014

1　2014 年全国肿瘤登记地区癌症发病和死亡主要结果

表 6-1-1　2014 年全国肿瘤登记地区男女合计癌症发病主要指标（1/10 万）

部位 Site		病例数 No. cases	构成 (%)	0–	1–4	5–9	10–14	15–19	20–24	25–29	30–34	35–39
唇	Lip	465	0.06	0.00	0.01	0.01	0.03	0.01	0.00	0.01	0.02	0.03
舌	Tongue	2033	0.25	0.04	0.02	0.00	0.01	0.02	0.02	0.08	0.20	0.28
口	Mouth	2767	0.34	0.04	0.02	0.02	0.04	0.04	0.06	0.10	0.16	0.30
唾液腺	Salivary Glands	1687	0.20	0.00	0.02	0.03	0.09	0.12	0.16	0.25	0.37	0.40
扁桃腺	Tonsil	370	0.04	0.00	0.01	0.02	0.00	0.00	0.00	0.01	0.02	0.05
其他口咽	Other Oropharynx	597	0.07	0.00	0.00	0.00	0.01	0.01	0.02	0.02	0.02	0.04
鼻咽	Nasopharynx	9685	1.17	0.00	0.02	0.03	0.10	0.25	0.45	0.85	1.58	2.50
喉咽	Hypopharynx	1379	0.17	0.00	0.00	0.00	0.00	0.00	0.01	0.01	0.02	0.05
咽,部位不明	Pharynx Unspecified	597	0.07	0.00	0.00	0.00	0.01	0.00	0.00	0.01	0.01	0.04
食管	Esophagus	58396	7.08	0.18	0.00	0.01	0.00	0.02	0.06	0.09	0.23	0.58
胃	Stomach	90747	11.00	0.43	0.01	0.04	0.03	0.14	0.45	1.23	2.62	4.31
小肠	Small Intestine	3358	0.41	0.04	0.00	0.00	0.00	0.02	0.03	0.05	0.10	0.31
结肠	Colon	38866	4.71	0.00	0.00	0.00	0.07	0.14	0.39	0.88	1.63	2.74
直肠	Rectum	39323	4.77	0.04	0.01	0.00	0.01	0.08	0.22	0.69	1.43	2.61
肛门	Anus	991	0.12	0.00	0.01	0.00	0.01	0.01	0.01	0.03	0.05	0.07
肝脏	Liver	80325	9.73	1.03	0.26	0.09	0.16	0.31	0.65	1.74	3.94	8.46
胆囊及其他	Gallbladder etc.	11238	1.36	0.04	0.00	0.00	0.01	0.01	0.04	0.07	0.17	0.34
胰腺	Pancreas	19799	2.40	0.07	0.02	0.00	0.03	0.03	0.07	0.19	0.35	0.77
鼻,鼻窦及其他	Nose, Sinuses etc.	1148	0.14	0.04	0.03	0.02	0.02	0.04	0.04	0.11	0.14	0.18
喉	Larynx	5059	0.61	0.04	0.02	0.00	0.01	0.01	0.00	0.03	0.06	0.11
气管,支气管,肺	Traches, Bronchus and Lung	170152	20.62	0.18	0.03	0.08	0.02	0.17	0.53	1.19	2.88	5.65
其他胸腔器官	Other Thoracic Organs	2501	0.30	0.28	0.19	0.06	0.09	0.21	0.24	0.24	0.28	0.38
骨	Bone	5253	0.64	0.14	0.14	0.40	0.89	0.97	0.55	0.52	0.54	0.73
皮肤黑色素瘤	Melanoma of Skin	1455	0.18	0.07	0.06	0.06	0.03	0.06	0.06	0.10	0.16	0.16
其他皮肤	Other Skin	6740	0.82	0.00	0.03	0.07	0.10	0.15	0.18	0.23	0.34	0.57
间皮瘤	Mesothelioma	456	0.06	0.00	0.00	0.00	0.00	0.00	0.00	0.02	0.02	0.04
卡波西肉瘤	Kaposi Sarcoma	50	0.01	0.00	0.00	0.00	0.01	0.01	0.00	0.00	0.00	0.00
周围神经,结缔、软组织	Connective and Soft Tissue	2535	0.31	0.32	0.38	0.18	0.20	0.28	0.35	0.42	0.49	0.46
乳房	Breast	59806	7.35	0.00	0.02	0.05	0.06	0.21	1.71	5.41	15.10	30.74
外阴	Vulva	604	0.07	0.08	0.00	0.00	0.00	0.04	0.03	0.04	0.14	0.15
阴道	Vagina	348	0.04	0.08	0.00	0.00	0.02	0.01	0.04	0.03	0.03	0.05
子宫颈	Cervix Uteri	22348	2.71	0.00	0.00	0.00	0.00	0.03	0.48	2.41	7.29	14.12
子宫体	Corpus Uteri	11359	1.38	0.08	0.00	0.00	0.02	0.04	0.29	0.80	1.56	3.18
子宫,部位不明	Uterus Unspecified	2662	0.32	0.00	0.00	0.02	0.00	0.04	0.10	0.27	0.44	0.99
卵巢	Ovary	10916	1.32	0.23	0.09	0.23	0.52	1.08	2.03	2.46	3.05	3.73
其他女性生殖器	Other Female Genital Organs	693	0.08	0.00	0.00	0.00	0.00	0.02	0.03	0.08	0.09	0.12	0.21
胎盘	Placenta	117	0.01	0.08	0.00	0.00	0.00	0.03	0.11	0.27	0.17	0.14
阴茎	Penis	0	0.12	0.00	0.00	0.00	0.00	0.00	0.00	0.00	0.00	0.00
前列腺	Prostate	14310	1.73	0.00	0.00	0.01	0.03	0.02	0.04	0.06	0.11	0.12
睾丸	Testis	656	0.08	0.74	0.29	0.04	0.06	0.19	0.38	0.65	0.64	0.52
其他男性生殖器	Other Male Genital Organs	255	0.03	0.00	0.02	0.00	0.03	0.06	0.02	0.03	0.08	0.02
肾	Kidney	11225	1.36	0.96	0.64	0.11	0.07	0.10	0.18	0.33	0.86	1.28
肾盂	Renal Pelvis	1415	0.17	0.00	0.01	0.00	0.00	0.01	0.00	0.01	0.04	0.06
输尿管	Ureter	1431	0.17	0.00	0.00	0.00	0.00	0.00	0.00	0.00	0.02	0.03
膀胱	Bladder	16661	2.02	0.04	0.04	0.04	0.01	0.04	0.13	0.28	0.58	0.77
其他泌尿器官	Other Urinary Organs	345	0.04	0.00	0.02	0.00	0.00	0.00	0.01	0.01	0.01	0.02
眼	Eye	504	0.06	0.96	0.87	0.08	0.02	0.01	0.02	0.02	0.03	0.05
脑,神经系统	Brain, Nervous System	21925	2.66	2.35	1.80	1.98	1.60	1.46	1.60	2.19	3.03	3.95
甲状腺	Thyroid Gland	35435	4.29	0.04	0.03	0.06	0.27	1.12	3.73	8.96	14.36	16.33
肾上腺	Adrenal Gland	679	0.08	0.43	0.25	0.06	0.01	0.01	0.01	0.02	0.04	0.05
其他内分泌腺	Other Endocrine	1099	0.13	0.04	0.08	0.11	0.10	0.20	0.11	0.28	0.31	0.23
霍奇金病	Hodgkin Disease	994	0.12	0.04	0.06	0.07	0.10	0.18	0.26	0.31	0.34	0.23
非霍奇金淋巴瘤	Non–Hodgkin Lymphoma	12377	1.50	0.25	0.47	0.52	0.49	0.58	0.74	1.13	1.33	1.70
免疫增生性疾病	Immunoproliferative Disease	89	0.01	0.00	0.00	0.00	0.01	0.00	0.00	0.00	0.00	0.00
多发性骨髓瘤	Multiple Myeloma	3871	0.47	0.00	0.04	0.06	0.02	0.06	0.06	0.07	0.13	0.18
淋巴样白血病	Lymphoid Leukaemia	3631	0.44	0.71	2.93	1.61	1.10	0.75	0.54	0.55	0.50	0.43
髓样白血病	Myeloid Leukaemia	7935	0.96	0.92	0.91	0.69	0.80	0.96	0.95	1.33	1.41	1.62
白血病,未特指	Leukaemia Unspecified	5649	0.68	1.56	1.70	1.19	1.22	0.90	0.80	0.94	0.84	0.94
其他或未指明部位	Other and Unspecified	15994	1.94	1.42	0.92	0.46	0.36	0.45	0.68	0.92	1.42	1.78
所有部位合计	All Sites	825155	100.00	13.29	12.23	8.33	8.55	10.79	17.11	32.81	57.42	88.75
所有部位除外 C44	All Sites but C44	818415	99.18	13.29	12.20	8.26	8.45	10.64	16.93	32.57	57.07	88.18

Chapter 6　Appendix

1　Cancer incidence and mortality in registration areas of China,2014

Table 6-1-1　Cancer incidence in registration areas of China, both sexes in 2014(1/10^5)

Age group										粗率	中国人口标化率	世界人口标化率	累积率 Cum. rate(%)		ICD-10
40–44	45–49	50–54	55–59	60–64	65–69	70–74	75–79	80–84	85+	Crude rate	ASR China	ASR world	0~64	0~74	
0.07	0.07	0.12	0.25	0.43	0.54	0.83	0.88	1.04	1.22	0.16	0.10	0.10	0.01	0.01	C00
0.43	0.75	1.10	1.42	2.07	2.24	2.34	2.51	2.44	1.63	0.71	0.48	0.47	0.03	0.05	C01–C02
0.45	0.67	1.22	1.77	2.50	3.09	3.89	4.32	5.59	4.95	0.96	0.63	0.62	0.04	0.07	C03–C06
0.55	0.71	0.87	1.06	1.25	1.43	1.21	1.77	1.40	1.48	0.59	0.44	0.41	0.03	0.04	C07–C08
0.09	0.15	0.35	0.29	0.35	0.24	0.35	0.38	0.33	0.22	0.13	0.09	0.09	0.01	0.01	C09
0.08	0.17	0.30	0.48	0.69	0.72	0.68	0.82	0.73	0.67	0.21	0.14	0.14	0.01	0.02	C10
4.01	5.34	6.06	6.99	8.17	7.97	6.11	6.07	5.14	3.88	3.36	2.47	2.32	0.18	0.25	C11
0.20	0.46	1.00	1.28	1.55	1.52	1.48	1.48	1.68	0.81	0.48	0.31	0.31	0.02	0.04	C12–C13
0.08	0.16	0.30	0.37	0.59	0.66	0.77	1.06	1.26	1.15	0.21	0.13	0.13	0.01	0.02	C14
2.39	7.39	16.37	34.61	61.69	89.70	113.06	119.44	128.01	105.84	20.26	12.49	12.64	0.62	1.63	C15
8.86	17.26	29.81	54.97	88.91	124.32	157.64	181.26	187.07	149.07	31.48	19.87	19.77	1.04	2.45	C16
0.45	0.86	1.49	2.17	3.07	3.99	5.12	6.05	6.14	5.62	1.16	0.75	0.74	0.04	0.09	C17
4.84	7.80	13.61	22.58	33.96	46.92	60.22	78.05	97.59	78.97	13.48	8.50	8.36	0.44	0.98	C18
5.27	8.97	15.29	24.97	38.76	47.33	61.38	72.89	79.44	63.82	13.64	8.68	8.59	0.49	1.04	C19–C20
0.15	0.28	0.40	0.58	0.90	1.11	1.32	1.87	1.92	2.37	0.34	0.22	0.22	0.01	0.02	C21
17.64	28.53	40.17	56.46	74.42	86.82	100.05	113.52	124.43	113.01	27.87	18.31	17.98	1.16	2.10	C22
0.87	1.57	2.97	5.80	9.69	13.70	19.10	26.92	33.69	31.23	3.90	2.36	2.34	0.11	0.27	C23–C24
1.62	3.33	6.16	10.63	16.63	24.43	35.59	44.92	52.62	48.56	6.87	4.22	4.19	0.20	0.50	C25
0.30	0.35	0.58	0.72	0.96	1.05	1.26	1.87	1.47	1.44	0.40	0.28	0.27	0.02	0.03	C30–C31
0.34	1.00	2.32	3.82	5.87	7.25	7.76	8.39	8.15	4.99	1.76	1.11	1.12	0.07	0.14	C32
14.14	28.78	55.42	100.72	161.16	228.11	297.67	360.00	398.78	329.41	59.03	36.62	36.54	1.85	4.48	C33–C34
0.56	0.82	1.21	1.68	2.28	2.23	2.74	2.78	3.22	2.55	0.87	0.62	0.62	0.04	0.07	C37–C38
0.99	1.31	1.72	2.67	3.88	5.58	6.64	8.30	8.62	7.50	1.82	1.37	1.33	0.08	0.14	C40–C41
0.29	0.45	0.66	0.73	1.28	1.47	1.74	2.20	2.61	2.70	0.50	0.35	0.34	0.02	0.04	C43
0.82	1.21	1.96	2.96	5.08	6.75	9.73	13.89	20.52	26.90	2.34	1.45	1.43	0.07	0.15	C44
0.06	0.10	0.16	0.34	0.46	0.55	0.74	0.86	0.66	0.52	0.16	0.10	0.10	0.01	0.01	C45
0.01	0.01	0.00	0.04	0.07	0.04	0.06	0.09	0.07	0.04	0.02	0.01	0.01	0.00	0.00	C46
0.69	0.80	1.08	1.47	1.72	1.90	2.50	3.08	2.82	3.25	0.88	0.67	0.66	0.04	0.06	C47;C49
59.44	78.18	89.20	91.98	91.79	76.21	70.40	63.33	54.81	36.53	42.11	30.10	28.20	2.32	3.05	C50
0.27	0.29	0.51	0.60	0.83	1.14	1.83	2.31	2.50	2.04	0.43	0.27	0.26	0.01	0.03	C51
0.16	0.32	0.57	0.41	0.53	0.64	0.83	0.97	0.56	0.68	0.25	0.16	0.16	0.01	0.02	C52
25.10	34.30	35.08	29.37	28.65	24.51	22.10	18.19	16.08	13.00	15.73	11.62	10.66	0.88	1.12	C53
7.20	13.40	21.80	21.90	20.63	17.04	12.69	10.34	7.20	5.51	8.00	5.49	5.34	0.45	0.60	C54
1.93	3.38	4.01	4.13	3.88	4.35	3.43	3.94	3.75	3.59	1.87	1.30	1.24	0.10	0.13	C55
7.22	11.08	15.44	16.72	18.03	16.87	16.22	14.99	12.07	9.04	7.69	5.55	5.29	0.41	0.57	C56
0.33	0.58	0.94	1.13	1.40	1.42	1.33	0.97	0.86	0.74	0.49	0.34	0.33	0.02	0.04	C57
0.15	0.09	0.04	0.02	0.01	0.02	0.00	0.00	0.00	0.00	0.08	0.09	0.07	0.01	0.01	C58
0.00	0.00	0.00	0.00	0.00	0.00	0.00	0.00	0.00	0.00	0.00	0.00	0.00	0.00	0.00	C60
0.26	0.57	1.78	6.13	15.63	35.85	67.98	107.35	138.86	127.90	9.79	6.02	5.88	0.12	0.64	C61
0.45	0.56	0.41	0.31	0.43	0.49	0.58	0.90	1.37	1.28	0.45	0.41	0.38	0.03	0.03	C62
0.06	0.10	0.10	0.34	0.46	0.67	0.63	1.09	1.21	0.83	0.17	0.12	0.12	0.01	0.01	C63
2.10	3.79	6.45	7.95	10.94	12.36	13.32	14.83	13.88	10.75	3.89	2.63	2.62	0.17	0.30	C64
0.15	0.25	0.46	0.78	1.16	1.63	2.65	3.43	3.25	3.07	0.49	0.31	0.30	0.01	0.04	C65
0.05	0.14	0.36	0.65	1.38	1.98	2.44	4.27	4.00	2.55	0.50	0.30	0.30	0.01	0.04	C66
1.44	2.46	4.41	8.34	13.67	19.74	28.10	38.66	50.63	47.30	5.78	3.54	3.49	0.16	0.40	C67
0.02	0.02	0.09	0.15	0.23	0.43	0.57	0.97	1.18	0.89	0.12	0.07	0.07	0.00	0.01	C68
0.10	0.11	0.16	0.18	0.29	0.33	0.54	0.39	1.02	0.48	0.17	0.14	0.20	0.01	0.01	C69
5.55	7.82	10.80	13.86	17.77	20.32	21.64	24.31	24.90	21.29	7.61	5.64	5.55	0.37	0.58	C70–C72
18.85	19.54	25.55	22.45	18.73	13.69	9.32	7.05	5.31	3.73	12.29	10.22	8.93	0.75	0.86	C73
0.15	0.25	0.30	0.43	0.53	0.50	0.79	1.00	0.85	1.22	0.24	0.17	0.18	0.01	0.02	C74
0.31	0.41	0.51	0.65	0.83	0.91	0.89	0.74	0.78	0.41	0.38	0.31	0.30	0.02	0.03	C75
0.21	0.27	0.38	0.40	0.69	0.74	1.06	1.00	0.76	0.63	0.34	0.29	0.27	0.02	0.03	C81
2.20	3.27	5.45	7.47	10.77	13.25	16.43	18.21	19.12	15.30	4.29	3.01	2.94	0.18	0.33	C82–C85;C96
0.01	0.02	0.02	0.03	0.09	0.13	0.18	0.18	0.19	0.26	0.03	0.02	0.02	0.00	0.00	C88
0.39	0.74	1.52	2.44	4.02	5.51	6.87	6.61	6.66	4.18	1.34	0.87	0.87	0.05	0.11	C90
0.64	0.74	1.16	1.41	1.98	2.85	3.34	4.11	4.31	2.92	1.26	1.12	1.27	0.07	0.10	C91
1.94	2.50	3.10	3.91	5.53	6.84	8.62	10.02	11.49	7.46	2.75	2.13	2.07	0.13	0.21	C92–C94
1.25	1.40	1.78	2.43	3.85	4.73	6.21	7.04	7.61	6.25	1.96	1.60	1.66	0.10	0.15	C95
2.56	3.88	6.14	9.51	12.89	16.06	21.38	27.33	33.38	35.33	5.55	3.71	3.68	0.21	0.40	O&U
155.34	238.26	355.56	511.97	726.47	925.58	1148.32	1351.17	1487.67	1255.93	286.27	189.76	185.73	11.12	21.49	ALL
154.52	237.05	353.60	509.01	721.39	918.83	1138.58	1337.28	1467.15	1229.03	283.93	188.31	184.29	11.05	21.34	ALLbC44

表 6-1-2　2014 年全国肿瘤登记地区男性癌症发病主要指标（1/10 万）

部位 / Site	病例数 No. cases	构成 (%)	年龄组 0-	1-4	5-9	10-14	15-19	20-24	25-29	30-34	35-39
唇 Lip	269	0.06	0.00	0.00	0.01	0.01	0.01	0.01	0.02	0.03	0.04
舌 Tongue	1268	0.28	0.07	0.02	0.00	0.00	0.00	0.02	0.09	0.25	0.30
口 Mouth	1709	0.37	0.00	0.02	0.03	0.06	0.01	0.04	0.11	0.15	0.36
唾液腺 Salivary Glands	916	0.20	0.00	0.00	0.01	0.08	0.09	0.14	0.21	0.37	0.31
扁桃腺 Tonsil	273	0.06	0.00	0.00	0.04	0.00	0.00	0.00	0.00	0.02	0.06
其他口咽 Other Oropharynx	493	0.11	0.00	0.00	0.00	0.01	0.01	0.03	0.03	0.02	0.07
鼻咽 Nasopharynx	6846	1.49	0.00	0.02	0.04	0.14	0.32	0.53	1.14	2.08	3.50
喉咽 Hypopharynx	1254	0.27	0.00	0.00	0.00	0.00	0.00	0.01	0.02	0.03	0.08
咽,部位不明 Pharynx Unspecified	465	0.10	0.00	0.00	0.00	0.01	0.00	0.01	0.01	0.01	0.04
食管 Esophagus	41755	9.11	0.20	0.00	0.01	0.00	0.02	0.06	0.13	0.26	0.87
胃 Stomach	63600	13.87	0.54	0.02	0.04	0.03	0.16	0.34	1.06	2.14	4.12
小肠 Small Intestine	1959	0.43	0.07	0.00	0.00	0.02	0.05	0.07	0.09	0.31
结肠 Colon	21593	4.71	0.00	0.00	0.00	0.07	0.16	0.39	0.99	1.78	3.22
直肠 Rectum	23397	5.10	0.07	0.02	0.00	0.01	0.08	0.25	0.76	1.64	2.86
肛门 Anus	567	0.12	0.00	0.02	0.00	0.00	0.01	0.01	0.03	0.06	0.07
肝脏 Liver	59057	12.88	1.21	0.32	0.08	0.19	0.42	0.81	2.52	6.38	14.23
胆囊及其他 Gallbladder etc.	5394	1.18	0.00	0.00	0.00	0.00	0.01	0.06	0.06	0.20	0.35
胰腺 Pancreas	11189	2.44	0.07	0.00	0.00	0.01	0.02	0.08	0.19	0.36	0.91
鼻,鼻窦及其他 Nose, Sinuses etc.	712	0.16	0.00	0.00	0.01	0.03	0.07	0.05	0.15	0.20	0.22
喉 Larynx	4473	0.98	0.07	0.03	0.00	0.01	0.01	0.00	0.04	0.09	0.18
气管,支气管,肺 Traches,Bronchus and Lung	113194	24.69	0.34	0.05	0.05	0.01	0.21	0.60	1.36	3.17	6.20
其他胸腔器官 Other Thoracic Organs	1476	0.32	0.47	0.13	0.07	0.13	0.28	0.31	0.31	0.31	0.44
骨 Bone	2978	0.65	0.20	0.19	0.39	1.04	1.22	0.60	0.59	0.56	0.78
皮肤黑色素瘤 Melanoma of Skin	751	0.16	0.13	0.05	0.05	0.01	0.07	0.09	0.09	0.15	0.15
其他皮肤 Other Skin	3507	0.77	0.00	0.03	0.04	0.08	0.13	0.17	0.27	0.39	0.57
间皮瘤 Mesothelioma	268	0.06	0.00	0.00	0.00	0.00	0.00	0.00	0.02	0.02	0.05
卡波西肉瘤 Kaposi Sarcoma	29	0.01	0.00	0.00	0.00	0.00	0.01	0.01	0.01	0.00	0.00
周围神经,结缔、软组织 Connective and Soft Tissue	1380	0.30	0.34	0.36	0.16	0.19	0.28	0.39	0.40	0.55	0.46
乳房 Breast	823	0.18	0.00	0.00	0.00	0.00	0.01	0.00	0.04	0.05	0.09	0.19
外阴 Vulva	–	–	–	–	–	–	–	–	–	–	–
阴道 Vagina	–	–	–	–	–	–	–	–	–	–	–
子宫颈 Cervix Uteri	–	–	–	–	–	–	–	–	–	–	–
子宫体 Corpus Uteri	–	–	–	–	–	–	–	–	–	–	–
子宫,部位不明 Uterus Unspecified	–	–	–	–	–	–	–	–	–	–	–
卵巢 Ovary	–	–	–	–	–	–	–	–	–	–	–
其他女性生殖器 Other Female Genital Organs	–	–	–	–	–	–	–	–	–	–	–
胎盘 Placenta	–	–	–	–	–	–	–	–	–	–	–
阴茎 Penis	1027	0.22	0.00	0.02	0.00	0.01	0.00	0.02	0.05	0.13	0.20
前列腺 Prostate	14310	3.12	0.00	0.00	0.01	0.03	0.02	0.04	0.06	0.11	0.12
睾丸 Testis	656	0.14	0.74	0.29	0.04	0.06	0.19	0.38	0.65	0.64	0.52
其他男性生殖器 Other Male Genital Organs	255	0.06	0.00	0.02	0.00	0.03	0.06	0.02	0.03	0.08	0.02
肾 Kidney	7212	1.57	1.07	0.55	0.12	0.06	0.07	0.17	0.34	1.17	1.60
肾盂 Renal Pelvis	790	0.17	0.00	0.02	0.00	0.01	0.01	0.01	0.01	0.06	0.07
输尿管 Ureter	748	0.16	0.00	0.00	0.00	0.00	0.00	0.00	0.01	0.04	0.04
膀胱 Bladder	12925	2.82	0.07	0.05	0.07	0.01	0.07	0.16	0.35	0.80	1.13
其他泌尿器官 Other Urinary Organs	223	0.05	0.00	0.02	0.00	0.00	0.00	0.02	0.02	0.02	0.02
眼 Eye	268	0.06	1.14	0.93	0.09	0.04	0.02	0.02	0.01	0.03	0.04
脑,神经系统 Brain, Nervous System	10313	2.25	2.61	1.92	2.33	1.81	1.62	1.56	2.24	3.10	3.86
甲状腺 Thyroid Gland	8846	1.93	0.00	0.05	0.04	0.18	0.44	1.73	5.23	8.26	8.85
肾上腺 Adrenal Gland	385	0.08	0.40	0.17	0.08	0.00	0.00	0.01	0.06	0.05	0.04
其他内分泌腺 Other Endocrine	534	0.12	0.07	0.14	0.15	0.14	0.25	0.08	0.18	0.16	0.18
霍奇金病 Hodgkin Disease	612	0.13	0.00	0.05	0.09	0.10	0.24	0.33	0.38	0.40	0.28
非霍奇金淋巴瘤 Non-Hodgkin Lymphoma	7167	1.56	0.13	0.63	0.64	0.53	0.67	0.91	1.20	1.45	1.75
免疫增生性疾病 Immunoproliferative Disease	67	0.01	0.00	0.00	0.00	0.01	0.00	0.00	0.00	0.00	0.01
多发性骨髓瘤 Multiple Myeloma	2197	0.48	0.00	0.02	0.05	0.01	0.08	0.08	0.08	0.15	0.21
淋巴样白血病 Lymphoid Leukaemia	2111	0.46	0.60	3.28	1.88	1.28	0.89	0.56	0.59	0.56	0.42
髓样白血病 Myeloid Leukaemia	4494	0.98	0.87	0.90	0.75	0.74	1.15	0.99	1.46	1.51	1.80
白血病,未特指 Leukaemia Unspecified	3181	0.69	1.21	1.79	1.41	1.27	0.94	0.92	1.10	0.93	1.04
其他或未指明部位 Other and Unspecified	8493	1.85	1.61	0.78	0.52	0.46	0.48	0.79	0.86	1.28	1.58
所有部位合计 All Sites	458409	100.00	14.27	12.88	9.31	8.95	10.88	13.83	25.64	42.32	64.70
所有部位除外 C44 All Sites but C44	454902	99.23	14.27	12.85	9.27	8.87	10.75	13.67	25.37	41.92	64.13

Table 6-1-2　Cancer incidence in registration areas of China, male in 2014(1/10⁵)

| Age group | | | | | | | | | | 粗率 Crude rate | 中国人口标化率 ASR China | 世界人口标化率 ASR world | 累积率 Cum. rate(%) | | ICD-10 |
40–44	45–49	50–54	55–59	60–64	65–69	70–74	75–79	80–84	85+				0~64	0~74	
0.08	0.07	0.16	0.32	0.54	0.77	0.80	0.90	1.26	1.56	0.18	0.12	0.12	0.01	0.01	C00
0.51	0.89	1.41	1.96	2.81	3.09	2.93	2.88	2.31	1.74	0.87	0.60	0.59	0.04	0.07	C01–C02
0.61	0.88	1.68	2.26	3.29	3.72	4.98	5.48	7.15	5.32	1.17	0.79	0.77	0.05	0.09	C03–C06
0.52	0.68	0.95	1.09	1.60	1.94	1.45	2.43	2.00	1.28	0.63	0.47	0.44	0.03	0.05	C07–C08
0.12	0.22	0.59	0.45	0.57	0.41	0.50	0.48	0.21	0.18	0.19	0.13	0.13	0.01	0.01	C09
0.13	0.25	0.49	0.84	1.26	1.22	1.10	1.38	0.95	1.47	0.34	0.22	0.23	0.02	0.03	C10
5.46	7.62	8.49	10.02	11.75	11.75	8.93	8.65	7.10	6.33	4.68	3.48	3.28	0.26	0.36	C11
0.31	0.84	1.80	2.41	2.86	2.77	2.80	2.76	3.15	1.83	0.86	0.56	0.57	0.04	0.07	C12–C13
0.09	0.26	0.51	0.64	1.00	1.10	1.23	1.54	1.89	1.83	0.32	0.21	0.21	0.01	0.02	C14
3.44	11.92	26.65	55.07	93.80	130.47	162.07	163.80	174.93	143.67	28.56	18.41	18.69	0.96	2.42	C15
10.26	22.44	40.82	82.35	134.05	185.48	232.97	263.63	266.05	207.02	43.50	28.34	28.41	1.49	3.58	C16
0.50	1.10	1.75	2.71	3.58	4.91	5.73	7.11	7.78	7.15	1.34	0.89	0.88	0.05	0.10	C17
4.98	8.75	14.99	26.36	38.94	54.18	70.48	88.16	113.99	91.22	14.77	9.71	9.56	0.50	1.13	C18
5.97	9.79	18.21	30.75	49.13	59.54	75.73	88.04	96.33	80.50	16.00	10.54	10.48	0.60	1.27	C19–C20
0.13	0.28	0.44	0.71	1.10	1.24	1.68	2.18	2.63	3.03	0.39	0.26	0.25	0.01	0.03	C21
29.33	46.94	64.58	88.18	111.08	124.88	140.31	151.63	159.63	152.74	40.39	27.59	27.03	1.83	3.15	C22
0.79	1.41	3.10	5.98	10.16	13.96	19.10	26.01	32.02	30.35	3.69	2.35	2.35	0.11	0.28	C23–C24
2.02	4.21	7.79	13.05	20.00	29.74	39.70	50.49	57.78	51.34	7.65	4.96	4.92	0.24	0.59	C25
0.35	0.40	0.77	0.90	1.34	1.35	1.63	2.21	1.79	1.28	0.49	0.35	0.34	0.02	0.04	C30–C31
0.54	1.85	4.26	6.96	10.71	13.13	13.48	14.99	14.77	9.17	3.06	1.99	2.02	0.12	0.26	C32
16.03	34.37	71.87	139.11	225.08	323.23	418.04	498.45	548.87	467.86	77.42	49.97	50.07	2.49	6.20	C33–C34
0.57	0.92	1.33	1.89	2.92	2.70	3.65	3.36	4.00	3.39	1.01	0.74	0.73	0.05	0.08	C37–C38
1.05	1.41	1.94	3.13	4.42	6.30	8.00	10.06	10.52	8.80	2.04	1.57	1.53	0.09	0.16	C40–C41
0.21	0.49	0.74	0.79	1.39	1.55	1.88	2.50	2.84	2.66	0.51	0.36	0.36	0.02	0.04	C43
0.77	1.31	2.10	3.68	5.74	7.63	10.60	14.96	21.77	25.67	2.40	1.58	1.55	0.08	0.17	C44
0.06	0.10	0.14	0.43	0.56	0.67	0.95	1.15	1.00	0.55	0.18	0.12	0.12	0.01	0.01	C45
0.02	0.02	0.00	0.03	0.09	0.04	0.08	0.10	0.16	0.09	0.02	0.01	0.01	0.00	0.00	C46
0.79	0.80	1.06	1.76	1.76	2.25	3.15	3.52	3.63	3.39	0.94	0.73	0.72	0.04	0.07	C47;C49
0.39	0.62	0.78	1.17	1.34	1.57	1.88	2.82	3.10	3.30	0.56	0.38	0.37	0.02	0.04	C50
–	–	–	–	–	–	–	–	–	–	–	–	–	–	–	C51
–	–	–	–	–	–	–	–	–	–	–	–	–	–	–	C52
–	–	–	–	–	–	–	–	–	–	–	–	–	–	–	C53
–	–	–	–	–	–	–	–	–	–	–	–	–	–	–	C54
–	–	–	–	–	–	–	–	–	–	–	–	–	–	–	C55
–	–	–	–	–	–	–	–	–	–	–	–	–	–	–	C56
–	–	–	–	–	–	–	–	–	–	–	–	–	–	–	C57
–	–	–	–	–	–	–	–	–	–	–	–	–	–	–	C58
0.38	0.68	0.73	1.20	1.89	2.52	2.68	3.59	4.47	4.86	0.70	0.47	0.46	0.03	0.05	C60
0.26	0.57	1.78	6.13	15.63	35.85	67.98	107.35	138.86	127.90	9.79	6.02	5.88	0.12	0.64	C61
0.45	0.56	0.41	0.31	0.43	0.49	0.58	0.90	1.37	1.28	0.45	0.41	0.38	0.03	0.03	C62
0.06	0.10	0.10	0.34	0.46	0.67	0.63	1.09	1.21	0.83	0.17	0.12	0.12	0.01	0.01	C63
2.75	4.81	8.54	10.49	14.61	15.79	17.38	18.55	19.24	15.13	4.93	3.40	3.37	0.23	0.39	C64
0.20	0.31	0.66	0.95	1.49	1.78	2.55	3.52	3.47	4.03	0.54	0.35	0.35	0.02	0.04	C65
0.04	0.18	0.43	0.82	1.49	2.10	2.20	4.58	4.36	2.84	0.51	0.33	0.32	0.02	0.04	C66
2.20	3.85	6.75	13.08	21.81	31.79	45.05	63.62	85.18	83.25	8.84	5.66	5.61	0.25	0.64	C67
0.02	0.03	0.08	0.15	0.32	0.56	0.88	1.35	1.89	1.19	0.15	0.10	0.10	0.00	0.01	C68
0.13	0.11	0.12	0.21	0.32	0.32	0.58	0.35	1.21	0.46	0.18	0.15	0.21	0.01	0.02	C69
4.97	7.39	9.68	12.46	16.40	17.97	21.35	24.19	24.87	22.92	7.05	5.42	5.34	0.35	0.54	C70–C72
9.44	8.86	11.09	9.88	8.50	7.32	5.70	5.13	3.68	3.39	6.05	5.18	4.46	0.36	0.43	C73
0.16	0.20	0.41	0.52	0.64	0.63	0.95	1.44	0.89	1.56	0.26	0.18	0.20	0.01	0.02	C74
0.24	0.38	0.41	0.63	0.99	1.12	1.08	0.80	0.74	0.37	0.37	0.30	0.30	0.02	0.03	C75
0.20	0.33	0.48	0.50	0.84	0.94	1.33	1.31	1.21	0.92	0.42	0.35	0.33	0.02	0.03	C81
2.30	3.88	5.95	8.68	12.48	15.83	20.08	23.16	24.29	20.54	4.90	3.51	3.44	0.20	0.38	C82–C85;C96
0.01	0.02	0.03	0.05	0.15	0.16	0.28	0.29	0.37	0.46	0.05	0.03	0.03	0.00	0.00	C88
0.46	0.83	1.73	2.74	4.17	5.99	8.08	8.78	8.57	6.88	1.50	1.00	1.00	0.05	0.12	C90
0.68	0.70	1.27	1.67	2.25	3.47	4.20	5.51	5.52	4.22	1.44	1.28	1.46	0.08	0.12	C91
2.13	2.77	3.49	4.29	6.35	7.97	10.23	12.37	14.14	11.28	3.07	2.40	2.34	0.14	0.23	C92–C94
1.28	1.46	1.91	2.60	4.51	5.47	7.50	8.71	9.67	7.79	2.18	1.80	1.85	0.11	0.17	C95
2.36	3.97	6.24	9.93	14.61	18.46	24.85	30.15	39.43	41.17	5.81	4.00	3.98	0.22	0.44	O&U
116.75	202.80	341.72	572.58	873.22	1168.78	1481.90	1748.41	1944.27	1677.98	313.54	209.91	208.26	11.48	24.73	ALL
115.98	201.50	339.62	568.89	867.47	1161.15	1471.30	1733.44	1922.51	1652.31	311.14	208.33	206.71	11.40	24.57	ALLbC44

表 6-1-3 2014 年全国肿瘤登记地区女性癌症发病主要指标（1/10 万）

部位 Site	病例数 No. cases	构成 (%)	年龄组								
			0–	1–4	5–9	10–14	15–19	20–24	25–29	30–34	35–39
唇 Lip	196	0.05	0.00	0.02	0.00	0.05	0.00	0.00	0.00	0.01	0.02
舌 Tongue	765	0.21	0.00	0.02	0.00	0.02	0.04	0.02	0.07	0.15	0.26
口 Mouth	1058	0.29	0.08	0.02	0.02	0.02	0.08	0.09	0.09	0.18	0.25
唾液腺 Salivary Glands	771	0.21	0.00	0.04	0.05	0.10	0.15	0.18	0.30	0.36	0.48
扁桃腺 Tonsil	97	0.03	0.00	0.02	0.00	0.00	0.00	0.01	0.02	0.02	0.05
其他口咽 Other Oropharynx	104	0.03	0.00	0.00	0.00	0.02	0.00	0.02	0.02	0.02	0.00
鼻咽 Nasopharynx	2839	0.77	0.00	0.02	0.02	0.05	0.17	0.38	0.56	1.07	1.48
喉咽 Hypopharynx	125	0.03	0.00	0.00	0.00	0.00	0.00	0.01	0.01	0.01	0.01
咽,部位不明 Pharynx Unspecified	132	0.04	0.00	0.00	0.00	0.02	0.00	0.01	0.01	0.01	0.05
食管 Esophagus	16641	4.54	0.15	0.00	0.02	0.00	0.01	0.06	0.05	0.20	0.28
胃 Stomach	27147	7.40	0.30	0.00	0.05	0.03	0.10	0.56	1.39	3.11	4.51
小肠 Small Intestine	1399	0.38	0.00	0.00	0.00	0.03	0.01	0.03	0.11	0.30	
结肠 Colon	17273	4.71	0.00	0.00	0.00	0.08	0.12	0.39	0.76	1.47	2.26
直肠 Rectum	15926	4.34	0.00	0.00	0.02	0.00	0.08	0.19	0.62	1.21	2.36
肛门 Anus	424	0.12	0.00	0.00	0.00	0.02	0.01	0.02	0.03	0.03	0.07
肝脏 Liver	21268	5.80	0.83	0.20	0.11	0.11	0.18	0.48	0.94	1.44	2.59
胆囊及其他 Gallbladder etc.	5844	1.59	0.08	0.00	0.00	0.02	0.01	0.03	0.08	0.15	0.33
胰腺 Pancreas	8610	2.35	0.08	0.04	0.00	0.05	0.04	0.06	0.19	0.34	0.63
鼻,鼻窦及其他 Nose, Sinuses etc.	436	0.12	0.08	0.04	0.03	0.02	0.01	0.03	0.06	0.07	0.14
喉 Larynx	586	0.16	0.00	0.00	0.00	0.02	0.00	0.00	0.03	0.04	0.05
气管,支气管,肺 Traches,Bronchus and Lung	56958	15.53	0.00	0.02	0.11	0.03	0.13	0.47	1.02	2.59	5.08
其他胸腔器官 Other Thoracic Organs	1025	0.28	0.08	0.26	0.06	0.05	0.13	0.17	0.17	0.25	0.32
骨 Bone	2275	0.62	0.08	0.07	0.41	0.72	0.69	0.51	0.44	0.52	0.68
皮肤黑色素瘤 Melanoma of Skin	704	0.19	0.00	0.07	0.06	0.05	0.05	0.08	0.10	0.18	0.16
其他皮肤 Other Skin	3233	0.88	0.00	0.02	0.11	0.11	0.18	0.19	0.20	0.30	0.56
间皮瘤 Mesothelioma	188	0.05	0.00	0.00	0.00	0.00	0.00	0.00	0.03	0.02	0.02
卡波西肉瘤 Kaposi Sarcoma	21	0.01	0.00	0.00	0.00	0.00	0.02	0.00	0.00	0.01	0.01
周围神经,结缔、软组织 Connective and Soft Tissue	1155	0.31	0.30	0.40	0.20	0.21	0.28	0.30	0.44	0.43	0.46
乳房 Breast	59806	16.31	0.00	0.02	0.05	0.06	0.21	1.71	5.41	15.10	30.74
外阴 Vulva	604	0.16	0.08	0.00	0.00	0.04	0.00	0.03	0.04	0.14	0.15
阴道 Vagina	348	0.09	0.08	0.00	0.00	0.02	0.01	0.04	0.03	0.03	0.05
子宫颈 Cervix Uteri	22348	6.09	0.00	0.00	0.00	0.00	0.03	0.48	2.41	7.29	14.12
子宫体 Corpus Uteri	11359	3.10	0.08	0.00	0.00	0.02	0.04	0.29	0.80	1.56	3.18
子宫,部位不明 Uterus Unspecified	2662	0.73	0.00	0.00	0.02	0.00	0.04	0.10	0.27	0.44	0.99
卵巢 Ovary	10916	2.98	0.23	0.09	0.23	0.52	1.08	2.03	2.46	3.05	3.73
其他女性生殖器 Other Female Genital Organs	693	0.19	0.00	0.00	0.00	0.02	0.00	0.03	0.08	0.09	0.12	0.21
胎盘 Placenta	117	0.03	0.08	0.00	0.00	0.00	0.03	0.11	0.27	0.17	0.14
阴茎 Penis	–	–	–	–	–	–	–	–	–	–	–
前列腺 Prostate	–	–	–	–	–	–	–	–	–	–	–
睾丸 Testis	–	–	–	–	–	–	–	–	–	–	–
其他男性生殖器 Other Male Genital Organs	–	–	–	–	–	–	–	–	–	–	–
肾 Kidney	4013	1.09	0.83	0.75	0.11	0.08	0.13	0.18	0.31	0.54	0.95
肾盂 Renal Pelvis	625	0.17	0.00	0.00	0.00	0.00	0.00	0.00	0.02	0.02	0.05
输尿管 Ureter	683	0.19	0.00	0.00	0.00	0.00	0.00	0.00	0.00	0.01	0.02
膀胱 Bladder	3736	1.02	0.00	0.04	0.00	0.02	0.01	0.11	0.21	0.36	0.40
其他泌尿器官 Other Urinary Organs	122	0.03	0.00	0.02	0.00	0.00	0.00	0.01	0.00	0.01	0.03
眼 Eye	236	0.06	0.76	0.78	0.06	0.00	0.00	0.03	0.03	0.04	0.07
脑,神经系统 Brain, Nervous System	11612	3.17	2.04	1.66	1.59	1.37	1.27	1.64	2.14	2.95	4.05
甲状腺 Thyroid Gland	26589	7.25	0.08	0.00	0.09	0.37	1.87	5.82	12.78	20.56	23.95
肾上腺 Adrenal Gland	294	0.08	0.45	0.33	0.03	0.02	0.03	0.03	0.08	0.03	0.05
其他内分泌腺 Other Endocrine	565	0.15	0.00	0.00	0.08	0.06	0.15	0.15	0.38	0.45	0.29
霍奇金病 Hodgkin Disease	382	0.10	0.08	0.07	0.05	0.11	0.12	0.19	0.23	0.28	0.18
非霍奇金淋巴瘤 Non-Hodgkin Lymphoma	5210	1.42	0.38	0.27	0.39	0.44	0.49	0.55	1.06	1.21	1.66
免疫增生性疾病 Immunoproliferative Disease	22	0.01	0.00	0.00	0.00	0.00	0.00	0.00	0.00	0.00	0.00
多发性骨髓瘤 Multiple Myeloma	1674	0.46	0.00	0.07	0.06	0.03	0.03	0.05	0.07	0.11	0.15
淋巴样白血病 Lymphoid Leukaemia	1520	0.41	0.83	2.54	1.31	0.89	0.59	0.53	0.50	0.43	0.44
髓样白血病 Myeloid Leukaemia	3441	0.94	0.98	0.91	0.63	0.87	0.75	0.91	1.19	1.30	1.44
白血病,未特指 Leukaemia Unspecified	2468	0.67	1.97	1.59	0.93	1.18	0.86	0.67	0.78	0.75	0.84
其他或未指明部位 Other and Unspecified	7501	2.05	1.21	1.10	0.39	0.25	0.42	0.57	0.98	1.56	1.98
所有部位合计 All Sites	366746	100.00	12.18	11.48	7.22	8.09	10.70	20.56	40.14	72.77	113.26
所有部位除外 C44 All Sites but C44	363513	99.12	12.18	11.46	7.11	7.98	10.52	20.37	39.94	72.48	112.69

Age group										粗率	中国人口标化率	世界人口标化率	累积率 Cum. rate(%)		ICD-10
40–44	45–49	50–54	55–59	60–64	65–69	70–74	75–79	80–84	85+	Crude rate	ASR China	ASR world	0~64	0~74	
0.06	0.07	0.09	0.18	0.32	0.30	0.86	0.86	0.86	0.99	0.14	0.09	0.08	0.00	0.01	C00
0.35	0.61	0.77	0.87	1.33	1.40	1.79	2.17	2.54	1.55	0.54	0.36	0.34	0.02	0.04	C01–C02
0.29	0.46	0.74	1.28	1.71	2.47	2.86	3.28	4.31	4.70	0.74	0.47	0.46	0.03	0.05	C03–C06
0.59	0.75	0.79	1.03	0.91	0.92	0.98	1.17	0.91	1.61	0.54	0.42	0.39	0.03	0.04	C07–C08
0.06	0.08	0.09	0.12	0.12	0.07	0.21	0.29	0.43	0.25	0.07	0.05	0.04	0.00	0.00	C09
0.04	0.09	0.10	0.11	0.11	0.23	0.29	0.31	0.56	0.12	0.07	0.05	0.05	0.00	0.01	C10
2.52	3.01	3.55	3.91	4.59	4.25	3.43	3.77	3.54	2.23	2.00	1.46	1.36	0.11	0.14	C11
0.09	0.07	0.17	0.14	0.28	0.28	0.21	0.34	0.47	0.12	0.09	0.06	0.06	0.00	0.01	C12–C13
0.06	0.06	0.09	0.09	0.17	0.23	0.33	0.63	0.73	0.68	0.09	0.06	0.05	0.00	0.01	C14
1.32	2.77	5.72	13.83	29.51	49.41	66.38	79.89	89.52	80.29	11.72	6.74	6.77	0.27	0.85	C15
7.42	11.98	18.40	27.17	43.68	63.89	85.88	107.85	122.30	109.95	19.11	11.71	11.43	0.59	1.34	C16
0.40	0.63	1.22	1.62	2.57	3.07	4.55	5.11	4.79	4.58	0.98	0.61	0.60	0.03	0.07	C17
4.70	6.83	12.18	18.74	28.96	39.74	50.44	69.04	84.13	70.70	12.16	7.34	7.21	0.38	0.83	C18
4.55	8.14	12.27	19.10	28.38	35.26	47.71	59.39	65.59	52.56	11.21	6.88	6.76	0.38	0.80	C19–C20
0.16	0.28	0.35	0.46	0.71	0.98	0.98	1.60	1.34	1.92	0.30	0.19	0.18	0.01	0.02	C21
5.72	9.73	14.87	24.25	37.69	49.21	61.69	79.55	95.56	86.18	14.97	9.08	8.99	0.49	1.05	C22
0.96	1.73	2.84	5.62	9.21	13.44	19.10	27.73	35.06	31.82	4.11	2.36	2.34	0.10	0.27	C23–C24
1.20	2.42	4.47	8.17	13.26	19.19	31.68	39.95	48.38	46.68	6.06	3.51	3.47	0.15	0.41	C25
0.26	0.30	0.37	0.55	0.58	0.75	0.91	1.57	1.21	1.55	0.31	0.20	0.20	0.01	0.02	C30–C31
0.13	0.14	0.30	0.64	1.02	1.44	2.31	2.51	2.72	2.17	0.41	0.25	0.24	0.01	0.03	C32
12.21	23.07	38.37	61.72	97.12	134.15	183.01	236.60	275.69	235.93	40.10	23.86	23.60	1.21	2.80	C33–C34
0.55	0.72	1.09	1.46	1.64	1.76	1.88	2.26	2.59	1.98	0.72	0.50	0.50	0.03	0.05	C37–C38
0.92	1.20	1.49	2.20	3.34	4.87	5.34	6.74	7.07	6.62	1.60	1.17	1.14	0.07	0.12	C40–C41
0.37	0.41	0.58	0.67	1.18	1.39	1.62	1.94	2.41	2.72	0.50	0.33	0.33	0.02	0.03	C43
0.88	1.12	1.81	2.23	4.42	5.88	8.91	12.93	19.49	27.73	2.28	1.33	1.32	0.06	0.13	C44
0.07	0.11	0.18	0.25	0.37	0.44	0.55	0.60	0.39	0.50	0.13	0.08	0.08	0.01	0.01	C45
0.01	0.00	0.01	0.04	0.06	0.04	0.05	0.09	0.00	0.00	0.01	0.01	0.01	0.00	0.00	C46
0.59	0.80	1.10	1.19	1.69	1.55	1.88	2.68	2.16	3.16	0.81	0.62	0.61	0.04	0.06	C47;C49
59.44	78.18	89.20	91.98	91.79	76.21	70.40	63.33	54.81	36.53	42.11	30.10	28.20	2.32	3.05	C50
0.27	0.29	0.51	0.60	0.83	1.14	1.83	2.31	2.50	2.04	0.43	0.27	0.26	0.01	0.03	C51
0.16	0.32	0.57	0.41	0.53	0.64	0.83	0.97	0.56	0.68	0.25	0.16	0.16	0.01	0.02	C52
25.10	34.30	35.08	29.37	28.65	24.51	22.10	18.19	16.08	13.00	15.73	11.62	10.66	0.88	1.12	C53
7.20	13.40	21.80	21.90	20.63	17.04	12.69	10.34	7.20	5.51	8.00	5.49	5.34	0.45	0.60	C54
1.93	3.38	4.01	4.13	3.88	4.35	3.43	3.94	3.75	3.59	1.87	1.30	1.24	0.10	0.13	C55
7.22	11.08	15.44	16.72	18.03	16.87	16.22	14.99	12.07	9.04	7.69	5.55	5.29	0.41	0.57	C56
0.33	0.58	0.94	1.13	1.40	1.42	1.33	0.97	0.86	0.74	0.49	0.34	0.33	0.02	0.04	C57
0.15	0.09	0.04	0.02	0.01	0.02	0.00	0.00	0.00	0.00	0.08	0.09	0.07	0.01	0.01	C58
–	–	–	–	–	–	–	–	–	–	–	–	–	–	–	C60
–	–	–	–	–	–	–	–	–	–	–	–	–	–	–	C61
–	–	–	–	–	–	–	–	–	–	–	–	–	–	–	C62
–	–	–	–	–	–	–	–	–	–	–	–	–	–	–	C63
1.43	2.75	4.28	5.37	7.27	8.96	9.46	11.51	9.49	7.80	2.83	1.87	1.88	0.12	0.21	C64
0.10	0.19	0.24	0.62	0.84	1.48	2.74	3.34	3.06	2.41	0.44	0.26	0.25	0.01	0.03	C65
0.06	0.10	0.28	0.48	1.28	1.87	2.67	4.00	3.71	2.35	0.48	0.28	0.28	0.01	0.03	C66
0.67	1.03	1.98	3.52	5.52	7.84	11.96	16.42	22.29	23.03	2.63	1.53	1.51	0.07	0.17	C67
0.02	0.02	0.10	0.15	0.14	0.30	0.29	0.63	0.60	0.68	0.09	0.05	0.05	0.00	0.01	C68
0.07	0.11	0.20	0.15	0.26	0.34	0.50	0.43	0.86	0.50	0.17	0.13	0.18	0.01	0.01	C69
6.14	8.27	11.96	15.28	19.15	22.64	21.91	24.41	24.93	20.18	8.18	5.86	5.75	0.39	0.61	C70–C72
28.45	30.45	40.52	35.22	28.98	19.98	12.77	8.77	6.64	3.96	18.72	15.36	13.49	1.15	1.31	C73
0.14	0.29	0.20	0.34	0.41	0.37	0.64	0.60	0.82	0.99	0.21	0.15	0.17	0.01	0.02	C74
0.37	0.43	0.61	0.67	0.67	0.71	0.71	0.69	0.82	0.43	0.40	0.33	0.30	0.02	0.03	C75
0.22	0.20	0.28	0.29	0.55	0.55	0.81	0.71	0.39	0.43	0.27	0.23	0.21	0.01	0.02	C81
2.10	2.65	4.92	6.24	9.05	10.70	12.96	13.79	14.88	11.76	3.67	2.53	2.45	0.16	0.27	C82–C85;C96
0.01	0.01	0.02	0.00	0.04	0.09	0.10	0.09	0.04	0.12	0.02	0.01	0.01	0.00	0.00	C88
0.31	0.66	1.30	2.15	3.87	5.03	5.72	4.68	5.09	2.35	1.18	0.75	0.76	0.04	0.10	C90
0.61	0.78	1.04	1.16	1.70	2.24	2.52	2.86	3.32	2.04	1.07	0.95	1.08	0.06	0.08	C91
1.74	2.22	2.70	3.52	4.71	5.72	7.10	7.94	9.31	4.89	2.42	1.87	1.82	0.11	0.18	C92–C94
1.22	1.35	1.64	2.26	3.19	4.00	4.98	5.54	5.91	5.20	1.74	1.41	1.47	0.09	0.13	C95
2.76	3.79	6.03	9.09	11.17	13.68	18.08	24.81	28.42	31.39	5.28	3.44	3.39	0.20	0.36	O&U
194.72	274.47	369.90	450.42	579.44	685.31	830.55	997.10	1113.18	970.96	258.20	171.70	165.23	10.77	18.35	ALL
193.84	273.35	368.09	448.19	575.02	679.43	821.64	984.17	1093.69	943.22	255.92	170.37	163.91	10.71	18.21	ALLbC44

表 6-1-4　2014 年全国城市肿瘤登记地区男女合计癌症发病主要指标（1/10 万）

部位	Site	病例数 No. cases	构成 (%)	年龄组								
				0-	1-4	5-9	10-14	15-19	20-24	25-29	30-34	35-39
唇	Lip	201	0.04	0.00	0.00	0.00	0.02	0.01	0.00	0.00	0.03	0.01
舌	Tongue	1275	0.29	0.00	0.00	0.00	0.00	0.01	0.02	0.10	0.27	0.30
口	Mouth	1589	0.36	0.00	0.02	0.03	0.03	0.05	0.05	0.09	0.16	0.36
唾液腺	Salivary Glands	922	0.21	0.00	0.02	0.00	0.05	0.13	0.15	0.30	0.37	0.48
扁桃腺	Tonsil	231	0.05	0.00	0.02	0.00	0.00	0.00	0.00	0.00	0.02	0.04
其他口咽	Other Oropharynx	305	0.07	0.00	0.00	0.00	0.02	0.01	0.02	0.01	0.02	0.03
鼻咽	Nasopharynx	4989	1.12	0.00	0.00	0.00	0.07	0.20	0.52	0.90	1.62	2.59
喉咽	Hypopharynx	821	0.18	0.00	0.00	0.00	0.00	0.00	0.00	0.01	0.02	0.02
咽,部位不明	Pharynx Unspecified	276	0.06	0.00	0.00	0.00	0.00	0.00	0.00	0.02	0.00	0.04
食管	Esophagus	20375	4.56	0.39	0.00	0.00	0.00	0.01	0.06	0.08	0.11	0.40
胃	Stomach	41597	9.31	0.78	0.02	0.00	0.07	0.11	0.37	1.16	2.48	4.15
小肠	Small Intestine	1959	0.44	0.08	0.00	0.00	0.04	0.03	0.05	0.09	0.28
结肠	Colon	26097	5.84	0.00	0.00	0.00	0.12	0.12	0.35	0.89	1.87	2.78
直肠	Rectum	22667	5.07	0.08	0.00	0.02	0.02	0.07	0.19	0.62	1.42	2.80
肛门	Anus	459	0.10	0.00	0.00	0.00	0.02	0.00	0.01	0.01	0.04	0.04
肝脏	Liver	37922	8.48	1.41	0.36	0.13	0.09	0.18	0.53	1.38	3.37	6.81
胆囊及其他	Gallbladder etc.	6668	1.49	0.00	0.00	0.00	0.02	0.00	0.02	0.04	0.17	0.36
胰腺	Pancreas	11814	2.64	0.08	0.00	0.00	0.03	0.03	0.07	0.22	0.33	0.76
鼻,鼻窦及其他	Nose, Sinuses etc.	609	0.14	0.00	0.06	0.00	0.03	0.03	0.06	0.12	0.15	0.16
喉	Larynx	2861	0.64	0.08	0.02	0.00	0.00	0.01	0.00	0.02	0.07	0.11
气管,支气管,肺	Traches,Bronchus and Lung	90489	20.24	0.24	0.04	0.15	0.00	0.15	0.34	0.94	2.82	5.49
其他胸腔器官	Other Thoracic Organs	1534	0.34	0.31	0.15	0.08	0.09	0.26	0.21	0.30	0.33	0.44
骨	Bone	2392	0.54	0.16	0.17	0.46	0.96	0.96	0.42	0.46	0.45	0.60
皮肤黑色素瘤	Melanoma of Skin	796	0.18	0.08	0.00	0.05	0.03	0.05	0.09	0.08	0.21	0.12
其他皮肤	Other Skin	3922	0.88	0.00	0.04	0.05	0.17	0.13	0.20	0.24	0.39	0.60
间皮瘤	Mesothelioma	295	0.07	0.00	0.00	0.00	0.00	0.00	0.00	0.02	0.03	0.04
卡波西肉瘤	Kaposi Sarcoma	32	0.01	0.00	0.00	0.00	0.02	0.01	0.01	0.01	0.00	0.01
周围神经,结缔、软组织	Connective and Soft Tissue	1544	0.35	0.55	0.36	0.11	0.24	0.26	0.37	0.48	0.61	0.47
乳房	Breast	36426	8.26	0.00	0.04	0.07	0.07	0.25	1.30	4.97	16.74	34.21
外阴	Vulva	357	0.08	0.00	0.00	0.00	0.00	0.06	0.02	0.05	0.10	0.12
阴道	Vagina	189	0.04	0.17	0.00	0.00	0.04	0.00	0.02	0.02	0.02	0.07
子宫颈	Cervix Uteri	11056	2.47	0.00	0.00	0.00	0.00	0.06	0.30	2.17	7.03	13.70
子宫体	Corpus Uteri	6428	1.44	0.17	0.00	0.00	0.04	0.03	0.19	0.75	1.68	3.00
子宫,部位不明	Uterus Unspecified	1119	0.25	0.00	0.00	0.00	0.00	0.06	0.07	0.18	0.41	0.75
卵巢	Ovary	6411	1.43	0.50	0.00	0.28	0.59	1.40	2.00	2.59	3.47	4.13
其他女性生殖器	Other Female Genital Organs	398	0.09	0.00	0.00	0.00	0.00	0.00	0.07	0.10	0.10	0.16
胎盘	Placenta	56	0.01	0.17	0.00	0.00	0.00	0.00	0.06	0.30	0.19	0.11
阴茎	Penis	0	0.11	0.00	0.00	0.00	0.00	0.00	0.00	0.00	0.00	0.00
前列腺	Prostate	10179	2.28	0.00	0.00	0.00	0.00	0.07	0.00	0.02	0.05	0.07
睾丸	Testis	383	0.09	1.19	0.21	0.03	0.10	0.31	0.46	0.78	0.88	0.59
其他男性生殖器	Other Male Genital Organs	171	0.04	0.00	0.04	0.00	0.07	0.08	0.02	0.02	0.15	0.04
肾	Kidney	7609	1.70	1.10	0.71	0.13	0.07	0.12	0.20	0.41	1.08	1.48
肾盂	Renal Pelvis	935	0.21	0.00	0.00	0.00	0.00	0.00	0.00	0.02	0.03	0.08
输尿管	Ureter	1018	0.23	0.00	0.00	0.00	0.00	0.00	0.00	0.01	0.02	0.04
膀胱	Bladder	10204	2.28	0.00	0.08	0.03	0.02	0.03	0.10	0.27	0.69	0.94
其他泌尿器官	Other Urinary Organs	205	0.05	0.00	0.02	0.00	0.00	0.00	0.00	0.01	0.02	0.03
眼	Eye	239	0.05	1.33	0.85	0.07	0.02	0.01	0.03	0.02	0.02	0.07
脑,神经系统	Brain, Nervous System	11384	2.55	2.35	1.73	2.08	1.53	1.48	1.70	2.00	3.16	4.17
甲状腺	Thyroid Gland	25474	5.70	0.08	0.02	0.10	0.33	1.58	5.14	13.20	20.74	23.83
肾上腺	Adrenal Gland	379	0.08	0.47	0.28	0.02	0.02	0.01	0.03	0.07	0.03	0.04
其他内分泌腺	Other Endocrine	681	0.15	0.08	0.13	0.13	0.16	0.27	0.11	0.33	0.38	0.31
霍奇金病	Hodgkin Disease	546	0.12	0.08	0.02	0.07	0.17	0.22	0.30	0.35	0.44	0.28
非霍奇金淋巴瘤	Non-Hodgkin Lymphoma	7457	1.67	0.24	0.49	0.49	0.51	0.77	0.70	1.26	1.65	2.12
免疫增生性疾病	Immunoproliferative Disease	62	0.01	0.00	0.00	0.00	0.00	0.00	0.00	0.00	0.00	0.00
多发性骨髓瘤	Multiple Myeloma	2467	0.55	0.00	0.00	0.00	0.07	0.02	0.04	0.03	0.06	0.13	0.16
淋巴样白血病	Lymphoid Leukaemia	2183	0.49	0.78	4.10	2.31	1.57	0.92	0.60	0.57	0.60	0.41
髓样白血病	Myeloid Leukaemia	4830	1.08	1.18	1.03	0.83	1.05	1.05	0.89	1.43	1.68	2.05
白血病,未特指	Leukaemia Unspecified	2319	0.52	1.80	1.28	0.85	0.85	0.69	0.46	0.59	0.59	0.67
其他或未指明部位	Other and Unspecified	10228	2.29	1.80	1.15	0.52	0.45	0.54	0.72	0.90	1.51	2.24
所有部位合计	All Sites	447032	100.00	16.62	13.29	8.95	9.38	11.66	17.37	36.10	65.76	97.84
所有部位除外 C44	All Sites but C44	443110	99.12	16.62	13.25	8.90	9.21	11.52	17.17	35.86	65.37	97.24

Table 6-1-4　Cancer incidence in urban registration areas of China, both sexes in 2014(1/10⁵)

Age group										粗率	中国人口标化率	世界人口标化率	累积率 Cum. rate(%)		ICD-10
40–44	45–49	50–54	55–59	60–64	65–69	70–74	75–79	80–84	85+	Crude rate	ASR China	ASR world	0~64	0~74	
0.06	0.05	0.10	0.17	0.44	0.40	0.59	0.81	0.85	1.16	0.14	0.08	0.08	0.00	0.01	C00
0.54	0.92	1.28	1.56	2.53	2.63	2.98	3.18	3.10	2.12	0.89	0.57	0.56	0.04	0.07	C01–C02
0.42	0.68	1.40	1.82	2.73	3.35	4.37	4.80	6.45	5.78	1.10	0.68	0.67	0.04	0.08	C03–C06
0.49	0.73	0.83	1.15	1.34	1.56	1.30	2.15	1.44	1.67	0.64	0.46	0.43	0.03	0.04	C07–C08
0.14	0.17	0.47	0.35	0.39	0.33	0.35	0.42	0.42	0.26	0.16	0.10	0.10	0.01	0.01	C09
0.10	0.16	0.34	0.48	0.68	0.67	0.64	0.78	0.68	0.58	0.21	0.13	0.13	0.01	0.02	C10
3.91	5.29	6.35	6.73	8.09	8.01	5.95	5.69	5.09	3.98	3.46	2.47	2.31	0.18	0.25	C11
0.19	0.55	1.35	1.54	1.68	1.56	1.70	1.67	1.48	0.96	0.57	0.35	0.35	0.03	0.04	C12–C13
0.10	0.14	0.29	0.28	0.46	0.49	0.64	1.03	1.19	1.22	0.19	0.11	0.11	0.01	0.01	C14
1.79	5.38	12.92	24.61	39.83	56.29	70.21	75.46	84.90	73.27	14.14	8.23	8.35	0.43	1.06	C15
8.07	14.85	26.58	47.82	74.73	104.20	133.89	157.68	171.24	143.13	28.87	17.23	17.12	0.90	2.09	C16
0.45	1.01	1.61	2.30	3.27	4.40	5.93	6.97	7.55	6.29	1.36	0.82	0.81	0.05	0.10	C17
5.09	8.59	16.68	28.16	42.58	60.50	79.40	104.28	132.55	105.31	18.12	10.68	10.52	0.54	1.24	C18
5.32	8.97	16.98	28.31	43.27	51.05	67.11	79.96	88.51	70.89	15.73	9.45	9.37	0.54	1.13	C19–C20
0.10	0.28	0.38	0.45	0.77	0.77	1.30	1.65	1.91	2.63	0.32	0.19	0.19	0.01	0.02	C21
15.41	23.80	36.37	51.37	64.33	78.05	92.21	106.74	119.60	113.85	26.32	16.34	16.09	1.02	1.87	C22
0.94	1.54	3.50	6.01	10.56	14.77	20.77	31.02	40.22	38.59	4.63	2.60	2.59	0.12	0.29	C23–C24
1.70	3.56	7.36	11.84	17.88	27.39	39.65	51.86	60.93	57.60	8.20	4.73	4.69	0.22	0.55	C25
0.28	0.36	0.59	0.78	0.92	1.03	1.25	1.98	1.48	1.54	0.42	0.28	0.27	0.02	0.03	C30–C31
0.30	1.04	2.58	4.34	6.41	7.86	7.99	8.82	8.10	5.97	1.99	1.19	1.21	0.07	0.15	C32
13.98	27.58	56.25	101.59	158.51	222.51	297.55	367.14	423.31	354.52	62.81	36.62	36.54	1.84	4.44	C33–C34
0.69	0.88	1.44	2.20	2.65	2.60	3.28	3.43	3.61	2.76	1.06	0.73	0.72	0.05	0.08	C37–C38
0.83	1.21	1.54	2.17	3.33	4.52	5.84	7.39	7.76	7.71	1.66	1.22	1.19	0.07	0.12	C40–C41
0.30	0.39	0.72	0.77	1.49	1.53	1.80	2.46	2.93	2.31	0.55	0.36	0.35	0.02	0.04	C43
0.97	1.30	2.24	3.06	5.98	7.56	11.04	15.85	20.96	27.03	2.72	1.61	1.59	0.08	0.17	C44
0.08	0.13	0.21	0.37	0.54	0.75	0.87	1.14	0.89	0.71	0.20	0.13	0.12	0.01	0.02	C45
0.02	0.00	0.01	0.02	0.07	0.04	0.12	0.11	0.13	0.06	0.02	0.02	0.02	0.00	0.00	C46
0.81	0.88	1.28	1.82	2.13	2.38	2.84	3.68	3.56	3.85	1.07	0.78	0.76	0.05	0.08	C47;C49
64.76	85.71	105.23	107.73	108.60	98.69	92.46	83.44	74.92	47.78	50.83	34.85	32.80	2.65	3.60	C50
0.35	0.21	0.48	0.58	1.06	1.14	2.09	3.13	2.73	2.97	0.50	0.29	0.28	0.02	0.03	C51
0.18	0.30	0.58	0.43	0.61	0.62	0.91	1.10	0.39	0.77	0.26	0.17	0.17	0.01	0.02	C52
25.48	33.99	35.21	27.13	26.49	20.96	18.78	15.44	13.50	12.99	15.43	11.16	10.21	0.86	1.06	C53
6.72	13.60	24.31	23.76	23.14	19.20	15.43	11.99	9.29	6.61	8.97	5.89	5.76	0.49	0.66	C54
1.34	2.37	3.40	3.54	3.07	4.24	2.45	3.08	3.67	2.64	1.56	1.03	0.99	0.08	0.11	C55
7.79	11.87	17.38	18.93	20.14	18.55	19.69	18.20	15.76	11.89	8.95	6.21	5.92	0.45	0.64	C56
0.27	0.56	1.04	1.34	1.72	1.86	1.45	1.15	0.70	0.55	0.56	0.36	0.36	0.03	0.04	C57
0.13	0.08	0.04	0.02	0.02	0.00	0.00	0.00	0.00	0.00	0.08	0.08	0.07	0.00	0.00	C58
0.00	0.00	0.00	0.00	0.00	0.00	0.00	0.00	0.00	0.00	0.00	0.00	0.00	0.00	0.00	C60
0.27	0.61	2.44	7.96	21.58	49.22	95.03	143.62	179.17	157.46	14.06	8.07	7.87	0.17	0.89	C61
0.69	0.57	0.41	0.36	0.46	0.43	0.54	0.72	1.21	1.39	0.53	0.49	0.45	0.03	0.04	C62
0.02	0.13	0.16	0.36	0.62	0.89	0.89	1.62	1.21	0.92	0.24	0.16	0.16	0.01	0.02	C63
2.72	4.72	8.31	10.32	14.54	16.13	17.08	19.72	18.88	14.64	5.28	3.39	3.37	0.22	0.39	C64
0.14	0.24	0.45	0.94	1.28	1.96	3.40	4.91	5.01	4.24	0.65	0.37	0.36	0.02	0.04	C65
0.06	0.16	0.46	0.80	1.85	2.72	3.05	6.19	5.60	3.53	0.71	0.40	0.40	0.02	0.05	C66
1.49	2.60	4.89	9.42	15.96	22.90	31.97	44.58	61.22	56.51	7.08	4.06	4.01	0.18	0.46	C67
0.01	0.01	0.09	0.17	0.29	0.51	0.64	1.37	0.93	1.09	0.14	0.08	0.08	0.00	0.01	C68
0.08	0.08	0.11	0.17	0.26	0.32	0.45	0.39	0.93	0.64	0.17	0.14	0.19	0.01	0.01	C69
5.46	7.48	10.79	13.84	17.34	20.92	21.29	24.49	26.26	23.63	7.90	5.64	5.55	0.36	0.58	C70–C72
26.75	26.75	35.25	31.15	25.47	18.94	12.26	8.56	6.62	4.11	17.68	14.38	12.52	1.05	1.21	C73
0.14	0.20	0.31	0.47	0.49	0.51	1.04	1.31	0.98	1.61	0.26	0.17	0.19	0.01	0.02	C74
0.37	0.44	0.59	0.76	1.08	1.17	1.04	0.84	0.81	0.51	0.47	0.38	0.37	0.03	0.04	C75
0.27	0.24	0.38	0.30	0.57	0.82	1.16	1.28	0.76	0.77	0.38	0.32	0.29	0.02	0.03	C81
2.38	3.44	6.45	8.32	12.24	15.24	19.24	22.21	22.91	18.81	5.18	3.46	3.37	0.20	0.38	C82–C85;C96
0.02	0.02	0.04	0.05	0.11	0.16	0.31	0.25	0.21	0.26	0.04	0.03	0.03	0.00	0.00	C88
0.41	0.78	1.73	2.85	4.64	7.12	8.70	8.59	9.25	5.59	1.71	1.04	1.04	0.05	0.13	C90
0.59	0.89	1.30	1.58	2.26	3.45	3.97	4.97	5.30	3.40	1.52	1.38	1.60	0.09	0.12	C91
2.10	2.72	3.55	4.59	6.42	8.00	10.80	12.33	14.72	10.15	3.35	2.49	2.42	0.15	0.24	C92–C94
0.97	0.95	1.51	1.84	3.12	3.49	5.13	6.84	7.42	7.26	1.61	1.23	1.29	0.07	0.12	C95
2.88	4.40	7.27	11.64	15.20	19.55	26.87	34.20	43.19	46.30	7.10	4.46	4.44	0.25	0.48	O&U
164.13	241.53	379.67	528.53	726.76	921.98	1158.29	1396.02	1584.22	1359.18	310.31	196.32	191.59	11.51	21.91	ALL
163.16	240.23	377.44	525.47	720.78	914.42	1147.26	1380.17	1563.27	1332.14	307.58	194.71	190.01	11.43	21.74	ALLbC44

表 6-1-5　2014 年全国城市肿瘤登记地区男性癌症发病主要指标（1/10 万）

部位	Site	病例数 No. cases	构成 (%)	年龄组								
				0-	1-4	5-9	10-14	15-19	20-24	25-29	30-34	35-39
唇	Lip	111	0.05	0.00	0.00	0.00	0.00	0.03	0.00	0.00	0.03	0.02
舌	Tongue	772	0.32	0.00	0.00	0.00	0.00	0.00	0.02	0.12	0.31	0.27
口	Mouth	998	0.41	0.00	0.00	0.03	0.07	0.00	0.04	0.12	0.15	0.41
唾液腺	Salivary Glands	512	0.21	0.00	0.00	0.00	0.07	0.10	0.12	0.28	0.41	0.43
扁桃腺	Tonsil	171	0.07	0.00	0.00	0.00	0.00	0.00	0.00	0.00	0.03	0.02
其他口咽	Other Oropharynx	259	0.11	0.00	0.00	0.00	0.00	0.03	0.00	0.00	0.03	0.05
鼻咽	Nasopharynx	3534	1.46	0.00	0.00	0.00	0.13	0.29	0.62	1.23	2.20	3.56
喉咽	Hypopharynx	757	0.31	0.00	0.00	0.00	0.00	0.00	0.00	0.02	0.03	0.02
咽,部位不明	Pharynx Unspecified	219	0.09	0.00	0.00	0.00	0.00	0.00	0.00	0.02	0.00	0.04
食管	Esophagus	15358	6.35	0.45	0.00	0.00	0.00	0.03	0.07	0.12	0.14	0.62
胃	Stomach	28886	11.94	1.04	0.04	0.00	0.07	0.08	0.30	0.81	1.94	3.61
小肠	Small Intestine	1134	0.47	0.15	0.00	0.00	0.03	0.04	0.05	0.07	0.21
结肠	Colon	14402	5.96	0.00	0.00	0.00	0.10	0.08	0.39	1.01	2.04	3.22
直肠	Rectum	13704	5.67	0.15	0.00	0.00	0.03	0.03	0.23	0.65	1.68	2.88
肛门	Anus	260	0.11	0.00	0.00	0.00	0.00	0.00	0.00	0.00	0.05	0.04
肝脏	Liver	27921	11.55	1.79	0.46	0.09	0.10	0.21	0.70	1.86	5.53	11.69
胆囊及其他	Gallbladder etc.	3186	1.32	0.00	0.00	0.00	0.00	0.00	0.04	0.03	0.19	0.39
胰腺	Pancreas	6582	2.72	0.00	0.00	0.00	0.03	0.00	0.07	0.28	0.24	0.98
鼻,鼻窦及其他	Nose, Sinuses etc.	394	0.16	0.00	0.04	0.00	0.03	0.03	0.09	0.15	0.22	0.21
喉	Larynx	2594	1.07	0.15	0.04	0.00	0.00	0.03	0.00	0.02	0.10	0.21
气管,支气管,肺	Traches,Bronchus and Lung	59523	24.61	0.45	0.04	0.09	0.00	0.16	0.43	1.11	2.92	5.39
其他胸腔器官	Other Thoracic Organs	929	0.38	0.60	0.14	0.09	0.10	0.36	0.25	0.43	0.34	0.48
骨	Bone	1327	0.55	0.30	0.21	0.40	0.89	1.28	0.41	0.51	0.41	0.62
皮肤黑色素瘤	Melanoma of Skin	402	0.17	0.15	0.00	0.03	0.03	0.05	0.07	0.07	0.21	0.11
其他皮肤	Other Skin	2040	0.84	0.00	0.07	0.00	0.17	0.13	0.18	0.27	0.41	0.62
间皮瘤	Mesothelioma	172	0.07	0.00	0.00	0.00	0.00	0.00	0.00	0.02	0.03	0.05
卡波西肉瘤	Kaposi Sarcoma	20	0.01	0.00	0.00	0.00	0.00	0.03	0.02	0.02	0.00	0.00
周围神经,结缔、软组织	Connective and Soft Tissue	816	0.34	0.74	0.28	0.12	0.20	0.26	0.41	0.46	0.65	0.50
乳房	Breast	514	0.21	0.00	0.00	0.00	0.03	0.00	0.07	0.10	0.07	0.18
外阴	Vulva	–	–	–	–	–	–	–	–	–	–	–
阴道	Vagina	–	–	–	–	–	–	–	–	–	–	–
子宫颈	Cervix Uteri	–	–	–	–	–	–	–	–	–	–	–
子宫体	Corpus Uteri	–	–	–	–	–	–	–	–	–	–	–
子宫,部位不明	Uterus Unspecified	–	–	–	–	–	–	–	–	–	–	–
卵巢	Ovary	–	–	–	–	–	–	–	–	–	–	–
其他女性生殖器	Other Female Genital Organs	–	–	–	–	–	–	–	–	–	–	–
胎盘	Placenta	–	–	–	–	–	–	–	–	–	–	–
阴茎	Penis	484	0.20	0.00	0.00	0.00	0.03	0.00	0.00	0.02	0.14	0.16
前列腺	Prostate	10179	4.21	0.00	0.00	0.00	0.07	0.00	0.02	0.05	0.09	0.07
睾丸	Testis	383	0.16	1.19	0.21	0.03	0.10	0.31	0.46	0.78	0.88	0.59
其他男性生殖器	Other Male Genital Organs	171	0.07	0.00	0.04	0.00	0.07	0.08	0.02	0.02	0.15	0.04
肾	Kidney	4923	2.04	1.04	0.67	0.09	0.03	0.08	0.20	0.43	1.48	1.90
肾盂	Renal Pelvis	502	0.21	0.00	0.00	0.00	0.00	0.00	0.00	0.02	0.03	0.09
输尿管	Ureter	513	0.21	0.00	0.00	0.00	0.00	0.00	0.00	0.02	0.03	0.05
膀胱	Bladder	7842	3.24	0.00	0.07	0.06	0.03	0.05	0.11	0.31	0.98	1.37
其他泌尿器官	Other Urinary Organs	127	0.05	0.00	0.00	0.00	0.00	0.00	0.00	0.02	0.02	0.02
眼	Eye	115	0.05	1.34	0.85	0.09	0.03	0.03	0.02	0.02	0.00	0.04
脑,神经系统	Brain, Nervous System	5201	2.15	2.53	1.77	2.30	1.75	1.56	1.66	2.01	3.31	4.11
甲状腺	Thyroid Gland	6653	2.75	0.00	0.04	0.09	0.23	0.65	2.43	8.22	12.98	13.72
肾上腺	Adrenal Gland	208	0.09	0.60	0.14	0.03	0.00	0.00	0.00	0.07	0.03	0.04
其他内分泌腺	Other Endocrine	330	0.14	0.15	0.25	0.22	0.23	0.36	0.04	0.22	0.22	0.20
霍奇金病	Hodgkin Disease	347	0.14	0.00	0.00	0.06	0.20	0.29	0.43	0.41	0.48	0.37
非霍奇金淋巴瘤	Non-Hodgkin Lymphoma	4270	1.77	0.00	0.74	0.68	0.46	0.94	0.80	1.44	1.84	2.15
免疫增生性疾病	Immunoproliferative Disease	48	0.02	0.00	0.00	0.00	0.00	0.00	0.00	0.00	0.00	0.00
多发性骨髓瘤	Multiple Myeloma	1407	0.58	0.00	0.00	0.09	0.03	0.08	0.04	0.10	0.15	0.21
淋巴样白血病	Lymphoid Leukaemia	1304	0.54	0.74	4.54	2.61	1.88	1.20	0.64	0.68	0.67	0.37
髓样白血病	Myeloid Leukaemia	2732	1.13	1.19	1.06	0.99	0.89	1.25	0.95	1.62	1.85	2.40
白血病,未特指	Leukaemia Unspecified	1291	0.53	1.04	1.31	0.87	0.89	0.63	0.55	0.68	0.62	0.60
其他或未指明部位	Other and Unspecified	5315	2.20	2.09	0.99	0.59	0.59	0.60	0.80	0.75	1.20	1.85
所有部位合计	All Sites	241842	100.00	17.87	14.01	9.68	9.58	11.31	13.72	27.60	47.64	67.18
所有部位除外 C44	All Sites but C44	239802	99.16	17.87	13.94	9.68	9.42	11.18	13.54	27.34	47.23	66.55

Table 6-1-5　Cancer incidence in urban registration areas of China, male in 2014(1/10⁵)

Age group 40–44	45–49	50–54	55–59	60–64	65–69	70–74	75–79	80–84	85+	粗率 Crude rate	中国人口标化率 ASR China	世界人口标化率 ASR world	累积率 Cum. rate(%) 0~64	0~74	ICD-10
0.06	0.02	0.13	0.15	0.58	0.57	0.49	0.96	1.02	1.54	0.15	0.09	0.09	0.01	0.01	C00
0.62	1.05	1.63	2.22	3.40	3.57	3.40	3.42	3.25	2.31	1.07	0.70	0.69	0.05	0.08	C01–C02
0.64	0.89	2.06	2.59	3.81	3.75	5.52	6.12	8.37	5.85	1.38	0.88	0.86	0.05	0.10	C03–C06
0.54	0.65	0.93	1.16	1.70	2.14	1.53	3.24	1.86	1.54	0.71	0.51	0.48	0.03	0.05	C07–C08
0.19	0.24	0.82	0.53	0.65	0.54	0.64	0.48	0.28	0.15	0.24	0.15	0.15	0.01	0.02	C09
0.14	0.26	0.56	0.86	1.29	1.28	1.08	1.38	0.65	1.39	0.36	0.23	0.23	0.02	0.03	C10
5.47	7.70	8.86	9.79	11.77	11.78	8.73	7.92	7.07	6.47	4.88	3.51	3.30	0.26	0.36	C11
0.33	0.99	2.44	3.01	3.07	2.82	3.55	3.12	2.79	2.16	1.05	0.65	0.66	0.05	0.08	C12–C13
0.14	0.24	0.52	0.53	0.84	0.79	1.08	1.50	1.77	1.85	0.30	0.19	0.19	0.01	0.02	C14
2.95	9.35	22.90	42.34	64.79	87.23	105.64	107.32	117.43	102.61	21.21	12.93	13.15	0.72	1.68	C15
8.87	18.58	36.30	71.21	114.47	155.55	200.23	231.15	242.49	203.21	39.90	24.50	24.56	1.28	3.06	C16
0.49	1.25	1.88	2.72	3.88	5.43	6.90	8.64	9.58	8.01	1.57	0.98	0.97	0.05	0.11	C17
5.20	9.29	18.47	32.76	49.80	69.71	94.49	117.64	153.98	119.56	19.89	12.23	12.06	0.61	1.43	C18
6.15	9.95	20.89	35.86	56.47	66.18	85.17	98.27	108.32	88.59	18.93	11.74	11.71	0.67	1.43	C19–C20
0.08	0.26	0.38	0.58	0.96	0.89	1.73	2.10	2.60	2.93	0.36	0.22	0.22	0.01	0.02	C21
25.97	39.58	59.72	83.14	97.93	113.83	128.67	143.44	152.86	154.68	38.57	24.90	24.48	1.64	2.85	C22
0.81	1.39	3.91	6.42	11.53	14.63	20.42	29.76	37.94	37.44	4.40	2.61	2.61	0.12	0.30	C23–C24
2.20	4.71	9.38	14.84	21.36	33.48	43.79	56.93	64.81	59.47	9.09	5.54	5.51	0.27	0.66	C25
0.38	0.45	0.84	1.01	1.39	1.61	1.63	2.28	1.39	1.54	0.54	0.37	0.36	0.02	0.04	C30–C31
0.48	1.96	4.82	8.08	12.16	14.85	14.50	16.44	14.88	10.94	3.58	2.21	2.26	0.14	0.29	C32
15.02	31.50	73.01	141.38	223.69	316.39	419.40	501.70	573.78	497.33	82.21	49.80	49.96	2.47	6.15	C33–C34
0.75	1.08	1.54	2.65	3.31	3.36	4.29	4.62	4.65	4.16	1.28	0.89	0.89	0.06	0.10	C37–C38
0.80	1.39	1.60	2.52	3.74	5.32	7.05	8.82	9.76	8.94	1.83	1.36	1.34	0.07	0.14	C40–C41
0.24	0.39	0.86	0.77	1.44	1.61	2.12	2.64	3.44	2.16	0.56	0.37	0.36	0.02	0.04	C43
0.81	1.41	2.51	3.70	6.74	8.85	11.84	17.28	22.04	26.81	2.82	1.75	1.73	0.09	0.19	C44
0.06	0.11	0.22	0.53	0.60	0.82	1.08	1.62	1.30	0.62	0.24	0.15	0.15	0.01	0.02	C45
0.03	0.00	0.00	0.02	0.10	0.04	0.15	0.12	0.28	0.15	0.03	0.02	0.02	0.00	0.00	C46
0.88	0.79	1.26	2.14	2.09	2.68	3.60	4.14	4.46	4.01	1.13	0.83	0.81	0.05	0.08	C47;C49
0.35	0.73	0.90	1.37	1.73	1.50	2.52	3.72	4.00	4.47	0.71	0.45	0.44	0.03	0.05	C50
–	–	–	–	–	–	–	–	–	–	–	–	–	–	–	C51
–	–	–	–	–	–	–	–	–	–	–	–	–	–	–	C52
–	–	–	–	–	–	–	–	–	–	–	–	–	–	–	C53
–	–	–	–	–	–	–	–	–	–	–	–	–	–	–	C54
–	–	–	–	–	–	–	–	–	–	–	–	–	–	–	C55
–	–	–	–	–	–	–	–	–	–	–	–	–	–	–	C56
–	–	–	–	–	–	–	–	–	–	–	–	–	–	–	C57
–	–	–	–	–	–	–	–	–	–	–	–	–	–	–	C58
0.30	0.53	0.66	1.20	1.58	2.50	2.27	3.54	4.18	4.01	0.67	0.42	0.41	0.02	0.05	C60
0.27	0.61	2.44	7.96	21.58	49.22	95.03	143.62	179.17	157.46	14.06	8.07	7.87	0.17	0.89	C61
0.69	0.57	0.41	0.36	0.46	0.43	0.54	0.72	1.21	1.39	0.53	0.49	0.45	0.03	0.04	C62
0.02	0.13	0.16	0.36	0.62	0.89	0.89	1.62	1.21	0.92	0.24	0.16	0.16	0.01	0.02	C63
3.64	6.26	11.35	13.86	19.64	20.81	22.59	24.90	25.57	19.10	6.80	4.45	4.41	0.30	0.52	C64
0.18	0.29	0.70	1.18	1.53	2.11	3.06	5.04	5.30	5.70	0.69	0.41	0.41	0.02	0.05	C65
0.03	0.19	0.54	0.98	1.97	2.86	2.47	6.78	5.76	3.70	0.71	0.42	0.41	0.02	0.05	C66
2.28	4.06	7.46	14.65	25.85	37.37	51.39	72.89	100.23	96.45	10.83	6.49	6.43	0.29	0.73	C67
0.00	0.02	0.07	0.21	0.36	0.68	0.89	1.92	1.39	1.39	0.18	0.10	0.10	0.00	0.01	C68
0.08	0.06	0.11	0.17	0.19	0.29	0.54	0.36	1.02	0.77	0.16	0.13	0.19	0.01	0.01	C69
4.86	6.86	9.88	11.85	15.61	18.49	20.32	22.86	26.13	23.88	7.18	5.33	5.23	0.34	0.53	C70–C72
14.56	13.01	16.34	13.99	11.75	10.10	6.86	6.42	4.28	3.08	9.19	7.72	6.59	0.54	0.62	C73
0.16	0.16	0.38	0.56	0.60	0.54	1.28	1.92	0.74	2.16	0.29	0.19	0.20	0.01	0.02	C74
0.26	0.42	0.43	0.73	1.37	1.50	1.28	0.90	0.65	0.46	0.46	0.37	0.38	0.02	0.04	C75
0.29	0.32	0.52	0.45	0.70	1.11	1.58	1.68	1.21	0.92	0.48	0.41	0.37	0.02	0.04	C81
2.50	3.92	7.07	9.56	14.03	18.67	23.48	28.14	28.54	23.88	5.90	4.03	3.94	0.23	0.44	C82–C85;C96
0.02	0.03	0.05	0.09	0.17	0.18	0.49	0.42	0.46	0.46	0.07	0.04	0.04	0.00	0.01	C88
0.49	0.83	2.10	3.12	4.99	7.82	10.46	11.46	11.16	8.63	1.94	1.22	1.22	0.06	0.15	C90
0.62	0.86	1.54	2.08	2.69	4.28	5.28	6.54	7.44	4.62	1.80	1.62	1.88	0.10	0.15	C91
2.26	3.06	3.89	5.22	7.22	9.17	12.72	15.60	18.41	14.33	3.77	2.83	2.74	0.16	0.27	C92–C94
1.13	0.91	1.69	2.03	3.74	4.25	5.62	8.52	10.41	8.32	1.78	1.34	1.40	0.08	0.13	C95
2.54	4.27	7.12	11.78	16.98	22.88	31.17	38.09	50.12	53.46	7.34	4.73	4.74	0.25	0.52	O&U
117.85	193.58	354.27	577.27	858.90	1147.29	1481.45	1790.67	2041.66	1795.96	334.04	211.78	209.81	11.52	24.66	ALL
117.04	192.18	351.75	573.57	852.16	1138.44	1469.61	1773.39	2019.63	1769.15	331.22	210.03	208.08	11.43	24.47	ALLbC44

表 6-1-6　2014 年全国城市肿瘤登记地区女性癌症发病主要指标（1/10 万）

部位 Site		病例数 No. cases	构成 (%)	年龄组								
				0-	1-4	5-9	10-14	15-19	20-24	25-29	30-34	35-39
唇	Lip	90	0.04	0.00	0.00	0.00	0.04	0.00	0.00	0.00	0.02	0.00
舌	Tongue	503	0.25	0.00	0.00	0.00	0.00	0.03	0.02	0.08	0.22	0.34
口	Mouth	591	0.29	0.00	0.04	0.03	0.00	0.11	0.07	0.07	0.17	0.30
唾液腺	Salivary Glands	410	0.20	0.00	0.04	0.00	0.04	0.17	0.19	0.31	0.32	0.53
扁桃腺	Tonsil	60	0.03	0.00	0.04	0.00	0.00	0.00	0.00	0.00	0.00	0.05
其他口咽	Other Oropharynx	46	0.02	0.00	0.00	0.00	0.04	0.00	0.04	0.02	0.00	0.00
鼻咽	Nasopharynx	1455	0.71	0.00	0.00	0.00	0.00	0.11	0.41	0.58	1.04	1.61
喉咽	Hypopharynx	64	0.03	0.00	0.00	0.00	0.00	0.00	0.00	0.00	0.00	0.02
咽,部位不明	Pharynx Unspecified	57	0.03	0.00	0.00	0.00	0.00	0.00	0.00	0.02	0.00	0.04
食管	Esophagus	5017	2.45	0.33	0.00	0.00	0.00	0.00	0.06	0.05	0.09	0.18
胃	Stomach	12711	6.19	0.50	0.00	0.00	0.07	0.14	0.45	1.51	3.03	4.68
小肠	Small Intestine	825	0.40	0.00	0.00	0.00	0.00	0.06	0.02	0.05	0.12	0.34
结肠	Colon	11695	5.70	0.00	0.00	0.00	0.15	0.17	0.32	0.76	1.69	2.34
直肠	Rectum	8963	4.37	0.00	0.00	0.03	0.00	0.11	0.15	0.60	1.16	2.72
肛门	Anus	199	0.10	0.00	0.00	0.00	0.04	0.00	0.02	0.02	0.03	0.05
肝脏	Liver	10001	4.87	0.99	0.24	0.17	0.07	0.14	0.35	0.91	1.21	1.95
胆囊及其他	Gallbladder etc.	3482	1.70	0.00	0.00	0.00	0.04	0.00	0.00	0.05	0.15	0.32
胰腺	Pancreas	5232	2.55	0.17	0.00	0.00	0.04	0.06	0.07	0.15	0.43	0.53
鼻,鼻窦及其他	Nose, Sinuses etc.	215	0.10	0.00	0.08	0.00	0.04	0.03	0.04	0.08	0.07	0.11
喉	Larynx	267	0.13	0.00	0.00	0.00	0.00	0.00	0.00	0.03	0.03	0.00
气管,支气管,肺	Traches,Bronchus and Lung	30966	15.09	0.00	0.04	0.21	0.00	0.14	0.24	0.78	2.72	5.59
其他胸腔器官	Other Thoracic Organs	605	0.29	0.00	0.16	0.07	0.07	0.14	0.17	0.17	0.31	0.39
骨	Bone	1065	0.52	0.00	0.12	0.52	1.03	0.61	0.43	0.40	0.50	0.59
皮肤黑色素瘤	Melanoma of Skin	394	0.19	0.00	0.00	0.07	0.04	0.06	0.11	0.10	0.22	0.14
其他皮肤	Other Skin	1882	0.92	0.00	0.00	0.10	0.18	0.14	0.22	0.22	0.36	0.57
间皮瘤	Mesothelioma	123	0.06	0.00	0.00	0.00	0.00	0.00	0.00	0.02	0.02	0.02
卡波西肉瘤	Kaposi Sarcoma	12	0.01	0.00	0.00	0.00	0.04	0.00	0.00	0.00	0.00	0.02
周围神经,结缔、软组织	Connective and Soft Tissue	728	0.35	0.33	0.44	0.10	0.30	0.25	0.33	0.50	0.56	0.44
乳房	Breast	36426	17.75	0.00	0.04	0.07	0.07	0.25	1.30	4.97	16.74	34.21
外阴	Vulva	357	0.17	0.00	0.00	0.00	0.00	0.06	0.02	0.05	0.10	0.12
阴道	Vagina	189	0.09	0.17	0.00	0.00	0.04	0.00	0.02	0.02	0.02	0.07
子宫颈	Cervix Uteri	11056	5.39	0.00	0.00	0.00	0.00	0.06	0.30	2.17	7.03	13.70
子宫体	Corpus Uteri	6428	3.13	0.17	0.00	0.00	0.04	0.03	0.19	0.75	1.68	3.00
子宫,部位不明	Uterus Unspecified	1119	0.55	0.00	0.00	0.00	0.00	0.06	0.07	0.18	0.41	0.75
卵巢	Ovary	6411	3.12	0.50	0.00	0.28	0.59	1.40	2.00	2.59	3.47	4.13
其他女性生殖器	Other Female Genital Organs	398	0.19	0.00	0.00	0.00	0.00	0.00	0.07	0.10	0.10	0.16
胎盘	Placenta	56	0.03	0.17	0.00	0.00	0.00	0.00	0.06	0.30	0.19	0.11
阴茎	Penis	–	–	–	–	–	–	–	–	–	–	–
前列腺	Prostate	–	–	–	–	–	–	–	–	–	–	–
睾丸	Testis	–	–	–	–	–	–	–	–	–	–	–
其他男性生殖器	Other Male Genital Organs	–	–	–	–	–	–	–	–	–	–	–
肾	Kidney	2686	1.31	1.16	0.76	0.17	0.11	0.17	0.20	0.38	0.68	1.06
肾盂	Renal Pelvis	433	0.21	0.00	0.00	0.00	0.00	0.00	0.03	0.03	0.07
输尿管	Ureter	505	0.25	0.00	0.00	0.00	0.00	0.00	0.00	0.00	0.00	0.02
膀胱	Bladder	2362	1.15	0.00	0.08	0.00	0.00	0.00	0.09	0.23	0.41	0.51
其他泌尿器官	Other Urinary Organs	78	0.04	0.00	0.04	0.00	0.00	0.00	0.00	0.00	0.02	0.04
眼	Eye	124	0.06	1.32	0.84	0.03	0.00	0.00	0.04	0.03	0.03	0.11
脑,神经系统	Brain, Nervous System	6183	3.01	2.15	1.68	1.83	1.29	1.40	1.74	1.99	3.01	4.22
甲状腺	Thyroid Gland	18821	9.17	0.17	0.00	0.10	0.44	2.57	7.96	18.17	28.47	33.91
肾上腺	Adrenal Gland	171	0.08	0.33	0.44	0.00	0.04	0.03	0.06	0.08	0.02	0.05
其他内分泌腺	Other Endocrine	351	0.17	0.00	0.00	0.03	0.07	0.17	0.19	0.45	0.53	0.43
霍奇金病	Hodgkin Disease	199	0.10	0.17	0.04	0.07	0.15	0.14	0.17	0.28	0.39	0.18
非霍奇金淋巴瘤	Non-Hodgkin Lymphoma	3187	1.55	0.50	0.20	0.28	0.55	0.59	0.59	1.08	1.45	2.09
免疫增生性疾病	Immunoproliferative Disease	14	0.01	0.00	0.00	0.00	0.00	0.00	0.00	0.00	0.00	0.00
多发性骨髓瘤	Multiple Myeloma	1060	0.52	0.00	0.00	0.03	0.00	0.00	0.02	0.02	0.10	0.11
淋巴样白血病	Lymphoid Leukaemia	879	0.43	0.83	3.60	1.97	1.22	0.61	0.56	0.46	0.53	0.44
髓样白血病	Myeloid Leukaemia	2098	1.02	1.16	1.00	0.66	1.22	0.84	0.83	1.24	1.50	1.70
白血病,未特指	Leukaemia Unspecified	1028	0.50	2.65	1.24	0.83	0.81	0.75	0.37	0.50	0.56	0.73
其他或未指明部位	Other and Unspecified	4913	2.39	1.49	1.32	0.45	0.30	0.47	0.63	1.06	1.81	2.63
所有部位合计	All Sites	205190	100.00	15.24	12.48	8.13	9.16	12.03	21.16	44.59	83.79	128.43
所有部位除外 C44	All Sites but C44	203308	99.08	15.24	12.48	8.02	8.97	11.89	20.94	44.38	83.43	127.86

Table 6-1-6　Cancer incidence in urban registration areas of China, female in 2014(1/10⁵)

Age group 40–44	45–49	50–54	55–59	60–64	65–69	70–74	75–79	80–84	85+	粗率 Crude rate	中国人口标化率 ASR China	世界人口标化率 ASR world	累积率 Cum. rate(%) 0~64	0~74	ICD-10
0.06	0.08	0.07	0.19	0.31	0.24	0.68	0.68	0.70	0.88	0.13	0.07	0.07	0.00	0.01	C00
0.45	0.79	0.91	0.90	1.67	1.72	2.59	2.97	2.97	1.98	0.70	0.45	0.43	0.03	0.05	C01–C02
0.21	0.46	0.72	1.06	1.67	2.96	3.31	3.65	4.84	5.73	0.82	0.49	0.49	0.02	0.06	C03–C06
0.43	0.82	0.72	1.13	0.99	1.00	1.09	1.20	1.09	1.76	0.57	0.42	0.39	0.03	0.04	C07–C08
0.10	0.10	0.11	0.17	0.14	0.14	0.09	0.37	0.55	0.33	0.08	0.05	0.05	0.00	0.00	C09
0.05	0.07	0.11	0.09	0.07	0.07	0.23	0.26	0.70	0.00	0.06	0.04	0.04	0.00	0.00	C10
2.35	2.83	3.75	3.65	4.46	4.38	3.40	3.75	3.43	2.20	2.03	1.44	1.34	0.10	0.14	C11
0.05	0.12	0.22	0.08	0.31	0.34	0.00	0.42	0.39	0.11	0.09	0.05	0.05	0.00	0.01	C12–C13
0.06	0.03	0.06	0.04	0.09	0.21	0.23	0.63	0.70	0.77	0.08	0.04	0.04	0.00	0.00	C14
0.62	1.33	2.58	6.84	15.28	26.40	37.61	47.77	57.59	52.30	7.00	3.73	3.74	0.14	0.46	C15
7.27	11.05	16.51	24.36	35.64	54.60	72.86	93.82	111.44	100.19	17.74	10.37	10.07	0.52	1.16	C16
0.40	0.77	1.32	1.88	2.67	3.41	5.04	5.53	5.85	5.06	1.15	0.68	0.67	0.04	0.08	C17
4.98	7.87	14.82	23.55	35.48	51.60	65.51	92.67	114.56	95.13	16.32	9.22	9.06	0.46	1.05	C18
4.48	7.97	12.92	20.74	30.29	36.44	50.50	64.04	71.87	58.24	12.51	7.26	7.13	0.41	0.84	C19–C20
0.13	0.30	0.39	0.32	0.59	0.65	0.91	1.25	1.33	2.42	0.28	0.16	0.16	0.01	0.02	C21
4.80	7.74	12.18	19.52	31.28	43.50	58.66	74.83	91.69	84.67	13.96	7.95	7.88	0.40	0.91	C22
1.07	1.70	3.08	5.60	9.60	14.89	21.10	32.12	42.14	39.42	4.86	2.59	2.56	0.11	0.29	C23–C24
1.20	2.39	5.27	8.84	14.46	21.51	35.84	47.46	57.67	56.26	7.30	3.95	3.90	0.17	0.45	C25
0.18	0.26	0.33	0.55	0.45	0.48	0.91	1.72	1.56	1.54	0.30	0.19	0.18	0.01	0.02	C30–C31
0.13	0.12	0.26	0.58	0.75	1.10	2.00	2.19	2.42	2.42	0.37	0.21	0.20	0.01	0.03	C32
12.93	23.58	38.90	61.68	94.40	131.85	185.47	250.16	297.01	252.46	43.21	24.25	23.91	1.21	2.79	C33–C34
0.62	0.68	1.34	1.75	2.00	1.86	2.36	2.40	2.73	1.76	0.84	0.57	0.55	0.04	0.06	C37–C38
0.86	1.02	1.49	1.83	2.92	3.76	4.72	6.15	6.09	6.83	1.49	1.08	1.05	0.06	0.10	C40–C41
0.35	0.40	0.58	0.77	1.53	1.45	1.50	2.29	2.50	2.42	0.55	0.35	0.34	0.02	0.04	C43
1.12	1.19	1.95	2.41	5.24	6.31	10.30	14.60	20.06	27.19	2.63	1.47	1.45	0.07	0.15	C44
0.10	0.15	0.20	0.21	0.47	0.69	0.68	0.73	0.55	0.77	0.17	0.10	0.10	0.01	0.01	C45
0.02	0.00	0.02	0.02	0.05	0.03	0.09	0.10	0.00	0.00	0.02	0.01	0.01	0.00	0.00	C46
0.75	0.97	1.30	1.51	2.17	2.10	2.13	3.29	2.81	3.74	1.02	0.74	0.72	0.05	0.07	C47;C49
64.76	85.71	105.23	107.73	108.60	98.69	92.46	83.44	74.92	47.78	50.83	34.85	32.80	2.65	3.60	C50
0.35	0.21	0.48	0.58	1.06	1.14	2.09	3.13	2.73	2.97	0.50	0.29	0.28	0.02	0.03	C51
0.18	0.30	0.58	0.43	0.61	0.62	0.91	1.10	0.39	0.77	0.26	0.17	0.17	0.01	0.02	C52
25.48	33.99	35.21	27.13	26.49	20.96	18.78	15.44	13.50	12.99	15.43	11.16	10.21	0.86	1.06	C53
6.72	13.60	24.31	23.76	23.14	19.20	15.43	11.99	9.29	6.61	8.97	5.89	5.76	0.49	0.66	C54
1.34	2.37	3.40	3.54	3.07	4.24	2.45	3.08	3.67	2.64	1.56	1.03	0.99	0.08	0.11	C55
7.79	11.87	17.38	18.93	20.14	18.55	19.69	18.20	15.76	11.89	8.95	6.21	5.92	0.45	0.64	C56
0.27	0.56	1.04	1.34	1.72	1.86	1.45	1.15	0.70	0.55	0.56	0.36	0.36	0.03	0.04	C57
0.13	0.08	0.04	0.02	0.02	0.00	0.00	0.00	0.00	0.00	0.08	0.08	0.07	0.00	0.00	C58
–	–	–	–	–	–	–	–	–	–	–	–	–	–	–	C60
–	–	–	–	–	–	–	–	–	–	–	–	–	–	–	C61
–	–	–	–	–	–	–	–	–	–	–	–	–	–	–	C62
–	–	–	–	–	–	–	–	–	–	–	–	–	–	–	C63
1.79	3.15	5.16	6.76	9.53	11.62	12.02	15.23	13.27	11.45	3.75	2.36	2.37	0.15	0.27	C64
0.10	0.18	0.19	0.70	1.04	1.83	3.72	4.80	4.76	3.19	0.60	0.33	0.32	0.01	0.04	C65
0.08	0.13	0.37	0.62	1.75	2.59	3.58	5.68	5.46	3.41	0.70	0.38	0.38	0.01	0.05	C66
0.69	1.12	2.23	4.16	6.23	8.93	14.11	19.97	28.48	27.97	3.30	1.79	1.76	0.08	0.19	C67
0.02	0.00	0.11	0.13	0.21	0.34	0.41	0.89	0.55	0.88	0.11	0.06	0.06	0.00	0.01	C68
0.08	0.10	0.11	0.17	0.33	0.34	0.36	0.42	0.86	0.55	0.17	0.14	0.20	0.01	0.01	C69
6.05	8.12	11.74	15.83	19.03	23.27	22.19	25.92	26.38	23.45	8.63	5.94	5.85	0.39	0.62	C70–C72
38.99	40.72	54.83	48.36	38.97	27.47	17.24	10.43	8.58	4.84	26.26	21.07	18.48	1.57	1.79	C73
0.13	0.23	0.24	0.38	0.38	0.48	0.82	0.78	1.17	1.21	0.24	0.16	0.19	0.01	0.02	C74
0.48	0.46	0.76	0.79	0.80	0.86	0.82	0.78	0.94	0.55	0.49	0.39	0.35	0.03	0.03	C75
0.26	0.15	0.24	0.15	0.45	0.55	0.77	0.94	0.39	0.66	0.28	0.24	0.22	0.01	0.02	C81
2.26	2.95	5.81	7.08	10.47	11.93	15.33	17.05	18.18	15.19	4.45	2.92	2.81	0.18	0.31	C82–C85;C96
0.02	0.00	0.02	0.00	0.05	0.14	0.14	0.10	0.00	0.11	0.02	0.01	0.01	0.00	0.00	C88
0.32	0.72	1.36	2.58	4.29	6.45	7.08	6.10	7.65	3.41	1.48	0.87	0.88	0.05	0.12	C90
0.56	0.92	1.06	1.07	1.84	2.65	2.77	3.60	3.51	2.53	1.13	1.13	1.33	0.07	0.10	C91
1.94	2.37	3.19	3.96	5.64	6.86	9.03	9.49	11.63	7.16	2.93	2.17	2.11	0.13	0.21	C92–C94
0.80	0.99	1.34	1.66	2.50	2.76	4.67	5.37	4.92	6.50	1.43	1.12	1.18	0.07	0.10	C95
3.23	4.53	7.43	11.51	13.44	16.34	22.91	30.82	37.38	41.18	6.86	4.22	4.16	0.24	0.44	O&U
210.58	290.33	405.97	479.64	596.78	704.38	861.01	1052.95	1200.30	1047.05	286.33	183.31	175.80	11.52	19.35	ALL
209.46	289.14	404.03	477.23	591.54	698.08	850.71	1038.35	1180.24	1019.85	283.70	181.84	174.35	11.45	19.19	ALLbC44

表 6-1-7　2014 年全国农村肿瘤登记地区男女合计癌症发病主要指标（1/10 万）

部位 Site	病例数 No. cases	构成 (%)	0-	1-4	5-9	10-14	15-19	20-24	25-29	30-34	35-39
唇 Lip	264	0.07	0.00	0.02	0.01	0.04	0.00	0.01	0.02	0.01	0.05
舌 Tongue	758	0.20	0.06	0.03	0.00	0.01	0.02	0.02	0.06	0.12	0.27
口 Mouth	1178	0.31	0.06	0.02	0.01	0.04	0.03	0.07	0.10	0.16	0.25
唾液腺 Salivary Glands	765	0.20	0.00	0.02	0.05	0.12	0.11	0.16	0.21	0.37	0.31
扁桃腺 Tonsil	139	0.04	0.00	0.00	0.04	0.00	0.00	0.01	0.02	0.02	0.07
其他口咽 Other Oropharynx	292	0.08	0.00	0.00	0.00	0.01	0.00	0.03	0.03	0.02	0.05
鼻咽 Nasopharynx	4696	1.24	0.00	0.03	0.05	0.12	0.28	0.39	0.79	1.52	2.42
喉咽 Hypopharynx	558	0.15	0.00	0.00	0.00	0.00	0.00	0.02	0.02	0.02	0.07
咽,部位不明 Pharynx Unspecified	321	0.08	0.00	0.00	0.00	0.03	0.00	0.01	0.00	0.02	0.05
食管 Esophagus	38021	10.06	0.00	0.00	0.02	0.00	0.02	0.05	0.10	0.38	0.76
胃 Stomach	49150	13.00	0.13	0.00	0.07	0.00	0.16	0.52	1.29	2.78	4.48
小肠 Small Intestine	1399	0.37	0.00	0.00	0.00	0.00	0.01	0.04	0.05	0.11	0.34
结肠 Colon	12769	3.38	0.00	0.00	0.00	0.04	0.16	0.43	0.86	1.35	2.70
直肠 Rectum	16656	4.40	0.00	0.02	0.00	0.00	0.09	0.26	0.77	1.43	2.42
肛门 Anus	532	0.14	0.00	0.02	0.00	0.00	0.02	0.02	0.04	0.05	0.10
肝脏 Liver	42403	11.21	0.71	0.19	0.06	0.21	0.42	0.76	2.11	4.59	10.16
胆囊及其他 Gallbladder etc.	4570	1.21	0.06	0.00	0.00	0.00	0.02	0.07	0.09	0.18	0.32
胰腺 Pancreas	7985	2.11	0.06	0.03	0.00	0.03	0.03	0.07	0.16	0.37	0.79
鼻,鼻窦及其他 Nose, Sinuses etc.	539	0.14	0.06	0.00	0.04	0.01	0.06	0.02	0.09	0.13	0.20
喉 Larynx	2198	0.58	0.00	0.02	0.00	0.03	0.00	0.00	0.04	0.06	0.12
气管,支气管,肺 Trachea,Bronchus and Lung	79663	21.07	0.13	0.03	0.02	0.04	0.19	0.73	1.45	2.96	5.80
其他胸腔器官 Other Thoracic Organs	967	0.26	0.26	0.22	0.05	0.09	0.17	0.27	0.18	0.23	0.32
骨 Bone	2861	0.76	0.13	0.11	0.35	0.84	0.98	0.68	0.58	0.63	0.86
皮肤黑色素瘤 Melanoma of Skin	659	0.17	0.06	0.11	0.06	0.03	0.07	0.08	0.11	0.10	0.19
其他皮肤 Other Skin	2818	0.75	0.00	0.02	0.09	0.04	0.17	0.16	0.22	0.30	0.54
间皮瘤 Mesothelioma	161	0.04	0.00	0.00	0.00	0.00	0.00	0.00	0.03	0.01	0.04
卡波西肉瘤 Kaposi Sarcoma	18	0.00	0.00	0.00	0.00	0.00	0.00	0.00	0.00	0.01	0.00
周围神经,结缔,软组织 Connective and Soft Tissue	991	0.26	0.13	0.40	0.22	0.17	0.30	0.32	0.35	0.35	0.46
乳房 Breast	23380	6.26	0.00	0.00	0.03	0.06	0.17	2.12	5.87	13.15	27.07
外阴 Vulva	247	0.07	0.14	0.00	0.00	0.00	0.02	0.04	0.04	0.18	0.17
阴道 Vagina	159	0.04	0.00	0.00	0.00	0.00	0.02	0.05	0.04	0.04	0.04
子宫颈 Cervix Uteri	11292	2.99	0.00	0.00	0.00	0.00	0.00	0.66	2.67	7.60	14.56
子宫体 Corpus Uteri	4931	1.30	0.00	0.00	0.00	0.00	0.05	0.38	0.85	1.41	3.37
子宫,部位不明 Uterus Unspecified	1543	0.41	0.00	0.00	0.03	0.00	0.02	0.13	0.35	0.48	1.25
卵巢 Ovary	4505	1.19	0.00	0.17	0.19	0.47	0.81	2.05	2.33	2.55	3.31
其他女性生殖器 Other Female Genital Organs	295	0.08	0.00	0.00	0.00	0.03	0.05	0.09	0.09	0.14	0.26
胎盘 Placenta	61	0.02	0.00	0.00	0.00	0.00	0.16	0.23	0.14	0.17	
阴茎 Penis	0	0.14	0.00	0.00	0.00	0.00	0.00	0.00	0.00	0.00	0.00
前列腺 Prostate	4131	1.09	0.00	0.00	0.00	0.00	0.00	0.05	0.07	0.14	0.16
睾丸 Testis	273	0.07	0.37	0.34	0.05	0.02	0.09	0.29	0.52	0.37	0.45
其他男性生殖器 Other Male Genital Organs	84	0.02	0.00	0.00	0.00	0.00	0.04	0.02	0.05	0.00	0.00
肾 Kidney	3616	0.96	0.84	0.59	0.10	0.06	0.08	0.15	0.24	0.60	1.06
肾盂 Renal Pelvis	480	0.13	0.00	0.02	0.00	0.01	0.01	0.01	0.00	0.05	0.05
输尿管 Ureter	413	0.11	0.00	0.00	0.00	0.00	0.00	0.00	0.00	0.03	0.03
膀胱 Bladder	6457	1.71	0.06	0.02	0.04	0.01	0.06	0.17	0.29	0.46	0.60
其他泌尿器官 Other Urinary Organs	140	0.04	0.00	0.02	0.00	0.00	0.00	0.03	0.01	0.01	0.02
眼 Eye	265	0.07	0.65	0.88	0.09	0.03	0.01	0.02	0.01	0.05	0.04
脑,神经系统 Brain, Nervous System	10541	2.79	2.34	1.85	1.91	1.65	1.43	1.50	2.39	2.87	3.74
甲状腺 Thyroid Gland	9961	2.63	0.00	0.03	0.04	0.22	0.73	2.35	4.56	6.99	8.61
肾上腺 Adrenal Gland	300	0.08	0.39	0.22	0.09	0.00	0.01	0.01	0.06	0.05	0.05
其他内分泌腺 Other Endocrine	418	0.11	0.00	0.03	0.10	0.06	0.15	0.12	0.23	0.23	0.16
霍奇金病 Hodgkin Disease	448	0.12	0.00	0.09	0.07	0.05	0.15	0.23	0.27	0.23	0.18
非霍奇金淋巴瘤 Non-Hodgkin Lymphoma	4920	1.30	0.26	0.45	0.55	0.48	0.43	0.77	0.99	0.97	1.27
免疫增生性疾病 Immunoproliferative Disease	27	0.01	0.00	0.00	0.00	0.00	0.01	0.00	0.00	0.00	0.01
多发性骨髓瘤 Multiple Myeloma	1404	0.37	0.00	0.08	0.05	0.03	0.07	0.10	0.09	0.14	0.20
淋巴样白血病 Lymphoid Leukaemia	1448	0.38	0.65	1.98	1.08	0.75	0.61	0.49	0.52	0.38	0.45
髓样白血病 Myeloid Leukaemia	3105	0.82	0.71	0.80	0.58	0.62	0.88	1.01	1.22	1.09	1.17
白血病,未特指 Leukaemia Unspecified	3330	0.88	1.36	2.04	1.44	1.50	1.08	1.13	1.31	1.13	1.22
其他或未指明部位 Other and Unspecified	5766	1.52	1.10	0.74	0.41	0.30	0.38	0.65	0.93	1.32	1.30
所有部位合计 All Sites	378123	100.00	10.53	11.36	7.86	7.93	10.07	16.86	29.38	47.79	79.38
所有部位除外 C44 All Sites but C44	375305	99.25	10.53	11.34	7.77	7.89	9.90	16.70	29.15	47.49	78.84

Table 6-1-7　Cancer incidence in rural registration areas of China, both sexes in 2014(1/10^5)

Age group										粗率 Crude rate	中国人口标化率 ASR China	世界人口标化率 ASR world	累积率 Cum. rate(%)		ICD-10
40~44	45~49	50~54	55~59	60~64	65~69	70~74	75~79	80~84	85+				0~64	0~74	
0.08	0.10	0.15	0.35	0.43	0.67	1.08	0.95	1.29	1.31	0.18	0.13	0.13	0.01	0.02	C00
0.33	0.59	0.90	1.25	1.57	1.84	1.66	1.71	1.61	0.96	0.53	0.38	0.37	0.03	0.04	C01–C02
0.47	0.66	1.01	1.71	2.25	2.83	3.38	3.75	4.51	3.83	0.82	0.57	0.56	0.03	0.06	C03–C06
0.62	0.69	0.92	0.96	1.15	1.29	1.11	1.32	1.34	1.22	0.53	0.42	0.39	0.03	0.04	C07–C08
0.04	0.13	0.20	0.22	0.30	0.15	0.35	0.33	0.21	0.17	0.10	0.07	0.07	0.01	0.01	C09
0.07	0.18	0.25	0.48	0.70	0.78	0.73	0.86	0.80	0.78	0.20	0.14	0.14	0.01	0.02	C10
4.10	5.38	5.75	7.30	8.26	7.93	6.28	6.52	5.20	3.74	3.26	2.47	2.33	0.18	0.25	C11
0.21	0.36	0.61	0.98	1.42	1.48	1.24	1.25	1.93	0.61	0.39	0.26	0.26	0.02	0.03	C12–C13
0.05	0.18	0.31	0.47	0.72	0.84	0.91	1.09	1.34	1.04	0.22	0.15	0.15	0.01	0.02	C14
2.98	9.35	20.19	46.10	85.46	124.44	158.78	171.30	182.52	150.00	26.37	17.18	17.38	0.83	2.24	C15
9.64	19.61	33.39	63.20	104.33	145.25	182.99	209.07	207.09	157.13	34.09	22.75	22.66	1.20	2.84	C16
0.45	0.72	1.36	2.01	2.86	3.56	4.26	4.97	4.35	4.70	0.97	0.66	0.65	0.04	0.08	C17
4.60	7.04	10.21	16.16	24.57	32.79	39.76	47.12	53.38	43.27	8.86	6.06	5.93	0.34	0.70	C18
5.22	8.98	13.42	21.13	33.86	43.46	55.26	64.56	67.98	54.24	11.55	7.82	7.71	0.44	0.93	C19–C20
0.19	0.28	0.41	0.74	1.05	1.46	1.34	2.14	1.93	2.00	0.37	0.25	0.25	0.01	0.03	C21
19.86	33.12	44.38	62.31	85.40	95.93	108.41	121.51	130.53	111.87	29.41	20.40	19.99	1.32	2.34	C22
0.81	1.59	2.38	5.56	8.74	12.58	17.32	22.08	25.43	21.24	3.17	2.07	2.06	0.10	0.25	C23–C24
1.54	3.10	4.83	9.24	15.28	21.36	31.26	36.72	42.12	36.30	5.54	3.65	3.62	0.18	0.44	C25
0.32	0.34	0.56	0.66	1.01	1.06	1.26	1.74	1.45	1.31	0.37	0.27	0.26	0.02	0.03	C30–C31
0.37	0.96	2.02	3.23	5.28	6.62	7.51	7.90	8.21	3.66	1.52	1.02	1.03	0.06	0.13	C32
14.29	29.94	54.49	99.72	164.04	233.94	297.80	351.58	367.77	295.38	55.25	36.53	36.46	1.87	4.53	C33–C34
0.44	0.75	0.96	1.07	1.88	1.84	2.17	2.01	2.74	2.26	0.67	0.51	0.50	0.03	0.05	C37–C38
1.15	1.40	1.92	3.24	4.48	6.68	7.49	9.38	9.71	7.23	1.98	1.53	1.49	0.09	0.16	C40–C41
0.28	0.52	0.60	0.68	1.06	1.40	1.69	1.91	2.20	3.22	0.46	0.33	0.33	0.02	0.03	C43
0.68	1.13	1.65	2.86	4.10	5.91	8.35	11.58	19.96	26.73	1.95	1.29	1.27	0.06	0.13	C44
0.05	0.07	0.10	0.31	0.39	0.35	0.61	0.53	0.38	0.26	0.11	0.08	0.08	0.00	0.01	C45
0.00	0.02	0.00	0.05	0.08	0.04	0.00	0.07	0.00	0.00	0.01	0.01	0.01	0.00	0.00	C46
0.57	0.72	0.87	1.07	1.28	1.39	2.14	2.37	1.88	2.44	0.69	0.56	0.55	0.04	0.05	C47;C49
54.09	70.84	71.45	73.63	73.15	52.28	46.03	39.00	29.98	22.06	33.22	24.89	23.15	1.96	2.45	C50
0.19	0.37	0.53	0.61	0.58	1.14	1.55	1.33	2.22	0.85	0.35	0.25	0.23	0.01	0.03	C51
0.15	0.34	0.56	0.37	0.44	0.66	0.75	0.82	0.77	0.57	0.23	0.16	0.15	0.01	0.02	C52
24.71	34.61	34.93	31.97	31.05	28.29	25.77	21.52	19.28	13.01	16.04	12.14	11.16	0.91	1.18	C53
7.69	13.20	19.03	19.74	17.84	14.75	9.68	8.33	4.63	4.10	7.01	5.03	4.86	0.42	0.54	C54
2.51	4.36	4.69	4.81	4.79	4.48	4.51	4.99	3.86	4.81	2.19	1.57	1.50	0.12	0.16	C55
6.64	10.31	13.29	14.14	15.69	15.08	12.38	11.11	7.52	5.37	6.40	4.82	4.60	0.36	0.50	C56
0.39	0.59	0.82	0.88	1.05	0.95	1.20	0.76	1.06	0.99	0.42	0.31	0.29	0.02	0.03	C57
0.18	0.10	0.04	0.02	0.00	0.04	0.00	0.00	0.00	0.00	0.09	0.09	0.07	0.01	0.01	C58
0.00	0.00	0.00	0.00	0.00	0.00	0.00	0.00	0.00	0.00	0.00	0.00	0.00	0.00	0.00	C60
0.25	0.52	1.05	4.05	9.29	22.27	40.16	65.79	86.40	84.46	5.60	3.73	3.65	0.08	0.39	C61
0.22	0.55	0.42	0.26	0.41	0.54	0.61	1.10	1.57	1.13	0.37	0.33	0.32	0.02	0.03	C62
0.09	0.08	0.04	0.32	0.28	0.44	0.35	0.48	1.21	0.68	0.11	0.08	0.08	0.00	0.01	C63
1.49	2.88	4.38	5.23	7.02	8.43	9.30	9.05	7.56	5.48	2.51	1.80	1.80	0.12	0.21	C64
0.17	0.26	0.46	0.61	1.03	1.28	1.84	1.68	1.02	1.48	0.33	0.23	0.23	0.01	0.03	C65
0.05	0.12	0.25	0.48	0.87	1.22	1.79	2.01	1.99	1.22	0.29	0.19	0.19	0.01	0.02	C66
1.39	2.31	3.87	7.09	11.19	16.45	23.98	31.69	37.23	34.82	4.48	2.95	2.91	0.14	0.34	C67
0.03	0.04	0.09	0.13	0.17	0.35	0.50	0.49	1.50	0.61	0.10	0.06	0.06	0.00	0.01	C68
0.12	0.13	0.21	0.19	0.32	0.35	0.63	0.39	1.13	0.26	0.18	0.15	0.20	0.01	0.02	C69
5.64	8.15	10.81	13.89	18.25	19.70	22.01	24.09	23.18	18.11	7.31	5.63	5.54	0.37	0.58	C70–C72
11.02	12.55	14.80	12.45	11.41	8.23	6.18	5.26	3.65	3.22	6.91	5.81	5.15	0.43	0.50	C73
0.15	0.29	0.29	0.39	0.57	0.49	0.53	0.63	0.70	0.70	0.21	0.16	0.17	0.01	0.02	C74
0.25	0.37	0.41	0.52	0.56	0.64	0.73	0.63	0.75	0.26	0.29	0.24	0.23	0.02	0.02	C75
0.15	0.30	0.38	0.51	0.83	0.66	0.96	0.66	0.75	0.44	0.31	0.26	0.25	0.02	0.03	C81
2.03	3.11	4.33	6.48	9.17	11.18	13.44	13.49	14.32	10.53	3.41	2.52	2.48	0.15	0.28	C82–C85;C96
0.00	0.02	0.01	0.00	0.08	0.09	0.05	0.10	0.16	0.26	0.02	0.01	0.01	0.00	0.00	C88
0.37	0.71	1.28	1.98	3.35	3.83	4.92	4.28	3.38	2.26	0.97	0.68	0.68	0.04	0.09	C90
0.70	0.59	1.00	1.22	1.67	2.23	2.67	3.09	3.06	2.26	1.00	0.89	0.99	0.06	0.08	C91
1.78	2.28	2.61	3.13	4.57	5.64	6.30	7.30	7.40	3.83	2.15	1.75	1.71	0.11	0.17	C92–C94
1.54	1.85	2.07	3.10	4.64	6.02	7.36	7.27	7.83	4.88	2.31	1.97	2.02	0.12	0.19	C95
2.24	3.38	4.88	7.06	10.39	12.42	15.53	19.22	20.98	20.46	4.00	2.88	2.84	0.17	0.31	O&U
146.63	235.09	328.86	492.94	726.15	929.33	1137.68	1298.26	1365.57	1115.96	262.25	182.49	179.21	10.70	21.04	ALL
145.95	233.96	327.22	490.08	722.05	923.42	1129.33	1286.68	1345.61	1089.24	260.30	181.20	177.94	10.64	20.90	ALLbC44

表 6-1-8　2014 年全国农村肿瘤登记地区男性癌症发病主要指标（1/10 万）

部位 / Site	病例数 No. cases	构成 (%)	0-	1-4	5-9	10-14	15-19	20-24	25-29	30-34	35-39
唇 Lip	158	0.07	0.00	0.00	0.02	0.02	0.00	0.02	0.03	0.02	0.05
舌 Tongue	496	0.23	0.12	0.03	0.00	0.00	0.02	0.07	0.17	0.34
口 Mouth	711	0.33	0.00	0.03	0.02	0.03	0.02	0.03	0.10	0.14	0.30
唾液腺 Salivary Glands	404	0.19	0.00	0.00	0.02	0.10	0.09	0.15	0.13	0.33	0.20
扁桃腺 Tonsil	102	0.05	0.00	0.00	0.07	0.00	0.00	0.00	0.00	0.00	0.11
其他口咽 Other Oropharynx	234	0.11	0.00	0.00	0.00	0.02	0.00	0.05	0.05	0.00	0.09
鼻咽 Nasopharynx	3312	1.53	0.00	0.03	0.07	0.14	0.34	0.43	1.05	1.94	3.44
喉咽 Hypopharynx	497	0.23	0.00	0.00	0.00	0.00	0.02	0.02	0.02	0.02	0.14
咽,部位不明 Pharynx Unspecified	246	0.11	0.00	0.00	0.00	0.02	0.00	0.00	0.00	0.02	0.04
食管 Esophagus	26397	12.19	0.00	0.00	0.02	0.00	0.02	0.05	0.15	0.41	1.11
胃 Stomach	34714	16.03	0.12	0.00	0.07	0.00	0.24	0.38	1.32	2.37	4.63
小肠 Small Intestine	825	0.38	0.00	0.00	0.00	0.00	0.02	0.07	0.08	0.12	0.41
结肠 Colon	7191	3.32	0.00	0.00	0.00	0.05	0.24	0.40	0.96	1.47	3.21
直肠 Rectum	9693	4.48	0.00	0.03	0.00	0.00	0.13	0.28	0.88	1.59	2.83
肛门 Anus	307	0.14	0.00	0.03	0.00	0.00	0.02	0.02	0.05	0.08	0.11
肝脏 Liver	31136	14.38	0.73	0.20	0.07	0.26	0.60	0.91	3.20	7.35	16.79
胆囊及其他 Gallbladder etc.	2208	1.02	0.00	0.00	0.00	0.00	0.02	0.09	0.08	0.21	0.30
胰腺 Pancreas	4607	2.13	0.12	0.00	0.00	0.00	0.04	0.09	0.10	0.48	0.84
鼻,鼻窦及其他 Nose, Sinuses etc.	318	0.15	0.00	0.00	0.02	0.02	0.11	0.02	0.15	0.17	0.23
喉 Larynx	1879	0.87	0.00	0.03	0.00	0.02	0.00	0.00	0.07	0.08	0.14
气管,支气管,肺 Traches,Bronchus and Lung	53671	24.78	0.24	0.06	0.02	0.02	0.26	0.76	1.62	3.45	7.01
其他胸腔器官 Other Thoracic Organs	547	0.25	0.37	0.11	0.05	0.14	0.21	0.36	0.19	0.27	0.39
骨 Bone	1651	0.76	0.12	0.17	0.37	1.15	1.18	0.77	0.67	0.72	0.93
皮肤黑色素瘤 Melanoma of Skin	349	0.16	0.12	0.09	0.07	0.00	0.09	0.10	0.12	0.08	0.20
其他皮肤 Other Skin	1467	0.68	0.00	0.00	0.07	0.02	0.13	0.15	0.27	0.37	0.52
间皮瘤 Mesothelioma	96	0.04	0.00	0.00	0.00	0.00	0.00	0.00	0.02	0.00	0.05
卡波西肉瘤 Kaposi Sarcoma	9	0.00	0.00	0.00	0.00	0.00	0.00	0.00	0.00	0.00	0.00
周围神经,结缔,软组织 Connective and Soft Tissue	564	0.26	0.00	0.43	0.19	0.19	0.30	0.36	0.34	0.43	0.43
乳房 Breast	309	0.14	0.00	0.00	0.00	0.00	0.00	0.00	0.00	0.12	0.20
外阴 Vulva	–	–	–	–	–	–	–	–	–	–	–
阴道 Vagina	–	–	–	–	–	–	–	–	–	–	–
子宫颈 Cervix Uteri	–	–	–	–	–	–	–	–	–	–	–
子宫体 Corpus Uteri	–	–	–	–	–	–	–	–	–	–	–
子宫,部位不明 Uterus Unspecified	–	–	–	–	–	–	–	–	–	–	–
卵巢 Ovary	–	–	–	–	–	–	–	–	–	–	–
其他女性生殖器 Other Female Genital Organs	–	–	–	–	–	–	–	–	–	–	–
胎盘 Placenta	–	–	–	–	–	–	–	–	–	–	–
阴茎 Penis	543	0.25	0.00	0.03	0.00	0.00	0.00	0.03	0.08	0.12	0.23
前列腺 Prostate	4131	1.91	0.00	0.00	0.02	0.00	0.04	0.05	0.07	0.14	0.16
睾丸 Testis	273	0.13	0.37	0.34	0.05	0.02	0.09	0.29	0.52	0.37	0.45
其他男性生殖器 Other Male Genital Organs	84	0.04	0.00	0.00	0.00	0.00	0.04	0.02	0.05	0.00	0.00
肾 Kidney	2289	1.06	1.10	0.46	0.14	0.07	0.06	0.14	0.25	0.83	1.29
肾盂 Renal Pelvis	288	0.13	0.00	0.03	0.00	0.02	0.02	0.02	0.00	0.10	0.05
输尿管 Ureter	235	0.11	0.00	0.00	0.00	0.00	0.00	0.00	0.00	0.04	0.04
膀胱 Bladder	5083	2.35	0.12	0.03	0.07	0.00	0.09	0.21	0.39	0.60	0.90
其他泌尿器官 Other Urinary Organs	96	0.04	0.00	0.03	0.00	0.00	0.00	0.03	0.02	0.02	0.02
眼 Eye	153	0.07	0.97	1.00	0.09	0.05	0.02	0.02	0.00	0.06	0.04
脑,神经系统 Brain, Nervous System	5112	2.36	2.68	2.03	2.36	1.85	1.67	1.46	2.48	2.85	3.61
甲状腺 Thyroid Gland	2193	1.01	0.00	0.06	0.00	0.14	0.26	1.07	2.19	2.93	3.95
肾上腺 Adrenal Gland	177	0.08	0.24	0.20	0.12	0.00	0.00	0.02	0.05	0.06	0.05
其他内分泌腺 Other Endocrine	204	0.09	0.00	0.06	0.09	0.07	0.15	0.12	0.15	0.10	0.16
霍奇金病 Hodgkin Disease	265	0.12	0.00	0.09	0.12	0.02	0.19	0.24	0.35	0.31	0.18
非霍奇金淋巴瘤 Non-Hodgkin Lymphoma	2897	1.34	0.24	0.54	0.61	0.58	0.45	1.02	0.94	1.01	1.35
免疫增生性疾病 Immunoproliferative Disease	19	0.01	0.00	0.00	0.00	0.02	0.00	0.00	0.00	0.00	0.02
多发性骨髓瘤 Multiple Myeloma	790	0.36	0.00	0.03	0.02	0.00	0.09	0.12	0.05	0.16	0.20
淋巴样白血病 Lymphoid Leukaemia	807	0.37	0.49	2.26	1.33	0.84	0.64	0.48	0.51	0.45	0.47
髓样白血病 Myeloid Leukaemia	1762	0.81	0.61	0.77	0.56	0.63	1.07	1.03	1.30	1.12	1.18
白血病,未特指 Leukaemia Unspecified	1890	0.87	1.34	2.18	1.82	1.54	1.20	1.27	1.53	1.28	1.47
其他或未指明部位 Other and Unspecified	3178	1.47	1.22	0.60	0.47	0.36	0.39	0.77	0.98	1.38	1.31
所有部位合计 All Sites	216567	100.00	11.33	11.97	9.03	8.49	10.52	13.94	23.64	36.30	62.20
所有部位除外 C44 All Sites but C44	215100	99.32	11.33	11.97	8.96	8.47	10.39	13.79	23.37	35.93	61.68

Table 6-1-8　Cancer incidence in rural registration areas of China，male in 2014(1/10^5)

40–44	45–49	50–54	55–59	60–64	65–69	70–74	75–79	80–84	85+	粗率 Crude rate	中国人口标化率 ASR China	世界人口标化率 ASR world	累积率 Cum. rate(%) 0~64	0~74	ICD-10
0.09	0.13	0.20	0.51	0.51	0.98	1.12	0.82	1.57	1.58	0.21	0.15	0.15	0.01	0.02	C00
0.40	0.74	1.17	1.66	2.17	2.61	2.43	2.27	1.09	0.91	0.67	0.49	0.48	0.03	0.06	C01–C02
0.58	0.86	1.25	1.88	2.74	3.70	4.41	4.74	5.57	4.53	0.96	0.69	0.68	0.04	0.08	C03–C06
0.50	0.70	0.97	1.00	1.48	1.74	1.37	1.51	2.18	0.91	0.55	0.43	0.40	0.03	0.04	C07–C08
0.05	0.20	0.34	0.36	0.49	0.29	0.35	0.48	0.12	0.23	0.14	0.10	0.10	0.01	0.01	C09
0.11	0.25	0.42	0.81	1.23	1.16	1.12	1.37	1.33	1.58	0.32	0.22	0.23	0.02	0.03	C10
5.46	7.53	8.08	10.29	11.72	11.71	9.13	9.49	7.14	6.11	4.49	3.45	3.25	0.25	0.36	C11
0.28	0.69	1.09	1.73	2.64	2.72	2.03	2.34	3.63	1.36	0.67	0.47	0.47	0.03	0.06	C12–C13
0.05	0.28	0.50	0.77	1.18	1.41	1.37	1.58	2.06	1.81	0.33	0.23	0.23	0.01	0.03	C14
3.92	14.41	30.80	69.50	124.77	174.41	220.09	228.52	249.76	204.01	35.77	24.36	24.71	1.23	3.20	C15
11.63	26.17	45.82	94.99	154.94	215.90	266.64	300.85	296.71	212.61	47.04	32.45	32.51	1.71	4.13	C16
0.50	0.96	1.61	2.68	3.25	4.39	4.51	5.36	5.45	5.89	1.12	0.79	0.78	0.05	0.09	C17
4.77	8.24	11.13	19.09	27.35	38.41	45.79	54.38	61.96	49.59	9.74	6.93	6.78	0.38	0.81	C18
5.78	9.63	15.24	24.95	41.30	52.80	66.03	76.31	80.71	68.61	13.13	9.22	9.12	0.51	1.11	C19–C20
0.19	0.30	0.52	0.85	1.25	1.60	1.62	2.27	2.66	3.17	0.42	0.29	0.29	0.02	0.03	C21
32.60	54.07	69.96	93.90	125.13	136.11	152.29	161.01	168.44	149.89	42.19	30.39	29.69	2.03	3.47	C22
0.76	1.43	2.20	5.48	8.70	13.27	17.75	21.72	24.32	19.93	2.99	2.06	2.05	0.10	0.25	C23–C24
1.85	3.73	6.03	11.02	18.55	25.93	35.50	43.11	48.64	39.40	6.24	4.31	4.28	0.21	0.52	C25
0.31	0.34	0.69	0.77	1.28	1.09	1.62	2.13	2.30	0.91	0.43	0.33	0.31	0.02	0.03	C30–C31
0.61	1.74	3.63	5.69	9.16	11.39	12.42	13.34	14.64	6.57	2.55	1.76	1.77	0.11	0.22	C32
17.01	37.14	70.61	136.54	226.56	330.18	416.65	494.72	516.46	424.55	72.72	50.02	50.05	2.51	6.24	C33–C34
0.40	0.75	1.09	1.02	2.51	2.03	2.99	1.92	3.15	2.26	0.74	0.58	0.57	0.04	0.06	C37–C38
1.31	1.43	2.32	3.84	5.14	7.29	8.98	11.48	11.50	8.60	2.24	1.78	1.73	0.10	0.18	C40–C41
0.19	0.60	0.62	0.81	1.33	1.49	1.62	2.34	2.06	3.40	0.47	0.35	0.35	0.02	0.04	C43
0.73	1.21	1.65	3.66	4.68	6.38	9.33	12.31	21.42	24.00	1.99	1.39	1.37	0.07	0.15	C44
0.05	0.08	0.06	0.32	0.51	0.51	0.81	0.62	0.61	0.45	0.13	0.09	0.09	0.01	0.01	C45
0.00	0.03	0.00	0.04	0.08	0.04	0.00	0.07	0.00	0.00	0.01	0.01	0.01	0.00	0.00	C46
0.70	0.80	0.85	1.32	1.41	1.81	2.69	2.82	2.54	2.49	0.76	0.63	0.61	0.04	0.06	C47;C49
0.44	0.52	0.65	0.94	0.92	1.63	1.22	1.79	1.94	1.58	0.42	0.30	0.29	0.02	0.03	C50
–	–	–	–	–	–	–	–	–	–	–	–	–	–	–	C51
–	–	–	–	–	–	–	–	–	–	–	–	–	–	–	C52
–	–	–	–	–	–	–	–	–	–	–	–	–	–	–	C53
–	–	–	–	–	–	–	–	–	–	–	–	–	–	–	C54
–	–	–	–	–	–	–	–	–	–	–	–	–	–	–	C55
–	–	–	–	–	–	–	–	–	–	–	–	–	–	–	C56
–	–	–	–	–	–	–	–	–	–	–	–	–	–	–	C57
–	–	–	–	–	–	–	–	–	–	–	–	–	–	–	C58
0.45	0.83	0.79	1.19	2.23	2.54	3.09	3.64	4.84	6.11	0.74	0.52	0.52	0.03	0.06	C60
0.25	0.52	1.05	4.05	9.29	22.27	40.16	65.79	86.40	84.46	5.60	3.73	3.65	0.08	0.39	C61
0.22	0.55	0.42	0.26	0.41	0.54	0.61	1.10	1.57	1.13	0.37	0.33	0.32	0.02	0.03	C62
0.09	0.08	0.04	0.32	0.28	0.44	0.35	0.48	1.21	0.68	0.11	0.08	0.08	0.00	0.01	C63
1.90	3.40	5.42	6.67	9.24	10.70	12.02	11.27	11.01	9.28	3.10	2.27	2.26	0.15	0.26	C64
0.22	0.33	0.62	0.68	1.43	1.45	2.03	1.79	1.09	1.58	0.39	0.28	0.28	0.02	0.03	C65
0.05	0.17	0.32	0.64	0.97	1.34	1.93	2.06	2.54	1.58	0.32	0.22	0.22	0.01	0.03	C66
2.11	3.65	5.95	11.29	17.50	26.11	38.54	53.01	65.59	63.85	6.89	4.74	4.68	0.21	0.54	C67
0.05	0.05	0.10	0.09	0.28	0.44	0.86	0.69	2.54	0.91	0.13	0.09	0.09	0.00	0.01	C68
0.17	0.16	0.14	0.26	0.46	0.36	0.61	0.34	1.45	0.00	0.21	0.17	0.23	0.01	0.02	C69
5.08	7.89	9.47	13.15	17.25	17.44	22.41	25.71	23.23	21.51	6.93	5.50	5.44	0.36	0.56	C70–C72
4.45	4.84	5.28	5.22	5.04	4.50	4.51	3.64	2.90	3.85	2.97	2.53	2.24	0.18	0.22	C73
0.16	0.23	0.44	0.47	0.69	0.73	0.61	0.89	1.09	0.68	0.24	0.18	0.19	0.01	0.02	C74
0.23	0.34	0.38	0.51	0.59	0.73	0.86	0.69	0.85	0.23	0.28	0.23	0.22	0.01	0.02	C75
0.12	0.34	0.44	0.55	1.00	0.76	1.06	0.89	1.21	0.91	0.36	0.30	0.29	0.02	0.03	C81
2.10	3.84	4.72	7.67	10.82	12.95	16.58	17.46	18.76	15.62	3.93	2.94	2.91	0.18	0.33	C82–C85;C96
0.00	0.02	0.00	0.00	0.13	0.15	0.05	0.14	0.24	0.45	0.03	0.02	0.02	0.00	0.00	C88
0.44	0.83	1.33	2.30	3.30	4.13	5.63	5.71	5.20	4.30	1.07	0.76	0.76	0.04	0.09	C90
0.73	0.55	0.97	1.19	1.79	2.65	3.09	4.33	3.03	3.62	1.09	0.98	1.09	0.06	0.09	C91
2.01	2.49	3.04	3.24	5.42	6.75	7.66	8.66	8.59	6.79	2.39	1.95	1.91	0.12	0.19	C92–C94
1.43	1.99	2.16	3.24	5.32	6.71	9.43	8.94	8.71	7.02	2.56	2.22	2.27	0.13	0.21	C95
2.19	3.68	5.26	7.84	12.08	13.96	18.36	21.04	25.53	23.10	4.31	3.19	3.15	0.19	0.35	O&U
115.68	211.73	327.84	567.25	888.50	1190.61	1482.37	1699.97	1817.53	1504.59	293.43	207.50	206.19	11.43	24.80	ALL
114.94	210.52	326.19	563.58	883.81	1184.23	1473.04	1687.66	1796.11	1480.59	291.45	206.11	204.82	11.37	24.65	ALLbC44

表 6-1-9 2014 年全国农村肿瘤登记地区女性癌症发病主要指标（1/10 万）

部位 / Site	病例数 No. cases	构成 (%)	年龄组								
			0-	1-4	5-9	10-14	15-19	20-24	25-29	30-34	35-39
唇 Lip	106	0.07	0.00	0.03	0.00	0.06	0.00	0.00	0.00	0.00	0.04
舌 Tongue	262	0.16	0.00	0.03	0.00	0.03	0.05	0.02	0.05	0.06	0.19
口 Mouth	467	0.29	0.14	0.00	0.00	0.03	0.05	0.11	0.11	0.18	0.19
唾液腺 Salivary Glands	361	0.22	0.00	0.03	0.08	0.14	0.14	0.16	0.28	0.40	0.43
扁桃腺 Tonsil	37	0.02	0.00	0.00	0.00	0.00	0.00	0.02	0.04	0.04	0.04
其他口咽 Other Oropharynx	58	0.04	0.00	0.00	0.00	0.00	0.00	0.00	0.02	0.04	0.00
鼻咽 Nasopharynx	1384	0.86	0.00	0.03	0.03	0.08	0.21	0.35	0.53	1.09	1.35
喉咽 Hypopharynx	61	0.04	0.00	0.00	0.00	0.00	0.00	0.02	0.02	0.02	0.00
咽,部位不明 Pharynx Unspecified	75	0.05	0.00	0.00	0.00	0.03	0.00	0.02	0.00	0.02	0.06
食管 Esophagus	11624	7.20	0.00	0.00	0.03	0.00	0.02	0.05	0.05	0.34	0.39
胃 Stomach	14436	8.94	0.14	0.00	0.08	0.00	0.07	0.68	1.27	3.21	4.32
小肠 Small Intestine	574	0.36	0.00	0.00	0.00	0.00	0.00	0.00	0.02	0.10	0.26
结肠 Colon	5578	3.45	0.00	0.00	0.00	0.00	0.07	0.46	0.76	1.21	2.17
直肠 Rectum	6963	4.31	0.00	0.00	0.00	0.00	0.05	0.24	0.65	1.27	1.98
肛门 Anus	225	0.14	0.00	0.00	0.00	0.00	0.02	0.02	0.04	0.02	0.09
肝脏 Liver	11267	6.97	0.70	0.17	0.05	0.14	0.21	0.60	0.97	1.72	3.25
胆囊及其他 Gallbladder etc.	2362	1.46	0.14	0.00	0.00	0.00	0.02	0.05	0.11	0.14	0.34
胰腺 Pancreas	3378	2.09	0.00	0.07	0.00	0.06	0.02	0.05	0.23	0.24	0.73
鼻,鼻窦及其他 Nose, Sinuses etc.	221	0.14	0.14	0.00	0.05	0.00	0.00	0.02	0.04	0.08	0.17
喉 Larynx	319	0.20	0.00	0.00	0.00	0.03	0.00	0.00	0.02	0.04	0.09
气管,支气管,肺 Traches,Bronchus and Lung	25992	16.09	0.00	0.00	0.03	0.06	0.12	0.70	1.27	2.44	4.54
其他胸腔器官 Other Thoracic Organs	420	0.26	0.14	0.34	0.05	0.03	0.12	0.16	0.18	0.18	0.24
骨 Bone	1210	0.75	0.14	0.03	0.32	0.42	0.76	0.59	0.48	0.55	0.79
皮肤黑色素瘤 Melanoma of Skin	310	0.19	0.00	0.13	0.05	0.06	0.05	0.05	0.11	0.12	0.19
其他皮肤 Other Skin	1351	0.84	0.00	0.03	0.11	0.06	0.21	0.16	0.18	0.22	0.56
间皮瘤 Mesothelioma	65	0.04	0.00	0.00	0.00	0.00	0.00	0.00	0.04	0.02	0.02
卡波西肉瘤 Kaposi Sarcoma	9	0.01	0.00	0.00	0.00	0.00	0.00	0.00	0.00	0.02	0.00
周围神经,结缔、软组织 Connective and Soft Tissue	427	0.26	0.28	0.37	0.27	0.14	0.31	0.27	0.37	0.26	0.49
乳房 Breast	23380	14.47	0.00	0.00	0.03	0.06	0.17	2.12	5.87	13.15	27.07
外阴 Vulva	247	0.15	0.14	0.00	0.00	0.00	0.02	0.04	0.04	0.18	0.17
阴道 Vagina	159	0.10	0.00	0.00	0.00	0.00	0.02	0.05	0.04	0.04	0.04
子宫颈 Cervix Uteri	11292	6.99	0.00	0.00	0.00	0.00	0.00	0.66	2.67	7.60	14.56
子宫体 Corpus Uteri	4931	3.05	0.00	0.00	0.00	0.00	0.05	0.38	0.85	1.41	3.37
子宫,部位不明 Uterus Unspecified	1543	0.96	0.00	0.00	0.03	0.00	0.02	0.13	0.35	0.48	1.25
卵巢 Ovary	4505	2.79	0.00	0.17	0.19	0.47	0.81	2.05	2.33	2.55	3.31
其他女性生殖器 Other Female Genital Organs	295	0.18	0.00	0.00	0.00	0.03	0.05	0.09	0.09	0.14	0.26
胎盘 Placenta	61	0.04	0.00	0.00	0.00	0.00	0.05	0.16	0.23	0.14	0.17
阴茎 Penis	–	–	–	–	–	–	–	–	–	–	–
前列腺 Prostate	–	–	–	–	–	–	–	–	–	–	–
睾丸 Testis	–	–	–	–	–	–	–	–	–	–	–
其他男性生殖器 Other Male Genital Organs	–	–	–	–	–	–	–	–	–	–	–
肾 Kidney	1327	0.82	0.56	0.74	0.05	0.06	0.10	0.16	0.23	0.36	0.82
肾盂 Renal Pelvis	192	0.12	0.00	0.00	0.00	0.00	0.00	0.00	0.00	0.00	0.04
输尿管 Ureter	178	0.11	0.00	0.00	0.00	0.00	0.00	0.00	0.00	0.02	0.02
膀胱 Bladder	1374	0.85	0.00	0.00	0.00	0.03	0.02	0.13	0.19	0.30	0.28
其他泌尿器官 Other Urinary Organs	44	0.03	0.00	0.00	0.00	0.00	0.00	0.02	0.00	0.00	0.02
眼 Eye	112	0.07	0.28	0.74	0.08	0.00	0.00	0.02	0.02	0.04	0.04
脑,神经系统 Brain, Nervous System	5429	3.36	1.95	1.65	1.41	1.42	1.17	1.54	2.30	2.89	3.87
甲状腺 Thyroid Gland	7768	4.81	0.00	0.00	0.08	0.31	1.26	3.72	7.03	11.21	13.46
肾上腺 Adrenal Gland	123	0.08	0.56	0.24	0.05	0.00	0.02	0.00	0.07	0.04	0.06
其他内分泌腺 Other Endocrine	214	0.13	0.00	0.00	0.11	0.06	0.14	0.11	0.32	0.36	0.15
霍奇金病 Hodgkin Disease	183	0.11	0.00	0.10	0.03	0.08	0.10	0.22	0.18	0.14	0.19
非霍奇金淋巴瘤 Non-Hodgkin Lymphoma	2023	1.25	0.28	0.34	0.48	0.36	0.41	0.51	1.04	0.93	1.20
免疫增生性疾病 Immunoproliferative Disease	8	0.00	0.00	0.00	0.00	0.00	0.00	0.00	0.00	0.00	0.00
多发性骨髓瘤 Multiple Myeloma	614	0.38	0.00	0.13	0.08	0.06	0.05	0.07	0.12	0.12	0.21
淋巴样白血病 Lymphoid Leukaemia	641	0.40	0.84	1.65	0.80	0.64	0.57	0.49	0.53	0.30	0.43
髓样白血病 Myeloid Leukaemia	1343	0.83	0.84	0.84	0.61	0.61	0.67	0.99	1.13	1.05	1.16
白血病,未特指 Leukaemia Unspecified	1440	0.89	1.39	1.88	1.01	1.45	0.95	0.97	1.08	0.97	0.95
其他或未指明部位 Other and Unspecified	2588	1.60	0.97	0.91	0.35	0.22	0.38	0.51	0.88	1.25	1.29
所有部位合计 All Sites	161556	100.00	9.61	10.64	6.52	7.28	9.57	19.97	35.39	59.76	97.28
所有部位除外 C44 All Sites but C44	160205	99.16	9.61	10.61	6.41	7.22	9.36	19.80	35.21	59.54	96.72

Table 6-1-9　Cancer incidence in rural registration areas of China, female in 2014(1/10⁵)

Age group										粗率 Crude rate	中国人口标化率 ASR China	世界人口标化率 ASR world	累积率 Cum. rate(%)		ICD-10
40~44	45~49	50~54	55~59	60~64	65~69	70~74	75~79	80~84	85+				0~64	0~74	
0.06	0.06	0.10	0.18	0.34	0.37	1.05	1.07	1.06	1.13	0.15	0.10	0.10	0.00	0.01	C00
0.26	0.43	0.62	0.83	0.94	1.06	0.90	1.20	2.02	0.99	0.37	0.26	0.25	0.02	0.03	C01~C02
0.37	0.45	0.76	1.54	1.75	1.94	2.36	2.84	3.66	3.39	0.66	0.45	0.44	0.03	0.05	C03~C06
0.74	0.67	0.86	0.92	0.81	0.84	0.85	1.14	0.67	1.41	0.51	0.42	0.38	0.03	0.04	C07~C08
0.03	0.06	0.06	0.07	0.10	0.00	0.35	0.19	0.29	0.14	0.05	0.04	0.04	0.00	0.00	C09
0.03	0.11	0.08	0.13	0.16	0.40	0.35	0.38	0.39	0.28	0.08	0.06	0.05	0.00	0.01	C10
2.69	3.18	3.33	4.22	4.73	4.11	3.46	3.79	3.66	2.26	1.97	1.48	1.39	0.11	0.15	C11
0.13	0.03	0.10	0.22	0.18	0.22	0.45	0.25	0.58	0.14	0.09	0.06	0.06	0.00	0.01	C12~C13
0.05	0.08	0.12	0.15	0.26	0.26	0.45	0.63	0.77	0.57	0.11	0.07	0.07	0.00	0.01	C14
2.02	4.17	9.20	21.98	45.27	73.89	98.17	118.77	128.96	116.26	16.52	10.12	10.17	0.42	1.28	C15
7.58	12.89	20.49	30.44	52.60	73.78	100.28	124.83	135.71	122.48	20.51	13.22	12.96	0.67	1.54	C16
0.40	0.48	1.11	1.32	2.46	2.71	4.01	4.61	3.47	3.96	0.82	0.54	0.53	0.03	0.06	C17
4.42	5.81	9.26	13.13	21.73	27.11	33.79	40.45	46.55	39.32	7.93	5.21	5.10	0.30	0.60	C18
4.63	8.31	11.54	17.20	26.26	34.01	44.62	53.77	57.83	45.26	9.89	6.45	6.33	0.36	0.75	C19~C20
0.19	0.26	0.31	0.61	0.84	1.32	1.05	2.02	1.35	1.27	0.32	0.21	0.21	0.01	0.02	C21
6.64	11.66	17.86	29.76	44.80	55.29	65.03	85.26	100.34	88.11	16.01	10.32	10.22	0.59	1.19	C22
0.85	1.76	2.57	5.64	8.79	11.89	16.90	22.40	26.31	22.06	3.36	2.08	2.07	0.10	0.25	C23~C24
1.21	2.45	3.58	7.40	11.93	16.73	27.07	30.86	36.92	34.37	4.80	3.00	2.97	0.14	0.36	C25
0.34	0.34	0.41	0.55	0.73	1.03	0.90	1.39	0.77	1.56	0.31	0.22	0.21	0.01	0.02	C30~C31
0.13	0.16	0.35	0.70	1.31	1.80	2.66	2.90	3.08	1.84	0.45	0.29	0.29	0.01	0.04	C32
11.48	22.57	37.77	61.78	100.15	136.59	180.30	220.18	249.35	214.70	36.93	23.39	23.23	1.21	2.80	C33~C34
0.47	0.75	0.82	1.12	1.23	1.65	1.35	2.08	2.41	2.26	0.60	0.43	0.44	0.03	0.04	C37~C38
0.98	1.38	1.50	2.64	3.79	6.05	6.02	7.45	8.29	6.36	1.72	1.28	1.24	0.07	0.13	C40~C41
0.39	0.43	0.58	0.55	0.78	1.32	1.75	1.51	2.31	3.11	0.44	0.31	0.31	0.02	0.03	C43
0.63	1.06	1.65	2.02	3.50	5.43	7.37	10.92	18.79	28.43	1.92	1.18	1.17	0.05	0.12	C44
0.05	0.06	0.14	0.31	0.26	0.18	0.40	0.44	0.19	0.14	0.09	0.06	0.06	0.00	0.01	C45
0.00	0.00	0.00	0.07	0.08	0.04	0.00	0.06	0.00	0.00	0.01	0.01	0.01	0.00	0.00	C46
0.44	0.64	0.88	0.81	1.15	0.95	1.60	1.96	1.35	2.40	0.61	0.49	0.49	0.03	0.04	C47;C49
54.09	70.84	71.45	73.63	73.15	52.28	46.03	39.00	29.98	22.06	33.22	24.89	23.15	1.96	2.45	C50
0.19	0.37	0.53	0.61	0.58	1.14	1.55	1.33	2.22	0.85	0.35	0.25	0.23	0.01	0.03	C51
0.15	0.34	0.56	0.37	0.44	0.66	0.75	0.82	0.77	0.57	0.23	0.16	0.15	0.01	0.02	C52
24.71	34.61	34.93	31.97	31.05	28.29	25.77	21.52	19.28	13.01	16.04	12.14	11.16	0.91	1.18	C53
7.69	13.20	19.03	19.74	17.84	14.75	9.68	8.33	4.63	4.10	7.01	5.03	4.86	0.42	0.54	C54
2.51	4.36	4.69	4.81	4.79	4.48	4.51	4.99	3.86	4.81	2.19	1.57	1.50	0.12	0.16	C55
6.64	10.31	13.29	14.14	15.69	15.08	12.38	11.11	7.52	5.37	6.40	4.82	4.60	0.36	0.50	C56
0.39	0.59	0.82	0.88	1.05	0.95	1.20	0.76	1.06	0.99	0.42	0.31	0.29	0.02	0.03	C57
0.18	0.10	0.04	0.02	0.00	0.04	0.00	0.00	0.00	0.00	0.09	0.09	0.07	0.01	0.01	C58
–	–	–	–	–	–	–	–	–	–	–	–	–		–	C60
–	–	–	–	–	–	–	–	–	–	–	–	–		–	C61
–	–	–	–	–	–	–	–	–	–	–	–	–		–	C62
–	–	–	–	–	–	–	–	–	–	–	–	–		–	C63
1.06	2.36	3.31	3.76	4.76	6.13	6.62	7.01	4.82	3.11	1.89	1.34	1.34	0.09	0.15	C64
0.11	0.19	0.31	0.53	0.63	1.10	1.65	1.58	0.96	1.41	0.27	0.18	0.18	0.01	0.02	C65
0.05	0.06	0.19	0.31	0.76	1.10	1.65	1.96	1.54	0.99	0.25	0.16	0.16	0.01	0.02	C66
0.64	0.95	1.71	2.77	4.73	6.68	9.58	12.12	14.65	16.69	1.95	1.23	1.22	0.06	0.14	C67
0.02	0.03	0.08	0.18	0.05	0.26	0.15	0.32	0.67	0.42	0.06	0.04	0.04	0.00	0.00	C68
0.06	0.11	0.29	0.13	0.18	0.33	0.65	0.44	0.87	0.42	0.16	0.13	0.16	0.01	0.01	C69
6.22	8.42	12.20	14.65	19.28	21.98	21.61	22.59	23.13	15.98	7.71	5.76	5.65	0.39	0.60	C70~C72
17.83	20.45	24.67	19.90	17.92	12.00	7.82	6.75	4.24	2.83	11.04	9.21	8.15	0.69	0.79	C73
0.15	0.35	0.14	0.31	0.44	0.26	0.45	0.38	0.39	0.71	0.17	0.13	0.15	0.01	0.01	C74
0.26	0.40	0.45	0.53	0.52	0.55	0.60	0.57	0.67	0.28	0.30	0.26	0.24	0.02	0.02	C75
0.18	0.26	0.33	0.46	0.65	0.55	0.85	0.44	0.39	0.14	0.26	0.21	0.21	0.01	0.02	C81
1.95	2.36	3.93	5.25	7.48	9.39	10.33	9.84	10.80	7.35	2.87	2.09	2.05	0.13	0.23	C82~C85;C96
0.00	0.02	0.02	0.00	0.03	0.04	0.05	0.06	0.10	0.14	0.01	0.01	0.01	0.00	0.00	C88
0.31	0.59	1.23	1.65	3.40	3.52	4.21	2.97	1.93	0.99	0.87	0.61	0.62	0.04	0.08	C90
0.66	0.64	1.03	1.25	1.54	1.80	2.26	1.96	3.08	1.41	0.91	0.79	0.88	0.05	0.07	C91
1.55	2.07	2.16	3.01	3.69	4.51	4.96	6.06	6.46	1.98	1.91	1.54	1.51	0.10	0.15	C92~C94
1.64	1.70	1.97	2.96	3.95	5.32	5.31	5.74	7.13	3.54	2.05	1.71	1.76	0.11	0.16	C95
2.29	3.06	4.48	6.26	8.66	10.86	12.74	17.54	17.35	18.81	3.68	2.57	2.54	0.15	0.27	O&U
178.74	259.02	329.93	416.35	560.21	665.01	796.89	929.52	1005.57	873.21	229.56	158.98	153.67	9.95	17.26	ALL
178.11	257.96	328.28	414.33	556.70	659.58	789.52	918.60	986.78	844.78	227.64	157.80	152.50	9.90	17.15	ALLbC44

表 6-1-10　2014 年全国肿瘤登记地区男女合计癌症死亡主要指标（1/10 万）

部位	Site	病例数 No. cases	构成 (%)	年龄组								
				0-	1-4	5-9	10-14	15-19	20-24	25-29	30-34	35-39
唇	Lip	118	0.02	0.00	0.00	0.00	0.00	0.00	0.00	0.00	0.00	0.00
舌	Tongue	1010	0.20	0.04	0.00	0.00	0.00	0.01	0.00	0.02	0.05	0.06
口	Mouth	1371	0.27	0.00	0.00	0.00	0.00	0.01	0.00	0.01	0.02	0.05
唾液腺	Salivary Glands	506	0.10	0.00	0.02	0.00	0.00	0.01	0.01	0.04	0.04	0.04
扁桃腺	Tonsil	144	0.03	0.00	0.00	0.00	0.00	0.00	0.00	0.00	0.00	0.00
其他口咽	Other Oropharynx	301	0.06	0.00	0.00	0.00	0.00	0.00	0.00	0.00	0.00	0.01
鼻咽	Nasopharynx	5258	1.05	0.00	0.00	0.01	0.01	0.04	0.08	0.22	0.39	0.72
喉咽	Hypopharynx	701	0.14	0.00	0.00	0.00	0.00	0.00	0.00	0.00	0.00	0.00
咽,部位不明	Pharynx Unspecified	430	0.09	0.00	0.00	0.00	0.01	0.01	0.00	0.00	0.01	0.02
食管	Esophagus	43383	8.67	0.04	0.01	0.00	0.00	0.01	0.03	0.05	0.12	0.28
胃	Stomach	64868	12.97	0.04	0.00	0.01	0.00	0.04	0.25	0.60	1.34	2.09
小肠	Small Intestine	2005	0.40	0.00	0.00	0.00	0.00	0.00	0.01	0.02	0.06	0.06
结肠	Colon	18010	3.60	0.00	0.00	0.00	0.01	0.05	0.13	0.27	0.45	0.72
直肠	Rectum	19569	3.91	0.00	0.00	0.00	0.01	0.01	0.08	0.25	0.54	0.88
肛门	Anus	685	0.14	0.00	0.00	0.00	0.00	0.01	0.01	0.01	0.03	0.05
肝脏	Liver	70231	14.04	0.39	0.21	0.05	0.19	0.27	0.44	1.11	2.81	6.37
胆囊及其他	Gallbladder etc.	8370	1.67	0.04	0.00	0.00	0.00	0.00	0.02	0.02	0.06	0.16
胰腺	Pancreas	17374	3.47	0.00	0.00	0.00	0.00	0.01	0.04	0.12	0.19	0.53
鼻,鼻窦及其他	Nose, Sinuses etc.	560	0.11	0.00	0.01	0.01	0.01	0.01	0.01	0.02	0.05	0.05
喉	Larynx	2868	0.57	0.00	0.00	0.00	0.00	0.00	0.01	0.01	0.03	0.03
气管,支气管,肺	Traches,Bronchus and Lung	136125	27.22	0.07	0.05	0.03	0.02	0.10	0.28	0.66	1.50	3.25
其他胸腔器官	Other Thoracic Organs	1302	0.26	0.11	0.05	0.03	0.04	0.08	0.08	0.08	0.10	0.09
骨	Bone	3792	0.76	0.07	0.03	0.18	0.29	0.41	0.25	0.21	0.20	0.32
皮肤黑色素瘤	Melanoma of Skin	776	0.16	0.00	0.01	0.00	0.01	0.02	0.01	0.03	0.03	0.05
其他皮肤	Other Skin	1932	0.39	0.04	0.03	0.01	0.00	0.06	0.03	0.03	0.06	0.07
间皮瘤	Mesothelioma	365	0.07	0.00	0.00	0.00	0.00	0.01	0.01	0.02	0.00	0.04
卡波西肉瘤	Kaposi Sarcoma	63	0.01	0.00	0.01	0.00	0.01	0.01	0.01	0.01	0.01	0.00
周围神经,结缔,软组织	Connective and Soft Tissue	920	0.18	0.00	0.13	0.06	0.07	0.06	0.09	0.11	0.11	0.14
乳房	Breast	14278	2.91	0.00	0.00	0.00	0.00	0.03	0.09	0.65	1.91	4.04
外阴	Vulva	222	0.04	0.00	0.00	0.00	0.00	0.00	0.01	0.01	0.01	0.03
阴道	Vagina	150	0.03	0.00	0.02	0.00	0.00	0.01	0.01	0.01	0.01	0.02
子宫颈	Cervix Uteri	6709	1.34	0.00	0.00	0.00	0.00	0.00	0.07	0.35	0.93	2.39
子宫体	Corpus Uteri	2229	0.45	0.00	0.00	0.00	0.02	0.00	0.01	0.04	0.05	0.08	0.34
子宫,部位不明	Uterus Unspecified	1385	0.28	0.00	0.00	0.00	0.00	0.00	0.04	0.06	0.07	0.18
卵巢	Ovary	4838	0.97	0.00	0.02	0.02	0.05	0.13	0.24	0.29	0.54	0.77
其他女性生殖器	Other Female Genital Organs	259	0.05	0.00	0.00	0.00	0.00	0.00	0.00	0.00	0.02	0.06
胎盘	Placenta	18	0.00	0.08	0.00	0.00	0.00	0.00	0.02	0.03	0.04	0.00
阴茎	Penis	0	0.06	0.00	0.00	0.00	0.00	0.00	0.00	0.00	0.00	0.00
前列腺	Prostate	6196	1.24	0.00	0.00	0.00	0.01	0.00	0.02	0.03	0.05	0.02
睾丸	Testis	187	0.04	0.00	0.02	0.03	0.01	0.02	0.04	0.04	0.05	0.06
其他男性生殖器	Other Male Genital Organs	71	0.01	0.00	0.00	0.00	0.00	0.01	0.00	0.00	0.01	0.00
肾	Kidney	4007	0.80	0.11	0.25	0.06	0.03	0.01	0.05	0.07	0.13	0.19
肾盂	Renal Pelvis	592	0.12	0.00	0.01	0.00	0.01	0.00	0.00	0.00	0.02	0.03
输尿管	Ureter	633	0.13	0.00	0.00	0.00	0.01	0.00	0.00	0.00	0.00	0.01
膀胱	Bladder	6835	1.37	0.04	0.02	0.03	0.01	0.01	0.00	0.01	0.06	0.09
其他泌尿器官	Other Urinary Organs	155	0.03	0.00	0.00	0.00	0.00	0.00	0.00	0.00	0.00	0.00
眼	Eye	149	0.03	0.07	0.20	0.02	0.03	0.00	0.00	0.00	0.01	0.02
脑,神经系统	Brain, Nervous System	12232	2.45	1.10	1.26	1.15	0.88	0.70	0.66	0.77	1.15	1.44
甲状腺	Thyroid Gland	1612	0.32	0.00	0.00	0.02	0.01	0.01	0.04	0.12	0.15	0.15
肾上腺	Adrenal Gland	432	0.09	0.07	0.07	0.05	0.01	0.00	0.01	0.02	0.03	0.02
其他内分泌腺	Other Endocrine	344	0.07	0.00	0.04	0.04	0.04	0.04	0.04	0.02	0.04	0.05
霍奇金病	Hodgkin Disease	538	0.11	0.04	0.03	0.01	0.03	0.02	0.05	0.04	0.06	0.07
非霍奇金淋巴瘤	Non–Hodgkin Lymphoma	7068	1.41	0.14	0.18	0.17	0.15	0.25	0.32	0.35	0.41	0.54
免疫增生性疾病	Immunoproliferative Disease	49	0.01	0.00	0.00	0.00	0.00	0.00	0.00	0.00	0.00	0.00
多发性骨髓瘤	Multiple Myeloma	2508	0.50	0.00	0.03	0.02	0.02	0.02	0.03	0.03	0.06	0.05
淋巴样白血病	Lymphoid Leukaemia	2438	0.49	0.68	0.53	0.42	0.56	0.47	0.39	0.40	0.37	0.29
髓样白血病	Myeloid Leukaemia	3908	0.78	0.28	0.29	0.22	0.14	0.34	0.32	0.39	0.44	0.58
白血病,未特指	Leukaemia Unspecified	4768	0.95	0.89	0.70	0.64	0.67	0.61	0.66	0.73	0.51	0.68
其他或未指明部位	Other and Unspecified	11696	2.34	0.46	0.57	0.18	0.23	0.25	0.27	0.34	0.35	0.73
所有部位合计	All Sites	500160	100.00	4.73	4.73	3.45	3.52	4.07	5.00	7.94	13.84	25.01
所有部位除外 C44	All Sites but C44	498228	99.61	4.69	4.71	3.45	3.52	4.01	4.97	7.92	13.78	24.93

Table 6-1-10　Cancer mortality in registration areas of China, both sexes in 2014(1/10^5)

Age group										粗率 Crude rate	中国人口标化率 ASR China	世界人口标化率 ASR world	累积率 Cum. rate(%)		ICD-10
40–44	45–49	50–54	55–59	60–64	65–69	70–74	75–79	80–84	85+				0~64	0~74	
0.02	0.02	0.01	0.06	0.09	0.18	0.09	0.20	0.40	0.81	0.04	0.02	0.02	0.00	0.00	C00
0.12	0.23	0.50	0.65	0.75	1.31	1.56	1.63	2.35	2.03	0.35	0.22	0.22	0.01	0.03	C01–C02
0.11	0.19	0.46	0.80	1.01	1.55	2.04	2.81	4.22	5.58	0.48	0.28	0.28	0.01	0.03	C03–C06
0.08	0.13	0.15	0.29	0.44	0.55	0.56	0.95	1.14	1.66	0.18	0.11	0.11	0.01	0.01	C07–C08
0.02	0.04	0.12	0.07	0.14	0.14	0.16	0.23	0.43	0.22	0.05	0.03	0.03	0.00	0.00	C09
0.02	0.08	0.21	0.15	0.28	0.34	0.49	0.59	0.64	0.41	0.10	0.07	0.07	0.00	0.01	C10
1.24	2.02	2.76	3.63	4.77	5.81	5.81	6.99	6.92	6.25	1.82	1.23	1.19	0.08	0.14	C11
0.05	0.18	0.47	0.64	0.72	0.89	0.90	1.07	0.78	0.81	0.24	0.15	0.16	0.01	0.02	C12–C13
0.04	0.11	0.13	0.26	0.36	0.46	0.62	0.91	1.37	1.15	0.15	0.09	0.09	0.00	0.01	C14
1.33	4.37	9.48	20.99	38.06	60.86	84.24	107.80	129.41	119.81	15.05	9.01	9.05	0.37	1.10	C15
4.60	8.83	15.52	29.49	52.38	81.85	119.45	163.54	195.70	183.18	22.50	13.65	13.51	0.58	1.58	C16
0.17	0.29	0.57	1.05	1.52	2.47	3.31	4.73	5.78	6.65	0.70	0.42	0.42	0.02	0.05	C17
1.49	2.47	4.18	7.11	12.35	17.79	27.87	44.98	70.18	80.04	6.25	3.67	3.62	0.15	0.37	C18
1.98	3.04	5.24	8.89	14.17	20.74	30.92	46.55	66.41	75.28	6.79	4.06	4.01	0.18	0.43	C19–C20
0.10	0.09	0.21	0.29	0.56	0.63	0.96	1.45	2.18	3.14	0.24	0.14	0.14	0.01	0.01	C21
13.70	22.54	33.19	46.07	62.28	75.85	92.21	110.97	133.34	130.30	24.37	15.71	15.47	0.95	1.79	C22
0.44	0.85	1.77	3.70	6.14	9.50	14.03	22.90	30.33	32.63	2.90	1.69	1.69	0.07	0.18	C23–C24
1.15	2.44	4.56	9.00	13.80	20.99	31.57	42.15	51.62	51.92	6.03	3.63	3.61	0.16	0.42	C25
0.11	0.14	0.25	0.34	0.40	0.63	0.68	0.94	1.49	1.03	0.19	0.13	0.12	0.01	0.01	C30–C31
0.17	0.37	1.00	1.63	2.47	3.30	4.89	6.73	8.24	8.17	0.99	0.60	0.60	0.03	0.07	C32
8.45	17.94	34.74	65.48	111.79	172.10	246.53	340.96	413.78	385.21	47.23	28.45	28.29	1.22	3.31	C33–C34
0.27	0.28	0.53	0.65	1.15	1.39	1.66	2.14	3.10	2.37	0.45	0.30	0.30	0.02	0.03	C37–C38
0.47	0.73	1.09	1.89	2.89	4.20	5.67	8.44	8.51	7.91	1.32	0.89	0.88	0.04	0.09	C40–C41
0.10	0.13	0.21	0.38	0.68	0.86	1.09	1.60	1.97	3.03	0.27	0.17	0.17	0.01	0.02	C43
0.12	0.26	0.38	0.62	0.78	1.44	2.45	4.20	7.96	17.48	0.67	0.37	0.38	0.01	0.03	C44
0.04	0.05	0.09	0.24	0.33	0.44	0.61	0.92	0.62	0.74	0.13	0.08	0.08	0.00	0.01	C45
0.01	0.01	0.02	0.03	0.04	0.06	0.09	0.15	0.12	0.11	0.02	0.02	0.02	0.00	0.00	C46
0.14	0.30	0.23	0.41	0.59	0.68	1.06	1.77	2.23	2.55	0.32	0.23	0.22	0.01	0.02	C47;C49
8.20	11.92	18.09	22.30	23.58	21.98	24.72	31.30	38.29	51.94	10.05	6.46	6.28	0.45	0.69	C50
0.07	0.13	0.16	0.11	0.31	0.43	0.74	0.74	1.51	1.42	0.16	0.09	0.09	0.00	0.01	C51
0.06	0.07	0.13	0.25	0.19	0.30	0.29	0.46	0.69	0.74	0.11	0.06	0.06	0.00	0.01	C52
4.33	6.68	9.78	8.47	10.37	10.95	12.10	13.93	16.69	16.34	4.72	3.14	3.01	0.22	0.33	C53
0.66	1.50	2.46	3.17	4.42	4.76	4.81	6.31	7.59	7.18	1.57	0.97	0.97	0.06	0.11	C54
0.63	1.07	1.45	1.80	2.18	2.75	2.91	3.94	5.43	5.70	0.98	0.60	0.59	0.04	0.07	C55
1.95	3.70	6.09	7.47	8.61	9.77	11.43	12.19	10.87	9.78	3.41	2.21	2.17	0.15	0.26	C56
0.05	0.15	0.23	0.42	0.38	0.66	0.62	0.83	0.78	1.18	0.18	0.11	0.11	0.01	0.01	C57
0.02	0.00	0.02	0.00	0.02	0.00	0.05	0.00	0.00	0.00	0.01	0.01	0.01	0.00	0.00	C58
0.00	0.00	0.00	0.00	0.00	0.00	0.00	0.00	0.00	0.00	0.00	0.00	0.00	0.00	0.00	C60
0.06	0.21	0.42	1.62	3.49	8.94	19.38	42.22	84.55	133.95	4.24	2.39	2.42	0.03	0.17	C61
0.07	0.10	0.12	0.07	0.20	0.38	0.45	0.77	1.37	1.10	0.13	0.09	0.09	0.00	0.01	C62
0.00	0.04	0.03	0.06	0.05	0.18	0.10	0.45	0.53	1.19	0.05	0.03	0.03	0.00	0.00	C63
0.32	0.63	1.24	1.99	3.18	4.09	5.99	9.51	11.82	14.08	1.39	0.85	0.86	0.04	0.09	C64
0.03	0.05	0.11	0.31	0.35	0.59	0.85	1.56	2.51	2.59	0.21	0.12	0.12	0.00	0.01	C65
0.02	0.03	0.07	0.19	0.40	0.72	1.11	1.96	2.72	3.18	0.22	0.12	0.12	0.00	0.01	C66
0.16	0.41	0.87	1.64	3.18	5.78	10.79	20.17	34.28	48.41	2.37	1.29	1.29	0.03	0.12	C67
0.01	0.01	0.01	0.04	0.06	0.11	0.20	0.57	0.92	1.00	0.05	0.03	0.03	0.00	0.00	C68
0.02	0.02	0.02	0.04	0.05	0.13	0.12	0.27	0.40	0.78	0.05	0.04	0.05	0.00	0.00	C69
2.29	3.45	4.43	6.70	9.74	12.18	15.41	19.58	22.37	23.24	4.24	2.98	3.00	0.17	0.31	C70–C72
0.25	0.40	0.58	0.76	1.17	1.75	1.96	3.13	4.71	4.29	0.56	0.36	0.35	0.02	0.04	C73
0.04	0.07	0.12	0.20	0.35	0.41	0.61	1.01	1.14	1.48	0.15	0.10	0.10	0.00	0.01	C74
0.04	0.07	0.11	0.14	0.25	0.33	0.41	0.69	0.69	1.03	0.12	0.08	0.09	0.00	0.01	C75
0.07	0.12	0.13	0.27	0.40	0.52	0.91	1.06	1.30	0.96	0.19	0.13	0.12	0.01	0.01	C81
0.82	1.45	2.09	3.60	5.64	7.95	10.89	14.18	17.82	18.22	2.45	1.59	1.57	0.08	0.17	C82–C85;C96
0.00	0.00	0.00	0.01	0.06	0.06	0.02	0.18	0.24	0.18	0.02	0.01	0.01	0.00	0.00	C88
0.16	0.37	0.69	1.32	2.34	3.58	4.71	5.56	6.23	4.55	0.87	0.54	0.54	0.03	0.07	C90
0.39	0.58	0.73	0.90	1.43	2.11	2.52	3.97	4.64	4.29	0.85	0.68	0.69	0.04	0.06	C91
0.61	0.91	1.38	1.89	2.62	4.01	5.06	7.04	9.03	7.28	1.36	0.95	0.93	0.05	0.10	C92–C94
0.83	1.08	1.39	2.24	3.18	4.40	6.06	7.31	9.17	7.87	1.65	1.25	1.26	0.07	0.12	C95
1.22	2.31	3.40	5.68	8.34	12.24	17.03	25.29	35.18	42.35	4.06	2.52	2.53	0.12	0.27	O&U
51.82	92.92	154.78	255.71	401.03	579.27	806.32	1109.80	1402.37	1429.88	173.52	107.28	106.42	5.12	12.05	ALL
51.70	92.65	154.40	255.08	400.25	577.83	803.87	1105.60	1394.41	1412.40	172.85	106.91	106.04	5.11	12.02	ALLbC44

表 6-1-11 2014 年全国肿瘤登记地区男性癌症死亡主要指标（1/10 万）

部位 Site	病例数 No. cases	构成 (%)	年龄组 0-	1-4	5-9	10-14	15-19	20-24	25-29	30-34	35-39
唇 Lip	67	0.02	0.00	0.00	0.00	0.00	0.00	0.00	0.00	0.00	0.00
舌 Tongue	671	0.21	0.07	0.00	0.00	0.00	0.00	0.00	0.03	0.07	0.07
口 Mouth	856	0.27	0.00	0.00	0.00	0.00	0.00	0.01	0.01	0.04	0.07
唾液腺 Salivary Glands	314	0.10	0.00	0.00	0.00	0.00	0.01	0.01	0.04	0.05	0.03
扁桃腺 Tonsil	115	0.04	0.00	0.00	0.00	0.00	0.00	0.00	0.00	0.00	0.01
其他口咽 Other Oropharynx	253	0.08	0.00	0.00	0.00	0.00	0.00	0.00	0.00	0.00	0.02
鼻咽 Nasopharynx	3867	1.22	0.00	0.00	0.01	0.03	0.02	0.11	0.31	0.53	1.09
喉咽 Hypopharynx	644	0.20	0.00	0.00	0.00	0.00	0.00	0.00	0.00	0.01	0.00
咽,部位不明 Pharynx Unspecified	326	0.10	0.00	0.00	0.00	0.01	0.00	0.00	0.00	0.02	0.04
食管 Esophagus	31261	9.89	0.00	0.00	0.00	0.00	0.02	0.04	0.05	0.15	0.38
胃 Stomach	45201	14.30	0.00	0.00	0.03	0.00	0.05	0.23	0.53	1.24	2.09
小肠 Small Intestine	1105	0.35	0.00	0.00	0.00	0.00	0.00	0.02	0.02	0.05	0.07
结肠 Colon	10059	3.18	0.00	0.00	0.00	0.00	0.04	0.13	0.32	0.50	0.72
直肠 Rectum	11655	3.69	0.00	0.00	0.00	0.01	0.01	0.07	0.23	0.64	0.99
肛门 Anus	401	0.13	0.00	0.00	0.00	0.00	0.01	0.01	0.01	0.05	0.06
肝脏 Liver	51370	16.26	0.40	0.24	0.08	0.19	0.40	0.62	1.65	4.54	10.73
胆囊及其他 Gallbladder etc.	3872	1.23	0.07	0.00	0.00	0.00	0.00	0.04	0.01	0.04	0.21
胰腺 Pancreas	9931	3.14	0.00	0.00	0.00	0.00	0.01	0.04	0.13	0.23	0.63
鼻,鼻窦及其他 Nose, Sinuses etc.	333	0.11	0.00	0.00	0.01	0.01	0.01	0.00	0.03	0.08	0.04
喉 Larynx	2490	0.79	0.00	0.00	0.00	0.00	0.00	0.01	0.02	0.03	0.04
气管,支气管,肺 Traches,Bronchus and Lung	92892	29.40	0.13	0.08	0.04	0.03	0.14	0.30	0.81	1.68	3.79
其他胸腔器官 Other Thoracic Organs	836	0.26	0.20	0.06	0.05	0.07	0.13	0.12	0.09	0.13	0.12
骨 Bone	2220	0.70	0.07	0.05	0.12	0.35	0.49	0.35	0.25	0.22	0.34
皮肤黑色素瘤 Melanoma of Skin	395	0.13	0.00	0.02	0.00	0.00	0.01	0.00	0.04	0.04	0.04
其他皮肤 Other Skin	1074	0.34	0.00	0.02	0.00	0.00	0.06	0.04	0.01	0.07	0.08
间皮瘤 Mesothelioma	206	0.07	0.00	0.00	0.00	0.00	0.01	0.00	0.02	0.01	0.05
卡波西肉瘤 Kaposi Sarcoma	35	0.01	0.00	0.00	0.00	0.00	0.01	0.01	0.02	0.02	0.00
周围神经,结缔、软组织 Connective and Soft Tissue	534	0.17	0.00	0.17	0.07	0.04	0.08	0.11	0.13	0.14	0.18
乳房 Breast	299	0.09	0.00	0.03	0.00	0.00	0.01	0.00	0.01	0.02	0.05
外阴 Vulva	–		–	–	–	–	–	–	–	–	–
阴道 Vagina	–		–	–	–	–	–	–	–	–	–
子宫颈 Cervix Uteri	–		–	–	–	–	–	–	–	–	–
子宫体 Corpus Uteri	–		–	–	–	–	–	–	–	–	–
子宫,部位不明 Uterus Unspecified	–		–	–	–	–	–	–	–	–	–
卵巢 Ovary	–		–	–	–	–	–	–	–	–	–
其他女性生殖器 Other Female Genital Organs	–		–	–	–	–	–	–	–	–	–
胎盘 Placenta	–		–	–	–	–	–	–	–	–	–
阴茎 Penis	318	0.10	0.00	0.00	0.00	0.00	0.00	0.01	0.00	0.03	0.03
前列腺 Prostate	6196	1.96	0.00	0.00	0.01	0.00	0.02	0.03	0.00	0.05	0.02
睾丸 Testis	187	0.06	0.00	0.02	0.03	0.01	0.02	0.04	0.04	0.05	0.06
其他男性生殖器 Other Male Genital Organs	71	0.02	0.00	0.00	0.00	0.00	0.01	0.00	0.00	0.01	0.00
肾 Kidney	2603	0.82	0.07	0.27	0.08	0.06	0.00	0.07	0.06	0.14	0.24
肾盂 Renal Pelvis	354	0.11	0.00	0.02	0.00	0.00	0.00	0.00	0.01	0.04	0.03
输尿管 Ureter	346	0.11	0.00	0.00	0.00	0.00	0.00	0.00	0.00	0.00	0.01
膀胱 Bladder	5201	1.65	0.07	0.00	0.05	0.00	0.00	0.01	0.02	0.09	0.13
其他泌尿器官 Other Urinary Organs	104	0.03	0.00	0.00	0.00	0.00	0.00	0.00	0.00	0.00	0.00
眼 Eye	88	0.03	0.07	0.27	0.03	0.04	0.00	0.00	0.01	0.02	0.04
脑,神经系统 Brain, Nervous System	6761	2.14	1.07	1.38	1.39	0.97	0.85	0.76	0.87	1.38	1.62
甲状腺 Thyroid Gland	587	0.19	0.00	0.00	0.00	0.01	0.00	0.02	0.00	0.07	0.11
肾上腺 Adrenal Gland	276	0.09	0.07	0.06	0.04	0.00	0.00	0.01	0.03	0.04	0.02
其他内分泌腺 Other Endocrine	186	0.06	0.00	0.06	0.04	0.01	0.04	0.05	0.01	0.05	0.02
霍奇金病 Hodgkin Disease	336	0.11	0.00	0.03	0.03	0.06	0.04	0.04	0.05	0.09	0.05
非霍奇金淋巴瘤 Non-Hodgkin Lymphoma	4326	1.37	0.00	0.21	0.25	0.11	0.26	0.42	0.43	0.46	0.63
免疫增生性疾病 Immunoproliferative Disease	32	0.01	0.00	0.00	0.00	0.00	0.00	0.00	0.01	0.00	0.00
多发性骨髓瘤 Multiple Myeloma	1479	0.47	0.00	0.00	0.04	0.01	0.05	0.03	0.04	0.05	0.09
淋巴样白血病 Lymphoid Leukaemia	1387	0.44	0.40	0.60	0.40	0.57	0.56	0.41	0.42	0.46	0.40
髓样白血病 Myeloid Leukaemia	2341	0.74	0.34	0.27	0.23	0.17	0.46	0.39	0.43	0.55	0.64
白血病,未特指 Leukaemia Unspecified	2727	0.86	0.74	0.71	0.76	0.64	0.71	0.72	0.79	0.60	0.76
其他或未指明部位 Other and Unspecified	6804	2.15	0.47	0.52	0.23	0.28	0.31	0.37	0.38	0.38	0.79
所有部位合计 All Sites	315992	100.00	4.22	5.09	4.01	3.72	4.84	5.62	8.39	15.13	27.62
所有部位除外 C44 All Sites but C44	314918	99.66	4.22	5.07	4.01	3.72	4.79	5.59	8.38	15.06	27.54

Table 6-1-11　Cancer mortality in registration areas of China,male in 2014(1/10^5)

Age group										粗率	中国人口标化率	世界人口标化率	累积率 Cum. rate(%)		ICD-10
40–44	45–49	50–54	55–59	60–64	65–69	70–74	75–79	80–84	85+	Crude rate	ASR China	ASR world	0~64	0~74	
0.02	0.03	0.02	0.09	0.11	0.20	0.10	0.22	0.53	0.83	0.05	0.03	0.03	0.00	0.00	C00
0.17	0.36	0.80	1.01	1.00	1.69	2.08	2.24	2.63	1.93	0.46	0.31	0.30	0.02	0.04	C01–C02
0.16	0.29	0.72	1.17	1.42	2.05	2.45	3.11	5.10	6.60	0.59	0.37	0.37	0.02	0.04	C03–C06
0.07	0.12	0.15	0.38	0.62	0.79	0.73	1.51	1.63	1.83	0.21	0.14	0.14	0.01	0.01	C07–C08
0.03	0.06	0.23	0.12	0.25	0.22	0.28	0.38	0.42	0.28	0.08	0.05	0.05	0.00	0.01	C09
0.04	0.14	0.37	0.27	0.50	0.59	0.80	0.99	0.95	0.83	0.17	0.11	0.11	0.01	0.01	C10
1.82	3.14	4.09	5.50	7.19	8.58	8.63	10.44	9.94	9.54	2.64	1.83	1.78	0.12	0.21	C11
0.09	0.34	0.90	1.23	1.36	1.64	1.58	2.02	1.31	1.65	0.44	0.29	0.29	0.02	0.04	C12–C13
0.06	0.19	0.22	0.45	0.57	0.74	1.00	1.22	1.95	1.65	0.22	0.14	0.14	0.01	0.02	C14
2.08	7.47	15.84	35.00	59.94	91.46	124.11	151.76	178.87	162.37	21.38	13.57	13.65	0.60	1.68	C15
5.20	11.39	21.42	44.51	78.65	122.00	177.12	240.34	282.46	258.27	30.92	19.69	19.57	0.83	2.32	C16
0.20	0.33	0.69	1.30	1.78	2.82	3.58	5.09	7.05	7.43	0.76	0.48	0.48	0.02	0.05	C17
1.72	2.85	4.75	8.56	14.54	21.96	31.13	52.51	83.92	96.54	6.88	4.29	4.26	0.17	0.44	C18
2.13	3.39	6.38	11.35	18.17	26.68	38.83	57.92	83.23	94.52	7.97	5.04	5.00	0.22	0.54	C19–C20
0.10	0.10	0.26	0.36	0.71	0.76	1.13	1.95	2.58	3.94	0.27	0.17	0.17	0.01	0.02	C21
23.01	37.18	54.37	73.36	93.35	110.58	128.19	147.40	174.25	172.73	35.14	23.69	23.28	1.50	2.69	C22
0.40	0.82	1.80	3.62	6.21	9.68	13.40	21.02	29.13	31.54	2.65	1.65	1.65	0.07	0.18	C23–C24
1.62	3.06	5.91	11.29	16.98	25.78	36.45	46.55	58.84	57.85	6.79	4.34	4.32	0.20	0.51	C25
0.09	0.14	0.33	0.45	0.59	0.88	0.80	1.12	1.63	1.01	0.23	0.15	0.15	0.01	0.02	C30–C31
0.27	0.64	1.86	2.94	4.52	5.95	8.65	11.89	15.04	16.04	1.70	1.07	1.08	0.05	0.12	C32
10.23	22.86	48.27	95.12	163.27	252.15	356.01	479.26	577.11	542.95	63.54	40.34	40.26	1.73	4.77	C33–C34
0.28	0.36	0.64	0.84	1.62	1.73	2.33	2.85	4.10	3.48	0.57	0.40	0.40	0.02	0.04	C37–C38
0.57	0.92	1.26	2.26	3.58	4.98	6.85	10.19	10.25	9.90	1.52	1.07	1.05	0.05	0.11	C40–C41
0.09	0.16	0.22	0.43	0.69	0.88	1.15	1.70	2.63	2.57	0.27	0.18	0.17	0.01	0.02	C43
0.11	0.35	0.48	0.87	0.97	1.96	2.85	5.41	9.73	17.88	0.73	0.45	0.45	0.02	0.04	C44
0.06	0.04	0.09	0.26	0.37	0.45	0.70	1.25	0.95	0.73	0.14	0.09	0.09	0.00	0.01	C45
0.01	0.00	0.02	0.04	0.02	0.09	0.15	0.13	0.11	0.28	0.02	0.02	0.02	0.00	0.00	C46
0.16	0.34	0.27	0.45	0.71	0.86	1.23	2.05	2.94	3.03	0.37	0.27	0.26	0.01	0.02	C47;C49
0.05	0.14	0.19	0.33	0.40	0.58	0.80	1.41	2.37	2.29	0.20	0.13	0.13	0.01	0.01	C50
–	–	–	–	–	–	–	–	–	–	–	–	–	–	–	C51
–	–	–	–	–	–	–	–	–	–	–	–	–	–	–	C52
–	–	–	–	–	–	–	–	–	–	–	–	–	–	–	C53
–	–	–	–	–	–	–	–	–	–	–	–	–	–	–	C54
–	–	–	–	–	–	–	–	–	–	–	–	–	–	–	C55
–	–	–	–	–	–	–	–	–	–	–	–	–	–	–	C56
–	–	–	–	–	–	–	–	–	–	–	–	–	–	–	C57
–	–	–	–	–	–	–	–	–	–	–	–	–	–	–	C58
0.05	0.15	0.18	0.24	0.56	0.72	1.00	1.09	2.26	3.76	0.22	0.14	0.14	0.01	0.01	C60
0.06	0.21	0.42	1.62	3.49	8.94	19.38	42.22	84.55	133.95	4.24	2.39	2.42	0.03	0.17	C61
0.07	0.10	0.12	0.07	0.20	0.38	0.45	0.77	1.37	1.10	0.13	0.09	0.09	0.00	0.01	C62
0.00	0.04	0.03	0.06	0.05	0.18	0.10	0.45	0.53	1.19	0.05	0.03	0.03	0.00	0.00	C63
0.37	0.89	1.76	2.89	4.43	5.54	7.65	12.69	15.14	20.81	1.78	1.14	1.16	0.06	0.12	C64
0.05	0.06	0.19	0.42	0.53	0.68	1.08	1.67	3.00	3.30	0.24	0.15	0.15	0.01	0.02	C65
0.02	0.02	0.11	0.30	0.45	0.83	1.33	2.11	2.73	4.13	0.24	0.14	0.15	0.00	0.02	C66
0.20	0.57	1.30	2.64	4.98	9.53	17.13	32.87	56.94	86.55	3.56	2.10	2.11	0.05	0.18	C67
0.02	0.02	0.02	0.06	0.07	0.14	0.23	0.80	1.37	1.65	0.07	0.04	0.04	0.00	0.00	C68
0.02	0.04	0.01	0.06	0.06	0.13	0.18	0.29	0.32	0.83	0.06	0.05	0.06	0.00	0.00	C69
2.66	3.91	5.04	7.42	11.47	13.71	16.98	21.14	24.98	25.49	4.62	3.37	3.39	0.20	0.35	C70–C72
0.15	0.29	0.42	0.65	0.90	1.42	1.45	2.50	3.05	4.22	0.40	0.27	0.26	0.01	0.03	C73
0.03	0.09	0.14	0.28	0.45	0.56	0.80	1.60	1.42	2.11	0.19	0.12	0.13	0.01	0.01	C74
0.07	0.03	0.17	0.16	0.26	0.41	0.45	0.77	0.89	1.01	0.13	0.09	0.09	0.00	0.01	C75
0.09	0.16	0.18	0.36	0.46	0.72	1.00	1.51	1.74	1.38	0.23	0.16	0.16	0.01	0.02	C81
1.09	1.94	2.51	4.59	6.99	10.16	13.75	18.04	22.14	24.85	2.96	2.00	1.98	0.10	0.22	C82–C85;C96
0.00	0.00	0.00	0.01	0.06	0.09	0.05	0.29	0.42	0.09	0.02	0.01	0.01	0.00	0.00	C88
0.23	0.47	0.80	1.59	2.64	3.99	5.88	6.54	8.41	7.43	1.01	0.66	0.66	0.03	0.08	C90
0.40	0.60	0.87	1.03	1.66	2.50	3.20	4.58	5.89	5.04	0.95	0.77	0.78	0.04	0.07	C91
0.74	1.02	1.72	2.31	3.05	4.96	6.35	8.91	11.15	11.09	1.60	1.16	1.13	0.06	0.12	C92–C94
0.91	1.19	1.60	2.35	3.80	5.20	7.25	9.39	11.73	9.90	1.87	1.44	1.44	0.08	0.14	C95
1.39	2.72	4.27	6.95	10.61	15.24	20.80	28.74	43.85	50.33	4.65	3.05	3.06	0.15	0.33	O&U
59.42	111.70	194.39	339.56	537.26	784.77	1079.54	1462.87	1855.47	1910.67	216.13	139.74	139.10	6.58	15.90	ALL
59.31	111.35	193.91	338.69	536.30	782.81	1076.68	1457.45	1845.74	1892.79	215.40	139.29	138.65	6.57	15.87	ALLbC44

表 6-1-12 2014 年全国肿瘤登记地区女性癌症死亡主要指标（1/10 万）

部位 / Site	病例数 / No. cases	构成 / (%)	0–	1–4	5–9	10–14	15–19	20–24	25–29	30–34	35–39
唇 Lip	51	0.03	0.00	0.00	0.00	0.00	0.00	0.00	0.00	0.00	0.00
舌 Tongue	339	0.18	0.00	0.00	0.00	0.00	0.01	0.01	0.01	0.02	0.05
口 Mouth	515	0.28	0.00	0.00	0.00	0.00	0.01	0.00	0.02	0.01	0.04
唾液腺 Salivary Glands	192	0.10	0.00	0.04	0.00	0.00	0.00	0.01	0.03	0.04	0.05
扁桃腺 Tonsil	29	0.02	0.00	0.00	0.00	0.00	0.00	0.00	0.00	0.00	0.00
其他口咽 Other Oropharynx	48	0.03	0.00	0.00	0.00	0.00	0.00	0.00	0.00	0.00	0.00
鼻咽 Nasopharynx	1391	0.76	0.00	0.00	0.02	0.00	0.06	0.05	0.14	0.24	0.35
喉咽 Hypopharynx	57	0.03	0.00	0.00	0.00	0.00	0.01	0.00	0.00	0.00	0.00
咽,部位不明 Pharynx Unspecified	104	0.06	0.00	0.00	0.00	0.00	0.00	0.00	0.00	0.00	0.00
食管 Esophagus	12122	6.58	0.08	0.02	0.00	0.00	0.00	0.03	0.04	0.09	0.18
胃 Stomach	19667	10.68	0.08	0.00	0.00	0.00	0.04	0.27	0.68	1.44	2.08
小肠 Small Intestine	900	0.49	0.00	0.00	0.00	0.00	0.00	0.01	0.02	0.06	0.05
结肠 Colon	7951	4.32	0.00	0.00	0.00	0.02	0.06	0.14	0.22	0.39	0.72
直肠 Rectum	7914	4.30	0.00	0.00	0.00	0.00	0.00	0.08	0.26	0.44	0.76
肛门 Anus	284	0.15	0.00	0.00	0.00	0.00	0.00	0.02	0.01	0.02	0.05
肝脏 Liver	18861	10.24	0.38	0.18	0.02	0.17	0.13	0.26	0.56	1.05	1.93
胆囊及其他 Gallbladder etc.	4498	2.44	0.00	0.00	0.00	0.00	0.00	0.01	0.03	0.08	0.11
胰腺 Pancreas	7443	4.04	0.00	0.00	0.00	0.00	0.00	0.05	0.10	0.15	0.42
鼻,鼻窦及其他 Nose, Sinuses etc.	227	0.12	0.00	0.02	0.00	0.00	0.01	0.02	0.02	0.02	0.06
喉 Larynx	378	0.21	0.00	0.00	0.00	0.00	0.00	0.01	0.01	0.03	0.02
气管,支气管,肺 Traches,Bronchus and Lung	43233	23.47	0.00	0.02	0.02	0.02	0.05	0.26	0.50	1.32	2.70
其他胸腔器官 Other Thoracic Organs	466	0.25	0.00	0.04	0.00	0.00	0.03	0.03	0.08	0.07	0.06
骨 Bone	1572	0.85	0.08	0.00	0.24	0.22	0.32	0.15	0.17	0.19	0.29
皮肤黑色素瘤 Melanoma of Skin	381	0.21	0.00	0.00	0.00	0.02	0.03	0.02	0.03	0.03	0.06
其他皮肤 Other Skin	858	0.47	0.08	0.04	0.02	0.00	0.05	0.03	0.04	0.06	0.06
间皮瘤 Mesothelioma	159	0.09	0.00	0.00	0.00	0.00	0.00	0.01	0.02	0.00	0.03
卡波西肉瘤 Kaposi Sarcoma	28	0.02	0.00	0.02	0.00	0.02	0.01	0.00	0.01	0.00	0.00
周围神经,结缔、软组织 Connective and Soft Tissue	386	0.21	0.00	0.07	0.05	0.11	0.04	0.07	0.09	0.07	0.09
乳房 Breast	14278	7.75	0.00	0.00	0.00	0.00	0.03	0.09	0.65	1.91	4.04
外阴 Vulva	222	0.12	0.00	0.00	0.00	0.00	0.00	0.01	0.01	0.01	0.03
阴道 Vagina	150	0.08	0.00	0.02	0.00	0.00	0.01	0.01	0.01	0.01	0.02
子宫颈 Cervix Uteri	6709	3.64	0.00	0.00	0.00	0.00	0.00	0.07	0.35	0.93	2.39
子宫体 Corpus Uteri	2229	1.21	0.00	0.00	0.02	0.00	0.01	0.04	0.05	0.08	0.34
子宫,部位不明 Uterus Unspecified	1385	0.75	0.00	0.00	0.00	0.00	0.00	0.04	0.06	0.07	0.18
卵巢 Ovary	4838	2.63	0.00	0.02	0.02	0.05	0.13	0.24	0.29	0.54	0.77
其他女性生殖器 Other Female Genital Organs	259	0.14	0.00	0.00	0.00	0.00	0.00	0.00	0.00	0.02	0.06
胎盘 Placenta	18	0.01	0.08	0.00	0.00	0.00	0.00	0.00	0.02	0.03	0.04
阴茎 Penis	–	–	–	–	–	–	–	–	–	–	–
前列腺 Prostate	–	–	–	–	–	–	–	–	–	–	–
睾丸 Testis	–	–	–	–	–	–	–	–	–	–	–
其他男性生殖器 Other Male Genital Organs	–	–	–	–	–	–	–	–	–	–	–
肾 Kidney	1404	0.76	0.15	0.24	0.03	0.00	0.03	0.04	0.08	0.12	0.14
肾盂 Renal Pelvis	238	0.13	0.00	0.00	0.00	0.02	0.00	0.00	0.00	0.00	0.04
输尿管 Ureter	287	0.16	0.00	0.00	0.00	0.02	0.00	0.00	0.00	0.00	0.01
膀胱 Bladder	1634	0.89	0.00	0.04	0.00	0.02	0.00	0.00	0.01	0.03	0.05
其他泌尿器官 Other Urinary Organs	51	0.03	0.00	0.00	0.00	0.00	0.00	0.00	0.00	0.00	0.00
眼 Eye	61	0.03	0.08	0.11	0.02	0.02	0.00	0.00	0.00	0.01	0.00
脑,神经系统 Brain, Nervous System	5471	2.97	1.13	1.11	0.89	0.78	0.54	0.55	0.67	0.91	1.27
甲状腺 Thyroid Gland	1025	0.56	0.00	0.00	0.05	0.00	0.03	0.06	0.18	0.22	0.19
肾上腺 Adrenal Gland	156	0.08	0.08	0.07	0.06	0.02	0.00	0.01	0.00	0.02	0.02
其他内分泌腺 Other Endocrine	158	0.09	0.00	0.02	0.05	0.06	0.04	0.02	0.03	0.03	0.08
霍奇金病 Hodgkin Disease	202	0.11	0.08	0.02	0.00	0.00	0.01	0.06	0.03	0.03	0.08
非霍奇金淋巴瘤 Non–Hodgkin Lymphoma	2742	1.49	0.30	0.15	0.08	0.19	0.23	0.22	0.27	0.36	0.45
免疫增生性疾病 Immunoproliferative Disease	17	0.01	0.00	0.00	0.00	0.00	0.00	0.00	0.00	0.00	0.00
多发性骨髓瘤 Multiple Myeloma	1029	0.56	0.00	0.05	0.00	0.00	0.03	0.00	0.03	0.06	0.02
淋巴样白血病 Lymphoid Leukaemia	1051	0.57	0.98	0.44	0.44	0.54	0.36	0.37	0.38	0.28	0.18
髓样白血病 Myeloid Leukaemia	1567	0.85	0.23	0.31	0.21	0.11	0.21	0.25	0.36	0.32	0.51
白血病,未特指 Leukaemia Unspecified	2041	1.11	1.06	0.68	0.51	0.70	0.51	0.59	0.66	0.41	0.59
其他或未指明部位 Other and Unspecified	4892	2.66	0.45	0.62	0.14	0.17	0.17	0.17	0.30	0.32	0.67
所有部位合计 All Sites	184168	100.00	5.30	4.33	2.83	3.30	3.22	4.35	7.48	12.53	22.34
所有部位除外 C44 All Sites but C44	183310	99.53	5.22	4.29	2.81	3.30	3.16	4.32	7.44	12.47	22.28

Table 6-1-12　Cancer mortality in registration areas of China, female in 2014(1/10^5)

Age group										粗率	中国人口标化率	世界人口标化率	累积率 Cum. rate(%)		ICD-10
40–44	45–49	50–54	55–59	60–64	65–69	70–74	75–79	80–84	85+	Crude rate	ASR China	ASR world	0~64	0~74	
0.02	0.01	0.01	0.02	0.07	0.16	0.07	0.17	0.30	0.80	0.04	0.02	0.02	0.00	0.00	C00
0.08	0.10	0.19	0.28	0.50	0.94	1.07	1.09	2.11	2.10	0.24	0.14	0.14	0.01	0.02	C01–C02
0.06	0.10	0.20	0.43	0.60	1.05	1.64	2.54	3.49	4.89	0.36	0.20	0.20	0.01	0.02	C03–C06
0.08	0.14	0.16	0.19	0.26	0.30	0.40	0.46	0.73	1.55	0.14	0.09	0.08	0.00	0.01	C07–C08
0.01	0.02	0.00	0.02	0.02	0.07	0.05	0.09	0.43	0.19	0.02	0.01	0.01	0.00	0.00	C09
0.00	0.03	0.04	0.03	0.06	0.09	0.19	0.23	0.39	0.12	0.03	0.02	0.02	0.00	0.00	C10
0.65	0.88	1.39	1.73	2.34	3.07	3.12	3.91	4.44	4.02	0.98	0.64	0.62	0.04	0.07	C11
0.01	0.02	0.03	0.04	0.07	0.14	0.26	0.23	0.34	0.25	0.04	0.02	0.02	0.00	0.00	C12–C13
0.02	0.02	0.04	0.06	0.15	0.18	0.26	0.63	0.91	0.80	0.07	0.04	0.04	0.00	0.00	C14
0.56	1.20	2.89	6.76	16.15	30.62	46.25	68.62	88.83	91.07	8.53	4.65	4.62	0.14	0.52	C15
3.98	6.22	9.41	14.23	26.06	42.17	64.52	95.08	124.54	132.48	13.85	7.95	7.78	0.32	0.86	C16
0.15	0.24	0.44	0.80	1.27	2.11	3.05	4.40	4.74	6.13	0.63	0.36	0.36	0.02	0.04	C17
1.24	2.09	3.59	5.64	10.16	13.67	24.77	38.26	58.91	68.90	5.60	3.08	3.04	0.12	0.31	C18
1.83	2.68	4.06	6.39	10.16	14.88	23.39	36.41	52.61	62.28	5.57	3.14	3.09	0.13	0.32	C19–C20
0.10	0.08	0.15	0.21	0.42	0.50	0.81	1.00	1.85	2.60	0.20	0.11	0.11	0.01	0.01	C21
4.19	7.59	11.24	18.35	31.15	41.53	57.95	78.49	99.79	101.65	13.28	7.82	7.75	0.38	0.88	C22
0.48	0.88	1.74	3.78	6.06	9.33	14.62	24.58	31.31	33.37	3.17	1.73	1.72	0.07	0.19	C23–C24
0.67	1.82	3.16	6.68	10.60	16.26	26.91	38.23	45.71	47.92	5.24	2.95	2.92	0.12	0.33	C25
0.13	0.15	0.17	0.23	0.20	0.39	0.57	0.77	1.38	1.05	0.16	0.10	0.10	0.01	0.01	C30–C31
0.06	0.09	0.12	0.30	0.42	0.68	1.31	2.14	2.67	2.85	0.27	0.15	0.14	0.01	0.02	C32
6.63	12.91	20.72	35.37	60.20	93.00	142.24	217.70	279.83	278.71	30.44	17.18	16.95	0.70	1.88	C33–C34
0.26	0.20	0.41	0.47	0.68	1.05	1.02	1.51	2.29	1.61	0.33	0.21	0.20	0.01	0.02	C37–C38
0.37	0.54	0.91	1.51	2.21	3.43	4.55	6.88	7.07	6.56	1.11	0.72	0.71	0.04	0.08	C40–C41
0.10	0.11	0.20	0.33	0.67	0.84	1.02	1.51	1.42	3.34	0.27	0.16	0.16	0.01	0.02	C43
0.14	0.17	0.28	0.38	0.60	0.92	2.07	3.11	6.51	17.21	0.60	0.30	0.31	0.01	0.02	C44
0.02	0.06	0.09	0.21	0.30	0.43	0.52	0.63	0.34	0.74	0.11	0.07	0.07	0.00	0.01	C45
0.01	0.02	0.02	0.02	0.05	0.04	0.02	0.17	0.13	0.00	0.02	0.01	0.01	0.00	0.00	C46
0.11	0.26	0.19	0.37	0.48	0.50	0.91	1.51	1.64	2.23	0.27	0.18	0.18	0.01	0.02	C47;C49
8.20	11.92	18.09	22.30	23.58	21.98	24.72	31.30	38.29	51.94	10.05	6.46	6.28	0.45	0.69	C50
0.07	0.13	0.16	0.11	0.31	0.43	0.74	0.74	1.51	1.42	0.16	0.09	0.09	0.00	0.01	C51
0.06	0.07	0.13	0.25	0.19	0.30	0.29	0.46	0.69	0.74	0.11	0.06	0.06	0.00	0.01	C52
4.33	6.68	9.78	8.47	10.37	10.95	12.10	13.93	16.69	16.34	4.72	3.14	3.01	0.22	0.33	C53
0.66	1.50	2.46	3.17	4.42	4.76	4.81	6.31	7.59	7.18	1.57	0.97	0.97	0.06	0.11	C54
0.63	1.07	1.45	1.80	2.18	2.75	2.91	3.94	5.43	5.70	0.98	0.60	0.59	0.04	0.07	C55
1.95	3.70	6.09	7.47	8.61	9.77	11.43	12.19	10.87	9.78	3.41	2.21	2.17	0.15	0.26	C56
0.05	0.15	0.23	0.42	0.38	0.66	0.62	0.83	0.78	1.18	0.18	0.11	0.11	0.01	0.01	C57
0.02	0.00	0.02	0.00	0.02	0.00	0.05	0.00	0.00	0.00	0.01	0.01	0.01	0.00	0.00	C58
–	–	–	–	–	–	–	–	–	–	–	–	–	–	–	C60
–	–	–	–	–	–	–	–	–	–	–	–	–	–	–	C61
–	–	–	–	–	–	–	–	–	–	–	–	–	–	–	C62
–	–	–	–	–	–	–	–	–	–	–	–	–	–	–	C63
0.27	0.36	0.69	1.07	1.93	2.65	4.41	6.68	9.10	9.53	0.99	0.57	0.58	0.02	0.06	C64
0.02	0.04	0.03	0.20	0.17	0.50	0.64	1.46	2.11	2.10	0.17	0.09	0.09	0.00	0.01	C65
0.02	0.03	0.02	0.08	0.35	0.62	0.91	1.83	2.72	2.54	0.20	0.11	0.10	0.00	0.01	C66
0.13	0.25	0.43	0.64	1.38	2.08	4.76	8.85	15.70	22.66	1.15	0.57	0.57	0.01	0.05	C67
0.00	0.00	0.00	0.02	0.04	0.07	0.17	0.37	0.56	0.56	0.04	0.02	0.02	0.00	0.00	C68
0.01	0.00	0.03	0.02	0.04	0.12	0.07	0.26	0.47	0.74	0.04	0.03	0.03	0.00	0.00	C69
1.90	2.99	3.81	5.97	8.00	10.66	13.91	18.19	20.22	21.73	3.85	2.59	2.60	0.15	0.27	C70–C72
0.36	0.52	0.75	0.87	1.44	2.08	2.45	3.68	6.08	4.33	0.72	0.45	0.43	0.02	0.05	C73
0.04	0.06	0.10	0.11	0.25	0.27	0.43	0.49	0.91	1.05	0.11	0.07	0.08	0.00	0.01	C74
0.02	0.11	0.04	0.11	0.24	0.25	0.38	0.63	0.52	1.05	0.11	0.08	0.08	0.00	0.01	C75
0.06	0.08	0.08	0.17	0.33	0.32	0.83	0.66	0.95	0.68	0.14	0.09	0.09	0.00	0.01	C81
0.55	0.95	1.66	2.60	4.28	5.76	8.17	10.74	14.27	13.74	1.93	1.20	1.19	0.06	0.13	C82–C85;C96
0.01	0.00	0.00	0.01	0.05	0.04	0.00	0.09	0.09	0.25	0.01	0.01	0.01	0.00	0.00	C88
0.09	0.27	0.58	1.04	2.03	3.18	3.60	4.68	4.44	2.60	0.72	0.44	0.44	0.02	0.06	C90
0.37	0.56	0.60	0.76	1.20	1.72	1.88	3.43	3.62	3.78	0.74	0.58	0.60	0.03	0.05	C91
0.48	0.80	1.02	1.46	2.20	3.07	3.83	5.37	7.29	4.70	1.10	0.75	0.74	0.04	0.08	C92–C94
0.76	0.97	1.18	2.13	2.57	3.61	4.93	5.45	7.07	6.50	1.44	1.07	1.09	0.06	0.10	C95
1.05	1.89	2.51	4.40	6.06	9.28	13.43	22.21	28.07	36.96	3.44	2.02	2.03	0.09	0.21	O&U
44.07	73.74	113.74	170.53	264.53	376.25	546.06	795.11	1030.77	1105.23	129.66	76.48	75.45	3.64	8.25	ALL
43.93	73.56	113.46	170.16	263.93	375.32	543.98	792.00	1024.26	1088.02	129.06	76.18	75.13	3.63	8.22	ALLbC44

表 6-1-13 2014 年全国城市肿瘤登记地区男女合计癌症死亡主要指标（1/10 万）

部位 Site	病例数 No. cases	构成 (%)	0–	1–4	5–9	10–14	15–19	20–24	25–29	30–34	35–39
唇 Lip	45	0.02	0.00	0.00	0.00	0.00	0.00	0.00	0.00	0.00	0.00
舌 Tongue	640	0.25	0.00	0.00	0.00	0.00	0.01	0.00	0.02	0.07	0.05
口 Mouth	782	0.30	0.00	0.00	0.00	0.00	0.01	0.01	0.01	0.03	0.04
唾液腺 Salivary Glands	300	0.12	0.00	0.00	0.00	0.00	0.00	0.01	0.04	0.05	0.04
扁桃腺 Tonsil	82	0.03	0.00	0.00	0.00	0.00	0.00	0.00	0.00	0.00	0.00
其他口咽 Other Oropharynx	160	0.06	0.00	0.00	0.00	0.00	0.00	0.00	0.00	0.00	0.00
鼻咽 Nasopharynx	2761	1.07	0.00	0.00	0.00	0.03	0.01	0.02	0.19	0.33	0.74
喉咽 Hypopharynx	430	0.17	0.00	0.00	0.00	0.00	0.00	0.00	0.00	0.01	0.00
咽,部位不明 Pharynx Unspecified	219	0.08	0.00	0.00	0.00	0.00	0.00	0.00	0.00	0.02	0.01
食管 Esophagus	15672	6.06	0.08	0.02	0.00	0.00	0.01	0.04	0.04	0.06	0.18
胃 Stomach	29163	11.28	0.00	0.00	0.02	0.00	0.04	0.24	0.52	1.18	2.05
小肠 Small Intestine	1242	0.48	0.00	0.00	0.00	0.00	0.00	0.02	0.01	0.06	0.06
结肠 Colon	12439	4.81	0.00	0.00	0.00	0.02	0.04	0.14	0.30	0.37	0.81
直肠 Rectum	10957	4.24	0.00	0.00	0.00	0.00	0.00	0.06	0.22	0.52	0.86
肛门 Anus	349	0.13	0.00	0.00	0.00	0.00	0.01	0.02	0.00	0.02	0.04
肝脏 Liver	32803	12.69	0.63	0.30	0.07	0.14	0.19	0.32	0.81	2.30	4.99
胆囊及其他 Gallbladder etc.	5166	2.00	0.08	0.00	0.00	0.00	0.00	0.00	0.02	0.07	0.17
胰腺 Pancreas	10594	4.10	0.00	0.00	0.00	0.00	0.01	0.01	0.12	0.19	0.52
鼻,鼻窦及其他 Nose, Sinuses etc.	288	0.11	0.00	0.02	0.00	0.00	0.03	0.01	0.02	0.03	0.04
喉 Larynx	1550	0.60	0.00	0.00	0.00	0.00	0.00	0.02	0.01	0.02	0.04
气管,支气管,肺 Traches,Bronchus and Lung	72433	28.01	0.00	0.02	0.02	0.03	0.09	0.21	0.56	1.32	2.82
其他胸腔器官 Other Thoracic Organs	805	0.31	0.00	0.06	0.02	0.03	0.09	0.06	0.09	0.09	0.09
骨 Bone	1666	0.64	0.08	0.02	0.21	0.31	0.36	0.22	0.21	0.19	0.28
皮肤黑色素瘤 Melanoma of Skin	466	0.18	0.00	0.00	0.00	0.02	0.04	0.00	0.02	0.05	0.06
其他皮肤 Other Skin	983	0.38	0.00	0.06	0.02	0.00	0.05	0.04	0.01	0.06	0.05
间皮瘤 Mesothelioma	267	0.10	0.00	0.00	0.00	0.02	0.01	0.01	0.02	0.01	0.05
卡波西肉瘤 Kaposi Sarcoma	45	0.02	0.00	0.02	0.00	0.02	0.03	0.00	0.02	0.02	0.00
周围神经,结缔、软组织 Connective and Soft Tissue	550	0.21	0.00	0.11	0.07	0.07	0.05	0.10	0.16	0.15	0.09
乳房 Breast	8417	3.32	0.00	0.00	0.00	0.00	0.00	0.09	0.43	1.74	3.83
外阴 Vulva	135	0.05	0.00	0.00	0.00	0.00	0.03	0.00	0.02	0.02	0.04
阴道 Vagina	88	0.03	0.00	0.00	0.00	0.00	0.00	0.00	0.00	0.02	0.04
子宫颈 Cervix Uteri	3238	1.25	0.00	0.00	0.00	0.00	0.00	0.04	0.38	0.92	2.31
子宫体 Corpus Uteri	1202	0.46	0.00	0.00	0.00	0.00	0.00	0.02	0.03	0.09	0.30
子宫,部位不明 Uterus Unspecified	598	0.23	0.00	0.00	0.00	0.00	0.00	0.04	0.05	0.02	0.14
卵巢 Ovary	3015	1.17	0.00	0.04	0.00	0.11	0.11	0.15	0.28	0.56	0.83
其他女性生殖器 Other Female Genital Organs	147	0.06	0.00	0.00	0.00	0.00	0.00	0.00	0.00	0.00	0.07
胎盘 Placenta	6	0.00	0.17	0.00	0.00	0.00	0.00	0.02	0.02	0.02	0.00
阴茎 Penis	0	0.06	0.00	0.00	0.00	0.00	0.00	0.00	0.00	0.00	0.00
前列腺 Prostate	4197	1.62	0.00	0.00	0.00	0.00	0.00	0.00	0.00	0.07	0.02
睾丸 Testis	84	0.03	0.00	0.00	0.00	0.00	0.05	0.05	0.07	0.05	0.09
其他男性生殖器 Other Male Genital Organs	46	0.02	0.00	0.00	0.00	0.00	0.03	0.00	0.00	0.02	0.00
肾 Kidney	2685	1.04	0.08	0.24	0.05	0.02	0.01	0.05	0.07	0.15	0.20
肾盂 Renal Pelvis	423	0.16	0.00	0.00	0.00	0.00	0.00	0.00	0.01	0.00	0.04
输尿管 Ureter	481	0.19	0.00	0.00	0.00	0.02	0.00	0.00	0.00	0.00	0.02
膀胱 Bladder	4156	1.61	0.00	0.02	0.00	0.00	0.00	0.00	0.02	0.06	0.10
其他泌尿器官 Other Urinary Organs	115	0.04	0.00	0.00	0.00	0.00	0.00	0.00	0.00	0.00	0.00
眼 Eye	65	0.03	0.08	0.17	0.00	0.05	0.00	0.00	0.01	0.02	0.01
脑,神经系统 Brain, Nervous System	6011	2.32	1.10	1.35	1.26	0.91	0.77	0.50	0.67	0.99	1.31
甲状腺 Thyroid Gland	905	0.35	0.00	0.00	0.02	0.00	0.03	0.02	0.12	0.15	0.19
肾上腺 Adrenal Gland	276	0.11	0.08	0.11	0.05	0.00	0.00	0.01	0.02	0.03	0.03
其他内分泌腺 Other Endocrine	212	0.08	0.00	0.06	0.03	0.05	0.05	0.04	0.02	0.03	0.07
霍奇金病 Hodgkin Disease	297	0.11	0.08	0.00	0.00	0.03	0.04	0.05	0.04	0.07	0.07
非霍奇金淋巴瘤 Non-Hodgkin Lymphoma	4124	1.59	0.24	0.13	0.07	0.16	0.32	0.26	0.27	0.42	0.52
免疫增生性疾病 Immunoproliferative Disease	25	0.01	0.00	0.00	0.00	0.00	0.00	0.00	0.00	0.00	0.00
多发性骨髓瘤 Multiple Myeloma	1619	0.63	0.00	0.00	0.02	0.03	0.03	0.01	0.02	0.07	0.02
淋巴样白血病 Lymphoid Leukaemia	1374	0.53	0.78	0.56	0.31	0.65	0.47	0.43	0.36	0.44	0.26
髓样白血病 Myeloid Leukaemia	2372	0.92	0.39	0.32	0.18	0.17	0.24	0.37	0.31	0.45	0.59
白血病,未特指 Leukaemia Unspecified	2145	0.83	1.10	0.47	0.31	0.42	0.44	0.49	0.46	0.31	0.51
其他或未指明部位 Other and Unspecified	6938	2.68	0.71	0.55	0.25	0.30	0.24	0.26	0.32	0.35	0.60
所有部位合计 All Sites	258560	100.00	5.57	4.64	2.94	3.57	3.88	4.21	6.79	12.54	22.49
所有部位除外 C44 All Sites but C44	257577	99.62	5.57	4.59	2.93	3.57	3.83	4.17	6.78	12.48	22.44

Table 6-1-13　Cancer mortality in urban registration areas of China, both sexes in 2014(1/10⁵)

Age group										粗率 Crude rate	中国人口标化率 ASR China	世界人口标化率 ASR world	累积率 Cum. rate(%)		ICD-10
40–44	45–49	50–54	55–59	60–64	65–69	70–74	75–79	80–84	85+				0~64	0~74	
0.02	0.00	0.00	0.04	0.07	0.11	0.07	0.17	0.34	0.64	0.03	0.02	0.02	0.00	0.00	C00
0.18	0.26	0.61	0.78	0.89	1.56	1.68	1.95	3.14	2.50	0.44	0.27	0.26	0.01	0.03	C01–C02
0.10	0.25	0.55	0.82	1.03	1.63	2.08	3.10	4.67	5.78	0.54	0.30	0.30	0.01	0.03	C03–C06
0.11	0.11	0.13	0.37	0.42	0.61	0.69	1.06	1.23	2.31	0.21	0.12	0.12	0.01	0.01	C07–C08
0.02	0.03	0.16	0.07	0.10	0.14	0.17	0.33	0.51	0.19	0.06	0.03	0.03	0.00	0.00	C09
0.02	0.11	0.26	0.15	0.25	0.28	0.50	0.59	0.59	0.39	0.11	0.07	0.07	0.00	0.01	C10
1.22	2.14	2.74	3.56	4.63	5.96	5.93	7.78	7.13	5.91	1.92	1.23	1.19	0.08	0.14	C11
0.06	0.24	0.57	0.85	0.83	0.93	0.99	1.09	0.85	1.03	0.30	0.18	0.18	0.01	0.02	C12–C13
0.05	0.11	0.13	0.20	0.38	0.35	0.47	0.92	1.48	1.35	0.15	0.09	0.08	0.00	0.01	C14
1.11	3.30	8.56	16.05	25.55	39.93	51.96	69.10	86.26	84.18	10.88	6.12	6.16	0.27	0.73	C15
4.20	7.37	13.55	24.37	42.95	65.44	97.17	135.31	176.67	175.04	20.24	11.46	11.34	0.48	1.30	C16
0.21	0.28	0.50	1.26	1.61	2.67	4.40	5.52	7.59	8.09	0.86	0.48	0.48	0.02	0.06	C17
1.63	2.95	5.20	8.87	14.88	22.99	36.65	59.14	94.83	109.35	8.63	4.68	4.63	0.18	0.47	C18
1.76	2.99	5.31	9.54	14.88	21.01	31.69	49.13	72.17	85.47	7.61	4.21	4.18	0.18	0.44	C19–C20
0.08	0.08	0.16	0.24	0.56	0.54	1.06	1.45	2.16	3.15	0.24	0.13	0.14	0.01	0.01	C21
11.35	18.50	29.57	40.40	52.33	66.93	83.06	104.70	128.43	131.83	22.77	13.79	13.60	0.81	1.56	C22
0.57	0.85	2.04	3.96	6.90	10.24	16.16	26.95	37.21	40.13	3.59	1.94	1.93	0.07	0.20	C23–C24
1.15	2.51	5.18	10.32	15.34	23.53	36.44	49.24	61.44	63.89	7.35	4.13	4.11	0.18	0.48	C25
0.10	0.14	0.26	0.31	0.46	0.60	0.64	0.78	1.53	1.16	0.20	0.12	0.12	0.01	0.01	C30–C31
0.18	0.38	1.10	1.61	2.45	2.96	4.73	6.75	8.57	10.34	1.08	0.60	0.60	0.03	0.07	C32
7.60	16.00	34.15	65.22	106.46	163.89	243.46	352.58	445.62	419.18	50.28	28.14	27.95	1.17	3.21	C33–C34
0.28	0.35	0.64	0.78	1.38	1.65	1.77	2.90	3.52	3.27	0.56	0.35	0.35	0.02	0.04	C37–C38
0.37	0.59	0.82	1.45	2.52	3.24	4.51	7.09	7.72	7.58	1.16	0.75	0.74	0.04	0.08	C40–C41
0.11	0.10	0.24	0.39	0.75	0.98	1.30	1.92	2.21	3.72	0.32	0.19	0.19	0.01	0.02	C43
0.11	0.22	0.36	0.51	0.77	1.53	2.39	3.91	7.00	16.95	0.68	0.35	0.36	0.01	0.03	C44
0.06	0.07	0.15	0.27	0.48	0.58	0.95	1.26	0.81	1.03	0.19	0.11	0.11	0.01	0.01	C45
0.02	0.01	0.03	0.04	0.04	0.07	0.12	0.22	0.21	0.13	0.03	0.02	0.02	0.00	0.00	C46
0.16	0.34	0.28	0.48	0.65	0.75	1.18	1.98	2.63	3.21	0.38	0.25	0.25	0.01	0.02	C47;C49
8.79	11.99	19.44	23.83	25.59	24.44	28.81	39.79	49.40	72.01	11.75	7.04	6.89	0.48	0.74	C50
0.10	0.10	0.11	0.15	0.35	0.55	0.68	0.68	2.19	1.87	0.19	0.10	0.10	0.00	0.01	C51
0.11	0.07	0.13	0.26	0.28	0.24	0.18	0.63	0.78	0.88	0.12	0.07	0.07	0.00	0.01	C52
4.47	7.16	9.75	8.01	8.21	8.72	9.44	11.11	15.45	15.96	4.52	2.92	2.78	0.21	0.30	C53
0.61	1.32	2.38	2.96	4.39	4.93	5.31	6.78	9.05	9.03	1.68	0.97	0.97	0.06	0.11	C54
0.37	0.81	1.17	1.56	1.93	1.93	2.04	3.34	5.46	5.39	0.83	0.48	0.47	0.03	0.05	C55
2.05	3.95	7.54	8.95	9.86	10.96	14.43	15.38	14.44	13.10	4.21	2.58	2.54	0.17	0.30	C56
0.05	0.15	0.22	0.57	0.40	0.69	0.59	0.99	0.86	0.99	0.21	0.12	0.12	0.01	0.01	C57
0.02	0.00	0.00	0.00	0.00	0.00	0.05	0.00	0.00	0.00	0.01	0.01	0.01	0.00	0.00	C58
0.00	0.00	0.00	0.00	0.00	0.00	0.00	0.00	0.00	0.00	0.00	0.00	0.00	0.00	0.00	C60
0.10	0.23	0.50	1.75	3.93	10.03	23.87	53.33	104.05	171.63	5.80	2.93	2.97	0.03	0.20	C61
0.06	0.08	0.11	0.09	0.05	0.29	0.39	0.72	1.02	0.92	0.12	0.08	0.08	0.00	0.01	C62
0.00	0.02	0.04	0.09	0.07	0.14	0.10	0.66	0.56	1.54	0.06	0.04	0.04	0.00	0.00	C63
0.31	0.78	1.50	2.30	3.92	4.91	7.63	12.97	15.74	19.33	1.86	1.05	1.06	0.05	0.11	C64
0.02	0.05	0.15	0.40	0.43	0.70	1.13	2.01	4.03	3.72	0.29	0.15	0.15	0.01	0.01	C65
0.02	0.03	0.07	0.21	0.55	0.96	1.56	3.04	3.95	4.62	0.33	0.18	0.17	0.00	0.02	C66
0.16	0.42	0.88	1.62	3.64	5.70	11.25	21.54	40.77	61.32	2.88	1.41	1.42	0.03	0.12	C67
0.01	0.02	0.01	0.06	0.08	0.18	0.28	0.81	1.15	1.28	0.08	0.04	0.04	0.00	0.00	C68
0.01	0.02	0.00	0.06	0.04	0.11	0.07	0.20	0.38	0.71	0.05	0.03	0.04	0.00	0.00	C69
2.13	2.80	4.18	6.01	8.83	11.47	14.18	19.31	22.91	25.94	4.17	2.79	2.83	0.16	0.29	C70–C72
0.25	0.46	0.60	0.58	1.19	1.74	2.01	3.60	5.73	5.33	0.63	0.38	0.36	0.02	0.04	C73
0.02	0.06	0.13	0.27	0.36	0.46	0.87	1.39	1.40	1.80	0.19	0.12	0.12	0.01	0.01	C74
0.06	0.07	0.12	0.16	0.24	0.42	0.47	0.81	0.81	1.54	0.15	0.10	0.10	0.00	0.01	C75
0.08	0.15	0.12	0.24	0.31	0.53	0.97	1.34	1.40	1.35	0.21	0.13	0.13	0.01	0.01	C81
0.89	1.55	2.01	3.70	5.89	8.89	11.84	17.35	21.55	23.18	2.86	1.72	1.70	0.08	0.18	C82–C85;C96
0.01	0.00	0.00	0.01	0.02	0.04	0.05	0.17	0.30	0.26	0.02	0.01	0.01	0.00	0.00	C88
0.11	0.33	0.77	1.54	2.79	4.79	5.98	6.92	8.27	6.10	1.12	0.66	0.66	0.03	0.08	C90
0.34	0.62	0.86	0.91	1.52	2.17	2.81	4.91	5.77	5.14	0.95	0.72	0.73	0.04	0.06	C91
0.59	0.91	1.47	2.05	3.13	4.44	6.03	9.37	12.13	10.02	1.65	1.06	1.03	0.05	0.11	C92–C94
0.65	0.95	1.14	1.90	2.52	3.77	5.53	7.39	9.80	9.31	1.49	1.02	1.03	0.05	0.10	C95
1.29	2.10	3.57	6.21	8.89	12.29	18.81	29.52	44.00	55.48	4.82	2.75	2.77	0.12	0.28	O&U
48.18	84.54	151.31	245.47	372.03	536.89	768.20	1108.25	1469.92	1568.96	179.48	103.26	102.50	4.81	11.34	ALL
48.07	84.32	150.94	244.96	371.26	535.37	765.81	1104.34	1462.92	1552.01	178.80	102.91	102.14	4.80	11.31	ALLbC44

表 6-1-14 2014 年全国城市肿瘤登记地区男性癌症死亡主要指标（1/10 万）

部位 / Site	病例数 No. cases	构成 (%)	年龄组								
			0-	1-4	5-9	10-14	15-19	20-24	25-29	30-34	35-39
唇 Lip	26	0.02	0.00	0.00	0.00	0.00	0.00	0.00	0.00	0.00	0.00
舌 Tongue	408	0.25	0.00	0.00	0.00	0.00	0.00	0.00	0.03	0.10	0.04
口 Mouth	508	0.31	0.00	0.00	0.00	0.00	0.00	0.02	0.02	0.05	0.07
唾液腺 Salivary Glands	183	0.11	0.00	0.00	0.00	0.00	0.00	0.00	0.03	0.05	0.05
扁桃腺 Tonsil	67	0.04	0.00	0.00	0.00	0.00	0.00	0.00	0.00	0.00	0.00
其他口咽 Other Oropharynx	144	0.09	0.00	0.00	0.00	0.00	0.00	0.00	0.00	0.00	0.00
鼻咽 Nasopharynx	2036	1.26	0.00	0.00	0.00	0.07	0.00	0.04	0.28	0.46	1.10
喉咽 Hypopharynx	407	0.25	0.00	0.00	0.00	0.00	0.00	0.00	0.00	0.02	0.00
咽,部位不明 Pharynx Unspecified	158	0.10	0.00	0.00	0.00	0.00	0.00	0.00	0.00	0.03	0.02
食管 Esophagus	11851	7.35	0.00	0.00	0.00	0.00	0.03	0.07	0.05	0.09	0.27
胃 Stomach	20284	12.57	0.00	0.00	0.03	0.00	0.05	0.27	0.41	1.15	1.97
小肠 Small Intestine	673	0.42	0.00	0.00	0.00	0.00	0.00	0.04	0.00	0.03	0.07
结肠 Colon	6921	4.29	0.00	0.00	0.00	0.00	0.03	0.18	0.33	0.40	0.71
直肠 Rectum	6594	4.09	0.00	0.00	0.00	0.00	0.00	0.09	0.20	0.67	0.89
肛门 Anus	206	0.13	0.00	0.00	0.00	0.00	0.03	0.02	0.00	0.02	0.04
肝脏 Liver	23923	14.83	0.60	0.28	0.09	0.17	0.26	0.46	1.13	3.74	8.41
胆囊及其他 Gallbladder etc.	2353	1.46	0.15	0.00	0.00	0.00	0.00	0.00	0.00	0.05	0.20
胰腺 Pancreas	6041	3.74	0.00	0.00	0.00	0.00	0.03	0.02	0.12	0.19	0.66
鼻,鼻窦及其他 Nose, Sinuses etc.	178	0.11	0.00	0.00	0.00	0.00	0.03	0.00	0.02	0.07	0.02
喉 Larynx	1387	0.86	0.00	0.00	0.00	0.00	0.00	0.02	0.00	0.02	0.05
气管,支气管,肺 Traches,Bronchus and Lung	49242	30.52	0.00	0.04	0.03	0.07	0.13	0.20	0.68	1.31	3.11
其他胸腔器官 Other Thoracic Organs	529	0.33	0.00	0.11	0.03	0.03	0.16	0.11	0.12	0.09	0.11
骨 Bone	971	0.60	0.15	0.04	0.16	0.36	0.50	0.27	0.30	0.17	0.34
皮肤黑色素瘤 Melanoma of Skin	221	0.14	0.00	0.00	0.00	0.00	0.03	0.00	0.03	0.05	0.04
其他皮肤 Other Skin	542	0.34	0.00	0.04	0.00	0.00	0.08	0.05	0.00	0.09	0.07
间皮瘤 Mesothelioma	146	0.09	0.00	0.00	0.00	0.03	0.00	0.00	0.02	0.02	0.05
卡波西肉瘤 Kaposi Sarcoma	25	0.02	0.00	0.00	0.00	0.00	0.03	0.00	0.02	0.03	0.00
周围神经,结缔,软组织 Connective and Soft Tissue	313	0.19	0.00	0.14	0.09	0.07	0.05	0.11	0.22	0.17	0.11
乳房 Breast	155	0.10	0.00	0.04	0.00	0.00	0.00	0.00	0.02	0.02	0.04
外阴 Vulva	–	–	–	–	–	–	–	–	–	–	–
阴道 Vagina	–	–	–	–	–	–	–	–	–	–	–
子宫颈 Cervix Uteri	–	–	–	–	–	–	–	–	–	–	–
子宫体 Corpus Uteri	–	–	–	–	–	–	–	–	–	–	–
子宫,部位不明 Uterus Unspecified	–	–	–	–	–	–	–	–	–	–	–
卵巢 Ovary	–	–	–	–	–	–	–	–	–	–	–
其他女性生殖器 Other Female Genital Organs	–	–	–	–	–	–	–	–	–	–	–
胎盘 Placenta	–	–	–	–	–	–	–	–	–	–	–
阴茎 Penis	152	0.09	0.00	0.00	0.00	0.00	0.00	0.00	0.00	0.05	0.04
前列腺 Prostate	4197	2.60	0.00	0.00	0.00	0.00	0.00	0.00	0.00	0.07	0.02
睾丸 Testis	84	0.05	0.00	0.00	0.00	0.00	0.05	0.05	0.07	0.05	0.09
其他男性生殖器 Other Male Genital Organs	46	0.03	0.00	0.00	0.00	0.00	0.03	0.00	0.00	0.02	0.00
肾 Kidney	1742	1.08	0.00	0.28	0.06	0.03	0.00	0.05	0.05	0.17	0.32
肾盂 Renal Pelvis	242	0.15	0.00	0.00	0.00	0.00	0.00	0.00	0.02	0.00	0.04
输尿管 Ureter	255	0.16	0.00	0.00	0.00	0.00	0.00	0.00	0.00	0.00	0.02
膀胱 Bladder	3116	1.93	0.00	0.00	0.00	0.00	0.00	0.00	0.02	0.09	0.14
其他泌尿器官 Other Urinary Organs	78	0.05	0.00	0.00	0.00	0.00	0.00	0.00	0.00	0.00	0.00
眼 Eye	39	0.02	0.00	0.25	0.00	0.07	0.00	0.00	0.02	0.02	0.02
脑,神经系统 Brain, Nervous System	3280	2.03	1.04	1.42	1.43	0.99	0.89	0.54	0.78	1.20	1.35
甲状腺 Thyroid Gland	328	0.20	0.00	0.00	0.00	0.00	0.00	0.00	0.07	0.05	0.12
肾上腺 Adrenal Gland	177	0.11	0.15	0.11	0.03	0.00	0.00	0.00	0.03	0.03	0.04
其他内分泌腺 Other Endocrine	119	0.07	0.00	0.11	0.06	0.03	0.05	0.04	0.02	0.05	0.02
霍奇金病 Hodgkin Disease	192	0.12	0.00	0.00	0.00	0.07	0.05	0.00	0.05	0.10	0.07
非霍奇金淋巴瘤 Non-Hodgkin Lymphoma	2472	1.53	0.00	0.07	0.12	0.17	0.34	0.30	0.36	0.48	0.53
免疫增生性疾病 Immunoproliferative Disease	16	0.01	0.00	0.00	0.00	0.00	0.00	0.00	0.00	0.00	0.00
多发性骨髓瘤 Multiple Myeloma	956	0.59	0.00	0.00	0.03	0.03	0.05	0.00	0.03	0.03	0.02
淋巴样白血病 Lymphoid Leukaemia	782	0.48	0.30	0.67	0.22	0.56	0.60	0.46	0.36	0.55	0.32
髓样白血病 Myeloid Leukaemia	1415	0.88	0.60	0.28	0.16	0.13	0.29	0.43	0.40	0.52	0.71
白血病,未特指 Leukaemia Unspecified	1248	0.77	0.74	0.43	0.25	0.40	0.50	0.62	0.43	0.36	0.50
其他或未指明部位 Other and Unspecified	3906	2.42	0.74	0.53	0.37	0.33	0.29	0.36	0.36	0.34	0.66
所有部位合计 All Sites	161334	100.00	4.47	4.82	3.17	3.60	4.53	4.80	7.08	13.28	23.45
所有部位除外 C44 All Sites but C44	160792	99.66	4.47	4.79	3.17	3.60	4.46	4.75	7.08	13.19	23.38

Table 6-1-14 Cancer mortality in urban registration areas of China, male in 2014(1/10⁵)

Age group										粗率	中国人口标化率	世界人口标化率	累积率 Cum. rate(%)		ICD-10
40~44	45~49	50~54	55~59	60~64	65~69	70~74	75~79	80~84	85+	Crude rate	ASR China	ASR world	0~64	0~74	
0.03	0.00	0.00	0.04	0.12	0.07	0.10	0.18	0.56	0.62	0.04	0.02	0.02	0.00	0.00	C00
0.26	0.40	1.02	1.18	1.27	1.89	2.07	2.46	3.07	2.31	0.56	0.35	0.35	0.02	0.04	C01~C02
0.18	0.44	0.91	1.35	1.68	2.32	2.32	3.24	5.67	6.32	0.70	0.42	0.42	0.02	0.05	C03~C06
0.13	0.10	0.13	0.47	0.60	0.86	0.79	1.68	1.77	2.62	0.25	0.15	0.15	0.01	0.02	C07~C08
0.05	0.03	0.32	0.11	0.19	0.25	0.30	0.66	0.37	0.31	0.09	0.06	0.06	0.00	0.01	C09
0.05	0.21	0.50	0.28	0.50	0.50	0.89	1.08	0.74	0.92	0.20	0.12	0.12	0.01	0.01	C10
1.91	3.54	4.23	5.33	6.76	8.89	8.73	11.64	10.23	8.47	2.81	1.86	1.80	0.12	0.21	C11
0.11	0.44	1.09	1.67	1.58	1.75	2.02	2.10	1.58	2.16	0.56	0.34	0.35	0.02	0.04	C12~C13
0.06	0.21	0.22	0.36	0.53	0.57	0.69	1.26	2.05	1.85	0.22	0.13	0.13	0.01	0.01	C14
1.93	6.00	15.69	28.63	43.14	63.86	79.45	99.77	122.55	115.86	16.37	9.76	9.86	0.48	1.20	C15
4.38	9.43	18.35	36.93	65.41	99.30	147.66	201.69	253.65	249.90	28.02	16.64	16.56	0.69	1.93	C16
0.24	0.32	0.59	1.58	1.99	2.96	4.78	5.70	9.02	8.94	0.93	0.55	0.55	0.02	0.06	C17
1.98	3.17	5.81	10.71	17.46	28.38	41.72	70.55	112.69	131.88	9.56	5.49	5.45	0.20	0.55	C18
1.82	3.53	6.80	12.66	19.76	27.70	40.54	60.59	90.19	108.00	9.11	5.33	5.31	0.23	0.57	C19~C20
0.11	0.11	0.23	0.30	0.70	0.68	1.23	1.92	2.42	4.16	0.28	0.17	0.17	0.01	0.02	C21
19.29	30.58	49.32	66.49	81.43	100.55	113.92	136.72	164.85	176.10	33.04	20.96	20.69	1.31	2.38	C22
0.51	0.83	2.17	3.94	7.27	10.24	15.29	24.60	34.31	37.75	3.25	1.87	1.87	0.07	0.20	C23~C24
1.66	3.17	6.78	13.28	19.37	29.34	42.71	54.23	69.27	69.95	8.34	4.98	4.97	0.23	0.59	C25
0.08	0.13	0.36	0.38	0.82	1.00	0.79	0.90	1.49	1.39	0.25	0.16	0.16	0.01	0.02	C30~C31
0.29	0.68	2.12	3.08	4.65	5.75	8.68	12.24	16.18	20.18	1.92	1.12	1.13	0.05	0.13	C32
8.98	20.36	48.21	98.09	159.24	243.47	354.99	489.23	612.83	584.38	68.01	40.17	40.10	1.70	4.69	C33~C34
0.29	0.50	0.84	1.07	2.01	2.00	2.27	4.32	4.74	4.93	0.73	0.47	0.47	0.03	0.05	C37~C38
0.43	0.74	1.00	1.73	3.21	3.82	5.67	8.34	8.83	9.40	1.34	0.91	0.90	0.05	0.09	C40~C41
0.11	0.08	0.22	0.34	0.72	0.96	1.33	2.16	2.98	2.93	0.31	0.18	0.18	0.01	0.02	C43
0.06	0.29	0.50	0.66	0.98	2.07	2.76	4.68	8.46	18.03	0.75	0.42	0.43	0.01	0.04	C44
0.08	0.06	0.13	0.36	0.60	0.50	0.99	1.62	1.21	0.92	0.20	0.13	0.12	0.01	0.01	C45
0.02	0.00	0.02	0.06	0.02	0.11	0.20	0.24	0.19	0.31	0.03	0.02	0.02	0.00	0.00	C46
0.19	0.37	0.36	0.47	0.77	0.96	1.28	2.28	3.53	4.01	0.43	0.30	0.29	0.02	0.03	C47;C49
0.06	0.15	0.11	0.36	0.34	0.54	0.74	1.62	2.70	1.85	0.21	0.13	0.12	0.01	0.01	C50
–	–	–	–	–	–	–	–	–	–	–	–	–	–	–	C51
–	–	–	–	–	–	–	–	–	–	–	–	–	–	–	C52
–	–	–	–	–	–	–	–	–	–	–	–	–	–	–	C53
–	–	–	–	–	–	–	–	–	–	–	–	–	–	–	C54
–	–	–	–	–	–	–	–	–	–	–	–	–	–	–	C55
–	–	–	–	–	–	–	–	–	–	–	–	–	–	–	C56
–	–	–	–	–	–	–	–	–	–	–	–	–	–	–	C57
–	–	–	–	–	–	–	–	–	–	–	–	–	–	–	C58
0.05	0.18	0.18	0.24	0.50	0.29	0.94	0.84	1.77	4.47	0.21	0.12	0.12	0.01	0.01	C60
0.10	0.23	0.50	1.75	3.93	10.03	23.87	53.33	104.05	171.63	5.80	2.93	2.97	0.03	0.20	C61
0.06	0.08	0.11	0.09	0.05	0.29	0.39	0.72	1.02	0.92	0.12	0.08	0.08	0.00	0.01	C62
0.00	0.02	0.04	0.09	0.07	0.14	0.10	0.66	0.56	1.54	0.06	0.04	0.04	0.00	0.00	C63
0.32	1.12	2.17	3.31	5.66	6.78	9.86	17.52	19.90	27.58	2.41	1.43	1.44	0.07	0.15	C64
0.03	0.05	0.25	0.56	0.62	0.86	1.28	1.98	4.74	4.62	0.33	0.19	0.19	0.01	0.02	C65
0.03	0.03	0.11	0.36	0.62	1.07	1.87	3.30	3.91	5.24	0.35	0.20	0.20	0.01	0.02	C66
0.21	0.53	1.33	2.55	5.80	9.57	18.20	34.73	64.99	106.15	4.30	2.28	2.31	0.05	0.19	C67
0.02	0.03	0.02	0.09	0.10	0.21	0.35	1.20	1.67	2.16	0.11	0.06	0.06	0.00	0.00	C68
0.00	0.03	0.00	0.09	0.05	0.14	0.10	0.24	0.28	0.77	0.05	0.04	0.05	0.00	0.00	C69
2.49	3.17	4.82	6.89	10.31	12.96	15.83	21.12	25.10	27.12	4.53	3.15	3.18	0.18	0.32	C70~C72
0.16	0.32	0.47	0.45	1.15	1.25	1.68	3.00	3.16	5.08	0.45	0.28	0.27	0.01	0.03	C73
0.02	0.08	0.13	0.36	0.46	0.71	1.33	2.16	1.39	2.62	0.24	0.15	0.16	0.01	0.02	C74
0.10	0.03	0.16	0.17	0.34	0.54	0.64	0.90	1.12	1.39	0.16	0.11	0.12	0.01	0.01	C75
0.13	0.21	0.20	0.30	0.31	0.79	1.08	2.10	2.05	2.00	0.27	0.18	0.17	0.01	0.02	C81
1.23	2.07	2.46	4.49	7.15	11.24	14.80	22.98	26.03	29.89	3.41	2.14	2.11	0.10	0.23	C82~C85;C96
0.00	0.00	0.00	0.00	0.05	0.07	0.10	0.24	0.46	0.15	0.02	0.01	0.01	0.00	0.00	C88
0.14	0.45	0.88	1.84	3.21	5.46	7.50	8.16	11.44	10.01	1.32	0.80	0.80	0.03	0.10	C90
0.37	0.63	1.08	1.07	1.80	2.61	3.50	5.82	7.62	6.01	1.08	0.82	0.82	0.04	0.07	C91
0.65	1.12	1.87	2.55	3.57	5.50	7.89	12.00	14.78	14.33	1.95	1.29	1.27	0.06	0.13	C92~C94
0.73	1.00	1.38	2.12	3.31	4.78	6.56	9.84	13.20	11.25	1.72	1.19	1.19	0.06	0.12	C95
1.34	2.33	4.39	7.64	10.96	15.21	22.29	32.94	53.46	63.94	5.40	3.25	3.28	0.15	0.34	O&U
53.45	99.61	190.56	328.94	503.13	731.75	1025.06	1443.44	1910.84	2075.28	222.84	133.96	133.59	6.20	14.99	ALL
53.38	99.32	190.05	328.28	502.15	729.68	1022.30	1438.76	1902.38	2057.25	222.09	133.53	133.15	6.19	14.95	ALLbC44

表 6-1-15　2014 年全国城市肿瘤登记地区女性癌症死亡主要指标（1/10 万）

部位 Site	病例数 No. cases	构成 (%)	年龄组								
			0–	1–4	5–9	10–14	15–19	20–24	25–29	30–34	35–39
唇　Lip	19	0.02	0.00	0.00	0.00	0.00	0.00	0.00	0.00	0.00	0.00
舌　Tongue	232	0.24	0.00	0.00	0.00	0.00	0.03	0.00	0.02	0.03	0.07
口　Mouth	274	0.28	0.00	0.00	0.00	0.00	0.03	0.00	0.00	0.02	0.02
唾液腺　Salivary Glands	117	0.12	0.00	0.00	0.00	0.00	0.00	0.02	0.05	0.05	0.04
扁桃腺　Tonsil	15	0.02	0.00	0.00	0.00	0.00	0.00	0.00	0.00	0.00	0.00
其他口咽　Other Oropharynx	16	0.02	0.00	0.00	0.00	0.00	0.00	0.00	0.00	0.00	0.00
鼻咽　Nasopharynx	725	0.75	0.00	0.00	0.00	0.00	0.03	0.00	0.10	0.19	0.37
喉咽　Hypopharynx	23	0.02	0.00	0.00	0.00	0.00	0.00	0.00	0.00	0.00	0.00
咽，部位不明　Pharynx Unspecified	61	0.06	0.00	0.00	0.00	0.00	0.00	0.00	0.00	0.00	0.00
食管　Esophagus	3821	3.93	0.17	0.04	0.00	0.00	0.00	0.00	0.03	0.03	0.09
胃　Stomach	8879	9.13	0.00	0.00	0.00	0.00	0.03	0.20	0.63	1.21	2.13
小肠　Small Intestine	569	0.59	0.00	0.00	0.00	0.00	0.00	0.00	0.02	0.09	0.05
结肠　Colon	5518	5.68	0.00	0.00	0.00	0.04	0.06	0.09	0.27	0.34	0.91
直肠　Rectum	4363	4.49	0.00	0.00	0.00	0.00	0.00	0.04	0.25	0.38	0.83
肛门　Anus	143	0.15	0.00	0.00	0.00	0.00	0.00	0.02	0.00	0.02	0.05
肝脏　Liver	8880	9.13	0.66	0.32	0.03	0.11	0.11	0.17	0.50	0.85	1.58
胆囊及其他　Gallbladder etc.	2813	2.89	0.00	0.00	0.00	0.00	0.00	0.03	0.09	0.14	
胰腺　Pancreas	4553	4.68	0.00	0.00	0.00	0.00	0.00	0.12	0.19	0.37	
鼻，鼻窦及其他　Nose, Sinuses etc.	110	0.11	0.00	0.04	0.00	0.00	0.03	0.02	0.02	0.00	0.07
喉　Larynx	163	0.17	0.00	0.00	0.00	0.00	0.00	0.02	0.02	0.02	0.02
气管，支气管，肺　Traches,Bronchus and Lung	23191	23.85	0.00	0.00	0.00	0.00	0.06	0.22	0.43	1.33	2.52
其他胸腔器官　Other Thoracic Organs	276	0.28	0.00	0.00	0.00	0.04	0.03	0.02	0.07	0.09	0.07
骨　Bone	695	0.71	0.00	0.00	0.28	0.26	0.22	0.17	0.12	0.21	0.21
皮肤黑色素瘤　Melanoma of Skin	245	0.25	0.00	0.00	0.00	0.04	0.06	0.00	0.02	0.05	0.09
其他皮肤　Other Skin	441	0.45	0.00	0.08	0.03	0.00	0.03	0.02	0.02	0.03	0.04
间皮瘤　Mesothelioma	121	0.12	0.00	0.00	0.00	0.00	0.03	0.00	0.03	0.00	0.05
卡波西肉瘤　Kaposi Sarcoma	20	0.02	0.00	0.04	0.00	0.04	0.03	0.00	0.02	0.00	0.00
周围神经,结缔、软组织　Connective and Soft Tissue	237	0.24	0.00	0.08	0.03	0.07	0.06	0.09	0.10	0.12	0.07
乳房　Breast	8417	8.66	0.00	0.00	0.00	0.00	0.00	0.09	0.43	1.74	3.83
外阴　Vulva	135	0.14	0.00	0.00	0.00	0.00	0.03	0.00	0.02	0.02	0.04
阴道　Vagina	88	0.09	0.00	0.00	0.00	0.00	0.04	0.00	0.00	0.02	0.04
子宫颈　Cervix Uteri	3238	3.33	0.00	0.00	0.00	0.00	0.04	0.04	0.38	0.92	2.31
子宫体　Corpus Uteri	1202	1.24	0.00	0.00	0.00	0.00	0.00	0.02	0.03	0.09	0.30
子宫，部位不明　Uterus Unspecified	598	0.62	0.00	0.00	0.00	0.00	0.00	0.04	0.05	0.02	0.14
卵巢　Ovary	3015	3.10	0.00	0.04	0.00	0.11	0.11	0.15	0.28	0.56	0.83
其他女性生殖器　Other Female Genital Organs	147	0.15	0.00	0.00	0.00	0.00	0.00	0.00	0.00	0.00	0.07
胎盘　Placenta	6	0.01	0.17	0.00	0.00	0.00	0.00	0.02	0.02	0.02	
阴茎　Penis	–	–	–	–	–	–	–	–	–	–	–
前列腺　Prostate	–	–	–	–	–	–	–	–	–	–	–
睾丸　Testis	–	–	–	–	–	–	–	–	–	–	–
其他男性生殖器　Other Male Genital Organs	–	–	–	–	–	–	–	–	–	–	–
肾　Kidney	943	0.97	0.17	0.20	0.03	0.00	0.03	0.04	0.08	0.14	0.09
肾盂　Renal Pelvis	181	0.19	0.00	0.00	0.00	0.00	0.00	0.00	0.00	0.00	0.05
输尿管　Ureter	226	0.23	0.00	0.00	0.00	0.04	0.00	0.00	0.00	0.00	0.02
膀胱　Bladder	1040	1.07	0.00	0.04	0.00	0.00	0.00	0.00	0.02	0.03	0.05
其他泌尿器官　Other Urinary Organs	37	0.04	0.00	0.00	0.00	0.00	0.00	0.00	0.00	0.00	0.00
眼　Eye	26	0.03	0.17	0.08	0.00	0.04	0.00	0.00	0.00	0.02	0.00
脑，神经系统　Brain, Nervous System	2731	2.81	1.16	1.28	1.07	0.81	0.64	0.46	0.56	0.77	1.28
甲状腺　Thyroid Gland	577	0.59	0.00	0.00	0.03	0.00	0.06	0.04	0.18	0.26	0.25
肾上腺　Adrenal Gland	99	0.10	0.00	0.12	0.07	0.04	0.00	0.02	0.00	0.02	0.02
其他内分泌腺　Other Endocrine	93	0.10	0.00	0.00	0.00	0.07	0.06	0.04	0.03	0.02	0.12
霍奇金病　Hodgkin Disease	105	0.11	0.17	0.00	0.00	0.00	0.03	0.09	0.03	0.03	0.07
非霍奇金淋巴瘤　Non–Hodgkin Lymphoma	1652	1.70	0.50	0.20	0.00	0.15	0.31	0.22	0.18	0.36	0.50
免疫增生性疾病　Immunoproliferative Disease	9	0.01	0.00	0.00	0.00	0.00	0.00	0.00	0.00	0.00	0.00
多发性骨髓瘤　Multiple Myeloma	663	0.68	0.00	0.00	0.00	0.04	0.00	0.02	0.00	0.10	0.02
淋巴样白血病　Lymphoid Leukaemia	592	0.61	1.32	0.44	0.42	0.74	0.33	0.39	0.35	0.32	0.20
髓样白血病　Myeloid Leukaemia	957	0.98	0.17	0.36	0.21	0.22	0.20	0.32	0.23	0.39	0.46
白血病,未特指　Leukaemia Unspecified	897	0.92	1.49	0.52	0.38	0.44	0.39	0.35	0.50	0.26	0.51
其他或未指明部位　Other and Unspecified	3032	3.12	0.66	0.56	0.10	0.26	0.20	0.17	0.28	0.36	0.53
所有部位合计　All Sites	97226	100.00	6.79	4.44	2.70	3.54	3.18	3.60	6.50	11.80	21.54
所有部位除外 C44　All Sites but C44	96785	99.55	6.79	4.36	2.66	3.54	3.15	3.58	6.48	11.76	21.51

Table 6-1-15　Cancer mortality in urban registration areas of China, female in 2014(1/10^5)

Age group										粗率 Crude rate	中国人口标化率 ASR China	世界人口标化率 ASR world	累积率 Cum. rate(%)		ICD-10
40–44	45–49	50–54	55–59	60–64	65–69	70–74	75–79	80–84	85+				0~64	0~74	
0.00	0.00	0.00	0.04	0.02	0.14	0.05	0.16	0.16	0.66	0.03	0.01	0.01	0.00	0.00	C00
0.10	0.12	0.19	0.38	0.52	1.24	1.32	1.51	3.20	2.64	0.32	0.18	0.18	0.01	0.02	C01–C02
0.03	0.07	0.17	0.28	0.40	0.97	1.86	2.97	3.82	5.39	0.38	0.19	0.19	0.01	0.02	C03–C06
0.10	0.13	0.13	0.26	0.24	0.38	0.59	0.52	0.78	2.09	0.16	0.10	0.09	0.01	0.01	C07–C08
0.00	0.03	0.00	0.02	0.00	0.03	0.05	0.05	0.62	0.11	0.02	0.01	0.01	0.00	0.00	C09
0.00	0.00	0.02	0.02	0.00	0.07	0.14	0.16	0.47	0.00	0.02	0.01	0.01	0.00	0.00	C10
0.53	0.71	1.19	1.77	2.52	3.14	3.36	4.43	4.53	4.07	1.01	0.61	0.60	0.04	0.07	C11
0.00	0.03	0.04	0.02	0.09	0.14	0.05	0.21	0.23	0.22	0.03	0.02	0.02	0.00	0.00	C12–C13
0.03	0.02	0.04	0.04	0.24	0.14	0.27	0.63	1.01	0.99	0.09	0.04	0.04	0.00	0.00	C14
0.29	0.54	1.17	3.43	8.26	16.82	26.68	42.45	55.80	61.55	5.33	2.66	2.64	0.07	0.29	C15
4.02	5.27	8.58	11.77	20.85	32.75	50.72	77.60	112.06	121.55	12.39	6.66	6.50	0.27	0.69	C16
0.18	0.23	0.41	0.94	1.23	2.38	4.04	5.37	6.40	7.49	0.79	0.42	0.42	0.02	0.05	C17
1.28	2.73	4.57	7.03	12.34	17.79	31.98	49.23	79.83	93.25	7.70	3.94	3.89	0.15	0.40	C18
1.70	2.44	3.77	6.41	10.07	14.55	23.55	39.16	57.05	69.36	6.09	3.17	3.12	0.13	0.32	C19–C20
0.05	0.05	0.09	0.19	0.42	0.41	0.91	1.04	1.95	2.42	0.20	0.10	0.10	0.00	0.01	C21
3.38	6.21	9.12	14.22	23.71	34.47	54.67	76.87	97.86	100.19	12.39	6.80	6.70	0.30	0.75	C22
0.62	0.87	1.91	3.98	6.53	10.24	16.97	29.00	39.64	41.84	3.93	1.99	1.97	0.07	0.21	C23–C24
0.64	1.83	3.53	7.35	11.37	17.93	30.67	44.90	54.86	59.56	6.35	3.32	3.29	0.13	0.37	C25
0.13	0.15	0.15	0.24	0.12	0.21	0.50	0.68	1.56	0.99	0.15	0.09	0.09	0.00	0.01	C30–C31
0.08	0.07	0.06	0.13	0.28	0.28	1.09	1.98	2.19	3.30	0.23	0.11	0.11	0.00	0.01	C32
6.23	11.58	19.59	32.25	54.53	87.04	140.87	233.79	305.28	301.12	32.36	16.92	16.61	0.64	1.78	C33–C34
0.27	0.20	0.43	0.49	0.75	1.31	1.32	1.67	2.50	2.09	0.39	0.23	0.23	0.01	0.03	C37–C38
0.30	0.43	0.63	1.17	1.84	2.69	3.45	6.00	6.79	6.28	0.97	0.60	0.59	0.03	0.06	C40–C41
0.11	0.12	0.26	0.43	0.78	1.00	1.27	1.72	1.56	4.29	0.34	0.19	0.20	0.01	0.02	C43
0.16	0.15	0.22	0.36	0.57	1.00	2.04	3.23	5.77	16.18	0.62	0.28	0.30	0.01	0.02	C44
0.03	0.08	0.17	0.19	0.35	0.65	0.91	0.94	0.47	1.10	0.17	0.10	0.10	0.00	0.01	C45
0.02	0.02	0.04	0.02	0.05	0.03	0.05	0.21	0.23	0.00	0.03	0.02	0.02	0.00	0.00	C46
0.13	0.31	0.20	0.49	0.54	0.55	1.09	1.72	1.87	2.64	0.33	0.21	0.21	0.01	0.02	C47;C49
8.79	11.99	19.44	23.83	25.59	24.44	28.81	39.79	49.40	72.01	11.75	7.04	6.89	0.48	0.74	C50
0.10	0.10	0.11	0.15	0.35	0.55	0.68	0.68	2.19	1.87	0.19	0.10	0.10	0.00	0.01	C51
0.11	0.07	0.13	0.26	0.28	0.24	0.18	0.63	0.78	0.88	0.12	0.07	0.07	0.00	0.01	C52
4.47	7.16	9.75	8.01	8.21	8.72	9.44	11.11	15.45	15.96	4.52	2.92	2.78	0.21	0.30	C53
0.61	1.32	2.38	2.96	4.39	4.93	5.31	6.78	9.05	9.03	1.68	0.97	0.97	0.06	0.11	C54
0.37	0.81	1.17	1.56	1.93	1.93	2.04	3.34	5.46	5.39	0.83	0.48	0.47	0.03	0.05	C55
2.05	3.95	7.54	8.95	9.86	10.96	14.43	15.38	14.44	13.10	4.21	2.58	2.54	0.17	0.30	C56
0.05	0.15	0.22	0.57	0.40	0.69	0.59	0.99	0.86	0.99	0.21	0.12	0.12	0.01	0.01	C57
0.02	0.00	0.00	0.00	0.00	0.00	0.05	0.00	0.00	0.00	0.01	0.01	0.01	0.00	0.00	C58
–	–	–	–	–	–	–	–	–	–	–	–	–	–	–	C60
–	–	–	–	–	–	–	–	–	–	–	–	–	–	–	C61
–	–	–	–	–	–	–	–	–	–	–	–	–	–	–	C62
–	–	–	–	–	–	–	–	–	–	–	–	–	–	–	C63
0.30	0.43	0.80	1.28	2.22	3.10	5.58	9.02	12.25	13.43	1.32	0.70	0.70	0.03	0.07	C64
0.02	0.05	0.04	0.24	0.24	0.55	1.00	2.03	3.43	3.08	0.25	0.12	0.12	0.00	0.01	C65
0.02	0.03	0.04	0.06	0.47	0.86	1.27	2.82	3.98	4.18	0.32	0.15	0.15	0.00	0.01	C66
0.11	0.30	0.43	0.68	1.51	1.96	4.85	10.06	20.45	29.29	1.45	0.65	0.65	0.02	0.05	C67
0.00	0.00	0.00	0.02	0.07	0.14	0.23	0.47	0.70	0.66	0.05	0.02	0.02	0.00	0.00	C68
0.02	0.00	0.00	0.02	0.02	0.07	0.05	0.16	0.47	0.66	0.04	0.02	0.03	0.00	0.00	C69
1.78	2.42	3.51	5.12	7.38	10.03	12.66	17.73	21.07	25.10	3.81	2.45	2.48	0.14	0.25	C70–C72
0.34	0.59	0.74	0.72	1.23	2.21	2.31	4.12	7.88	5.50	0.81	0.47	0.45	0.02	0.04	C73
0.02	0.03	0.13	0.19	0.26	0.21	0.45	0.73	1.40	1.21	0.14	0.08	0.09	0.00	0.01	C74
0.02	0.10	0.07	0.15	0.14	0.31	0.32	0.73	0.55	1.65	0.13	0.09	0.08	0.00	0.01	C75
0.03	0.08	0.04	0.17	0.31	0.28	0.86	0.68	0.86	0.88	0.15	0.09	0.09	0.00	0.01	C81
0.54	1.02	1.54	2.90	4.65	6.62	9.12	12.46	17.79	18.39	2.31	1.32	1.32	0.06	0.14	C82–C85;C96
0.02	0.00	0.00	0.02	0.00	0.00	0.00	0.10	0.16	0.33	0.01	0.01	0.01	0.00	0.00	C88
0.08	0.20	0.65	1.24	2.38	4.14	4.58	5.84	5.62	3.30	0.93	0.53	0.52	0.02	0.07	C90
0.32	0.61	0.63	0.75	1.25	1.76	2.18	4.12	4.21	4.51	0.83	0.63	0.65	0.03	0.05	C91
0.53	0.69	1.06	1.54	2.69	3.41	4.31	7.09	9.91	6.94	1.34	0.84	0.83	0.04	0.08	C92–C94
0.58	0.89	0.89	1.68	1.75	2.79	4.58	5.27	6.95	7.93	1.25	0.87	0.88	0.05	0.08	C95
1.25	1.86	2.71	4.77	6.86	9.48	15.61	26.54	36.05	49.43	4.23	2.28	2.29	0.10	0.23	O&U
42.89	69.21	110.67	161.76	243.07	348.71	531.90	816.87	1099.86	1207.13	135.67	74.62	73.53	3.43	7.83	ALL
42.73	69.07	110.45	161.40	242.50	347.71	529.86	813.64	1094.09	1190.95	135.06	74.33	73.23	3.42	7.81	ALLbC44

表 6-1-16　2014 年全国农村肿瘤登记地区男女合计癌症死亡主要指标（1/10 万）

部位	Site	病例数 No. cases	构成 (%)	0–	1–4	5–9	10–14	15–19	20–24	25–29	30–34	35–39
唇	Lip	73	0.03	0.00	0.00	0.00	0.00	0.00	0.00	0.00	0.00	0.00
舌	Tongue	370	0.15	0.06	0.00	0.00	0.00	0.00	0.01	0.01	0.02	0.07
口	Mouth	589	0.24	0.00	0.00	0.00	0.00	0.00	0.00	0.02	0.01	0.06
唾液腺	Salivary Glands	206	0.09	0.00	0.03	0.00	0.00	0.01	0.01	0.03	0.03	0.04
扁桃腺	Tonsil	62	0.03	0.00	0.00	0.00	0.00	0.00	0.00	0.00	0.00	0.01
其他口咽	Other Oropharynx	141	0.06	0.00	0.00	0.00	0.00	0.00	0.00	0.00	0.00	0.02
鼻咽	Nasopharynx	2497	1.03	0.00	0.00	0.02	0.00	0.07	0.13	0.26	0.46	0.70
喉咽	Hypopharynx	271	0.11	0.00	0.00	0.00	0.00	0.01	0.00	0.00	0.00	0.00
咽,部位不明	Pharynx Unspecified	211	0.09	0.00	0.00	0.00	0.01	0.00	0.00	0.00	0.00	0.03
食管	Esophagus	27711	11.47	0.00	0.00	0.00	0.00	0.01	0.03	0.05	0.20	0.39
胃	Stomach	35705	14.78	0.06	0.00	0.01	0.00	0.05	0.26	0.69	1.52	2.12
小肠	Small Intestine	763	0.32	0.00	0.00	0.00	0.00	0.01	0.03	0.06	0.05	
结肠	Colon	5571	2.31	0.00	0.00	0.00	0.00	0.00	0.13	0.24	0.53	0.63
直肠	Rectum	8612	3.56	0.00	0.00	0.00	0.01	0.01	0.09	0.27	0.56	0.90
肛门	Anus	336	0.14	0.00	0.00	0.00	0.00	0.00	0.01	0.02	0.05	0.06
肝脏	Liver	37428	15.49	0.19	0.14	0.04	0.22	0.34	0.57	1.42	3.39	7.79
胆囊及其他	Gallbladder etc.	3204	1.33	0.00	0.00	0.00	0.00	0.00	0.04	0.02	0.05	0.16
胰腺	Pancreas	6780	2.81	0.00	0.00	0.00	0.00	0.00	0.07	0.12	0.19	0.54
鼻,鼻窦及其他	Nose, Sinuses etc.	272	0.11	0.00	0.00	0.01	0.01	0.00	0.01	0.03	0.07	0.05
喉	Larynx	1318	0.55	0.00	0.00	0.00	0.00	0.00	0.00	0.02	0.04	0.03
气管,支气管,肺	Traches,Bronchus and Lung	63692	26.36	0.13	0.08	0.04	0.01	0.10	0.35	0.77	1.71	3.70
其他胸腔器官	Other Thoracic Organs	497	0.21	0.19	0.05	0.04	0.05	0.07	0.09	0.08	0.12	0.09
骨	Bone	2126	0.88	0.06	0.03	0.15	0.27	0.45	0.28	0.22	0.22	0.36
皮肤黑色素瘤	Melanoma of Skin	310	0.13	0.00	0.02	0.00	0.00	0.00	0.02	0.04	0.01	0.04
其他皮肤	Other Skin	949	0.39	0.06	0.00	0.00	0.00	0.06	0.03	0.04	0.07	0.09
间皮瘤	Mesothelioma	98	0.04	0.00	0.00	0.00	0.00	0.00	0.00	0.01	0.00	0.03
卡波西肉瘤	Kaposi Sarcoma	18	0.01	0.00	0.00	0.00	0.00	0.00	0.01	0.01	0.00	0.00
周围神经,结缔、软组织	Connective and Soft Tissue	370	0.15	0.00	0.14	0.05	0.08	0.07	0.09	0.06	0.06	0.18
乳房	Breast	5861	2.49	0.00	0.00	0.00	0.00	0.05	0.09	0.88	2.10	4.26
外阴	Vulva	87	0.04	0.00	0.00	0.00	0.00	0.00	0.00	0.00	0.00	0.02
阴道	Vagina	62	0.03	0.00	0.03	0.00	0.00	0.02	0.02	0.02	0.00	0.00
子宫颈	Cervix Uteri	3471	1.44	0.00	0.00	0.00	0.00	0.00	0.11	0.32	0.93	2.49
子宫体	Corpus Uteri	1027	0.43	0.00	0.00	0.03	0.00	0.00	0.05	0.07	0.08	0.37
子宫,部位不明	Uterus Unspecified	787	0.33	0.00	0.00	0.00	0.00	0.00	0.04	0.07	0.14	0.22
卵巢	Ovary	1823	0.75	0.00	0.00	0.03	0.00	0.14	0.33	0.30	0.51	0.71
其他女性生殖器	Other Female Genital Organs	112	0.05	0.00	0.00	0.00	0.00	0.00	0.00	0.00	0.04	0.06
胎盘	Placenta	12	0.00	0.00	0.00	0.00	0.00	0.00	0.02	0.02	0.04	0.06
阴茎	Penis	0	0.07	0.00	0.00	0.00	0.02	0.00	0.04	0.05	0.00	0.02
前列腺	Prostate	1999	0.83	0.00	0.00	0.00	0.02	0.00	0.04	0.05	0.04	0.04
睾丸	Testis	103	0.04	0.00	0.03	0.05	0.02	0.00	0.03	0.04	0.04	0.04
其他男性生殖器	Other Male Genital Organs	25	0.01	0.00	0.00	0.00	0.00	0.00	0.00	0.00	0.00	0.00
肾	Kidney	1322	0.55	0.13	0.26	0.06	0.04	0.01	0.06	0.07	0.10	0.17
肾盂	Renal Pelvis	169	0.07	0.00	0.02	0.00	0.01	0.00	0.00	0.00	0.04	0.02
输尿管	Ureter	152	0.06	0.00	0.00	0.00	0.00	0.00	0.00	0.00	0.00	0.00
膀胱	Bladder	2679	1.11	0.06	0.00	0.05	0.01	0.00	0.01	0.01	0.06	0.08
其他泌尿器官	Other Urinary Organs	40	0.02	0.00	0.00	0.00	0.00	0.00	0.00	0.00	0.00	0.00
眼	Eye	84	0.03	0.06	0.22	0.04	0.01	0.00	0.00	0.00	0.01	0.03
脑,神经系统	Brain, Nervous System	6221	2.57	1.10	1.17	1.07	0.87	0.64	0.82	0.87	1.34	1.57
甲状腺	Thyroid Gland	707	0.29	0.00	0.00	0.02	0.01	0.00	0.05	0.11	0.14	0.11
肾上腺	Adrenal Gland	156	0.06	0.06	0.03	0.05	0.00	0.00	0.01	0.02	0.03	0.01
其他内分泌腺	Other Endocrine	132	0.05	0.00	0.03	0.05	0.03	0.02	0.04	0.01	0.04	0.03
霍奇金病	Hodgkin Disease	241	0.10	0.00	0.05	0.02	0.03	0.01	0.05	0.03	0.05	0.06
非霍奇金淋巴瘤	Non–Hodgkin Lymphoma	2944	1.22	0.06	0.22	0.25	0.14	0.18	0.38	0.42	0.41	0.56
免疫增生性疾病	Immunoproliferative Disease	24	0.01	0.00	0.00	0.00	0.00	0.00	0.00	0.01	0.00	0.00
多发性骨髓瘤	Multiple Myeloma	889	0.37	0.00	0.05	0.02	0.01	0.02	0.04	0.05	0.05	0.09
淋巴样白血病	Lymphoid Leukaemia	1064	0.44	0.58	0.49	0.50	0.49	0.46	0.35	0.44	0.29	0.33
髓样白血病	Myeloid Leukaemia	1536	0.64	0.19	0.26	0.25	0.12	0.42	0.27	0.47	0.42	0.57
白血病,未特指	Leukaemia Unspecified	2623	1.09	0.71	0.88	0.89	0.85	0.76	0.82	1.00	0.73	0.85
其他或未指明部位	Other and Unspecified	4758	1.97	0.26	0.59	0.14	0.18	0.25	0.27	0.35	0.36	0.87
所有部位合计	All Sites	241600	100.00	4.03	4.81	3.84	3.49	4.22	5.77	9.15	15.35	27.59
所有部位除外 C44	All Sites but C44	240651	99.61	3.96	4.81	3.84	3.49	4.17	5.75	9.10	15.28	27.50

Table 6-1-16　Cancer mortality in rural registration areas of China, both sexes in 2014(1/10⁵)

| Age group | | | | | | | | | | 粗率 | 中国人口标化率 | 世界人口标化率 | 累积率 Cum. rate(%) | | ICD-10 |
40–44	45–49	50–54	55–59	60–64	65–69	70–74	75–79	80–84	85+	Crude rate	ASR China	ASR world	0~64	0~74	
0.02	0.04	0.03	0.08	0.12	0.26	0.10	0.23	0.48	1.04	0.05	0.03	0.03	0.00	0.00	C00
0.07	0.20	0.37	0.50	0.59	1.06	1.44	1.25	1.34	1.39	0.26	0.17	0.17	0.01	0.02	C01–C02
0.12	0.13	0.36	0.78	0.98	1.46	1.99	2.47	3.65	5.31	0.41	0.26	0.26	0.01	0.03	C03–C06
0.04	0.14	0.18	0.19	0.47	0.47	0.43	0.82	1.02	0.78	0.14	0.10	0.10	0.01	0.01	C07–C08
0.02	0.05	0.06	0.08	0.18	0.15	0.15	0.10	0.32	0.26	0.04	0.03	0.03	0.00	0.00	C09
0.02	0.06	0.14	0.15	0.31	0.40	0.48	0.59	0.70	0.44	0.10	0.06	0.06	0.00	0.01	C10
1.26	1.91	2.79	3.72	4.93	5.65	5.67	6.05	6.65	6.70	1.73	1.23	1.20	0.08	0.14	C11
0.05	0.13	0.35	0.40	0.59	0.84	0.81	1.05	0.70	0.52	0.19	0.13	0.13	0.01	0.02	C12–C13
0.02	0.10	0.13	0.32	0.34	0.57	0.78	0.89	1.23	0.87	0.15	0.10	0.10	0.00	0.01	C14
1.54	5.40	10.50	26.68	51.67	82.62	118.67	153.43	183.97	168.10	19.22	12.25	12.27	0.48	1.49	C15
4.99	10.25	17.71	35.37	62.64	98.91	143.23	196.83	219.75	194.22	24.76	16.07	15.89	0.68	1.89	C16
0.14	0.29	0.64	0.81	1.44	2.26	2.14	3.78	3.49	4.70	0.53	0.35	0.35	0.02	0.04	C17
1.35	2.00	3.05	5.08	9.61	12.38	18.51	28.26	39.00	40.31	3.86	2.51	2.47	0.11	0.27	C18
2.20	3.09	5.16	8.14	13.40	20.46	30.10	43.50	59.12	61.46	5.97	3.87	3.81	0.17	0.42	C19–C20
0.12	0.10	0.25	0.34	0.57	0.71	0.86	1.45	2.20	3.13	0.23	0.15	0.15	0.01	0.02	C21
16.02	26.46	37.19	52.59	73.10	85.12	101.98	118.36	139.55	128.23	25.96	17.76	17.45	1.10	2.03	C22
0.32	0.85	1.46	3.41	5.32	8.74	11.75	18.13	21.62	22.46	2.22	1.41	1.41	0.06	0.16	C23–C24
1.16	2.39	3.87	7.49	12.12	18.35	26.37	33.79	39.22	35.69	4.70	3.06	3.04	0.14	0.36	C25
0.11	0.14	0.24	0.38	0.32	0.67	0.73	1.12	1.45	0.87	0.19	0.13	0.13	0.01	0.01	C30–C31
0.15	0.36	0.89	1.65	2.50	3.65	5.07	6.71	7.83	5.22	0.91	0.59	0.59	0.03	0.07	C32
9.29	19.81	35.40	65.77	117.58	180.63	249.80	327.26	373.52	339.17	44.17	28.68	28.54	1.27	3.43	C33–C34
0.25	0.21	0.40	0.51	0.91	1.11	1.54	1.25	2.58	1.13	0.34	0.25	0.25	0.01	0.03	C37–C38
0.57	0.87	1.38	2.39	3.30	5.20	6.91	10.04	9.50	8.36	1.47	1.05	1.03	0.05	0.11	C40–C41
0.08	0.17	0.18	0.38	0.61	0.73	0.86	1.22	1.66	2.09	0.22	0.14	0.14	0.01	0.02	C43
0.13	0.30	0.40	0.76	0.79	1.35	2.52	4.54	9.17	18.19	0.66	0.40	0.40	0.01	0.03	C44
0.02	0.02	0.03	0.19	0.18	0.29	0.25	0.53	0.38	0.35	0.07	0.04	0.04	0.00	0.01	C45
0.00	0.02	0.01	0.02	0.04	0.05	0.05	0.07	0.00	0.09	0.01	0.01	0.01	0.00	0.00	C46
0.11	0.26	0.17	0.32	0.53	0.60	0.93	1.51	1.72	1.65	0.26	0.19	0.19	0.01	0.02	C47;C49
7.61	11.85	16.60	20.51	21.34	19.37	20.21	21.02	24.58	26.17	8.33	5.79	5.59	0.43	0.62	C50
0.05	0.16	0.21	0.07	0.26	0.29	0.80	0.82	0.67	0.85	0.12	0.08	0.08	0.00	0.01	C51
0.02	0.08	0.12	0.24	0.08	0.37	0.40	0.25	0.58	0.57	0.09	0.06	0.06	0.00	0.01	C52
4.19	6.21	9.81	9.00	12.76	13.32	15.04	17.35	18.22	16.83	4.93	3.39	3.27	0.23	0.37	C53
0.71	1.68	2.55	3.43	4.45	4.59	4.26	5.74	5.78	4.81	1.46	0.97	0.96	0.07	0.11	C54
0.89	1.33	1.77	2.09	2.46	3.63	3.86	4.67	5.40	6.08	1.12	0.74	0.72	0.05	0.08	C55
1.85	3.45	4.48	5.75	7.22	8.51	8.12	8.33	6.46	5.52	2.59	1.80	1.76	0.12	0.21	C56
0.05	0.16	0.25	0.24	0.37	0.62	0.65	0.63	0.67	1.41	0.16	0.11	0.10	0.01	0.01	C57
0.02	0.00	0.04	0.00	0.05	0.00	0.05	0.00	0.00	0.00	0.02	0.02	0.01	0.00	0.00	C58
0.00	0.00	0.00	0.00	0.00	0.00	0.00	0.00	0.00	0.00	0.00	0.00	0.00	0.00	0.00	C60
0.03	0.19	0.34	1.47	3.02	7.83	14.76	29.49	59.17	78.57	2.71	1.74	1.74	0.03	0.14	C61
0.08	0.13	0.14	0.04	0.36	0.47	0.51	0.82	1.82	1.36	0.14	0.10	0.10	0.00	0.01	C62
0.00	0.06	0.02	0.02	0.03	0.22	0.10	0.21	0.48	0.68	0.03	0.02	0.02	0.00	0.00	C63
0.33	0.48	0.95	1.63	2.38	3.23	4.24	5.43	6.87	6.96	0.92	0.62	0.63	0.03	0.07	C64
0.04	0.06	0.07	0.21	0.27	0.47	0.55	1.02	0.59	1.04	0.12	0.08	0.08	0.00	0.01	C65
0.01	0.02	0.06	0.17	0.23	0.47	0.63	0.69	1.18	1.22	0.11	0.07	0.07	0.00	0.01	C66
0.17	0.40	0.86	1.68	2.68	5.87	10.31	18.56	26.07	30.90	1.86	1.14	1.12	0.03	0.11	C67
0.01	0.00	0.01	0.02	0.03	0.04	0.10	0.30	0.64	0.61	0.03	0.02	0.02	0.00	0.00	C68
0.02	0.02	0.04	0.02	0.06	0.15	0.18	0.36	0.43	0.87	0.06	0.04	0.06	0.00	0.00	C69
2.44	4.09	4.72	7.49	10.72	12.91	16.72	19.91	21.67	19.59	4.31	3.19	3.17	0.19	0.34	C70–C72
0.26	0.35	0.57	0.96	1.15	1.77	1.92	2.57	3.43	2.87	0.49	0.34	0.33	0.02	0.04	C73
0.06	0.09	0.11	0.11	0.34	0.36	0.33	0.56	0.80	1.04	0.11	0.08	0.08	0.00	0.01	C74
0.03	0.07	0.09	0.11	0.26	0.24	0.35	0.56	0.54	0.35	0.09	0.07	0.07	0.00	0.01	C75
0.06	0.10	0.14	0.30	0.49	0.51	0.86	0.72	1.18	0.44	0.17	0.12	0.12	0.01	0.01	C81
0.76	1.36	2.18	3.49	5.37	6.97	9.88	10.43	13.09	11.49	2.04	1.44	1.42	0.08	0.16	C82–C85;C96
0.00	0.00	0.00	0.01	0.09	0.09	0.00	0.20	0.16	0.09	0.02	0.01	0.01	0.00	0.00	C88
0.21	0.41	0.61	1.06	1.84	2.33	3.35	3.95	3.65	2.44	0.62	0.42	0.42	0.02	0.05	C90
0.43	0.54	0.60	0.88	1.33	2.04	2.22	2.86	3.22	3.13	0.74	0.62	0.64	0.04	0.06	C91
0.63	0.91	1.27	1.70	2.07	3.57	4.03	4.28	5.10	3.57	1.07	0.82	0.80	0.05	0.08	C92–C94
1.01	1.21	1.68	2.63	3.91	5.05	6.63	7.21	8.37	5.92	1.82	1.47	1.48	0.09	0.14	C95
1.16	2.52	3.22	5.08	7.73	12.18	15.13	20.30	24.04	24.55	3.30	2.25	2.25	0.11	0.25	O&U
55.43	101.04	158.62	267.48	432.57	623.35	846.99	1111.63	1316.96	1241.32	167.57	111.29	110.28	5.45	12.80	ALL
55.30	100.74	158.22	266.72	431.78	622.00	844.47	1107.09	1307.79	1223.13	166.91	110.89	109.87	5.43	12.76	ALLbC44

表 6-1-17　2014 年全国农村肿瘤登记地区男性癌症死亡主要指标（1/10 万）

部位 / Site	病例数 No. cases	构成 (%)	0-	1-4	5-9	10-14	15-19	20-24	25-29	30-34	35-39
唇 Lip	41	0.03	0.00	0.00	0.00	0.00	0.00	0.00	0.00	0.00	0.00
舌 Tongue	263	0.17	0.12	0.00	0.00	0.00	0.00	0.00	0.02	0.04	0.11
口 Mouth	348	0.23	0.00	0.00	0.00	0.00	0.00	0.00	0.00	0.02	0.07
唾液腺 Salivary Glands	131	0.08	0.00	0.00	0.00	0.00	0.02	0.02	0.05	0.04	0.00
扁桃腺 Tonsil	48	0.03	0.00	0.00	0.00	0.00	0.00	0.00	0.00	0.00	0.02
其他口咽 Other Oropharynx	109	0.07	0.00	0.00	0.00	0.00	0.00	0.00	0.00	0.00	0.04
鼻咽 Nasopharynx	1831	1.18	0.00	0.00	0.02	0.00	0.04	0.17	0.34	0.60	1.08
喉咽 Hypopharynx	237	0.15	0.00	0.00	0.00	0.00	0.00	0.00	0.00	0.00	0.00
咽,部位不明 Pharynx Unspecified	168	0.11	0.00	0.00	0.00	0.00	0.02	0.00	0.00	0.00	0.05
食管 Esophagus	19410	12.55	0.00	0.00	0.00	0.00	0.02	0.19	0.64	1.34	2.21
胃 Stomach	24917	16.11	0.00	0.00	0.02	0.00	0.04	0.19	0.64	1.34	2.21
小肠 Small Intestine	432	0.28	0.00	0.00	0.00	0.00	0.00	0.00	0.03	0.08	0.07
结肠 Colon	3138	2.03	0.00	0.00	0.00	0.00	0.04	0.09	0.30	0.62	0.74
直肠 Rectum	5061	3.27	0.00	0.00	0.00	0.02	0.04	0.05	0.27	0.60	1.09
肛门 Anus	195	0.13	0.00	0.00	0.00	0.00	0.00	0.00	0.02	0.08	0.09
肝脏 Liver	27447	17.75	0.24	0.20	0.07	0.22	0.51	0.77	2.18	5.43	13.06
胆囊及其他 Gallbladder etc.	1519	0.98	0.00	0.00	0.00	0.00	0.00	0.07	0.02	0.02	0.23
胰腺 Pancreas	3890	2.52	0.00	0.00	0.00	0.00	0.00	0.05	0.15	0.27	0.61
鼻,鼻窦及其他 Nose, Sinuses etc.	155	0.10	0.00	0.00	0.02	0.02	0.00	0.00	0.03	0.10	0.05
喉 Larynx	1103	0.71	0.00	0.00	0.00	0.00	0.00	0.00	0.03	0.04	0.04
气管,支气管,肺 Traches,Bronchus and Lung	43650	28.22	0.24	0.11	0.05	0.00	0.15	0.40	0.94	2.11	4.47
其他胸腔器官 Other Thoracic Organs	307	0.20	0.37	0.03	0.07	0.10	0.11	0.14	0.07	0.17	0.13
骨 Bone	1249	0.81	0.00	0.06	0.09	0.34	0.49	0.43	0.20	0.27	0.34
皮肤黑色素瘤 Melanoma of Skin	174	0.11	0.00	0.03	0.00	0.00	0.00	0.00	0.05	0.02	0.04
其他皮肤 Other Skin	532	0.34	0.00	0.03	0.00	0.00	0.04	0.02	0.02	0.06	0.09
间皮瘤 Mesothelioma	60	0.04	0.00	0.00	0.00	0.00	0.00	0.00	0.02	0.00	0.05
卡波西肉瘤 Kaposi Sarcoma	10	0.01	0.00	0.00	0.00	0.00	0.00	0.02	0.02	0.00	0.00
周围神经,结缔,软组织 Connective and Soft Tissue	221	0.14	0.00	0.20	0.05	0.02	0.11	0.12	0.05	0.10	0.25
乳房 Breast	144	0.09	0.00	0.03	0.00	0.00	0.02	0.00	0.00	0.02	0.07
外阴 Vulva	–	–	–	–	–	–	–	–	–	–	–
阴道 Vagina	–	–	–	–	–	–	–	–	–	–	–
子宫颈 Cervix Uteri	–	–	–	–	–	–	–	–	–	–	–
子宫体 Corpus Uteri	–	–	–	–	–	–	–	–	–	–	–
子宫,部位不明 Uterus Unspecified	–	–	–	–	–	–	–	–	–	–	–
卵巢 Ovary	–	–	–	–	–	–	–	–	–	–	–
其他女性生殖器 Other Female Genital Organs	–	–	–	–	–	–	–	–	–	–	–
胎盘 Placenta	–	–	–	–	–	–	–	–	–	–	–
阴茎 Penis	166	0.11	0.00	0.00	0.00	0.00	0.00	0.02	0.00	0.00	0.02
前列腺 Prostate	1999	1.29	0.00	0.00	0.02	0.00	0.04	0.05	0.00	0.04	0.02
睾丸 Testis	103	0.07	0.00	0.03	0.05	0.02	0.00	0.03	0.02	0.04	0.04
其他男性生殖器 Other Male Genital Organs	25	0.02	0.00	0.00	0.00	0.00	0.00	0.00	0.00	0.00	0.00
肾 Kidney	861	0.56	0.12	0.26	0.09	0.00	0.07	0.00	0.09	0.07	0.10	0.16
肾盂 Renal Pelvis	112	0.07	0.00	0.03	0.00	0.00	0.00	0.00	0.00	0.08	0.02
输尿管 Ureter	91	0.06	0.00	0.00	0.00	0.00	0.00	0.00	0.00	0.00	0.00
膀胱 Bladder	2085	1.35	0.12	0.00	0.09	0.00	0.00	0.02	0.02	0.10	0.13
其他泌尿器官 Other Urinary Organs	26	0.02	0.00	0.00	0.00	0.00	0.00	0.00	0.00	0.00	0.00
眼 Eye	49	0.03	0.12	0.29	0.05	0.02	0.00	0.00	0.00	0.02	0.05
脑,神经系统 Brain, Nervous System	3481	2.25	1.10	1.35	1.35	0.96	0.81	0.98	0.96	1.59	1.88
甲状腺 Thyroid Gland	259	0.17	0.00	0.00	0.00	0.02	0.00	0.03	0.05	0.10	0.09
肾上腺 Adrenal Gland	99	0.06	0.00	0.03	0.05	0.00	0.02	0.00	0.03	0.04	0.00
其他内分泌腺 Other Endocrine	67	0.04	0.00	0.03	0.02	0.00	0.02	0.07	0.00	0.04	0.02
霍奇金病 Hodgkin Disease	144	0.09	0.00	0.06	0.05	0.05	0.00	0.09	0.05	0.08	0.04
非霍奇金淋巴瘤 Non-Hodgkin Lymphoma	1854	1.20	0.00	0.32	0.35	0.07	0.19	0.53	0.49	0.45	0.72
免疫增生性疾病 Immunoproliferative Disease	16	0.01	0.00	0.00	0.00	0.00	0.00	0.00	0.02	0.00	0.00
多发性骨髓瘤 Multiple Myeloma	523	0.34	0.00	0.00	0.05	0.00	0.04	0.05	0.05	0.08	0.16
淋巴样白血病 Lymphoid Leukaemia	605	0.39	0.49	0.54	0.54	0.58	0.54	0.36	0.47	0.35	0.48
髓样白血病 Myeloid Leukaemia	926	0.60	0.12	0.26	0.28	0.19	0.60	0.36	0.46	0.58	0.57
白血病,未特指 Leukaemia Unspecified	1479	0.96	0.73	0.95	1.14	0.82	0.88	0.81	1.16	0.87	1.02
其他或未指明部位 Other and Unspecified	2898	1.87	0.24	0.52	0.12	0.24	0.32	0.38	0.39	0.43	0.91
所有部位合计 All Sites	154658	100.00	4.02	5.30	4.64	3.80	5.10	6.42	9.73	17.22	31.83
所有部位除外 C44 All Sites but C44	154126	99.66	4.02	5.30	4.64	3.80	5.06	6.40	9.71	17.16	31.74

Table 6-1-17　Cancer mortality in rural registration areas of China，male in 2014(1/10⁵)

Age group										粗率	中国人口标化率	世界人口标化率	累积率 Cum. rate(%)		ICD-10
40–44	45–49	50–54	55–59	60–64	65–69	70–74	75–79	80–84	85+	Crude rate	ASR China	ASR world	0~64	0~74	
0.00	0.06	0.04	0.15	0.10	0.33	0.10	0.27	0.48	1.13	0.06	0.04	0.04	0.00	0.00	C00
0.08	0.31	0.56	0.81	0.72	1.49	2.08	1.99	2.06	1.36	0.36	0.25	0.25	0.01	0.03	C01–C02
0.14	0.14	0.50	0.96	1.15	1.78	2.59	2.96	4.36	7.02	0.47	0.32	0.32	0.01	0.04	C03–C06
0.02	0.14	0.18	0.28	0.64	0.73	0.66	1.31	1.45	0.68	0.18	0.13	0.12	0.01	0.01	C07–C08
0.02	0.09	0.12	0.13	0.31	0.18	0.25	0.07	0.48	0.23	0.07	0.05	0.05	0.00	0.01	C09
0.03	0.06	0.22	0.26	0.49	0.69	0.71	0.89	1.21	0.68	0.15	0.10	0.10	0.01	0.01	C10
1.73	2.76	3.93	5.69	7.65	8.27	8.52	9.07	9.56	11.09	2.48	1.80	1.76	0.12	0.20	C11
0.08	0.25	0.67	0.72	1.13	1.52	1.12	1.92	0.97	0.91	0.32	0.22	0.22	0.01	0.03	C12–C13
0.05	0.17	0.22	0.55	0.61	0.91	1.32	1.17	1.82	1.36	0.23	0.16	0.16	0.01	0.02	C14
2.22	8.88	16.00	42.23	77.86	119.50	170.04	211.34	252.18	230.73	26.30	17.75	17.83	0.74	2.19	C15
6.00	13.28	24.83	53.12	92.78	145.07	207.41	284.62	319.94	270.58	33.76	22.98	22.82	0.97	2.73	C16
0.16	0.33	0.79	0.98	1.56	2.68	2.33	4.40	4.48	5.21	0.59	0.40	0.40	0.02	0.05	C17
1.48	2.54	3.57	6.12	11.44	15.45	20.23	31.83	46.47	44.61	4.25	2.93	2.88	0.13	0.31	C18
2.43	3.26	5.91	9.87	16.48	25.64	37.07	54.86	74.18	74.72	6.86	4.70	4.63	0.20	0.51	C19–C20
0.09	0.08	0.30	0.43	0.72	0.83	1.01	1.99	2.78	3.62	0.26	0.18	0.18	0.01	0.02	C21
26.63	43.58	59.96	81.14	106.06	120.77	142.86	159.64	186.47	167.78	37.19	26.54	25.99	1.70	3.02	C22
0.30	0.81	1.39	3.26	5.09	9.10	11.46	16.91	22.39	22.42	2.06	1.39	1.39	0.06	0.16	C23–C24
1.59	2.94	4.94	9.03	14.43	22.16	30.02	37.74	45.26	40.08	5.27	3.62	3.60	0.17	0.43	C25
0.09	0.14	0.30	0.53	0.36	0.76	0.81	1.37	1.82	0.45	0.21	0.15	0.14	0.01	0.02	C30–C31
0.25	0.60	1.57	2.77	4.38	6.17	8.62	11.48	13.55	9.96	1.49	1.01	1.01	0.05	0.12	C32
11.46	25.28	48.35	91.75	167.58	260.98	357.06	467.84	530.62	482.06	59.14	40.37	40.24	1.76	4.85	C33–C34
0.26	0.22	0.42	0.58	1.20	1.45	2.38	1.17	3.27	1.36	0.42	0.32	0.32	0.02	0.04	C37–C38
0.70	1.08	1.55	2.86	3.97	6.17	8.06	12.31	12.10	10.64	1.69	1.24	1.22	0.06	0.13	C40–C41
0.08	0.23	0.22	0.53	0.67	0.80	0.96	1.17	2.18	2.04	0.24	0.16	0.16	0.01	0.02	C43
0.16	0.41	0.46	1.11	0.95	1.85	2.94	6.26	11.37	17.66	0.72	0.48	0.48	0.02	0.04	C44
0.03	0.02	0.06	0.15	0.13	0.40	0.41	0.82	0.61	0.45	0.08	0.06	0.06	0.00	0.01	C45
0.00	0.00	0.02	0.02	0.03	0.07	0.10	0.00	0.00	0.23	0.01	0.01	0.01	0.00	0.00	C46
0.12	0.31	0.18	0.43	0.64	0.76	1.17	1.79	2.18	1.58	0.30	0.23	0.23	0.01	0.02	C47;C49
0.03	0.14	0.28	0.30	0.46	0.62	0.86	1.17	1.94	2.94	0.20	0.14	0.14	0.01	0.01	C50
–	–	–	–	–	–	–	–	–	–	–	–	–	–	–	C51
–	–	–	–	–	–	–	–	–	–	–	–	–	–	–	C52
–	–	–	–	–	–	–	–	–	–	–	–	–	–	–	C53
–	–	–	–	–	–	–	–	–	–	–	–	–	–	–	C54
–	–	–	–	–	–	–	–	–	–	–	–	–	–	–	C55
–	–	–	–	–	–	–	–	–	–	–	–	–	–	–	C56
–	–	–	–	–	–	–	–	–	–	–	–	–	–	–	C57
–	–	–	–	–	–	–	–	–	–	–	–	–	–	–	C58
0.05	0.13	0.18	0.23	0.61	1.16	1.06	1.37	2.90	2.72	0.22	0.15	0.15	0.01	0.02	C60
0.03	0.19	0.34	1.47	3.02	7.83	14.76	29.49	59.17	78.57	2.71	1.74	1.74	0.03	0.14	C61
0.08	0.13	0.14	0.04	0.36	0.47	0.51	0.82	1.82	1.36	0.14	0.10	0.10	0.00	0.01	C62
0.00	0.06	0.02	0.02	0.03	0.22	0.10	0.21	0.48	0.68	0.03	0.02	0.02	0.00	0.00	C63
0.42	0.67	1.31	2.41	3.12	4.28	5.38	7.15	8.95	10.87	1.17	0.81	0.83	0.04	0.09	C64
0.06	0.08	0.12	0.26	0.43	0.51	0.86	1.31	0.73	1.36	0.15	0.11	0.11	0.01	0.01	C65
0.00	0.02	0.12	0.23	0.26	0.58	0.76	0.76	1.21	2.49	0.12	0.08	0.09	0.00	0.01	C66
0.19	0.60	1.27	2.73	4.09	9.50	16.03	30.73	46.47	57.74	2.83	1.86	1.85	0.05	0.17	C67
0.02	0.00	0.02	0.02	0.05	0.07	0.10	0.34	0.97	0.91	0.04	0.02	0.02	0.00	0.00	C68
0.05	0.05	0.02	0.02	0.08	0.11	0.25	0.34	0.36	0.91	0.07	0.06	0.07	0.00	0.00	C69
2.83	4.62	5.28	8.01	12.72	14.47	18.15	21.17	24.81	23.10	4.72	3.61	3.60	0.22	0.38	C70–C72
0.14	0.25	0.38	0.87	0.64	1.60	1.22	1.92	2.90	2.94	0.35	0.25	0.24	0.01	0.03	C73
0.05	0.09	0.16	0.19	0.43	0.40	0.25	0.96	1.45	1.36	0.13	0.09	0.10	0.01	0.01	C74
0.05	0.03	0.18	0.15	0.18	0.29	0.25	0.62	0.61	0.45	0.09	0.07	0.07	0.00	0.01	C75
0.05	0.11	0.16	0.43	0.61	0.65	0.91	0.82	1.33	0.45	0.20	0.15	0.15	0.01	0.02	C81
0.96	1.82	2.56	4.71	6.83	9.07	12.68	12.37	17.06	17.43	2.51	1.82	1.82	0.10	0.21	C82–C85;C96
0.00	0.00	0.00	0.02	0.08	0.11	0.00	0.34	0.36	0.00	0.02	0.01	0.01	0.00	0.00	C88
0.31	0.49	0.71	1.30	2.02	2.50	4.21	4.67	4.48	3.62	0.71	0.50	0.49	0.03	0.06	C90
0.44	0.56	0.64	0.98	1.51	2.39	2.89	3.16	3.63	3.62	0.82	0.71	0.72	0.04	0.07	C91
0.82	0.92	1.57	2.02	2.48	4.42	4.77	5.36	6.41	6.34	1.25	0.99	0.97	0.06	0.10	C92–C94
1.07	1.38	1.85	2.60	4.32	5.62	7.96	8.87	9.80	7.92	2.00	1.66	1.67	0.09	0.16	C95
1.45	3.10	4.13	6.16	10.24	15.27	19.27	23.92	31.34	30.34	3.93	2.80	2.79	0.14	0.31	O&U
65.25	123.41	198.64	351.62	573.69	838.64	1135.55	1485.13	1783.40	1668.75	209.55	145.37	144.35	6.98	16.85	ALL
65.09	123.01	198.18	350.51	572.74	836.79	1132.60	1478.87	1772.03	1651.08	208.83	144.89	143.87	6.97	16.81	ALLbC44

表 6-1-18 2014 年全国农村肿瘤登记地区女性癌症死亡主要指标（1/10 万）

部位 / Site	病例数 No. cases	构成 (%)	0-	1-4	5-9	10-14	15-19	20-24	25-29	30-34	35-39
唇 Lip	32	0.04	0.00	0.00	0.00	0.00	0.00	0.00	0.00	0.00	0.00
舌 Tongue	107	0.12	0.00	0.00	0.00	0.00	0.00	0.02	0.00	0.00	0.04
口 Mouth	241	0.28	0.00	0.00	0.00	0.00	0.00	0.00	0.04	0.00	0.06
唾液腺 Salivary Glands	75	0.09	0.00	0.07	0.00	0.00	0.00	0.00	0.02	0.02	0.07
扁桃腺 Tonsil	14	0.02	0.00	0.00	0.00	0.00	0.00	0.00	0.00	0.00	0.00
其他口咽 Other Oropharynx	32	0.04	0.00	0.00	0.00	0.00	0.00	0.00	0.00	0.00	0.00
鼻咽 Nasopharynx	666	0.77	0.00	0.00	0.03	0.00	0.10	0.09	0.18	0.30	0.32
喉咽 Hypopharynx	34	0.04	0.00	0.00	0.00	0.00	0.02	0.00	0.00	0.00	0.00
咽,部位不明 Pharynx Unspecified	43	0.05	0.00	0.00	0.00	0.00	0.00	0.00	0.00	0.00	0.00
食管 Esophagus	8301	9.55	0.00	0.00	0.00	0.00	0.05	0.05	0.16	0.28	
胃 Stomach	10788	12.41	0.14	0.00	0.00	0.00	0.05	0.33	0.74	1.72	2.04
小肠 Small Intestine	331	0.38	0.00	0.00	0.00	0.00	0.00	0.02	0.02	0.04	0.04
结肠 Colon	2433	2.80	0.00	0.00	0.00	0.00	0.07	0.18	0.18	0.44	0.52
直肠 Rectum	3551	4.08	0.00	0.00	0.00	0.00	0.00	0.13	0.27	0.53	0.69
肛门 Anus	141	0.16	0.00	0.00	0.00	0.00	0.00	0.02	0.02	0.02	0.04
肝脏 Liver	9981	11.48	0.14	0.07	0.00	0.22	0.14	0.35	0.64	1.27	2.30
胆囊及其他 Gallbladder etc.	1685	1.94	0.00	0.00	0.00	0.00	0.00	0.02	0.02	0.08	0.07
胰腺 Pancreas	2890	3.32	0.00	0.00	0.00	0.00	0.00	0.09	0.09	0.10	0.47
鼻,鼻窦及其他 Nose, Sinuses etc.	117	0.13	0.00	0.00	0.00	0.00	0.00	0.02	0.02	0.04	0.06
喉 Larynx	215	0.25	0.00	0.00	0.00	0.00	0.00	0.00	0.00	0.04	0.02
气管,支气管,肺 Traches,Bronchus and Lung	20042	23.05	0.00	0.03	0.03	0.03	0.05	0.29	0.58	1.29	2.90
其他胸腔器官 Other Thoracic Organs	190	0.22	0.00	0.07	0.00	0.00	0.02	0.04	0.09	0.06	0.06
骨 Bone	877	1.01	0.14	0.00	0.21	0.20	0.41	0.13	0.23	0.16	0.37
皮肤黑色素瘤 Melanoma of Skin	136	0.16	0.00	0.00	0.00	0.00	0.00	0.04	0.04	0.00	0.04
其他皮肤 Other Skin	417	0.48	0.14	0.00	0.00	0.00	0.07	0.04	0.07	0.08	0.09
间皮瘤 Mesothelioma	38	0.04	0.00	0.00	0.00	0.00	0.00	0.00	0.00	0.00	0.00
卡波西肉瘤 Kaposi Sarcoma	8	0.01	0.00	0.00	0.00	0.00	0.00	0.00	0.00	0.00	0.00
周围神经,结缔、软组织 Connective and Soft Tissue	149	0.17	0.00	0.07	0.05	0.14	0.02	0.05	0.07	0.02	0.11
乳房 Breast	5861	6.74	0.00	0.00	0.00	0.00	0.05	0.09	0.88	2.10	4.26
外阴 Vulva	87	0.10	0.00	0.00	0.00	0.00	0.00	0.00	0.00	0.00	0.02
阴道 Vagina	62	0.07	0.00	0.03	0.00	0.00	0.02	0.02	0.02	0.00	0.00
子宫颈 Cervix Uteri	3471	3.99	0.00	0.00	0.00	0.00	0.00	0.11	0.32	0.93	2.49
子宫体 Corpus Uteri	1027	1.18	0.00	0.00	0.00	0.03	0.00	0.02	0.05	0.07	0.08	0.37
子宫,部位不明 Uterus Unspecified	787	0.91	0.00	0.00	0.00	0.00	0.00	0.04	0.07	0.14	0.22
卵巢 Ovary	1823	2.10	0.00	0.00	0.03	0.00	0.14	0.33	0.30	0.51	0.71
其他女性生殖器 Other Female Genital Organs	112	0.13	0.00	0.00	0.00	0.00	0.00	0.00	0.00	0.04	0.06
胎盘 Placenta	12	0.01	0.00	0.00	0.00	0.00	0.00	0.00	0.02	0.04	0.06
阴茎 Penis	–	–	–	–	–	–	–	–	–	–	–
前列腺 Prostate	–	–	–	–	–	–	–	–	–	–	–
睾丸 Testis	–	–	–	–	–	–	–	–	–	–	–
其他男性生殖器 Other Male Genital Organs	–	–	–	–	–	–	–	–	–	–	–
肾 Kidney	461	0.53	0.14	0.27	0.03	0.00	0.02	0.04	0.07	0.10	0.19
肾盂 Renal Pelvis	57	0.07	0.00	0.00	0.00	0.03	0.00	0.00	0.00	0.00	0.02
输尿管 Ureter	61	0.07	0.00	0.00	0.00	0.00	0.00	0.00	0.00	0.00	0.00
膀胱 Bladder	594	0.68	0.00	0.03	0.00	0.03	0.00	0.00	0.00	0.02	0.04
其他泌尿器官 Other Urinary Organs	14	0.02	0.00	0.00	0.00	0.00	0.00	0.00	0.00	0.00	0.00
眼 Eye	35	0.04	0.00	0.13	0.03	0.00	0.00	0.00	0.00	0.00	0.00
脑,神经系统 Brain, Nervous System	2740	3.15	1.11	0.97	0.74	0.75	0.45	0.64	0.78	1.07	1.25
甲状腺 Thyroid Gland	448	0.52	0.00	0.00	0.05	0.00	0.00	0.07	0.18	0.18	0.13
肾上腺 Adrenal Gland	57	0.07	0.14	0.03	0.05	0.00	0.00	0.00	0.00	0.02	0.02
其他内分泌腺 Other Endocrine	65	0.07	0.00	0.03	0.08	0.06	0.02	0.00	0.02	0.04	0.04
霍奇金病 Hodgkin Disease	97	0.11	0.00	0.03	0.00	0.00	0.00	0.02	0.02	0.02	0.09
非霍奇金淋巴瘤 Non-Hodgkin Lymphoma	1090	1.25	0.14	0.10	0.13	0.22	0.17	0.22	0.35	0.36	0.39
免疫增生性疾病 Immunoproliferative Disease	8	0.01	0.00	0.00	0.00	0.00	0.00	0.00	0.00	0.00	0.00
多发性骨髓瘤 Multiple Myeloma	366	0.42	0.00	0.10	0.00	0.03	0.00	0.04	0.05	0.02	0.02
淋巴样白血病 Lymphoid Leukaemia	459	0.53	0.70	0.44	0.45	0.39	0.38	0.35	0.41	0.22	0.17
髓样白血病 Myeloid Leukaemia	610	0.70	0.28	0.27	0.21	0.03	0.21	0.18	0.49	0.24	0.56
白血病,未特指 Leukaemia Unspecified	1144	1.32	0.70	0.81	0.61	0.89	0.62	0.82	0.83	0.59	0.67
其他或未指明部位 Other and Unspecified	1860	2.14	0.28	0.67	0.16	0.11	0.17	0.16	0.32	0.28	0.82
所有部位合计 All Sites	86942	100.00	4.04	4.23	2.93	3.12	3.25	5.09	8.53	13.39	23.18
所有部位除外 C44 All Sites but C44	86525	99.52	3.90	4.23	2.93	3.12	3.17	5.05	8.46	13.31	23.09

228

CHINA CANCER REGISTRY ANNUAL REPORT 2017

Table 6-1-18 Cancer mortality in rural registration areas of China, female in 2014(1/10⁵)

40–44	45–49	50–54	55–59	60–64	65–69	70–74	75–79	80–84	85+	粗率 Crude rate	中国人口标化率 ASR China	世界人口标化率 ASR world	累积率 Cum. rate(%) 0~64	0~74	ICD-10
0.05	0.02	0.02	0.00	0.13	0.18	0.10	0.19	0.48	0.99	0.05	0.03	0.03	0.00	0.00	C00
0.06	0.08	0.19	0.18	0.47	0.62	0.80	0.57	0.77	1.41	0.15	0.10	0.10	0.01	0.01	C01–C02
0.10	0.13	0.23	0.59	0.81	1.14	1.40	2.02	3.08	4.24	0.34	0.20	0.21	0.01	0.02	C03–C06
0.06	0.14	0.19	0.11	0.29	0.22	0.20	0.38	0.67	0.85	0.11	0.07	0.07	0.00	0.01	C07–C08
0.02	0.00	0.00	0.02	0.05	0.11	0.05	0.13	0.19	0.28	0.02	0.01	0.01	0.00	0.00	C09
0.00	0.06	0.06	0.04	0.13	0.01	0.25	0.32	0.29	0.28	0.05	0.03	0.03	0.00	0.00	C10
0.77	1.04	1.60	1.69	2.14	3.01	2.86	3.28	4.34	3.96	0.95	0.66	0.63	0.04	0.07	C11
0.02	0.02	0.02	0.07	0.05	0.15	0.50	0.25	0.48	0.28	0.05	0.03	0.03	0.00	0.00	C12–C13
0.00	0.03	0.04	0.09	0.05	0.22	0.25	0.63	0.77	0.57	0.06	0.04	0.03	0.00	0.00	C14
0.84	1.84	4.79	10.65	24.90	45.31	67.89	100.28	129.64	128.99	11.80	6.91	6.87	0.22	0.78	C15
3.93	7.15	10.33	17.09	31.83	52.21	79.77	116.25	139.95	146.52	15.33	9.40	9.21	0.38	1.04	C16
0.13	0.26	0.47	0.64	1.31	1.83	1.96	3.22	2.70	4.38	0.47	0.29	0.29	0.01	0.03	C17
1.21	1.46	2.51	4.02	7.74	9.28	16.80	24.99	33.06	37.62	3.46	2.10	2.07	0.09	0.22	C18
1.97	2.92	4.38	6.37	10.25	15.23	23.21	33.07	47.13	53.18	5.05	3.09	3.03	0.14	0.33	C19–C20
0.15	0.11	0.21	0.24	0.42	0.59	0.70	0.95	1.73	2.83	0.20	0.12	0.12	0.01	0.01	C21
5.01	8.93	13.60	23.17	39.42	49.05	61.57	80.46	102.17	103.53	14.18	8.94	8.89	0.48	1.03	C22
0.34	0.88	1.54	3.56	5.54	8.36	12.03	19.25	21.01	22.49	2.39	1.43	1.43	0.06	0.16	C23–C24
0.71	1.81	2.76	5.91	9.76	14.49	22.76	30.17	34.41	32.95	4.11	2.51	2.49	0.11	0.29	C25
0.13	0.14	0.19	0.22	0.29	0.59	0.65	0.88	1.16	1.13	0.17	0.11	0.11	0.01	0.01	C30–C31
0.05	0.11	0.19	0.51	0.58	1.10	1.55	2.34	3.28	2.26	0.31	0.19	0.18	0.01	0.02	C32
7.05	14.21	21.97	39.00	66.49	99.35	143.75	198.22	248.38	249.91	28.48	17.40	17.26	0.77	1.99	C33–C34
0.24	0.21	0.39	0.44	0.60	0.77	0.70	1.33	2.02	0.99	0.27	0.18	0.18	0.01	0.02	C37–C38
0.44	0.66	1.21	1.91	2.62	4.22	5.77	7.95	7.42	6.93	1.25	0.85	0.84	0.04	0.09	C40–C41
0.08	0.10	0.14	0.22	0.55	0.66	0.75	1.26	1.25	2.12	0.19	0.12	0.12	0.01	0.01	C43
0.11	0.19	0.35	0.40	0.63	0.84	2.11	2.97	7.42	18.53	0.59	0.32	0.33	0.01	0.03	C44
0.02	0.03	0.00	0.24	0.24	0.18	0.10	0.25	0.19	0.28	0.05	0.03	0.03	0.00	0.00	C45
0.00	0.03	0.00	0.02	0.05	0.04	0.00	0.13	0.00	0.00	0.01	0.01	0.01	0.00	0.00	C46
0.10	0.21	0.16	0.22	0.42	0.44	0.70	1.26	1.35	1.70	0.21	0.15	0.15	0.01	0.01	C47;C49
7.61	11.85	16.60	20.51	21.34	19.37	20.21	21.02	24.58	26.17	8.33	5.79	5.59	0.43	0.62	C50
0.05	0.16	0.21	0.07	0.26	0.29	0.80	0.82	0.67	0.85	0.12	0.08	0.08	0.00	0.01	C51
0.02	0.08	0.12	0.24	0.08	0.37	0.40	0.25	0.58	0.57	0.09	0.06	0.06	0.00	0.01	C52
4.19	6.21	9.81	9.00	12.76	13.32	15.04	17.35	18.22	16.83	4.93	3.39	3.27	0.23	0.37	C53
0.71	1.68	2.55	3.43	4.45	4.59	4.26	5.74	5.78	4.81	1.46	0.97	0.96	0.07	0.11	C54
0.89	1.33	1.77	2.09	2.46	3.63	3.86	4.67	5.40	6.08	1.12	0.74	0.72	0.05	0.08	C55
1.85	3.45	4.48	5.75	7.22	8.51	8.12	8.33	6.46	5.52	2.59	1.80	1.76	0.12	0.21	C56
0.05	0.16	0.25	0.24	0.37	0.62	0.65	0.63	0.67	1.41	0.16	0.11	0.10	0.01	0.01	C57
0.02	0.00	0.04	0.00	0.05	0.00	0.05	0.00	0.00	0.00	0.02	0.02	0.01	0.00	0.00	C58
–	–	–	–	–	–	–	–	–	–	–	–	–	–	–	C60
–	–	–	–	–	–	–	–	–	–	–	–	–	–	–	C61
–	–	–	–	–	–	–	–	–	–	–	–	–	–	–	C62
–	–	–	–	–	–	–	–	–	–	–	–	–	–	–	C63
0.24	0.29	0.58	0.83	1.62	2.16	3.11	3.85	5.20	4.53	0.66	0.43	0.43	0.02	0.05	C64
0.02	0.03	0.02	0.15	0.10	0.44	0.25	0.76	0.48	0.85	0.08	0.05	0.05	0.00	0.01	C65
0.02	0.03	0.00	0.11	0.21	0.37	0.50	0.63	1.16	0.42	0.09	0.05	0.05	0.00	0.01	C66
0.15	0.21	0.43	0.59	1.23	2.20	4.66	7.38	9.83	14.14	0.84	0.48	0.48	0.01	0.05	C67
0.00	0.00	0.00	0.02	0.00	0.00	0.10	0.25	0.39	0.42	0.02	0.01	0.01	0.00	0.00	C68
0.00	0.00	0.06	0.02	0.05	0.18	0.10	0.38	0.48	0.85	0.05	0.03	0.04	0.00	0.00	C69
2.03	3.54	4.14	6.96	8.68	11.34	15.29	18.74	19.18	17.40	3.89	2.76	2.74	0.16	0.29	C70–C72
0.39	0.45	0.76	1.05	1.67	1.94	2.61	3.16	3.86	2.83	0.64	0.43	0.42	0.02	0.05	C73
0.06	0.08	0.06	0.02	0.24	0.33	0.40	0.19	0.29	0.85	0.08	0.06	0.06	0.00	0.01	C74
0.02	0.11	0.00	0.07	0.34	0.18	0.45	0.50	0.48	0.28	0.09	0.07	0.07	0.00	0.01	C75
0.08	0.08	0.12	0.18	0.37	0.37	0.80	0.63	1.06	0.42	0.14	0.09	0.09	0.01	0.01	C81
0.55	0.88	1.79	2.24	3.87	4.84	7.12	8.65	9.93	7.78	1.55	1.06	1.04	0.06	0.12	C82–C85;C96
0.00	0.00	0.00	0.00	0.10	0.07	0.00	0.06	0.00	0.14	0.01	0.01	0.01	0.00	0.00	C88
0.10	0.34	0.49	0.81	1.65	2.16	2.51	3.28	2.99	1.70	0.52	0.34	0.34	0.02	0.04	C90
0.42	0.51	0.56	0.77	1.15	1.69	1.55	2.59	2.89	2.83	0.65	0.53	0.55	0.03	0.05	C91
0.44	0.90	0.97	1.36	1.65	2.71	3.31	3.28	4.05	1.84	0.87	0.65	0.64	0.04	0.07	C92–C94
0.95	1.04	1.50	2.66	3.48	4.48	5.31	5.68	7.23	4.67	1.63	1.29	1.30	0.08	0.13	C95
0.85	1.92	2.28	3.97	5.18	9.06	11.03	16.98	18.22	20.93	2.64	1.72	1.72	0.08	0.18	O&U
45.25	78.14	117.14	180.76	288.33	405.55	561.70	768.78	945.43	974.33	123.54	78.34	77.36	3.87	8.70	ALL
45.14	77.95	116.79	180.36	287.70	404.71	559.59	765.82	938.01	955.81	122.94	78.02	77.03	3.86	8.68	ALLbC44

2 2014年全国东、中、西部肿瘤登记地区癌症发病和死亡主要结果

表 6-2-1 2014年全国东部肿瘤登记地区癌症发病主要指标

Table 6-2-1 Cancer incidence in Eastern registration areas of China, 2014

部位 Site		男性 Male						女性 Female						ICD-10
		病例数 No. cases	构成 (%)	粗率 Crude rate (1/10⁵)	世标率 ASR world (1/10⁵)	累积率 Cum.rate(%)		病例数 No. cases	构成 (%)	粗率 Crude rate (1/10⁵)	世标率 ASR world (1/10⁵)	累积率 Cum.rate(%)		
						0~64	0~74					0~64	0~74	
唇	Lip	155	0.06	0.19	0.11	0.01	0.01	128	0.05	0.16	0.09	0.00	0.01	C00
舌	Tongue	758	0.27	0.92	0.58	0.04	0.07	458	0.20	0.56	0.34	0.02	0.04	C01–C02
口	Mouth	1057	0.38	1.28	0.79	0.05	0.09	660	0.28	0.81	0.47	0.03	0.05	C03–C06
唾液腺	Salivary Glands	575	0.21	0.69	0.46	0.03	0.05	474	0.20	0.58	0.40	0.03	0.04	C07–C08
扁桃腺	Tonsil	177	0.06	0.21	0.14	0.01	0.02	56	0.02	0.07	0.04	0.00	0.00	C09
其他口咽	Other Oropharynx	267	0.10	0.32	0.20	0.02	0.02	57	0.02	0.07	0.04	0.00	0.00	C10
鼻咽	Nasopharynx	3974	1.42	4.80	3.23	0.25	0.35	1517	0.65	1.87	1.23	0.10	0.13	C11
喉咽	Hypopharynx	915	0.33	1.11	0.68	0.05	0.08	86	0.04	0.11	0.06	0.00	0.01	C12–C13
咽,部位不明	Pharynx Unspecified	243	0.09	0.29	0.18	0.01	0.02	72	0.03	0.09	0.05	0.00	0.01	C14
食管	Esophagus	24411	8.72	29.50	17.73	0.91	2.30	9619	4.12	11.83	6.14	0.22	0.77	C15
胃	Stomach	37028	13.22	44.75	26.79	1.38	3.35	16366	7.01	20.12	11.07	0.56	1.29	C16
小肠	Small Intestine	1205	0.43	1.46	0.88	0.05	0.10	843	0.36	1.04	0.58	0.03	0.07	C17
结肠	Colon	14482	5.17	17.50	10.45	0.54	1.23	11909	5.10	14.64	7.91	0.41	0.90	C18
直肠	Rectum	14496	5.18	17.52	10.57	0.60	1.28	9839	4.21	12.10	6.72	0.38	0.79	C19–C20
肛门	Anus	335	0.12	0.40	0.24	0.01	0.03	250	0.11	0.31	0.17	0.01	0.02	C21
肝脏	Liver	33454	11.95	40.43	25.27	1.73	2.94	11747	5.03	14.44	7.95	0.43	0.97	C22
胆囊及其他	Gallbladder etc.	3630	1.30	4.39	2.56	0.12	0.30	3663	1.57	4.50	2.32	0.10	0.26	C23–C24
胰腺	Pancreas	7475	2.67	9.03	5.34	0.26	0.64	5965	2.55	7.33	3.82	0.17	0.44	C25
鼻,鼻窦及其他	Nose, Sinuses etc.	414	0.15	0.50	0.32	0.02	0.04	260	0.11	0.32	0.19	0.01	0.02	C30–C31
喉	Larynx	2719	0.97	3.29	2.01	0.12	0.26	321	0.14	0.39	0.21	0.01	0.03	C32
气管,支气管,肺	Traches, Bronchus and Lung	67520	24.11	81.61	48.42	2.37	6.00	36949	15.82	45.43	24.58	1.24	2.91	C33–C34
其他胸腔器官	Other Thoracic Organs	969	0.35	1.17	0.83	0.05	0.09	616	0.26	0.76	0.50	0.03	0.05	C37–C38
骨	Bone	1577	0.56	1.91	1.36	0.07	0.14	1222	0.52	1.50	0.99	0.06	0.10	C40–C41
皮肤黑色素瘤	Melanoma of Skin	484	0.17	0.58	0.37	0.02	0.04	444	0.19	0.55	0.32	0.02	0.04	C43
其他皮肤	Other Skin	2328	0.83	2.81	1.66	0.08	0.18	2208	0.95	2.71	1.44	0.07	0.15	C44
间皮瘤	Mesothelioma	195	0.07	0.24	0.14	0.01	0.02	130	0.06	0.16	0.09	0.01	0.01	C45
卡波西肉瘤	Kaposi Sarcoma	11	0.00	0.01	0.01	0.00	0.00	8	0.00	0.01	0.01	0.00	0.00	C46
周围神经,结缔、软组织	Connective and Soft Tissue	843	0.30	1.02	0.72	0.04	0.08	707	0.30	0.87	0.61	0.04	0.06	C47;C49
乳房	Breast	519	0.19	0.63	0.38	0.02	0.04	39267	16.81	48.28	30.94	2.52	3.36	C50
外阴	Vulva	–	–	–	–	–	–	397	0.17	0.49	0.27	0.01	0.03	C51
阴道	Vagina	–	–	–	–	–	–	200	0.09	0.25	0.15	0.01	0.02	C52
子宫颈	Cervix Uteri	–	–	–	–	–	–	12068	5.17	14.84	9.73	0.81	1.01	C53
子宫体	Corpus Uteri	–	–	–	–	–	–	7502	3.21	9.22	5.85	0.50	0.67	C54
子宫,部位不明	Uterus Unspecified	–	–	–	–	–	–	1575	0.67	1.94	1.20	0.09	0.13	C55
卵巢	Ovary	–	–	–	–	–	–	6718	2.88	8.26	5.42	0.42	0.59	C56
其他女性生殖器	Other Female Genital Organs	–	–	–	–	–	–	463	0.20	0.57	0.35	0.03	0.04	C57
胎盘	Placenta	–	–	–	–	–	–	63	0.03	0.08	0.06	0.00	0.00	C58
阴茎	Penis	623	0.22	0.75	0.46	0.03	0.05	–	–	–	–	–	–	C60
前列腺	Prostate	10207	3.65	12.34	6.78	0.14	0.77	–	–	–	–	–	–	C61
睾丸	Testis	388	0.14	0.47	0.40	0.03	0.03	–	–	–	–	–	–	C62
其他男性生殖器	Other Male Genital Organs	195	0.07	0.24	0.15	0.01	0.02	–	–	–	–	–	–	C63
肾	Kidney	5123	1.83	6.19	3.97	0.27	0.46	2771	1.19	3.41	2.12	0.14	0.24	C64
肾盂	Renal Pelvis	539	0.19	0.65	0.38	0.02	0.04	457	0.20	0.56	0.30	0.01	0.04	C65
输尿管	Ureter	537	0.19	0.65	0.37	0.02	0.04	504	0.22	0.62	0.32	0.01	0.04	C66
膀胱	Bladder	8666	3.09	10.47	6.08	0.27	0.69	2512	1.08	3.09	1.61	0.07	0.18	C67
其他泌尿器官	Other Urinary Organs	149	0.05	0.18	0.10	0.00	0.01	80	0.03	0.10	0.05	0.00	0.01	C68
眼	Eye	150	0.05	0.18	0.23	0.01	0.01	142	0.06	0.17	0.22	0.01	0.01	C69
脑,神经系统	Brain, Nervous System	6212	2.22	7.51	5.41	0.35	0.55	7415	3.17	9.12	6.05	0.41	0.64	C70–C72
甲状腺	Thyroid Gland	6641	2.37	8.03	5.82	0.48	0.55	19903	8.52	24.47	17.29	1.47	1.66	C73
肾上腺	Adrenal Gland	240	0.09	0.29	0.21	0.01	0.02	179	0.08	0.22	0.18	0.01	0.02	C74
其他内分泌腺	Other Endocrine	320	0.11	0.39	0.31	0.02	0.03	376	0.16	0.46	0.33	0.02	0.02	C75
霍奇金病	Hodgkin Disease	346	0.12	0.42	0.32	0.02	0.03	209	0.09	0.26	0.20	0.01	0.02	C81
非霍奇金淋巴瘤	Non–Hodgkin Lymphoma	4759	1.70	5.75	3.82	0.23	0.42	3526	1.51	4.34	2.74	0.17	0.30	C82–C85;C96
免疫增生性疾病	Immunoproliferative Disease	57	0.02	0.07	0.04	0.00	0.01	20	0.01	0.02	0.01	0.00	0.00	C88
多发性骨髓瘤	Multiple Myeloma	1490	0.53	1.80	1.10	0.06	0.14	1145	0.49	1.41	0.83	0.05	0.11	C90
淋巴样白血病	Lymphoid Leukaemia	1415	0.51	1.71	1.76	0.09	0.14	981	0.42	1.21	1.25	0.07	0.09	C91
髓样白血病	Myeloid Leukaemia	3091	1.10	3.74	2.68	0.16	0.27	2381	1.02	2.93	2.10	0.13	0.21	C92–C94
白血病,未特指	Leukaemia Unspecified	1627	0.58	1.97	1.52	0.08	0.14	1268	0.54	1.56	1.21	0.07	0.11	C95
其他或未指明部位	Other and Unspecified	5022	1.79	6.07	3.83	0.21	0.42	4855	2.08	5.97	3.54	0.21	0.37	O&U
所有部位合计	All Sites	280013	100.00	338.44	208.19	11.39	24.62	233551	100.00	287.18	172.65	11.23	19.05	ALL
所有部位除外 C44	All Sites but C44	277685	99.17	335.63	206.53	11.31	24.44	231343	99.05	284.46	171.22	11.16	18.90	ALLbC44

2 Cancer incidence and mortality in Eastern, Middle and Western registration areas of China, 2014

表 6-2-2　2014年全国东部城市肿瘤登记地区癌症发病主要指标

Table 6-2-2　Cancer incidence in Eastern urban registration areas of China, 2014

部位 Site		男性 Male						女性 Female						ICD-10
		病例数 No. cases	构成 (%)	粗率 Crude rate (1/10⁵)	世标率 ASR world (1/10⁵)	累积率 Cum.rate(%)		病例数 No. cases	构成 (%)	粗率 Crude rate (1/10⁵)	世标率 ASR world (1/10⁵)	累积率 Cum.rate(%)		
						0~64	0~74					0~64	0~74	
唇	Lip	68	0.04	0.16	0.09	0.00	0.01	65	0.05	0.15	0.08	0.00	0.01	C00
舌	Tongue	493	0.32	1.13	0.69	0.05	0.08	316	0.23	0.72	0.42	0.03	0.05	C01~C02
口	Mouth	633	0.40	1.45	0.84	0.05	0.10	390	0.28	0.89	0.49	0.02	0.06	C03~C06
唾液腺	Salivary Glands	331	0.21	0.76	0.48	0.03	0.05	268	0.19	0.61	0.41	0.03	0.04	C07~C08
扁桃腺	Tonsil	123	0.08	0.28	0.17	0.01	0.02	42	0.03	0.10	0.06	0.00	0.00	C09
其他口咽	Other Oropharynx	145	0.09	0.33	0.20	0.02	0.02	28	0.02	0.06	0.04	0.00	0.00	C10
鼻咽	Nasopharynx	2463	1.57	5.64	3.72	0.29	0.40	945	0.68	2.17	1.42	0.11	0.15	C11
喉咽	Hypopharynx	551	0.35	1.26	0.75	0.06	0.09	46	0.03	0.11	0.06	0.00	0.01	C12~C13
咽,部位不明	Pharynx Unspecified	122	0.08	0.28	0.16	0.01	0.02	37	0.03	0.08	0.04	0.00	0.01	C14
食管	Esophagus	9121	5.83	20.89	12.02	0.67	1.53	2922	2.11	6.70	3.22	0.11	0.39	C15
胃	Stomach	17740	11.34	40.63	23.08	1.18	2.85	8235	5.95	18.88	10.00	0.51	1.15	C16
小肠	Small Intestine	745	0.48	1.71	0.99	0.05	0.12	530	0.38	1.21	0.66	0.04	0.08	C17
结肠	Colon	10111	6.46	23.16	13.07	0.65	1.56	8445	6.10	19.36	9.89	0.50	1.13	C18
直肠	Rectum	9012	5.76	20.64	11.91	0.68	1.46	5893	4.26	13.51	7.19	0.41	0.84	C19~C20
肛门	Anus	168	0.11	0.38	0.22	0.01	0.03	137	0.10	0.31	0.17	0.01	0.02	C21
肝脏	Liver	17067	10.91	39.09	23.46	1.60	2.72	5978	4.32	13.70	7.15	0.36	0.82	C22
胆囊及其他	Gallbladder etc.	2165	1.38	4.96	2.70	0.13	0.31	2242	1.62	5.14	2.47	0.10	0.27	C23~C24
胰腺	Pancreas	4490	2.87	10.28	5.79	0.29	0.69	3707	2.68	8.50	4.17	0.18	0.48	C25
鼻,鼻窦及其他	Nose, Sinuses etc.	243	0.16	0.56	0.35	0.02	0.04	145	0.10	0.33	0.19	0.01	0.02	C30~C31
喉	Larynx	1656	1.06	3.79	2.23	0.14	0.29	174	0.13	0.40	0.20	0.01	0.02	C32
气管,支气管,肺	Traches,Bronchus and Lung	36940	23.61	84.60	47.59	2.33	5.87	20921	15.12	47.96	24.64	1.24	2.87	C33~C34
其他胸腔器官	Other Thoracic Organs	615	0.39	1.41	0.95	0.06	0.10	384	0.28	0.88	0.56	0.04	0.06	C37~C38
骨	Bone	757	0.48	1.73	1.23	0.07	0.12	593	0.43	1.36	0.90	0.05	0.09	C40~C41
皮肤黑色素瘤	Melanoma of Skin	269	0.17	0.62	0.37	0.02	0.04	248	0.18	0.57	0.32	0.02	0.04	C43
其他皮肤	Other Skin	1463	0.94	3.35	1.90	0.09	0.21	1376	0.99	3.15	1.62	0.08	0.17	C44
间皮瘤	Mesothelioma	130	0.08	0.30	0.17	0.01	0.02	81	0.06	0.19	0.11	0.01	0.01	C45
卡波西肉瘤	Kaposi Sarcoma	10	0.01	0.02	0.01	0.00	0.00	4	0.00	0.01	0.01	0.00	0.00	C46
周围神经,结缔,软组织	Connective and Soft Tissue	529	0.34	1.21	0.80	0.05	0.08	456	0.33	1.05	0.71	0.05	0.07	C47;C49
乳房	Breast	367	0.23	0.84	0.48	0.03	0.05	25070	18.12	57.47	35.87	2.87	3.96	C50
外阴	Vulva	–	–	–	–	–	–	260	0.19	0.60	0.32	0.02	0.04	C51
阴道	Vagina	–	–	–	–	–	–	116	0.08	0.27	0.16	0.01	0.02	C52
子宫颈	Cervix Uteri	–	–	–	–	–	–	6375	4.61	14.61	9.51	0.81	0.97	C53
子宫体	Corpus Uteri	–	–	–	–	–	–	4491	3.25	10.29	6.34	0.53	0.73	C54
子宫,部位不明	Uterus Unspecified	–	–	–	–	–	–	784	0.57	1.80	1.08	0.08	0.12	C55
卵巢	Ovary	–	–	–	–	–	–	4024	2.91	9.22	5.90	0.45	0.64	C56
其他女性生殖器	Other Female Genital Organs	–	–	–	–	–	–	289	0.21	0.66	0.40	0.03	0.05	C57
胎盘	Placenta	–	–	–	–	–	–	34	0.02	0.08	0.06	0.00	0.00	C58
阴茎	Penis	323	0.21	0.74	0.43	0.02	0.05	–	–	–	–	–	–	C60
前列腺	Prostate	7392	4.72	16.93	8.82	0.19	1.03	–	–	–	–	–	–	C61
睾丸	Testis	225	0.14	0.52	0.44	0.03	0.03	–	–	–	–	–	–	C62
其他男性生殖器	Other Male Genital Organs	138	0.09	0.32	0.20	0.01	0.02	–	–	–	–	–	–	C63
肾	Kidney	3579	2.29	8.20	5.04	0.34	0.59	1907	1.38	4.37	2.61	0.17	0.30	C64
肾盂	Renal Pelvis	349	0.22	0.80	0.43	0.02	0.05	329	0.24	0.75	0.37	0.01	0.05	C65
输尿管	Ureter	367	0.23	0.84	0.45	0.02	0.05	366	0.26	0.84	0.41	0.01	0.05	C66
膀胱	Bladder	5393	3.45	12.35	6.75	0.30	0.77	1633	1.18	3.74	1.83	0.08	0.20	C67
其他泌尿器官	Other Urinary Organs	89	0.06	0.20	0.11	0.00	0.01	59	0.04	0.14	0.07	0.00	0.01	C68
眼	Eye	79	0.05	0.18	0.24	0.01	0.02	79	0.06	0.18	0.23	0.01	0.01	C69
脑,神经系统	Brain, Nervous System	3381	2.16	7.74	5.44	0.35	0.55	4285	3.10	9.82	6.31	0.42	0.67	C70~C72
甲状腺	Thyroid Gland	5071	3.24	11.61	8.29	0.68	0.78	14148	10.22	32.43	22.62	1.91	2.18	C73
肾上腺	Adrenal Gland	130	0.08	0.30	0.20	0.01	0.02	100	0.07	0.23	0.19	0.01	0.02	C74
其他内分泌腺	Other Endocrine	215	0.14	0.49	0.40	0.03	0.04	249	0.18	0.57	0.40	0.03	0.04	C75
霍奇金病	Hodgkin Disease	210	0.13	0.48	0.37	0.02	0.03	117	0.08	0.27	0.22	0.01	0.01	C81
非霍奇金淋巴瘤	Non-Hodgkin Lymphoma	2973	1.90	6.81	4.36	0.25	0.48	2210	1.60	5.07	3.07	0.19	0.34	C82~C85;C96
免疫增生性疾病	Immunoproliferative Disease	39	0.02	0.09	0.05	0.00	0.01	13	0.01	0.03	0.02	0.00	0.00	C88
多发性骨髓瘤	Multiple Myeloma	952	0.61	2.18	1.27	0.06	0.16	738	0.53	1.69	0.93	0.05	0.12	C90
淋巴样白血病	Lymphoid Leukaemia	892	0.57	2.04	2.21	0.12	0.16	581	0.42	1.33	1.48	0.08	0.10	C91
髓样白血病	Myeloid Leukaemia	1909	1.22	4.37	3.02	0.18	0.30	1460	1.06	3.35	2.31	0.14	0.23	C92~C94
白血病,未特指	Leukaemia Unspecified	742	0.47	1.70	1.21	0.07	0.11	583	0.42	1.34	1.06	0.06	0.09	C95
其他或未指明部位	Other and Unspecified	3478	2.22	7.97	4.79	0.25	0.52	3478	2.51	7.97	4.51	0.26	0.48	O&U
所有部位合计	All Sites	156453	100.00	358.30	210.94	11.60	24.68	138386	100.00	317.22	185.38	12.19	20.28	ALL
所有部位除外 C44	All Sites but C44	154990	99.06	354.95	209.04	11.51	24.47	137010	99.01	314.07	183.76	12.12	20.12	ALLbC44

表 6-2-3 2014年全国东部农村肿瘤登记地区癌症发病主要指标
Table 6-2-3 Cancer incidence in Eastern rural registration areas of China, 2014

部位 Site		男性 Male						女性 Female						ICD-10
		病例数 No. cases	构成 (%)	粗率 Crude rate (1/10⁵)	世标率 ASR world (1/10⁵)	累积率 Cum.rate(%) 0~64	0~74	病例数 No. cases	构成 (%)	粗率 Crude rate (1/10⁵)	世标率 ASR world (1/10⁵)	累积率 Cum.rate(%) 0~64	0~74	
唇	Lip	87	0.07	0.22	0.14	0.01	0.02	63	0.07	0.17	0.10	0.00	0.01	C00
舌	Tongue	265	0.21	0.68	0.46	0.03	0.06	142	0.15	0.38	0.23	0.02	0.03	C01–C02
口	Mouth	424	0.34	1.09	0.71	0.04	0.09	270	0.28	0.72	0.43	0.03	0.05	C03–C06
唾液腺	Salivary Glands	244	0.20	0.62	0.44	0.03	0.05	206	0.22	0.55	0.38	0.03	0.04	C07–C08
扁桃腺	Tonsil	54	0.04	0.14	0.09	0.01	0.01	14	0.01	0.04	0.02	0.00	0.00	C09
其他口咽	Other Oropharynx	122	0.10	0.31	0.20	0.01	0.02	29	0.03	0.08	0.05	0.00	0.01	C10
鼻咽	Nasopharynx	1511	1.22	3.87	2.68	0.21	0.29	572	0.60	1.52	1.02	0.08	0.11	C11
喉咽	Hypopharynx	364	0.29	0.93	0.60	0.04	0.07	40	0.04	0.11	0.07	0.00	0.01	C12–C13
咽,部位不明	Pharynx Unspecified	121	0.10	0.31	0.20	0.01	0.02	35	0.04	0.09	0.05	0.00	0.01	C14
食管	Esophagus	15290	12.37	39.13	24.70	1.22	3.18	6697	7.04	17.76	9.83	0.36	1.23	C15
胃	Stomach	19288	15.61	49.37	31.23	1.61	3.94	8131	8.54	21.57	12.43	0.62	1.46	C16
小肠	Small Intestine	460	0.37	1.18	0.76	0.05	0.09	313	0.33	0.83	0.48	0.03	0.06	C17
结肠	Colon	4371	3.54	11.19	7.20	0.40	0.86	3464	3.64	9.19	5.40	0.30	0.63	C18
直肠	Rectum	5484	4.44	14.04	8.94	0.50	1.07	3946	4.15	10.47	6.12	0.34	0.73	C19–C20
肛门	Anus	167	0.14	0.43	0.27	0.02	0.03	113	0.12	0.30	0.17	0.01	0.02	C21
肝脏	Liver	16387	13.26	41.94	27.40	1.89	3.19	5769	6.06	15.30	8.93	0.51	1.02	C22
胆囊及其他	Gallbladder etc.	1465	1.19	3.75	2.35	0.11	0.29	1421	1.49	3.77	2.11	0.10	0.25	C23–C24
胰腺	Pancreas	2985	2.42	7.64	4.78	0.24	0.58	2258	2.37	5.99	3.36	0.15	0.40	C25
鼻,鼻窦及其他	Nose, Sinuses etc.	171	0.14	0.44	0.29	0.02	0.03	115	0.12	0.31	0.19	0.01	0.02	C30–C31
喉	Larynx	1063	0.86	2.72	1.74	0.11	0.22	147	0.15	0.39	0.23	0.01	0.03	C32
气管,支气管,肺	Traches,Bronchus and Lung	30580	24.75	78.27	49.30	2.40	6.14	16028	16.84	42.51	24.48	1.25	2.95	C33–C34
其他胸腔器官	Other Thoracic Organs	354	0.29	0.91	0.68	0.04	0.07	232	0.24	0.62	0.43	0.03	0.04	C37–C38
骨	Bone	820	0.66	2.10	1.53	0.08	0.16	629	0.66	1.67	1.10	0.06	0.12	C40–C41
皮肤黑色素瘤	Melanoma of Skin	215	0.17	0.55	0.37	0.02	0.04	196	0.21	0.52	0.32	0.02	0.03	C43
其他皮肤	Other Skin	865	0.70	2.21	1.39	0.07	0.15	832	0.87	2.21	1.21	0.05	0.12	C44
间皮瘤	Mesothelioma	65	0.05	0.17	0.11	0.01	0.01	49	0.05	0.13	0.08	0.01	0.01	C45
卡波西肉瘤	Kaposi Sarcoma	1	0.00	0.00	0.00	0.00	0.00	4	0.00	0.01	0.01	0.00	0.00	C46
周围神经,结缔、软组织	Connective and Soft Tissue	314	0.25	0.80	0.62	0.04	0.06	251	0.26	0.67	0.50	0.03	0.05	C47;C49
乳房	Breast	152	0.12	0.39	0.25	0.02	0.03	14197	14.92	37.66	24.94	2.10	2.65	C50
外阴	Vulva	–	–	–	–	–	–	137	0.14	0.36	0.22	0.01	0.03	C51
阴道	Vagina	–	–	–	–	–	–	84	0.09	0.22	0.14	0.01	0.01	C52
子宫颈	Cervix Uteri	–	–	–	–	–	–	5693	5.98	15.10	10.02	0.82	1.05	C53
子宫体	Corpus Uteri	–	–	–	–	–	–	3011	3.16	7.99	5.23	0.45	0.59	C54
子宫,部位不明	Uterus Unspecified	–	–	–	–	–	–	791	0.83	2.10	1.33	0.10	0.15	C55
卵巢	Ovary	–	–	–	–	–	–	2694	2.83	7.15	4.84	0.38	0.52	C56
其他女性生殖器	Other Female Genital Organs	–	–	–	–	–	–	174	0.18	0.46	0.30	0.02	0.03	C57
胎盘	Placenta	–	–	–	–	–	–	29	0.03	0.08	0.07	0.00	0.01	C58
阴茎	Penis	300	0.24	0.77	0.50	0.03	0.06	–	–	–	–	–	–	C60
前列腺	Prostate	2815	2.28	7.20	4.26	0.09	0.46	–	–	–	–	–	–	C61
睾丸	Testis	163	0.13	0.42	0.36	0.02	0.03	–	–	–	–	–	–	C62
其他男性生殖器	Other Male Genital Organs	57	0.05	0.15	0.09	0.00	0.01	–	–	–	–	–	–	C63
肾	Kidney	1544	1.25	3.95	2.70	0.18	0.32	864	0.91	2.29	1.52	0.10	0.17	C64
肾盂	Renal Pelvis	190	0.15	0.49	0.32	0.02	0.04	128	0.13	0.34	0.20	0.01	0.03	C65
输尿管	Ureter	170	0.14	0.44	0.27	0.01	0.03	138	0.15	0.37	0.21	0.01	0.03	C66
膀胱	Bladder	3273	2.65	8.38	5.24	0.24	0.60	879	0.92	2.33	1.32	0.06	0.15	C67
其他泌尿器官	Other Urinary Organs	60	0.05	0.15	0.09	0.00	0.01	21	0.02	0.06	0.03	0.00	0.00	C68
眼	Eye	71	0.06	0.18	0.21	0.01	0.01	63	0.07	0.17	0.21	0.01	0.01	C69
脑,神经系统	Brain, Nervous System	2831	2.29	7.25	5.37	0.34	0.55	3130	3.29	8.30	5.72	0.39	0.61	C70–C72
甲状腺	Thyroid Gland	1570	1.27	4.02	2.95	0.24	0.29	5755	6.05	15.26	10.93	0.93	1.05	C73
肾上腺	Adrenal Gland	110	0.09	0.28	0.22	0.01	0.02	79	0.08	0.21	0.17	0.01	0.02	C74
其他内分泌腺	Other Endocrine	105	0.08	0.27	0.22	0.01	0.02	127	0.13	0.34	0.26	0.01	0.02	C75
霍奇金病	Hodgkin Disease	136	0.11	0.35	0.28	0.02	0.03	92	0.10	0.24	0.19	0.01	0.02	C81
非霍奇金淋巴瘤	Non–Hodgkin Lymphoma	1786	1.45	4.57	3.17	0.19	0.35	1316	1.38	3.49	2.33	0.15	0.26	C82–C85;C96
免疫增生性疾病	Immunoproliferative Disease	18	0.01	0.05	0.03	0.00	0.00	7	0.01	0.02	0.01	0.00	0.00	C88
多发性骨髓瘤	Multiple Myeloma	538	0.44	1.38	0.89	0.05	0.11	407	0.43	1.08	0.69	0.04	0.08	C90
淋巴样白血病	Lymphoid Leukaemia	523	0.42	1.34	1.32	0.07	0.11	400	0.42	1.06	1.03	0.06	0.08	C91
髓样白血病	Myeloid Leukaemia	1182	0.96	3.03	2.27	0.14	0.23	921	0.97	2.44	1.85	0.12	0.18	C92–C94
白血病,未特指	Leukaemia Unspecified	885	0.72	2.27	1.85	0.10	0.18	685	0.72	1.82	1.44	0.09	0.13	C95
其他或未指明部位	Other and Unspecified	1544	1.25	3.95	2.67	0.15	0.29	1377	1.45	3.65	2.34	0.13	0.25	O&U
所有部位合计	All Sites	123560	100.00	316.24	204.72	11.15	24.54	95165	100.00	252.42	157.28	10.06	17.57	ALL
所有部位除外 C44	All Sites but C44	122695	99.30	314.03	203.33	11.08	24.39	94333	99.13	250.21	156.07	10.01	17.45	ALLbC44

表 6-2-4 2014年全国中部肿瘤登记地区癌症发病主要指标
Table 6-2-4 Cancer incidence in Middle registration areas of China, 2014

部位 Site		男性 Male						女性 Female						ICD-10
		病例数 No. cases	构成 (%)	粗率 Crude rate (1/10⁵)	世标率 ASR world (1/10⁵)	累积率 Cum.rate(%)		病例数 No. cases	构成 (%)	粗率 Crude rate (1/10⁵)	世标率 ASR world (1/10⁵)	累积率 Cum.rate(%)		
						0~64	0~74					0~64	0~74	
唇	Lip	81	0.07	0.19	0.15	0.01	0.02	51	0.06	0.13	0.09	0.01	0.01	C00
舌	Tongue	348	0.30	0.84	0.62	0.05	0.07	205	0.23	0.51	0.37	0.02	0.04	C01-C02
口	Mouth	428	0.36	1.03	0.77	0.05	0.09	276	0.31	0.69	0.49	0.03	0.05	C03-C06
唾液腺	Salivary Glands	217	0.18	0.52	0.40	0.03	0.04	204	0.23	0.51	0.39	0.03	0.04	C07-C08
扁桃腺	Tonsil	65	0.06	0.16	0.12	0.01	0.01	28	0.03	0.07	0.05	0.00	0.01	C09
其他口咽	Other Oropharynx	162	0.14	0.39	0.29	0.02	0.04	32	0.04	0.08	0.05	0.00	0.01	C10
鼻咽	Nasopharynx	1613	1.37	3.87	2.89	0.22	0.32	760	0.85	1.91	1.37	0.11	0.15	C11
喉咽	Hypopharynx	223	0.19	0.54	0.40	0.03	0.05	27	0.03	0.07	0.04	0.00	0.00	C12-C13
咽,部位不明	Pharynx Unspecified	143	0.12	0.34	0.25	0.02	0.03	30	0.03	0.08	0.05	0.00	0.00	C14
食管	Esophagus	12323	10.47	29.57	21.98	1.08	2.85	5368	5.99	13.48	9.06	0.41	1.13	C15
胃	Stomach	18729	15.91	44.95	33.37	1.73	4.27	7605	8.48	19.10	12.96	0.69	1.54	C16
小肠	Small Intestine	504	0.43	1.21	0.89	0.05	0.11	383	0.43	0.96	0.67	0.04	0.08	C17
结肠	Colon	4534	3.85	10.88	7.96	0.44	0.95	3575	3.99	8.98	6.19	0.36	0.74	C18
直肠	Rectum	5380	4.57	12.91	9.57	0.56	1.17	3793	4.23	9.53	6.52	0.38	0.77	C19-C20
肛门	Anus	160	0.14	0.38	0.29	0.02	0.03	119	0.13	0.30	0.21	0.01	0.03	C21
肝脏	Liver	16045	13.63	38.50	28.57	1.86	3.36	6163	6.87	15.48	10.53	0.58	1.25	C22
胆囊及其他	Gallbladder etc.	1085	0.92	2.60	1.89	0.09	0.22	1362	1.52	3.42	2.25	0.11	0.26	C23-C24
胰腺	Pancreas	2378	2.02	5.71	4.19	0.20	0.51	1786	1.99	4.49	3.00	0.14	0.37	C25
鼻,鼻窦及其他	Nose, Sinuses etc.	179	0.15	0.43	0.32	0.02	0.04	106	0.12	0.27	0.19	0.01	0.04	C30-C31
喉	Larynx	1214	1.03	2.91	2.17	0.13	0.27	203	0.23	0.51	0.34	0.02	0.04	C32
气管,支气管,肺	Traches,Bronchus and Lung	30581	25.97	73.39	54.05	2.71	6.73	13148	14.66	33.03	22.18	1.17	2.65	C33-C34
其他胸腔器官	Other Thoracic Organs	326	0.28	0.78	0.62	0.04	0.07	263	0.29	0.66	0.49	0.03	0.05	C37-C38
骨	Bone	905	0.77	2.17	1.75	0.10	0.18	688	0.77	1.73	1.30	0.08	0.14	C40-C41
皮肤黑色素瘤	Melanoma of Skin	170	0.14	0.41	0.32	0.02	0.03	167	0.19	0.42	0.32	0.02	0.03	C43
其他皮肤	Other Skin	699	0.59	1.68	1.24	0.06	0.14	598	0.67	1.50	1.01	0.05	0.10	C44
间皮瘤	Mesothelioma	54	0.05	0.13	0.09	0.01	0.01	37	0.04	0.09	0.06	0.00	0.01	C45
卡波西肉瘤	Kaposi Sarcoma	9	0.01	0.02	0.01	0.00	0.00	7	0.01	0.02	0.01	0.00	0.00	C46
周围神经,结缔,软组织	Connective and Soft Tissue	308	0.26	0.74	0.60	0.04	0.06	258	0.29	0.65	0.53	0.03	0.05	C47;C49
乳房	Breast	208	0.18	0.50	0.36	0.02	0.04	14059	15.68	35.32	25.34	2.12	2.72	C50
外阴	Vulva	–	–	–	–	–	–	118	0.13	0.30	0.21	0.01	0.02	C51
阴道	Vagina	–	–	–	–	–	–	93	0.10	0.23	0.17	0.01	0.02	C52
子宫颈	Cervix Uteri	–	–	–	–	–	–	7150	7.97	17.96	12.87	1.06	1.37	C53
子宫体	Corpus Uteri	–	–	–	–	–	–	2522	2.81	6.34	4.54	0.38	0.50	C54
子宫,部位不明	Uterus Unspecified	–	–	–	–	–	–	744	0.83	1.87	1.35	0.11	0.15	C55
卵巢	Ovary	–	–	–	–	–	–	2768	3.09	6.95	5.14	0.40	0.56	C56
其他女性生殖器	Other Female Genital Organs	–	–	–	–	–	–	141	0.16	0.35	0.26	0.02	0.03	C57
胎盘	Placenta	–	–	–	–	–	–	32	0.04	0.08	0.07	0.00	0.00	C58
阴茎	Penis	246	0.21	0.59	0.43	0.02	0.05	–	–	–	–	–	–	C60
前列腺	Prostate	2461	2.09	5.91	4.14	0.09	0.44	–	–	–	–	–	–	C61
睾丸	Testis	158	0.13	0.38	0.32	0.02	0.03	–	–	–	–	–	–	C62
其他男性生殖器	Other Male Genital Organs	36	0.03	0.09	0.07	0.00	0.01	–	–	–	–	–	–	C63
肾	Kidney	1339	1.14	3.21	2.45	0.16	0.28	788	0.88	1.98	1.46	0.10	0.17	C64
肾盂	Renal Pelvis	186	0.16	0.45	0.34	0.02	0.04	112	0.12	0.28	0.19	0.01	0.02	C65
输尿管	Ureter	144	0.12	0.35	0.25	0.01	0.03	127	0.14	0.32	0.21	0.01	0.03	C66
膀胱	Bladder	2608	2.21	6.26	4.53	0.21	0.51	770	0.86	1.93	1.29	0.06	0.15	C67
其他泌尿器官	Other Urinary Organs	46	0.04	0.11	0.08	0.00	0.01	30	0.03	0.08	0.05	0.00	0.00	C68
眼	Eye	84	0.07	0.20	0.22	0.01	0.02	52	0.06	0.13	0.12	0.01	0.01	C69
脑,神经系统	Brain, Nervous System	2650	2.25	6.36	5.19	0.34	0.53	2672	2.98	6.71	5.15	0.35	0.55	C70-C72
甲状腺	Thyroid Gland	1526	1.30	3.66	2.78	0.22	0.27	4814	5.37	12.09	9.02	0.77	0.88	C73
肾上腺	Adrenal Gland	105	0.09	0.25	0.21	0.01	0.02	72	0.08	0.18	0.15	0.01	0.01	C74
其他内分泌腺	Other Endocrine	131	0.11	0.31	0.26	0.02	0.03	141	0.16	0.35	0.27	0.02	0.03	C75
霍奇金病	Hodgkin Disease	199	0.17	0.48	0.39	0.03	0.04	115	0.13	0.29	0.24	0.02	0.02	C81
非霍奇金淋巴瘤	Non-Hodgkin Lymphoma	1684	1.43	4.04	3.11	0.19	0.35	1156	1.29	2.90	2.15	0.14	0.25	C82-C85;C96
免疫增生性疾病	Immunoproliferative Disease	6	0.01	0.01	0.01	0.00	0.00	2	0.00	0.01	0.00	0.00	0.00	C88
多发性骨髓瘤	Multiple Myeloma	434	0.37	1.04	0.77	0.05	0.09	330	0.37	0.83	0.61	0.04	0.08	C90
淋巴样白血病	Lymphoid Leukaemia	463	0.39	1.11	1.10	0.06	0.09	381	0.42	0.96	0.96	0.06	0.08	C91
髓样白血病	Myeloid Leukaemia	900	0.76	2.16	1.82	0.12	0.18	697	0.78	1.75	1.41	0.09	0.14	C92-C94
白血病,未特指	Leukaemia Unspecified	1028	0.87	2.47	2.25	0.13	0.21	799	0.89	2.01	1.83	0.11	0.16	C95
其他或未指明部位	Other and Unspecified	2249	1.91	5.40	4.13	0.23	0.46	1733	1.93	4.35	3.14	0.20	0.34	O&U
所有部位合计	All Sites	117754	100.00	282.59	211.00	11.56	25.41	89660	100.00	225.24	158.92	10.43	17.88	ALL
所有部位除外 C44	All Sites but C44	117055	99.41	280.91	209.75	11.50	25.27	89062	99.33	223.73	157.91	10.38	17.78	ALLbC44

表 6-2-5 2014年全国中部城市肿瘤登记地区癌症发病主要指标
Table 6-2-5 Cancer incidence in Middle urban registration areas of China, 2014

部位 / Site		男性 Male						女性 Female						ICD-10
		病例数 No. cases	构成 (%)	粗率 Crude rate (1/10⁵)	世标率 ASR world (1/10⁵)	累积率 Cum.rate(%)		病例数 No. cases	构成 (%)	粗率 Crude rate (1/10⁵)	世标率 ASR world (1/10⁵)	累积率 Cum.rate(%)		
						0~64	0~74					0~64	0~74	
唇	Lip	25	0.05	0.15	0.10	0.01	0.01	19	0.05	0.11	0.07	0.01	0.01	C00
舌	Tongue	187	0.36	1.10	0.76	0.06	0.09	119	0.29	0.72	0.47	0.03	0.05	C01-C02
口	Mouth	244	0.47	1.43	1.00	0.07	0.12	131	0.32	0.79	0.52	0.03	0.06	C03-C06
唾液腺	Salivary Glands	107	0.21	0.63	0.46	0.03	0.05	97	0.23	0.59	0.40	0.03	0.04	C07-C08
扁桃腺	Tonsil	32	0.06	0.19	0.13	0.01	0.02	9	0.02	0.05	0.04	0.00	0.01	C09
其他口咽	Other Oropharynx	78	0.15	0.46	0.32	0.02	0.04	8	0.02	0.05	0.03	0.00	0.00	C10
鼻咽	Nasopharynx	573	1.11	3.36	2.37	0.18	0.26	294	0.71	1.77	1.19	0.09	0.13	C11
喉咽	Hypopharynx	139	0.27	0.82	0.57	0.04	0.08	12	0.03	0.07	0.04	0.00	0.00	C12-C13
咽,部位不明	Pharynx Unspecified	60	0.12	0.35	0.24	0.02	0.03	11	0.03	0.07	0.04	0.00	0.00	C14
食管	Esophagus	3918	7.58	22.99	15.77	0.82	2.01	1351	3.27	8.15	4.89	0.19	0.58	C15
胃	Stomach	6592	12.76	38.68	26.54	1.33	3.37	2715	6.57	16.38	10.27	0.54	1.17	C16
小肠	Small Intestine	221	0.43	1.30	0.87	0.05	0.10	188	0.46	1.13	0.72	0.04	0.09	C17
结肠	Colon	2606	5.04	15.29	10.32	0.55	1.24	2080	5.04	12.55	8.01	0.44	0.96	C18
直肠	Rectum	2715	5.25	15.93	10.94	0.64	1.34	1753	4.24	10.58	6.71	0.38	0.79	C19-C20
肛门	Anus	57	0.11	0.33	0.22	0.01	0.02	31	0.08	0.19	0.12	0.01	0.01	C21
肝脏	Liver	6383	12.35	37.46	25.80	1.66	3.00	2341	5.67	14.13	8.88	0.46	1.05	C22
胆囊及其他	Gallbladder etc.	557	1.08	3.27	2.18	0.11	0.24	684	1.66	4.13	2.48	0.11	0.28	C23-C24
胰腺	Pancreas	1247	2.41	7.32	4.92	0.23	0.59	963	2.33	5.81	3.55	0.15	0.43	C25
鼻,鼻窦及其他	Nose, Sinuses etc.	80	0.15	0.47	0.32	0.02	0.04	41	0.10	0.25	0.16	0.01	0.01	C30-C31
喉	Larynx	619	1.20	3.63	2.53	0.16	0.32	61	0.15	0.37	0.23	0.01	0.03	C32
气管,支气管,肺	Traches,Bronchus and Lung	14117	27.32	82.84	56.20	2.82	6.93	6106	14.78	36.85	22.85	1.16	2.71	C33-C34
其他胸腔器官	Other Thoracic Organs	188	0.36	1.10	0.81	0.05	0.09	133	0.32	0.80	0.56	0.04	0.06	C37-C38
骨	Bone	319	0.62	1.87	1.39	0.07	0.15	261	0.63	1.57	1.14	0.06	0.12	C40-C41
皮肤黑色素瘤	Melanoma of Skin	74	0.14	0.43	0.31	0.02	0.03	84	0.20	0.51	0.36	0.02	0.04	C43
其他皮肤	Other Skin	324	0.63	1.90	1.32	0.06	0.15	245	0.59	1.48	0.90	0.04	0.10	C44
间皮瘤	Mesothelioma	34	0.07	0.20	0.13	0.01	0.01	25	0.06	0.15	0.10	0.01	0.01	C45
卡波西肉瘤	Kaposi Sarcoma	4	0.01	0.02	0.01	0.00	0.00	2	0.00	0.01	0.01	0.00	0.00	C46
周围神经,结缔、软组织	Connective and Soft Tissue	175	0.34	1.03	0.81	0.05	0.08	162	0.39	0.98	0.74	0.05	0.07	C47;C49
乳房	Breast	89	0.17	0.52	0.36	0.02	0.04	7284	17.64	43.95	29.83	2.46	3.25	C50
外阴	Vulva	–	–	–	–	–	–	43	0.10	0.26	0.16	0.01	0.02	C51
阴道	Vagina	–	–	–	–	–	–	44	0.11	0.27	0.18	0.01	0.02	C52
子宫颈	Cervix Uteri	–	–	–	–	–	–	3053	7.39	18.42	12.57	1.05	1.34	C53
子宫体	Corpus Uteri	–	–	–	–	–	–	1132	2.74	6.83	4.62	0.38	0.52	C54
子宫,部位不明	Uterus Unspecified	–	–	–	–	–	–	209	0.51	1.26	0.87	0.07	0.10	C55
卵巢	Ovary	–	–	–	–	–	–	1437	3.48	8.67	6.01	0.46	0.66	C56
其他女性生殖器	Other Female Genital Organs	–	–	–	–	–	–	63	0.15	0.38	0.26	0.02	0.03	C57
胎盘	Placenta	–	–	–	–	–	–	9	0.02	0.05	0.05	0.00	0.00	C58
阴茎	Penis	92	0.18	0.54	0.36	0.02	0.04	–	–	–	–	–	–	C60
前列腺	Prostate	1615	3.13	9.48	5.99	0.12	0.63	–	–	–	–	–	–	C61
睾丸	Testis	83	0.16	0.49	0.41	0.03	0.03	–	–	–	–	–	–	C62
其他男性生殖器	Other Male Genital Organs	19	0.04	0.11	0.08	0.00	0.01	–	–	–	–	–	–	C63
肾	Kidney	830	1.61	4.87	3.45	0.23	0.40	466	1.13	2.81	1.93	0.12	0.22	C64
肾盂	Renal Pelvis	112	0.22	0.66	0.45	0.02	0.06	62	0.15	0.37	0.24	0.01	0.03	C65
输尿管	Ureter	94	0.18	0.55	0.37	0.02	0.04	97	0.23	0.59	0.36	0.02	0.04	C66
膀胱	Bladder	1441	2.79	8.46	5.62	0.26	0.63	426	1.03	2.57	1.56	0.07	0.17	C67
其他泌尿器官	Other Urinary Organs	27	0.05	0.16	0.10	0.01	0.01	13	0.03	0.08	0.05	0.00	0.00	C68
眼	Eye	25	0.05	0.15	0.14	0.01	0.01	20	0.05	0.12	0.13	0.00	0.01	C69
脑,神经系统	Brain, Nervous System	1046	2.02	6.14	4.74	0.29	0.48	1062	2.57	6.41	4.68	0.31	0.49	C70-C72
甲状腺	Thyroid Gland	1064	2.06	6.24	4.52	0.37	0.43	3246	7.86	19.59	14.00	1.20	1.37	C73
肾上腺	Adrenal Gland	51	0.10	0.30	0.22	0.01	0.03	43	0.10	0.26	0.19	0.01	0.02	C74
其他内分泌腺	Other Endocrine	71	0.14	0.42	0.34	0.02	0.04	77	0.19	0.46	0.33	0.03	0.03	C75
霍奇金病	Hodgkin Disease	95	0.18	0.56	0.45	0.03	0.04	51	0.12	0.31	0.25	0.02	0.02	C81
非霍奇金淋巴瘤	Non-Hodgkin Lymphoma	854	1.65	5.01	3.54	0.21	0.40	626	1.52	3.78	2.58	0.16	0.31	C82-C85;C96
免疫增生性疾病	Immunoproliferative Disease	6	0.01	0.04	0.02	0.00	0.00	1	0.00	0.01	0.00	0.00	0.00	C88
多发性骨髓瘤	Multiple Myeloma	254	0.49	1.49	1.02	0.06	0.12	188	0.46	1.13	0.74	0.04	0.10	C90
淋巴样白血病	Lymphoid Leukaemia	243	0.47	1.43	1.40	0.07	0.12	190	0.46	1.15	1.24	0.07	0.10	C91
髓样白血病	Myeloid Leukaemia	488	0.94	2.86	2.28	0.14	0.24	398	0.96	2.40	1.84	0.11	0.20	C92-C94
白血病,未特指	Leukaemia Unspecified	288	0.56	1.69	1.38	0.08	0.13	243	0.59	1.47	1.25	0.08	0.11	C95
其他或未指明部位	Other and Unspecified	1116	2.16	6.55	4.64	0.24	0.52	895	2.17	5.40	3.62	0.23	0.39	O&U
所有部位合计	All Sites	51678	100.00	303.25	209.27	11.35	24.86	41304	100.00	249.24	164.97	10.85	18.37	ALL
所有部位除外 C44	All Sites but C44	51354	99.37	301.35	207.95	11.29	24.72	41059	99.41	247.76	164.08	10.81	18.27	ALLbC44

表 6-2-6　2014年全国中部农村肿瘤登记地区癌症发病主要指标
Table 6-2-6　Cancer incidence in Middle rural registration areas of China, 2014

部位 Site		男性 Male						女性 Female						ICD-10
		病例数 No. cases	构成 (%)	粗率 Crude rate (1/10⁵)	世标率 ASR world (1/10⁵)	累积率 Cum.rate(%)		病例数 No. cases	构成 (%)	粗率 Crude rate (1/10⁵)	世标率 ASR world (1/10⁵)	累积率 Cum.rate(%)		
						0~64	0~74					0~64	0~74	
唇	Lip	56	0.08	0.23	0.18	0.01	0.02	32	0.07	0.14	0.10	0.01	0.01	C00
舌	Tongue	161	0.24	0.65	0.51	0.04	0.06	86	0.18	0.37	0.28	0.02	0.03	C01-C02
口	Mouth	184	0.28	0.75	0.58	0.04	0.07	145	0.30	0.62	0.46	0.03	0.05	C03-C06
唾液腺	Salivary Glands	110	0.17	0.45	0.35	0.03	0.04	107	0.22	0.46	0.37	0.03	0.04	C07-C08
扁桃腺	Tonsil	33	0.05	0.13	0.11	0.01	0.01	19	0.04	0.08	0.06	0.00	0.01	C09
其他口咽	Other Oropharynx	84	0.13	0.34	0.27	0.02	0.03	24	0.05	0.10	0.08	0.00	0.01	C10
鼻咽	Nasopharynx	1040	1.57	4.22	3.30	0.25	0.37	466	0.96	2.01	1.51	0.12	0.17	C11
喉咽	Hypopharynx	84	0.13	0.34	0.26	0.02	0.03	15	0.03	0.06	0.04	0.00	0.00	C12-C13
咽,部位不明	Pharynx Unspecified	83	0.13	0.34	0.26	0.02	0.03	19	0.04	0.08	0.06	0.00	0.01	C14
食管	Esophagus	8405	12.72	34.13	26.87	1.29	3.50	4017	8.31	17.29	12.40	0.58	1.58	C15
胃	Stomach	12137	18.37	49.28	38.66	2.05	4.96	4890	10.11	21.05	15.11	0.81	1.83	C16
小肠	Small Intestine	283	0.43	1.15	0.91	0.05	0.11	195	0.40	0.84	0.62	0.04	0.08	C17
结肠	Colon	1928	2.92	7.83	6.07	0.36	0.73	1495	3.09	6.43	4.72	0.30	0.56	C18
直肠	Rectum	2665	4.03	10.82	8.47	0.49	1.04	2040	4.22	8.78	6.36	0.38	0.76	C19-C20
肛门	Anus	103	0.16	0.42	0.34	0.02	0.04	88	0.18	0.38	0.28	0.02	0.03	C21
肝脏	Liver	9662	14.62	39.23	30.64	2.01	3.64	3822	7.90	16.45	11.84	0.67	1.42	C22
胆囊及其他	Gallbladder etc.	528	0.80	2.14	1.65	0.08	0.20	678	1.40	2.92	2.06	0.11	0.24	C23-C24
胰腺	Pancreas	1131	1.71	4.59	3.60	0.18	0.45	823	1.70	3.54	2.56	0.13	0.32	C25
鼻,鼻窦及其他	Nose, Sinuses etc.	99	0.15	0.40	0.32	0.02	0.04	65	0.13	0.28	0.21	0.01	0.02	C30-C31
喉	Larynx	595	0.90	2.42	1.89	0.11	0.24	142	0.29	0.61	0.43	0.02	0.05	C32
气管,支气管,肺	Traches,Bronchus and Lung	16464	24.92	66.85	52.27	2.61	6.57	7042	14.56	30.31	21.62	1.17	2.59	C33-C34
其他胸腔器官	Other Thoracic Organs	138	0.21	0.56	0.47	0.03	0.05	130	0.27	0.56	0.43	0.03	0.04	C37-C38
骨	Bone	586	0.89	2.38	2.00	0.12	0.21	427	0.88	1.84	1.43	0.09	0.15	C40-C41
皮肤黑色素瘤	Melanoma of Skin	96	0.15	0.39	0.33	0.02	0.03	83	0.17	0.36	0.29	0.02	0.03	C43
其他皮肤	Other Skin	375	0.57	1.52	1.18	0.06	0.13	353	0.73	1.52	1.09	0.05	0.11	C44
间皮瘤	Mesothelioma	20	0.03	0.08	0.06	0.00	0.01	12	0.02	0.05	0.04	0.00	0.00	C45
卡波西肉瘤	Kaposi Sarcoma	5	0.01	0.02	0.02	0.00	0.00	5	0.01	0.02	0.02	0.00	0.00	C46
周围神经,结缔、软组织	Connective and Soft Tissue	133	0.20	0.54	0.45	0.03	0.04	96	0.20	0.41	0.37	0.02	0.03	C47;C49
乳房	Breast	119	0.18	0.48	0.37	0.02	0.04	6775	14.01	29.16	21.79	1.85	2.30	C50
外阴	Vulva	–	–	–	–	–	–	75	0.16	0.32	0.24	0.01	0.03	C51
阴道	Vagina	–	–	–	–	–	–	49	0.10	0.21	0.16	0.01	0.02	C52
子宫颈	Cervix Uteri	–	–	–	–	–	–	4097	8.47	17.63	13.10	1.07	1.40	C53
子宫体	Corpus Uteri	–	–	–	–	–	–	1390	2.87	5.98	4.47	0.38	0.49	C54
子宫,部位不明	Uterus Unspecified	–	–	–	–	–	–	535	1.11	2.30	1.72	0.14	0.18	C55
卵巢	Ovary	–	–	–	–	–	–	1331	2.75	5.73	4.44	0.34	0.48	C56
其他女性生殖器	Other Female Genital Organs	–	–	–	–	–	–	78	0.16	0.34	0.25	0.02	0.03	C57
胎盘	Placenta	–	–	–	–	–	–	23	0.05	0.10	0.08	0.01	0.01	C58
阴茎	Penis	154	0.23	0.63	0.49	0.03	0.06	–	–	–	–	–	–	C60
前列腺	Prostate	846	1.28	3.44	2.63	0.07	0.29	–	–	–	–	–	–	C61
睾丸	Testis	75	0.11	0.30	0.26	0.02	0.02	–	–	–	–	–	–	C62
其他男性生殖器	Other Male Genital Organs	17	0.03	0.07	0.06	0.00	0.01	–	–	–	–	–	–	C63
肾	Kidney	509	0.77	2.07	1.67	0.11	0.20	322	0.67	1.39	1.10	0.08	0.13	C64
肾盂	Renal Pelvis	74	0.11	0.30	0.24	0.02	0.03	50	0.10	0.22	0.16	0.01	0.02	C65
输尿管	Ureter	50	0.08	0.20	0.16	0.01	0.02	30	0.06	0.13	0.10	0.00	0.01	C66
膀胱	Bladder	1167	1.77	4.74	3.66	0.17	0.43	344	0.71	1.48	1.07	0.06	0.13	C67
其他泌尿器官	Other Urinary Organs	19	0.03	0.08	0.07	0.00	0.01	17	0.04	0.07	0.05	0.00	0.00	C68
眼	Eye	59	0.09	0.24	0.27	0.02	0.02	32	0.07	0.14	0.11	0.01	0.01	C69
脑,神经系统	Brain, Nervous System	1604	2.43	6.51	5.52	0.37	0.56	1610	3.33	6.93	5.52	0.38	0.60	C70-C72
甲状腺	Thyroid Gland	462	0.70	1.88	1.48	0.11	0.15	1568	3.24	6.75	5.21	0.43	0.51	C73
肾上腺	Adrenal Gland	54	0.08	0.22	0.19	0.01	0.02	29	0.06	0.12	0.12	0.01	0.01	C74
其他内分泌腺	Other Endocrine	60	0.09	0.24	0.20	0.02	0.02	64	0.13	0.28	0.22	0.02	0.02	C75
霍奇金病	Hodgkin Disease	104	0.16	0.42	0.36	0.02	0.04	64	0.13	0.28	0.23	0.02	0.02	C81
非霍奇金淋巴瘤	Non-Hodgkin Lymphoma	830	1.26	3.37	2.75	0.17	0.31	530	1.10	2.28	1.79	0.12	0.20	C82-C85;C96
免疫增生性疾病	Immunoproliferative Disease	0	0.00	0.00	0.00	0.00	0.00	1	0.00	0.00	0.00	0.00	0.00	C88
多发性骨髓瘤	Multiple Myeloma	180	0.27	0.73	0.57	0.04	0.07	142	0.29	0.61	0.49	0.03	0.06	C90
淋巴样白血病	Lymphoid Leukaemia	220	0.33	0.89	0.90	0.06	0.07	191	0.39	0.82	0.79	0.05	0.06	C91
髓样白血病	Myeloid Leukaemia	412	0.62	1.67	1.48	0.10	0.14	299	0.62	1.29	1.09	0.07	0.10	C92-C94
白血病,未特指	Leukaemia Unspecified	740	1.12	3.00	2.83	0.17	0.26	556	1.15	2.39	2.23	0.14	0.20	C95
其他或未指明部位	Other and Unspecified	1133	1.71	4.60	3.71	0.22	0.42	838	1.73	3.61	2.75	0.18	0.30	O&U
所有部位合计	All Sites	66076	100.00	268.29	211.88	11.71	25.82	48356	100.00	208.11	154.15	10.10	17.50	ALL
所有部位除外 C44	All Sites but C44	65701	99.43	266.77	210.70	11.66	25.69	48003	99.27	206.59	153.06	10.05	17.39	ALLbC44

部位 Site		男性 Male						女性 Female						ICD-10
		病例数 No. cases	构成 (%)	粗率 Crude rate (1/10⁵)	世标率 ASR world (1/10⁵)	累积率 Cum.rate(%)		病例数 No. cases	构成 (%)	粗率 Crude rate (1/10⁵)	世标率 ASR world (1/10⁵)	累积率 Cum.rate(%)		
						0~64	0~74					0~64	0~74	
唇	Lip	33	0.05	0.15	0.12	0.01	0.01	17	0.04	0.08	0.07	0.01	0.01	C00
舌	Tongue	162	0.27	0.74	0.55	0.04	0.07	102	0.23	0.49	0.33	0.02	0.04	C01–C02
口	Mouth	224	0.37	1.03	0.74	0.04	0.08	122	0.28	0.58	0.41	0.02	0.04	C03–C06
唾液腺	Salivary Glands	124	0.20	0.57	0.43	0.03	0.05	93	0.21	0.44	0.35	0.03	0.03	C07–C08
扁桃腺	Tonsil	31	0.05	0.14	0.10	0.01	0.01	13	0.03	0.06	0.04	0.00	0.00	C09
其他口咽	Other Oropharynx	64	0.11	0.29	0.22	0.01	0.03	15	0.03	0.07	0.05	0.00	0.01	C10
鼻咽	Nasopharynx	1259	2.08	5.78	4.28	0.35	0.48	562	1.29	2.69	1.92	0.15	0.20	C11
喉咽	Hypopharynx	116	0.19	0.53	0.39	0.03	0.04	12	0.03	0.06	0.04	0.00	0.01	C12–C13
咽,部位不明	Pharynx Unspecified	79	0.13	0.36	0.26	0.01	0.03	30	0.07	0.14	0.10	0.01	0.01	C14
食管	Esophagus	5021	8.28	23.03	17.00	0.95	2.20	1654	3.80	7.91	5.34	0.25	0.68	C15
胃	Stomach	7843	12.93	35.98	26.27	1.53	3.30	3176	7.30	15.19	10.24	0.57	1.21	C16
小肠	Small Intestine	250	0.41	1.15	0.83	0.05	0.10	173	0.40	0.83	0.56	0.03	0.07	C17
结肠	Colon	2577	4.25	11.82	8.49	0.46	0.99	1789	4.11	8.56	5.76	0.32	0.69	C18
直肠	Rectum	3521	5.81	16.15	11.76	0.66	1.43	2294	5.27	10.97	7.36	0.42	0.88	C19–C20
肛门	Anus	72	0.12	0.33	0.24	0.01	0.03	55	0.13	0.26	0.18	0.01	0.02	C21
肝脏	Liver	9558	15.76	43.85	31.96	2.17	3.71	3358	7.71	16.06	10.88	0.62	1.26	C22
胆囊及其他	Gallbladder etc.	679	1.12	3.12	2.24	0.11	0.27	819	1.88	3.92	2.55	0.12	0.31	C23–C24
胰腺	Pancreas	1336	2.20	6.13	4.39	0.22	0.52	859	1.97	4.11	2.71	0.13	0.33	C25
鼻,鼻窦及其他	Nose, Sinuses etc.	119	0.20	0.55	0.41	0.03	0.05	70	0.16	0.33	0.25	0.02	0.03	C30–C31
喉	Larynx	540	0.89	2.48	1.82	0.11	0.23	62	0.14	0.30	0.21	0.01	0.02	C32
气管,支气管,肺	Traches, Bronchus and Lung	15093	24.89	69.24	50.14	2.64	6.11	6861	15.76	32.82	21.76	1.14	2.58	C33–C34
其他胸腔器官	Other Thoracic Organs	181	0.30	0.83	0.59	0.04	0.06	146	0.34	0.70	0.52	0.04	0.06	C37–C38
骨	Bone	496	0.82	2.28	1.82	0.11	0.19	365	0.84	1.75	1.41	0.08	0.14	C40–C41
皮肤黑色素瘤	Melanoma of Skin	97	0.16	0.45	0.33	0.02	0.03	93	0.21	0.44	0.32	0.02	0.03	C43
其他皮肤	Other Skin	480	0.79	2.20	1.62	0.09	0.17	427	0.98	2.04	1.35	0.07	0.14	C44
间皮瘤	Mesothelioma	19	0.03	0.09	0.06	0.00	0.01	21	0.05	0.10	0.07	0.00	0.01	C45
卡波西肉瘤	Kaposi Sarcoma	9	0.01	0.04	0.04	0.00	0.00	6	0.01	0.03	0.02	0.00	0.00	C46
周围神经,结缔、软组织	Connective and Soft Tissue	229	0.38	1.05	0.89	0.06	0.08	190	0.44	0.91	0.76	0.05	0.07	C47;C49
乳房	Breast	96	0.16	0.44	0.32	0.02	0.04	6480	14.88	31.00	21.89	1.83	2.33	C50
外阴	Vulva	–	–	–	–	–	–	89	0.20	0.43	0.30	0.02	0.03	C51
阴道	Vagina	–	–	–	–	–	–	55	0.13	0.26	0.19	0.01	0.02	C52
子宫颈	Cervix Uteri	–	–	–	–	–	–	3130	7.19	14.97	10.65	0.88	1.13	C53
子宫体	Corpus Uteri	–	–	–	–	–	–	1335	3.07	6.39	4.61	0.40	0.51	C54
子宫,部位不明	Uterus Unspecified	–	–	–	–	–	–	343	0.79	1.64	1.17	0.09	0.13	C55
卵巢	Ovary	–	–	–	–	–	–	1430	3.28	6.84	5.06	0.40	0.55	C56
其他女性生殖器	Other Female Genital Organs	–	–	–	–	–	–	89	0.20	0.43	0.32	0.03	0.03	C57
胎盘	Placenta	–	–	–	–	–	–	22	0.05	0.11	0.10	0.01	0.01	C58
阴茎	Penis	158	0.26	0.72	0.52	0.03	0.05	–	–	–	–	–	–	C60
前列腺	Prostate	1642	2.71	7.53	4.97	0.09	0.49	–	–	–	–	–	–	C61
睾丸	Testis	110	0.18	0.50	0.45	0.03	0.03	–	–	–	–	–	–	C62
其他男性生殖器	Other Male Genital Organs	24	0.04	0.11	0.09	0.01	0.01	–	–	–	–	–	–	C63
肾	Kidney	750	1.24	3.44	2.55	0.16	0.29	454	1.04	2.17	1.61	0.10	0.17	C64
肾盂	Renal Pelvis	65	0.11	0.30	0.22	0.01	0.02	56	0.13	0.27	0.17	0.01	0.02	C65
输尿管	Ureter	67	0.11	0.31	0.23	0.01	0.03	52	0.12	0.25	0.16	0.01	0.02	C66
膀胱	Bladder	1651	2.72	7.57	5.41	0.25	0.62	454	1.04	2.17	1.41	0.07	0.16	C67
其他泌尿器官	Other Urinary Organs	28	0.05	0.13	0.09	0.00	0.01	12	0.03	0.06	0.04	0.00	0.01	C68
眼	Eye	34	0.06	0.16	0.15	0.01	0.01	42	0.10	0.20	0.17	0.01	0.02	C69
脑,神经系统	Brain, Nervous System	1451	2.39	6.66	5.35	0.37	0.55	1525	3.50	7.29	5.62	0.37	0.59	C70–C72
甲状腺	Thyroid Gland	679	1.12	3.12	2.32	0.19	0.23	1872	4.30	8.95	6.65	0.56	0.65	C73
肾上腺	Adrenal Gland	40	0.07	0.18	0.14	0.01	0.02	43	0.10	0.21	0.15	0.01	0.02	C74
其他内分泌腺	Other Endocrine	83	0.14	0.38	0.33	0.02	0.03	48	0.11	0.23	0.19	0.01	0.02	C75
霍奇金病	Hodgkin Disease	67	0.11	0.31	0.25	0.02	0.03	58	0.13	0.28	0.21	0.01	0.02	C81
非霍奇金淋巴瘤	Non–Hodgkin Lymphoma	724	1.19	3.32	2.52	0.16	0.29	528	1.21	2.53	1.84	0.13	0.21	C82–C85;C96
免疫增生性疾病	Immunoproliferative Disease	4	0.01	0.02	0.01	0.00	0.00	0	0.00	0.00	0.00	0.00	0.00	C88
多发性骨髓瘤	Multiple Myeloma	273	0.45	1.25	0.94	0.05	0.11	199	0.46	0.95	0.69	0.04	0.09	C90
淋巴样白血病	Lymphoid Leukaemia	233	0.38	1.07	1.09	0.06	0.08	158	0.36	0.76	0.73	0.04	0.06	C91
髓样白血病	Myeloid Leukaemia	503	0.83	2.31	1.87	0.11	0.18	363	0.83	1.74	1.44	0.10	0.14	C92–C94
白血病,未特指	Leukaemia Unspecified	526	0.87	2.41	2.29	0.13	0.21	401	0.92	1.92	1.78	0.10	0.16	C95
其他或未指明部位	Other and Unspecified	1222	2.02	5.61	4.29	0.25	0.47	913	2.10	4.37	3.19	0.18	0.34	O&U
所有部位合计	All Sites	60642	100.00	278.20	204.39	11.79	24.09	43535	100.00	208.24	145.93	9.57	16.31	ALL
所有部位除外 C44	All Sites but C44	60162	99.21	276.00	202.77	11.70	23.92	43108	99.02	206.20	144.58	9.51	16.17	ALLbC44

表 6-2-8　2014年全国西部城市肿瘤登记地区癌症发病主要指标
Table 6-2-8　Cancer incidence in Western urban registration areas of China, 2014

部位 Site		男性 Male						女性 Female						ICD-10
		病例数 No. cases	构成 (%)	粗率 Crude rate (1/10⁵)	世标率 ASR world (1/10⁵)	累积率 Cum.rate(%) 0~64	累积率 Cum.rate(%) 0~74	病例数 No. cases	构成 (%)	粗率 Crude rate (1/10⁵)	世标率 ASR world (1/10⁵)	累积率 Cum.rate(%) 0~64	累积率 Cum.rate(%) 0~74	
唇	Lip	18	0.05	0.15	0.12	0.01	0.01	6	0.02	0.05	0.04	0.00	0.00	C00
舌	Tongue	92	0.27	0.79	0.57	0.04	0.07	68	0.27	0.59	0.40	0.03	0.05	C01–C02
口	Mouth	121	0.36	1.03	0.75	0.05	0.08	70	0.27	0.61	0.41	0.02	0.04	C03–C06
唾液腺	Salivary Glands	74	0.22	0.63	0.47	0.03	0.05	45	0.18	0.39	0.28	0.02	0.03	C07–C08
扁桃腺	Tonsil	16	0.05	0.14	0.10	0.01	0.01	9	0.04	0.08	0.05	0.00	0.00	C09
其他口咽	Other Oropharynx	36	0.11	0.31	0.22	0.01	0.03	10	0.04	0.09	0.06	0.00	0.01	C10
鼻咽	Nasopharynx	498	1.48	4.26	3.12	0.25	0.35	216	0.85	1.88	1.31	0.10	0.14	C11
喉咽	Hypopharynx	67	0.20	0.57	0.40	0.03	0.04	6	0.02	0.05	0.04	0.00	0.00	C12–C13
咽,部位不明	Pharynx Unspecified	37	0.11	0.32	0.22	0.01	0.03	9	0.04	0.08	0.05	0.00	0.01	C14
食管	Esophagus	2319	6.88	19.83	14.53	0.81	1.86	744	2.92	6.49	4.42	0.20	0.57	C15
胃	Stomach	4554	13.51	38.95	28.27	1.67	3.53	1761	6.91	15.36	10.22	0.58	1.19	C16
小肠	Small Intestine	168	0.50	1.44	1.03	0.06	0.12	107	0.42	0.93	0.62	0.03	0.07	C17
结肠	Colon	1685	5.00	14.41	10.20	0.52	1.19	1170	4.59	10.20	6.75	0.34	0.80	C18
直肠	Rectum	1977	5.86	16.91	12.19	0.69	1.46	1317	5.16	11.49	7.61	0.42	0.90	C19–C20
肛门	Anus	35	0.10	0.30	0.21	0.01	0.02	31	0.12	0.27	0.19	0.01	0.02	C21
肝脏	Liver	4471	13.26	38.24	27.44	1.77	3.21	1682	6.60	14.67	9.69	0.50	1.11	C22
胆囊及其他	Gallbladder etc.	464	1.38	3.97	2.80	0.13	0.33	556	2.18	4.85	3.08	0.14	0.35	C23–C24
胰腺	Pancreas	845	2.51	7.23	5.09	0.25	0.59	562	2.20	4.90	3.18	0.14	0.38	C25
鼻,鼻窦及其他	Nose, Sinuses etc.	71	0.21	0.61	0.47	0.03	0.05	29	0.11	0.25	0.19	0.01	0.02	C30–C31
喉	Larynx	319	0.95	2.73	1.98	0.12	0.24	32	0.13	0.28	0.20	0.01	0.02	C32
气管,支气管,肺	Traches,Bronchus and Lung	8466	25.11	72.40	51.86	2.62	6.29	3939	15.45	34.35	22.32	1.13	2.58	C33–C34
其他胸腔器官	Other Thoracic Organs	126	0.37	1.08	0.75	0.04	0.08	88	0.35	0.77	0.54	0.04	0.06	C37–C38
骨	Bone	251	0.74	2.15	1.78	0.10	0.18	211	0.83	1.84	1.53	0.09	0.15	C40–C41
皮肤黑色素瘤	Melanoma of Skin	59	0.18	0.50	0.36	0.02	0.04	62	0.24	0.54	0.40	0.03	0.04	C43
其他皮肤	Other Skin	253	0.75	2.16	1.56	0.09	0.17	261	1.02	2.28	1.52	0.08	0.16	C44
间皮瘤	Mesothelioma	8	0.02	0.07	0.05	0.00	0.01	17	0.07	0.15	0.10	0.00	0.01	C45
卡波西肉瘤	Kaposi Sarcoma	6	0.02	0.05	0.05	0.00	0.00	6	0.02	0.05	0.05	0.00	0.00	C46
周围神经,结缔,软组织	Connective and Soft Tissue	112	0.33	0.96	0.79	0.05	0.07	110	0.43	0.96	0.78	0.06	0.08	C47;C49
乳房	Breast	58	0.17	0.50	0.36	0.02	0.04	4072	15.97	35.51	24.56	2.01	2.65	C50
外阴	Vulva	–	–	–	–	–	–	54	0.21	0.47	0.31	0.02	0.03	C51
阴道	Vagina	–	–	–	–	–	–	29	0.11	0.25	0.18	0.01	0.02	C52
子宫颈	Cervix Uteri	–	–	–	–	–	–	1628	6.38	14.20	9.87	0.81	1.04	C53
子宫体	Corpus Uteri	–	–	–	–	–	–	805	3.16	7.02	5.00	0.43	0.56	C54
子宫,部位不明	Uterus Unspecified	–	–	–	–	–	–	126	0.49	1.10	0.78	0.07	0.09	C55
卵巢	Ovary	–	–	–	–	–	–	950	3.73	8.29	5.98	0.47	0.66	C56
其他女性生殖器	Other Female Genital Organs	–	–	–	–	–	–	46	0.18	0.40	0.29	0.02	0.03	C57
胎盘	Placenta	–	–	–	–	–	–	13	0.05	0.11	0.11	0.01	0.01	C58
阴茎	Penis	69	0.20	0.59	0.40	0.02	0.04	–	–	–	–	–	–	C60
前列腺	Prostate	1172	3.48	10.02	6.50	0.12	0.65	–	–	–	–	–	–	C61
睾丸	Testis	75	0.22	0.64	0.57	0.04	0.04	–	–	–	–	–	–	C62
其他男性生殖器	Other Male Genital Organs	14	0.04	0.12	0.11	0.00	0.01	–	–	–	–	–	–	C63
肾	Kidney	514	1.52	4.40	3.23	0.20	0.37	313	1.23	2.73	2.02	0.13	0.22	C64
肾盂	Renal Pelvis	41	0.12	0.35	0.25	0.01	0.03	42	0.16	0.37	0.23	0.01	0.03	C65
输尿管	Ureter	52	0.15	0.44	0.33	0.01	0.04	42	0.16	0.37	0.24	0.01	0.03	C66
膀胱	Bladder	1008	2.99	8.62	6.12	0.28	0.70	303	1.19	2.64	1.68	0.07	0.19	C67
其他泌尿器官	Other Urinary Organs	11	0.03	0.09	0.06	0.00	0.01	6	0.02	0.05	0.04	0.00	0.01	C68
眼	Eye	11	0.03	0.09	0.09	0.00	0.01	25	0.10	0.22	0.18	0.01	0.01	C69
脑,神经系统	Brain, Nervous System	774	2.30	6.62	5.20	0.36	0.54	836	3.28	7.29	5.62	0.37	0.58	C70–C72
甲状腺	Thyroid Gland	518	1.54	4.43	3.19	0.26	0.32	1427	5.60	12.45	8.96	0.75	0.88	C73
肾上腺	Adrenal Gland	27	0.08	0.23	0.18	0.01	0.02	28	0.11	0.24	0.19	0.01	0.02	C74
其他内分泌腺	Other Endocrine	44	0.13	0.38	0.36	0.02	0.03	25	0.10	0.22	0.18	0.01	0.01	C75
霍奇金病	Hodgkin Disease	42	0.12	0.36	0.28	0.02	0.04	31	0.12	0.27	0.19	0.01	0.02	C81
非霍奇金淋巴瘤	Non–Hodgkin Lymphoma	443	1.31	3.79	2.82	0.16	0.33	351	1.38	3.06	2.15	0.15	0.24	C82–C85;C96
免疫增生性疾病	Immunoproliferative Disease	3	0.01	0.03	0.02	0.00	0.00	0	0.00	0.00	0.00	0.00	0.00	C88
多发性骨髓瘤	Multiple Myeloma	201	0.60	1.72	1.27	0.07	0.15	134	0.53	1.17	0.83	0.04	0.11	C90
淋巴样白血病	Lymphoid Leukaemia	169	0.50	1.45	1.46	0.08	0.12	108	0.42	0.94	0.93	0.05	0.08	C91
髓样白血病	Myeloid Leukaemia	335	0.99	2.86	2.26	0.13	0.22	240	0.94	2.09	1.70	0.11	0.17	C92–C94
白血病,未特指	Leukaemia Unspecified	261	0.77	2.23	2.16	0.10	0.15	202	0.79	1.76	1.75	0.10	0.15	C95
其他或未指明部位	Other and Unspecified	721	2.14	6.17	4.62	0.25	0.51	540	2.12	4.71	3.40	0.19	0.37	O&U
所有部位合计	All Sites	33711	100.00	288.30	209.23	11.63	24.53	25500	100.00	222.40	153.40	9.85	17.00	ALL
所有部位除外 C44	All Sites but C44	33458	99.25	286.13	207.66	11.54	24.36	25239	98.98	220.12	151.88	9.78	16.84	ALLbC44

表 6-2-9　2014年全国西部农村肿瘤登记地区癌症发病主要指标
Table 6-2-9　Cancer incidence in Western rural registration areas of China, 2014

部位 Site		男性 Male						女性 Female						ICD-10
		病例数 No. cases	构成 (%)	粗率 Crude rate (1/10⁵)	世标率 ASR world (1/10⁵)	累积率 Cum.rate(%)		病例数 No. cases	构成 (%)	粗率 Crude rate (1/10⁵)	世标率 ASR world (1/10⁵)	累积率 Cum.rate(%)		
						0~64	0~74					0~64	0~74	
唇	Lip	15	0.06	0.15	0.11	0.01	0.02	11	0.06	0.12	0.10	0.01	0.01	C00
舌	Tongue	70	0.26	0.69	0.52	0.04	0.07	34	0.19	0.36	0.25	0.02	0.03	C01–C02
口	Mouth	103	0.38	1.02	0.74	0.04	0.09	52	0.29	0.55	0.41	0.03	0.05	C03–C06
唾液腺	Salivary Glands	50	0.19	0.49	0.39	0.03	0.04	48	0.27	0.51	0.42	0.03	0.04	C07–C08
扁桃腺	Tonsil	15	0.06	0.15	0.11	0.01	0.01	4	0.02	0.04	0.03	0.00	0.00	C09
其他口咽	Other Oropharynx	28	0.10	0.28	0.21	0.01	0.03	5	0.03	0.05	0.04	0.00	0.00	C10
鼻咽	Nasopharynx	761	2.83	7.53	5.68	0.46	0.63	346	1.92	3.67	2.70	0.22	0.28	C11
喉咽	Hypopharynx	49	0.18	0.48	0.36	0.02	0.04	6	0.03	0.06	0.04	0.00	0.01	C12–C13
咽,部位不明	Pharynx Unspecified	42	0.16	0.42	0.31	0.01	0.03	21	0.12	0.22	0.15	0.01	0.02	C14
食管	Esophagus	2702	10.03	26.74	19.90	1.12	2.61	910	5.05	9.64	6.50	0.31	0.82	C15
胃	Stomach	3289	12.21	32.55	24.01	1.38	3.04	1415	7.85	14.99	10.29	0.57	1.23	C16
小肠	Small Intestine	82	0.30	0.81	0.60	0.04	0.07	66	0.37	0.70	0.50	0.03	0.06	C17
结肠	Colon	892	3.31	8.83	6.49	0.39	0.76	619	3.43	6.56	4.57	0.28	0.54	C18
直肠	Rectum	1544	5.73	15.28	11.30	0.64	1.40	977	5.42	10.35	7.09	0.41	0.86	C19–C20
肛门	Anus	37	0.14	0.37	0.27	0.02	0.04	24	0.13	0.25	0.18	0.01	0.02	C21
肝脏	Liver	5087	18.89	50.34	37.47	2.66	4.31	1676	9.29	17.75	12.37	0.77	1.43	C22
胆囊及其他	Gallbladder etc.	215	0.80	2.13	1.57	0.08	0.19	263	1.46	2.79	1.90	0.10	0.24	C23–C24
胰腺	Pancreas	491	1.82	4.86	3.57	0.19	0.43	297	1.65	3.15	2.14	0.12	0.27	C25
鼻,鼻窦及其他	Nose, Sinuses etc.	48	0.18	0.48	0.34	0.02	0.04	41	0.23	0.43	0.32	0.02	0.03	C30–C31
喉	Larynx	221	0.82	2.19	1.63	0.10	0.21	30	0.17	0.32	0.22	0.01	0.03	C32
气管,支气管,肺	Traches, Bronchus and Lung	6627	24.61	65.58	48.18	2.69	5.94	2922	16.20	30.95	21.14	1.16	2.58	C33–C34
其他胸腔器官	Other Thoracic Organs	55	0.20	0.54	0.40	0.03	0.05	58	0.32	0.61	0.49	0.03	0.05	C37–C38
骨	Bone	245	0.91	2.42	1.90	0.11	0.20	154	0.85	1.63	1.29	0.08	0.12	C40–C41
皮肤黑色素瘤	Melanoma of Skin	38	0.14	0.38	0.28	0.02	0.03	31	0.17	0.33	0.23	0.01	0.03	C43
其他皮肤	Other Skin	227	0.84	2.25	1.69	0.09	0.17	166	0.92	1.76	1.15	0.06	0.11	C44
间皮瘤	Mesothelioma	11	0.04	0.11	0.08	0.00	0.01	4	0.02	0.04	0.03	0.00	0.00	C45
卡波西肉瘤	Kaposi Sarcoma	3	0.01	0.03	0.02	0.00	0.00	0	0.00	0.00	0.00	0.00	0.00	C46
周围神经,结缔,软组织	Connective and Soft Tissue	117	0.43	1.16	1.00	0.07	0.09	80	0.44	0.85	0.73	0.05	0.07	C47;C49
乳房	Breast	38	0.14	0.38	0.28	0.02	0.03	2408	13.35	25.51	18.59	1.61	1.93	C50
外阴	Vulva	–	–	–	–	–	–	35	0.19	0.37	0.28	0.02	0.03	C51
阴道	Vagina	–	–	–	–	–	–	26	0.14	0.28	0.20	0.02	0.02	C52
子宫颈	Cervix Uteri	–	–	–	–	–	–	1502	8.33	15.91	11.65	0.97	1.25	C53
子宫体	Corpus Uteri	–	–	–	–	–	–	530	2.94	5.61	4.11	0.37	0.45	C54
子宫,部位不明	Uterus Unspecified	–	–	–	–	–	–	217	1.20	2.30	1.66	0.12	0.18	C55
卵巢	Ovary	–	–	–	–	–	–	480	2.66	5.08	3.91	0.31	0.42	C56
其他女性生殖器	Other Female Genital Organs	–	–	–	–	–	–	43	0.24	0.46	0.35	0.03	0.04	C57
胎盘	Placenta	–	–	–	–	–	–	9	0.05	0.10	0.09	0.01	0.01	C58
阴茎	Penis	89	0.33	0.88	0.67	0.05	0.07	–	–	–	–	–	–	C60
前列腺	Prostate	470	1.75	4.65	3.14	0.07	0.31	–	–	–	–	–	–	C61
睾丸	Testis	35	0.13	0.35	0.30	0.02	0.02	–	–	–	–	–	–	C62
其他男性生殖器	Other Male Genital Organs	10	0.04	0.10	0.07	0.01	0.01	–	–	–	–	–	–	C63
肾	Kidney	236	0.88	2.34	1.75	0.12	0.19	141	0.78	1.49	1.13	0.08	0.12	C64
肾盂	Renal Pelvis	24	0.09	0.24	0.18	0.01	0.02	14	0.08	0.15	0.10	0.01	0.01	C65
输尿管	Ureter	15	0.06	0.15	0.11	0.00	0.01	10	0.06	0.11	0.07	0.00	0.01	C66
膀胱	Bladder	643	2.39	6.36	4.60	0.23	0.53	151	0.84	1.60	1.07	0.06	0.12	C67
其他泌尿器官	Other Urinary Organs	17	0.06	0.17	0.12	0.01	0.01	6	0.03	0.06	0.05	0.00	0.01	C68
眼	Eye	23	0.09	0.23	0.22	0.01	0.02	17	0.09	0.18	0.16	0.01	0.02	C69
脑,神经系统	Brain, Nervous System	677	2.51	6.70	5.51	0.38	0.57	689	3.82	7.30	5.66	0.38	0.61	C70–C72
甲状腺	Thyroid Gland	161	0.60	1.59	1.25	0.09	0.13	445	2.47	4.71	3.69	0.30	0.36	C73
肾上腺	Adrenal Gland	13	0.05	0.13	0.10	0.00	0.01	15	0.08	0.16	0.11	0.01	0.01	C74
其他内分泌腺	Other Endocrine	39	0.14	0.39	0.31	0.02	0.03	23	0.13	0.24	0.19	0.01	0.02	C75
霍奇金病	Hodgkin Disease	25	0.09	0.25	0.22	0.02	0.02	27	0.15	0.29	0.24	0.02	0.03	C81
非霍奇金淋巴瘤	Non–Hodgkin Lymphoma	281	1.04	2.78	2.16	0.15	0.24	177	0.98	1.87	1.44	0.10	0.17	C82–C85;C96
免疫增生性疾病	Immunoproliferative Disease	1	0.00	0.01	0.01	0.00	0.00	0	0.00	0.00	0.00	0.00	0.00	C88
多发性骨髓瘤	Multiple Myeloma	72	0.27	0.71	0.56	0.04	0.07	65	0.36	0.69	0.54	0.04	0.06	C90
淋巴样白血病	Lymphoid Leukaemia	64	0.24	0.63	0.70	0.04	0.05	50	0.28	0.53	0.50	0.04	0.04	C91
髓样白血病	Myeloid Leukaemia	168	0.62	1.66	1.42	0.10	0.13	123	0.68	1.30	1.12	0.08	0.10	C92–C94
白血病,未特指	Leukaemia Unspecified	265	0.98	2.62	2.47	0.15	0.23	199	1.10	2.11	1.87	0.11	0.17	C95
其他或未指明部位	Other and Unspecified	501	1.86	4.96	3.91	0.25	0.42	373	2.07	3.95	2.96	0.18	0.31	O&U
所有部位合计	All Sites	26931	100.00	266.53	199.21	12.03	23.67	18035	100.00	191.05	137.03	9.23	15.46	ALL
所有部位除外 C44	All Sites but C44	26704	99.16	264.28	197.52	11.94	23.50	17869	99.08	189.29	135.88	9.17	15.35	ALLbC44

表 6-2-10 2014年全国东部肿瘤登记地区癌症死亡主要指标
Table 6-2-10 Cancer mortality in Eastern registration areas of China, 2014

部位 Site		男性 Male					女性 Female					ICD-10
		病例数 No. cases	构成 (%)	粗率 Crude rate (1/10⁵)	世标率 ASR world (1/10⁵)	累积率 Cum.rate(%) 0~64 / 0~74	病例数 No. cases	构成 (%)	粗率 Crude rate (1/10⁵)	世标率 ASR world (1/10⁵)	累积率 Cum.rate(%) 0~64 / 0~74	
唇	Lip	38	0.02	0.05	0.03	0.00 0.00	25	0.02	0.03	0.01	0.00 0.00	C00
舌	Tongue	420	0.22	0.51	0.31	0.02 0.04	216	0.19	0.27	0.14	0.01 0.02	C01–C02
口	Mouth	529	0.27	0.64	0.37	0.02 0.04	336	0.29	0.41	0.21	0.01 0.02	C03–C06
唾液腺	Salivary Glands	206	0.11	0.25	0.15	0.01 0.02	112	0.10	0.14	0.08	0.00 0.01	C07–C08
扁桃腺	Tonsil	67	0.03	0.08	0.05	0.00 0.01	16	0.01	0.02	0.01	0.00 0.00	C09
其他口咽	Other Oropharynx	142	0.07	0.17	0.10	0.01 0.01	19	0.02	0.02	0.01	0.00 0.00	C10
鼻咽	Nasopharynx	2396	1.25	2.90	1.82	0.12 0.21	790	0.68	0.97	0.57	0.04 0.07	C11
喉咽	Hypopharynx	468	0.24	0.57	0.34	0.02 0.04	36	0.03	0.04	0.02	0.00 0.00	C12–C13
咽,部位不明	Pharynx Unspecified	165	0.09	0.20	0.11	0.01 0.01	60	0.05	0.07	0.03	0.00 0.00	C14
食管	Esophagus	18794	9.77	22.72	13.20	0.58 1.61	7252	6.28	8.92	4.31	0.12 0.48	C15
胃	Stomach	26574	13.81	32.12	18.46	0.74 2.16	11825	10.25	14.54	7.39	0.30 0.80	C16
小肠	Small Intestine	701	0.36	0.85	0.49	0.02 0.05	589	0.51	0.72	0.38	0.02 0.04	C17
结肠	Colon	6804	3.54	8.22	4.63	0.18 0.47	5590	4.84	6.87	3.35	0.13 0.34	C18
直肠	Rectum	6999	3.64	8.46	4.80	0.20 0.51	4858	4.21	5.97	2.96	0.12 0.30	C19–C20
肛门	Anus	232	0.12	0.28	0.16	0.01 0.02	170	0.15	0.21	0.10	0.00 0.01	C21
肝脏	Liver	29569	15.37	35.74	22.02	1.44 2.54	10686	9.26	13.14	7.00	0.34 0.79	C22
胆囊及其他	Gallbladder etc.	2690	1.40	3.25	1.84	0.07 0.20	2923	2.53	3.59	1.74	0.07 0.18	C23–C24
胰腺	Pancreas	6819	3.54	8.24	4.80	0.22 0.57	5316	4.61	6.54	3.30	0.13 0.37	C25
鼻,鼻窦及其他	Nose, Sinuses etc.	208	0.11	0.25	0.15	0.01 0.02	135	0.12	0.17	0.09	0.00 0.01	C30–C31
喉	Larynx	1416	0.74	1.71	0.99	0.05 0.11	201	0.17	0.25	0.12	0.00 0.01	C32
气管,支气管,肺	Traches,Bronchus and Lung	56411	29.32	68.18	39.43	1.65 4.68	28269	24.49	34.76	17.56	0.71 1.94	C33–C34
其他胸腔器官	Other Thoracic Organs	521	0.27	0.63	0.42	0.02 0.05	295	0.26	0.36	0.21	0.01 0.02	C37–C38
骨	Bone	1282	0.67	1.55	1.00	0.05 0.11	929	0.80	1.14	0.67	0.03 0.07	C40–C41
皮肤黑色素瘤	Melanoma of Skin	253	0.13	0.31	0.18	0.01 0.02	252	0.22	0.31	0.17	0.01 0.02	C43
其他皮肤	Other Skin	619	0.32	0.75	0.41	0.01 0.03	494	0.43	0.61	0.27	0.01 0.02	C44
间皮瘤	Mesothelioma	156	0.08	0.19	0.11	0.01 0.01	107	0.09	0.13	0.08	0.00 0.01	C45
卡波西肉瘤	Kaposi Sarcoma	20	0.01	0.02	0.02	0.00 0.00	19	0.02	0.02	0.01	0.00 0.00	C46
周围神经,结缔,软组织	Connective and Soft Tissue	351	0.18	0.42	0.28	0.02 0.03	237	0.21	0.29	0.18	0.01 0.02	C47;C49
乳房	Breast	181	0.09	0.22	0.13	0.01 0.01	9039	7.83	11.11	6.43	0.45 0.70	C50
外阴	Vulva	–	–	–	–	– –	149	0.13	0.18	0.09	0.00 0.01	C51
阴道	Vagina	–	–	–	–	– –	90	0.08	0.11	0.06	0.00 0.01	C52
子宫颈	Cervix Uteri	–	–	–	–	– –	3427	2.97	4.21	2.52	0.18 0.27	C53
子宫体	Corpus Uteri	–	–	–	–	– –	1302	1.13	1.60	0.91	0.06 0.10	C54
子宫,部位不明	Uterus Unspecified	–	–	–	–	– –	845	0.73	1.04	0.58	0.04 0.06	C55
卵巢	Ovary	–	–	–	–	– –	3078	2.67	3.78	2.25	0.16 0.26	C56
其他女性生殖器	Other Female Genital Organs	–	–	–	–	– –	174	0.15	0.21	0.12	0.01 0.01	C57
胎盘	Placenta	–	–	–	–	– –	8	0.01	0.01	0.01	0.00 0.00	C58
阴茎	Penis	188	0.10	0.23	0.13	0.01 0.01	–	–	–	–	– –	C60
前列腺	Prostate	4247	2.21	5.13	2.60	0.03 0.18	–	–	–	–	– –	C61
睾丸	Testis	101	0.05	0.12	0.08	0.00 0.01	–	–	–	–	– –	C62
其他男性生殖器	Other Male Genital Organs	45	0.02	0.05	0.03	0.00 0.00	–	–	–	–	– –	C63
肾	Kidney	1742	0.91	2.11	1.24	0.06 0.13	925	0.80	1.14	0.60	0.02 0.06	C64
肾盂	Renal Pelvis	231	0.12	0.28	0.15	0.01 0.02	160	0.14	0.20	0.09	0.00 0.01	C65
输尿管	Ureter	243	0.13	0.29	0.16	0.00 0.02	209	0.18	0.26	0.11	0.00 0.01	C66
膀胱	Bladder	3433	1.78	4.15	2.20	0.05 0.18	1112	0.96	1.37	0.60	0.01 0.05	C67
其他泌尿器官	Other Urinary Organs	82	0.04	0.10	0.05	0.00 0.00	37	0.03	0.05	0.02	0.00 0.00	C68
眼	Eye	49	0.03	0.06	0.06	0.00 0.00	39	0.03	0.05	0.04	0.00 0.00	C69
脑,神经系统	Brain, Nervous System	4028	2.09	4.87	3.34	0.19 0.35	3401	2.95	4.18	2.62	0.15 0.27	C70–C72
甲状腺	Thyroid Gland	354	0.18	0.43	0.26	0.01 0.03	622	0.54	0.76	0.41	0.02 0.04	C73
肾上腺	Adrenal Gland	173	0.09	0.21	0.13	0.01 0.01	90	0.08	0.11	0.07	0.00 0.01	C74
其他内分泌腺	Other Endocrine	127	0.07	0.15	0.10	0.01 0.01	120	0.10	0.15	0.10	0.01 0.01	C75
霍奇金病	Hodgkin Disease	183	0.10	0.22	0.14	0.01 0.01	123	0.11	0.15	0.09	0.00 0.01	C81
非霍奇金淋巴瘤	Non–Hodgkin Lymphoma	2814	1.46	3.40	2.11	0.10 0.23	1845	1.60	2.27	1.27	0.06 0.14	C82–C85;C96
免疫增生性疾病	Immunoproliferative Disease	29	0.02	0.04	0.02	0.00 0.00	14	0.01	0.02	0.01	0.00 0.00	C88
多发性骨髓瘤	Multiple Myeloma	1013	0.53	1.22	0.73	0.03 0.09	707	0.61	0.87	0.48	0.02 0.06	C90
淋巴样白血病	Lymphoid Leukaemia	903	0.47	1.09	0.84	0.05 0.08	670	0.58	0.82	0.63	0.03 0.05	C91
髓样白血病	Myeloid Leukaemia	1603	0.83	1.94	1.26	0.06 0.13	1078	0.93	1.33	0.82	0.04 0.08	C92–C94
白血病,未特指	Leukaemia Unspecified	1573	0.82	1.90	1.33	0.07 0.13	1214	1.05	1.49	1.02	0.06 0.10	C95
其他或未指明部位	Other and Unspecified	4181	2.17	5.05	3.00	0.14 0.32	3183	2.76	3.91	2.06	0.09 0.21	O&U
所有部位合计	All Sites	192373	100.00	232.51	136.77	6.34 15.52	115418	100.00	141.92	74.97	3.50 8.12	ALL
所有部位除外 C44	All Sites but C44	191754	99.68	231.77	136.36	6.33 15.49	114924	99.57	141.31	74.70	3.49 8.10	ALLbC44

表 6-2-11 2014年全国东部城市肿瘤登记地区癌症死亡主要指标
Table 6-2-11 Cancer mortality in Eastern urban registration areas of China, 2014

部位 / Site		男性 Male						女性 Female						ICD-10
		病例数 No. cases	构成 (%)	粗率 Crude rate (1/10⁵)	世标率 ASR world (1/10⁵)	累积率 Cum.rate(%)		病例数 No. cases	构成 (%)	粗率 Crude rate (1/10⁵)	世标率 ASR world (1/10⁵)	累积率 Cum.rate(%)		
						0~64	0~74					0~64	0~74	
唇	Lip	17	0.02	0.04	0.02	0.00	0.00	12	0.02	0.03	0.01	0.00	0.00	C00
舌	Tongue	269	0.26	0.62	0.36	0.02	0.04	156	0.24	0.36	0.17	0.01	0.02	C01–C02
口	Mouth	323	0.31	0.74	0.41	0.02	0.04	180	0.28	0.41	0.19	0.01	0.02	C03–C06
唾液腺	Salivary Glands	122	0.12	0.28	0.15	0.01	0.02	76	0.12	0.17	0.09	0.00	0.01	C07–C08
扁桃腺	Tonsil	44	0.04	0.10	0.06	0.00	0.01	10	0.02	0.02	0.01	0.00	0.00	C09
其他口咽	Other Oropharynx	84	0.08	0.19	0.11	0.01	0.01	9	0.01	0.02	0.01	0.00	0.00	C10
鼻咽	Nasopharynx	1451	1.40	3.32	2.02	0.14	0.23	490	0.76	1.12	0.63	0.04	0.07	C11
喉咽	Hypopharynx	296	0.29	0.68	0.39	0.03	0.05	14	0.02	0.03	0.02	0.00	0.00	C12–C13
咽,部位不明	Pharynx Unspecified	90	0.09	0.21	0.11	0.01	0.01	42	0.07	0.10	0.04	0.00	0.00	C14
食管	Esophagus	7185	6.94	16.45	9.12	0.46	1.09	2365	3.67	5.42	2.41	0.06	0.26	C15
胃	Stomach	12703	12.27	29.09	15.70	0.63	1.80	5808	9.00	13.31	6.39	0.27	0.67	C16
小肠	Small Intestine	439	0.42	1.01	0.55	0.03	0.06	379	0.59	0.87	0.42	0.02	0.05	C17
结肠	Colon	4868	4.70	11.15	5.82	0.21	0.59	4045	6.27	9.27	4.23	0.16	0.43	C18
直肠	Rectum	4258	4.11	9.75	5.19	0.22	0.55	2854	4.42	6.54	3.03	0.12	0.31	C19–C20
肛门	Anus	131	0.13	0.30	0.17	0.01	0.02	95	0.15	0.22	0.10	0.00	0.01	C21
肝脏	Liver	14814	14.31	33.93	19.93	1.30	2.29	5408	8.38	12.40	6.17	0.28	0.68	C22
胆囊及其他	Gallbladder etc.	1642	1.59	3.76	1.97	0.08	0.21	1875	2.91	4.30	1.93	0.07	0.20	C23–C24
胰腺	Pancreas	4221	4.08	9.67	5.34	0.24	0.64	3295	5.11	7.55	3.56	0.13	0.40	C25
鼻,鼻窦及其他	Nose, Sinuses etc.	124	0.12	0.28	0.17	0.01	0.02	70	0.11	0.16	0.09	0.00	0.01	C30–C31
喉	Larynx	818	0.79	1.87	1.02	0.05	0.12	100	0.16	0.23	0.10	0.00	0.01	C32
气管,支气管,肺	Traches, Bronchus and Lung	31045	29.99	71.10	38.53	1.60	4.50	15671	24.29	35.92	16.73	0.63	1.79	C33–C34
其他胸腔器官	Other Thoracic Organs	338	0.33	0.77	0.48	0.03	0.05	177	0.27	0.41	0.22	0.01	0.02	C37–C38
骨	Bone	582	0.56	1.33	0.82	0.04	0.09	421	0.65	0.97	0.54	0.03	0.05	C40–C41
皮肤黑色素瘤	Melanoma of Skin	138	0.13	0.32	0.17	0.01	0.02	163	0.25	0.37	0.19	0.01	0.02	C43
其他皮肤	Other Skin	336	0.32	0.77	0.40	0.01	0.03	271	0.42	0.62	0.26	0.01	0.02	C44
间皮瘤	Mesothelioma	111	0.11	0.25	0.15	0.01	0.02	77	0.12	0.18	0.10	0.00	0.01	C45
卡波西肉瘤	Kaposi Sarcoma	17	0.02	0.04	0.02	0.00	0.00	13	0.02	0.03	0.02	0.00	0.00	C46
周围神经,结缔、软组织	Connective and Soft Tissue	221	0.21	0.51	0.32	0.02	0.03	157	0.24	0.36	0.21	0.01	0.02	C47;C49
乳房	Breast	102	0.10	0.23	0.12	0.01	0.01	5667	8.78	12.99	7.09	0.48	0.77	C50
外阴	Vulva	–	–	–	–	–	–	102	0.16	0.23	0.11	0.00	0.01	C51
阴道	Vagina	–	–	–	–	–	–	56	0.09	0.13	0.07	0.00	0.01	C52
子宫颈	Cervix Uteri	–	–	–	–	–	–	1802	2.79	4.13	2.42	0.18	0.26	C53
子宫体	Corpus Uteri	–	–	–	–	–	–	758	1.18	1.74	0.92	0.06	0.11	C54
子宫,部位不明	Uterus Unspecified	–	–	–	–	–	–	422	0.65	0.97	0.50	0.03	0.05	C55
卵巢	Ovary	–	–	–	–	–	–	1991	3.09	4.56	2.59	0.18	0.30	C56
其他女性生殖器	Other Female Genital Organs	–	–	–	–	–	–	103	0.16	0.24	0.12	0.01	0.01	C57
胎盘	Placenta	–	–	–	–	–	–	2	0.00	0.00	0.00	0.00	0.00	C58
阴茎	Penis	92	0.09	0.21	0.11	0.01	0.01	–	–	–	–	–	–	C60
前列腺	Prostate	2920	2.82	6.69	3.05	0.03	0.20	–	–	–	–	–	–	C61
睾丸	Testis	47	0.05	0.11	0.07	0.00	0.01	–	–	–	–	–	–	C62
其他男性生殖器	Other Male Genital Organs	28	0.03	0.06	0.03	0.00	0.00	–	–	–	–	–	–	C63
肾	Kidney	1216	1.17	2.78	1.54	0.07	0.16	621	0.96	1.42	0.67	0.03	0.07	C64
肾盂	Renal Pelvis	169	0.16	0.39	0.19	0.01	0.02	127	0.20	0.29	0.12	0.00	0.01	C65
输尿管	Ureter	178	0.17	0.41	0.21	0.01	0.02	168	0.26	0.39	0.16	0.00	0.01	C66
膀胱	Bladder	2137	2.06	4.89	2.34	0.05	0.19	729	1.13	1.67	0.66	0.02	0.05	C67
其他泌尿器官	Other Urinary Organs	64	0.06	0.15	0.07	0.00	0.00	27	0.04	0.06	0.03	0.00	0.00	C68
眼	Eye	25	0.02	0.06	0.05	0.00	0.00	14	0.02	0.03	0.02	0.00	0.00	C69
脑,神经系统	Brain, Nervous System	2039	1.97	4.67	3.08	0.17	0.31	1781	2.76	4.08	2.46	0.13	0.25	C70–C72
甲状腺	Thyroid Gland	202	0.20	0.46	0.26	0.01	0.03	371	0.58	0.85	0.42	0.02	0.04	C73
肾上腺	Adrenal Gland	109	0.11	0.25	0.15	0.01	0.01	52	0.08	0.12	0.07	0.00	0.01	C74
其他内分泌腺	Other Endocrine	84	0.08	0.19	0.12	0.01	0.01	72	0.11	0.17	0.09	0.00	0.01	C75
霍奇金病	Hodgkin Disease	110	0.11	0.25	0.14	0.01	0.01	69	0.11	0.16	0.09	0.00	0.01	C81
非霍奇金淋巴瘤	Non–Hodgkin Lymphoma	1678	1.62	3.84	2.21	0.10	0.24	1128	1.75	2.59	1.34	0.06	0.14	C82–C85;C96
免疫增生性疾病	Immunoproliferative Disease	15	0.01	0.03	0.02	0.00	0.00	9	0.01	0.02	0.01	0.00	0.00	C88
多发性骨髓瘤	Multiple Myeloma	670	0.65	1.53	0.86	0.03	0.11	464	0.72	1.06	0.56	0.02	0.07	C90
淋巴样白血病	Lymphoid Leukaemia	506	0.49	1.16	0.83	0.04	0.07	373	0.58	0.86	0.63	0.03	0.05	C91
髓样白血病	Myeloid Leukaemia	1002	0.97	2.29	1.36	0.07	0.14	673	1.04	1.54	0.88	0.05	0.09	C92–C94
白血病,未特指	Leukaemia Unspecified	770	0.74	1.76	1.11	0.05	0.11	573	0.89	1.31	0.85	0.04	0.08	C95
其他或未指明部位	Other and Unspecified	2663	2.57	6.10	3.38	0.15	0.34	2121	3.29	4.86	2.36	0.10	0.23	O&U
所有部位合计	All Sites	103513	100.00	237.06	130.81	6.03	14.58	64508	100.00	147.87	73.10	3.33	7.74	ALL
所有部位除外 C44	All Sites but C44	103177	99.68	236.29	130.41	6.02	14.54	64237	99.58	147.25	72.84	3.32	7.72	ALLbC44

表 6-2-12 2014年全国东部农村肿瘤登记地区癌症死亡主要指标
Table 6-2-12 Cancer mortality in Eastern rural registration areas of China,2014

部位 Site		男性 Male						女性 Female						ICD-10
		病例数 No. cases	构成 (%)	粗率 Crude rate (1/10⁵)	世标率 ASR world (1/10⁵)	累积率 Cum.rate(%)		病例数 No. cases	构成 (%)	粗率 Crude rate (1/10⁵)	世标率 ASR world (1/10⁵)	累积率 Cum.rate(%)		
						0~64	0~74					0~64	0~74	
唇	Lip	21	0.02	0.05	0.03	0.00	0.00	13	0.03	0.03	0.02	0.00	0.00	C00
舌	Tongue	151	0.17	0.39	0.25	0.01	0.03	60	0.12	0.16	0.09	0.00	0.01	C01–C02
口	Mouth	206	0.23	0.53	0.33	0.02	0.04	156	0.31	0.41	0.23	0.01	0.02	C03–C06
唾液腺	Salivary Glands	84	0.09	0.21	0.14	0.01	0.02	36	0.07	0.10	0.06	0.00	0.01	C07–C08
扁桃腺	Tonsil	23	0.03	0.06	0.04	0.00	0.01	6	0.01	0.02	0.01	0.00	0.00	C09
其他口咽	Other Oropharynx	58	0.07	0.15	0.09	0.01	0.01	10	0.02	0.03	0.01	0.00	0.00	C10
鼻咽	Nasopharynx	945	1.06	2.42	1.59	0.11	0.18	300	0.59	0.80	0.50	0.03	0.05	C11
喉咽	Hypopharynx	172	0.19	0.44	0.28	0.02	0.03	22	0.04	0.06	0.03	0.00	0.00	C12–C13
咽,部位不明	Pharynx Unspecified	75	0.08	0.19	0.12	0.01	0.02	18	0.04	0.05	0.02	0.00	0.00	C14
食管	Esophagus	11609	13.06	29.71	18.26	0.74	2.20	4887	9.60	12.96	6.74	0.19	0.75	C15
胃	Stomach	13871	15.61	35.50	21.79	0.89	2.57	6017	11.82	15.96	8.67	0.34	0.95	C16
小肠	Small Intestine	262	0.29	0.67	0.42	0.02	0.05	210	0.41	0.56	0.32	0.02	0.04	C17
结肠	Colon	1936	2.18	4.96	3.07	0.13	0.33	1545	3.03	4.10	2.21	0.09	0.24	C18
直肠	Rectum	2741	3.08	7.02	4.30	0.18	0.46	2004	3.94	5.32	2.85	0.13	0.29	C19–C20
肛门	Anus	101	0.11	0.26	0.16	0.01	0.01	75	0.15	0.20	0.11	0.00	0.01	C21
肝脏	Liver	14755	16.60	37.76	24.44	1.61	2.83	5278	10.37	14.00	8.01	0.42	0.92	C22
胆囊及其他	Gallbladder etc.	1048	1.18	2.68	1.65	0.06	0.19	1048	2.06	2.78	1.49	0.06	0.16	C23–C24
胰腺	Pancreas	2598	2.92	6.65	4.13	0.19	0.49	2021	3.97	5.36	2.95	0.13	0.34	C25
鼻、鼻窦及其他	Nose, Sinuses etc.	84	0.09	0.21	0.13	0.01	0.01	65	0.13	0.17	0.10	0.01	0.01	C30–C31
喉	Larynx	598	0.67	1.53	0.94	0.05	0.11	101	0.20	0.27	0.14	0.00	0.02	C32
气管,支气管,肺	Traches,Bronchus and Lung	25366	28.55	64.92	40.33	1.70	4.88	12598	24.75	33.41	18.49	0.80	2.14	C33–C34
其他胸腔器官	Other Thoracic Organs	183	0.21	0.47	0.34	0.02	0.04	118	0.23	0.31	0.20	0.01	0.04	C37–C38
骨	Bone	700	0.79	1.79	1.21	0.06	0.13	508	1.00	1.35	0.83	0.04	0.09	C40–C41
皮肤黑色素瘤	Melanoma of Skin	115	0.13	0.29	0.19	0.01	0.02	89	0.17	0.24	0.13	0.01	0.01	C43
其他皮肤	Other Skin	283	0.32	0.72	0.43	0.01	0.03	223	0.44	0.59	0.28	0.01	0.02	C44
间皮瘤	Mesothelioma	45	0.05	0.12	0.07	0.00	0.01	30	0.06	0.08	0.05	0.00	0.01	C45
卡波西肉瘤	Kaposi Sarcoma	3	0.00	0.01	0.01	0.00	0.00	6	0.01	0.02	0.01	0.00	0.00	C46
周围神经,结缔、软组织	Connective and Soft Tissue	130	0.15	0.33	0.23	0.01	0.02	80	0.16	0.21	0.14	0.01	0.01	C47;C49
乳房	Breast	79	0.09	0.20	0.13	0.01	0.01	3372	6.62	8.94	5.58	0.42	0.62	C50
外阴	Vulva	–	–	–	–	–	–	47	0.09	0.12	0.07	0.00	0.01	C51
阴道	Vagina	–	–	–	–	–	–	34	0.07	0.09	0.06	0.00	0.01	C52
子宫颈	Cervix Uteri	–	–	–	–	–	–	1625	3.19	4.31	2.66	0.19	0.29	C53
子宫体	Corpus Uteri	–	–	–	–	–	–	544	1.07	1.44	0.89	0.06	0.10	C54
子宫,部位不明	Uterus Unspecified	–	–	–	–	–	–	423	0.83	1.12	0.67	0.04	0.07	C55
卵巢	Ovary	–	–	–	–	–	–	1087	2.14	2.88	1.83	0.13	0.21	C56
其他女性生殖器	Other Female Genital Organs	–	–	–	–	–	–	71	0.14	0.19	0.11	0.01	0.01	C57
胎盘	Placenta	–	–	–	–	–	–	6	0.01	0.02	0.01	0.00	0.00	C58
阴茎	Penis	96	0.11	0.25	0.15	0.01	0.02	–	–	–	–	–	–	C60
前列腺	Prostate	1327	1.49	3.40	1.94	0.03	0.15	–	–	–	–	–	–	C61
睾丸	Testis	54	0.06	0.14	0.10	0.00	0.01	–	–	–	–	–	–	C62
其他男性生殖器	Other Male Genital Organs	17	0.02	0.04	0.03	0.00	0.00	–	–	–	–	–	–	C63
肾	Kidney	526	0.59	1.35	0.86	0.05	0.09	304	0.60	0.81	0.49	0.02	0.05	C64
肾盂	Renal Pelvis	62	0.07	0.16	0.10	0.00	0.01	33	0.06	0.09	0.05	0.00	0.01	C65
输尿管	Ureter	65	0.07	0.17	0.10	0.00	0.01	41	0.08	0.11	0.06	0.00	0.01	C66
膀胱	Bladder	1296	1.46	3.32	1.96	0.04	0.18	383	0.75	1.02	0.50	0.01	0.05	C67
其他泌尿器官	Other Urinary Organs	18	0.02	0.05	0.03	0.00	0.00	10	0.02	0.03	0.01	0.00	0.00	C68
眼	Eye	24	0.03	0.06	0.07	0.00	0.00	25	0.05	0.07	0.06	0.00	0.00	C69
脑,神经系统	Brain, Nervous System	1989	2.24	5.09	3.65	0.21	0.38	1620	3.18	4.30	2.81	0.16	0.30	C70–C72
甲状腺	Thyroid Gland	152	0.17	0.39	0.25	0.01	0.03	251	0.49	0.67	0.40	0.02	0.05	C73
肾上腺	Adrenal Gland	64	0.07	0.16	0.11	0.01	0.01	38	0.07	0.10	0.07	0.00	0.01	C74
其他内分泌腺	Other Endocrine	43	0.05	0.11	0.08	0.00	0.01	48	0.09	0.13	0.10	0.01	0.01	C75
霍奇金病	Hodgkin Disease	73	0.08	0.19	0.14	0.01	0.01	54	0.11	0.14	0.09	0.01	0.01	C81
非霍奇金淋巴瘤	Non–Hodgkin Lymphoma	1136	1.28	2.91	1.96	0.10	0.23	717	1.41	1.90	1.16	0.06	0.13	C82–C85;C96
免疫增生性疾病	Immunoproliferative Disease	14	0.02	0.04	0.02	0.00	0.00	5	0.01	0.01	0.01	0.00	0.00	C88
多发性骨髓瘤	Multiple Myeloma	343	0.39	0.88	0.57	0.03	0.07	243	0.48	0.64	0.38	0.02	0.05	C90
淋巴样白血病	Lymphoid Leukaemia	397	0.45	1.02	0.85	0.05	0.07	297	0.58	0.79	0.64	0.03	0.05	C91
髓样白血病	Myeloid Leukaemia	601	0.68	1.54	1.11	0.06	0.12	405	0.80	1.07	0.73	0.04	0.08	C92–C94
白血病,未特指	Leukaemia Unspecified	803	0.90	2.06	1.57	0.08	0.16	641	1.26	1.70	1.23	0.07	0.12	C95
其他或未指明部位	Other and Unspecified	1518	1.71	3.89	2.51	0.12	0.29	1062	2.09	2.82	1.66	0.08	0.18	O&U
所有部位合计	All Sites	88860	100.00	227.43	143.27	6.70	16.60	50910	100.00	135.03	77.01	3.71	8.57	ALL
所有部位除外 C44	All Sites but C44	88577	99.68	226.71	142.84	6.69	16.57	50687	99.56	134.44	76.72	3.70	8.55	ALLbC44

表 6-2-13 2014年全国中部肿瘤登记地区癌症死亡主要指标
Table 6-2-13 Cancer mortality in Middle registration areas of China, 2014

部位 Site		男性 Male						女性 Female						ICD-10
		病例数 No. cases	构成 (%)	粗率 Crude rate (1/10⁶)	世标率 ASR world (1/10⁶)	累积率 Cum.rate(%)		病例数 No. cases	构成 (%)	粗率 Crude rate (1/10⁶)	世标率 ASR world (1/10⁶)	累积率 Cum.rate(%)		
						0~64	0~74					0~64	0~74	
唇	Lip	20	0.02	0.05	0.03	0.00	0.00	20	0.04	0.05	0.03	0.00	0.00	C00
舌	Tongue	176	0.21	0.42	0.31	0.02	0.04	76	0.16	0.19	0.13	0.01	0.02	C01–C02
口	Mouth	206	0.25	0.49	0.36	0.02	0.04	125	0.27	0.31	0.20	0.01	0.02	C03–C06
唾液腺	Salivary Glands	64	0.08	0.15	0.11	0.01	0.01	58	0.13	0.15	0.10	0.01	0.01	C07–C08
扁桃腺	Tonsil	34	0.04	0.08	0.06	0.00	0.01	10	0.02	0.03	0.02	0.00	0.00	C09
其他口咽	Other Oropharynx	71	0.09	0.17	0.13	0.01	0.02	24	0.05	0.06	0.04	0.00	0.01	C10
鼻咽	Nasopharynx	831	1.01	1.99	1.48	0.09	0.18	367	0.80	0.92	0.64	0.04	0.07	C11
喉咽	Hypopharynx	116	0.14	0.28	0.20	0.01	0.03	12	0.03	0.03	0.02	0.00	0.00	C12–C13
咽, 部位不明	Pharynx Unspecified	106	0.13	0.25	0.19	0.01	0.02	23	0.05	0.06	0.04	0.00	0.01	C14
食管	Esophagus	8711	10.61	20.90	15.34	0.65	1.91	3706	8.04	9.31	5.97	0.20	0.69	C15
胃	Stomach	13176	16.04	31.62	22.99	0.99	2.76	5552	12.04	13.95	9.07	0.37	1.02	C16
小肠	Small Intestine	278	0.34	0.67	0.49	0.02	0.06	220	0.48	0.55	0.36	0.02	0.04	C17
结肠	Colon	2091	2.55	5.02	3.56	0.16	0.38	1539	3.34	3.87	2.50	0.12	0.27	C18
直肠	Rectum	2865	3.49	6.88	4.97	0.23	0.56	1859	4.03	4.67	3.04	0.14	0.33	C19–C20
肛门	Anus	107	0.13	0.26	0.19	0.01	0.02	79	0.17	0.20	0.13	0.01	0.01	C21
肝脏	Liver	14021	17.07	33.65	24.84	1.55	2.89	5478	11.88	13.76	9.18	0.46	1.07	C22
胆囊及其他	Gallbladder etc.	785	0.96	1.88	1.35	0.06	0.15	1004	2.18	2.52	1.62	0.06	0.19	C23–C24
胰腺	Pancreas	2033	2.48	4.88	3.57	0.16	0.42	1422	3.08	3.57	2.34	0.10	0.28	C25
鼻, 鼻窦及其他	Nose, Sinuses etc.	75	0.09	0.18	0.14	0.01	0.02	57	0.12	0.14	0.10	0.00	0.01	C30–C31
喉	Larynx	729	0.89	1.75	1.27	0.06	0.14	128	0.28	0.32	0.21	0.01	0.02	C32
气管, 支气管, 肺	Traches, Bronchus and Lung	24431	29.75	58.63	42.68	1.87	5.07	9921	21.51	24.92	16.15	0.71	1.82	C33–C34
其他胸腔器官	Other Thoracic Organs	195	0.24	0.47	0.37	0.02	0.04	115	0.25	0.29	0.20	0.01	0.02	C37–C38
骨	Bone	557	0.68	1.34	1.03	0.05	0.12	411	0.89	1.03	0.73	0.04	0.08	C40–C41
皮肤黑色素瘤	Melanoma of Skin	94	0.11	0.23	0.17	0.01	0.02	81	0.18	0.20	0.14	0.01	0.02	C43
其他皮肤	Other Skin	270	0.33	0.65	0.46	0.02	0.04	236	0.51	0.59	0.38	0.01	0.03	C44
间皮瘤	Mesothelioma	31	0.04	0.07	0.05	0.00	0.01	32	0.07	0.08	0.05	0.00	0.01	C45
卡波西肉瘤	Kaposi Sarcoma	11	0.01	0.03	0.02	0.00	0.00	7	0.02	0.02	0.02	0.00	0.00	C46
周围神经, 结缔、软组织	Connective and Soft Tissue	106	0.13	0.25	0.20	0.01	0.02	85	0.18	0.21	0.16	0.01	0.02	C47;C49
乳房	Breast	61	0.07	0.15	0.10	0.01	0.01	3557	7.71	8.94	6.25	0.47	0.69	C50
外阴	Vulva	–	–	–	–	–	–	41	0.09	0.10	0.07	0.00	0.01	C51
阴道	Vagina	–	–	–	–	–	–	40	0.09	0.10	0.07	0.00	0.01	C52
子宫颈	Cervix Uteri	–	–	–	–	–	–	2159	4.68	5.42	3.79	0.26	0.43	C53
子宫体	Corpus Uteri	–	–	–	–	–	–	579	1.26	1.45	1.01	0.07	0.12	C54
子宫, 部位不明	Uterus Unspecified	–	–	–	–	–	–	375	0.81	0.94	0.66	0.04	0.08	C55
卵巢	Ovary	–	–	–	–	–	–	1128	2.45	2.83	2.00	0.13	0.24	C56
其他女性生殖器	Other Female Genital Organs	–	–	–	–	–	–	57	0.12	0.14	0.10	0.01	0.01	C57
胎盘	Placenta	–	–	–	–	–	–	6	0.01	0.02	0.01	0.00	0.00	C58
阴茎	Penis	77	0.09	0.18	0.14	0.01	0.02	–	–	–	–	–	–	C60
前列腺	Prostate	1206	1.47	2.89	1.99	0.03	0.15	–	–	–	–	–	–	C61
睾丸	Testis	60	0.07	0.14	0.10	0.01	0.01	–	–	–	–	–	–	C62
其他男性生殖器	Other Male Genital Organs	21	0.03	0.05	0.03	0.00	0.00	–	–	–	–	–	–	C63
肾	Kidney	558	0.68	1.34	1.01	0.05	0.11	318	0.69	0.80	0.55	0.02	0.06	C64
肾盂	Renal Pelvis	88	0.11	0.21	0.15	0.01	0.02	49	0.11	0.12	0.08	0.00	0.01	C65
输尿管	Ureter	68	0.08	0.16	0.12	0.00	0.01	46	0.10	0.12	0.08	0.00	0.01	C66
膀胱	Bladder	1133	1.38	2.72	1.90	0.05	0.18	328	0.71	0.82	0.51	0.02	0.05	C67
其他泌尿器官	Other Urinary Organs	16	0.02	0.04	0.03	0.00	0.00	13	0.03	0.03	0.02	0.00	0.00	C68
眼	Eye	18	0.02	0.04	0.05	0.00	0.00	15	0.03	0.04	0.03	0.00	0.00	C69
脑, 神经系统	Brain, Nervous System	1810	2.20	4.34	3.47	0.21	0.36	1370	2.97	3.44	2.58	0.15	0.27	C70–C72
甲状腺	Thyroid Gland	150	0.18	0.36	0.26	0.01	0.03	273	0.59	0.69	0.48	0.03	0.05	C73
肾上腺	Adrenal Gland	73	0.09	0.18	0.14	0.01	0.01	46	0.10	0.12	0.09	0.00	0.01	C74
其他内分泌腺	Other Endocrine	40	0.05	0.10	0.08	0.00	0.01	23	0.05	0.06	0.04	0.00	0.00	C75
霍奇金病	Hodgkin Disease	118	0.14	0.28	0.20	0.01	0.03	49	0.11	0.12	0.09	0.01	0.01	C81
非霍奇金淋巴瘤	Non–Hodgkin Lymphoma	1049	1.28	2.52	1.88	0.10	0.21	626	1.36	1.57	1.10	0.06	0.13	C82–C85;C96
免疫增生性疾病	Immunoproliferative Disease	2	0.00	0.00	0.00	0.00	0.00	3	0.01	0.01	0.01	0.00	0.00	C88
多发性骨髓瘤	Multiple Myeloma	304	0.37	0.73	0.53	0.03	0.06	193	0.42	0.48	0.35	0.02	0.04	C90
淋巴样白血病	Lymphoid Leukaemia	347	0.42	0.83	0.74	0.04	0.07	272	0.59	0.68	0.60	0.03	0.05	C91
髓样白血病	Myeloid Leukaemia	472	0.57	1.13	0.91	0.05	0.10	340	0.74	0.85	0.66	0.04	0.07	C92–C94
白血病, 未特指	Leukaemia Unspecified	694	0.85	1.67	1.42	0.08	0.14	548	1.19	1.38	1.17	0.07	0.11	C95
其他或未指明部位	Other and Unspecified	1572	1.91	3.77	2.82	0.14	0.31	1019	2.21	2.56	1.72	0.08	0.18	O&U
所有部位合计	All Sites	82127	100.00	197.09	144.65	6.89	16.78	46120	100.00	115.86	77.69	3.87	8.71	ALL
所有部位除外 C44	All Sites but C44	81857	99.67	196.44	144.19	6.88	16.73	45884	99.49	115.27	77.31	3.85	8.68	ALLbC44

表 6-2-14　2014年全国中部城市肿瘤登记地区癌症死亡主要指标
Table 6-2-14　Cancer mortality in Middle urban registration areas of China, 2014

部位 Site		男性 Male						女性 Female						ICD-10
		病例数 No. cases	构成 (%)	粗率 Crude rate (1/10⁵)	世标率 ASR world (1/10⁵)	累积率 Cum.rate(%) 0~64	0~74	病例数 No. cases	构成 (%)	粗率 Crude rate (1/10⁵)	世标率 ASR world (1/10⁵)	累积率 Cum.rate(%) 0~64	0~74	
唇	Lip	4	0.01	0.02	0.02	0.00	0.00	5	0.02	0.03	0.02	0.00	0.00	C00
舌	Tongue	95	0.27	0.56	0.38	0.02	0.05	43	0.21	0.26	0.17	0.01	0.02	C01–C02
口	Mouth	129	0.36	0.76	0.51	0.03	0.06	62	0.31	0.37	0.21	0.00	0.02	C03–C06
唾液腺	Salivary Glands	29	0.08	0.17	0.12	0.01	0.01	26	0.13	0.16	0.10	0.01	0.01	C07–C08
扁桃腺	Tonsil	17	0.05	0.10	0.07	0.00	0.01	3	0.01	0.02	0.01	0.00	0.00	C09
其他口咽	Other Oropharynx	36	0.10	0.21	0.15	0.01	0.02	5	0.02	0.03	0.02	0.00	0.00	C10
鼻咽	Nasopharynx	326	0.92	1.91	1.32	0.08	0.16	149	0.74	0.90	0.58	0.03	0.06	C11
喉咽	Hypopharynx	76	0.21	0.45	0.31	0.02	0.04	5	0.02	0.03	0.02	0.00	0.00	C12–C13
咽,部位不明	Pharynx Unspecified	39	0.11	0.23	0.15	0.01	0.02	10	0.05	0.06	0.03	0.00	0.01	C14
食管	Esophagus	2941	8.30	17.26	11.62	0.53	1.42	986	4.89	5.95	3.39	0.09	0.35	C15
胃	Stomach	4570	12.89	26.82	17.81	0.73	2.05	1900	9.41	11.47	6.75	0.26	0.70	C16
小肠	Small Intestine	156	0.44	0.92	0.61	0.03	0.07	124	0.61	0.75	0.43	0.02	0.05	C17
结肠	Colon	1242	3.50	7.29	4.69	0.17	0.48	932	4.62	5.62	3.33	0.14	0.36	C18
直肠	Rectum	1371	3.87	8.05	5.36	0.24	0.59	842	4.17	5.08	3.02	0.14	0.31	C19–C20
肛门	Anus	46	0.13	0.27	0.18	0.01	0.02	29	0.14	0.17	0.10	0.00	0.01	C21
肝脏	Liver	5528	15.60	32.44	22.25	1.34	2.55	2127	10.54	12.84	7.80	0.34	0.87	C22
胆囊及其他	Gallbladder etc.	439	1.24	2.58	1.70	0.07	0.18	532	2.64	3.21	1.89	0.06	0.21	C23–C24
胰腺	Pancreas	1096	3.09	6.43	4.28	0.18	0.49	774	3.84	4.67	2.80	0.11	0.33	C25
鼻,鼻窦及其他	Nose, Sinuses etc.	27	0.08	0.16	0.11	0.01	0.02	22	0.11	0.13	0.08	0.00	0.01	C30–C31
喉	Larynx	363	1.02	2.13	1.41	0.07	0.16	40	0.20	0.24	0.14	0.01	0.01	C32
气管,支气管,肺	Traches, Bronchus and Lung	11424	32.23	67.04	44.64	1.91	5.22	4747	23.52	28.65	17.00	0.70	1.86	C33–C34
其他胸腔器官	Other Thoracic Organs	105	0.30	0.62	0.42	0.02	0.04	58	0.29	0.35	0.23	0.01	0.03	C37–C38
骨	Bone	216	0.61	1.27	0.94	0.05	0.10	153	0.76	0.92	0.62	0.03	0.06	C40–C41
皮肤黑色素瘤	Melanoma of Skin	54	0.15	0.32	0.22	0.01	0.02	48	0.24	0.29	0.18	0.01	0.02	C43
其他皮肤	Other Skin	117	0.33	0.69	0.44	0.01	0.04	94	0.47	0.57	0.33	0.01	0.03	C44
间皮瘤	Mesothelioma	21	0.06	0.12	0.08	0.00	0.01	28	0.14	0.17	0.11	0.00	0.01	C45
卡波西肉瘤	Kaposi Sarcoma	5	0.01	0.03	0.02	0.00	0.00	5	0.02	0.03	0.04	0.00	0.00	C46
周围神经,结缔、软组织	Connective and Soft Tissue	57	0.16	0.33	0.24	0.01	0.02	48	0.24	0.29	0.20	0.01	0.02	C47;C49
乳房	Breast	23	0.06	0.13	0.08	0.00	0.01	1718	8.51	10.37	6.76	0.49	0.74	C50
外阴	Vulva	–	–	–	–	–	–	18	0.09	0.11	0.08	0.00	0.01	C51
阴道	Vagina	–	–	–	–	–	–	20	0.10	0.12	0.08	0.00	0.01	C52
子宫颈	Cervix Uteri	–	–	–	–	–	–	900	4.46	5.43	3.57	0.25	0.38	C53
子宫体	Corpus Uteri	–	–	–	–	–	–	259	1.28	1.56	1.01	0.06	0.12	C54
子宫,部位不明	Uterus Unspecified	–	–	–	–	–	–	111	0.55	0.67	0.43	0.03	0.05	C55
卵巢	Ovary	–	–	–	–	–	–	588	2.91	3.55	2.31	0.16	0.27	C56
其他女性生殖器	Other Female Genital Organs	–	–	–	–	–	–	27	0.13	0.16	0.10	0.01	0.01	C57
胎盘	Placenta	–	–	–	–	–	–	2	0.01	0.01	0.01	0.00	0.00	C58
阴茎	Penis	35	0.10	0.21	0.14	0.01	0.02	–	–	–	–	–	–	C60
前列腺	Prostate	739	2.08	4.34	2.64	0.03	0.19	–	–	–	–	–	–	C61
睾丸	Testis	23	0.06	0.13	0.09	0.00	0.01	–	–	–	–	–	–	C62
其他男性生殖器	Other Male Genital Organs	13	0.04	0.08	0.05	0.00	0.00	–	–	–	–	–	–	C63
肾	Kidney	322	0.91	1.89	1.28	0.06	0.13	205	1.02	1.24	0.76	0.03	0.08	C64
肾盂	Renal Pelvis	44	0.12	0.26	0.17	0.01	0.02	33	0.16	0.20	0.12	0.00	0.01	C65
输尿管	Ureter	45	0.13	0.26	0.17	0.00	0.02	34	0.17	0.21	0.13	0.00	0.01	C66
膀胱	Bladder	609	1.72	3.57	2.28	0.06	0.20	183	0.91	1.10	0.60	0.02	0.05	C67
其他泌尿器官	Other Urinary Organs	13	0.04	0.08	0.05	0.00	0.01	9	0.04	0.05	0.03	0.00	0.00	C68
眼	Eye	6	0.02	0.04	0.05	0.00	0.00	7	0.03	0.04	0.04	0.00	0.00	C69
脑,神经系统	Brain, Nervous System	760	2.14	4.46	3.41	0.19	0.34	570	2.82	3.44	2.47	0.14	0.25	C70–C72
甲状腺	Thyroid Gland	71	0.20	0.42	0.28	0.02	0.03	135	0.67	0.81	0.54	0.03	0.05	C73
肾上腺	Adrenal Gland	49	0.14	0.29	0.22	0.01	0.03	36	0.18	0.22	0.16	0.01	0.01	C74
其他内分泌腺	Other Endocrine	21	0.06	0.12	0.10	0.00	0.01	10	0.05	0.06	0.05	0.00	0.00	C75
霍奇金病	Hodgkin Disease	59	0.17	0.35	0.26	0.01	0.03	21	0.10	0.13	0.10	0.01	0.01	C81
非霍奇金淋巴瘤	Non–Hodgkin Lymphoma	517	1.46	3.03	2.06	0.10	0.22	339	1.68	2.05	1.34	0.07	0.15	C82–C85;C96
免疫增生性疾病	Immunoproliferative Disease	0	0.00	0.00	0.00	0.00	0.00	0	0.00	0.00	0.00	0.00	0.00	C88
多发性骨髓瘤	Multiple Myeloma	176	0.50	1.03	0.70	0.03	0.08	108	0.54	0.65	0.41	0.02	0.06	C90
淋巴样白血病	Lymphoid Leukaemia	189	0.53	1.11	0.92	0.05	0.09	144	0.71	0.87	0.73	0.04	0.06	C91
髓样白血病	Myeloid Leukaemia	241	0.68	1.41	1.06	0.06	0.11	179	0.89	1.08	0.78	0.04	0.08	C92–C94
白血病,未特指	Leukaemia Unspecified	231	0.65	1.36	1.01	0.06	0.11	177	0.88	1.07	0.84	0.05	0.07	C95
其他或未指明部位	Other and Unspecified	730	2.06	4.28	2.97	0.14	0.31	552	2.74	3.33	2.06	0.09	0.21	O&U
所有部位合计	All Sites	35445	100.00	207.99	140.01	6.44	15.77	20182	100.00	121.79	75.11	3.58	8.09	ALL
所有部位除外 C44	All Sites but C44	35328	99.67	207.31	139.57	6.42	15.73	20088	99.53	121.22	74.79	3.57	8.06	ALLbC44

表 6-2-15　2014年全国中部农村肿瘤登记地区癌症死亡主要指标
Table 6-2-15　Cancer mortality in Middle rural registration areas of China, 2014

部位 Site		男性 Male						女性 Female						ICD-10
		病例数 No. cases	构成 (%)	粗率 Crude rate (1/10⁵)	世标率 ASR world (1/10⁵)	累积率 Cum.rate(%) 0~64	0~74	病例数 No. cases	构成 (%)	粗率 Crude rate (1/10⁵)	世标率 ASR world (1/10⁵)	累积率 Cum.rate(%) 0~64	0~74	
唇	Lip	16	0.03	0.06	0.05	0.00	0.01	15	0.06	0.06	0.05	0.00	0.00	C00
舌	Tongue	81	0.17	0.33	0.25	0.01	0.03	33	0.13	0.14	0.11	0.00	0.02	C01–C02
口	Mouth	77	0.16	0.31	0.25	0.01	0.03	63	0.24	0.27	0.19	0.01	0.02	C03–C06
唾液腺	Salivary Glands	35	0.07	0.14	0.11	0.01	0.01	32	0.12	0.14	0.10	0.01	0.01	C07–C08
扁桃腺	Tonsil	17	0.04	0.07	0.06	0.00	0.01	7	0.03	0.03	0.02	0.00	0.00	C09
其他口咽	Other Oropharynx	35	0.07	0.14	0.11	0.01	0.01	19	0.07	0.08	0.06	0.00	0.01	C10
鼻咽	Nasopharynx	505	1.08	2.05	1.61	0.11	0.20	218	0.84	0.94	0.69	0.05	0.08	C11
喉咽	Hypopharynx	40	0.09	0.16	0.12	0.01	0.01	7	0.03	0.03	0.02	0.00	0.00	C12–C13
咽,部位不明	Pharynx Unspecified	67	0.14	0.27	0.21	0.01	0.03	13	0.05	0.06	0.04	0.00	0.01	C14
食管	Esophagus	5770	12.36	23.43	18.29	0.75	2.28	2720	10.49	11.71	8.05	0.29	0.96	C15
胃	Stomach	8606	18.44	34.94	27.04	1.19	3.30	3652	14.08	15.72	10.93	0.46	1.27	C16
小肠	Small Intestine	122	0.26	0.50	0.38	0.02	0.05	96	0.37	0.41	0.30	0.01	0.03	C17
结肠	Colon	849	1.82	3.45	2.64	0.14	0.30	607	2.34	2.61	1.82	0.10	0.20	C18
直肠	Rectum	1494	3.20	6.07	4.64	0.22	0.54	1017	3.92	4.38	3.06	0.14	0.35	C19–C20
肛门	Anus	61	0.13	0.25	0.20	0.01	0.02	50	0.19	0.22	0.15	0.01	0.02	C21
肝脏	Liver	8493	18.19	34.48	26.78	1.70	3.14	3351	12.92	14.42	10.28	0.55	1.22	C22
胆囊及其他	Gallbladder etc.	346	0.74	1.40	1.08	0.05	0.12	472	1.82	2.03	1.41	0.06	0.17	C23–C24
胰腺	Pancreas	937	2.01	3.80	2.98	0.15	0.37	648	2.50	2.79	1.97	0.08	0.25	C25
鼻,鼻窦及其他	Nose, Sinuses etc.	48	0.10	0.19	0.16	0.01	0.02	35	0.13	0.15	0.12	0.01	0.02	C30–C31
喉	Larynx	366	0.78	1.49	1.14	0.05	0.14	88	0.34	0.38	0.27	0.01	0.03	C32
气管,支气管,肺	Traches,Bronchus and Lung	13007	27.86	52.81	41.02	1.83	4.96	5174	19.95	22.27	15.44	0.72	1.78	C33–C34
其他胸腔器官	Other Thoracic Organs	90	0.19	0.37	0.32	0.02	0.04	57	0.22	0.25	0.18	0.01	0.02	C37–C38
骨	Bone	341	0.73	1.38	1.11	0.06	0.13	258	0.99	1.11	0.83	0.05	0.10	C40–C41
皮肤黑色素瘤	Melanoma of Skin	40	0.09	0.16	0.13	0.01	0.01	33	0.13	0.14	0.11	0.00	0.01	C43
其他皮肤	Other Skin	153	0.33	0.62	0.47	0.02	0.04	142	0.55	0.61	0.41	0.01	0.04	C44
间皮瘤	Mesothelioma	10	0.02	0.04	0.03	0.00	0.00	4	0.02	0.02	0.01	0.00	0.00	C45
卡波西肉瘤	Kaposi Sarcoma	6	0.01	0.02	0.02	0.00	0.00	2	0.01	0.01	0.01	0.00	0.00	C46
周围神经,结缔、软组织	Connective and Soft Tissue	49	0.10	0.20	0.16	0.01	0.02	37	0.14	0.16	0.12	0.01	0.01	C47;C49
乳房	Breast	38	0.08	0.15	0.12	0.01	0.01	1839	7.09	7.91	5.83	0.45	0.65	C50
外阴	Vulva	–	–	–	–	–	–	23	0.09	0.10	0.07	0.00	0.01	C51
阴道	Vagina	–	–	–	–	–	–	20	0.08	0.09	0.06	0.00	0.01	C52
子宫颈	Cervix Uteri	–	–	–	–	–	–	1259	4.85	5.42	3.98	0.28	0.47	C53
子宫体	Corpus Uteri	–	–	–	–	–	–	320	1.23	1.38	1.00	0.07	0.12	C54
子宫,部位不明	Uterus Unspecified	–	–	–	–	–	–	264	1.02	1.14	0.83	0.05	0.10	C55
卵巢	Ovary	–	–	–	–	–	–	540	2.08	2.32	1.75	0.11	0.21	C56
其他女性生殖器	Other Female Genital Organs	–	–	–	–	–	–	30	0.12	0.13	0.10	0.01	0.01	C57
胎盘	Placenta	–	–	–	–	–	–	4	0.02	0.02	0.01	0.00	0.00	C58
阴茎	Penis	42	0.09	0.17	0.13	0.01	0.02	–	–	–	–	–	–	C60
前列腺	Prostate	467	1.00	1.90	1.44	0.02	0.13	–	–	–	–	–	–	C61
睾丸	Testis	37	0.08	0.15	0.11	0.01	0.01	–	–	–	–	–	–	C62
其他男性生殖器	Other Male Genital Organs	8	0.02	0.03	0.02	0.00	0.00	–	–	–	–	–	–	C63
肾	Kidney	236	0.51	0.96	0.78	0.04	0.09	113	0.44	0.49	0.37	0.02	0.04	C64
肾盂	Renal Pelvis	44	0.09	0.18	0.14	0.00	0.01	16	0.06	0.07	0.05	0.00	0.01	C65
输尿管	Ureter	23	0.05	0.09	0.07	0.00	0.01	12	0.05	0.05	0.04	0.00	0.01	C66
膀胱	Bladder	524	1.12	2.13	1.58	0.05	0.16	145	0.56	0.62	0.43	0.01	0.05	C67
其他泌尿器官	Other Urinary Organs	3	0.01	0.01	0.01	0.00	0.00	4	0.02	0.02	0.01	0.00	0.00	C68
眼	Eye	12	0.03	0.05	0.05	0.00	0.00	8	0.03	0.03	0.02	0.00	0.00	C69
脑,神经系统	Brain, Nervous System	1050	2.25	4.26	3.53	0.22	0.38	800	3.08	3.44	2.68	0.16	0.29	C70–C72
甲状腺	Thyroid Gland	79	0.17	0.32	0.25	0.01	0.03	138	0.53	0.59	0.43	0.03	0.05	C73
肾上腺	Adrenal Gland	24	0.05	0.10	0.08	0.00	0.01	10	0.04	0.04	0.04	0.00	0.00	C74
其他内分泌腺	Other Endocrine	19	0.04	0.08	0.06	0.00	0.01	13	0.05	0.06	0.04	0.00	0.01	C75
霍奇金病	Hodgkin Disease	59	0.13	0.24	0.20	0.01	0.02	28	0.11	0.12	0.09	0.00	0.01	C81
非霍奇金淋巴瘤	Non–Hodgkin Lymphoma	532	1.14	2.16	1.72	0.10	0.20	287	1.11	1.24	0.92	0.05	0.11	C82–C85;C96
免疫增生性疾病	Immunoproliferative Disease	2	0.00	0.01	0.01	0.00	0.00	3	0.01	0.01	0.01	0.00	0.00	C88
多发性骨髓瘤	Multiple Myeloma	128	0.27	0.52	0.40	0.02	0.05	85	0.33	0.37	0.29	0.02	0.04	C90
淋巴样白血病	Lymphoid Leukaemia	158	0.34	0.64	0.61	0.04	0.05	128	0.49	0.55	0.50	0.03	0.04	C91
髓样白血病	Myeloid Leukaemia	231	0.49	0.94	0.80	0.05	0.08	161	0.62	0.69	0.56	0.04	0.06	C92–C94
白血病,未特指	Leukaemia Unspecified	463	0.99	1.88	1.68	0.10	0.16	371	1.43	1.60	1.41	0.09	0.13	C95
其他或未指明部位	Other and Unspecified	842	1.80	3.42	2.69	0.14	0.31	467	1.80	2.01	1.44	0.08	0.15	O&U
所有部位合计	All Sites	46682	100.00	189.54	147.83	7.24	17.54	25938	100.00	111.63	79.72	4.10	9.22	ALL
所有部位除外 C44	All Sites but C44	46529	99.67	188.92	147.36	7.22	17.50	25796	99.45	111.02	79.31	4.08	9.18	ALLbC44

表 6-2-16　2014年全国西部肿瘤登记地区癌症死亡主要指标
Table 6-2-16　Cancer mortality in Western registration areas of China,2014

部位 Site		男性 Male						女性 Female						ICD-10
		病例数 No. cases	构成 (%)	粗率 Crude rate (1/10⁵)	世标率 ASR world (1/10⁵)	累积率 Cum.rate(%) 0~64	0~74	病例数 No. cases	构成 (%)	粗率 Crude rate (1/10⁵)	世标率 ASR world (1/10⁵)	累积率 Cum.rate(%) 0~64	0~74	
唇	Lip	9	0.02	0.04	0.03	0.00	0.00	6	0.03	0.03	0.02	0.00	0.00	C00
舌	Tongue	75	0.18	0.34	0.26	0.01	0.03	47	0.21	0.22	0.15	0.01	0.02	C01–C02
口	Mouth	121	0.29	0.56	0.40	0.02	0.05	54	0.24	0.26	0.16	0.01	0.02	C03–C06
唾液腺	Salivary Glands	44	0.11	0.20	0.14	0.01	0.02	22	0.10	0.11	0.08	0.01	0.01	C07–C08
扁桃腺	Tonsil	14	0.03	0.06	0.05	0.00	0.01	3	0.01	0.01	0.01	0.00	0.00	C09
其他口咽	Other Oropharynx	40	0.10	0.18	0.13	0.01	0.02	5	0.02	0.02	0.02	0.00	0.00	C10
鼻咽	Nasopharynx	640	1.54	2.94	2.16	0.15	0.25	234	1.03	1.12	0.78	0.05	0.09	C11
喉咽	Hypopharynx	60	0.14	0.28	0.21	0.01	0.03	9	0.04	0.04	0.03	0.00	0.00	C12–C13
咽,部位不明	Pharynx Unspecified	55	0.13	0.25	0.18	0.01	0.02	21	0.09	0.10	0.06	0.00	0.00	C14
食管	Esophagus	3756	9.05	17.23	12.60	0.62	1.60	1164	5.14	5.57	3.56	0.13	0.41	C15
胃	Stomach	5451	13.14	25.01	18.10	0.90	2.25	2290	10.12	10.95	7.17	0.35	0.82	C16
小肠	Small Intestine	126	0.30	0.58	0.40	0.02	0.05	91	0.40	0.44	0.28	0.01	0.03	C17
结肠	Colon	1164	2.81	5.34	3.74	0.17	0.40	822	3.63	3.93	2.49	0.10	0.26	C18
直肠	Rectum	1791	4.32	8.22	5.88	0.26	0.67	1197	5.29	5.73	3.69	0.17	0.41	C19–C20
肛门	Anus	62	0.15	0.28	0.20	0.01	0.02	35	0.15	0.17	0.11	0.00	0.01	C21
肝脏	Liver	7780	18.75	35.69	25.93	1.65	2.98	2697	11.92	12.90	8.52	0.44	0.96	C22
胆囊及其他	Gallbladder etc.	397	0.96	1.82	1.31	0.05	0.15	571	2.52	2.73	1.74	0.08	0.20	C23–C24
胰腺	Pancreas	1079	2.60	4.95	3.54	0.17	0.42	705	3.12	3.37	2.18	0.10	0.25	C25
鼻,鼻窦及其他	Nose, Sinuses etc.	50	0.12	0.23	0.16	0.01	0.02	35	0.15	0.17	0.11	0.01	0.01	C30–C31
喉	Larynx	345	0.83	1.58	1.13	0.05	0.13	49	0.22	0.23	0.14	0.00	0.01	C32
气管,支气管,肺	Traches,Bronchus and Lung	12050	29.04	55.28	39.53	1.87	4.65	5043	22.28	24.12	15.50	0.68	1.72	C33–C34
其他胸腔器官	Other Thoracic Organs	120	0.29	0.55	0.40	0.02	0.04	56	0.25	0.27	0.19	0.01	0.02	C37–C38
骨	Bone	381	0.92	1.75	1.31	0.07	0.14	232	1.03	1.11	0.81	0.05	0.08	C40–C41
皮肤黑色素瘤	Melanoma of Skin	48	0.12	0.22	0.15	0.01	0.02	48	0.21	0.23	0.16	0.01	0.02	C43
其他皮肤	Other Skin	185	0.45	0.85	0.62	0.03	0.06	128	0.57	0.61	0.39	0.01	0.03	C44
间皮瘤	Mesothelioma	19	0.05	0.09	0.06	0.00	0.00	20	0.09	0.10	0.07	0.00	0.00	C45
卡波西肉瘤	Kaposi Sarcoma	4	0.01	0.02	0.01	0.00	0.00	2	0.01	0.01	0.01	0.00	0.00	C46
周围神经,结缔、软组织	Connective and Soft Tissue	77	0.19	0.35	0.31	0.02	0.02	64	0.28	0.31	0.22	0.01	0.02	C47;C49
乳房	Breast	57	0.14	0.26	0.18	0.01	0.02	1682	7.43	8.05	5.56	0.43	0.60	C50
外阴	Vulva	–	–	–	–	–	–	32	0.14	0.15	0.10	0.01	0.01	C51
阴道	Vagina	–	–	–	–	–	–	20	0.09	0.10	0.06	0.00	0.01	C52
子宫颈	Cervix Uteri	–	–	–	–	–	–	1123	4.96	5.37	3.75	0.28	0.42	C53
子宫体	Corpus Uteri	–	–	–	–	–	–	348	1.54	1.66	1.15	0.09	0.13	C54
子宫,部位不明	Uterus Unspecified	–	–	–	–	–	–	165	0.73	0.79	0.54	0.04	0.06	C55
卵巢	Ovary	–	–	–	–	–	–	632	2.79	3.02	2.13	0.15	0.25	C56
其他女性生殖器	Other Female Genital Organs	–	–	–	–	–	–	28	0.12	0.13	0.09	0.01	0.01	C57
胎盘	Placenta	–	–	–	–	–	–	4	0.02	0.02	0.02	0.00	–	C58
阴茎	Penis	53	0.13	0.24	0.18	0.01	0.02	–	–	–	–	–	–	C60
前列腺	Prostate	743	1.79	3.41	2.30	0.03	0.18	–	–	–	–	–	–	C61
睾丸	Testis	26	0.06	0.12	0.09	0.00	0.01	–	–	–	–	–	–	C62
其他男性生殖器	Other Male Genital Organs	5	0.01	0.02	0.02	0.00	0.00	–	–	–	–	–	–	C63
肾	Kidney	303	0.73	1.39	1.02	0.05	0.11	161	0.71	0.77	0.53	0.03	0.05	C64
肾盂	Renal Pelvis	35	0.08	0.16	0.12	0.00	0.01	29	0.13	0.14	0.09	0.00	0.01	C65
输尿管	Ureter	35	0.08	0.16	0.12	0.00	0.01	32	0.14	0.15	0.10	0.00	0.01	C66
膀胱	Bladder	635	1.53	2.91	2.02	0.06	0.20	194	0.86	0.93	0.56	0.02	0.05	C67
其他泌尿器官	Other Urinary Organs	6	0.01	0.03	0.01	0.00	0.00	1	0.00	0.00	0.00	0.00	0.00	C68
眼	Eye	21	0.05	0.10	0.10	0.00	0.00	7	0.03	0.03	0.03	0.00	0.00	C69
脑,神经系统	Brain, Nervous System	923	2.22	4.23	3.40	0.21	0.36	700	3.09	3.35	2.54	0.14	0.26	C70–C72
甲状腺	Thyroid Gland	83	0.20	0.38	0.27	0.01	0.03	130	0.57	0.62	0.43	0.03	0.04	C73
肾上腺	Adrenal Gland	30	0.07	0.14	0.10	0.00	0.01	20	0.09	0.10	0.07	0.00	0.01	C74
其他内分泌腺	Other Endocrine	19	0.05	0.09	0.08	0.00	0.01	15	0.07	0.07	0.05	0.00	0.01	C75
霍奇金病	Hodgkin Disease	35	0.08	0.16	0.12	0.01	0.01	30	0.13	0.14	0.11	0.01	0.01	C81
非霍奇金淋巴瘤	Non–Hodgkin Lymphoma	463	1.12	2.12	1.59	0.09	0.18	271	1.20	1.30	0.95	0.06	0.10	C82–C85;C96
免疫增生性疾病	Immunoproliferative Disease	1	0.00	0.00	0.00	0.00	0.00	0	0.00	0.00	0.00	0.00	0.00	C88
多发性骨髓瘤	Multiple Myeloma	162	0.39	0.74	0.54	0.03	0.06	129	0.57	0.62	0.43	0.02	0.05	C90
淋巴样白血病	Lymphoid Leukaemia	137	0.33	0.63	0.57	0.03	0.05	109	0.48	0.52	0.48	0.03	0.04	C91
髓样白血病	Myeloid Leukaemia	266	0.64	1.22	0.95	0.05	0.09	149	0.66	0.71	0.53	0.03	0.05	C92–C94
白血病,未特指	Leukaemia Unspecified	460	1.11	2.11	1.84	0.10	0.17	279	1.23	1.33	1.13	0.07	0.11	C95
其他或未指明部位	Other and Unspecified	1051	2.53	4.82	3.60	0.19	0.40	690	3.05	3.30	2.36	0.11	0.25	O&U
所有部位合计	All Sites	41492	100.00	190.35	138.17	7.06	15.98	22630	100.00	108.25	72.45	3.81	7.99	ALL
所有部位除外 C44	All Sites but C44	41307	99.55	189.50	137.55	7.04	15.91	22502	99.43	107.63	72.06	3.80	7.95	ALLbC44

表 6-2-17　2014年全国西部城市肿瘤登记地区癌症死亡主要指标
Table 6-2-17　Cancer mortality in Western urban registration areas of China, 2014

部位 Site		男性 Male						女性 Female						ICD-10
		病例数 No. cases	构成 (%)	粗率 Crude rate (1/10⁵)	世标率 ASR world (1/10⁵)	累积率 Cum.rate(%) 0~64	0~74	病例数 No. cases	构成 (%)	粗率 Crude rate (1/10⁵)	世标率 ASR world (1/10⁵)	累积率 Cum.rate(%) 0~64	0~74	
唇	Lip	5	0.02	0.04	0.03	0.00	0.00	2	0.02	0.02	0.01	0.00	0.00	C00
舌	Tongue	44	0.20	0.38	0.27	0.02	0.03	33	0.26	0.29	0.19	0.01	0.02	C01-C02
口	Mouth	56	0.25	0.48	0.35	0.01	0.04	32	0.26	0.28	0.17	0.01	0.01	C03-C06
唾液腺	Salivary Glands	32	0.14	0.27	0.20	0.01	0.02	15	0.12	0.13	0.09	0.01	0.01	C07-C08
扁桃腺	Tonsil	6	0.03	0.05	0.04	0.00	0.01	2	0.02	0.02	0.01	0.00	0.00	C09
其他口咽	Other Oropharynx	24	0.11	0.21	0.14	0.01	0.02	2	0.02	0.02	0.01	0.00	0.00	C10
鼻咽	Nasopharynx	259	1.16	2.21	1.59	0.11	0.18	86	0.69	0.75	0.51	0.03	0.06	C11
喉咽	Hypopharynx	35	0.16	0.30	0.22	0.01	0.03	4	0.03	0.03	0.03	0.00	0.00	C12-C13
咽,部位不明	Pharynx Unspecified	29	0.13	0.25	0.18	0.01	0.01	9	0.07	0.08	0.06	0.00	0.01	C14
食管	Esophagus	1725	7.71	14.75	10.69	0.52	1.33	470	3.75	4.10	2.65	0.09	0.31	C15
胃	Stomach	3011	13.46	25.75	18.48	0.94	2.32	1171	9.34	10.21	6.67	0.33	0.77	C16
小肠	Small Intestine	78	0.35	0.67	0.44	0.02	0.05	66	0.53	0.58	0.36	0.02	0.04	C17
结肠	Colon	811	3.62	6.94	4.77	0.20	0.50	541	4.32	4.72	2.98	0.12	0.31	C18
直肠	Rectum	965	4.31	8.25	5.81	0.26	0.66	667	5.32	5.82	3.69	0.16	0.39	C19-C20
肛门	Anus	29	0.13	0.25	0.15	0.01	0.01	19	0.15	0.17	0.11	0.00	0.01	C21
肝脏	Liver	3581	16.00	30.62	21.88	1.30	2.53	1345	10.73	11.73	7.57	0.36	0.86	C22
胆囊及其他	Gallbladder etc.	272	1.22	2.33	1.65	0.07	0.20	406	3.24	3.54	2.22	0.10	0.24	C23-C24
胰腺	Pancreas	724	3.24	6.19	4.35	0.21	0.51	484	3.86	4.22	2.69	0.12	0.30	C25
鼻,鼻窦及其他	Nose, Sinuses etc.	27	0.12	0.23	0.16	0.01	0.02	18	0.14	0.16	0.10	0.01	0.01	C30-C31
喉	Larynx	206	0.92	1.76	1.22	0.06	0.13	23	0.18	0.20	0.12	0.00	0.01	C32
气管,支气管,肺	Traches,Bronchus and Lung	6773	30.27	57.92	40.81	1.86	4.77	2773	22.12	24.18	15.27	0.62	1.67	C33-C34
其他胸腔器官	Other Thoracic Organs	86	0.38	0.74	0.53	0.03	0.05	41	0.33	0.36	0.25	0.02	0.03	C37-C38
骨	Bone	173	0.77	1.48	1.15	0.06	0.12	121	0.97	1.06	0.75	0.04	0.08	C40-C41
皮肤黑色素瘤	Melanoma of Skin	29	0.13	0.25	0.17	0.01	0.02	34	0.27	0.30	0.22	0.01	0.03	C43
其他皮肤	Other Skin	89	0.40	0.76	0.55	0.02	0.05	76	0.61	0.66	0.43	0.01	0.04	C44
间皮瘤	Mesothelioma	14	0.06	0.12	0.08	0.00	0.00	16	0.13	0.14	0.10	0.00	0.01	C45
卡波西肉瘤	Kaposi Sarcoma	3	0.01	0.03	0.02	0.00	0.00	2	0.02	0.02	0.01	0.00	0.00	C46
周围神经,结缔、软组织	Connective and Soft Tissue	35	0.16	0.30	0.25	0.01	0.02	32	0.26	0.28	0.19	0.01	0.02	C47;C49
乳房	Breast	30	0.13	0.26	0.18	0.01	0.02	1032	8.23	9.00	6.04	0.45	0.64	C50
外阴	Vulva	–	–	–	–	–	–	15	0.12	0.13	0.09	0.00	0.01	C51
阴道	Vagina	–	–	–	–	–	–	12	0.10	0.10	0.07	0.01	0.01	C52
子宫颈	Cervix Uteri	–	–	–	–	–	–	536	4.28	4.67	3.20	0.25	0.35	C53
子宫体	Corpus Uteri	–	–	–	–	–	–	185	1.48	1.61	1.11	0.08	0.13	C54
子宫,部位不明	Uterus Unspecified	–	–	–	–	–	–	65	0.52	0.57	0.38	0.03	0.04	C55
卵巢	Ovary	–	–	–	–	–	–	436	3.48	3.80	2.63	0.18	0.32	C56
其他女性生殖器	Other Female Genital Organs	–	–	–	–	–	–	17	0.14	0.15	0.11	0.01	0.01	C57
胎盘	Placenta	–	–	–	–	–	–	2	0.02	0.02	0.03	0.00	0.00	C58
阴茎	Penis	25	0.11	0.21	0.16	0.01	0.02	–	–	–	–	–	–	C60
前列腺	Prostate	538	2.40	4.60	2.98	0.04	0.21	–	–	–	–	–	–	C61
睾丸	Testis	14	0.06	0.12	0.08	0.00	0.01	–	–	–	–	–	–	C62
其他男性生殖器	Other Male Genital Organs	5	0.02	0.04	0.03	0.00	0.00	–	–	–	–	–	–	C63
肾	Kidney	204	0.91	1.74	1.24	0.06	0.14	117	0.93	1.02	0.69	0.03	0.07	C64
肾盂	Renal Pelvis	29	0.13	0.25	0.16	0.01	0.01	21	0.17	0.18	0.11	0.00	0.01	C65
输尿管	Ureter	32	0.14	0.27	0.20	0.01	0.02	24	0.19	0.21	0.14	0.01	0.01	C66
膀胱	Bladder	370	1.65	3.16	2.13	0.05	0.20	128	1.02	1.12	0.65	0.02	0.05	C67
其他泌尿器官	Other Urinary Organs	1	0.00	0.01	0.00	0.00	0.00	1	0.01	0.01	0.01	0.00	0.00	C68
眼	Eye	8	0.04	0.07	0.06	0.00	0.01	5	0.04	0.04	0.04	0.00	0.00	C69
脑,神经系统	Brain, Nervous System	481	2.15	4.11	3.26	0.19	0.34	380	3.03	3.31	2.53	0.14	0.26	C70-C72
甲状腺	Thyroid Gland	55	0.25	0.47	0.33	0.02	0.03	71	0.57	0.62	0.39	0.02	0.04	C73
肾上腺	Adrenal Gland	19	0.08	0.16	0.12	0.01	0.01	11	0.09	0.10	0.08	0.00	0.01	C74
其他内分泌腺	Other Endocrine	14	0.06	0.12	0.13	0.01	0.01	11	0.09	0.09	0.07	0.00	0.01	C75
霍奇金病	Hodgkin Disease	23	0.10	0.20	0.13	0.00	0.01	15	0.12	0.13	0.09	0.00	0.01	C81
非霍奇金淋巴瘤	Non-Hodgkin Lymphoma	277	1.24	2.37	1.71	0.08	0.20	185	1.48	1.61	1.14	0.07	0.13	C82-C85;C96
免疫增生性疾病	Immunoproliferative Disease	1	0.00	0.01	0.00	0.00	0.00	0	0.00	0.00	0.00	0.00	0.00	C88
多发性骨髓瘤	Multiple Myeloma	110	0.49	0.94	0.68	0.03	0.08	91	0.73	0.79	0.55	0.02	0.07	C90
淋巴样白血病	Lymphoid Leukaemia	87	0.39	0.74	0.62	0.03	0.06	75	0.60	0.65	0.62	0.03	0.05	C91
髓样白血病	Myeloid Leukaemia	172	0.77	1.47	1.11	0.05	0.10	105	0.84	0.92	0.66	0.04	0.07	C92-C94
白血病,未特指	Leukaemia Unspecified	247	1.10	2.11	1.72	0.09	0.16	147	1.17	1.28	1.06	0.06	0.10	C95
其他或未指明部位	Other and Unspecified	513	2.29	4.39	3.18	0.15	0.36	359	2.86	3.13	2.15	0.09	0.23	O&U
所有部位合计	All Sites	22376	100.00	191.36	136.41	6.64	15.66	12536	100.00	109.33	72.10	3.64	7.86	ALL
所有部位除外 C44	All Sites but C44	22287	99.60	190.60	135.86	6.62	15.61	12460	99.39	108.67	71.66	3.63	7.83	ALLbC44

表 6-2-18　2014年全国西部农村肿瘤登记地区癌症死亡主要指标
Table 6-2-18　Cancer mortality in Western rural registration areas of China,2014

部位 Site		男性 Male						女性 Female						ICD-10
		病例数 No. cases	构成 (%)	粗率 Crude rate (1/10⁵)	世标率 ASR world (1/10⁵)	累积率 Cum.rate(%)		病例数 No. cases	构成 (%)	粗率 Crude rate (1/10⁵)	世标率 ASR world (1/10⁵)	累积率 Cum.rate(%)		
						0~64	0~74					0~64	0~74	
唇	Lip	4	0.02	0.04	0.03	0.00	0.00	4	0.04	0.04	0.03	0.00	0.00	C00
舌	Tongue	31	0.16	0.31	0.23	0.01	0.04	14	0.14	0.15	0.11	0.01	0.01	C01–C02
口	Mouth	65	0.34	0.64	0.46	0.02	0.05	22	0.22	0.23	0.15	0.01	0.02	C03–C06
唾液腺	Salivary Glands	12	0.06	0.12	0.08	0.01	0.01	7	0.07	0.07	0.07	0.00	0.01	C07–C08
扁桃腺	Tonsil	8	0.04	0.08	0.06	0.00	0.00	1	0.01	0.01	0.01	0.00	0.00	C09
其他口咽	Other Oropharynx	16	0.08	0.16	0.12	0.01	0.02	3	0.03	0.03	0.03	0.00	0.00	C10
鼻咽	Nasopharynx	381	1.99	3.77	2.85	0.21	0.33	148	1.47	1.57	1.12	0.07	0.13	C11
喉咽	Hypopharynx	25	0.13	0.25	0.19	0.01	0.02	5	0.05	0.05	0.05	0.00	0.01	C12–C13
咽,部位不明	Pharynx Unspecified	26	0.14	0.26	0.19	0.01	0.02	12	0.12	0.13	0.07	0.00	0.01	C14
食管	Esophagus	2031	10.62	20.10	14.83	0.74	1.91	694	6.88	7.35	4.67	0.17	0.53	C15
胃	Stomach	2440	12.76	24.15	17.73	0.85	2.17	1119	11.09	11.85	7.78	0.36	0.89	C16
小肠	Small Intestine	48	0.25	0.48	0.36	0.02	0.04	25	0.25	0.26	0.18	0.01	0.02	C17
结肠	Colon	353	1.85	3.49	2.52	0.13	0.28	281	2.78	2.98	1.91	0.09	0.20	C18
直肠	Rectum	826	4.32	8.17	5.94	0.27	0.70	530	5.25	5.61	3.73	0.18	0.44	C19–C20
肛门	Anus	33	0.17	0.33	0.25	0.01	0.03	16	0.16	0.17	0.12	0.00	0.01	C21
肝脏	Liver	4199	21.97	41.56	30.87	2.08	3.52	1352	13.39	14.32	9.68	0.53	1.09	C22
胆囊及其他	Gallbladder etc.	125	0.65	1.24	0.91	0.04	0.11	165	1.63	1.75	1.16	0.06	0.15	C23–C24
胰腺	Pancreas	355	1.86	3.51	2.60	0.13	0.32	221	2.19	2.34	1.57	0.08	0.18	C25
鼻,鼻窦及其他	Nose, Sinuses etc.	23	0.12	0.23	0.16	0.01	0.02	17	0.17	0.18	0.12	0.01	0.01	C30–C31
喉	Larynx	139	0.73	1.38	1.02	0.05	0.14	26	0.26	0.28	0.16	0.01	0.02	C32
气管,支气管,肺	Traches,Bronchus and Lung	5277	27.61	52.22	38.07	1.89	4.52	2270	22.49	24.05	15.79	0.76	1.78	C33–C34
其他胸腔器官	Other Thoracic Organs	34	0.18	0.34	0.24	0.01	0.03	15	0.15	0.16	0.12	0.01	0.01	C37–C38
骨	Bone	208	1.09	2.06	1.52	0.08	0.16	111	1.10	1.18	0.88	0.05	0.08	C40–C41
皮肤黑色素瘤	Melanoma of Skin	19	0.10	0.19	0.14	0.01	0.02	14	0.14	0.15	0.10	0.01	0.01	C43
其他皮肤	Other Skin	96	0.50	0.95	0.69	0.04	0.07	52	0.52	0.55	0.34	0.01	0.03	C44
间皮瘤	Mesothelioma	5	0.03	0.05	0.03	0.00	0.00	4	0.04	0.04	0.03	0.00	0.00	C45
卡波西肉瘤	Kaposi Sarcoma	1	0.01	0.01	0.01	0.00	0.00	0	0.00	0.00	0.00	0.00	0.00	C46
周围神经,结缔、软组织	Connective and Soft Tissue	42	0.22	0.42	0.37	0.02	0.03	32	0.32	0.34	0.26	0.01	0.03	C47;C49
乳房	Breast	27	0.14	0.27	0.19	0.01	0.02	650	6.44	6.89	4.98	0.41	0.55	C50
外阴	Vulva	–	–	–	–	–	–	17	0.17	0.18	0.13	0.01	0.01	C51
阴道	Vagina	–	–	–	–	–	–	8	0.08	0.08	0.05	0.00	0.01	C52
子宫颈	Cervix Uteri	–	–	–	–	–	–	587	5.82	6.22	4.45	0.32	0.51	C53
子宫体	Corpus Uteri	–	–	–	–	–	–	163	1.61	1.73	1.20	0.10	0.13	C54
子宫,部位不明	Uterus Unspecified	–	–	–	–	–	–	100	0.99	1.06	0.73	0.05	0.09	C55
卵巢	Ovary	–	–	–	–	–	–	196	1.94	2.08	1.52	0.11	0.17	C56
其他女性生殖器	Other Female Genital Organs	–	–	–	–	–	–	11	0.11	0.12	0.08	0.00	0.01	C57
胎盘	Placenta	–	–	–	–	–	–	2	0.02	0.02	0.02	0.00	0.00	C58
阴茎	Penis	28	0.15	0.28	0.21	0.01	0.02	–	–	–	–	–	–	C60
前列腺	Prostate	205	1.07	2.03	1.45	0.02	0.14	–	–	–	–	–	–	C61
睾丸	Testis	12	0.06	0.12	0.10	0.00	0.01	–	–	–	–	–	–	C62
其他男性生殖器	Other Male Genital Organs	0	0.00	0.00	0.00	0.00	0.00	–	–	–	–	–	–	C63
肾	Kidney	99	0.52	0.98	0.75	0.05	0.09	44	0.44	0.47	0.33	0.02	0.04	C64
肾盂	Renal Pelvis	6	0.03	0.06	0.06	0.00	0.00	8	0.08	0.08	0.05	0.00	0.01	C65
输尿管	Ureter	3	0.02	0.03	0.03	0.00	0.00	8	0.08	0.08	0.05	0.00	0.01	C66
膀胱	Bladder	265	1.39	2.62	1.88	0.06	0.19	66	0.65	0.70	0.45	0.01	0.05	C67
其他泌尿器官	Other Urinary Organs	5	0.03	0.05	0.03	0.00	0.00	0	0.00	0.00	0.00	0.00	0.00	C68
眼	Eye	13	0.07	0.14	0.14	0.01	0.01	2	0.02	0.02	0.01	0.00	0.00	C69
脑,神经系统	Brain, Nervous System	442	2.31	4.37	3.58	0.23	0.37	320	3.17	3.39	2.58	0.15	0.27	C70–C72
甲状腺	Thyroid Gland	28	0.15	0.28	0.20	0.01	0.02	59	0.58	0.62	0.47	0.03	0.05	C73
肾上腺	Adrenal Gland	11	0.06	0.11	0.08	0.00	0.01	9	0.09	0.10	0.06	0.00	0.01	C74
其他内分泌腺	Other Endocrine	5	0.03	0.05	0.03	0.00	0.00	4	0.04	0.04	0.03	0.00	0.00	C75
霍奇金病	Hodgkin Disease	12	0.06	0.12	0.10	0.01	0.01	15	0.15	0.16	0.13	0.01	0.01	C81
非霍奇金淋巴瘤	Non–Hodgkin Lymphoma	186	0.97	1.84	1.44	0.09	0.16	86	0.85	0.91	0.72	0.05	0.07	C82–C85;C96
免疫增生性疾病	Immunoproliferative Disease	0	0.00	0.00	0.00	0.00	0.00	0	0.00	0.00	0.00	0.00	0.00	C88
多发性骨髓瘤	Multiple Myeloma	52	0.27	0.51	0.38	0.02	0.04	38	0.38	0.40	0.28	0.01	0.03	C90
淋巴样白血病	Lymphoid Leukaemia	50	0.26	0.49	0.50	0.02	0.02	34	0.34	0.36	0.32	0.02	0.02	C91
髓样白血病	Myeloid Leukaemia	94	0.49	0.93	0.77	0.05	0.07	44	0.44	0.47	0.38	0.03	0.04	C92–C94
白血病,未特指	Leukaemia Unspecified	213	1.11	2.11	1.94	0.12	0.18	132	1.31	1.40	1.23	0.08	0.12	C95
其他或未指明部位	Other and Unspecified	538	2.81	5.32	4.10	0.23	0.44	331	3.28	3.51	2.60	0.13	0.27	O&U
所有部位合计	All Sites	19116	100.00	189.18	140.42	7.60	16.40	10094	100.00	106.93	73.06	4.02	8.15	ALL
所有部位除外 C44	All Sites but C44	19020	99.50	188.23	139.72	7.56	16.33	10042	99.48	106.38	72.72	4.01	8.12	ALLbC44

3 2014 年全国各肿瘤登记处癌症发病与死亡

表 6-3-1 北京市 2014 年癌症发病和死亡主要指标

Table 6-3-1 Incidence and mortality of cancer in Beijing Shi, 2014

部位 Site		男性 Male						女性 Female						ICD-10
		病例数 No. cases	构成 (%)	粗率 Crude rate (1/10⁵)	世标率 ASR world (1/10⁵)	累积率 Cum.rate(%)		病例数 No. cases	构成 (%)	粗率 Crude rate (1/10⁵)	世标率 ASR world (1/10⁵)	累积率 Cum.rate(%)		
						0~64	0~74					0~64	0~74	
发病 Incidence														
口腔和咽喉(除外鼻咽癌)	Lip,Oral Cavity & Pharynx but Nasopharynx	221	1.44	5.31	2.65	0.18	0.30	155	0.99	3.75	1.96	0.10	0.23	C00–10,C12–14
鼻咽癌	Nasopharynx	48	0.31	1.15	0.69	0.05	0.07	14	0.09	0.34	0.19	0.02	0.02	C11
食管	Oesophagus	532	3.46	12.79	5.87	0.36	0.69	158	1.01	3.83	1.27	0.04	0.13	C15
胃	Stomach	1112	7.24	26.73	11.88	0.60	1.38	527	3.37	12.76	5.73	0.34	0.61	C16
结直肠肛门	Colon,Rectum & Anus	2057	13.39	49.44	23.44	1.22	2.91	1672	10.71	40.49	17.23	0.85	2.03	C18–21
肝脏	Liver	1176	7.66	28.27	14.33	0.99	1.61	431	2.76	10.44	4.41	0.20	0.52	C22
胆囊及其他	Gallbladder etc.	342	2.23	8.22	3.60	0.18	0.42	327	2.09	7.92	3.02	0.10	0.34	C23–C24
胰腺	Pancreas	478	3.11	11.49	5.18	0.25	0.63	424	2.71	10.27	4.26	0.16	0.51	C25
喉	Larynx	148	0.96	3.56	1.88	0.12	0.25	16	0.10	0.39	0.15	0.01	0.02	C32
气管,支气管,肺	Trachea, Bronchus and Lung	3422	22.28	82.25	37.77	1.80	4.72	2261	14.48	54.76	23.49	1.18	2.80	C33–C34
其他胸腔器官	Other Thoracic Organs	58	0.38	1.39	0.96	0.06	0.10	35	0.22	0.85	0.57	0.04	0.06	C37–C38
骨	Bone	49	0.32	1.18	0.91	0.05	0.08	49	0.31	1.19	0.88	0.05	0.08	C40–C41
皮肤黑色素瘤	Melanoma of Skin	18	0.12	0.43	0.27	0.01	0.03	27	0.17	0.65	0.36	0.02	0.05	C43
乳房	Breast	21	0.14	0.50	0.25	0.02	0.02	3006	19.25	72.80	42.00	3.25	4.73	C50
子宫颈	Cervix Uteri	–	–	–	–	–	–	370	2.37	8.96	5.90	0.51	0.58	C53
子宫体及子宫部位不明	Uterus & Unspecified	–	–	–	–	–	–	750	4.80	18.16	10.40	0.84	1.22	C54–C55
卵巢	Ovary	–	–	–	–	–	–	494	3.16	11.96	6.74	0.51	0.74	C56
前列腺	Prostate	1103	7.18	26.51	11.47	0.33	1.51	–	–	–	–	–	–	C61
睾丸	Testis	22	0.14	0.53	0.39	0.03	0.03	–	–	–	–	–	–	C62
肾及泌尿系统不明	Kidney & Unspecified Urinary Organs	748	4.87	17.98	9.62	0.65	1.13	545	3.49	13.20	6.37	0.35	0.75	C64–66,68
膀胱	Bladder	826	5.38	19.85	8.88	0.38	1.04	290	1.86	7.02	2.92	0.13	0.34	C67
脑,神经系统	Brain,Central Nervous System	377	2.45	9.06	6.16	0.43	0.62	502	3.21	12.16	7.43	0.54	0.80	C70–C72
甲状腺	Thyroid Gland	678	4.41	16.30	11.88	0.97	1.07	1759	11.26	42.60	31.28	2.63	2.87	C73
淋巴瘤	Lymphoma	595	3.87	14.30	7.84	0.42	0.89	429	2.75	10.39	5.11	0.31	0.55	C81–85,88,90,96
白血病	Leukaemia	477	3.11	11.46	7.44	0.40	0.68	337	2.16	8.16	4.89	0.27	0.46	C91–C95
不明及其他恶性肿瘤	All Other Sites and Unspecified	851	5.54	20.45	11.57	0.66	1.20	1039	6.65	25.16	14.33	0.92	1.44	A_O
所有部位合计	All Sites	15359	100.00	369.15	184.94	10.18	21.39	15617	100.00	378.22	200.89	13.34	21.88	ALL
所有部位除外 C44	All Sites but C44	15211	99.04	365.60	183.31	10.09	21.21	15454	98.96	374.27	199.07	13.25	21.67	ALLbC44
死亡 Mortality														
口腔和咽喉(除外鼻咽癌)	Lip,Oral Cavity & Pharynx but Nasopharynx	128	1.34	3.08	1.41	0.08	0.16	64	0.96	1.55	0.56	0.02	0.05	C00–10,C12–14
鼻咽癌	Nasopharynx	44	0.46	1.06	0.61	0.04	0.06	12	0.18	0.29	0.14	0.01	0.02	C11
食管	Oesophagus	483	5.06	11.61	5.12	0.28	0.59	115	1.73	2.79	0.80	0.01	0.06	C15
胃	Stomach	854	8.95	20.53	8.05	0.34	0.87	393	5.90	9.52	3.92	0.19	0.40	C16
结直肠肛门	Colon,Rectum & Anus	1080	11.32	25.96	10.20	0.40	1.09	803	12.06	19.45	6.99	0.25	0.73	C18–21
肝脏	Liver	956	10.02	22.98	11.01	0.71	1.23	359	5.39	8.69	3.34	0.13	0.37	C22
胆囊及其他	Gallbladder etc.	267	2.80	6.42	2.57	0.12	0.27	267	4.01	6.47	2.28	0.07	0.24	C23–C24
胰腺	Pancreas	432	4.53	10.38	4.51	0.22	0.55	374	5.62	9.06	3.47	0.12	0.42	C25
喉	Larynx	74	0.78	1.78	0.72	0.03	0.08	9	0.14	0.22	0.07	0.00	0.01	C32
气管,支气管,肺	Trachea, Bronchus and Lung	2865	30.03	68.86	28.57	1.14	3.33	1642	24.66	39.77	14.13	0.46	1.46	C33–C34
其他胸腔器官	Other Thoracic Organs	42	0.44	1.01	0.49	0.03	0.06	16	0.24	0.39	0.24	0.02	0.02	C37–C38
骨	Bone	31	0.32	0.75	0.39	0.02	0.03	18	0.27	0.44	0.21	0.01	0.02	C40–C41
皮肤黑色素瘤	Melanoma of Skin	18	0.19	0.43	0.19	0.01	0.02	18	0.27	0.44	0.20	0.01	0.03	C43
乳房	Breast	8	0.08	0.19	0.07	0.00	0.01	695	10.44	16.83	7.88	0.48	0.87	C50
子宫颈	Cervix Uteri	–	–	–	–	–	–	139	2.09	3.37	1.95	0.16	0.20	C53
子宫体及子宫部位不明	Uterus & Unspecified	–	–	–	–	–	–	129	1.94	3.12	1.40	0.07	0.17	C54–C55
卵巢	Ovary	–	–	–	–	–	–	296	4.45	7.17	3.58	0.23	0.43	C56
前列腺	Prostate	415	4.35	9.97	3.00	0.04	0.22	–	–	–	–	–	–	C61
睾丸	Testis	3	0.03	0.07	0.03	0.00	0.00	–	–	–	–	–	–	C62
肾及泌尿系统不明	Kidney & Unspecified Urinary Organs	274	2.87	6.59	2.61	0.08	0.27	185	2.78	4.48	1.57	0.04	0.17	C64–66,68
膀胱	Bladder	323	3.39	7.76	2.58	0.06	0.22	127	1.91	3.08	0.96	0.02	0.07	C67
脑,神经系统	Brain,Central Nervous System	180	1.89	4.33	2.59	0.16	0.28	153	2.30	3.71	1.97	0.10	0.20	C70–C72
甲状腺	Thyroid Gland	25	0.26	0.60	0.26	0.01	0.03	44	0.66	1.07	0.42	0.02	0.04	C73
淋巴瘤	Lymphoma	361	3.78	8.68	4.02	0.16	0.49	258	3.87	6.25	2.57	0.11	0.29	C81–85,88,90,96
白血病	Leukaemia	326	3.42	7.84	3.92	0.19	0.41	210	3.15	5.09	2.48	0.13	0.24	C91–C95
不明及其他恶性肿瘤	All Other Sites and Unspecified	353	3.70	8.48	3.82	0.16	0.37	333	5.00	8.06	3.23	0.14	0.32	A_O
所有部位合计	All Sites	9542	100.00	229.34	96.74	4.30	10.63	6659	100.00	161.27	64.36	2.82	6.81	ALL
所有部位除外 C44	All Sites but C44	9520	99.77	228.81	96.59	4.29	10.62	6627	99.52	160.50	64.14	2.82	6.79	ALLbC44

3 Cancer incidence and mortality in cancer registries of China,2014

表 6-3-2 北京郊县 2014 年癌症发病和死亡主要指标

Table 6-3-2 Incidence and mortality of cancer in Rural Areas of Beijing Shi,2014

部位 / Site		男性 Male						女性 Female						ICD-10
		病例数 No. cases	构成 (%)	粗率 Crude rate (1/10⁵)	世标率 ASR world (1/10⁵)	累积率 Cum.rate(%) 0~64	0~74	病例数 No. cases	构成 (%)	粗率 Crude rate (1/10⁵)	世标率 ASR world (1/10⁵)	累积率 Cum.rate(%) 0~64	0~74	
发病 Incidence														
口腔和咽喉(除外鼻咽癌)	Lip,Oral Cavity & Pharynx but Nasopharynx	137	1.71	5.52	3.29	0.22	0.37	62	0.82	2.50	1.51	0.11	0.15	C00–10,C12–14
鼻咽癌	Nasopharynx	18	0.23	0.72	0.50	0.04	0.05	10	0.13	0.40	0.23	0.02	0.03	C11
食管	Oesophagus	449	5.62	18.08	9.68	0.48	1.13	89	1.18	3.59	1.73	0.04	0.19	C15
胃	Stomach	550	6.88	22.15	12.32	0.68	1.44	220	2.92	8.89	4.83	0.27	0.52	C16
结直肠肛门	Colon,Rectum & Anus	874	10.94	35.20	20.11	1.01	2.49	715	9.49	28.88	14.90	0.78	1.69	C18–21
肝脏	Liver	805	10.07	32.42	19.01	1.21	2.30	286	3.80	11.55	5.82	0.29	0.64	C22
胆囊及其他	Gallbladder etc.	206	2.58	8.30	4.56	0.20	0.57	191	2.54	7.71	3.96	0.17	0.48	C23–C24
胰腺	Pancreas	228	2.85	9.18	5.16	0.26	0.65	174	2.31	7.03	3.49	0.16	0.40	C25
喉	Larynx	93	1.16	3.75	2.16	0.13	0.27	9	0.12	0.36	0.22	0.01	0.04	C32
气管,支气管,肺	Trachea, Bronchus and Lung	2124	26.58	85.54	47.23	2.10	5.82	1160	15.40	46.85	24.12	1.13	2.83	C33–C34
其他胸腔器官	Other Thoracic Organs	27	0.34	1.09	0.77	0.04	0.09	19	0.25	0.77	0.64	0.04	0.05	C37–C38
骨	Bone	36	0.45	1.45	1.06	0.06	0.09	23	0.31	0.93	0.64	0.04	0.06	C40–C41
皮肤黑色素瘤	Melanoma of Skin	14	0.18	0.56	0.40	0.02	0.04	15	0.20	0.61	0.44	0.03	0.05	C43
乳房	Breast	8	0.10	0.32	0.17	0.00	0.02	1360	18.06	54.93	33.37	2.79	3.56	C50
子宫颈	Cervix Uteri	–	–	–	–	–	–	257	3.41	10.38	6.57	0.56	0.65	C53
子宫体及子宫部位不明	Uterus & Unspecified	–	–	–	–	–	–	414	5.50	16.72	9.89	0.83	1.09	C54–C55
卵巢	Ovary	–	–	–	–	–	–	269	3.57	10.86	6.88	0.52	0.73	C56
前列腺	Prostate	309	3.87	12.44	6.79	0.15	0.82	–	–	–	–	–	–	C61
睾丸	Testis	17	0.21	0.68	0.71	0.05	0.05	–	–	–	–	–	–	C62
肾及泌尿系统不明	Kidney & Unspecified Urinary Organs	314	3.93	12.65	7.89	0.49	0.92	219	2.91	8.85	5.36	0.29	0.62	C64–66,68
膀胱	Bladder	337	4.22	13.57	7.58	0.34	0.88	118	1.57	4.77	2.48	0.11	0.28	C67
脑,神经系统	Brain,Central Nervous System	254	3.18	10.23	7.09	0.49	0.68	287	3.81	11.59	7.50	0.55	0.79	C70–C72
甲状腺	Thyroid Gland	243	3.04	9.79	7.08	0.57	0.64	811	10.77	32.76	23.00	1.96	2.10	C73
淋巴瘤	Lymphoma	209	2.62	8.42	5.38	0.31	0.57	182	2.42	7.35	4.36	0.26	0.52	C81–85,88,90,96
白血病	Leukaemia	306	3.83	12.32	8.92	0.49	0.84	202	2.68	8.16	5.67	0.29	0.55	C91–C95
不明及其他恶性肿瘤	All Other Sites and Unspecified	433	5.42	17.44	10.65	0.61	1.11	440	5.84	17.77	11.20	0.69	1.12	A_O
所有部位合计	All Sites	7991	100.00	321.82	188.49	9.94	21.81	7532	100.00	304.21	178.85	11.92	19.14	ALL
所有部位除外 C44	All Sites but C44	7915	99.05	318.76	186.88	9.85	21.65	7476	99.26	301.95	177.65	11.85	19.01	ALLbC44
死亡 Mortality														
口腔和咽喉(除外鼻咽癌)	Lip,Oral Cavity & Pharynx but Nasopharynx	75	1.41	3.02	1.68	0.09	0.18	22	0.66	0.89	0.43	0.02	0.03	C00–10,C12–14
鼻咽癌	Nasopharynx	20	0.38	0.81	0.50	0.03	0.06	9	0.27	0.36	0.23	0.01	0.02	C11
食管	Oesophagus	409	7.71	16.47	8.92	0.37	1.01	91	2.73	3.68	1.72	0.05	0.17	C15
胃	Stomach	368	6.94	14.82	7.92	0.24	0.84	170	5.10	6.87	3.56	0.15	0.34	C16
结直肠肛门	Colon,Rectum & Anus	473	8.92	19.05	10.16	0.36	1.04	352	10.56	14.22	6.97	0.25	0.73	C18–21
肝脏	Liver	690	13.01	27.79	15.64	0.99	1.83	266	7.98	10.74	5.31	0.22	0.55	C22
胆囊及其他	Gallbladder etc.	174	3.28	7.01	3.86	0.15	0.48	164	4.92	6.62	3.22	0.11	0.34	C23–C24
胰腺	Pancreas	204	3.85	8.22	4.55	0.20	0.56	147	4.41	5.94	2.89	0.15	0.31	C25
喉	Larynx	48	0.91	1.93	0.97	0.05	0.10	4	0.12	0.16	0.07	0.00	0.01	C32
气管,支气管,肺	Trachea, Bronchus and Lung	1801	33.96	72.53	39.21	1.46	4.65	966	28.98	39.02	19.55	0.70	2.16	C33–C34
其他胸腔器官	Other Thoracic Organs	24	0.45	0.97	0.59	0.02	0.08	15	0.45	0.61	0.31	0.02	0.03	C37–C38
骨	Bone	26	0.49	1.05	0.56	0.03	0.05	20	0.60	0.81	0.58	0.03	0.05	C40–C41
皮肤黑色素瘤	Melanoma of Skin	13	0.25	0.52	0.28	0.02	0.04	8	0.24	0.32	0.18	0.01	0.02	C43
乳房	Breast	6	0.11	0.24	0.13	0.00	0.01	256	7.68	10.34	5.63	0.38	0.62	C50
子宫颈	Cervix Uteri	–	–	–	–	–	–	53	1.59	2.14	1.29	0.09	0.14	C53
子宫体及子宫部位不明	Uterus & Unspecified	–	–	–	–	–	–	74	2.22	2.99	1.55	0.11	0.17	C54–C55
卵巢	Ovary	–	–	–	–	–	–	119	3.57	4.81	2.77	0.19	0.33	C56
前列腺	Prostate	125	2.36	5.03	2.46	0.05	0.19	–	–	–	–	–	–	C61
睾丸	Testis	2	0.04	0.08	0.05	0.00	0.01	–	–	–	–	–	–	C62
肾及泌尿系统不明	Kidney & Unspecified Urinary Organs	83	1.57	3.34	1.78	0.09	0.19	56	1.68	2.26	1.07	0.04	0.10	C64–66,68
膀胱	Bladder	121	2.28	4.87	2.43	0.04	0.19	45	1.35	1.82	0.83	0.02	0.08	C67
脑,神经系统	Brain,Central Nervous System	127	2.39	5.11	3.46	0.22	0.35	90	2.70	3.64	2.24	0.14	0.22	C70–C72
甲状腺	Thyroid Gland	11	0.21	0.44	0.22	0.01	0.02	24	0.72	0.97	0.49	0.02	0.06	C73
淋巴瘤	Lymphoma	127	2.39	5.11	2.89	0.14	0.34	101	3.03	4.08	2.11	0.08	0.24	C81–85,88,90,96
白血病	Leukaemia	165	3.11	6.64	4.39	0.21	0.43	126	3.78	5.09	3.37	0.18	0.35	C91–C95
不明及其他恶性肿瘤	All Other Sites and Unspecified	211	3.98	8.50	4.88	0.22	0.53	155	4.65	6.26	3.43	0.14	0.35	A_O
所有部位合计	All Sites	5303	100.00	213.56	117.53	5.08	13.18	3333	100.00	134.62	69.82	3.10	7.43	ALL
所有部位除外 C44	All Sites but C44	5277	99.51	212.52	117.05	5.07	13.16	3328	99.85	134.41	69.75	3.10	7.43	ALLbC44

表 6-3-3　天津市 2014年癌症发病和死亡主要指标

Table 6-3-3　Incidence and mortality of cancer in Tianjin Shi, 2014

部位 Site		男性 Male						女性 Female						ICD-10
		病例数 No. cases	构成 (%)	粗率 Crude rate (1/10⁵)	世标率 ASR world (1/10⁵)	累积率 Cum.rate(%)		病例数 No. cases	构成 (%)	粗率 Crude rate (1/10⁵)	世标率 ASR world (1/10⁵)	累积率 Cum.rate(%)		
						0~64	0~74					0~64	0~74	
发病 Incidence														
口腔和咽喉(除外鼻咽癌)	Lip,Oral Cavity & Pharynx but Nasopharynx	164	1.64	6.31	3.09	0.21	0.38	93	0.94	3.59	1.91	0.11	0.22	C00-10,C12-14
鼻咽癌	Nasopharynx	65	0.65	2.50	1.46	0.11	0.16	23	0.23	0.89	0.45	0.04	0.05	C11
食管	Oesophagus	332	3.33	12.77	5.80	0.36	0.64	84	0.85	3.25	1.32	0.05	0.12	C15
胃	Stomach	853	8.55	32.81	15.24	0.81	1.83	378	3.80	14.61	6.71	0.36	0.77	C16
结直肠肛门	Colon,Rectum & Anus	1033	10.36	39.73	18.64	0.99	2.26	796	8.01	30.76	13.35	0.72	1.62	C18-21
肝脏	Liver	871	8.73	33.50	16.50	1.03	1.98	380	3.82	14.68	6.26	0.30	0.72	C22
胆囊及其他	Gallbladder etc.	166	1.66	6.38	2.83	0.14	0.31	144	1.45	5.56	2.23	0.08	0.25	C23-C24
胰腺	Pancreas	314	3.15	12.08	5.70	0.31	0.70	273	2.75	10.55	4.48	0.20	0.56	C25
喉	Larynx	132	1.32	5.08	2.42	0.15	0.28	26	0.26	1.00	0.38	0.01	0.04	C32
气管,支气管,肺	Trachea, Bronchus and Lung	2891	28.99	111.19	50.71	2.34	6.33	1766	17.77	68.23	27.02	0.98	2.99	C33-C34
其他胸腔器官	Other Thoracic Organs	56	0.56	2.15	1.36	0.08	0.14	29	0.29	1.12	0.64	0.05	0.07	C37-C38
骨	Bone	49	0.49	1.88	1.45	0.07	0.13	37	0.37	1.43	0.67	0.05	0.07	C40-C41
皮肤黑色素瘤	Melanoma of Skin	30	0.30	1.15	0.65	0.05	0.07	16	0.16	0.62	0.37	0.02	0.04	C43
乳房	Breast	20	0.20	0.77	0.41	0.03	0.04	2103	21.16	81.26	44.16	3.48	5.00	C50
子宫颈	Cervix Uteri	–	–	–	–	–	–	373	3.75	14.41	9.31	0.83	0.90	C53
子宫体及子宫部位不明	Uterus & Unspecified	–	–	–	–	–	–	456	4.59	17.62	9.17	0.78	1.07	C54-C55
卵巢	Ovary	–	–	–	–	–	–	353	3.55	13.64	7.61	0.59	0.83	C56
前列腺	Prostate	342	3.43	13.15	5.51	0.13	0.62	–	–	–	–	–	–	C61
睾丸	Testis	10	0.10	0.38	0.30	0.02	0.02	–	–	–	–	–	–	C62
肾及泌尿系统不明	Kidney & Unspecified Urinary Organs	490	4.91	18.85	9.55	0.70	1.12	243	2.45	9.39	4.75	0.29	0.57	C64-66,68
膀胱	Bladder	490	4.91	18.85	8.81	0.42	1.08	162	1.63	6.26	2.59	0.13	0.29	C67
脑,神经系统	Brain,Central Nervous System	246	2.47	9.46	6.10	0.39	0.58	320	3.22	12.36	7.78	0.52	0.78	C70-C72
甲状腺	Thyroid Gland	415	4.16	15.96	10.68	0.90	1.00	1025	10.31	39.60	26.90	2.26	2.55	C73
淋巴瘤	Lymphoma	333	3.34	12.81	6.90	0.39	0.82	240	2.42	9.27	5.03	0.32	0.60	C81-85,88,90,96
白血病	Leukaemia	335	3.36	12.88	8.56	0.51	0.82	280	2.82	10.82	7.81	0.45	0.75	C91-C95
不明及其他恶性肿瘤	All Other Sites and Unspecified	335	3.36	12.88	6.89	0.40	0.76	337	3.39	13.02	6.78	0.42	0.68	A_O
所有部位合计	All Sites	9972	100.00	383.52	189.55	10.57	22.07	9937	100.00	383.95	197.70	13.03	21.54	ALL
所有部位除外 C44	All Sites but C44	9919	99.47	381.48	188.65	10.52	21.98	9881	99.44	381.78	196.72	12.97	21.44	ALLbC44
死亡 Mortality														
口腔和咽喉(除外鼻咽癌)	Lip,Oral Cavity & Pharynx but Nasopharynx	116	1.68	4.46	2.11	0.16	0.22	52	1.09	2.01	0.82	0.03	0.09	C00-10,C12-14
鼻咽癌	Nasopharynx	25	0.36	0.96	0.51	0.03	0.06	17	0.36	0.66	0.25	0.01	0.02	C11
食管	Oesophagus	274	3.96	10.54	4.62	0.25	0.48	79	1.66	3.05	0.99	0.02	0.08	C15
胃	Stomach	683	9.88	26.27	11.64	0.48	1.33	287	6.03	11.09	4.36	0.19	0.44	C16
结直肠肛门	Colon,Rectum & Anus	609	8.81	23.42	9.96	0.38	1.05	429	9.02	16.58	6.19	0.24	0.63	C18-21
肝脏	Liver	792	11.45	30.46	14.32	0.87	1.69	317	6.66	12.25	4.93	0.18	0.57	C22
胆囊及其他	Gallbladder etc.	116	1.68	4.46	1.87	0.08	0.19	131	2.75	5.06	1.91	0.06	0.20	C23-C24
胰腺	Pancreas	271	3.92	10.42	4.74	0.26	0.57	231	4.85	8.93	3.58	0.14	0.42	C25
喉	Larynx	79	1.14	3.04	1.33	0.07	0.14	20	0.42	0.77	0.28	0.00	0.03	C32
气管,支气管,肺	Trachea, Bronchus and Lung	2552	36.90	98.15	42.86	1.52	5.24	1658	34.85	64.06	23.40	0.60	2.45	C33-C34
其他胸腔器官	Other Thoracic Organs	34	0.49	1.31	0.76	0.05	0.08	15	0.32	0.58	0.22	0.01	0.03	C37-C38
骨	Bone	48	0.69	1.85	0.86	0.04	0.07	37	0.78	1.43	0.77	0.03	0.06	C40-C41
皮肤黑色素瘤	Melanoma of Skin	17	0.25	0.65	0.29	0.01	0.04	9	0.19	0.35	0.14	0.01	0.01	C43
乳房	Breast	9	0.13	0.35	0.15	0.01	0.02	427	8.97	16.50	7.39	0.44	0.82	C50
子宫颈	Cervix Uteri	–	–	–	–	–	–	94	1.98	3.63	1.84	0.13	0.20	C53
子宫体及子宫部位不明	Uterus & Unspecified	–	–	–	–	–	–	75	1.58	2.90	1.27	0.08	0.13	C54-C55
卵巢	Ovary	–	–	–	–	–	–	172	3.61	6.65	3.33	0.24	0.39	C56
前列腺	Prostate	184	2.66	7.08	2.66	0.03	0.23	–	–	–	–	–	–	C61
睾丸	Testis	4	0.06	0.15	0.08	0.01	0.01	–	–	–	–	–	–	C62
肾及泌尿系统不明	Kidney & Unspecified Urinary Organs	184	2.66	7.08	3.10	0.13	0.35	106	2.23	4.10	1.56	0.05	0.17	C64-66,68
膀胱	Bladder	221	3.20	8.50	3.29	0.06	0.30	66	1.39	2.55	0.79	0.01	0.06	C67
脑,神经系统	Brain,Central Nervous System	166	2.40	6.38	3.94	0.22	0.39	137	2.88	5.29	3.00	0.16	0.27	C70-C72
甲状腺	Thyroid Gland	13	0.19	0.50	0.28	0.02	0.04	25	0.53	0.97	0.40	0.01	0.05	C73
淋巴瘤	Lymphoma	173	2.50	6.65	3.21	0.13	0.43	112	2.35	4.33	1.94	0.10	0.23	C81-85,88,90,96
白血病	Leukaemia	140	2.02	5.38	2.84	0.14	0.30	101	2.12	3.90	2.03	0.09	0.25	C91-C95
不明及其他恶性肿瘤	All Other Sites and Unspecified	206	2.98	7.92	4.00	0.17	0.41	161	3.38	6.22	2.77	0.13	0.25	A_O
所有部位合计	All Sites	6916	100.00	265.99	119.42	5.12	13.64	4758	100.00	183.84	74.17	2.97	7.84	ALL
所有部位除外 C44	All Sites but C44	6900	99.77	265.37	119.19	5.11	13.62	4748	99.79	183.45	74.02	2.96	7.83	ALLbC44

表 6-3-4 天津郊县 2014年癌症发病和死亡主要指标

Table 6-3-4 Incidence and mortality of cancer in Rural Areas of Tianjin, 2014

部位 Site		男性 Male						女性 Female						ICD-10
		病例数 No. cases	构成 (%)	粗率 Crude rate (1/10⁵)	世标率 ASR world (1/10⁵)	累积率 Cum.rate(%) 0~64	0~74	病例数 No. cases	构成 (%)	粗率 Crude rate (1/10⁵)	世标率 ASR world (1/10⁵)	累积率 Cum.rate(%) 0~64	0~74	
发病 Incidence														
口腔和咽喉(除外鼻咽癌)	Lip,Oral Cavity & Pharynx but Nasopharynx	95	1.66	3.80	2.50	0.16	0.30	48	0.78	1.94	1.35	0.09	0.15	C00-10,C12-14
鼻咽癌	Nasopharynx	29	0.51	1.16	0.80	0.06	0.09	18	0.29	0.73	0.47	0.03	0.06	C11
食管	Oesophagus	218	3.80	8.72	5.45	0.21	0.58	64	1.04	2.58	1.54	0.02	0.16	C15
胃	Stomach	432	7.53	17.29	10.86	0.53	1.26	209	3.40	8.43	5.22	0.30	0.60	C16
结直肠肛门	Colon,Rectum & Anus	426	7.43	17.05	11.01	0.64	1.32	328	5.33	13.23	7.88	0.46	0.91	C18-21
肝脏	Liver	611	10.65	24.45	15.82	1.07	1.89	220	3.58	8.87	5.25	0.27	0.60	C22
胆囊及其他	Gallbladder etc.	89	1.55	3.56	2.28	0.11	0.28	87	1.41	3.51	2.05	0.12	0.22	C23-C24
胰腺	Pancreas	186	3.24	7.44	4.73	0.24	0.61	134	2.18	5.41	3.29	0.17	0.41	C25
喉	Larynx	85	1.48	3.40	2.07	0.14	0.24	19	0.31	0.77	0.46	0.02	0.07	C32
气管,支气管,肺	Trachea, Bronchus and Lung	1690	29.47	67.62	43.00	2.14	5.27	1388	22.57	55.99	33.20	1.44	4.03	C33-C34
其他胸腔器官	Other Thoracic Organs	30	0.52	1.20	0.92	0.05	0.11	22	0.36	0.89	0.63	0.05	0.06	C37-C38
骨	Bone	55	0.96	2.20	1.65	0.08	0.20	44	0.72	1.77	1.27	0.07	0.13	C40-C41
皮肤黑色素瘤	Melanoma of Skin	19	0.33	0.76	0.55	0.04	0.06	8	0.13	0.32	0.22	0.01	0.03	C43
乳房	Breast	7	0.12	0.28	0.20	0.01	0.03	973	15.82	39.25	25.69	2.17	2.75	C50
子宫颈	Cervix Uteri	–	–	–	–	–	–	275	4.47	11.09	7.57	0.62	0.76	C53
子宫体及子宫部位不明	Uterus & Unspecified	–	–	–	–	–	–	241	3.92	9.72	6.19	0.56	0.68	C54-C55
卵巢	Ovary	–	–	–	–	–	–	195	3.17	7.87	5.34	0.41	0.58	C56
前列腺	Prostate	145	2.53	5.80	3.64	0.08	0.38							C61
睾丸	Testis	9	0.16	0.36	0.29	0.02	0.03							C62
肾及泌尿系统不明	Kidney & Unspecified Urinary Organs	218	3.80	8.72	5.82	0.42	0.69	122	1.98	4.92	3.05	0.20	0.38	C64-66,68
膀胱	Bladder	264	4.60	10.56	6.95	0.35	0.83	69	1.12	2.78	1.67	0.09	0.17	C67
脑,神经系统	Brain,Central Nervous System	200	3.49	8.00	6.37	0.40	0.61	255	4.15	10.29	7.00	0.49	0.75	C70-C72
甲状腺	Thyroid Gland	247	4.31	9.88	7.31	0.60	0.69	896	14.57	36.14	25.07	2.22	2.43	C73
淋巴瘤	Lymphoma	176	3.07	7.04	4.84	0.32	0.52	122	1.98	4.92	3.30	0.23	0.39	C81-85,88,90,96
白血病	Leukaemia	255	4.45	10.20	8.37	0.48	0.85	180	2.93	7.26	5.54	0.37	0.56	C91-C95
不明及其他恶性肿瘤	All Other Sites and Unspecified	249	4.34	9.96	7.18	0.43	0.76	234	3.80	9.44	6.27	0.36	0.60	A_O
所有部位合计	All Sites	5735	100.00	229.47	152.62	8.59	17.60	6151	100.00	248.12	159.52	10.78	17.49	ALL
所有部位除外 C44	All Sites but C44	5710	99.56	228.47	151.97	8.56	17.53	6119	99.48	246.83	158.73	10.73	17.42	ALLbC44
死亡 Mortality														
口腔和咽喉(除外鼻咽癌)	Lip,Oral Cavity & Pharynx but Nasopharynx	54	1.40	2.16	1.39	0.07	0.17	16	0.55	0.65	0.46	0.01	0.04	C00-10,C12-14
鼻咽癌	Nasopharynx	22	0.57	0.88	0.59	0.03	0.06	9	0.31	0.36	0.23	0.02	0.03	C11
食管	Oesophagus	170	4.41	6.80	4.22	0.14	0.49	49	1.69	1.98	1.06	0.00	0.08	C15
胃	Stomach	287	7.45	11.48	7.21	0.27	0.80	138	4.77	5.57	3.28	0.15	0.35	C16
结直肠肛门	Colon,Rectum & Anus	234	6.07	9.36	5.82	0.23	0.65	176	6.08	7.10	4.12	0.14	0.48	C18-21
肝脏	Liver	533	13.83	21.33	13.45	0.86	1.58	201	6.95	8.11	4.83	0.25	0.55	C22
胆囊及其他	Gallbladder etc.	73	1.89	2.92	1.82	0.07	0.20	74	2.56	2.99	1.71	0.09	0.17	C23-C24
胰腺	Pancreas	170	4.41	6.80	4.35	0.18	0.56	143	4.94	5.77	3.46	0.17	0.44	C25
喉	Larynx	34	0.88	1.36	0.81	0.04	0.09	15	0.52	0.61	0.33	0.01	0.03	C32
气管,支气管,肺	Trachea, Bronchus and Lung	1481	38.43	59.26	37.46	1.48	4.49	1172	40.51	47.28	27.56	0.94	3.15	C33-C34
其他胸腔器官	Other Thoracic Organs	15	0.39	0.60	0.39	0.01	0.05	8	0.28	0.32	0.19	0.01	0.02	C37-C38
骨	Bone	42	1.09	1.68	1.12	0.05	0.13	37	1.28	1.49	0.87	0.03	0.09	C40-C41
皮肤黑色素瘤	Melanoma of Skin	7	0.18	0.28	0.20	0.01	0.03	6	0.21	0.24	0.16	0.01	0.02	C43
乳房	Breast	3	0.08	0.12	0.07	0.00	0.00	217	7.50	8.75	5.43	0.36	0.64	C50
子宫颈	Cervix Uteri	–	–	–	–	–	–	73	2.52	2.94	1.92	0.13	0.21	C53
子宫体及子宫部位不明	Uterus & Unspecified	–	–	–	–	–	–	33	1.14	1.33	0.83	0.06	0.10	C54-C55
卵巢	Ovary	–	–	–	–	–	–	73	2.52	2.94	1.85	0.12	0.23	C56
前列腺	Prostate	74	1.92	2.96	1.73	0.02	0.09	–	–	–	–	–	–	C61
睾丸	Testis	3	0.08	0.12	0.08	0.00	0.01	–	–	–	–	–	–	C62
肾及泌尿系统不明	Kidney & Unspecified Urinary Organs	63	1.63	2.52	1.64	0.08	0.20	27	0.93	1.09	0.66	0.04	0.09	C64-66,68
膀胱	Bladder	99	2.57	3.96	2.59	0.06	0.26	26	0.90	1.05	0.56	0.01	0.03	C67
脑,神经系统	Brain,Central Nervous System	133	3.45	5.32	3.88	0.22	0.38	105	3.63	4.24	2.79	0.14	0.33	C70-C72
甲状腺	Thyroid Gland	8	0.21	0.32	0.20	0.01	0.02	15	0.52	0.61	0.38	0.02	0.06	C73
淋巴瘤	Lymphoma	87	2.26	3.48	2.39	0.12	0.28	61	2.11	2.46	1.54	0.08	0.19	C81-85,88,90,96
白血病	Leukaemia	121	3.14	4.84	4.04	0.21	0.44	97	3.35	3.91	3.07	0.18	0.29	C91-C95
不明及其他恶性肿瘤	All Other Sites and Unspecified	141	3.66	5.64	3.74	0.18	0.37	122	4.22	4.92	3.01	0.13	0.31	A_O
所有部位合计	All Sites	3854	100.00	154.21	99.18	4.35	11.36	2893	100.00	116.70	70.33	3.10	7.94	ALL
所有部位除外 C44	All Sites but C44	3842	99.69	153.73	98.87	4.35	11.33	2886	99.76	116.42	70.19	3.10	7.94	ALLbC44

表 6-3-5 石家庄市 2014 年癌症发病和死亡主要指标
Table 6-3-5 Incidence and mortality of cancer in Shijiazhuang Shi, 2014

部位 Site		男性 Male						女性 Female						ICD-10
		病例数 No. cases	构成 (%)	粗率 Crude rate (1/10⁵)	世标率 ASR world (1/10⁵)	累积率 Cum.rate(%) 0~64	0~74	病例数 No. cases	构成 (%)	粗率 Crude rate (1/10⁵)	世标率 ASR world (1/10⁵)	累积率 Cum.rate(%) 0~64	0~74	
发病 Incidence														
口腔和咽喉(除外鼻咽癌)	Lip,Oral Cavity & Pharynx but Nasopharynx	41	1.66	3.97	2.73	0.18	0.33	19	0.93	1.79	1.09	0.07	0.12	C00-10,C12-14
鼻咽癌	Nasopharynx	8	0.32	0.77	0.51	0.04	0.04	3	0.15	0.28	0.16	0.01	0.01	C11
食管	Oesophagus	156	6.31	15.10	9.77	0.46	1.20	72	3.54	6.77	3.85	0.18	0.39	C15
胃	Stomach	338	13.66	32.72	21.46	1.08	2.74	176	8.64	16.55	9.90	0.47	1.08	C16
结直肠肛门	Colon,Rectum & Anus	224	9.05	21.68	14.40	0.84	1.69	169	8.30	15.89	9.80	0.52	1.06	C18-21
肝脏	Liver	302	12.21	29.24	20.01	1.18	2.48	134	6.58	12.60	8.29	0.37	1.05	C22
胆囊及其他	Gallbladder etc.	36	1.46	3.49	2.14	0.09	0.21	21	1.03	1.97	1.34	0.10	0.15	C23~C24
胰腺	Pancreas	48	1.94	4.65	3.09	0.20	0.35	48	2.36	4.51	2.82	0.15	0.35	C25
喉	Larynx	31	1.25	3.00	2.07	0.16	0.24	3	0.15	0.28	0.13	0.00	0.00	C32
气管,支气管,肺	Trachea, Bronchus and Lung	689	27.85	66.70	43.90	2.16	5.48	340	16.70	31.97	20.55	1.18	2.47	C33~C34
其他胸腔器官	Other Thoracic Organs	9	0.36	0.87	0.56	0.02	0.08	11	0.54	1.03	0.78	0.05	0.08	C37~C38
骨	Bone	14	0.57	1.36	0.97	0.06	0.12	10	0.49	0.94	0.68	0.05	0.07	C40~C41
皮肤黑色素瘤	Melanoma of Skin	3	0.12	0.29	0.22	0.01	0.03	1	0.05	0.09	0.03	0.00	0.00	C43
乳房	Breast	0	0.00	0.00	0.00	0.00	0.00	302	14.83	28.39	19.99	1.51	2.30	C50
子宫颈	Cervix Uteri	–	–	–	–	–	–	107	5.26	10.06	7.51	0.64	0.77	C53
子宫体及子宫部位不明	Uterus & Unspecified	–	–	–	–	–	–	76	3.73	7.15	5.46	0.51	0.60	C54~C55
卵巢	Ovary	–	–	–	–	–	–	76	3.73	7.15	5.30	0.39	0.58	C56
前列腺	Prostate	78	3.15	7.55	4.77	0.11	0.61	–	–	–	–	–	–	C61
睾丸	Testis	2	0.08	0.19	0.12	0.01	0.01	–	–	–	–	–	–	C62
肾及泌尿系统不明	Kidney & Unspecified Urinary Organs	65	2.63	6.29	4.14	0.23	0.39	36	1.77	3.38	2.24	0.15	0.22	C64~66,68
膀胱	Bladder	67	2.71	6.49	4.06	0.19	0.44	19	0.93	1.79	1.03	0.03	0.14	C67
脑,神经系统	Brain,Central Nervous System	53	2.14	5.13	4.62	0.29	0.42	52	2.55	4.89	4.09	0.29	0.44	C70~C72
甲状腺	Thyroid Gland	55	2.22	5.32	3.91	0.34	0.35	126	6.19	11.85	8.65	0.72	0.87	C73
淋巴瘤	Lymphoma	98	3.96	9.49	6.90	0.42	0.73	79	3.88	7.43	5.09	0.37	0.65	C81-85,88,90,96
白血病	Leukaemia	55	2.22	5.32	4.01	0.28	0.40	45	2.21	4.23	3.85	0.20	0.35	C91~C95
不明及其他恶性肿瘤	All Other Sites and Unspecified	102	4.12	9.87	7.27	0.41	0.78	111	5.45	10.44	7.54	0.43	0.81	A_O
所有部位合计	All Sites	2474	100.00	239.50	161.62	8.74	19.11	2036	100.00	191.43	130.16	8.39	14.57	ALL
所有部位除外 C44	All Sites but C44	2453	99.15	237.47	160.17	8.64	18.93	2022	99.31	190.11	129.35	8.34	14.47	ALLbC44
死亡 Mortality														
口腔和咽喉(除外鼻咽癌)	Lip,Oral Cavity & Pharynx but Nasopharynx	17	0.98	1.65	1.02	0.05	0.11	8	0.75	0.75	0.43	0.01	0.03	C00-10,C12-14
鼻咽癌	Nasopharynx	8	0.46	0.77	0.48	0.02	0.03	2	0.19	0.19	0.13	0.01	0.01	C11
食管	Oesophagus	110	6.31	10.65	6.58	0.29	0.70	52	4.86	4.89	2.74	0.10	0.22	C15
胃	Stomach	246	14.11	23.81	14.79	0.62	1.73	112	10.48	10.53	6.22	0.25	0.64	C16
结直肠肛门	Colon,Rectum & Anus	114	6.54	11.04	6.69	0.28	0.61	62	5.80	5.83	3.30	0.15	0.29	C18-21
肝脏	Liver	258	14.80	24.98	16.57	0.92	1.90	102	9.54	9.59	5.62	0.23	0.62	C22
胆囊及其他	Gallbladder etc.	15	0.86	1.45	0.91	0.02	0.10	13	1.22	1.22	0.66	0.01	0.04	C23~C24
胰腺	Pancreas	45	2.58	4.36	2.76	0.10	0.30	43	4.02	4.04	2.47	0.10	0.28	C25
喉	Larynx	14	0.80	1.36	1.01	0.04	0.13	3	0.28	0.28	0.13	0.00	0.02	C32
气管,支气管,肺	Trachea, Bronchus and Lung	651	37.35	63.02	39.63	1.62	4.57	315	29.47	29.62	17.30	0.65	1.94	C33~C34
其他胸腔器官	Other Thoracic Organs	6	0.34	0.58	0.39	0.01	0.05	3	0.28	0.28	0.16	0.01	0.02	C37~C38
骨	Bone	9	0.52	0.87	0.59	0.02	0.10	8	0.75	0.75	0.44	0.03	0.04	C40~C41
皮肤黑色素瘤	Melanoma of Skin	0	0.00	0.00	0.00	0.00	0.00	1	0.09	0.09	0.08	0.00	0.01	C43
乳房	Breast	1	0.06	0.10	0.03	0.00	0.00	89	8.33	8.37	5.29	0.39	0.59	C50
子宫颈	Cervix Uteri	–	–	–	–	–	–	32	2.99	3.01	2.13	0.14	0.24	C53
子宫体及子宫部位不明	Uterus & Unspecified	–	–	–	–	–	–	11	1.03	1.03	0.76	0.04	0.10	C54~C55
卵巢	Ovary	–	–	–	–	–	–	28	2.62	2.63	1.94	0.11	0.24	C56
前列腺	Prostate	23	1.32	2.23	1.39	0.02	0.11	–	–	–	–	–	–	C61
睾丸	Testis	0	0.00	0.00	0.00	0.00	0.00	–	–	–	–	–	–	C62
肾及泌尿系统不明	Kidney & Unspecified Urinary Organs	26	1.49	2.52	1.57	0.06	0.18	10	0.94	0.94	0.46	0.01	0.04	C64~66,68
膀胱	Bladder	27	1.55	2.61	1.69	0.08	0.17	13	1.22	1.22	0.67	0.04	0.06	C67
脑,神经系统	Brain,Central Nervous System	39	2.24	3.78	3.24	0.15	0.29	25	2.34	2.35	1.79	0.12	0.18	C70~C72
甲状腺	Thyroid Gland	3	0.17	0.29	0.23	0.01	0.02	10	0.94	0.94	0.65	0.04	0.07	C73
淋巴瘤	Lymphoma	43	2.47	4.16	2.65	0.12	0.32	34	3.18	3.20	2.28	0.08	0.30	C81-85,88,90,96
白血病	Leukaemia	42	2.41	4.07	2.65	0.16	0.21	40	3.74	3.76	2.50	0.14	0.17	C91~C95
不明及其他恶性肿瘤	All Other Sites and Unspecified	46	2.64	4.45	2.72	0.12	0.28	53	4.96	4.98	3.18	0.14	0.35	A_O
所有部位合计	All Sites	1743	100.00	168.74	107.59	4.68	11.89	1069	100.00	100.51	61.35	2.79	6.47	ALL
所有部位除外 C44	All Sites but C44	1735	99.54	167.96	107.01	4.66	11.82	1063	99.44	99.95	60.99	2.78	6.43	ALLbC44

表 6-3-6 石家庄郊区 2014 年癌症发病和死亡主要指标
Table 6-3-6 Incidence and mortality of cancer in Rural areas of Shijiazhuang Shi, 2014

部位 Site		男性 Male						女性 Female						ICD-10
		病例数 No. cases	构成 (%)	粗率 Crude rate (1/10⁵)	世标率 ASR world (1/10⁵)	累积率 Cum.rate(%) 0~64	0~74	病例数 No. cases	构成 (%)	粗率 Crude rate (1/10⁵)	世标率 ASR world (1/10⁵)	累积率 Cum.rate(%) 0~64	0~74	
发病 Incidence														
口腔和咽喉(除外鼻咽癌)	Lip,Oral Cavity & Pharynx but Nasopharynx	29	0.91	2.53	2.12	0.10	0.22	16	0.69	1.41	0.96	0.06	0.10	C00-10,C12-14
鼻咽癌	Nasopharynx	6	0.19	0.52	0.44	0.01	0.05	3	0.13	0.26	0.21	0.01	0.02	C11
食管	Oesophagus	299	9.33	26.05	20.63	0.90	2.86	176	7.55	15.48	10.89	0.49	1.37	C15
胃	Stomach	707	22.07	61.59	47.64	2.20	6.21	273	11.71	24.02	16.38	0.75	1.97	C16
结直肠肛门	Colon,Rectum & Anus	186	5.81	16.20	12.61	0.74	1.58	137	5.88	12.05	8.90	0.40	1.16	C18-21
肝脏	Liver	477	14.89	41.56	31.63	2.09	3.74	152	6.52	13.37	9.59	0.54	1.17	C22
胆囊及其他	Gallbladder etc.	32	1.00	2.79	2.13	0.10	0.27	22	0.94	1.94	1.38	0.05	0.19	C23-C24
胰腺	Pancreas	48	1.50	4.18	3.20	0.16	0.36	29	1.24	2.55	1.80	0.10	0.25	C25
喉	Larynx	33	1.03	2.87	2.14	0.13	0.26	6	0.26	0.53	0.34	0.02	0.04	C32
气管,支气管,肺	Trachea, Bronchus and Lung	865	27.00	75.36	57.99	2.96	7.58	461	19.78	40.55	28.75	1.51	3.49	C33-C34
其他胸腔器官	Other Thoracic Organs	7	0.22	0.61	0.52	0.03	0.05	7	0.30	0.62	0.59	0.04	0.05	C37-C38
骨	Bone	14	0.44	1.22	0.97	0.05	0.11	14	0.60	1.23	0.99	0.06	0.11	C40-C41
皮肤黑色素瘤	Melanoma of Skin	5	0.16	0.44	0.38	0.02	0.04	6	0.26	0.53	0.42	0.04	0.05	C43
乳房	Breast	1	0.03	0.09	0.06	0.01	0.01	341	14.63	30.00	22.16	1.74	2.49	C50
子宫颈	Cervix Uteri	–	–	–	–	–	–	111	4.76	9:76	7.14	0.55	0.77	C53
子宫体及子宫部位不明	Uterus & Unspecified	–	–	–	–	–	–	100	4.29	8.80	6.56	0.48	0.84	C54-C55
卵巢	Ovary	–	–	–	–	–	–	70	3.00	6.16	4.71	0.31	0.55	C56
前列腺	Prostate	29	0.91	2.53	1.88	0.03	0.15	–	–	–	–	–	–	C61
睾丸	Testis	3	0.09	0.26	0.21	0.02	0.02	–	–	–	–	–	–	C62
肾及泌尿系统不明	Kidney & Unspecified Urinary Organs	41	1.28	3.57	2.86	0.19	0.36	13	0.56	1.14	0.86	0.06	0.08	C64-66,68
膀胱	Bladder	55	1.72	4.79	3.80	0.12	0.46	22	0.94	1.94	1.36	0.08	0.15	C67
脑,神经系统	Brain,Central Nervous System	78	2.43	6.80	5.84	0.40	0.64	86	3.69	7.57	5.83	0.46	0.54	C70-C72
甲状腺	Thyroid Gland	26	0.81	2.27	1.81	0.11	0.18	68	2.92	5.98	4.67	0.37	0.50	C73
淋巴瘤	Lymphoma	89	2.78	7.75	6.27	0.41	0.77	75	3.22	6.60	5.55	0.37	0.62	C81-85,88,90,96
白血病	Leukaemia	73	2.28	6.36	5.46	0.33	0.59	58	2.49	5.10	5.34	0.31	0.45	C91-C95
不明及其他恶性肿瘤	All Other Sites and Unspecified	101	3.15	8.80	7.31	0.42	0.76	85	3.65	7.48	5.46	0.33	0.55	A_O
所有部位合计	All Sites	3204	100.00	279.13	217.89	11.51	27.27	2331	100.00	205.06	150.82	9.13	17.51	ALL
所有部位除外 C44	All Sites but C44	3193	99.66	278.17	217.16	11.48	27.23	2318	99.44	203.91	150.07	9.08	17.43	ALLbC44
死亡 Mortality														
口腔和咽喉(除外鼻咽癌)	Lip,Oral Cavity & Pharynx but Nasopharynx	12	0.52	1.05	0.93	0.03	0.07	6	0.46	0.53	0.32	0.02	0.03	C00-10,C12-14
鼻咽癌	Nasopharynx	2	0.09	0.17	0.11	0.01	0.01	0	0.00	0.00	0.00	0.00	0.00	C11
食管	Oesophagus	229	9.89	19.95	15.44	0.53	1.93	91	6.94	8.01	5.36	0.21	0.59	C15
胃	Stomach	526	22.71	45.82	35.37	1.31	4.34	229	17.47	20.14	13.15	0.46	1.41	C16
结直肠肛门	Colon,Rectum & Anus	90	3.89	7.84	5.91	0.36	0.69	58	4.42	5.10	3.44	0.14	0.41	C18-21
肝脏	Liver	410	17.70	35.72	27.04	1.71	3.29	134	10.22	11.79	8.32	0.45	1.02	C22
胆囊及其他	Gallbladder etc.	14	0.60	1.22	0.93	0.03	0.12	10	0.76	0.88	0.61	0.03	0.08	C23-C24
胰腺	Pancreas	37	1.60	3.22	2.33	0.10	0.21	28	2.14	2.46	1.62	0.06	0.19	C25
喉	Larynx	16	0.69	1.39	1.04	0.04	0.11	2	0.15	0.18	0.11	0.00	0.01	C32
气管,支气管,肺	Trachea, Bronchus and Lung	705	30.44	61.42	47.79	2.02	6.00	325	24.79	28.59	19.55	0.81	2.24	C33-C34
其他胸腔器官	Other Thoracic Organs	1	0.04	0.09	0.08	0.00	0.01	3	0.23	0.26	0.19	0.02	0.02	C37-C38
骨	Bone	9	0.39	0.78	0.73	0.04	0.08	6	0.46	0.53	0.39	0.04	0.06	C40-C41
皮肤黑色素瘤	Melanoma of Skin	2	0.09	0.17	0.12	0.01	0.01	0	0.00	0.00	0.00	0.00	0.00	C43
乳房	Breast	4	0.17	0.35	0.24	0.02	0.03	123	9.38	10.82	7.97	0.62	0.92	C50
子宫颈	Cervix Uteri	–	–	–	–	–	–	47	3.59	4.13	2.95	0.21	0.30	C53
子宫体及子宫部位不明	Uterus & Unspecified	–	–	–	–	–	–	35	2.67	3.08	2.17	0.15	0.24	C54-C55
卵巢	Ovary	–	–	–	–	–	–	26	1.98	2.29	1.57	0.14	0.15	C56
前列腺	Prostate	5	0.22	0.44	0.30	0.00	0.01	–	–	–	–	–	–	C61
睾丸	Testis	0	0.00	0.00	0.00	0.00	0.00	–	–	–	–	–	–	C62
肾及泌尿系统不明	Kidney & Unspecified Urinary Organs	12	0.52	1.05	0.81	0.05	0.10	11	0.84	0.97	0.89	0.03	0.09	C64-66,68
膀胱	Bladder	19	0.82	1.66	1.18	0.04	0.09	8	0.61	0.70	0.48	0.02	0.04	C67
脑,神经系统	Brain,Central Nervous System	52	2.25	4.53	3.73	0.21	0.46	42	3.20	3.69	2.96	0.19	0.33	C70-C72
甲状腺	Thyroid Gland	4	0.17	0.35	0.29	0.01	0.03	18	1.37	1.58	1.13	0.08	0.12	C73
淋巴瘤	Lymphoma	64	2.76	5.58	4.38	0.31	0.48	46	3.51	4.05	3.33	0.23	0.39	C81-85,88,90,96
白血病	Leukaemia	55	2.37	4.79	4.26	0.20	0.52	27	2.06	2.38	2.72	0.14	0.21	C91-C95
不明及其他恶性肿瘤	All Other Sites and Unspecified	48	2.07	4.18	3.25	0.16	0.40	36	2.75	3.17	2.20	0.11	0.24	A_O
所有部位合计	All Sites	2316	100.00	201.77	156.25	7.18	19.00	1311	100.00	115.33	81.44	4.13	9.10	ALL
所有部位除外 C44	All Sites but C44	2313	99.87	201.50	156.05	7.16	18.96	1309	99.85	115.15	81.32	4.13	9.09	ALLbC44

表 6-3-7　赞皇县 2014 年癌症发病和死亡主要指标

Table 6-3-7　Incidence and mortality of cancer in Zanhuang Xian, 2014

部位 / Site	男性 Male						女性 Female						ICD-10
	病例数 No. cases	构成 (%)	粗率 Crude rate (1/10⁵)	世标率 ASR world (1/10⁵)	累积率 Cum.rate(%) 0~64	0~74	病例数 No. cases	构成 (%)	粗率 Crude rate (1/10⁵)	世标率 ASR world (1/10⁵)	累积率 Cum.rate(%) 0~64	0~74	
发病 Incidence													
口腔和咽喉(除外鼻咽癌) Lip,Oral Cavity & Pharynx but Nasopharynx	2	0.54	1.44	1.10	0.14	0.14	4	1.72	3.13	2.47	0.10	0.31	C00–10,C12–14
鼻咽癌 Nasopharynx	1	0.27	0.72	0.75	0.00	0.19	0	0.00	0.00	0.00	0.00	0.00	C11
食管 Oesophagus	48	12.94	34.55	27.35	1.65	3.48	21	9.01	16.42	12.18	0.44	1.64	C15
胃 Stomach	159	42.86	114.46	94.32	4.78	11.73	36	15.45	28.16	20.31	0.80	2.67	C16
结直肠肛门 Colon,Rectum & Anus	22	5.93	15.84	12.98	0.79	1.09	16	6.87	12.51	9.72	0.48	1.43	C18–21
肝脏 Liver	13	3.50	9.36	9.89	0.31	1.54	8	3.43	6.26	5.25	0.44	0.62	C22
胆囊及其他 Gallbladder etc.	7	1.89	5.04	4.67	0.15	0.64	6	2.58	4.69	3.17	0.05	0.33	C23–C24
胰腺 Pancreas	5	1.35	3.60	3.04	0.13	0.43	4	1.72	3.13	2.22	0.13	0.23	C25
喉 Larynx	6	1.62	4.32	3.86	0.15	0.64	1	0.43	0.78	0.64	0.00	0.11	C32
气管,支气管,肺 Trachea, Bronchus and Lung	61	16.44	43.91	35.98	1.89	4.34	29	12.45	22.68	16.75	1.03	1.98	C33–C34
其他胸腔器官 Other Thoracic Organs	0	0.00	0.00	0.00	0.00	0.00	2	0.86	1.56	1.26	0.13	0.13	C37–C38
骨 Bone	1	0.27	0.72	0.49	0.00	0.00	2	0.86	1.56	1.09	0.10	0.10	C40–C41
皮肤黑色素瘤 Melanoma of Skin	0	0.00	0.00	0.00	0.00	0.00	0	0.00	0.00	0.00	0.00	0.00	C43
乳房 Breast	3	0.81	2.16	1.59	0.17	0.17	16	6.87	12.51	9.37	0.70	0.80	C50
子宫颈 Cervix Uteri	–	–	–	–	–	–	17	7.30	13.30	10.73	0.66	1.22	C53
子宫体及子宫部位不明 Uterus & Unspecified	–	–	–	–	–	–	13	5.58	10.17	8.24	0.70	0.91	C54–C55
卵巢 Ovary	–	–	–	–	–	–	11	4.72	8.60	6.87	0.45	1.08	C56
前列腺 Prostate	3	0.81	2.16	1.79	0.00	0.30	–	–	–	–	–	–	C61
睾丸 Testis	3	0.81	2.16	2.27	0.13	0.24	–	–	–	–	–	–	C62
肾及泌尿系统不明 Kidney & Unspecified Urinary Organs	3	0.81	2.16	1.48	0.08	0.08	3	1.29	2.35	1.98	0.08	0.36	C64–66,68
膀胱 Bladder	3	0.81	2.16	1.75	0.09	0.20	1	0.43	0.78	0.50	0.00	0.00	C67
脑,神经系统 Brain,Central Nervous System	10	2.70	7.20	5.91	0.39	0.58	19	8.15	14.86	11.55	0.85	1.34	C70–C72
甲状腺 Thyroid Gland	2	0.54	1.44	1.34	0.03	0.03	4	1.72	3.13	2.63	0.29	0.29	C73
淋巴瘤 Lymphoma	2	0.54	1.44	1.21	0.15	0.15	3	1.29	2.35	2.13	0.22	0.22	C81–85,88,90,96
白血病 Leukaemia	11	2.96	7.92	7.69	0.47	0.59	4	1.72	3.13	4.33	0.30	0.30	C91–C95
不明及其他恶性肿瘤 All Other Sites and Unspecified	6	1.62	4.32	3.79	0.21	0.43	13	5.58	10.17	6.84	0.54	0.65	A_O
所有部位合计 All Sites	371	100.00	267.08	223.26	11.73	26.98	233	100.00	182.24	140.22	8.49	16.73	ALL
所有部位除外 C44 All Sites but C44	370	99.73	266.36	222.59	11.73	26.87	229	98.28	179.11	138.20	8.31	16.55	ALLbC44
死亡 Mortality													
口腔和咽喉(除外鼻咽癌) Lip,Oral Cavity & Pharynx but Nasopharynx	0	0.00	0.00	0.00	0.00	0.00	3	2.21	2.35	1.69	0.06	0.23	C00–10,C12–14
鼻咽癌 Nasopharynx	3	1.12	2.16	1.36	0.06	0.06	1	0.74	0.78	0.59	0.04	0.04	C11
食管 Oesophagus	25	9.36	18.00	14.01	0.54	1.58	11	8.09	8.60	5.38	0.13	0.51	C15
胃 Stomach	119	44.57	85.67	68.78	3.47	8.20	30	22.06	23.46	16.59	0.43	2.11	C16
结直肠肛门 Colon,Rectum & Anus	12	4.49	8.64	6.21	0.30	0.53	9	6.62	7.04	5.19	0.24	0.70	C18–21
肝脏 Liver	33	12.36	23.76	19.60	1.14	2.55	15	11.03	11.73	8.66	0.47	1.20	C22
胆囊及其他 Gallbladder etc.	2	0.75	1.44	0.87	0.00	0.00	0	0.00	0.00	0.00	0.00	0.00	C23–C24
胰腺 Pancreas	3	1.12	2.16	1.70	0.21	0.21	3	2.21	2.35	1.79	0.06	0.16	C25
喉 Larynx	2	0.75	1.44	1.24	0.00	0.19	0	0.00	0.00	0.00	0.00	0.00	C32
气管,支气管,肺 Trachea, Bronchus and Lung	40	14.98	28.80	25.14	0.97	3.43	27	19.85	21.12	14.57	0.68	1.67	C33–C34
其他胸腔器官 Other Thoracic Organs	0	0.00	0.00	0.00	0.00	0.00	0	0.00	0.00	0.00	0.00	0.00	C37–C38
骨 Bone	2	0.75	1.44	1.47	0.13	0.13	0	0.00	0.00	0.00	0.00	0.00	C40–C41
皮肤黑色素瘤 Melanoma of Skin	0	0.00	0.00	0.00	0.00	0.00	0	0.00	0.00	0.00	0.00	0.00	C43
乳房 Breast	0	0.00	0.00	0.00	0.00	0.00	7	5.15	5.47	3.97	0.38	0.38	C50
子宫颈 Cervix Uteri	–	–	–	–	–	–	1	0.74	0.78	0.68	0.06	0.06	C53
子宫体及子宫部位不明 Uterus & Unspecified	–	–	–	–	–	–	3	2.21	2.35	1.63	0.06	0.16	C54–C55
卵巢 Ovary	–	–	–	–	–	–	3	2.21	2.35	1.79	0.10	0.27	C56
前列腺 Prostate	0	0.00	0.00	0.00	0.00	0.00	–	–	–	–	–	–	C61
睾丸 Testis	1	0.37	0.72	0.72	0.06	0.06	–	–	–	–	–	–	C62
肾及泌尿系统不明 Kidney & Unspecified Urinary Organs	1	0.37	0.72	0.67	0.00	0.11	0	0.00	0.00	0.00	0.00	0.00	C64–66,68
膀胱 Bladder	4	1.50	2.88	2.00	0.00	0.19	4	2.94	3.13	2.27	0.12	0.12	C67
脑,神经系统 Brain,Central Nervous System	7	2.62	5.04	4.00	0.23	0.35	7	5.15	5.47	4.63	0.32	0.60	C70–C72
甲状腺 Thyroid Gland	0	0.00	0.00	0.00	0.00	0.00	1	0.74	0.78	0.64	0.00	0.11	C73
淋巴瘤 Lymphoma	0	0.00	0.00	0.00	0.00	0.00	0	0.00	0.00	0.00	0.00	0.00	C81–85,88,90,96
白血病 Leukaemia	10	3.75	7.20	6.18	0.58	0.69	5	3.68	3.91	3.73	0.31	0.31	C91–C95
不明及其他恶性肿瘤 All Other Sites and Unspecified	3	1.12	2.16	1.84	0.14	0.32	6	4.41	4.69	4.24	0.21	0.42	A_O
所有部位合计 All Sites	267	100.00	192.21	155.80	7.84	18.60	136	100.00	106.37	78.02	3.64	9.06	ALL
所有部位除外 C44 All Sites but C44	267	100.00	192.21	155.80	7.84	18.60	136	100.00	106.37	78.02	3.64	9.06	ALLbC44

表 6-3-8 辛集市 2014 年癌症发病和死亡主要指标
Table 6-3-8 Incidence and mortality of cancer in Xinji Shi, 2014

部位 Site		男性 Male						女性 Female						ICD-10
		病例数 No. cases	构成 (%)	粗率 Crude rate (1/10⁵)	世标率 ASR world (1/10⁵)	累积率 Cum.rate(%)		病例数 No. cases	构成 (%)	粗率 Crude rate (1/10⁵)	世标率 ASR world (1/10⁵)	累积率 Cum.rate(%)		
						0~64	0~74					0~64	0~74	
发病 Incidence														
口腔和咽喉(除外鼻咽癌)	Lip,Oral Cavity & Pharynx but Nasopharynx	15	2.17	4.71	3.17	0.15	0.42	8	1.18	2.51	1.54	0.13	0.13	C00-10,C12-14
鼻咽癌	Nasopharynx	6	0.87	1.88	1.09	0.10	0.10	3	0.44	0.94	0.88	0.04	0.10	C11
食管	Oesophagus	79	11.43	24.81	15.48	0.72	2.26	36	5.30	11.31	6.12	0.32	0.79	C15
胃	Stomach	95	13.75	29.83	18.75	1.03	2.51	60	8.84	18.84	10.84	0.72	1.27	C16
结直肠肛门	Colon,Rectum & Anus	53	7.67	16.64	10.65	0.72	1.21	43	6.33	13.50	7.63	0.57	0.98	C18-21
肝脏	Liver	43	6.22	13.50	8.82	0.45	1.20	24	3.53	7.54	3.82	0.24	0.41	C22
胆囊及其他	Gallbladder etc.	9	1.30	2.83	1.69	0.06	0.25	2	0.29	0.63	0.30	0.02	0.02	C23-C24
胰腺	Pancreas	8	1.16	2.51	1.47	0.11	0.23	11	1.62	3.45	1.97	0.08	0.31	C25
喉	Larynx	12	1.74	3.77	2.41	0.11	0.36	3	0.44	0.94	0.48	0.02	0.05	C32
气管,支气管,肺	Trachea, Bronchus and Lung	229	33.14	71.91	44.75	2.47	6.20	109	16.05	34.23	19.71	1.21	2.59	C33-C34
其他胸腔器官	Other Thoracic Organs	1	0.14	0.31	0.17	0.02	0.02	2	0.29	0.63	0.41	0.04	0.04	C37-C38
骨	Bone	1	0.14	0.31	0.24	0.02	0.02	2	0.29	0.63	0.42	0.04	0.04	C40-C41
皮肤黑色素瘤	Melanoma of Skin	0	0.00	0.00	0.00	0.00	0.00	0	0.00	0.00	0.00	0.00	0.00	C43
乳房	Breast	9	1.30	2.83	1.48	0.08	0.15	170	25.04	53.39	35.68	3.13	3.63	C50
子宫颈	Cervix Uteri	–	–	–	–	–	–	30	4.42	9.42	6.49	0.57	0.63	C53
子宫体及子宫部位不明	Uterus & Unspecified	–	–	–	–	–	–	51	7.51	16.02	10.21	0.74	1.22	C54-C55
卵巢	Ovary	–	–	–	–	–	–	31	4.57	9.74	6.52	0.48	0.69	C56
前列腺	Prostate	5	0.72	1.57	1.12	0.04	0.20	–	–	–	–	–	–	C61
睾丸	Testis	0	0.00	0.00	0.00	0.00	0.00	–	–	–	–	–	–	C62
肾及泌尿系统不明	Kidney & Unspecified Urinary Organs	24	3.47	7.54	4.68	0.37	0.65	12	1.77	3.77	2.54	0.16	0.28	C64-66,68
膀胱	Bladder	14	2.03	4.40	2.58	0.16	0.26	7	1.03	2.20	1.27	0.08	0.17	C67
脑,神经系统	Brain,Central Nervous System	16	2.32	5.02	3.53	0.18	0.32	8	1.18	2.51	1.64	0.13	0.16	C70-C72
甲状腺	Thyroid Gland	9	1.30	2.83	2.00	0.16	0.23	17	2.50	5.34	3.34	0.31	0.37	C73
淋巴瘤	Lymphoma	27	3.91	8.48	5.52	0.42	0.62	15	2.21	4.71	3.34	0.18	0.41	C81-85,88,90,96
白血病	Leukaemia	12	1.74	3.77	2.56	0.12	0.34	7	1.03	2.20	1.35	0.10	0.16	C91-C95
不明及其他恶性肿瘤	All Other Sites and Unspecified	24	3.47	7.54	5.06	0.41	0.51	28	4.12	8.79	5.75	0.45	0.54	A_O
所有部位合计	All Sites	691	100.00	216.99	137.24	7.89	18.07	679	100.00	213.25	132.25	9.75	14.99	ALL
所有部位除外 C44	All Sites but C44	690	99.86	216.67	137.00	7.87	18.05	674	99.26	211.68	131.35	9.70	14.92	ALLbC44
死亡 Mortality														
口腔和咽喉(除外鼻咽癌)	Lip,Oral Cavity & Pharynx but Nasopharynx	3	0.59	0.94	0.66	0.00	0.13	2	0.65	0.63	0.31	0.04	0.04	C00-10,C12-14
鼻咽癌	Nasopharynx	2	0.39	0.63	0.40	0.00	0.00	0	0.00	0.00	0.00	0.00	0.00	C11
食管	Oesophagus	29	5.72	9.11	5.33	0.26	0.58	24	7.84	7.54	3.67	0.08	0.37	C15
胃	Stomach	60	11.83	18.84	10.95	0.28	1.16	23	7.52	7.22	3.81	0.17	0.46	C16
结直肠肛门	Colon,Rectum & Anus	8	1.58	2.51	1.64	0.07	0.26	14	4.58	4.40	2.16	0.04	0.20	C18-21
肝脏	Liver	30	5.92	9.42	5.80	0.30	0.72	12	3.92	3.77	1.88	0.04	0.19	C22
胆囊及其他	Gallbladder etc.	1	0.20	0.31	0.24	0.00	0.00	1	0.33	0.31	0.14	0.00	0.00	C23-C24
胰腺	Pancreas	5	0.99	1.57	1.01	0.04	0.20	12	3.92	3.77	2.12	0.06	0.35	C25
喉	Larynx	3	0.59	0.94	0.57	0.00	0.10	1	0.33	0.31	0.16	0.02	0.02	C32
气管,支气管,肺	Trachea, Bronchus and Lung	94	18.54	29.52	18.04	0.73	2.30	43	14.05	13.50	7.06	0.29	0.74	C33-C34
其他胸腔器官	Other Thoracic Organs	0	0.00	0.00	0.00	0.00	0.00	0	0.00	0.00	0.00	0.00	0.00	C37-C38
骨	Bone	3	0.59	0.94	0.62	0.02	0.08	2	0.65	0.63	0.46	0.00	0.08	C40-C41
皮肤黑色素瘤	Melanoma of Skin	0	0.00	0.00	0.00	0.00	0.00	0	0.00	0.00	0.00	0.00	0.00	C43
乳房	Breast	2	0.39	0.63	0.42	0.04	0.04	19	6.21	5.97	3.29	0.23	0.32	C50
子宫颈	Cervix Uteri	–	–	–	–	–	–	13	4.25	4.08	2.35	0.20	0.26	C53
子宫体及子宫部位不明	Uterus & Unspecified	–	–	–	–	–	–	1	0.33	0.31	0.23	0.00	0.06	C54-C55
卵巢	Ovary	–	–	–	–	–	–	5	1.63	1.57	0.90	0.08	0.11	C56
前列腺	Prostate	0	0.00	0.00	0.00	0.00	0.00	–	–	–	–	–	–	C61
睾丸	Testis	3	0.59	0.94	0.51	0.00	0.06	–	–	–	–	–	–	C62
肾及泌尿系统不明	Kidney & Unspecified Urinary Organs	0	0.00	0.00	0.00	0.00	0.00	0	0.00	0.00	0.00	0.00	0.00	C64-66,68
膀胱	Bladder	6	1.18	1.88	0.92	0.00	0.06	1	0.33	0.31	0.18	0.00	0.03	C67
脑,神经系统	Brain,Central Nervous System	4	0.79	1.26	0.80	0.06	0.10	7	2.29	2.20	1.34	0.04	0.17	C70-C72
甲状腺	Thyroid Gland	0	0.00	0.00	0.00	0.00	0.00	0	0.00	0.00	0.00	0.00	0.00	C73
淋巴瘤	Lymphoma	13	2.56	4.08	2.94	0.11	0.34	4	1.31	1.26	0.85	0.05	0.08	C81-85,88,90,96
白血病	Leukaemia	14	2.76	4.40	2.83	0.13	0.38	7	2.29	2.20	1.73	0.09	0.21	C91-C95
不明及其他恶性肿瘤	All Other Sites and Unspecified	227	44.77	71.28	43.40	1.89	5.17	115	37.58	36.12	19.73	0.96	2.20	A_O
所有部位合计	All Sites	507	100.00	159.21	96.96	3.98	11.68	306	100.00	96.10	52.37	2.46	5.88	ALL
所有部位除外 C44	All Sites but C44	507	100.00	159.21	96.96	3.98	11.68	305	99.67	95.79	52.23	2.46	5.88	ALLbC44

表 6-3-9 迁西县 2014 年癌症发病和死亡主要指标
Table 6-3-9 Incidence and mortality of cancer in Qianxi Xian, 2014

部位 Site		男性 Male						女性 Female						ICD-10
		病例数 No. cases	构成 (%)	粗率 Crude rate (1/10⁵)	世标率 ASR world (1/10⁵)	累积率 Cum.rate(%)		病例数 No. cases	构成 (%)	粗率 Crude rate (1/10⁵)	世标率 ASR world (1/10⁵)	累积率 Cum.rate(%)		
						0~64	0~74					0~64	0~74	
发病 Incidence														
口腔和咽喉(除外鼻咽癌)	Lip,Oral Cavity & Pharynx but Nasopharynx	8	1.59	3.81	2.65	0.16	0.37	1	0.29	0.53	0.43	0.04	0.04	C00-10,C12-14
鼻咽癌	Nasopharynx	0	0.00	0.00	0.00	0.00	0.00	0	0.00	0.00	0.00	0.00	0.00	C11
食管	Oesophagus	57	11.31	27.16	20.31	0.94	2.31	14	4.11	7.42	4.70	0.19	0.45	C15
胃	Stomach	107	21.23	50.98	39.63	1.94	4.57	42	12.32	22.25	15.24	0.57	1.53	C16
结直肠肛门	Colon,Rectum & Anus	31	6.15	14.77	11.98	0.52	1.22	21	6.16	11.13	8.00	0.38	0.97	C18-21
肝脏	Liver	90	17.86	42.88	31.58	1.94	3.60	30	8.80	15.89	10.75	0.48	0.89	C22
胆囊及其他	Gallbladder etc.	2	0.40	0.95	0.76	0.03	0.12	1	0.29	0.53	0.28	0.03	0.03	C23-C24
胰腺	Pancreas	15	2.98	7.15	5.31	0.33	0.66	5	1.47	2.65	1.78	0.03	0.03	C25
喉	Larynx	1	0.20	0.48	0.32	0.03	0.03	0	0.00	0.00	0.00	0.00	0.00	C32
气管,支气管,肺	Trachea, Bronchus and Lung	117	23.21	55.75	44.73	1.96	5.27	81	23.75	42.92	32.24	1.60	3.91	C33-C34
其他胸腔器官	Other Thoracic Organs	0	0.00	0.00	0.00	0.00	0.00	0	0.00	0.00	0.00	0.00	0.00	C37-C38
骨	Bone	3	0.60	1.43	0.93	0.06	0.06	9	2.64	4.77	3.12	0.19	0.28	C40-C41
皮肤黑色素瘤	Melanoma of Skin	1	0.20	0.48	0.35	0.04	0.04	0	0.00	0.00	0.00	0.00	0.00	C43
乳房	Breast	1	0.20	0.48	0.35	0.04	0.04	53	15.54	28.08	20.06	1.72	2.35	C50
子宫颈	Cervix Uteri	–	–	–	–	–	–	14	4.11	7.42	5.32	0.38	0.47	C53
子宫体及子宫部位不明	Uterus & Unspecified	–	–	–	–	–	–	18	5.28	9.54	6.15	0.58	0.71	C54-C55
卵巢	Ovary	–	–	–	–	–	–	9	2.64	4.77	3.65	0.30	0.49	C56
前列腺	Prostate	7	1.39	3.34	2.45	0.07	0.20	–	–	–	–	–	–	C61
睾丸	Testis	1	0.20	0.48	0.64	0.03	0.03	–	–	–	–	–	–	C62
肾及泌尿系统不明	Kidney & Unspecified Urinary Organs	6	1.19	2.86	2.06	0.16	0.24	2	0.59	1.06	0.66	0.04	0.04	C64-66,68
膀胱	Bladder	17	3.37	8.10	7.22	0.25	0.54	0	0.00	0.00	0.00	0.00	0.00	C67
脑,神经系统	Brain,Central Nervous System	19	3.77	9.05	6.44	0.51	0.72	13	3.81	6.89	5.27	0.28	0.37	C70-C72
甲状腺	Thyroid Gland	4	0.79	1.91	1.56	0.08	0.20	13	3.81	6.89	5.09	0.48	0.48	C73
淋巴瘤	Lymphoma	8	1.59	3.81	2.73	0.25	0.25	5	1.47	2.65	2.03	0.15	0.15	C81-85,88,90,96
白血病	Leukaemia	5	0.99	2.38	1.76	0.16	0.16	6	1.76	3.18	2.56	0.18	0.28	C91-C95
不明及其他恶性肿瘤	All Other Sites and Unspecified	4	0.79	1.91	1.35	0.11	0.19	4	1.17	2.12	1.32	0.14	0.14	A_O
所有部位合计	All Sites	504	100.00	240.15	185.10	9.61	20.82	341	100.00	180.67	128.64	7.75	13.61	ALL
所有部位除外 C44	All Sites but C44	503	99.80	239.67	184.76	9.57	20.77	341	100.00	180.67	128.64	7.75	13.61	ALLbC44
死亡 Mortality														
口腔和咽喉(除外鼻咽癌)	Lip,Oral Cavity & Pharynx but Nasopharynx	1	0.29	0.48	0.26	0.00	0.00	0	0.00	0.00	0.00	0.00	0.00	C00-10,C12-14
鼻咽癌	Nasopharynx	0	0.00	0.00	0.00	0.00	0.00	0	0.00	0.00	0.00	0.00	0.00	C11
食管	Oesophagus	26	7.67	12.39	9.25	0.32	1.18	7	3.15	3.71	2.51	0.08	0.34	C15
胃	Stomach	63	18.58	30.02	23.44	0.65	2.36	29	13.06	15.36	10.79	0.25	1.18	C16
结直肠肛门	Colon,Rectum & Anus	12	3.54	5.72	4.49	0.06	0.72	17	7.66	9.01	5.96	0.29	0.64	C18-21
肝脏	Liver	86	25.37	40.98	29.47	1.72	3.32	38	17.12	20.13	14.88	0.47	1.77	C22
胆囊及其他	Gallbladder etc.	5	1.47	2.38	1.75	0.00	0.24	1	0.45	0.53	0.24	0.00	0.00	C23-C24
胰腺	Pancreas	7	2.06	3.34	2.52	0.15	0.23	4	1.80	2.12	1.33	0.03	0.16	C25
喉	Larynx	5	1.47	2.38	1.97	0.09	0.26	0	0.00	0.00	0.00	0.00	0.00	C32
气管,支气管,肺	Trachea, Bronchus and Lung	85	25.07	40.50	29.46	1.28	3.39	68	30.63	36.03	24.74	1.18	2.66	C33-C34
其他胸腔器官	Other Thoracic Organs	0	0.00	0.00	0.00	0.00	0.00	0	0.00	0.00	0.00	0.00	0.00	C37-C38
骨	Bone	1	0.29	0.48	0.51	0.00	0.09	1	0.45	0.53	0.49	0.03	0.03	C40-C41
皮肤黑色素瘤	Melanoma of Skin	0	0.00	0.00	0.00	0.00	0.00	0	0.00	0.00	0.00	0.00	0.00	C43
乳房	Breast	1	0.29	0.48	0.51	0.00	0.09	12	5.41	6.36	4.21	0.33	0.51	C50
子宫颈	Cervix Uteri	–	–	–	–	–	–	11	4.95	5.83	3.68	0.30	0.40	C53
子宫体及子宫部位不明	Uterus & Unspecified	–	–	–	–	–	–	4	1.80	2.12	1.69	0.09	0.19	C54-C55
卵巢	Ovary	–	–	–	–	–	–	6	2.70	3.18	1.85	0.18	0.18	C56
前列腺	Prostate	5	1.47	2.38	1.49	0.00	0.12	–	–	–	–	–	–	C61
睾丸	Testis	0	0.00	0.00	0.00	0.00	0.00	–	–	–	–	–	–	C62
肾及泌尿系统不明	Kidney & Unspecified Urinary Organs	0	0.00	0.00	0.00	0.00	0.00	0	0.00	0.00	0.00	0.00	0.00	C64-66,68
膀胱	Bladder	5	1.47	2.38	1.60	0.04	0.16	2	0.90	1.06	0.79	0.00	0.13	C67
脑,神经系统	Brain,Central Nervous System	9	2.65	4.29	3.04	0.22	0.30	7	3.15	3.71	2.69	0.18	0.31	C70-C72
甲状腺	Thyroid Gland	1	0.29	0.48	0.29	0.03	0.03	0	0.00	0.00	0.00	0.00	0.00	C73
淋巴瘤	Lymphoma	6	1.77	2.86	2.12	0.13	0.25	0	0.00	0.00	0.00	0.00	0.00	C81-85,88,90,96
白血病	Leukaemia	10	2.95	4.76	4.46	0.25	0.51	4	1.80	2.12	1.77	0.10	0.19	C91-C95
不明及其他恶性肿瘤	All Other Sites and Unspecified	11	3.24	5.24	3.55	0.06	0.35	11	4.95	5.83	3.96	0.26	0.44	A_O
所有部位合计	All Sites	339	100.00	161.53	120.19	5.00	13.60	222	100.00	117.62	81.55	3.78	9.15	ALL
所有部位除外 C44	All Sites but C44	338	99.71	161.05	119.93	5.00	13.60	222	100.00	117.62	81.55	3.78	9.15	ALLbC44

部位 Site		男性 Male						女性 Female						ICD-10
		病例数 No. cases	构成 (%)	粗率 Crude rate (1/10⁵)	世标率 ASR world (1/10⁵)	累积率 Cum.rate(%)		病例数 No. cases	构成 (%)	粗率 Crude rate (1/10⁵)	世标率 ASR world (1/10⁵)	累积率 Cum.rate(%)		
						0~64	0~74					0~64	0~74	
发病 Incidence														
口腔和咽喉(除外鼻咽癌)	Lip,Oral Cavity & Pharynx but Nasopharynx	23	2.93	5.86	5.14	0.26	0.66	7	0.94	1.91	1.45	0.14	0.14	C00-10,C12-14
鼻咽癌	Nasopharynx	4	0.51	1.02	0.74	0.07	0.07	1	0.13	0.27	0.18	0.02	0.02	C11
食管	Oesophagus	71	9.06	18.10	15.30	0.68	2.06	19	2.54	5.18	4.29	0.21	0.51	C15
胃	Stomach	111	14.16	28.30	24.55	1.08	3.60	34	4.55	9.26	7.96	0.41	1.07	C16
结直肠肛门	Colon,Rectum & Anus	78	9.95	19.89	15.29	1.12	1.81	72	9.64	19.62	15.60	0.90	1.89	C18-21
肝脏	Liver	110	14.03	28.05	22.49	1.58	2.72	27	3.61	7.36	5.48	0.24	0.71	C22
胆囊及其他	Gallbladder etc.	10	1.28	2.55	2.42	0.02	0.34	3	0.40	0.82	0.55	0.02	0.02	C23-C24
胰腺	Pancreas	13	1.66	3.31	2.68	0.14	0.38	14	1.87	3.81	2.68	0.13	0.29	C25
喉	Larynx	4	0.51	1.02	0.90	0.03	0.13	0	0.00	0.00	0.00	0.00	0.00	C32
气管,支气管,肺	Trachea, Bronchus and Lung	214	27.30	54.56	43.98	2.56	5.44	147	19.68	40.05	32.75	1.77	4.58	C33-C34
其他胸腔器官	Other Thoracic Organs	2	0.26	0.51	0.46	0.01	0.06	4	0.54	1.09	0.85	0.05	0.10	C37-C38
骨	Bone	4	0.51	1.02	0.83	0.06	0.06	7	0.94	1.91	1.61	0.15	0.19	C40-C41
皮肤黑色素瘤	Melanoma of Skin	0	0.00	0.00	0.00	0.00	0.00	0	0.00	0.00	0.00	0.00	0.00	C43
乳房	Breast	2	0.26	0.51	0.42	0.02	0.08	146	19.54	39.78	29.27	2.56	3.15	C50
子宫颈	Cervix Uteri	–	–	–	–	–	–	61	8.17	16.62	12.46	0.93	1.29	C53
子宫体及子宫部位不明	Uterus & Unspecified	–	–	–	–	–	–	67	8.97	18.26	13.63	1.25	1.39	C54-C55
卵巢	Ovary	–	–	–	–	–	–	30	4.02	8.17	6.37	0.55	0.72	C56
前列腺	Prostate	16	2.04	4.08	3.85	0.11	0.54	–	–	–	–	–	–	C61
睾丸	Testis	3	0.38	0.76	0.81	0.05	0.05	–	–	–	–	–	–	C62
肾及泌尿系统不明	Kidney & Unspecified Urinary Organs	11	1.40	2.80	2.39	0.16	0.27	8	1.07	2.18	1.91	0.13	0.13	C64-66,68
膀胱	Bladder	21	2.68	5.35	4.24	0.26	0.46	7	0.94	1.91	1.52	0.08	0.12	C67
脑,神经系统	Brain,Central Nervous System	13	1.66	3.31	2.85	0.20	0.35	18	2.41	4.90	4.52	0.32	0.49	C70-C72
甲状腺	Thyroid Gland	5	0.64	1.27	0.99	0.09	0.09	21	2.81	5.72	4.48	0.30	0.46	C73
淋巴瘤	Lymphoma	18	2.30	4.59	3.37	0.23	0.34	9	1.20	2.45	2.57	0.19	0.25	C81-85,88,90,96
白血病	Leukaemia	21	2.68	5.35	4.87	0.32	0.55	15	2.01	4.09	3.43	0.24	0.40	C91-C95
不明及其他恶性肿瘤	All Other Sites and Unspecified	30	3.83	7.65	7.43	0.37	0.79	30	4.02	8.17	6.77	0.47	0.73	A_O
所有部位合计	All Sites	784	100.00	199.90	166.01	9.44	20.85	747	100.00	203.54	160.36	11.05	18.65	ALL
所有部位除外 C44	All Sites but C44	780	99.49	198.88	165.01	9.42	20.71	744	99.60	202.72	159.71	11.00	18.60	ALLbC44
死亡 Mortality														
口腔和咽喉(除外鼻咽癌)	Lip,Oral Cavity & Pharynx but Nasopharynx	4	0.75	1.02	0.73	0.06	0.06	3	1.02	0.82	0.69	0.02	0.13	C00-10,C12-14
鼻咽癌	Nasopharynx	1	0.19	0.25	0.22	0.03	0.03	2	0.68	0.54	0.42	0.04	0.04	C11
食管	Oesophagus	39	7.34	9.94	7.79	0.31	0.83	13	4.44	3.54	2.95	0.17	0.45	C15
胃	Stomach	85	16.01	21.67	18.15	0.75	2.22	30	10.24	8.17	6.29	0.24	0.78	C16
结直肠肛门	Colon,Rectum & Anus	38	7.16	9.69	8.14	0.31	0.85	22	7.51	5.99	4.88	0.20	0.64	C18-21
肝脏	Liver	116	21.85	29.58	24.76	1.19	3.05	28	9.56	7.63	6.01	0.21	0.75	C22
胆囊及其他	Gallbladder etc.	4	0.75	1.02	0.91	0.00	0.06	2	0.68	0.54	0.32	0.02	0.02	C23-C24
胰腺	Pancreas	8	1.51	2.04	1.57	0.03	0.21	14	4.78	3.81	2.95	0.11	0.39	C25
喉	Larynx	5	0.94	1.27	1.18	0.02	0.07	1	0.34	0.27	0.16	0.00	0.00	C32
气管,支气管,肺	Trachea, Bronchus and Lung	160	30.13	40.80	34.22	1.54	4.24	81	27.65	22.07	18.15	0.74	2.27	C33-C34
其他胸腔器官	Other Thoracic Organs	2	0.38	0.51	0.41	0.03	0.03	1	0.34	0.27	0.16	0.00	0.00	C37-C38
骨	Bone	1	0.19	0.25	0.24	0.00	0.06	3	1.02	0.82	0.57	0.05	0.05	C40-C41
皮肤黑色素瘤	Melanoma of Skin	0	0.00	0.00	0.00	0.00	0.00	0	0.00	0.00	0.00	0.00	0.00	C43
乳房	Breast	0	0.00	0.00	0.00	0.00	0.00	29	9.90	7.90	5.73	0.51	0.68	C50
子宫颈	Cervix Uteri	–	–	–	–	–	–	15	5.12	4.09	3.16	0.24	0.33	C53
子宫体及子宫部位不明	Uterus & Unspecified	–	–	–	–	–	–	7	2.39	1.91	1.37	0.13	0.13	C54-C55
卵巢	Ovary	–	–	–	–	–	–	1	0.34	0.27	0.19	0.01	0.01	C56
前列腺	Prostate	6	1.13	1.53	1.05	0.08	0.08	–	–	–	–	–	–	C61
睾丸	Testis	0	0.00	0.00	0.00	0.00	0.00	–	–	–	–	–	–	C62
肾及泌尿系统不明	Kidney & Unspecified Urinary Organs	3	0.56	0.76	0.60	0.02	0.02	2	0.68	0.54	0.32	0.00	0.00	C64-66,68
膀胱	Bladder	6	1.13	1.53	1.29	0.05	0.05	3	1.02	0.82	0.57	0.00	0.00	C67
脑,神经系统	Brain,Central Nervous System	17	3.20	4.33	4.02	0.24	0.44	14	4.78	3.81	3.37	0.08	0.35	C70-C72
甲状腺	Thyroid Gland	2	0.38	0.51	0.35	0.02	0.02	2	0.68	0.54	0.32	0.00	0.00	C73
淋巴瘤	Lymphoma	9	1.69	2.29	2.08	0.06	0.26	6	2.05	1.63	1.70	0.09	0.19	C81-85,88,90,96
白血病	Leukaemia	12	2.26	3.06	2.97	0.15	0.32	8	2.73	2.18	1.77	0.13	0.19	C91-C95
不明及其他恶性肿瘤	All Other Sites and Unspecified	13	2.45	3.31	2.93	0.14	0.40	6	2.05	1.63	1.34	0.05	0.15	A_O
所有部位合计	All Sites	531	100.00	135.39	113.59	5.04	13.36	293	100.00	79.84	63.37	3.06	7.55	ALL
所有部位除外 C44	All Sites but C44	531	100.00	135.39	113.59	5.04	13.36	293	100.00	79.84	63.37	3.06	7.55	ALLbC44

表 6-3-11 秦皇岛市区 2014 年癌症发病和死亡主要指标
Table 6-3-11 Incidence and mortality of cancer in urban areas of Qinhuangdao Shi, 2014

部位 / Site		男性 Male						女性 Female						ICD-10
		病例数 No. cases	构成 (%)	粗率 Crude rate (1/10⁵)	世标率 ASR world (1/10⁵)	累积率 Cum.rate(%) 0~64	0~74	病例数 No. cases	构成 (%)	粗率 Crude rate (1/10⁵)	世标率 ASR world (1/10⁵)	累积率 Cum.rate(%) 0~64	0~74	
发病 Incidence														
口腔和咽喉(除外鼻咽癌)	Lip,Oral Cavity & Pharynx but Nasopharynx	28	2.76	7.66	5.93	0.49	0.55	8	0.90	2.27	2.02	0.07	0.27	C00-10,C12-14
鼻咽癌	Nasopharynx	3	0.30	0.82	0.63	0.06	0.06	1	0.11	0.28	0.30	0.00	0.05	C11
食管	Oesophagus	67	6.61	18.32	14.46	0.87	1.65	10	1.13	2.84	2.34	0.08	0.29	C15
胃	Stomach	101	9.96	27.61	22.04	1.08	2.58	58	6.53	16.47	12.25	0.71	1.33	C16
结直肠肛门	Colon,Rectum & Anus	121	11.93	33.08	26.17	1.32	3.38	88	9.91	24.99	19.07	0.91	2.10	C18-21
肝脏	Liver	117	11.54	31.99	24.41	1.63	3.10	33	3.72	9.37	7.29	0.32	0.94	C22
胆囊及其他	Gallbladder etc.	5	0.49	1.37	0.98	0.10	0.10	6	0.68	1.70	1.25	0.14	0.14	C23-C24
胰腺	Pancreas	32	3.16	8.75	6.77	0.48	0.76	27	3.04	7.67	6.09	0.40	0.65	C25
喉	Larynx	17	1.68	4.65	3.84	0.20	0.49	1	0.11	0.28	0.31	0.00	0.00	C32
气管,支气管,肺	Trachea, Bronchus and Lung	289	28.50	79.01	61.49	2.99	7.35	161	18.13	45.72	32.65	1.70	3.53	C33-C34
其他胸腔器官	Other Thoracic Organs	5	0.49	1.37	0.97	0.08	0.08	2	0.23	0.57	0.30	0.02	0.02	C37-C38
骨	Bone	4	0.39	1.09	0.85	0.05	0.10	7	0.79	1.99	1.45	0.11	0.21	C40-C41
皮肤黑色素瘤	Melanoma of Skin	1	0.10	0.27	0.32	0.00	0.05	3	0.34	0.85	0.61	0.07	0.07	C43
乳房	Breast	2	0.20	0.55	0.29	0.04	0.04	171	19.26	48.56	37.21	2.89	3.90	C50
子宫颈	Cervix Uteri	–	–	–	–	–	–	79	8.90	22.44	16.03	1.37	1.52	C53
子宫体及子宫部位不明	Uterus & Unspecified	–	–	–	–	–	–	54	6.08	15.34	10.91	1.05	1.15	C54-C55
卵巢	Ovary	–	–	–	–	–	–	43	4.84	12.21	9.58	0.68	1.10	C56
前列腺	Prostate	28	2.76	7.66	6.08	0.10	0.56	–	–	–	–	–	–	C61
睾丸	Testis	2	0.20	0.55	0.39	0.03	0.03	–	–	–	–	–	–	C62
肾及泌尿系统不明	Kidney & Unspecified Urinary Organs	39	3.85	10.66	8.13	0.62	0.96	12	1.35	3.41	3.13	0.25	0.30	C64-66,68
膀胱	Bladder	35	3.45	9.57	7.32	0.29	0.74	6	0.68	1.70	1.14	0.00	0.10	C67
脑,神经系统	Brain,Central Nervous System	21	2.07	5.74	6.37	0.38	0.61	29	3.27	8.24	8.05	0.61	0.71	C70-C72
甲状腺	Thyroid Gland	10	0.99	2.73	2.27	0.16	0.21	29	3.27	8.24	6.56	0.44	0.64	C73
淋巴瘤	Lymphoma	29	2.86	7.93	7.42	0.33	0.99	11	1.24	3.12	2.38	0.10	0.25	C81-85,88,90,96
白血病	Leukaemia	26	2.56	7.11	5.68	0.30	0.53	8	0.90	2.27	1.77	0.15	0.15	C91-C95
不明及其他恶性肿瘤	All Other Sites and Unspecified	32	3.16	8.75	6.58	0.41	0.69	41	4.62	11.64	9.63	0.55	0.91	A_O
所有部位合计	All Sites	1014	100.00	277.23	219.42	12.01	25.58	888	100.00	252.19	192.35	12.42	20.33	ALL
所有部位除外 C44	All Sites but C44	1009	99.51	275.86	218.17	11.96	25.43	886	99.77	251.63	191.88	12.42	20.33	ALLbC44
死亡 Mortality														
口腔和咽喉(除外鼻咽癌)	Lip,Oral Cavity & Pharynx but Nasopharynx	17	1.81	4.65	3.51	0.21	0.38	9	1.65	2.56	1.79	0.08	0.24	C00-10,C12-14
鼻咽癌	Nasopharynx	1	0.11	0.27	0.32	0.00	0.05	1	0.18	0.28	0.18	0.01	0.01	C11
食管	Oesophagus	46	4.90	12.58	10.40	0.53	1.07	11	2.02	3.12	2.20	0.03	0.24	C15
胃	Stomach	95	10.12	25.97	19.89	0.91	2.03	40	7.35	11.36	8.27	0.32	0.73	C16
结直肠肛门	Colon,Rectum & Anus	65	6.92	17.77	14.26	0.38	1.50	42	7.72	11.93	9.13	0.30	0.87	C18-21
肝脏	Liver	128	13.63	35.00	26.91	1.62	3.26	51	9.38	14.48	10.76	0.40	1.07	C22
胆囊及其他	Gallbladder etc.	6	0.64	1.64	1.30	0.08	0.19	1	0.18	0.28	0.16	0.00	0.00	C23-C24
胰腺	Pancreas	32	3.41	8.75	7.03	0.42	0.75	23	4.23	6.53	4.92	0.10	0.45	C25
喉	Larynx	8	0.85	2.19	1.79	0.10	0.21	3	0.55	0.85	0.62	0.00	0.00	C32
气管,支气管,肺	Trachea, Bronchus and Lung	280	29.82	76.55	60.52	2.23	6.31	128	23.53	36.35	26.39	0.93	2.75	C33-C34
其他胸腔器官	Other Thoracic Organs	4	0.43	1.09	0.68	0.04	0.04	0	0.00	0.00	0.00	0.00	0.00	C37-C38
骨	Bone	9	0.96	2.46	2.12	0.09	0.21	3	0.55	0.85	0.46	0.02	0.02	C40-C41
皮肤黑色素瘤	Melanoma of Skin	0	0.00	0.00	0.00	0.00	0.00	2	0.37	0.57	0.34	0.03	0.03	C43
乳房	Breast	0	0.00	0.00	0.00	0.00	0.00	48	8.82	13.63	9.93	0.69	1.00	C50
子宫颈	Cervix Uteri	–	–	–	–	–	–	22	4.04	6.25	4.84	0.39	0.49	C53
子宫体及子宫部位不明	Uterus & Unspecified	–	–	–	–	–	–	11	2.02	3.12	2.34	0.23	0.23	C54-C55
卵巢	Ovary	–	–	–	–	–	–	19	3.49	5.40	3.82	0.25	0.40	C56
前列腺	Prostate	17	1.81	4.65	4.14	0.00	0.22	–	–	–	–	–	–	C61
睾丸	Testis	2	0.21	0.55	0.46	0.02	0.02	–	–	–	–	–	–	C62
肾及泌尿系统不明	Kidney & Unspecified Urinary Organs	15	1.60	4.10	2.74	0.23	0.28	4	0.74	1.14	0.76	0.03	0.08	C64-66,68
膀胱	Bladder	13	1.38	3.55	2.61	0.00	0.17	4	0.74	1.14	0.78	0.00	0.00	C67
脑,神经系统	Brain,Central Nervous System	18	1.92	4.92	4.65	0.27	0.55	16	2.94	4.54	5.00	0.34	0.44	C70-C72
甲状腺	Thyroid Gland	1	0.11	0.27	0.15	0.02	0.02	1	0.18	0.28	0.21	0.00	0.05	C73
淋巴瘤	Lymphoma	25	2.66	6.84	5.47	0.23	0.79	15	2.76	4.26	3.20	0.12	0.39	C81-85,88,90,96
白血病	Leukaemia	35	3.73	9.57	8.16	0.34	0.67	17	3.13	4.83	5.49	0.34	0.45	C91-C95
不明及其他恶性肿瘤	All Other Sites and Unspecified	122	12.99	33.36	27.24	1.04	3.20	73	13.42	20.73	16.39	0.55	1.67	A_O
所有部位合计	All Sites	939	100.00	256.73	204.35	8.73	21.94	544	100.00	154.50	117.97	5.16	11.61	ALL
所有部位除外 C44	All Sites but C44	937	99.79	256.18	204.02	8.73	21.94	543	99.82	154.21	117.67	5.16	11.56	ALLbC44

表 6-3-12 涉县 2014 年癌症发病和死亡主要指标
Table 6-3-12 Incidence and mortality of cancer in She Xian, 2014

部位 / Site		男性 Male						女性 Female						ICD-10
		病例数 No. cases	构成 (%)	粗率 Crude rate (1/10⁵)	世标率 ASR world (1/10⁵)	累积率 Cum.rate(%)		病例数 No. cases	构成 (%)	粗率 Crude rate (1/10⁵)	世标率 ASR world (1/10⁵)	累积率 Cum.rate(%)		
						0~64	0~74					0~64	0~74	
发病 Incidence														
口腔和咽喉(除外鼻咽癌)	Lip,Oral Cavity & Pharynx but Nasopharynx	5	0.70	2.29	1.94	0.12	0.31	4	0.81	1.99	2.08	0.13	0.19	C00-10,C12-14
鼻咽癌	Nasopharynx	1	0.14	0.46	0.36	0.03	0.03	1	0.20	0.50	0.29	0.00	0.00	C11
食管	Oesophagus	135	19.01	61.77	52.27	2.94	7.24	81	16.46	40.32	30.70	1.57	3.60	C15
胃	Stomach	328	46.20	150.09	124.89	7.67	15.95	125	25.41	62.22	47.76	1.83	5.18	C16
结直肠肛门	Colon,Rectum & Anus	21	2.96	9.61	8.07	0.40	0.96	31	6.30	15.43	11.43	0.90	1.29	C18–21
肝脏	Liver	54	7.61	24.71	20.20	1.25	2.07	19	3.86	9.46	6.92	0.46	0.85	C22
胆囊及其他	Gallbladder etc.	8	1.13	3.66	2.89	0.30	0.36	4	0.81	1.99	1.54	0.09	0.09	C23–C24
胰腺	Pancreas	9	1.27	4.12	3.62	0.15	0.41	2	0.41	1.00	0.61	0.04	0.04	C25
喉	Larynx	7	0.99	3.20	2.78	0.21	0.40	1	0.20	0.50	0.33	0.04	0.04	C32
气管,支气管,肺	Trachea, Bronchus and Lung	78	10.99	35.69	30.35	1.61	4.47	46	9.35	22.90	17.02	0.87	1.81	C33–C34
其他胸腔器官	Other Thoracic Organs	1	0.14	0.46	0.40	0.00	0.07	1	0.20	0.50	0.36	0.00	0.06	C37–C38
骨	Bone	8	1.13	3.66	3.05	0.29	0.41	2	0.41	1.00	0.65	0.08	0.08	C40–C41
皮肤黑色素瘤	Melanoma of Skin	0	0.00	0.00	0.00	0.00	0.00	0	0.00	0.00	0.00	0.00	0.00	C43
乳房	Breast	0	0.00	0.00	0.00	0.00	0.00	40	8.13	19.91	14.72	1.14	1.65	C50
子宫颈	Cervix Uteri	–	–	–	–	–	–	62	12.60	30.86	23.34	1.96	2.61	C53
子宫体及子宫部位不明	Uterus & Unspecified	–	–	–	–	–	–	19	3.86	9.46	6.83	0.56	0.76	C54–C55
卵巢	Ovary	–	–	–	–	–	–	11	2.24	5.48	3.78	0.31	0.31	C56
前列腺	Prostate	1	0.14	0.46	0.40	0.00	0.07	–	–	–	–	–	–	C61
睾丸	Testis	0	0.00	0.00	0.00	0.00	0.00	–	–	–	–	–	–	C62
肾及泌尿系统不明	Kidney & Unspecified Urinary Organs	7	0.99	3.20	2.50	0.14	0.27	5	1.02	2.49	2.14	0.11	0.24	C64–66,68
膀胱	Bladder	11	1.55	5.03	3.89	0.19	0.39	2	0.41	1.00	0.65	0.00	0.06	C67
脑,神经系统	Brain,Central Nervous System	8	1.13	3.66	3.52	0.28	0.40	10	2.03	4.98	4.17	0.28	0.28	C70–C72
甲状腺	Thyroid Gland	2	0.28	0.92	0.71	0.06	0.06	5	1.02	2.49	1.84	0.14	0.20	C73
淋巴瘤	Lymphoma	11	1.55	5.03	3.98	0.14	0.33	3	0.61	1.49	0.97	0.08	0.08	C81–85,88,90,96
白血病	Leukaemia	12	1.69	5.49	5.40	0.37	0.50	16	3.25	7.96	6.38	0.54	0.66	C91–C95
不明及其他恶性肿瘤	All Other Sites and Unspecified	3	0.42	1.37	1.06	0.09	0.09	2	0.41	1.00	1.16	0.07	0.07	A_O
所有部位合计	All Sites	710	100.00	324.88	272.27	16.25	34.81	492	100.00	244.91	185.67	11.20	20.14	ALL
所有部位除外 C44	All Sites but C44	709	99.86	324.43	271.93	16.22	34.77	492	100.00	244.91	185.67	11.20	20.14	ALLbC44
死亡 Mortality														
口腔和咽喉(除外鼻咽癌)	Lip,Oral Cavity & Pharynx but Nasopharynx	2	0.37	0.92	0.80	0.05	0.12	1	0.28	0.50	0.37	0.05	0.05	C00-10,C12-14
鼻咽癌	Nasopharynx	0	0.00	0.00	0.00	0.00	0.00	1	0.28	0.50	0.29	0.00	0.00	C11
食管	Oesophagus	104	19.12	47.59	39.26	2.02	4.77	60	16.90	29.87	22.49	0.98	2.42	C15
胃	Stomach	236	43.38	107.99	91.61	4.08	11.68	128	36.06	63.72	48.74	1.76	5.19	C16
结直肠肛门	Colon,Rectum & Anus	13	2.39	5.95	5.31	0.33	0.58	15	4.23	7.47	5.66	0.33	0.39	C18–21
肝脏	Liver	61	11.21	27.91	23.32	1.17	2.92	27	7.61	13.44	10.15	0.54	1.38	C22
胆囊及其他	Gallbladder etc.	2	0.37	0.92	0.64	0.07	0.07	3	0.85	1.49	1.21	0.08	0.08	C23–C24
胰腺	Pancreas	6	1.10	2.75	2.47	0.08	0.21	2	0.56	1.00	0.61	0.04	0.04	C25
喉	Larynx	3	0.55	1.37	1.07	0.06	0.13	1	0.28	0.50	0.35	0.00	0.00	C32
气管,支气管,肺	Trachea, Bronchus and Lung	71	13.05	32.49	26.96	1.46	3.79	37	10.42	18.42	14.33	0.43	1.84	C33–C34
其他胸腔器官	Other Thoracic Organs	1	0.18	0.46	0.41	0.05	0.05	2	0.56	1.00	0.72	0.00	0.12	C37–C38
骨	Bone	5	0.92	2.29	1.86	0.15	0.22	2	0.56	1.00	0.69	0.09	0.09	C40–C41
皮肤黑色素瘤	Melanoma of Skin	0	0.00	0.00	0.00	0.00	0.00	0	0.00	0.00	0.00	0.00	0.00	C43
乳房	Breast	0	0.00	0.00	0.00	0.00	0.00	15	4.23	7.47	5.77	0.32	0.84	C50
子宫颈	Cervix Uteri	–	–	–	–	–	–	18	5.07	8.96	6.57	0.43	0.75	C53
子宫体及子宫部位不明	Uterus & Unspecified	–	–	–	–	–	–	4	1.13	1.99	1.58	0.12	0.25	C54–C55
卵巢	Ovary	–	–	–	–	–	–	7	1.97	3.48	2.44	0.20	0.20	C56
前列腺	Prostate	1	0.18	0.46	0.32	0.00	0.00	–	–	–	–	–	–	C61
睾丸	Testis	0	0.00	0.00	0.00	0.00	0.00	–	–	–	–	–	–	C62
肾及泌尿系统不明	Kidney & Unspecified Urinary Organs	4	0.74	1.83	1.44	0.00	0.13	3	0.85	1.49	1.25	0.00	0.19	C64–66,68
膀胱	Bladder	1	0.18	0.46	0.34	0.03	0.03	2	0.56	1.00	0.79	0.04	0.10	C67
脑,神经系统	Brain,Central Nervous System	15	2.76	6.86	6.57	0.38	0.75	11	3.10	5.48	3.86	0.26	0.32	C70–C72
甲状腺	Thyroid Gland	0	0.00	0.00	0.00	0.00	0.00	0	0.00	0.00	0.00	0.00	0.00	C73
淋巴瘤	Lymphoma	8	1.47	3.66	3.00	0.13	0.32	4	1.13	1.99	1.36	0.12	0.18	C81–85,88,90,96
白血病	Leukaemia	8	1.47	3.66	2.95	0.22	0.35	8	2.25	3.98	3.35	0.27	0.33	C91–C95
不明及其他恶性肿瘤	All Other Sites and Unspecified	3	0.55	1.37	1.07	0.09	0.09	4	1.13	1.99	1.42	0.13	0.13	A_O
所有部位合计	All Sites	544	100.00	248.93	209.42	10.37	26.21	355	100.00	176.72	133.99	6.18	14.89	ALL
所有部位除外 C44	All Sites but C44	543	99.82	248.47	209.01	10.32	26.16	355	100.00	176.72	133.99	6.18	14.89	ALLbC44

表 6-3-13 磁县 2014 年癌症发病和死亡主要指标
Table 6-3-13 Incidence and mortality of cancer in Ci Xian, 2014

部位 Site		男性 Male						女性 Female						ICD-10
		病例数 No. cases	构成 (%)	粗率 Crude rate (1/10⁵)	世标率 ASR world (1/10⁵)	累积率 Cum.rate(%)		病例数 No. cases	构成 (%)	粗率 Crude rate (1/10⁵)	世标率 ASR world (1/10⁵)	累积率 Cum.rate(%)		
						0~64	0~74					0~64	0~74	
发病 Incidence														
口腔和咽喉(除外鼻咽癌)	Lip,Oral Cavity & Pharynx but Nasopharynx	6	0.61	1.87	2.67	0.12	0.19	7	0.83	2.22	2.02	0.13	0.29	C00-10,C12-14
鼻咽癌	Nasopharynx	3	0.30	0.94	0.87	0.03	0.10	2	0.24	0.64	0.49	0.05	0.05	C11
食管	Oesophagus	288	29.24	89.98	99.20	4.96	12.47	215	25.41	68.28	64.99	2.66	8.05	C15
胃	Stomach	223	22.64	69.67	77.24	3.88	9.77	113	13.36	35.89	33.70	1.34	4.58	C16
结直肠肛门	Colon,Rectum & Anus	49	4.97	15.31	15.17	1.03	1.82	49	5.79	15.56	13.51	0.90	1.82	C18-21
肝脏	Liver	87	8.83	27.18	27.38	1.74	3.48	41	4.85	13.02	12.16	0.55	1.50	C22
胆囊及其他	Gallbladder etc.	9	0.91	2.81	3.35	0.06	0.44	7	0.83	2.22	2.09	0.10	0.26	C23-C24
胰腺	Pancreas	8	0.81	2.50	2.57	0.14	0.24	8	0.95	2.54	2.39	0.10	0.16	C25
喉	Larynx	7	0.71	2.19	1.94	0.14	0.24	0	0.00	0.00	0.00	0.00	0.00	C32
气管,支气管,肺	Trachea, Bronchus and Lung	199	20.20	62.17	70.15	3.14	8.13	131	15.48	41.61	40.34	1.51	5.54	C33-C34
其他胸腔器官	Other Thoracic Organs	1	0.10	0.31	0.28	0.02	0.02	0	0.00	0.00	0.00	0.00	0.00	C37-C38
骨	Bone	7	0.71	2.19	2.24	0.13	0.28	2	0.24	0.64	0.74	0.02	0.12	C40-C41
皮肤黑色素瘤	Melanoma of Skin	2	0.20	0.62	1.40	0.03	0.03	2	0.24	0.64	0.65	0.02	0.09	C43
乳房	Breast	0	0.00	0.00	0.00	0.00	0.00	84	9.93	26.68	22.59	1.94	2.42	C50
子宫颈	Cervix Uteri	–	–	–	–	–	–	34	4.02	10.80	9.48	0.62	1.09	C53
子宫体及子宫部位不明	Uterus & Unspecified	–	–	–	–	–	–	25	2.96	7.94	6.67	0.52	0.87	C54-C55
卵巢	Ovary	–	–	–	–	–	–	19	2.25	6.03	4.59	0.45	0.45	C56
前列腺	Prostate	6	0.61	1.87	2.20	0.08	0.15	–	–	–	–	–	–	C61
睾丸	Testis	3	0.30	0.94	0.83	0.06	0.06	–	–	–	–	–	–	C62
肾及泌尿系统不明	Kidney & Unspecified Urinary Organs	6	0.61	1.87	2.16	0.08	0.23	4	0.47	1.27	1.05	0.05	0.11	C64-66,68
膀胱	Bladder	10	1.02	3.12	5.17	0.08	0.26	3	0.35	0.95	1.04	0.02	0.18	C67
脑,神经系统	Brain,Central Nervous System	17	1.73	5.31	5.11	0.36	0.66	37	4.37	11.75	10.82	0.68	1.45	C70-C72
甲状腺	Thyroid Gland	2	0.20	0.62	0.81	0.02	0.20	10	1.18	3.18	2.69	0.21	0.27	C73
淋巴瘤	Lymphoma	17	1.73	5.31	4.99	0.38	0.55	11	1.30	3.49	2.96	0.24	0.24	C81-85,88,90,96
白血病	Leukaemia	18	1.83	5.62	5.71	0.34	0.44	17	2.01	5.40	5.84	0.38	0.51	C91-C95
不明及其他恶性肿瘤	All Other Sites and Unspecified	17	1.73	5.31	6.29	0.27	0.59	25	2.96	7.94	7.79	0.40	0.84	A_O
所有部位合计	All Sites	985	100.00	307.75	337.72	17.09	40.35	846	100.00	268.69	248.60	12.87	30.87	ALL
所有部位除外 C44	All Sites but C44	985	100.00	307.75	337.72	17.09	40.35	842	99.53	267.42	247.38	12.87	30.71	ALLbC44
死亡 Mortality														
口腔和咽喉(除外鼻咽癌)	Lip,Oral Cavity & Pharynx but Nasopharynx	5	0.61	1.56	1.93	0.02	0.27	3	0.65	0.95	0.86	0.05	0.11	C00-10,C12-14
鼻咽癌	Nasopharynx	3	0.36	0.94	1.12	0.03	0.17	1	0.22	0.32	0.21	0.03	0.03	C11
食管	Oesophagus	266	32.24	83.11	102.17	3.68	11.30	142	30.74	45.10	41.98	1.43	5.36	C15
胃	Stomach	189	22.91	59.05	69.32	2.72	7.74	68	14.72	21.60	20.61	0.62	2.56	C16
结直肠肛门	Colon,Rectum & Anus	26	3.15	8.12	9.36	0.49	1.09	28	6.06	8.89	8.56	0.20	0.96	C18-21
肝脏	Liver	84	10.18	26.24	27.96	1.69	2.69	24	5.19	7.62	7.29	0.36	0.90	C22
胆囊及其他	Gallbladder etc.	2	0.24	0.62	0.82	0.00	0.07	5	1.08	1.59	1.49	0.05	0.21	C23-C24
胰腺	Pancreas	5	0.61	1.56	1.82	0.02	0.20	8	1.73	2.54	2.51	0.16	0.32	C25
喉	Larynx	3	0.36	0.94	1.04	0.04	0.04	0	0.00	0.00	0.00	0.00	0.00	C32
气管,支气管,肺	Trachea, Bronchus and Lung	185	22.42	57.80	66.92	2.81	7.65	88	19.05	27.95	25.52	0.96	2.67	C33-C34
其他胸腔器官	Other Thoracic Organs	3	0.36	0.94	0.95	0.06	0.16	0	0.00	0.00	0.00	0.00	0.00	C37-C38
骨	Bone	4	0.48	1.25	1.36	0.05	0.12	3	0.65	0.95	0.72	0.08	0.08	C40-C41
皮肤黑色素瘤	Melanoma of Skin	0	0.00	0.00	0.00	0.00	0.00	0	0.00	0.00	0.00	0.00	0.00	C43
乳房	Breast	0	0.00	0.00	0.00	0.00	0.00	21	4.55	6.67	5.97	0.37	0.72	C50
子宫颈	Cervix Uteri	–	–	–	–	–	–	14	3.03	4.45	4.27	0.21	0.56	C53
子宫体及子宫部位不明	Uterus & Unspecified	–	–	–	–	–	–	10	2.16	3.18	3.52	0.10	0.54	C54-C55
卵巢	Ovary	–	–	–	–	–	–	8	1.73	2.54	2.35	0.17	0.30	C56
前列腺	Prostate	3	0.36	0.94	1.14	0.00	0.17	–	–	–	–	–	–	C61
睾丸	Testis	0	0.00	0.00	0.00	0.00	0.00	–	–	–	–	–	–	C62
肾及泌尿系统不明	Kidney & Unspecified Urinary Organs	3	0.36	0.94	1.14	0.02	0.17	2	0.43	0.64	0.48	0.04	0.04	C64-66,68
膀胱	Bladder	1	0.12	0.31	0.39	0.00	0.00	2	0.43	0.64	0.53	0.04	0.04	C67
脑,神经系统	Brain,Central Nervous System	14	1.70	4.37	4.43	0.16	0.48	11	2.38	3.49	2.96	0.13	0.39	C70-C72
甲状腺	Thyroid Gland	2	0.24	0.62	0.73	0.04	0.04	1	0.22	0.32	0.21	0.02	0.02	C73
淋巴瘤	Lymphoma	9	1.09	2.81	4.04	0.05	0.47	6	1.30	1.91	1.50	0.04	0.14	C81-85,88,90,96
白血病	Leukaemia	12	1.45	3.75	3.59	0.27	0.27	8	1.73	2.54	2.44	0.10	0.32	C91-C95
不明及其他恶性肿瘤	All Other Sites and Unspecified	6	0.73	1.87	2.03	0.08	0.22	9	1.95	2.86	2.81	0.07	0.16	A_O
所有部位合计	All Sites	825	100.00	257.76	302.25	12.24	33.30	462	100.00	146.73	136.79	5.23	16.44	ALL
所有部位除外 C44	All Sites but C44	823	99.76	257.14	301.43	12.24	33.23	461	99.78	146.42	136.61	5.23	16.44	ALLbC44

表 6-3-14 武安市 2014 年癌症发病和死亡主要指标
Table 6-3-14 Incidence and mortality of cancer in Wu'an Shi,2014

部位 Site		男性 Male						女性 Female						ICD-10
		病例数 No. cases	构成 (%)	粗率 Crude rate (1/10⁵)	世标率 ASR world (1/10⁵)	累积率 Cum.rate(%)		病例数 No. cases	构成 (%)	粗率 Crude rate (1/10⁵)	世标率 ASR world (1/10⁵)	累积率 Cum.rate(%)		
						0~64	0~74					0~64	0~74	
发病 Incidence														
口腔和咽喉(除外鼻咽癌)	Lip,Oral Cavity & Pharynx but Nasopharynx	7	0.63	1.60	1.31	0.12	0.19	4	0.60	1.01	0.86	0.04	0.15	C00-10,C12-14
鼻咽癌	Nasopharynx	3	0.27	0.69	0.75	0.04	0.09	2	0.30	0.51	0.39	0.04	0.04	C11
食管	Oesophagus	220	19.87	50.26	51.19	2.07	7.30	93	13.88	23.48	18.65	1.03	2.37	C15
胃	Stomach	418	37.76	95.50	92.57	4.36	12.54	142	21.19	35.86	30.65	1.40	3.97	C16
结直肠肛门	Colon,Rectum & Anus	53	4.79	12.11	11.29	0.69	1.26	51	7.61	12.88	9.74	0.66	1.07	C18-21
肝脏	Liver	96	8.67	21.93	21.66	1.04	2.84	32	4.78	8.08	6.60	0.44	0.97	C22
胆囊及其他	Gallbladder etc.	10	0.90	2.28	2.17	0.11	0.31	3	0.45	0.76	0.62	0.01	0.06	C23-C24
胰腺	Pancreas	9	0.81	2.06	2.20	0.05	0.33	6	0.90	1.52	1.24	0.08	0.19	C25
喉	Larynx	8	0.72	1.83	2.02	0.06	0.36	3	0.45	0.76	0.60	0.02	0.07	C32
气管,支气管,肺	Trachea, Bronchus and Lung	166	15.00	37.93	38.19	1.67	4.77	71	10.60	17.93	15.41	0.69	2.16	C33-C34
其他胸腔器官	Other Thoracic Organs	3	0.27	0.69	0.75	0.02	0.14	1	0.15	0.25	0.20	0.02	0.02	C37-C38
骨	Bone	8	0.72	1.83	1.89	0.10	0.21	4	0.60	1.01	0.92	0.04	0.13	C40-C41
皮肤黑色素瘤	Melanoma of Skin	0	0.00	0.00	0.00	0.00	0.00	0	0.00	0.00	0.00	0.00	0.00	C43
乳房	Breast	1	0.09	0.23	0.16	0.02	0.02	64	9.55	16.16	12.58	1.04	1.43	C50
子宫颈	Cervix Uteri	–	–	–	–	–	–	62	9.25	15.66	12.50	0.94	1.36	C53
子宫体及子宫部位不明	Uterus & Unspecified	–	–	–	–	–	–	31	4.63	7.83	5.91	0.52	0.56	C54-C55
卵巢	Ovary	–	–	–	–	–	–	18	2.69	4.55	3.43	0.30	0.37	C56
前列腺	Prostate	8	0.72	1.83	2.53	0.02	0.32	–	–	–	–	–	–	C61
睾丸	Testis	1	0.09	0.23	0.21	0.02	0.02	–	–	–	–	–	–	C62
肾及泌尿系统不明	Kidney & Unspecified Urinary Organs	3	0.27	0.69	0.52	0.05	0.05	6	0.90	1.52	1.31	0.06	0.17	C64-66,68
膀胱	Bladder	11	0.99	2.51	2.23	0.13	0.31	3	0.45	0.76	0.74	0.02	0.12	C67
脑,神经系统	Brain,Central Nervous System	22	1.99	5.03	4.50	0.32	0.44	16	2.39	4.04	3.51	0.19	0.44	C70-C72
甲状腺	Thyroid Gland	3	0.27	0.69	0.54	0.04	0.04	7	1.04	1.77	1.38	0.12	0.12	C73
淋巴瘤	Lymphoma	7	0.63	1.60	1.58	0.11	0.16	5	0.75	1.26	0.96	0.07	0.12	C81-85,88,90,96
白血病	Leukaemia	12	1.08	2.74	2.93	0.20	0.20	12	1.79	3.03	3.03	0.21	0.21	C91-C95
不明及其他恶性肿瘤	All Other Sites and Unspecified	38	3.43	8.68	8.31	0.51	0.99	34	5.07	8.59	7.02	0.46	0.81	A_O
所有部位合计	All Sites	1107	100.00	252.92	249.51	11.75	32.90	670	100.00	169.19	138.26	8.37	16.90	ALL
所有部位除外 C44	All Sites but C44	1103	99.64	252.00	248.69	11.69	32.80	662	98.81	167.17	136.32	8.29	16.70	ALLbC44
死亡 Mortality														
口腔和咽喉(除外鼻咽癌)	Lip,Oral Cavity & Pharynx but Nasopharynx	1	0.14	0.23	0.30	0.00	0.07	1	0.32	0.25	0.15	0.02	0.02	C00-10,C12-14
鼻咽癌	Nasopharynx	1	0.14	0.23	0.16	0.02	0.02	0	0.00	0.00	0.00	0.00	0.00	C11
食管	Oesophagus	113	16.19	25.82	27.88	0.87	3.80	34	10.73	8.59	7.72	0.21	1.09	C15
胃	Stomach	268	38.40	61.23	65.48	1.92	8.66	111	35.02	28.03	23.82	0.80	2.90	C16
结直肠肛门	Colon,Rectum & Anus	31	4.44	7.08	7.08	0.27	0.87	20	6.31	5.05	3.99	0.22	0.47	C18-21
肝脏	Liver	87	12.46	19.88	19.98	0.91	2.64	33	10.41	8.33	7.03	0.38	0.93	C22
胆囊及其他	Gallbladder etc.	3	0.43	0.69	0.67	0.02	0.10	1	0.32	0.25	0.28	0.00	0.05	C23-C24
胰腺	Pancreas	6	0.86	1.37	1.30	0.05	0.15	6	1.89	1.52	1.37	0.06	0.22	C25
喉	Larynx	2	0.29	0.46	0.34	0.02	0.02	2	0.63	0.51	0.43	0.02	0.09	C32
气管,支气管,肺	Trachea, Bronchus and Lung	120	17.19	27.42	28.25	1.01	3.69	32	10.09	8.08	7.64	0.22	1.10	C33-C34
其他胸腔器官	Other Thoracic Organs	1	0.14	0.23	0.30	0.00	0.07	0	0.00	0.00	0.00	0.00	0.00	C37-C38
骨	Bone	3	0.43	0.69	0.76	0.02	0.12	5	1.58	1.26	1.01	0.05	0.10	C40-C41
皮肤黑色素瘤	Melanoma of Skin	0	0.00	0.00	0.00	0.00	0.00	0	0.00	0.00	0.00	0.00	0.00	C43
乳房	Breast	0	0.00	0.00	0.00	0.00	0.00	16	5.05	4.04	3.21	0.22	0.38	C50
子宫颈	Cervix Uteri	–	–	–	–	–	–	13	4.10	3.28	2.70	0.19	0.26	C53
子宫体及子宫部位不明	Uterus & Unspecified	–	–	–	–	–	–	5	1.58	1.26	1.16	0.06	0.11	C54-C55
卵巢	Ovary	–	–	–	–	–	–	2	0.63	0.51	0.39	0.04	0.04	C56
前列腺	Prostate	5	0.72	1.14	1.75	0.00	0.18	–	–	–	–	–	–	C61
睾丸	Testis	0	0.00	0.00	0.00	0.00	0.00	–	–	–	–	–	–	C62
肾及泌尿系统不明	Kidney & Unspecified Urinary Organs	1	0.14	0.23	0.15	0.02	0.02	0	0.00	0.00	0.00	0.00	0.00	C64-66,68
膀胱	Bladder	3	0.43	0.69	0.54	0.03	0.03	2	0.63	0.51	0.46	0.02	0.07	C67
脑,神经系统	Brain,Central Nervous System	22	3.15	5.03	4.60	0.21	0.51	7	2.21	1.77	1.40	0.10	0.10	C70-C72
甲状腺	Thyroid Gland	2	0.29	0.46	0.84	0.01	0.01	2	0.63	0.51	0.71	0.02	0.09	C73
淋巴瘤	Lymphoma	7	1.00	1.60	1.45	0.07	0.17	5	1.58	1.26	1.01	0.06	0.10	C81-85,88,90,96
白血病	Leukaemia	15	2.15	3.43	3.76	0.22	0.39	16	5.05	4.04	4.36	0.26	0.38	C91-C95
不明及其他恶性肿瘤	All Other Sites and Unspecified	7	1.00	1.60	1.31	0.08	0.13	4	1.26	1.01	0.79	0.05	0.12	A_O
所有部位合计	All Sites	698	100.00	159.47	166.89	5.75	21.60	317	100.00	80.05	69.63	2.99	8.60	ALL
所有部位除外 C44	All Sites but C44	698	100.00	159.47	166.89	5.75	21.60	316	99.68	79.80	69.45	2.98	8.59	ALLbC44

表 6-3-15 邢台县 2014 年癌症发病和死亡主要指标
Table 6-3-15 Incidence and mortality of cancer in Xingtai Xian, 2014

部位 Site		男性 Male						女性 Female						ICD-10
		病例数 No. cases	构成 (%)	粗率 Crude rate (1/10⁵)	世标率 ASR world (1/10⁵)	累积率 Cum.rate(%)		病例数 No. cases	构成 (%)	粗率 Crude rate (1/10⁵)	世标率 ASR world (1/10⁵)	累积率 Cum.rate(%)		
						0~64	0~74					0~64	0~74	
发病 Incidence														
口腔和咽喉(除外鼻咽癌)	Lip,Oral Cavity & Pharynx but Nasopharynx	1	0.22	0.57	0.32	0.00	0.00	3	0.98	1.75	1.33	0.07	0.19	C00-10,C12-14
鼻咽癌	Nasopharynx	2	0.44	1.14	0.86	0.03	0.15	0	0.00	0.00	0.00	0.00	0.00	C11
食管	Oesophagus	74	16.26	42.13	32.52	1.72	3.88	45	14.75	26.26	16.18	0.83	1.83	C15
胃	Stomach	185	40.66	105.32	87.33	4.61	12.29	85	27.87	49.61	31.28	2.01	3.53	C16
结直肠肛门	Colon,Rectum & Anus	24	5.27	13.66	12.23	0.66	1.62	23	7.54	13.42	9.28	0.68	1.12	C18-21
肝脏	Liver	42	9.23	23.91	18.75	1.29	2.49	13	4.26	7.59	5.46	0.27	0.59	C22
胆囊及其他	Gallbladder etc.	1	0.22	0.57	0.48	0.06	0.06	2	0.66	1.17	0.96	0.00	0.20	C23-C24
胰腺	Pancreas	4	0.88	2.28	1.92	0.00	0.24	2	0.66	1.17	0.79	0.05	0.05	C25
喉	Larynx	0	0.00	0.00	0.00	0.00	0.00	0	0.00	0.00	0.00	0.00	0.00	C32
气管,支气管.肺	Trachea, Bronchus and Lung	77	16.92	43.83	36.63	2.05	4.57	30	9.84	17.51	12.85	0.53	1.73	C33-C34
其他胸腔器官	Other Thoracic Organs	0	0.00	0.00	0.00	0.00	0.00	0	0.00	0.00	0.00	0.00	0.00	C37-C38
骨	Bone	5	1.10	2.85	2.13	0.14	0.26	4	1.31	2.33	2.72	0.20	0.20	C40-C41
皮肤黑色素瘤	Melanoma of Skin	0	0.00	0.00	0.00	0.00	0.00	0	0.00	0.00	0.00	0.00	0.00	C43
乳房	Breast	0	0.00	0.00	0.00	0.00	0.00	36	11.80	21.01	15.87	1.26	1.78	C50
子宫颈	Cervix Uteri	-	-	-	-	-	-	18	5.90	10.51	7.35	0.51	0.83	C53
子宫体及子宫部位不明	Uterus & Unspecified	-	-	-	-	-	-	11	3.61	6.42	4.66	0.36	0.56	C54-C55
卵巢	Ovary	-	-	-	-	-	-	10	3.28	5.84	4.31	0.30	0.46	C56
前列腺	Prostate	2	0.44	1.14	0.56	0.00	0.00	-	-	-	-	-	-	C61
睾丸	Testis	0	0.00	0.00	0.00	0.00	0.00	-	-	-	-	-	-	C62
肾及泌尿系统不明	Kidney & Unspecified Urinary Organs	7	1.54	3.98	2.68	0.23	0.23	2	0.66	1.17	0.86	0.03	0.15	C64-66,68
膀胱	Bladder	5	1.10	2.85	1.92	0.12	0.12	1	0.33	0.58	0.48	0.00	0.08	C67
脑,神经系统	Brain,Central Nervous System	11	2.42	6.26	4.87	0.34	0.70	9	2.95	5.25	3.81	0.22	0.46	C70-C72
甲状腺	Thyroid Gland	0	0.00	0.00	0.00	0.00	0.00	1	0.33	0.58	0.30	0.04	0.04	C73
淋巴瘤	Lymphoma	4	0.88	2.28	2.02	0.16	0.28	6	1.97	3.50	2.68	0.31	0.31	C81-85,88,90,96
白血病	Leukaemia	3	0.66	1.71	2.27	0.14	0.14	1	0.33	0.58	0.67	0.06	0.06	C91-C95
不明及其他恶性肿瘤	All Other Sites and Unspecified	8	1.76	4.55	3.46	0.22	0.46	3	0.98	1.75	1.03	0.08	0.08	A_O
所有部位合计	All Sites	455	100.00	259.02	210.95	11.78	27.51	305	100.00	178.02	122.86	7.81	14.25	ALL
所有部位除外 C44	All Sites but C44	454	99.78	258.45	210.55	11.74	27.47	305	100.00	178.02	122.86	7.81	14.25	ALLbC44
死亡 Mortality														
口腔和咽喉(除外鼻咽癌)	Lip,Oral Cavity & Pharynx but Nasopharynx	1	0.25	0.57	0.56	0.05	0.05	0	0.00	0.00	0.00	0.00	0.00	C00-10,C12-14
鼻咽癌	Nasopharynx	1	0.25	0.57	0.24	0.00	0.00	0	0.00	0.00	0.00	0.00	0.00	C11
食管	Oesophagus	60	15.00	34.16	24.44	1.13	2.69	24	11.54	14.01	8.55	0.23	0.91	C15
胃	Stomach	152	38.00	86.53	70.02	2.90	8.78	65	31.25	37.94	22.73	1.03	2.19	C16
结直肠肛门	Colon,Rectum & Anus	8	2.00	4.55	3.58	0.26	0.38	9	4.33	5.25	3.51	0.22	0.46	C18-21
肝脏	Liver	37	9.25	21.06	16.71	0.99	2.19	14	6.73	8.17	5.31	0.33	0.69	C22
胆囊及其他	Gallbladder etc.	1	0.25	0.57	0.38	0.03	0.03	0	0.00	0.00	0.00	0.00	0.00	C23-C24
胰腺	Pancreas	6	1.50	3.42	2.66	0.14	0.26	4	1.92	2.33	1.57	0.16	0.16	C25
喉	Larynx	1	0.25	0.57	0.48	0.06	0.06	0	0.00	0.00	0.00	0.00	0.00	C32
气管,支气管.肺	Trachea, Bronchus and Lung	53	13.25	30.17	23.23	1.05	2.85	16	7.69	9.34	6.69	0.16	0.76	C33-C34
其他胸腔器官	Other Thoracic Organs	0	0.00	0.00	0.00	0.00	0.00	0	0.00	0.00	0.00	0.00	0.00	C37-C38
骨	Bone	2	0.50	1.14	0.99	0.04	0.16	1	0.48	0.58	1.00	0.05	0.05	C40-C41
皮肤黑色素瘤	Melanoma of Skin	0	0.00	0.00	0.00	0.00	0.00	0	0.00	0.00	0.00	0.00	0.00	C43
乳房	Breast	0	0.00	0.00	0.00	0.00	0.00	5	2.40	2.92	1.91	0.15	0.15	C50
子宫颈	Cervix Uteri	-	-	-	-	-	-	4	1.92	2.33	1.42	0.09	0.09	C53
子宫体及子宫部位不明	Uterus & Unspecified	-	-	-	-	-	-	2	0.96	1.17	1.04	0.06	0.06	C54-C55
卵巢	Ovary	-	-	-	-	-	-	1	0.48	0.58	0.48	0.00	0.08	C56
前列腺	Prostate	1	0.25	0.57	0.32	0.00	0.00	-	-	-	-	-	-	C61
睾丸	Testis	0	0.00	0.00	0.00	0.00	0.00	-	-	-	-	-	-	C62
肾及泌尿系统不明	Kidney & Unspecified Urinary Organs	0	0.00	0.00	0.00	0.00	0.00	0	0.00	0.00	0.00	0.00	0.00	C64-66,68
膀胱	Bladder	7	1.75	3.98	2.63	0.11	0.11	0	0.00	0.00	0.00	0.00	0.00	C67
脑,神经系统	Brain,Central Nervous System	5	1.25	2.85	2.66	0.08	0.44	7	3.37	4.09	3.20	0.08	0.52	C70-C72
甲状腺	Thyroid Gland	1	0.25	0.57	0.48	0.06	0.06	1	0.48	0.58	0.29	0.00	0.00	C73
淋巴瘤	Lymphoma	5	1.25	2.85	2.74	0.04	0.52	4	1.92	2.33	1.86	0.19	0.19	C81-85,88,90,96
白血病	Leukaemia	8	2.00	4.55	3.81	0.25	0.37	8	3.85	4.67	3.90	0.19	0.31	C91-C95
不明及其他恶性肿瘤	All Other Sites and Unspecified	51	12.75	29.03	25.22	1.06	3.22	43	20.67	25.10	17.24	0.79	2.08	A_O
所有部位合计	All Sites	400	100.00	227.71	181.15	8.25	22.18	208	100.00	121.40	80.70	3.74	8.70	ALL
所有部位除外 C44	All Sites but C44	400	100.00	227.71	181.15	8.25	22.18	208	100.00	121.40	80.70	3.74	8.70	ALLbC44

表 6-3-16 内丘县 2014 年癌症发病和死亡主要指标
Table 6-3-16 Incidence and mortality of cancer in Neiqiu Xian, 2014

部位 Site		男性 Male						女性 Female						ICD-10
		病例数 No. cases	构成 (%)	粗率 Crude rate (1/10⁵)	世标率 ASR world (1/10⁵)	累积率 Cum.rate(%)		病例数 No. cases	构成 (%)	粗率 Crude rate (1/10⁵)	世标率 ASR world (1/10⁵)	累积率 Cum.rate(%)		
						0~64	0~74					0~64	0~74	
发病 Incidence														
口腔和咽喉(除外鼻咽癌)	Lip,Oral Cavity & Pharynx but Nasopharynx	4	1.04	2.69	1.98	0.22	0.22	2	0.71	1.41	0.83	0.06	0.06	C00-10,C12-14
鼻咽癌	Nasopharynx	1	0.26	0.67	0.53	0.04	0.04	3	1.06	2.11	2.04	0.10	0.25	C11
食管	Oesophagus	55	14.29	37.05	28.85	1.67	3.66	29	10.25	20.42	14.43	0.82	2.11	C15
胃	Stomach	146	37.92	98.34	77.99	3.99	10.79	65	22.97	45.77	31.65	1.75	3.47	C16
结直肠肛门	Colon,Rectum & Anus	21	5.45	14.15	11.85	0.49	1.53	18	6.36	12.67	9.09	0.56	1.13	C18-21
肝脏	Liver	28	7.27	18.86	15.23	0.90	2.12	13	4.59	9.15	6.41	0.34	0.84	C22
胆囊及其他	Gallbladder etc.	4	1.04	2.69	2.22	0.16	0.35	5	1.77	3.52	2.44	0.16	0.24	C23-C24
胰腺	Pancreas	7	1.82	4.72	4.07	0.16	0.63	2	0.71	1.41	1.08	0.06	0.21	C25
喉	Larynx	1	0.26	0.67	0.59	0.00	0.10	0	0.00	0.00	0.00	0.00	0.00	C32
气管,支气管,肺	Trachea, Bronchus and Lung	67	17.40	45.13	36.85	1.84	5.02	36	12.72	25.35	16.76	1.05	1.73	C33-C34
其他胸腔器官	Other Thoracic Organs	2	0.52	1.35	1.08	0.03	0.13	1	0.35	0.70	0.51	0.05	0.05	C37-C38
骨	Bone	5	1.30	3.37	2.58	0.21	0.21	0	0.00	0.00	0.00	0.00	0.00	C40-C41
皮肤黑色素瘤	Melanoma of Skin	1	0.26	0.67	0.51	0.06	0.06	1	0.35	0.70	0.58	0.05	0.05	C43
乳房	Breast	0	0.00	0.00	0.00	0.00	0.00	29	10.25	20.42	15.99	1.17	1.90	C50
子宫颈	Cervix Uteri	–	–	–	–	–	–	16	5.65	11.27	8.99	0.68	0.85	C53
子宫体及子宫部位不明	Uterus & Unspecified	–	–	–	–	–	–	15	5.30	10.56	7.47	0.70	0.78	C54-C55
卵巢	Ovary	–	–	–	–	–	–	5	1.77	3.52	2.51	0.21	0.30	C56
前列腺	Prostate	2	0.52	1.35	1.20	0.00	0.10	–	–	–	–	–	–	C61
睾丸	Testis	1	0.26	0.67	0.81	0.05	0.05	–	–	–	–	–	–	C62
肾及泌尿系统不明	Kidney & Unspecified Urinary Organs	8	2.08	5.39	4.61	0.27	0.74	2	0.71	1.41	0.87	0.06	0.06	C64-66,68
膀胱	Bladder	2	0.52	1.35	0.94	0.00	0.10	0	0.00	0.00	0.00	0.00	0.00	C67
脑,神经系统	Brain,Central Nervous System	5	1.30	3.37	2.99	0.20	0.20	4	1.41	2.82	3.45	0.22	0.22	C70-C72
甲状腺	Thyroid Gland	0	0.00	0.00	0.00	0.00	0.00	4	1.41	2.82	1.89	0.10	0.25	C73
淋巴瘤	Lymphoma	0	0.00	0.00	0.00	0.00	0.00	0	0.00	0.00	0.00	0.00	0.00	C81-85,88,90,96
白血病	Leukaemia	2	0.52	1.35	1.01	0.10	0.10	1	0.35	0.70	0.45	0.06	0.06	C91-C95
不明及其他恶性肿瘤	All Other Sites and Unspecified	23	5.97	15.49	11.91	0.92	1.02	32	11.31	22.53	18.00	1.16	2.03	A_O
所有部位合计	All Sites	385	100.00	259.33	207.80	11.32	27.16	283	100.00	199.28	145.44	9.35	16.59	ALL
所有部位除外 C44	All Sites but C44	384	99.74	258.65	207.28	11.26	27.09	281	99.29	197.87	144.48	9.30	16.54	ALLbC44
死亡 Mortality														
口腔和咽喉(除外鼻咽癌)	Lip,Oral Cavity & Pharynx but Nasopharynx	1	0.35	0.67	0.48	0.00	0.00	1	0.70	0.70	0.42	0.00	0.00	C00-10,C12-14
鼻咽癌	Nasopharynx	1	0.35	0.67	0.51	0.05	0.05	0	0.00	0.00	0.00	0.00	0.00	C11
食管	Oesophagus	34	11.89	22.90	17.97	0.65	1.97	10	6.99	7.04	4.46	0.06	0.46	C15
胃	Stomach	120	41.96	80.83	65.38	2.54	9.02	49	34.27	34.50	23.67	0.66	3.00	C16
结直肠肛门	Colon,Rectum & Anus	8	2.80	5.39	4.68	0.20	0.85	7	4.90	4.93	3.32	0.10	0.33	C18-21
肝脏	Liver	23	8.04	15.49	12.52	0.61	1.47	6	4.20	4.22	2.86	0.05	0.43	C22
胆囊及其他	Gallbladder etc.	0	0.00	0.00	0.00	0.00	0.00	0	0.00	0.00	0.00	0.00	0.00	C23-C24
胰腺	Pancreas	3	1.05	2.02	1.91	0.06	0.42	3	2.10	2.11	1.43	0.06	0.15	C25
喉	Larynx	0	0.00	0.00	0.00	0.00	0.00	1	0.70	0.70	0.49	0.06	0.06	C32
气管,支气管,肺	Trachea, Bronchus and Lung	48	16.78	32.33	26.27	0.80	3.44	22	15.38	15.49	9.82	0.52	0.99	C33-C34
其他胸腔器官	Other Thoracic Organs	0	0.00	0.00	0.00	0.00	0.00	0	0.00	0.00	0.00	0.00	0.00	C37-C38
骨	Bone	1	0.35	0.67	0.59	0.00	0.10	2	1.40	1.41	2.80	0.12	0.27	C40-C41
皮肤黑色素瘤	Melanoma of Skin	1	0.35	0.67	0.44	0.06	0.06	0	0.00	0.00	0.00	0.00	0.00	C43
乳房	Breast	1	0.35	0.67	0.51	0.05	0.05	5	3.50	3.52	2.67	0.17	0.41	C50
子宫颈	Cervix Uteri	–	–	–	–	–	–	6	4.20	4.22	2.70	0.17	0.32	C53
子宫体及子宫部位不明	Uterus & Unspecified	–	–	–	–	–	–	0	0.00	0.00	0.00	0.00	0.00	C54-C55
卵巢	Ovary	–	–	–	–	–	–	0	0.00	0.00	0.00	0.00	0.00	C56
前列腺	Prostate	2	0.70	1.35	0.84	0.00	0.00	–	–	–	–	–	–	C61
睾丸	Testis	0	0.00	0.00	0.00	0.00	0.00	–	–	–	–	–	–	C62
肾及泌尿系统不明	Kidney & Unspecified Urinary Organs	1	0.35	0.67	0.73	0.00	0.18	0	0.00	0.00	0.00	0.00	0.00	C64-66,68
膀胱	Bladder	1	0.35	0.67	0.61	0.00	0.00	0	0.00	0.00	0.00	0.00	0.00	C67
脑,神经系统	Brain,Central Nervous System	3	1.05	2.02	1.91	0.00	0.38	3	2.10	2.11	1.25	0.12	0.12	C70-C72
甲状腺	Thyroid Gland	0	0.00	0.00	0.00	0.00	0.00	1	0.70	0.70	0.45	0.06	0.06	C73
淋巴瘤	Lymphoma	5	1.75	3.37	2.61	0.09	0.19	1	0.70	0.70	0.45	0.06	0.06	C81-85,88,90,96
白血病	Leukaemia	7	2.45	4.72	3.72	0.29	0.39	6	4.20	4.22	2.89	0.22	0.39	C91-C95
不明及其他恶性肿瘤	All Other Sites and Unspecified	26	9.09	17.51	13.54	0.69	1.44	20	13.99	14.08	10.06	0.60	1.09	A_O
所有部位合计	All Sites	286	100.00	192.64	155.23	6.07	19.99	143	100.00	100.70	69.75	3.03	8.14	ALL
所有部位除外 C44	All Sites but C44	285	99.65	191.97	154.75	6.07	19.99	141	98.60	99.29	68.92	2.97	8.08	ALLbC44

表 6-3-17 任县 2014 年癌症发病和死亡主要指标
Table 6-3-17 Incidence and mortality of cancer in Ren Xian, 2014

部位 Site		男性 Male 病例数 No. cases	构成 (%)	粗率 Crude rate (1/10⁵)	世标率 ASR world (1/10⁵)	累积率 Cum.rate(%) 0~64	0~74	女性 Female 病例数 No. cases	构成 (%)	粗率 Crude rate (1/10⁵)	世标率 ASR world (1/10⁵)	累积率 Cum.rate(%) 0~64	0~74	ICD-10
发病 Incidence														
口腔和咽喉(除外鼻咽癌)	Lip,Oral Cavity & Pharynx but Nasopharynx	2	0.56	1.15	0.92	0.09	0.09	1	0.27	0.62	0.56	0.06	0.06	C00-10,C12-14
鼻咽癌	Nasopharynx	3	0.83	1.73	1.77	0.10	0.21	0	0.00	0.00	0.00	0.00	0.00	C11
食管	Oesophagus	55	15.28	31.70	30.33	1.18	4.27	40	10.90	24.94	18.73	0.88	2.30	C15
胃	Stomach	70	19.44	40.34	34.72	2.00	4.39	21	5.72	13.09	11.47	0.20	1.73	C16
结直肠肛门	Colon,Rectum & Anus	26	7.22	14.98	13.52	0.93	1.75	13	3.54	8.11	7.30	0.30	1.17	C18-21
肝脏	Liver	51	14.17	29.39	25.74	1.87	3.57	19	5.18	11.85	9.19	0.50	1.19	C22
胆囊及其他	Gallbladder etc.	1	0.28	0.58	0.70	0.00	0.18	3	0.82	1.87	1.33	0.11	0.11	C23-C24
胰腺	Pancreas	10	2.78	5.76	5.25	0.25	0.75	2	0.54	1.25	0.77	0.10	0.10	C25
喉	Larynx	0	0.00	0.00	0.00	0.00	0.00	0	0.00	0.00	0.00	0.00	0.00	C32
气管,支气管,肺	Trachea, Bronchus and Lung	89	24.72	51.29	46.61	2.63	6.53	58	15.80	36.16	30.26	1.97	4.05	C33-C34
其他胸腔器官	Other Thoracic Organs	1	0.28	0.58	0.65	0.00	0.11	2	0.54	1.25	1.18	0.04	0.15	C37-C38
骨	Bone	4	1.11	2.31	3.21	0.15	0.25	1	0.27	0.62	0.56	0.06	0.06	C40-C41
皮肤黑色素瘤	Melanoma of Skin	0	0.00	0.00	0.00	0.00	0.00	1	0.27	0.62	0.66	0.00	0.11	C43
乳房	Breast	2	0.56	1.15	0.88	0.04	0.04	92	25.07	57.36	46.70	3.43	5.18	C50
子宫颈	Cervix Uteri	–	–	–	–	–	–	16	4.36	9.98	8.71	0.56	0.90	C53
子宫体及子宫部位不明	Uterus & Unspecified	–	–	–	–	–	–	46	12.53	28.68	22.59	1.85	2.31	C54-C55
卵巢	Ovary	–	–	–	–	–	–	13	3.54	8.11	6.70	0.55	0.73	C56
前列腺	Prostate	1	0.28	0.58	0.44	0.05	0.05	–	–	–	–	–	–	C61
睾丸	Testis	5	1.39	2.88	2.39	0.15	0.15	–	–	–	–	–	–	C62
肾及泌尿系统不明	Kidney & Unspecified Urinary Organs	8	2.22	4.61	4.19	0.32	0.54	9	2.45	5.61	4.18	0.29	0.51	C64-66,68
膀胱	Bladder	1	0.28	0.58	0.47	0.00	0.00	0	0.00	0.00	0.00	0.00	0.00	C67
脑,神经系统	Brain,Central Nervous System	4	1.11	2.31	2.70	0.12	0.12	6	1.63	3.74	3.75	0.09	0.60	C70-C72
甲状腺	Thyroid Gland	1	0.28	0.58	0.59	0.04	0.04	2	0.54	1.25	1.20	0.04	0.16	C73
淋巴瘤	Lymphoma	11	3.06	6.34	5.41	0.30	0.69	7	1.91	4.36	3.80	0.26	0.37	C81-85,88,90,96
白血病	Leukaemia	8	2.22	4.61	4.09	0.22	0.50	9	2.45	5.61	5.38	0.32	0.67	C91-C95
不明及其他恶性肿瘤	All Other Sites and Unspecified	7	1.94	4.03	3.51	0.28	0.28	6	1.63	3.74	2.76	0.19	0.19	A_O
所有部位合计	All Sites	360	100.00	207.48	188.08	10.75	24.52	367	100.00	228.83	187.78	11.79	22.64	ALL
所有部位除外 C44	All Sites but C44	360	100.00	207.48	188.08	10.75	24.52	367	100.00	228.83	187.78	11.79	22.64	ALLbC44
死亡 Mortality														
口腔和咽喉(除外鼻咽癌)	Lip,Oral Cavity & Pharynx but Nasopharynx	3	1.00	1.73	1.65	0.05	0.16	2	1.05	1.25	1.04	0.00	0.11	C00-10,C12-14
鼻咽癌	Nasopharynx	0	0.00	0.00	0.00	0.00	0.00	0	0.00	0.00	0.00	0.00	0.00	C11
食管	Oesophagus	26	8.70	14.98	15.78	0.21	2.06	26	13.68	16.21	11.80	0.29	1.20	C15
胃	Stomach	100	33.44	57.63	54.80	2.18	7.10	46	24.21	28.68	23.32	0.83	3.41	C16
结直肠肛门	Colon,Rectum & Anus	5	1.67	2.88	2.69	0.10	0.32	9	4.74	5.61	4.46	0.23	0.40	C18-21
肝脏	Liver	38	12.71	21.90	20.31	0.87	2.79	11	5.79	6.86	4.65	0.25	0.54	C22
胆囊及其他	Gallbladder etc.	0	0.00	0.00	0.00	0.00	0.00	0	0.00	0.00	0.00	0.00	0.00	C23-C24
胰腺	Pancreas	1	0.33	0.58	0.48	0.04	0.04	4	2.11	2.49	1.40	0.00	0.00	C25
喉	Larynx	0	0.00	0.00	0.00	0.00	0.00	0	0.00	0.00	0.00	0.00	0.00	C32
气管,支气管,肺	Trachea, Bronchus and Lung	32	10.70	18.44	17.98	0.57	2.48	21	11.05	13.09	9.95	0.38	0.89	C33-C34
其他胸腔器官	Other Thoracic Organs	0	0.00	0.00	0.00	0.00	0.00	0	0.00	0.00	0.00	0.00	0.00	C37-C38
骨	Bone	4	1.34	2.31	1.99	0.09	0.20	0	0.00	0.00	0.00	0.00	0.00	C40-C41
皮肤黑色素瘤	Melanoma of Skin	0	0.00	0.00	0.00	0.00	0.00	0	0.00	0.00	0.00	0.00	0.00	C43
乳房	Breast	0	0.00	0.00	0.00	0.00	0.00	21	11.05	13.09	10.71	0.80	1.35	C50
子宫颈	Cervix Uteri	–	–	–	–	–	–	3	1.58	1.87	1.53	0.05	0.16	C53
子宫体及子宫部位不明	Uterus & Unspecified	–	–	–	–	–	–	1	0.53	0.62	0.38	0.05	0.05	C54-C55
卵巢	Ovary	–	–	–	–	–	–	0	0.00	0.00	0.00	0.00	0.00	C56
前列腺	Prostate	3	1.00	1.73	1.25	0.05	0.05	–	–	–	–	–	–	C61
睾丸	Testis	0	0.00	0.00	0.00	0.00	0.00	–	–	–	–	–	–	C62
肾及泌尿系统不明	Kidney & Unspecified Urinary Organs	0	0.00	0.00	0.00	0.00	0.00	1	0.53	0.62	0.71	0.00	0.18	C64-66,68
膀胱	Bladder	4	1.34	2.31	2.52	0.00	0.18	0	0.00	0.00	0.00	0.00	0.00	C67
脑,神经系统	Brain,Central Nervous System	11	3.68	6.34	6.03	0.37	0.48	5	2.63	3.12	1.98	0.10	0.21	C70-C72
甲状腺	Thyroid Gland	1	0.33	0.58	0.47	0.00	0.00	0	0.00	0.00	0.00	0.00	0.00	C73
淋巴瘤	Lymphoma	5	1.67	2.88	2.57	0.24	0.24	2	1.05	1.25	1.38	0.00	0.29	C81-85,88,90,96
白血病	Leukaemia	4	1.34	2.31	1.92	0.05	0.22	4	2.11	2.49	1.95	0.15	0.15	C91-C95
不明及其他恶性肿瘤	All Other Sites and Unspecified	62	20.74	35.73	34.46	1.18	4.66	34	17.89	21.20	17.09	0.44	2.37	A_O
所有部位合计	All Sites	299	100.00	172.32	164.90	6.01	20.97	190	100.00	118.47	92.37	3.55	11.30	ALL
所有部位除外 C44	All Sites but C44	299	100.00	172.32	164.90	6.01	20.97	190	100.00	118.47	92.37	3.55	11.30	ALLbC44

部位 Site		男性 Male						女性 Female						ICD-10
		病例数 No. cases	构成 (%)	粗率 Crude rate (1/10⁵)	世标率 ASR world (1/10⁵)	累积率 Cum.rate(%)		病例数 No. cases	构成 (%)	粗率 Crude rate (1/10⁵)	世标率 ASR world (1/10⁵)	累积率 Cum.rate(%)		
						0~64	0~74					0~64	0~74	
发病 Incidence														
口腔和咽喉(除外鼻咽癌)	Lip,Oral Cavity & Pharynx but Nasopharynx	21	1.34	3.57	2.81	0.19	0.36	10	0.71	1.75	1.61	0.11	0.14	C00-10,C12-14
鼻咽癌	Nasopharynx	4	0.26	0.68	0.60	0.07	0.07	2	0.14	0.35	0.30	0.02	0.04	C11
食管	Oesophagus	75	4.80	12.77	10.56	0.54	1.14	26	1.85	4.54	3.33	0.09	0.45	C15
胃	Stomach	150	9.60	25.53	20.37	1.04	2.16	62	4.40	10.83	8.10	0.33	0.94	C16
结直肠肛门	Colon,Rectum & Anus	147	9.40	25.02	19.94	1.01	2.09	86	6.10	15.03	11.15	0.65	1.22	C18-21
肝脏	Liver	159	10.17	27.06	22.09	1.24	2.65	58	4.12	10.13	7.69	0.36	0.91	C22
胆囊及其他	Gallbladder etc.	26	1.66	4.43	3.58	0.17	0.40	6	0.43	1.05	0.77	0.00	0.12	C23-C24
胰腺	Pancreas	35	2.24	5.96	4.81	0.20	0.61	21	1.49	3.67	2.48	0.11	0.22	C25
喉	Larynx	18	1.15	3.06	2.39	0.18	0.27	1	0.07	0.17	0.14	0.02	0.02	C32
气管,支气管,肺	Trachea, Bronchus and Lung	520	33.27	88.51	72.73	3.28	8.34	257	18.24	44.91	33.61	1.18	3.42	C33-C34
其他胸腔器官	Other Thoracic Organs	8	0.51	1.36	1.10	0.07	0.17	8	0.57	1.40	1.03	0.07	0.15	C37-C38
骨	Bone	11	0.70	1.87	1.39	0.03	0.10	8	0.57	1.40	1.10	0.05	0.13	C40-C41
皮肤黑色素瘤	Melanoma of Skin	4	0.26	0.68	0.54	0.02	0.05	2	0.14	0.35	0.28	0.02	0.05	C43
乳房	Breast	0	0.00	0.00	0.00	0.00	0.00	386	27.40	67.45	51.19	4.01	5.57	C50
子宫颈	Cervix Uteri	–	–	–	–	–	–	94	6.67	16.42	12.60	0.97	1.26	C53
子宫体及子宫部位不明	Uterus & Unspecified	–	–	–	–	–	–	69	4.90	12.06	9.29	0.74	1.11	C54-C55
卵巢	Ovary	–	–	–	–	–	–	38	2.70	6.64	5.16	0.35	0.64	C56
前列腺	Prostate	50	3.20	8.51	6.67	0.09	0.58							C61
睾丸	Testis	1	0.06	0.17	0.14	0.01	0.01	–	–	–	–	–	–	C62
肾及泌尿系统不明	Kidney & Unspecified Urinary Organs	46	2.94	7.83	6.27	0.52	0.59	29	2.06	5.07	4.25	0.30	0.44	C64-66,68
膀胱	Bladder	38	2.43	6.47	5.19	0.19	0.50	10	0.71	1.75	1.21	0.06	0.12	C67
脑,神经系统	Brain,Central Nervous System	39	2.50	6.64	6.21	0.36	0.67	56	3.97	9.78	7.93	0.40	0.83	C70-C72
甲状腺	Thyroid Gland	31	1.98	5.28	4.19	0.36	0.43	67	4.76	11.71	9.05	0.73	0.84	C73
淋巴瘤	Lymphoma	50	3.20	8.51	6.84	0.44	0.73	23	1.63	4.02	2.96	0.23	0.34	C81-85,88,90,96
白血病	Leukaemia	51	3.26	8.68	8.21	0.49	0.74	29	2.06	5.07	4.83	0.32	0.40	C91-C95
不明及其他恶性肿瘤	All Other Sites and Unspecified	79	5.05	13.45	11.01	0.56	1.10	61	4.33	10.66	7.96	0.42	0.85	A_O
所有部位合计	All Sites	1563	100.00	266.03	217.63	11.09	23.78	1409	100.00	246.19	188.00	11.52	20.22	ALL
所有部位除外 C44	All Sites but C44	1553	99.36	264.33	216.33	11.01	23.60	1406	99.79	245.67	187.67	11.50	20.18	ALLbC44
死亡 Mortality														
口腔和咽喉(除外鼻咽癌)	Lip,Oral Cavity & Pharynx but Nasopharynx	5	0.48	0.85	0.73	0.03	0.06	5	0.66	0.87	0.65	0.05	0.08	C00-10,C12-14
鼻咽癌	Nasopharynx	0	0.00	0.00	0.00	0.00	0.00	1	0.13	0.17	0.14	0.02	0.02	C11
食管	Oesophagus	51	4.88	8.68	7.13	0.36	0.69	31	4.06	5.42	4.15	0.06	0.30	C15
胃	Stomach	92	8.80	15.66	12.80	0.42	1.09	35	4.59	6.12	4.76	0.11	0.34	C16
结直肠肛门	Colon,Rectum & Anus	71	6.79	12.08	9.62	0.29	0.85	54	7.08	9.44	6.63	0.16	0.48	C18-21
肝脏	Liver	156	14.91	26.55	21.71	0.90	2.40	65	8.52	11.36	8.45	0.34	0.89	C22
胆囊及其他	Gallbladder etc.	20	1.91	3.40	2.70	0.10	0.33	8	1.05	1.40	1.06	0.03	0.15	C23-C24
胰腺	Pancreas	45	4.30	7.66	6.30	0.29	0.67	21	2.75	3.67	2.73	0.07	0.28	C25
喉	Larynx	6	0.57	1.02	0.87	0.04	0.07	2	0.26	0.35	0.25	0.00	0.00	C32
气管,支气管,肺	Trachea, Bronchus and Lung	418	39.96	71.15	58.06	2.04	5.56	192	25.16	33.55	24.78	0.64	2.28	C33-C34
其他胸腔器官	Other Thoracic Organs	4	0.38	0.68	0.51	0.03	0.06	10	1.31	1.75	1.45	0.05	0.17	C37-C38
骨	Bone	11	1.05	1.87	1.58	0.06	0.13	5	0.66	0.87	0.71	0.00	0.06	C40-C41
皮肤黑色素瘤	Melanoma of Skin	1	0.10	0.17	0.11	0.00	0.00	0	0.00	0.00	0.00	0.00	0.00	C43
乳房	Breast	1	0.10	0.17	0.15	0.02	0.02	110	14.42	19.22	13.97	0.71	1.10	C50
子宫颈	Cervix Uteri	–	–	–	–	–	–	35	4.59	6.12	4.60	0.27	0.38	C53
子宫体及子宫部位不明	Uterus & Unspecified	–	–	–	–	–	–	17	2.23	2.97	2.21	0.09	0.27	C54-C55
卵巢	Ovary	–	–	–	–	–	–	29	3.80	5.07	3.74	0.22	0.42	C56
前列腺	Prostate	20	1.91	3.40	2.88	0.03	0.12	–	–	–	–	–	–	C61
睾丸	Testis	0	0.00	0.00	0.00	0.00	0.00	–	–	–	–	–	–	C62
肾及泌尿系统不明	Kidney & Unspecified Urinary Organs	15	1.43	2.55	1.94	0.06	0.20	12	1.57	2.10	1.44	0.03	0.12	C64-66,68
膀胱	Bladder	20	1.91	3.40	2.80	0.02	0.18	4	0.52	0.70	0.44	0.02	0.02	C67
脑,神经系统	Brain,Central Nervous System	38	3.63	6.47	5.99	0.23	0.48	45	5.90	7.86	6.71	0.18	0.47	C70-C72
甲状腺	Thyroid Gland	2	0.19	0.34	0.33	0.02	0.05	4	0.52	0.70	0.40	0.03	0.03	C73
淋巴瘤	Lymphoma	20	1.91	3.40	2.68	0.12	0.28	25	3.28	4.37	3.21	0.16	0.39	C81-85,88,90,96
白血病	Leukaemia	23	2.20	3.91	3.13	0.17	0.23	18	2.36	3.15	3.06	0.11	0.28	C91-C95
不明及其他恶性肿瘤	All Other Sites and Unspecified	27	2.58	4.60	3.72	0.09	0.40	35	4.59	6.12	4.63	0.14	0.58	A_O
所有部位合计	All Sites	1046	100.00	178.03	145.75	5.39	13.88	763	100.00	133.32	100.18	3.49	9.08	ALL
所有部位除外 C44	All Sites but C44	1043	99.71	177.52	145.33	5.39	13.81	762	99.87	133.14	100.06	3.49	9.05	ALLbC44

表 6-3-19 望都县 2014 年癌症发病和死亡主要指标
Table 6-3-19 Incidence and mortality of cancer in Wangdu Xian, 2014

部位 Site		男性 Male						女性 Female						ICD-10
		病例数 No. cases	构成 (%)	粗率 Crude rate (1/10⁵)	世标率 ASR world (1/10⁵)	累积率 Cum.rate(%)		病例数 No. cases	构成 (%)	粗率 Crude rate (1/10⁵)	世标率 ASR world (1/10⁵)	累积率 Cum.rate(%)		
						0~64	0~74					0~64	0~74	
发病 Incidence														
口腔和咽喉(除外鼻咽癌)	Lip,Oral Cavity & Pharynx but Nasopharynx	8	2.50	6.06	4.40	0.34	0.46	10	4.13	8.14	5.63	0.39	0.39	C00-10,C12-14
鼻咽癌	Nasopharynx	1	0.31	0.76	0.45	0.00	0.00	0	0.00	0.00	0.00	0.00	0.00	C11
食管	Oesophagus	17	5.31	12.89	9.30	0.32	0.81	12	4.96	9.77	6.25	0.34	0.91	C15
胃	Stomach	59	18.44	44.73	33.85	1.46	4.11	23	9.50	18.73	12.68	0.56	1.51	C16
结直肠肛门	Colon,Rectum & Anus	24	7.50	18.19	11.94	1.08	1.20	17	7.02	13.84	9.26	0.57	0.84	C18-21
肝脏	Liver	27	8.44	20.47	16.11	0.93	1.67	16	6.61	13.03	8.31	0.60	0.83	C22
胆囊及其他	Gallbladder etc.	8	2.50	6.06	4.24	0.17	0.72	3	1.24	2.44	1.44	0.00	0.15	C23-C24
胰腺	Pancreas	4	1.25	3.03	2.40	0.00	0.23	1	0.41	0.81	0.69	0.00	0.11	C25
喉	Larynx	2	0.63	1.52	1.08	0.06	0.21	1	0.41	0.81	0.39	0.05	0.05	C32
气管,支气管,肺	Trachea, Bronchus and Lung	94	29.38	71.26	52.12	2.72	5.75	38	15.70	30.95	21.39	0.85	3.02	C33-C34
其他胸腔器官	Other Thoracic Organs	4	1.25	3.03	2.82	0.12	0.12	2	0.83	1.63	1.03	0.06	0.06	C37-C38
骨	Bone	6	1.88	4.55	3.14	0.26	0.38	2	0.83	1.63	0.83	0.04	0.04	C40-C41
皮肤黑色素瘤	Melanoma of Skin	1	0.31	0.76	0.68	0.00	0.11	0	0.00	0.00	0.00	0.00	0.00	C43
乳房	Breast	1	0.31	0.76	0.45	0.00	0.00	42	17.36	34.20	21.13	1.93	2.24	C50
子宫颈	Cervix Uteri	–	–	–	–	–	–	13	5.37	10.59	7.02	0.67	0.67	C53
子宫体及子宫部位不明	Uterus & Unspecified	–	–	–	–	–	–	15	6.20	12.22	7.94	0.79	0.79	C54-C55
卵巢	Ovary	–	–	–	–	–	–	5	2.07	4.07	2.84	0.24	0.40	C56
前列腺	Prostate	3	0.94	2.27	1.86	0.00	0.41	–	–	–	–	–	–	C61
睾丸	Testis	0	0.00	0.00	0.00	0.00	0.00	–	–	–	–	–	–	C62
肾及泌尿系统不明	Kidney & Unspecified Urinary Organs	7	2.19	5.31	4.42	0.29	0.29	4	1.65	3.26	2.02	0.06	0.37	C64-66,68
膀胱	Bladder	2	0.63	1.52	0.99	0.04	0.04	1	0.41	0.81	0.69	0.00	0.11	C67
脑,神经系统	Brain,Central Nervous System	14	4.38	10.61	8.66	0.36	1.03	17	7.02	13.84	9.92	0.68	0.95	C70-C72
甲状腺	Thyroid Gland	2	0.63	1.52	1.10	0.05	0.17	3	1.24	2.44	1.56	0.08	0.24	C73
淋巴瘤	Lymphoma	2	0.63	1.52	1.01	0.06	0.06	0	0.00	0.00	0.00	0.00	0.00	C81-85,88,90,96
白血病	Leukaemia	5	1.56	3.79	2.87	0.09	0.32	0	0.00	0.00	0.00	0.00	0.00	C91-C95
不明及其他恶性肿瘤	All Other Sites and Unspecified	29	9.06	21.99	17.27	0.83	2.24	17	7.02	13.84	10.07	0.31	1.41	A_O
所有部位合计	All Sites	320	100.00	242.59	181.15	9.19	20.32	242	100.00	197.08	131.07	8.23	15.08	ALL
所有部位除外 C44	All Sites but C44	317	99.06	240.32	179.62	9.14	20.12	240	99.17	195.45	129.78	8.23	14.81	ALLbC44
死亡 Mortality														
口腔和咽喉(除外鼻咽癌)	Lip,Oral Cavity & Pharynx but Nasopharynx	4	2.22	3.03	2.28	0.11	0.37	0	0.00	0.00	0.00	0.00	0.00	C00-10,C12-14
鼻咽癌	Nasopharynx	1	0.56	0.76	0.52	0.00	0.00	0	0.00	0.00	0.00	0.00	0.00	C11
食管	Oesophagus	15	8.33	11.37	8.41	0.23	0.60	5	4.59	4.07	2.32	0.11	0.26	C15
胃	Stomach	36	20.00	27.29	20.77	0.68	2.58	14	12.84	11.40	7.93	0.46	0.87	C16
结直肠肛门	Colon,Rectum & Anus	12	6.67	9:10	5.93	0.47	0.62	2	1.83	1.63	1.30	0.00	0.27	C18-21
肝脏	Liver	21	11.67	15.92	11.95	0.60	1.32	13	11.93	10.59	7.06	0.45	0.68	C22
胆囊及其他	Gallbladder etc.	4	2.22	3.03	2.45	0.00	0.56	3	2.75	2.44	1.52	0.00	0.11	C23-C24
胰腺	Pancreas	1	0.56	0.76	0.68	0.00	0.11	1	0.92	0.81	0.53	0.00	0.00	C25
喉	Larynx	0	0.00	0.00	0.00	0.00	0.00	1	0.92	0.81	0.61	0.00	0.15	C32
气管,支气管,肺	Trachea, Bronchus and Lung	58	32.22	43.97	32.56	1.18	3.98	29	26.61	23.62	15.44	0.45	1.93	C33-C34
其他胸腔器官	Other Thoracic Organs	1	0.56	0.76	1.19	0.06	0.06	1	0.92	0.81	0.50	0.06	0.06	C37-C38
骨	Bone	1	0.56	0.76	0.53	0.04	0.04	3	2.75	2.44	1.52	0.00	0.11	C40-C41
皮肤黑色素瘤	Melanoma of Skin	0	0.00	0.00	0.00	0.00	0.00	0	0.00	0.00	0.00	0.00	0.00	C43
乳房	Breast	0	0.00	0.00	0.00	0.00	0.00	10	9.17	8.14	5.35	0.35	0.58	C50
子宫颈	Cervix Uteri	–	–	–	–	–	–	5	4.59	4.07	2.94	0.26	0.26	C53
子宫体及子宫部位不明	Uterus & Unspecified	–	–	–	–	–	–	4	3.67	3.26	1.81	0.20	0.20	C54-C55
卵巢	Ovary	–	–	–	–	–	–	1	0.92	0.81	0.84	0.07	0.07	C56
前列腺	Prostate	2	1.11	1.52	1.27	0.00	0.26	–	–	–	–	–	–	C61
睾丸	Testis	0	0.00	0.00	0.00	0.00	0.00	–	–	–	–	–	–	C62
肾及泌尿系统不明	Kidney & Unspecified Urinary Organs	1	0.56	0.76	0.49	0.06	0.06	0	0.00	0.00	0.00	0.00	0.00	C64-66,68
膀胱	Bladder	0	0.00	0.00	0.00	0.00	0.00	0	0.00	0.00	0.00	0.00	0.00	C67
脑,神经系统	Brain,Central Nervous System	8	4.44	6.06	6.19	0.16	0.53	5	4.59	4.07	2.89	0.17	0.32	C70-C72
甲状腺	Thyroid Gland	1	0.56	0.76	0.42	0.05	0.05	0	0.00	0.00	0.00	0.00	0.00	C73
淋巴瘤	Lymphoma	3	1.67	2.27	1.69	0.05	0.31	2	1.83	1.63	1.13	0.00	0.15	C81-85,88,90,96
白血病	Leukaemia	5	2.78	3.79	4.31	0.11	0.33	4	3.67	3.26	2.27	0.04	0.16	C91-C95
不明及其他恶性肿瘤	All Other Sites and Unspecified	6	3.33	4.55	3.19	0.18	0.44	6	5.50	4.89	3.41	0.14	0.41	A_O
所有部位合计	All Sites	180	100.00	136.46	104.83	3.93	12.17	109	100.00	88.77	59.36	2.76	6.61	ALL
所有部位除外 C44	All Sites but C44	178	98.89	134.94	103.88	3.88	12.12	108	99.08	87.95	58.86	2.70	6.55	ALLbC44

表 6-3-20 安国市 2014 年癌症发病和死亡主要指标
Table 6-3-20 Incidence and mortality of cancer in Anguo Shi, 2014

部位 Site		男性 Male						女性 Female						ICD-10
		病例数 No. cases	构成 (%)	粗率 Crude rate (1/10⁵)	世标率 ASR world (1/10⁵)	累积率 Cum.rate(%) 0~64	0~74	病例数 No. cases	构成 (%)	粗率 Crude rate (1/10⁵)	世标率 ASR world (1/10⁵)	累积率 Cum.rate(%) 0~64	0~74	
发病 Incidence														
口腔和咽喉(除外鼻咽癌)	Lip,Oral Cavity & Pharynx but Nasopharynx	5	0.87	2.59	1.87	0.10	0.27	4	0.91	2.17	1.29	0.11	0.11	C00-10,C12-14
鼻咽癌	Nasopharynx	3	0.52	1.55	1.11	0.10	0.10	0	0.00	0.00	0.00	0.00	0.00	C11
食管	Oesophagus	54	9.36	27.97	19.20	0.60	2.27	18	4.10	9.77	6.36	0.28	1.04	C15
胃	Stomach	112	19.41	58.01	41.36	1.60	6.17	24	5.47	13.03	8.60	0.28	1.22	C16
结直肠肛门	Colon,Rectum & Anus	51	8.84	26.41	18.57	0.90	2.09	39	8.88	21.17	13.72	0.63	1.77	C18-21
肝脏	Liver	63	10.92	32.63	21.64	1.56	2.44	15	3.42	8.14	4.97	0.29	0.61	C22
胆囊及其他	Gallbladder etc.	7	1.21	3.63	2.60	0.07	0.41	2	0.46	1.09	0.55	0.07	0.07	C23-C24
胰腺	Pancreas	5	0.87	2.59	1.55	0.15	0.15	3	0.68	1.63	1.17	0.03	0.16	C25
喉	Larynx	1	0.17	0.52	0.39	0.00	0.06	0	0.00	0.00	0.00	0.00	0.00	C32
气管,支气管,肺	Trachea, Bronchus and Lung	207	35.88	107.21	74.32	3.14	9.57	101	23.01	54.84	34.89	2.01	4.34	C33-C34
其他胸腔器官	Other Thoracic Organs	1	0.17	0.52	0.44	0.00	0.11	3	0.68	1.63	1.79	0.08	0.14	C37-C38
骨	Bone	2	0.35	1.04	0.74	0.06	0.06	5	1.14	2.71	2.00	0.10	0.29	C40-C41
皮肤黑色素瘤	Melanoma of Skin	0	0.00	0.00	0.00	0.00	0.00	0	0.00	0.00	0.00	0.00	0.00	C43
乳房	Breast	5	0.87	2.59	1.64	0.11	0.24	110	25.06	59.72	39.61	2.93	4.32	C50
子宫颈	Cervix Uteri	–	–	–	–	–	–	25	5.69	13.57	8.61	0.65	0.96	C53
子宫体及子宫部位不明	Uterus & Unspecified	–	–	–	–	–	–	32	7.29	17.37	11.07	0.88	1.33	C54-C55
卵巢	Ovary	–	–	–	–	–	–	9	2.05	4.89	2.92	0.25	0.31	C56
前列腺	Prostate	2	0.35	1.04	1.03	0.03	0.03	–	–	–	–	–	–	C61
睾丸	Testis	0	0.00	0.00	0.00	0.00	0.00	–	–	–	–	–	–	C62
肾及泌尿系统不明	Kidney & Unspecified Urinary Organs	6	1.04	3.11	2.40	0.07	0.46	0	0.00	0.00	0.00	0.00	0.00	C64-66,68
膀胱	Bladder	11	1.91	5.70	3.30	0.25	0.36	5	1.14	2.71	1.84	0.11	0.36	C67
脑,神经系统	Brain,Central Nervous System	16	2.77	8.29	6.08	0.31	0.70	13	2.96	7.06	4.56	0.37	0.43	C70-C72
甲状腺	Thyroid Gland	3	0.52	1.55	1.09	0.08	0.14	6	1.37	3.26	2.06	0.14	0.20	C73
淋巴瘤	Lymphoma	2	0.35	1.04	0.66	0.03	0.10	4	0.91	2.17	1.60	0.15	0.15	C81-85,88,90,96
白血病	Leukaemia	6	1.04	3.11	2.16	0.11	0.28	7	1.59	3.80	2.63	0.18	0.31	C91-C95
不明及其他恶性肿瘤	All Other Sites and Unspecified	15	2.60	7.77	6.58	0.42	0.55	14	3.19	7.60	5.72	0.35	0.54	A_O
所有部位合计	All Sites	577	100.00	298.85	208.75	9.70	26.59	439	100.00	238.35	155.99	9.90	18.67	ALL
所有部位除外 C44	All Sites but C44	577	100.00	298.85	208.75	9.70	26.59	437	99.54	237.27	155.22	9.90	18.55	ALLbC44
死亡 Mortality														
口腔和咽喉(除外鼻咽癌)	Lip,Oral Cavity & Pharynx but Nasopharynx	2	0.48	1.04	0.75	0.00	0.11	3	1.47	1.63	0.79	0.04	0.04	C00-10,C12-14
鼻咽癌	Nasopharynx	1	0.24	0.52	0.47	0.04	0.04	0	0.00	0.00	0.00	0.00	0.00	C11
食管	Oesophagus	33	7.88	17.09	10.96	0.29	1.31	5	2.45	2.71	1.65	0.07	0.20	C15
胃	Stomach	89	21.24	46.10	32.35	0.76	3.91	29	14.22	15.75	10.12	0.18	1.31	C16
结直肠肛门	Colon,Rectum & Anus	12	2.86	6.22	5.16	0.14	0.42	13	6.37	7.06	4.77	0.22	0.66	C18-21
肝脏	Liver	61	14.56	31.59	21.91	1.05	2.94	17	8.33	9.23	5.55	0.28	0.53	C22
胆囊及其他	Gallbladder etc.	2	0.48	1.04	0.75	0.00	0.11	3	1.47	1.63	0.98	0.11	0.11	C23-C24
胰腺	Pancreas	6	1.43	3.11	2.25	0.10	0.17	4	1.96	2.17	1.76	0.11	0.24	C25
喉	Larynx	0	0.00	0.00	0.00	0.00	0.00	1	0.49	0.54	0.50	0.00	0.13	C32
气管,支气管,肺	Trachea, Bronchus and Lung	146	34.84	75.62	53.53	1.82	6.77	67	32.84	36.38	22.62	1.03	2.66	C33-C34
其他胸腔器官	Other Thoracic Organs	0	0.00	0.00	0.00	0.00	0.00	0	0.00	0.00	0.00	0.00	0.00	C37-C38
骨	Bone	5	1.19	2.59	1.51	0.17	0.17	5	2.45	2.71	2.10	0.10	0.29	C40-C41
皮肤黑色素瘤	Melanoma of Skin	0	0.00	0.00	0.00	0.00	0.00	0	0.00	0.00	0.00	0.00	0.00	C43
乳房	Breast	2	0.48	1.04	0.71	0.03	0.14	13	6.37	7.06	4.28	0.31	0.44	C50
子宫颈	Cervix Uteri	–	–	–	–	–	–	9	4.41	4.89	3.33	0.25	0.25	C53
子宫体及子宫部位不明	Uterus & Unspecified	–	–	–	–	–	–	5	2.45	2.71	1.87	0.11	0.30	C54-C55
卵巢	Ovary	–	–	–	–	–	–	1	0.49	0.54	0.30	0.00	0.00	C56
前列腺	Prostate	3	0.72	1.55	1.21	0.00	0.24	–	–	–	–	–	–	C61
睾丸	Testis	0	0.00	0.00	0.00	0.00	0.00	–	–	–	–	–	–	C62
肾及泌尿系统不明	Kidney & Unspecified Urinary Organs	1	0.24	0.52	0.39	0.00	0.06	0	0.00	0.00	0.00	0.00	0.00	C64-66,68
膀胱	Bladder	7	1.67	3.63	2.83	0.03	0.10	3	1.47	1.63	1.00	0.08	0.08	C67
脑,神经系统	Brain,Central Nervous System	15	3.58	7.77	5.99	0.31	0.70	6	2.94	3.26	1.89	0.17	0.23	C70-C72
甲状腺	Thyroid Gland	0	0.00	0.00	0.00	0.00	0.00	0	0.00	0.00	0.00	0.00	0.00	C73
淋巴瘤	Lymphoma	12	2.86	6.22	4.80	0.26	0.50	1	0.49	0.54	0.29	0.04	0.04	C81-85,88,90,96
白血病	Leukaemia	12	2.86	6.22	6.42	0.32	0.49	8	3.92	4.34	4.57	0.22	0.35	C91-C95
不明及其他恶性肿瘤	All Other Sites and Unspecified	10	2.39	5.18	3.59	0.15	0.50	11	5.39	5.97	4.72	0.20	0.33	A_O
所有部位合计	All Sites	419	100.00	217.01	155.58	5.48	18.69	204	100.00	110.76	73.10	3.52	8.18	ALL
所有部位除外 C44	All Sites but C44	419	100.00	217.01	155.58	5.48	18.69	204	100.00	110.76	73.10	3.52	8.18	ALLbC44

表 6-3-21 宣化县 2014 年癌症发病和死亡主要指标
Table 6-3-21 Incidence and mortality of cancer in Xuanhua Xian, 2014

部位 Site		男性 Male						女性 Female						ICD-10
		病例数 No. cases	构成 (%)	粗率 Crude rate (1/10⁵)	世标率 ASR world (1/10⁵)	累积率 Cum.rate(%)		病例数 No. cases	构成 (%)	粗率 Crude rate (1/10⁵)	世标率 ASR world (1/10⁵)	累积率 Cum.rate(%)		
						0~64	0~74					0~64	0~74	
发病 Incidence														
口腔和咽喉(除外鼻咽癌)	Lip,Oral Cavity & Pharynx but Nasopharynx	2	0.50	1.36	1.11	0.05	0.13	0	0.00	0.00	0.00	0.00	0.00	C00–10,C12–14
鼻咽癌	Nasopharynx	3	0.75	2.04	1.34	0.11	0.11	0	0.00	0.00	0.00	0.00	0.00	C11
食管	Oesophagus	32	8.02	21.78	14.88	0.97	1.68	6	2.59	4.62	2.66	0.00	0.45	C15
胃	Stomach	36	9.02	24.51	15.80	0.97	1.59	16	6.90	12.31	7.83	0.18	0.87	C16
结直肠肛门	Colon,Rectum & Anus	30	7.52	20.42	13.41	0.72	1.50	9	3.88	6.92	5.30	0.46	0.57	C18–21
肝脏	Liver	42	10.53	28.59	19.84	1.35	2.12	24	10.34	18.46	12.91	0.78	1.57	C22
胆囊及其他	Gallbladder etc.	2	0.50	1.36	0.63	0.00	0.00	5	2.16	3.85	2.36	0.12	0.23	C23–C24
胰腺	Pancreas	6	1.50	4.08	2.88	0.31	0.31	8	3.45	6.15	4.35	0.32	0.67	C25
喉	Larynx	8	2.01	5.45	4.36	0.45	0.53	0	0.00	0.00	0.00	0.00	0.00	C32
气管,支气管,肺	Trachea, Bronchus and Lung	179	44.86	121.85	80.74	4.72	9.39	66	28.45	50.77	37.37	2.47	3.95	C33–C34
其他胸腔器官	Other Thoracic Organs	0	0.00	0.00	0.00	0.00	0.00	1	0.43	0.77	0.57	0.07	0.07	C37–C38
骨	Bone	6	1.50	4.08	2.29	0.08	0.25	5	2.16	3.85	2.54	0.23	0.23	C40–C41
皮肤黑色素瘤	Melanoma of Skin	0	0.00	0.00	0.00	0.00	0.00	0	0.00	0.00	0.00	0.00	0.00	C43
乳房	Breast	1	0.25	0.68	0.40	0.04	0.04	25	10.78	19.23	13.70	1.31	1.54	C50
子宫颈	Cervix Uteri	–	–	–	–	–	–	16	6.90	12.31	10.07	0.94	1.06	C53
子宫体及子宫部位不明	Uterus & Unspecified	–	–	–	–	–	–	15	6.47	11.54	8.04	0.73	0.96	C54–C55
卵巢	Ovary	–	–	–	–	–	–	4	1.72	3.08	2.57	0.22	0.22	C56
前列腺	Prostate	2	0.50	1.36	0.71	0.04	0.04	–	–	–	–	–	–	C61
睾丸	Testis	0	0.00	0.00	0.00	0.00	0.00	–	–	–	–	–	–	C62
肾及泌尿系统不明	Kidney & Unspecified Urinary Organs	2	0.50	1.36	1.00	0.05	0.15	3	1.29	2.31	1.44	0.10	0.10	C64–66,68
膀胱	Bladder	11	2.76	7.49	4.59	0.11	0.20	2	0.86	1.54	1.11	0.07	0.07	C67
脑,神经系统	Brain,Central Nervous System	15	3.76	10.21	8.01	0.56	0.82	6	2.59	4.62	4.38	0.38	0.49	C70–C72
甲状腺	Thyroid Gland	2	0.50	1.36	1.41	0.10	0.10	5	2.16	3.85	2.46	0.13	0.35	C73
淋巴瘤	Lymphoma	4	1.00	2.72	3.15	0.14	0.31	2	0.86	1.54	1.39	0.06	0.17	C81–85,88,90,96
白血病	Leukaemia	6	1.50	4.08	5.90	0.36	0.36	9	3.88	6.92	10.06	0.62	0.62	C91–C95
不明及其他恶性肿瘤	All Other Sites and Unspecified	10	2.51	6.81	7.30	0.40	0.58	5	2.16	3.85	2.81	0.25	0.25	A_O
所有部位合计	All Sites	399	100.00	271.61	189.75	11.54	20.21	232	100.00	178.48	133.93	9.44	14.44	ALL
所有部位除外 C44	All Sites but C44	399	100.00	271.61	189.75	11.54	20.21	231	99.57	177.71	133.11	9.34	14.33	ALLbC44
死亡 Mortality														
口腔和咽喉(除外鼻咽癌)	Lip,Oral Cavity & Pharynx but Nasopharynx	0	0.00	0.00	0.00	0.00	0.00	0	0.00	0.00	0.00	0.00	0.00	C00–10,C12–14
鼻咽癌	Nasopharynx	1	0.30	0.68	0.31	0.00	0.00	4	2.92	3.08	1.52	0.00	0.23	C11
食管	Oesophagus	29	8.63	19.74	14.51	1.02	1.55	11	8.03	8.46	4.72	0.08	0.54	C15
胃	Stomach	28	8.33	19.06	12.96	0.90	1.27	9	6.57	6.92	3.99	0.27	0.27	C16
结直肠肛门	Colon,Rectum & Anus	25	7.44	17.02	10.72	0.50	1.30	9	6.57	6.92	3.99	0.27	0.27	C18–21
肝脏	Liver	39	11.61	26.55	18.64	1.43	1.97	20	14.60	15.39	11.51	0.80	1.25	C22
胆囊及其他	Gallbladder etc.	2	0.60	1.36	0.93	0.05	0.05	4	2.92	3.08	1.68	0.12	0.12	C23–C24
胰腺	Pancreas	7	2.08	4.77	3.82	0.43	0.43	6	4.38	4.62	3.47	0.25	0.59	C25
喉	Larynx	7	2.08	4.77	3.60	0.27	0.43	0	0.00	0.00	0.00	0.00	0.00	C32
气管,支气管,肺	Trachea, Bronchus and Lung	158	47.02	107.55	70.35	3.70	8.20	53	38.69	40.77	29.33	1.86	3.34	C33–C34
其他胸腔器官	Other Thoracic Organs	0	0.00	0.00	0.00	0.00	0.00	1	0.73	0.77	0.57	0.07	0.07	C37–C38
骨	Bone	5	1.49	3.40	2.04	0.04	0.13	2	1.46	1.54	0.77	0.04	0.04	C40–C41
皮肤黑色素瘤	Melanoma of Skin	0	0.00	0.00	0.00	0.00	0.00	0	0.00	0.00	0.00	0.00	0.00	C43
乳房	Breast	0	0.00	0.00	0.00	0.00	0.00	7	5.11	5.39	3.86	0.35	0.46	C50
子宫颈	Cervix Uteri	–	–	–	–	–	–	3	2.19	2.31	1.56	0.07	0.19	C53
子宫体及子宫部位不明	Uterus & Unspecified	–	–	–	–	–	–	4	2.92	3.08	2.28	0.19	0.30	C54–C55
卵巢	Ovary	–	–	–	–	–	–	1	0.73	0.77	0.35	0.00	0.00	C56
前列腺	Prostate	0	0.00	0.00	0.00	0.00	0.00	–	–	–	–	–	–	C61
睾丸	Testis	0	0.00	0.00	0.00	0.00	0.00	–	–	–	–	–	–	C62
肾及泌尿系统不明	Kidney & Unspecified Urinary Organs	1	0.30	0.68	0.46	0.06	0.06	1	0.73	0.77	0.31	0.00	0.00	C64–66,68
膀胱	Bladder	11	3.27	7.49	4.28	0.06	0.15	1	0.73	0.77	0.53	0.00	0.00	C67
脑,神经系统	Brain,Central Nervous System	7	2.08	4.77	3.48	0.19	0.43	0	0.00	0.00	0.00	0.00	0.00	C70–C72
甲状腺	Thyroid Gland	0	0.00	0.00	0.00	0.00	0.00	0	0.00	0.00	0.00	0.00	0.00	C73
淋巴瘤	Lymphoma	6	1.79	4.08	7.63	0.37	0.55	2	1.46	1.54	1.25	0.07	0.19	C81–85,88,90,96
白血病	Leukaemia	4	1.19	2.72	3.05	0.20	0.20	5	3.65	3.85	3.73	0.30	0.30	C91–C95
不明及其他恶性肿瘤	All Other Sites and Unspecified	6	1.79	4.08	2.98	0.19	0.35	3	2.19	2.31	1.41	0.07	0.07	A_O
所有部位合计	All Sites	336	100.00	228.72	159.76	9.41	17.07	137	100.00	105.39	72.86	4.53	7.94	ALL
所有部位除外 C44	All Sites but C44	336	100.00	228.72	159.76	9.41	17.07	137	100.00	105.39	72.86	4.53	7.94	ALLbC44

表 6-3-22 张北县 2014 年癌症发病和死亡主要指标
Table 6-3-22　Incidence and mortality of cancer in Zhangbei Xian, 2014

部位 Site		男性 Male						女性 Female						ICD-10
		病例数 No. cases	构成 (%)	粗率 Crude rate (1/10⁵)	世标率 ASR world (1/10⁵)	累积率 Cum.rate(%) 0~64	0~74	病例数 No. cases	构成 (%)	粗率 Crude rate (1/10⁵)	世标率 ASR world (1/10⁵)	累积率 Cum.rate(%) 0~64	0~74	
发病 Incidence														
口腔和咽喉(除外鼻咽癌)	Lip,Oral Cavity & Pharynx but Nasopharynx	6	1.01	3.20	1.76	0.19	0.19	2	0.47	1.12	0.74	0.08	0.08	C00-10,C12-14
鼻咽癌	Nasopharynx	1	0.17	0.53	0.26	0.03	0.03	5	1.18	2.81	1.80	0.11	0.26	C11
食管	Oesophagus	30	5.03	16.02	9.01	0.56	1.03	3	0.71	1.69	0.68	0.00	0.00	C15
胃	Stomach	62	10.39	33.10	19.29	0.97	2.80	23	5.44	12.93	7.73	0.39	0.84	C16
结直肠肛门	Colon,Rectum & Anus	36	6.03	19.22	11.23	0.62	1.22	27	6.38	15.18	9.25	0.59	1.22	C18-21
肝脏	Liver	60	10.05	32.04	18.66	1.26	2.09	26	6.15	14.61	8.66	0.24	0.94	C22
胆囊及其他	Gallbladder etc.	9	1.51	4.81	2.53	0.06	0.27	15	3.55	8.43	4.98	0.29	0.56	C23-C24
胰腺	Pancreas	11	1.84	5.87	3.40	0.14	0.49	11	2.60	6.18	3.39	0.19	0.31	C25
喉	Larynx	17	2.85	9.08	5.16	0.41	0.71	1	0.24	0.56	0.29	0.04	0.04	C32
气管,支气管,肺	Trachea, Bronchus and Lung	232	38.86	123.87	73.50	3.82	9.86	73	17.26	41.03	22.86	0.96	2.73	C33-C34
其他胸腔器官	Other Thoracic Organs	0	0.00	0.00	0.00	0.00	0.00	1	0.24	0.56	0.23	0.00	0.00	C37-C38
骨	Bone	5	0.84	2.67	1.53	0.12	0.20	1	0.24	0.56	0.21	0.00	0.00	C40-C41
皮肤黑色素瘤	Melanoma of Skin	4	0.67	2.14	1.33	0.10	0.16	4	0.95	2.25	1.15	0.03	0.09	C43
乳房	Breast	0	0.00	0.00	0.00	0.00	0.00	75	17.73	42.16	26.26	2.07	2.83	C50
子宫颈	Cervix Uteri	–	–	–	–	–	–	31	7.33	17.42	10.94	0.85	1.27	C53
子宫体及子宫部位不明	Uterus & Unspecified	–	–	–	–	–	–	15	3.55	8.43	5.27	0.40	0.73	C54-C55
卵巢	Ovary	–	–	–	–	–	–	17	4.02	9.56	6.20	0.56	0.71	C56
前列腺	Prostate	7	1.17	3.74	2.02	0.05	0.18	–	–	–	–	–	–	C61
睾丸	Testis	2	0.34	1.07	0.88	0.05	0.13	–	–	–	–	–	–	C62
肾及泌尿系统不明	Kidney & Unspecified Urinary Organs	10	1.68	5.34	3.12	0.18	0.38	5	1.18	2.81	1.67	0.10	0.25	C64-66,68
膀胱	Bladder	32	5.36	17.09	9.31	0.41	1.03	5	1.18	2.81	1.45	0.04	0.16	C67
脑,神经系统	Brain,Central Nervous System	23	3.85	12.28	10.02	0.69	0.75	27	6.38	15.18	9.77	0.67	1.27	C70-C72
甲状腺	Thyroid Gland	4	0.67	2.14	1.95	0.13	0.13	15	3.55	8.43	6.03	0.47	0.59	C73
淋巴瘤	Lymphoma	14	2.35	7.48	5.12	0.40	0.52	9	2.13	5.06	3.24	0.17	0.50	C81-85,88,90,96
白血病	Leukaemia	7	1.17	3.74	2.28	0.20	0.20	11	2.60	6.18	5.45	0.39	0.45	C91-C95
不明及其他恶性肿瘤	All Other Sites and Unspecified	25	4.19	13.35	9.73	0.51	1.25	21	4.96	11.80	7.54	0.52	0.79	A_O
所有部位合计	All Sites	597	100.00	318.76	192.10	10.89	23.65	423	100.00	237.76	145.80	9.15	16.63	ALL
所有部位除外 C44	All Sites but C44	592	99.16	316.09	190.46	10.78	23.39	416	98.35	233.82	143.45	8.98	16.37	ALLbC44
死亡 Mortality														
口腔和咽喉(除外鼻咽癌)	Lip,Oral Cavity & Pharynx but Nasopharynx	2	0.49	1.07	0.61	0.07	0.07	0	0.00	0.00	0.00	0.00	0.00	C00-10,C12-14
鼻咽癌	Nasopharynx	2	0.49	1.07	0.59	0.07	0.07	0	0.00	0.00	0.00	0.00	0.00	C11
食管	Oesophagus	19	4.65	10.14	5.74	0.12	0.70	2	0.99	1.12	0.44	0.00	0.00	C15
胃	Stomach	51	12.47	27.23	15.40	0.84	1.92	18	8.91	10.12	5.58	0.16	0.66	C16
结直肠肛门	Colon,Rectum & Anus	20	4.89	10.68	5.70	0.31	0.66	11	5.45	6.18	3.32	0.16	0.42	C18-21
肝脏	Liver	53	12.96	28.30	15.86	0.94	1.45	25	12.38	14.05	8.31	0.18	0.98	C22
胆囊及其他	Gallbladder etc.	10	2.44	5.34	2.81	0.15	0.39	5	2.48	2.81	1.49	0.07	0.14	C23-C24
胰腺	Pancreas	17	4.16	9.08	5.65	0.26	0.61	10	4.95	5.62	3.17	0.23	0.32	C25
喉	Larynx	8	1.96	4.27	2.27	0.12	0.26	0	0.00	0.00	0.00	0.00	0.00	C32
气管,支气管,肺	Trachea, Bronchus and Lung	168	41.08	89.70	52.07	2.27	6.86	54	26.73	30.35	16.73	0.91	1.85	C33-C34
其他胸腔器官	Other Thoracic Organs	0	0.00	0.00	0.00	0.00	0.00	1	0.50	0.56	0.38	0.04	0.04	C37-C38
骨	Bone	2	0.49	1.07	0.65	0.08	0.08	4	1.98	2.25	1.35	0.08	0.17	C40-C41
皮肤黑色素瘤	Melanoma of Skin	0	0.00	0.00	0.00	0.00	0.00	1	0.50	0.56	0.21	0.00	0.06	C43
乳房	Breast	0	0.00	0.00	0.00	0.00	0.00	17	8.42	9.56	5.79	0.34	0.64	C50
子宫颈	Cervix Uteri	–	–	–	–	–	–	14	6.93	7.87	4.53	0.28	0.41	C53
子宫体及子宫部位不明	Uterus & Unspecified	–	–	–	–	–	–	5	2.48	2.81	1.55	0.11	0.17	C54-C55
卵巢	Ovary	–	–	–	–	–	–	1	0.50	0.56	0.37	0.00	0.06	C56
前列腺	Prostate	6	1.47	3.20	1.72	0.06	0.20	–	–	–	–	–	–	C61
睾丸	Testis	0	0.00	0.00	0.00	0.00	0.00	–	–	–	–	–	–	C62
肾及泌尿系统不明	Kidney & Unspecified Urinary Organs	1	0.24	0.53	0.21	0.00	0.00	1	0.50	0.56	0.37	0.00	0.06	C64-66,68
膀胱	Bladder	11	2.69	5.87	2.98	0.04	0.19	1	0.50	0.56	0.21	0.00	0.06	C67
脑,神经系统	Brain,Central Nervous System	15	3.67	8.01	4.98	0.22	0.34	6	2.97	3.37	1.59	0.05	0.13	C70-C72
甲状腺	Thyroid Gland	0	0.00	0.00	0.00	0.00	0.00	2	0.99	1.12	0.44	0.00	0.00	C73
淋巴瘤	Lymphoma	8	1.96	4.27	2.50	0.21	0.21	8	3.96	4.50	4.44	0.25	0.46	C81-85,88,90,96
白血病	Leukaemia	7	1.71	3.74	3.24	0.24	0.24	4	1.98	2.25	1.54	0.13	0.13	C91-C95
不明及其他恶性肿瘤	All Other Sites and Unspecified	9	2.20	4.81	3.08	0.11	0.38	12	5.94	6.74	3.54	0.11	0.32	A_O
所有部位合计	All Sites	409	100.00	218.38	126.05	6.10	14.63	202	100.00	113.54	65.35	3.10	6.96	ALL
所有部位除外 C44	All Sites but C44	409	100.00	218.38	126.05	6.10	14.63	200	99.01	112.41	64.79	3.10	6.87	ALLbC44

表 6-3-23 承德市双桥区 2014 年癌症发病和死亡主要指标

Table 6-3-23 Incidence and mortality of cancer in Shuangqiao Qu, Chengde Shi, 2014

部位 Site		男性 Male						女性 Female						ICD-10
		病例数 No. cases	构成 (%)	粗率 Crude rate (1/10⁵)	世标率 ASR world (1/10⁵)	累积率 Cum.rate(%) 0~64	0~74	病例数 No. cases	构成 (%)	粗率 Crude rate (1/10⁵)	世标率 ASR world (1/10⁵)	累积率 Cum.rate(%) 0~64	0~74	
发病 Incidence														
口腔和咽喉(除外鼻咽癌)	Lip,Oral Cavity & Pharynx but Nasopharynx	15	3.33	9.66	6.96	0.54	0.86	2	0.67	1.30	0.91	0.08	0.08	C00-10,C12-14
鼻咽癌	Nasopharynx	2	0.44	1.29	1.27	0.04	0.14	0	0.00	0.00	0.00	0.00	0.00	C11
食管	Oesophagus	34	7.56	21.90	16.22	0.93	1.99	2	0.67	1.30	1.61	0.00	0.10	C15
胃	Stomach	57	12.67	36.71	27.90	1.63	2.47	18	6.06	11.73	7.31	0.46	0.81	C16
结直肠肛门	Colon,Rectum & Anus	55	12.22	35.42	27.02	1.67	3.04	35	11.78	22.80	16.97	0.97	1.45	C18-21
肝脏	Liver	67	14.89	43.15	32.85	2.04	3.52	21	7.07	13.68	9.87	0.48	0.86	C22
胆囊及其他	Gallbladder etc.	3	0.67	1.93	1.79	0.07	0.07	4	1.35	2.61	1.58	0.07	0.28	C23-C24
胰腺	Pancreas	12	2.67	7.73	6.22	0.23	0.54	6	2.02	3.91	2.49	0.18	0.27	C25
喉	Larynx	4	0.89	2.58	1.56	0.03	0.24	0	0.00	0.00	0.00	0.00	0.00	C32
气管,支气管,肺	Trachea, Bronchus and Lung	118	26.22	76.00	54.84	3.53	6.28	50	16.84	32.58	20.89	1.29	2.43	C33-C34
其他胸腔器官	Other Thoracic Organs	3	0.67	1.93	1.71	0.12	0.22	0	0.00	0.00	0.00	0.00	0.00	C37-C38
骨	Bone	2	0.44	1.29	0.64	0.03	0.03	1	0.34	0.65	0.47	0.04	0.04	C40-C41
皮肤黑色素瘤	Melanoma of Skin	0	0.00	0.00	0.00	0.00	0.00	0	0.00	0.00	0.00	0.00	0.00	C43
乳房	Breast	2	0.44	1.29	0.93	0.12	0.12	59	19.87	38.44	25.33	2.05	2.56	C50
子宫颈	Cervix Uteri	–	–	–	–	–	–	18	6.06	11.73	8.26	0.76	0.85	C53
子宫体及子宫部位不明	Uterus & Unspecified	–	–	–	–	–	–	6	2.02	3.91	2.71	0.30	0.30	C54-C55
卵巢	Ovary	–	–	–	–	–	–	14	4.71	9.12	5.21	0.34	0.71	C56
前列腺	Prostate	6	1.33	3.86	3.38	0.08	0.19	–	–	–	–	–	–	C61
睾丸	Testis	0	0.00	0.00	0.00	0.00	0.00	–	–	–	–	–	–	C62
肾及泌尿系统不明	Kidney & Unspecified Urinary Organs	4	0.89	2.58	1.49	0.15	0.15	3	1.01	1.95	0.99	0.11	0.11	C64-66,68
膀胱	Bladder	13	2.89	8.37	7.63	0.26	0.70	7	2.36	4.56	3.74	0.11	0.27	C67
脑,神经系统	Brain,Central Nervous System	15	3.33	9.66	6.25	0.63	0.63	7	2.36	4.56	2.74	0.11	0.28	C70-C72
甲状腺	Thyroid Gland	21	4.67	13.53	9.20	0.83	0.83	28	9.43	18.24	12.30	1.10	1.10	C73
淋巴瘤	Lymphoma	2	0.44	1.29	0.93	0.12	0.12	3	1.01	1.95	1.65	0.15	0.15	C81 85,88,90,96
白血病	Leukaemia	0	0.00	0.00	0.00	0.00	0.00	1	0.34	0.65	1.50	0.08	0.08	C91-C95
不明及其他恶性肿瘤	All Other Sites and Unspecified	15	3.33	9.66	8.09	0.45	0.66	12	4.04	7.82	5.44	0.27	0.55	A_O
所有部位合计	All Sites	450	100.00	289.82	216.88	13.49	22.79	297	100.00	193.51	131.95	8.97	13.27	ALL
所有部位除外 C44	All Sites but C44	449	99.78	289.18	216.21	13.41	22.71	294	98.99	191.55	130.86	8.93	13.13	ALLbC44
死亡 Mortality														
口腔和咽喉(除外鼻咽癌)	Lip,Oral Cavity & Pharynx but Nasopharynx	6	1.85	3.86	2.90	0.23	0.33	1	0.63	0.65	0.31	0.00	0.00	C00-10,C12-14
鼻咽癌	Nasopharynx	1	0.31	0.64	0.62	0.00	0.10	1	0.63	0.65	0.49	0.00	0.08	C11
食管	Oesophagus	21	6.48	13.53	10.02	0.62	1.15	0	0.00	0.00	0.00	0.00	0.00	C15
胃	Stomach	41	12.65	26.41	19.42	1.06	1.91	19	11.95	12.38	8.69	0.40	0.71	C16
结直肠肛门	Colon,Rectum & Anus	25	7.72	16.10	13.60	0.47	1.00	23	14.47	14.99	12.90	0.44	1.10	C18-21
肝脏	Liver	32	9.88	20.61	19.57	1.09	1.94	8	5.03	5.21	3.58	0.15	0.26	C22
胆囊及其他	Gallbladder etc.	2	0.62	1.29	1.40	0.03	0.03	4	2.52	2.61	1.06	0.04	0.14	C23-C24
胰腺	Pancreas	15	4.63	9.66	7.06	0.25	0.56	7	4.40	4.56	2.43	0.08	0.39	C25
喉	Larynx	2	0.62	1.29	0.51	0.03	0.03	0	0.00	0.00	0.00	0.00	0.00	C32
气管,支气管,肺	Trachea, Bronchus and Lung	64	19.75	41.22	29.89	1.28	3.60	23	14.47	14.99	9.40	0.49	0.96	C33-C34
其他胸腔器官	Other Thoracic Organs	2	0.62	1.29	1.81	0.08	0.08	0	0.00	0.00	0.00	0.00	0.00	C37-C38
骨	Bone	0	0.00	0.00	0.00	0.00	0.00	0	0.00	0.00	0.00	0.00	0.00	C40-C41
皮肤黑色素瘤	Melanoma of Skin	0	0.00	0.00	0.00	0.00	0.00	0	0.00	0.00	0.00	0.00	0.00	C43
乳房	Breast	0	0.00	0.00	0.00	0.00	0.00	9	5.66	5.86	3.91	0.17	0.27	C50
子宫颈	Cervix Uteri	–	–	–	–	–	–	4	2.52	2.61	1.52	0.11	0.11	C53
子宫体及子宫部位不明	Uterus & Unspecified	–	–	–	–	–	–	3	1.89	1.95	1.21	0.04	0.22	C54-C55
卵巢	Ovary	–	–	–	–	–	–	3	1.89	1.95	0.85	0.04	0.04	C56
前列腺	Prostate	8	2.47	5.15	3.71	0.00	0.00	–	–	–	–	–	–	C61
睾丸	Testis	0	0.00	0.00	0.00	0.00	0.00	–	–	–	–	–	–	C62
肾及泌尿系统不明	Kidney & Unspecified Urinary Organs	1	0.31	0.64	0.26	0.03	0.03	1	0.63	0.65	0.31	0.00	0.00	C64-66,68
膀胱	Bladder	5	1.54	3.22	5.01	0.00	0.11	0	0.00	0.00	0.00	0.00	0.00	C67
脑,神经系统	Brain,Central Nervous System	7	2.16	4.51	2.89	0.34	0.34	1	0.63	0.65	0.31	0.00	0.00	C70-C72
甲状腺	Thyroid Gland	0	0.00	0.00	0.00	0.00	0.00	1	0.63	0.65	1.19	0.00	0.00	C73
淋巴瘤	Lymphoma	4	1.23	2.58	1.33	0.04	0.04	5	3.14	3.26	1.68	0.08	0.16	C81-85,88,90,96
白血病	Leukaemia	6	1.85	3.86	2.55	0.15	0.15	8	5.03	5.21	3.57	0.11	0.32	C91-C95
不明及其他恶性肿瘤	All Other Sites and Unspecified	82	25.31	52.81	37.00	1.76	4.20	38	23.90	24.76	17.25	0.81	1.49	A_O
所有部位合计	All Sites	324	100.00	208.67	159.57	7.46	15.62	159	100.00	103.59	70.67	2.95	6.26	ALL
所有部位除外 C44	All Sites but C44	324	100.00	208.67	159.57	7.46	15.62	158	99.37	102.94	70.37	2.95	6.26	ALLbC44

表 6-3-24 丰宁满族自治县 2014 年癌症发病和死亡主要指标
Table 6-3-24　Incidence and mortality of cancer in Fengning Manzu Zizhixian,2014

部位 Site		男性 Male						女性 Female						ICD-10
		病例数 No. cases	构成 (%)	粗率 Crude rate (1/10⁵)	世标率 ASR world (1/10⁵)	累积率 Cum.rate(%) 0~64	0~74	病例数 No. cases	构成 (%)	粗率 Crude rate (1/10⁵)	世标率 ASR world (1/10⁵)	累积率 Cum.rate(%) 0~64	0~74	
发病 Incidence														
口腔和咽喉(除外鼻咽癌)	Lip,Oral Cavity & Pharynx but Nasopharynx	9	1.62	4.28	2.97	0.24	0.36	3	0.70	1.54	0.90	0.07	0.14	C00-10,C12-14
鼻咽癌	Nasopharynx	0	0.00	0.00	0.00	0.00	0.00	1	0.23	0.51	0.25	0.03	0.03	C11
食管	Oesophagus	31	5.58	14.74	9.25	0.59	1.06	7	1.63	3.59	2.20	0.12	0.20	C15
胃	Stomach	70	12.59	33.29	20.55	0.90	2.70	30	6.99	15.37	10.13	0.64	0.93	C16
结直肠肛门	Colon,Rectum & Anus	48	8.63	22.83	14.70	1.15	1.63	33	7.69	16.90	11.11	0.56	1.15	C18-21
肝脏	Liver	107	19.24	50.89	33.83	2.25	3.71	41	9.56	21.00	15.56	0.80	1.51	C22
胆囊及其他	Gallbladder etc.	0	0.00	0.00	0.00	0.00	0.00	1	0.23	0.51	0.25	0.03	0.03	C23-C24
胰腺	Pancreas	24	4.32	11.41	7.04	0.44	0.79	11	2.56	5.63	3.96	0.20	0.43	C25
喉	Larynx	2	0.36	0.95	0.56	0.05	0.05	0	0.00	0.00	0.00	0.00	0.00	C32
气管,支气管,肺	Trachea, Bronchus and Lung	104	18.71	49.46	33.35	1.57	3.64	52	12.12	26.64	17.06	1.01	2.06	C33-C34
其他胸腔器官	Other Thoracic Organs	2	0.36	0.95	0.63	0.06	0.06	0	0.00	0.00	0.00	0.00	0.00	C37-C38
骨	Bone	8	1.44	3.80	2.92	0.22	0.22	6	1.40	3.07	2.69	0.15	0.26	C40-C41
皮肤黑色素瘤	Melanoma of Skin	0	0.00	0.00	0.00	0.00	0.00	0	0.00	0.00	0.00	0.00	0.00	C43
乳房	Breast	1	0.18	0.48	0.19	0.00	0.00	65	15.15	33.30	23.28	2.05	2.29	C50
子宫颈	Cervix Uteri	–	–	–	–	–	–	28	6.53	14.34	9.50	0.69	1.09	C53
子宫体及子宫部位不明	Uterus & Unspecified	–	–	–	–	–	–	10	2.33	5.12	3.35	0.37	0.37	C54-C55
卵巢	Ovary	–	–	–	–	–	–	7	1.63	3.59	2.35	0.22	0.22	C56
前列腺	Prostate	12	2.16	5.71	3.28	0.00	0.20	–	–	–	–	–	–	C61
睾丸	Testis	0	0.00	0.00	0.00	0.00	0.00	–	–	–	–	–	–	C62
肾及泌尿系统不明	Kidney & Unspecified Urinary Organs	20	3.60	9.51	6.76	0.43	0.61	11	2.56	5.63	3.45	0.17	0.46	C64-66,68
膀胱	Bladder	22	3.96	10.46	7.30	0.15	0.62	10	2.33	5.12	3.15	0.15	0.36	C67
脑,神经系统	Brain,Central Nervous System	22	3.96	10.46	7.69	0.56	0.76	8	1.86	4.10	2.38	0.16	0.22	C70-C72
甲状腺	Thyroid Gland	19	3.42	9.04	6.68	0.58	0.58	69	16.08	35.34	28.20	2.43	2.43	C73
淋巴瘤	Lymphoma	16	2.88	7.61	5.11	0.37	0.48	8	1.86	4.10	2.80	0.24	0.30	C81-85,88,90,96
白血病	Leukaemia	8	1.44	3.80	4.14	0.26	0.26	9	2.10	4.61	4.04	0.35	0.35	C91-C95
不明及其他恶性肿瘤	All Other Sites and Unspecified	31	5.58	14.74	11.02	0.55	0.99	19	4.43	9.73	6.88	0.35	0.67	A_O
所有部位合计	All Sites	556	100.00	264.44	177.98	10.38	18.72	429	100.00	219.75	153.51	10.79	15.52	ALL
所有部位除外 C44	All Sites but C44	554	99.64	263.49	177.42	10.34	18.67	428	99.77	219.24	153.17	10.76	15.48	ALLbC44
死亡 Mortality														
口腔和咽喉(除外鼻咽癌)	Lip,Oral Cavity & Pharynx but Nasopharynx	7	1.59	3.33	2.43	0.19	0.31	2	0.85	1.02	0.56	0.03	0.11	C00-10,C12-14
鼻咽癌	Nasopharynx	2	0.45	0.95	0.60	0.06	0.06	0	0.00	0.00	0.00	0.00	0.00	C11
食管	Oesophagus	24	5.45	11.41	6.29	0.31	0.64	6	2.56	3.07	2.18	0.10	0.16	C15
胃	Stomach	58	13.18	27.59	17.68	0.85	1.98	21	8.97	10.76	7.20	0.34	0.61	C16
结直肠肛门	Colon,Rectum & Anus	20	4.55	9.51	5.90	0.53	0.60	18	7.69	9.22	5.45	0.13	0.53	C18-21
肝脏	Liver	100	22.73	47.56	32.65	2.05	3.51	38	16.24	19.46	15.67	0.67	1.28	C22
胆囊及其他	Gallbladder etc.	2	0.45	0.95	0.51	0.03	0.03	1	0.43	0.51	0.25	0.03	0.03	C23-C24
胰腺	Pancreas	20	4.55	9.51	6.20	0.42	0.76	9	3.85	4.61	3.23	0.20	0.20	C25
喉	Larynx	1	0.23	0.48	0.25	0.03	0.03	0	0.00	0.00	0.00	0.00	0.00	C32
气管,支气管,肺	Trachea, Bronchus and Lung	103	23.41	48.99	33.48	1.65	3.75	50	21.37	25.61	17.97	0.92	1.54	C33-C34
其他胸腔器官	Other Thoracic Organs	3	0.68	1.43	0.99	0.09	0.09	0	0.00	0.00	0.00	0.00	0.00	C37-C38
骨	Bone	6	1.36	2.85	1.75	0.16	0.16	5	2.14	2.56	1.68	0.13	0.19	C40-C41
皮肤黑色素瘤	Melanoma of Skin	0	0.00	0.00	0.00	0.00	0.00	0	0.00	0.00	0.00	0.00	0.00	C43
乳房	Breast	0	0.00	0.00	0.00	0.00	0.00	13	5.56	6.66	4.27	0.34	0.40	C50
子宫颈	Cervix Uteri	–	–	–	–	–	–	8	3.42	4.10	2.85	0.18	0.23	C53
子宫体及子宫部位不明	Uterus & Unspecified	–	–	–	–	–	–	2	0.85	1.02	0.50	0.06	0.06	C54-C55
卵巢	Ovary	–	–	–	–	–	–	4	1.71	2.05	1.47	0.10	0.16	C56
前列腺	Prostate	2	0.45	0.95	0.38	0.00	0.00	–	–	–	–	–	–	C61
睾丸	Testis	0	0.00	0.00	0.00	0.00	0.00	–	–	–	–	–	–	C62
肾及泌尿系统不明	Kidney & Unspecified Urinary Organs	11	2.50	5.23	4.09	0.26	0.37	4	1.71	2.05	1.30	0.04	0.15	C64-66,68
膀胱	Bladder	16	3.64	7.61	4.60	0.03	0.28	8	3.42	4.10	2.26	0.03	0.24	C67
脑,神经系统	Brain,Central Nervous System	12	2.73	5.71	4.80	0.34	0.42	6	2.56	3.07	2.14	0.15	0.21	C70-C72
甲状腺	Thyroid Gland	3	0.68	1.43	0.75	0.06	0.06	3	1.28	1.54	1.11	0.10	0.10	C73
淋巴瘤	Lymphoma	10	2.27	4.76	3.16	0.21	0.27	5	2.14	2.56	1.79	0.15	0.20	C81-85,88,90,96
白血病	Leukaemia	6	1.36	2.85	2.18	0.16	0.23	7	2.99	3.59	2.53	0.22	0.30	C91-C95
不明及其他恶性肿瘤	All Other Sites and Unspecified	34	7.73	16.17	11.90	0.48	0.84	24	10.26	12.29	7.46	0.39	0.79	A_O
所有部位合计	All Sites	440	100.00	209.27	140.60	7.90	14.39	234	100.00	119.86	81.87	4.22	7.48	ALL
所有部位除外 C44	All Sites but C44	440	100.00	209.27	140.60	7.90	14.39	234	100.00	119.86	81.87	4.22	7.48	ALLbC44

表 6-3-25 沧州市 2014 年癌症发病和死亡主要指标
Table 6-3-25 Incidence and mortality of cancer in Cangzhou Shi, 2014

部位 Site		男性 Male						女性 Female						ICD-10
		病例数 No. cases	构成 (%)	粗率 Crude rate (1/10⁵)	世标率 ASR world (1/10⁵)	累积率 Cum.rate(%)		病例数 No. cases	构成 (%)	粗率 Crude rate (1/10⁵)	世标率 ASR world (1/10⁵)	累积率 Cum.rate(%)		
						0~64	0~74					0~64	0~74	
发病 Incidence														
口腔和咽喉(除外鼻咽癌)	Lip,Oral Cavity & Pharynx but Nasopharynx	8	1.46	3.12	2.42	0.18	0.25	7	1.16	2.80	2.26	0.23	0.23	C00–10,C12–14
鼻咽癌	Nasopharynx	4	0.73	1.56	1.09	0.07	0.07	0	0.00	0.00	0.00	0.00	0.00	C11
食管	Oesophagus	20	3.66	7.79	6.41	0.33	0.91	13	2.15	5.21	4.68	0.03	0.74	C15
胃	Stomach	49	8.96	19.08	16.77	0.59	1.90	27	4.46	10.81	8.30	0.45	1.00	C16
结直肠肛门	Colon,Rectum & Anus	57	10.42	22.19	18.51	1.13	2.34	44	7.26	17.62	13.90	0.77	1.53	C18–21
肝脏	Liver	67	12.25	26.09	21.89	1.26	2.38	16	2.64	6.41	5.41	0.34	0.47	C22
胆囊及其他	Gallbladder etc.	3	0.55	1.17	1.12	0.03	0.03	5	0.83	2.00	1.42	0.08	0.17	C23–C24
胰腺	Pancreas	19	3.47	7.40	5.62	0.34	0.57	9	1.49	3.60	2.92	0.12	0.31	C25
喉	Larynx	3	0.55	1.17	0.99	0.07	0.14	1	0.17	0.40	0.23	0.00	0.00	C32
气管,支气管,肺	Trachea, Bronchus and Lung	145	26.51	56.46	48.53	1.81	6.15	108	17.82	43.24	34.91	1.67	3.89	C33–C34
其他胸腔器官	Other Thoracic Organs	5	0.91	1.95	1.55	0.13	0.20	2	0.33	0.80	0.54	0.02	0.02	C37–C38
骨	Bone	2	0.37	0.78	0.65	0.02	0.10	4	0.66	1.60	1.25	0.00	0.18	C40–C41
皮肤黑色素瘤	Melanoma of Skin	0	0.00	0.00	0.00	0.00	0.00	0	0.00	0.00	0.00	0.00	0.00	C43
乳房	Breast	0	0.00	0.00	0.00	0.00	0.00	153	25.25	61.26	45.54	3.63	5.18	C50
子宫颈	Cervix Uteri	–	–	–	–	–	–	29	4.79	11.61	8.50	0.78	0.87	C53
子宫体及子宫部位不明	Uterus & Unspecified	–	–	–	–	–	–	27	4.46	10.81	8.30	0.56	1.06	C54–C55
卵巢	Ovary	–	–	–	–	–	–	23	3.80	9.21	6.89	0.48	0.75	C56
前列腺	Prostate	17	3.11	6.62	5.80	0.07	0.67	–	–	–	–	–	–	C61
睾丸	Testis	0	0.00	0.00	0.00	0.00	0.00	–	–	–	–	–	–	C62
肾及泌尿系统不明	Kidney & Unspecified Urinary Organs	28	5.12	10.90	8.43	0.61	1.06	8	1.32	3.20	3.21	0.24	0.33	C64–66,68
膀胱	Bladder	26	4.75	10.12	8.14	0.29	0.82	4	0.66	1.60	1.46	0.00	0.19	C67
脑,神经系统	Brain,Central Nervous System	10	1.83	3.89	3.70	0.15	0.29	1	0.17	0.40	0.32	0.03	0.03	C70–C72
甲状腺	Thyroid Gland	42	7.68	16.35	12.65	1.16	1.23	97	16.01	38.84	28.71	2.38	3.14	C73
淋巴瘤	Lymphoma	8	1.46	3.12	2.93	0.20	0.27	3	0.50	1.20	1.00	0.02	0.20	C81–85,88,90,96
白血病	Leukaemia	10	1.83	3.89	2.86	0.18	0.42	10	1.65	4.00	4.75	0.20	0.35	C91–C95
不明及其他恶性肿瘤	All Other Sites and Unspecified	24	4.39	9.35	8.04	0.58	0.81	15	2.48	6.01	5.73	0.29	0.66	A_O
所有部位合计	All Sites	547	100.00	212.99	178.11	9.21	20.62	606	100.00	242.64	190.24	12.30	21.30	ALL
所有部位除外 C44	All Sites but C44	544	99.45	211.82	177.23	9.16	20.47	605	99.83	242.24	189.88	12.30	21.21	ALLbC44
死亡 Mortality														
口腔和咽喉(除外鼻咽癌)	Lip,Oral Cavity & Pharynx but Nasopharynx	3	0.77	1.17	0.94	0.02	0.19	2	0.74	0.80	0.70	0.04	0.13	C00–10,C12–14
鼻咽癌	Nasopharynx	4	1.03	1.56	0.95	0.08	0.08	1	0.37	0.40	0.24	0.02	0.02	C11
食管	Oesophagus	23	5.93	8.96	7.58	0.28	0.87	10	3.70	4.00	3.05	0.07	0.32	C15
胃	Stomach	48	12.37	18.69	16.58	0.56	2.03	26	9.63	10.41	8.68	0.46	0.99	C16
结直肠肛门	Colon,Rectum & Anus	25	6.44	9.73	7.38	0.29	0.82	20	7.41	8.01	6.59	0.29	0.76	C18–21
肝脏	Liver	75	19.33	29.20	25.03	1.34	2.74	23	8.52	9.21	7.65	0.29	0.85	C22
胆囊及其他	Gallbladder etc.	2	0.52	0.78	0.89	0.00	0.00	3	1.11	1.20	0.94	0.04	0.04	C23–C24
胰腺	Pancreas	21	5.41	8.18	7.09	0.46	0.82	4	1.48	1.60	1.39	0.03	0.12	C25
喉	Larynx	0	0.00	0.00	0.00	0.00	0.00	0	0.00	0.00	0.00	0.00	0.00	C32
气管,支气管,肺	Trachea, Bronchus and Lung	123	31.70	47.89	42.19	1.06	3.95	91	33.70	36.44	30.03	1.10	2.83	C33–C34
其他胸腔器官	Other Thoracic Organs	3	0.77	1.17	0.83	0.05	0.14	2	0.74	0.80	0.56	0.05	0.05	C37–C38
骨	Bone	2	0.52	0.78	0.57	0.03	0.11	5	1.85	2.00	1.75	0.04	0.19	C40–C41
皮肤黑色素瘤	Melanoma of Skin	0	0.00	0.00	0.00	0.00	0.00	1	0.37	0.40	0.23	0.00	0.00	C43
乳房	Breast	0	0.00	0.00	0.00	0.00	0.00	27	10.00	10.81	8.62	0.65	0.81	C50
子宫颈	Cervix Uteri	–	–	–	–	–	–	3	1.11	1.20	0.92	0.06	0.15	C53
子宫体及子宫部位不明	Uterus & Unspecified	–	–	–	–	–	–	4	1.48	1.60	1.26	0.11	0.11	C54–C55
卵巢	Ovary	–	–	–	–	–	–	9	3.33	3.60	2.60	0.16	0.34	C56
前列腺	Prostate	11	2.84	4.28	3.42	0.09	0.24	–	–	–	–	–	–	C61
睾丸	Testis	0	0.00	0.00	0.00	0.00	0.00	–	–	–	–	–	–	C62
肾及泌尿系统不明	Kidney & Unspecified Urinary Organs	1	0.26	0.39	0.31	0.03	0.03	1	0.37	0.40	0.30	0.00	0.00	C64–66,68
膀胱	Bladder	12	3.09	4.67	5.22	0.13	0.28	2	0.74	0.80	0.59	0.00	0.09	C67
脑,神经系统	Brain,Central Nervous System	3	0.77	1.17	0.79	0.07	0.07	1	0.37	0.40	0.36	0.00	0.09	C70–C72
甲状腺	Thyroid Gland	0	0.00	0.00	0.00	0.00	0.00	3	1.11	1.20	0.94	0.04	0.13	C73
淋巴瘤	Lymphoma	5	1.29	1.95	1.87	0.03	0.11	0	0.00	0.00	0.00	0.00	0.00	C81–85,88,90,96
白血病	Leukaemia	10	2.58	3.89	3.26	0.26	0.34	14	5.19	5.61	4.08	0.29	0.47	C91–C95
不明及其他恶性肿瘤	All Other Sites and Unspecified	17	4.38	6.62	5.65	0.13	0.56	18	6.67	7.21	5.68	0.31	0.66	A_O
所有部位合计	All Sites	388	100.00	151.08	130.55	4.90	13.39	270	100.00	108.11	87.14	4.07	9.15	ALL
所有部位除外 C44	All Sites but C44	388	100.00	151.08	130.55	4.90	13.39	268	99.26	107.31	86.41	4.03	9.05	ALLbC44

部位 Site		男性 Male						女性 Female						ICD-10
		病例数 No. cases	构成 (%)	粗率 Crude rate (1/10⁵)	世标率 ASR world (1/10⁵)	累积率 Cum.rate(%) 0~64	0~74	病例数 No. cases	构成 (%)	粗率 Crude rate (1/10⁵)	世标率 ASR world (1/10⁵)	累积率 Cum.rate(%) 0~64	0~74	
发病 Incidence														
口腔和咽喉(除外鼻咽癌)	Lip,Oral Cavity & Pharynx but Nasopharynx	0	0.00	0.00	0.00	0.00	0.00	4	1.68	3.85	2.57	0.26	0.26	C00-10,C12-14
鼻咽癌	Nasopharynx	3	1.37	2.72	1.79	0.16	0.16	0	0.00	0.00	0.00	0.00	0.00	C11
食管	Oesophagus	10	4.57	9.05	7.75	0.45	0.76	6	2.52	5.78	5.90	0.07	1.00	C15
胃	Stomach	19	8.68	17.20	14.10	0.97	1.74	7	2.94	6.74	6.91	0.26	1.14	C16
结直肠肛门	Colon,Rectum & Anus	19	8.68	17.20	14.87	0.94	1.87	14	5.88	13.48	10.88	0.68	1.41	C18-21
肝脏	Liver	27	12.33	24.45	19.75	1.49	2.80	4	1.68	3.85	2.96	0.20	0.54	C22
胆囊及其他	Gallbladder etc.	0	0.00	0.00	0.00	0.00	0.00	2	0.84	1.93	1.80	0.00	0.19	C23-C24
胰腺	Pancreas	1	0.46	0.91	1.43	0.00	0.00	6	2.52	5.78	4.07	0.41	0.41	C25
喉	Larynx	4	1.83	3.62	2.87	0.32	0.32	1	0.42	0.96	0.59	0.07	0.07	C32
气管,支气管,肺	Trachea, Bronchus and Lung	95	43.38	86.01	70.34	4.59	8.14	75	31.51	72.20	57.14	2.82	7.17	C33-C34
其他胸腔器官	Other Thoracic Organs	1	0.46	0.91	0.92	0.00	0.23	0	0.00	0.00	0.00	0.00	0.00	C37-C38
骨	Bone	2	0.91	1.81	1.73	0.11	0.11	1	0.42	0.96	1.17	0.00	0.19	C40-C41
皮肤黑色素瘤	Melanoma of Skin	1	0.46	0.91	0.69	0.09	0.09	0	0.00	0.00	0.00	0.00	0.00	C43
乳房	Breast	1	0.46	0.91	0.81	0.08	0.08	63	26.47	60.64	46.75	3.82	4.71	C50
子宫颈	Cervix Uteri	–	–	–	–	–	–	11	4.62	10.59	9.07	0.72	0.92	C53
子宫体及子宫部位不明	Uterus & Unspecified	–	–	–	–	–	–	3	1.26	2.89	2.55	0.14	0.33	C54-C55
卵巢	Ovary	–	–	–	–	–	–	12	5.04	11.55	8.57	0.51	0.90	C56
前列腺	Prostate	2	0.91	1.81	1.49	0.07	0.23	–	–	–	–	–	–	C61
睾丸	Testis	0	0.00	0.00	0.00	0.00	0.00	–	–	–	–	–	–	C62
肾及泌尿系统不明	Kidney & Unspecified Urinary Organs	4	1.83	3.62	2.64	0.27	0.27	4	1.68	3.85	2.38	0.30	0.30	C64-66,68
膀胱	Bladder	10	4.57	9.05	7.61	0.43	0.90	3	1.26	2.89	1.77	0.13	0.13	C67
脑,神经系统	Brain,Central Nervous System	4	1.83	3.62	2.48	0.12	0.12	4	1.68	3.85	4.73	0.29	0.29	C70-C72
甲状腺	Thyroid Gland	1	0.46	0.91	0.56	0.07	0.07	6	2.52	5.78	4.64	0.33	0.33	C73
淋巴瘤	Lymphoma	0	0.00	0.00	0.00	0.00	0.00	0	0.00	0.00	0.00	0.00	0.00	C81-85,88,90,96
白血病	Leukaemia	4	1.83	3.62	3.36	0.15	0.15	1	0.42	0.96	0.54	0.05	0.05	C91-C95
不明及其他恶性肿瘤	All Other Sites and Unspecified	11	5.02	9.96	8.06	0.66	0.66	11	4.62	10.59	11.40	0.56	1.44	A_O
所有部位合计	All Sites	219	100.00	198.29	163.25	10.98	18.70	238	100.00	229.10	186.41	11.62	21.80	ALL
所有部位除外 C44	All Sites but C44	219	100.00	198.29	163.25	10.98	18.70	238	100.00	229.10	186.41	11.62	21.80	ALLbC44
死亡 Mortality														
口腔和咽喉(除外鼻咽癌)	Lip,Oral Cavity & Pharynx but Nasopharynx	0	0.00	0.00	0.00	0.00	0.00	0	0.00	0.00	0.00	0.00	0.00	C00-10,C12-14
鼻咽癌	Nasopharynx	2	1.10	1.81	1.48	0.15	0.15	0	0.00	0.00	0.00	0.00	0.00	C11
食管	Oesophagus	6	3.30	5.43	5.21	0.00	0.23	1	0.86	0.96	1.17	0.00	0.19	C15
胃	Stomach	17	9.34	15.39	11.36	0.66	1.51	12	10.34	11.55	9.94	0.30	1.38	C16
结直肠肛门	Colon,Rectum & Anus	6	3.30	5.43	5.36	0.24	0.55	4	3.45	3.85	2.77	0.27	0.27	C18-21
肝脏	Liver	36	19.78	32.60	27.54	1.84	3.54	10	8.62	9.63	7.13	0.49	1.18	C22
胆囊及其他	Gallbladder etc.	2	1.10	1.81	1.85	0.00	0.46	1	0.86	0.96	0.59	0.07	0.07	C23-C24
胰腺	Pancreas	5	2.75	4.53	3.66	0.16	0.16	4	3.45	3.85	2.61	0.21	0.21	C25
喉	Larynx	1	0.55	0.91	0.81	0.08	0.08	0	0.00	0.00	0.00	0.00	0.00	C32
气管,支气管,肺	Trachea, Bronchus and Lung	85	46.70	76.96	65.11	2.26	7.20	59	50.86	56.79	43.09	1.66	4.64	C33-C34
其他胸腔器官	Other Thoracic Organs	1	0.55	0.91	0.93	0.00	0.16	0	0.00	0.00	0.00	0.00	0.00	C37-C38
骨	Bone	2	1.10	1.81	1.24	0.06	0.06	2	1.72	1.93	1.58	0.00	0.19	C40-C41
皮肤黑色素瘤	Melanoma of Skin	0	0.00	0.00	0.00	0.00	0.00	0	0.00	0.00	0.00	0.00	0.00	C43
乳房	Breast	1	0.55	0.91	0.54	0.00	0.00	12	10.34	11.55	9.22	0.70	0.70	C50
子宫颈	Cervix Uteri	–	–	–	–	–	–	1	0.86	0.96	0.49	0.06	0.06	C53
子宫体及子宫部位不明	Uterus & Unspecified	–	–	–	–	–	–	0	0.00	0.00	0.00	0.00	0.00	C54-C55
卵巢	Ovary	–	–	–	–	–	–	2	1.72	1.93	1.67	0.14	0.14	C56
前列腺	Prostate	0	0.00	0.00	0.00	0.00	0.00	–	–	–	–	–	–	C61
睾丸	Testis	0	0.00	0.00	0.00	0.00	0.00	–	–	–	–	–	–	C62
肾及泌尿系统不明	Kidney & Unspecified Urinary Organs	4	2.20	3.62	2.51	0.28	0.28	2	1.72	1.93	1.19	0.15	0.15	C64-66,68
膀胱	Bladder	4	2.20	3.62	2.46	0.17	0.17	0	0.00	0.00	0.00	0.00	0.00	C67
脑,神经系统	Brain,Central Nervous System	3	1.65	2.72	2.05	0.14	0.14	3	2.59	2.89	1.66	0.05	0.05	C70-C72
甲状腺	Thyroid Gland	1	0.55	0.91	0.56	0.07	0.07	0	0.00	0.00	0.00	0.00	0.00	C73
淋巴瘤	Lymphoma	0	0.00	0.00	0.00	0.00	0.00	0	0.00	0.00	0.00	0.00	0.00	C81-85,88,90,96
白血病	Leukaemia	2	1.10	1.81	1.37	0.15	0.15	0	0.00	0.00	0.00	0.00	0.00	C91-C95
不明及其他恶性肿瘤	All Other Sites and Unspecified	4	2.20	3.62	3.38	0.23	0.23	3	2.59	2.89	2.90	0.20	0.20	A_O
所有部位合计	All Sites	182	100.00	164.79	137.43	6.50	15.14	116	100.00	111.66	86.02	4.32	9.46	ALL
所有部位除外 C44	All Sites but C44	182	100.00	164.79	137.43	6.50	15.14	116	100.00	111.66	86.02	4.32	9.46	ALLbC44

部位 Site		男性 Male						女性 Female						ICD-10
		病例数 No. cases	构成 (%)	粗率 Crude rate (1/10⁵)	世标率 ASR world (1/10⁵)	累积率 Cum.rate(%)		病例数 No. cases	构成 (%)	粗率 Crude rate (1/10⁵)	世标率 ASR world (1/10⁵)	累积率 Cum.rate(%)		
						0~64	0~74					0~64	0~74	
发病 Incidence														
口腔和咽喉(除外鼻咽癌)	Lip,Oral Cavity & Pharynx but Nasopharynx	3	0.65	1.35	1.22	0.07	0.13	1	0.24	0.48	0.61	0.03	0.03	C00-10,C12-14
鼻咽癌	Nasopharynx	4	0.86	1.80	1.39	0.10	0.10	1	0.24	0.48	0.41	0.03	0.03	C11
食管	Oesophagus	15	3.23	6.77	5.33	0.09	0.81	7	1.70	3.39	1.94	0.03	0.15	C15
胃	Stomach	75	16.13	33.84	25.22	1.35	3.01	25	6.07	12.12	8.95	0.39	1.36	C16
结直肠肛门	Colon,Rectum & Anus	18	3.87	8.12	6.63	0.34	0.82	14	3.40	6.79	5.22	0.20	0.81	C18-21
肝脏	Liver	73	15.70	32.94	27.10	1.51	3.85	41	9.95	19.88	14.48	0.96	1.93	C22
胆囊及其他	Gallbladder etc.	0	0.00	0.00	0.00	0.00	0.00	1	0.24	0.48	0.38	0.05	0.05	C23-C24
胰腺	Pancreas	4	0.86	1.80	1.41	0.12	0.12	5	1.21	2.42	1.95	0.00	0.35	C25
喉	Larynx	3	0.65	1.35	1.15	0.06	0.18	0	0.00	0.00	0.00	0.00	0.00	C32
气管,支气管,肺	Trachea, Bronchus and Lung	174	37.42	78.51	60.96	3.46	7.51	154	37.38	74.69	51.30	2.54	6.57	C33-C34
其他胸腔器官	Other Thoracic Organs	2	0.43	0.90	0.77	0.07	0.07	2	0.49	0.97	0.74	0.05	0.11	C37-C38
骨	Bone	5	1.08	2.26	1.72	0.04	0.27	5	1.21	2.42	1.79	0.16	0.16	C40-C41
皮肤黑色素瘤	Melanoma of Skin	0	0.00	0.00	0.00	0.00	0.00	0	0.00	0.00	0.00	0.00	0.00	C43
乳房	Breast	3	0.65	1.35	1.26	0.14	0.14	46	11.17	22.31	17.40	1.48	1.84	C50
子宫颈	Cervix Uteri	–	–	–	–	–	–	12	2.91	5.82	4.60	0.40	0.52	C53
子宫体及子宫部位不明	Uterus & Unspecified	–	–	–	–	–	–	12	2.91	5.82	4.21	0.31	0.49	C54-C55
卵巢	Ovary	–	–	–	–	–	–	6	1.46	2.91	2.17	0.26	0.26	C56
前列腺	Prostate	2	0.43	0.90	0.67	0.05	0.05	–	–	–	–	–	–	C61
睾丸	Testis	1	0.22	0.45	0.35	0.00	0.06	–	–	–	–	–	–	C62
肾及泌尿系统不明	Kidney & Unspecified Urinary Organs	7	1.51	3.16	2.60	0.24	0.24	5	1.21	2.42	2.42	0.10	0.22	C64-66,68
膀胱	Bladder	9	1.94	4.06	2.75	0.09	0.21	0	0.00	0.00	0.00	0.00	0.00	C67
脑,神经系统	Brain,Central Nervous System	22	4.73	9.93	8.83	0.74	0.91	21	5.10	10.18	7.92	0.63	0.82	C70-C72
甲状腺	Thyroid Gland	6	1.29	2.71	2.17	0.21	0.21	32	7.77	15.52	11.80	1.00	1.12	C73
淋巴瘤	Lymphoma	3	0.65	1.35	1.21	0.13	0.13	3	0.73	1.45	1.24	0.13	0.13	C81 85,88,90,96
白血病	Leukaemia	15	3.23	6.77	5.77	0.50	0.56	11	2.67	5.33	5.54	0.33	0.33	C91-C95
不明及其他恶性肿瘤	All Other Sites and Unspecified	21	4.52	9.48	8.52	0.64	0.94	8	1.94	3.88	3.71	0.22	0.28	A_O
所有部位合计	All Sites	465	100.00	209.80	167.02	9.93	20.31	412	100.00	199.82	148.77	9.35	17.55	ALL
所有部位除外 C44	All Sites but C44	465	100.00	209.80	167.02	9.93	20.31	412	100.00	199.82	148.77	9.35	17.55	ALLbC44
死亡 Mortality														
口腔和咽喉(除外鼻咽癌)	Lip,Oral Cavity & Pharynx but Nasopharynx	0	0.00	0.00	0.00	0.00	0.00	0	0.00	0.00	0.00	0.00	0.00	C00-10,C12-14
鼻咽癌	Nasopharynx	2	0.56	0.90	0.60	0.03	0.03	0	0.00	0.00	0.00	0.00	0.00	C11
食管	Oesophagus	12	3.38	5.41	3.80	0.00	0.41	3	1.36	1.45	0.65	0.00	0.00	C15
胃	Stomach	63	17.75	28.43	20.70	0.79	2.39	19	8.60	9.21	6.62	0.24	0.97	C16
结直肠肛门	Colon,Rectum & Anus	10	2.82	4.51	3.22	0.14	0.32	8	3.62	3.88	2.98	0.09	0.52	C18-21
肝脏	Liver	64	18.03	28.88	23.31	1.23	3.27	28	12.67	13.58	9.49	0.67	1.22	C22
胆囊及其他	Gallbladder etc.	0	0.00	0.00	0.00	0.00	0.00	1	0.45	0.48	0.38	0.05	0.05	C23-C24
胰腺	Pancreas	4	1.13	1.80	1.39	0.13	0.13	2	0.90	0.97	0.72	0.00	0.12	C25
喉	Larynx	4	1.13	1.80	1.62	0.12	0.24	0	0.00	0.00	0.00	0.00	0.00	C32
气管,支气管,肺	Trachea, Bronchus and Lung	148	41.69	66.78	51.00	2.08	6.55	115	52.04	55.77	36.45	1.43	4.27	C33-C34
其他胸腔器官	Other Thoracic Organs	0	0.00	0.00	0.00	0.00	0.00	2	0.90	0.97	0.74	0.05	0.11	C37-C38
骨	Bone	1	0.28	0.45	0.35	0.00	0.06	0	0.00	0.00	0.00	0.00	0.00	C40-C41
皮肤黑色素瘤	Melanoma of Skin	0	0.00	0.00	0.00	0.00	0.00	0	0.00	0.00	0.00	0.00	0.00	C43
乳房	Breast	0	0.00	0.00	0.00	0.00	0.00	10	4.52	4.85	3.63	0.29	0.35	C50
子宫颈	Cervix Uteri	–	–	–	–	–	–	2	0.90	0.97	0.75	0.07	0.07	C53
子宫体及子宫部位不明	Uterus & Unspecified	–	–	–	–	–	–	3	1.36	1.45	1.09	0.07	0.13	C54-C55
卵巢	Ovary	–	–	–	–	–	–	3	1.36	1.45	0.92	0.09	0.09	C56
前列腺	Prostate	1	0.28	0.45	0.30	0.00	0.00	–	–	–	–	–	–	C61
睾丸	Testis	0	0.00	0.00	0.00	0.00	0.00	–	–	–	–	–	–	C62
肾及泌尿系统不明	Kidney & Unspecified Urinary Organs	1	0.28	0.45	0.32	0.04	0.04	0	0.00	0.00	0.00	0.00	0.00	C64-66,68
膀胱	Bladder	8	2.25	3.61	2.48	0.05	0.23	0	0.00	0.00	0.00	0.00	0.00	C67
脑,神经系统	Brain,Central Nervous System	8	2.25	3.61	3.29	0.25	0.36	11	4.98	5.33	4.28	0.25	0.55	C70-C72
甲状腺	Thyroid Gland	1	0.28	0.45	0.32	0.04	0.04	1	0.45	0.48	0.31	0.03	0.03	C73
淋巴瘤	Lymphoma	1	0.28	0.45	0.32	0.04	0.04	2	0.90	0.97	0.62	0.05	0.05	C81-85,88,90,96
白血病	Leukaemia	12	3.38	5.41	4.70	0.32	0.44	7	3.17	3.39	3.34	0.19	0.25	C91-C95
不明及其他恶性肿瘤	All Other Sites and Unspecified	15	4.23	6.77	5.71	0.31	0.74	4	1.81	1.94	1.24	0.05	0.16	A_O
所有部位合计	All Sites	355	100.00	160.17	123.44	5.57	15.29	221	100.00	107.18	74.21	3.62	8.94	ALL
所有部位除外 C44	All Sites but C44	355	100.00	160.17	123.44	5.57	15.29	221	100.00	107.18	74.21	3.62	8.94	ALLbC44

表 6-3-28 太原市杏花岭区 2014 年癌症发病和死亡主要指标
Table 6-3-28 Incidence and mortality of cancer in Xinghualing Qu, Taiyuan Shi, 2014

部位 Site		男性 Male						女性 Female						ICD-10
		病例数 No. cases	构成 (%)	粗率 Crude rate (1/10⁵)	世标率 ASR world (1/10⁵)	累积率 Cum.rate(%)		病例数 No. cases	构成 (%)	粗率 Crude rate (1/10⁵)	世标率 ASR world (1/10⁵)	累积率 Cum.rate(%)		
						0~64	0~74					0~64	0~74	
发病 Incidence														
口腔和咽喉(除外鼻咽癌)	Lip,Oral Cavity & Pharynx but Nasopharynx	11	1.40	3.35	2.14	0.09	0.28	7	0.99	2.18	1.88	0.02	0.30	C00-10,C12-14
鼻咽癌	Nasopharynx	3	0.38	0.91	0.69	0.02	0.09	0	0.00	0.00	0.00	0.00	0.00	C11
食管	Oesophagus	51	6.49	15.53	10.37	0.67	1.25	24	3.39	7.48	4.60	0.04	0.42	C15
胃	Stomach	99	12.60	30.15	22.32	0.88	2.96	36	5.08	11.22	7.39	0.42	0.87	C16
结直肠肛门	Colon,Rectum & Anus	83	10.56	25.28	18.95	0.91	2.53	60	8.46	18.70	11.53	0.57	1.29	C18-21
肝脏	Liver	55	7.00	16.75	12.72	0.78	1.51	21	2.96	6.55	4.46	0.25	0.37	C22
胆囊及其他	Gallbladder etc.	16	2.04	4.87	3.87	0.11	0.58	19	2.68	5.92	3.25	0.12	0.38	C23-C24
胰腺	Pancreas	20	2.54	6.09	4.34	0.29	0.56	20	2.82	6.23	3.75	0.23	0.42	C25
喉	Larynx	10	1.27	3.05	2.30	0.17	0.30	1	0.14	0.31	0.17	0.01	0.01	C32
气管,支气管,肺	Trachea, Bronchus and Lung	232	29.52	70.66	49.61	2.51	6.27	71	10.01	22.13	13.53	0.60	1.34	C33-C34
其他胸腔器官	Other Thoracic Organs	3	0.38	0.91	0.63	0.00	0.07	2	0.28	0.62	0.43	0.02	0.02	C37-C38
骨	Bone	2	0.25	0.61	0.57	0.04	0.10	2	0.28	0.62	0.53	0.02	0.08	C40-C41
皮肤黑色素瘤	Melanoma of Skin	0	0.00	0.00	0.00	0.00	0.00	0	0.00	0.00	0.00	0.00	0.00	C43
乳房	Breast	1	0.13	0.30	0.33	0.04	0.04	135	19.04	42.08	29.26	2.32	3.50	C50
子宫颈	Cervix Uteri	–	–	–	–	–	–	72	10.16	22.44	16.01	1.40	1.78	C53
子宫体及子宫部位不明	Uterus & Unspecified	–	–	–	–	–	–	29	4.09	9.04	6.77	0.61	0.85	C54-C55
卵巢	Ovary	–	–	–	–	–	–	25	3.53	7.79	4.71	0.31	0.48	C56
前列腺	Prostate	26	3.31	7.92	5.65	0.08	0.80	–	–	–	–	–	–	C61
睾丸	Testis	0	0.00	0.00	0.00	0.00	0.00	–	–	–	–	–	–	C62
肾及泌尿系统不明	Kidney & Unspecified Urinary Organs	38	4.83	11.57	8.23	0.45	1.06	19	2.68	5.92	4.18	0.29	0.51	C64-66,68
膀胱	Bladder	30	3.82	9.14	6.39	0.37	0.78	9	1.27	2.81	2.11	0.14	0.25	C67
脑,神经系统	Brain,Central Nervous System	8	1.02	2.44	1.90	0.18	0.24	19	2.68	5.92	5.84	0.39	0.66	C70-C72
甲状腺	Thyroid Gland	20	2.54	6.09	4.31	0.35	0.35	69	9.73	21.51	15.37	1.34	1.59	C73
淋巴瘤	Lymphoma	18	2.29	5.48	3.67	0.18	0.44	21	2.96	6.55	5.23	0.28	0.72	C81-85,88,90,96
白血病	Leukaemia	15	1.91	4.57	3.44	0.21	0.34	13	1.83	4.05	3.52	0.18	0.38	C91-C95
不明及其他恶性肿瘤	All Other Sites and Unspecified	45	5.73	13.71	11.21	0.71	1.50	35	4.94	10.91	7.54	0.55	0.74	A_O
所有部位合计	All Sites	786	100.00	239.39	173.64	9.03	22.06	709	100.00	221.01	152.07	10.12	16.97	ALL
所有部位除外 C44	All Sites but C44	779	99.11	237.26	171.32	8.97	21.67	705	99.44	219.76	151.23	10.05	16.89	ALLbC44
死亡 Mortality														
口腔和咽喉(除外鼻咽癌)	Lip,Oral Cavity & Pharynx but Nasopharynx	5	0.81	1.52	1.11	0.11	0.11	2	0.56	0.62	0.20	0.00	0.00	C00-10,C12-14
鼻咽癌	Nasopharynx	3	0.49	0.91	0.42	0.04	0.04	0	0.00	0.00	0.00	0.00	0.00	C11
食管	Oesophagus	41	6.63	12.49	8.63	0.49	1.02	17	4.78	5.30	2.70	0.02	0.23	C15
胃	Stomach	76	12.30	23.15	15.99	0.60	1.95	21	5.90	6.55	4.38	0.19	0.34	C16
结直肠肛门	Colon,Rectum & Anus	46	7.44	14.01	9.16	0.32	0.93	31	8.71	9.66	5.31	0.20	0.54	C18-21
肝脏	Liver	55	8.90	16.75	12.37	0.70	1.38	23	6.46	7.17	4.49	0.19	0.49	C22
胆囊及其他	Gallbladder etc.	4	0.65	1.22	1.09	0.07	0.15	10	2.81	3.12	1.93	0.06	0.27	C23-C24
胰腺	Pancreas	20	3.24	6.09	4.08	0.24	0.43	16	4.49	4.99	3.49	0.27	0.37	C25
喉	Larynx	8	1.29	2.44	1.72	0.12	0.18	0	0.00	0.00	0.00	0.00	0.00	C32
气管,支气管,肺	Trachea, Bronchus and Lung	247	39.97	75.23	50.20	1.98	6.09	94	26.40	29.30	17.17	0.79	1.67	C33-C34
其他胸腔器官	Other Thoracic Organs	1	0.16	0.30	0.31	0.02	0.02	1	0.28	0.31	0.21	0.02	0.02	C37-C38
骨	Bone	5	0.81	1.52	0.99	0.06	0.06	3	0.84	0.94	0.49	0.02	0.06	C40-C41
皮肤黑色素瘤	Melanoma of Skin	0	0.00	0.00	0.00	0.00	0.00	0	0.00	0.00	0.00	0.00	0.00	C43
乳房	Breast	1	0.16	0.30	0.17	0.02	0.02	40	11.24	12.47	7.06	0.52	0.75	C50
子宫颈	Cervix Uteri	–	–	–	–	–	–	18	5.06	5.61	3.66	0.30	0.36	C53
子宫体及子宫部位不明	Uterus & Unspecified	–	–	–	–	–	–	3	0.84	0.94	0.89	0.04	0.15	C54-C55
卵巢	Ovary	–	–	–	–	–	–	13	3.65	4.05	2.64	0.25	0.29	C56
前列腺	Prostate	6	0.97	1.83	0.89	0.00	0.00	–	–	–	–	–	–	C61
睾丸	Testis	0	0.00	0.00	0.00	0.00	0.00	–	–	–	–	–	–	C62
肾及泌尿系统不明	Kidney & Unspecified Urinary Organs	8	1.29	2.44	1.85	0.14	0.27	6	1.69	1.87	1.20	0.02	0.08	C64-66,68
膀胱	Bladder	10	1.62	3.05	1.98	0.00	0.21	3	0.84	0.94	0.70	0.00	0.06	C67
脑,神经系统	Brain,Central Nervous System	9	1.46	2.74	2.63	0.12	0.18	12	3.37	3.74	2.41	0.11	0.35	C70-C72
甲状腺	Thyroid Gland	1	0.16	0.30	0.11	0.00	0.00	3	0.84	0.94	0.58	0.00	0.00	C73
淋巴瘤	Lymphoma	16	2.59	4.87	3.29	0.27	0.39	9	2.53	2.81	1.67	0.06	0.16	C81-85,88,90,96
白血病	Leukaemia	27	4.37	8.22	5.83	0.38	0.59	13	3.65	4.05	4.53	0.25	0.30	C91-C95
不明及其他恶性肿瘤	All Other Sites and Unspecified	29	4.69	8.83	6.42	0.24	0.87	18	5.06	5.61	4.22	0.26	0.46	A_O
所有部位合计	All Sites	618	100.00	188.22	129.25	5.93	14.87	356	100.00	110.97	69.92	3.56	6.96	ALL
所有部位除外 C44	All Sites but C44	618	100.00	188.22	129.25	5.93	14.87	356	100.00	110.97	69.92	3.56	6.96	ALLbC44

表 6-3-29 阳泉市 2014 年癌症发病和死亡主要指标
Table 6-3-29 Incidence and mortality of cancer in Yangquan Shi, 2014

部位 Site		男性 Male						女性 Female						ICD-10
		病例数 No. cases	构成 (%)	粗率 Crude rate (1/10⁵)	世标率 ASR world (1/10⁵)	累积率 Cum.rate(%) 0~64	0~74	病例数 No. cases	构成 (%)	粗率 Crude rate (1/10⁵)	世标率 ASR world (1/10⁵)	累积率 Cum.rate(%) 0~64	0~74	
发病 Incidence														
口腔和咽喉(除外鼻咽癌)	Lip,Oral Cavity & Pharynx but Nasopharynx	14	1.52	3.78	2.94	0.21	0.38	7	0.97	2.08	1.82	0.02	0.19	C00–10,C12–14
鼻咽癌	Nasopharynx	5	0.54	1.35	0.90	0.07	0.07	4	0.56	1.19	0.73	0.03	0.03	C11
食管	Oesophagus	110	11.92	29.68	26.86	1.03	2.73	63	8.75	18.70	14.86	0.68	1.60	C15
胃	Stomach	189	20.48	50.99	44.92	2.16	5.74	52	7.22	15.44	12.41	0.50	1.31	C16
结直肠肛门	Colon,Rectum & Anus	72	7.80	19.42	16.45	0.67	1.83	67	9.31	19.89	14.44	0.69	1.56	C18–21
肝脏	Liver	70	7.58	18.88	16.46	0.82	1.71	49	6.81	14.55	11.92	0.48	1.33	C22
胆囊及其他	Gallbladder etc.	23	2.49	6.20	5.39	0.19	0.80	21	2.92	6.23	4.83	0.22	0.56	C23–C24
胰腺	Pancreas	20	2.17	5.40	4.23	0.27	0.55	11	1.53	3.27	2.31	0.11	0.22	C25
喉	Larynx	14	1.52	3.78	2.73	0.11	0.34	0	0.00	0.00	0.00	0.00	0.00	C32
气管,支气管,肺	Trachea, Bronchus and Lung	234	25.35	63.13	53.42	2.37	6.65	98	13.61	29.09	23.09	0.88	2.37	C33–C34
其他胸腔器官	Other Thoracic Organs	3	0.33	0.81	0.71	0.05	0.09	2	0.28	0.59	0.44	0.02	0.08	C37–C38
骨	Bone	9	0.98	2.43	2.19	0.10	0.31	8	1.11	2.38	1.80	0.03	0.30	C40–C41
皮肤黑色素瘤	Melanoma of Skin	2	0.22	0.54	0.76	0.04	0.04	2	0.28	0.59	0.79	0.05	0.05	C43
乳房	Breast	0	0.00	0.00	0.00	0.00	0.00	106	14.72	31.47	21.65	1.86	2.39	C50
子宫颈	Cervix Uteri	–	–	–	–	–	–	71	9.86	21.08	16.06	1.18	1.91	C53
子宫体及子宫部位不明	Uterus & Unspecified	–	–	–	–	–	–	22	3.06	6.53	4.63	0.35	0.49	C54–C55
卵巢	Ovary	–	–	–	–	–	–	32	4.44	9.50	7.29	0.45	0.76	C56
前列腺	Prostate	19	2.06	5.13	5.38	0.03	0.36	–	–	–	–	–	–	C61
睾丸	Testis	0	0.00	0.00	0.00	0.00	0.00	–	–	–	–	–	–	C62
肾及泌尿系统不明	Kidney & Unspecified Urinary Organs	21	2.28	5.67	4.55	0.18	0.67	23	3.19	6.83	5.68	0.28	0.80	C64–66,68
膀胱	Bladder	36	3.90	9.71	8.46	0.36	0.98	12	1.67	3.56	2.87	0.05	0.43	C67
脑,神经系统	Brain,Central Nervous System	16	1.73	4.32	3.15	0.21	0.32	13	1.81	3.86	2.72	0.11	0.26	C70–C72
甲状腺	Thyroid Gland	6	0.65	1.62	1.34	0.13	0.13	10	1.39	2.97	1.93	0.14	0.14	C73
淋巴瘤	Lymphoma	25	2.71	6.74	5.44	0.23	0.48	15	2.08	4.45	3.53	0.19	0.58	C81–85,88,90,96
白血病	Leukaemia	16	1.73	4.32	3.36	0.34	0.34	17	2.36	5.05	4.37	0.21	0.48	C91–C95
不明及其他恶性肿瘤	All Other Sites and Unspecified	19	2.06	5.13	4.14	0.15	0.46	15	2.08	4.45	3.32	0.22	0.44	A_O
所有部位合计	All Sites	923	100.00	249.01	213.74	9.73	24.99	720	100.00	213.75	163.49	8.74	18.27	ALL
所有部位除外 C44	All Sites but C44	917	99.35	247.39	212.47	9.69	24.84	717	99.58	212.86	162.72	8.74	18.10	ALLbC44
死亡 Mortality														
口腔和咽喉(除外鼻咽癌)	Lip,Oral Cavity & Pharynx but Nasopharynx	1	0.15	0.27	0.18	0.00	0.00	2	0.46	0.59	0.40	0.02	0.02	C00–10,C12–14
鼻咽癌	Nasopharynx	0	0.00	0.00	0.00	0.00	0.00	0	0.00	0.00	0.00	0.00	0.00	C11
食管	Oesophagus	67	9.93	18.08	17.54	0.40	1.44	46	10.57	13.66	10.56	0.29	1.21	C15
胃	Stomach	118	17.48	31.83	31.01	1.25	2.82	55	12.64	16.33	14.43	0.18	1.12	C16
结直肠肛门	Colon,Rectum & Anus	38	5.63	10.25	8.31	0.25	0.80	27	6.21	8.02	6.26	0.16	0.60	C18–21
肝脏	Liver	63	9.33	17.00	16.18	0.68	1.31	46	10.57	13.66	11.89	0.34	0.87	C22
胆囊及其他	Gallbladder etc.	20	2.96	5.40	4.08	0.09	0.43	20	4.60	5.94	4.82	0.11	0.42	C23–C24
胰腺	Pancreas	14	2.07	3.78	3.61	0.19	0.25	8	1.84	2.38	2.22	0.04	0.15	C25
喉	Larynx	12	1.78	3.24	3.47	0.04	0.21	4	0.92	1.19	1.61	0.00	0.00	C32
气管,支气管,肺	Trachea, Bronchus and Lung	190	28.15	51.26	48.51	1.45	4.87	85	19.54	25.23	22.16	0.65	1.53	C33–C34
其他胸腔器官	Other Thoracic Organs	2	0.30	0.54	0.32	0.03	0.03	1	0.23	0.30	0.26	0.03	0.03	C37–C38
骨	Bone	6	0.89	1.62	1.33	0.13	0.13	2	0.46	0.59	0.49	0.00	0.05	C40–C41
皮肤黑色素瘤	Melanoma of Skin	0	0.00	0.00	0.00	0.00	0.00	0	0.00	0.00	0.00	0.00	0.00	C43
乳房	Breast	0	0.00	0.00	0.00	0.00	0.00	15	3.45	4.45	2.88	0.15	0.27	C50
子宫颈	Cervix Uteri	–	–	–	–	–	–	41	9.43	12.17	9.89	0.43	0.88	C53
子宫体及子宫部位不明	Uterus & Unspecified	–	–	–	–	–	–	2	0.46	0.59	0.50	0.03	0.09	C54–C55
卵巢	Ovary	–	–	–	–	–	–	18	4.14	5.34	4.42	0.14	0.52	C56
前列腺	Prostate	31	4.59	8.36	7.56	0.18	0.63	–	–	–	–	–	–	C61
睾丸	Testis	0	0.00	0.00	0.00	0.00	0.00	–	–	–	–	–	–	C62
肾及泌尿系统不明	Kidney & Unspecified Urinary Organs	24	3.56	6.47	7.73	0.10	0.42	12	2.76	3.56	3.57	0.05	0.24	C64–66,68
膀胱	Bladder	13	1.93	3.51	2.73	0.00	0.20	10	2.30	2.97	3.00	0.00	0.23	C67
脑,神经系统	Brain,Central Nervous System	29	4.30	7.82	7.70	0.30	0.47	9	2.07	2.67	1.85	0.09	0.14	C70–C72
甲状腺	Thyroid Gland	4	0.59	1.08	1.14	0.05	0.05	0	0.00	0.00	0.00	0.00	0.00	C73
淋巴瘤	Lymphoma	6	0.89	1.62	1.32	0.03	0.18	3	0.69	0.89	0.70	0.03	0.09	C81–85,88,90,96
白血病	Leukaemia	7	1.04	1.89	1.40	0.14	0.14	7	1.61	2.08	1.93	0.07	0.13	C91–C95
不明及其他恶性肿瘤	All Other Sites and Unspecified	30	4.44	8.09	8.03	0.27	0.58	22	5.06	6.53	5.95	0.14	0.33	A_O
所有部位合计	All Sites	675	100.00	182.10	172.15	5.58	14.95	435	100.00	129.14	109.78	2.97	8.91	ALL
所有部位除外 C44	All Sites but C44	672	99.56	181.29	171.48	5.55	14.86	435	100.00	129.14	109.78	2.97	8.91	ALLbC44

表 6-3-30 平定县 2014 年癌症发病和死亡主要指标
Table 6-3-30 Incidence and mortality of cancer in Pingding Xian, 2014

部位 Site		男性 Male						女性 Female						ICD-10
		病例数 No. cases	构成 (%)	粗率 Crude rate (1/10⁵)	世标率 ASR world (1/10⁵)	累积率 Cum.rate(%) 0~64	0~74	病例数 No. cases	构成 (%)	粗率 Crude rate (1/10⁵)	世标率 ASR world (1/10⁵)	累积率 Cum.rate(%) 0~64	0~74	
发病 Incidence														
口腔和咽喉(除外鼻咽癌)	Lip,Oral Cavity & Pharynx but Nasopharynx	2	0.43	1.25	0.91	0.05	0.05	3	0.97	1.93	1.68	0.09	0.09	C00-10,C12-14
鼻咽癌	Nasopharynx	2	0.43	1.25	1.12	0.07	0.16	0	0.00	0.00	0.00	0.00	0.00	C11
食管	Oesophagus	91	19.65	56.65	48.31	2.25	6.10	54	17.53	34.75	27.93	1.34	3.72	C15
胃	Stomach	107	23.11	66.61	62.40	2.00	6.11	38	12.34	24.45	19.48	0.79	2.22	C16
结直肠肛门	Colon,Rectum & Anus	34	7.34	21.17	18.06	0.70	1.72	18	5.84	11.58	8.29	0.44	0.92	C18-21
肝脏	Liver	54	11.66	33.62	31.25	1.37	3.02	20	6.49	12.87	10.04	0.50	1.24	C22
胆囊及其他	Gallbladder etc.	6	1.30	3.74	3.06	0.18	0.42	4	1.30	2.57	2.12	0.09	0.30	C23-C24
胰腺	Pancreas	13	2.81	8.09	7.63	0.30	0.64	8	2.60	5.15	4.90	0.14	0.98	C25
喉	Larynx	14	3.02	8.72	8.34	0.35	0.74	1	0.32	0.64	0.54	0.07	0.07	C32
气管,支气管,肺	Trachea, Bronchus and Lung	77	16.63	47.93	41.28	1.99	4.50	39	12.66	25.10	19.60	1.03	2.52	C33-C34
其他胸腔器官	Other Thoracic Organs	2	0.43	1.25	1.15	0.05	0.19	2	0.65	1.29	1.27	0.00	0.32	C37-C38
骨	Bone	2	0.43	1.25	0.72	0.09	0.09	6	1.95	3.86	2.72	0.15	0.25	C40-C41
皮肤黑色素瘤	Melanoma of Skin	0	0.00	0.00	0.00	0.00	0.00	0	0.00	0.00	0.00	0.00	0.00	C43
乳房	Breast	0	0.00	0.00	0.00	0.00	0.00	30	9.74	19.30	13.92	1.07	1.50	C50
子宫颈	Cervix Uteri	–	–	–	–	–	–	26	8.44	16.73	12.57	0.79	1.64	C53
子宫体及子宫部位不明	Uterus & Unspecified	–	–	–	–	–	–	13	4.22	8.37	6.25	0.46	0.67	C54-C55
卵巢	Ovary	–	–	–	–	–	–	7	2.27	4.50	3.20	0.12	0.39	C56
前列腺	Prostate	6	1.30	3.74	4.07	0.04	0.04	–	–	–	–	–	–	C61
睾丸	Testis	0	0.00	0.00	0.00	0.00	0.00	–	–	–	–	–	–	C62
肾及泌尿系统不明	Kidney & Unspecified Urinary Organs	9	1.94	5.60	4.06	0.32	0.46	4	1.30	2.57	2.36	0.14	0.35	C64-66,68
膀胱	Bladder	14	3.02	8.72	7.32	0.17	1.24	5	1.62	3.22	2.42	0.20	0.31	C67
脑,神经系统	Brain,Central Nervous System	10	2.16	6.23	7.07	0.43	0.72	9	2.92	5.79	4.55	0.30	0.67	C70-C72
甲状腺	Thyroid Gland	0	0.00	0.00	0.00	0.00	0.00	1	0.32	0.64	0.54	0.07	0.07	C73
淋巴瘤	Lymphoma	2	0.43	1.25	1.15	0.00	0.29	1	0.32	0.64	0.43	0.04	0.04	C81-85,88,90,96
白血病	Leukaemia	7	1.51	4.36	5.90	0.20	0.30	10	3.25	6.43	4.94	0.26	0.57	C91-C95
不明及其他恶性肿瘤	All Other Sites and Unspecified	11	2.38	6.85	5.32	0.35	0.65	9	2.92	5.79	5.19	0.17	0.75	A_O
所有部位合计	All Sites	463	100.00	288.23	259.09	10.90	27.43	308	100.00	198.19	154.94	8.24	19.58	ALL
所有部位除外 C44	All Sites but C44	463	100.00	288.23	259.09	10.90	27.43	306	99.35	196.90	153.76	8.17	19.36	ALLbC44
死亡 Mortality														
口腔和咽喉(除外鼻咽癌)	Lip,Oral Cavity & Pharynx but Nasopharynx	3	0.86	1.87	1.50	0.05	0.14	1	0.47	0.64	0.35	0.00	0.00	C00-10,C12-14
鼻咽癌	Nasopharynx	0	0.00	0.00	0.00	0.00	0.00	0	0.00	0.00	0.00	0.00	0.00	C11
食管	Oesophagus	68	19.43	42.33	38.30	1.45	4.49	31	14.42	19.95	15.43	0.69	1.70	C15
胃	Stomach	96	27.43	59.76	57.01	1.68	5.45	43	20.00	27.67	21.37	0.94	2.53	C16
结直肠肛门	Colon,Rectum & Anus	18	5.14	11.21	10.47	0.28	0.81	8	3.72	5.15	3.52	0.18	0.40	C18-21
肝脏	Liver	44	12.57	27.39	23.83	0.78	2.68	22	10.23	14.16	10.62	0.44	1.13	C22
胆囊及其他	Gallbladder etc.	1	0.29	0.62	0.53	0.07	0.07	1	0.47	0.64	0.37	0.05	0.05	C23-C24
胰腺	Pancreas	9	2.57	5.60	5.59	0.19	0.39	7	3.26	4.50	3.98	0.14	0.72	C25
喉	Larynx	10	2.86	6.23	7.28	0.22	0.32	1	0.47	0.64	0.54	0.07	0.07	C32
气管,支气管,肺	Trachea, Bronchus and Lung	60	17.14	37.35	31.46	1.33	3.17	37	17.21	23.81	18.22	1.02	2.40	C33-C34
其他胸腔器官	Other Thoracic Organs	0	0.00	0.00	0.00	0.00	0.00	0	0.00	0.00	0.00	0.00	0.00	C37-C38
骨	Bone	2	0.57	1.25	0.94	0.05	0.19	3	1.40	1.93	1.83	0.11	0.11	C40-C41
皮肤黑色素瘤	Melanoma of Skin	0	0.00	0.00	0.00	0.00	0.00	0	0.00	0.00	0.00	0.00	0.00	C43
乳房	Breast	0	0.00	0.00	0.00	0.00	0.00	11	5.12	7.08	4.82	0.33	0.44	C50
子宫颈	Cervix Uteri	–	–	–	–	–	–	14	6.51	9.01	6.94	0.49	0.81	C53
子宫体及子宫部位不明	Uterus & Unspecified	–	–	–	–	–	–	5	2.33	3.22	2.43	0.15	0.26	C54-C55
卵巢	Ovary	–	–	–	–	–	–	4	1.86	2.57	1.60	0.11	0.11	C56
前列腺	Prostate	3	0.86	1.87	2.63	0.00	0.00	–	–	–	–	–	–	C61
睾丸	Testis	0	0.00	0.00	0.00	0.00	0.00	–	–	–	–	–	–	C62
肾及泌尿系统不明	Kidney & Unspecified Urinary Organs	2	0.57	1.25	0.84	0.08	0.08	1	0.47	0.64	0.54	0.07	0.07	C64-66,68
膀胱	Bladder	7	2.00	4.36	3.52	0.13	0.61	2	0.93	1.29	0.91	0.11	0.11	C67
脑,神经系统	Brain,Central Nervous System	10	2.86	6.23	7.18	0.34	0.63	8	3.72	5.15	4.98	0.30	0.57	C70-C72
甲状腺	Thyroid Gland	2	0.57	1.25	1.01	0.04	0.14	0	0.00	0.00	0.00	0.00	0.00	C73
淋巴瘤	Lymphoma	2	0.57	1.25	1.15	0.00	0.29	1	0.47	0.64	0.37	0.05	0.05	C81-85,88,90,96
白血病	Leukaemia	4	1.14	2.49	4.46	0.04	0.14	9	4.19	5.79	5.79	0.27	0.58	C91-C95
不明及其他恶性肿瘤	All Other Sites and Unspecified	9	2.57	5.60	5.60	0.11	0.40	6	2.79	3.86	3.84	0.12	0.44	A_O
所有部位合计	All Sites	350	100.00	217.88	203.29	6.82	19.99	215	100.00	138.35	108.46	5.63	12.52	ALL
所有部位除外 C44	All Sites but C44	350	100.00	217.88	203.29	6.82	19.99	214	99.53	137.70	107.83	5.63	12.36	ALLbC44

表 6-3-31 盂县 2014 年癌症发病和死亡主要指标
Table 6-3-31 Incidence and mortality of cancer in Yu Xian,2014

部位 Site		男性 Male						女性 Female						ICD-10
		病例数 No. cases	构成 (%)	粗率 Crude rate (1/10⁵)	世标率 ASR world (1/10⁵)	累积率 Cum.rate(%)		病例数 No. cases	构成 (%)	粗率 Crude rate (1/10⁵)	世标率 ASR world (1/10⁵)	累积率 Cum.rate(%)		
						0~64	0~74					0~64	0~74	
发病 Incidence														
口腔和咽喉(除外鼻咽癌)	Lip,Oral Cavity & Pharynx but Nasopharynx	0	0.00	0.00	0.00	0.00	0.00	0	0.00	0.00	0.00	0.00	0.00	C00–10,C12–14
鼻咽癌	Nasopharynx	1	0.36	0.64	0.42	0.03	0.03	1	0.37	0.67	0.40	0.03	0.03	C11
食管	Oesophagus	37	13.45	23.75	17.83	0.60	2.52	17	6.34	11.31	8.87	0.65	1.09	C15
胃	Stomach	81	29.45	52.00	40.23	2.01	5.30	9	3.36	5.99	5.09	0.05	0.75	C16
结直肠肛门	Colon,Rectum & Anus	22	8.00	14.12	11.00	0.77	1.30	21	7.84	13.97	10.31	0.81	1.07	C18–21
肝脏	Liver	21	7.64	13.48	10.68	0.60	1.23	17	6.34	11.31	8.01	0.42	0.84	C22
胆囊及其他	Gallbladder etc.	2	0.73	1.28	1.05	0.11	0.11	3	1.12	2.00	1.64	0.08	0.24	C23–C24
胰腺	Pancreas	3	1.09	1.93	1.90	0.05	0.15	3	1.12	2.00	1.64	0.08	0.24	C25
喉	Larynx	4	1.45	2.57	2.08	0.09	0.29	0	0.00	0.00	0.00	0.00	0.00	C32
气管,支气管,肺	Trachea, Bronchus and Lung	75	27.27	48.15	36.57	2.63	4.98	40	14.93	26.61	24.10	1.58	3.07	C33–C34
其他胸腔器官	Other Thoracic Organs	1	0.36	0.64	0.56	0.07	0.07	2	0.75	1.33	1.14	0.12	0.12	C37–C38
骨	Bone	3	1.09	1.93	1.41	0.04	0.14	0	0.00	0.00	0.00	0.00	0.00	C40–C41
皮肤黑色素瘤	Melanoma of Skin	0	0.00	0.00	0.00	0.00	0.00	0	0.00	0.00	0.00	0.00	0.00	C43
乳房	Breast	0	0.00	0.00	0.00	0.00	0.00	42	15.67	27.94	22.61	1.97	2.72	C50
子宫颈	Cervix Uteri	–	–	–	–	–	–	63	23.51	41.91	32.80	3.03	3.71	C53
子宫体及子宫部位不明	Uterus & Unspecified	–	–	–	–	–	–	10	3.73	6.65	5.16	0.50	0.50	C54–C55
卵巢	Ovary	–	–	–	–	–	–	14	5.22	9.31	7.67	0.48	0.90	C56
前列腺	Prostate	4	1.45	2.57	2.20	0.07	0.07	–	–	–	–	–	–	C61
睾丸	Testis	0	0.00	0.00	0.00	0.00	0.00	–	–	–	–	–	–	C62
肾及泌尿系统不明	Kidney & Unspecified Urinary Organs	1	0.36	0.64	0.56	0.07	0.07	4	1.49	2.66	2.43	0.08	0.37	C64–66,68
膀胱	Bladder	4	1.45	2.57	1.81	0.17	0.28	1	0.37	0.67	0.43	0.05	0.05	C67
脑,神经系统	Brain,Central Nervous System	4	1.45	2.57	2.40	0.19	0.31	4	1.49	2.66	2.23	0.27	0.27	C70–C72
甲状腺	Thyroid Gland	2	0.73	1.28	0.97	0.05	0.15	5	1.87	3.33	2.10	0.20	0.20	C73
淋巴瘤	Lymphoma	1	0.36	0.64	0.47	0.00	0.12	3	1.12	2.00	1.80	0.21	0.21	C81–85,88,90,96
白血病	Leukaemia	1	0.36	0.64	0.42	0.03	0.03	1	0.37	0.67	0.47	0.04	0.04	C91–C95
不明及其他恶性肿瘤	All Other Sites and Unspecified	8	2.91	5.14	4.63	0.33	0.43	8	2.99	5.32	4.82	0.21	0.63	A_O
所有部位合计	All Sites	275	100.00	176.55	137.18	7.93	17.59	268	100.00	178.30	143.76	10.87	17.05	ALL
所有部位除外 C44	All Sites but C44	275	100.00	176.55	137.18	7.93	17.59	267	99.63	177.63	143.10	10.87	17.05	ALLbC44
死亡 Mortality														
口腔和咽喉(除外鼻咽癌)	Lip,Oral Cavity & Pharynx but Nasopharynx	0	0.00	0.00	0.00	0.00	0.00	0	0.00	0.00	0.00	0.00	0.00	C00–10,C12–14
鼻咽癌	Nasopharynx	0	0.00	0.00	0.00	0.00	0.00	0	0.00	0.00	0.00	0.00	0.00	C11
食管	Oesophagus	30	12.82	19.26	14.32	0.37	1.99	6	4.80	3.99	2.72	0.19	0.34	C15
胃	Stomach	70	29.91	44.94	34.38	1.28	3.94	18	14.40	11.98	9.17	0.22	0.94	C16
结直肠肛门	Colon,Rectum & Anus	10	4.27	6.42	4.80	0.26	0.57	6	4.80	3.99	2.72	0.15	0.28	C18–21
肝脏	Liver	20	8.55	12.84	9.67	0.52	1.27	15	12.00	9.98	6.31	0.26	0.57	C22
胆囊及其他	Gallbladder etc.	0	0.00	0.00	0.00	0.00	0.00	1	0.80	0.67	0.62	0.00	0.15	C23–C24
胰腺	Pancreas	3	1.28	1.93	2.06	0.14	0.14	1	0.80	0.67	0.67	0.08	0.08	C25
喉	Larynx	2	0.85	1.28	1.01	0.12	0.12	0	0.00	0.00	0.00	0.00	0.00	C32
气管,支气管,肺	Trachea, Bronchus and Lung	64	27.35	41.09	30.96	1.76	4.07	32	25.60	21.29	15.54	0.74	1.44	C33–C34
其他胸腔器官	Other Thoracic Organs	1	0.43	0.64	0.56	0.07	0.07	0	0.00	0.00	0.00	0.00	0.00	C37–C38
骨	Bone	5	2.14	3.21	2.31	0.12	0.21	0	0.00	0.00	0.00	0.00	0.00	C40–C41
皮肤黑色素瘤	Melanoma of Skin	0	0.00	0.00	0.00	0.00	0.00	0	0.00	0.00	0.00	0.00	0.00	C43
乳房	Breast	0	0.00	0.00	0.00	0.00	0.00	9	7.20	5.99	4.96	0.21	0.67	C50
子宫颈	Cervix Uteri	–	–	–	–	–	–	15	12.00	9.98	8.38	0.65	0.93	C53
子宫体及子宫部位不明	Uterus & Unspecified	–	–	–	–	–	–	1	0.80	0.67	0.67	0.08	0.08	C54–C55
卵巢	Ovary	–	–	–	–	–	–	3	2.40	2.00	1.77	0.00	0.29	C56
前列腺	Prostate	4	1.71	2.57	2.20	0.07	0.07	–	–	–	–	–	–	C61
睾丸	Testis	0	0.00	0.00	0.00	0.00	0.00	–	–	–	–	–	–	C62
肾及泌尿系统不明	Kidney & Unspecified Urinary Organs	0	0.00	0.00	0.00	0.00	0.00	0	0.00	0.00	0.00	0.00	0.00	C64–66,68
膀胱	Bladder	3	1.28	1.93	1.04	0.00	0.00	1	0.80	0.67	0.36	0.00	0.00	C67
脑,神经系统	Brain,Central Nervous System	7	2.99	4.49	3.62	0.25	0.60	6	4.80	3.99	3.13	0.22	0.35	C70–C72
甲状腺	Thyroid Gland	0	0.00	0.00	0.00	0.00	0.00	2	1.60	1.33	1.33	0.17	0.17	C73
淋巴瘤	Lymphoma	1	0.43	0.64	0.47	0.00	0.12	1	0.80	0.67	0.67	0.08	0.08	C81–85,88,90,96
白血病	Leukaemia	5	2.14	3.21	2.97	0.08	0.28	4	3.20	2.66	2.26	0.00	0.31	C91–C95
不明及其他恶性肿瘤	All Other Sites and Unspecified	9	3.85	5.78	4.10	0.20	0.40	4	3.20	2.66	1.88	0.05	0.19	A_O
所有部位合计	All Sites	234	100.00	150.22	114.47	5.22	13.84	125	100.00	83.16	63.11	3.08	6.87	ALL
所有部位除外 C44	All Sites but C44	234	100.00	150.22	114.47	5.22	13.84	125	100.00	83.16	63.11	3.08	6.87	ALLbC44

表 6-3-32 阳城县 2014 年癌症发病和死亡主要指标
Table 6-3-32 Incidence and mortality of cancer in Yangcheng Xian, 2014

部位 Site		男性 Male						女性 Female						ICD-10
		病例数 No. cases	构成 (%)	粗率 Crude rate (1/10⁵)	世标率 ASR world (1/10⁵)	累积率 Cum.rate(%)		病例数 No. cases	构成 (%)	粗率 Crude rate (1/10⁵)	世标率 ASR world (1/10⁵)	累积率 Cum.rate(%)		
						0~64	0~74					0~64	0~74	
发病 Incidence														
口腔和咽喉(除外鼻咽癌)	Lip,Oral Cavity & Pharynx but Nasopharynx	10	1.42	5.22	4.05	0.24	0.42	8	1.69	4.16	3.29	0.18	0.27	C00-10,C12-14
鼻咽癌	Nasopharynx	0	0.00	0.00	0.00	0.00	0.00	0	0.00	0.00	0.00	0.00	0.00	C11
食管	Oesophagus	212	30.03	110.74	90.95	4.41	11.71	119	25.21	61.91	50.04	2.44	5.83	C15
胃	Stomach	262	37.11	136.86	111.20	5.49	13.25	72	15.25	37.46	30.40	1.51	3.66	C16
结直肠肛门	Colon,Rectum & Anus	32	4.53	16.72	12.07	0.71	1.43	18	3.81	9.36	7.37	0.49	0.96	C18-21
肝脏	Liver	69	9.77	36.04	29.19	1.80	3.37	38	8.05	19.77	15.72	0.61	2.00	C22
胆囊及其他	Gallbladder etc.	3	0.42	1.57	0.79	0.10	0.10	9	1.91	4.68	3.91	0.13	0.53	C23-C24
胰腺	Pancreas	9	1.27	4.70	3.60	0.17	0.54	7	1.48	3.64	2.74	0.10	0.20	C25
喉	Larynx	3	0.42	1.57	1.47	0.05	0.28	0	0.00	0.00	0.00	0.00	0.00	C32
气管,支气管,肺	Trachea, Bronchus and Lung	45	6.37	23.51	19.66	0.92	2.68	20	4.24	10.41	7.93	0.58	0.77	C33-C34
其他胸腔器官	Other Thoracic Organs	0	0.00	0.00	0.00	0.00	0.00	0	0.00	0.00	0.00	0.00	0.00	C37-C38
骨	Bone	8	1.13	4.18	4.57	0.21	0.35	4	0.85	2.08	1.42	0.18	0.18	C40-C41
皮肤黑色素瘤	Melanoma of Skin	2	0.28	1.04	0.87	0.03	0.12	1	0.21	0.52	0.34	0.03	0.03	C43
乳房	Breast	2	0.28	1.04	0.69	0.03	0.03	32	6.78	16.65	11.25	1.05	1.26	C50
子宫颈	Cervix Uteri	–	–	–	–	–	–	95	20.13	49.43	36.31	2.68	3.95	C53
子宫体及子宫部位不明	Uterus & Unspecified	–	–	–	–	–	–	0	0.00	0.00	0.00	0.00	0.00	C54-C55
卵巢	Ovary	–	–	–	–	–	–	13	2.75	6.76	4.83	0.42	0.63	C56
前列腺	Prostate	3	0.42	1.57	1.52	0.00	0.23	–	–	–	–	–	–	C61
睾丸	Testis	0	0.00	0.00	0.00	0.00	0.00	–	–	–	–	–	–	C62
肾及泌尿系统不明	Kidney & Unspecified Urinary Organs	7	0.99	3.66	2.35	0.18	0.27	2	0.42	1.04	1.04	0.07	0.07	C64-66,68
膀胱	Bladder	6	0.85	3.13	2.72	0.08	0.16	3	0.64	1.56	1.15	0.06	0.15	C67
脑,神经系统	Brain,Central Nervous System	12	1.70	6.27	4.38	0.33	0.42	13	2.75	6.76	4.98	0.38	0.69	C70-C72
甲状腺	Thyroid Gland	4	0.57	2.09	1.42	0.11	0.11	5	1.06	2.60	1.78	0.15	0.15	C73
淋巴瘤	Lymphoma	5	0.71	2.61	2.39	0.11	0.29	4	0.85	2.08	1.57	0.12	0.21	C81-85,88,90,96
白血病	Leukaemia	3	0.42	1.57	1.18	0.08	0.17	3	0.64	1.56	0.94	0.10	0.10	C91-C95
不明及其他恶性肿瘤	All Other Sites and Unspecified	9	1.27	4.70	3.23	0.23	0.37	6	1.27	3.12	2.15	0.15	0.24	A_O
所有部位合计	All Sites	706	100.00	368.78	298.29	15.29	36.31	472	100.00	245.57	189.18	11.40	21.88	ALL
所有部位除外 C44	All Sites but C44	703	99.58	367.22	297.15	15.22	36.10	470	99.58	244.53	188.27	11.38	21.76	ALLbC44
死亡 Mortality														
口腔和咽喉(除外鼻咽癌)	Lip,Oral Cavity & Pharynx but Nasopharynx	2	0.48	1.04	0.80	0.03	0.12	0	0.00	0.00	0.00	0.00	0.00	C00-10,C12-14
鼻咽癌	Nasopharynx	2	0.48	1.04	0.94	0.05	0.19	0	0.00	0.00	0.00	0.00	0.00	C11
食管	Oesophagus	112	26.60	58.50	55.42	1.66	6.74	79	27.15	41.10	36.60	1.21	4.31	C15
胃	Stomach	143	33.97	74.70	65.81	2.63	9.04	56	19.24	29.14	24.38	1.09	3.08	C16
结直肠肛门	Colon,Rectum & Anus	9	2.14	4.70	3.93	0.17	0.49	6	2.06	3.12	2.42	0.17	0.26	C18-21
肝脏	Liver	80	19.00	41.79	32.70	2.04	4.08	51	17.53	26.53	20.56	1.03	2.30	C22
胆囊及其他	Gallbladder etc.	2	0.48	1.04	0.83	0.03	0.11	4	1.37	2.08	2.05	0.04	0.16	C23-C24
胰腺	Pancreas	6	1.43	3.13	2.22	0.09	0.18	2	0.69	1.04	0.78	0.05	0.05	C25
喉	Larynx	1	0.24	0.52	0.53	0.00	0.09	1	0.34	0.52	0.56	0.00	0.00	C32
气管,支气管,肺	Trachea, Bronchus and Lung	39	9.26	20.37	16.59	0.86	2.69	16	5.50	8.32	6.08	0.44	0.78	C33-C34
其他胸腔器官	Other Thoracic Organs	0	0.00	0.00	0.00	0.00	0.00	0	0.00	0.00	0.00	0.00	0.00	C37-C38
骨	Bone	4	0.95	2.09	1.40	0.12	0.12	7	2.41	3.64	2.51	0.23	0.33	C40-C41
皮肤黑色素瘤	Melanoma of Skin	0	0.00	0.00	0.00	0.00	0.00	0	0.00	0.00	0.00	0.00	0.00	C43
乳房	Breast	1	0.24	0.52	0.53	0.00	0.09	5	1.72	2.60	2.00	0.10	0.20	C50
子宫颈	Cervix Uteri	–	–	–	–	–	–	48	16.49	24.97	19.58	1.04	2.13	C53
子宫体及子宫部位不明	Uterus & Unspecified	–	–	–	–	–	–	0	0.00	0.00	0.00	0.00	0.00	C54-C55
卵巢	Ovary	–	–	–	–	–	–	3	1.03	1.56	1.51	0.05	0.24	C56
前列腺	Prostate	1	0.24	0.52	0.53	0.00	0.09	–	–	–	–	–	–	C61
睾丸	Testis	0	0.00	0.00	0.00	0.00	0.00	–	–	–	–	–	–	C62
肾及泌尿系统不明	Kidney & Unspecified Urinary Organs	1	0.24	0.52	0.26	0.03	0.03	0	0.00	0.00	0.00	0.00	0.00	C64-66,68
膀胱	Bladder	2	0.48	1.04	0.77	0.03	0.03	1	0.34	0.52	0.31	0.03	0.03	C67
脑,神经系统	Brain,Central Nervous System	6	1.43	3.13	2.44	0.15	0.15	5	1.72	2.60	2.20	0.08	0.42	C70-C72
甲状腺	Thyroid Gland	0	0.00	0.00	0.00	0.00	0.00	0	0.00	0.00	0.00	0.00	0.00	C73
淋巴瘤	Lymphoma	0	0.00	0.00	0.00	0.00	0.00	0	0.00	0.00	0.00	0.00	0.00	C81-85,88,90,96
白血病	Leukaemia	2	0.48	1.04	0.56	0.06	0.06	0	0.00	0.00	0.00	0.00	0.00	C91-C95
不明及其他恶性肿瘤	All Other Sites and Unspecified	8	1.90	4.18	3.49	0.19	0.51	7	2.41	3.64	2.72	0.19	0.41	A_O
所有部位合计	All Sites	421	100.00	219.91	189.74	8.13	24.79	291	100.00	151.40	124.26	5.75	14.78	ALL
所有部位除外 C44	All Sites but C44	421	100.00	219.91	189.74	8.13	24.79	291	100.00	151.40	124.26	5.75	14.78	ALLbC44

部位 Site		男性 Male						女性 Female						ICD-10
		病例数 No. cases	构成 (%)	粗率 Crude rate (1/10⁵)	世标率 ASR world (1/10⁵)	累积率 Cum.rate(%)		病例数 No. cases	构成 (%)	粗率 Crude rate (1/10⁵)	世标率 ASR world (1/10⁵)	累积率 Cum.rate(%)		
						0~64	0~74					0~64	0~74	
发病 Incidence														
口腔和咽喉(除外鼻咽癌)	Lip,Oral Cavity & Pharynx but Nasopharynx	3	0.93	2.70	2.17	0.13	0.26	2	0.72	1.95	1.43	0.08	0.21	C00-10,C12-14
鼻咽癌	Nasopharynx	0	0.00	0.00	0.00	0.00	0.00	0	0.00	0.00	0.00	0.00	0.00	C11
食管	Oesophagus	16	4.97	14.37	9.79	0.14	0.90	5	1.80	4.88	2.32	0.00	0.28	C15
胃	Stomach	52	16.15	46.72	31.58	1.80	3.58	19	6.83	18.56	10.68	0.42	1.11	C16
结直肠肛门	Colon,Rectum & Anus	29	9.01	26.05	19.08	0.99	2.01	21	7.55	20.51	12.41	0.63	1.61	C18-21
肝脏	Liver	24	7.45	21.56	15.41	0.89	1.40	13	4.68	12.70	8.94	0.68	0.96	C22
胆囊及其他	Gallbladder etc.	7	2.17	6.29	5.68	0.27	0.27	7	2.52	6.84	3.48	0.15	0.29	C23-C24
胰腺	Pancreas	6	1.86	5.39	4.45	0.13	0.38	6	2.16	5.86	4.81	0.14	0.41	C25
喉	Larynx	4	1.24	3.59	2.67	0.13	0.38	0	0.00	0.00	0.00	0.00	0.00	C32
气管,支气管,肺	Trachea, Bronchus and Lung	129	40.06	115.89	85.17	3.52	7.84	53	19.06	51.77	34.29	1.72	4.23	C33-C34
其他胸腔器官	Other Thoracic Organs	0	0.00	0.00	0.00	0.00	0.00	0	0.00	0.00	0.00	0.00	0.00	C37-C38
骨	Bone	3	0.93	2.70	1.49	0.00	0.13	2	0.72	1.95	1.92	0.14	0.27	C40-C41
皮肤黑素瘤	Melanoma of Skin	0	0.00	0.00	0.00	0.00	0.00	1	0.36	0.98	0.40	0.00	0.00	C43
乳房	Breast	1	0.31	0.90	0.76	0.00	0.13	39	14.03	38.10	26.85	2.33	2.47	C50
子宫颈	Cervix Uteri	–	–	–	–	–	–	45	16.19	43.96	32.99	2.64	4.03	C53
子宫体及子宫部位不明	Uterus & Unspecified	–	–	–	–	–	–	9	3.24	8.79	7.51	0.74	0.88	C54-C55
卵巢	Ovary	–	–	–	–	–	–	7	2.52	6.84	5.24	0.47	0.47	C56
前列腺	Prostate	1	0.31	0.90	0.37	0.00	0.00	–	–	–	–	–	–	C61
睾丸	Testis	1	0.31	0.90	1.23	0.08	0.08	–	–	–	–	–	–	C62
肾及泌尿系统不明	Kidney & Unspecified Urinary Organs	1	0.31	0.90	0.66	0.07	0.07	6	2.16	5.86	3.08	0.15	0.29	C64-66,68
膀胱	Bladder	10	3.11	8.98	6.51	0.39	0.90	4	1.44	3.91	1.99	0.05	0.19	C67
脑,神经系统	Brain,Central Nervous System	11	3.42	9.88	7.55	0.50	1.00	6	2.16	5.86	3.85	0.20	0.47	C70-C72
甲状腺	Thyroid Gland	1	0.31	0.90	0.58	0.05	0.05	13	4.68	12.70	10.24	0.92	0.92	C73
淋巴瘤	Lymphoma	6	1.86	5.39	3.23	0.13	0.38	4	1.44	3.91	3.78	0.28	0.28	C81-85,88,90,96
白血病	Leukaemia	6	1.86	5.39	4.07	0.38	0.38	6	2.16	5.86	4.13	0.41	0.41	C91-C95
不明及其他恶性肿瘤	All Other Sites and Unspecified	11	3.42	9.88	7.17	0.50	0.88	10	3.60	9.77	6.89	0.64	0.78	A_O
所有部位合计	All Sites	322	100.00	289.27	209.62	10.08	21.02	278	100.00	271.56	187.21	12.78	20.56	ALL
所有部位除外 C44	All Sites but C44	321	99.69	288.38	208.95	10.02	20.97	277	99.64	270.59	186.81	12.78	20.56	ALLbC44
死亡 Mortality														
口腔和咽喉(除外鼻咽癌)	Lip,Oral Cavity & Pharynx but Nasopharynx	2	0.78	1.80	1.13	0.00	0.13	2	1.36	1.95	1.97	0.14	0.14	C00-10,C12-14
鼻咽癌	Nasopharynx	1	0.39	0.90	1.23	0.08	0.08	0	0.00	0.00	0.00	0.00	0.00	C11
食管	Oesophagus	16	6.23	14.37	9.42	0.26	1.03	8	5.44	7.81	6.58	0.41	0.55	C15
胃	Stomach	35	13.62	31.44	20.08	0.64	1.66	15	10.20	14.65	9.94	0.42	0.84	C16
结直肠肛门	Colon,Rectum & Anus	10	3.89	8.98	5.57	0.38	0.50	12	8.16	11.72	6.94	0.30	1.13	C18-21
肝脏	Liver	25	9.73	22.46	15.49	0.79	1.55	9	6.12	8.79	5.46	0.13	0.40	C22
胆囊及其他	Gallbladder etc.	5	1.95	4.49	4.02	0.26	0.26	5	3.40	4.88	3.71	0.26	0.54	C23-C24
胰腺	Pancreas	7	2.72	6.29	3.95	0.06	0.56	7	4.76	6.84	6.88	0.27	0.41	C25
喉	Larynx	0	0.00	0.00	0.00	0.00	0.00	0	0.00	0.00	0.00	0.00	0.00	C32
气管,支气管,肺	Trachea, Bronchus and Lung	119	46.30	106.91	75.86	2.52	6.35	45	30.61	43.96	29.43	0.90	2.84	C33-C34
其他胸腔器官	Other Thoracic Organs	1	0.39	0.90	0.37	0.00	0.00	0	0.00	0.00	0.00	0.00	0.00	C37-C38
骨	Bone	4	1.56	3.59	3.11	0.20	0.45	2	1.36	1.95	0.80	0.00	0.00	C40-C41
皮肤黑素瘤	Melanoma of Skin	0	0.00	0.00	0.00	0.00	0.00	1	0.68	0.98	0.40	0.00	0.00	C43
乳房	Breast	0	0.00	0.00	0.00	0.00	0.00	5	3.40	4.88	3.39	0.27	0.27	C50
子宫颈	Cervix Uteri	–	–	–	–	–	–	13	8.84	12.70	8.81	0.43	0.99	C53
子宫体及子宫部位不明	Uterus & Unspecified	–	–	–	–	–	–	2	1.36	1.95	0.80	0.00	0.00	C54-C55
卵巢	Ovary	–	–	–	–	–	–	2	1.36	1.95	1.45	0.13	0.13	C56
前列腺	Prostate	1	0.39	0.90	0.37	0.00	0.00	–	–	–	–	–	–	C61
睾丸	Testis	0	0.00	0.00	0.00	0.00	0.00	–	–	–	–	–	–	C62
肾及泌尿系统不明	Kidney & Unspecified Urinary Organs	1	0.39	0.90	1.04	0.13	0.13	4	2.72	3.91	2.12	0.15	0.15	C64-66,68
膀胱	Bladder	6	2.33	5.39	4.80	0.00	0.25	3	2.04	2.93	1.36	0.00	0.14	C67
脑,神经系统	Brain,Central Nervous System	10	3.89	8.98	6.03	0.30	0.80	2	1.36	1.95	1.01	0.05	0.05	C70-C72
甲状腺	Thyroid Gland	0	0.00	0.00	0.00	0.00	0.00	1	0.68	0.98	0.40	0.00	0.00	C73
淋巴瘤	Lymphoma	4	1.56	3.59	2.10	0.13	0.25	0	0.00	0.00	0.00	0.00	0.00	C81-85,88,90,96
白血病	Leukaemia	3	1.17	2.70	2.17	0.22	0.22	2	1.36	1.95	1.21	0.15	0.15	C91-C95
不明及其他恶性肿瘤	All Other Sites and Unspecified	7	2.72	6.29	3.72	0.20	0.45	7	4.76	6.84	4.75	0.42	0.56	A_O
所有部位合计	All Sites	257	100.00	230.88	160.44	6.16	14.70	147	100.00	143.60	97.40	4.44	9.30	ALL
所有部位除外 C44	All Sites but C44	257	100.00	230.88	160.44	6.16	14.70	146	99.32	142.62	96.30	4.30	9.16	ALLbC44

表 6-3-34 洪洞县 2014 年癌症发病和死亡主要指标
Table 6-3-34 Incidence and mortality of cancer in Hongtong Xian, 2014

部位 Site		男性 Male				累积率 Cum.rate(%)		女性 Female				累积率 Cum.rate(%)		ICD-10
		病例数 No. cases	构成 (%)	粗率 Crude rate (1/10⁵)	世标率 ASR world (1/10⁵)	0~64	0~74	病例数 No. cases	构成 (%)	粗率 Crude rate (1/10⁵)	世标率 ASR world (1/10⁵)	0~64	0~74	
发病 Incidence														
口腔和咽喉(除外鼻咽癌)	Lip,Oral Cavity & Pharynx but Nasopharynx	0	0.00	0.00	0.00	0.00	0.00	3	0.54	0.86	0.70	0.04	0.10	C00-10,C12-14
鼻咽癌	Nasopharynx	0	0.00	0.00	0.00	0.00	0.00	1	0.18	0.29	0.24	0.00	0.04	C11
食管	Oesophagus	82	13.55	22.78	17.80	1.41	2.44	56	10.11	15.97	11.90	0.78	1.54	C15
胃	Stomach	237	39.17	65.84	50.43	3.76	6.56	46	8.30	13.12	9.41	0.68	0.98	C16
结直肠肛门	Colon,Rectum & Anus	42	6.94	11.67	9.47	0.54	1.21	54	9.75	15.40	11.73	0.94	1.50	C18-21
肝脏	Liver	42	6.94	11.67	9.51	0.66	1.13	17	3.07	4.85	3.74	0.22	0.51	C22
胆囊及其他	Gallbladder etc.	4	0.66	1.11	0.81	0.07	0.07	10	1.81	2.85	2.03	0.15	0.22	C23-C24
胰腺	Pancreas	5	0.83	1.39	1.11	0.02	0.10	7	1.26	2.00	1.59	0.10	0.26	C25
喉	Larynx	7	1.16	1.94	1.59	0.09	0.25	0	0.00	0.00	0.00	0.00	0.00	C32
气管,支气管,肺	Trachea, Bronchus and Lung	136	22.48	37.78	29.60	2.25	3.75	58	10.47	16.54	12.29	0.75	1.62	C33-C34
其他胸腔器官	Other Thoracic Organs	0	0.00	0.00	0.00	0.00	0.00	1	0.18	0.29	0.20	0.02	0.02	C37-C38
骨	Bone	0	0.00	0.00	0.00	0.00	0.00	0	0.00	0.00	0.00	0.00	0.00	C40-C41
皮肤黑色素瘤	Melanoma of Skin	1	0.17	0.28	0.26	0.00	0.04	0	0.00	0.00	0.00	0.00	0.00	C43
乳房	Breast	0	0.00	0.00	0.00	0.00	0.00	113	20.40	32.23	23.76	2.28	2.42	C50
子宫颈	Cervix Uteri	–	–	–	–	–	–	86	15.52	24.53	17.97	1.64	1.99	C53
子宫体及子宫部位不明	Uterus & Unspecified	–	–	–	–	–	–	31	5.60	8.84	6.17	0.61	0.61	C54-C55
卵巢	Ovary	–	–	–	–	–	–	12	2.17	3.42	2.78	0.13	0.38	C56
前列腺	Prostate	0	0.00	0.00	0.00	0.00	0.00	–	–	–	–	–	–	C61
睾丸	Testis	0	0.00	0.00	0.00	0.00	0.00	–	–	–	–	–	–	C62
肾及泌尿系统不明	Kidney & Unspecified Urinary Organs	11	1.82	3.06	2.27	0.20	0.27	6	1.08	1.71	1.21	0.08	0.12	C64-66,68
膀胱	Bladder	12	1.98	3.33	2.70	0.16	0.39	5	0.90	1.43	1.05	0.05	0.13	C67
脑,神经系统	Brain,Central Nervous System	10	1.65	2.78	2.65	0.21	0.21	3	0.54	0.86	0.60	0.06	0.06	C70-C72
甲状腺	Thyroid Gland	1	0.17	0.28	0.20	0.02	0.02	11	1.99	3.14	2.56	0.22	0.22	C73
淋巴瘤	Lymphoma	6	0.99	1.67	1.31	0.09	0.13	8	1.44	2.28	1.84	0.12	0.17	C81-85,88,90,96
白血病	Leukaemia	5	0.83	1.39	1.49	0.09	0.09	11	1.99	3.14	2.56	0.20	0.20	C91-C95
不明及其他恶性肿瘤	All Other Sites and Unspecified	4	0.66	1.11	0.90	0.06	0.14	15	2.71	4.28	3.10	0.24	0.34	A_O
所有部位合计	All Sites	605	100.00	168.08	132.09	9.63	16.80	554	100.00	158.01	117.44	9.30	13.44	ALL
所有部位除外 C44	All Sites but C44	605	100.00	168.08	132.09	9.63	16.80	553	99.82	157.73	117.18	9.30	13.38	ALLbC44
死亡 Mortality														
口腔和咽喉(除外鼻咽癌)	Lip,Oral Cavity & Pharynx but Nasopharynx	4	0.74	1.11	1.01	0.02	0.21	1	0.36	0.29	0.20	0.02	0.02	C00-10,C12-14
鼻咽癌	Nasopharynx	1	0.19	0.28	0.26	0.02	0.02	1	0.36	0.29	0.18	0.02	0.02	C11
食管	Oesophagus	43	7.96	11.95	9.33	0.42	1.13	22	7.91	6.27	4.23	0.12	0.43	C15
胃	Stomach	182	33.70	50.56	41.59	2.12	4.87	61	21.94	17.40	12.73	0.45	1.31	C16
结直肠肛门	Colon,Rectum & Anus	15	2.78	4.17	3.28	0.18	0.43	12	4.32	3.42	2.60	0.15	0.26	C18-21
肝脏	Liver	54	10.00	15.00	11.98	0.75	1.27	24	8.63	6.85	5.35	0.07	0.67	C22
胆囊及其他	Gallbladder etc.	2	0.37	0.56	0.39	0.02	0.02	3	1.08	0.86	0.69	0.06	0.10	C23-C24
胰腺	Pancreas	13	2.41	3.61	2.71	0.18	0.27	6	2.16	1.71	1.23	0.10	0.14	C25
喉	Larynx	5	0.93	1.39	1.18	0.06	0.17	0	0.00	0.00	0.00	0.00	0.00	C32
气管,支气管,肺	Trachea, Bronchus and Lung	107	19.81	29.73	24.53	1.19	3.10	47	16.91	13.41	10.37	0.42	1.33	C33-C34
其他胸腔器官	Other Thoracic Organs	0	0.00	0.00	0.00	0.00	0.00	0	0.00	0.00	0.00	0.00	0.00	C37-C38
骨	Bone	4	0.74	1.11	0.86	0.07	0.11	0	0.00	0.00	0.00	0.00	0.00	C40-C41
皮肤黑色素瘤	Melanoma of Skin	1	0.19	0.28	0.26	0.00	0.04	0	0.00	0.00	0.00	0.00	0.00	C43
乳房	Breast	0	0.00	0.00	0.00	0.00	0.00	15	5.40	4.28	3.12	0.26	0.30	C50
子宫颈	Cervix Uteri	–	–	–	–	–	–	18	6.47	5.13	3.77	0.31	0.42	C53
子宫体及子宫部位不明	Uterus & Unspecified	–	–	–	–	–	–	8	2.88	2.28	1.46	0.10	0.10	C54-C55
卵巢	Ovary	–	–	–	–	–	–	5	1.80	1.43	0.90	0.05	0.05	C56
前列腺	Prostate	3	0.56	0.83	0.65	0.00	0.04	–	–	–	–	–	–	C61
睾丸	Testis	0	0.00	0.00	0.00	0.00	0.00	–	–	–	–	–	–	C62
肾及泌尿系统不明	Kidney & Unspecified Urinary Organs	6	1.11	1.67	1.54	0.08	0.15	0	0.00	0.00	0.00	0.00	0.00	C64-66,68
膀胱	Bladder	2	0.37	0.56	0.40	0.00	0.00	0	0.00	0.00	0.00	0.00	0.00	C67
脑,神经系统	Brain,Central Nervous System	14	2.59	3.89	3.29	0.15	0.39	8	2.88	2.28	2.02	0.09	0.13	C70-C72
甲状腺	Thyroid Gland	0	0.00	0.00	0.00	0.00	0.00	1	0.36	0.29	0.18	0.02	0.02	C73
淋巴瘤	Lymphoma	3	0.56	0.83	1.08	0.04	0.06	2	0.72	0.57	0.35	0.02	0.02	C81-85,88,90,96
白血病	Leukaemia	5	0.93	1.39	1.19	0.08	0.12	12	4.32	3.42	3.09	0.13	0.30	C91-C95
不明及其他恶性肿瘤	All Other Sites and Unspecified	76	14.07	21.11	18.00	0.73	2.48	32	11.51	9.13	6.94	0.37	0.87	A_O
所有部位合计	All Sites	540	100.00	150.03	123.50	6.10	14.85	278	100.00	79.29	59.44	2.76	6.47	ALL
所有部位除外 C44	All Sites but C44	539	99.81	149.75	123.25	6.10	14.80	277	99.64	79.01	59.22	2.74	6.45	ALLbC44

表 6-3-35 赤峰市 2014 年癌症发病和死亡主要指标
Table 6-3-35 Incidence and mortality of cancer in Chifeng Shi,2014

部位 Site		男性 Male						女性 Female						ICD-10
		病例数 No. cases	构成 (%)	粗率 Crude rate (1/10⁵)	世标率 ASR world (1/10⁵)	累积率 Cum.rate(%) 0~64	0~74	病例数 No. cases	构成 (%)	粗率 Crude rate (1/10⁵)	世标率 ASR world (1/10⁵)	累积率 Cum.rate(%) 0~64	0~74	
发病 Incidence														
口腔和咽喉(除外鼻咽癌)	Lip,Oral Cavity & Pharynx but Nasopharynx	16	0.87	2.35	1.71	0.14	0.23	11	0.71	1.70	1.17	0.04	0.14	C00-10,C12-14
鼻咽癌	Nasopharynx	14	0.76	2.05	1.54	0.13	0.16	4	0.26	0.62	0.46	0.03	0.03	C11
食管	Oesophagus	76	4.12	11.15	10.07	0.65	1.30	24	1.55	3.71	2.93	0.10	0.39	C15
胃	Stomach	238	12.91	34.90	30.51	1.56	3.87	99	6.38	15.29	11.33	0.51	1.23	C16
结直肠肛门	Colon,Rectum & Anus	225	12.21	33.00	28.33	1.69	3.01	147	9.47	22.71	16.73	0.92	1.76	C18-21
肝脏	Liver	408	22.14	59.83	50.72	3.15	5.82	155	9.99	23.94	18.08	1.03	2.16	C22
胆囊及其他	Gallbladder etc.	25	1.36	3.67	3.65	0.20	0.29	20	1.29	3.09	2.45	0.04	0.22	C23-C24
胰腺	Pancreas	58	3.15	8.51	7.70	0.35	0.69	27	1.74	4.17	3.28	0.10	0.42	C25
喉	Larynx	12	0.65	1.76	1.47	0.09	0.21	2	0.13	0.31	0.18	0.01	0.01	C32
气管,支气管,肺	Trachea, Bronchus and Lung	388	21.05	56.90	51.19	2.47	6.07	276	17.78	42.63	32.62	1.51	4.07	C33-C34
其他胸腔器官	Other Thoracic Organs	5	0.27	0.73	0.73	0.05	0.05	3	0.19	0.46	0.26	0.03	0.03	C37-C38
骨	Bone	13	0.71	1.91	1.88	0.17	0.20	10	0.64	1.54	1.53	0.10	0.16	C40-C41
皮肤黑色素瘤	Melanoma of Skin	3	0.16	0.44	0.41	0.04	0.04	0	0.00	0.00	0.00	0.00	0.00	C43
乳房	Breast	2	0.11	0.29	0.46	0.02	0.02	247	15.91	38.15	26.20	2.25	2.88	C50
子宫颈	Cervix Uteri	–	–	–	–	–	–	64	4.12	9.89	6.83	0.60	0.78	C53
子宫体及子宫部位不明	Uterus & Unspecified	–	–	–	–	–	–	52	3.35	8.03	5.81	0.41	0.73	C54-C55
卵巢	Ovary	–	–	–	–	–	–	63	4.06	9.73	6.85	0.46	0.91	C56
前列腺	Prostate	33	1.79	4.84	4.83	0.14	0.53	–	–	–	–	–	–	C61
睾丸	Testis	1	0.05	0.15	0.12	0.00	0.03	–	–	–	–	–	–	C62
肾及泌尿系统不明	Kidney & Unspecified Urinary Organs	44	2.39	6.45	5.65	0.34	0.62	32	2.06	4.94	3.69	0.17	0.48	C64-66,68
膀胱	Bladder	66	3.58	9.68	8.86	0.47	0.93	27	1.74	4.17	2.98	0.18	0.26	C67
脑,神经系统	Brain,Central Nervous System	37	2.01	5.43	4.55	0.29	0.51	52	3.35	8.03	5.86	0.38	0.65	C70-C72
甲状腺	Thyroid Gland	52	2.82	7.63	5.39	0.46	0.52	120	7.73	18.53	12.83	1.12	1.20	C73
淋巴瘤	Lymphoma	41	2.22	6.01	5.15	0.28	0.37	27	1.74	4.17	3.64	0.31	0.44	C81-85,88,90,96
白血病	Leukaemia	35	1.90	5.13	4.88	0.24	0.43	35	2.26	5.41	5.44	0.30	0.48	C91-C95
不明及其他恶性肿瘤	All Other Sites and Unspecified	51	2.77	7.48	5.96	0.27	0.64	55	3.54	8.50	6.45	0.35	0.72	A_O
所有部位合计	All Sites	1843	100.00	270.28	235.76	13.20	26.53	1552	100.00	239.72	177.61	10.94	20.13	ALL
所有部位除外 C44	All Sites but C44	1838	99.73	269.55	235.30	13.17	26.50	1541	99.29	238.02	176.26	10.85	19.97	ALLbC44
死亡 Mortality														
口腔和咽喉(除外鼻咽癌)	Lip,Oral Cavity & Pharynx but Nasopharynx	6	0.64	0.88	0.78	0.06	0.09	4	0.65	0.62	0.51	0.02	0.05	C00-10,C12-14
鼻咽癌	Nasopharynx	3	0.32	0.44	0.37	0.03	0.03	3	0.48	0.46	0.35	0.00	0.03	C11
食管	Oesophagus	48	5.10	7.04	6.23	0.30	0.69	10	1.61	1.54	1.26	0.03	0.16	C15
胃	Stomach	110	11.69	16.13	14.64	0.65	1.46	47	7.58	7.26	5.52	0.25	0.67	C16
结直肠肛门	Colon,Rectum & Anus	76	8.08	11.15	9.97	0.55	1.10	44	7.10	6.80	4.95	0.18	0.45	C18-21
肝脏	Liver	267	28.37	39.16	33.82	2.01	3.87	96	15.48	14.83	11.31	0.53	1.27	C22
胆囊及其他	Gallbladder etc.	13	1.38	1.91	1.92	0.07	0.13	9	1.45	1.39	1.14	0.05	0.13	C23-C24
胰腺	Pancreas	50	5.31	7.33	6.64	0.29	0.63	21	3.39	3.24	2.42	0.11	0.29	C25
喉	Larynx	2	0.21	0.29	0.37	0.01	0.01	3	0.48	0.46	0.30	0.00	0.03	C32
气管,支气管,肺	Trachea, Bronchus and Lung	227	24.12	33.29	29.86	1.25	3.24	174	28.06	26.88	20.77	0.98	2.49	C33-C34
其他胸腔器官	Other Thoracic Organs	2	0.21	0.29	0.46	0.02	0.02	1	0.16	0.15	0.10	0.01	0.01	C37-C38
骨	Bone	10	1.06	1.47	1.07	0.08	0.11	7	1.13	1.08	0.88	0.03	0.11	C40-C41
皮肤黑色素瘤	Melanoma of Skin	0	0.00	0.00	0.00	0.00	0.00	1	0.16	0.15	0.16	0.02	0.02	C43
乳房	Breast	0	0.00	0.00	0.00	0.00	0.00	58	9.35	8.96	6.49	0.51	0.69	C50
子宫颈	Cervix Uteri	–	–	–	–	–	–	26	4.19	4.02	2.92	0.22	0.36	C53
子宫体及子宫部位不明	Uterus & Unspecified	–	–	–	–	–	–	11	1.77	1.70	1.19	0.08	0.11	C54-C55
卵巢	Ovary	–	–	–	–	–	–	17	2.74	2.63	1.88	0.09	0.27	C56
前列腺	Prostate	9	0.96	1.32	1.45	0.00	0.03	–	–	–	–	–	–	C61
睾丸	Testis	0	0.00	0.00	0.00	0.00	0.00	–	–	–	–	–	–	C62
肾及泌尿系统不明	Kidney & Unspecified Urinary Organs	12	1.28	1.76	1.42	0.03	0.15	11	1.77	1.70	1.28	0.05	0.18	C64-66,68
膀胱	Bladder	17	1.81	2.49	2.53	0.10	0.25	7	1.13	1.08	0.92	0.01	0.01	C67
脑,神经系统	Brain,Central Nervous System	24	2.55	3.52	2.76	0.13	0.32	22	3.55	3.40	2.50	0.14	0.27	C70-C72
甲状腺	Thyroid Gland	2	0.21	0.29	0.38	0.01	0.01	7	1.13	1.08	0.74	0.04	0.10	C73
淋巴瘤	Lymphoma	19	2.02	2.79	2.30	0.07	0.10	12	1.94	1.85	1.76	0.12	0.20	C81-85,88,90,96
白血病	Leukaemia	18	1.91	2.64	2.29	0.10	0.19	10	1.61	1.54	1.46	0.08	0.14	C91-C95
不明及其他恶性肿瘤	All Other Sites and Unspecified	26	2.76	3.81	3.76	0.16	0.35	19	3.06	2.93	2.14	0.08	0.18	A_O
所有部位合计	All Sites	941	100.00	138.00	123.02	5.93	12.80	620	100.00	95.76	72.95	3.64	8.20	ALL
所有部位除外 C44	All Sites but C44	940	99.89	137.85	122.92	5.93	12.80	620	100.00	95.76	72.95	3.64	8.20	ALLbC44

表 6-3-36 敖汉旗 2014 年癌症发病和死亡主要指标
Table 6-3-36 Incidence and mortality of cancer in Aohan Qi Banner,2014

部位 Site		男性 Male						女性 Female						ICD-10
		病例数 No. cases	构成 (%)	粗率 Crude rate (1/10⁵)	世标率 ASR world (1/10⁵)	累积率 Cum.rate(%)		病例数 No. cases	构成 (%)	粗率 Crude rate (1/10⁵)	世标率 ASR world (1/10⁵)	累积率 Cum.rate(%)		
						0~64	0~74					0~64	0~74	
发病 Incidence														
口腔和咽喉(除外鼻咽癌)	Lip,Oral Cavity & Pharynx but Nasopharynx	2	0.26	0.71	0.67	0.02	0.09	7	1.64	2.64	1.90	0.12	0.24	C00-10,C12-14
鼻咽癌	Nasopharynx	4	0.51	1.43	0.91	0.06	0.06	2	0.47	0.75	0.51	0.06	0.06	C11
食管	Oesophagus	102	13.11	36.42	28.62	1.97	4.03	10	2.34	3.77	3.34	0.00	0.41	C15
胃	Stomach	103	13.24	36.78	28.59	1.53	3.80	31	7.26	11.69	7.55	0.45	0.85	C16
结直肠肛门	Colon,Rectum & Anus	44	5.66	15.71	12.55	0.63	1.59	25	5.85	9.42	6.51	0.36	0.89	C18-21
肝脏	Liver	223	28.66	79.63	61.63	3.13	8.19	81	18.97	30.53	21.50	1.08	2.81	C22
胆囊及其他	Gallbladder etc.	6	0.77	2.14	1.42	0.08	0.15	0	0.00	0.00	0.00	0.00	0.00	C23-C24
胰腺	Pancreas	26	3.34	9.28	6.63	0.28	0.79	8	1.87	3.02	2.16	0.14	0.27	C25
喉	Larynx	3	0.39	1.07	0.68	0.09	0.09	1	0.23	0.38	0.26	0.00	0.06	C32
气管,支气管,肺	Trachea, Bronchus and Lung	148	19.02	52.85	42.32	1.89	5.64	101	23.65	38.07	27.06	1.29	3.50	C33-C34
其他胸腔器官	Other Thoracic Organs	1	0.13	0.36	0.21	0.02	0.02	3	0.70	1.13	0.79	0.05	0.05	C37-C38
骨	Bone	9	1.16	3.21	3.08	0.12	0.35	10	2.34	3.77	2.69	0.11	0.25	C40-C41
皮肤黑色素瘤	Melanoma of Skin	1	0.13	0.36	0.23	0.02	0.02	1	0.23	0.38	0.21	0.02	0.02	C43
乳房	Breast	0	0.00	0.00	0.00	0.00	0.00	47	11.01	17.72	11.55	0.96	1.41	C50
子宫颈	Cervix Uteri	–	–	–	–	–	–	15	3.51	5.65	3.92	0.33	0.40	C53
子宫体及子宫部位不明	Uterus & Unspecified	–	–	–	–	–	–	13	3.04	4.90	3.05	0.32	0.32	C54-C55
卵巢	Ovary	–	–	–	–	–	–	8	1.87	3.02	2.08	0.10	0.35	C56
前列腺	Prostate	5	0.64	1.79	1.42	0.09	0.23	–	–	–	–	–	–	C61
睾丸	Testis	1	0.13	0.36	0.23	0.02	0.02	–	–	–	–	–	–	C62
肾及泌尿系统不明	Kidney & Unspecified Urinary Organs	6	0.77	2.14	1.35	0.12	0.12	1	0.23	0.38	0.31	0.04	0.04	C64-66,68
膀胱	Bladder	20	2.57	7.14	5.54	0.19	0.77	4	0.94	1.51	1.07	0.05	0.18	C67
脑,神经系统	Brain,Central Nervous System	16	2.06	5.71	3.98	0.32	0.46	16	3.75	6.03	5.29	0.37	0.58	C70-C72
甲状腺	Thyroid Gland	4	0.51	1.43	1.05	0.09	0.09	11	2.58	4.15	3.00	0.26	0.26	C73
淋巴瘤	Lymphoma	20	2.57	7.14	6.09	0.23	0.96	9	2.11	3.39	2.80	0.19	0.33	C81-85,88,90,96
白血病	Leukaemia	21	2.70	7.50	6.43	0.56	0.64	7	1.64	2.64	2.51	0.14	0.28	C91-C95
不明及其他恶性肿瘤	All Other Sites and Unspecified	13	1.67	4.64	4.36	0.17	0.61	16	3.75	6.03	4.52	0.36	0.49	A_O
所有部位合计	All Sites	778	100.00	277.82	217.97	11.61	28.72	427	100.00	160.96	114.61	6.77	14.04	ALL
所有部位除外 C44	All Sites but C44	777	99.87	277.47	217.53	11.61	28.65	425	99.53	160.21	114.16	6.75	13.96	ALLbC44
死亡 Mortality														
口腔和咽喉(除外鼻咽癌)	Lip,Oral Cavity & Pharynx but Nasopharynx	2	0.40	0.71	0.54	0.06	0.06	3	1.17	1.13	1.05	0.06	0.06	C00-10,C12-14
鼻咽癌	Nasopharynx	2	0.40	0.71	0.40	0.02	0.02	2	0.78	0.75	0.51	0.06	0.06	C11
食管	Oesophagus	74	14.74	26.43	21.49	1.10	2.57	7	2.72	2.64	1.78	0.05	0.31	C15
胃	Stomach	65	12.95	23.21	18.49	0.99	2.46	20	7.78	7.54	5.09	0.20	0.46	C16
结直肠肛门	Colon,Rectum & Anus	22	4.38	7.86	5.65	0.23	0.52	18	7.00	6.79	4.67	0.36	0.63	C18-21
肝脏	Liver	145	28.88	51.78	39.02	2.36	4.63	48	18.68	18.09	13.42	0.56	1.83	C22
胆囊及其他	Gallbladder etc.	4	0.80	1.43	1.14	0.02	0.17	1	0.39	0.38	0.25	0.02	0.02	C23-C24
胰腺	Pancreas	15	2.99	5.36	3.97	0.21	0.58	3	1.17	1.13	0.69	0.06	0.06	C25
喉	Larynx	4	0.80	1.43	0.98	0.04	0.19	0	0.00	0.00	0.00	0.00	0.00	C32
气管,支气管,肺	Trachea, Bronchus and Lung	104	20.72	37.14	29.48	1.17	3.81	65	25.29	24.50	18.02	0.86	2.44	C33-C34
其他胸腔器官	Other Thoracic Organs	0	0.00	0.00	0.00	0.00	0.00	1	0.39	0.38	0.40	0.02	0.02	C37-C38
骨	Bone	7	1.39	2.50	2.54	0.10	0.24	7	2.72	2.64	2.21	0.13	0.27	C40-C41
皮肤黑色素瘤	Melanoma of Skin	0	0.00	0.00	0.00	0.00	0.00	0	0.00	0.00	0.00	0.00	0.00	C43
乳房	Breast	0	0.00	0.00	0.00	0.00	0.00	28	10.89	10.55	6.61	0.56	0.82	C50
子宫颈	Cervix Uteri	–	–	–	–	–	–	5	1.95	1.88	1.08	0.11	0.11	C53
子宫体及子宫部位不明	Uterus & Unspecified	–	–	–	–	–	–	6	2.33	2.26	1.32	0.11	0.17	C54-C55
卵巢	Ovary	–	–	–	–	–	–	8	3.11	3.02	1.82	0.10	0.23	C56
前列腺	Prostate	3	0.60	1.07	1.03	0.00	0.22	–	–	–	–	–	–	C61
睾丸	Testis	1	0.20	0.36	0.23	0.02	0.02	–	–	–	–	–	–	C62
肾及泌尿系统不明	Kidney & Unspecified Urinary Organs	3	0.60	1.07	0.86	0.04	0.12	1	0.39	0.38	0.20	0.00	0.00	C64-66,68
膀胱	Bladder	6	1.20	2.14	1.89	0.02	0.31	2	0.78	0.75	0.35	0.00	0.00	C67
脑,神经系统	Brain,Central Nervous System	13	2.59	4.64	3.42	0.14	0.51	9	3.50	3.39	3.14	0.18	0.32	C70-C72
甲状腺	Thyroid Gland	2	0.40	0.71	0.37	0.05	0.05	3	1.17	1.13	1.05	0.06	0.06	C73
淋巴瘤	Lymphoma	10	1.99	3.57	3.19	0.14	0.50	6	2.33	2.26	1.98	0.16	0.23	C81-85,88,90,96
白血病	Leukaemia	15	2.99	5.36	4.83	0.41	0.41	6	2.33	2.26	2.03	0.13	0.20	C91-C95
不明及其他恶性肿瘤	All Other Sites and Unspecified	5	1.00	1.79	1.29	0.13	0.13	8	3.11	3.02	2.28	0.15	0.15	A_O
所有部位合计	All Sites	502	100.00	179.26	140.82	7.25	17.53	257	100.00	96.88	69.96	3.98	8.50	ALL
所有部位除外 C44	All Sites but C44	502	100.00	179.26	140.82	7.25	17.53	256	99.61	96.50	69.81	3.98	8.50	ALLbC44

表 6-3-37 开鲁县 2014 年癌症发病和死亡主要指标
Table 6-3-37 Incidence and mortality of cancer in Kailu Xian, 2014

部位 Site		男性 Male						女性 Female						ICD-10
		病例数 No. cases	构成 (%)	粗率 Crude rate (1/10⁵)	世标率 ASR world (1/10⁵)	累积率 Cum.rate(%)		病例数 No. cases	构成 (%)	粗率 Crude rate (1/10⁵)	世标率 ASR world (1/10⁵)	累积率 Cum.rate(%)		
						0~64	0~74					0~64	0~74	
发病 Incidence														
口腔和咽喉(除外鼻咽癌)	Lip,Oral Cavity & Pharynx but Nasopharynx	11	2.24	5.45	5.69	0.59	0.59	4	1.03	2.09	1.56	0.06	0.18	C00-10,C12-14
鼻咽癌	Nasopharynx	1	0.20	0.50	0.58	0.07	0.07	3	0.78	1.57	1.65	0.08	0.29	C11
食管	Oesophagus	85	17.31	42.13	45.08	3.39	6.28	6	1.55	3.14	2.78	0.15	0.24	C15
胃	Stomach	57	11.61	28.25	29.03	1.94	3.43	18	4.65	9.43	9.29	0.48	1.30	C16
结直肠肛门	Colon,Rectum & Anus	43	8.76	21.31	22.34	1.72	3.02	30	7.75	15.71	15.51	1.11	2.07	C18-21
肝脏	Liver	90	18.33	44.61	46.02	3.63	5.48	28	7.24	14.66	14.59	1.08	1.74	C22
胆囊及其他	Gallbladder etc.	6	1.22	2.97	3.11	0.30	0.30	9	2.33	4.71	4.47	0.23	0.71	C23-C24
胰腺	Pancreas	14	2.85	6.94	7.04	0.60	0.82	9	2.33	4.71	4.72	0.36	0.57	C25
喉	Larynx	8	1.63	3.97	4.34	0.53	0.53	2	0.52	1.05	1.19	0.15	0.15	C32
气管,支气管,肺	Trachea, Bronchus and Lung	103	20.98	51.05	54.50	3.52	6.65	70	18.09	36.66	36.01	2.33	4.53	C33-C34
其他胸腔器官	Other Thoracic Organs	2	0.41	0.99	1.11	0.11	0.11	1	0.26	0.52	0.48	0.04	0.04	C37-C38
骨	Bone	5	1.02	2.48	2.07	0.09	0.22	5	1.29	2.62	2.44	0.11	0.32	C40-C41
皮肤黑色素瘤	Melanoma of Skin	2	0.41	0.99	0.86	0.07	0.07	0	0.00	0.00	0.00	0.00	0.00	C43
乳房	Breast	1	0.20	0.50	0.48	0.05	0.05	64	16.54	33.52	32.70	3.24	3.51	C50
子宫颈	Cervix Uteri	–	–	–	–	–	–	12	3.10	6.28	5.53	0.42	0.54	C53
子宫体及子宫部位不明	Uterus & Unspecified	–	–	–	–	–	–	26	6.72	13.62	14.05	1.34	1.62	C54-C55
卵巢	Ovary	–	–	–	–	–	–	16	4.13	8.38	7.45	0.53	0.62	C56
前列腺	Prostate	1	0.20	0.50	0.58	0.07	0.07	–	–	–	–	–	–	C61
睾丸	Testis	1	0.20	0.50	0.42	0.03	0.03	–	–	–	–	–	–	C62
肾及泌尿系统不明	Kidney & Unspecified Urinary Organs	12	2.44	5.95	5.86	0.53	0.53	5	1.29	2.62	3.22	0.21	0.33	C64-66,68
膀胱	Bladder	4	0.81	1.98	1.99	0.17	0.26	5	1.29	2.62	2.60	0.26	0.26	C67
脑,神经系统	Brain,Central Nervous System	9	1.83	4.46	4.23	0.32	0.41	22	5.68	11.52	11.03	0.73	1.31	C70-C72
甲状腺	Thyroid Gland	4	0.81	1.98	2.02	0.10	0.32	24	6.20	12.57	11.54	1.15	1.15	C73
淋巴瘤	Lymphoma	16	3.26	7.93	7.89	0.53	0.92	4	1.03	2.09	2.02	0.15	0.24	C81-85,88,90,96
白血病	Leukaemia	6	1.22	2.97	3.10	0.24	0.33	9	2.33	4.71	4.33	0.27	0.51	C91-C95
不明及其他恶性肿瘤	All Other Sites and Unspecified	10	2.04	4.96	4.84	0.38	0.47	15	3.88	7.86	7.14	0.56	0.65	A_O
所有部位合计	All Sites	491	100.00	243.36	253.20	18.97	30.95	387	100.00	202.68	196.31	15.04	22.88	ALL
所有部位除外 C44	All Sites but C44	490	99.80	242.86	252.68	18.91	30.88	385	99.48	201.63	195.43	14.99	22.83	ALLbC44
死亡 Mortality														
口腔和咽喉(除外鼻咽癌)	Lip,Oral Cavity & Pharynx but Nasopharynx	3	0.77	1.49	1.54	0.11	0.24	2	1.03	1.05	0.80	0.00	0.12	C00-10,C12-14
鼻咽癌	Nasopharynx	1	0.26	0.50	1.18	0.00	0.00	1	0.51	0.52	0.48	0.00	0.12	C11
食管	Oesophagus	84	21.43	41.63	43.88	2.79	5.90	7	3.59	3.67	3.30	0.15	0.36	C15
胃	Stomach	44	11.22	21.81	23.33	1.27	2.79	10	5.13	5.24	4.61	0.08	0.68	C16
结直肠肛门	Colon,Rectum & Anus	17	4.34	8.43	8.53	0.63	1.03	18	9.23	9.43	8.84	0.32	1.01	C18-21
肝脏	Liver	86	21.94	42.62	43.74	3.43	5.22	26	13.33	13.62	13.21	0.93	1.59	C22
胆囊及其他	Gallbladder etc.	4	1.02	1.98	2.07	0.18	0.27	6	3.08	3.14	2.64	0.15	0.27	C23-C24
胰腺	Pancreas	10	2.55	4.96	5.22	0.44	0.53	11	5.64	5.76	5.51	0.42	0.66	C25
喉	Larynx	3	0.77	1.49	1.63	0.20	0.20	0	0.00	0.00	0.00	0.00	0.00	C32
气管,支气管,肺	Trachea, Bronchus and Lung	95	24.23	47.09	48.68	2.94	5.27	57	29.23	29.85	29.00	1.43	3.55	C33-C34
其他胸腔器官	Other Thoracic Organs	1	0.26	0.50	0.58	0.07	0.07	0	0.00	0.00	0.00	0.00	0.00	C37-C38
骨	Bone	7	1.79	3.47	3.67	0.36	0.49	1	0.51	0.52	0.36	0.00	0.00	C40-C41
皮肤黑色素瘤	Melanoma of Skin	0	0.00	0.00	0.00	0.00	0.00	0	0.00	0.00	0.00	0.00	0.00	C43
乳房	Breast	0	0.00	0.00	0.00	0.00	0.00	14	7.18	7.33	7.42	0.65	0.84	C50
子宫颈	Cervix Uteri	–	–	–	–	–	–	5	2.56	2.62	2.20	0.10	0.22	C53
子宫体及子宫部位不明	Uterus & Unspecified	–	–	–	–	–	–	0	0.00	0.00	0.00	0.00	0.00	C54-C55
卵巢	Ovary	–	–	–	–	–	–	7	3.59	3.67	3.49	0.28	0.37	C56
前列腺	Prostate	2	0.51	0.99	0.94	0.00	0.13	–	–	–	–	–	–	C61
睾丸	Testis	0	0.00	0.00	0.00	0.00	0.00	–	–	–	–	–	–	C62
肾及泌尿系统不明	Kidney & Unspecified Urinary Organs	4	1.02	1.98	2.04	0.13	0.26	2	1.03	1.05	1.11	0.08	0.20	C64-66,68
膀胱	Bladder	1	0.26	0.50	0.43	0.00	0.00	1	0.51	0.52	0.32	0.00	0.00	C67
脑,神经系统	Brain,Central Nervous System	11	2.81	5.45	5.66	0.38	0.50	7	3.59	3.67	3.47	0.28	0.37	C70-C72
甲状腺	Thyroid Gland	1	0.26	0.50	0.54	0.07	0.07	1	0.51	0.52	0.56	0.07	0.07	C73
淋巴瘤	Lymphoma	7	1.79	3.47	3.58	0.24	0.42	4	2.05	2.09	2.08	0.08	0.26	C81-85,88,90,96
白血病	Leukaemia	5	1.28	2.48	2.14	0.16	0.25	9	4.62	4.71	4.48	0.33	0.45	C91-C95
不明及其他恶性肿瘤	All Other Sites and Unspecified	6	1.53	2.97	3.07	0.24	0.33	6	3.08	3.14	3.12	0.29	0.41	A_O
所有部位合计	All Sites	392	100.00	194.29	202.47	13.56	23.99	195	100.00	102.13	97.01	5.64	11.55	ALL
所有部位除外 C44	All Sites but C44	392	100.00	194.29	202.47	13.56	23.99	195	100.00	102.13	97.01	5.64	11.55	ALLbC44

表 6-3-38 呼伦贝尔市海拉尔区 2014 年癌症发病和死亡主要指标
Table 6-3-38 Incidence and mortality of cancer in HaiLar Qu, Hulunbuir Shi, 2014

部位 Site		男性 Male						女性 Female						ICD-10
		病例数 No. cases	构成 (%)	粗率 Crude rate (1/10⁵)	世标率 ASR world (1/10⁵)	累积率 Cum.rate(%) 0~64	0~74	病例数 No. cases	构成 (%)	粗率 Crude rate (1/10⁵)	世标率 ASR world (1/10⁵)	累积率 Cum.rate(%) 0~64	0~74	
发病 Incidence														
口腔和咽喉(除外鼻咽癌)	Lip,Oral Cavity & Pharynx but Nasopharynx	12	2.37	6.87	4.40	0.33	0.59	6	1.44	3.44	2.32	0.05	0.24	C00-10,C12-14
鼻咽癌	Nasopharynx	1	0.20	0.57	0.56	0.07	0.07	1	0.24	0.57	0.58	0.00	0.10	C11
食管	Oesophagus	51	10.08	29.21	23.07	1.40	3.20	4	0.96	2.29	1.79	0.10	0.20	C15
胃	Stomach	61	12.06	34.94	29.66	1.23	4.45	21	5.05	12.04	7.39	0.44	0.83	C16
结直肠肛门	Colon,Rectum & Anus	54	10.67	30.93	25.53	1.64	2.77	46	11.06	26.38	18.47	1.10	1.98	C18-21
肝脏	Liver	54	10.67	30.93	23.50	1.42	3.23	20	4.81	11.47	7.60	0.39	0.97	C22
胆囊及其他	Gallbladder etc.	7	1.38	4.01	4.01	0.17	0.56	7	1.68	4.01	2.44	0.11	0.41	C23-C24
胰腺	Pancreas	23	4.55	13.18	10.16	0.53	1.43	14	3.37	8.03	6.16	0.14	0.82	C25
喉	Larynx	7	1.38	4.01	2.66	0.09	0.09	0	0.00	0.00	0.00	0.00	0.00	C32
气管,支气管,肺	Trachea, Bronchus and Lung	140	27.67	80.20	64.64	2.60	7.88	76	18.27	43.59	29.59	1.30	3.35	C33-C34
其他胸腔器官	Other Thoracic Organs	0	0.00	0.00	0.00	0.00	0.00	0	0.00	0.00	0.00	0.00	0.00	C37-C38
骨	Bone	2	0.40	1.15	1.95	0.12	0.12	2	0.48	1.15	0.89	0.04	0.14	C40-C41
皮肤黑色素瘤	Melanoma of Skin	1	0.20	0.57	0.35	0.03	0.03	3	0.72	1.72	1.15	0.10	0.10	C43
乳房	Breast	0	0.00	0.00	0.00	0.00	0.00	74	17.79	42.44	27.82	2.30	2.79	C50
子宫颈	Cervix Uteri	–	–	–	–	–	–	31	7.45	17.78	11.38	1.01	1.20	C53
子宫体及子宫部位不明	Uterus & Unspecified	–	–	–	–	–	–	17	4.09	9.75	6.21	0.61	0.71	C54-C55
卵巢	Ovary	–	–	–	–	–	–	13	3.13	7.46	5.22	0.30	0.69	C56
前列腺	Prostate	13	2.57	7.45	5.50	0.15	0.40	–	–	–	–	–	–	C61
睾丸	Testis	1	0.20	0.57	0.52	0.04	0.04	–	–	–	–	–	–	C62
肾及泌尿系统不明	Kidney & Unspecified Urinary Organs	20	3.95	11.46	6.93	0.54	0.81	11	2.64	6.31	4.31	0.29	0.58	C64-66,68
膀胱	Bladder	19	3.75	10.88	10.13	0.35	1.10	1	0.24	0.57	0.36	0.04	0.04	C67
脑,神经系统	Brain,Central Nervous System	7	1.38	4.01	3.97	0.14	0.53	7	1.68	4.01	3.49	0.15	0.35	C70-C72
甲状腺	Thyroid Gland	7	1.38	4.01	2.50	0.19	0.33	35	8.41	20.07	14.06	1.29	1.49	C73
淋巴瘤	Lymphoma	11	2.17	6.30	4.86	0.30	0.56	14	3.37	8.03	5.37	0.34	0.63	C81-85,88,90,96
白血病	Leukaemia	7	1.38	4.01	2.72	0.23	0.36	4	0.96	2.29	1.40	0.13	0.13	C91-C95
不明及其他恶性肿瘤	All Other Sites and Unspecified	8	1.58	4.58	3.41	0.29	0.29	9	2.16	5.16	3.17	0.00	0.39	A_O
所有部位合计	All Sites	506	100.00	289.86	231.00	11.90	28.86	416	100.00	238.59	161.18	10.24	18.14	ALL
所有部位除外 C44	All Sites but C44	503	99.41	288.14	229.14	11.76	28.72	415	99.76	238.01	160.79	10.24	18.04	ALLbC44
死亡 Mortality														
口腔和咽喉(除外鼻咽癌)	Lip,Oral Cavity & Pharynx but Nasopharynx	8	2.00	4.58	3.89	0.31	0.56	5	2.26	2.87	2.07	0.08	0.27	C00-10,C12-14
鼻咽癌	Nasopharynx	1	0.25	0.57	0.07	0.07	0.07	0	0.00	0.00	0.00	0.00	0.00	C11
食管	Oesophagus	40	10.00	22.91	19.11	1.02	2.41	5	2.26	2.87	2.44	0.04	0.23	C15
胃	Stomach	55	13.75	31.51	23.30	0.98	2.79	15	6.79	8.60	5.19	0.15	0.64	C16
结直肠肛门	Colon,Rectum & Anus	36	9.00	20.62	15.92	0.76	1.28	19	8.60	10.90	7.54	0.19	0.77	C18-21
肝脏	Liver	61	15.25	34.94	26.34	1.35	3.38	19	8.60	10.90	7.83	0.32	0.71	C22
胆囊及其他	Gallbladder etc.	6	1.50	3.44	3.18	0.00	0.39	6	2.71	3.44	1.92	0.10	0.20	C23-C24
胰腺	Pancreas	16	4.00	9.17	7.66	0.23	0.99	17	7.69	9.75	7.02	0.18	1.06	C25
喉	Larynx	4	1.00	2.29	1.23	0.07	0.07	0	0.00	0.00	0.00	0.00	0.00	C32
气管,支气管,肺	Trachea, Bronchus and Lung	117	29.25	67.02	53.69	1.78	4.87	60	27.15	34.41	23.15	0.86	2.71	C33-C34
其他胸腔器官	Other Thoracic Organs	1	0.25	0.57	0.56	0.07	0.07	2	0.90	1.15	1.09	0.06	0.16	C37-C38
骨	Bone	3	0.75	1.72	1.38	0.07	0.20	2	0.90	1.15	0.88	0.02	0.12	C40-C41
皮肤黑色素瘤	Melanoma of Skin	2	0.50	1.15	0.66	0.06	0.06	1	0.45	0.57	0.51	0.06	0.06	C43
乳房	Breast	0	0.00	0.00	0.00	0.00	0.00	21	9.50	12.04	7.30	0.55	0.65	C50
子宫颈	Cervix Uteri	–	–	–	–	–	–	5	2.26	2.87	2.35	0.06	0.26	C53
子宫体及子宫部位不明	Uterus & Unspecified	–	–	–	–	–	–	4	1.81	2.29	1.61	0.03	0.22	C54-C55
卵巢	Ovary	–	–	–	–	–	–	9	4.07	5.16	3.51	0.25	0.25	C56
前列腺	Prostate	6	1.50	3.44	2.86	0.14	0.14	–	–	–	–	–	–	C61
睾丸	Testis	0	0.00	0.00	0.00	0.00	0.00	–	–	–	–	–	–	C62
肾及泌尿系统不明	Kidney & Unspecified Urinary Organs	11	2.75	6.30	5.41	0.07	0.59	6	2.71	3.44	2.32	0.06	0.16	C64-66,68
膀胱	Bladder	8	2.00	4.58	3.93	0.03	0.28	3	1.36	1.72	1.74	0.00	0.00	C67
脑,神经系统	Brain,Central Nervous System	6	1.50	3.44	2.95	0.16	0.29	4	1.81	2.29	2.10	0.07	0.07	C70-C72
甲状腺	Thyroid Gland	2	0.50	1.15	0.88	0.00	0.13	1	0.45	0.57	0.30	0.02	0.02	C73
淋巴瘤	Lymphoma	3	0.75	1.72	0.99	0.08	0.08	5	2.26	2.87	1.71	0.17	0.17	C81-85,88,90,96
白血病	Leukaemia	7	1.75	4.01	2.91	0.17	0.29	8	3.62	4.59	3.25	0.26	0.36	C91-C95
不明及其他恶性肿瘤	All Other Sites and Unspecified	7	1.75	4.01	5.38	0.20	0.20	4	1.81	2.29	1.46	0.06	0.16	A_O
所有部位合计	All Sites	400	100.00	229.13	182.80	7.62	19.13	221	100.00	126.75	87.29	3.62	9.27	ALL
所有部位除外 C44	All Sites but C44	399	99.75	228.56	182.06	7.62	19.13	221	100.00	126.75	87.29	3.62	9.27	ALLbC44

部位 Site		男性 Male						女性 Female						ICD-10
		病例数 No. cases	构成 (%)	粗率 Crude rate (1/10⁵)	世标率 ASR world (1/10⁵)	累积率 Cum.rate(%)		病例数 No. cases	构成 (%)	粗率 Crude rate (1/10⁵)	世标率 ASR world (1/10⁵)	累积率 Cum.rate(%)		
						0~64	0~74					0~64	0~74	
发病 Incidence														
口腔和咽喉(除外鼻咽癌)	Lip,Oral Cavity & Pharynx but Nasopharynx	13	2.77	8.98	7.11	0.38	0.63	1	0.34	0.73	0.59	0.04	0.04	C00-10,C12-14
鼻咽癌	Nasopharynx	2	0.43	1.38	1.32	0.07	0.20	1	0.34	0.73	0.60	0.08	0.08	C11
食管	Oesophagus	39	8.30	26.95	20.74	1.52	2.75	4	1.36	2.93	2.55	0.13	0.13	C15
胃	Stomach	48	10.21	33.17	27.49	1.28	3.48	14	4.76	10.27	9.45	0.35	1.50	C16
结直肠肛门	Colon,Rectum & Anus	52	11.06	35.93	27.53	1.92	3.74	25	8.50	18.33	15.49	0.95	1.91	C18-21
肝脏	Liver	130	27.66	89.82	73.39	4.18	9.72	45	15.31	33.00	27.62	1.35	3.75	C22
胆囊及其他	Gallbladder etc.	2	0.43	1.38	1.11	0.07	0.07	1	0.34	0.73	0.61	0.00	0.00	C23-C24
胰腺	Pancreas	8	1.70	5.53	5.11	0.15	0.40	11	3.74	8.07	6.68	0.37	0.70	C25
喉	Larynx	3	0.64	2.07	1.62	0.05	0.05	1	0.34	0.73	0.60	0.08	0.08	C32
气管,支气管,肺	Trachea, Bronchus and Lung	115	24.47	79.46	63.17	3.59	7.65	59	20.07	43.26	39.01	1.85	5.21	C33-C34
其他胸腔器官	Other Thoracic Organs	1	0.21	0.69	0.68	0.00	0.17	0	0.00	0.00	0.00	0.00	0.00	C37-C38
骨	Bone	7	1.49	4.84	4.29	0.14	0.68	1	0.34	0.73	0.78	0.00	0.19	C40-C41
皮肤黑色素瘤	Melanoma of Skin	0	0.00	0.00	0.00	0.00	0.00	0	0.00	0.00	0.00	0.00	0.00	C43
乳房	Breast	3	0.64	2.07	1.49	0.13	0.13	52	17.69	38.13	27.88	2.05	3.14	C50
子宫颈	Cervix Uteri	–	–	–	–	–	–	11	3.74	8.07	5.76	0.50	0.64	C53
子宫体及子宫部位不明	Uterus & Unspecified	–	–	–	–	–	–	16	5.44	11.73	8.44	0.74	1.08	C54-C55
卵巢	Ovary	–	–	–	–	–	–	9	3.06	6.60	4.99	0.31	0.45	C56
前列腺	Prostate	9	1.91	6.22	5.85	0.12	0.76	–	–	–	–	–	–	C61
睾丸	Testis	0	0.00	0.00	0.00	0.00	0.00	–	–	–	–	–	–	C62
肾及泌尿系统不明	Kidney & Unspecified Urinary Organs	7	1.49	4.84	4.00	0.30	0.30	4	1.36	2.93	2.45	0.14	0.14	C64-66,68
膀胱	Bladder	7	1.49	4.84	4.10	0.24	0.49	0	0.00	0.00	0.00	0.00	0.00	C67
脑,神经系统	Brain,Central Nervous System	3	0.64	2.07	1.55	0.11	0.11	7	2.38	5.13	4.60	0.18	0.76	C70-C72
甲状腺	Thyroid Gland	3	0.64	2.07	1.24	0.14	0.14	16	5.44	11.73	9.12	0.78	0.78	C73
淋巴瘤	Lymphoma	0	0.00	0.00	0.00	0.00	0.00	2	0.68	1.47	1.14	0.13	0.13	C81-85,88,90,96
白血病	Leukaemia	9	1.91	6.22	6.56	0.47	0.47	7	2.38	5.13	4.78	0.28	0.42	C91-C95
不明及其他恶性肿瘤	All Other Sites and Unspecified	9	1.91	6.22	5.55	0.31	0.43	7	2.38	5.13	4.66	0.13	0.75	A_O
所有部位合计	All Sites	470	100.00	324.74	263.89	15.17	32.38	294	100.00	215.58	177.79	10.43	21.87	ALL
所有部位除外 C44	All Sites but C44	467	99.36	322.67	262.03	15.09	32.30	293	99.66	214.85	177.01	10.43	21.68	ALLbC44
死亡 Mortality														
口腔和咽喉(除外鼻咽癌)	Lip,Oral Cavity & Pharynx but Nasopharynx	7	2.56	4.84	3.46	0.22	0.22	2	1.40	1.47	1.25	0.05	0.19	C00-10,C12-14
鼻咽癌	Nasopharynx	0	0.00	0.00	0.00	0.00	0.00	1	0.70	0.73	0.85	0.00	0.14	C11
食管	Oesophagus	24	8.79	16.58	13.81	0.79	1.75	3	2.10	2.20	2.38	0.08	0.22	C15
胃	Stomach	29	10.62	20.04	18.34	0.72	1.94	11	7.69	8.07	7.45	0.23	1.04	C16
结直肠肛门	Colon,Rectum & Anus	14	5.13	9.67	7.53	0.62	0.96	13	9.09	9.53	8.54	0.37	1.04	C18-21
肝脏	Liver	99	36.26	68.40	53.62	3.09	6.18	27	18.88	19.80	16.09	0.90	2.10	C22
胆囊及其他	Gallbladder etc.	1	0.37	0.69	0.68	0.00	0.17	1	0.70	0.73	0.60	0.08	0.08	C23-C24
胰腺	Pancreas	5	1.83	3.45	2.79	0.15	0.27	8	5.59	5.87	4.72	0.23	0.43	C25
喉	Larynx	1	0.37	0.69	1.00	0.00	0.00	0	0.00	0.00	0.00	0.00	0.00	C32
气管,支气管,肺	Trachea, Bronchus and Lung	70	25.64	48.37	41.82	1.67	5.02	45	31.47	33.00	30.16	1.13	3.62	C33-C34
其他胸腔器官	Other Thoracic Organs	0	0.00	0.00	0.00	0.00	0.00	0	0.00	0.00	0.00	0.00	0.00	C37-C38
骨	Bone	4	1.47	2.76	2.57	0.07	0.32	1	0.70	0.73	0.78	0.00	0.19	C40-C41
皮肤黑色素瘤	Melanoma of Skin	0	0.00	0.00	0.00	0.00	0.00	0	0.00	0.00	0.00	0.00	0.00	C43
乳房	Breast	0	0.00	0.00	0.00	0.00	0.00	8	5.59	5.87	4.42	0.49	0.49	C50
子宫颈	Cervix Uteri	–	–	–	–	–	–	6	4.20	4.40	3.46	0.26	0.40	C53
子宫体及子宫部位不明	Uterus & Unspecified	–	–	–	–	–	–	2	1.40	1.47	1.04	0.11	0.11	C54-C55
卵巢	Ovary	–	–	–	–	–	–	5	3.50	3.67	3.07	0.15	0.29	C56
前列腺	Prostate	1	0.37	0.69	0.68	0.00	0.17	–	–	–	–	–	–	C61
睾丸	Testis	0	0.00	0.00	0.00	0.00	0.00	–	–	–	–	–	–	C62
肾及泌尿系统不明	Kidney & Unspecified Urinary Organs	1	0.37	0.69	1.00	0.00	0.00	0	0.00	0.00	0.00	0.00	0.00	C64-66,68
膀胱	Bladder	4	1.47	2.76	2.87	0.07	0.20	0	0.00	0.00	0.00	0.00	0.00	C67
脑,神经系统	Brain,Central Nervous System	1	0.37	0.69	0.52	0.05	0.05	3	2.10	2.20	1.74	0.05	0.24	C70-C72
甲状腺	Thyroid Gland	0	0.00	0.00	0.00	0.00	0.00	0	0.00	0.00	0.00	0.00	0.00	C73
淋巴瘤	Lymphoma	0	0.00	0.00	0.00	0.00	0.00	0	0.00	0.00	0.00	0.00	0.00	C81-85,88,90,96
白血病	Leukaemia	5	1.83	3.45	4.45	0.34	0.34	2	1.40	1.47	1.10	0.12	0.12	C91-C95
不明及其他恶性肿瘤	All Other Sites and Unspecified	7	2.56	4.84	4.15	0.27	0.39	5	3.50	3.67	2.82	0.13	0.27	A_O
所有部位合计	All Sites	273	100.00	188.63	159.29	8.05	17.98	143	100.00	104.86	90.47	4.36	10.97	ALL
所有部位除外 C44	All Sites but C44	270	98.90	186.56	157.60	8.00	17.81	143	100.00	104.86	90.47	4.36	10.97	ALLbC44

表 6-3-40　鄂温克族自治旗 2014 年癌症发病和死亡主要指标
Table 6-3-40　Incidence and mortality of cancer in Ewenkizu Zizhiqi, 2014

部位 Site		男性 Male						女性 Female						ICD-10
		病例数 No. cases	构成 (%)	粗率 Crude rate (1/10⁵)	世标率 ASR world (1/10⁵)	累积率 Cum.rate(%)		病例数 No. cases	构成 (%)	粗率 Crude rate (1/10⁵)	世标率 ASR world (1/10⁵)	累积率 Cum.rate(%)		
						0~64	0~74					0~64	0~74	
发病 Incidence														
口腔和咽喉(除外鼻咽癌)	Lip,Oral Cavity & Pharynx but Nasopharynx	4	2.56	5.63	2.90	0.24	0.24	2	1.61	3.08	2.07	0.15	0.15	C00-10,C12-14
鼻咽癌	Nasopharynx	1	0.64	1.41	1.22	0.00	0.30	0	0.00	0.00	0.00	0.00	0.00	C11
食管	Oesophagus	19	12.18	26.73	19.30	0.89	2.26	2	1.61	3.08	2.97	0.00	0.50	C15
胃	Stomach	17	10.90	23.91	22.34	0.46	3.45	8	6.45	12.30	8.65	0.39	0.91	C16
结直肠肛门	Colon,Rectum & Anus	22	14.10	30.95	26.75	1.16	3.54	6	4.84	9.23	5.46	0.08	0.35	C18-21
肝脏	Liver	25	16.03	35.17	22.07	1.41	3.24	8	6.45	12.30	8.08	0.65	0.90	C22
胆囊及其他	Gallbladder etc.	1	0.64	1.41	1.22	0.00	0.30	0	0.00	0.00	0.00	0.00	0.00	C23-C24
胰腺	Pancreas	4	2.56	5.63	4.17	0.00	0.61	5	4.03	7.69	4.11	0.25	0.52	C25
喉	Larynx	2	1.28	2.81	2.00	0.14	0.14	2	1.61	3.08	2.27	0.15	0.42	C32
气管,支气管,肺	Trachea, Bronchus and Lung	39	25.00	54.86	45.18	1.80	5.71	33	26.61	50.74	37.21	1.17	5.64	C33-C34
其他胸腔器官	Other Thoracic Organs	2	1.28	2.81	1.66	0.07	0.07	0	0.00	0.00	0.00	0.00	0.00	C37-C38
骨	Bone	0	0.00	0.00	0.00	0.00	0.00	0	0.00	0.00	0.00	0.00	0.00	C40-C41
皮肤黑色素瘤	Melanoma of Skin	0	0.00	0.00	0.00	0.00	0.00	1	0.81	1.54	0.87	0.07	0.07	C43
乳房	Breast	0	0.00	0.00	0.00	0.00	0.00	15	12.10	23.06	12.31	1.05	1.30	C50
子宫颈	Cervix Uteri	-	-	-	-	-	-	12	9.68	18.45	11.80	0.98	1.25	C53
子宫体及子宫部位不明	Uterus & Unspecified	-	-	-	-	-	-	3	2.42	4.61	2.94	0.15	0.43	C54-C55
卵巢	Ovary	-	-	-	-	-	-	3	2.42	4.61	2.97	0.08	0.63	C56
前列腺	Prostate	1	0.64	1.41	0.88	0.00	0.00	-	-	-	-	-	-	C61
睾丸	Testis	1	0.64	1.41	0.88	0.07	0.07	-	-	-	-	-	-	C62
肾及泌尿系统不明	Kidney & Unspecified Urinary Organs	5	3.21	7.03	5.52	0.14	0.80	5	4.03	7.69	5.51	0.15	0.64	C64-66,68
膀胱	Bladder	4	2.56	5.63	3.02	0.23	0.23	1	0.81	1.54	0.75	0.06	0.06	C67
脑,神经系统	Brain,Central Nervous System	1	0.64	1.41	0.67	0.06	0.06	5	4.03	7.69	5.13	0.23	1.05	C70-C72
甲状腺	Thyroid Gland	3	1.92	4.22	2.00	0.17	0.17	8	6.45	12.30	6.92	0.65	0.65	C73
淋巴瘤	Lymphoma	0	0.00	0.00	0.00	0.00	0.00	0	0.00	0.00	0.00	0.00	0.00	C81-85,88,90,96
白血病	Leukaemia	3	1.92	4.22	3.20	0.28	0.28	0	0.00	0.00	0.00	0.00	0.00	C91-C95
不明及其他恶性肿瘤	All Other Sites and Unspecified	2	1.28	2.81	3.01	0.00	0.35	5	4.03	7.69	7.55	0.34	0.62	A_O
所有部位合计	All Sites	156	100.00	219.45	168.00	7.11	21.82	124	100.00	190.67	127.57	6.60	16.09	ALL
所有部位除外 C44	All Sites but C44	156	100.00	219.45	168.00	7.11	21.82	122	98.39	187.59	125.58	6.60	15.81	ALLbC44
死亡 Mortality														
口腔和咽喉(除外鼻咽癌)	Lip,Oral Cavity & Pharynx but Nasopharynx	5	4.81	7.03	3.87	0.23	0.23	0	0.00	0.00	0.00	0.00	0.00	C00-10,C12-14
鼻咽癌	Nasopharynx	1	0.96	1.41	1.22	0.00	0.30	1	1.45	1.54	0.75	0.06	0.06	C11
食管	Oesophagus	14	13.46	19.69	16.54	0.63	2.61	0	0.00	0.00	0.00	0.00	0.00	C15
胃	Stomach	7	6.73	9.85	7.62	0.22	1.19	9	13.04	13.84	9.80	0.52	1.04	C16
结直肠肛门	Colon,Rectum & Anus	8	7.69	11.25	11.02	0.36	1.43	3	4.35	4.61	2.99	0.15	0.15	C18-21
肝脏	Liver	23	22.12	32.35	20.03	1.41	2.94	8	11.59	12.30	8.47	0.48	0.98	C22
胆囊及其他	Gallbladder etc.	0	0.00	0.00	0.00	0.00	0.00	0	0.00	0.00	0.00	0.00	0.00	C23-C24
胰腺	Pancreas	2	1.92	2.81	2.09	0.00	0.30	6	8.70	9.23	5.51	0.31	0.58	C25
喉	Larynx	2	1.92	2.81	1.51	0.08	0.08	1	1.45	1.54	0.67	0.08	0.08	C32
气管,支气管,肺	Trachea, Bronchus and Lung	30	28.85	42.20	34.03	1.22	4.12	24	34.78	36.90	25.65	0.67	3.63	C33-C34
其他胸腔器官	Other Thoracic Organs	0	0.00	0.00	0.00	0.00	0.00	0	0.00	0.00	0.00	0.00	0.00	C37-C38
骨	Bone	0	0.00	0.00	0.00	0.00	0.00	0	0.00	0.00	0.00	0.00	0.00	C40-C41
皮肤黑色素瘤	Melanoma of Skin	0	0.00	0.00	0.00	0.00	0.00	0	0.00	0.00	0.00	0.00	0.00	C43
乳房	Breast	0	0.00	0.00	0.00	0.00	0.00	2	2.90	3.08	1.73	0.14	0.14	C50
子宫颈	Cervix Uteri	-	-	-	-	-	-	4	5.80	6.15	3.40	0.22	0.49	C53
子宫体及子宫部位不明	Uterus & Unspecified	-	-	-	-	-	-	2	2.90	3.08	2.08	0.00	0.36	C54-C55
卵巢	Ovary	-	-	-	-	-	-	0	0.00	0.00	0.00	0.00	0.00	C56
前列腺	Prostate	0	0.00	0.00	0.00	0.00	0.00	-	-	-	-	-	-	C61
睾丸	Testis	1	0.96	1.41	1.22	0.00	0.30	-	-	-	-	-	-	C62
肾及泌尿系统不明	Kidney & Unspecified Urinary Organs	2	1.92	2.81	1.86	0.08	0.39	3	4.35	4.61	3.48	0.00	0.52	C64-66,68
膀胱	Bladder	2	1.92	2.81	3.01	0.00	0.35	0	0.00	0.00	0.00	0.00	0.00	C67
脑,神经系统	Brain,Central Nervous System	2	1.92	2.81	1.46	0.12	0.12	4	5.80	6.15	5.45	0.25	0.77	C70-C72
甲状腺	Thyroid Gland	0	0.00	0.00	0.00	0.00	0.00	0	0.00	0.00	0.00	0.00	0.00	C73
淋巴瘤	Lymphoma	1	0.96	1.41	0.87	0.00	0.00	0	0.00	0.00	0.00	0.00	0.00	C81-85,88,90,96
白血病	Leukaemia	2	1.92	2.81	2.54	0.23	0.23	1	1.45	1.54	0.75	0.06	0.06	C91-C95
不明及其他恶性肿瘤	All Other Sites and Unspecified	2	1.92	2.81	2.00	0.14	0.14	1	1.45	1.54	1.09	0.00	0.27	A_O
所有部位合计	All Sites	104	100.00	146.30	110.88	4.73	14.73	69	100.00	106.10	71.80	3.03	9.14	ALL
所有部位除外 C44	All Sites but C44	103	99.04	144.89	110.01	4.73	14.73	68	98.55	104.56	70.71	3.03	8.87	ALLbC44

表 6-3-41 牙克石市 2014 年癌症发病和死亡主要指标
Table 6-3-41 Incidence and mortality of cancer in Yakeshi Shi, 2014

部位 Site		男性 Male						女性 Female						ICD-10
		病例数 No. cases	构成 (%)	粗率 Crude rate (1/10⁵)	世标率 ASR world (1/10⁵)	累积率 Cum.rate(%) 0~64	0~74	病例数 No. cases	构成 (%)	粗率 Crude rate (1/10⁵)	世标率 ASR world (1/10⁵)	累积率 Cum.rate(%) 0~64	0~74	
发病 Incidence														
口腔和咽喉(除外鼻咽癌)	Lip,Oral Cavity & Pharynx but Nasopharynx	15	1.99	8.34	6.27	0.63	0.71	4	0.64	2.32	1.81	0.16	0.16	C00–10,C12–14
鼻咽癌	Nasopharynx	1	0.13	0.56	0.31	0.03	0.03	1	0.16	0.58	0.38	0.05	0.05	C11
食管	Oesophagus	59	7.82	32.78	27.48	1.94	2.38	7	1.13	4.06	2.40	0.07	0.23	C15
胃	Stomach	74	9.81	41.12	29.61	1.23	2.51	29	4.66	16.84	10.50	0.80	1.23	C16
结直肠肛门	Colon,Rectum & Anus	95	12.60	52.79	38.90	2.54	4.34	50	8.04	29.03	16.33	0.87	1.86	C18–21
肝脏	Liver	116	15.38	64.46	50.58	2.94	4.27	34	5.47	19.74	14.23	0.37	1.21	C22
胆囊及其他	Gallbladder etc.	17	2.25	9.45	5.94	0.34	0.63	6	0.96	3.48	2.88	0.04	0.17	C23–C24
胰腺	Pancreas	15	1.99	8.34	5.60	0.36	0.58	13	2.09	7.55	4.57	0.29	0.48	C25
喉	Larynx	13	1.72	7.22	5.04	0.45	0.59	3	0.48	1.74	1.66	0.21	0.21	C32
气管,支气管,肺	Trachea, Bronchus and Lung	184	24.40	102.24	73.96	4.00	8.00	115	18.49	66.78	42.40	1.34	3.80	C33–C34
其他胸腔器官	Other Thoracic Organs	8	1.06	4.45	4.00	0.14	0.22	5	0.80	2.90	1.56	0.04	0.23	C37–C38
骨	Bone	5	0.66	2.78	2.98	0.04	0.18	5	0.80	2.90	1.76	0.15	0.21	C40–C41
皮肤黑色素瘤	Melanoma of Skin	0	0.00	0.00	0.00	0.00	0.00	0	0.00	0.00	0.00	0.00	0.00	C43
乳房	Breast	1	0.13	0.56	0.27	0.00	0.07	87	13.99	50.52	33.32	2.79	3.63	C50
子宫颈	Cervix Uteri	–	–	–	–	–	–	27	4.34	15.68	10.13	0.82	1.08	C53
子宫体及子宫部位不明	Uterus & Unspecified	–	–	–	–	–	–	25	4.02	14.52	9.06	0.69	0.99	C54–C55
卵巢	Ovary	–	–	–	–	–	–	11	1.77	6.39	3.95	0.33	0.38	C56
前列腺	Prostate	10	1.33	5.56	2.89	0.05	0.46	–	–	–	–	–	–	C61
睾丸	Testis	2	0.27	1.11	0.87	0.06	0.06	–	–	–	–	–	–	C62
肾及泌尿系统不明	Kidney & Unspecified Urinary Organs	15	1.99	8.34	6.18	0.58	0.78	8	1.29	4.65	4.33	0.29	0.35	C64–66,68
膀胱	Bladder	20	2.65	11.11	7.82	0.71	0.78	4	0.64	2.32	1.47	0.07	0.18	C67
脑,神经系统	Brain,Central Nervous System	17	2.25	9.45	6.54	0.52	0.59	28	4.50	16.26	10.37	0.82	1.27	C70–C72
甲状腺	Thyroid Gland	38	5.04	21.12	15.15	1.50	1.50	124	19.94	72.00	46.01	4.32	4.48	C73
淋巴瘤	Lymphoma	6	0.80	3.33	2.46	0.19	0.34	4	0.64	2.32	1.27	0.09	0.09	C81–85,88,90,96
白血病	Leukaemia	1	0.13	0.56	0.28	0.02	0.02	2	0.32	1.16	0.63	0.00	0.05	C91–C95
不明及其他恶性肿瘤	All Other Sites and Unspecified	42	5.57	23.34	16.61	1.39	1.74	30	4.82	17.42	12.48	0.63	1.15	A_O
所有部位合计	All Sites	754	100.00	418.98	309.74	19.65	30.77	622	100.00	361.18	233.49	15.24	23.51	ALL
所有部位除外 C44	All Sites but C44	749	99.34	416.20	307.13	19.39	30.44	619	99.52	359.44	232.51	15.19	23.45	ALLbC44
死亡 Mortality														
口腔和咽喉(除外鼻咽癌)	Lip,Oral Cavity & Pharynx but Nasopharynx	10	1.89	5.56	4.18	0.46	0.46	1	0.35	0.58	0.30	0.00	0.00	C00–10,C12–14
鼻咽癌	Nasopharynx	4	0.75	2.22	1.31	0.10	0.10	1	0.35	0.58	0.26	0.00	0.00	C11
食管	Oesophagus	49	9.25	27.23	19.17	1.19	1.90	3	1.06	1.74	3.09	0.00	0.05	C15
胃	Stomach	57	10.75	31.67	23.28	1.52	2.37	12	4.26	6.97	3.72	0.11	0.48	C16
结直肠肛门	Colon,Rectum & Anus	41	7.74	22.78	16.86	0.77	1.55	24	8.51	13.94	9.90	0.67	0.98	C18–21
肝脏	Liver	105	19.81	58.35	44.93	2.48	3.89	33	11.70	19.16	12.64	0.37	1.32	C22
胆囊及其他	Gallbladder etc.	7	1.32	3.89	2.29	0.05	0.34	6	2.13	3.48	2.07	0.13	0.20	C23–C24
胰腺	Pancreas	18	3.40	10.00	7.23	0.58	0.80	8	2.84	4.65	2.98	0.24	0.30	C25
喉	Larynx	6	1.13	3.33	1.82	0.10	0.17	2	0.71	1.16	0.81	0.00	0.07	C32
气管,支气管,肺	Trachea, Bronchus and Lung	160	30.19	88.91	68.17	3.53	6.30	97	34.40	56.33	34.56	0.60	2.83	C33–C34
其他胸腔器官	Other Thoracic Organs	6	1.13	3.33	3.32	0.07	0.15	4	1.42	2.32	1.16	0.00	0.12	C37–C38
骨	Bone	3	0.57	1.67	0.95	0.00	0.08	3	1.06	1.74	1.08	0.07	0.14	C40–C41
皮肤黑色素瘤	Melanoma of Skin	1	0.19	0.56	0.36	0.04	0.04	0	0.00	0.00	0.00	0.00	0.00	C43
乳房	Breast	1	0.19	0.56	0.27	0.00	0.07	15	5.32	8.71	6.60	0.45	0.52	C50
子宫颈	Cervix Uteri	–	–	–	–	–	–	16	5.67	9.29	6.05	0.26	0.52	C53
子宫体及子宫部位不明	Uterus & Unspecified	–	–	–	–	–	–	5	1.77	2.90	1.46	0.05	0.24	C54–C55
卵巢	Ovary	–	–	–	–	–	–	9	3.19	5.23	3.96	0.39	0.45	C56
前列腺	Prostate	10	1.89	5.56	4.51	0.09	0.23	–	–	–	–	–	–	C61
睾丸	Testis	0	0.00	0.00	0.00	0.00	0.00	–	–	–	–	–	–	C62
肾及泌尿系统不明	Kidney & Unspecified Urinary Organs	6	1.13	3.33	2.15	0.16	0.16	6	2.13	3.48	1.77	0.05	0.18	C64–66,68
膀胱	Bladder	7	1.32	3.89	3.35	0.00	0.21	5	1.77	2.90	2.82	0.07	0.12	C67
脑,神经系统	Brain,Central Nervous System	8	1.51	4.45	4.13	0.33	0.40	7	2.48	4.06	2.35	0.11	0.37	C70–C72
甲状腺	Thyroid Gland	1	0.19	0.56	0.69	0.09	0.09	2	0.71	1.16	0.95	0.11	0.11	C73
淋巴瘤	Lymphoma	5	0.94	2.78	1.45	0.04	0.10	3	1.06	1.74	1.20	0.12	0.18	C81–85,88,90,96
白血病	Leukaemia	4	0.75	2.22	2.69	0.02	0.10	5	1.77	2.90	1.55	0.07	0.18	C91–C95
不明及其他恶性肿瘤	All Other Sites and Unspecified	21	3.96	11.67	6.90	0.35	0.50	15	5.32	8.71	4.88	0.18	0.61	A_O
所有部位合计	All Sites	530	100.00	294.51	220.03	11.96	19.98	282	100.00	163.75	106.16	4.11	9.97	ALL
所有部位除外 C44	All Sites but C44	528	99.62	293.40	219.46	11.96	19.98	282	100.00	163.75	106.16	4.11	9.97	ALLbC44

表 6-3-42 根河市 2014 年癌症发病和死亡主要指标
Table 6-3-42 Incidence and mortality of cancer in Genhe Shi, 2014

部位 Site		男性 Male						女性 Female						ICD-10
		病例数 No. cases	构成 (%)	粗率 Crude rate (1/10⁵)	世标率 ASR world (1/10⁵)	累积率 Cum.rate(%) 0~64	0~74	病例数 No. cases	构成 (%)	粗率 Crude rate (1/10⁵)	世标率 ASR world (1/10⁵)	累积率 Cum.rate(%) 0~64	0~74	
发病 Incidence														
口腔和咽喉(除外鼻咽癌)	Lip,Oral Cavity & Pharynx but Nasopharynx	7	3.10	9.56	4.15	0.35	0.35	2	1.16	2.79	2.25	0.23	0.23	C00–10,C12–14
鼻咽癌	Nasopharynx	2	0.88	2.73	3.36	0.21	0.21	0	0.00	0.00	0.00	0.00	0.00	C11
食管	Oesophagus	30	13.27	40.97	20.84	1.68	2.54	6	3.49	8.38	3.58	0.11	0.26	C15
胃	Stomach	26	11.50	35.51	17.80	1.08	1.94	8	4.65	11.18	4.57	0.06	0.18	C16
结直肠肛门	Colon,Rectum & Anus	22	9.73	30.05	15.04	0.75	2.02	14	8.14	19.56	7.47	0.05	0.94	C18–21
肝脏	Liver	32	14.16	43.71	23.69	1.48	2.84	14	8.14	19.56	10.17	0.55	1.09	C22
胆囊及其他	Gallbladder etc.	2	0.88	2.73	1.50	0.17	0.17	4	2.33	5.59	3.12	0.33	0.45	C23–C24
胰腺	Pancreas	11	4.87	15.02	8.48	0.45	1.13	5	2.91	6.99	4.35	0.32	0.59	C25
喉	Larynx	2	0.88	2.73	1.23	0.10	0.10	0	0.00	0.00	0.00	0.00	0.00	C32
气管,支气管,肺	Trachea, Bronchus and Lung	65	28.76	88.78	48.27	2.04	6.02	38	22.09	53.09	22.52	0.41	3.54	C33–C34
其他胸腔器官	Other Thoracic Organs	2	0.88	2.73	1.23	0.00	0.21	1	0.58	1.40	0.61	0.06	0.06	C37–C38
骨	Bone	1	0.44	1.37	0.83	0.00	0.21	0	0.00	0.00	0.00	0.00	0.00	C40–C41
皮肤黑色素瘤	Melanoma of Skin	0	0.00	0.00	0.00	0.00	0.00	0	0.00	0.00	0.00	0.00	0.00	C43
乳房	Breast	1	0.44	1.37	0.40	0.00	0.00	23	13.37	32.13	17.11	1.59	2.10	C50
子宫颈	Cervix Uteri	–	–	–	–	–	–	6	3.49	8.38	4.47	0.33	0.60	C53
子宫体及子宫部位不明	Uterus & Unspecified	–	–	–	–	–	–	6	3.49	8.38	6.77	0.46	0.61	C54–C55
卵巢	Ovary	–	–	–	–	–	–	7	4.07	9.78	4.94	0.15	0.71	C56
前列腺	Prostate	0	0.00	0.00	0.00	0.00	0.00	–	–	–	–	–	–	C61
睾丸	Testis	1	0.44	1.37	0.66	0.05	0.05	–	–	–	–	–	–	C62
肾及泌尿系统不明	Kidney & Unspecified Urinary Organs	4	1.77	5.46	3.64	0.05	0.70	4	2.33	5.59	2.61	0.23	0.36	C64–66,68
膀胱	Bladder	5	2.21	6.83	4.76	0.19	0.66	3	1.74	4.19	1.93	0.17	0.17	C67
脑,神经系统	Brain,Central Nervous System	4	1.77	5.46	3.83	0.28	0.51	4	2.33	5.59	4.10	0.34	0.34	C70–C72
甲状腺	Thyroid Gland	4	1.77	5.46	3.86	0.36	0.36	20	11.63	27.94	14.39	1.37	1.37	C73
淋巴瘤	Lymphoma	2	0.88	2.73	1.00	0.06	0.06	2	1.16	2.79	1.06	0.05	0.05	C81–85,88,90,96
白血病	Leukaemia	0	0.00	0.00	0.00	0.00	0.00	1	0.58	1.40	1.35	0.11	0.11	C91–C95
不明及其他恶性肿瘤	All Other Sites and Unspecified	3	1.33	4.10	2.59	0.16	0.16	4	2.33	5.59	2.02	0.06	0.31	A_O
所有部位合计	All Sites	226	100.00	308.67	167.17	9.48	20.25	172	100.00	240.30	119.36	6.99	14.07	ALL
所有部位除外 C44	All Sites but C44	225	99.56	307.30	166.77	9.48	20.25	171	99.42	238.90	118.86	6.99	13.95	ALLbC44
死亡 Mortality														
口腔和咽喉(除外鼻咽癌)	Lip,Oral Cavity & Pharynx but Nasopharynx	1	0.56	1.37	0.42	0.00	0.00	0	0.00	0.00	0.00	0.00	0.00	C00–10,C12–14
鼻咽癌	Nasopharynx	0	0.00	0.00	0.00	0.00	0.00	0	0.00	0.00	0.00	0.00	0.00	C11
食管	Oesophagus	25	13.89	34.14	18.72	1.06	2.17	2	2.00	2.79	0.90	0.00	0.00	C15
胃	Stomach	21	11.67	28.68	12.67	0.74	1.16	9	9.00	12.57	6.21	0.40	0.40	C16
结直肠肛门	Colon,Rectum & Anus	14	7.78	19.12	9.77	0.12	1.21	12	12.00	16.76	7.02	0.22	0.49	C18–21
肝脏	Liver	25	13.89	34.14	18.20	1.22	1.92	10	10.00	13.97	6.62	0.34	0.46	C22
胆囊及其他	Gallbladder etc.	2	1.11	2.73	1.32	0.12	0.12	2	2.00	2.79	1.29	0.10	0.10	C23–C24
胰腺	Pancreas	9	5.00	12.29	7.43	0.45	0.92	4	4.00	5.59	2.55	0.20	0.33	C25
喉	Larynx	3	1.67	4.10	1.77	0.14	0.14	0	0.00	0.00	0.00	0.00	0.00	C32
气管,支气管,肺	Trachea, Bronchus and Lung	62	34.44	84.68	46.63	1.25	5.93	34	34.00	47.50	19.41	0.28	3.00	C33–C34
其他胸腔器官	Other Thoracic Organs	2	1.11	2.73	1.32	0.12	0.12	0	0.00	0.00	0.00	0.00	0.00	C37–C38
骨	Bone	0	0.00	0.00	0.00	0.00	0.00	1	1.00	1.40	0.42	0.00	0.00	C40–C41
皮肤黑色素瘤	Melanoma of Skin	0	0.00	0.00	0.00	0.00	0.00	1	1.00	1.40	0.50	0.00	0.12	C43
乳房	Breast	0	0.00	0.00	0.00	0.00	0.00	10	10.00	13.97	6.98	0.54	0.54	C50
子宫颈	Cervix Uteri	–	–	–	–	–	–	0	0.00	0.00	0.00	0.00	0.00	C53
子宫体及子宫部位不明	Uterus & Unspecified	–	–	–	–	–	–	0	0.00	0.00	0.00	0.00	0.00	C54–C55
卵巢	Ovary	–	–	–	–	–	–	4	4.00	5.59	2.99	0.10	0.39	C56
前列腺	Prostate	2	1.11	2.73	1.66	0.00	0.42	–	–	–	–	–	–	C61
睾丸	Testis	1	0.56	1.37	0.66	0.05	0.05	–	–	–	–	–	–	C62
肾及泌尿系统不明	Kidney & Unspecified Urinary Organs	0	0.00	0.00	0.00	0.00	0.00	3	3.00	4.19	2.82	0.16	0.28	C64–66,68
膀胱	Bladder	3	1.67	4.10	1.65	0.00	0.21	3	3.00	4.19	1.72	0.00	0.15	C67
脑,神经系统	Brain,Central Nervous System	5	2.78	6.83	4.49	0.23	0.67	1	1.00	1.40	0.58	0.05	0.05	C70–C72
甲状腺	Thyroid Gland	0	0.00	0.00	0.00	0.00	0.00	0	0.00	0.00	0.00	0.00	0.00	C73
淋巴瘤	Lymphoma	1	0.56	1.37	0.42	0.00	0.00	1	1.00	1.40	0.48	0.00	0.00	C81–85,88,90,96
白血病	Leukaemia	0	0.00	0.00	0.00	0.00	0.00	0	0.00	0.00	0.00	0.00	0.00	C91–C95
不明及其他恶性肿瘤	All Other Sites and Unspecified	4	2.22	5.46	2.95	0.11	0.34	3	3.00	4.19	1.96	0.06	0.18	A_O
所有部位合计	All Sites	180	100.00	245.84	130.10	5.60	15.38	100	100.00	139.71	62.45	2.46	6.49	ALL
所有部位除外 C44	All Sites but C44	180	100.00	245.84	130.10	5.60	15.38	99	99.00	138.31	61.96	2.46	6.37	ALLbC44

表 6-3-43　巴彦淖尔市临河区 2014 年癌症发病和死亡主要指标
Table 6-3-43　Incidence and mortality of cancer in Linhe Qu,Bayannaoer,2014

部位 / Site		男性 Male 病例数 No. cases	构成 (%)	粗率 Crude rate (1/10⁵)	世标率 ASR world (1/10⁶)	累积率 Cum.rate(%) 0~64	0~74	女性 Female 病例数 No. cases	构成 (%)	粗率 Crude rate (1/10⁵)	世标率 ASR world (1/10⁶)	累积率 Cum.rate(%) 0~64	0~74	ICD-10
发病 Incidence														
口腔和咽喉(除外鼻咽癌)	Lip,Oral Cavity & Pharynx but Nasopharynx	6	0.99	2.79	1.82	0.17	0.17	2	0.53	0.93	0.65	0.03	0.03	C00–10,C12–14
鼻咽癌	Nasopharynx	1	0.16	0.47	0.33	0.03	0.03	0	0.00	0.00	0.00	0.00	0.00	C11
食管	Oesophagus	36	5.91	16.74	17.66	0.77	3.27	3	0.80	1.40	1.53	0.03	0.23	C15
胃	Stomach	97	15.93	45.12	39.98	2.02	5.08	35	9.31	16.28	15.79	0.91	2.48	C16
结直肠肛门	Colon,Rectum & Anus	87	14.29	40.47	38.91	2.19	5.69	41	10.90	19.07	18.83	1.03	2.59	C18–21
肝脏	Liver	84	13.79	39.07	36.14	1.81	4.70	17	4.52	7.91	7.00	0.43	0.91	C22
胆囊及其他	Gallbladder etc.	2	0.33	0.93	0.88	0.07	0.07	1	0.27	0.47	0.30	0.04	0.04	C23–C24
胰腺	Pancreas	24	3.94	11.16	10.52	0.52	1.77	12	3.19	5.58	5.03	0.29	0.67	C25
喉	Larynx	6	0.99	2.79	2.82	0.17	0.35	1	0.27	0.47	0.29	0.00	0.00	C32
气管,支气管,肺	Trachea, Bronchus and Lung	167	27.42	77.68	71.09	3.61	9.43	52	13.83	24.19	21.51	0.95	2.86	C33–C34
其他胸腔器官	Other Thoracic Organs	0	0.00	0.00	0.00	0.00	0.00	0	0.00	0.00	0.00	0.00	0.00	C37–C38
骨	Bone	5	0.82	2.33	2.05	0.16	0.16	3	0.80	1.40	1.13	0.09	0.09	C40–C41
皮肤黑色素瘤	Melanoma of Skin	1	0.16	0.47	0.30	0.00	0.00	0	0.00	0.00	0.00	0.00	0.00	C43
乳房	Breast	2	0.33	0.93	0.68	0.06	0.06	85	22.61	39.54	29.83	2.55	3.32	C50
子宫颈	Cervix Uteri	–	–	–	–	–	–	20	5.32	9.30	8.54	0.59	1.17	C53
子宫体及子宫部位不明	Uterus & Unspecified	–	–	–	–	–	–	10	2.66	4.65	4.63	0.26	0.70	C54–C55
卵巢	Ovary	–	–	–	–	–	–	22	5.85	10.23	8.19	0.71	0.95	C56
前列腺	Prostate	10	1.64	4.65	3.57	0.00	0.18	–	–	–	–	–	–	C61
睾丸	Testis	1	0.16	0.47	0.54	0.07	0.07	–	–	–	–	–	–	C62
肾及泌尿系统不明	Kidney & Unspecified Urinary Organs	8	1.31	3.72	3.30	0.13	0.22	6	1.60	2.79	2.10	0.18	0.18	C64–66,68
膀胱	Bladder	10	1.64	4.65	4.89	0.14	0.67	5	1.33	2.33	2.04	0.09	0.37	C67
脑,神经系统	Brain,Central Nervous System	15	2.46	6.98	6.89	0.54	0.54	9	2.39	4.19	3.95	0.19	0.29	C70–C72
甲状腺	Thyroid Gland	13	2.13	6.05	4.23	0.32	0.41	31	8.24	14.42	10.57	0.89	1.17	C73
淋巴瘤·	Lymphoma	11	1.81	5.12	5.29	0.26	0.63	7	1.86	3.26	3.15	0.19	0.33	C81–85,88,90,96
白血病	Leukaemia	6	0.99	2.79	2.31	0.13	0.13	10	2.66	4.65	5.12	0.24	0.34	C91–C95
不明及其他恶性肿瘤	All Other Sites and Unspecified	17	2.79	7.91	6.18	0.55	0.64	4	1.06	1.86	1.77	0.04	0.23	A_O
所有部位合计	All Sites	609	100.00	283.26	260.38	13.72	34.29	376	100.00	174.90	151.94	9.73	18.96	ALL
所有部位除外 C44	All Sites but C44	606	99.51	281.86	259.19	13.66	34.15	376	100.00	174.90	151.94	9.73	18.96	ALLbC44
死亡 Mortality														
口腔和咽喉(除外鼻咽癌)	Lip,Oral Cavity & Pharynx but Nasopharynx	2	0.48	0.93	0.68	0.06	0.06	2	1.09	0.93	0.65	0.03	0.03	C00–10,C12–14
鼻咽癌	Nasopharynx	0	0.00	0.00	0.00	0.00	0.00	0	0.00	0.00	0.00	0.00	0.00	C11
食管	Oesophagus	23	5.56	10.70	11.60	0.35	2.19	0	0.00	0.00	0.00	0.00	0.00	C15
胃	Stomach	60	14.49	27.91	25.82	1.10	3.37	22	12.02	10.23	10.43	0.40	1.74	C16
结直肠肛门	Colon,Rectum & Anus	28	6.76	13.02	13.67	0.56	2.09	22	12.02	10.23	9.51	0.56	1.19	C18–21
肝脏	Liver	72	17.39	33.49	30.85	1.61	3.64	19	10.38	8.84	7.54	0.48	1.15	C22
胆囊及其他	Gallbladder etc.	2	0.48	0.93	0.88	0.07	0.07	0	0.00	0.00	0.00	0.00	0.00	C23–C24
胰腺	Pancreas	20	4.83	9.30	8.37	0.50	1.25	13	7.10	6.05	5.11	0.23	0.56	C25
喉	Larynx	5	1.21	2.33	2.27	0.17	0.26	0	0.00	0.00	0.00	0.00	0.00	C32
气管,支气管,肺	Trachea, Bronchus and Lung	144	34.78	66.98	59.89	2.94	7.29	41	22.40	19.07	17.35	0.60	2.28	C33–C34
其他胸腔器官	Other Thoracic Organs	0	0.00	0.00	0.00	0.00	0.00	0	0.00	0.00	0.00	0.00	0.00	C37–C38
骨	Bone	3	0.72	1.40	1.35	0.13	0.13	2	1.09	0.93	0.59	0.04	0.04	C40–C41
皮肤黑色素瘤	Melanoma of Skin	0	0.00	0.00	0.00	0.00	0.00	0	0.00	0.00	0.00	0.00	0.00	C43
乳房	Breast	1	0.24	0.47	0.29	0.02	0.02	17	9.29	7.91	5.83	0.49	0.63	C50
子宫颈	Cervix Uteri	–	–	–	–	–	–	9	4.92	4.19	3.70	0.32	0.41	C53
子宫体及子宫部位不明	Uterus & Unspecified	–	–	–	–	–	–	0	0.00	0.00	0.00	0.00	0.00	C54–C55
卵巢	Ovary	–	–	–	–	–	–	11	6.01	5.12	4.14	0.22	0.60	C56
前列腺	Prostate	9	2.17	4.19	3.20	0.00	0.18	–	–	–	–	–	–	C61
睾丸	Testis	0	0.00	0.00	0.00	0.00	0.00	–	–	–	–	–	–	C62
肾及泌尿系统不明	Kidney & Unspecified Urinary Organs	9	2.17	4.19	4.26	0.20	0.55	4	2.19	1.86	1.48	0.13	0.13	C64–66,68
膀胱	Bladder	8	1.93	3.72	3.75	0.10	0.55	2	1.09	0.93	0.87	0.04	0.18	C67
脑,神经系统	Brain,Central Nervous System	13	3.14	6.05	5.24	0.45	0.45	6	3.28	2.79	2.44	0.17	0.17	C70–C72
甲状腺	Thyroid Gland	1	0.24	0.47	0.33	0.03	0.03	0	0.00	0.00	0.00	0.00	0.00	C73
淋巴瘤	Lymphoma	5	1.21	2.33	2.56	0.10	0.36	5	2.73	2.33	2.20	0.13	0.13	C81–85,88,90,96
白血病	Leukaemia	6	1.45	2.79	2.04	0.11	0.11	6	3.28	2.79	2.27	0.11	0.25	C91–C95
不明及其他恶性肿瘤	All Other Sites and Unspecified	3	0.72	1.40	0.93	0.09	0.09	2	1.09	0.93	0.80	0.09	0.09	A_O
所有部位合计	All Sites	414	100.00	192.56	177.96	8.59	22.68	183	100.00	85.12	74.91	4.03	9.59	ALL
所有部位除外 C44	All Sites but C44	413	99.76	192.10	177.68	8.57	22.66	183	100.00	85.12	74.91	4.03	9.59	ALLbC44

表 6-3-44　锡林浩特市 2014 年癌症发病和死亡主要指标
Table 6-3-44　Incidence and mortality of cancer in Xilinhaote Shi, 2014

部位 Site		男性 Male						女性 Female						ICD-10
		病例数 No. cases	构成 (%)	粗率 Crude rate (1/10⁵)	世标率 ASR world (1/10⁵)	累积率 Cum.rate(%)		病例数 No. cases	构成 (%)	粗率 Crude rate (1/10⁵)	世标率 ASR world (1/10⁵)	累积率 Cum.rate(%)		
						0~64	0~74					0~64	0~74	
发病 Incidence														
口腔和咽喉(除外鼻咽癌)	Lip,Oral Cavity & Pharynx but Nasopharynx	6	1.67	4.69	3.48	0.25	0.59	0	0.00	0.00	0.00	0.00	0.00	C00-10,C12-14
鼻咽癌	Nasopharynx	0	0.00	0.00	0.00	0.00	0.00	0	0.00	0.00	0.00	0.00	0.00	C11
食管	Oesophagus	36	10.03	28.13	21.86	1.38	2.42	10	3.28	8.32	7.72	0.23	0.55	C15
胃	Stomach	42	11.70	32.82	28.11	1.36	3.26	19	6.23	15.81	11.25	0.52	1.19	C16
结直肠肛门	Colon,Rectum & Anus	31	8.64	24.22	22.07	1.67	2.53	21	6.89	17.48	15.20	0.71	1.49	C18-21
肝脏	Liver	35	9.75	27.35	22.54	1.46	2.15	13	4.26	10.82	10.14	0.46	1.09	C22
胆囊及其他	Gallbladder etc.	4	1.11	3.13	2.21	0.15	0.32	8	2.62	6.66	5.32	0.42	0.42	C23-C24
胰腺	Pancreas	8	2.23	6.25	5.72	0.14	0.49	13	4.26	10.82	9.38	0.25	1.35	C25
喉	Larynx	8	2.23	6.25	5.94	0.35	0.87	1	0.33	0.83	0.47	0.04	0.04	C32
气管,支气管,肺	Trachea, Bronchus and Lung	92	25.63	71.88	69.15	2.70	8.74	52	17.05	43.28	34.58	1.55	4.32	C33-C34
其他胸腔器官	Other Thoracic Organs	3	0.84	2.34	1.33	0.04	0.04	0	0.00	0.00	0.00	0.00	0.00	C37-C38
骨	Bone	3	0.84	2.34	2.87	0.05	0.40	5	1.64	4.16	2.81	0.29	0.29	C40-C41
皮肤黑色素瘤	Melanoma of Skin	0	0.00	0.00	0.00	0.00	0.00	2	0.66	1.66	1.08	0.04	0.04	C43
乳房	Breast	1	0.28	0.78	0.42	0.04	0.04	57	18.69	47.44	34.58	2.81	3.91	C50
子宫颈	Cervix Uteri	–	–	–	–	–	–	15	4.92	12.48	9.18	0.55	1.03	C53
子宫体及子宫部位不明	Uterus & Unspecified	–	–	–	–	–	–	16	5.25	13.32	9.41	0.85	1.00	C54-C55
卵巢	Ovary	–	–	–	–	–	–	9	2.95	7.49	5.81	0.48	0.80	C56
前列腺	Prostate	6	1.67	4.69	3.94	0.23	0.23	–	–	–	–	–	–	C61
睾丸	Testis	2	0.56	1.56	1.65	0.00	0.00	–	–	–	–	–	–	C62
肾及泌尿系统不明	Kidney & Unspecified Urinary Organs	17	4.74	13.28	10.87	0.76	1.27	8	2.62	6.66	4.86	0.35	0.70	C64-66,68
膀胱	Bladder	11	3.06	8.59	7.05	0.50	0.84	0	0.00	0.00	0.00	0.00	0.00	C67
脑,神经系统	Brain,Central Nervous System	6	1.67	4.69	3.87	0.31	0.48	11	3.61	9.15	9.43	0.51	0.66	C70-C72
甲状腺	Thyroid Gland	13	3.62	10.16	7.28	0.43	0.60	28	9.18	23.30	15.29	1.32	1.67	C73
淋巴瘤	Lymphoma	7	1.95	5.47	5.13	0.37	0.37	5	1.64	4.16	3.32	0.25	0.40	C81-85,88,90,96
白血病	Leukaemia	11	3.06	8.59	8.47	0.46	0.98	7	2.30	5.83	4.97	0.18	0.65	C91-C95
不明及其他恶性肿瘤	All Other Sites and Unspecified	17	4.74	13.28	11.10	0.70	1.22	5	1.64	4.16	3.75	0.04	0.49	A_O
所有部位合计	All Sites	359	100.00	280.51	245.06	13.34	27.84	305	100.00	253.84	198.54	11.86	22.12	ALL
所有部位除外 C44	All Sites but C44	356	99.16	278.16	243.75	13.26	27.77	305	100.00	253.84	198.54	11.86	22.12	ALLbC44
死亡 Mortality														
口腔和咽喉(除外鼻咽癌)	Lip,Oral Cavity & Pharynx but Nasopharynx	6	2.96	4.69	3.61	0.19	0.54	2	1.90	1.66	1.56	0.19	0.19	C00-10,C12-14
鼻咽癌	Nasopharynx	0	0.00	0.00	0.00	0.00	0.00	0	0.00	0.00	0.00	0.00	0.00	C11
食管	Oesophagus	21	10.34	16.41	13.10	0.69	1.21	6	5.71	4.99	5.42	0.06	0.36	C15
胃	Stomach	23	11.33	17.97	15.67	0.54	1.92	11	10.48	9.15	7.35	0.15	0.48	C16
结直肠肛门	Colon,Rectum & Anus	11	5.42	8.59	7.11	0.29	0.64	5	4.76	4.16	3.60	0.15	0.15	C18-21
肝脏	Liver	27	13.30	21.10	16.81	0.84	1.18	6	5.71	4.99	4.97	0.19	0.52	C22
胆囊及其他	Gallbladder etc.	4	1.97	3.13	3.25	0.10	0.27	3	2.86	2.50	1.80	0.00	0.00	C23-C24
胰腺	Pancreas	5	2.46	3.91	4.39	0.04	0.55	6	5.71	4.99	4.18	0.11	0.59	C25
喉	Larynx	3	1.48	2.34	2.31	0.12	0.46	0	0.00	0.00	0.00	0.00	0.00	C32
气管,支气管,肺	Trachea, Bronchus and Lung	66	32.51	51.57	48.89	2.18	5.46	32	30.48	26.63	19.54	1.08	1.92	C33-C34
其他胸腔器官	Other Thoracic Organs	2	0.99	1.56	0.89	0.04	0.04	0	0.00	0.00	0.00	0.00	0.00	C37-C38
骨	Bone	3	1.48	2.34	2.87	0.05	0.40	1	0.95	0.83	0.58	0.06	0.06	C40-C41
皮肤黑色素瘤	Melanoma of Skin	0	0.00	0.00	0.00	0.00	0.00	1	0.95	0.83	0.60	0.00	0.00	C43
乳房	Breast	0	0.00	0.00	0.00	0.00	0.00	8	7.62	6.66	4.40	0.48	0.48	C50
子宫颈	Cervix Uteri	–	–	–	–	–	–	7	6.67	5.83	4.60	0.14	0.46	C53
子宫体及子宫部位不明	Uterus & Unspecified	–	–	–	–	–	–	1	0.95	0.83	0.47	0.04	0.04	C54-C55
卵巢	Ovary	–	–	–	–	–	–	6	5.71	4.99	3.85	0.16	0.48	C56
前列腺	Prostate	2	0.99	1.56	1.71	0.05	0.05	–	–	–	–	–	–	C61
睾丸	Testis	1	0.49	0.78	1.20	0.00	0.00	–	–	–	–	–	–	C62
肾及泌尿系统不明	Kidney & Unspecified Urinary Organs	4	1.97	3.13	2.62	0.10	0.10	0	0.00	0.00	0.00	0.00	0.00	C64-66,68
膀胱	Bladder	4	1.97	3.13	2.99	0.23	0.40	0	0.00	0.00	0.00	0.00	0.00	C67
脑,神经系统	Brain,Central Nervous System	4	1.97	3.13	2.50	0.22	0.22	3	2.86	2.50	3.13	0.20	0.20	C70-C72
甲状腺	Thyroid Gland	1	0.49	0.78	1.20	0.00	0.00	1	0.95	0.83	0.47	0.04	0.04	C73
淋巴瘤	Lymphoma	2	0.99	1.56	1.53	0.12	0.12	0	0.00	0.00	0.00	0.00	0.00	C81-85,88,90,96
白血病	Leukaemia	5	2.46	3.91	2.77	0.19	0.36	2	1.90	1.66	1.59	0.04	0.19	C91-C95
不明及其他恶性肿瘤	All Other Sites and Unspecified	9	4.43	7.03	6.35	0.22	0.57	4	3.81	3.33	2.62	0.04	0.36	A_O
所有部位合计	All Sites	203	100.00	158.61	141.76	6.21	14.50	105	100.00	87.39	70.73	3.12	6.52	ALL
所有部位除外 C44	All Sites but C44	203	100.00	158.61	141.76	6.21	14.50	105	100.00	87.39	70.73	3.12	6.52	ALLbC44

表 6-3-45 沈阳市 2014 年癌症发病和死亡主要指标
Table 6-3-45 Incidence and mortality of cancer in Shenyang Shi, 2014

部位 Site		男性 Male						女性 Female						ICD-10
		病例数 No. cases	构成 (%)	粗率 Crude rate (1/10⁵)	世标率 ASR world (1/10⁵)	累积率 Cum.rate(%)		病例数 No. cases	构成 (%)	粗率 Crude rate (1/10⁵)	世标率 ASR world (1/10⁵)	累积率 Cum.rate(%)		
						0~64	0~74					0~64	0~74	
发病 Incidence														
口腔和咽喉(除外鼻咽癌)	Lip,Oral Cavity & Pharynx but Nasopharynx	149	2.00	8.07	4.06	0.30	0.48	37	0.56	1.93	0.91	0.06	0.10	C00-10,C12-14
鼻咽癌	Nasopharynx	34	0.46	1.84	1.16	0.08	0.12	16	0.24	0.83	0.48	0.02	0.05	C11
食管	Oesophagus	281	3.78	15.21	7.39	0.47	0.84	64	0.96	3.33	1.27	0.03	0.13	C15
胃	Stomach	668	8.98	36.16	17.92	0.91	2.12	308	4.63	16.03	7.31	0.34	0.81	C16
结直肠肛门	Colon,Rectum & Anus	1118	15.04	60.52	30.89	1.63	3.75	857	12.87	44.60	19.11	0.96	2.20	C18-21
肝脏	Liver	746	10.03	40.38	20.72	1.38	2.39	300	4.51	15.61	6.96	0.33	0.85	C22
胆囊及其他	Gallbladder etc.	105	1.41	5.68	2.85	0.14	0.32	95	1.43	4.94	2.15	0.10	0.27	C23-C24
胰腺	Pancreas	257	3.46	13.91	7.40	0.31	0.94	210	3.15	10.93	4.61	0.19	0.49	C25
喉	Larynx	92	1.24	4.98	2.47	0.17	0.31	14	0.21	0.73	0.32	0.01	0.05	C32
气管,支气管,肺	Trachea, Bronchus and Lung	2228	29.97	120.61	60.17	2.90	7.27	1307	19.63	68.02	28.69	1.21	3.17	C33-C34
其他胸腔器官	Other Thoracic Organs	43	0.58	2.33	1.32	0.10	0.14	28	0.42	1.46	0.93	0.06	0.09	C37-C38
骨	Bone	31	0.42	1.68	0.83	0.05	0.09	34	0.51	1.77	1.15	0.06	0.12	C40-C41
皮肤黑色素瘤	Melanoma of Skin	11	0.15	0.60	0.32	0.03	0.03	12	0.18	0.62	0.34	0.02	0.04	C43
乳房	Breast	10	0.13	0.54	0.24	0.02	0.02	1354	20.34	70.47	39.25	3.05	4.43	C50
子宫颈	Cervix Uteri	–	–	–	–	–	–	378	5.68	19.67	11.39	0.99	1.14	C53
子宫体及子宫部位不明	Uterus & Unspecified	–	–	–	–	–	–	161	2.42	8.38	4.34	0.37	0.49	C54-C55
卵巢	Ovary	–	–	–	–	–	–	189	2.84	9.84	5.48	0.40	0.62	C56
前列腺	Prostate	226	3.04	12.23	5.78	0.07	0.68	–	–	–	–	–	–	C61
睾丸	Testis	11	0.15	0.60	0.47	0.04	0.04	–	–	–	–	–	–	C62
肾及泌尿系统不明	Kidney & Unspecified Urinary Organs	234	3.15	12.67	6.62	0.40	0.82	167	2.51	8.69	4.22	0.23	0.52	C64-66,68
膀胱	Bladder	289	3.89	15.64	8.02	0.30	0.89	89	1.34	4.63	1.94	0.09	0.21	C67
脑,神经系统	Brain,Central Nervous System	177	2.38	9.58	6.33	0.43	0.61	202	3.03	10.51	6.32	0.42	0.65	C70-C72
甲状腺	Thyroid Gland	97	1.30	5.25	3.47	0.29	0.33	283	4.25	14.73	10.00	0.83	0.91	C73
淋巴瘤	Lymphoma	123	1.65	6.66	4.13	0.26	0.47	103	1.55	5.36	3.20	0.23	0.36	C81-85,88,90,96
白血病	Leukaemia	104	1.40	5.63	4.68	0.26	0.43	75	1.13	3.90	3.08	0.20	0.25	C91-C95
不明及其他恶性肿瘤	All Other Sites and Unspecified	401	5.39	21.71	12.33	0.69	1.28	374	5.62	19.46	9.50	0.53	0.99	A_O
所有部位合计	All Sites	7435	100.00	402.49	209.56	11.22	24.37	6657	100.00	346.45	172.95	10.71	18.94	ALL
所有部位除外 C44	All Sites but C44	7361	99.00	398.48	207.28	11.09	24.12	6595	99.07	343.22	171.43	10.63	18.81	ALLbC44
死亡 Mortality														
口腔和咽喉(除外鼻咽癌)	Lip,Oral Cavity & Pharynx but Nasopharynx	101	1.88	5.47	2.67	0.20	0.31	25	0.63	1.30	0.54	0.01	0.04	C00-10,C12-14
鼻咽癌	Nasopharynx	31	0.58	1.68	0.86	0.05	0.09	9	0.23	0.47	0.23	0.02	0.03	C11
食管	Oesophagus	261	4.85	14.13	6.74	0.41	0.76	52	1.31	2.71	0.97	0.02	0.10	C15
胃	Stomach	491	9.13	26.58	12.78	0.55	1.44	208	5.23	10.82	4.69	0.24	0.49	C16
结直肠肛门	Colon,Rectum & Anus	600	11.15	32.48	15.99	0.69	1.79	482	12.11	25.08	10.48	0.43	1.16	C18-21
肝脏	Liver	638	11.86	34.54	17.71	1.10	1.98	266	6.68	13.84	5.85	0.21	0.64	C22
胆囊及其他	Gallbladder etc.	90	1.67	4.87	2.34	0.10	0.25	83	2.09	4.32	1.87	0.09	0.21	C23-C24
胰腺	Pancreas	259	4.82	14.02	7.03	0.32	0.85	186	4.67	9.68	4.17	0.15	0.46	C25
喉	Larynx	37	0.69	2.00	1.01	0.07	0.12	10	0.25	0.52	0.13	0.00	0.00	C32
气管,支气管,肺	Trachea, Bronchus and Lung	1925	35.79	104.21	51.16	2.08	6.03	1195	30.03	62.19	25.02	0.89	2.64	C33-C34
其他胸腔器官	Other Thoracic Organs	28	0.52	1.52	0.74	0.04	0.08	13	0.33	0.68	0.36	0.02	0.05	C37-C38
骨	Bone	41	0.76	2.22	1.31	0.09	0.12	25	0.63	1.30	0.58	0.03	0.06	C40-C41
皮肤黑色素瘤	Melanoma of Skin	7	0.13	0.38	0.21	0.01	0.03	3	0.08	0.16	0.05	0.00	0.00	C43
乳房	Breast	6	0.11	0.32	0.13	0.01	0.01	478	12.01	24.88	12.65	0.97	1.41	C50
子宫颈	Cervix Uteri	–	–	–	–	–	–	156	3.92	8.12	4.36	0.34	0.47	C53
子宫体及子宫部位不明	Uterus & Unspecified	–	–	–	–	–	–	88	2.21	4.58	2.24	0.17	0.25	C54-C55
卵巢	Ovary	–	–	–	–	–	–	148	3.72	7.70	3.65	0.28	0.42	C56
前列腺	Prostate	116	2.16	6.28	2.65	0.05	0.21	–	–	–	–	–	–	C61
睾丸	Testis	4	0.07	0.22	0.19	0.01	0.02	–	–	–	–	–	–	C62
肾及泌尿系统不明	Kidney & Unspecified Urinary Organs	120	2.23	6.50	3.19	0.18	0.34	69	1.73	3.59	1.34	0.04	0.13	C64-66,68
膀胱	Bladder	129	2.40	6.98	3.05	0.07	0.25	51	1.28	2.65	1.02	0.03	0.10	C67
脑,神经系统	Brain,Central Nervous System	91	1.69	4.93	3.03	0.17	0.33	88	2.21	4.58	2.45	0.15	0.23	C70-C72
甲状腺	Thyroid Gland	15	0.28	0.81	0.46	0.04	0.06	31	0.78	1.61	0.84	0.06	0.09	C73
淋巴瘤	Lymphoma	74	1.38	4.01	2.13	0.13	0.25	58	1.46	3.02	1.42	0.10	0.16	C81-85,88,90,96
白血病	Leukaemia	43	0.80	2.33	1.68	0.10	0.16	35	0.88	1.82	0.95	0.05	0.09	C91-C95
不明及其他恶性肿瘤	All Other Sites and Unspecified	272	5.06	14.72	8.57	0.44	0.87	221	5.55	11.50	5.30	0.27	0.50	A_O
所有部位合计	All Sites	5379	100.00	291.19	145.63	6.90	16.36	3980	100.00	207.13	91.15	4.54	9.75	ALL
所有部位除外 C44	All Sites but C44	5357	99.59	290.00	144.92	6.87	16.29	3972	99.80	206.71	90.83	4.52	9.73	ALLbC44

部位 Site		男性 Male						女性 Female						ICD-10
		病例数 No. cases	构成 (%)	粗率 Crude rate (1/10⁵)	世标率 ASR world (1/10⁵)	累积率 Cum.rate(%)		病例数 No. cases	构成 (%)	粗率 Crude rate (1/10⁵)	世标率 ASR world (1/10⁵)	累积率 Cum.rate(%)		
						0~64	0~74					0~64	0~74	
发病 Incidence														
口腔和咽喉(除外鼻咽癌)	Lip,Oral Cavity & Pharynx but Nasopharynx	13	2.06	7.35	4.60	0.40	0.64	4	1.05	2.29	1.26	0.06	0.13	C00-10,C12-14
鼻咽癌	Nasopharynx	4	0.63	2.26	1.36	0.06	0.16	4	1.05	2.29	1.30	0.13	0.13	C11
食管	Oesophagus	157	24.88	88.73	55.82	3.66	7.47	15	3.95	8.58	4.92	0.19	0.65	C15
胃	Stomach	68	10.78	38.43	23.81	1.38	3.30	33	8.68	18.88	11.36	0.55	1.59	C16
结直肠肛门	Colon,Rectum & Anus	55	8.72	31.08	19.78	1.14	2.75	29	7.63	16.59	9.58	0.90	1.13	C18-21
肝脏	Liver	67	10.62	37.86	22.96	1.47	2.84	19	5.00	10.87	6.09	0.35	0.74	C22
胆囊及其他	Gallbladder etc.	1	0.16	0.57	0.36	0.05	0.05	1	0.26	0.57	0.24	0.00	0.00	C23-C24
胰腺	Pancreas	13	2.06	7.35	4.40	0.28	0.63	7	1.84	4.01	2.58	0.23	0.23	C25
喉	Larynx	13	2.06	7.35	4.65	0.28	0.73	3	0.79	1.72	1.20	0.13	0.13	C32
气管,支气管,肺	Trachea, Bronchus and Lung	152	24.09	85.90	51.94	3.13	6.62	112	29.47	64.09	37.30	2.03	5.13	C33-C34
其他胸腔器官	Other Thoracic Organs	1	0.16	0.57	0.42	0.00	0.07	1	0.26	0.57	1.30	0.07	0.07	C37-C38
骨	Bone	4	0.63	2.26	2.09	0.09	0.29	4	1.05	2.29	1.20	0.11	0.11	C40-C41
皮肤黑色素瘤	Melanoma of Skin	0	0.00	0.00	0.00	0.00	0.00	0	0.00	0.00	0.00	0.00	0.00	C43
乳房	Breast	0	0.00	0.00	0.00	0.00	0.00	69	18.16	39.48	23.15	2.06	2.45	C50
子宫颈	Cervix Uteri	–	–	–	–	–	–	12	3.16	6.87	4.28	0.40	0.40	C53
子宫体及子宫部位不明	Uterus & Unspecified	–	–	–	–	–	–	12	3.16	6.87	4.47	0.32	0.48	C54-C55
卵巢	Ovary	–	–	–	–	–	–	8	2.11	4.58	3.64	0.27	0.36	C56
前列腺	Prostate	4	0.63	2.26	1.21	0.05	0.15	–	–	–	–	–	–	C61
睾丸	Testis	0	0.00	0.00	0.00	0.00	0.00	–	–	–	–	–	–	C62
肾及泌尿系统不明	Kidney & Unspecified Urinary Organs	9	1.43	5.09	3.13	0.23	0.44	0	0.00	0.00	0.00	0.00	0.00	C64-66,68
膀胱	Bladder	22	3.49	12.43	7.05	0.37	0.71	2	0.53	1.14	0.57	0.00	0.07	C67
脑,神经系统	Brain,Central Nervous System	16	2.54	9.04	6.97	0.48	0.85	16	4.21	9.16	6.14	0.39	0.76	C70-C72
甲状腺	Thyroid Gland	7	1.11	3.96	3.41	0.20	0.38	14	3.68	8.01	5.30	0.40	0.53	C73
淋巴瘤	Lymphoma	4	0.63	2.26	1.52	0.12	0.12	2	0.53	1.14	0.65	0.07	0.07	C81-85,88,90,96
白血病	Leukaemia	5	0.79	2.83	2.50	0.21	0.21	2	0.53	1.14	0.62	0.06	0.06	C91-C95
不明及其他恶性肿瘤	All Other Sites and Unspecified	16	2.54	9.04	5.40	0.35	0.52	11	2.89	6.29	4.84	0.31	0.47	A_O
所有部位合计	All Sites	631	100.00	356.60	223.36	13.93	28.91	380	100.00	217.44	132.00	9.02	15.68	ALL
所有部位除外 C44	All Sites but C44	631	100.00	356.60	223.36	13.93	28.91	377	99.21	215.72	130.88	8.98	15.58	ALLbC44
死亡 Mortality														
口腔和咽喉(除外鼻咽癌)	Lip,Oral Cavity & Pharynx but Nasopharynx	9	2.75	5.09	3.07	0.38	0.38	1	0.56	0.57	0.18	0.00	0.00	C00-10,C12-14
鼻咽癌	Nasopharynx	0	0.00	0.00	0.00	0.00	0.00	1	0.56	0.57	0.31	0.03	0.03	C11
食管	Oesophagus	60	18.35	33.91	20.74	1.08	2.73	8	4.52	4.58	2.68	0.08	0.37	C15
胃	Stomach	31	9.48	17.52	9.85	0.69	1.09	16	9.04	9.16	4.53	0.27	0.43	C16
结直肠肛门	Colon,Rectum & Anus	20	6.12	11.30	7.56	0.33	1.01	8	4.52	4.58	2.43	0.18	0.25	C18-21
肝脏	Liver	48	14.68	27.13	16.23	1.07	1.72	22	12.43	12.59	6.89	0.31	0.90	C22
胆囊及其他	Gallbladder etc.	0	0.00	0.00	0.00	0.00	0.00	0	0.00	0.00	0.00	0.00	0.00	C23-C24
胰腺	Pancreas	10	3.06	5.65	3.43	0.28	0.48	5	2.82	2.86	1.56	0.09	0.18	C25
喉	Larynx	9	2.75	5.09	2.76	0.15	0.35	0	0.00	0.00	0.00	0.00	0.00	C32
气管,支气管,肺	Trachea, Bronchus and Lung	103	31.50	58.21	34.86	1.70	4.33	67	37.85	38.34	22.46	1.24	3.20	C33-C34
其他胸腔器官	Other Thoracic Organs	1	0.31	0.57	0.36	0.05	0.05	1	0.56	0.57	0.31	0.03	0.03	C37-C38
骨	Bone	3	0.92	1.70	1.12	0.03	0.23	1	0.56	0.57	0.34	0.04	0.04	C40-C41
皮肤黑色素瘤	Melanoma of Skin	0	0.00	0.00	0.00	0.00	0.00	0	0.00	0.00	0.00	0.00	0.00	C43
乳房	Breast	0	0.00	0.00	0.00	0.00	0.00	15	8.47	8.58	5.01	0.51	0.51	C50
子宫颈	Cervix Uteri	–	–	–	–	–	–	7	3.95	4.01	2.32	0.24	0.24	C53
子宫体及子宫部位不明	Uterus & Unspecified	–	–	–	–	–	–	2	1.13	1.14	0.70	0.04	0.04	C54-C55
卵巢	Ovary	–	–	–	–	–	–	7	3.95	4.01	3.02	0.18	0.18	C56
前列腺	Prostate	1	0.31	0.57	0.36	0.05	0.05	–	–	–	–	–	–	C61
睾丸	Testis	1	0.31	0.57	0.56	0.04	0.04	–	–	–	–	–	–	C62
肾及泌尿系统不明	Kidney & Unspecified Urinary Organs	5	1.53	2.83	1.89	0.12	0.30	0	0.00	0.00	0.00	0.00	0.00	C64-66,68
膀胱	Bladder	3	0.92	1.70	0.85	0.03	0.03	0	0.00	0.00	0.00	0.00	0.00	C67
脑,神经系统	Brain,Central Nervous System	5	1.53	2.83	1.60	0.10	0.20	9	5.08	5.15	3.34	0.25	0.32	C70-C72
甲状腺	Thyroid Gland	2	0.61	1.13	1.20	0.08	0.08	0	0.00	0.00	0.00	0.00	0.00	C73
淋巴瘤	Lymphoma	0	0.00	0.00	0.00	0.00	0.00	1	0.56	0.57	0.34	0.04	0.04	C81-85,88,90,96
白血病	Leukaemia	0	0.00	0.00	0.00	0.00	0.00	1	0.56	0.57	0.31	0.04	0.04	C91-C95
不明及其他恶性肿瘤	All Other Sites and Unspecified	16	4.89	9.04	5.45	0.36	0.60	5	2.82	2.86	4.51	0.19	0.33	A_O
所有部位合计	All Sites	327	100.00	184.80	111.90	6.51	13.66	177	100.00	101.28	61.23	3.76	7.12	ALL
所有部位除外 C44	All Sites but C44	327	100.00	184.80	111.90	6.51	13.66	177	100.00	101.28	61.23	3.76	7.12	ALLbC44

表 6-3-47 法库县 2014 年癌症发病和死亡主要指标

Table 6-3-47 Incidence and mortality of cancer in Faku Xian, 2014

部位 Site		男性 Male						女性 Female						ICD-10
		病例数 No. cases	构成 (%)	粗率 Crude rate (1/10⁵)	世标率 ASR world (1/10⁵)	累积率 Cum.rate(%) 0~64	0~74	病例数 No. cases	构成 (%)	粗率 Crude rate (1/10⁵)	世标率 ASR world (1/10⁵)	累积率 Cum.rate(%) 0~64	0~74	
发病 Incidence														
口腔和咽喉(除外鼻咽癌)	Lip,Oral Cavity & Pharynx but Nasopharynx	18	2.35	7.87	4.72	0.27	0.69	6	1.02	2.75	1.81	0.09	0.25	C00-10,C12-14
鼻咽癌	Nasopharynx	2	0.26	0.87	1.08	0.07	0.07	3	0.51	1.37	0.76	0.07	0.07	C11
食管	Oesophagus	91	11.86	39.77	22.71	1.51	3.00	10	1.71	4.58	2.04	0.06	0.23	C15
胃	Stomach	81	10.56	35.40	20.93	0.95	2.81	25	4.27	11.44	5.83	0.26	0.61	C16
结直肠肛门	Colon,Rectum & Anus	51	6.65	22.29	13.41	0.52	1.89	33	5.63	15.10	8.37	0.42	1.18	C18-21
肝脏	Liver	98	12.78	42.82	24.26	1.47	2.64	37	6.31	16.93	8.72	0.54	0.92	C22
胆囊及其他	Gallbladder etc.	9	1.17	3.93	2.22	0.16	0.28	9	1.54	4.12	2.39	0.03	0.46	C23-C24
胰腺	Pancreas	10	1.30	4.37	2.79	0.16	0.35	14	2.39	6.41	3.39	0.24	0.36	C25
喉	Larynx	19	2.48	8.30	4.96	0.19	0.73	5	0.85	2.29	1.38	0.08	0.20	C32
气管,支气管,肺	Trachea, Bronchus and Lung	230	29.99	100.51	56.71	3.50	7.01	191	32.59	87.40	45.58	2.28	5.40	C33-C34
其他胸腔器官	Other Thoracic Organs	1	0.13	0.44	0.28	0.03	0.03	0	0.00	0.00	0.00	0.00	0.00	C37-C38
骨	Bone	13	1.69	5.68	4.08	0.25	0.54	8	1.37	3.66	2.17	0.10	0.32	C40-C41
皮肤黑色素瘤	Melanoma of Skin	0	0.00	0.00	0.00	0.00	0.00	0	0.00	0.00	0.00	0.00	0.00	C43
乳房	Breast	1	0.13	0.44	0.26	0.02	0.02	84	14.33	38.44	23.11	2.04	2.34	C50
子宫颈	Cervix Uteri	-	-	-	-	-	-	14	2.39	6.41	3.67	0.31	0.36	C53
子宫体及子宫部位不明	Uterus & Unspecified	-	-	-	-	-	-	30	5.12	13.73	7.60	0.65	0.80	C54-C55
卵巢	Ovary	-	-	-	-	-	-	12	2.05	5.49	3.29	0.26	0.31	C56
前列腺	Prostate	4	0.52	1.75	1.02	0.03	0.17	-	-	-	-	-	-	C61
睾丸	Testis	1	0.13	0.44	0.28	0.03	0.03	-	-	-	-	-	-	C62
肾及泌尿系统不明	Kidney & Unspecified Urinary Organs	14	1.83	6.12	3.50	0.27	0.37	1	0.17	0.46	0.27	0.03	0.03	C64-66,68
膀胱	Bladder	28	3.65	12.24	7.14	0.42	1.02	8	1.37	3.66	2.07	0.11	0.35	C67
脑,神经系统	Brain,Central Nervous System	53	6.91	23.16	14.39	0.81	1.49	41	7.00	18.76	9.65	0.62	0.94	C70-C72
甲状腺	Thyroid Gland	3	0.39	1.31	0.96	0.06	0.11	11	1.88	5.03	3.35	0.28	0.36	C73
淋巴瘤	Lymphoma	4	0.52	1.75	1.06	0.12	0.12	4	0.68	1.83	1.08	0.06	0.15	C81-85,88,90,96
白血病	Leukaemia	7	0.91	3.06	2.07	0.14	0.26	14	2.39	6.41	4.36	0.19	0.52	C91-C95
不明及其他恶性肿瘤	All Other Sites and Unspecified	29	3.78	12.67	8.81	0.55	1.04	26	4.44	11.90	7.54	0.60	0.91	A_O
所有部位合计	All Sites	767	100.00	335.17	197.61	11.54	24.69	586	100.00	268.14	148.43	9.33	17.07	ALL
所有部位除外 C44	All Sites but C44	764	99.61	333.85	196.95	11.54	24.62	584	99.66	267.22	147.59	9.27	17.01	ALLbC44
死亡 Mortality														
口腔和咽喉(除外鼻咽癌)	Lip,Oral Cavity & Pharynx but Nasopharynx	8	1.32	3.50	2.11	0.17	0.26	2	0.47	0.92	0.49	0.05	0.05	C00-10,C12-14
鼻咽癌	Nasopharynx	2	0.33	0.87	0.64	0.06	0.06	0	0.00	0.00	0.00	0.00	0.00	C11
食管	Oesophagus	84	13.82	36.71	20.92	1.27	2.69	6	1.41	2.75	1.10	0.03	0.11	C15
胃	Stomach	52	8.55	22.72	13.24	0.44	1.85	22	5.18	10.07	4.99	0.14	0.57	C16
结直肠肛门	Colon,Rectum & Anus	41	6.74	17.92	10.43	0.41	1.36	29	6.82	13.27	7.36	0.49	0.99	C18-21
肝脏	Liver	88	14.47	38.45	21.94	1.43	2.34	27	6.35	12.35	6.19	0.30	0.65	C22
胆囊及其他	Gallbladder etc.	2	0.33	0.87	0.46	0.06	0.06	8	1.88	3.66	2.14	0.06	0.45	C23-C24
胰腺	Pancreas	11	1.81	4.81	2.55	0.17	0.31	10	2.35	4.58	2.39	0.17	0.22	C25
喉	Larynx	7	1.15	3.06	1.68	0.09	0.21	2	0.47	0.92	0.43	0.00	0.05	C32
气管,支气管,肺	Trachea, Bronchus and Lung	213	35.03	93.08	51.34	2.68	6.07	158	37.18	72.30	38.10	1.62	4.83	C33-C34
其他胸腔器官	Other Thoracic Organs	2	0.33	0.87	0.74	0.06	0.06	1	0.24	0.46	0.22	0.03	0.03	C37-C38
骨	Bone	13	2.14	5.68	4.42	0.28	0.50	9	2.12	4.12	2.47	0.11	0.38	C40-C41
皮肤黑色素瘤	Melanoma of Skin	0	0.00	0.00	0.00	0.00	0.00	0	0.00	0.00	0.00	0.00	0.00	C43
乳房	Breast	0	0.00	0.00	0.00	0.00	0.00	44	10.35	20.13	11.37	0.95	1.21	C50
子宫颈	Cervix Uteri	-	-	-	-	-	-	15	3.53	6.86	3.81	0.37	0.42	C53
子宫体及子宫部位不明	Uterus & Unspecified	-	-	-	-	-	-	15	3.53	6.86	4.04	0.27	0.49	C54-C55
卵巢	Ovary	-	-	-	-	-	-	11	2.59	5.03	2.95	0.17	0.37	C56
前列腺	Prostate	4	0.66	1.75	0.80	0.00	0.05	-	-	-	-	-	-	C61
睾丸	Testis	1	0.16	0.44	0.28	0.03	0.03	-	-	-	-	-	-	C62
肾及泌尿系统不明	Kidney & Unspecified Urinary Organs	7	1.15	3.06	1.78	0.17	0.25	5	1.18	2.29	1.22	0.05	0.13	C64-66,68
膀胱	Bladder	15	2.47	6.55	4.52	0.22	0.59	6	1.41	2.75	1.62	0.15	0.15	C67
脑,神经系统	Brain,Central Nervous System	27	4.44	11.80	9.62	0.46	0.92	17	4.00	7.78	5.02	0.24	0.45	C70-C72
甲状腺	Thyroid Gland	1	0.16	0.44	0.28	0.03	0.03	6	1.41	2.75	1.77	0.14	0.22	C73
淋巴瘤	Lymphoma	8	1.32	3.50	1.96	0.20	0.25	2	0.47	0.92	0.51	0.06	0.06	C81-85,88,90,96
白血病	Leukaemia	6	0.99	2.62	2.42	0.16	0.24	13	3.06	5.95	3.24	0.21	0.41	C91-C95
不明及其他恶性肿瘤	All Other Sites and Unspecified	16	2.63	6.99	6.76	0.36	0.58	17	4.00	7.78	5.79	0.44	0.49	A_O
所有部位合计	All Sites	608	100.00	265.69	158.90	8.75	18.70	425	100.00	194.47	107.24	6.05	12.70	ALL
所有部位除外 C44	All Sites but C44	607	99.84	265.25	158.73	8.75	18.70	421	99.06	192.64	105.76	5.92	12.57	ALLbC44

部位 Site		男性 Male						女性 Female						ICD-10
		病例数 No. cases	构成 (%)	粗率 Crude rate (1/10⁵)	世标率 ASR world (1/10⁵)	累积率 Cum.rate(%)		病例数 No. cases	构成 (%)	粗率 Crude rate (1/10⁵)	世标率 ASR world (1/10⁵)	累积率 Cum.rate(%)		
						0~64	0~74					0~64	0~74	
发病 Incidence														
口腔和咽喉(除外鼻咽癌)	Lip,Oral Cavity & Pharynx but Nasopharynx	99	1.73	8.50	4.71	0.33	0.58	33	0.56	2.78	1.40	0.06	0.16	C00-10,C12-14
鼻咽癌	Nasopharynx	22	0.38	1.89	1.17	0.07	0.17	7	0.12	0.59	0.34	0.03	0.04	C11
食管	Oesophagus	190	3.32	16.31	8.66	0.56	1.00	14	0.24	1.18	0.41	0.00	0.03	C15
胃	Stomach	680	11.88	58.36	29.92	1.55	3.71	284	4.81	23.91	11.93	0.62	1.37	C16
结直肠肛门	Colon,Rectum & Anus	678	11.85	58.19	30.84	1.60	3.71	532	9.01	44.79	20.85	1.11	2.45	C18-21
肝脏	Liver	544	9.51	46.69	24.91	1.84	2.82	208	3.52	17.51	8.00	0.40	0.87	C22
胆囊及其他	Gallbladder etc.	82	1.43	7.04	3.54	0.17	0.43	68	1.15	5.72	2.63	0.09	0.32	C23-C24
胰腺	Pancreas	202	3.53	17.34	9.04	0.47	1.06	148	2.51	12.46	5.73	0.24	0.75	C25
喉	Larynx	81	1.42	6.95	3.79	0.18	0.52	2	0.03	0.17	0.09	0.00	0.01	C32
气管,支气管,肺	Trachea, Bronchus and Lung	1418	24.78	121.70	63.45	3.01	8.03	942	15.96	79.30	40.41	2.28	4.99	C33-C34
其他胸腔器官	Other Thoracic Organs	17	0.30	1.46	1.21	0.06	0.11	9	0.15	0.76	0.52	0.04	0.04	C37-C38
骨	Bone	10	0.17	0.86	0.63	0.03	0.07	12	0.20	1.01	0.69	0.04	0.07	C40-C41
皮肤黑色素瘤	Melanoma of Skin	5	0.09	0.43	0.21	0.01	0.03	11	0.19	0.93	0.45	0.04	0.05	C43
乳房	Breast	6	0.10	0.51	0.29	0.02	0.03	1079	18.28	90.84	52.33	4.10	5.94	C50
子宫颈	Cervix Uteri	–	–	–	–	–	–	313	5.30	26.35	16.34	1.44	1.65	C53
子宫体及子宫部位不明	Uterus & Unspecified	–	–	–	–	–	–	210	3.56	17.68	10.12	0.82	1.12	C54-C55
卵巢	Ovary	–	–	–	–	–	–	154	2.61	12.96	7.32	0.54	0.82	C56
前列腺	Prostate	191	3.34	16.39	7.58	0.12	0.77	–	–	–	–	–	–	C61
睾丸	Testis	3	0.05	0.26	0.18	0.02	0.02	–	–	–	–	–	–	C62
肾及泌尿系统不明	Kidney & Unspecified Urinary Organs	297	5.19	25.49	13.63	0.92	1.54	147	2.49	12.38	6.75	0.35	0.77	C64-66,68
膀胱	Bladder	272	4.75	23.34	11.91	0.53	1.45	89	1.51	7.49	3.48	0.16	0.39	C67
脑,神经系统	Brain,Central Nervous System	121	2.11	10.38	7.41	0.47	0.73	187	3.17	15.74	8.93	0.62	1.00	C70-C72
甲状腺	Thyroid Gland	286	5.00	24.55	16.81	1.40	1.53	978	16.57	82.33	54.03	4.64	5.31	C73
淋巴瘤	Lymphoma	128	2.24	10.99	6.03	0.37	0.66	121	2.05	10.19	5.51	0.32	0.63	C81-85,88,90,96
白血病	Leukaemia	134	2.34	11.50	8.21	0.41	0.78	107	1.81	9.01	5.60	0.31	0.59	C91-C95
不明及其他恶性肿瘤	All Other Sites and Unspecified	257	4.49	22.06	11.98	0.63	1.33	249	4.22	20.96	10.41	0.55	1.04	A_O
所有部位合计	All Sites	5723	100.00	491.16	266.08	14.82	31.07	5904	100.00	497.03	274.25	18.78	30.38	ALL
所有部位除外 C44	All Sites but C44	5653	98.78	485.15	263.11	14.68	30.75	5833	98.80	491.05	271.41	18.66	30.12	ALLbC44
死亡 Mortality														
口腔和咽喉(除外鼻咽癌)	Lip,Oral Cavity & Pharynx but Nasopharynx	52	1.59	4.46	2.26	0.17	0.26	15	0.77	1.26	0.50	0.01	0.06	C00-10,C12-14
鼻咽癌	Nasopharynx	13	0.40	1.12	0.67	0.03	0.11	2	0.10	0.17	0.05	0.00	0.00	C11
食管	Oesophagus	136	4.17	11.67	5.93	0.39	0.67	12	0.62	1.01	0.35	0.01	0.02	C15
胃	Stomach	390	11.95	33.47	16.62	0.70	1.87	147	7.53	12.38	5.24	0.21	0.57	C16
结直肠肛门	Colon,Rectum & Anus	296	9.07	25.40	12.44	0.46	1.29	194	9.94	16.33	6.54	0.21	0.68	C18-21
肝脏	Liver	481	14.74	41.28	21.61	1.45	2.45	185	9.48	15.57	6.89	0.35	0.68	C22
胆囊及其他	Gallbladder etc.	69	2.11	5.92	2.88	0.12	0.37	57	2.92	4.80	2.10	0.06	0.25	C23-C24
胰腺	Pancreas	180	5.52	15.45	8.00	0.36	0.94	128	6.56	10.78	4.67	0.15	0.54	C25
喉	Larynx	29	0.89	2.49	1.18	0.06	0.14	1	0.05	0.08	0.02	0.00	0.00	C32
气管,支气管,肺	Trachea, Bronchus and Lung	997	30.55	85.56	42.01	1.60	4.65	489	25.06	41.17	17.46	0.68	1.76	C33-C34
其他胸腔器官	Other Thoracic Organs	11	0.34	0.94	0.66	0.04	0.05	7	0.36	0.59	0.20	0.00	0.01	C37-C38
骨	Bone	9	0.28	0.77	0.54	0.03	0.04	5	0.26	0.42	0.20	0.01	0.02	C40-C41
皮肤黑色素瘤	Melanoma of Skin	5	0.15	0.43	0.24	0.01	0.04	5	0.26	0.42	0.19	0.00	0.03	C43
乳房	Breast	1	0.03	0.09	0.06	0.00	0.01	187	9.58	15.74	7.84	0.52	0.90	C50
子宫颈	Cervix Uteri	–	–	–	–	–	–	64	3.28	5.39	2.92	0.24	0.31	C53
子宫体及子宫部位不明	Uterus & Unspecified	–	–	–	–	–	–	36	1.85	3.03	1.41	0.09	0.16	C54-C55
卵巢	Ovary	–	–	–	–	–	–	72	3.69	6.06	3.05	0.19	0.32	C56
前列腺	Prostate	100	3.06	8.58	3.82	0.03	0.32	–	–	–	–	–	–	C61
睾丸	Testis	1	0.03	0.09	0.02	0.00	0.00	–	–	–	–	–	–	C62
肾及泌尿系统不明	Kidney & Unspecified Urinary Organs	90	2.76	7.72	3.63	0.14	0.36	50	2.56	4.21	1.88	0.05	0.18	C64-66,68
膀胱	Bladder	90	2.76	7.72	3.29	0.07	0.28	25	1.28	2.10	0.65	0.01	0.03	C67
脑,神经系统	Brain,Central Nervous System	49	1.50	4.21	2.61	0.15	0.24	45	2.31	3.79	2.14	0.12	0.18	C70-C72
甲状腺	Thyroid Gland	7	0.21	0.60	0.35	0.01	0.04	21	1.08	1.77	0.72	0.02	0.08	C73
淋巴瘤	Lymphoma	59	1.81	5.06	2.43	0.09	0.24	46	2.36	3.87	1.90	0.08	0.18	C81-85,88,90,96
白血病	Leukaemia	70	2.15	6.01	3.20	0.18	0.33	52	2.67	4.38	2.27	0.10	0.23	C91-C95
不明及其他恶性肿瘤	All Other Sites and Unspecified	128	3.92	10.99	5.92	0.26	0.54	106	5.43	8.92	4.16	0.17	0.39	A_O
所有部位合计	All Sites	3263	100.00	280.04	140.36	6.36	15.25	1951	100.00	164.25	73.36	3.28	7.60	ALL
所有部位除外 C44	All Sites but C44	3254	99.72	279.26	139.99	6.34	15.22	1945	99.69	163.74	73.22	3.28	7.60	ALLbC44

表 6-3-49　庄河市 2014 年癌症发病和死亡主要指标

Table 6-3-49　Incidence and mortality of cancer in Zhuanghe Shi, 2014

部位 Site		男性 Male						女性 Female						ICD-10
		病例数 No. cases	构成 (%)	粗率 Crude rate (1/10⁵)	世标率 ASR world (1/10⁵)	累积率 Cum.rate(%)		病例数 No. cases	构成 (%)	粗率 Crude rate (1/10⁵)	世标率 ASR world (1/10⁵)	累积率 Cum.rate(%)		
						0~64	0~74					0~64	0~74	
发病 Incidence														
口腔和咽喉(除外鼻咽癌)	Lip,Oral Cavity & Pharynx but Nasopharynx	15	0.91	3.31	1.85	0.14	0.24	8	0.55	1.78	1.06	0.07	0.07	C00–10,C12–14
鼻咽癌	Nasopharynx	10	0.61	2.21	1.11	0.09	0.11	4	0.27	0.89	0.49	0.04	0.06	C11
食管	Oesophagus	59	3.58	13.03	6.98	0.25	0.97	8	0.55	1.78	1.00	0.02	0.21	C15
胃	Stomach	297	18.00	65.57	32.99	1.69	4.17	119	8.17	26.44	12.67	0.66	1.41	C16
结直肠肛门	Colon,Rectum & Anus	179	10.85	39.52	20.10	1.11	2.49	119	8.17	26.44	13.99	0.76	1.83	C18–21
肝脏	Liver	244	14.79	53.87	28.80	1.98	3.41	103	7.07	22.88	11.35	0.63	1.35	C22
胆囊及其他	Gallbladder etc.	23	1.39	5.08	2.48	0.11	0.33	19	1.30	4.22	1.94	0.09	0.21	C23–C24
胰腺	Pancreas	51	3.09	11.26	5.68	0.25	0.75	37	2.54	8.22	4.64	0.15	0.66	C25
喉	Larynx	16	0.97	3.53	1.79	0.12	0.22	2	0.14	0.44	0.21	0.00	0.03	C32
气管,支气管,肺	Trachea, Bronchus and Lung	380	23.03	83.89	42.09	2.27	5.17	297	20.40	65.99	32.45	1.67	3.79	C33–C34
其他胸腔器官	Other Thoracic Organs	2	0.12	0.44	0.20	0.01	0.01	2	0.14	0.44	0.19	0.02	0.02	C37–C38
骨	Bone	4	0.24	0.88	0.40	0.01	0.04	4	0.27	0.89	0.48	0.02	0.06	C40–C41
皮肤黑色素瘤	Melanoma of Skin	1	0.06	0.22	0.18	0.02	0.02	4	0.27	0.89	0.52	0.02	0.05	C43
乳房	Breast	0	0.00	0.00	0.00	0.00	0.00	195	13.39	43.32	25.69	2.13	2.79	C50
子宫颈	Cervix Uteri	–	–	–	–	–	–	94	6.46	20.88	12.15	1.03	1.25	C53
子宫体及子宫部位不明	Uterus & Unspecified	–	–	–	–	–	–	48	3.30	10.66	6.19	0.52	0.68	C54–C55
卵巢	Ovary	–	–	–	–	–	–	31	2.13	6.89	3.88	0.31	0.46	C56
前列腺	Prostate	31	1.88	6.84	3.14	0.08	0.38	–	–	–	–	–	–	C61
睾丸	Testis	4	0.24	0.88	0.59	0.04	0.04	–	–	–	–	–	–	C62
肾及泌尿系统不明	Kidney & Unspecified Urinary Organs	41	2.48	9.05	5.02	0.33	0.66	30	2.06	6.67	3.50	0.23	0.46	C64–66,68
膀胱	Bladder	79	4.79	17.44	8.51	0.50	1.03	14	0.96	3.11	1.49	0.09	0.11	C67
脑,神经系统	Brain,Central Nervous System	37	2.24	8.17	6.52	0.38	0.66	42	2.88	9.33	5.84	0.40	0.66	C70–C72
甲状腺	Thyroid Gland	33	2.00	7.29	5.55	0.42	0.50	192	13.19	42.66	28.16	2.42	2.64	C73
淋巴瘤	Lymphoma	28	1.70	6.18	4.86	0.31	0.46	12	0.82	2.67	1.61	0.11	0.20	C81–85,88,90,96
白血病	Leukaemia	28	1.70	6.18	6.40	0.33	0.57	20	1.37	4.44	3.85	0.23	0.32	C91–C95
不明及其他恶性肿瘤	All Other Sites and Unspecified	88	5.33	19.43	11.46	0.67	1.06	52	3.57	11.55	5.73	0.35	0.59	A_O
所有部位合计	All Sites	1650	100.00	364.28	196.73	11.11	23.31	1456	100.00	323.49	179.08	11.97	19.92	ALL
所有部位除外 C44	All Sites but C44	1629	98.73	359.64	194.53	10.99	23.08	1446	99.31	321.26	177.93	11.90	19.82	ALLbC44
死亡 Mortality														
口腔和咽喉(除外鼻咽癌)	Lip,Oral Cavity & Pharynx but Nasopharynx	12	0.94	2.65	1.45	0.11	0.18	2	0.26	0.44	0.13	0.00	0.00	C00–10,C12–14
鼻咽癌	Nasopharynx	8	0.62	1.77	0.75	0.07	0.07	1	0.13	0.22	0.12	0.02	0.02	C11
食管	Oesophagus	49	3.82	10.82	5.34	0.26	0.66	10	1.31	2.22	1.10	0.03	0.14	C15
胃	Stomach	232	18.10	51.22	23.70	1.02	2.62	81	10.59	18.00	7.74	0.33	0.69	C16
结直肠肛门	Colon,Rectum & Anus	73	5.69	16.12	7.93	0.35	0.95	53	6.93	11.78	4.82	0.17	0.47	C18–21
肝脏	Liver	253	19.73	55.86	29.09	1.74	3.52	89	11.63	19.77	9.77	0.58	1.11	C22
胆囊及其他	Gallbladder etc.	21	1.64	4.64	2.40	0.11	0.33	14	1.83	3.11	1.53	0.11	0.20	C23–C24
胰腺	Pancreas	62	4.84	13.69	6.95	0.28	0.86	41	5.36	9.11	4.83	0.16	0.65	C25
喉	Larynx	8	0.62	1.77	0.73	0.01	0.07	0	0.00	0.00	0.00	0.00	0.00	C32
气管,支气管,肺	Trachea, Bronchus and Lung	371	28.94	81.91	40.24	2.08	4.60	250	32.68	55.54	25.93	1.03	3.08	C33–C34
其他胸腔器官	Other Thoracic Organs	5	0.39	1.10	0.50	0.01	0.04	1	0.13	0.22	0.06	0.00	0.00	C37–C38
骨	Bone	7	0.55	1.55	0.98	0.03	0.14	3	0.39	0.67	0.30	0.03	0.03	C40–C41
皮肤黑色素瘤	Melanoma of Skin	1	0.08	0.22	0.10	0.01	0.01	1	0.13	0.22	0.12	0.02	0.02	C43
乳房	Breast	3	0.23	0.66	0.31	0.03	0.03	55	7.19	12.22	6.59	0.45	0.64	C50
子宫颈	Cervix Uteri	–	–	–	–	–	–	19	2.48	4.22	2.16	0.17	0.23	C53
子宫体及子宫部位不明	Uterus & Unspecified	–	–	–	–	–	–	18	2.35	4.00	2.03	0.13	0.23	C54–C55
卵巢	Ovary	–	–	–	–	–	–	11	1.44	2.44	1.39	0.09	0.18	C56
前列腺	Prostate	16	1.25	3.53	1.25	0.03	0.03	–	–	–	–	–	–	C61
睾丸	Testis	2	0.16	0.44	0.21	0.01	0.01	–	–	–	–	–	–	C62
肾及泌尿系统不明	Kidney & Unspecified Urinary Organs	19	1.48	4.19	2.22	0.14	0.30	10	1.31	2.22	0.86	0.05	0.05	C64–66,68
膀胱	Bladder	26	2.03	5.74	2.53	0.04	0.25	10	1.31	2.22	0.95	0.04	0.07	C67
脑,神经系统	Brain,Central Nervous System	25	1.95	5.52	3.40	0.19	0.39	27	3.53	6.00	3.09	0.21	0.31	C70–C72
甲状腺	Thyroid Gland	2	0.16	0.44	0.66	0.02	0.04	8	1.05	1.78	0.94	0.07	0.13	C73
淋巴瘤	Lymphoma	8	0.62	1.77	1.38	0.07	0.15	4	0.52	0.89	0.39	0.02	0.05	C81–85,88,90,96
白血病	Leukaemia	16	1.25	3.53	2.05	0.15	0.20	16	2.09	3.55	1.81	0.12	0.20	C91–C95
不明及其他恶性肿瘤	All Other Sites and Unspecified	63	4.91	13.91	7.59	0.38	0.68	41	5.36	9.11	4.15	0.22	0.37	A_O
所有部位合计	All Sites	1282	100.00	283.03	141.76	7.17	16.14	765	100.00	169.96	80.80	4.03	8.85	ALL
所有部位除外 C44	All Sites but C44	1274	99.38	281.27	141.00	7.15	16.07	761	99.48	169.07	80.45	4.03	8.82	ALLbC44

部位 Site		男性 Male						女性 Female						ICD-10
		病例数 No. cases	构成 (%)	粗率 Crude rate (1/10⁵)	世标率 ASR world (1/10⁵)	累积率 Cum.rate(%)		病例数 No. cases	构成 (%)	粗率 Crude rate (1/10⁵)	世标率 ASR world (1/10⁵)	累积率 Cum.rate(%)		
						0~64	0~74					0~64	0~74	
发病 Incidence														
口腔和咽喉(除外鼻咽癌)	Lip,Oral Cavity & Pharynx but Nasopharynx	56	1.90	7.48	3.79	0.28	0.39	24	0.88	3.14	1.65	0.11	0.19	C00-10,C12-14
鼻咽癌	Nasopharynx	20	0.68	2.67	1.29	0.12	0.12	6	0.22	0.78	0.49	0.04	0.06	C11
食管	Oesophagus	119	4.04	15.90	7.46	0.50	0.83	22	0.81	2.88	1.05	0.03	0.10	C15
胃	Stomach	227	7.71	30.33	15.01	0.73	1.86	102	3.73	13.34	6.17	0.26	0.70	C16
结直肠肛门	Colon,Rectum & Anus	449	15.25	60.00	30.09	1.64	3.63	282	10.33	36.89	17.71	0.89	2.12	C18-21
肝脏	Liver	305	10.36	40.76	20.35	1.32	2.36	122	4.47	15.96	6.67	0.32	0.76	C22
胆囊及其他	Gallbladder etc.	58	1.97	7.75	3.88	0.15	0.43	48	1.76	6.28	2.47	0.13	0.26	C23-C24
胰腺	Pancreas	81	2.75	10.82	5.55	0.27	0.70	65	2.38	8.50	3.71	0.12	0.47	C25
喉	Larynx	55	1.87	7.35	3.59	0.18	0.43	13	0.48	1.70	0.79	0.03	0.11	C32
气管,支气管,肺	Trachea, Bronchus and Lung	848	28.80	113.32	57.66	2.61	7.24	554	20.29	72.47	30.90	1.22	3.43	C33-C34
其他胸腔器官	Other Thoracic Organs	15	0.51	2.00	1.07	0.09	0.16	5	0.18	0.65	0.28	0.01	0.03	C37-C38
骨	Bone	22	0.75	2.94	1.54	0.07	0.17	24	0.88	3.14	1.85	0.11	0.17	C40-C41
皮肤黑色素瘤	Melanoma of Skin	7	0.24	0.94	0.51	0.04	0.08	5	0.18	0.65	0.32	0.02	0.05	C43
乳房	Breast	7	0.24	0.94	0.40	0.01	0.03	603	22.08	78.87	41.57	3.49	4.51	C50
子宫颈	Cervix Uteri	–	–	–	–	–	–	217	7.95	28.38	15.67	1.29	1.62	C53
子宫体及子宫部位不明	Uterus & Unspecified	–	–	–	–	–	–	119	4.36	15.57	8.01	0.67	0.95	C54-C55
卵巢	Ovary	–	–	–	–	–	–	106	3.88	13.87	7.50	0.55	0.82	C56
前列腺	Prostate	68	2.31	9.09	3.99	0.11	0.32	–	–	–	–	–	–	C61
睾丸	Testis	4	0.14	0.53	0.41	0.03	0.05	–	–	–	–	–	–	C62
肾及泌尿系统不明	Kidney & Unspecified Urinary Organs	107	3.63	14.30	7.80	0.47	0.88	50	1.83	6.54	3.12	0.14	0.39	C64-66,68
膀胱	Bladder	153	5.20	20.45	9.87	0.56	0.95	29	1.06	3.79	1.66	0.06	0.20	C67
脑,神经系统	Brain,Central Nervous System	66	2.24	8.82	5.28	0.35	0.58	77	2.82	10.07	5.54	0.38	0.64	C70-C72
甲状腺	Thyroid Gland	25	0.85	3.34	1.96	0.18	0.18	57	2.09	7.46	4.53	0.34	0.42	C73
淋巴瘤	Lymphoma	67	2.28	8.95	5.28	0.26	0.64	50	1.83	6.54	3.40	0.21	0.41	C81-85,88,90,96
白血病	Leukaemia	49	1.66	6.55	4.66	0.31	0.42	43	1.57	5.62	2.98	0.19	0.31	C91-C95
不明及其他恶性肿瘤	All Other Sites and Unspecified	136	4.62	18.17	9.61	0.56	1.09	108	3.95	14.13	7.89	0.50	0.82	A_O
所有部位合计	All Sites	2944	100.00	393.40	201.05	10.83	23.54	2731	100.00	357.23	175.95	11.10	19.54	ALL
所有部位除外 C44	All Sites but C44	2918	99.12	389.93	199.32	10.75	23.31	2716	99.45	355.26	175.10	11.07	19.41	ALLbC44
死亡 Mortality														
口腔和咽喉(除外鼻咽癌)	Lip,Oral Cavity & Pharynx but Nasopharynx	37	1.70	4.94	2.51	0.17	0.31	9	0.58	1.18	0.45	0.02	0.04	C00-10,C12-14
鼻咽癌	Nasopharynx	13	0.60	1.74	0.79	0.06	0.07	5	0.32	0.65	0.37	0.03	0.04	C11
食管	Oesophagus	108	4.97	14.43	7.38	0.46	0.86	20	1.29	2.62	0.90	0.02	0.08	C15
胃	Stomach	185	8.52	24.72	12.02	0.54	1.36	88	5.69	11.51	5.30	0.23	0.59	C16
结直肠肛门	Colon,Rectum & Anus	268	12.34	35.81	18.15	0.67	1.96	164	10.60	21.45	9.01	0.32	0.94	C18-21
肝脏	Liver	324	14.92	43.30	21.97	1.54	2.46	107	6.92	14.00	6.09	0.28	0.71	C22
胆囊及其他	Gallbladder etc.	56	2.58	7.48	3.64	0.14	0.32	39	2.52	5.10	2.05	0.09	0.18	C23-C24
胰腺	Pancreas	75	3.45	10.02	4.93	0.22	0.55	56	3.62	7.33	2.91	0.07	0.31	C25
喉	Larynx	22	1.01	2.94	1.45	0.05	0.19	7	0.45	0.92	0.29	0.00	0.00	C32
气管,支气管,肺	Trachea, Bronchus and Lung	756	34.81	101.02	49.98	2.04	5.85	485	31.35	63.44	25.66	1.09	2.65	C33-C34
其他胸腔器官	Other Thoracic Organs	6	0.28	0.80	0.43	0.02	0.07	3	0.19	0.39	0.13	0.01	0.01	C37-C38
骨	Bone	11	0.51	1.47	0.70	0.04	0.06	11	0.71	1.44	0.80	0.03	0.10	C40-C41
皮肤黑色素瘤	Melanoma of Skin	1	0.05	0.13	0.08	0.00	0.02	4	0.26	0.52	0.24	0.02	0.02	C43
乳房	Breast	1	0.05	0.13	0.08	0.01	0.01	232	15.00	30.35	14.94	1.08	1.70	C50
子宫颈	Cervix Uteri	–	–	–	–	–	–	62	4.01	8.11	3.94	0.33	0.38	C53
子宫体及子宫部位不明	Uterus & Unspecified	–	–	–	–	–	–	26	1.68	3.40	1.71	0.12	0.20	C54-C55
卵巢	Ovary	–	–	–	–	–	–	52	3.36	6.80	3.18	0.19	0.39	C56
前列腺	Prostate	37	1.70	4.94	2.13	0.03	0.15	–	–	–	–	–	–	C61
睾丸	Testis	1	0.05	0.13	0.11	0.00	0.02	–	–	–	–	–	–	C62
肾及泌尿系统不明	Kidney & Unspecified Urinary Organs	32	1.47	4.28	2.15	0.08	0.28	22	1.42	2.88	1.14	0.02	0.09	C64-66,68
膀胱	Bladder	37	1.70	4.94	2.30	0.03	0.19	13	0.84	1.70	0.60	0.00	0.03	C67
脑,神经系统	Brain,Central Nervous System	48	2.21	6.41	4.01	0.23	0.40	45	2.91	5.89	3.55	0.20	0.40	C70-C72
甲状腺	Thyroid Gland	6	0.28	0.80	0.39	0.02	0.04	8	0.52	1.05	0.39	0.00	0.02	C73
淋巴瘤	Lymphoma	35	1.61	4.68	2.25	0.08	0.23	22	1.42	2.88	1.64	0.06	0.26	C81-85,88,90,96
白血病	Leukaemia	33	1.52	4.41	2.63	0.15	0.25	21	1.36	2.75	1.24	0.09	0.14	C91-C95
不明及其他恶性肿瘤	All Other Sites and Unspecified	80	3.68	10.69	6.28	0.37	0.64	46	2.97	6.02	3.76	0.15	0.34	A_O
所有部位合计	All Sites	2172	100.00	290.24	146.35	6.95	16.28	1547	100.00	202.35	90.30	4.13	9.64	ALL
所有部位除外 C44	All Sites but C44	2160	99.45	288.64	145.50	6.90	16.19	1541	99.61	201.57	89.96	4.13	9.60	ALLbC44

表 6-3-51 本溪市 2014 年癌症发病和死亡主要指标
Table 6-3-51 Incidence and mortality of cancer in Benxi Shi, 2014

部位 / Site		男性 Male						女性 Female						ICD-10
		病例数 No. cases	构成 (%)	粗率 Crude rate (1/10⁵)	世标率 ASR world (1/10⁵)	累积率 Cum.rate(%) 0~64	0~74	病例数 No. cases	构成 (%)	粗率 Crude rate (1/10⁵)	世标率 ASR world (1/10⁵)	累积率 Cum.rate(%) 0~64	0~74	
发病 Incidence														
口腔和咽喉(除外鼻咽癌)	Lip,Oral Cavity & Pharynx but Nasopharynx	26	1.74	5.63	3.53	0.31	0.42	3	0.24	0.63	0.44	0.03	0.03	C00-10,C12-14
鼻咽癌	Nasopharynx	10	0.67	2.17	1.13	0.10	0.10	3	0.24	0.63	0.38	0.04	0.04	C11
食管	Oesophagus	86	5.77	18.62	11.14	0.78	1.22	11	0.87	2.33	1.14	0.03	0.11	C15
胃	Stomach	167	11.20	36.16	22.11	1.21	2.66	71	5.64	15.02	8.24	0.42	0.91	C16
结直肠肛门	Colon,Rectum & Anus	201	13.48	43.53	26.39	1.63	3.29	166	13.19	35.12	18.87	0.99	2.08	C18-21
肝脏	Liver	233	15.63	50.45	29.74	2.16	3.65	60	4.77	12.70	6.20	0.33	0.67	C22
胆囊及其他	Gallbladder etc.	24	1.61	5.20	3.22	0.13	0.47	21	1.67	4.44	2.34	0.11	0.24	C23-C24
胰腺	Pancreas	42	2.82	9.09	5.83	0.39	0.73	33	2.62	6.98	3.72	0.21	0.34	C25
喉	Larynx	23	1.54	4.98	2.87	0.18	0.35	5	0.40	1.06	0.52	0.04	0.04	C32
气管,支气管,肺	Trachea, Bronchus and Lung	375	25.15	81.20	48.43	2.72	6.09	247	19.62	52.26	26.56	1.36	2.86	C33-C34
其他胸腔器官	Other Thoracic Organs	8	0.54	1.73	1.06	0.09	0.09	3	0.24	0.63	0.30	0.03	0.03	C37-C38
骨	Bone	6	0.40	1.30	0.78	0.07	0.10	6	0.48	1.27	0.72	0.01	0.09	C40-C41
皮肤黑色素瘤	Melanoma of Skin	5	0.34	1.08	0.61	0.03	0.07	3	0.24	0.63	0.31	0.00	0.03	C43
乳房	Breast	2	0.13	0.43	0.21	0.00	0.03	243	19.30	51.42	29.08	2.50	3.19	C50
子宫颈	Cervix Uteri	–	–	–	–	–	–	112	8.90	23.70	13.32	1.17	1.38	C53
子宫体及子宫部位不明	Uterus & Unspecified	–	–	–	–	–	–	41	3.26	8.68	4.79	0.50	0.55	C54-C55
卵巢	Ovary	–	–	–	–	–	–	42	3.34	8.89	4.72	0.34	0.55	C56
前列腺	Prostate	35	2.35	7.58	4.25	0.15	0.39	–	–	–	–	–	–	C61
睾丸	Testis	1	0.07	0.22	0.08	0.00	0.00	–	–	–	–	–	–	C62
肾及泌尿系统不明	Kidney & Unspecified Urinary Organs	37	2.48	8.01	4.58	0.26	0.64	28	2.22	5.92	3.18	0.17	0.35	C64-66,68
膀胱	Bladder	66	4.43	14.29	9.22	0.40	1.04	19	1.51	4.02	1.98	0.12	0.20	C67
脑,神经系统	Brain,Central Nervous System	12	0.80	2.60	1.72	0.07	0.18	15	1.19	3.17	2.77	0.17	0.24	C70-C72
甲状腺	Thyroid Gland	11	0.74	2.38	1.74	0.10	0.16	25	1.99	5.29	3.26	0.29	0.36	C73
淋巴瘤	Lymphoma	30	2.01	6.50	4.11	0.29	0.42	21	1.67	4.44	2.42	0.20	0.28	C81-85,88,90,96
白血病	Leukaemia	39	2.62	8.45	5.69	0.34	0.61	33	2.62	6.98	4.84	0.37	0.42	C91-C95
不明及其他恶性肿瘤	All Other Sites and Unspecified	52	3.49	11.26	6.67	0.43	0.84	48	3.81	10.16	5.48	0.36	0.67	A_O
所有部位合计	All Sites	1491	100.00	322.87	195.08	11.85	23.55	1259	100.00	266.39	145.60	9.79	15.65	ALL
所有部位除外 C44	All Sites but C44	1477	99.06	319.84	193.63	11.73	23.38	1244	98.81	263.22	143.65	9.67	15.38	ALLbC44
死亡 Mortality														
口腔和咽喉(除外鼻咽癌)	Lip,Oral Cavity & Pharynx but Nasopharynx	17	1.43	3.68	2.04	0.11	0.25	5	0.68	1.06	0.67	0.03	0.11	C00-10,C12-14
鼻咽癌	Nasopharynx	11	0.93	2.38	1.39	0.09	0.19	3	0.41	0.63	0.51	0.04	0.07	C11
食管	Oesophagus	65	5.49	14.08	8.11	0.47	0.90	15	2.03	3.17	1.44	0.04	0.10	C15
胃	Stomach	128	10.80	27.72	16.97	0.78	1.80	47	6.35	9.94	4.93	0.25	0.39	C16
结直肠肛门	Colon,Rectum & Anus	107	9.03	23.17	13.65	0.72	1.46	58	7.84	12.27	6.41	0.25	0.71	C18-21
肝脏	Liver	205	17.30	44.39	25.04	1.87	2.93	77	10.41	16.29	8.21	0.43	1.00	C22
胆囊及其他	Gallbladder etc.	36	3.04	7.80	4.70	0.29	0.59	23	3.11	4.87	2.46	0.11	0.21	C23-C24
胰腺	Pancreas	43	3.63	9.31	5.79	0.26	0.72	27	3.65	5.71	2.86	0.07	0.20	C25
喉	Larynx	18	1.52	3.90	1.91	0.12	0.19	2	0.27	0.42	0.21	0.00	0.00	C32
气管,支气管,肺	Trachea, Bronchus and Lung	386	32.57	83.59	48.60	2.33	5.53	259	35.00	54.80	26.69	1.10	2.61	C33-C34
其他胸腔器官	Other Thoracic Organs	4	0.34	0.87	0.56	0.00	0.10	3	0.41	0.63	0.33	0.01	0.04	C37-C38
骨	Bone	4	0.34	0.87	0.62	0.04	0.10	6	0.81	1.27	0.75	0.02	0.10	C40-C41
皮肤黑色素瘤	Melanoma of Skin	0	0.00	0.00	0.00	0.00	0.00	1	0.14	0.21	0.16	0.00	0.03	C43
乳房	Breast	1	0.08	0.22	0.08	0.00	0.00	46	6.22	9.73	5.92	0.47	0.73	C50
子宫颈	Cervix Uteri	–	–	–	–	–	–	33	4.46	6.98	3.67	0.32	0.40	C53
子宫体及子宫部位不明	Uterus & Unspecified	–	–	–	–	–	–	13	1.76	2.75	1.55	0.10	0.18	C54-C55
卵巢	Ovary	–	–	–	–	–	–	20	2.70	4.23	2.22	0.19	0.29	C56
前列腺	Prostate	21	1.77	4.55	2.75	0.05	0.18	–	–	–	–	–	–	C61
睾丸	Testis	0	0.00	0.00	0.00	0.00	0.00	–	–	–	–	–	–	C62
肾及泌尿系统不明	Kidney & Unspecified Urinary Organs	20	1.69	4.33	2.36	0.11	0.21	10	1.35	2.12	1.05	0.03	0.05	C64-66,68
膀胱	Bladder	25	2.11	5.41	3.27	0.13	0.33	3	0.41	0.63	0.25	0.00	0.03	C67
脑,神经系统	Brain,Central Nervous System	16	1.35	3.46	2.69	0.12	0.25	21	2.84	4.44	2.49	0.18	0.26	C70-C72
甲状腺	Thyroid Gland	1	0.08	0.22	0.17	0.00	0.00	5	0.68	1.06	0.46	0.00	0.03	C73
淋巴瘤	Lymphoma	27	2.28	5.85	3.42	0.14	0.35	17	2.30	3.60	2.18	0.15	0.25	C81-85,88,90,96
白血病	Leukaemia	26	2.19	5.63	3.72	0.22	0.35	24	3.24	5.08	3.45	0.19	0.30	C91-C95
不明及其他恶性肿瘤	All Other Sites and Unspecified	24	2.03	5.20	3.03	0.22	0.36	22	2.97	4.65	2.50	0.18	0.26	A_O
所有部位合计	All Sites	1185	100.00	256.61	150.86	8.07	16.79	740	100.00	156.58	81.36	4.00	8.33	ALL
所有部位除外 C44	All Sites but C44	1184	99.92	256.39	150.72	8.07	16.75	740	100.00	156.58	81.36	4.00	8.33	ALLbC44

部位 / Site		男性 Male						女性 Female						ICD-10
		病例数 No. cases	构成 (%)	粗率 Crude rate (1/10⁵)	世标率 ASR world (1/10⁵)	累积率 Cum.rate(%)		病例数 No. cases	构成 (%)	粗率 Crude rate (1/10⁵)	世标率 ASR world (1/10⁵)	累积率 Cum.rate(%)		
						0~64	0~74					0~64	0~74	
发病 Incidence														
口腔和咽喉(除外鼻咽癌)	Lip,Oral Cavity & Pharynx but Nasopharynx	26	1.68	6.76	3.81	0.23	0.45	12	0.94	3.01	1.44	0.06	0.18	C00-10,C12-14
鼻咽癌	Nasopharynx	12	0.78	3.12	1.49	0.13	0.16	3	0.24	0.75	0.31	0.01	0.01	C11
食管	Oesophagus	52	3.37	13.51	6.45	0.33	0.80	7	0.55	1.75	0.75	0.04	0.07	C15
胃	Stomach	203	13.14	52.75	24.99	1.32	3.16	114	8.96	28.56	13.49	0.70	1.62	C16
结直肠肛门	Colon,Rectum & Anus	192	12.43	49.89	23.46	1.33	2.72	167	13.12	41.84	18.48	0.89	2.20	C18-21
肝脏	Liver	226	14.63	58.72	28.60	1.73	3.45	84	6.60	21.04	9.57	0.55	1.15	C22
胆囊及其他	Gallbladder etc.	24	1.55	6.24	2.97	0.09	0.44	18	1.41	4.51	2.05	0.12	0.21	C23-C24
胰腺	Pancreas	65	4.21	16.89	8.07	0.41	0.90	52	4.08	13.03	6.00	0.28	0.73	C25
喉	Larynx	20	1.29	5.20	2.52	0.15	0.29	3	0.24	0.75	0.35	0.00	0.06	C32
气管,支气管,肺	Trachea, Bronchus and Lung	410	26.54	106.53	50.30	2.44	6.01	218	17.12	54.62	23.42	1.17	2.51	C33-C34
其他胸腔器官	Other Thoracic Organs	3	0.19	0.78	0.41	0.04	0.04	3	0.24	0.75	0.55	0.05	0.05	C37-C38
骨	Bone	13	0.84	3.38	1.51	0.10	0.17	8	0.63	2.00	0.98	0.07	0.13	C40-C41
皮肤黑色素瘤	Melanoma of Skin	1	0.06	0.26	0.10	0.00	0.00	1	0.08	0.25	0.10	0.01	0.01	C43
乳房	Breast	1	0.06	0.26	0.17	0.00	0.03	254	19.95	63.64	33.27	2.79	3.54	C50
子宫颈	Cervix Uteri	–	–	–	–	–	–	39	3.06	9.77	5.46	0.44	0.53	C53
子宫体及子宫部位不明	Uterus & Unspecified	–	–	–	–	–	–	33	2.59	8.27	4.26	0.30	0.57	C54-C55
卵巢	Ovary	–	–	–	–	–	–	41	3.22	10.27	5.35	0.42	0.59	C56
前列腺	Prostate	33	2.14	8.57	3.85	0.04	0.45	–	–	–	–	–	–	C61
睾丸	Testis	3	0.19	0.78	0.36	0.02	0.02	–	–	–	–	–	–	C62
肾及泌尿系统不明	Kidney & Unspecified Urinary Organs	62	4.01	16.11	8.22	0.49	1.01	32	2.51	8.02	3.61	0.21	0.41	C64-66,68
膀胱	Bladder	72	4.66	18.71	8.59	0.50	0.97	25	1.96	6.26	2.59	0.15	0.23	C67
脑,神经系统	Brain,Central Nervous System	26	1.68	6.76	3.73	0.25	0.42	24	1.89	6.01	3.08	0.20	0.41	C70-C72
甲状腺	Thyroid Gland	11	0.71	2.86	1.71	0.15	0.15	46	3.61	11.52	7.72	0.64	0.69	C73
淋巴瘤	Lymphoma	8	0.52	2.08	1.10	0.09	0.13	15	1.18	3.76	1.60	0.06	0.21	C81-85,88,90,96
白血病	Leukaemia	4	0.26	1.04	0.99	0.05	0.05	2	0.16	0.50	0.28	0.01	0.05	C91-C95
不明及其他恶性肿瘤	All Other Sites and Unspecified	78	5.05	20.27	10.80	0.72	1.11	72	5.66	18.04	8.57	0.43	1.02	A_O
所有部位合计	All Sites	1545	100.00	401.44	194.18	10.62	22.94	1273	100.00	318.93	153.27	9.61	17.18	ALL
所有部位除外 C44	All Sites but C44	1530	99.03	397.55	192.29	10.51	22.73	1258	98.82	315.17	151.81	9.56	17.03	ALLbC44
死亡 Mortality														
口腔和咽喉(除外鼻咽癌)	Lip,Oral Cavity & Pharynx but Nasopharynx	13	1.40	3.38	1.94	0.12	0.17	2	0.34	0.50	0.15	0.00	0.00	C00-10,C12-14
鼻咽癌	Nasopharynx	5	0.54	1.30	0.65	0.03	0.06	0	0.00	0.00	0.00	0.00	0.00	C11
食管	Oesophagus	30	3.24	7.80	3.45	0.12	0.36	4	0.68	1.00	0.51	0.03	0.06	C15
胃	Stomach	125	13.48	32.48	14.99	0.55	1.80	60	10.14	15.03	6.34	0.31	0.65	C16
结直肠肛门	Colon,Rectum & Anus	81	8.74	21.05	9.34	0.51	0.94	81	13.68	20.29	8.92	0.48	0.87	C18-21
肝脏	Liver	170	18.34	44.17	21.41	1.27	2.60	72	12.16	18.04	8.16	0.38	1.00	C22
胆囊及其他	Gallbladder etc.	19	2.05	4.94	2.33	0.08	0.31	13	2.20	3.26	1.37	0.08	0.11	C23-C24
胰腺	Pancreas	41	4.42	10.65	4.88	0.20	0.56	41	6.93	10.27	4.63	0.21	0.61	C25
喉	Larynx	9	0.97	2.34	1.00	0.07	0.10	2	0.34	0.50	0.33	0.01	0.04	C32
气管,支气管,肺	Trachea, Bronchus and Lung	299	32.25	77.69	35.70	1.68	4.13	142	23.99	35.58	14.77	0.59	1.59	C33-C34
其他胸腔器官	Other Thoracic Organs	3	0.32	0.78	0.37	0.04	0.04	1	0.17	0.25	0.12	0.02	0.02	C37-C38
骨	Bone	10	1.08	2.60	1.13	0.07	0.11	2	0.34	0.50	0.15	0.00	0.00	C40-C41
皮肤黑色素瘤	Melanoma of Skin	0	0.00	0.00	0.00	0.00	0.00	0	0.00	0.00	0.00	0.00	0.00	C43
乳房	Breast	1	0.11	0.26	0.17	0.00	0.03	51	8.61	12.78	5.90	0.40	0.62	C50
子宫颈	Cervix Uteri	–	–	–	–	–	–	15	2.53	3.76	2.07	0.16	0.16	C53
子宫体及子宫部位不明	Uterus & Unspecified	–	–	–	–	–	–	10	1.69	2.51	1.33	0.08	0.20	C54-C55
卵巢	Ovary	–	–	–	–	–	–	18	3.04	4.51	2.23	0.11	0.25	C56
前列腺	Prostate	20	2.16	5.20	2.42	0.03	0.26	–	–	–	–	–	–	C61
睾丸	Testis	1	0.11	0.26	0.15	0.00	0.04	–	–	–	–	–	–	C62
肾及泌尿系统不明	Kidney & Unspecified Urinary Organs	21	2.27	5.46	2.39	0.14	0.24	13	2.20	3.26	1.41	0.06	0.18	C64-66,68
膀胱	Bladder	22	2.37	5.72	2.46	0.08	0.25	9	1.52	2.25	0.86	0.03	0.06	C67
脑,神经系统	Brain,Central Nervous System	12	1.29	3.12	1.84	0.11	0.19	18	3.04	4.51	2.10	0.14	0.26	C70-C72
甲状腺	Thyroid Gland	3	0.32	0.78	0.47	0.03	0.03	2	0.34	0.50	0.25	0.03	0.03	C73
淋巴瘤	Lymphoma	3	0.32	0.78	0.64	0.04	0.04	3	0.51	0.75	0.41	0.01	0.06	C81-85,88,90,96
白血病	Leukaemia	0	0.00	0.00	0.00	0.00	0.00	0	0.00	0.00	0.00	0.00	0.00	C91-C95
不明及其他恶性肿瘤	All Other Sites and Unspecified	39	4.21	10.13	5.40	0.31	0.55	33	5.57	8.27	4.42	0.24	0.44	A_O
所有部位合计	All Sites	927	100.00	240.87	113.13	5.47	12.81	592	100.00	148.32	66.41	3.35	7.22	ALL
所有部位除外 C44	All Sites but C44	922	99.46	239.57	112.54	5.44	12.75	589	99.49	147.56	66.11	3.32	7.19	ALLbC44

表 6-3-53　东港市 2014 年癌症发病和死亡主要指标

Table 6-3-53　Incidence and mortality of cancer in Donggang Shi, 2014

部位 Site		男性 Male						女性 Female						ICD-10
		病例数 No. cases	构成 (%)	粗率 Crude rate (1/10⁵)	世标率 ASR world (1/10⁵)	累积率 Cum.rate(%)		病例数 No. cases	构成 (%)	粗率 Crude rate (1/10⁵)	世标率 ASR world (1/10⁵)	累积率 Cum.rate(%)		
						0~64	0~74					0~64	0~74	
发病 Incidence														
口腔和咽喉(除外鼻咽癌)	Lip,Oral Cavity & Pharynx but Nasopharynx	5	0.48	1.64	0.96	0.06	0.15	4	0.50	1.32	0.65	0.00	0.11	C00-10,C12-14
鼻咽癌	Nasopharynx	10	0.95	3.27	1.88	0.13	0.27	4	0.50	1.32	0.58	0.04	0.04	C11
食管	Oesophagus	25	2.38	8.18	4.25	0.17	0.44	5	0.63	1.66	0.94	0.03	0.12	C15
胃	Stomach	208	19.79	68.06	35.27	1.84	3.96	75	9.40	24.83	13.17	0.68	1.69	C16
结直肠肛门	Colon,Rectum & Anus	98	9.32	32.07	17.53	0.91	2.24	78	9.77	25.82	13.16	0.61	1.48	C18-21
肝脏	Liver	221	21.03	72.31	39.03	2.52	4.57	80	10.03	26.49	13.71	0.60	1.59	C22
胆囊及其他	Gallbladder etc.	8	0.76	2.62	1.49	0.02	0.22	4	0.50	1.32	0.69	0.00	0.09	C23-C24
胰腺	Pancreas	44	4.19	14.40	7.42	0.37	0.88	37	4.64	12.25	6.39	0.19	0.88	C25
喉	Larynx	3	0.29	0.98	0.60	0.02	0.12	0	0.00	0.00	0.00	0.00	0.00	C32
气管,支气管,肺	Trachea, Bronchus and Lung	280	26.64	91.62	48.75	2.43	5.94	179	22.43	59.26	29.23	1.44	3.34	C33-C34
其他胸腔器官	Other Thoracic Organs	2	0.19	0.65	0.40	0.02	0.05	2	0.25	0.66	0.31	0.04	0.04	C37-C38
骨	Bone	4	0.38	1.31	0.68	0.06	0.06	9	1.13	2.98	1.52	0.09	0.18	C40-C41
皮肤黑色素瘤	Melanoma of Skin	0	0.00	0.00	0.00	0.00	0.00	1	0.13	0.33	0.16	0.02	0.02	C43
乳房	Breast	1	0.10	0.33	0.33	0.03	0.03	121	15.16	40.06	22.17	1.46	2.32	C50
子宫颈	Cervix Uteri	–	–	–	–	–	–	49	6.14	16.22	9.19	0.63	1.01	C53
子宫体及子宫部位不明	Uterus & Unspecified	–	–	–	–	–	–	18	2.26	5.96	3.36	0.20	0.47	C54-C55
卵巢	Ovary	–	–	–	–	–	–	21	2.63	6.95	4.41	0.34	0.44	C56
前列腺	Prostate	11	1.05	3.60	1.57	0.04	0.08	–	–	–	–	–	–	C61
睾丸	Testis	0	0.00	0.00	0.00	0.00	0.00	–	–	–	–	–	–	C62
肾及泌尿系统不明	Kidney & Unspecified Urinary Organs	16	1.52	5.24	2.84	0.13	0.32	14	1.75	4.64	3.88	0.21	0.35	C64-66,68
膀胱	Bladder	34	3.24	11.13	5.87	0.24	0.69	11	1.38	3.64	1.67	0.05	0.18	C67
脑,神经系统	Brain,Central Nervous System	25	2.38	8.18	5.35	0.27	0.44	16	2.01	5.30	3.74	0.17	0.48	C70-C72
甲状腺	Thyroid Gland	9	0.86	2.94	1.94	0.13	0.16	18	2.26	5.96	4.27	0.32	0.41	C73
淋巴瘤	Lymphoma	4	0.38	1.31	1.83	0.10	0.10	9	1.13	2.98	1.63	0.07	0.23	C81-85,88,90,96
白血病	Leukaemia	15	1.43	4.91	5.36	0.24	0.45	9	1.13	2.98	1.86	0.14	0.19	C91-C95
不明及其他恶性肿瘤	All Other Sites and Unspecified	28	2.66	9.16	5.14	0.22	0.65	34	4.26	11.26	6.47	0.34	0.85	A_O
所有部位合计	All Sites	1051	100.00	343.90	188.52	9.92	21.80	798	100.00	264.21	143.15	7.68	16.50	ALL
所有部位除外 C44	All Sites but C44	1049	99.81	343.25	188.15	9.90	21.75	792	99.25	262.22	142.05	7.62	16.33	ALLbC44
死亡 Mortality														
口腔和咽喉(除外鼻咽癌)	Lip,Oral Cavity & Pharynx but Nasopharynx	1	0.13	0.33	0.18	0.02	0.02	2	0.39	0.66	0.38	0.00	0.06	C00-10,C12-14
鼻咽癌	Nasopharynx	5	0.66	1.64	0.94	0.07	0.07	3	0.59	0.99	0.60	0.05	0.05	C11
食管	Oesophagus	22	2.89	7.20	3.79	0.08	0.41	3	0.59	0.99	0.57	0.02	0.05	C15
胃	Stomach	128	16.84	41.88	20.96	0.84	2.28	42	8.20	13.91	6.89	0.29	0.77	C16
结直肠肛门	Colon,Rectum & Anus	52	6.84	17.02	8.25	0.32	0.81	45	8.79	14.90	7.45	0.30	0.93	C18-21
肝脏	Liver	165	21.71	53.99	28.69	1.77	3.31	65	12.70	21.52	10.38	0.36	1.04	C22
胆囊及其他	Gallbladder etc.	12	1.58	3.93	2.08	0.04	0.26	6	1.17	1.99	0.79	0.04	0.04	C23-C24
胰腺	Pancreas	43	5.66	14.07	7.20	0.40	0.81	25	4.88	8.28	4.26	0.16	0.58	C25
喉	Larynx	3	0.39	0.98	0.52	0.02	0.07	0	0.00	0.00	0.00	0.00	0.00	C32
气管,支气管,肺	Trachea, Bronchus and Lung	227	29.87	74.28	39.28	1.88	4.62	168	32.81	55.62	28.08	1.32	3.21	C33-C34
其他胸腔器官	Other Thoracic Organs	0	0.00	0.00	0.00	0.00	0.00	0	0.00	0.00	0.00	0.00	0.00	C37-C38
骨	Bone	8	1.05	2.62	1.82	0.11	0.14	8	1.56	2.65	1.81	0.09	0.20	C40-C41
皮肤黑色素瘤	Melanoma of Skin	1	0.13	0.33	0.18	0.02	0.02	0	0.00	0.00	0.00	0.00	0.00	C43
乳房	Breast	0	0.00	0.00	0.00	0.00	0.00	40	7.81	13.24	6.81	0.52	0.77	C50
子宫颈	Cervix Uteri	–	–	–	–	–	–	18	3.52	5.96	3.56	0.23	0.36	C53
子宫体及子宫部位不明	Uterus & Unspecified	–	–	–	–	–	–	11	2.15	3.64	1.94	0.11	0.20	C54-C55
卵巢	Ovary	–	–	–	–	–	–	10	1.95	3.31	1.64	0.14	0.14	C56
前列腺	Prostate	8	1.05	2.62	1.11	0.00	0.05	–	–	–	–	–	–	C61
睾丸	Testis	0	0.00	0.00	0.00	0.00	0.00	–	–	–	–	–	–	C62
肾及泌尿系统不明	Kidney & Unspecified Urinary Organs	8	1.05	2.62	1.30	0.10	0.10	9	1.76	2.98	4.26	0.21	0.32	C64-66,68
膀胱	Bladder	11	1.45	3.60	1.67	0.04	0.12	4	0.78	1.32	0.50	0.02	0.02	C67
脑,神经系统	Brain,Central Nervous System	29	3.82	9.49	5.26	0.31	0.61	22	4.30	7.28	4.62	0.26	0.48	C70-C72
甲状腺	Thyroid Gland	2	0.26	0.65	0.32	0.02	0.02	2	0.39	0.66	0.27	0.02	0.02	C73
淋巴瘤	Lymphoma	3	0.39	0.98	1.89	0.08	0.13	4	0.78	1.32	0.47	0.02	0.02	C81-85,88,90,96
白血病	Leukaemia	19	2.50	6.22	5.35	0.23	0.43	9	1.76	2.98	1.87	0.10	0.22	C91-C95
不明及其他恶性肿瘤	All Other Sites and Unspecified	13	1.71	4.25	2.03	0.06	0.18	16	3.13	5.30	2.85	0.10	0.32	A_O
所有部位合计	All Sites	760	100.00	248.68	132.82	6.38	14.48	512	100.00	169.52	90.01	4.34	9.79	ALL
所有部位除外 C44	All Sites but C44	759	99.87	248.35	132.69	6.38	14.48	508	99.22	168.19	89.36	4.32	9.72	ALLbC44

表 6-3-54 营口市 2014 年癌症发病和死亡主要指标
Table 6-3-54 Incidence and mortality of cancer in Yingkou Shi,2014

部位 Site		男性 Male						女性 Female						ICD-10
		病例数 No. cases	构成 (%)	粗率 Crude rate (1/10⁵)	世标率 ASR world (1/10⁵)	累积率 Cum.rate(%)		病例数 No. cases	构成 (%)	粗率 Crude rate (1/10⁵)	世标率 ASR world (1/10⁵)	累积率 Cum.rate(%)		
						0~64	0~74					0~64	0~74	
发病 Incidence														
口腔和咽喉(除外鼻咽癌)	Lip,Oral Cavity & Pharynx but Nasopharynx	12	1.08	5.48	3.25	0.26	0.37	7	0.73	3.09	1.51	0.07	0.07	C00-10,C12-14
鼻咽癌	Nasopharynx	4	0.36	1.83	2.10	0.06	0.12	3	0.31	1.32	0.78	0.04	0.08	C11
食管	Oesophagus	48	4.32	21.92	16.70	0.97	1.40	8	0.84	3.53	1.68	0.05	0.25	C15
胃	Stomach	115	10.36	52.52	33.68	1.77	3.18	36	3.76	15.89	9.08	0.64	0.93	C16
结直肠肛门	Colon,Rectum & Anus	144	12.97	65.77	41.54	2.48	4.47	113	11.80	49.87	30.70	1.29	2.81	C18-21
肝脏	Liver	138	12.43	63.03	40.14	2.50	4.27	36	3.76	15.89	10.04	0.25	0.96	C22
胆囊及其他	Gallbladder etc.	26	2.34	11.88	8.17	0.27	0.59	14	1.46	6.18	4.11	0.20	0.29	C23-C24
胰腺	Pancreas	30	2.70	13.70	8.08	0.51	1.00	23	2.40	10.15	6.17	0.32	0.63	C25
喉	Larynx	15	1.35	6.85	4.45	0.24	0.66	1	0.10	0.44	0.24	0.02	0.02	C32
气管,支气管,肺	Trachea, Bronchus and Lung	330	29.73	150.72	102.88	4.37	9.43	190	19.83	83.85	51.17	1.36	3.69	C33-C34
其他胸腔器官	Other Thoracic Organs	3	0.27	1.37	0.75	0.04	0.04	2	0.21	0.88	1.05	0.00	0.04	C37-C38
骨	Bone	14	1.26	6.39	4.32	0.16	0.43	7	0.73	3.09	2.06	0.03	0.17	C40-C41
皮肤黑色素瘤	Melanoma of Skin	2	0.18	0.91	0.63	0.05	0.11	0	0.00	0.00	0.00	0.00	0.00	C43
乳房	Breast	2	0.18	0.91	0.51	0.04	0.04	207	21.61	91.35	53.17	3.93	5.55	C50
子宫颈	Cervix Uteri	–	–	–	–	–	–	49	5.11	21.62	13.41	1.13	1.42	C53
子宫体及子宫部位不明	Uterus & Unspecified	–	–	–	–	–	–	23	2.40	10.15	5.48	0.46	0.68	C54-C55
卵巢	Ovary	–	–	–	–	–	–	38	3.97	16.77	9.95	0.82	1.16	C56
前列腺	Prostate	28	2.52	12.79	10.65	0.15	0.49	–	–	–	–	–	–	C61
睾丸	Testis	2	0.18	0.91	0.65	0.06	0.06	–	–	–	–	–	–	C62
肾及泌尿系统不明	Kidney & Unspecified Urinary Organs	37	3.33	16.90	10.98	0.77	1.35	22	2.30	9.71	5.37	0.39	0.53	C64-66,68
膀胱	Bladder	50	4.50	22.84	18.68	0.81	1.62	18	1.88	7.94	4.66	0.16	0.40	C67
脑,神经系统	Brain,Central Nervous System	12	1.08	5.48	3.51	0.27	0.32	14	1.46	6.18	3.54	0.29	0.39	C70-C72
甲状腺	Thyroid Gland	11	0.99	5.02	3.73	0.30	0.30	60	6.26	26.48	16.63	1.50	1.64	C73
淋巴瘤	Lymphoma	22	1.98	10.05	8.58	0.37	0.64	28	2.92	12.36	6.83	0.57	0.61	C81-85,88,90,96
白血病	Leukaemia	21	1.89	9.59	7.21	0.38	0.77	24	2.51	10.59	5.90	0.32	0.66	C91-C95
不明及其他恶性肿瘤	All Other Sites and Unspecified	44	3.96	20.10	13.50	0.50	1.19	35	3.65	15.45	10.25	0.46	0.72	A_O
所有部位合计	All Sites	1110	100.00	506.97	344.69	17.32	32.85	958	100.00	422.79	253.83	14.31	23.73	ALL
所有部位除外 C44	All Sites but C44	1097	98.83	501.04	341.40	17.20	32.45	950	99.16	419.26	251.42	14.22	23.59	ALLbC44
死亡 Mortality														
口腔和咽喉(除外鼻咽癌)	Lip,Oral Cavity & Pharynx but Nasopharynx	7	1.34	3.20	1.93	0.19	0.23	4	1.30	1.77	0.83	0.06	0.06	C00-10,C12-14
鼻咽癌	Nasopharynx	1	0.19	0.46	1.01	0.00	0.00	0	0.00	0.00	0.00	0.00	0.00	C11
食管	Oesophagus	23	4.41	10.50	8.36	0.54	0.59	4	1.30	1.77	0.79	0.00	0.15	C15
胃	Stomach	53	10.15	24.21	16.34	0.93	1.21	10	3.25	4.41	3.04	0.16	0.20	C16
结直肠肛门	Colon,Rectum & Anus	42	8.05	19.18	12.65	0.64	1.08	39	12.66	17.21	11.82	0.31	0.98	C18-21
肝脏	Liver	91	17.43	41.56	26.16	1.68	2.80	27	8.77	11.92	7.98	0.16	0.78	C22
胆囊及其他	Gallbladder etc.	13	2.49	5.94	3.82	0.11	0.28	12	3.90	5.30	3.20	0.16	0.16	C23-C24
胰腺	Pancreas	19	3.64	8.68	5.04	0.33	0.61	11	3.57	4.85	3.53	0.22	0.31	C25
喉	Larynx	6	1.15	2.74	1.62	0.07	0.24	0	0.00	0.00	0.00	0.00	0.00	C32
气管,支气管,肺	Trachea, Bronchus and Lung	187	35.82	85.41	57.34	2.25	5.31	102	33.12	45.02	28.08	0.47	1.66	C33-C34
其他胸腔器官	Other Thoracic Organs	1	0.19	0.46	0.39	0.05	0.05	1	0.32	0.44	0.80	0.00	0.04	C37-C38
骨	Bone	11	2.11	5.02	3.58	0.10	0.32	5	1.62	2.21	1.62	0.03	0.08	C40-C41
皮肤黑色素瘤	Melanoma of Skin	0	0.00	0.00	0.00	0.00	0.00	0	0.00	0.00	0.00	0.00	0.00	C43
乳房	Breast	1	0.19	0.46	0.26	0.02	0.02	24	7.79	10.59	6.55	0.36	0.62	C50
子宫颈	Cervix Uteri	–	–	–	–	–	–	13	4.22	5.74	3.30	0.26	0.44	C53
子宫体及子宫部位不明	Uterus & Unspecified	–	–	–	–	–	–	4	1.30	1.77	0.92	0.05	0.09	C54-C55
卵巢	Ovary	–	–	–	–	–	–	5	1.62	2.21	1.31	0.15	0.15	C56
前列腺	Prostate	5	0.96	2.28	1.87	0.00	0.06	–	–	–	–	–	–	C61
睾丸	Testis	0	0.00	0.00	0.00	0.00	0.00	–	–	–	–	–	–	C62
肾及泌尿系统不明	Kidney & Unspecified Urinary Organs	14	2.68	6.39	3.71	0.23	0.57	5	1.62	2.21	1.13	0.08	0.08	C64-66,68
膀胱	Bladder	5	0.96	2.28	2.16	0.08	0.19	2	0.65	0.88	0.40	0.00	0.00	C67
脑,神经系统	Brain,Central Nervous System	4	0.77	1.83	1.44	0.09	0.14	5	1.62	2.21	1.30	0.11	0.16	C70-C72
甲状腺	Thyroid Gland	1	0.19	0.46	0.21	0.00	0.00	0	0.00	0.00	0.00	0.00	0.00	C73
淋巴瘤	Lymphoma	14	2.68	6.39	5.54	0.20	0.42	15	4.87	6.62	4.39	0.30	0.34	C81-85,88,90,96
白血病	Leukaemia	11	2.11	5.02	2.83	0.16	0.33	11	3.57	4.85	2.82	0.20	0.30	C91-C95
不明及其他恶性肿瘤	All Other Sites and Unspecified	13	2.49	5.94	6.31	0.07	0.22	9	2.92	3.97	2.23	0.14	0.18	A_O
所有部位合计	All Sites	522	100.00	238.41	162.57	7.76	14.66	308	100.00	135.93	86.02	3.20	6.44	ALL
所有部位除外 C44	All Sites but C44	521	99.81	237.96	162.28	7.76	14.61	308	100.00	135.93	86.02	3.20	6.44	ALLbC44

表 6-3-55　阜新市 2014 年癌症发病和死亡主要指标
Table 6-3-55　Incidence and mortality of cancer in Fuxin Shi,2014

部位 Site		男性 Male						女性 Female						ICD-10
		病例数 No. cases	构成 (%)	粗率 Crude rate (1/10⁵)	世标率 ASR world (1/10⁵)	累积率 Cum.rate(%)		病例数 No. cases	构成 (%)	粗率 Crude rate (1/10⁵)	世标率 ASR world (1/10⁵)	累积率 Cum.rate(%)		
						0~64	0~74					0~64	0~74	
发病 Incidence														
口腔和咽喉(除外鼻咽癌)	Lip,Oral Cavity & Pharynx but Nasopharynx	32	2.63	10.23	6.49	0.44	0.75	11	1.13	3.34	1.85	0.12	0.22	C00-10,C12-14
鼻咽癌	Nasopharynx	6	0.49	1.92	1.30	0.11	0.16	3	0.31	0.91	0.58	0.07	0.07	C11
食管	Oesophagus	140	11.50	44.74	28.29	1.95	3.38	20	2.06	6.07	2.70	0.02	0.15	C15
胃	Stomach	150	12.33	47.94	30.35	1.91	3.42	51	5.26	15.48	9.10	0.41	0.98	C16
结直肠肛门	Colon,Rectum & Anus	132	10.85	42.18	26.01	1.62	3.05	103	10.62	31.26	18.27	1.02	1.67	C18-21
肝脏	Liver	168	13.80	53.69	32.41	2.27	3.61	58	5.98	17.60	9.67	0.43	0.96	C22
胆囊及其他	Gallbladder etc.	11	0.90	3.52	1.93	0.08	0.25	5	0.52	1.52	0.81	0.06	0.09	C23-C24
胰腺	Pancreas	32	2.63	10.23	6.12	0.36	0.71	25	2.58	7.59	4.24	0.29	0.46	C25
喉	Larynx	20	1.64	6.39	4.11	0.27	0.49	4	0.41	1.21	0.57	0.02	0.12	C32
气管,支气管,肺	Trachea, Bronchus and Lung	311	25.55	99.39	60.28	3.61	6.79	204	21.03	61.90	32.73	1.56	3.31	C33-C34
其他胸腔器官	Other Thoracic Organs	12	0.99	3.83	2.70	0.25	0.25	7	0.72	2.12	1.60	0.12	0.16	C37-C38
骨	Bone	6	0.49	1.92	1.42	0.10	0.19	7	0.72	2.12	1.34	0.06	0.13	C40-C41
皮肤黑色素瘤	Melanoma of Skin	2	0.16	0.64	0.31	0.02	0.02	0	0.00	0.00	0.00	0.00	0.00	C43
乳房	Breast	1	0.08	0.32	0.17	0.00	0.04	197	20.31	59.78	34.88	3.09	3.95	C50
子宫颈	Cervix Uteri	–	–	–	–	–	–	69	7.11	20.94	13.22	1.16	1.42	C53
子宫体及子宫部位不明	Uterus & Unspecified	–	–	–	–	–	–	22	2.27	6.68	4.15	0.38	0.49	C54-C55
卵巢	Ovary	–	–	–	–	–	–	51	5.26	15.48	9.31	0.74	1.07	C56
前列腺	Prostate	26	2.14	8.31	4.39	0.04	0.25	–	–	–	–	–	–	C61
睾丸	Testis	1	0.08	0.32	0.16	0.02	0.02	–	–	–	–	–	–	C62
肾及泌尿系统不明	Kidney & Unspecified Urinary Organs	31	2.55	9.91	5.69	0.33	0.76	15	1.55	4.55	2.34	0.10	0.27	C64-66,68
膀胱	Bladder	40	3.29	12.78	7.02	0.29	0.72	8	0.82	2.43	1.49	0.01	0.12	C67
脑,神经系统	Brain,Central Nervous System	20	1.64	6.39	4.18	0.34	0.47	18	1.86	5.46	3.49	0.20	0.38	C70-C72
甲状腺	Thyroid Gland	5	0.41	1.60	0.92	0.09	0.09	27	2.78	8.19	4.79	0.44	0.50	C73
淋巴瘤	Lymphoma	7	0.58	2.24	1.06	0.07	0.07	6	0.62	1.82	1.08	0.01	0.16	C81-85,88,90,96
白血病	Leukaemia	17	1.40	5.43	4.02	0.25	0.42	14	1.44	4.25	2.79	0.19	0.26	C91-C95
不明及其他恶性肿瘤	All Other Sites and Unspecified	47	3.86	15.02	10.50	0.58	1.05	45	4.64	13.66	7.82	0.38	0.87	A_O
所有部位合计	All Sites	1217	100.00	388.93	239.83	15.02	26.97	970	100.00	294.34	168.82	10.86	17.81	ALL
所有部位除外 C44	All Sites but C44	1208	99.26	386.05	237.90	14.95	26.80	963	99.28	292.22	167.23	10.83	17.67	ALLbC44
死亡 Mortality														
口腔和咽喉(除外鼻咽癌)	Lip,Oral Cavity & Pharynx but Nasopharynx	16	1.79	5.11	3.15	0.22	0.31	6	1.18	1.82	0.79	0.02	0.12	C00-10,C12-14
鼻咽癌	Nasopharynx	4	0.45	1.28	0.89	0.07	0.11	1	0.20	0.30	0.13	0.00	0.03	C11
食管	Oesophagus	102	11.40	32.60	20.01	1.35	2.09	14	2.75	4.25	2.14	0.00	0.11	C15
胃	Stomach	105	11.73	33.56	20.00	0.83	2.30	42	8.25	12.74	6.91	0.28	0.60	C16
结直肠肛门	Colon,Rectum & Anus	67	7.49	21.41	12.08	0.79	1.22	50	9.82	15.17	8.62	0.37	0.81	C18-21
肝脏	Liver	156	17.43	49.85	29.67	2.01	3.31	58	11.39	17.60	9.49	0.33	0.79	C22
胆囊及其他	Gallbladder etc.	8	0.89	2.56	1.42	0.02	0.19	2	0.39	0.61	0.23	0.00	0.00	C23-C24
胰腺	Pancreas	26	2.91	8.31	5.29	0.26	0.56	13	2.55	3.94	2.28	0.15	0.29	C25
喉	Larynx	13	1.45	4.15	2.15	0.06	0.19	1	0.20	0.30	0.12	0.00	0.00	C32
气管,支气管,肺	Trachea, Bronchus and Lung	274	30.61	87.57	51.86	2.55	5.34	165	32.42	50.07	26.67	1.00	2.43	C33-C34
其他胸腔器官	Other Thoracic Organs	9	1.01	2.88	2.14	0.14	0.23	2	0.39	0.61	0.39	0.03	0.03	C37-C38
骨	Bone	7	0.78	2.24	1.43	0.12	0.20	4	0.79	1.21	0.63	0.02	0.06	C40-C41
皮肤黑色素瘤	Melanoma of Skin	2	0.22	0.64	0.34	0.04	0.04	0	0.00	0.00	0.00	0.00	0.00	C43
乳房	Breast	0	0.00	0.00	0.00	0.00	0.00	41	8.06	12.44	7.08	0.52	0.74	C50
子宫颈	Cervix Uteri	–	–	–	–	–	–	18	3.54	5.46	3.10	0.28	0.35	C53
子宫体及子宫部位不明	Uterus & Unspecified	–	–	–	–	–	–	4	0.79	1.21	0.95	0.09	0.13	C54-C55
卵巢	Ovary	–	–	–	–	–	–	28	5.50	8.50	4.86	0.35	0.54	C56
前列腺	Prostate	9	1.01	2.88	1.85	0.02	0.15	–	–	–	–	–	–	C61
睾丸	Testis	1	0.11	0.32	0.13	0.00	0.00	–	–	–	–	–	–	C62
肾及泌尿系统不明	Kidney & Unspecified Urinary Organs	17	1.90	5.43	3.13	0.18	0.36	6	1.18	1.82	0.98	0.03	0.11	C64-66,68
膀胱	Bladder	15	1.68	4.79	2.74	0.10	0.19	4	0.79	1.21	0.69	0.01	0.01	C67
脑,神经系统	Brain,Central Nervous System	18	2.01	5.75	3.59	0.26	0.35	17	3.34	5.16	3.22	0.17	0.31	C70-C72
甲状腺	Thyroid Gland	0	0.00	0.00	0.00	0.00	0.00	2	0.39	0.61	0.29	0.02	0.05	C73
淋巴瘤	Lymphoma	7	0.78	2.24	1.21	0.09	0.09	4	0.79	1.21	0.70	0.00	0.11	C81-85,88,90,96
白血病	Leukaemia	19	2.12	6.07	4.25	0.16	0.33	7	1.38	2.12	1.21	0.07	0.17	C91-C95
不明及其他恶性肿瘤	All Other Sites and Unspecified	20	2.23	6.39	4.84	0.30	0.56	20	3.93	6.07	3.32	0.14	0.21	A_O
所有部位合计	All Sites	895	100.00	286.03	172.17	9.56	18.09	509	100.00	154.45	84.82	3.90	7.99	ALL
所有部位除外 C44	All Sites but C44	894	99.89	285.71	172.01	9.54	18.07	507	99.61	153.85	84.48	3.90	7.96	ALLbC44

表 6-3-56 辽阳县 2014 年癌症发病和死亡主要指标
Table 6-3-56 Incidence and mortality of cancer in Liaoyang Xian,2014

部位 Site		男性 Male						女性 Female						ICD-10
		病例数 No. cases	构成 (%)	粗率 Crude rate (1/10⁵)	世标率 ASR world (1/10⁵)	累积率 Cum.rate(%) 0~64	0~74	病例数 No. cases	构成 (%)	粗率 Crude rate (1/10⁵)	世标率 ASR world (1/10⁵)	累积率 Cum.rate(%) 0~64	0~74	
发病 Incidence														
口腔和咽喉(除外鼻咽癌)	Lip,Oral Cavity & Pharynx but Nasopharynx	13	2.09	5.32	5.21	0.41	0.60	5	1.09	2.17	1.92	0.05	0.23	C00-10,C12-14
鼻咽癌	Nasopharynx	7	1.13	2.87	2.87	0.26	0.34	1	0.22	0.43	0.36	0.04	0.04	C11
食管	Oesophagus	36	5.80	14.74	13.83	0.75	1.64	7	1.53	3.04	2.78	0.15	0.34	C15
胃	Stomach	44	7.09	18.02	17.11	0.97	2.36	23	5.02	10.00	9.15	0.35	1.09	C16
结直肠肛门	Colon,Rectum & Anus	50	8.05	20.48	19.34	1.20	2.18	37	8.08	16.09	14.12	0.72	1.68	C18-21
肝脏	Liver	73	11.76	29.89	28.26	1.39	3.59	29	6.33	12.61	11.35	0.48	1.43	C22
胆囊及其他	Gallbladder etc.	15	2.42	6.14	5.51	0.27	0.66	6	1.31	2.61	2.24	0.04	0.34	C23-C24
胰腺	Pancreas	19	3.06	7.78	7.44	0.32	0.98	14	3.06	6.09	5.32	0.16	0.63	C25
喉	Larynx	8	1.29	3.28	2.41	0.20	0.20	4	0.87	1.74	1.55	0.04	0.24	C32
气管,支气管,肺	Trachea, Bronchus and Lung	229	36.88	93.78	86.16	4.43	10.99	115	25.11	50.00	46.39	2.22	6.30	C33-C34
其他胸腔器官	Other Thoracic Organs	0	0.00	0.00	0.00	0.00	0.00	0	0.00	0.00	0.00	0.00	0.00	C37-C38
骨	Bone	3	0.48	1.23	0.98	0.05	0.15	5	1.09	2.17	2.16	0.20	0.29	C40-C41
皮肤黑色素瘤	Melanoma of Skin	1	0.16	0.41	0.33	0.04	0.04	2	0.44	0.87	0.63	0.06	0.06	C43
乳房	Breast	0	0.00	0.00	0.00	0.00	0.00	80	17.47	34.78	28.57	2.65	3.22	C50
子宫颈	Cervix Uteri	–	–	–	–	–	–	27	5.90	11.74	9.94	0.75	1.22	C53
子宫体及子宫部位不明	Uterus & Unspecified	–	–	–	–	–	–	21	4.59	9.13	8.08	0.72	1.00	C54-C55
卵巢	Ovary	–	–	–	–	–	–	13	2.84	5.65	5.13	0.29	0.67	C56
前列腺	Prostate	11	1.77	4.50	4.43	0.05	0.52	–	–	–	–	–	–	C61
睾丸	Testis	2	0.32	0.82	0.64	0.02	0.02	–	–	–	–	–	–	C62
肾及泌尿系统不明	Kidney & Unspecified Urinary Organs	12	1.93	4.91	4.28	0.29	0.59	6	1.31	2.61	2.52	0.18	0.27	C64-66,68
膀胱	Bladder	28	4.51	11.47	11.34	0.53	1.80	4	0.87	1.74	1.57	0.13	0.13	C67
脑,神经系统	Brain,Central Nervous System	17	2.74	6.96	6.84	0.48	0.65	14	3.06	6.09	5.92	0.56	0.66	C70-C72
甲状腺	Thyroid Gland	3	0.48	1.23	1.04	0.08	0.08	11	2.40	4.78	4.32	0.20	0.57	C73
淋巴瘤	Lymphoma	17	2.74	6.96	7.53	0.42	0.78	6	1.31	2.61	2.35	0.23	0.23	C81-85,88,90,96
白血病	Leukaemia	11	1.77	4.50	4.56	0.24	0.63	13	2.84	5.65	4.77	0.26	0.45	C91-C95
不明及其他恶性肿瘤	All Other Sites and Unspecified	22	3.54	9.01	9.29	0.55	1.13	15	3.28	6.52	6.11	0.32	0.60	A_O
所有部位合计	All Sites	621	100.00	254.30	239.40	12.95	29.95	458	100.00	199.13	177.28	10.82	21.70	ALL
所有部位除外 C44	All Sites but C44	618	99.52	253.07	237.92	12.82	29.81	456	99.56	198.26	176.38	10.78	21.56	ALLbC44
死亡 Mortality														
口腔和咽喉(除外鼻咽癌)	Lip,Oral Cavity & Pharynx but Nasopharynx	9	1.78	3.69	3.35	0.16	0.57	2	0.67	0.87	0.82	0.09	0.09	C00-10,C12-14
鼻咽癌	Nasopharynx	1	0.20	0.41	0.43	0.05	0.05	3	1.01	1.30	1.06	0.09	0.09	C11
食管	Oesophagus	29	5.72	11.88	11.16	0.53	1.32	4	1.34	1.74	1.30	0.06	0.06	C15
胃	Stomach	41	8.09	16.79	15.69	0.89	2.16	21	7.05	9.13	8.03	0.27	1.04	C16
结直肠肛门	Colon,Rectum & Anus	36	7.10	14.74	13.54	0.75	1.44	22	7.38	9.57	7.90	0.32	0.72	C18-21
肝脏	Liver	69	13.61	28.26	25.82	1.51	2.89	27	9.06	11.74	11.36	0.56	1.61	C22
胆囊及其他	Gallbladder etc.	7	1.38	2.87	2.46	0.16	0.25	4	1.34	1.74	1.45	0.04	0.14	C23-C24
胰腺	Pancreas	22	4.34	9.01	8.74	0.29	1.28	11	3.69	4.78	3.99	0.18	0.27	C25
喉	Larynx	6	1.18	2.46	1.69	0.07	0.07	1	0.34	0.43	0.40	0.00	0.10	C32
气管,支气管,肺	Trachea, Bronchus and Lung	219	43.20	89.68	83.81	3.61	10.76	108	36.24	46.96	43.50	1.74	5.91	C33-C34
其他胸腔器官	Other Thoracic Organs	1	0.20	0.41	0.51	0.00	0.08	1	0.34	0.43	0.36	0.04	0.04	C37-C38
骨	Bone	2	0.39	0.82	0.87	0.05	0.16	1	0.34	0.43	0.55	0.00	0.09	C40-C41
皮肤黑色素瘤	Melanoma of Skin	0	0.00	0.00	0.00	0.00	0.00	1	0.34	0.43	0.31	0.03	0.03	C43
乳房	Breast	0	0.00	0.00	0.00	0.00	0.00	29	9.73	12.61	12.49	0.92	1.66	C50
子宫颈	Cervix Uteri	–	–	–	–	–	–	10	3.36	4.35	3.28	0.17	0.36	C53
子宫体及子宫部位不明	Uterus & Unspecified	–	–	–	–	–	–	7	2.35	3.04	2.52	0.23	0.23	C54-C55
卵巢	Ovary	–	–	–	–	–	–	4	1.34	1.74	2.00	0.06	0.24	C56
前列腺	Prostate	9	1.78	3.69	3.37	0.00	0.22	–	–	–	–	–	–	C61
睾丸	Testis	1	0.20	0.41	0.30	0.00	0.00	–	–	–	–	–	–	C62
肾及泌尿系统不明	Kidney & Unspecified Urinary Organs	5	0.99	2.05	2.08	0.04	0.32	3	1.01	1.30	1.35	0.07	0.16	C64-66,68
膀胱	Bladder	11	2.17	4.50	3.99	0.10	0.48	2	0.67	0.87	0.63	0.00	0.10	C67
脑,神经系统	Brain,Central Nervous System	10	1.97	4.10	3.60	0.32	0.32	13	4.36	5.65	5.57	0.53	0.53	C70-C72
甲状腺	Thyroid Gland	0	0.00	0.00	0.00	0.00	0.00	2	0.67	0.87	0.71	0.03	0.13	C73
淋巴瘤	Lymphoma	4	0.79	1.64	1.88	0.14	0.14	5	1.68	2.17	1.90	0.16	0.26	C81-85,88,90,96
白血病	Leukaemia	11	2.17	4.50	4.21	0.24	0.63	10	3.36	4.35	3.39	0.22	0.32	C91-C95
不明及其他恶性肿瘤	All Other Sites and Unspecified	14	2.76	5.73	4.82	0.23	0.51	7	2.35	3.04	4.16	0.23	0.32	A_O
所有部位合计	All Sites	507	100.00	207.62	192.33	9.15	23.66	298	100.00	129.56	119.03	6.06	14.52	ALL
所有部位除外 C44	All Sites but C44	506	99.80	207.21	192.00	9.11	23.62	298	100.00	129.56	119.03	6.06	14.52	ALLbC44

表 6-3-57　大洼县 2014 年癌症发病和死亡主要指标

Table 6-3-57　Incidence and mortality of cancer in Dawa Xian,2014

部位 Site		男性 Male						女性 Female						ICD-10
		病例数 No. cases	构成 (%)	粗率 Crude rate (1/10⁵)	世标率 ASR world (1/10⁵)	累积率 Cum.rate(%)		病例数 No. cases	构成 (%)	粗率 Crude rate (1/10⁵)	世标率 ASR world (1/10⁵)	累积率 Cum.rate(%)		
						0~64	0~74					0~64	0~74	
发病 Incidence														
口腔和咽喉(除外鼻咽癌)	Lip,Oral Cavity & Pharynx but Nasopharynx	6	1.11	3.80	2.56	0.16	0.38	7	1.54	4.43	2.98	0.04	0.44	C00-10,C12-14
鼻咽癌	Nasopharynx	6	1.11	3.80	2.34	0.19	0.28	6	1.32	3.80	2.58	0.17	0.25	C11
食管	Oesophagus	28	5.18	17.74	10.54	0.74	1.26	4	0.88	2.53	1.60	0.00	0.13	C15
胃	Stomach	63	11.65	39.91	24.09	1.45	3.08	12	2.63	7.60	4.88	0.29	0.64	C16
结直肠肛门	Colon,Rectum & Anus	79	14.60	50.04	31.31	1.82	3.89	36	7.89	22.79	13.59	0.99	1.47	C18-21
肝脏	Liver	79	14.60	50.04	30.01	2.35	3.63	27	5.92	17.09	11.00	0.30	1.25	C22
胆囊及其他	Gallbladder etc.	9	1.66	5.70	4.03	0.08	0.48	7	1.54	4.43	2.64	0.16	0.24	C23-C24
胰腺	Pancreas	21	3.88	13.30	8.17	0.54	0.75	11	2.41	6.96	4.38	0.20	0.65	C25
喉	Larynx	10	1.85	6.33	3.48	0.27	0.35	3	0.66	1.90	1.01	0.03	0.03	C32
气管,支气管,肺	Trachea, Bronchus and Lung	137	25.32	86.79	56.52	2.30	6.99	108	23.68	68.36	43.89	1.49	5.39	C33-C34
其他胸腔器官	Other Thoracic Organs	4	0.74	2.53	1.61	0.15	0.15	0	0.00	0.00	0.00	0.00	0.00	C37-C38
骨	Bone	3	0.55	1.90	1.09	0.10	0.10	7	1.54	4.43	3.09	0.11	0.59	C40-C41
皮肤黑色素瘤	Melanoma of Skin	0	0.00	0.00	0.00	0.00	0.00	0	0.00	0.00	0.00	0.00	0.00	C43
乳房	Breast	1	0.18	0.63	0.50	0.00	0.08	63	13.82	39.88	23.35	2.09	2.26	C50
子宫颈	Cervix Uteri	–	–	–	–	–	–	40	8.77	25.32	14.65	1.23	1.75	C53
子宫体及子宫部位不明	Uterus & Unspecified	–	–	–	–	–	–	25	5.48	15.82	9.60	0.87	0.87	C54-C55
卵巢	Ovary	–	–	–	–	–	–	29	6.36	18.36	11.27	0.82	1.38	C56
前列腺	Prostate	12	2.22	7.60	4.90	0.08	0.42	–	–	–	–	–	–	C61
睾丸	Testis	1	0.18	0.63	0.50	0.00	0.08	–	–	–	–	–	–	C62
肾及泌尿系统不明	Kidney & Unspecified Urinary Organs	10	1.85	6.33	4.15	0.11	0.33	4	0.88	2.53	1.68	0.16	0.16	C64-66,68
膀胱	Bladder	16	2.96	10.14	6.83	0.11	0.71	7	1.54	4.43	2.49	0.07	0.20	C67
脑,神经系统	Brain,Central Nervous System	18	3.33	11.40	7.66	0.59	0.72	14	3.07	8.86	6.26	0.39	0.52	C70-C72
甲状腺	Thyroid Gland	5	0.92	3.17	2.39	0.21	0.21	14	3.07	8.86	5.79	0.50	0.63	C73
淋巴瘤	Lymphoma	8	1.48	5.07	3.56	0.24	0.46	5	1.10	3.16	1.81	0.12	0.12	C81-85,88,90,96
白血病	Leukaemia	7	1.29	4.43	2.88	0.11	0.28	8	1.75	5.06	6.82	0.33	0.42	C91-C95
不明及其他恶性肿瘤	All Other Sites and Unspecified	18	3.33	11.40	9.02	0.49	0.84	19	4.17	12.03	10.32	0.63	0.98	A_O
所有部位合计	All Sites	541	100.00	342.71	218.14	12.11	25.50	456	100.00	288.64	185.69	11.04	20.37	ALL
所有部位除外 C44	All Sites but C44	538	99.45	340.81	216.87	12.04	25.43	455	99.78	288.01	185.38	11.04	20.37	ALLbC44
死亡 Mortality														
口腔和咽喉(除外鼻咽癌)	Lip,Oral Cavity & Pharynx but Nasopharynx	2	0.60	1.27	0.71	0.08	0.08	3	1.26	1.90	1.11	0.04	0.12	C00-10,C12-14
鼻咽癌	Nasopharynx	2	0.60	1.27	0.86	0.04	0.12	2	0.84	1.27	1.10	0.05	0.05	C11
食管	Oesophagus	19	5.69	12.04	7.04	0.47	0.69	3	1.26	1.90	0.94	0.08	0.08	C15
胃	Stomach	32	9.58	20.27	12.76	0.53	1.62	7	2.94	4.43	2.71	0.14	0.31	C16
结直肠肛门	Colon,Rectum & Anus	22	6.59	13.94	8.72	0.30	0.74	9	3.78	5.70	3.92	0.22	0.62	C18-21
肝脏	Liver	59	17.66	37.38	22.31	1.80	2.70	28	11.76	17.72	10.69	0.34	1.13	C22
胆囊及其他	Gallbladder etc.	9	2.69	5.70	3.69	0.12	0.25	3	1.26	1.90	1.10	0.04	0.04	C23-C24
胰腺	Pancreas	15	4.49	9.50	5.77	0.39	0.53	13	5.46	8.23	5.09	0.20	0.54	C25
喉	Larynx	5	1.50	3.17	1.86	0.08	0.16	5	2.10	3.16	1.78	0.07	0.20	C32
气管,支气管,肺	Trachea, Bronchus and Lung	115	34.43	72.85	47.66	1.52	5.12	90	37.82	56.97	36.51	0.91	4.26	C33-C34
其他胸腔器官	Other Thoracic Organs	0	0.00	0.00	0.00	0.00	0.00	1	0.42	0.63	0.34	0.04	0.04	C37-C38
骨	Bone	2	0.60	1.27	0.65	0.07	0.07	4	1.68	2.53	1.68	0.04	0.25	C40-C41
皮肤黑色素瘤	Melanoma of Skin	1	0.30	0.63	0.38	0.03	0.03	1	0.42	0.63	0.38	0.03	0.03	C43
乳房	Breast	3	0.90	1.90	1.39	0.04	0.12	18	7.56	11.39	6.62	0.40	0.71	C50
子宫颈	Cervix Uteri	–	–	–	–	–	–	9	3.78	5.70	3.44	0.23	0.36	C53
子宫体及子宫部位不明	Uterus & Unspecified	–	–	–	–	–	–	3	1.26	1.90	1.07	0.11	0.11	C54-C55
卵巢	Ovary	–	–	–	–	–	–	5	2.10	3.16	1.99	0.10	0.32	C56
前列腺	Prostate	3	0.90	1.90	1.40	0.00	0.13	–	–	–	–	–	–	C61
睾丸	Testis	1	0.30	0.63	0.50	0.00	0.08	–	–	–	–	–	–	C62
肾及泌尿系统不明	Kidney & Unspecified Urinary Organs	5	1.50	3.17	1.96	0.07	0.07	3	1.26	1.90	1.21	0.09	0.22	C64-66,68
膀胱	Bladder	7	2.10	4.43	3.02	0.04	0.25	1	0.42	0.63	0.35	0.03	0.03	C67
脑,神经系统	Brain,Central Nervous System	10	2.99	6.33	4.15	0.27	0.27	12	5.04	7.60	6.11	0.28	0.54	C70-C72
甲状腺	Thyroid Gland	0	0.00	0.00	0.00	0.00	0.00	1	0.42	0.63	0.34	0.04	0.04	C73
淋巴瘤	Lymphoma	3	0.90	1.90	1.21	0.08	0.16	3	1.26	1.90	1.15	0.07	0.07	C81-85,88,90,96
白血病	Leukaemia	10	2.99	6.33	4.34	0.16	0.46	3	1.26	1.90	1.49	0.12	0.12	C91-C95
不明及其他恶性肿瘤	All Other Sites and Unspecified	9	2.69	5.70	3.88	0.16	0.51	11	4.62	6.96	5.84	0.36	0.36	A_O
所有部位合计	All Sites	334	100.00	211.58	134.28	6.25	14.18	238	100.00	150.65	96.93	4.02	10.53	ALL
所有部位除外 C44	All Sites but C44	333	99.70	210.95	133.94	6.25	14.18	237	99.58	150.02	96.62	4.02	10.53	ALLbC44

表 6-3-58 建平县 2014 年癌症发病和死亡主要指标
Table 6-3-58 Incidence and mortality of cancer in Jianping Xian, 2014

部位 / Site		男性 Male						女性 Female						ICD-10
		病例数 No. cases	构成 (%)	粗率 Crude rate (1/10⁵)	世标率 ASR world (1/10⁵)	累积率 Cum.rate(%) 0~64	0~74	病例数 No. cases	构成 (%)	粗率 Crude rate (1/10⁵)	世标率 ASR world (1/10⁵)	累积率 Cum.rate(%) 0~64	0~74	
发病 Incidence														
口腔和咽喉(除外鼻咽癌)	Lip,Oral Cavity & Pharynx but Nasopharynx	13	1.47	4.33	2.88	0.22	0.29	3	0.47	1.06	0.63	0.04	0.09	C00–10,C12–14
鼻咽癌	Nasopharynx	4	0.45	1.33	0.94	0.02	0.14	2	0.31	0.71	0.37	0.04	0.04	C11
食管	Oesophagus	30	3.39	9.98	6.64	0.40	0.83	4	0.62	1.41	0.85	0.02	0.14	C15
胃	Stomach	93	10.50	30.95	21.00	1.08	2.66	37	5.75	13.08	7.98	0.21	1.21	C16
结直肠肛门	Colon,Rectum & Anus	70	7.90	23.30	15.86	0.87	2.00	55	8.54	19.44	10.94	0.60	1.47	C18–21
肝脏	Liver	367	41.42	122.15	85.27	4.67	11.29	92	14.29	32.52	20.27	0.97	2.76	C22
胆囊及其他	Gallbladder etc.	13	1.47	4.33	3.27	0.13	0.50	14	2.17	4.95	3.00	0.16	0.44	C23–C24
胰腺	Pancreas	10	1.13	3.33	2.11	0.10	0.20	19	2.95	6.72	3.89	0.12	0.58	C25
喉	Larynx	5	0.56	1.66	1.03	0.11	0.11	0	0.00	0.00	0.00	0.00	0.00	C32
气管,支气管,肺	Trachea, Bronchus and Lung	153	17.27	50.92	36.14	1.53	4.61	124	19.25	43.83	26.09	1.68	3.05	C33–C34
其他胸腔器官	Other Thoracic Organs	1	0.11	0.33	0.35	0.02	0.02	0	0.00	0.00	0.00	0.00	0.00	C37–C38
骨	Bone	7	0.79	2.33	1.64	0.11	0.18	5	0.78	1.77	1.49	0.06	0.12	C40–C41
皮肤黑色素瘤	Melanoma of Skin	1	0.11	0.33	0.34	0.02	0.02	0	0.00	0.00	0.00	0.00	0.00	C43
乳房	Breast	0	0.00	0.00	0.00	0.00	0.00	86	13.35	30.40	19.37	1.65	1.92	C50
子宫颈	Cervix Uteri	–	–	–	–	–	–	25	3.88	8.84	5.74	0.51	0.51	C53
子宫体及子宫部位不明	Uterus & Unspecified	–	–	–	–	–	–	22	3.42	7.78	4.50	0.46	0.46	C54–C55
卵巢	Ovary	–	–	–	–	–	–	23	3.57	8.13	4.87	0.32	0.61	C56
前列腺	Prostate	6	0.68	2.00	1.02	0.04	0.04	–	–	–	–	–	–	C61
睾丸	Testis	1	0.11	0.33	0.19	0.02	0.02	–	–	–	–	–	–	C62
肾及泌尿系统不明	Kidney & Unspecified Urinary Organs	15	1.69	4.99	3.85	0.11	0.65	11	1.71	3.89	2.12	0.13	0.22	C64–66,68
膀胱	Bladder	22	2.48	7.32	5.40	0.42	0.59	7	1.09	2.47	1.29	0.09	0.15	C67
脑,神经系统	Brain,Central Nervous System	24	2.71	7.99	5.40	0.42	0.60	32	4.97	11.31	7.00	0.61	0.77	C70–C72
甲状腺	Thyroid Gland	6	0.68	2.00	1.35	0.10	0.17	27	4.19	9.54	6.35	0.54	0.63	C73
淋巴瘤	Lymphoma	5	0.56	1.66	1.09	0.07	0.12	8	1.24	2.83	2.31	0.10	0.35	C81–85,88,90,96
白血病	Leukaemia	14	1.58	4.66	4.34	0.25	0.37	12	1.86	4.24	3.09	0.21	0.26	C91–C95
不明及其他恶性肿瘤	All Other Sites and Unspecified	26	2.93	8.65	5.79	0.34	0.73	36	5.59	12.72	8.73	0.49	0.84	A_O
所有部位合计	All Sites	886	100.00	294.89	205.91	11.05	26.12	644	100.00	227.62	140.88	8.99	16.60	ALL
所有部位除外 C44	All Sites but C44	879	99.21	292.56	204.23	11.00	25.95	641	99.53	226.56	140.29	8.95	16.50	ALLbC44
死亡 Mortality														
口腔和咽喉(除外鼻咽癌)	Lip,Oral Cavity & Pharynx but Nasopharynx	6	0.89	2.00	1.21	0.06	0.13	4	1.04	1.41	0.93	0.05	0.10	C00–10,C12–14
鼻咽癌	Nasopharynx	3	0.45	1.00	0.79	0.02	0.12	0	0.00	0.00	0.00	0.00	0.00	C11
食管	Oesophagus	22	3.27	7.32	5.23	0.25	0.67	5	1.30	1.77	0.99	0.00	0.11	C15
胃	Stomach	70	10.40	23.30	16.35	0.79	2.18	29	7.51	10.25	6.42	0.14	0.85	C16
结直肠肛门	Colon,Rectum & Anus	38	5.65	12.65	8.06	0.31	0.88	27	6.99	9.54	5.07	0.18	0.60	C18–21
肝脏	Liver	323	47.99	107.51	74.53	3.82	9.60	83	21.50	29.34	17.97	0.76	2.31	C22
胆囊及其他	Gallbladder etc.	11	1.63	3.66	2.77	0.10	0.37	7	1.81	2.47	1.41	0.08	0.19	C23–C24
胰腺	Pancreas	11	1.63	3.66	2.48	0.15	0.30	14	3.63	4.95	2.89	0.13	0.41	C25
喉	Larynx	5	0.74	1.66	1.17	0.05	0.19	0	0.00	0.00	0.00	0.00	0.00	C32
气管,支气管,肺	Trachea, Bronchus and Lung	121	17.98	40.27	27.77	1.43	3.56	111	28.76	39.23	21.94	1.03	2.34	C33–C34
其他胸腔器官	Other Thoracic Organs	0	0.00	0.00	0.00	0.00	0.00	1	0.26	0.35	0.23	0.02	0.02	C37–C38
骨	Bone	6	0.89	2.00	1.36	0.10	0.10	7	1.81	2.47	1.30	0.04	0.16	C40–C41
皮肤黑色素瘤	Melanoma of Skin	1	0.15	0.33	0.19	0.02	0.02	0	0.00	0.00	0.00	0.00	0.00	C43
乳房	Breast	2	0.30	0.67	0.53	0.03	0.10	19	4.92	6.72	3.90	0.24	0.46	C50
子宫颈	Cervix Uteri	–	–	–	–	–	–	7	1.81	2.47	1.62	0.09	0.20	C53
子宫体及子宫部位不明	Uterus & Unspecified	–	–	–	–	–	–	7	1.81	2.47	1.54	0.10	0.19	C54–C55
卵巢	Ovary	–	–	–	–	–	–	10	2.59	3.53	2.14	0.16	0.31	C56
前列腺	Prostate	5	0.74	1.66	1.21	0.00	0.14	–	–	–	–	–	–	C61
睾丸	Testis	0	0.00	0.00	0.00	0.00	0.00	–	–	–	–	–	–	C62
肾及泌尿系统不明	Kidney & Unspecified Urinary Organs	7	1.04	2.33	1.56	0.02	0.21	6	1.55	2.12	1.17	0.06	0.06	C64–66,68
膀胱	Bladder	4	0.59	1.33	0.91	0.05	0.05	3	0.78	1.06	0.69	0.02	0.14	C67
脑,神经系统	Brain,Central Nervous System	10	1.49	3.33	2.06	0.21	0.21	18	4.66	6.36	3.58	0.25	0.49	C70–C72
甲状腺	Thyroid Gland	2	0.30	0.67	0.56	0.00	0.14	0	0.00	0.00	0.00	0.00	0.00	C73
淋巴瘤	Lymphoma	3	0.45	1.00	0.68	0.04	0.09	4	1.04	1.41	0.92	0.08	0.08	C81–85,88,90,96
白血病	Leukaemia	10	1.49	3.33	3.45	0.16	0.34	9	2.33	3.18	2.44	0.15	0.20	C91–C95
不明及其他恶性肿瘤	All Other Sites and Unspecified	13	1.93	4.33	2.69	0.21	0.21	15	3.89	5.30	3.14	0.15	0.45	A_O
所有部位合计	All Sites	673	100.00	224.00	155.56	7.81	19.62	386	100.00	136.43	80.30	3.72	9.67	ALL
所有部位除外 C44	All Sites but C44	671	99.70	223.33	155.18	7.80	19.61	386	100.00	136.43	80.30	3.72	9.67	ALLbC44

表 6-3-59　德惠市 2014 年癌症发病和死亡主要指标

表 6-3-59　德惠市 2014 年癌症发病和死亡主要指标
Table 6-3-59　Incidence and mortality of cancer in Dehui Shi,2014

部位 Site		男性 Male						女性 Female						ICD-10
		病例数 No. cases	构成 (%)	粗率 Crude rate (1/10⁵)	世标率 ASR world (1/10⁵)	累积率 Cum.rate(%)		病例数 No. cases	构成 (%)	粗率 Crude rate (1/10⁵)	世标率 ASR world (1/10⁵)	累积率 Cum.rate(%)		
						0~64	0~74					0~64	0~74	
发病 Incidence														
口腔和咽喉(除外鼻咽癌)	Lip,Oral Cavity & Pharynx but Nasopharynx	2	0.20	0.42	0.33	0.04	0.04	3	0.29	0.64	0.43	0.03	0.03	C00~10,C12~14
鼻咽癌	Nasopharynx	19	1.94	3.95	2.92	0.20	0.36	13	1.26	2.78	2.11	0.14	0.30	C11
食管	Oesophagus	24	2.45	4.99	3.71	0.30	0.46	4	0.39	0.86	0.56	0.04	0.08	C15
胃	Stomach	155	15.83	32.23	25.58	1.39	3.26	65	6.32	13.92	10.77	0.62	1.48	C16
结直肠肛门	Colon,Rectum & Anus	81	8.27	16.84	13.52	0.67	1.77	49	4.76	10.49	7.80	0.46	0.86	C18~21
肝脏	Liver	180	18.39	37.43	27.85	2.03	3.13	87	8.45	18.63	13.94	0.72	1.57	C22
胆囊及其他	Gallbladder etc.	3	0.31	0.62	0.54	0.04	0.08	2	0.19	0.43	0.31	0.04	0.04	C23~C24
胰腺	Pancreas	24	2.45	4.99	4.02	0.18	0.39	23	2.24	4.92	3.85	0.21	0.45	C25
喉	Larynx	27	2.76	5.61	4.22	0.20	0.52	10	0.97	2.14	1.71	0.05	0.24	C32
气管,支气管,肺	Trachea, Bronchus and Lung	306	31.26	63.63	50.69	2.52	6.51	222	21.57	47.53	35.52	1.97	4.15	C33~C34
其他胸腔器官	Other Thoracic Organs	2	0.20	0.42	0.32	0.03	0.03	1	0.10	0.21	0.15	0.02	0.02	C37~C38
骨	Bone	7	0.72	1.46	1.17	0.07	0.14	9	0.87	1.93	1.57	0.05	0.23	C40~C41
皮肤黑色素瘤	Melanoma of Skin	0	0.00	0.00	0.00	0.00	0.00	0	0.00	0.00	0.00	0.00	0.00	C43
乳房	Breast	4	0.41	0.83	0.53	0.05	0.05	159	15.45	34.04	23.81	1.97	2.43	C50
子宫颈	Cervix Uteri	—	—	—	—	—	—	59	5.73	12.63	8.81	0.75	0.98	C53
子宫体及子宫部位不明	Uterus & Unspecified	—	—	—	—	—	—	21	2.04	4.50	3.31	0.31	0.37	C54~C55
卵巢	Ovary	—	—	—	—	—	—	22	2.14	4.71	3.35	0.24	0.34	C56
前列腺	Prostate	10	1.02	2.08	1.74	0.06	0.19	—	—	—	—	—	—	C61
睾丸	Testis	2	0.20	0.42	0.29	0.03	0.03	—	—	—	—	—	—	C62
肾及泌尿系统不明	Kidney & Unspecified Urinary Organs	9	0.92	1.87	1.33	0.13	0.13	9	0.87	1.93	1.37	0.11	0.15	C64~66,68
膀胱	Bladder	29	2.96	6.03	4.54	0.32	0.53	17	1.65	3.64	3.01	0.10	0.39	C67
脑,神经系统	Brain,Central Nervous System	23	2.35	4.78	3.68	0.26	0.39	41	3.98	8.78	7.19	0.51	0.75	C70~C72
甲状腺	Thyroid Gland	17	1.74	3.53	2.41	0.20	0.23	160	15.55	34.25	23.92	2.07	2.22	C73
淋巴瘤	Lymphoma	11	1.12	2.29	1.88	0.11	0.28	6	0.58	1.28	0.96	0.07	0.12	C81~85,88,90,96
白血病	Leukaemia	32	3.27	6.65	6.08	0.37	0.60	34	3.30	7.28	6.00	0.44	0.56	C91~C95
不明及其他恶性肿瘤	All Other Sites and Unspecified	12	1.23	2.50	1.85	0.13	0.13	13	1.26	2.78	2.06	0.18	0.24	A_O
所有部位合计	All Sites	979	100.00	203.57	159.22	9.30	19.23	1029	100.00	220.30	162.50	11.11	17.99	ALL
所有部位除外 C44	All Sites but C44	975	99.59	202.73	158.65	9.23	19.16	1025	99.61	219.45	161.93	11.06	17.94	ALLbC44
死亡 Mortality														
口腔和咽喉(除外鼻咽癌)	Lip,Oral Cavity & Pharynx but Nasopharynx	7	0.91	1.46	0.98	0.09	0.09	1	0.20	0.21	0.13	0.00	0.00	C00~10,C12~14
鼻咽癌	Nasopharynx	8	1.04	1.66	1.27	0.11	0.11	9	1.81	1.93	1.33	0.10	0.17	C11
食管	Oesophagus	20	2.61	4.16	3.35	0.16	0.34	4	0.80	0.86	0.54	0.00	0.00	C15
胃	Stomach	101	13.19	21.00	16.98	0.67	2.12	51	10.26	10.92	9.14	0.23	1.23	C16
结直肠肛门	Colon,Rectum & Anus	42	5.48	8.73	7.01	0.22	0.62	20	4.02	4.28	3.50	0.05	0.38	C18~21
肝脏	Liver	166	21.67	34.52	25.78	1.60	2.88	75	15.09	16.06	12.16	0.48	1.33	C22
胆囊及其他	Gallbladder etc.	3	0.39	0.62	0.54	0.04	0.08	0	0.00	0.00	0.00	0.00	0.00	C23~C24
胰腺	Pancreas	29	3.79	6.03	5.02	0.15	0.45	21	4.23	4.50	3.46	0.13	0.39	C25
喉	Larynx	20	2.61	4.16	3.10	0.10	0.34	4	0.80	0.86	0.58	0.01	0.07	C32
气管,支气管,肺	Trachea, Bronchus and Lung	260	33.94	54.06	42.73	2.14	4.73	152	30.58	32.54	24.60	1.06	2.69	C33~C34
其他胸腔器官	Other Thoracic Organs	2	0.26	0.42	0.34	0.02	0.06	0	0.00	0.00	0.00	0.00	0.00	C37~C38
骨	Bone	6	0.78	1.25	1.33	0.04	0.19	8	1.61	1.71	1.50	0.03	0.26	C40~C41
皮肤黑色素瘤	Melanoma of Skin	0	0.00	0.00	0.00	0.00	0.00	0	0.00	0.00	0.00	0.00	0.00	C43
乳房	Breast	0	0.00	0.00	0.00	0.00	0.00	47	9.46	10.06	7.12	0.52	0.78	C50
子宫颈	Cervix Uteri	—	—	—	—	—	—	15	3.02	3.21	2.19	0.20	0.24	C53
子宫体及子宫部位不明	Uterus & Unspecified	—	—	—	—	—	—	6	1.21	1.28	0.96	0.06	0.15	C54~C55
卵巢	Ovary	—	—	—	—	—	—	2	0.40	0.43	0.33	0.01	0.05	C56
前列腺	Prostate	12	1.57	2.50	2.20	0.02	0.07	—	—	—	—	—	—	C61
睾丸	Testis	2	0.26	0.42	0.31	0.01	0.06	—	—	—	—	—	—	C62
肾及泌尿系统不明	Kidney & Unspecified Urinary Organs	8	1.04	1.66	1.38	0.05	0.13	3	0.60	0.64	0.52	0.04	0.04	C64~66,68
膀胱	Bladder	20	2.61	4.16	3.18	0.17	0.30	6	1.21	1.28	1.02	0.01	0.17	C67
脑,神经系统	Brain,Central Nervous System	19	2.48	3.95	3.03	0.25	0.37	25	5.03	5.35	4.11	0.25	0.42	C70~C72
甲状腺	Thyroid Gland	1	0.13	0.21	0.17	0.01	0.01	9	1.81	1.93	1.27	0.14	0.14	C73
淋巴瘤	Lymphoma	8	1.04	1.66	1.25	0.10	0.10	4	0.80	0.86	0.63	0.03	0.07	C81~85,88,90,96
白血病	Leukaemia	17	2.22	3.53	2.83	0.18	0.31	24	4.83	5.14	4.12	0.22	0.38	C91~C95
不明及其他恶性肿瘤	All Other Sites and Unspecified	15	1.96	3.12	2.42	0.12	0.23	11	2.21	2.36	1.69	0.13	0.16	A_O
所有部位合计	All Sites	766	100.00	159.28	125.21	6.27	13.58	497	100.00	106.40	80.90	3.71	9.09	ALL
所有部位除外 C44	All Sites but C44	765	99.87	159.07	125.04	6.25	13.56	496	99.80	106.19	80.71	3.70	9.07	ALLbC44

表 6-3-60　吉林市 2014 年癌症发病和死亡主要指标
Table 6-3-60　Incidence and mortality of cancer in Jilin Shi,2014

部位 Site		男性 Male						女性 Female						ICD-10
		病例数 No. cases	构成 (%)	粗率 Crude rate (1/10⁵)	世标率 ASR world (1/10⁵)	累积率 Cum.rate(%) 0~64	0~74	病例数 No. cases	构成 (%)	粗率 Crude rate (1/10⁵)	世标率 ASR world (1/10⁵)	累积率 Cum.rate(%) 0~64	0~74	
发病 Incidence														
口腔和咽喉(除外鼻咽癌)	Lip,Oral Cavity & Pharynx but Nasopharynx	66	1.89	6.61	4.07	0.29	0.46	18	0.51	1.86	0.99	0.06	0.09	C00-10,C12-14
鼻咽癌	Nasopharynx	16	0.46	1.60	0.92	0.07	0.10	10	0.29	1.03	0.59	0.04	0.06	C11
食管	Oesophagus	137	3.92	13.72	8.53	0.65	1.06	26	0.74	2.68	1.38	0.06	0.15	C15
胃	Stomach	386	11.05	38.64	24.94	1.34	3.26	168	4.80	17.33	10.29	0.60	1.21	C16
结直肠肛门	Colon,Rectum & Anus	446	12.77	44.65	28.29	1.65	3.69	322	9.20	33.21	19.16	1.18	2.32	C18-21
肝脏	Liver	460	13.17	46.05	28.65	1.89	3.52	192	5.49	19.80	11.13	0.56	1.28	C22
胆囊及其他	Gallbladder etc.	21	0.60	2.10	1.40	0.07	0.19	36	1.03	3.71	2.18	0.07	0.25	C23-C24
胰腺	Pancreas	96	2.75	9.61	6.63	0.28	0.83	75	2.14	7.74	4.41	0.22	0.57	C25
喉	Larynx	44	1.26	4.40	2.95	0.20	0.38	7	0.20	0.72	0.43	0.01	0.09	C32
气管,支气管,肺	Trachea, Bronchus and Lung	1070	30.64	107.12	67.83	3.91	8.60	587	16.77	60.54	34.86	1.72	3.95	C33-C34
其他胸腔器官	Other Thoracic Organs	16	0.46	1.60	1.02	0.06	0.15	21	0.60	2.17	1.25	0.11	0.15	C37-C38
骨	Bone	25	0.72	2.50	1.70	0.05	0.16	20	0.57	2.06	1.35	0.05	0.17	C40-C41
皮肤黑色素瘤	Melanoma of Skin	0	0.00	0.00	0.00	0.00	0.00	1	0.03	0.10	0.08	0.01	0.01	C43
乳房	Breast	17	0.49	1.70	0.99	0.08	0.10	720	20.57	74.26	44.28	3.72	4.76	C50
子宫颈	Cervix Uteri	–	–	–	–	–	–	338	9.66	34.86	20.67	1.81	2.24	C53
子宫体及子宫部位不明	Uterus & Unspecified	–	–	–	–	–	–	74	2.11	7.63	4.41	0.36	0.51	C54-C55
卵巢	Ovary	–	–	–	–	–	–	136	3.89	14.03	8.53	0.66	0.98	C56
前列腺	Prostate	99	2.84	9.91	6.11	0.13	0.61	–	–	–	–	–	–	C61
睾丸	Testis	6	0.17	0.60	0.36	0.02	0.02	–	–	–	–	–	–	C62
肾及泌尿系统不明	Kidney & Unspecified Urinary Organs	90	2.58	9.01	5.46	0.32	0.64	70	2.00	7.22	4.10	0.22	0.44	C64-66,68
膀胱	Bladder	113	3.24	11.31	7.43	0.31	0.93	34	0.97	3.51	2.29	0.14	0.23	C67
脑,神经系统	Brain,Central Nervous System	73	2.09	7.31	5.20	0.27	0.61	73	2.09	7.53	5.43	0.33	0.63	C70-C72
甲状腺	Thyroid Gland	108	3.09	10.81	7.27	0.60	0.68	374	10.69	38.57	24.55	2.13	2.31	C73
淋巴瘤	Lymphoma	31	0.89	3.10	2.16	0.15	0.24	27	0.77	2.78	1.88	0.12	0.22	C81-85,88,90,96
白血病	Leukaemia	36	1.03	3.60	2.35	0.15	0.26	29	0.83	2.99	2.28	0.17	0.23	C91-C95
不明及其他恶性肿瘤	All Other Sites and Unspecified	136	3.89	13.61	9.69	0.51	1.06	142	4.06	14.64	8.63	0.50	0.96	A_O
所有部位合计	All Sites	3492	100.00	349.58	223.94	13.00	27.55	3500	100.00	360.97	215.16	14.85	23.78	ALL
所有部位除外 C44	All Sites but C44	3486	99.83	348.98	223.58	12.99	27.50	3490	99.71	359.94	214.62	14.81	23.74	ALLbC44
死亡 Mortality														
口腔和咽喉(除外鼻咽癌)	Lip,Oral Cavity & Pharynx but Nasopharynx	22	1.32	2.20	1.34	0.11	0.14	3	0.26	0.31	0.17	0.01	0.01	C00-10,C12-14
鼻咽癌	Nasopharynx	7	0.42	0.70	0.50	0.01	0.06	8	0.69	0.83	0.51	0.02	0.07	C11
食管	Oesophagus	57	3.42	5.71	3.62	0.29	0.46	12	1.03	1.24	0.64	0.01	0.04	C15
胃	Stomach	149	8.93	14.92	9.31	0.44	1.04	63	5.42	6.50	3.66	0.12	0.35	C16
结直肠肛门	Colon,Rectum & Anus	131	7.85	13.11	8.30	0.27	0.86	103	8.86	10.62	5.80	0.26	0.65	C18-21
肝脏	Liver	354	21.22	35.44	22.66	1.25	2.70	137	11.78	14.13	8.31	0.33	0.81	C22
胆囊及其他	Gallbladder etc.	14	0.84	1.40	1.00	0.04	0.11	24	2.06	2.48	1.35	0.04	0.11	C23-C24
胰腺	Pancreas	52	3.12	5.21	3.50	0.12	0.38	49	4.21	5.05	2.79	0.12	0.37	C25
喉	Larynx	13	0.78	1.30	0.84	0.03	0.12	2	0.17	0.21	0.11	0.01	0.01	C32
气管,支气管,肺	Trachea, Bronchus and Lung	612	36.69	61.27	39.75	1.65	4.67	416	35.77	42.90	24.33	0.79	2.44	C33-C34
其他胸腔器官	Other Thoracic Organs	3	0.18	0.30	0.18	0.01	0.01	2	0.17	0.21	0.38	0.02	0.02	C37-C38
骨	Bone	9	0.54	0.90	0.50	0.02	0.03	4	0.34	0.41	0.21	0.02	0.02	C40-C41
皮肤黑色素瘤	Melanoma of Skin	2	0.12	0.20	0.20	0.00	0.03	3	0.26	0.31	0.14	0.02	0.02	C43
乳房	Breast	1	0.06	0.10	0.05	0.01	0.01	79	6.79	8.15	4.62	0.37	0.50	C50
子宫颈	Cervix Uteri	–	–	–	–	–	–	41	3.53	4.23	2.55	0.18	0.27	C53
子宫体及子宫部位不明	Uterus & Unspecified	–	–	–	–	–	–	10	0.86	1.03	0.73	0.02	0.10	C54-C55
卵巢	Ovary	–	–	–	–	–	–	33	2.84	3.40	2.00	0.13	0.26	C56
前列腺	Prostate	31	1.86	3.10	1.97	0.01	0.14	–	–	–	–	–	–	C61
睾丸	Testis	1	0.06	0.10	0.07	0.00	0.02	–	–	–	–	–	–	C62
肾及泌尿系统不明	Kidney & Unspecified Urinary Organs	22	1.32	2.20	1.33	0.03	0.12	17	1.46	1.75	0.97	0.02	0.12	C64-66,68
膀胱	Bladder	42	2.52	4.20	2.73	0.07	0.24	11	0.95	1.13	0.64	0.01	0.07	C67
脑,神经系统	Brain,Central Nervous System	19	1.14	1.90	1.14	0.07	0.12	25	2.15	2.58	1.88	0.08	0.20	C70-C72
甲状腺	Thyroid Gland	3	0.18	0.30	0.17	0.01	0.01	5	0.43	0.52	0.35	0.02	0.04	C73
淋巴瘤	Lymphoma	21	1.26	2.10	1.41	0.07	0.15	13	1.12	1.34	0.93	0.06	0.10	C81-85,88,90,96
白血病	Leukaemia	27	1.62	2.70	1.76	0.09	0.14	18	1.55	1.86	1.38	0.08	0.14	C91-C95
不明及其他恶性肿瘤	All Other Sites and Unspecified	76	4.56	7.61	5.39	0.29	0.53	85	7.31	8.77	5.54	0.23	0.48	A_O
所有部位合计	All Sites	1668	100.00	166.98	107.71	4.88	12.10	1163	100.00	119.94	69.98	2.97	7.17	ALL
所有部位除外 C44	All Sites but C44	1668	100.00	166.98	107.71	4.88	12.10	1160	99.74	119.63	69.83	2.96	7.15	ALLbC44

表 6-3-61 通化市 2014 年癌症发病和死亡主要指标
Table 6-3-61 Incidence and mortality of cancer in Tonghua Shi, 2014

部位 Site		男性 Male						女性 Female						ICD-10
		病例数 No. cases	构成 (%)	粗率 Crude rate (1/10⁵)	世标率 ASR world (1/10⁵)	累积率 Cum.rate(%)		病例数 No. cases	构成 (%)	粗率 Crude rate (1/10⁵)	世标率 ASR world (1/10⁵)	累积率 Cum.rate(%)		
						0~64	0~74					0~64	0~74	
发病 Incidence														
口腔和咽喉(除外鼻咽癌)	Lip,Oral Cavity & Pharynx but Nasopharynx	17	1.70	7.75	4.09	0.34	0.48	4	0.62	1.79	1.06	0.07	0.13	C00~10,C12~14
鼻咽癌	Nasopharynx	9	0.90	4.10	2.37	0.18	0.23	3	0.46	1.34	0.59	0.05	0.05	C11
食管	Oesophagus	43	4.29	19.60	10.63	0.77	1.37	3	0.46	1.34	0.62	0.00	0.11	C15
胃	Stomach	85	8.48	38.75	21.83	1.09	3.00	31	4.80	13.84	6.86	0.36	0.79	C16
结直肠肛门	Colon,Rectum & Anus	116	11.58	52.88	30.00	1.41	3.92	63	9.75	28.12	14.52	0.64	1.81	C18~21
肝脏	Liver	171	17.07	77.96	42.99	2.86	5.26	59	9.13	26.34	13.49	0.71	1.82	C22
胆囊及其他	Gallbladder etc.	9	0.90	4.10	2.44	0.08	0.35	3	0.46	1.34	0.58	0.02	0.08	C23~C24
胰腺	Pancreas	31	3.09	14.13	8.06	0.32	0.98	16	2.48	7.14	3.18	0.13	0.29	C25
喉	Larynx	10	1.00	4.56	2.44	0.12	0.27	2	0.31	0.89	0.43	0.03	0.08	C32
气管,支气管,肺	Trachea, Bronchus and Lung	348	34.73	158.65	88.02	4.54	11.06	150	23.22	66.96	33.26	1.65	4.18	C33~C34
其他胸腔器官	Other Thoracic Organs	1	0.10	0.46	0.26	0.02	0.02	6	0.93	2.68	1.38	0.10	0.16	C37~C38
骨	Bone	1	0.10	0.46	1.02	0.06	0.06	3	0.46	1.34	0.80	0.06	0.06	C40~C41
皮肤黑色素瘤	Melanoma of Skin	2	0.20	0.91	0.65	0.06	0.06	2	0.31	0.89	0.48	0.04	0.06	C43
乳房	Breast	0	0.00	0.00	0.00	0.00	0.00	115	17.80	51.34	28.32	2.36	3.10	C50
子宫颈	Cervix Uteri	–	–	–	–	–	–	59	9.13	26.34	14.39	1.23	1.49	C53
子宫体及子宫部位不明	Uterus & Unspecified	–	–	–	–	–	–	13	2.01	5.80	3.23	0.27	0.43	C54~C55
卵巢	Ovary	–	–	–	–	–	–	26	4.02	11.61	6.29	0.50	0.60	C56
前列腺	Prostate	14	1.40	6.38	4.07	0.12	0.67	–	–	–	–	–	–	C61
睾丸	Testis	2	0.20	0.91	0.48	0.04	0.04	–	–	–	–	–	–	C62
肾及泌尿系统不明	Kidney & Unspecified Urinary Organs	11	1.10	5.01	2.55	0.17	0.32	13	2.01	5.80	2.88	0.16	0.33	C64~66,68
膀胱	Bladder	30	2.99	13.68	7.27	0.34	0.83	17	2.63	7.59	3.59	0.10	0.50	C67
脑,神经系统	Brain,Central Nervous System	19	1.90	8.66	5.24	0.39	0.60	16	2.48	7.14	3.93	0.27	0.43	C70~C72
甲状腺	Thyroid Gland	9	0.90	4.10	2.48	0.23	0.23	11	1.70	4.91	3.10	0.26	0.26	C73
淋巴瘤	Lymphoma	24	2.40	10.94	6.91	0.49	0.80	5	0.77	2.23	1.24	0.14	0.14	C81~85,88,90,96
白血病	Leukaemia	23	2.30	10.49	6.25	0.38	0.63	15	2.32	6.70	5.60	0.37	0.53	C91~C95
不明及其他恶性肿瘤	All Other Sites and Unspecified	27	2.69	12.31	7.38	0.45	0.90	11	1.70	4.91	2.58	0.07	0.40	A_O
所有部位合计	All Sites	1002	100.00	456.80	257.41	14.44	32.10	646	100.00	288.39	152.41	9.60	17.83	ALL
所有部位除外 C44	All Sites but C44	1000	99.80	455.89	257.02	14.42	32.08	643	99.54	287.05	151.74	9.58	17.69	ALLbC44
死亡 Mortality														
口腔和咽喉(除外鼻咽癌)	Lip,Oral Cavity & Pharynx but Nasopharynx	16	2.02	7.29	4.04	0.25	0.53	3	0.54	1.34	0.63	0.02	0.08	C00~10,C12~14
鼻咽癌	Nasopharynx	9	1.13	4.10	2.41	0.14	0.26	2	0.36	0.89	0.42	0.05	0.05	C11
食管	Oesophagus	36	4.54	16.41	9.30	0.60	1.27	3	0.54	1.34	0.62	0.00	0.11	C15
胃	Stomach	75	9.46	34.19	19.05	0.90	2.48	26	4.68	11.61	5.74	0.33	0.70	C16
结直肠肛门	Colon,Rectum & Anus	90	11.35	41.03	22.23	1.12	2.55	69	12.43	30.80	14.93	0.69	1.71	C18~21
肝脏	Liver	132	16.65	60.18	33.31	2.18	4.13	29	5.23	12.95	6.29	0.38	0.87	C22
胆囊及其他	Gallbladder etc.	9	1.13	4.10	2.46	0.11	0.38	4	0.72	1.79	0.87	0.00	0.11	C23~C24
胰腺	Pancreas	20	2.52	9.12	4.69	0.22	0.43	14	2.52	6.25	2.65	0.11	0.22	C25
喉	Larynx	4	0.50	1.82	1.08	0.00	0.14	1	0.18	0.45	0.21	0.03	0.03	C32
气管,支气管,肺	Trachea, Bronchus and Lung	271	34.17	123.55	68.29	3.43	8.58	99	17.84	44.20	21.87	1.09	2.59	C33~C34
其他胸腔器官	Other Thoracic Organs	3	0.38	1.37	0.81	0.02	0.08	4	0.72	1.79	0.85	0.05	0.10	C37~C38
骨	Bone	2	0.25	0.91	1.25	0.08	0.08	2	0.36	0.89	0.66	0.04	0.09	C40~C41
皮肤黑色素瘤	Melanoma of Skin	0	0.00	0.00	0.00	0.00	0.00	3	0.54	1.34	0.61	0.02	0.08	C43
乳房	Breast	2	0.25	0.91	0.57	0.05	0.05	130	23.42	58.04	30.92	2.51	3.10	C50
子宫颈	Cervix Uteri	–	–	–	–	–	–	49	8.83	21.87	11.58	1.00	1.17	C53
子宫体及子宫部位不明	Uterus & Unspecified	–	–	–	–	–	–	13	2.34	5.80	2.94	0.21	0.37	C54~C55
卵巢	Ovary	–	–	–	–	–	–	25	4.50	11.16	5.94	0.42	0.58	C56
前列腺	Prostate	10	1.26	4.56	2.74	0.12	0.40	–	–	–	–	–	–	C61
睾丸	Testis	0	0.00	0.00	0.00	0.00	0.00	–	–	–	–	–	–	C62
肾及泌尿系统不明	Kidney & Unspecified Urinary Organs	14	1.77	6.38	3.29	0.14	0.35	9	1.62	4.02	1.74	0.10	0.10	C64~66,68
膀胱	Bladder	20	2.52	9.12	4.48	0.23	0.36	17	3.06	7.59	3.56	0.11	0.55	C67
脑,神经系统	Brain,Central Nervous System	13	1.64	5.93	3.20	0.25	0.25	11	1.98	4.91	2.42	0.18	0.24	C70~C72
甲状腺	Thyroid Gland	7	0.88	3.19	1.93	0.18	0.18	14	2.52	6.25	4.11	0.34	0.40	C73
淋巴瘤	Lymphoma	21	2.65	9.57	6.32	0.36	0.75	5	0.90	2.23	1.29	0.14	0.14	C81~85,88,90,96
白血病	Leukaemia	15	1.89	6.84	4.39	0.27	0.47	9	1.62	4.02	4.06	0.27	0.38	C91~C95
不明及其他恶性肿瘤	All Other Sites and Unspecified	24	3.03	10.94	6.12	0.48	0.77	14	2.52	6.25	3.09	0.20	0.42	A_O
所有部位合计	All Sites	793	100.00	361.52	201.94	11.11	24.46	555	100.00	247.77	127.96	8.28	14.19	ALL
所有部位除外 C44	All Sites but C44	792	99.87	361.07	201.71	11.09	24.44	553	99.64	246.87	127.51	8.28	14.08	ALLbC44

表 6-3-62　通化县 2014 年癌症发病和死亡主要指标
Table 6-3-62　Incidence and mortality of cancer in Tonghua Xian, 2014

部位 Site		男性 Male						女性 Female						ICD-10
		病例数 No. cases	构成 (%)	粗率 Crude rate (1/10⁵)	世标率 ASR world (1/10⁵)	累积率 Cum.rate(%) 0~64	0~74	病例数 No. cases	构成 (%)	粗率 Crude rate (1/10⁵)	世标率 ASR world (1/10⁵)	累积率 Cum.rate(%) 0~64	0~74	
发病 Incidence														
口腔和咽喉(除外鼻咽癌)	Lip,Oral Cavity & Pharynx but Nasopharynx	1	0.43	0.81	0.69	0.09	0.09	0	0.00	0.00	0.00	0.00	0.00	C00-10,C12-14
鼻咽癌	Nasopharynx	4	1.72	3.25	2.39	0.22	0.22	2	0.92	1.70	1.05	0.12	0.12	C11
食管	Oesophagus	9	3.86	7.30	5.40	0.41	0.82	1	0.46	0.85	0.41	0.00	0.00	C15
胃	Stomach	24	10.30	19.47	15.21	0.84	1.59	12	5.50	10.20	8.32	0.47	0.86	C16
结直肠肛门	Colon,Rectum & Anus	33	14.16	26.77	19.12	1.16	2.01	22	10.09	18.69	13.43	0.66	1.58	C18-21
肝脏	Liver	45	19.31	36.51	26.56	1.71	3.44	26	11.93	22.09	17.00	1.29	1.97	C22
胆囊及其他	Gallbladder etc.	1	0.43	0.81	0.43	0.00	0.00	2	0.92	1.70	0.90	0.06	0.06	C23-C24
胰腺	Pancreas	5	2.15	4.06	3.07	0.05	0.44	6	2.75	5.10	3.99	0.18	0.58	C25
喉	Larynx	6	2.58	4.87	3.81	0.38	0.51	1	0.46	0.85	0.59	0.00	0.15	C32
气管,支气管,肺	Trachea, Bronchus and Lung	61	26.18	49.49	37.70	2.41	5.21	41	18.81	34.83	23.73	1.30	3.15	C33-C34
其他胸腔器官	Other Thoracic Organs	0	0.00	0.00	0.00	0.00	0.00	0	0.00	0.00	0.00	0.00	0.00	C37-C38
骨	Bone	0	0.00	0.00	0.00	0.00	0.00	1	0.46	0.85	0.57	0.06	0.06	C40-C41
皮肤黑色素瘤	Melanoma of Skin	0	0.00	0.00	0.00	0.00	0.00	0	0.00	0.00	0.00	0.00	0.00	C43
乳房	Breast	1	0.43	0.81	0.51	0.04	0.04	33	15.14	28.04	18.58	1.81	1.81	C50
子宫颈	Cervix Uteri	–	–	–	–	–	–	14	6.42	11.89	8.20	0.68	0.81	C53
子宫体及子宫部位不明	Uterus & Unspecified	–	–	–	–	–	–	5	2.29	4.25	3.51	0.33	0.46	C54-C55
卵巢	Ovary	–	–	–	–	–	–	10	4.59	8.50	6.20	0.48	0.73	C56
前列腺	Prostate	1	0.43	0.81	0.73	0.00	0.12	–	–	–	–	–	–	C61
睾丸	Testis	0	0.00	0.00	0.00	0.00	0.00	–	–	–	–	–	–	C62
肾及泌尿系统不明	Kidney & Unspecified Urinary Organs	3	1.29	2.43	1.82	0.20	0.20	4	1.83	3.40	3.86	0.08	0.34	C64-66,68
膀胱	Bladder	14	6.01	11.36	8.47	0.58	0.82	10	4.59	8.50	5.94	0.15	0.83	C67
脑,神经系统	Brain,Central Nervous System	7	3.00	5.68	4.47	0.41	0.41	7	3.21	5.95	3.74	0.33	0.48	C70-C72
甲状腺	Thyroid Gland	2	0.86	1.62	1.18	0.10	0.10	12	5.50	10.20	7.35	0.73	0.73	C73
淋巴瘤	Lymphoma	5	2.15	4.06	2.87	0.31	0.31	1	0.46	0.85	0.77	0.00	0.13	C81-85,88,90,96
白血病	Leukaemia	4	1.72	3.25	3.67	0.22	0.22	3	1.38	2.55	1.93	0.14	0.29	C91-C95
不明及其他恶性肿瘤	All Other Sites and Unspecified	7	3.00	5.68	4.15	0.36	0.50	5	2.29	4.25	3.34	0.15	0.55	A_O
所有部位合计	All Sites	233	100.00	189.04	142.23	9.47	17.05	218	100.00	185.22	133.39	9.03	15.69	ALL
所有部位除外 C44	All Sites but C44	233	100.00	189.04	142.23	9.47	17.05	217	99.54	184.37	132.80	9.03	15.55	ALLbC44
死亡 Mortality														
口腔和咽喉(除外鼻咽癌)	Lip,Oral Cavity & Pharynx but Nasopharynx	0	0.00	0.00	0.00	0.00	0.00	0	0.00	0.00	0.00	0.00	0.00	C00-10,C12-14
鼻咽癌	Nasopharynx	3	2.05	2.43	1.89	0.16	0.16	1	0.78	0.85	0.57	0.06	0.06	C11
食管	Oesophagus	7	4.79	5.68	4.60	0.30	0.57	1	0.78	0.85	0.41	0.00	0.00	C15
胃	Stomach	12	8.22	9.74	7.73	0.43	0.67	7	5.43	5.95	4.67	0.14	0.40	C16
结直肠肛门	Colon,Rectum & Anus	16	10.96	12.98	9.71	0.63	1.19	14	10.85	11.89	8.00	0.44	0.85	C18-21
肝脏	Liver	28	19.18	22.72	16.57	1.19	2.00	13	10.08	11.05	9.27	0.49	0.91	C22
胆囊及其他	Gallbladder etc.	0	0.00	0.00	0.00	0.00	0.00	2	1.55	1.70	0.90	0.06	0.06	C23-C24
胰腺	Pancreas	4	2.74	3.25	2.63	0.05	0.44	6	4.65	5.10	3.99	0.18	0.58	C25
喉	Larynx	1	0.68	0.81	0.73	0.00	0.12	0	0.00	0.00	0.00	0.00	0.00	C32
气管,支气管,肺	Trachea, Bronchus and Lung	45	30.82	36.51	28.32	1.77	4.06	25	19.38	21.24	14.47	0.64	1.93	C33-C34
其他胸腔器官	Other Thoracic Organs	0	0.00	0.00	0.00	0.00	0.00	0	0.00	0.00	0.00	0.00	0.00	C37-C38
骨	Bone	0	0.00	0.00	0.00	0.00	0.00	1	0.78	0.85	0.57	0.06	0.06	C40-C41
皮肤黑色素瘤	Melanoma of Skin	0	0.00	0.00	0.00	0.00	0.00	0	0.00	0.00	0.00	0.00	0.00	C43
乳房	Breast	1	0.68	0.81	0.51	0.04	0.04	13	10.08	11.05	7.40	0.77	0.77	C50
子宫颈	Cervix Uteri	–	–	–	–	–	–	8	6.20	6.80	4.70	0.35	0.48	C53
子宫体及子宫部位不明	Uterus & Unspecified	–	–	–	–	–	–	3	2.33	2.55	2.17	0.27	0.27	C54-C55
卵巢	Ovary	–	–	–	–	–	–	3	2.33	2.55	2.06	0.15	0.28	C56
前列腺	Prostate	0	0.00	0.00	0.00	0.00	0.00	–	–	–	–	–	–	C61
睾丸	Testis	0	0.00	0.00	0.00	0.00	0.00	–	–	–	–	–	–	C62
肾及泌尿系统不明	Kidney & Unspecified Urinary Organs	2	1.37	1.62	1.25	0.14	0.14	3	2.33	2.55	3.09	0.08	0.21	C64-66,68
膀胱	Bladder	10	6.85	8.11	5.82	0.38	0.52	7	5.43	5.95	4.21	0.06	0.59	C67
脑,神经系统	Brain,Central Nervous System	7	4.79	5.68	4.49	0.35	0.50	7	5.43	5.95	4.01	0.38	0.52	C70-C72
甲状腺	Thyroid Gland	1	0.68	0.81	0.59	0.05	0.05	8	6.20	6.80	4.95	0.49	0.49	C73
淋巴瘤	Lymphoma	3	2.05	2.43	1.58	0.17	0.17	1	0.78	0.85	0.77	0.00	0.13	C81-85,88,90,96
白血病	Leukaemia	2	1.37	1.62	1.45	0.10	0.10	2	1.55	1.70	1.36	0.00	0.28	C91-C95
不明及其他恶性肿瘤	All Other Sites and Unspecified	4	2.74	3.25	2.39	0.10	0.37	4	3.10	3.40	2.43	0.06	0.48	A_O
所有部位合计	All Sites	146	100.00	118.45	90.27	5.87	11.10	129	100.00	109.60	80.00	4.68	9.34	ALL
所有部位除外 C44	All Sites but C44	146	100.00	118.45	90.27	5.87	11.10	128	99.22	108.75	79.41	4.68	9.20	ALLbC44

表 6-3-63 梅河口市 2014 年癌症发病和死亡主要指标
Table 6-3-63 Incidence and mortality of cancer in Meihekou Shi, 2014

部位 Site		男性 Male						女性 Female						ICD-10
		病例数 No. cases	构成 (%)	粗率 Crude rate (1/10⁵)	世标率 ASR world (1/10⁵)	累积率 Cum.rate(%) 0~64	0~74	病例数 No. cases	构成 (%)	粗率 Crude rate (1/10⁵)	世标率 ASR world (1/10⁵)	累积率 Cum.rate(%) 0~64	0~74	
发病 Incidence														
口腔和咽喉(除外鼻咽癌)	Lip,Oral Cavity & Pharynx but Nasopharynx	20	2.68	6.33	3.48	0.33	0.39	2	0.34	0.66	0.33	0.02	0.02	C00-10,C12-14
鼻咽癌	Nasopharynx	7	0.94	2.21	1.54	0.05	0.27	2	0.34	0.66	0.37	0.02	0.02	C11
食管	Oesophagus	29	3.89	9.18	5.53	0.40	0.74	2	0.34	0.66	0.33	0.02	0.02	C15
胃	Stomach	72	9.66	22.78	15.06	0.70	1.78	20	3.44	6.55	4.43	0.17	0.67	C16
结直肠肛门	Colon,Rectum & Anus	60	8.05	18.98	12.30	0.60	1.47	51	8.78	16.71	10.40	0.71	1.26	C18-21
肝脏	Liver	136	18.26	43.03	27.76	1.65	3.18	68	11.70	22.28	14.55	0.61	1.88	C22
胆囊及其他	Gallbladder etc.	3	0.40	0.95	0.62	0.05	0.11	7	1.20	2.29	1.62	0.07	0.28	C23-C24
胰腺	Pancreas	21	2.82	6.64	4.69	0.19	0.58	15	2.58	4.91	3.01	0.08	0.34	C25
喉	Larynx	12	1.61	3.80	2.28	0.20	0.24	2	0.34	0.66	0.38	0.02	0.02	C32
气管,支气管,肺	Trachea, Bronchus and Lung	257	34.50	81.32	53.07	2.65	6.37	180	30.98	58.97	37.66	1.57	4.07	C33-C34
其他胸腔器官	Other Thoracic Organs	2	0.27	0.63	0.44	0.02	0.08	1	0.17	0.33	0.14	0.00	0.00	C37-C38
骨	Bone	13	1.74	4.11	3.05	0.12	0.39	3	0.52	0.98	0.62	0.02	0.02	C40-C41
皮肤黑色素瘤	Melanoma of Skin	2	0.27	0.63	0.48	0.02	0.02	1	0.17	0.33	0.19	0.02	0.02	C43
乳房	Breast	0	0.00	0.00	0.00	0.00	0.00	60	10.33	19.66	12.27	0.95	1.23	C50
子宫颈	Cervix Uteri	–	–	–	–	–	–	53	9.12	17.36	10.31	0.94	1.09	C53
子宫体及子宫部位不明	Uterus & Unspecified	–	–	–	–	–	–	11	1.89	3.60	2.14	0.22	0.22	C54-C55
卵巢	Ovary	–	–	–	–	–	–	17	2.93	5.57	3.63	0.26	0.43	C56
前列腺	Prostate	7	0.94	2.21	1.82	0.00	0.21	–	–	–	–	–	–	C61
睾丸	Testis	1	0.13	0.32	0.18	0.02	0.02	–	–	–	–	–	–	C62
肾及泌尿系统不明	Kidney & Unspecified Urinary Organs	9	1.21	2.85	1.65	0.07	0.13	8	1.38	2.62	1.48	0.10	0.21	C64-66,68
膀胱	Bladder	15	2.01	4.75	3.17	0.08	0.31	4	0.69	1.31	0.93	0.05	0.09	C67
脑,神经系统	Brain,Central Nervous System	16	2.15	5.06	3.27	0.17	0.42	7	1.20	2.29	2.54	0.11	0.16	C70-C72
甲状腺	Thyroid Gland	13	1.74	4.11	2.53	0.25	0.25	41	7.06	13.43	9.32	0.80	0.86	C73
淋巴瘤	Lymphoma	10	1.34	3.16	2.17	0.09	0.30	5	0.86	1.64	1.05	0.03	0.12	C81-85,88,90,96
白血病	Leukaemia	14	1.88	4.43	3.00	0.26	0.30	9	1.55	2.95	3.40	0.22	0.26	C91-C95
不明及其他恶性肿瘤	All Other Sites and Unspecified	26	3.49	8.23	5.94	0.39	0.60	12	2.07	3.93	3.21	0.20	0.27	A_O
所有部位合计	All Sites	745	100.00	235.73	154.03	8.28	18.14	581	100.00	190.34	124.33	7.22	13.57	ALL
所有部位除外 C44	All Sites but C44	739	99.19	233.83	152.59	8.25	17.94	581	100.00	190.34	124.33	7.22	13.57	ALLbC44
死亡 Mortality														
口腔和咽喉(除外鼻咽癌)	Lip,Oral Cavity & Pharynx but Nasopharynx	11	2.03	3.48	2.03	0.17	0.23	1	0.27	0.33	0.26	0.00	0.06	C00-10,C12-14
鼻咽癌	Nasopharynx	3	0.55	0.95	0.74	0.02	0.11	1	0.27	0.33	0.19	0.00	0.00	C11
食管	Oesophagus	24	4.44	7.59	4.63	0.32	0.68	2	0.53	0.66	0.33	0.02	0.02	C15
胃	Stomach	53	9.80	16.77	11.18	0.43	1.54	18	4.79	5.90	3.67	0.18	0.44	C16
结直肠肛门	Colon,Rectum & Anus	31	5.73	9.81	6.17	0.21	0.77	20	5.32	6.55	4.29	0.17	0.50	C18-21
肝脏	Liver	109	20.15	34.49	22.66	1.22	2.57	57	15.16	18.67	12.37	0.47	1.59	C22
胆囊及其他	Gallbladder etc.	5	0.92	1.58	1.05	0.04	0.15	6	1.60	1.97	1.43	0.04	0.26	C23-C24
胰腺	Pancreas	15	2.77	4.75	3.33	0.16	0.39	16	4.26	5.24	3.41	0.10	0.43	C25
喉	Larynx	5	0.92	1.58	0.92	0.07	0.07	3	0.80	0.98	0.65	0.02	0.07	C32
气管,支气管,肺	Trachea, Bronchus and Lung	218	40.30	68.98	44.88	2.15	5.45	153	40.69	50.12	32.38	1.30	3.55	C33-C34
其他胸腔器官	Other Thoracic Organs	3	0.55	0.95	0.67	0.04	0.10	1	0.27	0.33	0.14	0.00	0.00	C37-C38
骨	Bone	5	0.92	1.58	1.39	0.06	0.11	2	0.53	0.66	0.41	0.00	0.00	C40-C41
皮肤黑色素瘤	Melanoma of Skin	0	0.00	0.00	0.00	0.00	0.00	0	0.00	0.00	0.00	0.00	0.00	C43
乳房	Breast	0	0.00	0.00	0.00	0.00	0.00	22	5.85	7.21	4.48	0.26	0.49	C50
子宫颈	Cervix Uteri	–	–	–	–	–	–	18	4.79	5.90	3.77	0.29	0.51	C53
子宫体及子宫部位不明	Uterus & Unspecified	–	–	–	–	–	–	5	1.33	1.64	1.01	0.11	0.11	C54-C55
卵巢	Ovary	–	–	–	–	–	–	15	3.99	4.91	3.27	0.20	0.48	C56
前列腺	Prostate	3	0.55	0.95	0.73	0.00	0.06	–	–	–	–	–	–	C61
睾丸	Testis	0	0.00	0.00	0.00	0.00	0.00	–	–	–	–	–	–	C62
肾及泌尿系统不明	Kidney & Unspecified Urinary Organs	5	0.92	1.58	0.92	0.02	0.08	3	0.80	0.98	0.60	0.02	0.07	C64-66,68
膀胱	Bladder	8	1.48	2.53	1.63	0.00	0.16	2	0.53	0.66	0.54	0.00	0.04	C67
脑,神经系统	Brain,Central Nervous System	11	2.03	3.48	2.32	0.12	0.32	9	2.39	2.95	2.07	0.14	0.18	C70-C72
甲状腺	Thyroid Gland	0	0.00	0.00	0.00	0.00	0.00	0	0.00	0.00	0.00	0.00	0.00	C73
淋巴瘤	Lymphoma	5	0.92	1.58	1.02	0.05	0.16	2	0.53	0.66	0.45	0.02	0.06	C81-85,88,90,96
白血病	Leukaemia	14	2.59	4.43	2.93	0.25	0.30	8	2.13	2.62	3.26	0.20	0.25	C91-C95
不明及其他恶性肿瘤	All Other Sites and Unspecified	13	2.40	4.11	2.50	0.24	0.28	12	3.19	3.93	2.25	0.18	0.24	A_O
所有部位合计	All Sites	541	100.00	171.18	111.71	5.57	13.51	376	100.00	123.18	81.22	3.71	9.35	ALL
所有部位除外 C44	All Sites but C44	540	99.82	170.86	111.52	5.56	13.49	376	100.00	123.18	81.22	3.71	9.35	ALLbC44

表 6-3-64 延吉市 2014 年癌症发病和死亡主要指标
Table 6-3-64 Incidence and mortality of cancer in Yanji Shi, 2014

部位 Site		男性 Male 病例数 No. cases	构成 (%)	粗率 Crude rate (1/10⁵)	世标率 ASR world (1/10⁵)	累积率 Cum.rate(%) 0~64	累积率 Cum.rate(%) 0~74	女性 Female 病例数 No. cases	构成 (%)	粗率 Crude rate (1/10⁵)	世标率 ASR world (1/10⁵)	累积率 Cum.rate(%) 0~64	累积率 Cum.rate(%) 0~74	ICD-10
发病 Incidence														
口腔和咽喉(除外鼻咽癌)	Lip,Oral Cavity & Pharynx but Nasopharynx	9	1.38	3.50	2.35	0.17	0.28	5	0.96	1.82	1.22	0.02	0.13	C00-10,C12-14
鼻咽癌	Nasopharynx	3	0.46	1.17	0.76	0.10	0.10	2	0.38	0.73	0.36	0.04	0.04	C11
食管	Oesophagus	31	4.75	12.06	7.13	0.57	0.76	1	0.19	0.36	0.16	0.00	0.00	C15
胃	Stomach	75	11.49	29.17	19.95	0.88	2.72	24	4.59	8.74	5.04	0.21	0.47	C16
结直肠肛门	Colon,Rectum & Anus	68	10.41	26.45	16.65	1.11	2.11	51	9.75	18.58	10.78	0.49	1.16	C18-21
肝脏	Liver	174	26.65	67.68	44.12	2.56	5.46	62	11.85	22.59	13.25	0.68	1.56	C22
胆囊及其他	Gallbladder etc.	10	1.53	3.89	2.55	0.13	0.24	9	1.72	3.28	1.89	0.07	0.30	C23-C24
胰腺	Pancreas	30	4.59	11.67	7.38	0.39	0.82	27	5.16	9.84	5.91	0.21	0.75	C25
喉	Larynx	12	1.84	4.67	3.29	0.18	0.39	0	0.00	0.00	0.00	0.00	0.00	C32
气管,支气管,肺	Trachea, Bronchus and Lung	116	17.76	45.12	33.25	1.12	3.09	78	14.91	28.41	16.20	0.67	1.66	C33-C34
其他胸腔器官	Other Thoracic Organs	2	0.31	0.78	0.62	0.02	0.11	1	0.19	0.36	0.28	0.02	0.02	C37-C38
骨	Bone	3	0.46	1.17	1.56	0.08	0.08	2	0.38	0.73	0.52	0.00	0.11	C40-C41
皮肤黑色素瘤	Melanoma of Skin	0	0.00	0.00	0.00	0.00	0.00	2	0.38	0.73	0.37	0.03	0.03	C43
乳房	Breast	1	0.15	0.39	0.25	0.03	0.03	77	14.72	28.05	16.77	1.43	1.81	C50
子宫颈	Cervix Uteri	–	–	–	–	–	–	27	5.16	9.84	5.59	0.47	0.65	C53
子宫体及子宫部位不明	Uterus & Unspecified	–	–	–	–	–	–	12	2.29	4.37	2.51	0.25	0.25	C54-C55
卵巢	Ovary	–	–	–	–	–	–	24	4.59	8.74	5.40	0.39	0.68	C56
前列腺	Prostate	7	1.07	2.72	1.83	0.02	0.26	–	–	–	–	–	–	C61
睾丸	Testis	0	0.00	0.00	0.00	0.00	0.00	–	–	–	–	–	–	C62
肾及泌尿系统不明	Kidney & Unspecified Urinary Organs	23	3.52	8.95	6.14	0.31	0.63	7	1.34	2.55	1.56	0.15	0.19	C64-66,68
膀胱	Bladder	21	3.22	8.17	5.29	0.25	0.58	9	1.72	3.28	2.12	0.10	0.27	C67
脑,神经系统	Brain,Central Nervous System	5	0.77	1.94	1.19	0.08	0.13	7	1.34	2.55	2.40	0.15	0.21	C70-C72
甲状腺	Thyroid Gland	17	2.60	6.61	4.37	0.37	0.43	58	11.09	21.13	13.49	1.07	1.42	C73
淋巴瘤	Lymphoma	9	1.38	3.50	2.41	0.08	0.14	6	1.15	2.19	1.17	0.12	0.12	C81-85,88,90,96
白血病	Leukaemia	13	1.99	5.06	5.54	0.30	0.43	14	2.68	5.10	6.88	0.38	0.38	C91-C95
不明及其他恶性肿瘤	All Other Sites and Unspecified	24	3.68	9.33	6.61	0.37	0.66	18	3.44	6.56	5.95	0.36	0.42	A_O
所有部位合计	All Sites	653	100.00	253.98	173.24	9.13	19.45	523	100.00	190.52	119.82	7.33	12.62	ALL
所有部位除外 C44	All Sites but C44	650	99.54	252.82	172.37	9.13	19.29	518	99.04	188.69	118.78	7.27	12.56	ALLbC44
死亡 Mortality														
口腔和咽喉(除外鼻咽癌)	Lip,Oral Cavity & Pharynx but Nasopharynx	7	1.24	2.72	1.90	0.14	0.27	0	0.00	0.00	0.00	0.00	0.00	C00-10,C12-14
鼻咽癌	Nasopharynx	3	0.53	1.17	0.62	0.04	0.04	1	0.31	0.36	0.15	0.00	0.00	C11
食管	Oesophagus	25	4.43	9.72	5.71	0.39	0.50	1	0.31	0.36	0.16	0.00	0.00	C15
胃	Stomach	50	8.87	19.45	13.37	0.48	2.01	19	5.88	6.92	3.96	0.13	0.45	C16
结直肠肛门	Colon,Rectum & Anus	54	9.57	21.00	13.91	0.55	1.57	37	11.46	13.48	7.15	0.28	0.73	C18-21
肝脏	Liver	172	30.50	66.90	43.43	2.73	4.89	70	21.67	25.50	15.08	0.65	1.85	C22
胆囊及其他	Gallbladder etc.	5	0.89	1.94	1.32	0.10	0.15	7	2.17	2.55	1.57	0.05	0.28	C23-C24
胰腺	Pancreas	21	3.72	8.17	5.27	0.37	0.72	19	5.88	6.92	4.05	0.17	0.43	C25
喉	Larynx	15	2.66	5.83	3.84	0.14	0.36	0	0.00	0.00	0.00	0.00	0.00	C32
气管,支气管,肺	Trachea, Bronchus and Lung	131	23.23	50.95	37.31	0.98	3.89	72	22.29	26.23	14.40	0.49	1.37	C33-C34
其他胸腔器官	Other Thoracic Organs	4	0.71	1.56	1.01	0.06	0.06	0	0.00	0.00	0.00	0.00	0.00	C37-C38
骨	Bone	2	0.35	0.78	1.20	0.08	0.08	2	0.62	0.73	0.53	0.02	0.08	C40-C41
皮肤黑色素瘤	Melanoma of Skin	0	0.00	0.00	0.00	0.00	0.00	0	0.00	0.00	0.00	0.00	0.00	C43
乳房	Breast	0	0.00	0.00	0.00	0.00	0.00	22	6.81	8.01	4.52	0.30	0.49	C50
子宫颈	Cervix Uteri	–	–	–	–	–	–	10	3.10	3.64	1.85	0.12	0.12	C53
子宫体及子宫部位不明	Uterus & Unspecified	–	–	–	–	–	–	2	0.62	0.73	0.45	0.02	0.02	C54-C55
卵巢	Ovary	–	–	–	–	–	–	15	4.64	5.46	3.37	0.23	0.40	C56
前列腺	Prostate	11	1.95	4.28	3.16	0.06	0.28	–	–	–	–	–	–	C61
睾丸	Testis	0	0.00	0.00	0.00	0.00	0.00	–	–	–	–	–	–	C62
肾及泌尿系统不明	Kidney & Unspecified Urinary Organs	12	2.13	4.67	3.40	0.08	0.27	2	0.62	0.73	0.47	0.03	0.09	C64-66,68
膀胱	Bladder	8	1.42	3.11	1.88	0.04	0.09	4	1.24	1.46	0.65	0.02	0.02	C67
脑,神经系统	Brain,Central Nervous System	9	1.60	3.50	2.18	0.16	0.16	7	2.17	2.55	2.18	0.13	0.13	C70-C72
甲状腺	Thyroid Gland	0	0.00	0.00	0.00	0.00	0.00	3	0.93	1.09	0.49	0.02	0.02	C73
淋巴瘤	Lymphoma	2	0.35	0.78	0.76	0.00	0.00	8	2.48	2.91	1.86	0.07	0.28	C81-85,88,90,96
白血病	Leukaemia	6	1.06	2.33	1.77	0.06	0.22	7	2.17	2.55	2.54	0.18	0.18	C91-C95
不明及其他恶性肿瘤	All Other Sites and Unspecified	27	4.79	10.50	6.94	0.32	0.72	15	4.64	5.46	4.58	0.21	0.38	A_O
所有部位合计	All Sites	564	100.00	219.37	148.98	6.78	16.29	323	100.00	117.66	70.03	3.11	7.31	ALL
所有部位除外 C44	All Sites but C44	560	99.29	217.81	147.91	6.76	16.11	322	99.69	117.30	69.85	3.09	7.29	ALLbC44

表 6-3-65　敦化市 2014 年癌症发病和死亡主要指标

Table 6-3-65　Incidence and mortality of cancer in Dunhua Shi,2014

部位 Site		男性 Male						女性 Female						ICD-10
		病例数 No. cases	构成 (%)	粗率 Crude rate (1/10⁵)	世标率 ASR world (1/10⁵)	累积率 Cum.rate(%)		病例数 No. cases	构成 (%)	粗率 Crude rate (1/10⁵)	世标率 ASR world (1/10⁵)	累积率 Cum.rate(%)		
						0~64	0~74					0~64	0~74	
发病 Incidence														
口腔和咽喉(除外鼻咽癌)	Lip,Oral Cavity & Pharynx but Nasopharynx	7	1.11	2.84	1.22	0.06	0.06	3	0.74	1.27	0.96	0.04	0.15	C00~10,C12~14
鼻咽癌	Nasopharynx	0	0.00	0.00	0.00	0.00	0.00	1	0.25	0.42	0.49	0.03	0.03	C11
食管	Oesophagus	32	5.09	12.98	8.00	0.52	1.01	1	0.25	0.42	0.17	0.00	0.00	C15
胃	Stomach	69	10.97	27.99	17.17	0.84	2.20	24	5.93	10.17	6.11	0.34	0.69	C16
结直肠肛门	Colon,Rectum & Anus	62	9.86	25.15	16.31	0.76	2.00	32	7.90	13.56	8.15	0.44	0.85	C18~21
肝脏	Liver	132	20.99	53.55	31.67	2.15	3.46	51	12.59	21.60	12.79	0.60	1.72	C22
胆囊及其他	Gallbladder etc.	1	0.16	0.41	0.30	0.00	0.08	4	0.99	1.69	0.93	0.08	0.08	C23~C24
胰腺	Pancreas	19	3.02	7.71	4.48	0.23	0.55	14	3.46	5.93	3.64	0.27	0.38	C25
喉	Larynx	9	1.43	3.65	2.70	0.09	0.36	1	0.25	0.42	0.26	0.00	0.07	C32
气管,支气管,肺	Trachea, Bronchus and Lung	181	28.78	73.42	46.55	2.22	5.98	97	23.95	41.09	23.35	1.06	2.88	C33~C34
其他胸腔器官	Other Thoracic Organs	1	0.16	0.41	0.19	0.02	0.02	1	0.25	0.42	0.30	0.04	0.04	C37~C38
骨	Bone	5	0.79	2.03	1.68	0.00	0.33	8	1.98	3.39	2.13	0.16	0.23	C40~C41
皮肤黑色素瘤	Melanoma of Skin	1	0.16	0.41	0.21	0.02	0.02	0	0.00	0.00	0.00	0.00	0.00	C43
乳房	Breast	1	0.16	0.41	0.18	0.02	0.02	59	14.57	24.99	14.80	1.14	1.61	C50
子宫颈	Cervix Uteri	–	–	–	–	–	–	22	5.43	9.32	5.23	0.45	0.57	C53
子宫体及子宫部位不明	Uterus & Unspecified	–	–	–	–	–	–	15	3.70	6.35	3.61	0.25	0.37	C54~C55
卵巢	Ovary	–	–	–	–	–	–	9	2.22	3.81	2.08	0.19	0.26	C56
前列腺	Prostate	12	1.91	4.87	3.01	0.02	0.26	–	–	–	–	–	–	C61
睾丸	Testis	1	0.16	0.41	0.38	0.03	0.03	–	–	–	–	–	–	C62
肾及泌尿系统不明	Kidney & Unspecified Urinary Organs	8	1.27	3.25	1.99	0.11	0.26	5	1.23	2.12	1.21	0.05	0.16	C64~66,68
膀胱	Bladder	21	3.34	8.52	4.83	0.16	0.58	8	1.98	3.39	1.85	0.06	0.25	C67
脑,神经系统	Brain,Central Nervous System	4	0.64	1.62	1.24	0.09	0.09	7	1.73	2.97	4.40	0.22	0.33	C70~C72
甲状腺	Thyroid Gland	7	1.11	2.84	1.79	0.16	0.16	10	2.47	4.24	2.40	0.21	0.21	C73
淋巴瘤	Lymphoma	14	2.23	5.68	3.93	0.16	0.51	5	1.23	2.12	1.22	0.07	0.13	C81~85,88,90,96
白血病	Leukaemia	12	1.91	4.87	5.54	0.25	0.45	4	0.99	1.69	1.79	0.11	0.11	C91~C95
不明及其他恶性肿瘤	All Other Sites and Unspecified	30	4.77	12.17	7.69	0.51	0.96	24	5.93	10.17	6.93	0.28	0.64	A_O
所有部位合计	All Sites	629	100.00	255.16	161.09	8.44	19.39	405	100.00	171.56	104.80	6.09	11.74	ALL
所有部位除外 C44	All Sites but C44	626	99.52	253.94	160.13	8.40	19.22	403	99.51	170.71	104.28	6.09	11.74	ALLbC44
死亡 Mortality														
口腔和咽喉(除外鼻咽癌)	Lip,Oral Cavity & Pharynx but Nasopharynx	7	1.46	2.84	1.77	0.12	0.24	1	0.38	0.42	0.33	0.00	0.06	C00~10,C12~14
鼻咽癌	Nasopharynx	1	0.21	0.41	0.18	0.00	0.00	0	0.00	0.00	0.00	0.00	0.00	C11
食管	Oesophagus	25	5.20	10.14	6.01	0.51	0.72	0	0.00	0.00	0.00	0.00	0.00	C15
胃	Stomach	44	9.15	17.85	11.29	0.56	1.48	16	6.15	6.78	4.01	0.20	0.32	C16
结直肠肛门	Colon,Rectum & Anus	30	6.24	12.17	6.78	0.21	0.54	12	4.62	5.08	3.04	0.15	0.40	C18~21
肝脏	Liver	128	26.61	51.92	31.12	1.90	3.47	54	20.77	22.87	13.99	0.60	1.47	C22
胆囊及其他	Gallbladder etc.	1	0.21	0.41	0.39	0.00	0.00	4	1.54	1.69	0.98	0.04	0.04	C23~C24
胰腺	Pancreas	20	4.16	8.11	4.38	0.23	0.44	12	4.62	5.08	3.02	0.15	0.38	C25
喉	Larynx	13	2.70	5.27	3.75	0.13	0.55	2	0.77	0.85	0.43	0.00	0.07	C32
气管,支气管,肺	Trachea, Bronchus and Lung	137	28.48	55.57	34.83	1.38	4.61	74	28.46	31.35	17.66	0.67	2.18	C33~C34
其他胸腔器官	Other Thoracic Organs	1	0.21	0.41	0.15	0.00	0.00	1	0.38	0.42	0.30	0.04	0.04	C37~C38
骨	Bone	5	1.04	2.03	1.72	0.00	0.27	5	1.92	2.12	1.35	0.05	0.17	C40~C41
皮肤黑色素瘤	Melanoma of Skin	1	0.21	0.41	0.30	0.00	0.08	0	0.00	0.00	0.00	0.00	0.00	C43
乳房	Breast	0	0.00	0.00	0.00	0.00	0.00	17	6.54	7.20	4.27	0.26	0.45	C50
子宫颈	Cervix Uteri	–	–	–	–	–	–	4	1.54	1.69	0.91	0.04	0.10	C53
子宫体及子宫部位不明	Uterus & Unspecified	–	–	–	–	–	–	3	1.15	1.27	0.95	0.03	0.09	C54~C55
卵巢	Ovary	–	–	–	–	–	–	4	1.54	1.69	1.05	0.12	0.12	C56
前列腺	Prostate	9	1.87	3.65	2.23	0.00	0.14	–	–	–	–	–	–	C61
睾丸	Testis	0	0.00	0.00	0.00	0.00	0.00	–	–	–	–	–	–	C62
肾及泌尿系统不明	Kidney & Unspecified Urinary Organs	6	1.25	2.43	1.50	0.09	0.24	1	0.38	0.42	0.17	0.00	0.00	C64~66,68
膀胱	Bladder	7	1.46	2.84	1.67	0.00	0.15	7	2.69	2.97	1.55	0.04	0.16	C67
脑,神经系统	Brain,Central Nervous System	10	2.08	4.06	2.71	0.22	0.22	12	4.62	5.08	5.54	0.28	0.45	C70~C72
甲状腺	Thyroid Gland	0	0.00	0.00	0.00	0.00	0.00	1	0.38	0.42	0.15	0.00	0.00	C73
淋巴瘤	Lymphoma	5	1.04	2.03	1.34	0.03	0.17	3	1.15	1.27	0.64	0.02	0.08	C81~85,88,90,96
白血病	Leukaemia	6	1.25	2.43	2.79	0.12	0.25	3	1.15	1.27	1.06	0.09	0.09	C91~C95
不明及其他恶性肿瘤	All Other Sites and Unspecified	25	5.20	10.14	6.40	0.45	0.78	24	9.23	10.17	7.17	0.37	0.81	A_O
所有部位合计	All Sites	481	100.00	195.12	121.31	5.93	14.34	260	100.00	110.14	68.59	3.14	7.45	ALL
所有部位除外 C44	All Sites but C44	481	100.00	195.12	121.31	5.93	14.34	259	99.62	109.71	68.44	3.14	7.45	ALLbC44

表 6-3-66 哈尔滨市道里区 2014 年癌症发病和死亡主要指标
Table 6-3-66 Incidence and mortality of cancer in Daoli Qu, Harbin Shi, 2014

部位 Site		男性 Male						女性 Female						ICD-10
		病例数 No. cases	构成 (%)	粗率 Crude rate (1/10⁵)	世标率 ASR world (1/10⁵)	累积率 Cum.rate(%)		病例数 No. cases	构成 (%)	粗率 Crude rate (1/10⁵)	世标率 ASR world (1/10⁵)	累积率 Cum.rate(%)		
						0~64	0~74					0~64	0~74	
发病 Incidence														
口腔和咽喉(除外鼻咽癌)	Lip,Oral Cavity & Pharynx but Nasopharynx	11	1.16	3.12	1.81	0.09	0.27	3	0.29	0.80	0.35	0.00	0.04	C00-10,C12-14
鼻咽癌	Nasopharynx	6	0.63	1.70	0.96	0.07	0.07	2	0.19	0.53	0.20	0.01	0.01	C11
食管	Oesophagus	61	6.43	17.31	9.47	0.53	1.13	5	0.48	1.33	0.76	0.02	0.13	C15
胃	Stomach	85	8.97	24.13	13.15	0.81	1.61	51	4.87	13.57	6.83	0.37	0.74	C16
结直肠肛门	Colon,Rectum & Anus	124	13.08	35.20	19.19	1.30	2.27	94	8.97	25.02	12.67	0.66	1.65	C18-21
肝脏	Liver	116	12.24	32.92	18.00	1.12	2.06	74	7.06	19.70	9.65	0.40	1.02	C22
胆囊及其他	Gallbladder etc.	14	1.48	3.97	2.02	0.11	0.15	9	0.86	2.40	1.19	0.01	0.11	C23-C24
胰腺	Pancreas	29	3.06	8.23	4.52	0.20	0.57	35	3.34	9.32	4.73	0.19	0.71	C25
喉	Larynx	21	2.22	5.96	3.20	0.23	0.41	5	0.48	1.33	0.51	0.04	0.04	C32
气管,支气管,肺	Trachea, Bronchus and Lung	270	28.48	76.63	43.33	2.23	5.61	193	18.42	51.37	24.31	1.01	2.75	C33-C34
其他胸腔器官	Other Thoracic Organs	6	0.63	1.70	0.93	0.08	0.08	4	0.38	1.06	0.63	0.03	0.06	C37-C38
骨	Bone	7	0.74	1.99	1.06	0.07	0.11	2	0.19	0.53	0.17	0.00	0.00	C40-C41
皮肤黑色素瘤	Melanoma of Skin	0	0.00	0.00	0.00	0.00	0.00	0	0.00	0.00	0.00	0.00	0.00	C43
乳房	Breast	0	0.00	0.00	0.00	0.00	0.00	216	20.61	57.49	33.41	2.79	3.76	C50
子宫颈	Cervix Uteri	–	–	–	–	–	–	68	6.49	18.10	10.31	0.92	1.05	C53
子宫体及子宫部位不明	Uterus & Unspecified	–	–	–	–	–	–	44	4.20	11.71	6.25	0.51	0.71	C54-C55
卵巢	Ovary	–	–	–	–	–	–	29	2.77	7.72	4.49	0.35	0.43	C56
前列腺	Prostate	18	1.90	5.11	2.53	0.14	0.21	–	–	–	–	–	–	C61
睾丸	Testis	1	0.11	0.28	0.27	0.02	0.02	–	–	–	–	–	–	C62
肾及泌尿系统不明	Kidney & Unspecified Urinary Organs	32	3.38	9.08	4.98	0.41	0.61	22	2.10	5.86	2.83	0.22	0.37	C64-66,68
膀胱	Bladder	23	2.43	6.53	3.45	0.21	0.39	15	1.43	3.99	1.89	0.05	0.18	C67
脑,神经系统	Brain,Central Nervous System	19	2.00	5.39	3.25	0.22	0.44	24	2.29	6.39	3.49	0.32	0.35	C70-C72
甲状腺	Thyroid Gland	36	3.80	10.22	6.57	0.49	0.71	106	10.11	28.21	18.29	1.53	1.76	C73
淋巴瘤	Lymphoma	4	0.42	1.14	0.62	0.03	0.07	0	0.00	0.00	0.00	0.00	0.00	C81-85,88,90,96
白血病	Leukaemia	9	0.95	2.55	2.51	0.16	0.16	11	1.05	2.93	2.15	0.12	0.23	C91-C95
不明及其他恶性肿瘤	All Other Sites and Unspecified	56	5.91	15.89	9.81	0.55	1.28	36	3.44	9.58	4.90	0.36	0.46	A_O
所有部位合计	All Sites	948	100.00	269.07	151.62	9.07	18.23	1048	100.00	278.94	150.04	9.91	16.57	ALL
所有部位除外 C44	All Sites but C44	946	99.79	268.51	151.30	9.05	18.17	1046	99.81	278.41	149.73	9.88	16.54	ALLbC44
死亡 Mortality														
口腔和咽喉(除外鼻咽癌)	Lip,Oral Cavity & Pharynx but Nasopharynx	8	1.10	2.27	1.38	0.07	0.18	2	0.37	0.53	0.20	0.00	0.00	C00-10,C12-14
鼻咽癌	Nasopharynx	8	1.10	2.27	1.52	0.05	0.18	0	0.00	0.00	0.00	0.00	0.00	C11
食管	Oesophagus	45	6.22	12.77	6.78	0.47	0.73	11	2.03	2.93	1.15	0.02	0.10	C15
胃	Stomach	72	9.94	20.44	10.75	0.50	1.43	37	6.83	9.85	4.94	0.19	0.54	C16
结直肠肛门	Colon,Rectum & Anus	53	7.32	15.04	7.60	0.36	0.68	57	10.52	15.17	6.87	0.28	0.63	C18-21
肝脏	Liver	136	18.78	38.60	21.28	1.19	2.54	70	12.92	18.63	8.76	0.29	0.83	C22
胆囊及其他	Gallbladder etc.	8	1.10	2.27	1.14	0.03	0.03	5	0.92	1.33	0.43	0.01	0.01	C23-C24
胰腺	Pancreas	37	5.11	10.50	5.76	0.24	0.69	31	5.72	8.25	4.01	0.12	0.57	C25
喉	Larynx	11	1.52	3.12	1.53	0.14	0.14	0	0.00	0.00	0.00	0.00	0.00	C32
气管,支气管,肺	Trachea, Bronchus and Lung	253	34.94	71.81	39.82	1.91	4.98	186	34.32	49.51	21.69	0.81	2.25	C33-C34
其他胸腔器官	Other Thoracic Organs	8	1.10	2.27	1.21	0.08	0.08	3	0.55	0.80	0.47	0.03	0.07	C37-C38
骨	Bone	6	0.83	1.70	1.29	0.10	0.10	4	0.74	1.06	0.33	0.01	0.01	C40-C41
皮肤黑色素瘤	Melanoma of Skin	0	0.00	0.00	0.00	0.00	0.00	0	0.00	0.00	0.00	0.00	0.00	C43
乳房	Breast	0	0.00	0.00	0.00	0.00	0.00	46	8.49	12.24	6.09	0.42	0.75	C50
子宫颈	Cervix Uteri	–	–	–	–	–	–	17	3.14	4.52	2.17	0.16	0.20	C53
子宫体及子宫部位不明	Uterus & Unspecified	–	–	–	–	–	–	3	0.55	0.80	0.44	0.05	0.05	C54-C55
卵巢	Ovary	–	–	–	–	–	–	14	2.58	3.73	1.91	0.13	0.20	C56
前列腺	Prostate	11	1.52	3.12	1.46	0.03	0.07	–	–	–	–	–	–	C61
睾丸	Testis	0	0.00	0.00	0.00	0.00	0.00	–	–	–	–	–	–	C62
肾及泌尿系统不明	Kidney & Unspecified Urinary Organs	6	0.83	1.70	0.98	0.06	0.10	8	1.48	2.13	1.16	0.06	0.17	C64-66,68
膀胱	Bladder	8	1.10	2.27	1.26	0.03	0.16	5	0.92	1.33	0.47	0.01	0.01	C67
脑,神经系统	Brain,Central Nervous System	14	1.93	3.97	2.39	0.18	0.26	9	1.66	2.40	1.35	0.11	0.15	C70-C72
甲状腺	Thyroid Gland	1	0.14	0.28	0.12	0.00	0.00	2	0.37	0.53	0.30	0.01	0.05	C73
淋巴瘤	Lymphoma	4	0.55	1.14	0.72	0.01	0.09	2	0.37	0.53	0.62	0.03	0.06	C81-85,88,90,96
白血病	Leukaemia	1	0.14	0.28	0.21	0.00	0.05	1	0.18	0.27	0.13	0.01	0.01	C91-C95
不明及其他恶性肿瘤	All Other Sites and Unspecified	34	4.70	9.65	5.25	0.32	0.55	29	5.35	7.72	3.90	0.23	0.44	A_O
所有部位合计	All Sites	724	100.00	205.50	112.42	5.80	13.03	542	100.00	144.26	67.39	3.01	7.11	ALL
所有部位除外 C44	All Sites but C44	721	99.59	204.64	112.08	5.77	13.01	542	100.00	144.26	67.39	3.01	7.11	ALLbC44

表 6-3-67 哈尔滨市南岗区 2014 年癌症发病和死亡主要指标
Table 6-3-67 Incidence and mortality of cancer in Nangang Qu,Harbin Shi,2014

部位 Site		男性 Male						女性 Female						ICD-10
		病例数 No. cases	构成 (%)	粗率 Crude rate (1/10⁵)	世标率 ASR world (1/10⁵)	累积率 Cum.rate(%)		病例数 No. cases	构成 (%)	粗率 Crude rate (1/10⁵)	世标率 ASR world (1/10⁵)	累积率 Cum.rate(%)		
						0~64	0~74					0~64	0~74	
发病 Incidence														
口腔和咽喉(除外鼻咽癌)	Lip,Oral Cavity & Pharynx but Nasopharynx	23	1.57	4.68	2.93	0.20	0.40	13	0.80	2.53	1.41	0.10	0.10	C00-10,C12-14
鼻咽癌	Nasopharynx	7	0.48	1.42	0.90	0.10	0.10	2	0.12	0.39	0.24	0.02	0.04	C11
食管	Oesophagus	47	3.20	9.56	6.03	0.44	0.78	5	0.31	0.97	0.50	0.05	0.05	C15
胃	Stomach	168	11.44	34.17	20.74	1.15	2.61	45	2.77	8.74	4.83	0.30	0.59	C16
结直肠肛门	Colon,Rectum & Anus	225	15.32	45.76	27.71	1.76	3.29	159	9.78	30.89	17.12	0.89	2.18	C18-21
肝脏	Liver	178	12.12	36.20	22.03	1.54	2.39	78	4.80	15.15	7.70	0.40	0.88	C22
胆囊及其他	Gallbladder etc.	9	0.61	1.83	1.29	0.09	0.15	7	0.43	1.36	0.85	0.05	0.14	C23-C24
胰腺	Pancreas	50	3.40	10.17	5.92	0.24	0.72	28	1.72	5.44	2.76	0.14	0.30	C25
喉	Larynx	21	1.43	4.27	2.76	0.23	0.36	4	0.25	0.78	0.31	0.02	0.02	C32
气管,支气管,肺	Trachea, Bronchus and Lung	341	23.21	69.35	42.27	2.48	5.36	257	15.82	49.92	26.74	1.41	3.19	C33-C34
其他胸腔器官	Other Thoracic Organs	7	0.48	1.42	1.01	0.05	0.19	4	0.25	0.78	0.41	0.04	0.04	C37-C38
骨	Bone	11	0.75	2.24	1.54	0.05	0.15	6	0.37	1.17	0.51	0.03	0.03	C40-C41
皮肤黑色素瘤	Melanoma of Skin	0	0.00	0.00	0.00	0.00	0.00	2	0.12	0.39	0.26	0.02	0.02	C43
乳房	Breast	1	0.07	0.20	0.10	0.01	0.01	399	24.55	77.51	48.18	3.73	5.38	C50
子宫颈	Cervix Uteri	–	–	–	–	–	–	99	6.09	19.23	11.96	1.05	1.24	C53
子宫体及子宫部位不明	Uterus & Unspecified	–	–	–	–	–	–	51	3.14	9.91	5.67	0.51	0.54	C54-C55
卵巢	Ovary	–	–	–	–	–	–	49	3.02	9.52	6.28	0.43	0.73	C56
前列腺	Prostate	54	3.68	10.98	5.81	0.14	0.58	–	–	–	–	–	–	C61
睾丸	Testis	0	0.00	0.00	0.00	0.00	0.00	–	–	–	–	–	–	C62
肾及泌尿系统不明	Kidney & Unspecified Urinary Organs	47	3.20	9.56	5.59	0.34	0.57	38	2.34	7.38	4.98	0.27	0.60	C64-66,68
膀胱	Bladder	53	3.61	10.78	6.25	0.32	0.76	28	1.72	5.44	2.87	0.09	0.42	C67
脑,神经系统	Brain,Central Nervous System	29	1.97	5.90	4.35	0.29	0.38	23	1.42	4.47	2.82	0.17	0.35	C70-C72
甲状腺	Thyroid Gland	87	5.92	17.69	11.91	1.00	1.03	264	16.25	51.28	32.63	2.92	3.22	C73
淋巴瘤	Lymphoma	34	2.31	6.91	4.31	0.29	0.46	15	0.92	2.91	1.62	0.15	0.15	C81-85,88,90,96
白血病	Leukaemia	25	1.70	5.08	4.30	0.32	0.36	9	0.55	1.75	1.55	0.07	0.12	C91-C95
不明及其他恶性肿瘤	All Other Sites and Unspecified	52	3.54	10.58	6.07	0.29	0.60	40	2.46	7.77	4.79	0.34	0.47	A_O
所有部位合计	All Sites	1469	100.00	298.76	183.83	11.33	21.27	1625	100.00	315.67	186.99	13.19	20.78	ALL
所有部位除外 C44	All Sites but C44	1461	99.46	297.13	182.51	11.29	21.13	1623	99.88	315.28	186.72	13.18	20.75	ALLbC44
死亡 Mortality														
口腔和咽喉(除外鼻咽喉)	Lip,Oral Cavity & Pharynx but Nasopharynx	12	1.06	2.44	1.60	0.10	0.23	7	0.89	1.36	0.73	0.05	0.05	C00-10,C12-14
鼻咽癌	Nasopharynx	2	0.18	0.41	0.20	0.03	0.03	4	0.51	0.78	0.44	0.03	0.05	C11
食管	Oesophagus	41	3.61	8.34	4.88	0.39	0.59	4	0.51	0.78	0.34	0.00	0.03	C15
胃	Stomach	109	9.59	22.17	13.03	0.57	1.49	50	6.33	9.71	5.14	0.22	0.60	C16
结直肠肛门	Colon,Rectum & Anus	111	9.76	22.57	12.50	0.50	1.11	65	8.23	12.63	6.63	0.27	0.76	C18-21
肝脏	Liver	163	14.34	33.15	20.07	1.27	2.18	89	11.27	17.29	8.50	0.28	1.01	C22
胆囊及其他	Gallbladder etc.	13	1.14	2.64	1.54	0.04	0.18	8	1.01	1.55	0.83	0.03	0.14	C23-C24
胰腺	Pancreas	74	6.51	15.05	8.35	0.36	0.92	31	3.92	6.02	3.34	0.13	0.46	C25
喉	Larynx	15	1.32	3.05	1.77	0.12	0.18	2	0.25	0.39	0.18	0.02	0.02	C32
气管,支气管,肺	Trachea, Bronchus and Lung	401	35.27	81.55	48.33	2.24	5.78	283	35.82	54.98	27.69	0.95	2.72	C33-C34
其他胸腔器官	Other Thoracic Organs	6	0.53	1.22	0.76	0.03	0.10	1	0.13	0.19	0.17	0.01	0.01	C37-C38
骨	Bone	14	1.23	2.85	1.69	0.12	0.18	4	0.51	0.78	0.84	0.03	0.06	C40-C41
皮肤黑色素瘤	Melanoma of Skin	0	0.00	0.00	0.00	0.00	0.00	0	0.00	0.00	0.00	0.00	0.00	C43
乳房	Breast	0	0.00	0.00	0.00	0.00	0.00	67	8.48	13.02	7.43	0.49	0.81	C50
子宫颈	Cervix Uteri	–	–	–	–	–	–	31	3.92	6.02	3.41	0.27	0.33	C53
子宫体及子宫部位不明	Uterus & Unspecified	–	–	–	–	–	–	7	0.89	1.36	0.68	0.04	0.04	C54-C55
卵巢	Ovary	–	–	–	–	–	–	31	3.92	6.02	3.55	0.21	0.46	C56
前列腺	Prostate	18	1.58	3.66	1.86	0.02	0.11	–	–	–	–	–	–	C61
睾丸	Testis	0	0.00	0.00	0.00	0.00	0.00	–	–	–	–	–	–	C62
肾及泌尿系统不明	Kidney & Unspecified Urinary Organs	14	1.23	2.85	1.51	0.07	0.14	13	1.65	2.53	1.32	0.04	0.12	C64-66,68
膀胱	Bladder	18	1.58	3.66	2.01	0.08	0.16	10	1.27	1.94	1.02	0.04	0.10	C67
脑,神经系统	Brain,Central Nervous System	25	2.20	5.08	3.26	0.21	0.38	14	1.77	2.72	2.04	0.13	0.23	C70-C72
甲状腺	Thyroid Gland	3	0.26	0.61	0.33	0.01	0.05	3	0.38	0.58	0.27	0.00	0.03	C73
淋巴瘤	Lymphoma	34	2.99	6.91	3.99	0.20	0.46	25	3.16	4.86	2.61	0.19	0.27	C81-85,88,90,96
白血病	Leukaemia	22	1.93	4.47	3.66	0.22	0.33	12	1.52	2.33	1.42	0.05	0.05	C91-C95
不明及其他恶性肿瘤	All Other Sites and Unspecified	42	3.69	8.54	4.69	0.17	0.56	29	3.67	5.63	3.53	0.15	0.32	A_O
所有部位合计	All Sites	1137	100.00	231.24	136.06	6.74	15.15	790	100.00	153.46	82.12	3.62	8.66	ALL
所有部位除外 C44	All Sites but C44	1135	99.82	230.83	135.83	6.73	15.13	789	99.87	153.27	82.01	3.62	8.66	ALLbC44

表 6-3-68　尚志市 2014 年癌症发病和死亡主要指标

表 6-3-68　尚志市 2014 年癌症发病和死亡主要指标
Table 6-3-68　Incidence and mortality of cancer in Shangzhi Shi,2014

部位 Site		男性 Male 病例数 No. cases	构成 (%)	粗率 Crude rate (1/10⁵)	世标率 ASR world (1/10⁵)	累积率 Cum.rate(%) 0~64	0~74	女性 Female 病例数 No. cases	构成 (%)	粗率 Crude rate (1/10⁵)	世标率 ASR world (1/10⁵)	累积率 Cum.rate(%) 0~64	0~74	ICD-10
发病 Incidence														
口腔和咽喉(除外鼻咽癌)	Lip,Oral Cavity & Pharynx but Nasopharynx	20	3.00	6.48	4.66	0.22	0.63	10	2.16	3.57	2.68	0.09	0.36	C00–10,C12–14
鼻咽癌	Nasopharynx	2	0.30	0.65	0.49	0.02	0.09	2	0.43	0.71	0.55	0.02	0.11	C11
食管	Oesophagus	40	6.01	12.96	12.37	0.34	1.03	2	0.43	0.71	0.64	0.04	0.12	C15
胃	Stomach	60	9.01	19.44	16.54	0.69	1.58	25	5.40	8.93	7.12	0.35	0.88	C16
结直肠肛门	Colon,Rectum & Anus	42	6.31	13.61	10.55	0.49	1.31	31	6.70	11.07	9.05	0.32	0.76	C18–21
肝脏	Liver	167	25.08	54.12	40.37	2.63	4.59	53	11.45	18.93	15.24	0.49	2.11	C22
胆囊及其他	Gallbladder etc.	1	0.15	0.32	0.25	0.00	0.00	6	1.30	2.14	1.73	0.11	0.20	C23–C24
胰腺	Pancreas	26	3.90	8.43	6.64	0.25	0.76	18	3.89	6.43	4.97	0.07	0.25	C25
喉	Larynx	5	0.75	1.62	1.24	0.05	0.17	3	0.65	1.07	1.06	0.04	0.04	C32
气管,支气管,肺	Trachea, Bronchus and Lung	198	29.73	64.16	51.45	2.12	6.00	140	30.24	50.00	39.98	1.93	4.60	C33–C34
其他胸腔器官	Other Thoracic Organs	2	0.30	0.65	0.52	0.03	0.10	6	1.30	2.14	1.94	0.09	0.21	C37–C38
骨	Bone	5	0.75	1.62	1.66	0.09	0.16	3	0.65	1.07	0.81	0.04	0.04	C40–C41
皮肤黑色素瘤	Melanoma of Skin	1	0.15	0.32	0.19	0.02	0.02	0	0.00	0.00	0.00	0.00	0.00	C43
乳房	Breast	1	0.15	0.32	0.16	0.02	0.02	60	12.96	21.43	14.57	1.16	1.54	C50
子宫颈	Cervix Uteri	–	–	–	–	–	–	15	3.24	5.36	3.95	0.26	0.41	C53
子宫体及子宫部位不明	Uterus & Unspecified	–	–	–	–	–	–	11	2.38	3.93	2.95	0.19	0.40	C54–C55
卵巢	Ovary	–	–	–	–	–	–	13	2.81	4.64	3.10	0.21	0.36	C56
前列腺	Prostate	8	1.20	2.59	2.25	0.02	0.14	–	–	–	–	–	–	C61
睾丸	Testis	0	0.00	0.00	0.00	0.00	0.00	–	–	–	–	–	–	C62
肾及泌尿系统不明	Kidney & Unspecified Urinary Organs	7	1.05	2.27	1.67	0.06	0.20	6	1.30	2.14	1.48	0.17	0.17	C64–66,68
膀胱	Bladder	15	2.25	4.86	4.46	0.18	0.30	2	0.43	0.71	0.47	0.06	0.06	C67
脑,神经系统	Brain,Central Nervous System	20	3.00	6.48	4.51	0.28	0.38	10	2.16	3.57	2.77	0.15	0.35	C70–C72
甲状腺	Thyroid Gland	2	0.30	0.65	0.46	0.02	0.08	14	3.02	5.00	3.67	0.26	0.37	C73
淋巴瘤	Lymphoma	12	1.80	3.89	3.18	0.13	0.36	10	2.16	3.57	2.55	0.17	0.23	C81–85,88,90,96
白血病	Leukaemia	11	1.65	3.56	2.98	0.14	0.27	7	1.51	2.50	2.60	0.16	0.16	C91–C95
不明及其他恶性肿瘤	All Other Sites and Unspecified	21	3.15	6.81	5.31	0.17	0.48	16	3.46	5.71	4.45	0.30	0.47	A_O
所有部位合计	All Sites	666	100.00	215.82	171.93	7.96	18.67	463	100.00	165.36	128.33	6.68	14.19	ALL
所有部位除外 C44	All Sites but C44	665	99.85	215.49	171.69	7.96	18.67	463	100.00	165.36	128.33	6.68	14.19	ALLbC44
死亡 Mortality														
口腔和咽喉(除外鼻咽癌)	Lip,Oral Cavity & Pharynx but Nasopharynx	19	3.45	6.16	4.24	0.25	0.58	9	2.69	3.21	2.56	0.13	0.45	C00–10,C12–14
鼻咽癌	Nasopharynx	0	0.00	0.00	0.00	0.00	0.00	2	0.60	0.71	0.55	0.02	0.11	C11
食管	Oesophagus	37	6.72	11.99	11.35	0.38	1.10	2	0.60	0.71	0.64	0.04	0.12	C15
胃	Stomach	55	9.98	17.82	15.30	0.62	1.46	22	6.59	7.86	6.30	0.29	0.76	C16
结直肠肛门	Colon,Rectum & Anus	21	3.81	6.81	5.30	0.25	0.77	16	4.79	5.71	4.70	0.15	0.35	C18–21
肝脏	Liver	149	27.04	48.28	35.13	2.39	4.00	46	13.77	16.43	12.90	0.46	1.69	C22
胆囊及其他	Gallbladder etc.	0	0.00	0.00	0.00	0.00	0.00	3	0.90	1.07	0.81	0.04	0.04	C23–C24
胰腺	Pancreas	24	4.36	7.78	6.10	0.25	0.66	13	3.89	4.64	3.98	0.05	0.23	C25
喉	Larynx	5	0.91	1.62	1.33	0.03	0.15	3	0.90	1.07	1.06	0.04	0.04	C32
气管,支气管,肺	Trachea, Bronchus and Lung	176	31.94	57.03	45.66	1.85	5.04	131	39.22	46.79	37.16	1.74	4.16	C33–C34
其他胸腔器官	Other Thoracic Organs	1	0.18	0.32	0.27	0.00	0.07	2	0.60	0.71	0.84	0.00	0.06	C37–C38
骨	Bone	3	0.54	0.97	0.90	0.06	0.06	3	0.90	1.07	0.81	0.04	0.04	C40–C41
皮肤黑色素瘤	Melanoma of Skin	0	0.00	0.00	0.00	0.00	0.00	0	0.00	0.00	0.00	0.00	0.00	C43
乳房	Breast	0	0.00	0.00	0.00	0.00	0.00	31	9.28	11.07	7.75	0.51	0.79	C50
子宫颈	Cervix Uteri	–	–	–	–	–	–	11	3.29	3.93	2.89	0.13	0.28	C53
子宫体及子宫部位不明	Uterus & Unspecified	–	–	–	–	–	–	9	2.69	3.21	2.31	0.11	0.25	C54–C55
卵巢	Ovary	–	–	–	–	–	–	3	0.90	1.07	0.89	0.02	0.17	C56
前列腺	Prostate	8	1.45	2.59	1.92	0.05	0.19	–	–	–	–	–	–	C61
睾丸	Testis	0	0.00	0.00	0.00	0.00	0.00	–	–	–	–	–	–	C62
肾及泌尿系统不明	Kidney & Unspecified Urinary Organs	4	0.73	1.30	0.93	0.02	0.02	3	0.90	1.07	0.82	0.05	0.11	C64–66,68
膀胱	Bladder	9	1.63	2.92	2.92	0.10	0.10	2	0.60	0.71	0.47	0.06	0.06	C67
脑,神经系统	Brain,Central Nervous System	10	1.81	3.24	2.04	0.18	0.18	6	1.80	2.14	1.52	0.14	0.14	C70–C72
甲状腺	Thyroid Gland	0	0.00	0.00	0.00	0.00	0.00	1	0.30	0.36	0.34	0.00	0.06	C73
淋巴瘤	Lymphoma	6	1.09	1.94	1.52	0.07	0.18	3	0.90	1.07	0.72	0.08	0.08	C81–85,88,90,96
白血病	Leukaemia	9	1.63	2.92	2.43	0.13	0.19	5	1.50	1.79	2.10	0.14	0.14	C91–C95
不明及其他恶性肿瘤	All Other Sites and Unspecified	15	2.72	4.86	3.88	0.14	0.26	10	2.99	3.57	2.69	0.14	0.32	A_O
所有部位合计	All Sites	551	100.00	178.55	141.22	6.78	15.01	334	100.00	119.29	94.34	4.30	10.38	ALL
所有部位除外 C44	All Sites but C44	550	99.82	178.23	140.98	6.78	15.01	334	100.00	119.29	94.34	4.30	10.38	ALLbC44

表 6-3-69 勃利县 2014 年癌症发病和死亡主要指标
Table 6-3-69 Incidence and mortality of cancer in Boli Xian, 2014

部位 Site		男性 Male						女性 Female						ICD-10
		病例数 No. cases	构成 (%)	粗率 Crude rate (1/10⁵)	世标率 ASR world (1/10⁵)	累积率 Cum.rate(%) 0~64	0~74	病例数 No. cases	构成 (%)	粗率 Crude rate (1/10⁵)	世标率 ASR world (1/10⁵)	累积率 Cum.rate(%) 0~64	0~74	
发病 Incidence														
口腔和咽喉(除外鼻咽癌)	Lip,Oral Cavity & Pharynx but Nasopharynx	3	0.69	2.01	1.48	0.15	0.15	3	0.79	2.05	1.73	0.11	0.30	C00~10,C12~14
鼻咽癌	Nasopharynx	0	0.00	0.00	0.00	0.00	0.00	0	0.00	0.00	0.00	0.00	0.00	C11
食管	Oesophagus	26	5.99	17.43	27.92	0.99	3.76	1	0.26	0.68	0.78	0.00	0.19	C15
胃	Stomach	54	12.44	36.20	45.13	1.92	6.37	32	8.44	21.88	21.57	0.94	2.74	C16
结直肠肛门	Colon,Rectum & Anus	43	9.91	28.83	41.48	1.68	5.71	32	8.44	21.88	21.87	1.08	2.87	C18~21
肝脏	Liver	78	17.97	52.29	62.28	3.25	7.92	38	10.03	25.98	23.78	1.24	2.58	C22
胆囊及其他	Gallbladder etc.	0	0.00	0.00	0.00	0.00	0.00	0	0.00	0.00	0.00	0.00	0.00	C23~C24
胰腺	Pancreas	18	4.15	12.07	18.76	0.54	2.73	11	2.90	7.52	8.39	0.38	1.27	C25
喉	Larynx	9	2.07	6.03	11.80	0.31	1.86	5	1.32	3.42	2.85	0.23	0.23	C32
气管,支气管,肺	Trachea, Bronchus and Lung	126	29.03	84.46	117.74	3.75	16.74	106	27.97	72.46	77.42	3.27	11.04	C33~C34
其他胸腔器官	Other Thoracic Organs	0	0.00	0.00	0.00	0.00	0.00	0	0.00	0.00	0.00	0.00	0.00	C37~C38
骨	Bone	3	0.69	2.01	3.77	0.00	0.46	6	1.58	4.10	4.17	0.16	0.41	C40~C41
皮肤黑色素瘤	Melanoma of Skin	0	0.00	0.00	0.00	0.00	0.00	0	0.00	0.00	0.00	0.00	0.00	C43
乳房	Breast	0	0.00	0.00	0.00	0.00	0.00	67	17.68	45.80	36.84	3.01	4.10	C50
子宫颈	Cervix Uteri	–	–	–	–	–	–	23	6.07	15.72	15.04	1.06	1.82	C53
子宫体及子宫部位不明	Uterus & Unspecified	–	–	–	–	–	–	5	1.32	3.42	3.67	0.23	0.49	C54~C55
卵巢	Ovary	–	–	–	–	–	–	6	1.58	4.10	4.94	0.19	0.70	C56
前列腺	Prostate	3	0.69	2.01	3.76	0.05	0.51	–	–	–	–	–	–	C61
睾丸	Testis	0	0.00	0.00	0.00	0.00	0.00	–	–	–	–	–	–	C62
肾及泌尿系统不明	Kidney & Unspecified Urinary Organs	7	1.61	4.69	6.24	0.17	0.98	3	0.79	2.05	1.57	0.18	0.18	C64~66,68
膀胱	Bladder	16	3.69	10.73	15.40	0.48	1.86	3	0.79	2.05	1.71	0.08	0.08	C67
脑,神经系统	Brain,Central Nervous System	9	2.07	6.03	11.89	0.25	1.81	6	1.58	4.10	4.53	0.25	0.70	C70~C72
甲状腺	Thyroid Gland	6	1.38	4.02	3.30	0.28	0.28	19	5.01	12.99	10.98	0.94	1.19	C73
淋巴瘤	Lymphoma	8	1.84	5.36	4.92	0.27	0.27	4	1.06	2.73	3.04	0.23	0.23	C81~85,88,90,96
白血病	Leukaemia	0	0.00	0.00	0.00	0.00	0.00	0	0.00	0.00	0.00	0.00	0.00	C91~C95
不明及其他恶性肿瘤	All Other Sites and Unspecified	25	5.76	16.76	20.33	0.94	2.67	9	2.37	6.15	7.77	0.33	1.10	A_O
所有部位合计	All Sites	434	100.00	290.93	396.21	15.02	54.07	379	100.00	259.08	252.64	13.89	32.23	ALL
所有部位除外 C44	All Sites but C44	432	99.54	289.59	395.08	14.97	53.84	378	99.74	258.40	252.01	13.81	32.15	ALLbC44
死亡 Mortality														
口腔和咽喉(除外鼻咽癌)	Lip,Oral Cavity & Pharynx but Nasopharynx	0	0.00	0.00	0.00	0.00	0.00	2	1.02	1.37	1.30	0.05	0.25	C00~10,C12~14
鼻咽癌	Nasopharynx	0	0.00	0.00	0.00	0.00	0.00	0	0.00	0.00	0.00	0.00	0.00	C11
食管	Oesophagus	21	6.95	14.08	22.54	0.67	2.97	1	0.51	0.68	0.78	0.00	0.19	C15
胃	Stomach	30	9.93	20.11	27.54	1.02	4.02	20	10.20	13.67	12.17	0.61	1.64	C16
结直肠肛门	Colon,Rectum & Anus	22	7.28	14.75	14.46	0.81	1.62	10	5.10	6.84	6.77	0.21	0.85	C18~21
肝脏	Liver	68	22.52	45.58	52.41	2.88	6.45	36	18.37	24.61	22.67	1.11	2.46	C22
胆囊及其他	Gallbladder etc.	0	0.00	0.00	0.00	0.00	0.00	0	0.00	0.00	0.00	0.00	0.00	C23~C24
胰腺	Pancreas	16	5.30	10.73	17.91	0.48	2.67	10	5.10	6.84	8.79	0.24	1.40	C25
喉	Larynx	4	1.32	2.68	6.47	0.11	1.03	3	1.53	2.05	1.60	0.08	0.08	C32
气管,支气管,肺	Trachea, Bronchus and Lung	95	31.46	63.68	81.89	2.88	10.61	80	40.82	54.69	60.21	2.24	8.40	C33~C34
其他胸腔器官	Other Thoracic Organs	0	0.00	0.00	0.00	0.00	0.00	0	0.00	0.00	0.00	0.00	0.00	C37~C38
骨	Bone	2	0.66	1.34	3.28	0.00	0.46	5	2.55	3.42	3.57	0.11	0.36	C40~C41
皮肤黑色素瘤	Melanoma of Skin	0	0.00	0.00	0.00	0.00	0.00	0	0.00	0.00	0.00	0.00	0.00	C43
乳房	Breast	0	0.00	0.00	0.00	0.00	0.00	9	4.59	6.15	4.62	0.45	0.45	C50
子宫颈	Cervix Uteri	–	–	–	–	–	–	4	2.04	2.73	3.15	0.18	0.43	C53
子宫体及子宫部位不明	Uterus & Unspecified	–	–	–	–	–	–	1	0.51	0.68	0.57	0.05	0.05	C54~C55
卵巢	Ovary	–	–	–	–	–	–	2	1.02	1.37	3.06	0.00	0.51	C56
前列腺	Prostate	2	0.66	1.34	1.00	0.05	0.05	–	–	–	–	–	–	C61
睾丸	Testis	0	0.00	0.00	0.00	0.00	0.00	–	–	–	–	–	–	C62
肾及泌尿系统不明	Kidney & Unspecified Urinary Organs	3	0.99	2.01	1.87	0.08	0.26	1	0.51	0.68	0.62	0.08	0.08	C64~66,68
膀胱	Bladder	8	2.65	5.36	6.43	0.13	0.59	3	1.53	2.05	1.71	0.08	0.08	C67
脑,神经系统	Brain,Central Nervous System	6	1.99	4.02	3.52	0.25	0.43	3	1.53	2.05	2.02	0.16	0.35	C70~C72
甲状腺	Thyroid Gland	0	0.00	0.00	0.00	0.00	0.00	1	0.51	0.68	0.43	0.05	0.05	C73
淋巴瘤	Lymphoma	0	0.00	0.00	0.00	0.00	0.00	0	0.00	0.00	0.00	0.00	0.00	C81~85,88,90,96
白血病	Leukaemia	1	0.33	0.67	0.49	0.00	0.00	1	0.51	0.68	0.43	0.05	0.05	C91~C95
不明及其他恶性肿瘤	All Other Sites and Unspecified	24	7.95	16.09	20.94	0.86	2.59	4	2.04	2.73	3.59	0.17	0.43	A_O
所有部位合计	All Sites	302	100.00	202.45	260.75	10.21	33.75	196	100.00	133.99	138.06	5.92	18.10	ALL
所有部位除外 C44	All Sites but C44	299	99.01	200.44	259.11	10.11	33.47	196	100.00	133.99	138.06	5.92	18.10	ALLbC44

表 6-3-70 牡丹江市 2014 年癌症发病和死亡主要指标
Table 6-3-70 Incidence and mortality of cancer in Mudanjiang Shi, 2014

部位 Site		男性 Male						女性 Female						ICD-10
		病例数 No. cases	构成 (%)	粗率 Crude rate (1/10⁵)	世标率 ASR world (1/10⁵)	累积率 Cum.rate(%) 0~64	0~74	病例数 No. cases	构成 (%)	粗率 Crude rate (1/10⁵)	世标率 ASR world (1/10⁵)	累积率 Cum.rate(%) 0~64	0~74	
发病 Incidence														
口腔和咽喉(除外鼻咽癌)	Lip,Oral Cavity & Pharynx but Nasopharynx	17	1.21	3.64	2.41	0.16	0.34	4	0.32	0.83	0.56	0.03	0.09	C00~10,C12~14
鼻咽癌	Nasopharynx	9	0.64	1.92	1.13	0.12	0.12	3	0.24	0.62	0.42	0.04	0.04	C11
食管	Oesophagus	55	3.93	11.76	7.21	0.35	0.74	8	0.63	1.66	0.87	0.04	0.07	C15
胃	Stomach	110	7.85	23.52	15.15	0.84	1.70	39	3.08	8.10	4.65	0.33	0.56	C16
结直肠肛门	Colon,Rectum & Anus	190	13.56	40.63	25.55	1.59	2.95	126	9.96	26.18	15.18	0.82	1.83	C18~21
肝脏	Liver	273	19.49	58.38	34.84	2.50	3.87	75	5.93	15.58	8.92	0.54	1.07	C22
胆囊及其他	Gallbladder etc.	11	0.79	2.35	1.44	0.05	0.16	8	0.63	1.66	0.96	0.03	0.08	C23~C24
胰腺	Pancreas	45	3.21	9.62	6.10	0.27	0.74	28	2.21	5.82	3.38	0.18	0.32	C25
喉	Larynx	27	1.93	5.77	3.51	0.23	0.45	1	0.08	0.21	0.08	0.00	0.00	C32
气管,支气管,肺	Trachea, Bronchus and Lung	415	29.62	88.74	56.68	2.76	6.96	242	19.13	50.27	28.78	1.28	3.64	C33~C34
其他胸腔器官	Other Thoracic Organs	3	0.21	0.64	0.40	0.01	0.05	2	0.16	0.42	0.21	0.02	0.02	C37~C38
骨	Bone	3	0.21	0.64	0.32	0.02	0.02	3	0.24	0.62	0.40	0.02	0.05	C40~C41
皮肤黑色素瘤	Melanoma of Skin	0	0.00	0.00	0.00	0.00	0.00	0	0.00	0.00	0.00	0.00	0.00	C43
乳房	Breast	5	0.36	1.07	0.73	0.06	0.10	238	18.81	49.44	29.46	2.48	3.29	C50
子宫颈	Cervix Uteri	–	–	–	–	–	–	81	6.40	16.83	10.10	0.85	1.02	C53
子宫体及子宫部位不明	Uterus & Unspecified	–	–	–	–	–	–	49	3.87	10.18	6.29	0.35	0.74	C54~C55
卵巢	Ovary	–	–	–	–	–	–	46	3.64	9.56	5.66	0.45	0.53	C56
前列腺	Prostate	24	1.71	5.13	3.00	0.09	0.27	–	–	–	–	–	–	C61
睾丸	Testis	1	0.07	0.21	0.14	0.01	0.01	–	–	–	–	–	–	C62
肾及泌尿系统不明	Kidney & Unspecified Urinary Organs	34	2.43	7.27	4.47	0.29	0.44	22	1.74	4.57	2.83	0.15	0.29	C64~66,68
膀胱	Bladder	38	2.71	8.13	4.94	0.16	0.34	15	1.19	3.12	1.87	0.10	0.18	C67
脑,神经系统	Brain,Central Nervous System	19	1.36	4.06	2.76	0.18	0.29	21	1.66	4.36	3.67	0.23	0.31	C70~C72
甲状腺	Thyroid Gland	59	4.21	12.62	7.84	0.63	0.77	200	15.81	41.55	26.65	2.28	2.59	C73
淋巴瘤	Lymphoma	9	0.64	1.92	1.29	0.06	0.17	8	0.63	1.66	0.93	0.08	0.08	C81~85,88,90,96
白血病	Leukaemia	6	0.43	1.28	0.85	0.06	0.10	7	0.55	1.45	1.60	0.11	0.11	C91~C95
不明及其他恶性肿瘤	All Other Sites and Unspecified	48	3.43	10.26	6.73	0.28	0.85	39	3.08	8.10	5.02	0.30	0.58	A_O
所有部位合计	All Sites	1401	100.00	299.58	187.51	10.72	21.43	1265	100.00	262.79	158.48	10.70	17.50	ALL
所有部位除外 C44	All Sites but C44	1394	99.50	298.08	186.38	10.66	21.27	1260	99.60	261.75	157.80	10.69	17.43	ALLbC44
死亡 Mortality														
口腔和咽喉(除外鼻咽癌)	Lip,Oral Cavity & Pharynx but Nasopharynx	6	0.63	1.28	0.76	0.04	0.11	5	0.89	1.04	0.65	0.01	0.10	C00~10,C12~14
鼻咽癌	Nasopharynx	3	0.32	0.64	0.46	0.03	0.06	0	0.00	0.00	0.00	0.00	0.00	C11
食管	Oesophagus	43	4.53	9.19	5.64	0.28	0.53	3	0.53	0.62	0.35	0.02	0.05	C15
胃	Stomach	101	10.63	21.60	14.25	0.55	1.41	26	4.63	5.40	2.83	0.09	0.34	C16
结直肠肛门	Colon,Rectum & Anus	91	9.58	19.46	11.75	0.56	1.17	75	13.37	15.58	8.61	0.38	0.86	C18~21
肝脏	Liver	202	21.26	43.19	26.11	1.66	2.81	67	11.94	13.92	7.60	0.41	0.80	C22
胆囊及其他	Gallbladder etc.	8	0.84	1.71	1.11	0.02	0.13	10	1.78	2.08	1.19	0.01	0.12	C23~C24
胰腺	Pancreas	40	4.21	8.55	5.36	0.21	0.64	20	3.57	4.15	2.34	0.10	0.21	C25
喉	Larynx	17	1.79	3.64	2.09	0.12	0.23	0	0.00	0.00	0.00	0.00	0.00	C32
气管,支气管,肺	Trachea, Bronchus and Lung	310	32.63	66.29	41.23	1.68	4.56	170	30.30	35.32	19.58	0.64	2.16	C33~C34
其他胸腔器官	Other Thoracic Organs	1	0.11	0.21	0.21	0.00	0.04	2	0.36	0.42	0.29	0.01	0.04	C37~C38
骨	Bone	0	0.00	0.00	0.00	0.00	0.00	1	0.18	0.21	0.17	0.00	0.03	C40~C41
皮肤黑色素瘤	Melanoma of Skin	0	0.00	0.00	0.00	0.00	0.00	0	0.00	0.00	0.00	0.00	0.00	C43
乳房	Breast	1	0.11	0.21	0.15	0.02	0.02	41	7.31	8.52	4.54	0.38	0.43	C50
子宫颈	Cervix Uteri	–	–	–	–	–	–	21	3.74	4.36	2.53	0.14	0.26	C53
子宫体及子宫部位不明	Uterus & Unspecified	–	–	–	–	–	–	17	3.03	3.53	2.22	0.09	0.15	C54~C55
卵巢	Ovary	–	–	–	–	–	–	24	4.28	4.99	2.70	0.19	0.22	C56
前列腺	Prostate	18	1.89	3.85	2.22	0.04	0.15	–	–	–	–	–	–	C61
睾丸	Testis	0	0.00	0.00	0.00	0.00	0.00	–	–	–	–	–	–	C62
肾及泌尿系统不明	Kidney & Unspecified Urinary Organs	23	2.42	4.92	2.97	0.10	0.24	9	1.60	1.87	1.04	0.01	0.10	C64~66,68
膀胱	Bladder	22	2.32	4.70	2.94	0.03	0.14	6	1.07	1.25	0.73	0.04	0.04	C67
脑,神经系统	Brain,Central Nervous System	20	2.11	4.28	2.68	0.18	0.33	21	3.74	4.36	3.54	0.19	0.36	C70~C72
甲状腺	Thyroid Gland	2	0.21	0.43	0.36	0.00	0.07	3	0.53	0.62	0.35	0.03	0.03	C73
淋巴瘤	Lymphoma	2	0.21	0.43	0.31	0.00	0.04	2	0.36	0.42	0.28	0.00	0.06	C81~85,88,90,96
白血病	Leukaemia	6	0.63	1.28	0.95	0.06	0.13	4	0.71	0.83	0.79	0.06	0.06	C91~C95
不明及其他恶性肿瘤	All Other Sites and Unspecified	34	3.58	7.27	5.61	0.18	0.61	34	6.06	7.06	4.05	0.26	0.57	A_O
所有部位合计	All Sites	950	100.00	203.14	127.17	5.75	13.41	561	100.00	116.54	66.36	3.06	6.97	ALL
所有部位除外 C44	All Sites but C44	949	99.89	202.93	127.02	5.75	13.37	558	99.47	115.92	65.92	3.05	6.93	ALLbC44

表 6-3-71　海林市 2014 年癌症发病和死亡主要指标
Table 6-3-71　Incidence and mortality of cancer in Hailin Shi,2014

部位 Site		男性 Male						女性 Female						ICD-10
		病例数 No. cases	构成 (%)	粗率 Crude rate (1/10⁵)	世标率 ASR world (1/10⁵)	累积率 Cum.rate(%) 0~64	0~74	病例数 No. cases	构成 (%)	粗率 Crude rate (1/10⁵)	世标率 ASR world (1/10⁵)	累积率 Cum.rate(%) 0~64	0~74	
发病 Incidence														
口腔和咽喉(除外鼻咽癌)	Lip,Oral Cavity & Pharynx but Nasopharynx	2	0.41	0.99	0.76	0.02	0.10	0	0.00	0.00	0.00	0.00	0.00	C00-10,C12-14
鼻咽癌	Nasopharynx	5	1.02	2.47	1.40	0.07	0.07	0	0.00	0.00	0.00	0.00	0.00	C11
食管	Oesophagus	27	5.50	13.33	11.83	0.64	1.12	9	2.42	4.52	3.45	0.19	0.19	C15
胃	Stomach	53	10.79	26.17	19.20	0.96	2.38	20	5.38	10.05	7.15	0.36	0.59	C16
结直肠肛门	Colon,Rectum & Anus	56	11.41	27.65	24.43	1.15	2.14	21	5.65	10.55	6.99	0.31	0.61	C18-21
肝脏	Liver	101	20.57	49.88	38.81	2.18	3.80	37	9.95	18.59	13.07	0.63	1.14	C22
胆囊及其他	Gallbladder etc.	1	0.20	0.49	0.30	0.00	0.00	1	0.27	0.50	0.29	0.03	0.03	C23-C24
胰腺	Pancreas	20	4.07	9.88	6.29	0.21	0.47	13	3.49	6.53	4.05	0.20	0.41	C25
喉	Larynx	6	1.22	2.96	1.94	0.07	0.15	2	0.54	1.00	0.66	0.00	0.07	C32
气管,支气管,肺	Trachea, Bronchus and Lung	147	29.94	72.59	65.84	2.25	5.31	82	22.04	41.20	30.33	1.17	3.00	C33-C34
其他胸腔器官	Other Thoracic Organs	0	0.00	0.00	0.00	0.00	0.00	1	0.27	0.50	0.32	0.03	0.03	C37-C38
骨	Bone	7	1.43	3.46	2.24	0.12	0.20	4	1.08	2.01	1.36	0.14	0.14	C40-C41
皮肤黑色素瘤	Melanoma of Skin	0	0.00	0.00	0.00	0.00	0.00	0	0.00	0.00	0.00	0.00	0.00	C43
乳房	Breast	2	0.41	0.99	0.59	0.06	0.06	56	15.05	28.13	17.21	1.35	1.78	C50
子宫颈	Cervix Uteri	-	-	-	-	-	-	22	5.91	11.05	6.91	0.68	0.75	C53
子宫体及子宫部位不明	Uterus & Unspecified	-	-	-	-	-	-	16	4.30	8.04	5.18	0.35	0.72	C54-C55
卵巢	Ovary	-	-	-	-	-	-	17	4.57	8.54	5.10	0.34	0.48	C56
前列腺	Prostate	6	1.22	2.96	4.18	0.04	0.20	-	-	-	-	-	-	C61
睾丸	Testis	0	0.00	0.00	0.00	0.00	0.00	-	-	-	-	-	-	C62
肾及泌尿系统不明	Kidney & Unspecified Urinary Organs	6	1.22	2.96	1.96	0.19	0.28	7	1.88	3.52	2.15	0.17	0.25	C64-66,68
膀胱	Bladder	9	1.83	4.44	3.41	0.05	0.55	4	1.08	2.01	1.55	0.09	0.23	C67
脑,神经系统	Brain,Central Nervous System	12	2.44	5.93	5.85	0.38	0.47	5	1.34	2.51	1.51	0.00	0.22	C70-C72
甲状腺	Thyroid Gland	11	2.24	5.43	4.09	0.29	0.45	37	9.95	18.59	12.10	1.05	1.05	C73
淋巴瘤	Lymphoma	1	0.20	0.49	0.26	0.00	0.00	3	0.81	1.51	1.75	0.08	0.08	C81-85,88,90,96
白血病	Leukaemia	3	0.61	1.48	1.06	0.05	0.13	2	0.54	1.00	1.30	0.10	0.10	C91-C95
不明及其他恶性肿瘤	All Other Sites and Unspecified	16	3.26	7.90	7.13	0.31	0.65	13	3.49	6.53	3.89	0.16	0.46	A_O
所有部位合计	All Sites	491	100.00	242.47	201.55	9.07	18.54	372	100.00	186.89	126.33	7.43	12.36	ALL
所有部位除外 C44	All Sites but C44	488	99.39	240.98	200.39	9.01	18.41	370	99.46	185.89	125.73	7.40	12.26	ALLbC44
死亡 Mortality														
口腔和咽喉(除外鼻咽癌)	Lip,Oral Cavity & Pharynx but Nasopharynx	1	0.28	0.49	0.46	0.00	0.08	0	0.00	0.00	0.00	0.00	0.00	C00-10,C12-14
鼻咽癌	Nasopharynx	4	1.11	1.98	1.11	0.04	0.04	0	0.00	0.00	0.00	0.00	0.00	C11
食管	Oesophagus	21	5.83	10.37	8.68	0.53	0.94	6	3.14	3.01	2.51	0.11	0.11	C15
胃	Stomach	43	11.94	21.23	15.75	0.76	1.94	18	9.42	9.04	6.62	0.33	0.55	C16
结直肠肛门	Colon,Rectum & Anus	33	9.17	16.30	14.73	0.64	1.20	12	6.28	6.03	4.19	0.13	0.29	C18-21
肝脏	Liver	86	23.89	42.47	32.55	1.79	3.35	31	16.23	15.57	10.84	0.50	0.87	C22
胆囊及其他	Gallbladder etc.	1	0.28	0.49	0.30	0.00	0.00	0	0.00	0.00	0.00	0.00	0.00	C23-C24
胰腺	Pancreas	20	5.56	9.88	6.29	0.21	0.47	9	4.71	4.52	2.47	0.06	0.21	C25
喉	Larynx	2	0.56	0.99	0.59	0.00	0.00	2	1.05	1.00	0.66	0.00	0.07	C32
气管,支气管,肺	Trachea, Bronchus and Lung	109	30.28	53.83	52.87	1.36	3.80	63	32.98	31.65	23.61	0.88	2.20	C33-C34
其他胸腔器官	Other Thoracic Organs	0	0.00	0.00	0.00	0.00	0.00	1	0.52	0.50	0.32	0.03	0.03	C37-C38
骨	Bone	6	1.67	2.96	1.94	0.08	0.17	4	2.09	2.01	1.36	0.14	0.14	C40-C41
皮肤黑色素瘤	Melanoma of Skin	0	0.00	0.00	0.00	0.00	0.00	0	0.00	0.00	0.00	0.00	0.00	C43
乳房	Breast	1	0.28	0.49	0.29	0.04	0.04	15	7.85	7.54	4.40	0.24	0.39	C50
子宫颈	Cervix Uteri	-	-	-	-	-	-	4	2.09	2.01	1.34	0.11	0.19	C53
子宫体及子宫部位不明	Uterus & Unspecified	-	-	-	-	-	-	2	1.05	1.00	0.63	0.03	0.10	C54-C55
卵巢	Ovary	-	-	-	-	-	-	4	2.09	2.01	1.10	0.03	0.10	C56
前列腺	Prostate	0	0.00	0.00	0.00	0.00	0.00	-	-	-	-	-	-	C61
睾丸	Testis	0	0.00	0.00	0.00	0.00	0.00	-	-	-	-	-	-	C62
肾及泌尿系统不明	Kidney & Unspecified Urinary Organs	1	0.28	0.49	0.35	0.00	0.09	3	1.57	1.51	0.86	0.03	0.10	C64-66,68
膀胱	Bladder	4	1.11	1.98	1.54	0.00	0.24	2	1.05	1.00	0.73	0.00	0.15	C67
脑,神经系统	Brain,Central Nervous System	12	3.33	5.93	5.85	0.38	0.47	5	2.62	2.51	1.51	0.00	0.22	C70-C72
甲状腺	Thyroid Gland	0	0.00	0.00	0.00	0.00	0.00	1	0.52	0.50	0.23	0.00	0.00	C73
淋巴瘤	Lymphoma	2	0.56	0.99	0.55	0.04	0.04	2	1.05	1.00	1.27	0.00	0.00	C81-85,88,90,96
白血病	Leukaemia	4	1.11	1.98	1.35	0.09	0.16	2	1.05	1.00	1.30	0.10	0.10	C91-C95
不明及其他恶性肿瘤	All Other Sites and Unspecified	10	2.78	4.94	4.47	0.16	0.42	5	2.62	2.51	1.54	0.11	0.19	A_O
所有部位合计	All Sites	360	100.00	177.78	149.69	6.11	13.44	191	100.00	95.96	67.49	2.83	6.02	ALL
所有部位除外 C44	All Sites but C44	359	99.72	177.28	149.25	6.05	13.39	189	98.95	94.95	66.90	2.80	5.91	ALLbC44

表 6-3-72 上海市 2014 年癌症发病和死亡主要指标
Table 6-3-72 Incidence and mortality of cancer in Shanghai Shi, 2014

部位 Site		男性 Male						女性 Female						ICD-10
		病例数 No. cases	构成 (%)	粗率 Crude rate (1/10⁵)	世标率 ASR world (1/10⁵)	累积率 Cum.rate(%)		病例数 No. cases	构成 (%)	粗率 Crude rate (1/10⁵)	世标率 ASR world (1/10⁵)	累积率 Cum.rate(%)		
						0~64	0~74					0~64	0~74	
发病 Incidence														
口腔和咽喉(除外鼻咽癌)	Lip,Oral Cavity & Pharynx but Nasopharynx	172	1.12	5.65	2.54	0.18	0.28	131	0.87	4.20	1.96	0.13	0.20	C00–10,C12–14
鼻咽癌	Nasopharynx	193	1.25	6.34	3.60	0.29	0.38	62	0.41	1.99	1.12	0.09	0.12	C11
食管	Oesophagus	382	2.48	12.55	4.65	0.30	0.54	127	0.84	4.08	1.06	0.03	0.10	C15
胃	Stomach	1512	9.82	49.68	19.07	0.98	2.24	878	5.82	28.18	10.32	0.55	1.10	C16
结直肠肛门	Colon,Rectum & Anus	2279	14.81	74.88	29.29	1.52	3.51	1694	11.23	54.37	19.79	0.98	2.39	C18–21
肝脏	Liver	1045	6.79	34.33	14.61	0.98	1.70	439	2.91	14.09	4.62	0.22	0.46	C22
胆囊及其他	Gallbladder etc.	221	1.44	7.26	2.70	0.12	0.31	320	2.12	10.27	3.24	0.14	0.35	C23–C24
胰腺	Pancreas	548	3.56	18.00	7.14	0.39	0.82	527	3.49	16.92	5.36	0.22	0.58	C25
喉	Larynx	174	1.13	5.72	2.42	0.15	0.31	14	0.09	0.45	0.12	0.00	0.01	C32
气管,支气管,肺	Trachea, Bronchus and Lung	3089	20.07	101.49	39.22	2.12	4.67	2053	13.61	65.90	26.62	1.56	3.17	C33–C34
其他胸腔器官	Other Thoracic Organs	72	0.47	2.37	1.08	0.07	0.11	42	0.28	1.35	0.72	0.06	0.08	C37–C38
骨	Bone	35	0.23	1.15	0.77	0.05	0.06	46	0.31	1.48	0.89	0.06	0.06	C40–C41
皮肤黑色素瘤	Melanoma of Skin	26	0.17	0.85	0.32	0.02	0.04	29	0.19	0.93	0.36	0.02	0.04	C43
乳房	Breast	11	0.07	0.36	0.13	0.01	0.01	2753	18.26	88.37	45.86	3.52	5.20	C50
子宫颈	Cervix Uteri	–	–	–	–	–	–	324	2.15	10.40	6.49	0.56	0.64	C53
子宫体及子宫部位不明	Uterus & Unspecified	–	–	–	–	–	–	497	3.30	15.95	8.02	0.62	0.94	C54–C55
卵巢	Ovary	–	–	–	–	–	–	306	2.03	9.82	5.59	0.42	0.55	C56
前列腺	Prostate	1348	8.76	44.29	15.77	0.31	1.91					–	–	C61
睾丸	Testis	24	0.16	0.79	0.71	0.05	0.05	–	–	–	–	–	–	C62
肾及泌尿系统不明	Kidney & Unspecified Urinary Organs	534	3.47	17.55	7.98	0.52	0.94	351	2.33	11.27	5.21	0.31	0.57	C64–66,68
膀胱	Bladder	580	3.77	19.06	7.12	0.31	0.86	175	1.16	5.62	1.80	0.07	0.20	C67
脑,神经系统	Brain,Central Nervous System	307	1.99	10.09	5.73	0.35	0.54	408	2.71	13.10	6.10	0.41	0.65	C70–C72
甲状腺	Thyroid Gland	729	4.74	23.95	17.51	1.42	1.59	1931	12.81	61.98	41.71	3.50	3.98	C73
淋巴瘤	Lymphoma	488	3.17	16.03	7.14	0.42	0.79	340	2.25	10.91	4.58	0.26	0.54	C81–85,88,90,96
白血病	Leukaemia	304	1.98	9.99	5.56	0.33	0.50	199	1.32	6.39	4.40	0.25	0.35	C91–C95
不明及其他恶性肿瘤	All Other Sites and Unspecified	1318	8.56	43.30	17.79	0.91	2.02	1433	9.50	46.00	19.23	1.15	2.13	A_O
所有部位合计	All Sites	15391	100.00	505.68	212.85	11.81	24.18	15079	100.00	484.01	225.20	15.13	24.42	ALL
所有部位除外 C44	All Sites but C44	15199	98.75	499.38	210.36	11.67	23.93	14899	98.81	478.23	223.16	15.03	24.20	ALLbC44
死亡 Mortality														
口腔和咽喉(除外鼻咽癌)	Lip,Oral Cavity & Pharynx but Nasopharynx	99	0.96	3.25	1.26	0.08	0.13	62	0.84	1.99	0.52	0.01	0.05	C00–10,C12–14
鼻咽癌	Nasopharynx	121	1.18	3.98	1.88	0.12	0.20	38	0.51	1.22	0.45	0.02	0.06	C11
食管	Oesophagus	335	3.26	11.01	3.89	0.22	0.41	114	1.54	3.66	0.87	0.02	0.07	C15
胃	Stomach	1175	11.44	38.61	13.11	0.46	1.29	639	8.62	20.51	6.13	0.27	0.55	C16
结直肠肛门	Colon,Rectum & Anus	1309	12.75	43.01	14.56	0.50	1.35	1029	13.88	33.03	9.30	0.31	0.87	C18–21
肝脏	Liver	911	8.87	29.94	12.33	0.81	1.37	397	5.36	12.74	3.72	0.13	0.36	C22
胆囊及其他	Gallbladder etc.	185	1.80	6.08	2.24	0.07	0.24	293	3.95	9.40	2.75	0.10	0.28	C23–C24
胰腺	Pancreas	538	5.24	17.68	6.75	0.33	0.75	485	6.54	15.57	4.64	0.16	0.51	C25
喉	Larynx	93	0.91	3.06	1.04	0.04	0.11	6	0.08	0.19	0.03	0.00	0.00	C32
气管,支气管,肺	Trachea, Bronchus and Lung	2520	24.54	82.80	29.41	1.26	3.29	1154	15.57	37.04	11.02	0.39	1.10	C33–C34
其他胸腔器官	Other Thoracic Organs	36	0.35	1.18	0.45	0.03	0.04	15	0.20	0.48	0.16	0.01	0.02	C37–C38
骨	Bone	22	0.21	0.72	0.47	0.02	0.05	30	0.40	0.96	0.38	0.03	0.03	C40–C41
皮肤黑色素瘤	Melanoma of Skin	21	0.20	0.69	0.34	0.01	0.02	21	0.28	0.67	0.24	0.01	0.02	C43
乳房	Breast	7	0.07	0.23	0.08	0.00	0.01	845	11.40	27.12	9.09	0.50	0.93	C50
子宫颈	Cervix Uteri	–	–	–	–	–	–	114	1.54	3.66	1.67	0.12	0.15	C53
子宫体及子宫部位不明	Uterus & Unspecified	–	–	–	–	–	–	155	2.09	4.98	1.50	0.06	0.15	C54–C55
卵巢	Ovary	–	–	–	–	–	–	207	2.79	6.64	2.68	0.20	0.31	C56
前列腺	Prostate	621	6.05	20.40	5.48	0.04	0.25					–	–	C61
睾丸	Testis	7	0.07	0.23	0.17	0.01	0.01	–	–	–	–	–	–	C62
肾及泌尿系统不明	Kidney & Unspecified Urinary Organs	231	2.25	7.59	2.65	0.11	0.25	154	2.08	4.94	1.39	0.04	0.13	C64–66,68
膀胱	Bladder	293	2.85	9.63	2.69	0.04	0.16	116	1.56	3.72	0.84	0.02	0.05	C67
脑,神经系统	Brain,Central Nervous System	223	2.17	7.33	3.59	0.18	0.32	223	3.01	7.16	2.70	0.13	0.28	C70–C72
甲状腺	Thyroid Gland	34	0.33	1.12	0.48	0.02	0.05	60	0.81	1.93	0.53	0.02	0.05	C73
淋巴瘤	Lymphoma	327	3.18	10.74	3.93	0.17	0.43	203	2.74	6.52	1.96	0.07	0.21	C81–85,88,90,96
白血病	Leukaemia	222	2.16	7.29	2.87	0.14	0.30	164	2.21	5.26	1.97	0.09	0.19	C91–C95
不明及其他恶性肿瘤	All Other Sites and Unspecified	940	9.15	30.88	10.14	0.41	0.89	889	11.99	28.54	8.57	0.33	0.85	A_O
所有部位合计	All Sites	10270	100.00	337.43	119.81	5.07	11.92	7413	100.00	237.94	73.14	3.04	7.20	ALL
所有部位除外 C44	All Sites but C44	10215	99.46	335.62	119.31	5.07	11.90	7354	99.20	236.05	72.76	3.04	7.19	ALLbC44

表 6-3-73 无锡市区 2014 年癌症发病和死亡主要指标
Table 6-3-73 Incidence and mortality of cancer in Urban areas of Wuxi Shi,2014

部位 Site		男性 Male						女性 Female						ICD-10
		病例数 No. cases	构成 (%)	粗率 Crude rate (1/10⁵)	世标率 ASR world (1/10⁵)	累积率 Cum.rate(%)		病例数 No. cases	构成 (%)	粗率 Crude rate (1/10⁵)	世标率 ASR world (1/10⁵)	累积率 Cum.rate(%)		
						0~64	0~74					0~64	0~74	
发病 Incidence														
口腔和咽喉(除外鼻咽癌)	Lip,Oral Cavity & Pharynx but Nasopharynx	62	1.40	5.15	2.87	0.19	0.34	35	0.99	2.84	1.47	0.08	0.16	C00-10,C12-14
鼻咽癌	Nasopharynx	42	0.95	3.49	2.03	0.17	0.23	19	0.54	1.54	1.15	0.08	0.12	C11
食管	Oesophagus	316	7.12	26.24	12.73	0.67	1.67	103	2.91	8.34	3.58	0.14	0.42	C15
胃	Stomach	971	21.87	80.64	39.41	1.97	4.82	394	11.13	31.92	15.36	0.79	1.86	C16
结直肠肛门	Colon,Rectum & Anus	583	13.13	48.42	24.31	1.30	3.03	497	14.04	40.26	19.48	1.01	2.44	C18-21
肝脏	Liver	386	8.70	32.06	17.01	1.14	1.90	170	4.80	13.77	6.17	0.26	0.68	C22
胆囊及其他	Gallbladder etc.	51	1.15	4.24	1.99	0.09	0.19	79	2.23	6.40	2.66	0.10	0.26	C23-C24
胰腺	Pancreas	161	3.63	13.37	6.33	0.29	0.74	126	3.56	10.21	4.75	0.22	0.54	C25
喉	Larynx	28	0.63	2.33	1.18	0.08	0.16	4	0.11	0.32	0.16	0.01	0.02	C32
气管,支气管,肺	Trachea, Bronchus and Lung	791	17.82	65.69	31.71	1.51	3.98	398	11.25	32.24	15.65	0.84	1.93	C33-C34
其他胸腔器官	Other Thoracic Organs	16	0.36	1.33	0.87	0.05	0.09	4	0.11	0.32	0.34	0.02	0.02	C37-C38
骨	Bone	18	0.41	1.49	0.78	0.04	0.06	10	0.28	0.81	0.38	0.02	0.03	C40-C41
皮肤黑色素瘤	Melanoma of Skin	7	0.16	0.58	0.32	0.02	0.03	6	0.17	0.49	0.29	0.01	0.02	C43
乳房	Breast	17	0.38	1.41	0.77	0.07	0.08	512	14.47	41.48	24.35	1.95	2.69	C50
子宫颈	Cervix Uteri	–	–	–	–	–	–	239	6.75	19.36	12.10	1.04	1.28	C53
子宫体及子宫部位不明	Uterus & Unspecified	–	–	–	–	–	–	156	4.41	12.64	7.22	0.54	0.90	C54-C55
卵巢	Ovary	–	–	–	–	–	–	100	2.83	8.10	4.92	0.39	0.51	C56
前列腺	Prostate	239	5.38	19.85	8.76	0.17	1.01	–	–	–	–	–	–	C61
睾丸	Testis	5	0.11	0.42	0.39	0.03	0.03	–	–	–	–	–	–	C62
肾及泌尿系统不明	Kidney & Unspecified Urinary Organs	113	2.55	9.38	5.05	0.33	0.60	71	2.01	5.75	2.88	0.19	0.33	C64-66,68
膀胱	Bladder	151	3.40	12.54	6.24	0.29	0.68	60	1.70	4.86	2.35	0.11	0.30	C67
脑,神经系统	Brain,Central Nervous System	79	1.78	6.56	4.04	0.24	0.42	112	3.16	9.07	5.33	0.36	0.55	C70-C72
甲状腺	Thyroid Gland	63	1.42	5.23	3.61	0.31	0.34	113	3.19	9.15	6.43	0.51	0.58	C73
淋巴瘤	Lymphoma	94	2.12	7.81	4.26	0.24	0.58	88	2.49	7.13	3.83	0.22	0.48	C81-85,88,90,96
白血病	Leukaemia	74	1.67	6.15	4.18	0.26	0.40	64	1.81	5.18	3.90	0.25	0.35	C91-C95
不明及其他恶性肿瘤	All Other Sites and Unspecified	172	3.87	14.28	7.05	0.33	0.78	179	5.06	14.50	7.79	0.40	0.87	A_O
所有部位合计	All Sites	4439	100.00	368.65	185.91	9.77	22.17	3539	100.00	286.71	152.55	9.53	17.33	ALL
所有部位除外 C44	All Sites but C44	4402	99.17	365.58	184.46	9.71	22.02	3496	98.78	283.22	151.03	9.46	17.13	ALLbC44
死亡 Mortality														
口腔和咽喉(除外鼻咽癌)	Lip,Oral Cavity & Pharynx but Nasopharynx	24	0.75	1.99	0.96	0.04	0.13	17	0.84	1.38	0.55	0.02	0.05	C00-10,C12-14
鼻咽癌	Nasopharynx	22	0.68	1.83	0.87	0.03	0.11	14	0.69	1.13	0.51	0.03	0.06	C11
食管	Oesophagus	253	7.85	21.01	9.84	0.46	1.17	93	4.59	7.53	2.80	0.06	0.24	C15
胃	Stomach	721	22.38	59.88	27.84	1.06	3.16	297	14.67	24.06	10.49	0.44	1.20	C16
结直肠肛门	Colon,Rectum & Anus	269	8.35	22.34	10.42	0.38	1.06	252	12.44	20.42	8.67	0.28	0.94	C18-21
肝脏	Liver	377	11.70	31.31	16.43	1.04	1.89	151	7.46	12.23	5.28	0.23	0.54	C22
胆囊及其他	Gallbladder etc.	49	1.52	4.07	1.84	0.06	0.16	77	3.80	6.24	2.59	0.08	0.28	C23-C24
胰腺	Pancreas	154	4.78	12.79	6.06	0.26	0.72	119	5.88	9.64	4.29	0.16	0.50	C25
喉	Larynx	13	0.40	1.08	0.49	0.01	0.07	2	0.10	0.16	0.06	0.00	0.00	C32
气管,支气管,肺	Trachea, Bronchus and Lung	777	24.12	64.53	29.69	1.11	3.38	355	17.53	28.76	12.42	0.54	1.33	C33-C34
其他胸腔器官	Other Thoracic Organs	14	0.43	1.16	0.80	0.06	0.07	3	0.15	0.24	0.16	0.01	0.02	C37-C38
骨	Bone	20	0.62	1.66	0.71	0.02	0.06	17	0.84	1.38	0.60	0.01	0.07	C40-C41
皮肤黑色素瘤	Melanoma of Skin	3	0.09	0.25	0.10	0.00	0.01	7	0.35	0.57	0.30	0.01	0.05	C43
乳房	Breast	0	0.00	0.00	0.00	0.00	0.00	129	6.37	10.45	5.44	0.40	0.59	C50
子宫颈	Cervix Uteri	–	–	–	–	–	–	58	2.86	4.70	2.67	0.20	0.28	C53
子宫体及子宫部位不明	Uterus & Unspecified	–	–	–	–	–	–	33	1.63	2.67	1.22	0.06	0.15	C54-C55
卵巢	Ovary	–	–	–	–	–	–	64	3.16	5.18	2.78	0.21	0.29	C56
前列腺	Prostate	97	3.01	8.06	3.33	0.02	0.24	–	–	–	–	–	–	C61
睾丸	Testis	0	0.00	0.00	0.00	0.00	0.00	–	–	–	–	–	–	C62
肾及泌尿系统不明	Kidney & Unspecified Urinary Organs	28	0.87	2.33	1.08	0.03	0.14	20	0.99	1.62	0.61	0.01	0.06	C64-66,68
膀胱	Bladder	52	1.61	4.32	1.95	0.04	0.17	18	0.89	1.46	0.58	0.00	0.05	C67
脑,神经系统	Brain,Central Nervous System	72	2.24	5.98	3.82	0.25	0.42	60	2.96	4.86	3.15	0.16	0.32	C70-C72
甲状腺	Thyroid Gland	3	0.09	0.25	0.10	0.00	0.01	11	0.54	0.89	0.40	0.01	0.06	C73
淋巴瘤	Lymphoma	104	3.23	8.64	4.28	0.19	0.50	71	3.51	5.75	2.54	0.10	0.29	C81-85,88,90,96
白血病	Leukaemia	74	2.30	6.15	3.24	0.17	0.31	67	3.31	5.43	2.87	0.18	0.28	C91-C95
不明及其他恶性肿瘤	All Other Sites and Unspecified	95	2.95	7.89	3.67	0.12	0.36	90	4.44	7.29	3.20	0.11	0.33	A_O
所有部位合计	All Sites	3221	100.00	267.50	127.53	5.35	14.14	2025	100.00	164.05	74.17	3.33	7.96	ALL
所有部位除外 C44	All Sites but C44	3214	99.78	266.92	127.30	5.35	14.13	2018	99.65	163.49	73.97	3.33	7.94	ALLbC44

表 6-3-74　徐州市区 2014 年癌症发病和死亡主要指标
Table 6-3-74　Incidence and mortality of cancer in Urban areas of Xuzhou Shi,2014

部位 / Site		男性 Male						女性 Female						ICD-10
		病例数 No. cases	构成 (%)	粗率 Crude rate (1/10⁵)	世标率 ASR world (1/10⁵)	累积率 Cum.rate(%)		病例数 No. cases	构成 (%)	粗率 Crude rate (1/10⁵)	世标率 ASR world (1/10⁵)	累积率 Cum.rate(%)		
						0~64	0~74					0~64	0~74	
发病 Incidence														
口腔和咽喉(除外鼻咽癌)	Lip,Oral Cavity & Pharynx but Nasopharynx	34	1.45	3.48	2.85	0.22	0.35	16	1.03	1.72	1.12	0.08	0.12	C00-10,C12-14
鼻咽癌	Nasopharynx	27	1.15	2.76	2.17	0.11	0.22	8	0.52	0.86	0.59	0.02	0.08	C11
食管	Oesophagus	167	7.13	17.10	13.88	0.62	1.82	56	3.62	6.01	3.87	0.09	0.51	C15
胃	Stomach	211	9.01	21.61	16.61	0.79	1.89	88	5.69	9.44	6.29	0.32	0.73	C16
结直肠肛门	Colon,Rectum & Anus	179	7.65	18.33	14.33	0.78	1.71	110	7.11	11.80	7.98	0.37	0.98	C18-21
肝脏	Liver	379	16.19	38.81	30.77	2.11	3.50	109	7.05	11.69	8.05	0.47	0.85	C22
胆囊及其他	Gallbladder etc.	27	1.15	2.76	2.02	0.12	0.18	26	1.68	2.79	1.79	0.07	0.22	C23-C24
胰腺	Pancreas	61	2.61	6.25	4.93	0.32	0.63	40	2.59	4.29	2.79	0.08	0.35	C25
喉	Larynx	25	1.07	2.56	1.99	0.09	0.29	2	0.13	0.21	0.17	0.01	0.01	C32
气管,支气管,肺	Trachea, Bronchus and Lung	820	35.03	83.96	65.04	2.85	7.30	348	22.50	37.33	24.67	1.03	2.82	C33-C34
其他胸腔器官	Other Thoracic Organs	6	0.26	0.61	0.55	0.03	0.08	12	0.78	1.29	0.89	0.03	0.12	C37-C38
骨	Bone	33	1.41	3.38	2.79	0.19	0.32	24	1.55	2.57	1.78	0.11	0.22	C40-C41
皮肤黑色素瘤	Melanoma of Skin	1	0.04	0.10	0.08	0.01	0.01	0	0.00	0.00	0.00	0.00	0.00	C43
乳房	Breast	2	0.09	0.20	0.17	0.01	0.01	279	18.03	29.93	22.30	1.91	2.35	C50
子宫颈	Cervix Uteri	-	-	-	-	-	-	95	6.14	10.19	7.74	0.57	0.84	C53
子宫体及子宫部位不明	Uterus & Unspecified	-	-	-	-	-	-	45	2.91	4.83	3.49	0.32	0.37	C54-C55
卵巢	Ovary	-	-	-	-	-	-	27	1.75	2.90	2.63	0.16	0.27	C56
前列腺	Prostate	50	2.14	5.12	4.02	0.06	0.37	-	-	-	-	-	-	C61
睾丸	Testis	2	0.09	0.20	0.17	0.01	0.01	-	-	-	-	-	-	C62
肾及泌尿系统不明	Kidney & Unspecified Urinary Organs	39	1.67	3.99	3.11	0.17	0.36	22	1.42	2.36	1.72	0.11	0.17	C64-66,68
膀胱	Bladder	48	2.05	4.91	3.70	0.17	0.31	11	0.71	1.18	0.75	0.03	0.08	C67
脑,神经系统	Brain,Central Nervous System	51	2.18	5.22	4.52	0.25	0.50	37	2.39	3.97	3.16	0.18	0.40	C70-C72
甲状腺	Thyroid Gland	40	1.71	4.10	3.35	0.24	0.28	95	6.14	10.19	7.78	0.66	0.78	C73
淋巴瘤	Lymphoma	15	0.64	1.54	1.38	0.08	0.15	5	0.32	0.54	0.37	0.02	0.04	C81-85,88,90,96
白血病	Leukaemia	12	0.51	1.23	1.16	0.07	0.11	14	0.90	1.50	1.19	0.05	0.13	C91-C95
不明及其他恶性肿瘤	All Other Sites and Unspecified	112	4.78	11.47	9.40	0.42	0.93	78	5.04	8.37	5.70	0.33	0.59	A_O
所有部位合计	All Sites	2341	100.00	239.71	189.01	9.68	21.33	1547	100.00	165.95	116.80	7.03	13.03	ALL
所有部位除外 C44	All Sites but C44	2323	99.23	237.86	187.47	9.60	21.18	1531	98.97	164.23	115.65	6.96	12.94	ALLbC44
死亡 Mortality														
口腔和咽喉(除外鼻咽癌)	Lip,Oral Cavity & Pharynx but Nasopharynx	10	0.69	1.02	0.88	0.07	0.11	7	0.87	0.75	0.53	0.03	0.06	C00-10,C12-14
鼻咽癌	Nasopharynx	15	1.04	1.54	1.14	0.03	0.13	0	0.00	0.00	0.00	0.00	0.00	C11
食管	Oesophagus	116	8.04	11.88	8.90	0.32	1.06	42	5.23	4.51	2.54	0.02	0.24	C15
胃	Stomach	146	10.12	14.95	11.64	0.43	1.34	51	6.35	5.47	3.47	0.14	0.39	C16
结直肠肛门	Colon,Rectum & Anus	79	5.47	8.09	5.90	0.26	0.57	47	5.85	5.04	3.14	0.06	0.39	C18-21
肝脏	Liver	282	19.54	28.88	23.26	1.58	2.65	84	10.46	9.01	6.03	0.28	0.64	C22
胆囊及其他	Gallbladder etc.	25	1.73	2.56	1.99	0.06	0.21	23	2.86	2.47	1.76	0.08	0.22	C23-C24
胰腺	Pancreas	51	3.53	5.22	4.04	0.19	0.56	28	3.49	3.00	1.83	0.07	0.18	C25
喉	Larynx	13	0.90	1.33	0.97	0.06	0.10	1	0.12	0.11	0.10	0.01	0.01	C32
气管,支气管,肺	Trachea, Bronchus and Lung	524	36.31	53.65	41.45	1.45	4.44	236	29.39	25.32	16.45	0.63	1.94	C33-C34
其他胸腔器官	Other Thoracic Organs	5	0.35	0.51	0.46	0.03	0.06	4	0.50	0.43	0.28	0.01	0.02	C37-C38
骨	Bone	20	1.39	2.05	1.68	0.12	0.23	11	1.37	1.18	1.02	0.03	0.13	C40-C41
皮肤黑色素瘤	Melanoma of Skin	1	0.07	0.10	0.08	0.01	0.01	0	0.00	0.00	0.00	0.00	0.00	C43
乳房	Breast	0	0.00	0.00	0.00	0.00	0.00	75	9.34	8.05	5.64	0.44	0.58	C50
子宫颈	Cervix Uteri	-	-	-	-	-	-	41	5.11	4.40	3.29	0.27	0.39	C53
子宫体及子宫部位不明	Uterus & Unspecified	-	-	-	-	-	-	13	1.62	1.39	0.97	0.05	0.11	C54-C55
卵巢	Ovary	-	-	-	-	-	-	18	2.24	1.93	1.51	0.08	0.17	C56
前列腺	Prostate	22	1.52	2.25	1.73	0.02	0.13	-	-	-	-	-	-	C61
睾丸	Testis	0	0.00	0.00	0.00	0.00	0.00	-	-	-	-	-	-	C62
肾及泌尿系统不明	Kidney & Unspecified Urinary Organs	8	0.55	0.82	0.73	0.03	0.04	11	1.37	1.18	0.85	0.05	0.12	C64-66,68
膀胱	Bladder	24	1.66	2.46	1.71	0.07	0.13	6	0.75	0.64	0.33	0.00	0.02	C67
脑,神经系统	Brain,Central Nervous System	30	2.08	3.07	2.60	0.17	0.23	27	3.36	2.90	2.20	0.10	0.31	C70-C72
甲状腺	Thyroid Gland	5	0.35	0.51	0.33	0.02	0.02	12	1.49	1.29	1.02	0.07	0.12	C73
淋巴瘤	Lymphoma	13	0.90	1.33	1.18	0.08	0.10	16	1.99	1.72	1.43	0.11	0.12	C81-85,88,90,96
白血病	Leukaemia	7	0.49	0.72	0.50	0.02	0.06	9	1.12	0.97	0.64	0.00	0.11	C91-C95
不明及其他恶性肿瘤	All Other Sites and Unspecified	47	3.26	4.81	3.53	0.10	0.35	41	5.11	4.40	2.98	0.18	0.29	A_O
所有部位合计	All Sites	1443	100.00	147.76	114.70	5.11	12.53	803	100.00	86.14	58.02	2.74	6.57	ALL
所有部位除外 C44	All Sites but C44	1435	99.45	146.94	114.06	5.08	12.44	798	99.38	85.60	57.73	2.74	6.55	ALLbC44

表 6-3-75　常州市区 2014 年癌症发病和死亡主要指标
Table 6-3-75　Incidence and mortality of cancer in Urban areas of Changzhou Shi, 2014

部位 Site		男性 Male						女性 Female						ICD-10
		病例数 No. cases	构成 (%)	粗率 Crude rate (1/10⁵)	世标率 ASR world (1/10⁵)	累积率 Cum.rate(%) 0~64	0~74	病例数 No. cases	构成 (%)	粗率 Crude rate (1/10⁵)	世标率 ASR world (1/10⁵)	累积率 Cum.rate(%) 0~64	0~74	
发病 Incidence														
口腔和咽喉(除外鼻咽癌)	Lip,Oral Cavity & Pharynx but Nasopharynx	53	1.13	4.76	3.03	0.15	0.33	31	0.82	2.70	1.63	0.11	0.19	C00-10,C12-14
鼻咽癌	Nasopharynx	31	0.66	2.79	1.85	0.13	0.22	13	0.34	1.13	0.72	0.04	0.09	C11
食管	Oesophagus	397	8.46	35.67	23.38	1.11	3.19	157	4.14	13.68	7.46	0.16	0.90	C15
胃	Stomach	989	21.09	88.87	57.87	2.40	7.59	417	11.00	36.34	22.34	1.00	2.83	C16
结直肠肛门	Colon,Rectum & Anus	482	10.28	43.31	28.07	1.30	3.51	424	11.18	36.95	21.77	1.04	2.55	C18-21
肝脏	Liver	467	9.96	41.96	27.11	1.56	3.34	175	4.62	15.25	8.89	0.38	1.04	C22
胆囊及其他	Gallbladder etc.	41	0.87	3.68	2.29	0.10	0.27	53	1.40	4.62	2.53	0.09	0.29	C23-C24
胰腺	Pancreas	139	2.96	12.49	8.00	0.25	0.95	116	3.06	10.11	5.54	0.16	0.66	C25
喉	Larynx	53	1.13	4.76	3.19	0.18	0.47	5	0.13	0.44	0.23	0.01	0.02	C32
气管,支气管,肺	Trachea, Bronchus and Lung	918	19.57	82.49	53.18	2.09	6.41	384	10.13	33.46	19.45	0.96	2.21	C33-C34
其他胸腔器官	Other Thoracic Organs	13	0.28	1.17	0.75	0.05	0.10	4	0.11	0.35	0.23	0.02	0.03	C37-C38
骨	Bone	23	0.49	2.07	1.59	0.09	0.19	14	0.37	1.22	0.71	0.03	0.08	C40-C41
皮肤黑色素瘤	Melanoma of Skin	5	0.11	0.45	0.30	0.01	0.02	8	0.21	0.70	0.45	0.03	0.06	C43
乳房	Breast	9	0.19	0.81	0.56	0.02	0.03	629	16.59	54.81	36.35	2.81	4.03	C50
子宫颈	Cervix Uteri	–	–	–	–	–	–	184	4.85	16.03	10.66	0.89	1.06	C53
子宫体及子宫部位不明	Uterus & Unspecified	–	–	–	–	–	–	111	2.93	9.67	6.25	0.51	0.68	C54-C55
卵巢	Ovary	–	–	–	–	–	–	72	1.90	6.27	4.25	0.32	0.50	C56
前列腺	Prostate	213	4.54	19.14	12.43	0.14	1.61							C61
睾丸	Testis	7	0.15	0.63	0.49	0.04	0.04							C62
肾及泌尿系统不明	Kidney & Unspecified Urinary Organs	88	1.88	7.91	5.24	0.31	0.67	72	1.90	6.27	4.50	0.26	0.56	C64-66,68
膀胱	Bladder	126	2.69	11.32	7.03	0.30	0.76	22	0.58	1.92	1.06	0.06	0.10	C67
脑,神经系统	Brain,Central Nervous System	107	2.28	9.61	6.82	0.40	0.65	115	3.03	10.02	6.70	0.43	0.80	C70-C72
甲状腺	Thyroid Gland	129	2.75	11.59	8.40	0.68	0.81	432	11.40	37.65	26.70	2.21	2.58	C73
淋巴瘤	Lymphoma	119	2.54	10.69	7.55	0.33	0.90	95	2.51	8.28	5.23	0.30	0.64	C81-85,88,90,96
白血病	Leukaemia	90	1.92	8.09	7.18	0.34	0.65	75	1.98	6.54	4.71	0.26	0.56	C91-C95
不明及其他恶性肿瘤	All Other Sites and Unspecified	191	4.07	17.16	11.40	0.52	1.32	183	4.83	15.95	9.81	0.46	1.02	A_O
所有部位合计	All Sites	4690	100.00	421.44	277.71	12.47	34.03	3791	100.00	330.35	208.17	12.54	23.48	ALL
所有部位除外 C44	All Sites but C44	4652	99.19	418.02	275.54	12.36	33.79	3751	98.94	326.87	206.41	12.49	23.34	ALLbC44
死亡 Mortality														
口腔和咽喉(除外鼻咽癌)	Lip,Oral Cavity & Pharynx but Nasopharynx	27	0.81	2.43	1.46	0.07	0.14	12	0.65	1.05	0.56	0.02	0.08	C00-10,C12-14
鼻咽癌	Nasopharynx	43	1.29	3.86	2.44	0.14	0.28	5	0.27	0.44	0.32	0.00	0.07	C11
食管	Oesophagus	374	11.23	33.61	21.63	0.87	2.56	143	7.70	12.46	6.69	0.16	0.78	C15
胃	Stomach	747	22.43	67.12	42.89	1.36	5.18	301	16.21	26.23	14.61	0.53	1.54	C16
结直肠肛门	Colon,Rectum & Anus	219	6.58	19.68	12.61	0.38	1.47	180	9.69	15.69	8.47	0.30	0.91	C18-21
肝脏	Liver	397	11.92	35.67	23.09	1.37	2.78	203	10.93	17.69	9.85	0.30	1.13	C22
胆囊及其他	Gallbladder etc.	23	0.69	2.07	1.33	0.04	0.12	39	2.10	3.40	1.74	0.04	0.18	C23-C24
胰腺	Pancreas	152	4.56	13.66	8.64	0.24	1.00	128	6.89	11.15	5.98	0.21	0.67	C25
喉	Larynx	24	0.72	2.16	1.27	0.06	0.15	2	0.11	0.17	0.06	0.00	0.00	C32
气管,支气管,肺	Trachea, Bronchus and Lung	860	25.83	77.28	48.77	1.70	5.63	341	18.36	29.72	16.41	0.68	1.73	C33-C34
其他胸腔器官	Other Thoracic Organs	7	0.21	0.63	0.37	0.02	0.04	4	0.22	0.35	0.17	0.01	0.01	C37-C38
骨	Bone	22	0.66	1.98	1.28	0.08	0.18	15	0.81	1.31	0.72	0.04	0.08	C40-C41
皮肤黑色素瘤	Melanoma of Skin	5	0.15	0.45	0.24	0.01	0.01	4	0.22	0.35	0.20	0.00	0.03	C43
乳房	Breast	0	0.00	0.00	0.00	0.00	0.00	112	6.03	9.76	5.88	0.40	0.58	C50
子宫颈	Cervix Uteri	–	–	–	–	–	–	41	2.21	3.57	2.15	0.11	0.25	C53
子宫体及子宫部位不明	Uterus & Unspecified	–	–	–	–	–	–	23	1.24	2.00	1.15	0.09	0.11	C54-C55
卵巢	Ovary	–	–	–	–	–	–	44	2.37	3.83	2.58	0.12	0.36	C56
前列腺	Prostate	70	2.10	6.29	3.92	0.03	0.24	–	–	–	–	–	–	C61
睾丸	Testis	0	0.00	0.00	0.00	0.00	0.00	–	–	–	–	–	–	C62
肾及泌尿系统不明	Kidney & Unspecified Urinary Organs	24	0.72	2.16	1.38	0.09	0.16	15	0.81	1.31	0.83	0.01	0.13	C64-66,68
膀胱	Bladder	31	0.93	2.79	1.71	0.02	0.11	10	0.54	0.87	0.47	0.01	0.05	C67
脑,神经系统	Brain,Central Nervous System	69	2.07	6.20	4.50	0.23	0.50	61	3.28	5.32	3.36	0.17	0.40	C70-C72
甲状腺	Thyroid Gland	3	0.09	0.27	0.19	0.01	0.04	5	0.27	0.44	0.26	0.00	0.03	C73
淋巴瘤	Lymphoma	93	2.79	8.36	5.42	0.23	0.61	53	2.85	4.62	2.59	0.08	0.29	C81-85,88,90,96
白血病	Leukaemia	72	2.16	6.47	5.26	0.19	0.50	52	2.80	4.53	2.96	0.13	0.26	C91-C95
不明及其他恶性肿瘤	All Other Sites and Unspecified	68	2.04	6.11	3.82	0.13	0.39	64	3.45	5.58	3.14	0.11	0.32	A_O
所有部位合计	All Sites	3330	100.00	299.23	192.23	7.28	22.08	1857	100.00	161.82	91.16	3.53	9.98	ALL
所有部位除外 C44	All Sites but C44	3323	99.79	298.60	191.85	7.28	22.04	1850	99.62	161.21	90.85	3.53	9.95	ALLbC44

部位 Site		男性 Male						女性 Female						ICD-10
		病例数 No. cases	构成 (%)	粗率 Crude rate (1/10⁵)	世标率 ASR world (1/10⁵)	累积率 Cum.rate(%) 0~64	0~74	病例数 No. cases	构成 (%)	粗率 Crude rate (1/10⁵)	世标率 ASR world (1/10⁵)	累积率 Cum.rate(%) 0~64	0~74	
发病 Incidence														
口腔和咽喉(除外鼻咽癌)	Lip,Oral Cavity & Pharynx but Nasopharynx	8	0.60	1.99	1.06	0.08	0.11	8	0.86	2.04	0.80	0.03	0.08	C00-10,C12-14
鼻咽癌	Nasopharynx	14	1.05	3.49	2.10	0.13	0.26	6	0.64	1.53	0.74	0.06	0.06	C11
食管	Oesophagus	138	10.34	34.40	18.52	0.80	2.59	37	3.97	9.42	4.13	0.07	0.60	C15
胃	Stomach	299	22.41	74.53	39.44	1.88	5.06	128	13.73	32.60	16.55	0.83	2.05	C16
结直肠肛门	Colon,Rectum & Anus	152	11.39	37.89	20.42	1.02	2.52	104	11.16	26.49	13.21	0.76	1.45	C18-21
肝脏	Liver	118	8.85	29.41	16.00	0.73	2.06	55	5.90	14.01	6.92	0.37	0.80	C22
胆囊及其他	Gallbladder etc.	21	1.57	5.23	2.86	0.07	0.45	29	3.11	7.39	3.65	0.23	0.39	C23-C24
胰腺	Pancreas	61	4.57	15.20	8.27	0.38	1.10	39	4.18	9.93	4.62	0.18	0.61	C25
喉	Larynx	4	0.30	1.00	0.52	0.07	0.07	0	0.00	0.00	0.00	0.00	0.00	C32
气管,支气管,肺	Trachea, Bronchus and Lung	276	20.69	68.79	36.90	1.94	4.63	132	14.16	33.62	16.87	0.82	2.07	C33-C34
其他胸腔器官	Other Thoracic Organs	7	0.52	1.74	1.90	0.12	0.12	5	0.54	1.27	0.64	0.02	0.02	C37-C38
骨	Bone	8	0.60	1.99	1.96	0.08	0.18	6	0.64	1.53	0.79	0.03	0.10	C40-C41
皮肤黑色素瘤	Melanoma of Skin	7	0.52	1.74	0.99	0.07	0.12	4	0.43	1.02	0.58	0.02	0.02	C43
乳房	Breast	3	0.22	0.75	0.63	0.05	0.05	115	12.34	29.29	17.01	1.32	1.88	C50
子宫颈	Cervix Uteri	–	–	–	–	–	–	46	4.94	11.72	7.03	0.58	0.72	C53
子宫体及子宫部位不明	Uterus & Unspecified	–	–	–	–	–	–	19	2.04	4.84	3.07	0.24	0.33	C54-C55
卵巢	Ovary	–	–	–	–	–	–	24	2.58	6.11	3.84	0.32	0.44	C56
前列腺	Prostate	47	3.52	11.71	5.59	0.08	0.79	–	–	–	–	–	–	C61
睾丸	Testis	1	0.07	0.25	0.36	0.02	0.02	–	–	–	–	–	–	C62
肾及泌尿系统不明	Kidney & Unspecified Urinary Organs	17	1.27	4.24	2.46	0.17	0.34	14	1.50	3.57	1.87	0.14	0.18	C64-66,68
膀胱	Bladder	27	2.02	6.73	3.55	0.19	0.44	6	0.64	1.53	0.83	0.04	0.13	C67
脑,神经系统	Brain,Central Nervous System	32	2.40	7.98	5.96	0.38	0.60	25	2.68	6.37	3.50	0.23	0.38	C70-C72
甲状腺	Thyroid Gland	9	0.67	2.24	1.24	0.10	0.10	50	5.36	12.73	8.80	0.75	0.81	C73
淋巴瘤	Lymphoma	29	2.17	7.23	4.15	0.28	0.62	21	2.25	5.35	3.58	0.21	0.46	C81-85,88,90,96
白血病	Leukaemia	20	1.50	4.99	3.15	0.16	0.41	20	2.15	5.09	3.34	0.23	0.35	C91-C95
不明及其他恶性肿瘤	All Other Sites and Unspecified	36	2.70	8.97	4.79	0.23	0.64	39	4.18	9.93	4.70	0.21	0.42	A_O
所有部位合计	All Sites	1334	100.00	332.51	182.82	9.02	23.29	932	100.00	237.36	127.05	7.68	14.42	ALL
所有部位除外 C44	All Sites but C44	1326	99.40	330.51	181.72	9.00	23.09	926	99.36	235.83	126.41	7.68	14.33	ALLbC44
死亡 Mortality														
口腔和咽喉(除外鼻咽癌)	Lip,Oral Cavity & Pharynx but Nasopharynx	3	0.33	0.75	0.25	0.01	0.01	3	0.64	0.76	0.41	0.02	0.06	C00-10,C12-14
鼻咽癌	Nasopharynx	16	1.75	3.99	2.35	0.17	0.34	2	0.43	0.51	0.21	0.02	0.02	C11
食管	Oesophagus	131	14.36	32.65	16.20	0.67	1.95	26	5.58	6.62	2.93	0.04	0.44	C15
胃	Stomach	188	20.61	46.86	23.37	1.03	2.78	63	13.52	16.04	7.86	0.40	0.85	C16
结直肠肛门	Colon,Rectum & Anus	59	6.47	14.71	7.51	0.43	0.72	37	7.94	9.42	3.61	0.11	0.30	C18-21
肝脏	Liver	104	11.40	25.92	14.16	0.65	1.73	48	10.30	12.22	5.93	0.32	0.66	C22
胆囊及其他	Gallbladder etc.	6	0.66	1.50	0.78	0.01	0.12	10	2.15	2.55	1.41	0.07	0.14	C23-C24
胰腺	Pancreas	51	5.59	12.71	6.79	0.38	0.84	38	8.15	9.68	4.18	0.12	0.48	C25
喉	Larynx	5	0.55	1.25	0.77	0.02	0.14	0	0.00	0.00	0.00	0.00	0.00	C32
气管,支气管,肺	Trachea, Bronchus and Lung	200	21.93	49.85	25.82	1.14	3.04	98	21.03	24.96	11.85	0.59	1.26	C33-C34
其他胸腔器官	Other Thoracic Organs	3	0.33	0.75	0.45	0.01	0.06	2	0.43	0.51	0.28	0.02	0.02	C37-C38
骨	Bone	8	0.88	1.99	1.86	0.07	0.23	8	1.72	2.04	0.99	0.02	0.15	C40-C41
皮肤黑色素瘤	Melanoma of Skin	2	0.22	0.50	0.23	0.01	0.01	0	0.00	0.00	0.00	0.00	0.00	C43
乳房	Breast	1	0.11	0.25	0.10	0.00	0.00	28	6.01	7.13	3.84	0.28	0.39	C50
子宫颈	Cervix Uteri	–	–	–	–	–	–	15	3.22	3.82	1.91	0.13	0.20	C53
子宫体及子宫部位不明	Uterus & Unspecified	–	–	–	–	–	–	6	1.29	1.53	0.75	0.04	0.09	C54-C55
卵巢	Ovary	–	–	–	–	–	–	13	2.79	3.31	1.77	0.07	0.24	C56
前列腺	Prostate	19	2.08	4.74	1.91	0.02	0.14	–	–	–	–	–	–	C61
睾丸	Testis	0	0.00	0.00	0.00	0.00	0.00	–	–	–	–	–	–	C62
肾及泌尿系统不明	Kidney & Unspecified Urinary Organs	4	0.44	1.00	0.61	0.03	0.07	4	0.86	1.02	0.43	0.03	0.03	C64-66,68
膀胱	Bladder	14	1.54	3.49	1.61	0.09	0.12	4	0.86	1.02	0.37	0.02	0.04	C67
脑,神经系统	Brain,Central Nervous System	34	3.73	8.47	5.80	0.41	0.58	17	3.65	4.33	2.36	0.16	0.23	C70-C72
甲状腺	Thyroid Gland	0	0.00	0.00	0.00	0.00	0.00	0	0.00	0.00	0.00	0.00	0.00	C73
淋巴瘤	Lymphoma	27	2.96	6.73	3.88	0.18	0.54	14	3.00	3.57	2.07	0.07	0.36	C81-85,88,90,96
白血病	Leukaemia	15	1.64	3.74	1.98	0.11	0.29	15	3.22	3.82	2.57	0.20	0.29	C91-C95
不明及其他恶性肿瘤	All Other Sites and Unspecified	22	2.41	5.48	2.70	0.11	0.30	15	3.22	3.82	2.07	0.13	0.19	A_O
所有部位合计	All Sites	912	100.00	227.32	119.14	5.55	14.02	466	100.00	118.68	57.79	2.81	6.42	ALL
所有部位除外 C44	All Sites but C44	910	99.78	226.82	118.98	5.55	14.02	466	100.00	118.68	57.79	2.81	6.42	ALLbC44

表 6-3-77　金坛市 2014 年癌症发病和死亡主要指标
Table 6-3-77　Incidence and mortality of cancer in Jintan Shi, 2014

部位 Site		男性 Male						女性 Female						ICD-10
		病例数 No. cases	构成 (%)	粗率 Crude rate (1/10⁵)	世标率 ASR world (1/10⁵)	累积率 Cum.rate(%)		病例数 No. cases	构成 (%)	粗率 Crude rate (1/10⁵)	世标率 ASR world (1/10⁵)	累积率 Cum.rate(%)		
						0~64	0~74					0~64	0~74	
发病 Incidence														
口腔和咽喉(除外鼻咽癌)	Lip,Oral Cavity & Pharynx but Nasopharynx	21	1.63	7.68	4.42	0.21	0.66	17	1.95	6.15	3.42	0.25	0.34	C00-10,C12-14
鼻咽癌	Nasopharynx	11	0.86	4.02	2.28	0.15	0.29	5	0.57	1.81	1.19	0.05	0.19	C11
食管	Oesophagus	221	17.19	80.81	46.18	2.07	6.37	78	8.96	28.23	15.62	0.41	2.10	C15
胃	Stomach	360	27.99	131.64	73.01	3.33	9.60	125	14.35	45.24	25.87	1.02	3.55	C16
结直肠肛门	Colon,Rectum & Anus	103	8.01	37.66	20.51	1.07	2.60	69	7.92	24.97	14.08	0.83	1.59	C18-21
肝脏	Liver	106	8.24	38.76	22.05	1.20	2.82	43	4.94	15.56	7.97	0.34	0.87	C22
胆囊及其他	Gallbladder etc.	11	0.86	4.02	2.19	0.06	0.21	10	1.15	3.62	1.99	0.08	0.23	C23-C24
胰腺	Pancreas	32	2.49	11.70	6.75	0.35	0.74	23	2.64	8.32	4.08	0.05	0.43	C25
喉	Larynx	9	0.70	3.29	2.07	0.07	0.38	0	0.00	0.00	0.00	0.00	0.00	C32
气管,支气管,肺	Trachea, Bronchus and Lung	203	15.79	74.23	40.63	1.53	5.25	75	8.61	27.15	14.56	0.70	1.66	C33-C34
其他胸腔器官	Other Thoracic Organs	7	0.54	2.56	2.30	0.11	0.15	1	0.11	0.36	0.19	0.02	0.02	C37-C38
骨	Bone	8	0.62	2.93	2.15	0.09	0.23	5	0.57	1.81	1.21	0.09	0.13	C40-C41
皮肤黑色素瘤	Melanoma of Skin	4	0.31	1.46	0.70	0.02	0.02	6	0.69	2.17	1.01	0.00	0.09	C43
乳房	Breast	1	0.08	0.37	0.21	0.02	0.02	124	14.24	44.88	27.99	2.20	3.07	C50
子宫颈	Cervix Uteri	–	–	–	–	–	–	101	11.60	36.56	21.46	1.71	2.10	C53
子宫体及子宫部位不明	Uterus & Unspecified	–	–	–	–	–	–	15	1.72	5.43	3.29	0.28	0.40	C54-C55
卵巢	Ovary	–	–	–	–	–	–	24	2.76	8.69	6.01	0.48	0.68	C56
前列腺	Prostate	39	3.03	14.26	7.03	0.14	0.50	–	–	–	–	–	–	C61
睾丸	Testis	0	0.00	0.00	0.00	0.00	0.00	–	–	–	–	–	–	C62
肾及泌尿系统不明	Kidney & Unspecified Urinary Organs	7	0.54	2.56	1.39	0.10	0.16	4	0.46	1.45	0.80	0.03	0.14	C64-66,68
膀胱	Bladder	22	1.71	8.04	3.78	0.18	0.39	10	1.15	3.62	1.84	0.08	0.24	C67
脑,神经系统	Brain,Central Nervous System	21	1.63	7.68	4.15	0.21	0.44	18	2.07	6.51	3.73	0.26	0.42	C70-C72
甲状腺	Thyroid Gland	5	0.39	1.83	1.06	0.09	0.09	49	5.63	17.73	12.43	0.97	1.14	C73
淋巴瘤	Lymphoma	18	1.40	6.58	3.78	0.26	0.30	15	1.72	5.43	3.43	0.22	0.42	C81-85,88,90,96
白血病	Leukaemia	25	1.94	9.14	5.99	0.32	0.62	14	1.61	5.07	3.21	0.18	0.32	C91-C95
不明及其他恶性肿瘤	All Other Sites and Unspecified	52	4.04	19.01	10.58	0.54	1.20	40	4.59	14.48	8.25	0.49	1.01	A_O
所有部位合计	All Sites	1286	100.00	470.23	263.20	12.11	33.04	871	100.00	315.25	183.61	10.73	21.15	ALL
所有部位除外 C44	All Sites but C44	1275	99.14	466.21	260.89	11.98	32.80	864	99.20	312.71	182.25	10.67	20.99	ALLbC44
死亡 Mortality														
口腔和咽喉(除外鼻咽癌)	Lip,Oral Cavity & Pharynx but Nasopharynx	16	1.75	5.85	3.20	0.15	0.35	6	1.22	2.17	1.25	0.05	0.15	C00-10,C12-14
鼻咽癌	Nasopharynx	8	0.88	2.93	1.72	0.17	0.17	2	0.41	0.72	0.39	0.04	0.04	C11
食管	Oesophagus	160	17.51	58.50	32.72	1.30	4.26	58	11.81	20.99	10.71	0.22	1.33	C15
胃	Stomach	220	24.07	80.44	42.38	1.17	4.97	95	19.35	34.38	17.39	0.50	1.89	C16
结直肠肛门	Colon,Rectum & Anus	65	7.11	23.77	13.06	0.59	1.46	30	6.11	10.86	5.62	0.24	0.62	C18-21
肝脏	Liver	99	10.83	36.20	21.00	1.23	2.38	47	9.57	17.01	9.14	0.41	1.10	C22
胆囊及其他	Gallbladder etc.	13	1.42	4.75	2.75	0.09	0.33	16	3.26	5.79	3.16	0.15	0.34	C23-C24
胰腺	Pancreas	27	2.95	9.87	5.86	0.19	0.77	30	6.11	10.86	5.57	0.11	0.64	C25
喉	Larynx	9	0.98	3.29	1.79	0.08	0.30	0	0.00	0.00	0.00	0.00	0.00	C32
气管,支气管,肺	Trachea, Bronchus and Lung	193	21.12	70.57	38.47	1.53	4.49	68	13.85	24.61	12.73	0.65	1.44	C33-C34
其他胸腔器官	Other Thoracic Organs	3	0.33	1.10	0.53	0.04	0.04	1	0.20	0.36	0.19	0.02	0.02	C37-C38
骨	Bone	5	0.55	1.83	0.95	0.02	0.13	6	1.22	2.17	1.05	0.04	0.08	C40-C41
皮肤黑色素瘤	Melanoma of Skin	1	0.11	0.37	0.22	0.03	0.03	2	0.41	0.72	0.40	0.00	0.04	C43
乳房	Breast	1	0.11	0.37	0.22	0.00	0.06	29	5.91	10.50	6.00	0.32	0.71	C50
子宫颈	Cervix Uteri	–	–	–	–	–	–	16	3.26	5.79	3.49	0.19	0.47	C53
子宫体及子宫部位不明	Uterus & Unspecified	–	–	–	–	–	–	6	1.22	2.17	1.19	0.07	0.11	C54-C55
卵巢	Ovary	–	–	–	–	–	–	8	1.63	2.90	1.55	0.12	0.17	C56
前列腺	Prostate	14	1.53	5.12	2.93	0.08	0.21	–	–	–	–	–	–	C61
睾丸	Testis	0	0.00	0.00	0.00	0.00	0.00	–	–	–	–	–	–	C62
肾及泌尿系统不明	Kidney & Unspecified Urinary Organs	6	0.66	2.19	1.17	0.06	0.10	3	0.61	1.09	0.48	0.00	0.06	C64-66,68
膀胱	Bladder	9	0.98	3.29	1.88	0.04	0.30	1	0.20	0.36	0.10	0.00	0.00	C67
脑,神经系统	Brain,Central Nervous System	21	2.30	7.68	4.21	0.20	0.45	15	3.05	5.43	3.06	0.17	0.38	C70-C72
甲状腺	Thyroid Gland	2	0.22	0.73	0.39	0.02	0.08	2	0.41	0.72	0.40	0.00	0.04	C73
淋巴瘤	Lymphoma	15	1.64	5.48	3.12	0.12	0.41	10	2.04	3.62	2.19	0.13	0.29	C81-85,88,90,96
白血病	Leukaemia	11	1.20	4.02	2.24	0.08	0.22	15	3.05	5.43	4.31	0.19	0.51	C91-C95
不明及其他恶性肿瘤	All Other Sites and Unspecified	16	1.75	5.85	3.32	0.18	0.42	25	5.09	9.05	4.21	0.12	0.32	A_O
所有部位合计	All Sites	914	100.00	334.21	184.14	7.36	21.90	491	100.00	177.71	94.49	3.78	10.72	ALL
所有部位除外 C44	All Sites but C44	912	99.78	333.48	183.67	7.36	21.85	486	98.98	175.90	93.73	3.75	10.69	ALLbC44

表 6-3-78 苏州市区 2014 年癌症发病和死亡主要指标
Table 6-3-78 Incidence and mortality of cancer in urban areas of Suzhou Shi, 2014

部位 Site		男性 Male						女性 Female						ICD-10
		病例数 No. cases	构成 (%)	粗率 Crude rate (1/10⁵)	世标率 ASR world (1/10⁵)	累积率 Cum.rate(%) 0~64	0~74	病例数 No. cases	构成 (%)	粗率 Crude rate (1/10⁵)	世标率 ASR world (1/10⁵)	累积率 Cum.rate(%) 0~64	0~74	
发病 Incidence														
口腔和咽喉(除外鼻咽癌)	Lip,Oral Cavity & Pharynx but Nasopharynx	62	0.93	3.75	2.18	0.16	0.25	41	0.84	2.41	1.32	0.08	0.15	C00-10,C12-14
鼻咽癌	Nasopharynx	69	1.03	4.17	2.45	0.17	0.29	35	0.71	2.06	1.30	0.10	0.13	C11
食管	Oesophagus	379	5.66	22.92	11.14	0.51	1.39	135	2.75	7.95	3.16	0.08	0.34	C15
胃	Stomach	1211	18.07	73.25	36.37	1.66	4.40	486	9.92	28.61	14.27	0.72	1.61	C16
结直肠肛门	Colon,Rectum & Anus	771	11.50	46.63	23.94	1.29	2.88	582	11.88	34.26	16.20	0.87	1.80	C18-21
肝脏	Liver	558	8.33	33.75	17.66	1.04	1.85	246	5.02	14.48	6.62	0.25	0.74	C22
胆囊及其他	Gallbladder etc.	108	1.61	6.53	3.15	0.12	0.36	154	3.14	9.07	4.07	0.14	0.51	C23-C24
胰腺	Pancreas	280	4.18	16.94	8.34	0.36	1.00	213	4.35	12.54	5.45	0.23	0.58	C25
喉	Larynx	55	0.82	3.33	1.71	0.09	0.23	3	0.06	0.18	0.09	0.00	0.01	C32
气管,支气管,肺	Trachea, Bronchus and Lung	1610	24.02	97.38	48.06	2.04	5.98	708	14.45	41.68	20.53	1.01	2.54	C33-C34
其他胸腔器官	Other Thoracic Organs	28	0.42	1.69	1.19	0.08	0.12	25	0.51	1.47	0.80	0.06	0.09	C37-C38
骨	Bone	43	0.64	2.60	1.42	0.09	0.14	30	0.61	1.77	0.94	0.05	0.11	C40-C41
皮肤黑色素瘤	Melanoma of Skin	12	0.18	0.73	0.33	0.03	0.03	11	0.22	0.65	0.37	0.03	0.03	C43
乳房	Breast	13	0.19	0.79	0.41	0.02	0.05	708	14.45	41.68	25.29	2.06	2.77	C50
子宫颈	Cervix Uteri	-	-	-	-	-	-	215	4.39	12.66	8.19	0.70	0.80	C53
子宫体及子宫部位不明	Uterus & Unspecified	-	-	-	-	-	-	151	3.08	8.89	5.23	0.40	0.61	C54-C55
卵巢	Ovary	-	-	-	-	-	-	127	2.59	7.48	4.96	0.38	0.50	C56
前列腺	Prostate	337	5.03	20.38	9.27	0.20	1.02	-	-	-	-	-	-	C61
睾丸	Testis	9	0.13	0.54	0.54	0.04	0.04	-	-	-	-	-	-	C62
肾及泌尿系统不明	Kidney & Unspecified Urinary Organs	128	1.91	7.74	4.17	0.24	0.44	78	1.59	4.59	2.32	0.12	0.26	C64-66,68
膀胱	Bladder	200	2.98	12.10	5.85	0.27	0.64	48	0.98	2.83	1.32	0.08	0.15	C67
脑,神经系统	Brain,Central Nervous System	135	2.01	8.17	4.64	0.31	0.54	162	3.31	9.54	5.89	0.41	0.60	C70-C72
甲状腺	Thyroid Gland	90	1.34	5.44	4.04	0.33	0.37	292	5.96	17.19	12.34	0.99	1.15	C73
淋巴瘤	Lymphoma	178	2.66	10.77	5.94	0.33	0.67	104	2.12	6.12	3.82	0.21	0.41	C81-85,88,90,96
白血病	Leukaemia	179	2.67	10.83	13.64	0.68	0.84	103	2.10	6.06	6.63	0.35	0.48	C91-C95
不明及其他恶性肿瘤	All Other Sites and Unspecified	247	3.69	14.94	7.70	0.39	0.88	244	4.98	14.36	7.86	0.47	0.81	A_O
所有部位合计	All Sites	6702	100.00	405.36	214.17	10.46	24.41	4901	100.00	288.53	158.97	9.80	17.19	ALL
所有部位除外 C44	All Sites but C44	6646	99.16	401.97	212.45	10.37	24.24	4839	98.73	284.88	157.27	9.72	17.02	ALLbC44
死亡 Mortality														
口腔和咽喉(除外鼻咽癌)	Lip,Oral Cavity & Pharynx but Nasopharynx	24	0.53	1.45	0.74	0.05	0.07	12	0.47	0.71	0.28	0.01	0.03	C00-10,C12-14
鼻咽癌	Nasopharynx	60	1.32	3.63	1.97	0.13	0.21	17	0.67	1.00	0.49	0.03	0.06	C11
食管	Oesophagus	365	8.05	22.08	10.67	0.43	1.24	127	5.00	7.48	2.71	0.04	0.26	C15
胃	Stomach	877	19.33	53.04	25.21	0.89	2.83	363	14.28	21.37	9.67	0.39	1.09	C16
结直肠肛门	Colon,Rectum & Anus	333	7.34	20.14	9.86	0.35	1.07	271	10.66	15.95	6.94	0.29	0.70	C18-21
肝脏	Liver	495	10.91	29.94	15.46	0.87	1.62	234	9.21	13.78	6.01	0.23	0.64	C22
胆囊及其他	Gallbladder etc.	64	1.41	3.87	1.76	0.07	0.17	122	4.80	7.18	2.99	0.11	0.35	C23-C24
胰腺	Pancreas	257	5.67	15.54	7.53	0.29	0.92	178	7.00	10.48	4.51	0.19	0.48	C25
喉	Larynx	13	0.29	0.79	0.41	0.02	0.05	0	0.00	0.00	0.00	0.00	0.00	C32
气管,支气管,肺	Trachea, Bronchus and Lung	1347	29.70	81.47	38.91	1.54	4.33	490	19.28	28.85	12.94	0.56	1.46	C33-C34
其他胸腔器官	Other Thoracic Organs	11	0.24	0.67	0.37	0.03	0.04	16	0.63	0.94	0.46	0.03	0.04	C37-C38
骨	Bone	28	0.62	1.69	0.82	0.04	0.07	23	0.90	1.35	0.61	0.02	0.07	C40-C41
皮肤黑色素瘤	Melanoma of Skin	3	0.07	0.18	0.09	0.00	0.01	9	0.35	0.53	0.27	0.00	0.03	C43
乳房	Breast	1	0.02	0.06	0.03	0.00	0.00	160	6.29	9.42	4.89	0.35	0.53	C50
子宫颈	Cervix Uteri	-	-	-	-	-	-	64	2.52	3.77	2.18	0.16	0.22	C53
子宫体及子宫部位不明	Uterus & Unspecified	-	-	-	-	-	-	39	1.53	2.30	1.16	0.06	0.15	C54-C55
卵巢	Ovary	-	-	-	-	-	-	58	2.28	3.41	2.03	0.14	0.22	C56
前列腺	Prostate	115	2.54	6.96	3.08	0.04	0.18	-	-	-	-	-	-	C61
睾丸	Testis	2	0.04	0.12	0.07	0.00	0.02	-	-	-	-	-	-	C62
肾及泌尿系统不明	Kidney & Unspecified Urinary Organs	32	0.71	1.94	1.00	0.03	0.10	22	0.87	1.30	0.54	0.02	0.03	C64-66,68
膀胱	Bladder	70	1.54	4.23	1.92	0.06	0.13	18	0.71	1.06	0.40	0.01	0.03	C67
脑,神经系统	Brain,Central Nervous System	94	2.07	5.69	2.92	0.15	0.33	80	3.15	4.71	2.82	0.13	0.26	C70-C72
甲状腺	Thyroid Gland	4	0.09	0.24	0.14	0.01	0.01	7	0.28	0.41	0.22	0.00	0.03	C73
淋巴瘤	Lymphoma	101	2.23	6.11	2.93	0.11	0.30	48	1.89	2.83	1.25	0.05	0.14	C81-85,88,90,96
白血病	Leukaemia	100	2.20	6.05	3.39	0.15	0.31	77	3.03	4.53	2.55	0.15	0.25	C91-C95
不明及其他恶性肿瘤	All Other Sites and Unspecified	140	3.09	8.47	4.21	0.17	0.42	107	4.21	6.30	2.83	0.12	0.31	A_O
所有部位合计	All Sites	4536	100.00	274.35	133.47	5.41	14.44	2542	100.00	149.65	68.74	3.09	7.37	ALL
所有部位除外 C44	All Sites but C44	4526	99.78	273.75	133.18	5.40	14.42	2536	99.76	149.30	68.62	3.09	7.36	ALLbC44

部位 Site		男性 Male						女性 Female						ICD-10
		病例数 No. cases	构成 (%)	粗率 Crude rate (1/10⁵)	世标率 ASR world (1/10⁵)	累积率 Cum.rate(%)		病例数 No. cases	构成 (%)	粗率 Crude rate (1/10⁵)	世标率 ASR world (1/10⁵)	累积率 Cum.rate(%)		
						0~64	0~74					0~64	0~74	
发病 Incidence														
口腔和咽喉(除外鼻咽癌)	Lip,Oral Cavity & Pharynx but Nasopharynx	43	1.20	4.86	2.23	0.10	0.29	25	0.82	2.71	1.57	0.12	0.16	C00–10,C12–14
鼻咽癌	Nasopharynx	23	0.64	2.60	1.39	0.13	0.16	7	0.23	0.76	0.49	0.05	0.06	C11
食管	Oesophagus	338	9.44	38.21	18.82	1.11	2.45	143	4.67	15.49	6.44	0.19	0.79	C15
胃	Stomach	459	12.82	51.89	24.37	1.29	3.04	229	7.48	24.81	11.31	0.50	1.32	C16
结直肠肛门	Colon,Rectum & Anus	425	11.87	48.04	23.57	1.37	2.95	293	9.57	31.74	15.67	0.91	1.87	C18–21
肝脏	Liver	481	13.44	54.37	30.84	2.39	3.65	289	9.44	31.31	15.72	1.04	1.76	C22
胆囊及其他	Gallbladder etc.	37	1.03	4.18	2.02	0.12	0.25	39	1.27	4.22	1.90	0.09	0.23	C23–C24
胰腺	Pancreas	120	3.35	13.56	6.24	0.29	0.77	135	4.41	14.62	6.25	0.27	0.72	C25
喉	Larynx	18	0.50	2.03	1.04	0.09	0.13	2	0.07	0.22	0.11	0.01	0.01	C32
气管,支气管,肺	Trachea, Bronchus and Lung	763	21.31	86.25	40.50	2.00	5.15	428	13.98	46.36	21.20	1.09	2.48	C33–C34
其他胸腔器官	Other Thoracic Organs	13	0.36	1.47	0.94	0.07	0.15	10	0.33	1.08	0.67	0.06	0.07	C37–C38
骨	Bone	27	0.75	3.05	2.54	0.12	0.19	12	0.39	1.30	0.76	0.04	0.06	C40–C41
皮肤黑色素瘤	Melanoma of Skin	6	0.17	0.68	0.47	0.03	0.04	8	0.26	0.87	0.45	0.03	0.05	C43
乳房	Breast	5	0.14	0.57	0.29	0.02	0.02	513	16.76	55.57	32.89	2.52	3.57	C50
子宫颈	Cervix Uteri	–	–	–	–	–	–	188	6.14	20.37	12.76	1.10	1.29	C53
子宫体及子宫部位不明	Uterus & Unspecified	–	–	–	–	–	–	86	2.81	9.32	5.41	0.45	0.59	C54–C55
卵巢	Ovary	–	–	–	–	–	–	100	3.27	10.83	6.60	0.51	0.74	C56
前列腺	Prostate	196	5.47	22.16	8.77	0.17	0.94	–	–	–	–	–	–	C61
睾丸	Testis	6	0.17	0.68	0.49	0.04	0.04	–	–	–	–	–	–	C62
肾及泌尿系统不明	Kidney & Unspecified Urinary Organs	56	1.56	6.33	3.36	0.18	0.35	35	1.14	3.79	1.94	0.09	0.23	C64–66,68
膀胱	Bladder	143	3.99	16.16	7.31	0.31	0.84	39	1.27	4.22	1.95	0.09	0.24	C67
脑,神经系统	Brain,Central Nervous System	79	2.21	8.93	5.87	0.41	0.57	101	3.30	10.94	6.62	0.43	0.71	C70–C72
甲状腺	Thyroid Gland	42	1.17	4.75	3.53	0.28	0.31	118	3.85	12.78	9.36	0.75	0.87	C73
淋巴瘤	Lymphoma	71	1.98	8.03	4.51	0.24	0.51	65	2.12	7.04	3.50	0.18	0.44	C81–85,88,90,96
白血病	Leukaemia	77	2.15	8.70	5.73	0.34	0.52	52	1.70	5.63	3.40	0.22	0.33	C91–C95
不明及其他恶性肿瘤	All Other Sites and Unspecified	152	4.25	17.18	8.22	0.36	0.95	144	4.70	15.60	8.23	0.48	0.89	A_O
所有部位合计	All Sites	3580	100.00	404.69	203.03	11.49	24.21	3061	100.00	331.58	175.21	11.22	19.47	ALL
所有部位除外 C44	All Sites but C44	3547	99.08	400.96	201.52	11.45	24.05	3024	98.79	327.58	173.52	11.16	19.30	ALLbC44
死亡 Mortality														
口腔和咽喉(除外鼻咽癌)	Lip,Oral Cavity & Pharynx but Nasopharynx	19	0.75	2.15	1.00	0.06	0.11	8	0.42	0.87	0.32	0.02	0.03	C00–10,C12–14
鼻咽癌	Nasopharynx	13	0.51	1.47	0.70	0.05	0.06	6	0.32	0.65	0.33	0.02	0.05	C11
食管	Oesophagus	265	10.47	29.96	13.99	0.67	1.76	134	7.10	14.52	5.46	0.12	0.64	C15
胃	Stomach	385	15.22	43.52	18.76	0.68	2.30	216	11.45	23.40	9.61	0.34	1.09	C16
结直肠肛门	Colon,Rectum & Anus	158	6.25	17.86	7.38	0.33	0.72	168	8.91	18.20	7.08	0.23	0.75	C18–21
肝脏	Liver	487	19.25	55.05	30.43	2.28	3.45	278	14.74	30.11	14.65	0.95	1.58	C22
胆囊及其他	Gallbladder etc.	28	1.11	3.17	1.58	0.07	0.20	37	1.96	4.01	1.62	0.06	0.16	C23–C24
胰腺	Pancreas	118	4.66	13.34	6.05	0.26	0.74	127	6.73	13.76	5.79	0.24	0.65	C25
喉	Larynx	9	0.36	1.02	0.43	0.02	0.04	3	0.16	0.32	0.14	0.01	0.01	C32
气管,支气管,肺	Trachea, Bronchus and Lung	656	25.93	74.15	32.28	1.27	3.99	406	21.53	43.98	17.87	0.62	1.91	C33–C34
其他胸腔器官	Other Thoracic Organs	4	0.16	0.45	0.22	0.01	0.03	3	0.16	0.32	0.18	0.00	0.03	C37–C38
骨	Bone	31	1.23	3.50	1.67	0.08	0.15	26	1.38	2.82	1.57	0.07	0.14	C40–C41
皮肤黑色素瘤	Melanoma of Skin	4	0.16	0.45	0.25	0.01	0.03	8	0.42	0.87	0.34	0.01	0.04	C43
乳房	Breast	0	0.00	0.00	0.00	0.00	0.00	85	4.51	9.21	4.93	0.32	0.53	C50
子宫颈	Cervix Uteri	–	–	–	–	–	–	45	2.39	4.87	2.27	0.11	0.24	C53
子宫体及子宫部位不明	Uterus & Unspecified	–	–	–	–	–	–	32	1.70	3.47	1.37	0.05	0.13	C54–C55
卵巢	Ovary	–	–	–	–	–	–	36	1.91	3.90	2.19	0.18	0.25	C56
前列腺	Prostate	56	2.21	6.33	2.02	0.02	0.12	–	–	–	–	–	–	C61
睾丸	Testis	3	0.12	0.34	0.13	0.00	0.01	–	–	–	–	–	–	C62
肾及泌尿系统不明	Kidney & Unspecified Urinary Organs	13	0.51	1.47	0.69	0.04	0.07	14	0.74	1.52	0.61	0.03	0.07	C64–66,68
膀胱	Bladder	49	1.94	5.54	1.88	0.05	0.10	26	1.38	2.82	1.14	0.04	0.11	C67
脑,神经系统	Brain,Central Nervous System	50	1.98	5.65	3.42	0.18	0.34	56	2.97	6.07	2.79	0.17	0.26	C70–C72
甲状腺	Thyroid Gland	4	0.16	0.45	0.21	0.01	0.03	8	0.42	0.87	0.42	0.02	0.03	C73
淋巴瘤	Lymphoma	53	2.09	5.99	3.39	0.13	0.38	48	2.55	5.20	2.36	0.15	0.26	C81–85,88,90,96
白血病	Leukaemia	58	2.29	6.56	3.54	0.20	0.36	61	3.23	6.61	3.82	0.20	0.33	C91–C95
不明及其他恶性肿瘤	All Other Sites and Unspecified	67	2.65	7.57	3.69	0.16	0.35	55	2.92	5.96	3.09	0.13	0.29	A_O
所有部位合计	All Sites	2530	100.00	285.99	133.71	6.57	15.33	1886	100.00	204.30	89.98	4.09	9.56	ALL
所有部位除外 C44	All Sites but C44	2520	99.60	284.86	133.31	6.57	15.31	1879	99.63	203.54	89.73	4.09	9.55	ALLbC44

表 6-3-80 海安县 2014 年癌症发病和死亡主要指标
Table 6-3-80 Incidence and mortality of cancer in Hai'an Xian, 2014

部位 Site		男性 Male						女性 Female						ICD-10
		病例数 No. cases	构成 (%)	粗率 Crude rate (1/10⁵)	世标率 ASR world (1/10⁵)	累积率 Cum.rate(%) 0~64	0~74	病例数 No. cases	构成 (%)	粗率 Crude rate (1/10⁵)	世标率 ASR world (1/10⁵)	累积率 Cum.rate(%) 0~64	0~74	
发病 Incidence														
口腔和咽喉(除外鼻咽癌)	Lip,Oral Cavity & Pharynx but Nasopharynx	22	1.04	4.71	2.30	0.16	0.27	16	1.02	3.36	1.31	0.06	0.17	C00-10,C12-14
鼻咽癌	Nasopharynx	17	0.80	3.64	1.70	0.16	0.21	2	0.13	0.42	0.21	0.01	0.03	C11
食管	Oesophagus	513	24.14	109.90	43.84	1.85	5.64	274	17.44	57.61	20.67	0.59	2.63	C15
胃	Stomach	320	15.06	68.56	26.88	1.15	3.24	137	8.72	28.80	11.07	0.46	1.28	C16
结直肠肛门	Colon,Rectum & Anus	159	7.48	34.06	14.42	0.80	1.76	136	8.66	28.59	12.50	0.69	1.56	C18-21
肝脏	Liver	210	9.88	44.99	22.49	1.51	2.41	94	5.98	19.76	8.62	0.52	0.94	C22
胆囊及其他	Gallbladder etc.	43	2.02	9.21	4.01	0.24	0.49	28	1.78	5.89	2.19	0.09	0.25	C23-C24
胰腺	Pancreas	72	3.39	15.42	5.80	0.25	0.58	52	3.31	10.93	4.91	0.25	0.46	C25
喉	Larynx	9	0.42	1.93	0.79	0.02	0.12	1	0.06	0.21	0.09	0.00	0.02	C32
气管,支气管,肺	Trachea, Bronchus and Lung	380	17.88	81.41	33.33	1.63	4.07	212	13.49	44.57	18.16	0.96	2.19	C33-C34
其他胸腔器官	Other Thoracic Organs	5	0.24	1.07	0.43	0.01	0.07	0	0.00	0.00	0.00	0.00	0.00	C37-C38
骨	Bone	9	0.42	1.93	0.75	0.03	0.09	8	0.51	1.68	1.85	0.08	0.13	C40-C41
皮肤黑色素瘤	Melanoma of Skin	2	0.09	0.43	0.19	0.01	0.03	3	0.19	0.63	0.26	0.03	0.03	C43
乳房	Breast	4	0.19	0.86	0.36	0.03	0.04	209	13.30	43.94	24.32	2.03	2.51	C50
子宫颈	Cervix Uteri	–	–	–	–	–	–	131	8.34	27.54	14.48	1.06	1.62	C53
子宫体及子宫部位不明	Uterus & Unspecified	–	–	–	–	–	–	35	2.23	7.36	3.77	0.31	0.41	C54-C55
卵巢	Ovary	–	–	–	–	–	–	31	1.97	6.52	3.60	0.27	0.43	C56
前列腺	Prostate	72	3.39	15.42	5.54	0.09	0.61	–	–	–	–	–	–	C61
睾丸	Testis	2	0.09	0.43	0.17	0.00	0.01	–	–	–	–	–	–	C62
肾及泌尿系统不明	Kidney & Unspecified Urinary Organs	23	1.08	4.93	2.25	0.11	0.32	13	0.83	2.73	1.13	0.05	0.18	C64-66,68
膀胱	Bladder	68	3.20	14.57	5.64	0.23	0.61	18	1.15	3.78	1.58	0.13	0.17	C67
脑,神经系统	Brain,Central Nervous System	28	1.32	6.00	3.77	0.19	0.35	34	2.16	7.15	4.13	0.24	0.43	C70-C72
甲状腺	Thyroid Gland	5	0.24	1.07	0.80	0.06	0.06	14	0.89	2.94	2.03	0.16	0.22	C73
淋巴瘤	Lymphoma	41	1.93	8.78	3.72	0.16	0.46	40	2.55	8.41	4.03	0.22	0.47	C81-85,88,90,96
白血病	Leukaemia	33	1.55	7.07	4.74	0.23	0.44	27	1.72	5.68	2.44	0.12	0.25	C91-C95
不明及其他恶性肿瘤	All Other Sites and Unspecified	88	4.14	18.85	8.57	0.46	1.00	56	3.56	11.77	5.10	0.30	0.58	A_O
所有部位合计	All Sites	2125	100.00	455.25	192.50	9.37	22.92	1571	100.00	330.30	148.46	8.63	16.96	ALL
所有部位除外 C44	All Sites but C44	2105	99.06	450.96	190.50	9.26	22.68	1554	98.92	326.72	146.99	8.55	16.79	ALLbC44
死亡 Mortality														
口腔和咽喉(除外鼻咽癌)	Lip,Oral Cavity & Pharynx but Nasopharynx	9	0.62	1.93	0.71	0.04	0.10	12	1.38	2.52	0.81	0.01	0.09	C00-10,C12-14
鼻咽癌	Nasopharynx	8	0.55	1.71	0.71	0.03	0.09	2	0.23	0.42	0.22	0.02	0.02	C11
食管	Oesophagus	374	25.56	80.12	30.30	0.94	3.45	171	19.70	35.95	11.48	0.23	1.27	C15
胃	Stomach	229	15.65	49.06	18.02	0.64	1.79	78	8.99	16.40	5.19	0.17	0.43	C16
结直肠肛门	Colon,Rectum & Anus	77	5.26	16.50	6.79	0.28	0.89	50	5.76	10.51	4.17	0.16	0.49	C18-21
肝脏	Liver	202	13.81	43.28	21.40	1.53	2.42	76	8.76	15.98	6.46	0.31	0.75	C22
胆囊及其他	Gallbladder etc.	21	1.44	4.50	1.81	0.06	0.24	24	2.76	5.05	1.77	0.05	0.19	C23-C24
胰腺	Pancreas	45	3.08	9.64	3.63	0.17	0.37	41	4.72	8.62	3.51	0.19	0.38	C25
喉	Larynx	8	0.55	1.71	0.65	0.01	0.12	1	0.12	0.21	0.09	0.00	0.02	C32
气管,支气管,肺	Trachea, Bronchus and Lung	327	22.35	70.05	27.85	1.09	3.48	175	20.16	36.79	14.05	0.67	1.64	C33-C34
其他胸腔器官	Other Thoracic Organs	2	0.14	0.43	0.19	0.00	0.04	0	0.00	0.00	0.00	0.00	0.00	C37-C38
骨	Bone	7	0.48	1.50	0.73	0.04	0.09	8	0.92	1.68	1.57	0.07	0.13	C40-C41
皮肤黑色素瘤	Melanoma of Skin	2	0.14	0.43	0.25	0.01	0.04	2	0.23	0.42	0.16	0.01	0.01	C43
乳房	Breast	1	0.07	0.21	0.11	0.01	0.01	52	5.99	10.93	5.11	0.37	0.59	C50
子宫颈	Cervix Uteri	–	–	–	–	–	–	35	4.03	7.36	3.16	0.17	0.38	C53
子宫体及子宫部位不明	Uterus & Unspecified	–	–	–	–	–	–	17	1.96	3.57	1.15	0.03	0.13	C54-C55
卵巢	Ovary	–	–	–	–	–	–	12	1.38	2.52	1.21	0.08	0.17	C56
前列腺	Prostate	30	2.05	6.43	2.11	0.03	0.09	–	–	–	–	–	–	C61
睾丸	Testis	2	0.14	0.43	0.19	0.01	0.01	–	–	–	–	–	–	C62
肾及泌尿系统不明	Kidney & Unspecified Urinary Organs	5	0.34	1.07	0.37	0.01	0.01	4	0.46	0.84	0.31	0.01	0.04	C64-66,68
膀胱	Bladder	23	1.57	4.93	1.95	0.10	0.17	6	0.69	1.26	0.29	0.00	0.00	C67
脑,神经系统	Brain,Central Nervous System	22	1.50	4.71	3.43	0.15	0.28	26	3.00	5.47	2.66	0.15	0.29	C70-C72
甲状腺	Thyroid Gland	0	0.00	0.00	0.00	0.00	0.00	3	0.35	0.63	0.37	0.04	0.04	C73
淋巴瘤	Lymphoma	26	1.78	5.57	2.42	0.12	0.33	28	3.23	5.89	2.18	0.11	0.23	C81-85,88,90,96
白血病	Leukaemia	16	1.09	3.43	1.72	0.05	0.22	21	2.42	4.42	2.04	0.10	0.19	C91-C95
不明及其他恶性肿瘤	All Other Sites and Unspecified	27	1.85	5.78	2.34	0.10	0.19	24	2.76	5.05	2.38	0.15	0.27	A_O
所有部位合计	All Sites	1463	100.00	313.43	127.66	5.43	14.46	868	100.00	182.49	70.34	3.10	7.75	ALL
所有部位除外 C44	All Sites but C44	1457	99.59	312.14	127.15	5.42	14.43	864	99.54	181.65	70.10	3.08	7.74	ALLbC44

表 6-3-81　如东县 2014 年癌症发病和死亡主要指标
Table 6-3-81　Incidence and mortality of cancer in Rudong Xian, 2014

部位 / Site		男性 Male						女性 Female						ICD-10
		病例数 No. cases	构成 (%)	粗率 Crude rate (1/10⁵)	世标率 ASR world (1/10⁵)	累积率 Cum.rate(%) 0~64	0~74	病例数 No. cases	构成 (%)	粗率 Crude rate (1/10⁵)	世标率 ASR world (1/10⁵)	累积率 Cum.rate(%) 0~64	0~74	
发病 Incidence														
口腔和咽喉(除外鼻咽癌)	Lip,Oral Cavity & Pharynx but Nasopharynx	26	1.15	5.05	2.00	0.12	0.21	22	1.23	4.16	1.85	0.11	0.20	C00-10,C12-14
鼻咽癌	Nasopharynx	20	0.89	3.89	2.11	0.16	0.21	13	0.73	2.46	0.99	0.06	0.12	C11
食管	Oesophagus	265	11.73	51.51	19.11	0.84	2.60	115	6.45	21.73	7.08	0.22	0.87	C15
胃	Stomach	344	15.23	66.87	25.37	1.19	3.16	154	8.64	29.10	11.15	0.64	1.29	C16
结直肠肛门	Colon,Rectum & Anus	155	6.86	30.13	12.43	0.68	1.49	151	8.47	28.53	11.35	0.64	1.25	C18-21
肝脏	Liver	307	13.59	59.67	26.97	1.99	3.05	133	7.46	25.13	10.71	0.64	1.03	C22
胆囊及其他	Gallbladder etc.	22	0.97	4.28	1.58	0.07	0.19	26	1.46	4.91	1.89	0.12	0.21	C23-C24
胰腺	Pancreas	89	3.94	17.30	6.70	0.34	0.89	77	4.32	14.55	5.07	0.24	0.60	C25
喉	Larynx	12	0.53	2.33	1.01	0.08	0.11	0	0.00	0.00	0.00	0.00	0.00	C32
气管,支气管,肺	Trachea, Bronchus and Lung	541	23.95	105.16	39.31	1.60	5.13	288	16.16	54.42	21.56	1.10	2.50	C33-C34
其他胸腔器官	Other Thoracic Organs	5	0.22	0.97	0.37	0.03	0.03	11	0.62	2.08	0.93	0.07	0.10	C37-C38
骨	Bone	33	1.46	6.41	3.81	0.22	0.39	19	1.07	3.59	1.20	0.05	0.10	C40-C41
皮肤黑色素瘤	Melanoma of Skin	5	0.22	0.97	0.50	0.04	0.07	7	0.39	1.32	0.45	0.02	0.06	C43
乳房	Breast	2	0.09	0.39	0.17	0.01	0.02	211	11.84	39.87	21.47	1.75	2.41	C50
子宫颈	Cervix Uteri	-	-	-	-	-	-	131	7.35	24.75	12.85	0.99	1.38	C53
子宫体及子宫部位不明	Uterus & Unspecified	-	-	-	-	-	-	80	4.49	15.12	7.17	0.54	0.83	C54-C55
卵巢	Ovary	-	-	-	-	-	-	45	2.53	8.50	4.70	0.37	0.51	C56
前列腺	Prostate	79	3.50	15.36	4.92	0.10	0.51	-	-	-	-	-	-	C61
睾丸	Testis	3	0.13	0.58	0.49	0.04	0.04	-	-	-	-	-	-	C62
肾及泌尿系统不明	Kidney & Unspecified Urinary Organs	21	0.93	4.08	1.64	0.10	0.24	20	1.12	3.78	1.73	0.12	0.18	C64-66,68
膀胱	Bladder	76	3.36	14.77	5.84	0.29	0.61	21	1.18	3.97	1.39	0.05	0.18	C67
脑,神经系统	Brain,Central Nervous System	61	2.70	11.86	6.85	0.38	0.72	50	2.81	9.45	5.03	0.29	0.60	C70-C72
甲状腺	Thyroid Gland	12	0.53	2.33	1.71	0.15	0.17	51	2.86	9.64	6.11	0.46	0.59	C73
淋巴瘤	Lymphoma	68	3.01	13.22	4.91	0.24	0.57	58	3.25	10.96	4.66	0.23	0.58	C81-85,88,90,96
白血病	Leukaemia	50	2.21	9.72	6.36	0.34	0.52	36	2.02	6.80	5.92	0.28	0.49	C91-C95
不明及其他恶性肿瘤	All Other Sites and Unspecified	63	2.79	12.25	5.16	0.31	0.56	63	3.54	11.90	5.32	0.31	0.53	A_O
所有部位合计	All Sites	2259	100.00	439.10	179.31	9.31	21.50	1782	100.00	336.73	150.55	9.33	16.60	ALL
所有部位除外 C44	All Sites but C44	2241	99.20	435.60	177.81	9.22	21.36	1768	99.21	334.09	149.75	9.29	16.53	ALLbC44
死亡 Mortality														
口腔和咽喉(除外鼻咽癌)	Lip,Oral Cavity & Pharynx but Nasopharynx	7	0.43	1.36	0.44	0.00	0.03	9	0.91	1.70	0.57	0.02	0.04	C00-10,C12-14
鼻咽癌	Nasopharynx	9	0.55	1.75	0.66	0.03	0.07	5	0.50	0.94	0.28	0.01	0.02	C11
食管	Oesophagus	176	10.75	34.21	11.69	0.25	1.46	84	8.48	15.87	4.51	0.05	0.45	C15
胃	Stomach	260	15.88	50.54	17.65	0.49	2.20	128	12.92	24.19	8.29	0.34	0.86	C16
结直肠肛门	Colon,Rectum & Anus	63	3.85	12.25	4.75	0.21	0.58	64	6.46	12.09	3.95	0.20	0.36	C18-21
肝脏	Liver	283	17.29	55.01	24.41	1.71	2.80	114	11.50	21.54	7.72	0.47	0.77	C22
胆囊及其他	Gallbladder etc.	11	0.67	2.14	0.81	0.06	0.08	19	1.92	3.59	1.21	0.05	0.10	C23-C24
胰腺	Pancreas	74	4.52	14.38	5.46	0.26	0.76	76	7.67	14.36	4.69	0.20	0.54	C25
喉	Larynx	8	0.49	1.56	0.50	0.02	0.06	0	0.00	0.00	0.00	0.00	0.00	C32
气管,支气管,肺	Trachea, Bronchus and Lung	450	27.49	87.47	31.45	1.07	3.98	232	23.41	43.84	15.11	0.55	1.75	C33-C34
其他胸腔器官	Other Thoracic Organs	1	0.06	0.19	0.10	0.01	0.01	3	0.30	0.57	0.15	0.01	0.01	C37-C38
骨	Bone	31	1.89	6.03	2.52	0.10	0.21	14	1.41	2.65	0.71	0.02	0.05	C40-C41
皮肤黑色素瘤	Melanoma of Skin	3	0.18	0.58	0.21	0.00	0.03	0	0.00	0.00	0.00	0.00	0.00	C43
乳房	Breast	1	0.06	0.19	0.07	0.00	0.02	40	4.04	7.56	3.06	0.20	0.29	C50
子宫颈	Cervix Uteri	-	-	-	-	-	-	32	3.23	6.05	2.80	0.16	0.31	C53
子宫体及子宫部位不明	Uterus & Unspecified	-	-	-	-	-	-	26	2.62	4.91	1.44	0.04	0.15	C54-C55
卵巢	Ovary	-	-	-	-	-	-	12	1.21	2.27	0.91	0.05	0.11	C56
前列腺	Prostate	43	2.63	8.36	2.71	0.07	0.26	-	-	-	-	-	-	C61
睾丸	Testis	2	0.12	0.39	0.30	0.01	0.01	-	-	-	-	-	-	C62
肾及泌尿系统不明	Kidney & Unspecified Urinary Organs	8	0.49	1.56	0.50	0.02	0.06	5	0.50	0.94	0.50	0.04	0.04	C64-66,68
膀胱	Bladder	24	1.47	4.67	1.43	0.03	0.08	10	1.01	1.89	0.48	0.01	0.03	C67
脑,神经系统	Brain,Central Nervous System	41	2.50	7.97	3.51	0.19	0.40	23	2.32	4.35	1.57	0.06	0.20	C70-C72
甲状腺	Thyroid Gland	2	0.12	0.39	0.18	0.02	0.02	3	0.30	0.57	0.20	0.01	0.02	C73
淋巴瘤	Lymphoma	34	2.08	6.61	3.01	0.15	0.28	18	1.82	3.40	1.22	0.06	0.13	C81-85,88,90,96
白血病	Leukaemia	48	2.93	9.33	4.90	0.21	0.42	26	2.62	4.91	3.05	0.14	0.30	C91-C95
不明及其他恶性肿瘤	All Other Sites and Unspecified	58	3.54	11.27	4.25	0.25	0.46	48	4.84	9.07	3.37	0.20	0.37	A_O
所有部位合计	All Sites	1637	100.00	318.19	121.53	5.17	14.28	991	100.00	187.26	65.82	2.91	6.89	ALL
所有部位除外 C44	All Sites but C44	1631	99.63	317.03	121.14	5.16	14.24	987	99.60	186.51	65.61	2.90	6.88	ALLbC44

部位 Site		男性 Male						女性 Female						ICD-10
		病例数 No. cases	构成 (%)	粗率 Crude rate (1/10⁵)	世标率 ASR world (1/10⁵)	累积率 Cum.rate(%)		病例数 No. cases	构成 (%)	粗率 Crude rate (1/10⁵)	世标率 ASR world (1/10⁵)	累积率 Cum.rate(%)		
						0~64	0~74					0~64	0~74	
发病 Incidence														
口腔和咽喉(除外鼻咽癌)	Lip,Oral Cavity & Pharynx but Nasopharynx	15	0.57	2.72	1.42	0.08	0.19	15	0.74	2.62	1.33	0.09	0.17	C00-10,C12-14
鼻咽癌	Nasopharynx	26	0.99	4.72	2.51	0.21	0.32	10	0.50	1.75	0.80	0.06	0.08	C11
食管	Oesophagus	83	3.15	15.07	7.03	0.21	0.74	38	1.88	6.64	2.26	0.06	0.16	C15
胃	Stomach	339	12.87	61.57	31.30	1.56	3.82	188	9.31	32.83	14.64	0.83	1.57	C16
结直肠肛门	Colon,Rectum & Anus	286	10.85	51.94	25.93	1.31	2.93	236	11.68	41.21	18.71	0.86	2.41	C18-21
肝脏	Liver	523	19.85	94.98	49.82	3.45	5.46	228	11.29	39.81	17.93	1.04	1.99	C22
胆囊及其他	Gallbladder etc.	30	1.14	5.45	2.76	0.09	0.35	47	2.33	8.21	3.46	0.21	0.37	C23-C24
胰腺	Pancreas	132	5.01	23.97	11.38	0.51	1.19	87	4.31	15.19	5.77	0.24	0.60	C25
喉	Larynx	21	0.80	3.81	2.04	0.15	0.21	0	0.00	0.00	0.00	0.00	0.00	C32
气管,支气管,肺	Trachea, Bronchus and Lung	698	26.49	126.76	62.60	2.49	7.53	339	16.78	59.19	25.99	1.39	3.04	C33-C34
其他胸腔器官	Other Thoracic Organs	5	0.19	0.91	0.80	0.05	0.07	3	0.15	0.52	0.22	0.02	0.02	C37-C38
骨	Bone	11	0.42	2.00	1.29	0.05	0.16	5	0.25	0.87	0.75	0.03	0.10	C40-C41
皮肤黑色素瘤	Melanoma of Skin	3	0.11	0.54	0.30	0.01	0.01	3	0.15	0.52	0.26	0.01	0.03	C43
乳房	Breast	1	0.04	0.18	0.13	0.00	0.02	234	11.58	40.86	21.62	1.76	2.48	C50
子宫颈	Cervix Uteri	–	–	–	–	–	–	123	6.09	21.48	11.89	1.03	1.27	C53
子宫体及子宫部位不明	Uterus & Unspecified	–	–	–	–	–	–	70	3.47	12.22	6.56	0.54	0.78	C54-C55
卵巢	Ovary	–	–	–	–	–	–	56	2.77	9.78	5.35	0.45	0.59	C56
前列腺	Prostate	89	3.38	16.16	7.27	0.11	0.64						–	C61
睾丸	Testis	4	0.15	0.73	0.57	0.05	0.05						–	C62
肾及泌尿系统不明	Kidney & Unspecified Urinary Organs	13	0.49	2.36	1.18	0.07	0.14	18	0.89	3.14	1.50	0.07	0.18	C64-66,68
膀胱	Bladder	104	3.95	18.89	9.40	0.30	1.18	29	1.44	5.06	2.17	0.06	0.28	C67
脑,神经系统	Brain,Central Nervous System	51	1.94	9.26	5.91	0.33	0.56	48	2.38	8.38	4.42	0.27	0.51	C70-C72
甲状腺	Thyroid Gland	15	0.57	2.72	1.47	0.12	0.17	62	3.07	10.83	6.95	0.58	0.66	C73
淋巴瘤	Lymphoma	88	3.34	15.98	8.30	0.55	0.97	77	3.81	13.44	6.85	0.34	0.93	C81-85,88,90,96
白血病	Leukaemia	49	1.86	8.90	7.11	0.34	0.65	54	2.67	9.43	6.42	0.40	0.64	C91-C95
不明及其他恶性肿瘤	All Other Sites and Unspecified	49	1.86	8.90	4.28	0.18	0.40	50	2.48	8.73	3.59	0.14	0.34	A_O
所有部位合计	All Sites	2635	100.00	478.54	244.78	12.21	27.75	2020	100.00	352.70	169.43	10.46	19.18	ALL
所有部位除外 C44	All Sites but C44	2609	99.01	473.82	242.66	12.13	27.56	1993	98.66	347.99	167.84	10.43	19.04	ALLbC44
死亡 Mortality														
口腔和咽喉(除外鼻咽癌)	Lip,Oral Cavity & Pharynx but Nasopharynx	8	0.42	1.45	0.76	0.01	0.08	5	0.42	0.87	0.37	0.00	0.04	C00-10,C12-14
鼻咽癌	Nasopharynx	17	0.88	3.09	1.61	0.12	0.19	3	0.25	0.52	0.14	0.00	0.00	C11
食管	Oesophagus	72	3.74	13.08	5.93	0.21	0.64	31	2.62	5.41	1.90	0.07	0.13	C15
胃	Stomach	235	12.20	42.68	19.90	0.76	2.16	145	12.28	25.32	9.87	0.36	0.94	C16
结直肠肛门	Colon,Rectum & Anus	135	7.01	24.52	12.04	0.40	1.20	119	10.08	20.78	7.81	0.24	0.79	C18-21
肝脏	Liver	451	23.42	81.91	42.18	2.81	4.41	198	16.77	34.57	15.70	0.92	1.70	C22
胆囊及其他	Gallbladder etc.	31	1.61	5.63	2.76	0.11	0.30	31	2.62	5.41	2.12	0.07	0.23	C23-C24
胰腺	Pancreas	95	4.93	17.25	7.90	0.34	0.69	74	6.27	12.92	4.87	0.22	0.49	C25
喉	Larynx	12	0.62	2.18	1.13	0.05	0.16	0	0.00	0.00	0.00	0.00	0.00	C32
气管,支气管,肺	Trachea, Bronchus and Lung	557	28.92	101.16	48.15	1.79	5.31	256	21.68	44.70	19.14	0.84	2.19	C33-C34
其他胸腔器官	Other Thoracic Organs	4	0.21	0.73	0.63	0.02	0.08	1	0.08	0.17	0.08	0.01	0.01	C37-C38
骨	Bone	7	0.36	1.27	0.81	0.04	0.06	9	0.76	1.57	1.21	0.06	0.12	C40-C41
皮肤黑色素瘤	Melanoma of Skin	1	0.05	0.18	0.08	0.01	0.01	2	0.17	0.35	0.35	0.03	0.03	C43
乳房	Breast	1	0.05	0.18	0.09	0.00	0.00	80	6.77	13.97	6.83	0.46	0.84	C50
子宫颈	Cervix Uteri	–	–	–	–	–	–	34	2.88	5.94	3.00	0.22	0.32	C53
子宫体及子宫部位不明	Uterus & Unspecified	–	–	–	–	–	–	22	1.86	3.84	1.72	0.12	0.18	C54-C55
卵巢	Ovary	–	–	–	–	–	–	17	1.44	2.97	1.58	0.13	0.21	C56
前列腺	Prostate	57	2.96	10.35	4.26	0.01	0.21						–	C61
睾丸	Testis	1	0.05	0.18	0.08	0.01	0.01						–	C62
肾及泌尿系统不明	Kidney & Unspecified Urinary Organs	9	0.47	1.63	0.66	0.01	0.01	13	1.10	2.27	0.91	0.03	0.08	C64-66,68
膀胱	Bladder	57	2.96	10.35	4.86	0.09	0.42	16	1.35	2.79	0.93	0.00	0.10	C67
脑,神经系统	Brain,Central Nervous System	41	2.13	7.45	4.50	0.23	0.49	32	2.71	5.59	2.83	0.16	0.29	C70-C72
甲状腺	Thyroid Gland	3	0.16	0.54	0.25	0.00	0.02	5	0.42	0.87	0.28	0.01	0.01	C73
淋巴瘤	Lymphoma	69	3.58	12.53	6.44	0.34	0.77	38	3.22	6.64	2.80	0.13	0.35	C81-85,88,90,96
白血病	Leukaemia	38	1.97	6.90	4.56	0.27	0.40	30	2.54	5.24	3.03	0.15	0.29	C91-C95
不明及其他恶性肿瘤	All Other Sites and Unspecified	25	1.30	4.54	2.29	0.06	0.15	20	1.69	3.49	1.58	0.03	0.13	A_O
所有部位合计	All Sites	1926	100.00	349.78	171.86	7.70	17.78	1181	100.00	206.21	89.06	4.25	9.48	ALL
所有部位除外 C44	All Sites but C44	1918	99.58	348.33	171.15	7.70	17.76	1174	99.41	204.99	88.74	4.25	9.48	ALLbC44

表 6-3-83 如皋市 2014 年癌症发病和死亡主要指标
Table 6-3-83 Incidence and mortality of cancer in Rugao Shi,2014

部位 Site		男性 Male 病例数 No. cases	构成 (%)	粗率 Crude rate (1/10⁵)	世标率 ASR world (1/10⁵)	累积率 Cum.rate(%) 0~64	累积率 Cum.rate(%) 0~74	女性 Female 病例数 No. cases	构成 (%)	粗率 Crude rate (1/10⁵)	世标率 ASR world (1/10⁵)	累积率 Cum.rate(%) 0~64	累积率 Cum.rate(%) 0~74	ICD-10
发病 Incidence														
口腔和咽喉(除外鼻咽癌)	Lip,Oral Cavity & Pharynx but Nasopharynx	31	1.00	4.33	2.18	0.14	0.31	19	0.79	2.65	1.17	0.07	0.11	C00–10,C12–14
鼻咽癌	Nasopharynx	28	0.90	3.91	2.55	0.18	0.25	7	0.29	0.98	0.55	0.05	0.06	C11
食管	Oesophagus	807	26.07	112.84	52.10	2.36	6.81	495	20.51	68.95	28.14	1.12	3.75	C15
胃	Stomach	331	10.69	46.28	21.49	0.93	2.71	180	7.46	25.07	10.41	0.48	1.16	C16
结直肠肛门	Colon,Rectum & Anus	199	6.43	27.82	13.97	0.82	1.71	156	6.46	21.73	9.78	0.56	1.07	C18–21
肝脏	Liver	508	16.41	71.03	38.14	2.97	4.14	168	6.96	23.40	11.07	0.73	1.28	C22
胆囊及其他	Gallbladder etc.	40	1.29	5.59	2.56	0.11	0.30	44	1.82	6.13	2.51	0.10	0.31	C23–C24
胰腺	Pancreas	97	3.13	13.56	6.24	0.29	0.65	89	3.69	12.40	5.02	0.23	0.59	C25
喉	Larynx	15	0.48	2.10	1.09	0.08	0.12	2	0.08	0.28	0.15	0.01	0.03	C32
气管,支气管,肺	Trachea, Bronchus and Lung	553	17.86	77.32	37.06	1.68	4.76	295	12.22	41.09	17.62	0.93	2.08	C33–C34
其他胸腔器官	Other Thoracic Organs	7	0.23	0.98	0.67	0.06	0.08	3	0.12	0.42	0.58	0.02	0.04	C37–C38
骨	Bone	16	0.52	2.24	1.24	0.08	0.13	17	0.70	2.37	1.09	0.05	0.16	C40–C41
皮肤黑色素瘤	Melanoma of Skin	3	0.10	0.42	0.21	0.01	0.03	9	0.37	1.25	0.54	0.04	0.07	C43
乳房	Breast	2	0.06	0.28	0.23	0.02	0.02	273	11.31	38.03	21.31	1.71	2.23	C50
子宫颈	Cervix Uteri	–	–	–	–	–	–	201	8.33	28.00	14.30	1.07	1.52	C53
子宫体及子宫部位不明	Uterus & Unspecified	–	–	–	–	–	–	64	2.65	8.91	4.80	0.42	0.53	C54–C55
卵巢	Ovary	–	–	–	–	–	–	70	2.90	9.75	5.39	0.43	0.53	C56
前列腺	Prostate	82	2.65	11.47	4.47	0.03	0.48	–	–	–	–	–	–	C61
睾丸	Testis	4	0.13	0.56	0.38	0.02	0.04	–	–	–	–	–	–	C62
肾及泌尿系统不明	Kidney & Unspecified Urinary Organs	40	1.29	5.59	3.21	0.19	0.35	20	0.83	2.79	1.49	0.12	0.17	C64–66,68
膀胱	Bladder	66	2.13	9.23	4.22	0.16	0.55	28	1.16	3.90	1.37	0.03	0.16	C67
脑,神经系统	Brain,Central Nervous System	49	1.58	6.85	4.08	0.28	0.43	72	2.98	10.03	5.99	0.43	0.70	C70–C72
甲状腺	Thyroid Gland	11	0.36	1.54	1.41	0.12	0.12	41	1.70	5.71	3.71	0.32	0.36	C73
淋巴瘤	Lymphoma	65	2.10	9.09	5.07	0.30	0.49	45	1.86	6.27	3.61	0.24	0.34	C81–85,88,90,96
白血病	Leukaemia	47	1.52	6.57	5.12	0.26	0.51	47	1.95	6.55	4.06	0.23	0.43	C91–C95
不明及其他恶性肿瘤	All Other Sites and Unspecified	95	3.07	13.28	6.67	0.37	0.68	69	2.86	9.61	3.74	0.15	0.40	A_O
所有部位合计	All Sites	3096	100.00	432.89	214.35	11.45	25.67	2414	100.00	336.24	158.39	9.55	18.09	ALL
所有部位除外 C44	All Sites but C44	3071	99.19	429.39	212.81	11.38	25.52	2391	99.05	333.03	157.23	9.50	18.00	ALLbC44
死亡 Mortality														
口腔和咽喉(除外鼻咽癌)	Lip,Oral Cavity & Pharynx but Nasopharynx	17	0.75	2.38	1.07	0.04	0.09	11	0.79	1.53	0.56	0.02	0.06	C00–10,C12–14
鼻咽癌	Nasopharynx	14	0.62	1.96	1.07	0.05	0.11	8	0.57	1.11	0.46	0.02	0.06	C11
食管	Oesophagus	589	25.90	82.35	36.53	1.43	4.49	346	24.75	48.19	17.22	0.45	1.94	C15
胃	Stomach	264	11.61	36.91	16.43	0.62	1.96	115	8.23	16.02	5.91	0.19	0.63	C16
结直肠肛门	Colon,Rectum & Anus	94	4.13	13.14	6.00	0.21	0.67	90	6.44	12.54	4.91	0.24	0.56	C18–21
肝脏	Liver	414	18.21	57.89	30.49	2.30	3.30	142	10.16	19.78	9.18	0.63	1.04	C22
胆囊及其他	Gallbladder etc.	32	1.41	4.47	2.05	0.08	0.18	39	2.79	5.43	1.97	0.06	0.23	C23–C24
胰腺	Pancreas	82	3.61	11.47	5.11	0.21	0.50	71	5.08	9.89	3.72	0.14	0.40	C25
喉	Larynx	5	0.22	0.70	0.26	0.01	0.03	0	0.00	0.00	0.00	0.00	0.00	C32
气管,支气管,肺	Trachea, Bronchus and Lung	467	20.54	65.30	29.99	1.20	3.83	217	15.52	30.23	12.72	0.66	1.37	C33–C34
其他胸腔器官	Other Thoracic Organs	1	0.04	0.14	0.07	0.01	0.01	3	0.21	0.42	0.59	0.04	0.04	C37–C38
骨	Bone	9	0.40	1.26	0.81	0.04	0.07	17	1.22	2.37	0.92	0.03	0.11	C40–C41
皮肤黑色素瘤	Melanoma of Skin	3	0.13	0.42	0.19	0.02	0.02	3	0.21	0.42	0.14	0.01	0.01	C43
乳房	Breast	0	0.00	0.00	0.00	0.00	0.00	65	4.65	9.05	4.85	0.38	0.51	C50
子宫颈	Cervix Uteri	–	–	–	–	–	–	65	4.65	9.05	3.57	0.17	0.37	C53
子宫体及子宫部位不明	Uterus & Unspecified	–	–	–	–	–	–	17	1.22	2.37	0.97	0.05	0.11	C54–C55
卵巢	Ovary	–	–	–	–	–	–	34	2.43	4.74	2.18	0.12	0.25	C56
前列腺	Prostate	49	2.15	6.85	2.67	0.04	0.19	–	–	–	–	–	–	C61
睾丸	Testis	1	0.04	0.14	0.08	0.01	0.01	–	–	–	–	–	–	C62
肾及泌尿系统不明	Kidney & Unspecified Urinary Organs	14	0.62	1.96	0.93	0.04	0.13	8	0.57	1.11	0.53	0.03	0.05	C64–66,68
膀胱	Bladder	29	1.28	4.05	1.63	0.02	0.14	8	0.57	1.11	0.34	0.00	0.04	C67
脑,神经系统	Brain,Central Nervous System	42	1.85	5.87	3.51	0.23	0.39	34	2.43	4.74	2.78	0.13	0.29	C70–C72
甲状腺	Thyroid Gland	5	0.22	0.70	0.34	0.02	0.04	2	0.14	0.28	0.12	0.01	0.01	C73
淋巴瘤	Lymphoma	48	2.11	6.71	3.88	0.16	0.42	28	2.00	3.90	1.69	0.09	0.17	C81–85,88,90,96
白血病	Leukaemia	40	1.76	5.59	3.55	0.19	0.42	37	2.65	5.15	2.97	0.15	0.36	C91–C95
不明及其他恶性肿瘤	All Other Sites and Unspecified	55	2.42	7.69	3.96	0.18	0.39	38	2.72	5.29	2.18	0.12	0.22	A_O
所有部位合计	All Sites	2274	100.00	317.95	150.51	7.12	17.39	1398	100.00	194.72	80.48	3.75	8.83	ALL
所有部位除外 C44	All Sites but C44	2266	99.65	316.83	150.10	7.12	17.36	1393	99.64	194.03	80.33	3.75	8.83	ALLbC44

部位 Site		男性 Male						女性 Female						ICD-10
		病例数 No. cases	构成 (%)	粗率 Crude rate (1/10⁵)	世标率 ASR world (1/10⁵)	累积率 Cum.rate(%)		病例数 No. cases	构成 (%)	粗率 Crude rate (1/10⁵)	世标率 ASR world (1/10⁵)	累积率 Cum.rate(%)		
						0~64	0~74					0~64	0~74	
发病 Incidence														
口腔和咽喉(除外鼻咽癌)	Lip,Oral Cavity & Pharynx but Nasopharynx	28	1.21	5.68	2.79	0.19	0.27	26	1.45	5.11	2.52	0.17	0.33	C00-10,C12-14
鼻咽癌	Nasopharynx	17	0.73	3.45	1.86	0.13	0.19	7	0.39	1.38	0.82	0.06	0.11	C11
食管	Oesophagus	140	6.05	28.38	12.22	0.42	1.47	54	3.01	10.61	4.18	0.07	0.55	C15
胃	Stomach	249	10.76	50.48	22.88	1.18	2.77	171	9.54	33.60	14.60	0.73	1.67	C16
结直肠肛门	Colon,Rectum & Anus	198	8.56	40.14	18.83	1.06	2.29	159	8.87	31.24	14.09	0.73	1.64	C18-21
肝脏	Liver	346	14.95	70.15	38.11	2.91	4.37	127	7.09	24.96	12.61	0.84	1.44	C22
胆囊及其他	Gallbladder etc.	33	1.43	6.69	3.03	0.17	0.35	35	1.95	6.88	2.82	0.14	0.30	C23-C24
胰腺	Pancreas	66	2.85	13.38	6.15	0.39	0.69	62	3.46	12.18	4.91	0.14	0.55	C25
喉	Larynx	19	0.82	3.85	1.92	0.12	0.25	1	0.06	0.20	0.06	0.00	0.00	C32
气管,支气管,肺	Trachea, Bronchus and Lung	684	29.56	138.67	59.78	2.56	6.95	306	17.08	60.13	26.62	1.35	3.22	C33-C34
其他胸腔器官	Other Thoracic Organs	15	0.65	3.04	1.74	0.14	0.22	8	0.45	1.57	0.98	0.07	0.09	C37-C38
骨	Bone	14	0.61	2.84	1.62	0.12	0.18	8	0.45	1.57	0.67	0.04	0.08	C40-C41
皮肤黑色素瘤	Melanoma of Skin	9	0.39	1.82	1.03	0.09	0.11	3	0.17	0.59	0.28	0.00	0.04	C43
乳房	Breast	3	0.13	0.61	0.23	–	0.02	224	12.50	44.02	25.01	1.92	2.89	C50
子宫颈	Cervix Uteri	–	–	–	–	–	–	117	6.53	22.99	13.93	1.20	1.39	C53
子宫体及子宫部位不明	Uterus & Unspecified	–	–	–	–	–	–	62	3.46	12.18	6.90	0.56	0.75	C54-C55
卵巢	Ovary	–	–	–	–	–	–	44	2.46	8.65	4.79	0.35	0.53	C56
前列腺	Prostate	117	5.06	23.72	9.31	0.19	0.94							C61
睾丸	Testis	2	0.09	0.41	0.18	0.01	0.01							C62
肾及泌尿系统不明	Kidney & Unspecified Urinary Organs	29	1.25	5.88	2.96	0.20	0.36	23	1.28	4.52	2.66	0.18	0.26	C64-66,68
膀胱	Bladder	76	3.28	15.41	6.63	0.26	0.76	23	1.28	4.52	2.17	0.09	0.25	C67
脑,神经系统	Brain,Central Nervous System	55	2.38	11.15	6.04	0.42	0.66	73	4.07	14.35	8.29	0.59	0.88	C70-C72
甲状腺	Thyroid Gland	20	0.86	4.05	3.60	0.28	0.30	81	4.52	15.92	10.56	0.77	1.03	C73
淋巴瘤	Lymphoma	68	2.94	13.79	7.31	0.38	0.81	51	2.85	10.02	5.30	0.35	0.62	C81-85,88,90,96
白血病	Leukaemia	62	2.68	12.57	6.83	0.34	0.66	43	2.40	8.45	6.12	0.36	0.52	C91-C95
不明及其他恶性肿瘤	All Other Sites and Unspecified	64	2.77	12.98	5.84	0.27	0.53	84	4.69	16.51	7.14	0.38	0.77	A_O
所有部位合计	All Sites	2314	100.00	469.14	220.89	11.85	25.18	1792	100.00	352.14	178.04	11.08	19.91	ALL
所有部位除外 C44	All Sites but C44	2282	98.62	462.65	218.19	11.74	24.99	1747	97.49	343.30	174.67	10.96	19.57	ALLbC44
死亡 Mortality														
口腔和咽喉(除外鼻咽癌)	Lip,Oral Cavity & Pharynx but Nasopharynx	10	0.59	2.03	0.90	0.05	0.13	7	0.70	1.38	0.46	0.03	0.03	C00-10,C12-14
鼻咽癌	Nasopharynx	14	0.82	2.84	1.64	0.14	0.18	4	0.40	0.79	0.37	0.04	0.04	C11
食管	Oesophagus	118	6.94	23.92	10.05	0.42	1.06	40	4.00	7.86	2.89	0.04	0.32	C15
胃	Stomach	212	12.46	42.98	18.30	0.73	2.09	119	11.90	23.38	9.02	0.40	0.80	C16
结直肠肛门	Colon,Rectum & Anus	113	6.64	22.91	10.19	0.45	1.12	94	9.40	18.47	6.76	0.22	0.69	C18-21
肝脏	Liver	306	17.99	62.04	32.93	2.50	3.82	110	11.00	21.62	9.94	0.57	1.13	C22
胆囊及其他	Gallbladder etc.	20	1.18	4.05	1.75	0.09	0.18	27	2.70	5.31	2.10	0.07	0.26	C23-C24
胰腺	Pancreas	73	4.29	14.80	6.60	0.37	0.74	54	5.40	10.61	4.15	0.17	0.41	C25
喉	Larynx	11	0.65	2.23	0.86	0.00	0.15	2	0.20	0.39	0.18	0.00	0.02	C32
气管,支气管,肺	Trachea, Bronchus and Lung	532	31.28	107.86	44.84	1.37	5.37	223	22.30	43.82	18.23	0.86	2.18	C33-C34
其他胸腔器官	Other Thoracic Organs	5	0.29	1.01	0.65	0.02	0.08	6	0.60	1.18	0.41	0.03	0.03	C37-C38
骨	Bone	4	0.24	0.81	0.33	0.01	0.01	6	0.60	1.18	0.51	0.01	0.08	C40-C41
皮肤黑色素瘤	Melanoma of Skin	7	0.41	1.42	0.69	0.05	0.09	4	0.40	0.79	0.35	0.01	0.03	C43
乳房	Breast	0	0.00	0.00	0.00	0.00	0.00	56	5.60	11.00	5.09	0.34	0.62	C50
子宫颈	Cervix Uteri	–	–	–	–	–	–	39	3.90	7.66	4.21	0.33	0.49	C53
子宫体及子宫部位不明	Uterus & Unspecified	–	–	–	–	–	–	17	1.70	3.34	1.36	0.06	0.12	C54-C55
卵巢	Ovary	–	–	–	–	–	–	27	2.70	5.31	2.61	0.17	0.31	C56
前列腺	Prostate	55	3.23	11.15	4.33	0.06	0.31							C61
睾丸	Testis	0	0.00	0.00	0.00	0.00	0.00							C62
肾及泌尿系统不明	Kidney & Unspecified Urinary Organs	11	0.65	2.23	0.99	0.01	0.11	11	1.10	2.16	0.67	0.03	0.05	C64-66,68
膀胱	Bladder	31	1.82	6.28	2.38	0.04	0.18	10	1.00	1.97	0.53	0.00	0.02	C67
脑,神经系统	Brain,Central Nervous System	34	2.00	6.89	3.97	0.25	0.40	42	4.20	8.25	4.29	0.21	0.43	C70-C72
甲状腺	Thyroid Gland	2	0.12	0.41	0.19	0.01	0.01	7	0.70	1.38	0.37	0.01	0.01	C73
淋巴瘤	Lymphoma	45	2.65	9.12	4.27	0.14	0.50	27	2.70	5.31	2.40	0.06	0.33	C81-85,88,90,96
白血病	Leukaemia	47	2.76	9.53	4.86	0.22	0.50	34	3.40	6.68	3.02	0.11	0.31	C91-C95
不明及其他恶性肿瘤	All Other Sites and Unspecified	51	3.00	10.34	4.19	0.14	0.41	34	3.40	6.68	2.16	0.06	0.14	A_O
所有部位合计	All Sites	1701	100.00	344.86	154.92	7.06	17.46	1000	100.00	196.51	81.96	3.83	8.87	ALL
所有部位除外 C44	All Sites but C44	1684	99.00	341.41	153.69	7.05	17.39	984	98.40	193.36	81.13	3.83	8.85	ALLbC44

表 6-3-85　连云港市区 2014 年癌症发病和死亡主要指标

Table 6-3-85　Incidence and mortality of cancer in urban areas of Lianyungang Shi, 2014

部位 Site		男性 Male						女性 Female						ICD-10
		病例数 No. cases	构成 (%)	粗率 Crude rate (1/10⁵)	世标率 ASR world (1/10⁵)	累积率 Cum.rate(%)		病例数 No. cases	构成 (%)	粗率 Crude rate (1/10⁵)	世标率 ASR world (1/10⁵)	累积率 Cum.rate(%)		
						0~64	0~74					0~64	0~74	
发病 Incidence														
口腔和咽喉(除外鼻咽癌)	Lip,Oral Cavity & Pharynx but Nasopharynx	22	1.77	4.31	2.95	0.21	0.36	11	1.02	2.23	1.83	0.12	0.14	C00-10,C12-14
鼻咽癌	Nasopharynx	6	0.48	1.17	0.80	0.07	0.10	4	0.37	0.81	0.54	0.03	0.05	C11
食管	Oesophagus	98	7.87	19.19	12.74	0.51	1.51	42	3.90	8.51	4.73	0.11	0.58	C15
胃	Stomach	130	10.43	25.45	17.25	0.99	2.12	71	6.59	14.38	8.85	0.41	1.05	C16
结直肠肛门	Colon,Rectum & Anus	135	10.83	26.43	17.80	1.00	2.12	81	7.52	16.40	9.86	0.70	1.08	C18-21
肝脏	Liver	179	14.37	35.05	24.33	1.95	2.79	62	5.76	12.56	7.63	0.39	0.91	C22
胆囊及其他	Gallbladder etc.	17	1.36	3.33	2.16	0.03	0.23	17	1.58	3.44	2.13	0.15	0.25	C23-C24
胰腺	Pancreas	38	3.05	7.44	4.75	0.19	0.59	18	1.67	3.65	2.07	0.14	0.20	C25
喉	Larynx	12	0.96	2.35	1.64	0.15	0.20	0	0.00	0.00	0.00	0.00	0.00	C32
气管,支气管,肺	Trachea, Bronchus and Lung	271	21.75	53.06	35.38	1.70	4.50	138	12.81	27.95	17.05	0.93	1.98	C33-C34
其他胸腔器官	Other Thoracic Organs	5	0.40	0.98	1.00	0.05	0.08	0	0.00	0.00	0.00	0.00	0.00	C37-C38
骨	Bone	10	0.80	1.96	1.56	0.10	0.16	3	0.28	0.61	0.42	0.03	0.07	C40-C41
皮肤黑色素瘤	Melanoma of Skin	0	0.00	0.00	0.00	0.00	0.00	0	0.00	0.00	0.00	0.00	0.00	C43
乳房	Breast	2	0.16	0.39	0.26	0.00	0.04	236	21.91	47.80	33.17	2.72	3.59	C50
子宫颈	Cervix Uteri	–	–	–	–	–	–	76	7.06	15.39	11.13	1.02	1.07	C53
子宫体及子宫部位不明	Uterus & Unspecified	–	–	–	–	–	–	41	3.81	8.30	5.72	0.51	0.63	C54-C55
卵巢	Ovary	–	–	–	–	–	–	35	3.25	7.09	5.12	0.41	0.53	C56
前列腺	Prostate	53	4.25	10.38	6.36	0.12	0.65	–	–	–	–	–	–	C61
睾丸	Testis	4	0.32	0.78	0.98	0.06	0.06	–	–	–	–	–	–	C62
肾及泌尿系统不明	Kidney & Unspecified Urinary Organs	28	2.25	5.48	3.87	0.21	0.55	16	1.49	3.24	2.45	0.09	0.36	C64-66,68
膀胱	Bladder	54	4.33	10.57	6.91	0.28	0.93	12	1.11	2.43	1.48	0.09	0.14	C67
脑,神经系统	Brain,Central Nervous System	30	2.41	5.87	4.31	0.24	0.45	38	3.53	7.70	5.15	0.39	0.62	C70-C72
甲状腺	Thyroid Gland	39	3.13	7.64	5.81	0.48	0.59	85	7.89	17.21	12.68	1.11	1.22	C73
淋巴瘤	Lymphoma	44	3.53	8.62	6.05	0.39	0.74	16	1.49	3.24	2.12	0.17	0.26	C81-85,88,90,96
白血病	Leukaemia	29	2.33	5.68	4.11	0.29	0.38	40	3.71	8.10	6.65	0.41	0.66	C91-C95
不明及其他恶性肿瘤	All Other Sites and Unspecified	40	3.21	7.83	5.53	0.28	0.65	35	3.25	7.09	4.50	0.24	0.52	A_O
所有部位合计	All Sites	1246	100.00	243.97	166.57	9.31	19.79	1077	100.00	218.12	145.28	10.16	15.91	ALL
所有部位除外 C44	All Sites but C44	1230	98.72	240.84	164.33	9.20	19.51	1069	99.26	216.50	144.41	10.10	15.85	ALLbC44
死亡 Mortality														
口腔和咽喉(除外鼻咽癌)	Lip,Oral Cavity & Pharynx but Nasopharynx	10	1.05	1.96	1.39	0.04	0.18	3	0.51	0.61	0.35	0.00	0.05	C00-10,C12-14
鼻咽癌	Nasopharynx	3	0.32	0.59	0.46	0.03	0.05	3	0.51	0.61	0.42	0.03	0.03	C11
食管	Oesophagus	95	9.98	18.60	11.51	0.46	1.34	35	5.93	7.09	4.06	0.09	0.56	C15
胃	Stomach	118	12.39	23.10	14.56	0.68	1.54	69	11.69	13.97	8.16	0.41	0.89	C16
结直肠肛门	Colon,Rectum & Anus	78	8.19	15.27	9.64	0.33	0.92	49	8.31	9.92	5.64	0.34	0.60	C18-21
肝脏	Liver	159	16.70	31.13	21.50	1.57	2.53	58	9.83	11.75	7.39	0.39	0.99	C22
胆囊及其他	Gallbladder etc.	19	2.00	3.72	2.22	0.05	0.19	20	3.39	4.05	2.03	0.08	0.20	C23-C24
胰腺	Pancreas	32	3.36	6.27	4.11	0.22	0.46	19	3.22	3.85	2.15	0.10	0.22	C25
喉	Larynx	5	0.53	0.98	0.62	0.05	0.07	0	0.00	0.00	0.00	0.00	0.00	C32
气管,支气管,肺	Trachea, Bronchus and Lung	258	27.10	50.52	33.48	1.40	3.97	123	20.85	24.91	14.08	0.65	1.58	C33-C34
其他胸腔器官	Other Thoracic Organs	2	0.21	0.39	0.21	0.01	0.01	1	0.17	0.20	0.14	0.00	0.03	C37-C38
骨	Bone	10	1.05	1.96	1.59	0.09	0.18	6	1.02	1.22	0.71	0.05	0.07	C40-C41
皮肤黑色素瘤	Melanoma of Skin	1	0.11	0.20	0.07	0.00	0.00	2	0.34	0.41	0.31	0.01	0.05	C43
乳房	Breast	0	0.00	0.00	0.00	0.00	0.00	60	10.17	12.15	8.07	0.58	0.99	C50
子宫颈	Cervix Uteri	–	–	–	–	–	–	23	3.90	4.66	3.15	0.23	0.37	C53
子宫体及子宫部位不明	Uterus & Unspecified	–	–	–	–	–	–	13	2.20	2.63	1.67	0.10	0.21	C54-C55
卵巢	Ovary	–	–	–	–	–	–	22	3.73	4.46	3.33	0.20	0.41	C56
前列腺	Prostate	27	2.84	5.29	2.90	0.03	0.22	–	–	–	–	–	–	C61
睾丸	Testis	1	0.11	0.20	0.32	0.02	0.02	–	–	–	–	–	–	C62
肾及泌尿系统不明	Kidney & Unspecified Urinary Organs	13	1.37	2.55	1.56	0.03	0.13	7	1.19	1.42	1.16	0.04	0.15	C64-66,68
膀胱	Bladder	18	1.89	3.52	2.28	0.06	0.31	7	1.19	1.42	0.76	0.02	0.06	C67
脑,神经系统	Brain,Central Nervous System	21	2.21	4.11	3.34	0.13	0.38	12	2.03	2.43	1.48	0.09	0.15	C70-C72
甲状腺	Thyroid Gland	4	0.42	0.78	0.45	0.02	0.02	5	0.85	1.01	0.57	0.01	0.04	C73
淋巴瘤	Lymphoma	23	2.42	4.50	3.19	0.14	0.32	12	2.03	2.43	1.57	0.13	0.15	C81-85,88,90,96
白血病	Leukaemia	26	2.73	5.09	3.73	0.25	0.34	24	4.07	4.86	3.41	0.22	0.40	C91-C95
不明及其他恶性肿瘤	All Other Sites and Unspecified	29	3.05	5.68	3.42	0.13	0.27	17	2.88	3.44	2.31	0.12	0.23	A_O
所有部位合计	All Sites	952	100.00	186.40	122.53	5.75	13.45	590	100.00	119.49	72.90	3.85	8.40	ALL
所有部位除外 C44	All Sites but C44	946	99.37	185.23	121.98	5.75	13.41	589	99.83	119.29	72.82	3.85	8.40	ALLbC44

表 6-3-86 赣榆县 2014 年癌症发病和死亡主要指标
Table 6-3-86 Incidence and mortality of cancer in Ganyu Xian, 2014

部位 Site		男性 Male						女性 Female						ICD-10
		病例数 No. cases	构成 (%)	粗率 Crude rate (1/10⁵)	世标率 ASR world (1/10⁵)	累积率 Cum.rate(%)		病例数 No. cases	构成 (%)	粗率 Crude rate (1/10⁵)	世标率 ASR world (1/10⁵)	累积率 Cum.rate(%)		
						0~64	0~74					0~64	0~74	
发病 Incidence														
口腔和咽喉(除外鼻咽癌)	Lip,Oral Cavity & Pharynx but Nasopharynx	12	0.83	1.93	1.54	0.05	0.24	6	0.65	1.07	0.68	0.03	0.07	C00-10,C12-14
鼻咽癌	Nasopharynx	16	1.10	2.57	2.01	0.15	0.22	2	0.22	0.36	0.25	0.03	0.03	C11
食管	Oesophagus	314	21.66	50.45	35.58	1.47	4.58	62	6.76	11.05	6.37	0.28	0.84	C15
胃	Stomach	164	11.31	26.35	19.15	0.96	2.52	82	8.94	14.61	9.07	0.42	1.18	C16
结直肠肛门	Colon,Rectum & Anus	91	6.28	14.62	10.59	0.56	1.22	60	6.54	10.69	6.45	0.37	0.62	C18-21
肝脏	Liver	196	13.52	31.49	24.01	1.44	2.98	67	7.31	11.94	7.24	0.31	0.84	C22
胆囊及其他	Gallbladder etc.	15	1.03	2.41	1.80	0.15	0.21	14	1.53	2.49	1.34	0.07	0.13	C23-C24
胰腺	Pancreas	33	2.28	5.30	4.04	0.18	0.59	19	2.07	3.38	2.10	0.11	0.20	C25
喉	Larynx	14	0.97	2.25	1.75	0.11	0.21	0	0.00	0.00	0.00	0.00	0.00	C32
气管,支气管,肺	Trachea, Bronchus and Lung	367	25.31	58.96	42.69	2.36	5.20	196	21.37	34.92	21.65	1.00	2.76	C33-C34
其他胸腔器官	Other Thoracic Organs	2	0.14	0.32	0.30	0.01	0.05	0	0.00	0.00	0.00	0.00	0.00	C37-C38
骨	Bone	11	0.76	1.77	1.62	0.11	0.17	11	1.20	1.96	1.63	0.10	0.16	C40-C41
皮肤黑色素瘤	Melanoma of Skin	1	0.07	0.16	0.14	0.01	0.01	1	0.11	0.18	0.12	0.01	0.01	C43
乳房	Breast	3	0.21	0.48	0.43	0.05	0.05	149	16.25	26.55	19.64	1.70	2.09	C50
子宫颈	Cervix Uteri	–	–	–	–	–	–	61	6.65	10.87	8.29	0.66	0.91	C53
子宫体及子宫部位不明	Uterus & Unspecified	–	–	–	–	–	–	46	5.02	8.20	5.83	0.49	0.57	C54-C55
卵巢	Ovary	–	–	–	–	–	–	24	2.62	4.28	2.94	0.20	0.33	C56
前列腺	Prostate	10	0.69	1.61	1.09	0.06	0.11	–	–	–	–	–	–	C61
睾丸	Testis	1	0.07	0.16	0.12	0.01	0.01	–	–	–	–	–	–	C62
肾及泌尿系统不明	Kidney & Unspecified Urinary Organs	17	1.17	2.73	2.32	0.15	0.27	8	0.87	1.43	1.02	0.08	0.12	C64-66,68
膀胱	Bladder	44	3.03	7.07	4.84	0.27	0.57	2	0.22	0.36	0.20	0.00	0.02	C67
脑,神经系统	Brain,Central Nervous System	40	2.76	6.43	5.35	0.30	0.61	36	3.93	6.41	4.77	0.25	0.52	C70-C72
甲状腺	Thyroid Gland	5	0.34	0.80	0.75	0.05	0.05	14	1.53	2.49	1.85	0.15	0.19	C73
淋巴瘤	Lymphoma	41	2.83	6.59	4.84	0.27	0.49	13	1.42	2.32	1.59	0.10	0.20	C81-85,88,90,96
白血病	Leukaemia	27	1.86	4.34	4.28	0.25	0.36	24	2.62	4.28	3.83	0.24	0.27	C91-C95
不明及其他恶性肿瘤	All Other Sites and Unspecified	26	1.79	4.18	3.30	0.24	0.35	20	2.18	3.56	2.35	0.13	0.27	A_O
所有部位合计	All Sites	1450	100.00	232.96	172.54	9.22	21.07	917	100.00	163.37	109.20	6.74	12.32	ALL
所有部位除外 C44	All Sites but C44	1446	99.72	232.32	172.05	9.20	21.01	911	99.35	162.30	108.56	6.71	12.24	ALLbC44
死亡 Mortality														
口腔和咽喉(除外鼻咽癌)	Lip,Oral Cavity & Pharynx but Nasopharynx	9	0.73	1.45	1.08	0.03	0.18	2	0.32	0.36	0.26	0.02	0.02	C00-10,C12-14
鼻咽癌	Nasopharynx	17	1.38	2.73	2.05	0.14	0.22	4	0.64	0.71	0.54	0.01	0.10	C11
食管	Oesophagus	278	22.62	44.66	30.57	1.24	3.74	53	8.51	9.44	5.45	0.25	0.69	C15
胃	Stomach	133	10.82	21.37	14.58	0.61	1.81	75	12.04	13.36	7.38	0.24	0.89	C16
结直肠肛门	Colon,Rectum & Anus	54	4.39	8.68	6.01	0.28	0.70	40	6.42	7.13	4.53	0.25	0.55	C18-21
肝脏	Liver	194	15.79	31.17	23.52	1.51	2.78	65	10.43	11.58	6.63	0.23	0.82	C22
胆囊及其他	Gallbladder etc.	13	1.06	2.09	1.52	0.10	0.19	10	1.61	1.78	0.87	0.03	0.05	C23-C24
胰腺	Pancreas	31	2.52	4.98	4.01	0.19	0.55	17	2.73	3.03	1.74	0.06	0.17	C25
喉	Larynx	8	0.65	1.29	0.98	0.06	0.14	0	0.00	0.00	0.00	0.00	0.00	C32
气管,支气管,肺	Trachea, Bronchus and Lung	326	26.53	52.38	37.72	1.84	4.65	178	28.57	31.71	18.93	0.78	2.49	C33-C34
其他胸腔器官	Other Thoracic Organs	2	0.16	0.32	0.25	0.01	0.05	0	0.00	0.00	0.00	0.00	0.00	C37-C38
骨	Bone	10	0.81	1.61	1.37	0.09	0.17	12	1.93	2.14	1.43	0.09	0.15	C40-C41
皮肤黑色素瘤	Melanoma of Skin	1	0.08	0.16	0.14	0.01	0.01	0	0.00	0.00	0.00	0.00	0.00	C43
乳房	Breast	2	0.16	0.32	0.24	0.03	0.03	50	8.03	8.91	6.53	0.58	0.75	C50
子宫颈	Cervix Uteri	–	–	–	–	–	–	21	3.37	3.74	2.86	0.22	0.35	C53
子宫体及子宫部位不明	Uterus & Unspecified	–	–	–	–	–	–	16	2.57	2.85	1.81	0.12	0.18	C54-C55
卵巢	Ovary	–	–	–	–	–	–	14	2.25	2.49	1.77	0.12	0.23	C56
前列腺	Prostate	12	0.98	1.93	1.10	0.03	0.08	–	–	–	–	–	–	C61
睾丸	Testis	0	0.00	0.00	0.00	0.00	0.00	–	–	–	–	–	–	C62
肾及泌尿系统不明	Kidney & Unspecified Urinary Organs	8	0.65	1.29	1.15	0.09	0.15	3	0.48	0.53	0.37	0.03	0.06	C64-66,68
膀胱	Bladder	27	2.20	4.34	2.75	0.09	0.38	3	0.48	0.53	0.19	0.00	0.02	C67
脑,神经系统	Brain,Central Nervous System	33	2.69	5.30	4.20	0.23	0.56	25	4.01	4.45	3.03	0.15	0.34	C70-C72
甲状腺	Thyroid Gland	1	0.08	0.16	0.10	0.00	0.00	5	0.80	0.89	0.57	0.01	0.10	C73
淋巴瘤	Lymphoma	29	2.36	4.66	3.13	0.16	0.33	9	1.44	1.60	0.99	0.07	0.14	C81-85,88,90,96
白血病	Leukaemia	23	1.87	3.70	3.17	0.21	0.28	15	2.41	2.67	1.87	0.12	0.14	C91-C95
不明及其他恶性肿瘤	All Other Sites and Unspecified	18	1.46	2.89	2.24	0.09	0.28	6	0.96	1.07	0.56	0.03	0.05	A_O
所有部位合计	All Sites	1229	100.00	197.45	141.89	7.04	17.27	623	100.00	110.99	68.31	3.42	8.29	ALL
所有部位除外 C44	All Sites but C44	1225	99.67	196.81	141.39	7.04	17.17	622	99.84	110.81	68.26	3.42	8.29	ALLbC44

表 6-3-87 东海县 2014 年癌症发病和死亡主要指标
Table 6-3-87 Incidence and mortality of cancer in Donghai Xian, 2014

部位 Site		男性 Male						女性 Female						ICD-10
		病例数 No. cases	构成 (%)	粗率 Crude rate (1/10⁵)	世标率 ASR world (1/10⁵)	累积率 Cum.rate(%) 0~64	0~74	病例数 No. cases	构成 (%)	粗率 Crude rate (1/10⁵)	世标率 ASR world (1/10⁵)	累积率 Cum.rate(%) 0~64	0~74	
发病 Incidence														
口腔和咽喉(除外鼻咽癌)	Lip,Oral Cavity & Pharynx but Nasopharynx	10	0.78	1.60	1.34	0.08	0.19	4	0.43	0.69	0.57	0.05	0.05	C00~10,C12~14
鼻咽癌	Nasopharynx	13	1.02	2.08	1.85	0.11	0.24	7	0.75	1.21	1.11	0.07	0.14	C11
食管	Oesophagus	138	10.80	22.07	17.34	0.75	2.01	48	5.15	8.32	5.14	0.12	0.47	C15
胃	Stomach	135	10.56	21.59	16.98	0.90	1.92	69	7.40	11.96	8.62	0.47	0.92	C16
结直肠肛门	Colon,Rectum & Anus	89	6.96	14.23	11.22	0.66	1.37	54	5.79	9.36	6.99	0.39	0.84	C18~21
肝脏	Liver	207	16.20	33.10	26.75	1.80	3.11	82	8.80	14.22	10.96	0.70	1.29	C22
胆囊及其他	Gallbladder etc.	24	1.88	3.84	2.94	0.12	0.37	15	1.61	2.60	1.47	0.02	0.10	C23~C24
胰腺	Pancreas	36	2.82	5.76	4.46	0.18	0.61	19	2.04	3.29	1.98	0.09	0.12	C25
喉	Larynx	11	0.86	1.76	1.51	0.11	0.22	0	0.00	0.00	0.00	0.00	0.00	C32
气管,支气管,肺	Trachea, Bronchus and Lung	398	31.14	63.65	48.54	2.34	5.33	214	22.96	37.11	26.73	1.54	2.81	C33~C34
其他胸腔器官	Other Thoracic Organs	1	0.08	0.16	0.13	0.01	0.01	2	0.21	0.35	0.29	0.01	0.01	C37~C38
骨	Bone	9	0.70	1.44	1.03	0.03	0.10	9	0.97	1.56	1.24	0.08	0.20	C40~C41
皮肤黑色素瘤	Melanoma of Skin	4	0.31	0.64	0.52	0.04	0.06	2	0.21	0.35	0.24	0.00	0.03	C43
乳房	Breast	3	0.23	0.48	0.36	0.02	0.04	134	14.38	23.24	19.33	1.72	1.95	C50
子宫颈	Cervix Uteri	–	–	–	–	–	–	59	6.33	10.23	8.42	0.66	0.89	C53
子宫体及子宫部位不明	Uterus & Unspecified	–	–	–	–	–	–	36	3.86	6.24	5.19	0.46	0.59	C54~C55
卵巢	Ovary	–	–	–	–	–	–	17	1.82	2.95	2.39	0.16	0.30	C56
前列腺	Prostate	13	1.02	2.08	1.60	0.07	0.19	–	–	–	–	–	–	C61
睾丸	Testis	1	0.08	0.16	0.11	0.01	0.01	–	–	–	–	–	–	C62
肾及泌尿系统不明	Kidney & Unspecified Urinary Organs	12	0.94	1.92	1.86	0.12	0.18	4	0.43	0.69	0.44	0.03	0.03	C64~66,68
膀胱	Bladder	34	2.66	5.44	4.52	0.21	0.57	6	0.64	1.04	0.68	0.03	0.05	C67
脑,神经系统	Brain,Central Nervous System	36	2.82	5.76	5.15	0.37	0.57	41	4.40	7.11	6.08	0.41	0.72	C70~C72
甲状腺	Thyroid Gland	5	0.39	0.80	0.69	0.03	0.09	20	2.15	3.47	3.19	0.26	0.33	C73
淋巴瘤	Lymphoma	31	2.43	4.96	4.31	0.31	0.47	28	3.00	4.86	4.08	0.23	0.40	C81~85,88,90,96
白血病	Leukaemia	44	3.44	7.04	6.22	0.43	0.72	30	3.22	5.20	4.95	0.32	0.42	C91~C95
不明及其他恶性肿瘤	All Other Sites and Unspecified	24	1.88	3.84	2.96	0.12	0.31	32	3.43	5.55	3.89	0.18	0.42	A_O
所有部位合计	All Sites	1278	100.00	204.38	162.38	8.83	18.69	932	100.00	161.61	123.96	7.99	13.08	ALL
所有部位除外 C44	All Sites but C44	1267	99.14	202.62	161.04	8.80	18.56	919	98.61	159.36	122.57	7.98	12.93	ALLbC44
死亡 Mortality														
口腔和咽喉(除外鼻咽癌)	Lip,Oral Cavity & Pharynx but Nasopharynx	12	1.08	1.92	1.54	0.06	0.25	2	0.31	0.35	0.26	0.00	0.02	C00~10,C12~14
鼻咽癌	Nasopharynx	12	1.08	1.92	1.52	0.11	0.19	1	0.16	0.17	0.14	0.00	0.02	C11
食管	Oesophagus	130	11.71	20.79	15.49	0.49	1.76	49	7.62	8.50	5.04	0.12	0.33	C15
胃	Stomach	128	11.53	20.47	15.34	0.72	1.51	59	9.18	10.23	6.69	0.31	0.59	C16
结直肠肛门	Colon,Rectum & Anus	65	5.86	10.39	8.07	0.38	0.89	35	5.44	6.07	3.85	0.08	0.35	C18~21
肝脏	Liver	205	18.47	32.78	26.21	1.69	2.82	80	12.44	13.87	10.76	0.69	1.32	C22
胆囊及其他	Gallbladder etc.	14	1.26	2.24	1.63	0.03	0.14	16	2.49	2.77	1.76	0.06	0.14	C23~C24
胰腺	Pancreas	33	2.97	5.28	4.07	0.18	0.53	14	2.18	2.43	1.40	0.06	0.06	C25
喉	Larynx	10	0.90	1.60	1.29	0.05	0.16	2	0.31	0.35	0.19	0.00	0.02	C32
气管,支气管,肺	Trachea, Bronchus and Lung	349	31.44	55.81	42.82	2.04	4.80	188	29.24	32.60	22.76	1.15	2.27	C33~C34
其他胸腔器官	Other Thoracic Organs	1	0.09	0.16	0.14	0.00	0.02	0	0.00	0.00	0.00	0.00	0.00	C37~C38
骨	Bone	15	1.35	2.40	1.82	0.09	0.14	2	0.31	0.35	0.24	0.01	0.04	C40~C41
皮肤黑色素瘤	Melanoma of Skin	0	0.00	0.00	0.00	0.00	0.00	0	0.00	0.00	0.00	0.00	0.00	C43
乳房	Breast	2	0.18	0.32	0.26	0.00	0.05	52	8.09	9.02	7.01	0.57	0.64	C50
子宫颈	Cervix Uteri	–	–	–	–	–	–	23	3.58	3.99	3.22	0.24	0.39	C53
子宫体及子宫部位不明	Uterus & Unspecified	–	–	–	–	–	–	12	1.87	2.08	1.74	0.15	0.20	C54~C55
卵巢	Ovary	–	–	–	–	–	–	5	0.78	0.87	0.64	0.04	0.07	C56
前列腺	Prostate	4	0.36	0.64	0.43	0.02	0.02	–	–	–	–	–	–	C61
睾丸	Testis	1	0.09	0.16	0.08	0.00	0.00	–	–	–	–	–	–	C62
肾及泌尿系统不明	Kidney & Unspecified Urinary Organs	6	0.54	0.96	0.97	0.04	0.08	3	0.47	0.52	0.36	0.02	0.05	C64~66,68
膀胱	Bladder	19	1.71	3.04	2.22	0.05	0.27	4	0.62	0.69	0.28	0.00	0.00	C67
脑,神经系统	Brain,Central Nervous System	22	1.98	3.52	2.92	0.18	0.38	33	5.13	5.72	4.71	0.33	0.52	C70~C72
甲状腺	Thyroid Gland	3	0.27	0.48	0.40	0.00	0.08	3	0.47	0.52	0.35	0.02	0.05	C73
淋巴瘤	Lymphoma	26	2.34	4.16	3.50	0.23	0.43	25	3.89	4.34	2.96	0.11	0.35	C81~85,88,90,96
白血病	Leukaemia	42	3.78	6.72	5.65	0.30	0.70	20	3.11	3.47	3.34	0.17	0.28	C91~C95
不明及其他恶性肿瘤	All Other Sites and Unspecified	11	0.99	1.76	1.24	0.05	0.13	15	2.33	2.60	1.64	0.08	0.11	A_O
所有部位合计	All Sites	1110	100.00	177.51	137.61	6.70	15.35	643	100.00	111.50	79.36	4.22	7.80	ALL
所有部位除外 C44	All Sites but C44	1105	99.55	176.71	137.08	6.69	15.28	635	98.76	110.11	78.74	4.22	7.80	ALLbC44

表 6-3-88　灌云县 2014 年癌症发病和死亡主要指标

Table 6-3-88　Incidence and mortality of cancer in Guanyun Xian, 2014

部位 Site		男性 Male						女性 Female						ICD-10
		病例数 No. cases	构成 (%)	粗率 Crude rate (1/10⁵)	世标率 ASR world (1/10⁵)	累积率 Cum.rate(%) 0~64	0~74	病例数 No. cases	构成 (%)	粗率 Crude rate (1/10⁵)	世标率 ASR world (1/10⁵)	累积率 Cum.rate(%) 0~64	0~74	
发病 Incidence														
口腔和咽喉(除外鼻咽癌)	Lip, Oral Cavity & Pharynx but Nasopharynx	17	1.47	3.11	2.41	0.15	0.22	5	0.54	1.01	0.81	0.05	0.13	C00-10,C12-14
鼻咽癌	Nasopharynx	11	0.95	2.01	1.62	0.15	0.18	4	0.43	0.81	0.64	0.06	0.06	C11
食管	Oesophagus	180	15.58	32.96	24.83	1.08	3.15	75	8.12	15.17	10.24	0.34	0.98	C15
胃	Stomach	158	13.68	28.94	22.37	1.30	2.83	72	7.79	14.56	10.57	0.43	1.26	C16
结直肠肛门	Colon, Rectum & Anus	71	6.15	13.00	10.19	0.56	1.16	53	5.74	10.72	8.06	0.46	0.92	C18-21
肝脏	Liver	230	19.91	42.12	33.20	2.65	3.67	81	8.77	16.38	12.44	0.67	1.39	C22
胆囊及其他	Gallbladder etc.	15	1.30	2.75	2.14	0.14	0.24	14	1.52	2.83	2.20	0.16	0.25	C23-C24
胰腺	Pancreas	21	1.82	3.85	2.72	0.18	0.23	30	3.25	6.07	4.58	0.27	0.60	C25
喉	Larynx	6	0.52	1.10	0.85	0.07	0.15	2	0.22	0.40	0.32	0.00	0.08	C32
气管,支气管,肺	Trachea, Bronchus and Lung	240	20.78	43.95	33.66	1.67	4.05	146	15.80	29.52	21.58	1.28	2.34	C33-C34
其他胸腔器官	Other Thoracic Organs	1	0.09	0.18	0.14	0.02	0.02	1	0.11	0.20	0.13	0.02	0.02	C37-C38
骨	Bone	5	0.43	0.92	0.79	0.03	0.09	4	0.43	0.81	0.55	0.03	0.03	C40-C41
皮肤黑色素瘤	Melanoma of Skin	1	0.09	0.18	0.11	0.00	0.00	1	0.11	0.20	0.16	0.02	0.02	C43
乳房	Breast	6	0.52	1.10	0.91	0.06	0.13	147	15.91	29.72	23.53	2.04	2.41	C50
子宫颈	Cervix Uteri	–	–	–	–	–	–	64	6.93	12.94	10.24	0.93	1.03	C53
子宫体及子宫部位不明	Uterus & Unspecified	–	–	–	–	–	–	35	3.79	7.08	5.48	0.46	0.59	C54-C55
卵巢	Ovary	–	–	–	–	–	–	24	2.60	4.85	3.71	0.30	0.38	C56
前列腺	Prostate	9	0.78	1.65	1.15	0.02	0.11	–	–	–	–	–	–	C61
睾丸	Testis	0	0.00	0.00	0.00	0.00	0.00	–	–	–	–	–	–	C62
肾及泌尿系统不明	Kidney & Unspecified Urinary Organs	17	1.47	3.11	2.64	0.06	0.34	14	1.52	2.83	2.71	0.15	0.27	C64-66,68
膀胱	Bladder	37	3.20	6.78	5.34	0.31	0.76	5	0.54	1.01	0.83	0.03	0.07	C67
脑,神经系统	Brain, Central Nervous System	30	2.60	5.49	4.61	0.29	0.43	37	4.00	7.48	6.02	0.42	0.51	C70-C72
甲状腺	Thyroid Gland	11	0.95	2.01	1.60	0.10	0.20	37	4.00	7.48	5.85	0.53	0.53	C73
淋巴瘤	Lymphoma	22	1.90	4.03	3.19	0.16	0.45	16	1.73	3.24	2.47	0.17	0.28	C81-85,88,90,96
白血病	Leukaemia	31	2.68	5.68	4.77	0.31	0.48	26	2.81	5.26	4.42	0.31	0.34	C91-C95
不明及其他恶性肿瘤	All Other Sites and Unspecified	36	3.12	6.59	5.07	0.30	0.58	31	3.35	6.27	5.62	0.28	0.39	A_O
所有部位合计	All Sites	1155	100.00	211.52	164.31	9.60	19.48	924	100.00	186.84	143.18	9.39	14.85	ALL
所有部位除外 C44	All Sites but C44	1149	99.48	210.42	163.54	9.59	19.39	917	99.24	185.42	142.21	9.37	14.83	ALLbC44
死亡 Mortality														
口腔和咽喉(除外鼻咽癌)	Lip, Oral Cavity & Pharynx but Nasopharynx	12	1.29	2.20	1.72	0.08	0.15	2	0.35	0.40	0.31	0.02	0.06	C00-10,C12-14
鼻咽癌	Nasopharynx	10	1.08	1.83	1.48	0.10	0.17	0	0.00	0.00	0.00	0.00	0.00	C11
食管	Oesophagus	152	16.34	27.84	20.59	0.81	2.25	53	9.38	10.72	7.48	0.20	0.68	C15
胃	Stomach	127	13.66	23.26	17.61	0.73	2.06	70	12.39	14.15	9.87	0.33	1.07	C16
结直肠肛门	Colon, Rectum & Anus	37	3.98	6.78	4.93	0.18	0.44	24	4.25	4.85	3.41	0.13	0.31	C18-21
肝脏	Liver	204	21.94	37.36	29.13	2.31	3.21	80	14.16	16.18	12.22	0.71	1.50	C22
胆囊及其他	Gallbladder etc.	14	1.51	2.56	2.10	0.03	0.26	11	1.95	2.22	1.68	0.11	0.20	C23-C24
胰腺	Pancreas	23	2.47	4.21	3.13	0.19	0.31	27	4.78	5.46	4.06	0.22	0.57	C25
喉	Larynx	2	0.22	0.37	0.28	0.02	0.05	2	0.35	0.40	0.32	0.00	0.08	C32
气管,支气管,肺	Trachea, Bronchus and Lung	230	24.73	42.12	31.86	1.33	3.66	120	21.24	24.26	17.55	0.85	1.82	C33-C34
其他胸腔器官	Other Thoracic Organs	2	0.22	0.37	0.30	0.02	0.06	0	0.00	0.00	0.00	0.00	0.00	C37-C38
骨	Bone	6	0.65	1.10	0.84	0.03	0.09	3	0.53	0.61	0.36	0.02	0.02	C40-C41
皮肤黑色素瘤	Melanoma of Skin	0	0.00	0.00	0.00	0.00	0.00	1	0.18	0.20	0.16	0.02	0.02	C43
乳房	Breast	1	0.11	0.18	0.15	0.01	0.01	36	6.37	7.28	5.57	0.45	0.66	C50
子宫颈	Cervix Uteri	–	–	–	–	–	–	17	3.01	3.44	2.65	0.21	0.24	C53
子宫体及子宫部位不明	Uterus & Unspecified	–	–	–	–	–	–	8	1.42	1.62	1.20	0.08	0.11	C54-C55
卵巢	Ovary	–	–	–	–	–	–	24	4.25	4.85	3.68	0.27	0.35	C56
前列腺	Prostate	11	1.18	2.01	1.38	0.02	0.12	–	–	–	–	–	–	C61
睾丸	Testis	1	0.11	0.18	0.14	0.02	0.02	–	–	–	–	–	–	C62
肾及泌尿系统不明	Kidney & Unspecified Urinary Organs	10	1.08	1.83	1.60	0.05	0.16	9	1.59	1.82	1.37	0.03	0.18	C64-66,68
膀胱	Bladder	12	1.29	2.20	1.63	0.03	0.18	4	0.71	0.81	0.67	0.00	0.07	C67
脑,神经系统	Brain, Central Nervous System	25	2.69	4.58	3.97	0.24	0.37	25	4.42	5.06	4.07	0.23	0.37	C70-C72
甲状腺	Thyroid Gland	4	0.43	0.73	0.58	0.02	0.07	2	0.35	0.40	0.34	0.00	0.07	C73
淋巴瘤	Lymphoma	14	1.51	2.56	2.00	0.15	0.21	11	1.95	2.22	1.55	0.05	0.16	C81-85,88,90,96
白血病	Leukaemia	17	1.83	3.11	2.52	0.17	0.22	16	2.83	3.24	2.71	0.16	0.26	C91-C95
不明及其他恶性肿瘤	All Other Sites and Unspecified	16	1.72	2.93	2.25	0.04	0.20	20	3.54	4.04	3.15	0.15	0.30	A_O
所有部位合计	All Sites	930	100.00	170.32	130.17	6.56	14.29	565	100.00	114.25	84.40	4.25	9.07	ALL
所有部位除外 C44	All Sites but C44	927	99.68	169.77	129.70	6.55	14.20	562	99.47	113.64	84.02	4.25	9.07	ALLbC44

表 6-3-89 灌南县 2014 年癌症发病和死亡主要指标
Table 6-3-89 Incidence and mortality of cancer in Guannan Xian, 2014

部位 Site		男性 Male						女性 Female						ICD-10
		病例数 No. cases	构成 (%)	粗率 Crude rate (1/10⁵)	世标率 ASR world (1/10⁵)	累积率 Cum.rate(%) 0~64	0~74	病例数 No. cases	构成 (%)	粗率 Crude rate (1/10⁵)	世标率 ASR world (1/10⁵)	累积率 Cum.rate(%) 0~64	0~74	
发病 Incidence														
口腔和咽喉(除外鼻咽癌)	Lip,Oral Cavity & Pharynx but Nasopharynx	5	0.54	1.16	1.33	0.06	0.10	2	0.37	0.52	0.45	0.05	0.05	C00-10,C12-14
鼻咽癌	Nasopharynx	3	0.32	0.70	0.55	0.05	0.05	5	0.92	1.30	1.10	0.08	0.12	C11
食管	Oesophagus	228	24.68	52.87	52.24	3.01	6.48	95	17.46	24.79	18.68	0.91	2.25	C15
胃	Stomach	132	14.29	30.61	29.33	1.55	3.84	44	8.09	11.48	9.34	0.45	1.16	C16
结直肠肛门	Colon,Rectum & Anus	54	5.84	12.52	11.99	0.85	1.46	36	6.62	9.40	6.76	0.30	0.80	C18-21
肝脏	Liver	142	15.37	32.93	30.12	2.31	3.29	31	5.70	8.09	6.47	0.39	0.68	C22
胆囊及其他	Gallbladder etc.	12	1.30	2.78	2.39	0.13	0.30	8	1.47	2.09	1.50	0.04	0.09	C23-C24
胰腺	Pancreas	20	2.16	4.64	4.39	0.33	0.57	16	2.94	4.18	3.14	0.19	0.27	C25
喉	Larynx	0	0.00	0.00	0.00	0.00	0.00	1	0.18	0.26	0.20	0.02	0.02	C32
气管,支气管,肺	Trachea, Bronchus and Lung	207	22.40	48.00	47.89	2.62	5.59	74	13.60	19.31	15.43	0.91	1.99	C33-C34
其他胸腔器官	Other Thoracic Organs	1	0.11	0.23	0.21	0.00	0.05	0	0.00	0.00	0.00	0.00	0.00	C37-C38
骨	Bone	7	0.76	1.62	1.54	0.08	0.12	6	1.10	1.57	1.45	0.07	0.14	C40-C41
皮肤黑色素瘤	Melanoma of Skin	0	0.00	0.00	0.00	0.00	0.00	0	0.00	0.00	0.00	0.00	0.00	C43
乳房	Breast	2	0.22	0.46	0.55	0.06	0.06	83	15.26	21.66	19.44	1.81	1.95	C50
子宫颈	Cervix Uteri	–	–	–	–	–	–	34	6.25	8.87	7.81	0.72	0.76	C53
子宫体及子宫部位不明	Uterus & Unspecified	–	–	–	–	–	–	12	2.21	3.13	2.61	0.24	0.29	C54-C55
卵巢	Ovary	–	–	–	–	–	–	10	1.84	2.61	2.18	0.18	0.21	C56
前列腺	Prostate	11	1.19	2.55	2.50	0.00	0.35	–	–	–	–	–	–	C61
睾丸	Testis	0	0.00	0.00	0.00	0.00	0.00	–	–	–	–	–	–	C62
肾及泌尿系统不明	Kidney & Unspecified Urinary Organs	4	0.43	0.93	1.05	0.11	0.11	3	0.55	0.78	0.87	0.08	0.13	C64-66,68
膀胱	Bladder	19	2.06	4.41	4.35	0.23	0.46	2	0.37	0.52	0.53	0.04	0.09	C67
脑,神经系统	Brain,Central Nervous System	20	2.16	4.64	5.01	0.41	0.50	16	2.94	4.18	3.60	0.28	0.41	C70-C72
甲状腺	Thyroid Gland	5	0.54	1.16	0.99	0.08	0.13	17	3.13	4.44	3.54	0.27	0.40	C73
淋巴瘤	Lymphoma	15	1.62	3.48	3.23	0.24	0.38	14	2.57	3.65	2.67	0.16	0.23	C81-85,88,90,96
白血病	Leukaemia	12	1.30	2.78	3.04	0.12	0.28	15	2.76	3.91	3.12	0.18	0.36	C91-C95
不明及其他恶性肿瘤	All Other Sites and Unspecified	25	2.71	5.80	5.13	0.28	0.56	20	3.68	5.22	4.30	0.28	0.43	A_O
所有部位合计	All Sites	924	100.00	214.26	207.83	12.52	24.67	544	100.00	141.98	115.17	7.67	12.81	ALL
所有部位除外 C44	All Sites but C44	917	99.24	212.64	206.35	12.45	24.48	538	98.90	140.42	113.72	7.61	12.65	ALLbC44
死亡 Mortality														
口腔和咽喉(除外鼻咽癌)	Lip,Oral Cavity & Pharynx but Nasopharynx	1	0.16	0.23	0.16	0.00	0.00	3	0.92	0.78	0.79	0.09	0.09	C00-10,C12-14
鼻咽癌	Nasopharynx	1	0.16	0.23	0.19	0.02	0.02	1	0.31	0.26	0.20	0.02	0.02	C11
食管	Oesophagus	134	20.78	31.07	30.70	1.37	3.44	74	22.77	19.31	14.22	0.60	1.64	C15
胃	Stomach	73	11.32	16.93	15.97	0.76	2.02	40	12.31	10.44	8.37	0.40	0.83	C16
结直肠肛门	Colon,Rectum & Anus	26	4.03	6.03	5.54	0.29	0.50	20	6.15	5.22	4.09	0.23	0.40	C18-21
肝脏	Liver	152	23.57	35.25	32.67	2.60	3.58	36	11.08	9.40	7.50	0.43	0.75	C22
胆囊及其他	Gallbladder etc.	9	1.40	2.09	1.75	0.06	0.24	3	0.92	0.78	0.43	0.00	0.03	C23-C24
胰腺	Pancreas	23	3.57	5.33	5.16	0.24	0.59	14	4.31	3.65	2.60	0.11	0.23	C25
喉	Larynx	2	0.31	0.46	0.54	0.04	0.09	0	0.00	0.00	0.00	0.00	0.00	C32
气管,支气管,肺	Trachea, Bronchus and Lung	144	22.33	33.39	33.12	1.91	3.68	55	16.92	14.35	10.96	0.62	1.31	C33-C34
其他胸腔器官	Other Thoracic Organs	2	0.31	0.46	0.42	0.00	0.10	0	0.00	0.00	0.00	0.00	0.00	C37-C38
骨	Bone	6	0.93	1.39	1.27	0.03	0.12	7	2.15	1.83	1.80	0.08	0.23	C40-C41
皮肤黑色素瘤	Melanoma of Skin	0	0.00	0.00	0.00	0.00	0.00	0	0.00	0.00	0.00	0.00	0.00	C43
乳房	Breast	1	0.16	0.23	0.33	0.04	0.04	15	4.62	3.91	3.39	0.29	0.36	C50
子宫颈	Cervix Uteri	–	–	–	–	–	–	11	3.38	2.87	2.68	0.27	0.31	C53
子宫体及子宫部位不明	Uterus & Unspecified	–	–	–	–	–	–	8	2.46	2.09	1.35	0.06	0.16	C54-C55
卵巢	Ovary	–	–	–	–	–	–	6	1.85	1.57	1.27	0.09	0.17	C56
前列腺	Prostate	6	0.93	1.39	1.51	0.00	0.14	–	–	–	–	–	–	C61
睾丸	Testis	0	0.00	0.00	0.00	0.00	0.00	–	–	–	–	–	–	C62
肾及泌尿系统不明	Kidney & Unspecified Urinary Organs	3	0.47	0.70	0.98	0.12	0.12	0	0.00	0.00	0.00	0.00	0.00	C64-66,68
膀胱	Bladder	5	0.78	1.16	1.37	0.04	0.04	0	0.00	0.00	0.00	0.00	0.00	C67
脑,神经系统	Brain,Central Nervous System	15	2.33	3.48	3.05	0.27	0.27	11	3.38	2.87	2.30	0.21	0.25	C70-C72
甲状腺	Thyroid Gland	1	0.16	0.23	0.18	0.02	0.02	1	0.31	0.26	0.34	0.04	0.04	C73
淋巴瘤	Lymphoma	13	2.02	3.01	2.63	0.20	0.32	5	1.54	1.30	0.87	0.04	0.09	C81-85,88,90,96
白血病	Leukaemia	15	2.33	3.48	3.51	0.18	0.42	10	3.08	2.61	2.13	0.13	0.23	C91-C95
不明及其他恶性肿瘤	All Other Sites and Unspecified	13	2.02	3.01	2.61	0.07	0.24	5	1.54	1.30	1.35	0.08	0.08	A_O
所有部位合计	All Sites	645	100.00	149.56	143.66	8.28	16.02	325	100.00	84.82	66.62	3.80	7.22	ALL
所有部位除外 C44	All Sites but C44	642	99.53	148.87	143.13	8.28	15.98	322	99.08	84.04	65.67	3.72	7.13	ALLbC44

表 6-3-90 淮安市市辖区 2014 年癌症发病和死亡主要指标
Table 6-3-90 Incidence and mortality of cancer in Urban areas of Huai'an Shi,2014

部位 Site		男性 Male						女性 Female						ICD-10
		病例数 No. cases	构成 (%)	粗率 Crude rate (1/10⁵)	世标率 ASR world (1/10⁵)	累积率 Cum.rate(%) 0~64	0~74	病例数 No. cases	构成 (%)	粗率 Crude rate (1/10⁵)	世标率 ASR world (1/10⁵)	累积率 Cum.rate(%) 0~64	0~74	
发病 Incidence														
口腔和咽喉(除外鼻咽癌)	Lip,Oral Cavity & Pharynx but Nasopharynx	4	0.53	1.45	0.86	0.03	0.10	4	0.70	1.48	0.67	0.02	0.02	C00-10,C12-14
鼻咽癌	Nasopharynx	12	1.58	4.35	2.72	0.15	0.26	0	0.00	0.00	0.00	0.00	0.00	C11
食管	Oesophagus	152	20.00	55.16	35.77	1.66	4.78	83	14.46	30.62	17.44	0.61	2.19	C15
胃	Stomach	89	11.71	32.30	20.91	0.85	2.45	50	8.71	18.45	10.83	0.41	1.34	C16
结直肠肛门	Colon,Rectum & Anus	64	8.42	23.23	15.22	1.06	1.80	41	7.14	15.13	9.64	0.51	1.22	C18-21
肝脏	Liver	121	15.92	43.91	28.74	1.97	3.42	43	7.49	15.86	10.26	0.46	1.21	C22
胆囊及其他	Gallbladder etc.	1	0.13	0.36	0.24	0.00	0.06	4	0.70	1.48	0.84	0.08	0.08	C23-C24
胰腺	Pancreas	10	1.32	3.63	2.09	0.12	0.24	14	2.44	5.17	2.94	0.16	0.33	C25
喉	Larynx	2	0.26	0.73	0.56	0.00	0.11	0	0.00	0.00	0.00	0.00	0.00	C32
气管,支气管,肺	Trachea, Bronchus and Lung	162	21.32	58.79	37.12	1.64	4.24	73	12.72	26.93	15.08	0.65	1.46	C33-C34
其他胸腔器官	Other Thoracic Organs	1	0.13	0.36	0.28	0.03	0.03	0	0.00	0.00	0.00	0.00	0.00	C37-C38
骨	Bone	8	1.05	2.90	2.11	0.14	0.20	4	0.70	1.48	1.09	0.07	0.13	C40-C41
皮肤黑色素瘤	Melanoma of Skin	0	0.00	0.00	0.00	0.00	0.00	0	0.00	0.00	0.00	0.00	0.00	C43
乳房	Breast	2	0.26	0.73	0.42	0.04	0.04	102	17.77	37.63	25.38	1.99	3.03	C50
子宫颈	Cervix Uteri	–	–	–	–	–	–	50	8.71	18.45	11.11	0.88	1.11	C53
子宫体及子宫部位不明	Uterus & Unspecified	–	–	–	–	–	–	17	2.96	6.27	4.07	0.33	0.39	C54-C55
卵巢	Ovary	–	–	–	–	–	–	22	3.83	8.12	5.19	0.44	0.56	C56
前列腺	Prostate	24	3.16	8.71	5.44	0.20	0.60	–	–	–	–	–	–	C61
睾丸	Testis	1	0.13	0.36	0.32	0.00	0.05	–	–	–	–	–	–	C62
肾及泌尿系统不明	Kidney & Unspecified Urinary Organs	9	1.18	3.27	2.13	0.22	0.22	6	1.05	2.21	1.53	0.10	0.22	C64-66,68
膀胱	Bladder	21	2.76	7.62	4.80	0.31	0.54	3	0.52	1.11	0.49	0.03	0.03	C67
脑,神经系统	Brain,Central Nervous System	14	1.84	5.08	3.80	0.22	0.39	13	2.26	4.80	3.41	0.15	0.32	C70-C72
甲状腺	Thyroid Gland	5	0.66	1.81	1.19	0.10	0.10	16	2.79	5.90	4.49	0.29	0.53	C73
淋巴瘤	Lymphoma	6	0.79	2.18	1.79	0.18	0.18	2	0.35	0.74	0.46	0.03	0.09	C81-85,88,90,96
白血病	Leukaemia	19	2.50	6.90	6.28	0.38	0.66	13	2.26	4.80	4.85	0.32	0.37	C91-C95
不明及其他恶性肿瘤	All Other Sites and Unspecified	33	4.34	11.98	8.48	0.35	1.07	14	2.44	5.17	3.19	0.23	0.46	A_O
所有部位合计	All Sites	760	100.00	275.80	181.28	9.65	21.54	574	100.00	211.77	132.97	7.77	15.09	ALL
所有部位除外 C44	All Sites but C44	758	99.74	275.08	180.82	9.65	21.49	573	99.83	211.40	132.72	7.75	15.06	ALLbC44
死亡 Mortality														
口腔和咽喉(除外鼻咽癌)	Lip,Oral Cavity & Pharynx but Nasopharynx	1	0.17	0.36	0.32	0.00	0.05	0	0.00	0.00	0.00	0.00	0.00	C00-10,C12-14
鼻咽癌	Nasopharynx	5	0.87	1.81	1.05	0.02	0.08	2	0.55	0.74	0.46	0.05	0.05	C11
食管	Oesophagus	114	19.79	41.37	26.77	0.98	3.32	77	21.10	28.41	16.28	0.37	1.77	C15
胃	Stomach	70	12.15	25.40	15.81	0.47	1.42	48	13.15	17.71	9.83	0.31	1.06	C16
结直肠肛门	Colon,Rectum & Anus	29	5.03	10.52	6.82	0.36	0.69	27	7.40	9.96	5.72	0.28	0.58	C18-21
肝脏	Liver	97	16.84	35.20	22.94	1.66	2.60	30	8.22	11.07	6.91	0.40	0.74	C22
胆囊及其他	Gallbladder etc.	2	0.35	0.73	0.40	0.03	0.09	3	0.82	1.11	0.68	0.04	0.10	C23-C24
胰腺	Pancreas	12	2.08	4.35	2.62	0.09	0.27	16	4.38	5.90	3.14	0.13	0.31	C25
喉	Larynx	2	0.35	0.73	0.45	0.03	0.09	0	0.00	0.00	0.00	0.00	0.00	C32
气管,支气管,肺	Trachea, Bronchus and Lung	154	26.74	55.89	34.05	1.38	3.42	52	14.25	19.18	10.59	0.35	1.05	C33-C34
其他胸腔器官	Other Thoracic Organs	1	0.17	0.36	0.28	0.03	0.03	0	0.00	0.00	0.00	0.00	0.00	C37-C38
骨	Bone	3	0.52	1.09	0.58	0.05	0.05	4	1.10	1.48	1.25	0.13	0.13	C40-C41
皮肤黑色素瘤	Melanoma of Skin	0	0.00	0.00	0.00	0.00	0.00	0	0.00	0.00	0.00	0.00	0.00	C43
乳房	Breast	0	0.00	0.00	0.00	0.00	0.00	30	8.22	11.07	7.23	0.39	1.03	C50
子宫颈	Cervix Uteri	–	–	–	–	–	–	36	9.86	13.28	7.94	0.60	0.83	C53
子宫体及子宫部位不明	Uterus & Unspecified	–	–	–	–	–	–	5	1.37	1.84	0.89	0.02	0.08	C54-C55
卵巢	Ovary	–	–	–	–	–	–	13	3.56	4.80	2.91	0.08	0.37	C56
前列腺	Prostate	23	3.99	8.35	4.80	0.20	0.49	–	–	–	–	–	–	C61
睾丸	Testis	1	0.17	0.36	0.32	0.00	0.05	–	–	–	–	–	–	C62
肾及泌尿系统不明	Kidney & Unspecified Urinary Organs	5	0.87	1.81	1.01	0.04	0.10	1	0.27	0.37	0.17	0.00	0.00	C64-66,68
膀胱	Bladder	9	1.56	3.27	2.07	0.08	0.26	1	0.27	0.37	0.15	0.00	0.00	C67
脑,神经系统	Brain,Central Nervous System	20	3.47	7.26	4.88	0.28	0.45	9	2.47	3.32	2.23	0.05	0.16	C70-C72
甲状腺	Thyroid Gland	0	0.00	0.00	0.00	0.00	0.00	0	0.00	0.00	0.00	0.00	0.00	C73
淋巴瘤	Lymphoma	2	0.35	0.73	0.45	0.03	0.03	1	0.27	0.37	0.24	0.00	0.06	C81-85,88,90,96
白血病	Leukaemia	12	2.08	4.35	3.93	0.22	0.44	5	1.37	1.84	1.29	0.05	0.17	C91-C95
不明及其他恶性肿瘤	All Other Sites and Unspecified	14	2.43	5.08	3.54	0.13	0.46	5	1.37	1.84	1.12	0.05	0.17	A_O
所有部位合计	All Sites	576	100.00	209.03	133.16	6.07	14.39	365	100.00	134.66	79.04	3.30	8.66	ALL
所有部位除外 C44	All Sites but C44	576	100.00	209.03	133.16	6.07	14.39	365	100.00	134.66	79.04	3.30	8.66	ALLbC44

表 6-3-91　淮安市淮安区 2014 年癌症发病和死亡主要指标
Table 6-3-91　Incidence and mortality of cancer in Huai'an Qu, Huai'an Shi, 2014

部位 Site	男性 Male						女性 Female						ICD-10
	病例数 No. cases	构成 (%)	粗率 Crude rate (1/10⁵)	世标率 ASR world (1/10⁵)	累积率 Cum.rate(%) 0~64	0~74	病例数 No. cases	构成 (%)	粗率 Crude rate (1/10⁵)	世标率 ASR world (1/10⁵)	累积率 Cum.rate(%) 0~64	0~74	
发病 Incidence													
口腔和咽喉(除外鼻咽癌) Lip,Oral Cavity & Pharynx but Nasopharynx	16	0.81	2.56	2.55	0.09	0.25	12	0.89	2.08	1.66	0.06	0.12	C00~10,C12~14
鼻咽癌 Nasopharynx	21	1.06	3.36	2.96	0.27	0.27	5	0.37	0.87	0.60	0.05	0.05	C11
食管 Oesophagus	594	30.11	95.08	102.36	3.88	11.95	364	27.08	63.18	53.73	1.81	6.29	C15
胃 Stomach	369	18.70	59.06	62.76	2.16	7.31	176	13.10	30.55	25.94	0.79	3.08	C16
结直肠肛门 Colon,Rectum & Anus	106	5.37	16.97	18.03	0.70	1.78	75	5.58	13.02	11.01	0.50	1.26	C18~21
肝脏 Liver	229	11.61	36.66	34.15	2.02	3.51	80	5.95	13.89	11.20	0.54	1.40	C22
胆囊及其他 Gallbladder etc.	13	0.66	2.08	2.07	0.07	0.26	16	1.19	2.78	2.21	0.08	0.18	C23~C24
胰腺 Pancreas	33	1.67	5.28	5.14	0.23	0.65	28	2.08	4.86	3.97	0.19	0.56	C25
喉 Larynx	6	0.30	0.96	0.90	0.02	0.10	2	0.15	0.35	0.27	0.01	0.04	C32
气管,支气管,肺 Trachea, Bronchus and Lung	364	18.45	58.26	61.23	2.27	6.60	167	12.43	28.99	24.59	1.00	2.92	C33~C34
其他胸腔器官 Other Thoracic Organs	2	0.10	0.32	0.28	0.01	0.01	0	0.00	0.00	0.00	0.00	0.00	C37~C38
骨 Bone	11	0.56	1.76	1.78	0.12	0.22	12	0.89	2.08	1.56	0.09	0.13	C40~C41
皮肤黑色素瘤 Melanoma of Skin	3	0.15	0.48	0.55	0.01	0.06	1	0.07	0.17	0.11	0.00	0.00	C43
乳房 Breast	2	0.10	0.32	0.23	0.02	0.02	143	10.64	24.82	18.66	1.56	2.04	C50
子宫颈 Cervix Uteri	–	–	–	–	–	–	66	4.91	11.46	9.03	0.66	0.97	C53
子宫体及子宫部位不明 Uterus & Unspecified	–	–	–	–	–	–	29	2.16	5.03	3.88	0.34	0.42	C54~C55
卵巢 Ovary	–	–	–	–	–	–	24	1.79	4.17	3.36	0.26	0.37	C56
前列腺 Prostate	17	0.86	2.72	3.40	0.12	0.23	–	–	–	–	–	–	C61
睾丸 Testis	0	0.00	0.00	0.00	0.00	0.00	–	–	–	–	–	–	C62
肾及泌尿系统不明 Kidney & Unspecified Urinary Organs	11	0.56	1.76	1.52	0.07	0.22	9	0.67	1.56	1.07	0.07	0.10	C64~66,68
膀胱 Bladder	36	1.82	5.76	5.50	0.24	0.76	8	0.60	1.39	0.98	0.07	0.07	C67
脑,神经系统 Brain,Central Nervous System	31	1.57	4.96	5.09	0.20	0.56	27	2.01	4.69	3.96	0.20	0.35	C70~C72
甲状腺 Thyroid Gland	7	0.35	1.12	0.97	0.08	0.11	19	1.41	3.30	2.72	0.21	0.24	C73
淋巴瘤 Lymphoma	17	0.86	2.72	2.64	0.12	0.28	10	0.74	1.74	1.52	0.11	0.21	C81~85,88,90,96
白血病 Leukaemia	33	1.67	5.28	5.33	0.27	0.56	35	2.60	6.08	5.11	0.33	0.49	C91~C95
不明及其他恶性肿瘤 All Other Sites and Unspecified	52	2.64	8.32	8.10	0.44	0.90	36	2.68	6.25	5.33	0.21	0.67	A_O
所有部位合计 All Sites	1973	100.00	315.81	327.52	13.44	36.61	1344	100.00	233.29	192.49	9.16	21.95	ALL
所有部位除外 C44 All Sites but C44	1962	99.44	314.05	325.47	13.38	36.34	1333	99.18	231.38	190.87	9.07	21.71	ALLbC44
死亡 Mortality													
口腔和咽喉(除外鼻咽癌) Lip,Oral Cavity & Pharynx but Nasopharynx	10	0.72	1.60	2.31	0.03	0.08	7	0.84	1.22	1.08	0.03	0.10	C00~10,C12~14
鼻咽癌 Nasopharynx	12	0.87	1.92	1.79	0.09	0.19	4	0.48	0.69	0.57	0.04	0.07	C11
食管 Oesophagus	419	30.21	67.07	76.40	2.10	7.61	288	34.70	49.99	42.35	0.85	4.14	C15
胃 Stomach	248	17.88	39.70	44.09	1.17	4.79	118	14.22	20.48	17.38	0.50	1.87	C16
结直肠肛门 Colon,Rectum & Anus	46	3.32	7.36	8.58	0.15	0.76	34	4.10	5.90	5.04	0.15	0.45	C18~21
肝脏 Liver	166	11.97	26.57	26.73	1.36	2.39	52	6.27	9.03	7.57	0.30	0.92	C22
胆囊及其他 Gallbladder etc.	10	0.72	1.60	1.48	0.07	0.26	16	1.93	2.78	2.51	0.05	0.20	C23~C24
胰腺 Pancreas	29	2.09	4.64	4.76	0.17	0.51	25	3.01	4.34	3.45	0.17	0.41	C25
喉 Larynx	10	0.72	1.60	2.14	0.06	0.18	1	0.12	0.17	0.16	0.00	0.03	C32
气管,支气管,肺 Trachea, Bronchus and Lung	301	21.70	48.18	52.74	1.56	5.81	116	13.98	20.14	16.63	0.59	1.77	C33~C34
其他胸腔器官 Other Thoracic Organs	0	0.00	0.00	0.00	0.00	0.00	1	0.12	0.17	0.13	0.01	0.01	C37~C38
骨 Bone	14	1.01	2.24	2.30	0.11	0.29	5	0.60	0.87	0.68	0.02	0.09	C40~C41
皮肤黑色素瘤 Melanoma of Skin	1	0.07	0.16	0.20	0.00	0.05	2	0.24	0.35	0.29	0.00	0.04	C43
乳房 Breast	0	0.00	0.00	0.00	0.00	0.00	48	5.78	8.33	6.47	0.26	0.68	C50
子宫颈 Cervix Uteri	–	–	–	–	–	–	16	1.93	2.78	2.42	0.13	0.20	C53
子宫体及子宫部位不明 Uterus & Unspecified	–	–	–	–	–	–	18	2.17	3.12	2.49	0.19	0.23	C54~C55
卵巢 Ovary	–	–	–	–	–	–	7	0.84	1.22	0.96	0.07	0.11	C56
前列腺 Prostate	7	0.50	1.12	1.66	0.02	0.18	–	–	–	–	–	–	C61
睾丸 Testis	2	0.14	0.32	0.26	0.01	0.03	–	–	–	–	–	–	C62
肾及泌尿系统不明 Kidney & Unspecified Urinary Organs	1	0.07	0.16	0.20	0.00	0.05	2	0.24	0.35	0.24	0.00	0.00	C64~66,68
膀胱 Bladder	12	0.87	1.92	2.74	0.05	0.23	2	0.24	0.35	0.26	0.01	0.05	C67
脑,神经系统 Brain,Central Nervous System	24	1.73	3.84	3.64	0.13	0.39	18	2.17	3.12	2.46	0.12	0.23	C70~C72
甲状腺 Thyroid Gland	0	0.00	0.00	0.00	0.00	0.00	1	0.12	0.17	0.16	0.00	0.03	C73
淋巴瘤 Lymphoma	9	0.65	1.44	1.45	0.04	0.17	6	0.72	1.04	0.83	0.03	0.14	C81~85,88,90,96
白血病 Leukaemia	22	1.59	3.52	3.19	0.21	0.32	23	2.77	3.99	3.22	0.14	0.35	C91~C95
不明及其他恶性肿瘤 All Other Sites and Unspecified	44	3.17	7.04	7.22	0.42	0.71	20	2.41	3.47	2.85	0.11	0.29	A_O
所有部位合计 All Sites	1387	100.00	222.01	243.87	7.86	24.92	830	100.00	144.07	120.20	3.78	12.41	ALL
所有部位除外 C44 All Sites but C44	1383	99.71	221.37	243.23	7.82	24.88	829	99.88	143.90	120.03	3.76	12.39	ALLbC44

表 6-3-92 淮安市淮阴区 2014 年癌症发病和死亡主要指标
Table 6-3-92 Incidence and mortality of cancer in Huaiyin Qu, Huai'an Shi, 2014

部位 Site		男性 Male						女性 Female						ICD-10
		病例数 No. cases	构成 (%)	粗率 Crude rate (1/10⁵)	世标率 ASR world (1/10⁵)	累积率 Cum.rate(%)		病例数 No. cases	构成 (%)	粗率 Crude rate (1/10⁵)	世标率 ASR world (1/10⁵)	累积率 Cum.rate(%)		
						0~64	0~74					0~64	0~74	
发病 Incidence														
口腔和咽喉(除外鼻咽癌)	Lip,Oral Cavity & Pharynx but Nasopharynx	15	0.97	3.10	2.02	0.09	0.29	5	0.46	1.12	0.85	0.07	0.11	C00-10,C12-14
鼻咽癌	Nasopharynx	12	0.78	2.48	1.69	0.12	0.18	5	0.46	1.12	0.84	0.08	0.08	C11
食管	Oesophagus	392	25.34	81.05	54.44	2.78	7.12	213	19.40	47.56	30.46	1.41	4.24	C15
胃	Stomach	234	15.13	48.38	32.35	1.59	4.47	112	10.20	25.01	14.89	0.57	1.88	C16
结直肠肛门	Colon,Rectum & Anus	85	5.49	17.57	11.61	0.72	1.33	77	7.01	17.19	12.14	0.82	1.47	C18-21
肝脏	Liver	228	14.74	47.14	33.77	2.54	3.87	77	7.01	17.19	11.41	0.79	1.36	C22
胆囊及其他	Gallbladder etc.	11	0.71	2.27	1.55	0.07	0.24	13	1.18	2.90	1.64	0.08	0.23	C23-C24
胰腺	Pancreas	27	1.75	5.58	3.68	0.24	0.40	20	1.82	4.47	3.00	0.15	0.29	C25
喉	Larynx	9	0.58	1.86	1.40	0.11	0.21	1	0.09	0.22	0.15	0.00	0.04	C32
气管,支气管,肺	Trachea, Bronchus and Lung	334	21.59	69.05	46.38	2.36	5.98	148	13.48	33.05	20.46	1.12	2.49	C33-C34
其他胸腔器官	Other Thoracic Organs	2	0.13	0.41	0.31	0.02	0.05	0	0.00	0.00	0.00	0.00	0.00	C37-C38
骨	Bone	10	0.65	2.07	1.57	0.10	0.23	3	0.27	0.67	0.61	0.02	0.09	C40-C41
皮肤黑色素瘤	Melanoma of Skin	2	0.13	0.41	0.24	0.02	0.02	3	0.27	0.67	0.51	0.06	0.06	C43
乳房	Breast	1	0.06	0.21	0.14	0.00	0.04	147	13.39	32.82	24.25	2.13	2.56	C50
子宫颈	Cervix Uteri	–	–	–	–	–	–	62	5.65	13.84	10.00	0.80	0.99	C53
子宫体及子宫部位不明	Uterus & Unspecified	–	–	–	–	–	–	47	4.28	10.49	7.59	0.65	0.83	C54-C55
卵巢	Ovary	–	–	–	–	–	–	31	2.82	6.92	5.25	0.44	0.51	C56
前列腺	Prostate	23	1.49	4.76	2.94	0.05	0.35	–	–	–	–	–	–	C61
睾丸	Testis	1	0.06	0.21	0.09	0.00	0.00	–	–	–	–	–	–	C62
肾及泌尿系统不明	Kidney & Unspecified Urinary Organs	19	1.23	3.93	2.77	0.15	0.30	6	0.55	1.34	1.01	0.09	0.13	C64-66,68
膀胱	Bladder	31	2.00	6.41	4.30	0.15	0.46	7	0.64	1.56	0.97	0.01	0.12	C67
脑,神经系统	Brain,Central Nervous System	14	0.90	2.89	2.15	0.13	0.17	31	2.82	6.92	5.69	0.39	0.61	C70-C72
甲状腺	Thyroid Gland	13	0.84	2.69	2.13	0.18	0.21	31	2.82	6.92	4.90	0.37	0.48	C73
淋巴瘤	Lymphoma	29	1.87	6.00	4.27	0.29	0.63	16	1.46	3.57	2.88	0.18	0.32	C81-85,88,90,96
白血病	Leukaemia	34	2.20	7.03	6.52	0.40	0.54	26	2.37	5.81	5.25	0.35	0.46	C91-C95
不明及其他恶性肿瘤	All Other Sites and Unspecified	21	1.36	4.34	2.60	0.14	0.27	17	1.55	3.80	2.93	0.20	0.27	A_O
所有部位合计	All Sites	1547	100.00	319.84	218.93	12.24	27.36	1098	100.00	245.16	167.66	10.76	19.60	ALL
所有部位除外 C44	All Sites but C44	1544	99.81	319.22	218.63	12.22	27.34	1093	99.54	244.04	166.92	10.75	19.51	ALLbC44
死亡 Mortality														
口腔和咽喉(除外鼻咽癌)	Lip,Oral Cavity & Pharynx but Nasopharynx	12	0.99	2.48	1.57	0.05	0.21	4	0.69	0.89	0.66	0.00	0.11	C00-10,C12-14
鼻咽癌	Nasopharynx	9	0.74	1.86	1.08	0.06	0.09	1	0.17	0.22	0.21	0.02	0.02	C11
食管	Oesophagus	293	24.19	60.58	38.24	1.64	4.62	139	24.05	31.04	17.89	0.69	2.22	C15
胃	Stomach	153	12.63	31.63	20.11	0.75	2.72	77	13.32	17.19	9.23	0.23	1.03	C16
结直肠肛门	Colon,Rectum & Anus	38	3.14	7.86	4.88	0.25	0.50	17	2.94	3.80	2.40	0.12	0.30	C18-21
肝脏	Liver	217	17.92	44.86	31.93	2.37	3.55	57	9.86	12.73	8.26	0.54	0.97	C22
胆囊及其他	Gallbladder etc.	14	1.16	2.89	1.86	0.06	0.26	11	1.90	2.46	1.13	0.00	0.15	C23-C24
胰腺	Pancreas	21	1.73	4.34	2.86	0.15	0.38	13	2.25	2.90	1.86	0.10	0.17	C25
喉	Larynx	3	0.25	0.62	0.41	0.02	0.05	1	0.17	0.22	0.15	0.00	0.04	C32
气管,支气管,肺	Trachea, Bronchus and Lung	330	27.25	68.23	45.31	2.15	6.12	110	19.03	24.56	14.70	0.72	1.70	C33-C34
其他胸腔器官	Other Thoracic Organs	1	0.08	0.21	0.18	0.00	0.03	1	0.17	0.22	0.22	0.00	0.04	C37-C38
骨	Bone	3	0.25	0.62	0.39	0.00	0.07	6	1.04	1.34	0.98	0.01	0.16	C40-C41
皮肤黑色素瘤	Melanoma of Skin	1	0.08	0.21	0.16	0.02	0.02	1	0.17	0.22	0.19	0.02	0.02	C43
乳房	Breast	0	0.00	0.00	0.00	0.00	0.00	43	7.44	9.60	7.02	0.53	0.75	C50
子宫颈	Cervix Uteri	–	–	–	–	–	–	12	2.08	2.68	1.77	0.14	0.14	C53
子宫体及子宫部位不明	Uterus & Unspecified	–	–	–	–	–	–	7	1.21	1.56	1.04	0.07	0.11	C54-C55
卵巢	Ovary	–	–	–	–	–	–	15	2.60	3.35	2.23	0.13	0.27	C56
前列腺	Prostate	7	0.58	1.45	0.95	0.00	0.14	–	–	–	–	–	–	C61
睾丸	Testis	1	0.08	0.21	0.18	0.00	0.03	–	–	–	–	–	–	C62
肾及泌尿系统不明	Kidney & Unspecified Urinary Organs	8	0.66	1.65	0.91	0.01	0.07	4	0.69	0.89	0.49	0.03	0.03	C64-66,68
膀胱	Bladder	13	1.07	2.69	1.78	0.03	0.22	2	0.35	0.45	0.17	0.00	0.00	C67
脑,神经系统	Brain,Central Nervous System	20	1.65	4.13	3.13	0.19	0.22	17	2.94	3.80	2.61	0.20	0.31	C70-C72
甲状腺	Thyroid Gland	1	0.08	0.21	0.18	0.00	0.03	1	0.17	0.22	0.09	0.00	0.00	C73
淋巴瘤	Lymphoma	15	1.24	3.10	2.10	0.13	0.29	5	0.87	1.12	0.88	0.05	0.09	C81-85,88,90,96
白血病	Leukaemia	22	1.82	4.55	3.28	0.19	0.37	19	3.29	4.24	4.18	0.24	0.35	C91-C95
不明及其他恶性肿瘤	All Other Sites and Unspecified	29	2.39	6.00	4.14	0.21	0.51	15	2.60	3.35	1.98	0.10	0.21	A_O
所有部位合计	All Sites	1211	100.00	250.37	165.62	8.28	20.49	578	100.00	129.06	80.33	3.97	9.18	ALL
所有部位除外 C44	All Sites but C44	1208	99.75	249.75	165.12	8.28	20.43	576	99.65	128.61	80.16	3.97	9.18	ALLbC44

表 6-3-93　涟水县 2014 年癌症发病和死亡主要指标

Table 6-3-93　Incidence and mortality of cancer in Lianshui Xian, 2014

部位 Site		男性 Male						女性 Female						ICD-10
		病例数 No. cases	构成 (%)	粗率 Crude rate (1/10⁵)	世标率 ASR world (1/10⁵)	累积率 Cum.rate(%) 0~64	0~74	病例数 No. cases	构成 (%)	粗率 Crude rate (1/10⁵)	世标率 ASR world (1/10⁵)	累积率 Cum.rate(%) 0~64	0~74	
发病 Incidence														
口腔和咽喉(除外鼻咽癌)	Lip,Oral Cavity & Pharynx but Nasopharynx	28	1.62	4.67	3.17	0.17	0.39	16	1.44	2.92	2.05	0.16	0.22	C00–10,C12–14
鼻咽癌	Nasopharynx	11	0.64	1.83	1.42	0.14	0.17	5	0.45	0.91	0.72	0.07	0.07	C11
食管	Oesophagus	557	32.16	92.81	63.65	3.43	8.46	329	29.53	60.12	36.92	1.60	4.91	C15
胃	Stomach	256	14.78	42.66	29.28	1.30	3.92	93	8.35	16.99	10.97	0.57	1.46	C16
结直肠肛门	Colon,Rectum & Anus	82	4.73	13.66	9.67	0.70	1.10	53	4.76	9.69	6.07	0.38	0.62	C18–21
肝脏	Liver	178	10.28	29.66	21.65	1.70	2.45	72	6.46	13.16	8.25	0.60	0.88	C22
胆囊及其他	Gallbladder etc.	13	0.75	2.17	1.55	0.07	0.19	14	1.26	2.56	1.65	0.07	0.24	C23–C24
胰腺	Pancreas	24	1.39	4.00	2.69	0.08	0.39	17	1.53	3.11	2.01	0.14	0.24	C25
喉	Larynx	16	0.92	2.67	1.89	0.17	0.25	0	0.00	0.00	0.00	0.00	0.00	C32
气管,支气管,肺	Trachea, Bronchus and Lung	330	19.05	54.99	38.00	2.03	5.08	127	11.40	23.21	14.87	0.85	1.90	C33–C34
其他胸腔器官	Other Thoracic Organs	8	0.46	1.33	1.13	0.08	0.13	5	0.45	0.91	0.47	0.04	0.04	C37–C38
骨	Bone	14	0.81	2.33	1.93	0.12	0.17	11	0.99	2.01	1.48	0.07	0.15	C40–C41
皮肤黑色素瘤	Melanoma of Skin	2	0.12	0.33	0.22	0.01	0.04	0	0.00	0.00	0.00	0.00	0.00	C43
乳房	Breast	3	0.17	0.50	0.40	0.03	0.05	117	10.50	21.38	15.37	1.34	1.63	C50
子宫颈	Cervix Uteri	–	–	–	–	–	–	72	6.46	13.16	9.24	0.75	0.96	C53
子宫体及子宫部位不明	Uterus & Unspecified	–	–	–	–	–	–	28	2.51	5.12	3.66	0.34	0.39	C54–C55
卵巢	Ovary	–	–	–	–	–	–	24	2.15	4.39	3.02	0.28	0.34	C56
前列腺	Prostate	15	0.87	2.50	1.57	0.03	0.27	–	–	–	–	–	–	C61
睾丸	Testis	2	0.12	0.33	0.31	0.02	0.02	–	–	–	–	–	–	C62
肾及泌尿系统不明	Kidney & Unspecified Urinary Organs	22	1.27	3.67	2.67	0.18	0.28	8	0.72	1.46	1.09	0.06	0.18	C64–66,68
膀胱	Bladder	36	2.08	6.00	3.81	0.20	0.37	8	0.72	1.46	1.03	0.04	0.17	C67
脑,神经系统	Brain,Central Nervous System	45	2.60	7.50	5.70	0.43	0.55	31	2.78	5.66	4.36	0.31	0.52	C70–C72
甲状腺	Thyroid Gland	2	0.12	0.33	0.23	0.02	0.02	24	2.15	4.39	3.50	0.32	0.32	C73
淋巴瘤	Lymphoma	34	1.96	5.67	4.05	0.21	0.49	18	1.62	3.29	2.44	0.18	0.20	C81–85,88,90,96
白血病	Leukaemia	28	1.62	4.67	4.32	0.26	0.39	13	1.17	2.38	1.66	0.09	0.14	C91–C95
不明及其他恶性肿瘤	All Other Sites and Unspecified	26	1.50	4.33	3.25	0.17	0.37	29	2.60	5.30	3.87	0.25	0.43	A_O
所有部位合计	All Sites	1732	100.00	288.61	202.56	11.54	25.56	1114	100.00	203.57	134.71	8.48	16.03	ALL
所有部位除外 C44	All Sites but C44	1723	99.48	287.11	201.49	11.53	25.42	1106	99.28	202.11	133.95	8.42	15.97	ALLbC44
死亡 Mortality														
口腔和咽喉(除外鼻咽癌)	Lip,Oral Cavity & Pharynx but Nasopharynx	8	0.73	1.33	0.82	0.03	0.11	4	0.64	0.73	0.36	0.02	0.02	C00–10,C12–14
鼻咽癌	Nasopharynx	8	0.73	1.33	0.95	0.08	0.14	1	0.16	0.18	0.07	0.00	0.00	C11
食管	Oesophagus	341	30.94	56.82	37.23	1.74	4.78	240	38.46	43.86	25.18	0.73	3.31	C15
胃	Stomach	158	14.34	26.33	17.23	0.83	2.04	57	9.13	10.42	6.17	0.21	0.85	C16
结直肠肛门	Colon,Rectum & Anus	32	2.90	5.33	3.60	0.23	0.39	33	5.29	6.03	3.95	0.29	0.49	C18–21
肝脏	Liver	146	13.25	24.33	17.59	1.31	2.01	56	8.97	10.23	6.28	0.43	0.65	C22
胆囊及其他	Gallbladder etc.	9	0.82	1.50	1.14	0.04	0.14	9	1.44	1.64	1.09	0.05	0.16	C23–C24
胰腺	Pancreas	19	1.72	3.17	1.98	0.07	0.25	15	2.40	2.74	1.66	0.11	0.20	C25
喉	Larynx	3	0.27	0.50	0.36	0.01	0.06	0	0.00	0.00	0.00	0.00	0.00	C32
气管,支气管,肺	Trachea, Bronchus and Lung	277	25.14	46.16	31.22	1.41	4.04	94	15.06	17.18	10.31	0.56	1.25	C33–C34
其他胸腔器官	Other Thoracic Organs	1	0.09	0.17	0.22	0.01	0.01	1	0.16	0.18	0.05	0.00	0.00	C37–C38
骨	Bone	7	0.64	1.17	0.79	0.03	0.05	7	1.12	1.28	1.01	0.04	0.12	C40–C41
皮肤黑色素瘤	Melanoma of Skin	1	0.09	0.17	0.15	0.01	0.01	1	0.16	0.18	0.05	0.00	0.00	C43
乳房	Breast	0	0.00	0.00	0.00	0.00	0.00	36	5.77	6.58	4.52	0.36	0.53	C50
子宫颈	Cervix Uteri	–	–	–	–	–	–	18	2.88	3.29	2.12	0.11	0.29	C53
子宫体及子宫部位不明	Uterus & Unspecified	–	–	–	–	–	–	3	0.48	0.55	0.42	0.02	0.08	C54–C55
卵巢	Ovary	–	–	–	–	–	–	8	1.28	1.46	1.10	0.10	0.13	C56
前列腺	Prostate	7	0.64	1.17	0.61	0.02	0.04	–	–	–	–	–	–	C61
睾丸	Testis	0	0.00	0.00	0.00	0.00	0.00	–	–	–	–	–	–	C62
肾及泌尿系统不明	Kidney & Unspecified Urinary Organs	4	0.36	0.67	0.45	0.03	0.08	2	0.32	0.37	0.31	0.03	0.03	C64–66,68
膀胱	Bladder	13	1.18	2.17	1.41	0.05	0.15	2	0.32	0.37	0.18	0.02	0.02	C67
脑,神经系统	Brain,Central Nervous System	18	1.63	3.00	2.17	0.15	0.25	9	1.44	1.64	1.07	0.05	0.12	C70–C72
甲状腺	Thyroid Gland	1	0.09	0.17	0.11	0.01	0.01	0	0.00	0.00	0.00	0.00	0.00	C73
淋巴瘤	Lymphoma	22	2.00	3.67	2.45	0.12	0.30	10	1.60	1.83	1.02	0.07	0.09	C81–85,88,90,96
白血病	Leukaemia	21	1.91	3.50	3.34	0.20	0.35	9	1.44	1.64	1.17	0.05	0.11	C91–C95
不明及其他恶性肿瘤	All Other Sites and Unspecified	6	0.54	1.00	0.72	0.01	0.09	9	1.44	1.64	1.40	0.06	0.17	A_O
所有部位合计	All Sites	1102	100.00	183.63	124.56	6.37	15.31	624	100.00	114.03	69.50	3.31	8.61	ALL
所有部位除外 C44	All Sites but C44	1100	99.82	183.29	124.32	6.37	15.28	623	99.84	113.84	69.45	3.31	8.61	ALLbC44

表 6-3-94 洪泽县 2014 年癌症发病和死亡主要指标
Table 6-3-94 Incidence and mortality of cancer in Hongze Xian, 2014

部位 Site		男性 Male						女性 Female						ICD-10
		病例数 No. cases	构成 (%)	粗率 Crude rate (1/10⁵)	世标率 ASR world (1/10⁵)	累积率 Cum.rate(%) 0~64	0~74	病例数 No. cases	构成 (%)	粗率 Crude rate (1/10⁵)	世标率 ASR world (1/10⁵)	累积率 Cum.rate(%) 0~64	0~74	
发病 Incidence														
口腔和咽喉(除外鼻咽癌)	Lip,Oral Cavity & Pharynx but Nasopharynx	8	1.20	4.09	3.00	0.20	0.42	6	1.29	3.10	1.87	0.04	0.16	C00–10,C12–14
鼻咽癌	Nasopharynx	6	0.90	3.06	2.59	0.23	0.29	3	0.64	1.55	1.09	0.11	0.11	C11
食管	Oesophagus	176	26.51	89.87	63.01	2.67	8.26	119	25.54	61.45	37.99	1.35	4.12	C15
胃	Stomach	128	19.28	65.36	47.11	2.46	5.88	64	13.73	33.05	19.47	0.85	2.13	C16
结直肠肛门	Colon,Rectum & Anus	44	6.63	22.47	15.42	0.80	1.95	27	5.79	13.94	8.29	0.44	0.76	C18–21
肝脏	Liver	71	10.69	36.26	27.33	1.93	3.15	27	5.79	13.94	9.27	0.56	1.34	C22
胆囊及其他	Gallbladder etc.	1	0.15	0.51	0.26	0.00	0.00	6	1.29	3.10	1.80	0.08	0.08	C23–C24
胰腺	Pancreas	15	2.26	7.66	5.27	0.18	0.80	17	3.65	8.78	4.83	0.21	0.69	C25
喉	Larynx	2	0.30	1.02	0.74	0.06	0.06	0	0.00	0.00	0.00	0.00	0.00	C32
气管,支气管,肺	Trachea, Bronchus and Lung	138	20.78	70.47	52.92	2.72	6.14	61	13.09	31.50	17.79	0.79	2.12	C33–C34
其他胸腔器官	Other Thoracic Organs	2	0.30	1.02	0.52	0.00	0.00	0	0.00	0.00	0.00	0.00	0.00	C37–C38
骨	Bone	4	0.60	2.04	2.11	0.08	0.14	6	1.29	3.10	2.14	0.25	0.25	C40–C41
皮肤黑色素瘤	Melanoma of Skin	3	0.45	1.53	1.25	0.13	0.13	2	0.43	1.03	0.78	0.00	0.07	C43
乳房	Breast	0	0.00	0.00	0.00	0.00	0.00	41	8.80	21.17	14.19	1.16	1.52	C50
子宫颈	Cervix Uteri	–	–	–	–	–	–	25	5.36	12.91	8.45	0.67	0.83	C53
子宫体及子宫部位不明	Uterus & Unspecified	–	–	–	–	–	–	7	1.50	3.61	2.42	0.13	0.31	C54–C55
卵巢	Ovary	–	–	–	–	–	–	8	1.72	4.13	3.20	0.28	0.28	C56
前列腺	Prostate	4	0.60	2.04	1.14	0.00	0.06	–	–	–	–	–	–	C61
睾丸	Testis	0	0.00	0.00	0.00	0.00	0.00	–	–	–	–	–	–	C62
肾及泌尿系统不明	Kidney & Unspecified Urinary Organs	4	0.60	2.04	1.25	0.00	0.12	2	0.43	1.03	0.66	0.03	0.09	C64–66,68
膀胱	Bladder	14	2.11	7.15	4.91	0.19	0.82	1	0.21	0.52	0.32	0.00	0.05	C67
脑,神经系统	Brain,Central Nervous System	13	1.96	6.64	4.65	0.32	0.44	8	1.72	4.13	2.92	0.20	0.34	C70–C72
甲状腺	Thyroid Gland	1	0.15	0.51	0.69	0.04	0.04	2	0.43	1.03	0.55	0.02	0.09	C73
淋巴瘤	Lymphoma	10	1.51	5.11	3.90	0.26	0.64	11	2.36	5.68	3.60	0.25	0.45	C81–85,88,90,96
白血病	Leukaemia	6	0.90	3.06	3.57	0.33	0.33	7	1.50	3.61	5.35	0.33	0.40	C91–C95
不明及其他恶性肿瘤	All Other Sites and Unspecified	14	2.11	7.15	4.74	0.22	0.50	16	3.43	8.26	4.42	0.21	0.44	A_O
所有部位合计	All Sites	664	100.00	339.07	246.38	12.83	30.18	466	100.00	240.63	151.39	7.96	16.63	ALL
所有部位除外 C44	All Sites but C44	662	99.70	338.05	245.86	12.81	30.16	464	99.57	239.60	151.05	7.96	16.63	ALLbC44
死亡 Mortality														
口腔和咽喉(除外鼻咽癌)	Lip,Oral Cavity & Pharynx but Nasopharynx	4	0.83	2.04	1.34	0.04	0.20	3	0.95	1.55	0.73	0.00	0.07	C00–10,C12–14
鼻咽癌	Nasopharynx	6	1.24	3.06	2.48	0.20	0.39	1	0.32	0.52	0.44	0.06	0.06	C11
食管	Oesophagus	139	28.78	70.98	49.73	1.53	5.34	86	27.30	44.41	26.40	0.33	2.26	C15
胃	Stomach	68	14.08	34.72	24.15	0.94	3.14	55	17.46	28.40	16.20	0.33	1.28	C16
结直肠肛门	Colon,Rectum & Anus	18	3.73	9.19	6.23	0.17	0.82	18	5.71	9.29	6.14	0.26	0.36	C18–21
肝脏	Liver	74	15.32	37.79	28.19	1.95	3.23	23	7.30	11.88	7.70	0.50	1.16	C22
胆囊及其他	Gallbladder etc.	1	0.21	0.51	0.26	0.00	0.00	5	1.59	2.58	1.76	0.04	0.04	C23–C24
胰腺	Pancreas	17	3.52	8.68	6.22	0.18	1.08	14	4.44	7.23	4.50	0.18	0.45	C25
喉	Larynx	0	0.00	0.00	0.00	0.00	0.00	2	0.63	1.03	0.58	0.02	0.07	C32
气管,支气管,肺	Trachea, Bronchus and Lung	112	23.19	57.19	41.89	1.63	4.34	53	16.83	27.37	15.96	0.72	1.86	C33–C34
其他胸腔器官	Other Thoracic Organs	2	0.41	1.02	0.52	0.00	0.00	0	0.00	0.00	0.00	0.00	0.00	C37–C38
骨	Bone	4	0.83	2.04	2.11	0.08	0.14	3	0.95	1.55	1.21	0.11	0.16	C40–C41
皮肤黑色素瘤	Melanoma of Skin	1	0.21	0.51	0.33	0.04	0.04	3	0.95	1.55	1.05	0.02	0.09	C43
乳房	Breast	0	0.00	0.00	0.00	0.00	0.00	8	2.54	4.13	2.51	0.16	0.28	C50
子宫颈	Cervix Uteri	–	–	–	–	–	–	4	1.27	2.07	1.54	0.15	0.15	C53
子宫体及子宫部位不明	Uterus & Unspecified	–	–	–	–	–	–	3	0.95	1.55	0.93	0.06	0.11	C54–C55
卵巢	Ovary	–	–	–	–	–	–	3	0.95	1.55	1.02	0.07	0.13	C56
前列腺	Prostate	3	0.62	1.53	0.78	0.00	0.00	–	–	–	–	–	–	C61
睾丸	Testis	0	0.00	0.00	0.00	0.00	0.00	–	–	–	–	–	–	C62
肾及泌尿系统不明	Kidney & Unspecified Urinary Organs	1	0.21	0.51	0.26	0.00	0.00	1	0.32	0.52	0.32	0.04	0.04	C64–66,68
膀胱	Bladder	4	0.83	2.04	1.16	0.00	0.10	1	0.32	0.52	0.17	0.00	0.00	C67
脑,神经系统	Brain,Central Nervous System	10	2.07	5.11	3.54	0.24	0.30	8	2.54	4.13	2.80	0.16	0.29	C70–C72
甲状腺	Thyroid Gland	0	0.00	0.00	0.00	0.00	0.00	1	0.32	0.52	0.32	0.00	0.05	C73
淋巴瘤	Lymphoma	8	1.66	4.09	3.47	0.16	0.51	8	2.54	4.13	2.46	0.17	0.31	C81–85,88,90,96
白血病	Leukaemia	5	1.04	2.55	2.01	0.17	0.17	6	1.90	3.10	2.09	0.16	0.16	C91–C95
不明及其他恶性肿瘤	All Other Sites and Unspecified	6	1.24	3.06	2.36	0.04	0.20	6	1.90	3.10	2.11	0.07	0.07	A_O
所有部位合计	All Sites	483	100.00	246.64	177.02	7.38	20.01	315	100.00	162.66	98.93	3.60	9.45	ALL
所有部位除外 C44	All Sites but C44	480	99.38	245.11	175.64	7.38	19.94	312	99.05	161.11	97.92	3.57	9.42	ALLbC44

表 6-3-95 盱眙县 2014 年癌症发病和死亡主要指标
Table 6-3-95　Incidence and mortality of cancer in Xuyi Xian, 2014

部位 / Site		男性 Male						女性 Female						ICD-10
		病例数 No. cases	构成 (%)	粗率 Crude rate (1/10⁵)	世标率 ASR world (1/10⁵)	累积率 Cum.rate(%) 0~64	0~74	病例数 No. cases	构成 (%)	粗率 Crude rate (1/10⁵)	世标率 ASR world (1/10⁵)	累积率 Cum.rate(%) 0~64	0~74	
发病 Incidence														
口腔和咽喉(除外鼻咽癌)	Lip,Oral Cavity & Pharynx but Nasopharynx	14	1.15	3.50	2.15	0.15	0.19	12	1.56	3.08	1.89	0.14	0.14	C00-10,C12-14
鼻咽癌	Nasopharynx	14	1.15	3.50	2.32	0.18	0.32	6	0.78	1.54	0.96	0.08	0.08	C11
食管	Oesophagus	252	20.62	63.01	41.12	1.49	5.30	107	13.90	27.44	15.57	0.41	2.10	C15
胃	Stomach	216	17.68	54.01	34.25	1.51	4.28	77	10.00	19.75	11.61	0.62	1.38	C16
结直肠肛门	Colon,Rectum & Anus	93	7.61	23.25	15.39	0.95	1.67	54	7.01	13.85	8.67	0.48	1.01	C18-21
肝脏	Liver	158	12.93	39.50	26.51	1.92	3.06	44	5.71	11.29	6.56	0.33	0.85	C22
胆囊及其他	Gallbladder etc.	6	0.49	1.50	0.96	0.02	0.15	16	2.08	4.10	2.25	0.12	0.23	C23-C24
胰腺	Pancreas	31	2.54	7.75	4.95	0.30	0.50	31	4.03	7.95	5.04	0.20	0.67	C25
喉	Larynx	7	0.57	1.75	0.94	0.04	0.08	3	0.39	0.77	0.46	0.00	0.08	C32
气管,支气管,肺	Trachea, Bronchus and Lung	284	23.24	71.01	46.17	1.93	6.16	94	12.21	24.11	14.15	0.67	1.85	C33-C34
其他胸腔器官	Other Thoracic Organs	2	0.16	0.50	0.33	0.02	0.06	4	0.52	1.03	0.58	0.03	0.07	C37-C38
骨	Bone	9	0.74	2.25	1.34	0.07	0.16	3	0.39	0.77	0.58	0.04	0.08	C40-C41
皮肤黑色素瘤	Melanoma of Skin	1	0.08	0.25	0.13	0.00	0.00	1	0.13	0.26	0.16	0.02	0.02	C43
乳房	Breast	0	0.00	0.00	0.00	0.00	0.00	92	11.95	23.60	16.95	1.47	1.83	C50
子宫颈	Cervix Uteri	–	–	–	–	–	–	61	7.92	15.65	10.63	0.86	1.09	C53
子宫体及子宫部位不明	Uterus & Unspecified	–	–	–	–	–	–	16	2.08	4.10	2.67	0.26	0.26	C54-C55
卵巢	Ovary	–	–	–	–	–	–	26	3.38	6.67	5.17	0.42	0.57	C56
前列腺	Prostate	18	1.47	4.50	2.73	0.05	0.34						–	C61
睾丸	Testis	0	0.00	0.00	0.00	0.00	0.00						–	C62
肾及泌尿系统不明	Kidney & Unspecified Urinary Organs	8	0.65	2.00	1.73	0.06	0.19	13	1.69	3.33	2.26	0.13	0.29	C64-66,68
膀胱	Bladder	26	2.13	6.50	4.33	0.14	0.60	9	1.17	2.31	1.47	0.09	0.17	C67
脑,神经系统	Brain,Central Nervous System	19	1.55	4.75	2.96	0.21	0.38	33	4.29	8.46	5.91	0.36	0.52	C70-C72
甲状腺	Thyroid Gland	6	0.49	1.50	1.06	0.09	0.09	20	2.60	5.13	3.73	0.31	0.39	C73
淋巴瘤	Lymphoma	22	1.80	5.50	3.56	0.21	0.47	11	1.43	2.82	1.78	0.07	0.23	C81-85,88,90,96
白血病	Leukaemia	13	1.06	3.25	2.82	0.18	0.18	12	1.56	3.08	1.89	0.16	0.20	C91-C95
不明及其他恶性肿瘤	All Other Sites and Unspecified	23	1.88	5.75	4.55	0.24	0.61	25	3.25	6.41	4.22	0.27	0.51	A_O
所有部位合计	All Sites	1222	100.00	305.54	200.31	9.76	24.78	770	100.00	197.50	125.17	7.56	14.60	ALL
所有部位除外 C44	All Sites but C44	1218	99.67	304.54	199.64	9.73	24.71	763	99.09	195.70	124.20	7.50	14.50	ALLbC44
死亡 Mortality														
口腔和咽喉(除外鼻咽癌)	Lip,Oral Cavity & Pharynx but Nasopharynx	6	0.74	1.50	1.03	0.03	0.16	6	1.28	1.54	0.76	0.04	0.08	C00-10,C12-14
鼻咽癌	Nasopharynx	13	1.61	3.25	1.96	0.12	0.12	1	0.21	0.26	0.15	0.01	0.01	C11
食管	Oesophagus	160	19.80	40.00	25.72	0.81	3.34	68	14.56	17.44	8.47	0.12	0.98	C15
胃	Stomach	125	15.47	31.25	18.90	0.59	2.01	46	9.85	11.80	6.01	0.15	0.68	C16
结直肠肛门	Colon,Rectum & Anus	32	3.96	8.00	5.14	0.25	0.51	34	7.28	8.72	4.86	0.24	0.48	C18-21
肝脏	Liver	138	17.08	34.50	23.21	1.59	2.78	52	11.13	13.34	7.74	0.35	1.03	C22
胆囊及其他	Gallbladder etc.	3	0.37	0.75	0.42	0.04	0.04	9	1.93	2.31	1.02	0.04	0.08	C23-C24
胰腺	Pancreas	29	3.59	7.25	4.49	0.23	0.47	26	5.57	6.67	3.99	0.12	0.51	C25
喉	Larynx	4	0.50	1.00	0.67	0.00	0.07	1	0.21	0.26	0.07	0.00	0.00	C32
气管,支气管,肺	Trachea, Bronchus and Lung	220	27.23	55.01	35.32	1.04	4.61	91	19.49	23.34	12.83	0.47	1.53	C33-C34
其他胸腔器官	Other Thoracic Organs	1	0.12	0.25	0.17	0.02	0.02	4	0.86	1.03	0.55	0.02	0.05	C37-C38
骨	Bone	8	0.99	2.00	1.32	0.02	0.15	5	1.07	1.28	0.78	0.04	0.11	C40-C41
皮肤黑色素瘤	Melanoma of Skin	3	0.37	0.75	0.56	0.00	0.08	3	0.64	0.77	0.29	0.00	0.00	C43
乳房	Breast	0	0.00	0.00	0.00	0.00	0.00	25	5.35	6.41	4.19	0.32	0.48	C50
子宫颈	Cervix Uteri	–	–	–	–	–	–	15	3.21	3.85	2.54	0.13	0.28	C53
子宫体及子宫部位不明	Uterus & Unspecified	–	–	–	–	–	–	7	1.50	1.80	1.48	0.09	0.17	C54-C55
卵巢	Ovary	–	–	–	–	–	–	10	2.14	2.56	1.78	0.15	0.19	C56
前列腺	Prostate	3	0.37	0.75	0.48	0.00	0.04						–	C61
睾丸	Testis	0	0.00	0.00	0.00	0.00	0.00						–	C62
肾及泌尿系统不明	Kidney & Unspecified Urinary Organs	2	0.25	0.50	0.28	0.01	0.01	3	0.64	0.77	0.46	0.04	0.04	C64-66,68
膀胱	Bladder	9	1.11	2.25	1.46	0.00	0.21	3	0.64	0.77	0.42	0.02	0.06	C67
脑,神经系统	Brain,Central Nervous System	19	2.35	4.75	2.77	0.21	0.30	25	5.35	6.41	4.27	0.30	0.34	C70-C72
甲状腺	Thyroid Gland	1	0.12	0.25	0.15	0.01	0.01	0	0.00	0.00	0.00	0.00	0.00	C73
淋巴瘤	Lymphoma	14	1.73	3.50	2.33	0.17	0.34	10	2.14	2.56	1.53	0.07	0.23	C81-85,88,90,96
白血病	Leukaemia	9	1.11	2.25	1.29	0.08	0.08	14	3.00	3.59	2.69	0.22	0.30	C91-C95
不明及其他恶性肿瘤	All Other Sites and Unspecified	9	1.11	2.25	1.95	0.08	0.29	9	1.93	2.31	1.36	0.05	0.16	A_O
所有部位合计	All Sites	808	100.00	202.02	129.61	5.29	15.62	467	100.00	119.78	68.25	2.98	7.81	ALL
所有部位除外 C44	All Sites but C44	806	99.75	201.52	129.28	5.28	15.57	466	99.79	119.52	68.18	2.98	7.81	ALLbC44

表 6-3-96 金湖县 2014 年癌症发病和死亡主要指标
Table 6-3-96 Incidence and mortality of cancer in Jinhu Xian, 2014

部位 Site		男性 Male						女性 Female						ICD-10
		病例数 No. cases	构成 (%)	粗率 Crude rate (1/10⁵)	世标率 ASR world (1/10⁵)	累积率 Cum.rate(%)		病例数 No. cases	构成 (%)	粗率 Crude rate (1/10⁵)	世标率 ASR world (1/10⁵)	累积率 Cum.rate(%)		
						0~64	0~74					0~64	0~74	
发病 Incidence														
口腔和咽喉(除外鼻咽癌)	Lip,Oral Cavity & Pharynx but Nasopharynx	5	0.70	2.79	1.72	0.08	0.08	7	1.28	3.91	1.89	0.11	0.24	C00-10,C12-14
鼻咽癌	Nasopharynx	16	2.23	8.92	4.56	0.32	0.52	5	0.91	2.79	2.79	0.22	0.22	C11
食管	Oesophagus	150	20.92	83.64	42.07	1.73	5.27	83	15.17	46.32	20.14	0.80	2.20	C15
胃	Stomach	127	17.71	70.82	36.19	1.82	4.66	61	11.15	34.04	16.44	0.72	1.89	C16
结直肠肛门	Colon,Rectum & Anus	52	7.25	29.00	15.00	0.69	1.76	29	5.30	16.18	7.39	0.31	0.86	C18-21
肝脏	Liver	66	9.21	36.80	18.49	1.11	2.14	22	4.02	12.28	5.67	0.25	0.74	C22
胆囊及其他	Gallbladder etc.	7	0.98	3.90	1.99	0.10	0.30	12	2.19	6.70	3.06	0.12	0.35	C23-C24
胰腺	Pancreas	18	2.51	10.04	5.23	0.32	0.76	15	2.74	8.37	4.37	0.33	0.39	C25
喉	Larynx	3	0.42	1.67	0.88	0.08	0.14	1	0.18	0.56	0.31	0.04	0.04	C32
气管,支气管,肺	Trachea, Bronchus and Lung	154	21.48	85.87	42.33	1.79	5.45	75	13.71	41.85	19.07	0.78	2.20	C33-C34
其他胸腔器官	Other Thoracic Organs	2	0.28	1.12	0.95	0.06	0.06	1	0.18	0.56	0.72	0.05	0.05	C37-C38
骨	Bone	9	1.26	5.02	4.35	0.23	0.30	2	0.37	1.12	0.43	0.02	0.02	C40-C41
皮肤黑色素瘤	Melanoma of Skin	4	0.56	2.23	1.05	0.06	0.13	3	0.55	1.67	1.13	0.08	0.15	C43
乳房	Breast	0	0.00	0.00	0.00	0.00	0.00	61	11.15	34.04	19.49	1.67	1.97	C50
子宫颈	Cervix Uteri	–	–	–	–	–	–	74	13.53	41.30	23.55	1.87	2.42	C53
子宫体及子宫部位不明	Uterus & Unspecified	–	–	–	–	–	–	14	2.56	7.81	4.68	0.34	0.46	C54-C55
卵巢	Ovary	–	–	–	–	–	–	12	2.19	6.70	4.05	0.38	0.44	C56
前列腺	Prostate	12	1.67	6.69	2.84	0.04	0.29	–	–	–	–	–	–	C61
睾丸	Testis	1	0.14	0.56	0.58	0.05	0.05	–	–	–	–	–	–	C62
肾及泌尿系统不明	Kidney & Unspecified Urinary Organs	13	1.81	7.25	3.49	0.24	0.37	4	0.73	2.23	1.34	0.07	0.18	C64-66,68
膀胱	Bladder	19	2.65	10.59	5.40	0.44	0.57	2	0.37	1.12	0.97	0.07	0.07	C67
脑,神经系统	Brain,Central Nervous System	22	3.07	12.27	6.79	0.35	0.91	12	2.19	6.70	3.92	0.33	0.45	C70-C72
甲状腺	Thyroid Gland	9	1.26	5.02	2.33	0.11	0.31	16	2.93	8.93	6.82	0.59	0.59	C73
淋巴瘤	Lymphoma	9	1.26	5.02	2.69	0.10	0.42	7	1.28	3.91	1.68	0.12	0.18	C81-85,88,90,96
白血病	Leukaemia	8	1.12	4.46	2.71	0.14	0.33	11	2.01	6.14	4.92	0.32	0.45	C91-C95
不明及其他恶性肿瘤	All Other Sites and Unspecified	11	1.53	6.13	3.29	0.11	0.22	18	3.29	10.05	4.78	0.30	0.49	A_O
所有部位合计	All Sites	717	100.00	399.80	204.94	9.97	25.06	547	100.00	305.26	159.62	9.87	17.03	ALL
所有部位除外 C44	All Sites but C44	716	99.86	399.25	204.65	9.93	25.02	546	99.82	304.70	159.50	9.87	17.03	ALLbC44
死亡 Mortality														
口腔和咽喉(除外鼻咽癌)	Lip,Oral Cavity & Pharynx but Nasopharynx	3	0.63	1.67	0.63	0.00	0.07	3	0.96	1.67	0.68	0.04	0.04	C00-10,C12-14
鼻咽癌	Nasopharynx	10	2.09	5.58	3.71	0.30	0.30	2	0.64	1.12	0.48	0.04	0.04	C11
食管	Oesophagus	101	21.13	56.32	26.77	1.03	2.99	60	19.17	33.48	13.40	0.37	1.69	C15
胃	Stomach	91	19.04	50.74	23.89	0.94	2.64	50	15.97	27.90	12.33	0.34	1.58	C16
结直肠肛门	Colon,Rectum & Anus	26	5.44	14.50	6.69	0.37	0.70	22	7.03	12.28	5.32	0.31	0.44	C18-21
肝脏	Liver	56	11.72	31.23	15.67	0.88	1.74	19	6.07	10.60	4.69	0.19	0.61	C22
胆囊及其他	Gallbladder etc.	4	0.84	2.23	1.01	0.07	0.14	11	3.51	6.14	2.75	0.14	0.32	C23-C24
胰腺	Pancreas	18	3.77	10.04	5.54	0.28	0.84	9	2.88	5.02	1.98	0.08	0.20	C25
喉	Larynx	2	0.42	1.12	0.54	0.00	0.14	0	0.00	0.00	0.00	0.00	0.00	C32
气管,支气管,肺	Trachea, Bronchus and Lung	123	25.73	68.59	33.37	1.79	4.14	57	18.21	31.81	13.39	0.66	1.28	C33-C34
其他胸腔器官	Other Thoracic Organs	2	0.42	1.12	0.86	0.04	0.04	0	0.00	0.00	0.00	0.00	0.00	C37-C38
骨	Bone	3	0.63	1.67	0.69	0.03	0.03	1	0.32	0.56	0.18	0.00	0.00	C40-C41
皮肤黑色素瘤	Melanoma of Skin	0	0.00	0.00	0.00	0.00	0.00	0	0.00	0.00	0.00	0.00	0.00	C43
乳房	Breast	0	0.00	0.00	0.00	0.00	0.00	13	4.15	7.25	3.81	0.24	0.37	C50
子宫颈	Cervix Uteri	–	–	–	–	–	–	15	4.79	8.37	4.38	0.29	0.48	C53
子宫体及子宫部位不明	Uterus & Unspecified	–	–	–	–	–	–	2	0.64	1.12	0.46	0.03	0.03	C54-C55
卵巢	Ovary	–	–	–	–	–	–	11	3.51	6.14	3.41	0.33	0.38	C56
前列腺	Prostate	2	0.42	1.12	0.46	0.04	0.04	–	–	–	–	–	–	C61
睾丸	Testis	0	0.00	0.00	0.00	0.00	0.00	–	–	–	–	–	–	C62
肾及泌尿系统不明	Kidney & Unspecified Urinary Organs	0	0.00	0.00	0.00	0.00	0.00	0	0.00	0.00	0.00	0.00	0.00	C64-66,68
膀胱	Bladder	2	0.42	1.12	0.52	0.00	0.00	0	0.00	0.00	0.00	0.00	0.00	C67
脑,神经系统	Brain,Central Nervous System	13	2.72	7.25	3.58	0.14	0.46	11	3.51	6.14	3.54	0.21	0.39	C70-C72
甲状腺	Thyroid Gland	0	0.00	0.00	0.00	0.00	0.00	0	0.00	0.00	0.00	0.00	0.00	C73
淋巴瘤	Lymphoma	6	1.26	3.35	2.74	0.10	0.36	7	2.24	3.91	2.17	0.13	0.25	C81-85,88,90,96
白血病	Leukaemia	4	0.84	2.23	1.04	0.08	0.08	12	3.83	6.70	3.76	0.25	0.44	C91-C95
不明及其他恶性肿瘤	All Other Sites and Unspecified	12	2.51	6.69	3.41	0.15	0.21	8	2.56	4.46	2.67	0.19	0.32	A_O
所有部位合计	All Sites	478	100.00	266.54	131.13	6.25	14.91	313	100.00	174.67	79.41	3.82	8.85	ALL
所有部位除外 C44	All Sites but C44	478	100.00	266.54	131.13	6.25	14.91	312	99.68	174.12	79.11	3.79	8.81	ALLbC44

表 6-3-97 盐城市亭湖区 2014 年癌症发病和死亡主要指标
Table 6-3-97 Incidence and mortality of cancer in Tinghu Qu, Yancheng Shi, 2014

部位 Site		男性 Male						女性 Female						ICD-10
		病例数 No. cases	构成 (%)	粗率 Crude rate (1/10⁵)	世标率 ASR world (1/10⁵)	累积率 Cum.rate(%) 0~64	0~74	病例数 No. cases	构成 (%)	粗率 Crude rate (1/10⁵)	世标率 ASR world (1/10⁵)	累积率 Cum.rate(%) 0~64	0~74	
发病 Incidence														
口腔和咽喉(除外鼻咽癌)	Lip,Oral Cavity & Pharynx but Nasopharynx	7	0.56	1.93	1.32	0.10	0.15	5	0.54	1.44	1.12	0.04	0.15	C00–10,C12–14
鼻咽癌	Nasopharynx	29	2.32	7.98	5.74	0.46	0.62	5	0.54	1.44	0.94	0.08	0.13	C11
食管	Oesophagus	176	14.07	48.43	30.77	1.20	3.98	92	9.92	26.52	14.82	0.51	1.72	C15
胃	Stomach	230	18.39	63.29	40.43	2.01	4.99	96	10.36	27.68	15.93	0.78	1.76	C16
结直肠肛门	Colon,Rectum & Anus	108	8.63	29.72	19.37	1.17	2.23	47	5.07	13.55	7.90	0.33	0.82	C18–21
肝脏	Liver	152	12.15	41.83	28.06	1.83	3.28	44	4.75	12.69	8.79	0.49	0.79	C22
胆囊及其他	Gallbladder etc.	14	1.12	3.85	2.42	0.15	0.33	13	1.40	3.75	2.46	0.15	0.33	C23–C24
胰腺	Pancreas	47	3.76	12.93	8.35	0.46	0.93	31	3.34	8.94	5.18	0.12	0.60	C25
喉	Larynx	2	0.16	0.55	0.38	0.00	0.10	1	0.11	0.29	0.18	0.00	0.05	C32
气管,支气管,肺	Trachea, Bronchus and Lung	268	21.42	73.75	48.12	2.21	6.04	149	16.07	42.96	26.05	1.30	3.18	C33–C34
其他胸腔器官	Other Thoracic Organs	2	0.16	0.55	0.40	0.04	0.04	2	0.22	0.58	0.39	0.04	0.04	C37–C38
骨	Bone	17	1.36	4.68	3.74	0.15	0.39	11	1.19	3.17	2.06	0.16	0.24	C40–C41
皮肤黑色素瘤	Melanoma of Skin	1	0.08	0.28	0.12	0.00	0.00	2	0.22	0.58	0.39	0.04	0.04	C43
乳房	Breast	1	0.08	0.28	0.13	0.00	0.00	160	17.26	46.13	31.11	2.64	3.21	C50
子宫颈	Cervix Uteri	–	–	–	–	–	–	96	10.36	27.68	17.94	1.41	1.80	C53
子宫体及子宫部位不明	Uterus & Unspecified	–	–	–	–	–	–	29	3.13	8.36	5.14	0.43	0.54	C54–C55
卵巢	Ovary	–	–	–	–	–	–	35	3.78	10.09	6.75	0.56	0.61	C56
前列腺	Prostate	36	2.88	9.91	6.01	0.07	0.49	–	–	–	–	–	–	C61
睾丸	Testis	1	0.08	0.28	0.19	0.02	0.02	–	–	–	–	–	–	C62
肾及泌尿系统不明	Kidney & Unspecified Urinary Organs	21	1.68	5.78	3.79	0.20	0.45	7	0.76	2.02	1.36	0.05	0.20	C64–66,68
膀胱	Bladder	24	1.92	6.60	4.38	0.23	0.51	10	1.08	2.88	1.49	0.05	0.10	C67
脑,神经系统	Brain,Central Nervous System	22	1.76	6.05	4.18	0.24	0.51	16	1.73	4.61	3.06	0.21	0.38	C70–C72
甲状腺	Thyroid Gland	13	1.04	3.58	2.71	0.20	0.28	14	1.51	4.04	2.69	0.26	0.29	C73
淋巴瘤	Lymphoma	26	2.08	7.15	4.55	0.30	0.49	18	1.94	5.19	2.96	0.09	0.39	C81–85,88,90,96
白血病	Leukaemia	29	2.32	7.98	7.04	0.37	0.68	16	1.73	4.61	2.85	0.17	0.35	C91 C95
不明及其他恶性肿瘤	All Other Sites and Unspecified	25	2.00	6.88	4.95	0.33	0.49	28	3.02	8.07	5.15	0.27	0.67	A_O
所有部位合计	All Sites	1251	100.00	344.26	227.16	11.73	27.01	927	100.00	267.26	166.68	10.17	18.36	ALL
所有部位除外 C44	All Sites but C44	1248	99.76	343.44	226.52	11.69	26.96	924	99.68	266.39	166.07	10.16	18.31	ALLbC44
死亡 Mortality														
口腔和咽喉(除外鼻咽癌)	Lip,Oral Cavity & Pharynx but Nasopharynx	2	0.23	0.55	0.33	0.02	0.02	3	0.66	0.86	0.48	0.00	0.06	C00–10,C12–14
鼻咽癌	Nasopharynx	9	1.03	2.48	1.66	0.11	0.11	4	0.88	1.15	0.75	0.05	0.10	C11
食管	Oesophagus	119	13.68	32.75	19.80	0.48	2.33	57	12.47	16.43	8.84	0.11	0.87	C15
胃	Stomach	160	18.39	44.03	28.03	1.05	3.19	53	11.60	15.28	8.50	0.33	0.80	C16
结直肠肛门	Colon,Rectum & Anus	53	6.09	14.59	9.37	0.48	0.93	22	4.81	6.34	4.00	0.19	0.28	C18–21
肝脏	Liver	129	14.83	35.50	24.10	1.62	2.68	42	9.19	12.11	8.36	0.39	0.74	C22
胆囊及其他	Gallbladder etc.	12	1.38	3.30	2.09	0.10	0.30	11	2.41	3.17	1.97	0.08	0.24	C23–C24
胰腺	Pancreas	32	3.68	8.81	5.74	0.30	0.70	28	6.13	8.07	4.47	0.05	0.56	C25
喉	Larynx	1	0.11	0.28	0.19	0.00	0.05	2	0.44	0.58	0.37	0.00	0.08	C32
气管,支气管,肺	Trachea, Bronchus and Lung	230	26.44	63.29	40.98	1.69	4.87	107	23.41	30.85	18.24	0.67	2.13	C33–C34
其他胸腔器官	Other Thoracic Organs	0	0.00	0.00	0.00	0.00	0.00	0	0.00	0.00	0.00	0.00	0.00	C37–C38
骨	Bone	15	1.72	4.13	2.77	0.11	0.35	9	1.97	2.59	1.56	0.09	0.20	C40–C41
皮肤黑色素瘤	Melanoma of Skin	1	0.11	0.28	0.21	0.02	0.02	0	0.00	0.00	0.00	0.00	0.00	C43
乳房	Breast	2	0.23	0.55	0.27	0.00	0.01	26	5.69	7.50	4.84	0.31	0.54	C50
子宫颈	Cervix Uteri	–	–	–	–	–	–	25	5.47	7.21	4.76	0.34	0.49	C53
子宫体及子宫部位不明	Uterus & Unspecified	–	–	–	–	–	–	9	1.97	2.59	1.45	0.07	0.14	C54–C55
卵巢	Ovary	–	–	–	–	–	–	13	2.84	3.75	2.44	0.21	0.33	C56
前列腺	Prostate	11	1.26	3.03	1.85	0.02	0.22	–	–	–	–	–	–	C61
睾丸	Testis	0	0.00	0.00	0.00	0.00	0.00	–	–	–	–	–	–	C62
肾及泌尿系统不明	Kidney & Unspecified Urinary Organs	4	0.46	1.10	0.73	0.04	0.04	3	0.66	0.86	0.58	0.05	0.05	C64–66,68
膀胱	Bladder	14	1.61	3.85	2.65	0.02	0.23	3	0.66	0.86	0.44	0.00	0.00	C67
脑,神经系统	Brain,Central Nervous System	25	2.87	6.88	4.79	0.32	0.51	12	2.63	3.46	2.72	0.13	0.28	C70–C72
甲状腺	Thyroid Gland	2	0.23	0.55	0.36	0.04	0.04	2	0.44	0.58	0.30	0.02	0.02	C73
淋巴瘤	Lymphoma	15	1.72	4.13	2.62	0.15	0.22	12	2.63	3.46	1.96	0.07	0.25	C81–85,88,90,96
白血病	Leukaemia	20	2.30	5.50	4.17	0.22	0.44	7	1.53	2.02	1.24	0.07	0.07	C91–C95
不明及其他恶性肿瘤	All Other Sites and Unspecified	14	1.61	3.85	2.54	0.12	0.33	7	1.53	2.02	1.23	0.06	0.18	A_O
所有部位合计	All Sites	870	100.00	239.41	155.25	6.92	17.59	457	100.00	131.75	79.53	3.27	8.42	ALL
所有部位除外 C44	All Sites but C44	869	99.89	239.14	155.13	6.92	17.59	455	99.56	131.18	79.15	3.25	8.35	ALLbC44

表 6-3-98　盐城市盐都区 2014 年癌症发病和死亡主要指标
Table 6-3-98　Incidence and mortality of cancer in Yandu Qu, Yancheng Shi, 2014

部位 Site		男性 Male						女性 Female						ICD-10
		病例数 No. cases	构成 (%)	粗率 Crude rate (1/10⁵)	世标率 ASR world (1/10⁵)	累积率 Cum.rate(%)		病例数 No. cases	构成 (%)	粗率 Crude rate (1/10⁵)	世标率 ASR world (1/10⁵)	累积率 Cum.rate(%)		
						0~64	0~74					0~64	0~74	
发病 Incidence														
口腔和咽喉(除外鼻咽癌)	Lip,Oral Cavity & Pharynx but Nasopharynx	10	0.61	2.69	2.01	0.15	0.22	4	0.37	1.16	0.70	0.03	0.10	C00-10,C12-14
鼻咽癌	Nasopharynx	17	1.03	4.58	3.17	0.26	0.38	7	0.65	2.03	1.37	0.08	0.20	C11
食管	Oesophagus	320	19.44	86.12	57.19	2.32	7.22	188	17.46	54.63	31.03	1.18	3.79	C15
胃	Stomach	400	24.30	107.65	71.13	3.10	8.39	162	15.04	47.08	28.12	1.26	3.21	C16
结直肠肛门	Colon,Rectum & Anus	97	5.89	26.11	17.64	1.01	2.01	83	7.71	24.12	13.92	0.82	1.46	C18-21
肝脏	Liver	199	12.09	53.56	36.61	2.36	4.00	67	6.22	19.47	12.07	0.52	1.63	C22
胆囊及其他	Gallbladder etc.	16	0.97	4.31	2.94	0.10	0.28	24	2.23	6.97	3.97	0.14	0.45	C23-C24
胰腺	Pancreas	42	2.55	11.30	7.60	0.32	0.82	38	3.53	11.04	6.38	0.27	0.73	C25
喉	Larynx	12	0.73	3.23	2.30	0.11	0.26	1	0.09	0.29	0.18	0.00	0.04	C32
气管,支气管,肺	Trachea, Bronchus and Lung	346	21.02	93.12	62.55	2.80	8.15	133	12.35	38.65	22.84	1.13	2.67	C33-C34
其他胸腔器官	Other Thoracic Organs	1	0.06	0.27	0.21	0.00	0.03	3	0.28	0.87	0.64	0.07	0.07	C37-C38
骨	Bone	19	1.15	5.11	3.12	0.15	0.30	11	1.02	3.20	2.07	0.06	0.19	C40-C41
皮肤黑色素瘤	Melanoma of Skin	0	0.00	0.00	0.00	0.00	0.00	2	0.19	0.58	0.31	0.02	0.02	C43
乳房	Breast	4	0.24	1.08	0.83	0.08	0.08	99	9.19	28.77	19.09	1.62	1.96	C50
子宫颈	Cervix Uteri	–	–	–	–	–	–	88	8.17	25.57	16.21	1.24	1.49	C53
子宫体及子宫部位不明	Uterus & Unspecified	–	–	–	–	–	–	34	3.16	9.88	6.00	0.49	0.59	C54-C55
卵巢	Ovary	–	–	–	–	–	–	24	2.23	6.97	4.55	0.35	0.47	C56
前列腺	Prostate	31	1.88	8.34	5.82	0.10	0.47	–	–	–	–	–	–	C61
睾丸	Testis	1	0.06	0.27	0.20	0.02	0.02	–	–	–	–	–	–	C62
肾及泌尿系统不明	Kidney & Unspecified Urinary Organs	18	1.09	4.84	3.49	0.25	0.32	6	0.56	1.74	1.07	0.06	0.14	C64-66,68
膀胱	Bladder	19	1.15	5.11	3.26	0.13	0.33	2	0.19	0.58	0.32	0.00	0.03	C67
脑,神经系统	Brain,Central Nervous System	26	1.58	7.00	5.83	0.38	0.61	31	2.88	9.01	5.54	0.35	0.61	C70-C72
甲状腺	Thyroid Gland	4	0.24	1.08	0.69	0.06	0.06	18	1.67	5.23	3.50	0.32	0.32	C73
淋巴瘤	Lymphoma	10	0.61	2.69	1.85	0.09	0.24	10	0.93	2.91	2.00	0.12	0.19	C81-85,88,90,96
白血病	Leukaemia	22	1.34	5.92	6.48	0.28	0.47	23	2.14	6.68	6.93	0.36	0.65	C91-C95
不明及其他恶性肿瘤	All Other Sites and Unspecified	32	1.94	8.61	6.11	0.39	0.62	19	1.76	5.52	3.69	0.26	0.45	A_O
所有部位合计	All Sites	1646	100.00	442.99	301.06	14.43	35.29	1077	100.00	312.98	192.52	10.75	21.48	ALL
所有部位除外 C44	All Sites but C44	1639	99.57	441.10	299.83	14.38	35.19	1075	99.81	312.40	192.24	10.75	21.43	ALLbC44
死亡 Mortality														
口腔和咽喉(除外鼻咽癌)	Lip,Oral Cavity & Pharynx but Nasopharynx	1	0.08	0.27	0.15	0.02	0.02	4	0.61	1.16	0.70	0.03	0.10	C00-10,C12-14
鼻咽癌	Nasopharynx	7	0.59	1.88	1.29	0.09	0.17	5	0.76	1.45	0.89	0.09	0.13	C11
食管	Oesophagus	221	18.76	59.48	38.64	1.24	3.71	128	19.54	37.20	19.97	0.54	2.05	C15
胃	Stomach	300	25.47	80.74	52.62	1.42	5.62	126	19.24	36.62	20.24	0.47	2.18	C16
结直肠肛门	Colon,Rectum & Anus	42	3.57	11.30	7.94	0.32	0.84	35	5.34	10.17	6.02	0.12	0.58	C18-21
肝脏	Liver	174	14.77	46.83	32.29	2.08	3.39	70	10.69	20.34	12.29	0.55	1.52	C22
胆囊及其他	Gallbladder etc.	11	0.93	2.96	1.74	0.07	0.19	16	2.44	4.65	2.46	0.04	0.24	C23-C24
胰腺	Pancreas	35	2.97	9.42	6.34	0.20	0.75	31	4.73	9.01	4.95	0.20	0.51	C25
喉	Larynx	5	0.42	1.35	0.89	0.07	0.16	1	0.15	0.29	0.18	0.00	0.04	C32
气管,支气管,肺	Trachea, Bronchus and Lung	261	22.16	70.24	47.07	1.98	5.59	120	18.32	34.87	19.59	0.64	2.34	C33-C34
其他胸腔器官	Other Thoracic Organs	2	0.17	0.54	0.32	0.02	0.06	0	0.00	0.00	0.00	0.00	0.00	C37-C38
骨	Bone	16	1.36	4.31	2.76	0.14	0.28	6	0.92	1.74	1.14	0.07	0.15	C40-C41
皮肤黑色素瘤	Melanoma of Skin	0	0.00	0.00	0.00	0.00	0.00	0	0.00	0.00	0.00	0.00	0.00	C43
乳房	Breast	0	0.00	0.00	0.00	0.00	0.00	24	3.66	6.97	4.34	0.28	0.48	C50
子宫颈	Cervix Uteri	–	–	–	–	–	–	22	3.36	6.39	3.75	0.23	0.35	C53
子宫体及子宫部位不明	Uterus & Unspecified	–	–	–	–	–	–	7	1.07	2.03	1.10	0.05	0.09	C54-C55
卵巢	Ovary	–	–	–	–	–	–	3	0.46	0.87	0.40	0.03	0.03	C56
前列腺	Prostate	15	1.27	4.04	2.61	0.00	0.16	–	–	–	–	–	–	C61
睾丸	Testis	1	0.08	0.27	0.20	0.02	0.02	–	–	–	–	–	–	C62
肾及泌尿系统不明	Kidney & Unspecified Urinary Organs	9	0.76	2.42	2.06	0.11	0.15	2	0.31	0.58	0.32	0.02	0.06	C64-66,68
膀胱	Bladder	9	0.76	2.42	1.63	0.00	0.12	5	0.76	1.45	0.76	0.03	0.03	C67
脑,神经系统	Brain,Central Nervous System	30	2.55	8.07	6.66	0.37	0.66	18	2.75	5.23	3.41	0.11	0.45	C70-C72
甲状腺	Thyroid Gland	0	0.00	0.00	0.00	0.00	0.00	0	0.00	0.00	0.00	0.00	0.00	C73
淋巴瘤	Lymphoma	6	0.51	1.61	1.04	0.06	0.09	7	1.07	2.03	1.08	0.07	0.11	C81-85,88,90,96
白血病	Leukaemia	18	1.53	4.84	4.29	0.25	0.36	16	2.44	4.65	3.42	0.22	0.35	C91-C95
不明及其他恶性肿瘤	All Other Sites and Unspecified	15	1.27	4.04	2.71	0.19	0.36	9	1.37	2.62	1.50	0.03	0.16	A_O
所有部位合计	All Sites	1178	100.00	317.03	213.25	8.63	22.68	655	100.00	190.34	108.51	3.81	11.96	ALL
所有部位除外 C44	All Sites but C44	1175	99.75	316.23	212.71	8.61	22.63	653	99.69	189.76	108.12	3.81	11.92	ALLbC44

部位 / Site		男性 Male						女性 Female						ICD-10
		病例数 No. cases	构成 (%)	粗率 Crude rate (1/10⁵)	世标率 ASR world (1/10⁵)	累积率 Cum.rate(%) 0~64	0~74	病例数 No. cases	构成 (%)	粗率 Crude rate (1/10⁵)	世标率 ASR world (1/10⁵)	累积率 Cum.rate(%) 0~64	0~74	
发病 Incidence														
口腔和咽喉(除外鼻咽癌)	Lip,Oral Cavity & Pharynx but Nasopharynx	12	0.68	1.90	1.28	0.07	0.13	6	0.50	1.05	0.64	0.05	0.05	C00-10,C12-14
鼻咽癌	Nasopharynx	18	1.02	2.85	1.94	0.15	0.18	7	0.58	1.23	0.85	0.05	0.09	C11
食管	Oesophagus	383	21.70	60.59	40.67	1.82	5.20	178	14.82	31.29	17.91	0.76	2.30	C15
胃	Stomach	335	18.98	52.99	35.32	1.86	4.29	153	12.74	26.90	15.92	0.71	1.95	C16
结直肠肛门	Colon,Rectum & Anus	109	6.18	17.24	11.99	0.64	1.47	83	6.91	14.59	8.90	0.50	0.94	C18-21
肝脏	Liver	232	13.14	36.70	25.61	1.94	2.94	77	6.41	13.54	8.84	0.53	1.02	C22
胆囊及其他	Gallbladder etc.	13	0.74	2.06	1.38	0.04	0.15	22	1.83	3.87	2.30	0.08	0.30	C23-C24
胰腺	Pancreas	35	1.98	5.54	3.73	0.18	0.48	39	3.25	6.86	4.05	0.14	0.48	C25
喉	Larynx	8	0.45	1.27	0.80	0.01	0.10	1	0.08	0.18	0.12	0.00	0.02	C32
气管,支气管,肺	Trachea, Bronchus and Lung	422	23.91	66.76	44.19	2.33	5.38	175	14.57	30.77	17.43	0.93	2.02	C33-C34
其他胸腔器官	Other Thoracic Organs	1	0.06	0.16	0.11	0.01	0.01	3	0.25	0.53	0.36	0.01	0.08	C37-C38
骨	Bone	15	0.85	2.37	1.80	0.07	0.21	10	0.83	1.76	1.06	0.04	0.11	C40-C41
皮肤黑色素瘤	Melanoma of Skin	4	0.23	0.63	0.43	0.02	0.06	1	0.08	0.18	0.07	0.00	0.00	C43
乳房	Breast	1	0.06	0.16	0.09	0.00	0.00	136	11.32	23.91	16.96	1.39	1.86	C50
子宫颈	Cervix Uteri	–	–	–	–	–	–	92	7.66	16.17	11.37	0.92	1.22	C53
子宫体及子宫部位不明	Uterus & Unspecified	–	–	–	–	–	–	56	4.66	9.84	6.75	0.59	0.72	C54-C55
卵巢	Ovary	–	–	–	–	–	–	26	2.16	4.57	3.09	0.26	0.36	C56
前列腺	Prostate	24	1.36	3.80	2.45	0.05	0.26	–	–	–	–	–	–	C61
睾丸	Testis	0	0.00	0.00	0.00	0.00	0.00	–	–	–	–	–	–	C62
肾及泌尿系统不明	Kidney & Unspecified Urinary Organs	14	0.79	2.21	1.57	0.10	0.21	11	0.92	1.93	1.24	0.07	0.17	C64-66,68
膀胱	Bladder	22	1.25	3.48	2.17	0.14	0.22	5	0.42	0.88	0.55	0.02	0.06	C67
脑,神经系统	Brain,Central Nervous System	38	2.15	6.01	4.36	0.28	0.50	34	2.83	5.98	4.30	0.34	0.48	C70-C72
甲状腺	Thyroid Gland	4	0.23	0.63	0.42	0.04	0.06	19	1.58	3.34	2.40	0.20	0.23	C73
淋巴瘤	Lymphoma	32	1.81	5.06	3.52	0.19	0.43	22	1.83	3.87	2.60	0.20	0.32	C81-85,88,90,96
白血病	Leukaemia	19	1.08	3.01	2.42	0.19	0.21	26	2.16	4.57	3.66	0.26	0.39	C91-C95
不明及其他恶性肿瘤	All Other Sites and Unspecified	24	1.36	3.80	2.59	0.13	0.29	19	1.58	3.34	1.95	0.14	0.16	A_O
所有部位合计	All Sites	1765	100.00	279.21	188.87	10.24	22.78	1201	100.00	211.14	133.31	8.20	15.34	ALL
所有部位除外 C44	All Sites but C44	1757	99.55	277.94	188.01	10.20	22.67	1193	99.33	209.73	132.54	8.15	15.28	ALLbC44
死亡 Mortality														
口腔和咽喉(除外鼻咽癌)	Lip,Oral Cavity & Pharynx but Nasopharynx	7	0.55	1.11	0.84	0.04	0.08	4	0.52	0.70	0.34	0,00	0.03	C00-10,C12-14
鼻咽癌	Nasopharynx	14	1.10	2.21	1.57	0.07	0.21	2	0.26	0.35	0.22	0.01	0.01	C11
食管	Oesophagus	277	21.79	43.82	28.72	1.16	3.32	139	17.94	24.44	12.69	0.30	1.38	C15
胃	Stomach	227	17.86	35.91	23.84	0.90	2.79	107	13.81	18.81	10.35	0.32	1.24	C16
结直肠肛门	Colon,Rectum & Anus	50	3.93	7.91	5.20	0.16	0.58	45	5.81	7.91	4.12	0.13	0.42	C18-21
肝脏	Liver	217	17.07	34.33	23.64	1.84	2.76	80	10.32	14.06	9.11	0.44	1.15	C22
胆囊及其他	Gallbladder etc.	17	1.34	2.69	1.68	0.12	0.16	18	2.32	3.16	1.83	0.05	0.24	C23-C24
胰腺	Pancreas	32	2.52	5.06	3.29	0.16	0.32	40	5.16	7.03	4.20	0.20	0.56	C25
喉	Larynx	4	0.31	0.63	0.41	0.01	0.03	0	0.00	0.00	0.00	0.00	0.00	C32
气管,支气管,肺	Trachea, Bronchus and Lung	315	24.78	49.83	33.48	1.34	4.14	141	18.19	24.79	13.57	0.50	1.59	C33-C34
其他胸腔器官	Other Thoracic Organs	2	0.16	0.32	0.22	0.02	0.02	3	0.39	0.53	0.37	0.01	0.07	C37-C38
骨	Bone	8	0.63	1.27	0.95	0.04	0.10	6	0.77	1.05	0.63	0.04	0.06	C40-C41
皮肤黑色素瘤	Melanoma of Skin	1	0.08	0.16	0.13	0.01	0.01	0	0.00	0.00	0.00	0.00	0.00	C43
乳房	Breast	3	0.24	0.47	0.30	0.02	0.02	49	6.32	8.61	5.69	0.46	0.64	C50
子宫颈	Cervix Uteri	–	–	–	–	–	–	32	4.13	5.63	3.94	0.29	0.49	C53
子宫体及子宫部位不明	Uterus & Unspecified	–	–	–	–	–	–	17	2.19	2.99	1.94	0.16	0.21	C54-C55
卵巢	Ovary	–	–	–	–	–	–	18	2.32	3.16	1.98	0.17	0.23	C56
前列腺	Prostate	9	0.71	1.42	0.85	0.01	0.08	–	–	–	–	–	–	C61
睾丸	Testis	1	0.08	0.16	0.09	0.00	0.00	–	–	–	–	–	–	C62
肾及泌尿系统不明	Kidney & Unspecified Urinary Organs	7	0.55	1.11	0.83	0.06	0.10	6	0.77	1.05	0.61	0.06	0.06	C64-66,68
膀胱	Bladder	11	0.87	1.74	1.11	0.04	0.08	3	0.39	0.53	0.38	0.01	0.05	C67
脑,神经系统	Brain,Central Nervous System	26	2.05	4.11	2.75	0.18	0.27	23	2.97	4.04	2.54	0.12	0.32	C70-C72
甲状腺	Thyroid Gland	3	0.24	0.47	0.31	0.02	0.02	2	0.26	0.35	0.16	0.01	0.01	C73
淋巴瘤	Lymphoma	20	1.57	3.16	1.97	0.11	0.21	15	1.94	2.64	1.83	0.11	0.27	C81-85,88,90,96
白血病	Leukaemia	11	0.87	1.74	1.69	0.12	0.12	14	1.81	2.46	1.98	0.13	0.22	C91-C95
不明及其他恶性肿瘤	All Other Sites and Unspecified	9	0.71	1.42	1.03	0.03	0.13	11	1.42	1.93	1.05	0.06	0.08	A_O
所有部位合计	All Sites	1271	100.00	201.06	134.90	6.48	15.53	775	100.00	136.25	79.53	3.57	9.34	ALL
所有部位除外 C44	All Sites but C44	1267	99.69	200.43	134.45	6.46	15.50	771	99.48	135.54	79.16	3.55	9.32	ALLbC44

表 6-3-100　阜宁县 2014 年癌症发病和死亡主要指标

Table 6-3-100　Incidence and mortality of cancer in Funing Xian,2014

部位 Site		男性 Male						女性 Female						ICD-10
		病例数 No. cases	构成 (%)	粗率 Crude rate (1/10⁵)	世标率 ASR world (1/10⁵)	累积率 Cum.rate(%)		病例数 No. cases	构成 (%)	粗率 Crude rate (1/10⁵)	世标率 ASR world (1/10⁵)	累积率 Cum.rate(%)		
						0~64	0~74					0~64	0~74	
发病 Incidence														
口腔和咽喉(除外鼻咽癌)	Lip,Oral Cavity & Pharynx but Nasopharynx	16	0.99	2.79	1.74	0.08	0.17	7	0.65	1.28	0.76	0.05	0.10	C00-10,C12-14
鼻咽癌	Nasopharynx	11	0.68	1.92	1.27	0.11	0.15	7	0.65	1.28	0.75	0.06	0.08	C11
食管	Oesophagus	416	25.71	72.58	44.75	2.29	5.87	209	19.39	38.16	22.57	0.92	3.17	C15
胃	Stomach	319	19.72	55.66	34.50	1.86	4.52	114	10.58	20.81	12.19	0.69	1.35	C16
结直肠肛门	Colon,Rectum & Anus	66	4.08	11.51	7.69	0.58	0.95	50	4.64	9.13	5.69	0.36	0.70	C18-21
肝脏	Liver	203	12.55	35.42	23.46	1.42	2.83	92	8.53	16.80	10.19	0.68	1.22	C22
胆囊及其他	Gallbladder etc.	22	1.36	3.84	2.56	0.13	0.30	15	1.39	2.74	1.66	0.11	0.14	C23-C24
胰腺	Pancreas	58	3.58	10.12	6.18	0.31	0.74	22	2.04	4.02	2.29	0.12	0.18	C25
喉	Larynx	7	0.43	1.22	0.77	0.05	0.09	2	0.19	0.37	0.18	0.01	0.01	C32
气管,支气管,肺	Trachea, Bronchus and Lung	328	20.27	57.23	35.56	1.88	4.60	146	13.54	26.65	16.00	0.89	2.03	C33-C34
其他胸腔器官	Other Thoracic Organs	0	0.00	0.00	0.00	0.00	0.00	1	0.09	0.18	0.12	0.01	0.01	C37-C38
骨	Bone	13	0.80	2.27	1.59	0.07	0.19	12	1.11	2.19	1.26	0.05	0.15	C40-C41
皮肤黑色素瘤	Melanoma of Skin	6	0.37	1.05	0.71	0.05	0.07	4	0.37	0.73	0.56	0.05	0.05	C43
乳房	Breast	0	0.00	0.00	0.00	0.00	0.00	109	10.11	19.90	13.56	1.23	1.43	C50
子宫颈	Cervix Uteri	–	–	–	–	–	–	83	7.70	15.15	10.17	0.92	1.06	C53
子宫体及子宫部位不明	Uterus & Unspecified	–	–	–	–	–	–	37	3.43	6.75	4.42	0.40	0.44	C54-C55
卵巢	Ovary	–	–	–	–	–	–	30	2.78	5.48	3.83	0.33	0.41	C56
前列腺	Prostate	17	1.05	2.97	1.75	0.02	0.23	–	–	–	–	–	–	C61
睾丸	Testis	2	0.12	0.35	0.23	0.02	0.02	–	–	–	–	–	–	C62
肾及泌尿系统不明	Kidney & Unspecified Urinary Organs	12	0.74	2.09	1.64	0.13	0.18	8	0.74	1.46	0.91	0.08	0.10	C64-66,68
膀胱	Bladder	23	1.42	4.01	2.54	0.16	0.32	6	0.56	1.10	0.64	0.05	0.08	C67
脑,神经系统	Brain,Central Nervous System	20	1.24	3.49	2.88	0.17	0.31	35	3.25	6.39	4.52	0.33	0.49	C70-C72
甲状腺	Thyroid Gland	6	0.37	1.05	0.70	0.05	0.09	22	2.04	4.02	2.88	0.25	0.31	C73
淋巴瘤	Lymphoma	22	1.36	3.84	2.48	0.15	0.24	21	1.95	3.83	2.96	0.21	0.26	C81-85,88,90,96
白血病	Leukaemia	25	1.55	4.36	3.07	0.21	0.30	21	1.95	3.83	2.54	0.20	0.25	C91-C95
不明及其他恶性肿瘤	All Other Sites and Unspecified	26	1.61	4.54	3.15	0.22	0.38	25	2.32	4.56	3.48	0.21	0.32	A_O
所有部位合计	All Sites	1618	100.00	282.29	179.22	9.98	22.54	1078	100.00	196.80	124.13	8.21	14.32	ALL
所有部位除外 C44	All Sites but C44	1612	99.63	281.24	178.52	9.90	22.46	1073	99.54	195.89	123.60	8.17	14.26	ALLbC44
死亡 Mortality														
口腔和咽喉(除外鼻咽癌)	Lip,Oral Cavity & Pharynx but Nasopharynx	7	0.53	1.22	0.73	0.02	0.11	2	0.29	0.37	0.22	0.00	0.00	C00-10,C12-14
鼻咽癌	Nasopharynx	13	0.99	2.27	1.50	0.11	0.18	1	0.15	0.18	0.11	0.00	0.00	C11
食管	Oesophagus	385	29.32	67.17	39.76	1.52	4.74	196	28.53	35.78	19.80	0.49	2.44	C15
胃	Stomach	216	16.45	37.68	21.58	0.86	2.55	89	12.95	16.25	8.89	0.35	0.96	C16
结直肠肛门	Colon,Rectum & Anus	36	2.74	6.28	3.90	0.22	0.36	30	4.37	5.48	2.99	0.15	0.22	C18-21
肝脏	Liver	168	12.80	29.31	19.21	1.24	2.23	67	9.75	12.23	7.23	0.41	0.84	C22
胆囊及其他	Gallbladder etc.	15	1.14	2.62	1.60	0.11	0.15	11	1.60	2.01	1.13	0.05	0.13	C23-C24
胰腺	Pancreas	40	3.05	6.98	4.34	0.20	0.51	23	3.35	4.20	2.43	0.10	0.24	C25
喉	Larynx	2	0.15	0.35	0.19	0.00	0.02	1	0.15	0.18	0.07	0.00	0.00	C32
气管,支气管,肺	Trachea, Bronchus and Lung	296	22.54	51.64	30.90	1.19	3.99	132	19.21	24.10	13.99	0.50	1.63	C33-C34
其他胸腔器官	Other Thoracic Organs	0	0.00	0.00	0.00	0.00	0.00	0	0.00	0.00	0.00	0.00	0.00	C37-C38
骨	Bone	18	1.37	3.14	1.88	0.04	0.22	16	2.33	2.92	1.95	0.07	0.20	C40-C41
皮肤黑色素瘤	Melanoma of Skin	2	0.15	0.35	0.20	0.01	0.01	2	0.29	0.37	0.35	0.02	0.02	C43
乳房	Breast	1	0.08	0.17	0.12	0.01	0.01	23	3.35	4.20	2.88	0.28	0.30	C50
子宫颈	Cervix Uteri	–	–	–	–	–	–	16	2.33	2.92	1.89	0.14	0.16	C53
子宫体及子宫部位不明	Uterus & Unspecified	–	–	–	–	–	–	14	2.04	2.56	1.64	0.12	0.19	C54-C55
卵巢	Ovary	–	–	–	–	–	–	7	1.02	1.28	0.87	0.07	0.12	C56
前列腺	Prostate	14	1.07	2.44	1.26	0.03	0.10	–	–	–	–	–	–	C61
睾丸	Testis	0	0.00	0.00	0.00	0.00	0.00	–	–	–	–	–	–	C62
肾及泌尿系统不明	Kidney & Unspecified Urinary Organs	4	0.30	0.70	0.42	0.03	0.05	3	0.44	0.55	0.32	0.01	0.03	C64-66,68
膀胱	Bladder	7	0.53	1.22	0.67	0.00	0.06	3	0.44	0.55	0.25	0.00	0.03	C67
脑,神经系统	Brain,Central Nervous System	36	2.74	6.28	4.34	0.25	0.47	26	3.78	4.75	3.09	0.18	0.32	C70-C72
甲状腺	Thyroid Gland	0	0.00	0.00	0.00	0.00	0.00	1	0.15	0.18	0.07	0.00	0.00	C73
淋巴瘤	Lymphoma	21	1.60	3.66	2.30	0.11	0.30	5	0.73	0.91	0.53	0.04	0.04	C81-85,88,90,96
白血病	Leukaemia	24	1.83	4.19	2.74	0.18	0.30	11	1.60	2.01	1.86	0.11	0.13	C91-C95
不明及其他恶性肿瘤	All Other Sites and Unspecified	8	0.61	1.40	0.78	0.05	0.08	8	1.16	1.46	1.10	0.09	0.11	A_O
所有部位合计	All Sites	1313	100.00	229.08	138.42	6.19	16.44	687	100.00	125.42	73.65	3.20	8.11	ALL
所有部位除外 C44	All Sites but C44	1312	99.92	228.90	138.34	6.19	16.44	687	100.00	125.42	73.65	3.20	8.11	ALLbC44

表 6-3-101 射阳县 2014 年癌症发病和死亡主要指标
Table 6-3-101 Incidence and mortality of cancer in Sheyang Xian, 2014

部位 / Site		男性 Male						女性 Female						ICD-10
		病例数 No. cases	构成 (%)	粗率 Crude rate (1/10⁵)	世标率 ASR world (1/10⁵)	累积率 Cum.rate(%) 0~64	0~74	病例数 No. cases	构成 (%)	粗率 Crude rate (1/10⁵)	世标率 ASR world (1/10⁵)	累积率 Cum.rate(%) 0~64	0~74	
发病 Incidence														
口腔和咽喉(除外鼻咽癌)	Lip,Oral Cavity & Pharynx but Nasopharynx	20	1.07	4.03	2.51	0.21	0.33	14	0.92	2.97	1.47	0.10	0.16	C00-10,C12-14
鼻咽癌	Nasopharynx	20	1.07	4.03	2.48	0.17	0.32	8	0.53	1.70	0.98	0.03	0.12	C11
食管	Oesophagus	261	13.97	52.58	28.94	1.49	3.82	157	10.33	33.30	16.51	0.55	2.18	C15
胃	Stomach	368	19.70	74.14	41.52	2.16	5.44	152	10.00	32.24	16.87	0.84	2.02	C16
结直肠肛门	Colon,Rectum & Anus	127	6.80	25.59	14.20	0.91	1.69	103	6.78	21.85	11.92	0.65	1.48	C18-21
肝脏	Liver	246	13.17	49.56	29.26	2.20	3.38	94	6.18	19.94	10.78	0.74	1.14	C22
胆囊及其他	Gallbladder etc.	7	0.37	1.41	0.84	0.08	0.10	11	0.72	2.33	1.25	0.03	0.20	C23-C24
胰腺	Pancreas	70	3.75	14.10	7.82	0.34	1.06	42	2.76	8.91	4.57	0.14	0.58	C25
喉	Larynx	10	0.54	2.01	1.13	0.06	0.14	5	0.33	1.06	0.48	0.00	0.05	C32
气管,支气管,肺	Trachea, Bronchus and Lung	435	23.29	87.64	49.09	2.56	6.36	272	17.89	57.69	29.86	1.45	3.75	C33-C34
其他胸腔器官	Other Thoracic Organs	4	0.21	0.81	0.63	0.05	0.05	4	0.26	0.85	0.44	0.03	0.05	C37-C38
骨	Bone	18	0.96	3.63	2.44	0.12	0.25	16	1.05	3.39	1.81	0.08	0.23	C40-C41
皮肤黑色素瘤	Melanoma of Skin	2	0.11	0.40	0.21	0.02	0.02	4	0.26	0.85	0.56	0.04	0.04	C43
乳房	Breast	2	0.11	0.40	0.22	0.02	0.02	165	10.86	35.00	21.94	1.94	2.28	C50
子宫颈	Cervix Uteri	–	–	–	–	–	–	149	9.80	31.60	19.54	1.64	2.11	C53
子宫体及子宫部位不明	Uterus & Unspecified	–	–	–	–	–	–	49	3.22	10.39	6.05	0.46	0.71	C54-C55
卵巢	Ovary	–	–	–	–	–	–	54	3.55	11.45	7.23	0.60	0.75	C56
前列腺	Prostate	45	2.41	9.07	4.45	0.06	0.51	–	–	–	–	–	–	C61
睾丸	Testis	4	0.21	0.81	0.42	0.01	0.01	–	–	–	–	–	–	C62
肾及泌尿系统不明	Kidney & Unspecified Urinary Organs	23	1.23	4.63	2.68	0.18	0.30	13	0.86	2.76	1.64	0.09	0.19	C64-66,68
膀胱	Bladder	36	1.93	7.25	4.00	0.16	0.40	10	0.66	2.12	0.98	0.04	0.13	C67
脑,神经系统	Brain,Central Nervous System	62	3.32	12.49	7.45	0.46	0.96	49	3.22	10.39	6.28	0.44	0.72	C70-C72
甲状腺	Thyroid Gland	10	0.54	2.01	1.35	0.07	0.12	53	3.49	11.24	7.25	0.60	0.71	C73
淋巴瘤	Lymphoma	46	2.46	9.27	6.07	0.46	0.65	38	2.50	8.06	5.16	0.28	0.64	C81-85,88,90,96
白血病	Leukaemia	27	1.45	5.44	5.30	0.30	0.48	31	2.04	6.58	5.92	0.39	0.56	C91-C95
不明及其他恶性肿瘤	All Other Sites and Unspecified	25	1.34	5.04	2.90	0.18	0.37	27	1.78	5.73	3.60	0.20	0.40	A_O
所有部位合计	All Sites	1868	100.00	376.35	215.92	12.31	26.79	1520	100.00	322.41	183.08	11.35	21.18	ALL
所有部位除外 C44	All Sites but C44	1863	99.73	375.34	215.30	12.28	26.70	1514	99.61	321.13	182.38	11.30	21.11	ALLbC44
死亡 Mortality														
口腔和咽喉(除外鼻咽癌)	Lip,Oral Cavity & Pharynx but Nasopharynx	7	0.46	1.41	0.76	0.06	0.09	6	0.71	1.27	0.66	0.03	0.05	C00-10,C12-14
鼻咽癌	Nasopharynx	15	0.99	3.02	1.83	0.13	0.19	6	0.71	1.27	0.79	0.03	0.11	C11
食管	Oesophagus	235	15.46	47.35	25.56	0.97	3.39	104	12.35	22.06	9.93	0.24	1.09	C15
胃	Stomach	290	19.08	58.43	30.30	0.99	3.70	120	14.25	25.45	12.88	0.44	1.47	C16
结直肠肛门	Colon,Rectum & Anus	59	3.88	11.89	6.08	0.26	0.47	52	6.18	11.03	5.51	0.28	0.58	C18-21
肝脏	Liver	259	17.04	52.18	30.33	2.25	3.52	97	11.52	20.57	11.06	0.72	1.27	C22
胆囊及其他	Gallbladder etc.	1	0.07	0.20	0.10	0.01	0.01	9	1.07	1.91	0.99	0.04	0.13	C23-C24
胰腺	Pancreas	54	3.55	10.88	6.10	0.32	0.87	29	3.44	6.15	3.12	0.13	0.40	C25
喉	Larynx	7	0.46	1.41	0.73	0.05	0.08	4	0.48	0.85	0.36	0.00	0.02	C32
气管,支气管,肺	Trachea, Bronchus and Lung	395	25.99	79.58	44.20	2.04	5.73	198	23.52	42.00	20.83	0.96	2.42	C33-C34
其他胸腔器官	Other Thoracic Organs	0	0.00	0.00	0.00	0.00	0.00	1	0.12	0.21	0.07	0.00	0.00	C37-C38
骨	Bone	15	0.99	3.02	1.68	0.06	0.22	9	1.07	1.91	1.33	0.08	0.11	C40-C41
皮肤黑色素瘤	Melanoma of Skin	1	0.07	0.20	0.08	0.00	0.00	1	0.12	0.21	0.13	0.00	0.02	C43
乳房	Breast	0	0.00	0.00	0.00	0.00	0.00	41	4.87	8.70	5.04	0.41	0.57	C50
子宫颈	Cervix Uteri	–	–	–	–	–	–	31	3.68	6.58	3.51	0.14	0.41	C53
子宫体及子宫部位不明	Uterus & Unspecified	–	–	–	–	–	–	12	1.43	2.55	1.50	0.07	0.14	C54-C55
卵巢	Ovary	–	–	–	–	–	–	18	2.14	3.82	2.13	0.09	0.31	C56
前列腺	Prostate	29	1.91	5.84	2.95	0.06	0.28	–	–	–	–	–	–	C61
睾丸	Testis	2	0.13	0.40	0.15	0.00	0.00	–	–	–	–	–	–	C62
肾及泌尿系统不明	Kidney & Unspecified Urinary Organs	9	0.59	1.81	1.52	0.09	0.17	10	1.19	2.12	1.20	0.04	0.11	C64-66,68
膀胱	Bladder	21	1.38	4.23	1.96	0.03	0.14	6	0.71	1.27	0.58	0.02	0.08	C67
脑,神经系统	Brain,Central Nervous System	38	2.50	7.66	4.35	0.24	0.53	24	2.85	5.09	3.08	0.15	0.30	C70-C72
甲状腺	Thyroid Gland	1	0.07	0.20	0.18	0.01	0.01	5	0.59	1.06	0.51	0.03	0.06	C73
淋巴瘤	Lymphoma	37	2.43	7.45	4.13	0.27	0.46	21	2.49	4.45	2.74	0.16	0.36	C81-85,88,90,96
白血病	Leukaemia	27	1.78	5.44	3.98	0.23	0.45	25	2.97	5.30	4.53	0.27	0.49	C91-C95
不明及其他恶性肿瘤	All Other Sites and Unspecified	18	1.18	3.63	2.82	0.15	0.20	13	1.54	2.76	1.55	0.11	0.19	A_O
所有部位合计	All Sites	1520	100.00	306.24	169.78	8.24	20.50	842	100.00	178.60	94.03	4.41	10.68	ALL
所有部位除外 C44	All Sites but C44	1517	99.80	305.63	169.48	8.24	20.47	837	99.41	177.54	93.46	4.38	10.61	ALLbC44

表 6-3-102 建湖县 2014 年癌症发病和死亡主要指标
Table 6-3-102 Incidence and mortality of cancer in Jianhu Xian, 2014

部位 Site		男性 Male						女性 Female						ICD-10
		病例数 No. cases	构成 (%)	粗率 Crude rate (1/10⁵)	世标率 ASR world (1/10⁵)	累积率 Cum.rate(%)		病例数 No. cases	构成 (%)	粗率 Crude rate (1/10⁵)	世标率 ASR world (1/10⁵)	累积率 Cum.rate(%)		
						0~64	0~74					0~64	0~74	
发病 Incidence														
口腔和咽喉(除外鼻咽癌)	Lip,Oral Cavity & Pharynx but Nasopharynx	12	0.83	2.95	1.76	0.10	0.20	7	0.65	1.77	1.00	0.00	0.12	C00-10,C12-14
鼻咽癌	Nasopharynx	14	0.97	3.45	2.43	0.18	0.25	5	0.46	1.27	0.55	0.03	0.03	C11
食管	Oesophagus	313	21.71	77.07	47.12	2.46	6.17	189	17.50	47.83	26.74	1.01	3.42	C15
胃	Stomach	432	29.96	106.37	64.42	3.21	8.23	184	17.04	46.56	26.89	1.34	3.27	C16
结直肠肛门	Colon,Rectum & Anus	99	6.87	24.38	15.37	0.80	2.01	75	6.94	18.98	10.77	0.57	1.32	C18-21
肝脏	Liver	121	8.39	29.79	18.77	1.38	2.06	44	4.07	11.13	6.45	0.44	0.69	C22
胆囊及其他	Gallbladder etc.	5	0.35	1.23	0.95	0.06	0.12	7	0.65	1.77	1.05	0.05	0.11	C23-C24
胰腺	Pancreas	30	2.08	7.39	4.36	0.21	0.47	33	3.06	8.35	4.55	0.18	0.53	C25
喉	Larynx	4	0.28	0.98	0.60	0.04	0.07	0	0.00	0.00	0.00	0.00	0.00	C32
气管,支气管,肺	Trachea, Bronchus and Lung	248	17.20	61.07	37.87	1.84	5.22	113	10.46	28.59	16.50	0.86	2.17	C33-C34
其他胸腔器官	Other Thoracic Organs	2	0.14	0.49	0.49	0.02	0.06	2	0.19	0.51	0.34	0.02	0.05	C37-C38
骨	Bone	7	0.49	1.72	1.10	0.07	0.13	8	0.74	2.02	1.16	0.08	0.15	C40-C41
皮肤黑色素瘤	Melanoma of Skin	3	0.21	0.74	0.49	0.00	0.09	3	0.28	0.76	0.42	0.01	0.04	C43
乳房	Breast	2	0.14	0.49	0.34	0.04	0.04	113	10.46	28.59	17.90	1.56	1.91	C50
子宫颈	Cervix Uteri	–	–	–	–	–	–	145	13.43	36.69	23.30	2.08	2.59	C53
子宫体及子宫部位不明	Uterus & Unspecified	–	–	–	–	–	–	14	1.30	3.54	2.20	0.20	0.27	C54-C55
卵巢	Ovary	–	–	–	–	–	–	23	2.13	5.82	3.73	0.31	0.44	C56
前列腺	Prostate	25	1.73	6.16	3.72	0.11	0.45	–	–	–	–	–	–	C61
睾丸	Testis	2	0.14	0.49	0.33	0.03	0.03	–	–	–	–	–	–	C62
肾及泌尿系统不明	Kidney & Unspecified Urinary Organs	14	0.97	3.45	2.15	0.08	0.30	7	0.65	1.77	1.15	0.13	0.13	C64-66,68
膀胱	Bladder	30	2.08	7.39	4.53	0.26	0.49	12	1.11	3.04	1.89	0.09	0.24	C67
脑,神经系统	Brain,Central Nervous System	19	1.32	4.68	3.02	0.14	0.46	17	1.57	4.30	2.65	0.11	0.35	C70-C72
甲状腺	Thyroid Gland	10	0.69	2.46	1.52	0.10	0.21	16	1.48	4.05	3.04	0.24	0.28	C73
淋巴瘤	Lymphoma	13	0.90	3.20	2.15	0.11	0.27	19	1.76	4.81	2.94	0.21	0.33	C81-85,88,90,96
白血病	Leukaemia	21	1.46	5.17	3.93	0.24	0.45	16	1.48	4.05	2.77	0.20	0.36	C91-C95
不明及其他恶性肿瘤	All Other Sites and Unspecified	16	1.11	3.94	2.55	0.15	0.31	28	2.59	7.09	4.09	0.19	0.56	A_O
所有部位合计	All Sites	1442	100.00	355.07	219.96	11.63	28.07	1080	100.00	273.30	162.07	9.89	19.36	ALL
所有部位除外 C44	All Sites but C44	1438	99.72	354.08	219.36	11.59	28.00	1077	99.72	272.54	161.65	9.88	19.32	ALLbC44
死亡 Mortality														
口腔和咽喉(除外鼻咽癌)	Lip,Oral Cavity & Pharynx but Nasopharynx	9	0.76	2.22	1.50	0.05	0.22	4	0.60	1.01	0.54	0.04	0.04	C00-10,C12-14
鼻咽癌	Nasopharynx	12	1.01	2.95	2.24	0.15	0.23	3	0.45	0.76	0.47	0.03	0.07	C11
食管	Oesophagus	267	22.53	65.74	38.67	1.15	4.21	154	23.09	38.97	21.14	0.67	2.62	C15
胃	Stomach	355	29.96	87.41	51.78	1.88	5.67	140	20.99	35.43	20.01	0.69	2.55	C16
结直肠肛门	Colon,Rectum & Anus	52	4.39	12.80	7.88	0.29	0.94	37	5.55	9.36	5.43	0.31	0.63	C18-21
肝脏	Liver	122	10.30	30.04	19.11	1.38	2.17	41	6.15	10.38	5.94	0.27	0.73	C22
胆囊及其他	Gallbladder etc.	3	0.25	0.74	0.45	0.02	0.05	5	0.75	1.27	0.74	0.01	0.12	C23-C24
胰腺	Pancreas	41	3.46	10.10	5.95	0.30	0.54	37	5.55	9.36	5.26	0.19	0.64	C25
喉	Larynx	1	0.08	0.25	0.15	0.00	0.04	0	0.00	0.00	0.00	0.00	0.00	C32
气管,支气管,肺	Trachea, Bronchus and Lung	239	20.17	58.85	35.61	1.40	4.89	120	17.99	30.37	17.66	0.77	2.55	C33-C34
其他胸腔器官	Other Thoracic Organs	0	0.00	0.00	0.00	0.00	0.00	0	0.00	0.00	0.00	0.00	0.00	C37-C38
骨	Bone	9	0.76	2.22	1.40	0.09	0.19	7	1.05	1.77	1.25	0.09	0.12	C40-C41
皮肤黑色素瘤	Melanoma of Skin	1	0.08	0.25	0.11	0.00	0.00	0	0.00	0.00	0.00	0.00	0.00	C43
乳房	Breast	0	0.00	0.00	0.00	0.00	0.00	20	3.00	5.06	3.20	0.24	0.45	C50
子宫颈	Cervix Uteri	–	–	–	–	–	–	27	4.05	6.83	4.34	0.40	0.50	C53
子宫体及子宫部位不明	Uterus & Unspecified	–	–	–	–	–	–	5	0.75	1.27	0.81	0.06	0.09	C54-C55
卵巢	Ovary	–	–	–	–	–	–	9	1.35	2.28	1.57	0.13	0.16	C56
前列腺	Prostate	9	0.76	2.22	1.09	0.00	0.11	–	–	–	–	–	–	C61
睾丸	Testis	1	0.08	0.25	0.15	0.00	0.04	–	–	–	–	–	–	C62
肾及泌尿系统不明	Kidney & Unspecified Urinary Organs	3	0.25	0.74	0.45	0.02	0.05	2	0.30	0.51	0.23	0.00	0.04	C64-66,68
膀胱	Bladder	8	0.68	1.97	1.05	0.00	0.14	2	0.30	0.51	0.25	0.00	0.04	C67
脑,神经系统	Brain,Central Nervous System	21	1.77	5.17	3.66	0.21	0.48	12	1.80	3.04	1.74	0.06	0.21	C70-C72
甲状腺	Thyroid Gland	1	0.08	0.25	0.15	0.02	0.02	1	0.15	0.25	0.15	0.02	0.02	C73
淋巴瘤	Lymphoma	10	0.84	2.46	2.13	0.10	0.23	18	2.70	4.55	2.63	0.12	0.29	C81-85,88,90,96
白血病	Leukaemia	19	1.60	4.68	3.76	0.23	0.36	17	2.55	4.30	2.74	0.18	0.42	C91-C95
不明及其他恶性肿瘤	All Other Sites and Unspecified	2	0.17	0.49	0.27	0.02	0.02	6	0.90	1.52	1.16	0.03	0.12	A_O
所有部位合计	All Sites	1185	100.00	291.78	177.53	7.31	20.58	667	100.00	168.79	97.25	4.31	12.40	ALL
所有部位除外 C44	All Sites but C44	1185	100.00	291.78	177.53	7.31	20.58	666	99.85	168.53	97.15	4.31	12.40	ALLbC44

表 6-3-103 东台市 2014 年癌症发病和死亡主要指标
Table 6-3-103 Incidence and mortality of cancer in Dongtai Shi,2014

部位 Site		男性 Male						女性 Female						ICD-10
		病例数 No. cases	构成 (%)	粗率 Crude rate (1/10⁵)	世标率 ASR world (1/10⁵)	累积率 Cum.rate(%) 0~64	0~74	病例数 No. cases	构成 (%)	粗率 Crude rate (1/10⁵)	世标率 ASR world (1/10⁵)	累积率 Cum.rate(%) 0~64	0~74	
发病 Incidence														
口腔和咽喉(除外鼻咽癌)	Lip,Oral Cavity & Pharynx but Nasopharynx	18	0.85	3.16	1.43	0.07	0.18	11	0.73	1.97	1.39	0.11	0.13	C00-10,C12-14
鼻咽癌	Nasopharynx	12	0.57	2.11	0.87	0.05	0.07	3	0.20	0.54	0.28	0.03	0.03	C11
食管	Oesophagus	443	20.99	77.86	33.12	1.51	4.22	224	14.79	40.09	14.49	0.48	1.89	C15
胃	Stomach	383	18.14	67.31	29.06	1.14	3.75	174	11.49	31.14	12.58	0.66	1.49	C16
结直肠肛门	Colon,Rectum & Anus	72	3.41	12.65	6.08	0.40	0.64	62	4.09	11.10	4.86	0.32	0.51	C18-21
肝脏	Liver	308	14.59	54.13	26.48	1.79	3.10	132	8.71	23.63	9.92	0.59	1.07	C22
胆囊及其他	Gallbladder etc.	29	1.37	5.10	2.20	0.06	0.28	17	1.12	3.04	1.16	0.05	0.14	C23-C24
胰腺	Pancreas	75	3.55	13.18	5.60	0.27	0.73	70	4.62	12.53	4.59	0.20	0.58	C25
喉	Larynx	13	0.62	2.28	0.92	0.03	0.10	1	0.07	0.18	0.07	0.00	0.02	C32
气管,支气管,肺	Trachea, Bronchus and Lung	430	20.37	75.57	32.99	1.47	4.19	250	16.50	44.75	18.08	0.75	2.37	C33-C34
其他胸腔器官	Other Thoracic Organs	2	0.09	0.35	0.17	0.01	0.03	2	0.13	0.36	0.18	0.01	0.02	C37-C38
骨	Bone	31	1.47	5.45	2.32	0.12	0.25	32	2.11	5.73	2.46	0.15	0.29	C40-C41
皮肤黑色素瘤	Melanoma of Skin	2	0.09	0.35	0.18	0.02	0.02	3	0.20	0.54	0.26	0.01	0.04	C43
乳房	Breast	0	0.00	0.00	0.00	0.00	0.00	188	12.41	33.65	19.05	1.63	1.99	C50
子宫颈	Cervix Uteri	–	–	–	–	–	–	82	5.41	14.68	7.34	0.56	0.83	C53
子宫体及子宫部位不明	Uterus & Unspecified	–	–	–	–	–	–	58	3.83	10.38	5.26	0.42	0.62	C54-C55
卵巢	Ovary	–	–	–	–	–	–	29	1.91	5.19	2.62	0.23	0.31	C56
前列腺	Prostate	32	1.52	5.62	1.98	0.01	0.14	–	–	–	–	–	–	C61
睾丸	Testis	1	0.05	0.18	0.24	0.01	0.01	–	–	–	–	–	–	C62
肾及泌尿系统不明	Kidney & Unspecified Urinary Organs	21	0.99	3.69	1.54	0.07	0.19	6	0.40	1.07	0.40	0.00	0.05	C64-66,68
膀胱	Bladder	29	1.37	5.10	2.02	0.07	0.19	16	1.06	2.86	0.90	0.01	0.09	C67
脑,神经系统	Brain,Central Nervous System	39	1.85	6.85	3.37	0.24	0.40	24	1.58	4.30	2.08	0.16	0.25	C70-C72
甲状腺	Thyroid Gland	11	0.52	1.93	0.87	0.04	0.11	8	0.53	1.43	0.87	0.07	0.09	C73
淋巴瘤	Lymphoma	28	1.33	4.92	2.27	0.13	0.25	17	1.12	3.04	1.60	0.08	0.25	C81-85,88,90,96
白血病	Leukaemia	33	1.56	5.80	3.04	0.16	0.32	26	1.72	4.65	5.23	0.20	0.37	C91-C95
不明及其他恶性肿瘤	All Other Sites and Unspecified	99	4.69	17.40	8.16	0.53	1.04	80	5.28	14.32	6.19	0.41	0.70	A_O
所有部位合计	All Sites	2111	100.00	371.01	164.91	8.21	20.21	1515	100.00	271.17	121.86	7.22	14.13	ALL
所有部位除外 C44	All Sites but C44	2104	99.67	369.78	164.34	8.19	20.11	1509	99.60	270.10	121.39	7.21	14.06	ALLbC44
死亡 Mortality														
口腔和咽喉(除外鼻咽癌)	Lip,Oral Cavity & Pharynx but Nasopharynx	15	0.85	2.64	1.03	0.05	0.11	5	0.47	0.89	0.35	0.01	0.04	C00-10,C12-14
鼻咽癌	Nasopharynx	11	0.62	1.93	0.88	0.06	0.08	2	0.19	0.36	0.08	0.00	0.00	C11
食管	Oesophagus	365	20.64	64.15	25.50	0.76	3.03	201	18.84	35.98	12.07	0.32	1.37	C15
胃	Stomach	317	17.93	55.71	23.41	0.79	2.76	148	13.87	26.49	9.86	0.31	1.09	C16
结直肠肛门	Colon,Rectum & Anus	45	2.55	7.91	3.05	0.14	0.27	37	3.47	6.62	2.64	0.13	0.28	C18-21
肝脏	Liver	271	15.33	47.63	23.08	1.63	2.66	119	11.15	21.30	8.30	0.44	0.87	C22
胆囊及其他	Gallbladder etc.	17	0.96	2.99	1.20	0.03	0.15	20	1.87	3.58	1.46	0.07	0.18	C23-C24
胰腺	Pancreas	71	4.02	12.48	5.04	0.23	0.55	61	5.72	10.92	3.71	0.13	0.42	C25
喉	Larynx	5	0.28	0.88	0.38	0.00	0.06	0	0.00	0.00	0.00	0.00	0.00	C32
气管,支气管,肺	Trachea, Bronchus and Lung	400	22.62	70.30	30.35	1.31	3.87	198	18.56	35.44	13.09	0.55	1.47	C33-C34
其他胸腔器官	Other Thoracic Organs	1	0.06	0.18	0.08	0.00	0.00	0	0.00	0.00	0.00	0.00	0.00	C37-C38
骨	Bone	27	1.53	4.75	1.95	0.08	0.21	30	2.81	5.37	2.26	0.14	0.28	C40-C41
皮肤黑色素瘤	Melanoma of Skin	1	0.06	0.18	0.08	0.00	0.02	1	0.09	0.18	0.10	0.01	0.01	C43
乳房	Breast	0	0.00	0.00	0.00	0.00	0.00	47	4.40	8.41	3.83	0.23	0.43	C50
子宫颈	Cervix Uteri	–	–	–	–	–	–	35	3.28	6.26	2.34	0.11	0.21	C53
子宫体及子宫部位不明	Uterus & Unspecified	–	–	–	–	–	–	24	2.25	4.30	1.74	0.07	0.21	C54-C55
卵巢	Ovary	–	–	–	–	–	–	9	0.84	1.61	0.68	0.04	0.08	C56
前列腺	Prostate	26	1.47	4.57	1.58	0.02	0.13	–	–	–	–	–	–	C61
睾丸	Testis	2	0.11	0.35	0.18	0.00	0.04	–	–	–	–	–	–	C62
肾及泌尿系统不明	Kidney & Unspecified Urinary Organs	10	0.57	1.76	0.72	0.04	0.09	5	0.47	0.89	0.44	0.02	0.06	C64-66,68
膀胱	Bladder	21	1.19	3.69	1.41	0.01	0.08	9	0.84	1.61	0.47	0.00	0.03	C67
脑,神经系统	Brain,Central Nervous System	40	2.26	7.03	3.03	0.16	0.33	31	2.91	5.55	3.18	0.20	0.31	C70-C72
甲状腺	Thyroid Gland	4	0.23	0.70	0.35	0.01	0.07	0	0.00	0.00	0.00	0.00	0.00	C73
淋巴瘤	Lymphoma	19	1.07	3.34	1.49	0.09	0.15	15	1.41	2.68	1.32	0.06	0.16	C81-85,88,90,96
白血病	Leukaemia	22	1.24	3.87	2.46	0.14	0.25	20	1.87	3.58	2.92	0.20	0.25	C91-C95
不明及其他恶性肿瘤	All Other Sites and Unspecified	78	4.41	13.71	6.56	0.35	0.78	50	4.69	8.95	3.19	0.13	0.30	A_O
所有部位合计	All Sites	1768	100.00	310.73	133.78	5.91	15.69	1067	100.00	190.99	74.03	3.18	8.05	ALL
所有部位除外 C44	All Sites but C44	1761	99.60	309.50	133.21	5.89	15.62	1066	99.91	190.81	73.99	3.18	8.05	ALLbC44

表 6-3-104 大丰市 2014 年癌症发病和死亡主要指标
Table 6-3-104 Incidence and mortality of cancer in Dafeng Shi, 2014

部位 Site		男性 Male 病例数 No. cases	构成 (%)	粗率 Crude rate (1/10⁵)	世标率 ASR world (1/10⁵)	累积率 Cum.rate(%) 0~64	累积率 Cum.rate(%) 0~74	女性 Female 病例数 No. cases	构成 (%)	粗率 Crude rate (1/10⁵)	世标率 ASR world (1/10⁵)	累积率 Cum.rate(%) 0~64	累积率 Cum.rate(%) 0~74	ICD-10
发病 Incidence														
口腔和咽喉(除外鼻咽癌)	Lip,Oral Cavity & Pharynx but Nasopharynx	14	0.95	3.87	2.00	0.10	0.21	16	1.25	4.41	2.37	0.11	0.25	C00-10,C12-14
鼻咽癌	Nasopharynx	21	1.42	5.80	3.66	0.27	0.39	6	0.47	1.65	0.72	0.06	0.06	C11
食管	Oesophagus	229	15.46	63.22	31.00	1.33	3.83	107	8.33	29.46	12.33	0.32	1.44	C15
胃	Stomach	255	17.22	70.40	36.43	1.75	4.64	121	9.42	33.31	15.13	0.83	1.70	C16
结直肠肛门	Colon,Rectum & Anus	134	9.05	36.99	19.39	1.41	2.20	83	6.46	22.85	10.73	0.57	1.42	C18-21
肝脏	Liver	205	13.84	56.60	29.75	2.20	3.32	84	6.54	23.13	10.46	0.63	1.07	C22
胆囊及其他	Gallbladder etc.	12	0.81	3.31	1.77	0.13	0.16	14	1.09	3.85	1.61	0.08	0.19	C23-C24
胰腺	Pancreas	47	3.17	12.98	6.60	0.31	0.79	29	2.26	7.98	3.60	0.17	0.39	C25
喉	Larynx	12	0.81	3.31	1.59	0.09	0.25	2	0.16	0.55	0.27	0.02	0.02	C32
气管,支气管,肺	Trachea, Bronchus and Lung	292	19.72	80.61	39.84	1.79	4.98	186	14.49	51.21	23.92	1.33	2.97	C33-C34
其他胸腔器官	Other Thoracic Organs	9	0.61	2.48	1.32	0.11	0.18	6	0.47	1.65	0.89	0.08	0.08	C37-C38
骨	Bone	8	0.54	2.21	1.12	0.07	0.17	8	0.62	2.20	1.50	0.09	0.14	C40-C41
皮肤黑色素瘤	Melanoma of Skin	5	0.34	1.38	0.80	0.07	0.07	2	0.16	0.55	0.30	0.03	0.03	C43
乳房	Breast	2	0.14	0.55	0.22	0.00	0.03	217	16.90	59.74	34.70	2.94	3.61	C50
子宫颈	Cervix Uteri	–	–	–	–	–	–	128	9.97	35.24	19.00	1.51	2.15	C53
子宫体及子宫部位不明	Uterus & Unspecified	–	–	–	–	–	–	34	2.65	9.36	4.93	0.42	0.59	C54-C55
卵巢	Ovary	–	–	–	–	–	–	36	2.80	9.91	5.59	0.53	0.63	C56
前列腺	Prostate	32	2.16	8.83	4.10	0.08	0.38	–	–	–	–	–	–	C61
睾丸	Testis	2	0.14	0.55	0.23	0.00	0.03	–	–	–	–	–	–	C62
肾及泌尿系统不明	Kidney & Unspecified Urinary Organs	16	1.08	4.42	2.32	0.15	0.30	13	1.01	3.58	1.83	0.07	0.27	C64-66,68
膀胱	Bladder	37	2.50	10.21	5.20	0.30	0.64	13	1.01	3.58	1.72	0.06	0.15	C67
脑,神经系统	Brain,Central Nervous System	19	1.28	5.25	2.85	0.20	0.28	37	2.88	10.19	5.84	0.44	0.66	C70-C72
甲状腺	Thyroid Gland	8	0.54	2.21	1.11	0.08	0.12	40	3.12	11.01	6.53	0.46	0.64	C73
淋巴瘤	Lymphoma	27	1.82	7.45	3.93	0.27	0.48	22	1.71	6.06	4.00	0.24	0.46	C81-85,88,90,96
白血病	Leukaemia	29	1.96	8.01	4.08	0.16	0.55	28	2.18	7.71	5.45	0.35	0.53	C91-C95
不明及其他恶性肿瘤	All Other Sites and Unspecified	66	4.46	18.22	9.97	0.69	1.08	52	4.05	14.32	7.51	0.35	0.82	A_O
所有部位合计	All Sites	1481	100.00	408.87	209.26	11.58	25.10	1284	100.00	353.51	180.95	11.68	20.27	ALL
所有部位除外 C44	All Sites but C44	1461	98.65	403.35	206.82	11.42	24.87	1266	98.60	348.55	178.88	11.61	20.03	ALLbC44
死亡 Mortality														
口腔和咽喉(除外鼻咽癌)	Lip,Oral Cavity & Pharynx but Nasopharynx	6	0.55	1.66	0.76	0.03	0.03	6	0.82	1.65	0.72	0.03	0.06	C00-10,C12-14
鼻咽癌	Nasopharynx	7	0.64	1.93	0.98	0.05	0.09	3	0.41	0.83	0.32	0.02	0.02	C11
食管	Oesophagus	176	16.13	48.59	22.71	0.66	2.25	79	10.79	21.75	8.24	0.12	0.83	C15
胃	Stomach	194	17.78	53.56	25.17	0.81	2.91	82	11.20	22.58	9.22	0.31	0.91	C16
结直肠肛门	Colon,Rectum & Anus	59	5.41	16.29	7.67	0.26	0.64	55	7.51	15.14	6.65	0.38	0.79	C18-21
肝脏	Liver	190	17.42	52.45	27.51	1.93	3.04	79	10.79	21.75	9.93	0.56	1.04	C22
胆囊及其他	Gallbladder etc.	6	0.55	1.66	0.70	0.03	0.07	16	2.19	4.41	1.87	0.10	0.21	C23-C24
胰腺	Pancreas	47	4.31	12.98	6.24	0.27	0.72	34	4.64	9.36	4.05	0.16	0.45	C25
喉	Larynx	6	0.55	1.66	0.89	0.06	0.09	2	0.27	0.55	0.27	0.02	0.02	C32
气管,支气管,肺	Trachea, Bronchus and Lung	272	24.93	75.09	35.85	1.62	4.26	159	21.72	43.78	18.30	0.64	2.07	C33-C34
其他胸腔器官	Other Thoracic Organs	4	0.37	1.10	0.86	0.05	0.08	2	0.27	0.55	0.32	0.04	0.04	C37-C38
骨	Bone	10	0.92	2.76	1.28	0.00	0.07	5	0.68	1.38	0.57	0.00	0.08	C40-C41
皮肤黑色素瘤	Melanoma of Skin	3	0.27	0.83	0.42	0.02	0.05	3	0.41	0.83	0.34	0.00	0.03	C43
乳房	Breast	0	0.00	0.00	0.00	0.00	0.00	35	4.78	9.64	4.69	0.37	0.55	C50
子宫颈	Cervix Uteri	–	–	–	–	–	–	40	5.46	11.01	4.89	0.27	0.42	C53
子宫体及子宫部位不明	Uterus & Unspecified	–	–	–	–	–	–	13	1.78	3.58	1.80	0.13	0.21	C54-C55
卵巢	Ovary	–	–	–	–	–	–	23	3.14	6.33	3.33	0.24	0.37	C56
前列腺	Prostate	17	1.56	4.69	2.14	0.00	0.06	–	–	–	–	–	–	C61
睾丸	Testis	3	0.27	0.83	0.35	0.02	0.02	–	–	–	–	–	–	C62
肾及泌尿系统不明	Kidney & Unspecified Urinary Organs	3	0.27	0.83	0.47	0.00	0.06	3	0.41	0.83	0.34	0.00	0.03	C64-66,68
膀胱	Bladder	19	1.74	5.25	2.28	0.03	0.19	7	0.96	1.93	0.73	0.04	0.07	C67
脑,神经系统	Brain,Central Nervous System	16	1.47	4.42	2.28	0.12	0.26	27	3.69	7.43	3.59	0.22	0.45	C70-C72
甲状腺	Thyroid Gland	2	0.18	0.55	0.30	0.02	0.02	3	0.41	0.83	0.31	0.01	0.01	C73
淋巴瘤	Lymphoma	8	0.73	2.21	1.09	0.06	0.14	5	0.68	1.38	0.69	0.03	0.12	C81-85,88,90,96
白血病	Leukaemia	15	1.37	4.14	2.28	0.13	0.20	20	2.73	5.51	3.06	0.19	0.29	C91-C95
不明及其他恶性肿瘤	All Other Sites and Unspecified	28	2.57	7.73	3.90	0.21	0.42	31	4.23	8.53	4.57	0.20	0.45	A_O
所有部位合计	All Sites	1091	100.00	301.20	146.06	6.39	15.66	732	100.00	201.53	88.79	4.18	9.50	ALL
所有部位除外 C44	All Sites but C44	1090	99.91	300.93	145.88	6.39	15.66	729	99.59	200.71	88.43	4.16	9.45	ALLbC44

表 6-3-105 宝应县 2014 年癌症发病和死亡主要指标
Table 6-3-105 Incidence and mortality of cancer in Baoying Xian, 2014

部位 Site		男性 Male						女性 Female						ICD-10
		病例数 No. cases	构成 (%)	粗率 Crude rate (1/10⁵)	世标率 ASR world (1/10⁵)	累积率 Cum.rate(%) 0~64	0~74	病例数 No. cases	构成 (%)	粗率 Crude rate (1/10⁵)	世标率 ASR world (1/10⁵)	累积率 Cum.rate(%) 0~64	0~74	
发病 Incidence														
口腔和咽喉(除外鼻咽癌)	Lip,Oral Cavity & Pharynx but Nasopharynx	16	1.17	3.47	2.12	0.15	0.24	9	1.03	2.02	1.58	0.11	0.16	C00-10,C12-14
鼻咽癌	Nasopharynx	10	0.73	2.17	1.14	0.07	0.12	1	0.11	0.22	0.19	0.02	0.02	C11
食管	Oesophagus	321	23.53	69.68	40.48	2.07	4.76	176	20.05	39.41	20.78	0.72	2.56	C15
胃	Stomach	335	24.56	72.72	42.60	1.82	5.07	167	19.02	37.40	20.84	1.01	2.04	C16
结直肠肛门	Colon,Rectum & Anus	78	5.72	16.93	10.41	0.65	1.16	59	6.72	13.21	8.02	0.47	0.94	C18-21
肝脏	Liver	133	9.75	28.87	18.11	1.27	2.06	47	5.35	10.53	5.74	0.30	0.64	C22
胆囊及其他	Gallbladder etc.	5	0.37	1.09	0.56	0.02	0.06	18	2.05	4.03	2.46	0.17	0.32	C23-C24
胰腺	Pancreas	36	2.64	7.81	4.81	0.24	0.58	33	3.76	7.39	3.86	0.20	0.50	C25
喉	Larynx	7	0.51	1.52	0.89	0.07	0.11	1	0.11	0.22	0.07	0.00	0.00	C32
气管,支气管,肺	Trachea, Bronchus and Lung	253	18.55	54.92	32.88	1.47	3.78	92	10.48	20.60	11.80	0.73	1.42	C33-C34
其他胸腔器官	Other Thoracic Organs	3	0.22	0.65	0.48	0.03	0.05	0	0.00	0.00	0.00	0.00	0.00	C37-C38
骨	Bone	9	0.66	1.95	1.26	0.08	0.15	8	0.91	1.79	0.86	0.04	0.07	C40-C41
皮肤黑色素瘤	Melanoma of Skin	0	0.00	0.00	0.00	0.00	0.00	1	0.11	0.22	0.16	0.02	0.02	C43
乳房	Breast	1	0.07	0.22	0.09	0.00	0.00	65	7.40	14.56	9.67	0.73	1.00	C50
子宫颈	Cervix Uteri	–	–	–	–	–	–	82	9.34	18.36	11.94	0.95	1.26	C53
子宫体及子宫部位不明	Uterus & Unspecified	–	–	–	–	–	–	15	1.71	3.36	2.27	0.22	0.27	C54-C55
卵巢	Ovary	–	–	–	–	–	–	11	1.25	2.46	1.73	0.13	0.13	C56
前列腺	Prostate	22	1.61	4.78	2.91	0.09	0.23	–	–	–	–	–	–	C61
睾丸	Testis	1	0.07	0.22	0.12	0.00	0.02	–	–	–	–	–	–	C62
肾及泌尿系统不明	Kidney & Unspecified Urinary Organs	7	0.51	1.52	0.84	0.05	0.09	4	0.46	0.90	0.71	0.06	0.06	C64-66,68
膀胱	Bladder	28	2.05	6.08	3.39	0.15	0.49	5	0.57	1.12	0.76	0.07	0.09	C67
脑,神经系统	Brain,Central Nervous System	18	1.32	3.91	2.74	0.23	0.29	21	2.39	4.70	3.08	0.23	0.37	C70-C72
甲状腺	Thyroid Gland	4	0.29	0.87	0.73	0.07	0.07	14	1.59	3.14	2.34	0.22	0.25	C73
淋巴瘤	Lymphoma	22	1.61	4.78	3.04	0.22	0.40	13	1.48	2.91	1.74	0.10	0.22	C81-85,88,90,96
白血病	Leukaemia	28	2.05	6.08	3.86	0.28	0.43	17	1.94	3.81	2.74	0.14	0.31	C91-C95
不明及其他恶性肿瘤	All Other Sites and Unspecified	27	1.98	5.86	3.69	0.22	0.41	19	2.16	4.25	2.73	0.14	0.32	A_O
所有部位合计	All Sites	1364	100.00	296.08	177.14	9.25	20.59	878	100.00	196.62	116.06	6.82	12.94	ALL
所有部位除外 C44	All Sites but C44	1357	99.49	294.56	176.21	9.16	20.46	874	99.54	195.72	115.44	6.82	12.87	ALLbC44
死亡 Mortality														
口腔和咽喉(除外鼻咽癌)	Lip,Oral Cavity & Pharynx but Nasopharynx	7	0.58	1.52	0.74	0.02	0.07	3	0.41	0.67	0.54	0.02	0.04	C00-10,C12-14
鼻咽癌	Nasopharynx	8	0.67	1.74	0.91	0.04	0.13	4	0.54	0.90	0.51	0.03	0.05	C11
食管	Oesophagus	261	21.77	56.66	35.08	1.32	3.68	156	21.11	34.93	17.93	0.66	1.86	C15
胃	Stomach	292	24.35	63.38	34.93	1.22	3.89	159	21.52	35.61	18.59	0.66	1.84	C16
结直肠肛门	Colon,Rectum & Anus	49	4.09	10.64	6.43	0.34	0.64	34	4.60	7.61	4.55	0.25	0.37	C18-21
肝脏	Liver	141	11.76	30.61	18.58	1.17	2.00	56	7.58	12.54	7.60	0.48	0.87	C22
胆囊及其他	Gallbladder etc.	7	0.58	1.52	0.84	0.04	0.13	12	1.62	2.69	1.65	0.08	0.18	C23-C24
胰腺	Pancreas	34	2.84	7.38	4.55	0.22	0.54	39	5.28	8.73	4.30	0.22	0.49	C25
喉	Larynx	10	0.83	2.17	1.56	0.05	0.11	3	0.41	0.67	0.30	0.00	0.05	C32
气管,支气管,肺	Trachea, Bronchus and Lung	245	20.43	53.18	31.08	1.27	3.64	118	15.97	26.42	14.29	0.68	1.57	C33-C34
其他胸腔器官	Other Thoracic Organs	0	0.00	0.00	0.00	0.00	0.00	0	0.00	0.00	0.00	0.00	0.00	C37-C38
骨	Bone	12	1.00	2.60	1.52	0.08	0.18	10	1.35	2.24	1.18	0.04	0.11	C40-C41
皮肤黑色素瘤	Melanoma of Skin	1	0.08	0.22	0.12	0.02	0.02	2	0.27	0.45	0.33	0.04	0.04	C43
乳房	Breast	0	0.00	0.00	0.00	0.00	0.00	27	3.65	6.05	4.13	0.35	0.37	C50
子宫颈	Cervix Uteri	–	–	–	–	–	–	26	3.52	5.82	4.05	0.36	0.45	C53
子宫体及子宫部位不明	Uterus & Unspecified	–	–	–	–	–	–	5	0.68	1.12	0.88	0.09	0.09	C54-C55
卵巢	Ovary	–	–	–	–	–	–	7	0.95	1.57	0.95	0.09	0.11	C56
前列腺	Prostate	21	1.75	4.56	3.41	0.05	0.11	–	–	–	–	–	–	C61
睾丸	Testis	0	0.00	0.00	0.00	0.00	0.00	–	–	–	–	–	–	C62
肾及泌尿系统不明	Kidney & Unspecified Urinary Organs	2	0.17	0.43	0.23	0.00	0.02	0	0.00	0.00	0.00	0.00	0.00	C64-66,68
膀胱	Bladder	10	0.83	2.17	1.45	0.02	0.12	2	0.27	0.45	0.20	0.00	0.02	C67
脑,神经系统	Brain,Central Nervous System	26	2.17	5.64	4.15	0.30	0.42	24	3.25	5.37	3.33	0.22	0.37	C70-C72
甲状腺	Thyroid Gland	2	0.17	0.43	0.26	0.02	0.02	0	0.00	0.00	0.00	0.00	0.00	C73
淋巴瘤	Lymphoma	25	2.09	5.43	3.63	0.22	0.47	16	2.17	3.58	2.53	0.19	0.24	C81-85,88,90,96
白血病	Leukaemia	34	2.84	7.38	4.61	0.36	0.47	19	2.57	4.25	2.78	0.19	0.34	C91-C95
不明及其他恶性肿瘤	All Other Sites and Unspecified	12	1.00	2.60	1.55	0.10	0.20	17	2.30	3.81	2.21	0.09	0.25	A_O
所有部位合计	All Sites	1199	100.00	260.27	155.64	6.84	16.84	739	100.00	165.49	92.82	4.71	9.70	ALL
所有部位除外 C44	All Sites but C44	1196	99.75	259.61	155.28	6.82	16.77	735	99.46	164.59	92.23	4.71	9.63	ALLbC44

表 6-3-106 丹阳市 2014 年癌症发病和死亡主要指标
Table 6-3-106 Incidence and mortality of cancer in Danyang Shi, 2014

部位 Site		男性 Male						女性 Female						ICD-10
		病例数 No. cases	构成 (%)	粗率 Crude rate (1/10⁵)	世标率 ASR world (1/10⁵)	累积率 Cum.rate(%) 0~64	0~74	病例数 No. cases	构成 (%)	粗率 Crude rate (1/10⁵)	世标率 ASR world (1/10⁵)	累积率 Cum.rate(%) 0~64	0~74	
发病 Incidence														
口腔和咽喉(除外鼻咽癌)	Lip,Oral Cavity & Pharynx but Nasopharynx	9	0.53	2.24	1.20	0.03	0.20	7	0.67	1.70	0.86	0.07	0.07	C00-10,C12-14
鼻咽癌	Nasopharynx	12	0.70	2.98	1.60	0.12	0.20	9	0.86	2.19	1.23	0.09	0.11	C11
食管	Oesophagus	340	19.95	84.51	45.15	2.25	5.87	163	15.60	39.65	18.51	0.65	2.09	C15
胃	Stomach	628	36.85	156.09	80.57	4.42	10.49	261	24.98	63.49	31.66	1.59	3.73	C16
结直肠肛门	Colon,Rectum & Anus	143	8.39	35.54	19.77	1.06	2.36	87	8.33	21.16	11.52	0.54	1.45	C18-21
肝脏	Liver	108	6.34	26.84	15.84	0.84	1.67	44	4.21	10.70	5.29	0.23	0.57	C22
胆囊及其他	Gallbladder etc.	11	0.65	2.73	1.66	0.03	0.18	25	2.39	6.08	3.04	0.13	0.40	C23-C24
胰腺	Pancreas	39	2.29	9.69	5.21	0.22	0.42	24	2.30	5.84	2.80	0.13	0.24	C25
喉	Larynx	5	0.29	1.24	0.62	0.03	0.06	1	0.10	0.24	0.14	0.00	0.02	C32
气管,支气管,肺	Trachea, Bronchus and Lung	208	12.21	51.70	27.48	0.95	3.35	78	7.46	18.97	9.91	0.48	1.09	C33-C34
其他胸腔器官	Other Thoracic Organs	6	0.35	1.49	0.75	0.03	0.08	4	0.38	0.97	0.59	0.00	0.07	C37-C38
骨	Bone	13	0.76	3.23	2.00	0.10	0.18	4	0.38	0.97	0.38	0.02	0.04	C40-C41
皮肤黑色素瘤	Melanoma of Skin	1	0.06	0.25	0.16	0.02	0.02	1	0.10	0.24	0.11	0.01	0.01	C43
乳房	Breast	2	0.12	0.50	0.23	0.00	0.02	121	11.58	29.43	17.32	1.41	1.81	C50
子宫颈	Cervix Uteri	–	–	–	–	–	–	73	6.99	17.76	10.74	0.95	1.14	C53
子宫体及子宫部位不明	Uterus & Unspecified	–	–	–	–	–	–	30	2.87	7.30	4.27	0.39	0.47	C54-C55
卵巢	Ovary	–	–	–	–	–	–	23	2.20	5.59	3.30	0.25	0.38	C56
前列腺	Prostate	49	2.88	12.18	7.02	0.07	0.69	–	–	–	–	–	–	C61
睾丸	Testis	1	0.06	0.25	0.09	0.00	0.00	–	–	–	–	–	–	C62
肾及泌尿系统不明	Kidney & Unspecified Urinary Organs	5	0.29	1.24	0.71	0.03	0.11	2	0.19	0.49	0.31	0.01	0.04	C64-66,68
膀胱	Bladder	34	2.00	8.45	5.18	0.25	0.47	11	1.05	2.68	1.29	0.03	0.11	C67
脑,神经系统	Brain,Central Nervous System	9	0.53	2.24	1.58	0.09	0.16	9	0.86	2.19	1.14	0.05	0.17	C70-C72
甲状腺	Thyroid Gland	3	0.18	0.75	0.35	0.04	0.04	20	1.91	4.86	3.28	0.24	0.33	C73
淋巴瘤	Lymphoma	17	1.00	4.23	2.42	0.06	0.31	13	1.24	3.16	1.62	0.13	0.22	C81-85,88,90,96
白血病	Leukaemia	16	0.94	3.98	3.66	0.17	0.31	8	0.77	1.95	1.10	0.03	0.14	C91-C95
不明及其他恶性肿瘤	All Other Sites and Unspecified	45	2.64	11.18	6.92	0.32	0.65	27	2.58	6.57	3.36	0.15	0.34	A_O
所有部位合计	All Sites	1704	100.00	423.53	230.16	11.12	27.87	1045	100.00	254.19	133.77	7.59	15.04	ALL
所有部位除外 C44	All Sites but C44	1688	99.06	419.55	227.61	10.98	27.63	1039	99.43	252.73	133.03	7.56	14.95	ALLbC44
死亡 Mortality														
口腔和咽喉(除外鼻咽癌)	Lip,Oral Cavity & Pharynx but Nasopharynx	1	0.08	0.25	0.14	0.00	0.02	1	0.13	0.24	0.06	0.00	0.00	C00-10,C12-14
鼻咽癌	Nasopharynx	3	0.23	0.75	0.65	0.03	0.03	5	0.64	1.22	0.69	0.06	0.06	C11
食管	Oesophagus	212	16.42	52.69	27.36	1.14	3.19	118	15.19	28.70	12.39	0.35	1.01	C15
胃	Stomach	343	26.57	85.25	46.34	1.77	5.24	163	20.98	39.65	18.21	0.62	1.84	C16
结直肠肛门	Colon,Rectum & Anus	58	4.49	14.42	8.03	0.43	0.60	53	6.82	12.89	6.12	0.19	0.58	C18-21
肝脏	Liver	147	11.39	36.54	20.90	1.14	2.26	74	9.52	18.00	8.81	0.43	1.01	C22
胆囊及其他	Gallbladder etc.	12	0.93	2.98	1.68	0.01	0.22	17	2.19	4.14	2.13	0.09	0.28	C23-C24
胰腺	Pancreas	54	4.18	13.42	6.79	0.27	0.75	38	4.89	9.24	4.14	0.15	0.27	C25
喉	Larynx	4	0.31	0.99	0.51	0.00	0.08	0	0.00	0.00	0.00	0.00	0.00	C32
气管,支气管.肺	Trachea, Bronchus and Lung	307	23.78	76.30	41.95	1.47	4.09	110	14.16	26.76	13.08	0.61	1.28	C33-C34
其他胸腔器官	Other Thoracic Organs	2	0.15	0.50	0.20	0.01	0.01	3	0.39	0.73	0.44	0.01	0.03	C37-C38
骨	Bone	21	1.63	5.22	2.96	0.20	0.33	14	1.80	3.41	1.49	0.09	0.16	C40-C41
皮肤黑色素瘤	Melanoma of Skin	1	0.08	0.25	0.16	0.02	0.02	2	0.26	0.49	0.11	0.00	0.00	C43
乳房	Breast	0	0.00	0.00	0.00	0.00	0.00	46	5.92	11.19	6.36	0.50	0.67	C50
子宫颈	Cervix Uteri	–	–	–	–	–	–	24	3.09	5.84	3.42	0.25	0.31	C53
子宫体及子宫部位不明	Uterus & Unspecified	–	–	–	–	–	–	9	1.16	2.19	1.10	0.10	0.10	C54-C55
卵巢	Ovary	–	–	–	–	–	–	11	1.42	2.68	1.49	0.10	0.19	C56
前列腺	Prostate	16	1.24	3.98	3.36	0.01	0.06	–	–	–	–	–	–	C61
睾丸	Testis	0	0.00	0.00	0.00	0.00	0.00	–	–	–	–	–	–	C62
肾及泌尿系统不明	Kidney & Unspecified Urinary Organs	7	0.54	1.74	1.02	0.02	0.07	6	0.77	1.46	0.86	0.05	0.08	C64-66,68
膀胱	Bladder	9	0.70	2.24	1.06	0.02	0.14	7	0.90	1.70	1.01	0.04	0.08	C67
脑,神经系统	Brain,Central Nervous System	20	1.55	4.97	2.98	0.09	0.32	21	2.70	5.11	2.79	0.15	0.30	C70-C72
甲状腺	Thyroid Gland	1	0.08	0.25	0.13	0.00	0.03	0	0.00	0.00	0.00	0.00	0.00	C73
淋巴瘤	Lymphoma	19	1.47	4.72	2.59	0.11	0.36	9	1.16	2.19	0.97	0.07	0.11	C81-85,88,90,96
白血病	Leukaemia	24	1.86	5.97	3.77	0.19	0.39	16	2.06	3.89	1.64	0.06	0.12	C91-C95
不明及其他恶性肿瘤	All Other Sites and Unspecified	30	2.32	7.46	3.96	0.16	0.49	30	3.86	7.30	3.67	0.12	0.26	A_O
所有部位合计	All Sites	1291	100.00	320.88	176.54	7.10	18.73	777	100.00	189.00	90.98	4.05	8.72	ALL
所有部位除外 C44	All Sites but C44	1288	99.77	320.13	176.13	7.07	18.67	769	98.97	187.05	90.16	4.04	8.71	ALLbC44

表 6-3-107　扬中市 2014 年癌症发病和死亡主要指标
Table 6-3-107　Incidence and mortality of cancer in Yangzhong Shi, 2014

部位 Site		男性 Male						女性 Female						ICD-10
		病例数 No. cases	构成 (%)	粗率 Crude rate (1/10⁵)	世标率 ASR world (1/10⁵)	累积率 Cum.rate(%) 0~64	0~74	病例数 No. cases	构成 (%)	粗率 Crude rate (1/10⁵)	世标率 ASR world (1/10⁵)	累积率 Cum.rate(%) 0~64	0~74	
发病 Incidence														
口腔和咽喉(除外鼻咽癌)	Lip,Oral Cavity & Pharynx but Nasopharynx	5	0.81	3.52	2.05	0.15	0.21	6	1.28	4.06	1.74	0.03	0.18	C00-10,C12-14
鼻咽癌	Nasopharynx	4	0.65	2.82	1.60	0.14	0.14	3	0.64	2.03	1.04	0.07	0.13	C11
食管	Oesophagus	131	21.16	92.23	44.50	2.17	5.51	98	20.99	66.37	26.81	0.68	3.11	C15
胃	Stomach	228	36.83	160.52	79.02	4.31	9.76	115	24.63	77.88	35.42	1.69	4.33	C16
结直肠肛门	Colon,Rectum & Anus	63	10.18	44.36	23.13	1.10	2.79	36	7.71	24.38	12.05	0.50	1.51	C18-21
肝脏	Liver	44	7.11	30.98	16.61	0.83	1.78	25	5.35	16.93	7.60	0.37	0.84	C22
胆囊及其他	Gallbladder etc.	1	0.16	0.70	0.46	0.04	0.04	1	0.21	0.68	0.34	0.04	0.04	C23–C24
胰腺	Pancreas	11	1.78	7.74	3.75	0.14	0.44	10	2.14	6.77	2.65	0.00	0.32	C25
喉	Larynx	1	0.16	0.70	0.40	0.04	0.04	0	0.00	0.00	0.00	0.00	0.00	C32
气管,支气管,肺	Trachea, Bronchus and Lung	81	13.09	57.03	27.32	0.77	3.35	33	7.07	22.35	9.07	0.38	0.93	C33–C34
其他胸腔器官	Other Thoracic Organs	1	0.16	0.70	0.46	0.04	0.04	1	0.21	0.68	0.35	0.03	0.03	C37–C38
骨	Bone	6	0.97	4.22	2.07	0.08	0.32	0	0.00	0.00	0.00	0.00	0.00	C40–C41
皮肤黑色素瘤	Melanoma of Skin	1	0.16	0.70	0.35	0.04	0.04	0	0.00	0.00	0.00	0.00	0.00	C43
乳房	Breast	2	0.32	1.41	0.74	0.03	0.12	46	9.85	31.15	16.66	1.49	1.78	C50
子宫颈	Cervix Uteri	–	–	–	–	–	–	30	6.42	20.32	11.16	0.90	1.07	C53
子宫体及子宫部位不明	Uterus & Unspecified	–	–	–	–	–	–	11	2.36	7.45	4.19	0.30	0.53	C54–C55
卵巢	Ovary	–	–	–	–	–	–	7	1.50	4.74	2.19	0.14	0.20	C56
前列腺	Prostate	5	0.81	3.52	1.78	0.00	0.21	–	–	–	–	–	–	C61
睾丸	Testis	0	0.00	0.00	0.00	0.00	0.00	–	–	–	–	–	–	C62
肾及泌尿系统不明	Kidney & Unspecified Urinary Organs	5	0.81	3.52	2.14	0.18	0.24	4	0.86	2.71	1.37	0.04	0.18	C64–66,68
膀胱	Bladder	9	1.45	6.34	2.78	0.12	0.24	3	0.64	2.03	0.74	0.00	0.09	C67
脑,神经系统	Brain,Central Nervous System	6	0.97	4.22	2.17	0.04	0.21	7	1.50	4.74	2.16	0.11	0.26	C70–C72
甲状腺	Thyroid Gland	3	0.48	2.11	1.84	0.15	0.15	6	1.28	4.06	2.08	0.19	0.19	C73
淋巴瘤	Lymphoma	6	0.97	4.22	1.92	0.13	0.19	4	0.86	2.71	2.82	0.15	0.24	C81–85,88,90,96
白血病	Leukaemia	3	0.48	2.11	1.00	0.08	0.08	7	1.50	4.74	3.74	0.21	0.27	C91–C95
不明及其他恶性肿瘤	All Other Sites and Unspecified	3	0.48	2.11	0.83	0.00	0.06	14	3.00	9.48	4.72	0.23	0.52	A_O
所有部位合计	All Sites	619	100.00	435.81	216.96	10.60	25.95	467	100.00	316.25	148.90	7.56	16.75	ALL
所有部位除外 C44	All Sites but C44	618	99.84	435.10	216.72	10.60	25.95	463	99.14	313.54	148.00	7.56	16.67	ALLbC44
死亡 Mortality														
口腔和咽喉(除外鼻咽癌)	Lip,Oral Cavity & Pharynx but Nasopharynx	3	0.60	2.11	0.97	0.04	0.10	3	0.83	2.03	0.92	0.04	0.10	C00-10,C12-14
鼻咽癌	Nasopharynx	7	1.39	4.93	2.40	0.15	0.27	0	0.00	0.00	0.00	0.00	0.00	C11
食管	Oesophagus	98	19.44	69.00	32.82	1.17	3.86	89	24.52	60.27	22.97	0.51	2.15	C15
胃	Stomach	170	33.73	119.69	57.01	2.27	6.46	91	25.07	61.62	24.37	0.77	2.32	C16
结直肠肛门	Colon,Rectum & Anus	44	8.73	30.98	14.57	0.48	1.54	31	8.54	20.99	9.66	0.45	0.97	C18-21
肝脏	Liver	34	6.75	23.94	12.26	0.55	1.27	20	5.51	13.54	6.19	0.29	0.81	C22
胆囊及其他	Gallbladder etc.	1	0.20	0.70	0.48	0.00	0.00	3	0.83	2.03	0.66	0.04	0.04	C23–C24
胰腺	Pancreas	8	1.59	5.63	2.63	0.04	0.33	7	1.93	4.74	1.65	0.00	0.06	C25
喉	Larynx	4	0.79	2.82	1.45	0.08	0.20	1	0.28	0.68	0.23	0.00	0.00	C32
气管,支气管,肺	Trachea, Bronchus and Lung	54	10.71	38.02	18.18	0.61	2.42	22	6.06	14.90	6.69	0.19	0.92	C33–C34
其他胸腔器官	Other Thoracic Organs	0	0.00	0.00	0.00	0.00	0.00	0	0.00	0.00	0.00	0.00	0.00	C37–C38
骨	Bone	7	1.39	4.93	2.45	0.12	0.30	2	0.55	1.35	0.50	0.00	0.06	C40–C41
皮肤黑色素瘤	Melanoma of Skin	0	0.00	0.00	0.00	0.00	0.00	1	0.28	0.68	0.23	0.00	0.04	C43
乳房	Breast	0	0.00	0.00	0.00	0.00	0.00	26	7.16	17.61	8.88	0.69	1.17	C50
子宫颈	Cervix Uteri	–	–	–	–	–	–	21	5.79	14.22	6.42	0.23	0.58	C53
子宫体及子宫部位不明	Uterus & Unspecified	–	–	–	–	–	–	7	1.93	4.74	1.99	0.09	0.20	C54–C55
卵巢	Ovary	–	–	–	–	–	–	1	0.28	0.68	0.45	0.04	0.04	C56
前列腺	Prostate	4	0.79	2.82	1.46	0.00	0.15	–	–	–	–	–	–	C61
睾丸	Testis	0	0.00	0.00	0.00	0.00	0.00	–	–	–	–	–	–	C62
肾及泌尿系统不明	Kidney & Unspecified Urinary Organs	3	0.60	2.11	0.86	0.04	0.04	1	0.28	0.68	0.23	0.00	0.00	C64–66,68
膀胱	Bladder	5	0.99	3.52	1.78	0.04	0.19	0	0.00	0.00	0.00	0.00	0.00	C67
脑,神经系统	Brain,Central Nervous System	18	3.57	12.67	6.95	0.37	0.73	6	1.65	4.06	2.00	0.11	0.26	C70–C72
甲状腺	Thyroid Gland	6	1.19	4.22	2.09	0.17	0.29	1	0.28	0.68	0.38	0.04	0.04	C73
淋巴瘤	Lymphoma	14	2.78	9.86	4.55	0.20	0.38	4	1.10	2.71	1.28	0.09	0.17	C81–85,88,90,96
白血病	Leukaemia	9	1.79	6.34	6.45	0.41	0.47	15	4.13	10.16	4.92	0.32	0.47	C91–C95
不明及其他恶性肿瘤	All Other Sites and Unspecified	15	2.98	10.56	5.86	0.23	0.62	11	3.03	7.45	3.92	0.18	0.50	A_O
所有部位合计	All Sites	504	100.00	354.84	175.25	7.00	19.62	363	100.00	245.82	104.54	4.08	10.85	ALL
所有部位除外 C44	All Sites but C44	504	100.00	354.84	175.25	7.00	19.62	363	100.00	245.82	104.54	4.08	10.85	ALLbC44

表 6-3-108 泰兴市 2014 年癌症发病和死亡主要指标
Table 6-3-108 Incidence and mortality of cancer in Taixing Shi, 2014

部位 Site		男性 Male						女性 Female						ICD-10
		病例数 No. cases	构成 (%)	粗率 Crude rate (1/10⁵)	世标率 ASR world (1/10⁵)	累积率 Cum.rate(%) 0~64	0~74	病例数 No. cases	构成 (%)	粗率 Crude rate (1/10⁵)	世标率 ASR world (1/10⁵)	累积率 Cum.rate(%) 0~64	0~74	
发病 Incidence														
口腔和咽喉(除外鼻咽癌)	Lip,Oral Cavity & Pharynx but Nasopharynx	23	1.10	3.53	1.89	0.09	0.23	8	0.70	1.46	0.79	0.04	0.09	C00-10,C12-14
鼻咽癌	Nasopharynx	9	0.43	1.38	1.04	0.07	0.10	5	0.44	0.91	0.61	0.06	0.06	C11
食管	Oesophagus	535	25.54	82.16	47.02	2.81	6.23	247	21.53	45.10	21.65	0.89	2.48	C15
胃	Stomach	366	17.47	56.21	31.07	1.76	4.00	167	14.56	30.49	14.70	0.60	1.54	C16
结直肠肛门	Colon,Rectum & Anus	99	4.73	15.20	8.62	0.55	0.96	61	5.32	11.14	6.20	0.39	0.68	C18-21
肝脏	Liver	386	18.42	59.28	38.71	3.03	4.32	131	11.42	23.92	13.83	1.09	1.42	C22
胆囊及其他	Gallbladder etc.	10	0.48	1.54	0.80	0.04	0.09	12	1.05	2.19	1.03	0.04	0.11	C23-C24
胰腺	Pancreas	52	2.48	7.99	4.04	0.15	0.48	40	3.49	7.30	3.59	0.17	0.43	C25
喉	Larynx	9	0.43	1.38	0.88	0.09	0.11	1	0.09	0.18	0.08	0.00	0.02	C32
气管,支气管,肺	Trachea, Bronchus and Lung	389	18.57	59.74	33.21	1.81	4.45	128	11.16	23.37	12.41	0.76	1.41	C33-C34
其他胸腔器官	Other Thoracic Organs	1	0.05	0.15	0.12	0.02	0.02	2	0.17	0.37	0.19	0.02	0.02	C37-C38
骨	Bone	20	0.95	3.07	1.85	0.16	0.21	16	1.39	2.92	1.36	0.04	0.14	C40-C41
皮肤黑色素瘤	Melanoma of Skin	4	0.19	0.61	0.38	0.03	0.06	6	0.52	1.10	0.64	0.05	0.07	C43
乳房	Breast	5	0.24	0.77	0.39	0.03	0.04	122	10.64	22.28	15.99	1.42	1.73	C50
子宫颈	Cervix Uteri	-	-	-	-	-	-	52	4.53	9.50	6.57	0.59	0.67	C53
子宫体及子宫部位不明	Uterus & Unspecified	-	-	-	-	-	-	30	2.62	5.48	3.70	0.33	0.39	C54-C55
卵巢	Ovary	-	-	-	-	-	-	20	1.74	3.65	2.77	0.25	0.29	C56
前列腺	Prostate	26	1.24	3.99	1.56	0.02	0.11							C61
睾丸	Testis	0	0.00	0.00	0.00	0.00	0.00							C62
肾及泌尿系统不明	Kidney & Unspecified Urinary Organs	16	0.76	2.46	1.56	0.11	0.17	6	0.52	1.10	0.55	0.03	0.05	C64-66,68
膀胱	Bladder	45	2.15	6.91	3.81	0.17	0.41	10	0.87	1.83	0.88	0.03	0.10	C67
脑,神经系统	Brain,Central Nervous System	21	1.00	3.23	1.88	0.15	0.22	18	1.57	3.29	1.90	0.11	0.19	C70-C72
甲状腺	Thyroid Gland	5	0.24	0.77	0.51	0.04	0.04	4	0.35	0.73	0.40	0.03	0.03	C73
淋巴瘤	Lymphoma	9	0.43	1.38	0.89	0.08	0.11	9	0.78	1.64	1.04	0.09	0.13	C81-85,88,90,96
白血病	Leukaemia	24	1.15	3.69	2.72	0.20	0.29	10	0.87	1.83	1.21	0.08	0.12	C91-C95
不明及其他恶性肿瘤	All Other Sites and Unspecified	41	1.96	6.30	3.83	0.23	0.48	42	3.66	7.67	4.38	0.29	0.52	A_O
所有部位合计	All Sites	2095	100.00	321.74	186.79	11.61	23.12	1147	100.00	209.44	116.47	7.39	12.68	ALL
所有部位除外 C44	All Sites but C44	2086	99.57	320.36	186.08	11.59	23.04	1141	99.48	208.35	115.91	7.36	12.63	ALLbC44
死亡 Mortality														
口腔和咽喉(除外鼻咽癌)	Lip,Oral Cavity & Pharynx but Nasopharynx	7	0.46	1.08	0.58	0.03	0.06	10	1.26	1.83	1.10	0.10	0.14	C00-10,C12-14
鼻咽癌	Nasopharynx	4	0.26	0.61	0.49	0.06	0.06	2	0.25	0.37	0.24	0.01	0.03	C11
食管	Oesophagus	383	25.18	58.82	31.16	1.65	3.92	209	26.36	38.16	16.45	0.55	1.66	C15
胃	Stomach	243	15.98	37.32	18.81	0.81	2.26	121	15.26	22.09	9.89	0.29	1.03	C16
结直肠肛门	Colon,Rectum & Anus	60	3.94	9.21	4.32	0.17	0.37	34	4.29	6.21	2.94	0.16	0.33	C18-21
肝脏	Liver	341	22.42	52.37	33.73	2.53	3.82	104	13.11	18.99	10.79	0.80	1.07	C22
胆囊及其他	Gallbladder etc.	6	0.39	0.92	0.48	0.02	0.04	5	0.63	0.91	0.29	0.00	0.00	C23-C24
胰腺	Pancreas	44	2.89	6.76	3.76	0.20	0.42	40	5.04	7.30	3.58	0.17	0.41	C25
喉	Larynx	11	0.72	1.69	1.12	0.11	0.14	1	0.13	0.18	0.11	0.00	0.00	C32
气管,支气管,肺	Trachea, Bronchus and Lung	304	19.99	46.69	24.08	1.09	3.03	107	13.49	19.54	9.76	0.50	1.01	C33-C34
其他胸腔器官	Other Thoracic Organs	0	0.00	0.00	0.00	0.00	0.00	0	0.00	0.00	0.00	0.00	0.00	C37-C38
骨	Bone	23	1.51	3.53	1.90	0.10	0.24	11	1.39	2.01	1.08	0.07	0.13	C40-C41
皮肤黑色素瘤	Melanoma of Skin	1	0.07	0.15	0.04	0.00	0.00	2	0.25	0.37	0.11	0.00	0.00	C43
乳房	Breast	0	0.00	0.00	0.00	0.00	0.00	34	4.29	6.21	4.07	0.31	0.46	C50
子宫颈	Cervix Uteri	-	-	-	-	-	-	14	1.77	2.56	1.64	0.14	0.16	C53
子宫体及子宫部位不明	Uterus & Unspecified	-	-	-	-	-	-	15	1.89	2.74	1.51	0.10	0.16	C54-C55
卵巢	Ovary	-	-	-	-	-	-	13	1.64	2.37	1.54	0.12	0.20	C56
前列腺	Prostate	9	0.59	1.38	0.72	0.04	0.06							C61
睾丸	Testis	0	0.00	0.00	0.00	0.00	0.00							C62
肾及泌尿系统不明	Kidney & Unspecified Urinary Organs	5	0.33	0.77	0.39	0.03	0.03	2	0.25	0.37	0.16	0.00	0.02	C64-66,68
膀胱	Bladder	9	0.59	1.38	0.92	0.02	0.08	6	0.76	1.10	0.50	0.01	0.05	C67
脑,神经系统	Brain,Central Nervous System	23	1.51	3.53	2.46	0.17	0.30	23	2.90	4.20	2.71	0.21	0.31	C70-C72
甲状腺	Thyroid Gland	0	0.00	0.00	0.00	0.00	0.00	3	0.38	0.55	0.36	0.03	0.03	C73
淋巴瘤	Lymphoma	3	0.20	0.46	0.23	0.00	0.05	4	0.50	0.73	0.32	0.01	0.01	C81-85,88,90,96
白血病	Leukaemia	19	1.25	2.92	1.82	0.12	0.23	13	1.64	2.37	1.26	0.08	0.13	C91-C95
不明及其他恶性肿瘤	All Other Sites and Unspecified	26	1.71	3.99	2.25	0.10	0.31	20	2.52	3.65	2.01	0.13	0.21	A_O
所有部位合计	All Sites	1521	100.00	233.59	129.26	7.24	15.43	793	100.00	144.80	72.39	3.80	7.55	ALL
所有部位除外 C44	All Sites but C44	1518	99.80	233.13	129.01	7.24	15.40	792	99.87	144.62	72.34	3.80	7.55	ALLbC44

表 6-3-109 杭州市 2014 年癌症发病和死亡主要指标
Table 6-3-109 Incidence and mortality of cancer in Hangzhou Shi,2014

部位 Site		男性 Male						女性 Female						ICD-10
		病例数 No. cases	构成 (%)	粗率 Crude rate (1/10⁵)	世标率 ASR world (1/10⁵)	累积率 Cum.rate(%)		病例数 No. cases	构成 (%)	粗率 Crude rate (1/10⁵)	世标率 ASR world (1/10⁵)	累积率 Cum.rate(%)		
						0~64	0~74					0~64	0~74	
发病 Incidence														
口腔和咽喉(除外鼻咽癌)	Lip,Oral Cavity & Pharynx but Nasopharynx	169	1.32	4.78	2.70	0.16	0.31	69	0.55	1.95	1.16	0.07	0.13	C00-10,C12-14
鼻咽癌	Nasopharynx	195	1.52	5.52	3.58	0.29	0.38	74	0.59	2.09	1.33	0.10	0.14	C11
食管	Oesophagus	647	5.05	18.30	10.03	0.52	1.31	93	0.74	2.62	1.17	0.03	0.12	C15
胃	Stomach	1512	11.81	42.77	23.61	1.29	2.96	697	5.56	19.67	10.56	0.57	1.18	C16
结直肠肛门	Colon,Rectum & Anus	1542	12.04	43.62	24.13	1.35	2.91	1092	8.72	30.81	16.37	0.91	1.88	C18-21
肝脏	Liver	1141	8.91	32.28	18.45	1.18	2.08	407	3.25	11.48	5.94	0.30	0.66	C22
胆囊及其他	Gallbladder etc.	150	1.17	4.24	2.19	0.10	0.23	230	1.84	6.49	3.14	0.13	0.34	C23-C24
胰腺	Pancreas	387	3.02	10.95	5.82	0.24	0.70	309	2.47	8.72	4.22	0.17	0.47	C25
喉	Larynx	134	1.05	3.79	2.12	0.15	0.28	10	0.08	0.28	0.15	0.01	0.02	C32
气管,支气管,肺	Trachea, Bronchus and Lung	3005	23.47	85.01	46.09	2.15	5.72	1563	12.48	44.10	23.31	1.24	2.75	C33-C34
其他胸腔器官	Other Thoracic Organs	49	0.38	1.39	0.99	0.05	0.09	33	0.26	0.93	0.58	0.04	0.06	C37-C38
骨	Bone	65	0.51	1.84	1.45	0.08	0.14	36	0.29	1.02	0.69	0.04	0.07	C40-C41
皮肤黑色素瘤	Melanoma of Skin	41	0.32	1.16	0.66	0.03	0.09	34	0.27	0.96	0.51	0.03	0.05	C43
乳房	Breast	14	0.11	0.40	0.20	0.01	0.02	1928	15.39	54.40	34.02	2.73	3.66	C50
子宫颈	Cervix Uteri	–	–	–	–	–	–	732	5.84	20.66	13.40	1.10	1.37	C53
子宫体及子宫部位不明	Uterus & Unspecified	–	–	–	–	–	–	383	3.06	10.81	6.75	0.51	0.82	C54-C55
卵巢	Ovary	–	–	–	–	–	–	289	2.31	8.16	5.29	0.42	0.53	C56
前列腺	Prostate	823	6.43	23.28	11.93	0.27	1.49	–	–	–	–	–	–	C61
睾丸	Testis	19	0.15	0.54	0.51	0.03	0.03	–	–	–	–	–	–	C62
肾及泌尿系统不明	Kidney & Unspecified Urinary Organs	234	1.83	6.62	3.88	0.24	0.44	153	1.22	4.32	2.52	0.16	0.31	C64-66,68
膀胱	Bladder	335	2.62	9.48	4.89	0.20	0.55	112	0.89	3.16	1.54	0.07	0.17	C67
脑,神经系统	Brain,Central Nervous System	285	2.23	8.06	5.70	0.37	0.58	379	3.02	10.69	6.85	0.50	0.73	C70-C72
甲状腺	Thyroid Gland	865	6.76	24.47	18.13	1.46	1.63	2911	23.23	82.14	56.92	4.86	5.52	C73
淋巴瘤	Lymphoma	393	3.07	11.12	7.10	0.40	0.81	305	2.43	8.61	5.12	0.32	0.58	C81-85,88,90,96
白血病	Leukaemia	273	2.13	7.72	5.92	0.36	0.52	222	1.77	6.26	5.64	0.32	0.45	C91-C95
不明及其他恶性肿瘤	All Other Sites and Unspecified	526	4.11	14.88	8.59	0.47	0.90	468	3.74	13.21	7.63	0.42	0.77	A_O
所有部位合计	All Sites	12804	100.00	362.22	208.65	11.40	24.17	12529	100.00	353.54	214.83	15.09	22.80	ALL
所有部位除外 C44	All Sites but C44	12630	98.64	357.29	206.03	11.28	23.90	12370	98.73	349.06	212.59	14.99	22.59	ALLbC44
死亡 Mortality														
口腔和咽喉(除外鼻咽癌)	Lip,Oral Cavity & Pharynx but Nasopharynx	73	0.90	2.07	1.06	0.03	0.13	23	0.52	0.65	0.32	0.01	0.03	C00-10,C12-14
鼻咽癌	Nasopharynx	103	1.27	2.91	1.67	0.10	0.19	47	1.07	1.33	0.68	0.03	0.08	C11
食管	Oesophagus	537	6.63	15.19	7.90	0.36	0.93	91	2.07	2.57	1.12	0.01	0.13	C15
胃	Stomach	959	11.84	27.13	13.88	0.53	1.56	465	10.58	13.12	6.10	0.25	0.57	C16
结直肠肛门	Colon,Rectum & Anus	675	8.34	19.10	9.83	0.39	1.03	464	10.56	13.09	6.08	0.23	0.62	C18-21
肝脏	Liver	1116	13.78	31.57	17.46	1.04	1.97	417	9.49	11.77	6.02	0.26	0.69	C22
胆囊及其他	Gallbladder etc.	135	1.67	3.82	1.86	0.06	0.18	182	4.14	5.14	2.40	0.08	0.24	C23-C24
胰腺	Pancreas	421	5.20	11.91	6.11	0.22	0.72	299	6.80	8.44	3.94	0.13	0.45	C25
喉	Larynx	51	0.63	1.44	0.74	0.04	0.08	4	0.09	0.11	0.05	0.00	0.00	C32
气管,支气管,肺	Trachea, Bronchus and Lung	2785	34.40	78.79	40.62	1.60	4.64	1074	24.43	30.31	14.12	0.55	1.47	C33-C34
其他胸腔器官	Other Thoracic Organs	20	0.25	0.57	0.39	0.02	0.03	15	0.34	0.42	0.25	0.01	0.02	C37-C38
骨	Bone	36	0.44	1.02	0.62	0.03	0.07	24	0.55	0.68	0.41	0.02	0.05	C40-C41
皮肤黑色素瘤	Melanoma of Skin	19	0.23	0.54	0.25	0.01	0.02	18	0.41	0.51	0.24	0.01	0.02	C43
乳房	Breast	5	0.06	0.14	0.06	0.00	0.00	267	6.07	7.53	4.16	0.31	0.45	C50
子宫颈	Cervix Uteri	–	–	–	–	–	–	143	3.25	4.04	2.25	0.16	0.23	C53
子宫体及子宫部位不明	Uterus & Unspecified	–	–	–	–	–	–	83	1.89	2.34	1.22	0.07	0.14	C54-C55
卵巢	Ovary	–	–	–	–	–	–	109	2.48	3.08	1.71	0.11	0.19	C56
前列腺	Prostate	187	2.31	5.29	2.30	0.02	0.13	–	–	–	–	–	–	C61
睾丸	Testis	2	0.02	0.06	0.02	0.00	0.00	–	–	–	–	–	–	C62
肾及泌尿系统不明	Kidney & Unspecified Urinary Organs	99	1.22	2.80	1.45	0.05	0.14	48	1.09	1.35	0.63	0.03	0.05	C64-66,68
膀胱	Bladder	133	1.64	3.76	1.70	0.03	0.13	48	1.09	1.35	0.57	0.01	0.05	C67
脑,神经系统	Brain,Central Nervous System	172	2.12	4.87	3.17	0.17	0.31	148	3.37	4.18	2.52	0.14	0.26	C70-C72
甲状腺	Thyroid Gland	8	0.10	0.23	0.12	0.01	0.01	17	0.39	0.48	0.24	0.01	0.03	C73
淋巴瘤	Lymphoma	213	2.63	6.03	3.29	0.16	0.36	140	3.18	3.95	2.03	0.09	0.23	C81-85,88,90,96
白血病	Leukaemia	200	2.47	5.66	3.35	0.18	0.36	122	2.78	3.44	2.32	0.11	0.22	C91-C95
不明及其他恶性肿瘤	All Other Sites and Unspecified	148	1.83	4.19	2.33	0.09	0.23	148	3.37	4.18	2.18	0.09	0.21	A_O
所有部位合计	All Sites	8097	100.00	229.06	120.22	5.15	13.23	4396	100.00	124.05	61.55	2.73	6.42	ALL
所有部位除外 C44	All Sites but C44	8067	99.63	228.21	119.76	5.14	13.20	4365	99.29	123.17	61.14	2.72	6.38	ALLbC44

表 6-3-110　宁波市江东区 2014 年癌症发病和死亡主要指标
Table 6-3-110　Incidence and mortality of cancer in Jiangdong Qu，Ningbo Shi，2014

部位 Site		男性 Male						女性 Female						ICD-10
		病例数 No. cases	构成 (%)	粗率 Crude rate (1/10⁵)	世标率 ASR world (1/10⁵)	累积率 Cum.rate(%)		病例数 No. cases	构成 (%)	粗率 Crude rate (1/10⁵)	世标率 ASR world (1/10⁵)	累积率 Cum.rate(%)		
						0~64	0~74					0~64	0~74	
发病 Incidence														
口腔和咽喉(除外鼻咽癌)	Lip,Oral Cavity & Pharynx but Nasopharynx	12	2.11	9.23	5.63	0.43	0.68	3	0.52	2.22	1.48	0.04	0.30	C00-10,C12-14
鼻咽癌	Nasopharynx	9	1.58	6.92	3.92	0.33	0.42	4	0.70	2.96	1.87	0.14	0.27	C11
食管	Oesophagus	36	6.33	27.68	15.65	0.85	1.91	3	0.52	2.22	1.19	0.15	0.15	C15
胃	Stomach	67	11.78	51.52	28.43	1.33	3.89	36	6.29	26.65	15.34	0.79	1.98	C16
结直肠肛门	Colon,Rectum & Anus	88	15.47	67.67	37.56	1.83	4.89	46	8.04	34.05	18.85	1.30	2.22	C18-21
肝脏	Liver	49	8.61	37.68	22.27	1.74	2.88	12	2.10	8.88	4.65	0.41	0.54	C22
胆囊及其他	Gallbladder etc.	3	0.53	2.31	1.23	0.11	0.11	11	1.92	8.14	3.95	0.13	0.37	C23-C24
胰腺	Pancreas	18	3.16	13.84	7.75	0.59	0.75	17	2.97	12.58	6.10	0.09	0.72	C25
喉	Larynx	4	0.70	3.08	1.75	0.14	0.22	0	0.00	0.00	0.00	0.00	0.00	C32
气管,支气管,肺	Trachea, Bronchus and Lung	125	21.97	96.12	52.61	2.90	6.65	110	19.23	81.43	46.82	2.83	5.85	C33-C34
其他胸腔器官	Other Thoracic Organs	1	0.18	0.77	0.53	0.04	0.04	1	0.17	0.74	0.52	0.00	0.13	C37-C38
骨	Bone	2	0.35	1.54	0.68	0.06	0.06	1	0.17	0.74	0.20	0.00	0.00	C40-C41
皮肤黑色素瘤	Melanoma of Skin	0	0.00	0.00	0.00	0.00	0.00	0	0.00	0.00	0.00	0.00	0.00	C43
乳房	Breast	1	0.18	0.77	0.49	0.00	0.08	81	14.16	59.96	36.80	2.97	4.02	C50
子宫颈	Cervix Uteri	–	–	–	–	–	–	14	2.45	10.36	6.24	0.55	0.68	C53
子宫体及子宫部位不明	Uterus & Unspecified	–	–	–	–	–	–	11	1.92	8.14	4.84	0.48	0.56	C54-C55
卵巢	Ovary	–	–	–	–	–	–	11	1.92	8.14	4.96	0.39	0.55	C56
前列腺	Prostate	35	6.15	26.91	14.41	0.31	2.09	–	–	–	–	–	–	C61
睾丸	Testis	2	0.35	1.54	2.26	0.14	0.14	–	–	–	–	–	–	C62
肾及泌尿系统不明	Kidney & Unspecified Urinary Organs	16	2.81	12.30	6.93	0.46	0.71	8	1.40	5.92	3.35	0.31	0.31	C64-66,68
膀胱	Bladder	15	2.64	11.53	5.99	0.36	0.79	4	0.70	2.96	1.89	0.10	0.31	C67
脑,神经系统	Brain,Central Nervous System	9	1.58	6.92	5.60	0.32	0.54	12	2.10	8.88	6.72	0.36	0.70	C70-C72
甲状腺	Thyroid Gland	34	5.98	26.15	16.34	1.35	1.65	150	26.22	111.04	75.18	6.35	7.21	C73
淋巴瘤	Lymphoma	17	2.99	13.07	8.89	0.42	1.16	11	1.92	8.14	4.87	0.19	0.69	C81-85,88,90,96
白血病	Leukaemia	13	2.28	10.00	5.21	0.32	0.59	14	2.45	10.36	7.85	0.44	0.83	C91-C95
不明及其他恶性肿瘤	All Other Sites and Unspecified	13	2.28	10.00	5.55	0.18	0.78	12	2.10	8.88	5.09	0.33	0.75	A_O
所有部位合计	All Sites	569	100.00	437.55	249.68	14.22	31.05	572	100.00	423.42	258.76	18.35	29.15	ALL
所有部位除外 C44	All Sites but C44	561	98.59	431.40	246.30	14.13	30.58	571	99.83	422.68	258.24	18.35	29.02	ALLbC44
死亡 Mortality														
口腔和咽喉(除外鼻咽癌)	Lip,Oral Cavity & Pharynx but Nasopharynx	2	0.57	1.54	0.83	0.10	0.10	0	0.00	0.00	0.00	0.00	0.00	C00-10,C12-14
鼻咽癌	Nasopharynx	4	1.13	3.08	1.88	0.10	0.27	3	1.67	2.22	1.26	0.09	0.22	C11
食管	Oesophagus	30	8.50	23.07	12.56	0.77	1.51	1	0.56	0.74	0.48	0.00	0.08	C15
胃	Stomach	57	16.15	43.83	23.19	0.89	2.64	18	10.00	13.32	6.49	0.33	0.62	C16
结直肠肛门	Colon,Rectum & Anus	27	7.65	20.76	11.16	0.58	1.29	23	12.78	17.03	9.21	0.42	1.18	C18-21
肝脏	Liver	49	13.88	37.68	21.74	1.56	2.68	12	6.67	8.88	4.21	0.22	0.39	C22
胆囊及其他	Gallbladder etc.	6	1.70	4.61	2.25	0.06	0.19	4	2.22	2.96	1.82	0.14	0.27	C23-C24
胰腺	Pancreas	17	4.82	13.07	7.38	0.29	0.86	12	6.67	8.88	3.85	0.05	0.34	C25
喉	Larynx	5	1.42	3.84	2.10	0.16	0.24	1	0.56	0.74	0.45	0.00	0.06	C32
气管,支气管,肺	Trachea, Bronchus and Lung	107	30.31	82.28	43.14	2.13	4.45	46	25.56	34.05	17.42	0.87	1.67	C33-C34
其他胸腔器官	Other Thoracic Organs	0	0.00	0.00	0.00	0.00	0.00	2	1.11	1.48	1.00	0.00	0.21	C37-C38
骨	Bone	1	0.28	0.77	0.46	0.06	0.06	1	0.56	0.74	0.52	0.00	0.13	C40-C41
皮肤黑色素瘤	Melanoma of Skin	0	0.00	0.00	0.00	0.00	0.00	1	0.56	0.74	0.52	0.00	0.13	C43
乳房	Breast	0	0.00	0.00	0.00	0.00	0.00	16	8.89	11.84	6.89	0.55	0.76	C50
子宫颈	Cervix Uteri	–	–	–	–	–	–	3	1.67	2.22	0.76	0.05	0.05	C53
子宫体及子宫部位不明	Uterus & Unspecified	–	–	–	–	–	–	4	2.22	2.96	1.59	0.14	0.14	C54-C55
卵巢	Ovary	–	–	–	–	–	–	6	3.33	4.44	2.35	0.18	0.26	C56
前列腺	Prostate	12	3.40	9.23	4.87	0.00	0.49	–	–	–	–	–	–	C61
睾丸	Testis	0	0.00	0.00	0.00	0.00	0.00	–	–	–	–	–	–	C62
肾及泌尿系统不明	Kidney & Unspecified Urinary Organs	5	1.42	3.84	3.77	0.22	0.36	1	0.56	0.74	0.20	0.00	0.00	C64-66,68
膀胱	Bladder	6	1.70	4.61	2.39	0.06	0.33	2	1.11	1.48	0.66	0.04	0.04	C67
脑,神经系统	Brain,Central Nervous System	5	1.42	3.84	1.93	0.14	0.14	10	5.56	7.40	5.65	0.41	0.41	C70-C72
甲状腺	Thyroid Gland	1	0.28	0.77	0.32	0.00	0.00	2	1.11	1.48	0.60	0.00	0.00	C73
淋巴瘤	Lymphoma	10	2.83	7.69	4.34	0.31	0.58	3	1.67	2.22	1.12	0.00	0.13	C81-85,88,90,96
白血病	Leukaemia	6	1.70	4.61	2.43	0.09	0.26	5	2.78	3.70	1.91	0.05	0.31	C91-C95
不明及其他恶性肿瘤	All Other Sites and Unspecified	3	0.85	2.31	1.14	0.05	0.18	4	2.22	2.96	1.23	0.09	0.09	A_O
所有部位合计	All Sites	353	100.00	271.45	147.87	7.56	16.64	180	100.00	133.25	70.20	3.68	7.47	ALL
所有部位除外 C44	All Sites but C44	353	100.00	271.45	147.87	7.56	16.64	180	100.00	133.25	70.20	3.68	7.47	ALLbC44

表 6-3-111 慈溪市 2014 年癌症发病和死亡主要指标
Table 6-3-111 Incidence and mortality of cancer in Cixi Shi, 2014

部位 / Site		男性 Male						女性 Female						ICD-10
		病例数 No. cases	构成 (%)	粗率 Crude rate (1/10⁵)	世标率 ASR world (1/10⁵)	累积率 Cum.rate(%) 0~64	0~74	病例数 No. cases	构成 (%)	粗率 Crude rate (1/10⁵)	世标率 ASR world (1/10⁵)	累积率 Cum.rate(%) 0~64	0~74	
发病 Incidence														
口腔和咽喉(除外鼻咽癌)	Lip,Oral Cavity & Pharynx but Nasopharynx	53	2.48	10.31	5.36	0.31	0.64	18	1.11	3.39	2.01	0.12	0.22	C00-10,C12-14
鼻咽癌	Nasopharynx	25	1.17	4.86	2.89	0.23	0.28	14	0.87	2.64	1.50	0.11	0.16	C11
食管	Oesophagus	116	5.42	22.56	11.34	0.72	1.44	13	0.80	2.45	1.01	0.04	0.10	C15
胃	Stomach	241	11.27	46.87	23.91	1.22	3.04	97	6.00	18.28	8.58	0.44	0.92	C16
结直肠肛门	Colon,Rectum & Anus	225	10.52	43.76	22.19	1.24	2.59	169	10.46	31.85	15.08	0.82	1.71	C18-21
肝脏	Liver	266	12.44	51.73	28.19	2.22	3.06	81	5.01	15.27	7.27	0.46	0.82	C22
胆囊及其他	Gallbladder etc.	25	1.17	4.86	2.47	0.13	0.28	31	1.92	5.84	2.65	0.08	0.29	C23-C24
胰腺	Pancreas	64	2.99	12.45	6.13	0.34	0.73	35	2.17	6.60	3.05	0.11	0.35	C25
喉	Larynx	17	0.79	3.31	1.71	0.16	0.19	1	0.06	0.19	0.07	0.00	0.00	C32
气管,支气管,肺	Trachea, Bronchus and Lung	613	28.66	119.22	60.34	2.89	7.80	263	16.27	49.57	24.63	1.29	3.21	C33-C34
其他胸腔器官	Other Thoracic Organs	8	0.37	1.56	0.77	0.05	0.09	6	0.37	1.13	0.67	0.03	0.11	C37-C38
骨	Bone	8	0.37	1.56	1.06	0.04	0.13	10	0.62	1.88	1.01	0.07	0.09	C40-C41
皮肤黑色素瘤	Melanoma of Skin	1	0.05	0.19	0.20	0.02	0.02	2	0.12	0.38	0.24	0.01	0.04	C43
乳房	Breast	4	0.19	0.78	0.37	0.01	0.03	274	16.96	51.64	29.52	2.54	3.13	C50
子宫颈	Cervix Uteri	–	–	–	–	–	–	83	5.14	15.64	9.40	0.81	1.00	C53
子宫体及子宫部位不明	Uterus & Unspecified	–	–	–	–	–	–	44	2.72	8.29	4.82	0.41	0.57	C54-C55
卵巢	Ovary	–	–	–	–	–	–	37	2.29	6.97	3.97	0.32	0.44	C56
前列腺	Prostate	95	4.44	18.48	8.67	0.21	0.98	–	–	–	–	–	–	C61
睾丸	Testis	7	0.33	1.36	1.59	0.10	0.10	–	–	–	–	–	–	C62
肾及泌尿系统不明	Kidney & Unspecified Urinary Organs	32	1.50	6.22	4.12	0.23	0.47	21	1.30	3.96	2.85	0.16	0.23	C64-66,68
膀胱	Bladder	75	3.51	14.59	7.46	0.34	0.92	12	0.74	2.26	1.49	0.09	0.14	C67
脑,神经系统	Brain,Central Nervous System	35	1.64	6.81	3.86	0.23	0.42	47	2.91	8.86	6.22	0.37	0.66	C70-C72
甲状腺	Thyroid Gland	57	2.66	11.09	7.08	0.60	0.74	194	12.00	36.56	24.34	2.08	2.32	C73
淋巴瘤	Lymphoma	43	2.01	8.36	4.53	0.25	0.59	54	3.34	10.18	5.50	0.34	0.71	C81-85,88,90,96
白血病	Leukaemia	47	2.20	9.14	7.34	0.43	0.60	35	2.17	6.60	6.30	0.30	0.57	C91-C95
不明及其他恶性肿瘤	All Other Sites and Unspecified	82	3.83	15.95	8.67	0.44	0.88	75	4.64	14.13	7.49	0.46	0.87	A_O
所有部位合计	All Sites	2139	100.00	416.01	220.23	12.41	26.04	1616	100.00	304.56	169.66	11.46	18.66	ALL
所有部位除外 C44	All Sites but C44	2110	98.64	410.37	217.42	12.31	25.72	1601	99.07	301.73	168.51	11.43	18.60	ALLbC44
死亡 Mortality														
口腔和咽喉(除外鼻咽癌)	Lip,Oral Cavity & Pharynx but Nasopharynx	13	0.93	2.53	1.12	0.07	0.10	2	0.28	0.38	0.18	0.00	0.03	C00-10,C12-14
鼻咽癌	Nasopharynx	22	1.57	4.28	2.36	0.16	0.28	4	0.56	0.75	0.36	0.02	0.06	C11
食管	Oesophagus	86	6.15	16.73	8.63	0.53	1.08	76	10.67	14.32	6.52	0.35	0.73	C15
胃	Stomach	157	11.23	30.53	14.20	0.62	1.57	71	9.97	13.38	5.76	0.33	0.49	C16
结直肠肛门	Colon,Rectum & Anus	85	6.08	16.53	7.89	0.36	0.74	79	11.10	14.89	7.23	0.43	0.86	C18-21
肝脏	Liver	260	18.60	50.57	27.62	1.82	3.26	79	11.10	14.89	7.23	0.43	0.86	C22
胆囊及其他	Gallbladder etc.	5	0.36	0.97	0.36	0.01	0.03	17	2.39	3.20	1.41	0.07	0.12	C23-C24
胰腺	Pancreas	51	3.65	9.92	4.99	0.24	0.62	48	6.74	9.05	4.47	0.24	0.57	C25
喉	Larynx	6	0.43	1.17	0.55	0.06	0.07	0	0.00	0.00	0.00	0.00	0.00	C32
气管,支气管,肺	Trachea, Bronchus and Lung	512	36.62	99.58	49.36	2.09	6.23	223	31.32	42.03	20.32	0.97	2.64	C33-C34
其他胸腔器官	Other Thoracic Organs	3	0.21	0.58	0.53	0.04	0.04	2	0.28	0.38	0.22	0.00	0.05	C37-C38
骨	Bone	4	0.29	0.78	0.52	0.03	0.06	5	0.70	0.94	0.40	0.03	0.03	C40-C41
皮肤黑色素瘤	Melanoma of Skin	4	0.29	0.78	0.35	0.02	0.05	1	0.14	0.19	0.09	0.01	0.01	C43
乳房	Breast	0	0.00	0.00	0.00	0.00	0.00	47	6.60	8.86	4.62	0.31	0.47	C50
子宫颈	Cervix Uteri	–	–	–	–	–	–	8	1.12	1.51	0.82	0.08	0.09	C53
子宫体及子宫部位不明	Uterus & Unspecified	–	–	–	–	–	–	19	2.67	3.58	2.17	0.11	0.20	C54-C55
卵巢	Ovary	–	–	–	–	–	–	13	1.83	2.45	1.31	0.11	0.17	C56
前列腺	Prostate	43	3.08	8.36	3.62	0.00	0.31	–	–	–	–	–	–	C61
睾丸	Testis	2	0.14	0.39	0.22	0.02	0.02	–	–	–	–	–	–	C62
肾及泌尿系统不明	Kidney & Unspecified Urinary Organs	8	0.57	1.56	0.70	0.03	0.06	4	0.56	0.75	0.39	0.01	0.06	C64-66,68
膀胱	Bladder	14	1.00	2.72	1.26	0.03	0.10	3	0.42	0.57	0.27	0.01	0.04	C67
脑,神经系统	Brain,Central Nervous System	29	2.07	5.64	4.22	0.25	0.41	20	2.81	3.77	2.30	0.14	0.24	C70-C72
甲状腺	Thyroid Gland	3	0.21	0.58	0.26	0.01	0.03	3	0.42	0.57	0.22	0.01	0.01	C73
淋巴瘤	Lymphoma	27	1.93	5.25	3.42	0.14	0.45	17	2.39	3.20	1.58	0.07	0.18	C81-85,88,90,96
白血病	Leukaemia	24	1.72	4.67	2.76	0.20	0.22	18	2.53	3.39	1.83	0.08	0.24	C91-C95
不明及其他恶性肿瘤	All Other Sites and Unspecified	40	2.86	7.78	3.60	0.10	0.30	23	3.23	4.33	1.99	0.09	0.22	A_O
所有部位合计	All Sites	1398	100.00	271.89	138.56	6.82	16.04	712	100.00	134.19	65.11	3.49	7.59	ALL
所有部位除外 C44	All Sites but C44	1391	99.50	270.53	137.99	6.81	16.03	710	99.72	133.81	64.93	3.49	7.56	ALLbC44

部位 Site		男性 Male						女性 Female						ICD-10
		病例数 No. cases	构成 (%)	粗率 Crude rate (1/10⁵)	世标率 ASR world (1/10⁵)	累积率 Cum.rate(%) 0~64	 0~74	病例数 No. cases	构成 (%)	粗率 Crude rate (1/10⁵)	世标率 ASR world (1/10⁵)	累积率 Cum.rate(%) 0~64	 0~74	
发病 Incidence														
口腔和咽喉(除外鼻咽癌)	Lip,Oral Cavity & Pharynx but Nasopharynx	25	2.48	6.84	4.08	0.19	0.57	10	0.96	2.70	1.52	0.05	0.20	C00-10,C12-14
鼻咽癌	Nasopharynx	20	1.98	5.47	3.47	0.27	0.39	12	1.15	3.23	2.31	0.17	0.21	C11
食管	Oesophagus	46	4.56	12.59	7.05	0.45	0.92	5	0.48	1.35	0.68	0.04	0.07	C15
胃	Stomach	118	11.69	32.30	18.44	0.92	2.28	64	6.15	17.25	9.38	0.45	1.22	C16
结直肠肛门	Colon,Rectum & Anus	147	14.57	40.24	24.14	1.26	3.12	89	8.55	23.99	13.53	0.76	1.51	C18-21
肝脏	Liver	132	13.08	36.13	21.28	1.44	2.38	31	2.98	8.36	4.90	0.29	0.66	C22
胆囊及其他	Gallbladder etc.	8	0.79	2.19	1.22	0.09	0.14	18	1.73	4.85	2.35	0.11	0.17	C23-C24
胰腺	Pancreas	24	2.38	6.57	3.51	0.19	0.42	16	1.54	4.31	2.33	0.13	0.32	C25
喉	Larynx	4	0.40	1.09	0.75	0.05	0.10	0	0.00	0.00	0.00	0.00	0.00	C32
气管,支气管,肺	Trachea, Bronchus and Lung	157	15.56	42.97	25.35	1.29	3.35	100	9.61	26.95	15.86	1.01	2.09	C33-C34
其他胸腔器官	Other Thoracic Organs	3	0.30	0.82	0.48	0.02	0.07	3	0.29	0.81	0.56	0.03	0.06	C37-C38
骨	Bone	2	0.20	0.55	0.66	0.05	0.05	3	0.29	0.81	0.88	0.06	0.06	C40-C41
皮肤黑色素瘤	Melanoma of Skin	0	0.00	0.00	0.00	0.00	0.00	1	0.10	0.27	0.18	0.01	0.01	C43
乳房	Breast	0	0.00	0.00	0.00	0.00	0.00	236	22.67	63.61	39.65	3.15	4.35	C50
子宫颈	Cervix Uteri	–	–	–	–	–	–	49	4.71	13.21	8.16	0.65	0.91	C53
子宫体及子宫部位不明	Uterus & Unspecified	–	–	–	–	–	–	20	1.92	5.39	3.69	0.30	0.33	C54-C55
卵巢	Ovary	–	–	–	–	–	–	22	2.11	5.93	3.93	0.35	0.38	C56
前列腺	Prostate	50	4.96	13.69	7.49	0.14	0.93	–	–	–	–	–	–	C61
睾丸	Testis	2	0.20	0.55	0.84	0.05	0.05	–	–	–	–	–	–	C62
肾及泌尿系统不明	Kidney & Unspecified Urinary Organs	20	1.98	5.47	3.44	0.25	0.46	14	1.34	3.77	1.91	0.02	0.28	C64-66,68
膀胱	Bladder	38	3.77	10.40	5.44	0.21	0.66	10	0.96	2.70	1.28	0.02	0.14	C67
脑,神经系统	Brain,Central Nervous System	7	0.69	1.92	1.61	0.12	0.17	10	0.96	2.70	2.37	0.15	0.22	C70-C72
甲状腺	Thyroid Gland	104	10.31	28.47	20.72	1.70	1.91	257	24.69	69.27	47.35	3.97	4.72	C73
淋巴瘤	Lymphoma	43	4.26	11.77	7.08	0.41	0.69	26	2.50	7.01	3.73	0.18	0.44	C81-85,88,90,96
白血病	Leukaemia	29	2.87	7.94	6.66	0.41	0.57	11	1.06	2.97	2.06	0.19	0.22	C91-C95
不明及其他恶性肿瘤	All Other Sites and Unspecified	30	2.97	8.21	5.17	0.24	0.53	34	3.27	9.16	4.81	0.26	0.50	A_O
所有部位合计	All Sites	1009	100.00	276.18	168.89	9.73	19.76	1041	100.00	280.60	173.40	12.34	19.08	ALL
所有部位除外 C44	All Sites but C44	1006	99.70	275.36	168.48	9.71	19.69	1029	98.85	277.37	171.80	12.26	18.93	ALLbC44
死亡 Mortality														
口腔和咽喉(除外鼻咽癌)	Lip,Oral Cavity & Pharynx but Nasopharynx	9	1.06	2.46	1.51	0.07	0.26	5	1.04	1.35	0.59	0.03	0.03	C00-10,C12-14
鼻咽癌	Nasopharynx	19	2.24	5.20	3.15	0.16	0.33	4	0.84	1.08	0.52	0.04	0.04	C11
食管	Oesophagus	57	6.71	15.60	8.42	0.48	0.83	9	1.88	2.43	1.01	0.04	0.07	C15
胃	Stomach	114	13.43	31.20	16.69	0.49	1.91	45	9.39	12.13	6.07	0.31	0.63	C16
结直肠肛门	Colon,Rectum & Anus	92	10.84	25.18	13.98	0.53	1.63	59	12.32	15.90	7.67	0.26	0.79	C18-21
肝脏	Liver	166	19.55	45.44	27.04	1.71	3.18	47	9.81	12.67	6.56	0.34	0.61	C22
胆囊及其他	Gallbladder etc.	20	2.36	5.47	3.18	0.12	0.42	31	6.47	8.36	3.72	0.11	0.38	C23-C24
胰腺	Pancreas	34	4.00	9.31	5.44	0.25	0.65	19	3.97	5.12	2.80	0.14	0.38	C25
喉	Larynx	8	0.94	2.19	1.29	0.12	0.16	0	0.00	0.00	0.00	0.00	0.00	C32
气管,支气管,肺	Trachea, Bronchus and Lung	195	22.97	53.37	29.05	1.05	3.52	116	24.22	31.27	16.14	0.72	1.98	C33-C34
其他胸腔器官	Other Thoracic Organs	3	0.35	0.82	0.45	0.03	0.03	1	0.21	0.27	0.20	0.02	0.02	C37-C38
骨	Bone	3	0.35	0.82	0.48	0.00	0.08	3	0.63	0.81	0.46	0.05	0.05	C40-C41
皮肤黑色素瘤	Melanoma of Skin	1	0.12	0.27	0.20	0.00	0.03	1	0.21	0.27	0.16	0.02	0.02	C43
乳房	Breast	0	0.00	0.00	0.00	0.00	0.00	40	8.35	10.78	5.97	0.37	0.74	C50
子宫颈	Cervix Uteri	–	–	–	–	–	–	18	3.76	4.85	2.73	0.23	0.28	C53
子宫体及子宫部位不明	Uterus & Unspecified	–	–	–	–	–	–	9	1.88	2.43	1.00	0.06	0.06	C54-C55
卵巢	Ovary	–	–	–	–	–	–	9	1.88	2.43	1.37	0.11	0.18	C56
前列腺	Prostate	20	2.36	5.47	2.53	0.02	0.14	–	–	–	–	–	–	C61
睾丸	Testis	1	0.12	0.27	0.31	0.02	0.02	–	–	–	–	–	–	C62
肾及泌尿系统不明	Kidney & Unspecified Urinary Organs	17	2.00	4.65	2.50	0.11	0.29	8	1.67	2.16	1.10	0.02	0.15	C64-66,68
膀胱	Bladder	24	2.83	6.57	3.21	0.06	0.21	7	1.46	1.89	0.57	0.00	0.00	C67
脑,神经系统	Brain,Central Nervous System	9	1.06	2.46	1.69	0.10	0.23	9	1.88	2.43	1.29	0.10	0.15	C70-C72
甲状腺	Thyroid Gland	2	0.24	0.55	0.33	0.00	0.05	2	0.42	0.54	0.30	0.03	0.03	C73
淋巴瘤	Lymphoma	28	3.30	7.66	4.35	0.18	0.43	14	2.92	3.77	1.84	0.07	0.18	C81-85,88,90,96
白血病	Leukaemia	16	1.88	4.38	2.59	0.18	0.26	8	1.67	2.16	1.15	0.09	0.13	C91-C95
不明及其他恶性肿瘤	All Other Sites and Unspecified	11	1.30	3.01	2.06	0.13	0.13	15	3.13	4.04	2.13	0.07	0.24	A_O
所有部位合计	All Sites	849	100.00	232.38	130.44	5.79	14.78	479	100.00	129.11	65.35	3.23	7.13	ALL
所有部位除外 C44	All Sites but C44	848	99.88	232.11	130.26	5.76	14.76	475	99.16	128.04	64.93	3.23	7.10	ALLbC44

表 6-3-113 嘉兴市 2014 年癌症发病和死亡主要指标
Table 6-3-113 Incidence and mortality of cancer in Jiaxing Shi, 2014

部位 Site		男性 Male						女性 Female						ICD-10
		病例数 No. cases	构成 (%)	粗率 Crude rate (1/10⁵)	世标率 ASR world (1/10⁵)	累积率 Cum.rate(%)		病例数 No. cases	构成 (%)	粗率 Crude rate (1/10⁵)	世标率 ASR world (1/10⁵)	累积率 Cum.rate(%)		
						0~64	0~74					0~64	0~74	
发病 Incidence														
口腔和咽喉(除外鼻咽癌)	Lip,Oral Cavity & Pharynx but Nasopharynx	21	1.70	8.02	4.10	0.22	0.47	7	0.65	2.63	1.33	0.10	0.10	C00-10,C12-14
鼻咽癌	Nasopharynx	17	1.38	6.49	3.84	0.27	0.47	12	1.12	4.50	2.78	0.25	0.30	C11
食管	Oesophagus	56	4.53	21.39	10.85	0.71	1.41	6	0.56	2.25	0.86	0.02	0.05	C15
胃	Stomach	96	7.77	36.66	17.54	0.72	2.04	55	5.14	20.64	10.23	0.49	1.15	C16
结直肠肛门	Colon,Rectum & Anus	161	13.04	61.49	31.22	1.80	3.80	132	12.35	49.53	25.32	1.52	3.00	C18-21
肝脏	Liver	140	11.34	53.47	26.33	1.32	2.89	50	4.68	18.76	8.29	0.30	0.87	C22
胆囊及其他	Gallbladder etc.	21	1.70	8.02	3.43	0.10	0.32	32	2.99	12.01	4.43	0.05	0.32	C23-C24
胰腺	Pancreas	50	4.05	19.10	9.83	0.49	1.19	48	4.49	18.01	8.13	0.25	1.05	C25
喉	Larynx	4	0.32	1.53	0.84	0.05	0.16	0	0.00	0.00	0.00	0.00	0.00	C32
气管,支气管,肺	Trachea, Bronchus and Lung	275	22.27	105.02	50.28	1.95	5.93	147	13.75	55.16	26.52	1.50	3.00	C33-C34
其他胸腔器官	Other Thoracic Organs	9	0.73	3.44	1.85	0.15	0.20	6	0.56	2.25	0.98	0.04	0.09	C37-C38
骨	Bone	2	0.16	0.76	0.41	0.03	0.03	4	0.37	1.50	1.62	0.07	0.11	C40-C41
皮肤黑色素瘤	Melanoma of Skin	2	0.16	0.76	0.35	0.00	0.05	4	0.37	1.50	0.59	0.03	0.03	C43
乳房	Breast	0	0.00	0.00	0.00	0.00	0.00	157	14.69	58.92	36.09	2.86	3.88	C50
子宫颈	Cervix Uteri	-	-	-	-	-	-	26	2.43	9.76	6.16	0.51	0.60	C53
子宫体及子宫部位不明	Uterus & Unspecified	-	-	-	-	-	-	27	2.53	10.13	5.72	0.43	0.63	C54-C55
卵巢	Ovary	-	-	-	-	-	-	18	1.68	6.75	3.61	0.21	0.40	C56
前列腺	Prostate	101	8.18	38.57	17.44	0.36	1.96	-	-	-	-	-	-	C61
睾丸	Testis	3	0.24	1.15	0.56	0.02	0.02	-	-	-	-	-	-	C62
肾及泌尿系统不明	Kidney & Unspecified Urinary Organs	43	3.48	16.42	8.64	0.57	0.98	27	2.53	10.13	4.55	0.20	0.56	C64-66,68
膀胱	Bladder	36	2.91	13.75	6.58	0.21	0.84	11	1.03	4.13	1.55	0.02	0.09	C67
脑,神经系统	Brain,Central Nervous System	39	3.16	14.89	7.49	0.52	0.86	40	3.74	15.01	8.49	0.67	0.92	C70-C72
甲状腺	Thyroid Gland	47	3.81	17.95	13.38	1.09	1.16	180	16.84	67.55	47.26	4.01	4.45	C73
淋巴瘤	Lymphoma	30	2.43	11.46	6.03	0.36	0.59	22	2.06	8.26	4.54	0.27	0.70	C81-85,88,90,96
白血病	Leukaemia	29	2.35	11.08	8.95	0.50	0.62	16	1.50	6.00	5.48	0.26	0.42	C91-C95
不明及其他恶性肿瘤	All Other Sites and Unspecified	53	4.29	20.24	11.20	0.58	1.37	42	3.93	15.76	8.00	0.44	0.76	A_O
所有部位合计	All Sites	1235	100.00	471.65	241.13	12.00	27.37	1069	100.00	401.16	222.52	14.48	23.50	ALL
所有部位除外 C44	All Sites but C44	1220	98.79	465.92	237.82	11.82	27.01	1059	99.06	397.40	221.08	14.43	23.38	ALLbC44
死亡 Mortality														
口腔和咽喉(除外鼻咽癌)	Lip,Oral Cavity & Pharynx but Nasopharynx	7	0.98	2.67	1.06	0.02	0.02	4	0.85	1.50	0.68	0.03	0.06	C00-10,C12-14
鼻咽癌	Nasopharynx	8	1.12	3.06	1.33	0.05	0.14	3	0.64	1.13	0.32	0.00	0.00	C11
食管	Oesophagus	28	3.91	10.69	5.30	0.27	0.72	5	1.07	1.88	0.66	0.00	0.04	C15
胃	Stomach	72	10.06	27.50	12.43	0.37	1.16	30	6.40	11.26	4.60	0.21	0.39	C16
结直肠肛门	Colon,Rectum & Anus	61	8.52	23.30	11.14	0.45	0.99	58	12.37	21.77	9.33	0.19	1.00	C18-21
肝脏	Liver	111	15.50	42.39	20.63	1.04	2.34	56	11.94	21.01	9.06	0.39	0.88	C22
胆囊及其他	Gallbladder etc.	17	2.37	6.49	2.88	0.14	0.30	30	6.40	11.26	4.29	0.13	0.36	C23-C24
胰腺	Pancreas	52	7.26	19.86	9.97	0.46	1.20	45	9.59	16.89	7.36	0.24	0.89	C25
喉	Larynx	2	0.28	0.76	0.41	0.00	0.04	0	0.00	0.00	0.00	0.00	0.00	C32
气管,支气管,肺	Trachea, Bronchus and Lung	219	30.59	83.64	37.35	1.26	3.91	105	22.39	39.40	15.93	0.62	1.37	C33-C34
其他胸腔器官	Other Thoracic Organs	5	0.70	1.91	0.83	0.02	0.02	0	0.00	0.00	0.00	0.00	0.00	C37-C38
骨	Bone	2	0.28	0.76	0.35	0.03	0.03	4	0.85	1.50	0.69	0.06	0.06	C40-C41
皮肤黑色素瘤	Melanoma of Skin	0	0.00	0.00	0.00	0.00	0.00	1	0.21	0.38	0.22	0.00	0.05	C43
乳房	Breast	0	0.00	0.00	0.00	0.00	0.00	30	6.40	11.26	5.34	0.30	0.48	C50
子宫颈	Cervix Uteri	-	-	-	-	-	-	10	2.13	3.75	1.48	0.04	0.13	C53
子宫体及子宫部位不明	Uterus & Unspecified	-	-	-	-	-	-	8	1.71	3.00	1.36	0.10	0.16	C54-C55
卵巢	Ovary	-	-	-	-	-	-	13	2.77	4.88	2.73	0.18	0.34	C56
前列腺	Prostate	31	4.33	11.84	5.02	0.00	0.32	-	-	-	-	-	-	C61
睾丸	Testis	1	0.14	0.38	0.10	0.00	0.00	-	-	-	-	-	-	C62
肾及泌尿系统不明	Kidney & Unspecified Urinary Organs	8	1.12	3.06	2.14	0.09	0.14	7	1.49	2.63	0.97	0.03	0.06	C64-66,68
膀胱	Bladder	12	1.68	4.58	2.12	0.05	0.09	4	0.85	1.50	0.54	0.00	0.05	C67
脑,神经系统	Brain,Central Nervous System	22	3.07	8.40	4.56	0.28	0.47	18	3.84	6.75	3.01	0.16	0.23	C70-C72
甲状腺	Thyroid Gland	2	0.28	0.76	0.40	0.02	0.02	0	0.00	0.00	0.00	0.00	0.00	C73
淋巴瘤	Lymphoma	22	3.07	8.40	4.25	0.22	0.42	8	1.71	3.00	1.42	0.05	0.18	C81-85,88,90,96
白血病	Leukaemia	15	2.09	5.73	3.79	0.23	0.39	9	1.92	3.38	1.43	0.03	0.17	C91-C95
不明及其他恶性肿瘤	All Other Sites and Unspecified	19	2.65	7.26	3.27	0.12	0.28	21	4.48	7.88	3.13	0.13	0.23	A_O
所有部位合计	All Sites	716	100.00	273.44	129.33	5.11	13.01	469	100.00	176.00	74.54	2.89	7.14	ALL
所有部位除外 C44	All Sites but C44	714	99.72	272.68	129.10	5.11	13.01	464	98.93	174.12	73.99	2.89	7.14	ALLbC44

表 6-3-114 嘉善县 2014 年癌症发病和死亡主要指标
Table 6-3-114 Incidence and mortality of cancer in Jiashan Xian, 2014

部位 Site		男性 Male						女性 Female						ICD-10
		病例数 No. cases	构成 (%)	粗率 Crude rate (1/10⁵)	世标率 ASR world (1/10⁵)	累积率 Cum.rate(%)		病例数 No. cases	构成 (%)	粗率 Crude rate (1/10⁵)	世标率 ASR world (1/10⁵)	累积率 Cum.rate(%)		
						0~64	0~74					0~64	0~74	
发病 Incidence														
口腔和咽喉(除外鼻咽癌)	Lip,Oral Cavity & Pharynx but Nasopharynx	10	1.04	5.24	2.19	0.11	0.24	7	0.79	3.57	2.14	0.14	0.25	C00-10,C12-14
鼻咽癌	Nasopharynx	19	1.99	9.96	4.86	0.37	0.57	6	0.68	3.06	2.00	0.19	0.19	C11
食管	Oesophagus	43	4.49	22.55	9.75	0.42	1.29	13	1.47	6.62	2.66	0.03	0.46	C15
胃	Stomach	98	10.24	51.38	23.06	1.05	2.64	34	3.85	17.32	7.54	0.37	1.02	C16
结直肠肛门	Colon,Rectum & Anus	131	13.69	68.69	30.45	1.62	3.92	112	12.70	57.07	24.80	1.30	2.65	C18-21
肝脏	Liver	102	10.66	53.48	24.23	1.11	2.58	44	4.99	22.42	9.48	0.33	1.12	C22
胆囊及其他	Gallbladder etc.	12	1.25	6.29	2.75	0.15	0.36	24	2.72	12.23	5.49	0.20	0.74	C23-C24
胰腺	Pancreas	43	4.49	22.55	9.66	0.39	1.08	39	4.42	19.87	8.50	0.46	0.97	C25
喉	Larynx	2	0.21	1.05	0.48	0.03	0.07	0	0.00	0.00	0.00	0.00	0.00	C32
气管,支气管,肺	Trachea, Bronchus and Lung	233	24.35	122.17	53.85	2.05	7.01	131	14.85	66.75	30.19	1.65	3.62	C33-C34
其他胸腔器官	Other Thoracic Organs	6	0.63	3.15	2.99	0.22	0.28	2	0.23	1.02	0.37	0.00	0.07	C37-C38
骨	Bone	6	0.63	3.15	1.88	0.07	0.20	1	0.11	0.51	0.57	0.05	0.05	C40-C41
皮肤黑色素瘤	Melanoma of Skin	4	0.42	2.10	1.02	0.06	0.06	2	0.23	1.02	0.61	0.06	0.06	C43
乳房	Breast	1	0.10	0.52	0.26	0.03	0.03	126	14.29	64.20	36.59	3.15	3.96	C50
子宫颈	Cervix Uteri	–	–	–	–	–	–	38	4.31	19.36	11.65	1.04	1.11	C53
子宫体及子宫部位不明	Uterus & Unspecified	–	–	–	–	–	–	15	1.70	7.64	3.78	0.27	0.42	C54-C55
卵巢	Ovary	–	–	–	–	–	–	16	1.81	8.15	4.83	0.31	0.50	C56
前列腺	Prostate	39	4.08	20.45	8.85	0.18	1.15	–	–	–	–	–	–	C61
睾丸	Testis	2	0.21	1.05	0.57	0.05	0.05	–	–	–	–	–	–	C62
肾及泌尿系统不明	Kidney & Unspecified Urinary Organs	21	2.19	11.01	5.16	0.37	0.60	6	0.68	3.06	1.38	0.11	0.11	C64-66,68
膀胱	Bladder	25	2.61	13.11	5.55	0.35	0.51	11	1.25	5.61	2.56	0.13	0.35	C67
脑,神经系统	Brain,Central Nervous System	31	3.24	16.25	9.06	0.48	0.94	36	4.08	18.34	8.38	0.52	0.76	C70-C72
甲状腺	Thyroid Gland	36	3.76	18.88	13.90	1.09	1.38	144	16.33	73.37	50.74	4.42	4.94	C73
淋巴瘤	Lymphoma	26	2.72	13.63	8.13	0.47	0.84	13	1.47	6.62	3.40	0.27	0.45	C81-85,88,90,96
白血病	Leukaemia	18	1.88	9.44	6.34	0.42	0.63	12	1.36	6.11	4.83	0.32	0.50	C91-C95
不明及其他恶性肿瘤	All Other Sites and Unspecified	49	5.12	25.69	13.58	0.88	1.46	50	5.67	25.48	14.29	0.66	1.39	A_O
所有部位合计	All Sites	957	100.00	501.77	238.56	11.97	27.90	882	100.00	449.42	236.79	15.97	25.69	ALL
所有部位除外 C44	All Sites but C44	944	98.64	494.95	235.09	11.75	27.57	867	98.30	441.78	233.52	15.88	25.23	ALLbC44
死亡 Mortality														
口腔和咽喉(除外鼻咽癌)	Lip,Oral Cavity & Pharynx but Nasopharynx	3	0.47	1.57	0.63	0.00	0.08	5	1.51	2.55	1.18	0.07	0.18	C00-10,C12-14
鼻咽癌	Nasopharynx	20	3.12	10.49	5.23	0.37	0.51	3	0.90	1.53	0.60	0.00	0.08	C11
食管	Oesophagus	38	5.93	19.92	8.36	0.12	1.12	8	2.41	4.08	1.51	0.03	0.19	C15
胃	Stomach	84	13.10	44.04	18.04	0.55	1.94	28	8.43	14.27	5.19	0.24	0.42	C16
结直肠肛门	Colon,Rectum & Anus	57	8.89	29.89	12.91	0.50	1.32	45	13.55	22.93	8.95	0.36	0.83	C18-21
肝脏	Liver	93	14.51	48.76	21.34	0.79	2.10	36	10.84	18.34	6.87	0.21	0.70	C22
胆囊及其他	Gallbladder etc.	10	1.56	5.24	2.44	0.09	0.26	23	6.93	11.72	4.61	0.12	0.49	C23-C24
胰腺	Pancreas	30	4.68	15.73	7.01	0.24	0.80	26	7.83	13.25	5.46	0.22	0.66	C25
喉	Larynx	5	0.78	2.62	1.16	0.03	0.03	0	0.00	0.00	0.00	0.00	0.00	C32
气管,支气管,肺	Trachea, Bronchus and Lung	181	28.24	94.90	39.87	1.26	4.83	60	18.07	30.57	12.53	0.55	1.30	C33-C34
其他胸腔器官	Other Thoracic Organs	1	0.16	0.52	0.26	0.00	0.06	0	0.00	0.00	0.00	0.00	0.00	C37-C38
骨	Bone	4	0.62	2.10	1.24	0.04	0.04	3	0.90	1.53	0.47	0.00	0.00	C40-C41
皮肤黑色素瘤	Melanoma of Skin	2	0.31	1.05	0.35	0.00	0.00	0	0.00	0.00	0.00	0.00	0.00	C43
乳房	Breast	0	0.00	0.00	0.00	0.00	0.00	23	6.93	11.72	5.83	0.36	0.83	C50
子宫颈	Cervix Uteri	–	–	–	–	–	–	6	1.81	3.06	1.57	0.09	0.09	C53
子宫体及子宫部位不明	Uterus & Unspecified	–	–	–	–	–	–	5	1.51	2.55	1.14	0.03	0.19	C54-C55
卵巢	Ovary	–	–	–	–	–	–	6	1.81	3.06	1.86	0.07	0.25	C56
前列腺	Prostate	21	3.28	11.01	4.19	0.09	0.34	–	–	–	–	–	–	C61
睾丸	Testis	0	0.00	0.00	0.00	0.00	0.00	–	–	–	–	–	–	C62
肾及泌尿系统不明	Kidney & Unspecified Urinary Organs	10	1.56	5.24	2.45	0.09	0.23	2	0.60	1.02	0.35	0.00	0.04	C64-66,68
膀胱	Bladder	20	3.12	10.49	4.50	0.09	0.39	2	0.60	1.02	0.25	0.00	0.00	C67
脑,神经系统	Brain,Central Nervous System	18	2.81	9.44	5.88	0.31	0.44	11	3.31	5.61	2.14	0.13	0.17	C70-C72
甲状腺	Thyroid Gland	0	0.00	0.00	0.00	0.00	0.00	4	1.20	2.04	1.06	0.05	0.17	C73
淋巴瘤	Lymphoma	13	2.03	6.82	3.12	0.09	0.37	7	2.11	3.57	1.46	0.03	0.21	C81-85,88,90,96
白血病	Leukaemia	8	1.25	4.19	2.93	0.15	0.19	9	2.71	4.59	2.64	0.14	0.36	C91-C95
不明及其他恶性肿瘤	All Other Sites and Unspecified	23	3.59	12.06	5.44	0.23	0.40	20	6.02	10.19	3.90	0.14	0.32	A_O
所有部位合计	All Sites	641	100.00	336.09	147.34	5.03	15.45	332	100.00	169.17	69.55	2.84	7.46	ALL
所有部位除外 C44	All Sites but C44	635	99.06	332.94	145.93	4.97	15.39	326	98.19	166.11	68.35	2.79	7.41	ALLbC44

表 6-3-115 海宁市 2014 年癌症发病和死亡主要指标
Table 6-3-115　Incidence and mortality of cancer in Haining Shi, 2014

部位 Site		男性 Male						女性 Female						ICD-10
		病例数 No. cases	构成 (%)	粗率 Crude rate (1/10⁵)	世标率 ASR world (1/10⁵)	累积率 Cum.rate(%) 0~64	0~74	病例数 No. cases	构成 (%)	粗率 Crude rate (1/10⁵)	世标率 ASR world (1/10⁵)	累积率 Cum.rate(%) 0~64	0~74	
发病 Incidence														
口腔和咽喉(除外鼻咽癌)	Lip,Oral Cavity & Pharynx but Nasopharynx	10	0.86	3.03	1.62	0.07	0.21	14	1.30	4.10	1.92	0.15	0.15	C00-10,C12-14
鼻咽癌	Nasopharynx	12	1.04	3.64	2.16	0.17	0.22	6	0.56	1.76	0.91	0.05	0.08	C11
食管	Oesophagus	54	4.66	16.37	8.09	0.33	0.99	17	1.58	4.98	1.60	0.02	0.11	C15
胃	Stomach	113	9.76	34.25	17.28	0.77	2.35	63	5.84	18.44	9.38	0.49	1.14	C16
结直肠肛门	Colon,Rectum & Anus	125	10.79	37.88	19.82	1.08	2.16	91	8.44	26.63	13.79	0.78	1.71	C18-21
肝脏	Liver	123	10.62	37.28	19.40	1.25	2.30	56	5.19	16.39	7.77	0.39	0.97	C22
胆囊及其他	Gallbladder etc.	17	1.47	5.15	2.52	0.13	0.32	27	2.50	7.90	3.31	0.11	0.37	C23-C24
胰腺	Pancreas	52	4.49	15.76	8.03	0.40	1.08	47	4.36	13.75	5.64	0.20	0.60	C25
喉	Larynx	9	0.78	2.73	1.48	0.08	0.23	0	0.00	0.00	0.00	0.00	0.00	C32
气管,支气管,肺	Trachea, Bronchus and Lung	338	29.19	102.43	50.42	2.00	6.65	155	14.38	45.36	20.89	1.16	2.45	C33-C34
其他胸腔器官	Other Thoracic Organs	5	0.43	1.52	0.82	0.04	0.14	1	0.09	0.29	0.17	0.02	0.02	C37-C38
骨	Bone	0	0.00	0.00	0.00	0.00	0.00	2	0.19	0.59	0.17	0.00	0.00	C40-C41
皮肤黑色素瘤	Melanoma of Skin	2	0.17	0.61	0.29	0.03	0.03	4	0.37	1.17	0.37	0.00	0.02	C43
乳房	Breast	1	0.09	0.30	0.13	0.02	0.02	158	14.66	46.24	27.48	2.39	2.95	C50
子宫颈	Cervix Uteri	–	–	–	–	–	–	55	5.10	16.10	10.18	0.83	0.96	C53
子宫体及子宫部位不明	Uterus & Unspecified	–	–	–	–	–	–	53	4.92	15.51	8.85	0.74	0.95	C54-C55
卵巢	Ovary	–	–	–	–	–	–	36	3.34	10.54	5.47	0.41	0.54	C56
前列腺	Prostate	73	6.30	22.12	10.60	0.21	1.28	–	–	–	–	–	–	C61
睾丸	Testis	0	0.00	0.00	0.00	0.00	0.00	–	–	–	–	–	–	C62
肾及泌尿系统不明	Kidney & Unspecified Urinary Organs	24	2.07	7.27	3.79	0.28	0.50	11	1.02	3.22	1.56	0.14	0.14	C64-66,68
膀胱	Bladder	27	2.33	8.18	4.11	0.16	0.55	8	0.74	2.34	1.33	0.08	0.17	C67
脑,神经系统	Brain,Central Nervous System	25	2.16	7.58	6.35	0.40	0.47	36	3.34	10.54	7.61	0.49	0.72	C70-C72
甲状腺	Thyroid Gland	39	3.37	11.82	7.92	0.72	0.75	154	14.29	45.07	30.96	2.68	2.97	C73
淋巴瘤	Lymphoma	38	3.28	11.52	5.70	0.27	0.60	26	2.41	7.61	4.57	0.34	0.45	C81-85,88,90,96
白血病	Leukaemia	28	2.42	8.49	5.93	0.32	0.57	24	2.23	7.02	4.68	0.32	0.50	C91-C95
不明及其他恶性肿瘤	All Other Sites and Unspecified	43	3.71	13.03	6.67	0.32	0.78	34	3.15	9.95	4.44	0.23	0.48	A_O
所有部位合计	All Sites	1158	100.00	350.94	183.13	9.06	22.20	1078	100.00	315.48	173.04	12.03	18.45	ALL
所有部位除外 C44	All Sites but C44	1142	98.62	346.09	180.97	9.01	21.93	1065	98.79	311.68	171.47	11.94	18.29	ALLbC44
死亡 Mortality														
口腔和咽喉(除外鼻咽癌)	Lip,Oral Cavity & Pharynx but Nasopharynx	6	0.74	1.82	0.92	0.06	0.10	2	0.45	0.59	0.15	0.00	0.00	C00-10,C12-14
鼻咽癌	Nasopharynx	12	1.48	3.64	1.71	0.07	0.14	3	0.67	0.88	0.37	0.02	0.02	C11
食管	Oesophagus	51	6.29	15.46	7.29	0.24	0.80	19	4.25	5.56	2.12	0.02	0.24	C15
胃	Stomach	71	8.75	21.52	10.28	0.27	1.15	46	10.29	13.46	6.51	0.30	0.66	C16
结直肠肛门	Colon,Rectum & Anus	66	8.14	20.00	9.96	0.36	1.05	37	8.28	10.83	4.15	0.16	0.31	C18-21
肝脏	Liver	110	13.56	33.34	17.35	0.92	1.98	53	11.86	15.51	6.72	0.21	0.79	C22
胆囊及其他	Gallbladder etc.	15	1.85	4.55	2.08	0.10	0.20	23	5.15	6.73	2.49	0.11	0.16	C23-C24
胰腺	Pancreas	53	6.54	16.06	7.69	0.41	0.83	42	9.40	12.29	4.55	0.17	0.35	C25
喉	Larynx	3	0.37	0.91	0.40	0.00	0.05	0	0.00	0.00	0.00	0.00	0.00	C32
气管,支气管,肺	Trachea, Bronchus and Lung	282	34.77	85.46	41.25	1.24	5.14	99	22.15	28.97	12.83	0.57	1.44	C33-C34
其他胸腔器官	Other Thoracic Organs	4	0.49	1.21	0.73	0.04	0.13	1	0.22	0.29	0.29	0.02	0.02	C37-C38
骨	Bone	2	0.25	0.61	0.31	0.02	0.05	3	0.67	0.88	0.54	0.04	0.04	C40-C41
皮肤黑色素瘤	Melanoma of Skin	0	0.00	0.00	0.00	0.00	0.00	0	0.00	0.00	0.00	0.00	0.00	C43
乳房	Breast	1	0.12	0.30	0.09	0.00	0.00	23	5.15	6.73	3.39	0.22	0.28	C50
子宫颈	Cervix Uteri	–	–	–	–	–	–	5	1.12	1.46	0.77	0.07	0.07	C53
子宫体及子宫部位不明	Uterus & Unspecified	–	–	–	–	–	–	4	0.89	1.17	0.44	0.03	0.03	C54-C55
卵巢	Ovary	–	–	–	–	–	–	13	2.91	3.80	1.98	0.18	0.18	C56
前列腺	Prostate	29	3.58	8.79	4.03	0.03	0.35	–	–	–	–	–	–	C61
睾丸	Testis	2	0.25	0.61	0.37	0.02	0.02	–	–	–	–	–	–	C62
肾及泌尿系统不明	Kidney & Unspecified Urinary Organs	7	0.86	2.12	1.12	0.08	0.11	5	1.12	1.46	0.70	0.02	0.11	C64-66,68
膀胱	Bladder	16	1.97	4.85	2.33	0.06	0.23	1	0.22	0.29	0.16	0.02	0.02	C67
脑,神经系统	Brain,Central Nervous System	19	2.34	5.76	5.45	0.29	0.38	15	3.36	4.39	2.36	0.13	0.29	C70-C72
甲状腺	Thyroid Gland	1	0.12	0.30	0.12	0.00	0.00	0	0.00	0.00	0.00	0.00	0.00	C73
淋巴瘤	Lymphoma	22	2.71	6.67	3.03	0.13	0.22	14	3.13	4.10	1.74	0.07	0.16	C81-85,88,90,96
白血病	Leukaemia	23	2.84	6.97	4.09	0.25	0.44	19	4.25	5.56	3.65	0.19	0.48	C91-C95
不明及其他恶性肿瘤	All Other Sites and Unspecified	16	1.97	4.85	2.27	0.09	0.28	20	4.47	5.85	2.59	0.16	0.25	A_O
所有部位合计	All Sites	811	100.00	245.78	122.88	4.64	13.64	447	100.00	130.82	58.51	2.70	5.91	ALL
所有部位除外 C44	All Sites but C44	809	99.75	245.17	122.60	4.62	13.62	443	99.11	129.65	58.06	2.68	5.89	ALLbC44

表 6-3-116 长兴县 2014 年癌症发病和死亡主要指标
Table 6-3-116 Incidence and mortality of cancer in Changxing Xian, 2014

部位 Site		男性 Male						女性 Female						ICD-10
		病例数 No. cases	构成 (%)	粗率 Crude rate (1/10⁵)	世标率 ASR world (1/10⁵)	累积率 Cum.rate(%)		病例数 No. cases	构成 (%)	粗率 Crude rate (1/10⁵)	世标率 ASR world (1/10⁵)	累积率 Cum.rate(%)		
						0~64	0~74					0~64	0~74	
发病 Incidence														
口腔和咽喉(除外鼻咽癌)	Lip,Oral Cavity & Pharynx but Nasopharynx	10	0.86	3.26	2.32	0.13	0.35	6	0.74	1.87	1.39	0.07	0.20	C00-10,C12-14
鼻咽癌	Nasopharynx	16	1.37	5.21	3.35	0.25	0.41	7	0.86	2.18	1.44	0.16	0.16	C11
食管	Oesophagus	75	6.44	24.43	16.38	0.68	2.15	15	1.84	4.67	3.09	0.12	0.47	C15
胃	Stomach	150	12.88	48.86	31.87	1.61	4.18	46	5.64	14.32	9.24	0.48	1.18	C16
结直肠肛门	Colon,Rectum & Anus	141	12.10	45.93	31.07	1.56	3.82	90	11.04	28.02	18.20	0.87	2.18	C18-21
肝脏	Liver	70	6.01	22.80	14.72	0.83	1.65	38	4.66	11.83	7.36	0.25	1.13	C22
胆囊及其他	Gallbladder etc.	14	1.20	4.56	3.00	0.18	0.35	13	1.60	4.05	2.52	0.07	0.36	C23-C24
胰腺	Pancreas	44	3.78	14.33	9.74	0.51	1.40	28	3.44	8.72	5.55	0.19	0.75	C25
喉	Larynx	9	0.77	2.93	2.25	0.11	0.37	0	0.00	0.00	0.00	0.00	0.00	C32
气管,支气管,肺	Trachea, Bronchus and Lung	335	28.76	109.12	72.30	2.97	9.26	96	11.78	29.89	19.40	0.97	2.37	C33-C34
其他胸腔器官	Other Thoracic Organs	6	0.52	1.95	1.51	0.10	0.14	4	0.49	1.25	0.74	0.04	0.08	C37-C38
骨	Bone	2	0.17	0.65	0.48	0.00	0.12	7	0.86	2.18	1.42	0.05	0.22	C40-C41
皮肤黑色素瘤	Melanoma of Skin	4	0.34	1.30	0.81	0.04	0.04	5	0.61	1.56	0.84	0.04	0.08	C43
乳房	Breast	2	0.17	0.65	0.54	0.03	0.03	124	15.21	38.61	25.88	2.09	2.56	C50
子宫颈	Cervix Uteri	–	–	–	–	–	–	56	6.87	17.44	12.29	0.84	1.54	C53
子宫体及子宫部位不明	Uterus & Unspecified	–	–	–	–	–	–	19	2.33	5.92	4.29	0.40	0.44	C54-C55
卵巢	Ovary	–	–	–	–	–	–	25	3.07	7.78	5.60	0.43	0.61	C56
前列腺	Prostate	55	4.72	17.92	11.29	0.31	1.29						–	C61
睾丸	Testis	1	0.09	0.33	0.28	0.00	0.05	–					–	C62
肾及泌尿系统不明	Kidney & Unspecified Urinary Organs	23	1.97	7.49	4.98	0.44	0.58	8	0.98	2.49	1.72	0.08	0.28	C64-66,68
膀胱	Bladder	32	2.75	10.42	6.22	0.29	0.73	11	1.35	3.42	1.97	0.10	0.20	C67
脑,神经系统	Brain,Central Nervous System	31	2.66	10.10	9.32	0.58	0.93	37	4.54	11.52	9.36	0.57	1.01	C70-C72
甲状腺	Thyroid Gland	34	2.92	11.08	8.73	0.75	0.75	115	14.11	35.81	25.40	2.30	2.43	C73
淋巴瘤	Lymphoma	31	2.66	10.10	7.09	0.37	0.88	24	2.94	7.47	5.34	0.37	0.62	C81-85,88,90,96
白血病	Leukaemia	33	2.83	10.75	9.21	0.48	0.98	10	1.23	3.11	2.14	0.09	0.26	C91-C95
不明及其他恶性肿瘤	All Other Sites and Unspecified	47	4.03	15.31	9.98	0.31	0.90	31	3.80	9.65	5.89	0.30	0.59	A_O
所有部位合计	All Sites	1165	100.00	379.49	257.45	12.54	31.36	815	100.00	253.75	171.07	10.86	19.71	ALL
所有部位除外 C44	All Sites but C44	1145	98.28	372.97	253.27	12.43	31.07	802	98.40	249.70	168.78	10.82	19.46	ALLbC44
死亡 Mortality														
口腔和咽喉(除外鼻咽癌)	Lip,Oral Cavity & Pharynx but Nasopharynx	10	1.25	3.26	2.23	0.09	0.22	3	0.76	0.93	0.56	0.03	0.09	C00-10,C12-14
鼻咽癌	Nasopharynx	9	1.13	2.93	1.96	0.10	0.25	4	1.02	1.25	0.84	0.05	0.11	C11
食管	Oesophagus	69	8.63	22.48	13.83	0.43	1.42	14	3.56	4.36	2.42	0.03	0.30	C15
胃	Stomach	96	12.00	31.27	19.67	0.57	2.26	31	7.89	9.65	6.09	0.26	0.68	C16
结直肠肛门	Colon,Rectum & Anus	45	5.63	14.66	9.27	0.35	0.69	33	8.40	10.27	6.24	0.27	0.69	C18-21
肝脏	Liver	66	8.25	21.50	13.85	0.72	1.72	41	10.43	12.77	7.79	0.33	0.85	C22
胆囊及其他	Gallbladder etc.	14	1.75	4.56	2.86	0.18	0.35	15	3.82	4.67	2.69	0.07	0.32	C23-C24
胰腺	Pancreas	38	4.75	12.38	8.72	0.28	1.34	26	6.62	8.10	4.43	0.13	0.45	C25
喉	Larynx	8	1.00	2.61	1.78	0.05	0.28	0	0.00	0.00	0.00	0.00	0.00	C32
气管,支气管,肺	Trachea, Bronchus and Lung	301	37.63	98.05	65.23	1.78	8.33	95	24.17	29.58	17.14	0.61	1.83	C33-C34
其他胸腔器官	Other Thoracic Organs	6	0.75	1.95	1.52	0.03	0.18	3	0.76	0.93	0.47	0.03	0.03	C37-C38
骨	Bone	7	0.88	2.28	1.61	0.05	0.16	5	1.27	1.56	1.01	0.02	0.18	C40-C41
皮肤黑色素瘤	Melanoma of Skin	2	0.25	0.65	0.42	0.00	0.00	1	0.25	0.31	0.23	0.03	0.03	C43
乳房	Breast	2	0.25	0.65	0.43	0.00	0.00	26	6.62	8.10	5.06	0.31	0.59	C50
子宫颈	Cervix Uteri	–	–	–	–	–	–	11	2.80	3.42	2.09	0.07	0.28	C53
子宫体及子宫部位不明	Uterus & Unspecified	–	–	–	–	–	–	7	1.78	2.18	1.40	0.11	0.16	C54-C55
卵巢	Ovary	–	–	–	–	–	–	7	1.78	2.18	1.55	0.16	0.16	C56
前列腺	Prostate	22	2.75	7.17	4.86	0.00	0.26						–	C61
睾丸	Testis	1	0.13	0.33	0.14	0.00	0.00	–					–	C62
肾及泌尿系统不明	Kidney & Unspecified Urinary Organs	4	0.50	1.30	1.10	0.03	0.13	7	1.78	2.18	1.27	0.04	0.14	C64-66,68
膀胱	Bladder	14	1.75	4.56	3.13	0.06	0.22	3	0.76	0.93	0.41	0.01	0.01	C67
脑,神经系统	Brain,Central Nervous System	21	2.63	6.84	5.57	0.31	0.62	10	2.54	3.11	1.91	0.17	0.17	C70-C72
甲状腺	Thyroid Gland	3	0.38	0.98	0.60	0.02	0.06	2	0.51	0.62	0.28	0.00	0.00	C73
淋巴瘤	Lymphoma	15	1.88	4.89	2.97	0.11	0.25	15	3.82	4.67	3.39	0.27	0.36	C81-85,88,90,96
白血病	Leukaemia	14	1.75	4.56	2.78	0.11	0.26	7	1.78	2.18	1.37	0.07	0.15	C91-C95
不明及其他恶性肿瘤	All Other Sites and Unspecified	33	4.13	10.75	7.21	0.09	0.79	27	6.87	8.41	4.56	0.19	0.37	A_O
所有部位合计	All Sites	800	100.00	260.59	171.75	5.36	20.00	393	100.00	122.36	73.24	3.27	7.95	ALL
所有部位除外 C44	All Sites but C44	789	98.63	257.01	169.17	5.34	19.86	390	99.24	121.43	72.79	3.24	7.93	ALLbC44

表 6-3-117 绍兴市上虞区 2014 年癌症发病和死亡主要指标

Table 6-3-117 Incidence and mortality of cancer in Shangyu Qu, Shaoxing Shi, 2014

部位 Site		男性 Male						女性 Female						ICD-10
		病例数 No. cases	构成 (%)	粗率 Crude rate (1/10⁵)	世标率 ASR world (1/10⁵)	累积率 Cum.rate(%)		病例数 No. cases	构成 (%)	粗率 Crude rate (1/10⁵)	世标率 ASR world (1/10⁵)	累积率 Cum.rate(%)		
						0~64	0~74					0~64	0~74	
发病 Incidence														
口腔和咽喉(除外鼻咽癌)	Lip,Oral Cavity & Pharynx but Nasopharynx	24	1.39	6.73	3.80	0.23	0.42	11	0.86	3.02	1.75	0.17	0.20	C00-10,C12-14
鼻咽癌	Nasopharynx	33	1.91	9.25	5.06	0.35	0.64	14	1.09	3.85	2.06	0.12	0.22	C11
食管	Oesophagus	111	6.43	31.12	15.66	0.83	1.92	14	1.09	3.85	1.61	0.03	0.16	C15
胃	Stomach	315	18.26	88.31	44.51	2.26	5.41	100	7.81	27.49	14.59	0.81	1.87	C16
结直肠肛门	Colon,Rectum & Anus	161	9.33	45.14	23.43	1.25	3.08	112	8.75	30.79	15.74	0.97	1.78	C18-21
肝脏	Liver	174	10.09	48.78	26.35	1.74	3.19	63	4.92	17.32	8.44	0.43	1.01	C22
胆囊及其他	Gallbladder etc.	31	1.80	8.69	4.65	0.12	0.76	26	2.03	7.15	3.38	0.13	0.42	C23-C24
胰腺	Pancreas	50	2.90	14.02	6.86	0.40	0.78	29	2.27	7.97	3.72	0.16	0.45	C25
喉	Larynx	20	1.16	5.61	2.88	0.14	0.36	1	0.08	0.27	0.15	0.02	0.02	C32
气管,支气管,肺	Trachea, Bronchus and Lung	431	24.99	120.83	60.94	2.95	7.64	181	14.14	49.76	25.08	1.44	2.94	C33-C34
其他胸腔器官	Other Thoracic Organs	7	0.41	1.96	1.10	0.06	0.15	2	0.16	0.55	0.30	0.02	0.02	C37-C38
骨	Bone	9	0.52	2.52	1.34	0.08	0.10	5	0.39	1.37	0.68	0.07	0.07	C40-C41
皮肤黑色素瘤	Melanoma of Skin	6	0.35	1.68	0.84	0.08	0.08	2	0.16	0.55	0.18	0.00	0.00	C43
乳房	Breast	4	0.23	1.12	0.64	0.05	0.05	166	12.97	45.64	26.22	2.22	2.88	C50
子宫颈	Cervix Uteri	-						92	7.19	25.29	16.49	1.38	1.55	C53
子宫体及子宫部位不明	Uterus & Unspecified	-						43	3.36	11.82	6.91	0.62	0.74	C54-C55
卵巢	Ovary	-						33	2.58	9.07	4.84	0.37	0.59	C56
前列腺	Prostate	58	3.36	16.26	7.78	0.24	0.82	-				-	-	C61
睾丸	Testis	3	0.17	0.84	0.46	0.03	0.06	-				-	-	C62
肾及泌尿系统不明	Kidney & Unspecified Urinary Organs	32	1.86	8.97	5.76	0.27	0.63	18	1.41	4.95	2.46	0.17	0.29	C64-66,68
膀胱	Bladder	43	2.49	12.05	5.92	0.13	0.65	8	0.63	2.20	1.05	0.04	0.14	C67
脑,神经系统	Brain,Central Nervous System	26	1.51	7.29	3.95	0.24	0.41	34	2.66	9.35	5.34	0.38	0.53	C70-C72
甲状腺	Thyroid Gland	59	3.42	16.54	11.94	0.88	1.21	224	17.50	61.58	41.10	3.59	3.93	C73
淋巴瘤	Lymphoma	25	1.45	7.01	3.79	0.20	0.46	21	1.64	5.77	3.39	0.21	0.43	C81-85,88,90,96
白血病	Leukaemia	30	1.74	8.41	6.92	0.33	0.67	24	1.88	6.60	4.61	0.28	0.53	C91-C95
不明及其他恶性肿瘤	All Other Sites and Unspecified	73	4.23	20.47	13.27	0.80	1.42	57	4.45	15.67	8.37	0.37	0.97	A_O
所有部位合计	All Sites	1725	100.00	483.59	257.85	13.64	30.89	1280	100.00	351.90	198.44	14.01	21.72	ALL
所有部位除外 C44	All Sites but C44	1702	98.67	477.14	254.35	13.43	30.52	1266	98.91	348.05	196.44	13.90	21.56	ALLbC44
死亡 Mortality														
口腔和咽喉(除外鼻咽癌)	Lip,Oral Cavity & Pharynx but Nasopharynx	11	0.96	3.08	1.57	0.05	0.17	3	0.58	0.82	0.40	0.02	0.04	C00-10,C12-14
鼻咽癌	Nasopharynx	12	1.05	3.36	1.68	0.07	0.19	5	0.97	1.37	0.75	0.03	0.11	C11
食管	Oesophagus	97	8.46	27.19	12.76	0.65	1.42	12	2.33	3.30	1.44	0.04	0.13	C15
胃	Stomach	202	17.61	56.63	27.54	1.15	3.05	63	12.23	17.32	8.34	0.34	0.98	C16
结直肠肛门	Colon,Rectum & Anus	57	4.97	15.98	8.29	0.33	1.04	39	7.57	10.72	4.96	0.20	0.51	C18-21
肝脏	Liver	173	15.08	48.50	25.37	1.58	2.89	58	11.26	15.95	7.74	0.38	0.88	C22
胆囊及其他	Gallbladder etc.	19	1.66	5.33	2.89	0.09	0.42	16	3.11	4.40	2.19	0.12	0.29	C23-C24
胰腺	Pancreas	47	4.10	13.18	6.54	0.35	0.73	27	5.24	7.42	3.48	0.08	0.40	C25
喉	Larynx	8	0.70	2.24	1.17	0.06	0.11	0	0.00	0.00	0.00	0.00	0.00	C32
气管,支气管,肺	Trachea, Bronchus and Lung	358	31.21	100.36	49.79	1.94	5.75	128	24.85	35.19	16.92	0.68	2.13	C33-C34
其他胸腔器官	Other Thoracic Organs	2	0.17	0.56	0.21	0.02	0.02	3	0.58	0.82	0.34	0.02	0.04	C37-C38
骨	Bone	7	0.61	1.96	1.03	0.07	0.17	2	0.39	0.55	0.20	0.00	0.00	C40-C41
皮肤黑色素瘤	Melanoma of Skin	2	0.17	0.56	0.24	0.02	0.02	0	0.00	0.00	0.00	0.00	0.00	C43
乳房	Breast	2	0.17	0.56	0.21	0.02	0.02	32	6.21	8.80	4.44	0.32	0.40	C50
子宫颈	Cervix Uteri	-						6	1.17	1.65	1.10	0.07	0.14	C53
子宫体及子宫部位不明	Uterus & Unspecified	-						14	2.72	3.85	1.89	0.09	0.14	C54-C55
卵巢	Ovary	-						12	2.33	3.30	1.69	0.14	0.21	C56
前列腺	Prostate	21	1.83	5.89	2.64	0.02	0.20	-				-	-	C61
睾丸	Testis	2	0.17	0.56	0.41	0.03	0.03	-				-	-	C62
肾及泌尿系统不明	Kidney & Unspecified Urinary Organs	11	0.96	3.08	1.62	0.05	0.17	7	1.36	1.92	0.79	0.03	0.08	C64-66,68
膀胱	Bladder	10	0.87	2.80	1.19	0.02	0.11	3	0.58	0.82	0.24	0.00	0.00	C67
脑,神经系统	Brain,Central Nervous System	29	2.53	8.13	4.91	0.30	0.51	22	4.27	6.05	3.28	0.15	0.42	C70-C72
甲状腺	Thyroid Gland	1	0.09	0.28	0.30	0.03	0.03	2	0.39	0.55	0.35	0.01	0.06	C73
淋巴瘤	Lymphoma	25	2.18	7.01	4.45	0.26	0.55	19	3.69	5.22	2.66	0.22	0.29	C81-85,88,90,96
白血病	Leukaemia	22	1.92	6.17	4.71	0.17	0.48	16	3.11	4.40	2.68	0.16	0.30	C91-C95
不明及其他恶性肿瘤	All Other Sites and Unspecified	29	2.53	8.13	4.11	0.23	0.42	26	5.05	7.15	3.55	0.16	0.33	A_O
所有部位合计	All Sites	1147	100.00	321.55	163.63	7.49	18.49	515	100.00	141.59	69.44	3.25	7.89	ALL
所有部位除外 C44	All Sites but C44	1144	99.74	320.71	163.25	7.49	18.49	510	99.03	140.21	68.57	3.22	7.80	ALLbC44

表 6-3-118 永康市 2014 年癌症发病和死亡主要指标
Table 6-3-118 Incidence and mortality of cancer in Yongkang Shi, 2014

部位 / Site		男性 Male						女性 Female						ICD-10
		病例数 No. cases	构成 (%)	粗率 Crude rate (1/10⁵)	世标率 ASR world (1/10⁵)	累积率 Cum.rate(%)		病例数 No. cases	构成 (%)	粗率 Crude rate (1/10⁵)	世标率 ASR world (1/10⁵)	累积率 Cum.rate(%)		
						0~64	0~74					0~64	0~74	
发病 Incidence														
口腔和咽喉(除外鼻咽癌)	Lip,Oral Cavity & Pharynx but Nasopharynx	14	1.37	4.65	2.99	0.21	0.39	7	0.95	2.42	1.27	0.10	0.10	C00-10,C12-14
鼻咽癌	Nasopharynx	15	1.47	4.98	3.45	0.27	0.31	7	0.95	2.42	1.58	0.07	0.21	C11
食管	Oesophagus	28	2.75	9.29	5.84	0.20	0.68	19	2.57	6.58	3.51	0.10	0.40	C15
胃	Stomach	124	12.16	41.15	24.01	1.28	2.53	50	6.78	17.32	10.16	0.39	1.17	C16
结直肠肛门	Colon,Rectum & Anus	104	10.20	34.51	22.51	1.23	2.96	68	9.21	23.55	14.22	0.82	1.70	C18-21
肝脏	Liver	165	16.18	54.75	35.10	2.45	4.02	51	6.91	17.66	9.00	0.42	0.86	C22
胆囊及其他	Gallbladder etc.	12	1.18	3.98	2.48	0.09	0.27	9	1.22	3.12	1.52	0.05	0.16	C23-C24
胰腺	Pancreas	17	1.67	5.64	3.12	0.11	0.34	19	2.57	6.58	3.29	0.09	0.42	C25
喉	Larynx	6	0.59	1.99	1.29	0.08	0.15	2	0.27	0.69	0.52	0.04	0.04	C32
气管,支气管,肺	Trachea, Bronchus and Lung	308	30.20	102.20	60.92	2.71	7.23	104	14.09	36.02	20.34	0.98	2.42	C33-C34
其他胸腔器官	Other Thoracic Organs	8	0.78	2.65	1.68	0.15	0.19	4	0.54	1.39	0.81	0.07	0.07	C37-C38
骨	Bone	4	0.39	1.33	0.84	0.03	0.13	2	0.27	0.69	0.36	0.03	0.03	C40-C41
皮肤黑色素瘤	Melanoma of Skin	1	0.10	0.33	0.23	0.03	0.03	1	0.14	0.35	0.21	0.02	0.02	C43
乳房	Breast	1	0.10	0.33	0.23	0.00	0.04	115	15.58	39.83	25.98	2.18	2.71	C50
子宫颈	Cervix Uteri	–	–	–	–	–	–	37	5.01	12.82	8.67	0.71	1.00	C53
子宫体及子宫部位不明	Uterus & Unspecified	–	–	–	–	–	–	35	4.74	12.12	8.01	0.69	0.83	C54-C55
卵巢	Ovary	–	–	–	–	–	–	16	2.17	5.54	4.56	0.35	0.39	C56
前列腺	Prostate	33	3.24	10.95	6.59	0.11	1.05	–	–	–	–	–	–	C61
睾丸	Testis	1	0.10	0.33	0.23	0.02	0.02	–	–	–	–	–	–	C62
肾及泌尿系统不明	Kidney & Unspecified Urinary Organs	20	1.96	6.64	4.45	0.12	0.67	8	1.08	2.77	1.77	0.12	0.20	C64-66,68
膀胱	Bladder	25	2.45	8.30	4.66	0.13	0.50	10	1.36	3.46	1.55	0.08	0.12	C67
脑,神经系统	Brain,Central Nervous System	19	1.86	6.30	4.40	0.21	0.47	23	3.12	7.97	5.88	0.40	0.48	C70-C72
甲状腺	Thyroid Gland	26	2.55	8.63	6.49	0.50	0.64	87	11.79	30.13	20.46	1.79	1.94	C73
淋巴瘤	Lymphoma	29	2.84	9.62	6.44	0.26	0.70	16	2.17	5.54	3.66	0.23	0.50	C81-85,88,90,96
白血病	Leukaemia	27	2.65	8.96	9.40	0.43	0.79	20	2.71	6.93	5.68	0.31	0.58	C91-C95
不明及其他恶性肿瘤	All Other Sites and Unspecified	33	3.24	10.95	6.66	0.43	0.85	28	3.79	9.70	6.00	0.29	0.67	A_O
所有部位合计	All Sites	1020	100.00	338.46	214.02	11.04	24.97	738	100.00	255.61	159.02	10.32	17.01	ALL
所有部位除外 C44	All Sites but C44	1012	99.22	335.81	212.47	11.01	24.75	732	99.19	253.54	157.81	10.27	16.88	ALLbC44
死亡 Mortality														
口腔和咽喉(除外鼻咽癌)	Lip,Oral Cavity & Pharynx but Nasopharynx	5	0.63	1.66	1.20	0.07	0.15	0	0.00	0.00	0.00	0.00	0.00	C00-10,C12-14
鼻咽癌	Nasopharynx	9	1.13	2.99	1.91	0.08	0.29	4	1.02	1.39	0.84	0.05	0.09	C11
食管	Oesophagus	37	4.64	12.28	7.68	0.24	1.03	18	4.60	6.23	3.07	0.14	0.32	C15
胃	Stomach	79	9.90	26.21	15.07	0.67	1.52	45	11.51	15.59	8.72	0.33	1.00	C16
结直肠肛门	Colon,Rectum & Anus	56	7.02	18.58	11.63	0.47	1.13	37	9.46	12.82	6.49	0.22	0.64	C18-21
肝脏	Liver	160	20.05	53.09	33.90	2.28	3.93	40	10.23	13.85	6.83	0.27	0.64	C22
胆囊及其他	Gallbladder etc.	16	2.01	5.31	3.52	0.12	0.47	13	3.32	4.50	2.40	0.17	0.24	C23-C24
胰腺	Pancreas	23	2.88	7.63	4.29	0.19	0.45	20	5.12	6.93	4.18	0.17	0.63	C25
喉	Larynx	1	0.13	0.33	0.23	0.03	0.03	0	0.00	0.00	0.00	0.00	0.00	C32
气管,支气管,肺	Trachea, Bronchus and Lung	273	34.21	90.59	54.84	2.36	6.25	96	24.55	33.25	17.35	0.54	1.91	C33-C34
其他胸腔器官	Other Thoracic Organs	1	0.13	0.33	0.11	0.00	0.00	1	0.26	0.35	0.23	0.03	0.03	C37-C38
骨	Bone	4	0.50	1.33	0.95	0.06	0.18	2	0.51	0.69	0.47	0.03	0.07	C40-C41
皮肤黑色素瘤	Melanoma of Skin	0	0.00	0.00	0.00	0.00	0.00	0	0.00	0.00	0.00	0.00	0.00	C43
乳房	Breast	1	0.13	0.33	0.14	0.00	0.00	29	7.42	10.04	5.93	0.35	0.59	C50
子宫颈	Cervix Uteri	–	–	–	–	–	–	8	2.05	2.77	1.71	0.13	0.17	C53
子宫体及子宫部位不明	Uterus & Unspecified	–	–	–	–	–	–	8	2.05	2.77	1.67	0.09	0.23	C54-C55
卵巢	Ovary	–	–	–	–	–	–	6	1.53	2.08	1.37	0.16	0.16	C56
前列腺	Prostate	19	2.38	6.30	3.64	0.03	0.27	–	–	–	–	–	–	C61
睾丸	Testis	1	0.13	0.33	0.14	0.00	0.00	–	–	–	–	–	–	C62
肾及泌尿系统不明	Kidney & Unspecified Urinary Organs	8	1.00	2.65	1.72	0.02	0.25	1	0.26	0.35	0.13	0.00	0.00	C64-66,68
膀胱	Bladder	13	1.63	4.31	2.29	0.03	0.17	1	0.26	0.35	0.09	0.00	0.00	C67
脑,神经系统	Brain,Central Nervous System	17	2.13	5.64	3.74	0.16	0.34	12	3.07	4.16	2.38	0.14	0.25	C70-C72
甲状腺	Thyroid Gland	1	0.13	0.33	0.23	0.00	0.04	3	0.77	1.04	0.50	0.00	0.07	C73
淋巴瘤	Lymphoma	18	2.26	5.97	3.92	0.08	0.48	11	2.81	3.81	2.19	0.02	0.32	C81-85,88,90,96
白血病	Leukaemia	22	2.76	7.30	6.72	0.27	0.57	11	2.81	3.81	2.36	0.10	0.18	C91-C95
不明及其他恶性肿瘤	All Other Sites and Unspecified	34	4.26	11.28	6.97	0.35	0.53	25	6.39	8.66	5.23	0.17	0.58	A_O
所有部位合计	All Sites	798	100.00	264.80	164.84	7.52	18.08	391	100.00	135.43	74.13	3.12	8.12	ALL
所有部位除外 C44	All Sites but C44	796	99.75	264.13	164.44	7.52	18.08	389	99.49	134.73	73.66	3.07	8.07	ALLbC44

表 6-3-119 开化县 2014 年癌症发病和死亡主要指标
Table 6-3-119　Incidence and mortality of cancer in Kaihua Xian, 2014

部位 Site		男性 Male						女性 Female						ICD-10
		病例数 No. cases	构成 (%)	粗率 Crude rate (1/10⁵)	世标率 ASR world (1/10⁵)	累积率 Cum.rate(%)		病例数 No. cases	构成 (%)	粗率 Crude rate (1/10⁵)	世标率 ASR world (1/10⁵)	累积率 Cum.rate(%)		
						0~64	0~74					0~64	0~74	
发病 Incidence														
口腔和咽喉(除外鼻咽癌)	Lip,Oral Cavity & Pharynx but Nasopharynx	9	1.69	4.88	3.84	0.27	0.47	2	0.49	1.16	0.62	0.00	0.00	C00-10,C12-14
鼻咽癌	Nasopharynx	13	2.45	7.05	5.58	0.29	0.59	3	0.73	1.74	1.23	0.12	0.12	C11
食管	Oesophagus	37	6.97	20.05	15.71	0.73	2.03	16	3.88	9.26	5.20	0.07	0.41	C15
胃	Stomach	53	9.98	28.73	21.84	1.35	2.27	30	7.28	17.36	11.59	0.54	1.33	C16
结直肠肛门	Colon,Rectum & Anus	38	7.16	20.60	14.94	0.97	1.77	33	8.01	19.10	13.86	0.60	1.65	C18-21
肝脏	Liver	60	11.30	32.52	20.98	1.46	2.15	20	4.85	11.58	8.30	0.52	0.99	C22
胆囊及其他	Gallbladder etc.	14	2.64	7.59	5.76	0.28	0.68	14	3.40	8.10	4.76	0.33	0.44	C23-C24
胰腺	Pancreas	20	3.77	10.84	8.85	0.34	1.13	8	1.94	4.63	2.81	0.25	0.36	C25
喉	Larynx	5	0.94	2.71	1.70	0.12	0.12	1	0.24	0.58	0.73	0.00	0.12	C32
气管,支气管,肺	Trachea, Bronchus and Lung	154	29.00	83.47	62.79	2.57	7.68	58	14.08	33.57	24.77	1.38	3.03	C33-C34
其他胸腔器官	Other Thoracic Organs	1	0.19	0.54	0.62	0.00	0.10	2	0.49	1.16	0.54	0.03	0.03	C37-C38
骨	Bone	2	0.38	1.08	0.70	0.04	0.13	1	0.24	0.58	0.38	0.04	0.04	C40-C41
皮肤黑色素瘤	Melanoma of Skin	3	0.56	1.63	1.32	0.06	0.06	1	0.24	0.58	0.38	0.04	0.04	C43
乳房	Breast	0	0.00	0.00	0.00	0.00	0.00	61	14.81	35.31	24.52	1.75	2.70	C50
子宫颈	Cervix Uteri	–	–	–	–	–	–	47	11.41	27.20	18.32	1.51	1.75	C53
子宫体及子宫部位不明	Uterus & Unspecified	–	–	–	–	–	–	19	4.61	11.00	7.20	0.76	0.76	C54-C55
卵巢	Ovary	–	–	–	–	–	–	11	2.67	6.37	4.68	0.23	0.58	C56
前列腺	Prostate	21	3.95	11.38	8.13	0.14	1.02	–	–	–	–	–	–	C61
睾丸	Testis	1	0.19	0.54	0.34	0.03	0.03	–	–	–	–	–	–	C62
肾及泌尿系统不明	Kidney & Unspecified Urinary Organs	8	1.51	4.34	3.74	0.16	0.46	5	1.21	2.89	1.62	0.03	0.14	C64-66,68
膀胱	Bladder	18	3.39	9.76	6.67	0.28	0.67	1	0.24	0.58	0.20	0.00	0.00	C67
脑,神经系统	Brain,Central Nervous System	13	2.45	7.05	5.80	0.46	0.46	24	5.83	13.89	12.16	0.84	1.21	C70-C72
甲状腺	Thyroid Gland	11	2.07	5.96	3.78	0.32	0.32	20	4.85	11.58	8.70	0.81	0.92	C73
淋巴瘤	Lymphoma	10	1.88	5.42	4.15	0.25	0.44	8	1.94	4.63	3.23	0.19	0.31	C81-85,88,90,96
白血病	Leukaemia	16	3.01	8.67	7.14	0.29	0.68	12	2.91	6.95	6.06	0.35	0.59	C91-C95
不明及其他恶性肿瘤	All Other Sites and Unspecified	24	4.52	13.01	10.38	0.70	1.19	15	3.64	8.68	6.59	0.26	0.60	A_O
所有部位合计	All Sites	531	100.00	287.79	214.77	11.08	24.45	412	100.00	238.46	168.43	10.64	18.13	ALL
所有部位除外 C44	All Sites but C44	524	98.68	284.00	212.31	10.88	24.16	407	98.79	235.56	166.96	10.60	17.98	ALLbC44
死亡 Mortality														
口腔和咽喉(除外鼻咽癌)	Lip,Oral Cavity & Pharynx but Nasopharynx	3	0.80	1.63	1.45	0.10	0.20	0	0.00	0.00	0.00	0.00	0.00	C00-10,C12-14
鼻咽癌	Nasopharynx	6	1.61	3.25	2.34	0.15	0.25	2	1.15	1.16	1.00	0.13	0.13	C11
食管	Oesophagus	40	10.72	21.68	15.89	0.69	1.88	13	7.47	7.52	5.08	0.35	0.47	C15
胃	Stomach	44	11.80	23.85	17.92	0.60	1.86	20	11.49	11.58	7.32	0.21	0.66	C16
结直肠肛门	Colon,Rectum & Anus	17	4.56	9.21	6.25	0.22	0.63	11	6.32	6.37	4.56	0.12	0.48	C18-21
肝脏	Liver	48	12.87	26.02	17.80	1.15	1.96	18	10.34	10.42	7.09	0.22	0.69	C22
胆囊及其他	Gallbladder etc.	8	2.14	4.34	2.92	0.10	0.39	10	5.75	5.79	3.95	0.42	0.42	C23-C24
胰腺	Pancreas	17	4.56	9.21	6.56	0.34	0.83	6	3.45	3.47	1.79	0.16	0.16	C25
喉	Larynx	2	0.54	1.08	0.73	0.06	0.06	0	0.00	0.00	0.00	0.00	0.00	C32
气管,支气管,肺	Trachea, Bronchus and Lung	122	32.71	66.12	47.35	1.97	5.73	41	23.56	23.73	16.87	0.95	2.02	C33-C34
其他胸腔器官	Other Thoracic Organs	0	0.00	0.00	0.00	0.00	0.00	1	0.57	0.58	0.38	0.04	0.04	C37-C38
骨	Bone	1	0.27	0.54	0.38	0.00	0.10	0	0.00	0.00	0.00	0.00	0.00	C40-C41
皮肤黑色素瘤	Melanoma of Skin	1	0.27	0.54	0.24	0.00	0.00	4	2.30	2.32	1.56	0.13	0.13	C43
乳房	Breast	0	0.00	0.00	0.00	0.00	0.00	6	3.45	3.47	2.53	0.13	0.25	C50
子宫颈	Cervix Uteri	–	–	–	–	–	–	8	4.60	4.63	3.37	0.25	0.38	C53
子宫体及子宫部位不明	Uterus & Unspecified	–	–	–	–	–	–	6	3.45	3.47	2.04	0.14	0.25	C54-C55
卵巢	Ovary	–	–	–	–	–	–	5	2.87	2.89	1.92	0.07	0.19	C56
前列腺	Prostate	10	2.68	5.42	4.07	0.06	0.06	–	–	–	–	–	–	C61
睾丸	Testis	2	0.54	1.08	1.24	0.00	0.21	–	–	–	–	–	–	C62
肾及泌尿系统不明	Kidney & Unspecified Urinary Organs	2	0.54	1.08	0.88	0.00	0.10	2	1.15	1.16	0.45	0.00	0.00	C64-66,68
膀胱	Bladder	3	0.80	1.63	1.09	0.06	0.15	1	0.57	0.58	0.26	0.00	0.00	C67
脑,神经系统	Brain,Central Nervous System	10	2.68	5.42	3.74	0.20	0.49	3	1.72	1.74	1.08	0.10	0.10	C70-C72
甲状腺	Thyroid Gland	0	0.00	0.00	0.00	0.00	0.00	1	0.57	0.58	0.44	0.00	0.11	C73
淋巴瘤	Lymphoma	11	2.95	5.96	4.55	0.35	0.55	5	2.87	2.89	2.62	0.22	0.22	C81-85,88,90,96
白血病	Leukaemia	13	3.49	7.05	4.73	0.11	0.49	7	4.02	4.05	3.01	0.21	0.21	C91-C95
不明及其他恶性肿瘤	All Other Sites and Unspecified	13	3.49	7.05	4.86	0.36	0.36	4	2.30	2.32	2.52	0.11	0.11	A_O
所有部位合计	All Sites	373	100.00	202.16	144.99	6.50	16.31	174	100.00	100.71	69.84	3.95	7.01	ALL
所有部位除外 C44	All Sites but C44	370	99.20	200.53	143.67	6.44	16.25	174	100.00	100.71	69.84	3.95	7.01	ALLbC44

表 6-3-120 岱山县 2014 年癌症发病和死亡主要指标
Table 6-3-120 Incidence and mortality of cancer in Daishan Xian, 2014

部位 Site		男性 Male						女性 Female						ICD-10
		病例数 No. cases	构成 (%)	粗率 Crude rate (1/10⁵)	世标率 ASR world (1/10⁵)	累积率 Cum.rate(%)		病例数 No. cases	构成 (%)	粗率 Crude rate (1/10⁵)	世标率 ASR world (1/10⁵)	累积率 Cum.rate(%)		
						0~64	0~74					0~64	0~74	
发病 Incidence														
口腔和咽喉(除外鼻咽癌)	Lip,Oral Cavity & Pharynx but Nasopharynx	5	0.98	5.38	2.56	0.19	0.36	2	0.47	2.11	0.85	0.11	0.11	C00-10,C12-14
鼻咽癌	Nasopharynx	8	1.57	8.61	4.44	0.32	0.64	3	0.71	3.16	1.52	0.16	0.16	C11
食管	Oesophagus	34	6.65	36.59	15.31	0.81	1.64	7	1.65	7.37	2.92	0.00	0.36	C15
胃	Stomach	84	16.44	90.39	40.84	2.50	4.89	45	10.64	47.39	19.59	1.11	1.86	C16
结直肠肛门	Colon,Rectum & Anus	32	6.26	34.44	15.41	0.73	1.57	25	5.91	26.33	10.95	0.43	1.53	C18-21
肝脏	Liver	94	18.40	101.15	49.56	3.63	6.18	33	7.80	34.75	14.50	0.72	1.84	C22
胆囊及其他	Gallbladder etc.	2	0.39	2.15	1.05	0.00	0.16	6	1.42	6.32	2.80	0.07	0.36	C23-C24
胰腺	Pancreas	14	2.74	15.07	6.77	0.37	0.71	8	1.89	8.43	2.94	0.20	0.20	C25
喉	Larynx	4	0.78	4.30	2.16	0.15	0.31	0	0.00	0.00	0.00	0.00	0.00	C32
气管,支气管,肺	Trachea, Bronchus and Lung	129	25.24	138.82	64.06	3.23	8.07	84	19.86	88.46	38.06	2.50	4.13	C33-C34
其他胸腔器官	Other Thoracic Organs	2	0.39	2.15	1.01	0.11	0.11	1	0.24	1.05	0.46	0.00	0.08	C37-C38
骨	Bone	3	0.59	3.23	1.50	0.00	0.00	1	0.24	1.05	1.15	0.10	0.10	C40-C41
皮肤黑色素瘤	Melanoma of Skin	0	0.00	0.00	0.00	0.00	0.00	1	0.24	1.05	0.46	0.00	0.08	C43
乳房	Breast	1	0.20	1.08	0.64	0.00	0.16	44	10.40	46.34	25.27	2.07	2.53	C50
子宫颈	Cervix Uteri	–	–	–	–	–	–	24	5.67	25.28	14.12	1.21	1.50	C53
子宫体及子宫部位不明	Uterus & Unspecified	–	–	–	–	–	–	13	3.07	13.69	6.55	0.50	0.72	C54-C55
卵巢	Ovary	–	–	–	–	–	–	7	1.65	7.37	3.98	0.34	0.41	C56
前列腺	Prostate	13	2.54	13.99	5.86	0.26	0.51	–	–	–	–	–	–	C61
睾丸	Testis	1	0.20	1.08	0.51	0.06	0.06	–	–	–	–	–	–	C62
肾及泌尿系统不明	Kidney & Unspecified Urinary Organs	11	2.15	11.84	5.50	0.43	0.60	6	1.42	6.32	3.12	0.28	0.35	C64-66,68
膀胱	Bladder	10	1.96	10.76	5.67	0.25	0.58	4	0.95	4.21	1.62	0.05	0.20	C67
脑,神经系统	Brain,Central Nervous System	10	1.96	10.76	6.61	0.41	0.58	4	0.95	4.21	2.14	0.12	0.12	C70-C72
甲状腺	Thyroid Gland	23	4.50	24.75	14.99	1.23	1.40	86	20.33	90.57	55.11	4.96	5.35	C73
淋巴瘤	Lymphoma	7	1.37	7.53	3.36	0.28	0.28	8	1.89	8.43	4.43	0.29	0.59	C81-85,88,90,96
白血病	Leukaemia	8	1.57	8.61	8.40	0.42	0.66	4	0.95	4.21	4.12	0.22	0.29	C91-C95
不明及其他恶性肿瘤	All Other Sites and Unspecified	16	3.13	17.22	8.25	0.51	1.00	7	1.65	7.37	3.63	0.29	0.36	A_O
所有部位合计	All Sites	511	100.00	549.89	264.46	15.90	30.48	423	100.00	445.48	220.30	15.71	23.24	ALL
所有部位除外 C44	All Sites but C44	509	99.61	547.74	263.43	15.84	30.33	420	99.29	442.32	219.15	15.61	23.14	ALLbC44
死亡 Mortality														
口腔和咽喉(除外鼻咽癌)	Lip,Oral Cavity & Pharynx but Nasopharynx	0	0.00	0.00	0.00	0.00	0.00	0	0.00	0.00	0.00	0.00	0.00	C00-10,C12-14
鼻咽癌	Nasopharynx	7	1.95	7.53	3.11	0.27	0.43	1	0.53	1.05	0.67	0.06	0.06	C11
食管	Oesophagus	32	8.91	34.44	15.00	0.80	1.78	5	2.65	5.27	2.48	0.06	0.49	C15
胃	Stomach	57	15.88	61.34	26.82	0.88	2.78	33	17.46	34.75	11.10	0.26	0.93	C16
结直肠肛门	Colon,Rectum & Anus	22	6.13	23.67	11.51	0.37	1.36	15	7.94	15.80	5.98	0.11	0.63	C18-21
肝脏	Liver	89	24.79	95.77	45.97	3.48	5.69	24	12.70	25.28	10.19	0.63	1.09	C22
胆囊及其他	Gallbladder etc.	4	1.11	4.30	1.84	0.05	0.29	8	4.23	8.43	3.20	0.06	0.42	C23-C24
胰腺	Pancreas	12	3.34	12.91	5.76	0.29	0.55	10	5.29	10.53	3.92	0.33	0.47	C25
喉	Larynx	1	0.28	1.08	0.61	0.05	0.05	0	0.00	0.00	0.00	0.00	0.00	C32
气管,支气管,肺	Trachea, Bronchus and Lung	91	25.35	97.93	45.01	1.97	5.25	44	23.28	46.34	18.03	0.72	1.61	C33-C34
其他胸腔器官	Other Thoracic Organs	1	0.28	1.08	0.50	0.05	0.05	0	0.00	0.00	0.00	0.00	0.00	C37-C38
骨	Bone	1	0.28	1.08	0.61	0.05	0.05	0	0.00	0.00	0.00	0.00	0.00	C40-C41
皮肤黑色素瘤	Melanoma of Skin	0	0.00	0.00	0.00	0.00	0.00	0	0.00	0.00	0.00	0.00	0.00	C43
乳房	Breast	0	0.00	0.00	0.00	0.00	0.00	8	4.23	8.43	3.59	0.27	0.34	C50
子宫颈	Cervix Uteri	–	–	–	–	–	–	17	8.99	17.90	8.21	0.61	0.91	C53
子宫体及子宫部位不明	Uterus & Unspecified	–	–	–	–	–	–	1	0.53	1.05	0.50	0.05	0.05	C54-C55
卵巢	Ovary	–	–	–	–	–	–	2	1.06	2.11	0.96	0.11	0.11	C56
前列腺	Prostate	14	3.90	15.07	7.02	0.10	0.75	–	–	–	–	–	–	C61
睾丸	Testis	0	0.00	0.00	0.00	0.00	0.00	–	–	–	–	–	–	C62
肾及泌尿系统不明	Kidney & Unspecified Urinary Organs	3	0.84	3.23	1.42	0.11	0.11	2	1.06	2.11	1.04	0.06	0.20	C64-66,68
膀胱	Bladder	5	1.39	5.38	2.49	0.00	0.33	4	2.12	4.21	1.48	0.05	0.13	C67
脑,神经系统	Brain,Central Nervous System	3	0.84	3.23	1.30	0.11	0.11	3	1.59	3.16	0.97	0.00	0.00	C70-C72
甲状腺	Thyroid Gland	0	0.00	0.00	0.00	0.00	0.00	0	0.00	0.00	0.00	0.00	0.00	C73
淋巴瘤	Lymphoma	8	2.23	8.61	4.14	0.10	0.75	5	2.65	5.27	2.15	0.00	0.37	C81-85,88,90,96
白血病	Leukaemia	6	1.67	6.46	11.16	0.61	0.77	3	1.59	3.16	0.95	0.06	0.06	C91-C95
不明及其他恶性肿瘤	All Other Sites and Unspecified	3	0.84	3.23	1.44	0.05	0.21	4	2.12	4.21	1.53	0.00	0.22	A_O
所有部位合计	All Sites	359	100.00	386.32	185.68	9.25	21.22	189	100.00	199.04	76.98	3.42	8.10	ALL
所有部位除外 C44	All Sites but C44	358	99.72	385.24	185.04	9.25	21.06	189	100.00	199.04	76.98	3.42	8.10	ALLbC44

表 6-3-121 仙居县 2014 年癌症发病和死亡主要指标

Table 6-3-121 Incidence and mortality of cancer in Xianju Xian, 2014

部位 Site		男性 Male						女性 Female						ICD-10
		病例数 No. cases	构成 (%)	粗率 Crude rate (1/10⁵)	世标率 ASR world (1/10⁵)	累积率 Cum.rate(%)		病例数 No. cases	构成 (%)	粗率 Crude rate (1/10⁵)	世标率 ASR world (1/10⁵)	累积率 Cum.rate(%)		
						0~64	0~74					0~64	0~74	
发病 Incidence														
口腔和咽喉(除外鼻咽癌)	Lip,Oral Cavity & Pharynx but Nasopharynx	15	1.66	5.71	3.96	0.25	0.56	4	0.57	1.64	1.02	0.06	0.15	C00-10,C12-14
鼻咽癌	Nasopharynx	10	1.11	3.81	2.89	0.19	0.39	4	0.57	1.64	0.99	0.09	0.09	C11
食管	Oesophagus	101	11.18	38.44	24.35	1.10	3.10	60	8.62	24.67	14.98	0.54	1.86	C15
胃	Stomach	257	28.46	97.83	63.03	3.18	8.16	111	15.95	45.63	29.08	1.57	3.34	C16
结直肠肛门	Colon,Rectum & Anus	52	5.76	19.79	12.62	0.53	1.46	56	8.05	23.02	15.12	0.84	1.86	C18-21
肝脏	Liver	127	14.06	48.34	32.13	2.53	3.46	37	5.32	15.21	10.61	0.55	1.52	C22
胆囊及其他	Gallbladder etc.	5	0.55	1.90	1.26	0.06	0.18	10	1.44	4.11	2.48	0.20	0.29	C23-C24
胰腺	Pancreas	12	1.33	4.57	2.96	0.22	0.34	12	1.72	4.93	2.70	0.06	0.24	C25
喉	Larynx	2	0.22	0.76	0.36	0.00	0.00	0	0.00	0.00	0.00	0.00	0.00	C32
气管,支气管,肺	Trachea, Bronchus and Lung	175	19.38	66.61	44.65	2.33	6.14	79	11.35	32.48	19.87	1.07	2.44	C33-C34
其他胸腔器官	Other Thoracic Organs	2	0.22	0.76	0.52	0.06	0.06	1	0.14	0.41	0.19	0.00	0.00	C37-C38
骨	Bone	4	0.44	1.52	1.15	0.11	0.11	5	0.72	2.06	1.36	0.05	0.14	C40-C41
皮肤黑色素瘤	Melanoma of Skin	2	0.22	0.76	0.54	0.02	0.10	2	0.29	0.82	0.43	0.02	0.02	C43
乳房	Breast	1	0.11	0.38	0.29	0.04	0.04	77	11.06	31.66	20.81	1.88	2.08	C50
子宫颈	Cervix Uteri	–	–	–	–	–	–	71	10.20	29.19	18.66	1.62	2.02	C53
子宫体及子宫部位不明	Uterus & Unspecified	–	–	–	–	–	–	32	4.60	13.16	8.26	0.67	0.92	C54-C55
卵巢	Ovary	–	–	–	–	–	–	16	2.30	6.58	4.32	0.30	0.44	C56
前列腺	Prostate	21	2.33	7.99	4.93	0.03	0.66	–	–	–	–	–	–	C61
睾丸	Testis	1	0.11	0.38	0.23	0.02	0.02	–	–	–	–	–	–	C62
肾及泌尿系统不明	Kidney & Unspecified Urinary Organs	7	0.78	2.66	1.61	0.14	0.14	3	0.43	1.23	0.84	0.08	0.08	C64-66,68
膀胱	Bladder	17	1.88	6.47	4.12	0.25	0.43	4	0.57	1.64	1.12	0.03	0.17	C67
脑,神经系统	Brain,Central Nervous System	15	1.66	5.71	3.96	0.20	0.45	14	2.01	5.76	3.57	0.26	0.41	C70-C72
甲状腺	Thyroid Gland	14	1.55	5.33	4.03	0.37	0.37	55	7.90	22.61	16.43	1.41	1.49	C73
淋巴瘤	Lymphoma	10	1.11	3.81	2.96	0.15	0.36	5	0.72	2.06	1.50	0.12	0.21	C81-85,88,90,96
白血病	Leukaemia	15	1.66	5.71	4.25	0.20	0.56	12	1.72	4.93	6.54	0.31	0.46	C91-C95
不明及其他恶性肿瘤	All Other Sites and Unspecified	38	4.21	14.46	10.15	0.64	1.35	26	3.74	10.69	6.55	0.29	0.73	A_O
所有部位合计	All Sites	903	100.00	343.72	226.93	12.61	28.43	696	100.00	286.14	187.43	12.01	20.97	ALL
所有部位除外 C44	All Sites but C44	895	99.11	340.68	224.77	12.44	28.22	691	99.28	284.09	186.45	11.95	20.91	ALLbC44
死亡 Mortality														
口腔和咽喉(除外鼻咽癌)	Lip,Oral Cavity & Pharynx but Nasopharynx	5	0.74	1.90	0.96	0.04	0.04	4	1.34	1.64	1.02	0.04	0.09	C00-10,C12-14
鼻咽癌	Nasopharynx	10	1.49	3.81	2.70	0.17	0.27	0	0.00	0.00	0.00	0.00	0.00	C11
食管	Oesophagus	78	11.59	29.69	17.87	0.50	1.84	36	12.08	14.80	8.92	0.13	1.26	C15
胃	Stomach	172	25.56	65.47	41.40	1.20	5.14	67	22.48	27.55	15.03	0.27	1.66	C16
结直肠肛门	Colon,Rectum & Anus	29	4.31	11.04	6.57	0.37	0.52	25	8.39	10.28	6.32	0.29	0.81	C18-21
肝脏	Liver	133	19.76	50.63	34.66	2.18	4.36	32	10.74	13.16	8.82	0.54	1.06	C22
胆囊及其他	Gallbladder etc.	8	1.19	3.05	1.87	0.10	0.17	7	2.35	2.88	1.70	0.13	0.22	C23-C24
胰腺	Pancreas	13	1.93	4.95	3.51	0.22	0.50	9	3.02	3.70	2.02	0.07	0.21	C25
喉	Larynx	1	0.15	0.38	0.18	0.00	0.00	0	0.00	0.00	0.00	0.00	0.00	C32
气管,支气管,肺	Trachea, Bronchus and Lung	153	22.73	58.24	37.24	1.83	4.65	51	17.11	20.97	12.68	0.77	1.41	C33-C34
其他胸腔器官	Other Thoracic Organs	2	0.30	0.76	0.52	0.06	0.06	2	0.67	0.82	0.60	0.02	0.11	C37-C38
骨	Bone	2	0.30	0.76	0.40	0.02	0.02	3	1.01	1.23	0.60	0.04	0.04	C40-C41
皮肤黑色素瘤	Melanoma of Skin	0	0.00	0.00	0.00	0.00	0.00	0	0.00	0.00	0.00	0.00	0.00	C43
乳房	Breast	0	0.00	0.00	0.00	0.00	0.00	13	4.36	5.34	3.31	0.27	0.33	C50
子宫颈	Cervix Uteri	–	–	–	–	–	–	11	3.69	4.52	3.00	0.13	0.42	C53
子宫体及子宫部位不明	Uterus & Unspecified	–	–	–	–	–	–	3	1.01	1.23	0.64	0.00	0.09	C54-C55
卵巢	Ovary	–	–	–	–	–	–	6	2.01	2.47	1.52	0.12	0.12	C56
前列腺	Prostate	8	1.19	3.05	1.73	0.00	0.15	–	–	–	–	–	–	C61
睾丸	Testis	0	0.00	0.00	0.00	0.00	0.00	–	–	–	–	–	–	C62
肾及泌尿系统不明	Kidney & Unspecified Urinary Organs	7	1.04	2.66	1.91	0.08	0.16	1	0.34	0.41	0.36	0.00	0.09	C64-66,68
膀胱	Bladder	2	0.30	0.76	0.49	0.02	0.02	1	0.34	0.41	0.19	0.00	0.00	C67
脑,神经系统	Brain,Central Nervous System	16	2.38	6.09	4.18	0.31	0.49	6	2.01	2.47	1.27	0.10	0.10	C70-C72
甲状腺	Thyroid Gland	1	0.15	0.38	0.14	0.00	0.00	0	0.00	0.00	0.00	0.00	0.00	C73
淋巴瘤	Lymphoma	9	1.34	3.43	2.05	0.10	0.26	5	1.68	2.06	1.37	0.05	0.23	C81-85,88,90,96
白血病	Leukaemia	9	1.34	3.43	2.69	0.13	0.26	4	1.34	1.64	2.40	0.12	0.12	C91-C95
不明及其他恶性肿瘤	All Other Sites and Unspecified	15	2.23	5.71	4.12	0.23	0.64	12	4.03	4.93	2.87	0.11	0.22	A_O
所有部位合计	All Sites	673	100.00	256.17	165.17	7.56	19.54	298	100.00	122.51	74.66	3.19	8.59	ALL
所有部位除外 C44	All Sites but C44	670	99.55	255.03	164.39	7.50	19.48	296	99.33	121.69	74.30	3.19	8.59	ALLbC44

表 6-3-122　龙泉市 2014 年癌症发病和死亡主要指标
Table 6-3-122　Incidence and mortality of cancer in Longquan Shi,2014

部位 Site		男性 Male						女性 Female						ICD-10
		病例数 No. cases	构成 (%)	粗率 Crude rate (1/10⁵)	世标率 ASR world (1/10⁵)	累积率 Cum.rate(%)		病例数 No. cases	构成 (%)	粗率 Crude rate (1/10⁵)	世标率 ASR world (1/10⁵)	累积率 Cum.rate(%)		
						0~64	0~74					0~64	0~74	
发病 Incidence														
口腔和咽喉(除外鼻咽癌)	Lip,Oral Cavity & Pharynx but Nasopharynx	12	2.62	8.07	4.43	0.29	0.51	1	0.32	0.71	0.30	0.00	0.00	C00-10,C12-14
鼻咽癌	Nasopharynx	6	1.31	4.04	2.16	0.12	0.20	4	1.29	2.83	2.88	0.10	0.39	C11
食管	Oesophagus	21	4.59	14.12	7.92	0.34	1.04	4	1.29	2.83	1.80	0.00	0.22	C15
胃	Stomach	54	11.79	36.32	21.77	0.95	2.88	17	5.50	12.05	8.71	0.51	1.28	C16
结直肠肛门	Colon,Rectum & Anus	54	11.79	36.32	22.89	1.37	2.90	36	11.65	25.51	14.21	0.59	1.39	C18-21
肝脏	Liver	67	14.63	45.06	26.75	1.94	3.04	20	6.47	14.17	8.69	0.43	0.94	C22
胆囊及其他	Gallbladder etc.	5	1.09	3.36	1.62	0.00	0.18	5	1.62	3.54	2.70	0.05	0.37	C23-C24
胰腺	Pancreas	13	2.84	8.74	4.05	0.21	0.30	6	1.94	4.25	3.21	0.12	0.52	C25
喉	Larynx	5	1.09	3.36	2.14	0.21	0.21	0	0.00	0.00	0.00	0.00	0.00	C32
气管,支气管,肺	Trachea, Bronchus and Lung	127	27.73	85.41	49.34	2.71	6.00	44	14.24	31.18	19.96	1.21	2.22	C33-C34
其他胸腔器官	Other Thoracic Organs	2	0.44	1.35	0.67	0.05	0.05	0	0.00	0.00	0.00	0.00	0.00	C37-C38
骨	Bone	0	0.00	0.00	0.00	0.00	0.00	0	0.00	0.00	0.00	0.00	0.00	C40-C41
皮肤黑色素瘤	Melanoma of Skin	1	0.22	0.67	0.17	0.00	0.00	2	0.65	1.42	0.76	0.05	0.05	C43
乳房	Breast	0	0.00	0.00	0.00	0.00	0.00	40	12.94	28.34	18.63	1.56	2.03	C50
子宫颈	Cervix Uteri	–	–	–	–	–	–	30	9.71	21.26	13.87	1.02	1.52	C53
子宫体及子宫部位不明	Uterus & Unspecified	–	–	–	–	–	–	7	2.27	4.96	2.99	0.28	0.28	C54-C55
卵巢	Ovary	–	–	–	–	–	–	6	1.94	4.25	2.79	0.29	0.29	C56
前列腺	Prostate	9	1.97	6.05	2.08	0.00	0.09	–	–	–	–	–	–	C61
睾丸	Testis	0	0.00	0.00	0.00	0.00	0.00	–	–	–	–	–	–	C62
肾及泌尿系统不明	Kidney & Unspecified Urinary Organs	5	1.09	3.36	2.03	0.21	0.21	6	1.94	4.25	2.91	0.35	0.35	C64-66,68
膀胱	Bladder	14	3.06	9.42	5.16	0.33	0.59	2	0.65	1.42	1.84	0.07	0.25	C67
脑,神经系统	Brain,Central Nervous System	14	3.06	9.42	6.22	0.35	0.79	12	3.88	8.50	5.91	0.46	0.57	C70-C72
甲状腺	Thyroid Gland	11	2.40	7.40	4.32	0.37	0.37	43	13.92	30.47	22.96	1.93	2.15	C73
淋巴瘤	Lymphoma	11	2.40	7.40	5.11	0.28	0.68	11	3.56	7.79	5.45	0.28	0.76	C81-85,88,90,96
白血病	Leukaemia	12	2.62	8.07	6.53	0.25	0.78	7	2.27	4.96	4.29	0.26	0.26	C91-C95
不明及其他恶性肿瘤	All Other Sites and Unspecified	15	3.28	10.09	6.54	0.41	0.54	6	1.94	4.25	2.49	0.22	0.22	A_O
所有部位合计	All Sites	458	100.00	308.02	181.86	10.39	21.35	309	100.00	218.95	147.36	9.79	16.07	ALL
所有部位除外 C44	All Sites but C44	456	99.56	306.68	180.86	10.33	21.16	306	99.03	216.83	146.26	9.72	16.01	ALLbC44
死亡 Mortality														
口腔和咽喉(除外鼻咽癌)	Lip,Oral Cavity & Pharynx but Nasopharynx	6	1.87	4.04	2.61	0.15	0.33	1	0.68	0.71	0.48	0.06	0.06	C00-10,C12-14
鼻咽癌	Nasopharynx	5	1.56	3.36	2.46	0.09	0.48	3	2.03	2.13	1.45	0.07	0.17	C11
食管	Oesophagus	14	4.36	9.42	4.43	0.15	0.33	6	4.05	4.25	2.10	0.13	0.13	C15
胃	Stomach	32	9.97	21.52	11.97	0.51	1.60	14	9.46	9.92	5.64	0.31	0.60	C16
结直肠肛门	Colon,Rectum & Anus	27	8.41	18.16	10.04	0.17	1.35	19	12.84	13.46	7.51	0.37	0.77	C18-21
肝脏	Liver	71	22.12	47.75	28.10	1.79	3.24	16	10.81	11.34	6.86	0.35	0.83	C22
胆囊及其他	Gallbladder etc.	5	1.56	3.36	1.30	0.00	0.09	7	4.73	4.96	3.21	0.00	0.40	C23-C24
胰腺	Pancreas	11	3.43	7.40	3.73	0.23	0.32	8	5.41	5.67	3.74	0.13	0.52	C25
喉	Larynx	2	0.62	1.35	0.80	0.00	0.13	1	0.68	0.71	0.20	0.00	0.00	C32
气管,支气管,肺	Trachea, Bronchus and Lung	94	29.28	63.22	35.30	1.77	4.31	36	24.32	25.51	17.96	0.88	2.41	C33-C34
其他胸腔器官	Other Thoracic Organs	3	0.93	2.02	1.05	0.08	0.08	0	0.00	0.00	0.00	0.00	0.00	C37-C38
骨	Bone	3	0.93	2.02	1.17	0.06	0.19	1	0.68	0.71	0.40	0.03	0.03	C40-C41
皮肤黑色素瘤	Melanoma of Skin	1	0.31	0.67	0.17	0.00	0.00	0	0.00	0.00	0.00	0.00	0.00	C43
乳房	Breast	0	0.00	0.00	0.00	0.00	0.00	5	3.38	3.54	2.11	0.12	0.31	C50
子宫颈	Cervix Uteri	–	–	–	–	–	–	3	2.03	2.13	1.07	0.06	0.06	C53
子宫体及子宫部位不明	Uterus & Unspecified	–	–	–	–	–	–	6	4.05	4.25	2.57	0.11	0.29	C54-C55
卵巢	Ovary	–	–	–	–	–	–	3	2.03	2.13	1.34	0.14	0.14	C56
前列腺	Prostate	7	2.18	4.71	2.23	0.12	0.12	–	–	–	–	–	–	C61
睾丸	Testis	0	0.00	0.00	0.00	0.00	0.00	–	–	–	–	–	–	C62
肾及泌尿系统不明	Kidney & Unspecified Urinary Organs	3	0.93	2.02	1.23	0.12	0.12	1	0.68	0.71	0.40	0.03	0.03	C64-66,68
膀胱	Bladder	6	1.87	4.04	2.00	0.06	0.19	2	1.35	1.42	1.01	0.00	0.18	C67
脑,神经系统	Brain,Central Nervous System	10	3.12	6.73	3.91	0.18	0.53	6	4.05	4.25	2.75	0.17	0.35	C70-C72
甲状腺	Thyroid Gland	0	0.00	0.00	0.00	0.00	0.00	1	0.68	0.71	0.30	0.00	0.00	C73
淋巴瘤	Lymphoma	4	1.25	2.69	1.30	0.03	0.12	1	0.68	0.71	0.51	0.06	0.06	C81-85,88,90,96
白血病	Leukaemia	10	3.12	6.73	4.27	0.20	0.68	6	4.05	4.25	2.25	0.19	0.19	C91-C95
不明及其他恶性肿瘤	All Other Sites and Unspecified	7	2.18	4.71	2.35	0.10	0.23	2	1.35	1.42	1.11	0.05	0.15	A_O
所有部位合计	All Sites	321	100.00	215.89	120.43	5.80	14.43	148	100.00	104.87	64.96	3.27	7.70	ALL
所有部位除外 C44	All Sites but C44	320	99.69	215.21	120.27	5.80	14.43	147	99.32	104.16	64.31	3.27	7.60	ALLbC44

表 6-3-123 合肥市 2014 年癌症发病和死亡主要指标
Table 6-3-123 Incidence and mortality of cancer in Hefei Shi, 2014

部位 Site		男性 Male						女性 Female						ICD-10
		病例数 No. cases	构成 (%)	粗率 Crude rate (1/10⁵)	世标率 ASR world (1/10⁵)	累积率 Cum.rate(%) 0~64	0~74	病例数 No. cases	构成 (%)	粗率 Crude rate (1/10⁵)	世标率 ASR world (1/10⁵)	累积率 Cum.rate(%) 0~64	0~74	
发病 Incidence														
口腔和咽喉(除外鼻咽癌)	Lip,Oral Cavity & Pharynx but Nasopharynx	48	1.26	3.84	3.50	0.23	0.40	34	1.28	2.88	2.31	0.14	0.23	C00~10,C12~14
鼻咽癌	Nasopharynx	28	0.73	2.24	1.93	0.18	0.18	18	0.68	1.52	1.28	0.08	0.16	C11
食管	Oesophagus	403	10.57	32.27	28.57	1.35	3.54	138	5.21	11.68	8.65	0.33	0.92	C15
胃	Stomach	645	16.92	51.64	44.56	1.91	5.61	229	8.64	19.38	14.40	0.73	1.43	C16
结直肠肛门	Colon,Rectum & Anus	416	10.92	33.31	28.62	1.60	3.26	280	10.57	23.69	18.58	1.05	2.15	C18~21
肝脏	Liver	292	7.66	23.38	20.23	1.11	2.23	106	4.00	8.97	6.99	0.33	0.76	C22
胆囊及其他	Gallbladder etc.	48	1.26	3.84	3.15	0.15	0.29	56	2.11	4.74	3.62	0.14	0.40	C23~C24
胰腺	Pancreas	124	3.25	9.93	8.36	0.36	0.83	81	3.06	6.85	5.05	0.20	0.53	C25
喉	Larynx	22	0.58	1.76	1.68	0.11	0.21	2	0.08	0.17	0.15	0.00	0.03	C32
气管,支气管,肺	Trachea, Bronchus and Lung	906	23.77	72.54	61.07	2.42	6.71	376	14.19	31.82	24.40	1.22	2.61	C33~C34
其他胸腔器官	Other Thoracic Organs	6	0.16	0.48	0.55	0.04	0.04	9	0.34	0.76	0.60	0.05	0.07	C37~C38
骨	Bone	29	0.76	2.32	2.21	0.10	0.19	20	0.76	1.69	1.66	0.08	0.17	C40~C41
皮肤黑色素瘤	Melanoma of Skin	7	0.18	0.56	0.42	0.02	0.04	5	0.19	0.42	0.36	0.03	0.03	C43
乳房	Breast	9	0.24	0.72	0.55	0.04	0.05	400	15.10	33.85	27.72	2.33	2.90	C50
子宫颈	Cervix Uteri	–	–	–	–	–	–	186	7.02	15.74	13.18	1.12	1.38	C53
子宫体及子宫部位不明	Uterus & Unspecified	–	–	–	–	–	–	76	2.87	6.43	5.63	0.50	0.60	C54~C55
卵巢	Ovary	–	–	–	–	–	–	83	3.13	7.02	5.87	0.49	0.62	C56
前列腺	Prostate	159	4.17	12.73	10.78	0.29	1.13	–	–	–	–	–	–	C61
睾丸	Testis	8	0.21	0.64	0.62	0.04	0.07	–	–	–	–	–	–	C62
肾及泌尿系统不明	Kidney & Unspecified Urinary Organs	76	1.99	6.09	5.26	0.33	0.58	43	1.62	3.64	2.92	0.15	0.32	C64~66,68
膀胱	Bladder	84	2.20	6.73	5.82	0.26	0.53	26	0.98	2.20	1.61	0.09	0.13	C67
脑,神经系统	Brain,Central Nervous System	83	2.18	6.65	5.96	0.34	0.54	79	2.98	6.68	5.99	0.40	0.55	C70~C72
甲状腺	Thyroid Gland	40	1.05	3.20	2.56	0.21	0.25	119	4.49	10.07	8.13	0.68	0.81	C73
淋巴瘤	Lymphoma	119	3.12	9.53	8.26	0.48	0.86	69	2.60	5.84	4.72	0.25	0.56	C81~85,88,90,96
白血病	Leukaemia	85	2.23	6.81	6.36	0.36	0.67	74	2.79	6.26	6.16	0.33	0.60	C91~C95
不明及其他恶性肿瘤	All Other Sites and Unspecified	174	4.57	13.93	12.78	0.71	1.33	140	5.29	11.85	9.32	0.56	0.99	A_O
所有部位合计	All Sites	3811	100.00	305.14	263.80	12.63	29.53	2649	100.00	224.14	179.30	11.30	18.96	ALL
所有部位除外 C44	All Sites but C44	3795	99.58	303.86	262.71	12.57	29.39	2632	99.36	222.71	178.22	11.28	18.85	ALLbC44
死亡 Mortality														
口腔和咽喉(除外鼻咽癌)	Lip,Oral Cavity & Pharynx but Nasopharynx	24	0.92	1.92	1.69	0.06	0.20	21	1.50	1.78	1.30	0.05	0.16	C00~10,C12~14
鼻咽癌	Nasopharynx	14	0.54	1.12	1.01	0.08	0.12	14	1.00	1.18	0.89	0.03	0.09	C11
食管	Oesophagus	365	14.00	29.22	24.77	1.01	2.80	114	8.12	9.65	6.79	0.21	0.61	C15
胃	Stomach	440	16.88	35.23	30.16	1.17	3.24	194	13.82	16.42	11.98	0.44	1.17	C16
结直肠肛门	Colon,Rectum & Anus	206	7.90	16.49	13.92	0.47	1.24	116	8.26	9.82	7.19	0.27	0.64	C18~21
肝脏	Liver	256	9.82	20.50	17.63	0.95	1.87	116	8.26	9.82	7.38	0.28	0.79	C22
胆囊及其他	Gallbladder etc.	30	1.15	2.40	2.11	0.09	0.19	48	3.42	4.06	3.00	0.08	0.34	C23~C24
胰腺	Pancreas	102	3.91	8.17	7.06	0.27	0.68	58	4.13	4.91	3.55	0.15	0.36	C25
喉	Larynx	16	0.61	1.28	1.23	0.05	0.08	1	0.07	0.08	0.07	0.00	0.02	C32
气管,支气管,肺	Trachea, Bronchus and Lung	738	28.31	59.09	48.99	1.66	4.98	281	20.01	23.78	18.01	0.82	1.80	C33~C34
其他胸腔器官	Other Thoracic Organs	3	0.12	0.24	0.22	0.02	0.03	6	0.43	0.51	0.45	0.02	0.07	C37~C38
骨	Bone	16	0.61	1.28	1.16	0.05	0.10	13	0.93	1.10	0.75	0.04	0.05	C40~C41
皮肤黑色素瘤	Melanoma of Skin	6	0.23	0.48	0.35	0.00	0.03	9	0.64	0.76	0.59	0.04	0.06	C43
乳房	Breast	4	0.15	0.32	0.18	0.00	0.00	102	7.26	8.63	6.86	0.42	0.71	C50
子宫颈	Cervix Uteri	–	–	–	–	–	–	41	2.92	3.47	2.98	0.24	0.31	C53
子宫体及子宫部位不明	Uterus & Unspecified	–	–	–	–	–	–	10	0.71	0.85	0.67	0.03	0.09	C54~C55
卵巢	Ovary	–	–	–	–	–	–	47	3.35	3.98	3.10	0.19	0.33	C56
前列腺	Prostate	63	2.42	5.04	4.15	0.04	0.13	–	–	–	–	–	–	C61
睾丸	Testis	3	0.12	0.24	0.18	0.01	0.02	–	–	–	–	–	–	C62
肾及泌尿系统不明	Kidney & Unspecified Urinary Organs	30	1.15	2.40	1.83	0.06	0.16	20	1.42	1.69	1.34	0.05	0.20	C64~66,68
膀胱	Bladder	32	1.23	2.56	2.12	0.05	0.16	8	0.57	0.68	0.49	0.02	0.05	C67
脑,神经系统	Brain,Central Nervous System	63	2.42	5.04	4.81	0.23	0.50	41	2.92	3.47	3.07	0.17	0.28	C70~C72
甲状腺	Thyroid Gland	8	0.31	0.64	0.51	0.02	0.03	4	0.28	0.34	0.25	0.00	0.03	C73
淋巴瘤	Lymphoma	65	2.49	5.20	4.39	0.16	0.39	33	2.35	2.79	2.32	0.11	0.25	C81~85,88,90,96
白血病	Leukaemia	46	1.76	3.68	3.20	0.18	0.34	40	2.85	3.38	3.02	0.14	0.39	C91~C95
不明及其他恶性肿瘤	All Other Sites and Unspecified	77	2.95	6.17	5.25	0.23	0.48	67	4.77	5.67	4.25	0.25	0.39	A_O
所有部位合计	All Sites	2607	100.00	208.74	176.91	6.87	17.77	1404	100.00	118.80	90.31	4.07	9.18	ALL
所有部位除外 C44	All Sites but C44	2600	99.73	208.18	176.41	6.87	17.72	1402	99.86	118.63	90.17	4.07	9.15	ALLbC44

部位 Site		男性 Male						女性 Female						ICD-10
		病例数 No. cases	构成 (%)	粗率 Crude rate (1/10⁵)	世标率 ASR world (1/10⁵)	累积率 Cum.rate(%)		病例数 No. cases	构成 (%)	粗率 Crude rate (1/10⁵)	世标率 ASR world (1/10⁵)	累积率 Cum.rate(%)		
						0~64	0~74					0~64	0~74	
发病 Incidence														
口腔和咽喉(除外鼻咽癌)	Lip,Oral Cavity & Pharynx but Nasopharynx	19	1.38	4.79	4.81	0.30	0.55	8	0.94	2.20	2.19	0.24	0.24	C00-10,C12-14
鼻咽癌	Nasopharynx	13	0.95	3.28	3.37	0.28	0.44	5	0.59	1.37	1.22	0.07	0.11	C11
食管	Oesophagus	237	17.26	59.80	65.84	2.91	8.07	81	9.50	22.26	21.10	0.65	2.28	C15
胃	Stomach	229	16.68	57.78	63.06	2.52	7.36	100	11.72	27.49	25.41	0.88	2.56	C16
结直肠肛门	Colon,Rectum & Anus	95	6.92	23.97	26.58	1.23	3.09	60	7.03	16.49	15.78	0.81	1.62	C18-21
肝脏	Liver	117	8.52	29.52	30.60	1.89	3.65	28	3.28	7.70	7.92	0.34	0.64	C22
胆囊及其他	Gallbladder etc.	14	1.02	3.53	3.59	0.18	0.33	13	1.52	3.57	3.41	0.14	0.35	C23-C24
胰腺	Pancreas	18	1.31	4.54	4.75	0.33	0.70	15	1.76	4.12	3.44	0.07	0.42	C25
喉	Larynx	11	0.80	2.78	2.92	0.11	0.38	1	0.12	0.27	0.25	0.00	0.06	C32
气管,支气管,肺	Trachea, Bronchus and Lung	341	24.84	86.04	95.08	3.14	10.20	116	13.60	31.88	30.68	1.22	3.02	C33-C34
其他胸腔器官	Other Thoracic Organs	1	0.07	0.25	0.23	0.02	0.02	5	0.59	1.37	1.40	0.14	0.14	C37-C38
骨	Bone	21	1.53	5.30	5.06	0.25	0.58	14	1.64	3.85	3.62	0.18	0.45	C40-C41
皮肤黑色素瘤	Melanoma of Skin	6	0.44	1.51	1.78	0.02	0.07	5	0.59	1.37	1.21	0.09	0.09	C43
乳房	Breast	3	0.22	0.76	0.83	0.09	0.09	90	10.55	24.74	23.15	1.90	2.36	C50
子宫颈	Cervix Uteri	–	–	–	–	–	–	62	7.27	17.04	15.17	1.25	1.47	C53
子宫体及子宫部位不明	Uterus & Unspecified	–	–	–	–	–	–	22	2.58	6.05	5.62	0.51	0.58	C54-C55
卵巢	Ovary	–	–	–	–	–	–	24	2.81	6.60	6.19	0.47	0.71	C56
前列腺	Prostate	30	2.18	7.57	8.41	0.15	0.90	–	–	–	–	–	–	C61
睾丸	Testis	3	0.22	0.76	0.98	0.06	0.06	–	–	–	–	–	–	C62
肾及泌尿系统不明	Kidney & Unspecified Urinary Organs	13	0.95	3.28	3.31	0.25	0.41	13	1.52	3.57	3.47	0.16	0.44	C64-66,68
膀胱	Bladder	25	1.82	6.31	7.41	0.24	0.62	4	0.47	1.10	1.09	0.00	0.05	C67
脑,神经系统	Brain,Central Nervous System	37	2.69	9.34	9.38	0.63	0.93	50	5.86	13.74	13.63	1.03	1.44	C70-C72
甲状腺	Thyroid Gland	12	0.87	3.03	2.68	0.18	0.31	36	4.22	9.89	8.99	0.74	0.91	C73
淋巴瘤	Lymphoma	16	1.17	4.04	4.39	0.12	0.52	19	2.23	5.22	5.68	0.32	0.57	C81-85,88,90,96
白血病	Leukaemia	30	2.18	7.57	8.90	0.41	0.90	26	3.05	7.15	7.11	0.46	0.76	C91-C95
不明及其他恶性肿瘤	All Other Sites and Unspecified	82	5.97	20.69	22.64	1.07	2.16	56	6.57	15.39	14.24	0.65	1.53	A_O
所有部位合计	All Sites	1373	100.00	346.43	376.59	16.39	42.34	853	100.00	234.46	222.00	12.30	22.80	ALL
所有部位除外 C44	All Sites but C44	1356	98.76	342.14	371.88	16.18	41.76	843	98.83	231.71	219.73	12.23	22.55	ALLbC44
死亡 Mortality														
口腔和咽喉(除外鼻咽癌)	Lip,Oral Cavity & Pharynx but Nasopharynx	5	0.62	1.26	1.17	0.01	0.06	2	0.51	0.55	0.54	0.00	0.11	C00-10,C12-14
鼻咽癌	Nasopharynx	2	0.25	0.50	0.54	0.00	0.11	2	0.51	0.55	0.48	0.00	0.05	C11
食管	Oesophagus	148	18.29	37.34	40.50	1.38	4.31	51	13.08	14.02	13.29	0.24	0.89	C15
胃	Stomach	169	20.89	42.64	48.46	1.12	4.64	51	13.08	14.02	14.92	0.35	1.30	C16
结直肠肛门	Colon,Rectum & Anus	33	4.08	8.33	9.63	0.34	0.72	28	7.18	7.70	7.66	0.07	0.85	C18-21
肝脏	Liver	96	11.87	24.22	26.67	1.42	2.98	35	8.97	9.62	9.44	0.30	1.19	C22
胆囊及其他	Gallbladder etc.	11	1.36	2.78	3.22	0.14	0.29	8	2.05	2.20	2.56	0.06	0.17	C23-C24
胰腺	Pancreas	18	2.22	4.54	4.95	0.09	0.75	14	3.59	3.85	3.19	0.06	0.40	C25
喉	Larynx	9	1.11	2.27	2.45	0.15	0.30	0	0.00	0.00	0.00	0.00	0.00	C32
气管,支气管,肺	Trachea, Bronchus and Lung	228	28.18	57.53	63.24	1.51	6.45	79	20.26	21.71	21.54	0.75	1.80	C33-C34
其他胸腔器官	Other Thoracic Organs	1	0.12	0.25	0.25	0.02	0.02	1	0.26	0.27	0.24	0.02	0.02	C37-C38
骨	Bone	9	1.11	2.27	2.33	0.13	0.26	4	1.03	1.10	0.91	0.03	0.09	C40-C41
皮肤黑色素瘤	Melanoma of Skin	0	0.00	0.00	0.00	0.00	0.00	2	0.51	0.55	0.66	0.08	0.08	C43
乳房	Breast	0	0.00	0.00	0.00	0.00	0.00	30	7.69	8.25	7.69	0.46	0.79	C50
子宫颈	Cervix Uteri	–	–	–	–	–	–	15	3.85	4.12	3.78	0.21	0.49	C53
子宫体及子宫部位不明	Uterus & Unspecified	–	–	–	–	–	–	7	1.79	1.92	1.84	0.13	0.24	C54-C55
卵巢	Ovary	–	–	–	–	–	–	10	2.56	2.75	2.80	0.18	0.40	C56
前列腺	Prostate	12	1.48	3.03	3.13	0.07	0.30	–	–	–	–	–	–	C61
睾丸	Testis	0	0.00	0.00	0.00	0.00	0.00	–	–	–	–	–	–	C62
肾及泌尿系统不明	Kidney & Unspecified Urinary Organs	3	0.37	0.76	1.02	0.04	0.09	7	1.79	1.92	1.85	0.07	0.29	C64-66,68
膀胱	Bladder	11	1.36	2.78	3.38	0.07	0.07	1	0.26	0.27	0.42	0.00	0.05	C67
脑,神经系统	Brain,Central Nervous System	12	1.48	3.03	3.04	0.20	0.31	7	1.79	1.92	2.37	0.10	0.10	C70-C72
甲状腺	Thyroid Gland	0	0.00	0.00	0.00	0.00	0.00	0	0.00	0.00	0.00	0.00	0.00	C73
淋巴瘤	Lymphoma	5	0.62	1.26	2.31	0.02	0.09	11	2.82	3.02	2.84	0.21	0.30	C81-85,88,90,96
白血病	Leukaemia	9	1.11	2.27	3.12	0.10	0.16	3	0.77	0.82	0.74	0.06	0.06	C91-C95
不明及其他恶性肿瘤	All Other Sites and Unspecified	28	3.46	7.06	7.06	0.29	0.58	22	5.64	6.05	5.51	0.16	0.58	A_O
所有部位合计	All Sites	809	100.00	204.13	226.46	7.11	22.51	390	100.00	107.20	105.25	3.54	10.21	ALL
所有部位除外 C44	All Sites but C44	805	99.51	203.12	225.44	7.05	22.41	389	99.74	106.92	105.02	3.52	10.19	ALLbC44

表 6-3-125　肥东县 2014 年癌症发病和死亡主要指标
Table 6-3-125　Incidence and mortality of cancer in Feidong Xian, 2014

部位 Site		男性 Male 病例数 No. cases	构成(%)	粗率 Crude rate (1/10⁵)	世标率 ASR world (1/10⁵)	累积率 Cum.rate(%) 0~64	0~74	女性 Female 病例数 No. cases	构成(%)	粗率 Crude rate (1/10⁵)	世标率 ASR world (1/10⁵)	累积率 Cum.rate(%) 0~64	0~74	ICD-10
发病 Incidence														
口腔和咽喉(除外鼻咽癌)	Lip,Oral Cavity & Pharynx but Nasopharynx	13	0.67	2.34	1.60	0.13	0.16	8	0.64	1.58	0.96	0.04	0.06	C00–10,C12–14
鼻咽癌	Nasopharynx	19	0.98	3.41	2.47	0.20	0.26	8	0.64	1.58	0.96	0.04	0.12	C11
食管	Oesophagus	296	15.22	53.20	35.88	1.47	4.41	112	8.90	22.11	13.05	0.46	1.45	C15
胃	Stomach	457	23.50	82.14	55.15	2.29	6.90	197	15.66	38.88	23.41	0.86	2.65	C16
结直肠肛门	Colon,Rectum & Anus	135	6.94	24.26	16.78	0.87	2.09	92	7.31	18.16	11.70	0.53	1.42	C18–21
肝脏	Liver	160	8.23	28.76	20.33	1.38	2.34	74	5.88	14.61	9.13	0.37	0.91	C22
胆囊及其他	Gallbladder etc.	17	0.87	3.06	1.96	0.08	0.18	35	2.78	6.91	4.19	0.20	0.46	C23–C24
胰腺	Pancreas	55	2.83	9.89	6.51	0.25	0.75	27	2.15	5.33	3.18	0.13	0.42	C25
喉	Larynx	16	0.82	2.88	1.91	0.12	0.20	1	0.08	0.20	0.08	0.00	0.00	C32
气管,支气管,肺	Trachea, Bronchus and Lung	428	22.01	76.93	51.60	1.92	6.58	162	12.88	31.98	20.47	0.99	2.40	C33–C34
其他胸腔器官	Other Thoracic Organs	2	0.10	0.36	0.27	0.03	0.03	0	0.00	0.00	0.00	0.00	0.00	C37–C38
骨	Bone	15	0.77	2.70	1.99	0.13	0.23	10	0.79	1.97	1.30	0.05	0.13	C40–C41
皮肤黑色素瘤	Melanoma of Skin	3	0.15	0.54	0.40	0.04	0.04	4	0.32	0.79	0.61	0.04	0.06	C43
乳房	Breast	4	0.21	0.72	0.49	0.03	0.05	148	11.76	29.21	20.93	1.82	2.12	C50
子宫颈	Cervix Uteri	–	–	–	–	–	–	53	4.21	10.46	7.30	0.59	0.72	C53
子宫体及子宫部位不明	Uterus & Unspecified	–	–	–	–	–	–	36	2.86	7.11	4.86	0.43	0.43	C54–C55
卵巢	Ovary	–	–	–	–	–	–	40	3.18	7.90	6.72	0.49	0.64	C56
前列腺	Prostate	41	2.11	7.37	4.55	0.05	0.37	–	–	–	–	–	–	C61
睾丸	Testis	2	0.10	0.36	0.26	0.01	0.04	–	–	–	–	–	–	C62
肾及泌尿系统不明	Kidney & Unspecified Urinary Organs	21	1.08	3.77	2.91	0.17	0.28	14	1.11	2.76	1.77	0.09	0.20	C64–66,68
膀胱	Bladder	38	1.95	6.83	4.55	0.16	0.54	8	0.64	1.58	0.98	0.06	0.10	C67
脑,神经系统	Brain,Central Nervous System	41	2.11	7.37	5.88	0.28	0.54	54	4.29	10.66	7.41	0.41	0.76	C70–C72
甲状腺	Thyroid Gland	13	0.67	2.34	1.78	0.16	0.16	36	2.86	7.11	5.21	0.39	0.53	C73
淋巴瘤	Lymphoma	51	2.62	9.17	6.88	0.31	0.88	22	1.75	4.34	2.95	0.16	0.29	C81–85,88,90,96
白血病	Leukaemia	45	2.31	8.09	8.02	0.47	0.74	32	2.54	6.32	4.58	0.28	0.42	C91–C95
不明及其他恶性肿瘤	All Other Sites and Unspecified	73	3.75	13.12	8.75	0.32	0.97	85	6.76	16.78	10.74	0.62	0.99	A_O
所有部位合计	All Sites	1945	100.00	349.59	240.91	10.88	28.74	1258	100.00	248.31	162.50	9.05	17.28	ALL
所有部位除外 C44	All Sites but C44	1926	99.02	346.17	238.68	10.81	28.46	1237	98.33	244.16	160.04	8.96	17.13	ALLbC44
死亡 Mortality														
口腔和咽喉(除外鼻咽癌)	Lip,Oral Cavity & Pharynx but Nasopharynx	8	0.63	1.44	0.98	0.07	0.13	5	0.79	0.99	0.56	0.03	0.06	C00–10,C12–14
鼻咽癌	Nasopharynx	12	0.94	2.16	1.51	0.08	0.23	4	0.63	0.79	0.48	0.02	0.06	C11
食管	Oesophagus	205	16.08	36.85	24.36	0.80	3.09	55	8.69	10.86	6.14	0.17	0.72	C15
胃	Stomach	287	22.51	51.58	33.41	1.09	3.65	144	22.75	28.42	17.00	0.50	1.78	C16
结直肠肛门	Colon,Rectum & Anus	62	4.86	11.14	7.13	0.26	0.78	42	6.64	8.29	4.77	0.14	0.49	C18–21
肝脏	Liver	137	10.75	24.62	16.91	1.08	1.83	49	7.74	9.67	5.80	0.28	0.55	C22
胆囊及其他	Gallbladder etc.	13	1.02	2.34	1.63	0.07	0.15	28	4.42	5.53	3.18	0.11	0.30	C23–C24
胰腺	Pancreas	43	3.37	7.73	5.06	0.19	0.57	28	4.42	5.53	3.30	0.09	0.47	C25
喉	Larynx	6	0.47	1.08	0.69	0.02	0.09	0	0.00	0.00	0.00	0.00	0.00	C32
气管,支气管,肺	Trachea, Bronchus and Lung	327	25.65	58.77	39.07	1.50	4.83	112	17.69	22.11	13.13	0.42	1.34	C33–C34
其他胸腔器官	Other Thoracic Organs	1	0.08	0.18	0.13	0.02	0.02	0	0.00	0.00	0.00	0.00	0.00	C37–C38
骨	Bone	12	0.94	2.16	1.73	0.13	0.17	9	1.42	1.78	1.05	0.04	0.11	C40–C41
皮肤黑色素瘤	Melanoma of Skin	2	0.16	0.36	0.22	0.00	0.02	1	0.16	0.20	0.13	0.00	0.02	C43
乳房	Breast	1	0.08	0.18	0.13	0.01	0.01	23	3.63	4.54	3.04	0.22	0.26	C50
子宫颈	Cervix Uteri	–	–	–	–	–	–	17	2.69	3.36	2.31	0.18	0.20	C53
子宫体及子宫部位不明	Uterus & Unspecified	–	–	–	–	–	–	7	1.11	1.38	0.90	0.04	0.13	C54–C55
卵巢	Ovary	–	–	–	–	–	–	13	2.05	2.57	1.83	0.14	0.19	C56
前列腺	Prostate	19	1.49	3.41	1.95	0.02	0.10	–	–	–	–	–	–	C61
睾丸	Testis	0	0.00	0.00	0.00	0.00	0.00	–	–	–	–	–	–	C62
肾及泌尿系统不明	Kidney & Unspecified Urinary Organs	14	1.10	2.52	1.87	0.07	0.24	8	1.26	1.58	0.98	0.01	0.10	C64–66,68
膀胱	Bladder	11	0.86	1.98	1.18	0.03	0.07	4	0.63	0.79	0.52	0.00	0.02	C67
脑,神经系统	Brain,Central Nervous System	31	2.43	5.57	4.26	0.20	0.52	19	3.00	3.75	2.37	0.07	0.20	C70–C72
甲状腺	Thyroid Gland	1	0.08	0.18	0.16	0.02	0.02	2	0.32	0.39	0.20	0.00	0.00	C73
淋巴瘤	Lymphoma	32	2.51	5.75	4.16	0.19	0.45	16	2.53	3.16	1.94	0.07	0.15	C81–85,88,90,96
白血病	Leukaemia	23	1.80	4.13	3.89	0.18	0.40	20	3.16	3.95	2.49	0.13	0.27	C91–C95
不明及其他恶性肿瘤	All Other Sites and Unspecified	28	2.20	5.03	3.16	0.17	0.36	27	4.27	5.33	3.40	0.15	0.26	A_O
所有部位合计	All Sites	1275	100.00	229.16	153.60	6.14	17.73	633	100.00	124.94	75.53	2.82	7.68	ALL
所有部位除外 C44	All Sites but C44	1272	99.76	228.62	153.26	6.11	17.71	627	99.05	123.76	74.77	2.80	7.66	ALLbC44

表 6-3-126 肥西县 2014 年癌症发病和死亡主要指标
Table 6-3-126 Incidence and mortality of cancer in Feixi Xian, 2014

部位 Site		男性 Male						女性 Female						ICD-10
		病例数 No. cases	构成 (%)	粗率 Crude rate (1/10⁵)	世标率 ASR world (1/10⁵)	累积率 Cum.rate(%)		病例数 No. cases	构成 (%)	粗率 Crude rate (1/10⁵)	世标率 ASR world (1/10⁵)	累积率 Cum.rate(%)		
						0~64	0~74					0~64	0~74	
发病 Incidence														
口腔和咽喉(除外鼻咽癌)	Lip,Oral Cavity & Pharynx but Nasopharynx	13	0.66	3.13	2.94	0.20	0.27	13	1.16	3.40	3.14	0.11	0.33	C00-10,C12-14
鼻咽癌	Nasopharynx	15	0.76	3.62	3.85	0.20	0.45	11	0.98	2.88	2.55	0.18	0.22	C11
食管	Oesophagus	409	20.68	98.62	107.61	4.19	13.43	149	13.24	39.00	37.49	1.53	4.43	C15
胃	Stomach	668	33.77	161.07	173.90	7.61	20.78	237	21.07	62.03	60.30	2.54	7.04	C16
结直肠肛门	Colon,Rectum & Anus	111	5.61	26.76	28.48	1.69	3.11	84	7.47	21.99	21.15	1.33	2.55	C18-21
肝脏	Liver	131	6.62	31.59	34.29	1.69	3.73	50	4.44	13.09	12.47	0.43	1.40	C22
胆囊及其他	Gallbladder etc.	13	0.66	3.13	3.35	0.13	0.36	15	1.33	3.93	3.67	0.14	0.24	C23-C24
胰腺	Pancreas	31	1.57	7.47	7.93	0.44	0.86	29	2.58	7.59	7.83	0.29	0.77	C25
喉	Larynx	9	0.46	2.17	2.02	0.12	0.23	0	0.00	0.00	0.00	0.00	0.00	C32
气管,支气管,肺	Trachea, Bronchus and Lung	333	16.84	80.29	85.74	3.50	10.50	115	10.22	30.10	28.81	1.18	3.12	C33-C34
其他胸腔器官	Other Thoracic Organs	5	0.25	1.21	1.02	0.06	0.06	6	0.53	1.57	1.59	0.12	0.12	C37-C38
骨	Bone	7	0.35	1.69	1.68	0.07	0.16	11	0.98	2.88	2.83	0.18	0.18	C40-C41
皮肤黑色素瘤	Melanoma of Skin	4	0.20	0.96	1.04	0.09	0.13	1	0.09	0.26	0.28	0.04	0.04	C43
乳房	Breast	5	0.25	1.21	1.19	0.04	0.17	111	9.87	29.05	27.09	2.40	2.75	C50
子宫颈	Cervix Uteri	–	–	–	–	–	–	57	5.07	14.92	13.47	1.08	1.32	C53
子宫体及子宫部位不明	Uterus & Unspecified	–	–	–	–	–	–	27	2.40	7.07	7.26	0.69	0.73	C54-C55
卵巢	Ovary	–	–	–	–	–	–	28	2.49	7.33	7.21	0.64	0.81	C56
前列腺	Prostate	22	1.11	5.30	5.83	0.17	0.82	–	–	–	–	–	–	C61
睾丸	Testis	1	0.05	0.24	0.32	0.02	0.02	–	–	–	–	–	–	C62
肾及泌尿系统不明	Kidney & Unspecified Urinary Organs	17	0.86	4.10	3.79	0.30	0.41	11	0.98	2.88	3.14	0.21	0.32	C64-66,68
膀胱	Bladder	33	1.67	7.96	8.44	0.23	0.87	3	0.27	0.79	1.00	0.07	0.07	C67
脑,神经系统	Brain,Central Nervous System	24	1.21	5.79	6.68	0.33	0.56	30	2.67	7.85	7.89	0.40	0.96	C70-C72
甲状腺	Thyroid Gland	15	0.76	3.62	3.24	0.28	0.28	39	3.47	10.21	9.38	0.79	0.90	C73
淋巴瘤	Lymphoma	38	1.92	9.16	9.98	0.70	0.91	19	1.69	4.97	4.94	0.37	0.47	C81-85,88,90,96
白血病	Leukaemia	26	1.31	6.27	7.68	0.35	0.54	21	1.87	5.50	5.77	0.34	0.65	C91-C95
不明及其他恶性肿瘤	All Other Sites and Unspecified	48	2.43	11.57	12.26	0.63	1.42	58	5.16	15.18	15.56	0.85	1.32	A_O
所有部位合计	All Sites	1978	100.00	476.94	513.25	23.04	60.06	1125	100.00	294.44	284.83	15.91	30.76	ALL
所有部位除外 C44	All Sites but C44	1972	99.70	475.50	511.83	23.00	59.84	1121	99.64	293.40	283.66	15.85	30.65	ALLbC44
死亡 Mortality														
口腔和咽喉(除外鼻咽癌)	Lip,Oral Cavity & Pharynx but Nasopharynx	4	0.29	0.96	1.02	0.03	0.20	8	1.28	2.09	2.08	0.04	0.09	C00-10,C12-14
鼻咽癌	Nasopharynx	12	0.87	2.89	2.97	0.22	0.41	3	0.48	0.79	0.83	0.09	0.09	C11
食管	Oesophagus	247	17.87	59.56	65.13	2.14	7.49	96	15.31	25.13	23.97	0.59	2.38	C15
胃	Stomach	471	34.08	113.57	124.11	4.33	13.76	157	25.04	41.09	40.33	1.43	3.91	C16
结直肠肛门	Colon,Rectum & Anus	59	4.27	14.23	15.58	0.48	1.66	36	5.74	9.42	9.05	0.44	0.93	C18-21
肝脏	Liver	109	7.89	26.28	27.54	1.35	3.31	53	8.45	13.87	13.80	0.60	1.59	C22
胆囊及其他	Gallbladder etc.	9	0.65	2.17	2.55	0.14	0.31	20	3.19	5.23	4.89	0.06	0.46	C23-C24
胰腺	Pancreas	31	2.24	7.47	7.89	0.46	1.08	18	2.87	4.71	4.58	0.13	0.49	C25
喉	Larynx	8	0.58	1.93	2.24	0.07	0.16	2	0.32	0.52	0.55	0.04	0.10	C32
气管,支气管,肺	Trachea, Bronchus and Lung	301	21.78	72.58	78.28	2.87	8.63	78	12.44	20.41	20.08	0.56	1.69	C33-C34
其他胸腔器官	Other Thoracic Organs	3	0.22	0.72	0.65	0.01	0.12	3	0.48	0.79	0.97	0.06	0.06	C37-C38
骨	Bone	9	0.65	2.17	2.61	0.15	0.25	7	1.12	1.83	2.27	0.08	0.13	C40-C41
皮肤黑色素瘤	Melanoma of Skin	4	0.29	0.96	1.40	0.10	0.10	2	0.32	0.52	0.49	0.04	0.04	C43
乳房	Breast	5	0.36	1.21	1.55	0.02	0.15	23	3.67	6.02	5.57	0.41	0.58	C50
子宫颈	Cervix Uteri	–	–	–	–	–	–	13	2.07	3.40	3.14	0.15	0.36	C53
子宫体及子宫部位不明	Uterus & Unspecified	–	–	–	–	–	–	8	1.28	2.09	2.16	0.14	0.19	C54-C55
卵巢	Ovary	–	–	–	–	–	–	18	2.87	4.71	4.70	0.29	0.56	C56
前列腺	Prostate	8	0.58	1.93	2.04	0.16	0.27	–	–	–	–	–	–	C61
睾丸	Testis	0	0.00	0.00	0.00	0.00	0.00	–	–	–	–	–	–	C62
肾及泌尿系统不明	Kidney & Unspecified Urinary Organs	5	0.36	1.21	1.15	0.04	0.15	2	0.32	0.52	0.68	0.04	0.04	C64-66,68
膀胱	Bladder	14	1.01	3.38	4.88	0.07	0.33	4	0.64	1.05	1.00	0.07	0.13	C67
脑,神经系统	Brain,Central Nervous System	19	1.37	4.58	5.41	0.26	0.56	22	3.51	5.76	5.79	0.30	0.70	C70-C72
甲状腺	Thyroid Gland	1	0.07	0.24	0.22	0.02	0.02	0	0.00	0.00	0.00	0.00	0.00	C73
淋巴瘤	Lymphoma	24	1.74	5.79	6.19	0.35	0.56	7	1.12	1.83	1.77	0.14	0.20	C81-85,88,90,96
白血病	Leukaemia	15	1.09	3.62	3.97	0.15	0.36	22	3.51	5.76	5.72	0.45	0.54	C91-C95
不明及其他恶性肿瘤	All Other Sites and Unspecified	24	1.74	5.79	6.55	0.32	0.82	25	3.99	6.54	5.93	0.24	0.57	A_O
所有部位合计	All Sites	1382	100.00	333.23	363.93	13.75	40.70	627	100.00	164.10	160.37	6.41	15.86	ALL
所有部位除外 C44	All Sites but C44	1378	99.71	332.27	362.64	13.71	40.59	624	99.52	163.32	159.53	6.41	15.82	ALLbC44

表 6-3-127 庐江县 2014 年癌症发病和死亡主要指标
Table 6-3-127 Incidence and mortality of cancer in Lujiang Xian,2014

部位 Site		男性 Male						女性 Female						ICD-10
		病例数 No. cases	构成 (%)	粗率 Crude rate (1/10⁵)	世标率 ASR world (1/10⁵)	累积率 Cum.rate(%) 0~64	0~74	病例数 No. cases	构成 (%)	粗率 Crude rate (1/10⁵)	世标率 ASR world (1/10⁵)	累积率 Cum.rate(%) 0~64	0~74	
发病 Incidence														
口腔和咽喉(除外鼻咽癌)	Lip,Oral Cavity & Pharynx but Nasopharynx	23	0.77	3.81	3.17	0.22	0.37	20	1.28	3.38	2.67	0.19	0.28	C00-10,C12-14
鼻咽癌	Nasopharynx	24	0.81	3.97	3.34	0.27	0.41	5	0.32	0.85	0.78	0.04	0.11	C11
食管	Oesophagus	567	19.03	93.89	82.44	3.87	10.90	212	13.61	35.87	28.69	1.53	3.81	C15
胃	Stomach	1089	36.54	180.32	158.38	7.55	20.43	392	25.16	66.33	52.40	3.00	6.79	C16
结直肠肛门	Colon,Rectum & Anus	192	6.44	31.79	27.61	1.67	3.53	126	8.09	21.32	16.63	1.23	1.83	C18-21
肝脏	Liver	243	8.15	40.24	34.67	1.90	4.24	92	5.91	15.57	12.74	0.79	1.64	C22
胆囊及其他	Gallbladder etc.	23	0.77	3.81	3.27	0.17	0.35	26	1.67	4.40	3.27	0.18	0.39	C23-C24
胰腺	Pancreas	50	1.68	8.28	7.33	0.25	0.93	33	2.12	5.58	4.30	0.26	0.55	C25
喉	Larynx	11	0.37	1.82	1.57	0.03	0.27	0	0.00	0.00	0.00	0.00	0.00	C32
气管,支气管,肺	Trachea, Bronchus and Lung	435	14.60	72.03	63.98	2.93	8.29	184	11.81	31.13	23.94	1.32	2.93	C33-C34
其他胸腔器官	Other Thoracic Organs	3	0.10	0.50	0.42	0.02	0.06	2	0.13	0.34	0.27	0.02	0.05	C37-C38
骨	Bone	9	0.30	1.49	1.47	0.11	0.17	8	0.51	1.35	1.03	0.01	0.12	C40-C41
皮肤黑色素瘤	Melanoma of Skin	5	0.17	0.83	0.74	0.05	0.10	3	0.19	0.51	0.34	0.02	0.02	C43
乳房	Breast	5	0.17	0.83	0.72	0.08	0.08	143	9.18	24.20	20.11	1.78	2.11	C50
子宫颈	Cervix Uteri	–	–	–	–	–	–	82	5.26	13.87	11.27	0.83	1.20	C53
子宫体及子宫部位不明	Uterus & Unspecified	–	–	–	–	–	–	27	1.73	4.57	3.83	0.33	0.38	C54-C55
卵巢	Ovary	–	–	–	–	–	–	33	2.12	5.58	4.53	0.35	0.46	C56
前列腺	Prostate	36	1.21	5.96	5.42	0.12	0.63	–	–	–	–	–	–	C61
睾丸	Testis	1	0.03	0.17	0.13	0.01	0.01	–	–	–	–	–	–	C62
肾及泌尿系统不明	Kidney & Unspecified Urinary Organs	14	0.47	2.32	2.19	0.08	0.36	8	0.51	1.35	1.40	0.11	0.13	C64-66,68
膀胱	Bladder	38	1.28	6.29	5.07	0.16	0.62	9	0.58	1.52	1.16	0.08	0.11	C67
脑,神经系统	Brain,Central Nervous System	45	1.51	7.45	6.25	0.38	0.64	27	1.73	4.57	3.64	0.20	0.40	C70-C72
甲状腺	Thyroid Gland	14	0.47	2.32	1.97	0.13	0.15	21	1.35	3.55	2.88	0.24	0.27	C73
淋巴瘤	Lymphoma	46	1.54	7.62	6.96	0.41	0.80	35	2.25	5.92	4.91	0.34	0.55	C81-85,88,90,96
白血病	Leukaemia	41	1.38	6.79	5.81	0.36	0.63	29	1.86	4.91	4.31	0.34	0.44	C91-C95
不明及其他恶性肿瘤	All Other Sites and Unspecified	66	2.21	10.93	9.54	0.58	1.03	41	2.63	6.94	5.65	0.28	0.60	A_O
所有部位合计	All Sites	2980	100.00	493.45	432.46	21.37	55.02	1558	100.00	263.62	210.75	13.45	25.19	ALL
所有部位除外 C44	All Sites but C44	2965	99.50	490.96	430.52	21.27	54.87	1549	99.42	262.09	209.73	13.44	25.09	ALLbC44
死亡 Mortality														
口腔和咽喉(除外鼻咽癌)	Lip,Oral Cavity & Pharynx but Nasopharynx	10	0.50	1.66	1.38	0.06	0.18	7	0.69	1.18	0.93	0.02	0.11	C00-10,C12-14
鼻咽癌	Nasopharynx	8	0.40	1.32	1.18	0.08	0.13	5	0.49	0.85	0.72	0.06	0.09	C11
食管	Oesophagus	359	18.08	59.45	51.36	1.85	6.25	147	14.40	24.87	18.55	0.90	2.27	C15
胃	Stomach	766	38.57	126.84	108.97	4.31	13.43	333	32.62	56.34	42.35	1.79	5.29	C16
结直肠肛门	Colon,Rectum & Anus	90	4.53	14.90	12.91	0.70	1.65	45	4.41	7.61	5.86	0.32	0.74	C18-21
肝脏	Liver	214	10.78	35.44	30.61	1.74	3.83	71	6.95	12.01	9.63	0.62	1.22	C22
胆囊及其他	Gallbladder etc.	13	0.65	2.15	1.84	0.08	0.27	21	2.06	3.55	2.59	0.12	0.30	C23-C24
胰腺	Pancreas	45	2.27	7.45	6.53	0.27	0.81	28	2.74	4.74	3.81	0.23	0.52	C25
喉	Larynx	11	0.55	1.82	1.52	0.06	0.19	1	0.10	0.17	0.15	0.00	0.03	C32
气管,支气管,肺	Trachea, Bronchus and Lung	311	15.66	51.50	45.60	1.78	5.76	141	13.81	23.86	17.40	0.86	1.92	C33-C34
其他胸腔器官	Other Thoracic Organs	5	0.25	0.83	0.72	0.00	0.11	4	0.39	0.68	0.49	0.03	0.06	C37-C38
骨	Bone	14	0.70	2.32	2.10	0.07	0.31	14	1.37	2.37	1.69	0.04	0.19	C40-C41
皮肤黑色素瘤	Melanoma of Skin	0	0.00	0.00	0.00	0.00	0.00	0	0.00	0.00	0.00	0.00	0.00	C43
乳房	Breast	1	0.05	0.17	0.17	0.02	0.02	44	4.31	7.44	6.00	0.48	0.65	C50
子宫颈	Cervix Uteri	–	–	–	–	–	–	35	3.43	5.92	4.81	0.41	0.52	C53
子宫体及子宫部位不明	Uterus & Unspecified	–	–	–	–	–	–	14	1.37	2.37	1.90	0.13	0.19	C54-C55
卵巢	Ovary	–	–	–	–	–	–	22	2.15	3.72	3.13	0.19	0.38	C56
前列腺	Prostate	11	0.55	1.82	1.76	0.04	0.11	–	–	–	–	–	–	C61
睾丸	Testis	1	0.05	0.17	0.14	0.01	0.01	–	–	–	–	–	–	C62
肾及泌尿系统不明	Kidney & Unspecified Urinary Organs	8	0.40	1.32	1.21	0.05	0.14	5	0.49	0.85	1.14	0.04	0.09	C64-66,68
膀胱	Bladder	5	0.25	0.83	0.57	0.01	0.01	4	0.39	0.68	0.55	0.03	0.06	C67
脑,神经系统	Brain,Central Nervous System	32	1.61	5.30	4.47	0.18	0.54	21	2.06	3.55	3.01	0.19	0.34	C70-C72
甲状腺	Thyroid Gland	2	0.10	0.33	0.22	0.01	0.01	4	0.39	0.68	0.51	0.03	0.06	C73
淋巴瘤	Lymphoma	38	1.91	6.29	5.54	0.31	0.72	22	2.15	3.72	2.96	0.16	0.39	C81-85,88,90,96
白血病	Leukaemia	22	1.11	3.64	3.07	0.19	0.38	14	1.37	2.37	2.18	0.14	0.19	C91-C95
不明及其他恶性肿瘤	All Other Sites and Unspecified	20	1.01	3.31	2.74	0.13	0.29	19	1.86	3.21	2.49	0.09	0.22	A_O
所有部位合计	All Sites	1986	100.00	328.85	284.60	11.94	35.15	1021	100.00	172.76	132.86	6.91	15.83	ALL
所有部位除外 C44	All Sites but C44	1982	99.80	328.19	284.09	11.93	35.09	1015	99.41	171.74	132.32	6.91	15.83	ALLbC44

表 6-3-128 巢湖市 2014 年癌症发病和死亡主要指标
Table 6-3-128 Incidence and mortality of cancer in Chaohu Shi, 2014

部位 Site		男性 Male						女性 Female						ICD-10
		病例数 No. cases	构成 (%)	粗率 Crude rate (1/10⁵)	世标率 ASR world (1/10⁵)	累积率 Cum.rate(%) 0~64	0~74	病例数 No. cases	构成 (%)	粗率 Crude rate (1/10⁵)	世标率 ASR world (1/10⁵)	累积率 Cum.rate(%) 0~64	0~74	
发病 Incidence														
口腔和咽喉(除外鼻咽癌)	Lip,Oral Cavity & Pharynx but Nasopharynx	11	0.72	2.47	2.54	0.10	0.40	10	1.10	2.39	2.52	0.18	0.29	C00-10,C12-14
鼻咽癌	Nasopharynx	12	0.79	2.70	2.69	0.18	0.28	6	0.66	1.43	1.37	0.07	0.21	C11
食管	Oesophagus	220	14.49	49.45	54.87	1.50	6.73	53	5.86	12.64	12.59	0.41	1.30	C15
胃	Stomach	378	24.90	84.97	91.67	3.21	10.80	119	13.15	28.38	26.85	1.04	2.90	C16
结直肠肛门	Colon,Rectum & Anus	116	7.64	26.08	26.93	1.10	3.05	74	8.18	17.65	16.06	0.87	1.62	C18-21
肝脏	Liver	143	9.42	32.14	32.89	1.76	4.26	48	5.30	11.45	11.58	0.50	1.30	C22
胆囊及其他	Gallbladder etc.	20	1.32	4.50	5.06	0.21	0.43	24	2.65	5.72	5.62	0.22	0.65	C23-C24
胰腺	Pancreas	33	2.17	7.42	7.64	0.37	0.94	42	4.64	10.02	9.20	0.20	0.94	C25
喉	Larynx	18	1.19	4.05	4.37	0.25	0.51	2	0.22	0.48	0.31	0.00	0.00	C32
气管,支气管,肺	Trachea, Bronchus and Lung	284	18.71	63.84	72.50	2.35	8.04	128	14.14	30.53	29.59	1.40	3.27	C33-C34
其他胸腔器官	Other Thoracic Organs	5	0.33	1.12	1.11	0.10	0.15	3	0.33	0.72	0.79	0.09	0.09	C37-C38
骨	Bone	10	0.66	2.25	2.55	0.11	0.21	7	0.77	1.67	1.92	0.06	0.11	C40-C41
皮肤黑色素瘤	Melanoma of Skin	3	0.20	0.67	0.66	0.07	0.07	1	0.11	0.24	0.22	0.00	0.05	C43
乳房	Breast	2	0.13	0.45	0.47	0.02	0.06	116	12.82	27.67	26.61	2.23	2.81	C50
子宫颈	Cervix Uteri	–	–	–	–	–	–	53	5.86	12.64	11.73	0.88	1.24	C53
子宫体及子宫部位不明	Uterus & Unspecified	–	–	–	–	–	–	27	2.98	6.44	6.22	0.59	0.70	C54-C55
卵巢	Ovary	–	–	–	–	–	–	32	3.54	7.63	7.07	0.42	0.81	C56
前列腺	Prostate	35	2.31	7.87	8.55	0.08	0.76	–	–	–	–	–	–	C61
睾丸	Testis	1	0.07	0.22	0.27	0.03	0.03	–	–	–	–	–	–	C62
肾及泌尿系统不明	Kidney & Unspecified Urinary Organs	21	1.38	4.72	5.23	0.35	0.58	12	1.33	2.86	2.84	0.19	0.29	C64-66,68
膀胱	Bladder	35	2.31	7.87	7.96	0.42	0.93	9	0.99	2.15	2.10	0.15	0.28	C67
脑,神经系统	Brain,Central Nervous System	35	2.31	7.87	9.16	0.42	0.93	30	3.31	7.16	7.38	0.39	0.85	C70-C72
甲状腺	Thyroid Gland	4	0.26	0.90	0.94	0.09	0.09	17	1.88	4.05	4.03	0.31	0.39	C73
淋巴瘤	Lymphoma	32	2.11	7.19	7.94	0.32	0.90	27	2.98	6.44	5.97	0.31	0.74	C81-85,88,90,96
白血病	Leukaemia	38	2.50	8.54	9.03	0.51	1.01	27	2.98	6.44	7.03	0.33	0.73	C91-C95
不明及其他恶性肿瘤	All Other Sites and Unspecified	62	4.08	13.94	15.56	0.62	1.50	38	4.20	9.06	8.59	0.37	0.67	A_O
所有部位合计	All Sites	1518	100.00	341.23	370.57	14.20	42.66	905	100.00	215.86	208.19	11.20	22.23	ALL
所有部位除外 C44	All Sites but C44	1493	98.35	335.61	363.97	14.04	42.07	889	98.23	212.04	204.37	11.11	21.98	ALLbC44
死亡 Mortality														
口腔和咽喉(除外鼻咽癌)	Lip,Oral Cavity & Pharynx but Nasopharynx	5	0.51	1.12	1.22	0.06	0.18	3	0.63	0.72	0.87	0.04	0.09	C00-10,C12-14
鼻咽癌	Nasopharynx	11	1.11	2.47	2.48	0.12	0.21	3	0.63	0.72	0.74	0.07	0.07	C11
食管	Oesophagus	149	15.10	33.49	35.76	0.78	3.96	33	6.89	7.87	8.88	0.22	0.60	C15
胃	Stomach	251	25.43	56.42	61.90	1.82	6.63	91	19.00	21.71	20.56	0.70	1.94	C16
结直肠肛门	Colon,Rectum & Anus	41	4.15	9.21	9.56	0.33	0.82	40	8.35	9.54	8.18	0.20	0.64	C18-21
肝脏	Liver	106	10.74	23.83	24.59	1.39	2.71	45	9.39	10.73	10.39	0.43	1.02	C22
胆囊及其他	Gallbladder etc.	18	1.82	4.05	4.22	0.12	0.28	26	5.43	6.20	6.22	0.13	0.65	C23-C24
胰腺	Pancreas	26	2.63	5.84	6.43	0.30	0.56	25	5.22	5.96	5.83	0.19	0.64	C25
喉	Larynx	5	0.51	1.12	1.21	0.07	0.17	1	0.21	0.24	0.16	0.00	0.00	C32
气管,支气管,肺	Trachea, Bronchus and Lung	258	26.14	58.00	64.05	1.82	7.21	82	17.12	19.56	19.36	0.80	2.00	C33-C34
其他胸腔器官	Other Thoracic Organs	3	0.30	0.67	0.70	0.03	0.09	1	0.21	0.24	0.21	0.02	0.02	C37-C38
骨	Bone	6	0.61	1.35	1.28	0.06	0.10	4	0.84	0.95	1.00	0.00	0.10	C40-C41
皮肤黑色素瘤	Melanoma of Skin	0	0.00	0.00	0.00	0.00	0.00	2	0.42	0.48	0.37	0.00	0.05	C43
乳房	Breast	0	0.00	0.00	0.00	0.00	0.00	23	4.80	5.49	5.47	0.45	0.64	C50
子宫颈	Cervix Uteri	–	–	–	–	–	–	15	3.13	3.58	3.28	0.25	0.34	C53
子宫体及子宫部位不明	Uterus & Unspecified	–	–	–	–	–	–	6	1.25	1.43	1.28	0.06	0.15	C54-C55
卵巢	Ovary	–	–	–	–	–	–	11	2.30	2.62	2.51	0.10	0.24	C56
前列腺	Prostate	15	1.52	3.37	4.67	0.03	0.19	–	–	–	–	–	–	C61
睾丸	Testis	0	0.00	0.00	0.00	0.00	0.00	–	–	–	–	–	–	C62
肾及泌尿系统不明	Kidney & Unspecified Urinary Organs	3	0.30	0.67	0.68	0.00	0.10	3	0.63	0.72	0.75	0.05	0.10	C64-66,68
膀胱	Bladder	5	0.51	1.12	1.06	0.02	0.07	0	0.00	0.00	0.00	0.00	0.00	C67
脑,神经系统	Brain,Central Nervous System	36	3.65	8.09	9.16	0.36	0.83	11	2.30	2.62	2.73	0.16	0.30	C70-C72
甲状腺	Thyroid Gland	0	0.00	0.00	0.00	0.00	0.00	3	0.63	0.72	0.87	0.04	0.09	C73
淋巴瘤	Lymphoma	23	2.33	5.17	6.02	0.24	0.74	18	3.76	4.29	4.02	0.12	0.36	C81-85,88,90,96
白血病	Leukaemia	12	1.22	2.70	2.89	0.20	0.30	17	3.55	4.05	4.21	0.20	0.44	C91-C95
不明及其他恶性肿瘤	All Other Sites and Unspecified	14	1.42	3.15	3.47	0.15	0.25	16	3.34	3.82	3.68	0.12	0.21	A_O
所有部位合计	All Sites	987	100.00	221.87	241.36	7.89	25.38	479	100.00	114.25	111.57	4.33	10.70	ALL
所有部位除外 C44	All Sites but C44	982	99.49	220.74	240.37	7.88	25.31	478	99.79	114.01	111.21	4.33	10.70	ALLbC44

表 6-3-129 芜湖市 2014 年癌症发病和死亡主要指标

Table 6-3-129 Incidence and mortality of cancer in Wuhu Shi, 2014

部位 Site		男性 Male						女性 Female						ICD-10
		病例数 No. cases	构成 (%)	粗率 Crude rate (1/10⁵)	世标率 ASR world (1/10⁵)	累积率 Cum.rate(%)		病例数 No. cases	构成 (%)	粗率 Crude rate (1/10⁵)	世标率 ASR world (1/10⁵)	累积率 Cum.rate(%)		
						0~64	0~74					0~64	0~74	
发病 Incidence														
口腔和咽喉(除外鼻咽癌)	Lip,Oral Cavity & Pharynx but Nasopharynx	34	1.33	4.53	2.62	0.19	0.30	12	0.69	1.65	1.11	0.08	0.11	C00-10,C12-14
鼻咽癌	Nasopharynx	21	0.82	2.80	1.59	0.11	0.18	14	0.81	1.92	1.39	0.12	0.16	C11
食管	Oesophagus	209	8.19	27.82	16.87	1.02	2.21	60	3.45	8.25	4.07	0.14	0.50	C15
胃	Stomach	586	22.96	77.99	46.47	2.60	6.24	205	11.80	28.19	16.40	1.03	1.95	C16
结直肠肛门	Colon,Rectum & Anus	256	10.03	34.07	20.81	1.32	2.70	182	10.48	25.02	14.67	0.88	1.88	C18-21
肝脏	Liver	169	6.62	22.49	13.52	0.82	1.70	98	5.64	13.47	7.49	0.34	0.96	C22
胆囊及其他	Gallbladder etc.	30	1.18	3.99	2.28	0.14	0.25	41	2.36	5.64	2.91	0.15	0.31	C23-C24
胰腺	Pancreas	69	2.70	9.18	5.40	0.32	0.70	45	2.59	6.19	3.29	0.15	0.39	C25
喉	Larynx	35	1.37	4.66	2.80	0.17	0.36	1	0.06	0.14	0.09	0.01	0.01	C32
气管,支气管,肺	Trachea, Bronchus and Lung	605	23.71	80.52	45.89	2.18	6.22	204	11.74	28.05	15.92	0.88	2.06	C33-C34
其他胸腔器官	Other Thoracic Organs	3	0.12	0.40	0.24	0.02	0.02	6	0.35	0.82	0.47	0.04	0.05	C37-C38
骨	Bone	16	0.63	2.13	1.57	0.08	0.17	11	0.63	1.51	0.90	0.07	0.11	C40-C41
皮肤黑色素瘤	Melanoma of Skin	2	0.08	0.27	0.14	0.01	0.01	6	0.35	0.82	0.55	0.04	0.07	C43
乳房	Breast	2	0.08	0.27	0.16	0.00	0.03	241	13.87	33.14	21.58	1.82	2.33	C50
子宫颈	Cervix Uteri	–	–	–	–	–	–	159	9.15	21.86	14.67	1.29	1.48	C53
子宫体及子宫部位不明	Uterus & Unspecified	–	–	–	–	–	–	32	1.84	4.40	2.86	0.22	0.35	C54-C55
卵巢	Ovary	–	–	–	–	–	–	65	3.74	8.94	6.61	0.52	0.76	C56
前列腺	Prostate	105	4.11	13.98	6.84	0.14	0.74	–	–	–	–	–	–	C61
睾丸	Testis	6	0.24	0.80	0.66	0.05	0.05	–	–	–	–	–	–	C62
肾及泌尿系统不明	Kidney & Unspecified Urinary Organs	48	1.88	6.39	3.99	0.28	0.49	32	1.84	4.40	2.81	0.16	0.35	C64-66,68
膀胱	Bladder	57	2.23	7.59	4.19	0.21	0.49	13	0.75	1.79	1.03	0.08	0.11	C67
脑,神经系统	Brain,Central Nervous System	58	2.27	7.72	5.32	0.34	0.58	63	3.63	8.66	5.60	0.42	0.57	C70-C72
甲状腺	Thyroid Gland	38	1.49	5.06	3.93	0.29	0.34	84	4.84	11.55	8.65	0.72	0.79	C73
淋巴瘤	Lymphoma	59	2.31	7.85	4.86	0.32	0.57	45	2.59	6.19	4.09	0.20	0.50	C81-85,88,90,96
白血病	Leukaemia	39	1.53	5.19	4.09	0.24	0.36	29	1.67	3.99	3.02	0.22	0.31	C91-C95
不明及其他恶性肿瘤	All Other Sites and Unspecified	105	4.11	13.98	8.32	0.42	0.93	89	5.12	12.24	6.99	0.42	0.83	A_O
所有部位合计	All Sites	2552	100.00	339.66	202.56	11.27	25.65	1737	100.00	238.82	147.17	9.99	16.95	ALL
所有部位除外 C44	All Sites but C44	2535	99.33	337.40	201.33	11.21	25.53	1721	99.08	236.62	146.17	9.95	16.84	ALLbC44
死亡 Mortality														
口腔和咽喉(除外鼻咽癌)	Lip,Oral Cavity & Pharynx but Nasopharynx	12	0.81	1.60	0.79	0.03	0.07	2	0.26	0.27	0.12	0.00	0.02	C00-10,C12-14
鼻咽癌	Nasopharynx	9	0.61	1.20	0.88	0.06	0.07	3	0.38	0.41	0.19	0.00	0.04	C11
食管	Oesophagus	136	9.21	18.10	10.46	0.50	1.40	39	4.99	5.36	2.42	0.06	0.27	C15
胃	Stomach	316	21.39	42.06	22.87	1.04	2.73	115	14.71	15.81	7.96	0.30	0.86	C16
结直肠肛门	Colon,Rectum & Anus	108	7.31	14.37	7.95	0.41	0.92	79	10.10	10.86	5.86	0.35	0.55	C18-21
肝脏	Liver	152	10.29	20.23	11.67	0.59	1.44	90	11.51	12.37	6.82	0.33	0.92	C22
胆囊及其他	Gallbladder etc.	21	1.42	2.80	1.40	0.07	0.14	38	4.86	5.22	2.53	0.12	0.24	C23-C24
胰腺	Pancreas	62	4.20	8.25	4.58	0.23	0.54	40	5.12	5.50	2.81	0.14	0.31	C25
喉	Larynx	14	0.95	1.86	1.11	0.06	0.12	1	0.13	0.14	0.09	0.01	0.01	C32
气管,支气管,肺	Trachea, Bronchus and Lung	445	30.13	59.23	32.48	1.34	4.23	131	16.75	18.01	9.48	0.44	1.20	C33-C34
其他胸腔器官	Other Thoracic Organs	3	0.20	0.40	0.27	0.02	0.04	1	0.13	0.14	0.06	0.00	0.01	C37-C38
骨	Bone	9	0.61	1.20	0.73	0.02	0.12	9	1.15	1.24	0.61	0.01	0.10	C40-C41
皮肤黑色素瘤	Melanoma of Skin	2	0.14	0.27	0.16	0.01	0.03	3	0.38	0.41	0.22	0.01	0.03	C43
乳房	Breast	0	0.00	0.00	0.00	0.00	0.00	53	6.78	7.29	4.07	0.32	0.39	C50
子宫颈	Cervix Uteri	–	–	–	–	–	–	24	3.07	3.30	2.01	0.13	0.23	C53
子宫体及子宫部位不明	Uterus & Unspecified	–	–	–	–	–	–	12	1.53	1.65	0.94	0.08	0.10	C54-C55
卵巢	Ovary	–	–	–	–	–	–	17	2.17	2.34	1.39	0.12	0.18	C56
前列腺	Prostate	26	1.76	3.46	1.53	0.02	0.10	–	–	–	–	–	–	C61
睾丸	Testis	1	0.07	0.13	0.08	0.01	0.01	–	–	–	–	–	–	C62
肾及泌尿系统不明	Kidney & Unspecified Urinary Organs	10	0.68	1.33	0.64	0.02	0.07	11	1.41	1.51	0.55	0.00	0.06	C64-66,68
膀胱	Bladder	21	1.42	2.80	1.42	0.02	0.14	3	0.38	0.41	0.13	0.00	0.00	C67
脑,神经系统	Brain,Central Nervous System	25	1.69	3.33	2.38	0.16	0.24	24	3.07	3.30	1.73	0.11	0.18	C70-C72
甲状腺	Thyroid Gland	1	0.07	0.13	0.08	0.00	0.00	3	0.38	0.41	0.13	0.01	0.01	C73
淋巴瘤	Lymphoma	38	2.57	5.06	2.98	0.20	0.30	27	3.45	3.71	2.37	0.15	0.30	C81-85,88,90,96
白血病	Leukaemia	22	1.49	2.93	2.23	0.09	0.21	21	2.69	2.89	1.79	0.09	0.18	C91-C95
不明及其他恶性肿瘤	All Other Sites and Unspecified	44	2.98	5.86	3.08	0.08	0.32	36	4.60	4.95	2.89	0.14	0.31	A_O
所有部位合计	All Sites	1477	100.00	196.58	109.76	4.97	13.25	782	100.00	107.52	57.18	2.94	6.50	ALL
所有部位除外 C44	All Sites but C44	1470	99.53	195.65	109.31	4.95	13.21	776	99.23	106.69	56.78	2.92	6.47	ALLbC44

表 6-3-130 蚌埠市 2014 年癌症发病和死亡主要指标
Table 6-3-130 Incidence and mortality of cancer in Bengbu Shi, 2014

部位 Site		男性 Male						女性 Female						ICD-10
		病例数 No. cases	构成 (%)	粗率 Crude rate (1/10⁵)	世标率 ASR world (1/10⁵)	累积率 Cum.rate(%)		病例数 No. cases	构成 (%)	粗率 Crude rate (1/10⁵)	世标率 ASR world (1/10⁵)	累积率 Cum.rate(%)		
						0~64	0~74					0~64	0~74	
发病 Incidence														
口腔和咽喉(除外鼻咽癌)	Lip,Oral Cavity & Pharynx but Nasopharynx	23	1.68	4.60	3.38	0.25	0.40	12	1.17	2.45	1.65	0.11	0.17	C00-10,C12-14
鼻咽癌	Nasopharynx	9	0.66	1.80	1.35	0.11	0.13	6	0.58	1.23	0.90	0.05	0.11	C11
食管	Oesophagus	88	6.43	17.60	12.55	0.60	1.45	27	2.63	5.52	3.53	0.04	0.50	C15
胃	Stomach	116	8.47	23.20	16.78	0.85	1.77	54	5.25	11.03	7.69	0.47	0.73	C16
结直肠肛门	Colon,Rectum & Anus	129	9.42	25.80	18.46	0.88	2.18	95	9.24	19.41	13.12	0.63	1.52	C18-21
肝脏	Liver	205	14.97	40.99	29.49	2.10	3.30	62	6.03	12.67	8.46	0.39	0.99	C22
胆囊及其他	Gallbladder etc.	18	1.31	3.60	2.76	0.08	0.24	28	2.72	5.72	3.47	0.17	0.37	C23-C24
胰腺	Pancreas	30	2.19	6.00	4.39	0.15	0.54	29	2.82	5.92	3.60	0.09	0.40	C25
喉	Larynx	23	1.68	4.60	3.35	0.25	0.47	1	0.10	0.20	0.17	0.00	0.03	C32
气管,支气管,肺	Trachea, Bronchus and Lung	372	27.17	74.39	52.60	2.12	6.28	164	15.95	33.50	22.62	1.25	2.43	C33-C34
其他胸腔器官	Other Thoracic Organs	5	0.37	1.00	0.96	0.05	0.12	1	0.10	0.20	0.15	0.00	0.04	C37-C38
骨	Bone	9	0.66	1.80	1.49	0.07	0.18	6	0.58	1.23	1.21	0.09	0.09	C40-C41
皮肤黑色素瘤	Melanoma of Skin	0	0.00	0.00	0.00	0.00	0.00	2	0.19	0.41	0.30	0.02	0.02	C43
乳房	Breast	3	0.22	0.60	0.46	0.02	0.02	178	17.32	36.36	26.38	2.12	2.89	C50
子宫颈	Cervix Uteri	–	–	–	–	–	–	76	7.39	15.53	11.65	1.06	1.31	C53
子宫体及子宫部位不明	Uterus & Unspecified	–	–	–	–	–	–	38	3.70	7.76	5.85	0.55	0.64	C54-C55
卵巢	Ovary	–	–	–	–	–	–	39	3.79	7.97	5.95	0.44	0.68	C56
前列腺	Prostate	56	4.09	11.20	7.40	0.09	0.64	–	–	–	–	–	–	C61
睾丸	Testis	4	0.29	0.80	0.94	0.04	0.04	–	–	–	–	–	–	C62
肾及泌尿系统不明	Kidney & Unspecified Urinary Organs	33	2.41	6.60	4.86	0.26	0.56	24	2.33	4.90	3.59	0.18	0.37	C64-66,68
膀胱	Bladder	52	3.80	10.40	7.92	0.18	0.84	7	0.68	1.43	0.94	0.05	0.11	C67
脑,神经系统	Brain,Central Nervous System	31	2.26	6.20	5.30	0.36	0.52	13	1.26	2.66	2.07	0.18	0.23	C70-C72
甲状腺	Thyroid Gland	24	1.75	4.80	3.45	0.27	0.36	61	5.93	12.46	9.89	0.84	0.97	C73
淋巴瘤	Lymphoma	11	0.80	2.20	1.56	0.09	0.20	6	0.58	1.23	1.00	0.06	0.10	C81-85,88,90,96
白血病	Leukaemia	23	1.68	4.60	3.79	0.13	0.37	26	2.53	5.31	4.87	0.31	0.40	C91-C95
不明及其他恶性肿瘤	All Other Sites and Unspecified	105	7.67	21.00	15.17	0.91	1.67	73	7.10	14.91	10.71	0.56	1.14	A_O
所有部位合计	All Sites	1369	100.00	273.75	198.40	9.88	22.29	1028	100.00	210.00	149.76	9.64	16.26	ALL
所有部位除外 C44	All Sites but C44	1345	98.25	268.95	195.04	9.71	21.95	1023	99.51	208.98	149.11	9.64	16.19	ALLbC44
死亡 Mortality														
口腔和咽喉(除外鼻咽癌)	Lip,Oral Cavity & Pharynx but Nasopharynx	7	0.93	1.40	0.93	0.05	0.09	2	0.45	0.41	0.20	0.00	0.00	C00-10,C12-14
鼻咽癌	Nasopharynx	2	0.27	0.40	0.30	0.04	0.04	1	0.22	0.20	0.17	0.00	0.03	C11
食管	Oesophagus	49	6.51	9.80	6.90	0.39	0.82	17	3.80	3.47	2.09	0.06	0.23	C15
胃	Stomach	72	9.56	14.40	10.63	0.46	1.23	41	9.17	8.38	5.80	0.27	0.70	C16
结直肠肛门	Colon,Rectum & Anus	30	3.98	6.00	4.23	0.15	0.43	27	6.04	5.52	3.13	0.09	0.29	C18-21
肝脏	Liver	166	22.05	33.19	23.58	1.60	2.51	60	13.42	12.26	8.58	0.41	1.06	C22
胆囊及其他	Gallbladder etc.	11	1.46	2.20	1.46	0.02	0.06	17	3.80	3.47	2.02	0.05	0.23	C23-C24
胰腺	Pancreas	30	3.98	6.00	4.18	0.15	0.41	27	6.04	5.52	3.61	0.18	0.35	C25
喉	Larynx	10	1.33	2.00	1.27	0.01	0.10	1	0.22	0.20	0.08	0.00	0.00	C32
气管,支气管,肺	Trachea, Bronchus and Lung	267	35.46	53.39	38.09	1.51	4.37	121	27.07	24.72	15.97	0.55	1.67	C33-C34
其他胸腔器官	Other Thoracic Organs	1	0.13	0.20	0.16	0.00	0.04	0	0.00	0.00	0.00	0.00	0.00	C37-C38
骨	Bone	3	0.40	0.60	0.48	0.01	0.05	4	0.89	0.82	0.63	0.06	0.06	C40-C41
皮肤黑色素瘤	Melanoma of Skin	1	0.13	0.20	0.12	0.02	0.02	1	0.22	0.20	0.14	0.01	0.01	C43
乳房	Breast	0	0.00	0.00	0.00	0.00	0.00	31	6.94	6.33	4.70	0.43	0.52	C50
子宫颈	Cervix Uteri	–	–	–	–	–	–	18	4.03	3.68	2.90	0.19	0.31	C53
子宫体及子宫部位不明	Uterus & Unspecified	–	–	–	–	–	–	7	1.57	1.43	1.11	0.07	0.17	C54-C55
卵巢	Ovary	–	–	–	–	–	–	8	1.79	1.63	1.25	0.10	0.13	C56
前列腺	Prostate	22	2.92	4.40	3.05	0.05	0.19	–	–	–	–	–	–	C61
睾丸	Testis	1	0.13	0.20	0.09	0.00	0.00	–	–	–	–	–	–	C62
肾及泌尿系统不明	Kidney & Unspecified Urinary Organs	11	1.46	2.20	1.59	0.04	0.11	6	1.34	1.23	0.86	0.02	0.12	C64-66,68
膀胱	Bladder	12	1.59	2.40	1.86	0.03	0.13	6	1.34	1.23	0.63	0.00	0.03	C67
脑,神经系统	Brain,Central Nervous System	14	1.86	2.80	2.25	0.10	0.28	15	3.36	3.06	2.60	0.15	0.27	C70-C72
甲状腺	Thyroid Gland	3	0.40	0.60	0.42	0.00	0.05	2	0.45	0.41	0.22	0.01	0.01	C73
淋巴瘤	Lymphoma	4	0.53	0.80	0.58	0.05	0.09	2	0.45	0.41	0.28	0.01	0.01	C81-85,88,90,96
白血病	Leukaemia	11	1.46	2.20	1.76	0.09	0.17	10	2.24	2.04	1.40	0.10	0.13	C91-C95
不明及其他恶性肿瘤	All Other Sites and Unspecified	26	3.45	5.20	3.59	0.16	0.44	23	5.15	4.70	3.02	0.09	0.36	A_O
所有部位合计	All Sites	753	100.00	150.57	107.52	5.00	11.62	447	100.00	91.31	61.39	2.86	6.69	ALL
所有部位除外 C44	All Sites but C44	752	99.87	150.37	107.40	4.99	11.60	446	99.78	91.11	61.19	2.83	6.67	ALLbC44

表 6-3-131　马鞍山市 2014 年癌症发病和死亡主要指标
Table 6-3-131　Incidence and mortality of cancer in Ma'anshan Shi,2014

部位 Site		男性 Male						女性 Female						ICD-10
		病例数 No. cases	构成 (%)	粗率 Crude rate (1/10⁵)	世标率 ASR world (1/10⁵)	累积率 Cum.rate(%)		病例数 No. cases	构成 (%)	粗率 Crude rate (1/10⁵)	世标率 ASR world (1/10⁵)	累积率 Cum.rate(%)		
						0~64	0~74					0~64	0~74	
发病 Incidence														
口腔和咽喉(除外鼻咽癌)	Lip,Oral Cavity & Pharynx but Nasopharynx	21	1.70	6.55	3.97	0.24	0.43	5	0.57	1.58	0.88	0.09	0.09	C00-10,C12-14
鼻咽癌	Nasopharynx	7	0.57	2.18	1.38	0.12	0.12	4	0.46	1.26	0.96	0.10	0.10	C11
食管	Oesophagus	116	9.37	36.16	21.73	1.17	2.91	24	2.74	7.56	3.38	0.13	0.28	C15
胃	Stomach	256	20.68	79.81	46.01	2.27	5.94	105	12.00	33.09	17.54	0.83	2.12	C16
结直肠肛门	Colon,Rectum & Anus	138	11.15	43.02	25.08	1.31	2.78	109	12.46	34.35	20.28	1.16	2.57	C18-21
肝脏	Liver	92	7.43	28.68	17.94	1.06	1.97	45	5.14	14.18	7.31	0.34	0.85	C22
胆囊及其他	Gallbladder etc.	14	1.13	4.36	2.43	0.09	0.32	13	1.49	4.10	1.89	0.09	0.20	C23-C24
胰腺	Pancreas	55	4.44	17.15	9.51	0.42	0.91	38	4.34	11.98	5.90	0.19	0.75	C25
喉	Larynx	19	1.53	5.92	3.44	0.19	0.51	0	0.00	0.00	0.00	0.00	0.00	C32
气管,支气管,肺	Trachea, Bronchus and Lung	267	21.57	83.24	46.57	1.80	5.28	102	11.66	32.15	16.52	0.78	2.10	C33-C34
其他胸腔器官	Other Thoracic Organs	1	0.08	0.31	0.12	0.00	0.00	4	0.46	1.26	0.83	0.09	0.09	C37-C38
骨	Bone	3	0.24	0.94	0.63	0.03	0.08	8	0.91	2.52	1.38	0.07	0.11	C40-C41
皮肤黑色素瘤	Melanoma of Skin	1	0.08	0.31	0.20	0.00	0.03	3	0.34	0.95	0.66	0.05	0.08	C43
乳房	Breast	0	0.00	0.00	0.00	0.00	0.00	132	15.09	41.60	25.62	2.13	2.88	C50
子宫颈	Cervix Uteri	-	-	-	-	-	-	55	6.29	17.33	10.96	0.96	1.12	C53
子宫体及子宫部位不明	Uterus & Unspecified	-	-	-	-	-	-	21	2.40	6.62	4.15	0.37	0.40	C54-C55
卵巢	Ovary	-	-	-	-	-	-	38	4.34	11.98	7.27	0.47	0.81	C56
前列腺	Prostate	50	4.04	15.59	8.34	0.22	1.07	-	-	-	-	-	-	C61
睾丸	Testis	4	0.32	1.25	1.20	0.09	0.09	-	-	-	-	-	-	C62
肾及泌尿系统不明	Kidney & Unspecified Urinary Organs	35	2.83	10.91	6.62	0.46	0.80	13	1.49	4.10	2.26	0.13	0.27	C64-66,68
膀胱	Bladder	37	2.99	11.54	6.59	0.33	0.82	6	0.69	1.89	1.02	0.00	0.19	C67
脑,神经系统	Brain,Central Nervous System	26	2.10	8.11	5.46	0.39	0.55	22	2.51	6.93	3.93	0.24	0.53	C70-C72
甲状腺	Thyroid Gland	12	0.97	3.74	2.82	0.21	0.28	49	5.60	15.44	11.62	0.88	1.10	C73
淋巴瘤	Lymphoma	27	2.18	8.42	5.26	0.32	0.60	32	3.66	10.08	6.29	0.44	0.72	C81-85,88,90,96
白血病	Leukaemia	26	2.10	8.11	4.77	0.21	0.62	13	1.49	4.10	2.30	0.14	0.20	C91-C95
不明及其他恶性肿瘤	All Other Sites and Unspecified	31	2.50	9.66	5.88	0.27	0.85	34	3.89	10.72	6.09	0.31	0.63	A_O
所有部位合计	All Sites	1238	100.00	385.96	225.97	11.21	26.93	875	100.00	275.76	159.04	9.97	18.20	ALL
所有部位除外 C44	All Sites but C44	1227	99.11	382.53	224.14	11.16	26.62	863	98.63	271.98	157.01	9.89	17.96	ALLbC44
死亡 Mortality														
口腔和咽喉(除外鼻咽癌)	Lip,Oral Cavity & Pharynx but Nasopharynx	9	1.07	2.81	1.67	0.05	0.20	5	1.17	1.58	0.76	0.06	0.06	C00-10,C12-14
鼻咽癌	Nasopharynx	8	0.95	2.49	1.44	0.06	0.16	2	0.47	0.63	0.31	0.00	0.03	C11
食管	Oesophagus	75	8.93	23.38	13.72	0.71	1.88	17	3.99	5.36	2.10	0.06	0.13	C15
胃	Stomach	160	19.05	49.88	27.84	0.93	3.22	64	15.02	20.17	9.61	0.30	1.05	C16
结直肠肛门	Colon,Rectum & Anus	61	7.26	19.02	10.64	0.50	1.12	43	10.09	13.55	6.99	0.34	0.78	C18-21
肝脏	Liver	74	8.81	23.07	14.85	0.91	1.54	41	9.62	12.92	6.24	0.24	0.70	C22
胆囊及其他	Gallbladder etc.	13	1.55	4.05	2.15	0.07	0.26	15	3.52	4.73	1.96	0.02	0.16	C23-C24
胰腺	Pancreas	50	5.95	15.59	8.62	0.42	0.95	24	5.63	7.56	3.89	0.15	0.46	C25
喉	Larynx	11	1.31	3.43	1.70	0.04	0.16	0	0.00	0.00	0.00	0.00	0.00	C32
气管,支气管,肺	Trachea, Bronchus and Lung	254	30.24	79.19	43.59	1.68	4.74	80	18.78	25.21	12.81	0.52	1.48	C33-C34
其他胸腔器官	Other Thoracic Organs	1	0.12	0.31	0.12	0.00	0.00	1	0.23	0.32	0.17	0.00	0.04	C37-C38
骨	Bone	4	0.48	1.25	0.70	0.03	0.03	5	1.17	1.58	0.83	0.03	0.03	C40-C41
皮肤黑色素瘤	Melanoma of Skin	2	0.24	0.62	0.40	0.03	0.06	1	0.23	0.32	0.19	0.02	0.02	C43
乳房	Breast	0	0.00	0.00	0.00	0.00	0.00	24	5.63	7.56	4.55	0.35	0.53	C50
子宫颈	Cervix Uteri	-	-	-	-	-	-	16	3.76	5.04	2.91	0.20	0.30	C53
子宫体及子宫部位不明	Uterus & Unspecified	-	-	-	-	-	-	5	1.17	1.58	0.83	0.07	0.07	C54-C55
卵巢	Ovary	-	-	-	-	-	-	13	3.05	4.10	2.40	0.18	0.34	C56
前列腺	Prostate	13	1.55	4.05	1.82	0.00	0.15	-	-	-	-	-	-	C61
睾丸	Testis	0	0.00	0.00	0.00	0.00	0.00	-	-	-	-	-	-	C62
肾及泌尿系统不明	Kidney & Unspecified Urinary Organs	14	1.67	4.36	2.89	0.20	0.35	8	1.88	2.52	1.07	0.02	0.09	C64-66,68
膀胱	Bladder	16	1.90	4.99	2.72	0.10	0.26	3	0.70	0.95	0.34	0.00	0.00	C67
脑,神经系统	Brain,Central Nervous System	12	1.43	3.74	2.50	0.22	0.30	10	2.35	3.15	2.60	0.14	0.18	C70-C72
甲状腺	Thyroid Gland	2	0.24	0.62	0.47	0.05	0.05	1	0.23	0.32	0.20	0.02	0.02	C73
淋巴瘤	Lymphoma	23	2.74	7.17	3.97	0.22	0.37	22	5.16	6.93	3.73	0.16	0.53	C81-85,88,90,96
白血病	Leukaemia	21	2.50	6.55	5.30	0.33	0.54	7	1.64	2.21	1.37	0.10	0.22	C91-C95
不明及其他恶性肿瘤	All Other Sites and Unspecified	17	2.02	5.30	3.29	0.18	0.39	19	4.46	5.99	2.76	0.07	0.25	A_O
所有部位合计	All Sites	840	100.00	261.88	150.42	6.74	16.74	426	100.00	134.26	68.65	3.04	7.51	ALL
所有部位除外 C44	All Sites but C44	836	99.52	260.63	149.71	6.72	16.68	425	99.77	133.94	68.53	3.04	7.51	ALLbC44

表 6-3-132 铜陵市区 2014 年癌症发病和死亡主要指标
Table 6-3-132 Incidence and mortality of cancer in urban areas of Tongling Shi, 2014

部位 / Site		男性 Male						女性 Female						ICD-10
		病例数 No. cases	构成 (%)	粗率 Crude rate (1/10⁵)	世标率 ASR world (1/10⁵)	累积率 Cum.rate(%) 0~64	0~74	病例数 No. cases	构成 (%)	粗率 Crude rate (1/10⁵)	世标率 ASR world (1/10⁵)	累积率 Cum.rate(%) 0~64	0~74	
发病 Incidence														
口腔和咽喉(除外鼻咽癌)	Lip,Oral Cavity & Pharynx but Nasopharynx	7	0.90	3.10	2.68	0.23	0.36	6	1.03	2.69	2.11	0.10	0.27	C00-10,C12-14
鼻咽癌	Nasopharynx	8	1.03	3.54	2.68	0.11	0.38	5	0.86	2.24	1.68	0.14	0.14	C11
食管	Oesophagus	88	11.37	38.98	35.70	1.64	4.11	28	4.82	12.56	10.18	0.24	0.75	C15
胃	Stomach	129	16.67	57.14	53.39	2.20	5.33	57	9.81	25.56	19.69	0.79	1.91	C16
结直肠肛门	Colon,Rectum & Anus	92	11.89	40.75	34.48	1.63	4.44	61	10.50	27.36	23.09	1.25	2.62	C18-21
肝脏	Liver	70	9.04	31.01	27.84	1.13	3.08	25	4.30	11.21	9.07	0.26	1.12	C22
胆囊及其他	Gallbladder etc.	12	1.55	5.32	5.32	0.05	0.38	13	2.24	5.83	4.69	0.20	0.50	C23-C24
胰腺	Pancreas	21	2.71	9.30	7.95	0.28	0.64	15	2.58	6.73	5.64	0.20	0.68	C25
喉	Larynx	10	1.29	4.43	3.79	0.13	0.50	0	0.00	0.00	0.00	0.00	0.00	C32
气管,支气管,肺	Trachea, Bronchus and Lung	166	21.45	73.53	71.04	3.13	7.09	56	9.64	25.11	21.05	0.84	2.30	C33-C34
其他胸腔器官	Other Thoracic Organs	1	0.13	0.44	0.33	0.04	0.04	0	0.00	0.00	0.00	0.00	0.00	C37-C38
骨	Bone	3	0.39	1.33	1.25	0.11	0.21	4	0.69	1.79	1.46	0.00	0.14	C40-C41
皮肤黑色素瘤	Melanoma of Skin	1	0.13	0.44	0.33	0.00	0.00	1	0.17	0.45	0.30	0.02	0.02	C43
乳房	Breast	0	0.00	0.00	0.00	0.00	0.00	94	16.18	42.15	32.69	2.57	3.53	C50
子宫颈	Cervix Uteri	–	–	–	–	–	–	41	7.06	18.39	14.27	1.16	1.40	C53
子宫体及子宫部位不明	Uterus & Unspecified	–	–	–	–	–	–	11	1.89	4.93	4.03	0.37	0.44	C54-C55
卵巢	Ovary	–	–	–	–	–	–	37	6.37	16.59	13.78	1.03	1.41	C56
前列腺	Prostate	33	4.26	14.62	15.10	0.31	1.13	–	–	–	–	–	–	C61
睾丸	Testis	2	0.26	0.89	0.99	0.04	0.04	–	–	–	–	–	–	C62
肾及泌尿系统不明	Kidney & Unspecified Urinary Organs	15	1.94	6.64	6.61	0.32	0.45	10	1.72	4.48	3.64	0.25	0.39	C64-66,68
膀胱	Bladder	30	3.88	13.29	13.05	0.75	1.02	3	0.52	1.35	1.28	0.02	0.13	C67
脑,神经系统	Brain,Central Nervous System	8	1.03	3.54	2.75	0.15	0.38	10	1.72	4.48	5.09	0.18	0.45	C70-C72
甲状腺	Thyroid Gland	4	0.52	1.77	1.40	0.15	0.15	21	3.61	9.42	7.02	0.44	0.74	C73
淋巴瘤	Lymphoma	15	1.94	6.64	5.44	0.28	0.68	16	2.75	7.18	6.05	0.48	0.78	C81-85,88,90,96
白血病	Leukaemia	6	0.78	2.66	2.31	0.08	0.15	10	1.72	4.48	3.94	0.21	0.51	C91-C95
不明及其他恶性肿瘤	All Other Sites and Unspecified	53	6.85	23.48	21.47	0.84	2.16	57	9.81	25.56	20.80	1.31	2.29	A_O
所有部位合计	All Sites	774	100.00	342.86	315.92	13.59	32.70	581	100.00	260.55	211.55	12.06	22.53	ALL
所有部位除外 C44	All Sites but C44	768	99.22	340.20	312.78	13.54	32.45	577	99.31	258.76	210.10	12.03	22.33	ALLbC44
死亡 Mortality														
口腔和咽喉(除外鼻咽癌)	Lip,Oral Cavity & Pharynx but Nasopharynx	5	0.83	2.21	1.83	0.07	0.37	3	0.96	1.35	1.15	0.05	0.12	C00-10,C12-14
鼻咽癌	Nasopharynx	8	1.33	3.54	3.06	0.11	0.21	1	0.32	0.45	0.42	0.00	0.07	C11
食管	Oesophagus	86	14.33	38.10	37.14	0.96	4.19	20	6.37	8.97	7.55	0.10	0.68	C15
胃	Stomach	110	18.33	48.73	47.79	0.87	4.23	49	15.61	21.97	17.14	0.66	1.85	C16
结直肠肛门	Colon,Rectum & Anus	45	7.50	19.93	17.42	0.59	1.85	37	11.78	16.59	13.67	0.75	1.29	C18-21
肝脏	Liver	69	11.50	30.57	29.07	1.06	3.11	21	6.69	9.42	7.52	0.14	0.82	C22
胆囊及其他	Gallbladder etc.	11	1.83	4.87	4.14	0.04	0.30	12	3.82	5.38	4.46	0.09	0.47	C23-C24
胰腺	Pancreas	22	3.67	9.75	9.38	0.24	0.93	18	5.73	8.07	6.92	0.27	0.78	C25
喉	Larynx	8	1.33	3.54	3.12	0.11	0.37	0	0.00	0.00	0.00	0.00	0.00	C32
气管,支气管,肺	Trachea, Bronchus and Lung	158	26.33	69.99	66.67	1.60	5.86	66	21.02	29.60	24.65	0.66	2.06	C33-C34
其他胸腔器官	Other Thoracic Organs	0	0.00	0.00	0.00	0.00	0.00	2	0.64	0.90	0.71	0.02	0.09	C37-C38
骨	Bone	4	0.67	1.77	2.14	0.15	0.15	3	0.96	1.35	1.40	0.04	0.11	C40-C41
皮肤黑色素瘤	Melanoma of Skin	0	0.00	0.00	0.00	0.00	0.00	1	0.32	0.45	0.42	0.05	0.05	C43
乳房	Breast	1	0.17	0.44	1.17	0.00	0.00	22	7.01	9.87	7.83	0.47	0.74	C50
子宫颈	Cervix Uteri	–	–	–	–	–	–	6	1.91	2.69	2.11	0.10	0.10	C53
子宫体及子宫部位不明	Uterus & Unspecified	–	–	–	–	–	–	4	1.27	1.79	1.31	0.11	0.11	C54-C55
卵巢	Ovary	–	–	–	–	–	–	9	2.87	4.04	3.18	0.11	0.28	C56
前列腺	Prostate	8	1.33	3.54	4.60	0.00	0.13	–	–	–	–	–	–	C61
睾丸	Testis	1	0.17	0.44	0.33	0.00	0.00	–	–	–	–	–	–	C62
肾及泌尿系统不明	Kidney & Unspecified Urinary Organs	3	0.50	1.33	1.11	0.00	0.13	3	0.96	1.35	1.21	0.04	0.24	C64-66,68
膀胱	Bladder	6	1.00	2.66	3.89	0.09	0.09	3	0.96	1.35	1.29	0.00	0.10	C67
脑,神经系统	Brain,Central Nervous System	9	1.50	3.99	2.98	0.16	0.28	7	2.23	3.14	2.85	0.10	0.31	C70-C72
甲状腺	Thyroid Gland	1	0.17	0.44	0.43	0.05	0.05	1	0.32	0.45	0.31	0.00	0.00	C73
淋巴瘤	Lymphoma	9	1.50	3.99	4.10	0.07	0.46	6	1.91	2.69	2.09	0.09	0.29	C81-85,88,90,96
白血病	Leukaemia	9	1.50	3.99	3.20	0.04	0.31	10	3.18	4.48	4.28	0.10	0.37	C91-C95
不明及其他恶性肿瘤	All Other Sites and Unspecified	27	4.50	11.96	13.12	0.26	0.69	10	3.18	4.48	3.35	0.09	0.23	A_O
所有部位合计	All Sites	600	100.00	265.78	261.05	6.47	23.71	314	100.00	140.81	115.83	4.06	11.17	ALL
所有部位除外 C44	All Sites but C44	596	99.33	264.01	257.97	6.47	23.71	311	99.04	139.47	114.81	4.04	11.08	ALLbC44

部位 / Site		男性 Male						女性 Female						ICD-10
		病例数 No. cases	构成 (%)	粗率 Crude rate (1/10⁵)	世标率 ASR world (1/10⁵)	累积率 Cum.rate(%) 0~64	0~74	病例数 No. cases	构成 (%)	粗率 Crude rate (1/10⁵)	世标率 ASR world (1/10⁵)	累积率 Cum.rate(%) 0~64	0~74	
发病 Incidence														
口腔和咽喉(除外鼻咽癌)	Lip,Oral Cavity & Pharynx but Nasopharynx	7	1.32	4.74	3.87	0.26	0.45	1	0.33	0.70	0.49	0.04	0.04	C00-10,C12-14
鼻咽癌	Nasopharynx	9	1.70	6.10	4.71	0.38	0.53	1	0.33	0.70	0.63	0.00	0.16	C11
食管	Oesophagus	78	14.72	52.83	52.96	1.62	5.00	18	6.00	12.68	11.29	0.20	1.06	C15
胃	Stomach	133	25.09	90.07	80.19	2.84	10.23	38	12.67	26.77	22.93	0.95	2.50	C16
结直肠肛门	Colon,Rectum & Anus	47	8.87	31.83	27.13	1.43	2.89	41	13.67	28.88	24.39	1.18	2.77	C18-21
肝脏	Liver	51	9.62	34.54	31.75	1.32	3.55	15	5.00	10.57	9.05	0.22	1.28	C22
胆囊及其他	Gallbladder etc.	5	0.94	3.39	2.74	0.12	0.12	11	3.67	7.75	7.19	0.29	0.66	C23-C24
胰腺	Pancreas	9	1.70	6.10	5.05	0.06	0.72	11	3.67	7.75	6.27	0.27	0.90	C25
喉	Larynx	4	0.75	2.71	2.40	0.08	0.23	1	0.33	0.70	0.49	0.00	0.00	C32
气管,支气管,肺	Trachea, Bronchus and Lung	117	22.08	79.24	75.34	2.54	7.79	46	15.33	32.40	28.02	1.45	3.39	C33-C34
其他胸腔器官	Other Thoracic Organs	0	0.00	0.00	0.00	0.00	0.00	1	0.33	0.70	0.47	0.04	0.04	C37-C38
骨	Bone	4	0.75	2.71	2.42	0.16	0.32	3	1.00	2.11	1.80	0.00	0.22	C40-C41
皮肤黑色素瘤	Melanoma of Skin	0	0.00	0.00	0.00	0.00	0.00	1	0.33	0.70	0.50	0.00	0.00	C43
乳房	Breast	1	0.19	0.68	0.51	0.00	0.00	34	11.33	23.95	18.06	1.45	1.87	C50
子宫颈	Cervix Uteri	–	–	–	–	–	–	19	6.33	13.38	9.68	0.94	0.94	C53
子宫体及子宫部位不明	Uterus & Unspecified	–	–	–	–	–	–	8	2.67	5.64	4.65	0.39	0.50	C54-C55
卵巢	Ovary	–	–	–	–	–	–	8	2.67	5.64	4.63	0.44	0.55	C56
前列腺	Prostate	9	1.70	6.10	6.59	0.14	0.60	–	–	–	–	–	–	C61
睾丸	Testis	0	0.00	0.00	0.00	0.00	0.00	–	–	–	–	–	–	C62
肾及泌尿系统不明	Kidney & Unspecified Urinary Organs	1	0.19	0.68	0.60	0.00	0.10	0	0.00	0.00	0.00	0.00	0.00	C64-66,68
膀胱	Bladder	11	2.08	7.45	6.36	0.10	0.76	4	1.33	2.82	2.73	0.13	0.40	C67
脑,神经系统	Brain,Central Nervous System	4	0.75	2.71	2.40	0.18	0.18	2	0.67	1.41	1.03	0.07	0.07	C70-C72
甲状腺	Thyroid Gland	0	0.00	0.00	0.00	0.00	0.00	7	2.33	4.93	4.24	0.44	0.44	C73
淋巴瘤	Lymphoma	14	2.64	9.48	7.66	0.48	0.83	6	2.00	4.23	3.32	0.28	0.39	C81-85,88,90,96
白血病	Leukaemia	9	1.70	6.10	5.12	0.35	0.76	4	1.33	2.82	2.44	0.19	0.30	C91-C95
不明及其他恶性肿瘤	All Other Sites and Unspecified	17	3.21	11.51	9.51	0.47	1.17	20	6.67	14.09	11.53	0.96	1.34	A_O
所有部位合计	All Sites	530	100.00	358.94	327.30	12.53	36.23	300	100.00	211.33	175.82	9.90	19.80	ALL
所有部位除外 C44	All Sites but C44	526	99.25	356.23	324.86	12.53	35.82	298	99.33	209.92	174.70	9.84	19.73	ALLbC44
死亡 Mortality														
口腔和咽喉(除外鼻咽癌)	Lip,Oral Cavity & Pharynx but Nasopharynx	3	0.77	2.03	2.97	0.00	0.20	2	1.20	1.41	1.13	0.04	0.04	C00-10,C12-14
鼻咽癌	Nasopharynx	2	0.51	1.35	1.01	0.13	0.13	0	0.00	0.00	0.00	0.00	0.00	C11
食管	Oesophagus	56	14.40	37.93	36.75	1.02	3.93	13	7.83	9.16	8.13	0.23	0.70	C15
胃	Stomach	110	28.28	74.50	67.28	2.22	7.10	29	17.47	20.43	16.88	0.58	1.59	C16
结直肠肛门	Colon,Rectum & Anus	30	7.71	20.32	20.76	0.87	1.77	10	6.02	7.04	6.01	0.37	0.85	C18-21
肝脏	Liver	47	12.08	31.83	26.56	1.48	3.10	16	9.64	11.27	9.84	0.44	1.29	C22
胆囊及其他	Gallbladder etc.	6	1.54	4.06	3.61	0.08	0.28	12	7.23	8.45	7.75	0.30	0.83	C23-C24
胰腺	Pancreas	9	2.31	6.10	4.79	0.32	0.47	15	9.04	10.57	8.60	0.19	1.10	C25
喉	Larynx	6	1.54	4.06	3.36	0.18	0.28	1	0.60	0.70	0.49	0.00	0.00	C32
气管,支气管,肺	Trachea, Bronchus and Lung	84	21.59	56.89	53.78	1.95	5.33	30	18.07	21.13	18.46	0.64	1.51	C33-C34
其他胸腔器官	Other Thoracic Organs	0	0.00	0.00	0.00	0.00	0.00	0	0.00	0.00	0.00	0.00	0.00	C37-C38
骨	Bone	2	0.51	1.35	1.12	0.00	0.15	2	1.20	1.41	1.14	0.00	0.11	C40-C41
皮肤黑色素瘤	Melanoma of Skin	0	0.00	0.00	0.00	0.00	0.00	0	0.00	0.00	0.00	0.00	0.00	C43
乳房	Breast	0	0.00	0.00	0.00	0.00	0.00	3	1.81	2.11	1.93	0.21	0.21	C50
子宫颈	Cervix Uteri	–	–	–	–	–	–	7	4.22	4.93	4.36	0.15	0.53	C53
子宫体及子宫部位不明	Uterus & Unspecified	–	–	–	–	–	–	2	1.20	1.41	1.28	0.09	0.09	C54-C55
卵巢	Ovary	–	–	–	–	–	–	4	2.41	2.82	2.29	0.16	0.27	C56
前列腺	Prostate	3	0.77	2.03	1.85	0.00	0.10	–	–	–	–	–	–	C61
睾丸	Testis	0	0.00	0.00	0.00	0.00	0.00	–	–	–	–	–	–	C62
肾及泌尿系统不明	Kidney & Unspecified Urinary Organs	1	0.26	0.68	0.65	0.08	0.08	1	0.60	0.70	0.66	0.08	0.08	C64-66,68
膀胱	Bladder	4	1.03	2.71	2.43	0.00	0.35	2	1.20	1.41	1.31	0.00	0.22	C67
脑,神经系统	Brain,Central Nervous System	6	1.54	4.06	3.54	0.14	0.49	3	1.81	2.11	2.42	0.20	0.20	C70-C72
甲状腺	Thyroid Gland	0	0.00	0.00	0.00	0.00	0.00	2	1.20	1.41	1.08	0.13	0.13	C73
淋巴瘤	Lymphoma	7	1.80	4.74	4.18	0.23	0.48	5	3.01	3.52	2.66	0.15	0.15	C81-85,88,90,96
白血病	Leukaemia	3	0.77	2.03	1.57	0.10	0.20	4	2.41	2.82	2.21	0.16	0.27	C91-C95
不明及其他恶性肿瘤	All Other Sites and Unspecified	10	2.57	6.77	5.87	0.34	0.89	3	1.81	2.11	1.45	0.04	0.04	A_O
所有部位合计	All Sites	389	100.00	263.45	242.09	9.14	25.35	166	100.00	116.93	100.09	4.17	10.22	ALL
所有部位除外 C44	All Sites but C44	385	98.97	260.74	239.71	9.00	25.10	165	99.40	116.23	99.62	4.13	10.18	ALLbC44

部位 Site		男性 Male						女性 Female						ICD-10
		病例数 No. cases	构成 (%)	粗率 Crude rate (1/10⁵)	世标率 ASR world (1/10⁵)	累积率 Cum.rate(%)		病例数 No. cases	构成 (%)	粗率 Crude rate (1/10⁵)	世标率 ASR world (1/10⁵)	累积率 Cum.rate(%)		
						0~64	0~74					0~64	0~74	
发病 Incidence														
口腔和咽喉(除外鼻咽癌)	Lip,Oral Cavity & Pharynx but Nasopharynx	8	0.64	1.56	1.17	0.04	0.13	4	0.53	0.89	0.59	0.04	0.04	C00-10,C12-14
鼻咽癌	Nasopharynx	15	1.21	2.93	2.10	0.18	0.22	7	0.92	1.55	1.12	0.08	0.15	C11
食管	Oesophagus	185	14.87	36.12	23.72	0.65	3.44	50	6.59	11.09	7.04	0.16	0.73	C15
胃	Stomach	176	14.15	34.36	23.35	0.91	3.10	87	11.46	19.30	12.27	0.28	1.28	C16
结直肠肛门	Colon,Rectum & Anus	96	7.72	18.74	12.99	0.60	1.38	46	6.06	10.20	6.86	0.46	0.78	C18-21
肝脏	Liver	168	13.50	32.80	23.10	1.44	2.55	71	9.35	15.75	10.63	0.49	0.92	C22
胆囊及其他	Gallbladder etc.	11	0.88	2.15	1.41	0.04	0.20	10	1.32	2.22	1.55	0.09	0.09	C23-C24
胰腺	Pancreas	32	2.57	6.25	4.43	0.21	0.52	21	2.77	4.66	3.09	0.14	0.37	C25
喉	Larynx	15	1.21	2.93	2.08	0.07	0.33	2	0.26	0.44	0.30	0.01	0.01	C32
气管,支气管,肺	Trachea, Bronchus and Lung	356	28.62	69.51	45.76	1.49	5.59	119	15.68	26.40	17.30	0.67	1.81	C33-C34
其他胸腔器官	Other Thoracic Organs	1	0.08	0.20	0.15	0.01	0.01	2	0.26	0.44	0.37	0.03	0.03	C37-C38
骨	Bone	14	1.13	2.73	2.32	0.15	0.24	9	1.19	2.00	1.35	0.04	0.07	C40-C41
皮肤黑色素瘤	Melanoma of Skin	2	0.16	0.39	0.29	0.02	0.02	0	0.00	0.00	0.00	0.00	0.00	C43
乳房	Breast	2	0.16	0.39	0.21	0.01	0.01	80	10.54	17.75	13.08	1.15	1.25	C50
子宫颈	Cervix Uteri	–	–	–	–	–	–	63	8.30	13.97	10.16	0.83	1.01	C53
子宫体及子宫部位不明	Uterus & Unspecified	–	–	–	–	–	–	24	3.16	5.32	3.90	0.32	0.42	C54-C55
卵巢	Ovary	–	–	–	–	–	–	21	2.77	4.66	3.31	0.20	0.33	C56
前列腺	Prostate	28	2.25	5.47	3.23	0.10	0.26	–	–	–	–	–	–	C61
睾丸	Testis	3	0.24	0.59	0.32	0.02	0.02	–	–	–	–	–	–	C62
肾及泌尿系统不明	Kidney & Unspecified Urinary Organs	9	0.72	1.76	1.31	0.07	0.16	8	1.05	1.77	1.30	0.08	0.18	C64-66,68
膀胱	Bladder	14	1.13	2.73	1.76	0.03	0.18	17	2.24	3.77	2.45	0.11	0.25	C67
脑,神经系统	Brain,Central Nervous System	30	2.41	5.86	4.31	0.25	0.42	39	5.14	8.65	6.34	0.31	0.46	C70-C72
甲状腺	Thyroid Gland	3	0.24	0.59	0.39	0.03	0.03	15	1.98	3.33	2.65	0.20	0.20	C73
淋巴瘤	Lymphoma	21	1.69	4.10	3.09	0.19	0.34	16	2.11	3.55	2.86	0.16	0.35	C81-85,88,90,96
白血病	Leukaemia	17	1.37	3.32	3.50	0.16	0.28	15	1.98	3.33	3.05	0.17	0.23	C91-C95
不明及其他恶性肿瘤	All Other Sites and Unspecified	38	3.05	7.42	4.91	0.27	0.45	33	4.35	7.32	5.29	0.20	0.50	A_O
所有部位合计	All Sites	1244	100.00	242.89	165.92	6.95	19.88	759	100.00	168.36	116.86	6.23	11.47	ALL
所有部位除外 C44	All Sites but C44	1237	99.44	241.52	164.96	6.88	19.78	747	98.42	165.69	115.00	6.16	11.28	ALLbC44
死亡 Mortality														
口腔和咽喉(除外鼻咽癌)	Lip,Oral Cavity & Pharynx but Nasopharynx	4	0.58	0.78	0.58	0.05	0.08	1	0.31	0.22	0.15	0.01	0.01	C00-10,C12-14
鼻咽癌	Nasopharynx	4	0.58	0.78	0.55	0.05	0.05	1	0.31	0.22	0.19	0.02	0.02	C11
食管	Oesophagus	99	14.37	19.33	13.03	0.42	1.66	35	10.80	7.76	4.72	0.08	0.47	C15
胃	Stomach	98	14.22	19.13	12.89	0.49	1.73	42	12.96	9.32	5.53	0.05	0.50	C16
结直肠肛门	Colon,Rectum & Anus	36	5.22	7.03	4.47	0.16	0.48	20	6.17	4.44	2.86	0.12	0.36	C18-21
肝脏	Liver	124	18.00	24.21	17.00	0.97	1.76	48	14.81	10.65	7.04	0.35	0.53	C22
胆囊及其他	Gallbladder etc.	6	0.87	1.17	0.78	0.01	0.14	2	0.62	0.44	0.19	0.00	0.00	C23-C24
胰腺	Pancreas	15	2.18	2.93	2.06	0.08	0.28	15	4.63	3.33	2.29	0.11	0.31	C25
喉	Larynx	4	0.58	0.78	0.62	0.05	0.08	0	0.00	0.00	0.00	0.00	0.00	C32
气管,支气管,肺	Trachea, Bronchus and Lung	217	31.49	42.37	27.05	0.77	2.84	72	22.22	15.97	10.56	0.39	1.15	C33-C34
其他胸腔器官	Other Thoracic Organs	0	0.00	0.00	0.00	0.00	0.00	1	0.31	0.22	0.17	0.01	0.01	C37-C38
骨	Bone	5	0.73	0.98	0.72	0.05	0.08	0	0.00	0.00	0.00	0.00	0.00	C40-C41
皮肤黑色素瘤	Melanoma of Skin	0	0.00	0.00	0.00	0.00	0.00	0	0.00	0.00	0.00	0.00	0.00	C43
乳房	Breast	1	0.15	0.20	0.14	0.01	0.01	19	5.86	4.21	2.97	0.21	0.32	C50
子宫颈	Cervix Uteri	–	–	–	–	–	–	16	4.94	3.55	2.26	0.13	0.20	C53
子宫体及子宫部位不明	Uterus & Unspecified	–	–	–	–	–	–	5	1.54	1.11	0.80	0.03	0.09	C54-C55
卵巢	Ovary	–	–	–	–	–	–	4	1.23	0.89	0.59	0.03	0.06	C56
前列腺	Prostate	11	1.60	2.15	1.27	0.00	0.09	–	–	–	–	–	–	C61
睾丸	Testis	2	0.29	0.39	0.17	0.00	0.00	–	–	–	–	–	–	C62
肾及泌尿系统不明	Kidney & Unspecified Urinary Organs	1	0.15	0.20	0.13	0.00	0.03	4	1.23	0.89	0.62	0.05	0.09	C64-66,68
膀胱	Bladder	2	0.29	0.39	0.24	0.00	0.00	1	0.31	0.22	0.15	0.00	0.04	C67
脑,神经系统	Brain,Central Nervous System	15	2.18	2.93	2.26	0.17	0.17	16	4.94	3.55	2.31	0.09	0.15	C70-C72
甲状腺	Thyroid Gland	1	0.15	0.20	0.15	0.02	0.02	0	0.00	0.00	0.00	0.00	0.00	C73
淋巴瘤	Lymphoma	18	2.61	3.51	2.73	0.16	0.27	7	2.16	1.55	1.36	0.04	0.20	C81-85,88,90,96
白血病	Leukaemia	10	1.45	1.95	1.29	0.04	0.16	9	2.78	2.00	1.55	0.12	0.18	C91-C95
不明及其他恶性肿瘤	All Other Sites and Unspecified	16	2.32	3.12	1.92	0.06	0.18	6	1.85	1.33	0.88	0.01	0.11	A_O
所有部位合计	All Sites	689	100.00	134.53	90.03	3.56	10.10	324	100.00	71.87	47.20	1.86	4.83	ALL
所有部位除外 C44	All Sites but C44	687	99.71	134.13	89.82	3.56	10.07	324	100.00	71.87	47.20	1.86	4.83	ALLbC44

部位 Site		男性 Male						女性 Female						ICD-10
		病例数 No. cases	构成 (%)	粗率 Crude rate (1/10⁵)	世标率 ASR world (1/10⁵)	累积率 Cum.rate(%) 0~64	0~74	病例数 No. cases	构成 (%)	粗率 Crude rate (1/10⁵)	世标率 ASR world (1/10⁵)	累积率 Cum.rate(%) 0~64	0~74	
发病 Incidence														
口腔和咽喉(除外鼻咽癌)	Lip,Oral Cavity & Pharynx but Nasopharynx	3	0.36	1.00	0.59	0.04	0.04	5	0.85	1.66	1.02	0.03	0.14	C00-10,C12-14
鼻咽癌	Nasopharynx	7	0.85	2.33	1.57	0.12	0.19	3	0.51	0.99	0.97	0.07	0.07	C11
食管	Oesophagus	139	16.79	46.21	36.16	1.76	5.09	56	9.57	18.54	13.57	0.58	1.78	C15
胃	Stomach	228	27.54	75.80	60.38	3.08	8.43	84	14.36	27.81	21.35	1.24	2.69	C16
结直肠肛门	Colon,Rectum & Anus	84	10.14	27.93	22.72	1.34	2.46	47	8.03	15.56	12.17	0.71	1.68	C18-21
肝脏	Liver	67	8.09	22.28	18.44	0.87	2.14	20	3.42	6.62	4.72	0.25	0.59	C22
胆囊及其他	Gallbladder etc.	6	0.72	1.99	1.39	0.08	0.22	14	2.39	4.63	2.99	0.15	0.38	C23-C24
胰腺	Pancreas	20	2.42	6.65	6.15	0.35	0.76	15	2.56	4.97	4.06	0.20	0.47	C25
喉	Larynx	0	0.00	0.00	0.00	0.00	0.00	0	0.00	0.00	0.00	0.00	0.00	C32
气管,支气管,肺	Trachea, Bronchus and Lung	143	17.27	47.54	40.79	1.73	5.53	56	9.57	18.54	14.35	0.96	1.89	C33-C34
其他胸腔器官	Other Thoracic Organs	0	0.00	0.00	0.00	0.00	0.00	1	0.17	0.33	0.11	0.00	0.00	C37-C38
骨	Bone	1	0.12	0.33	0.26	0.02	0.02	2	0.34	0.66	0.44	0.03	0.03	C40-C41
皮肤黑色素瘤	Melanoma of Skin	0	0.00	0.00	0.00	0.00	0.00	0	0.00	0.00	0.00	0.00	0.00	C43
乳房	Breast	5	0.60	1.66	1.21	0.06	0.18	87	14.87	28.80	23.47	1.94	2.45	C50
子宫颈	Cervix Uteri	–	–	–	–	–	–	84	14.36	27.81	20.10	1.63	2.23	C53
子宫体及子宫部位不明	Uterus & Unspecified	–	–	–	–	–	–	20	3.42	6.62	5.29	0.41	0.64	C54-C55
卵巢	Ovary	–	–	–	–	–	–	19	3.25	6.29	4.76	0.42	0.42	C56
前列腺	Prostate	16	1.93	5.32	5.60	0.14	0.48	–	–	–	–	–	–	C61
睾丸	Testis	0	0.00	0.00	0.00	0.00	0.00	–	–	–	–	–	–	C62
肾及泌尿系统不明	Kidney & Unspecified Urinary Organs	13	1.57	4.32	3.35	0.19	0.44	7	1.20	2.32	1.67	0.11	0.22	C64-66,68
膀胱	Bladder	20	2.42	6.65	5.52	0.34	0.46	6	1.03	1.99	1.23	0.10	0.16	C67
脑,神经系统	Brain,Central Nervous System	6	0.72	1.99	1.50	0.11	0.18	3	0.51	0.99	0.62	0.04	0.04	C70-C72
甲状腺	Thyroid Gland	6	0.72	1.99	1.90	0.12	0.17	10	1.71	3.31	3.14	0.22	0.22	C73
淋巴瘤	Lymphoma	19	2.29	6.32	5.01	0.27	0.63	22	3.76	7.28	6.16	0.49	0.81	C81-85,88,90,96
白血病	Leukaemia	11	1.33	3.66	3.22	0.14	0.24	9	1.54	2.98	2.32	0.14	0.24	C91-C95
不明及其他恶性肿瘤	All Other Sites and Unspecified	34	4.11	11.30	8.40	0.44	0.93	15	2.56	4.97	3.66	0.26	0.37	A_O
所有部位合计	All Sites	828	100.00	275.29	224.15	11.19	28.60	585	100.00	193.67	148.17	9.98	17.53	ALL
所有部位除外 C44	All Sites but C44	822	99.28	273.30	222.76	11.11	28.40	583	99.66	193.00	147.61	9.98	17.41	ALLbC44
死亡 Mortality														
口腔和咽喉(除外鼻咽癌)	Lip,Oral Cavity & Pharynx but Nasopharynx	4	0.55	1.33	2.33	0.00	0.07	3	0.68	0.99	0.69	0.00	0.00	C00-10,C12-14
鼻咽癌	Nasopharynx	6	0.82	1.99	1.49	0.13	0.20	2	0.45	0.66	0.59	0.04	0.11	C11
食管	Oesophagus	123	16.85	40.89	36.24	1.21	3.86	67	15.09	22.18	15.70	0.36	1.43	C15
胃	Stomach	172	23.56	57.19	49.32	1.77	5.11	122	27.48	40.39	32.22	0.86	2.72	C16
结直肠肛门	Colon,Rectum & Anus	25	3.42	8.31	8.19	0.25	0.61	28	6.31	9.27	7.71	0.20	0.57	C18-21
肝脏	Liver	109	14.93	36.24	30.05	1.79	3.11	43	9.68	14.24	11.19	0.56	1.08	C22
胆囊及其他	Gallbladder etc.	2	0.27	0.66	0.51	0.04	0.04	6	1.35	1.99	1.38	0.00	0.23	C23-C24
胰腺	Pancreas	22	3.01	7.31	5.98	0.31	0.75	15	3.38	4.97	3.07	0.18	0.29	C25
喉	Larynx	3	0.41	1.00	2.15	0.00	0.05	0	0.00	0.00	0.00	0.00	0.00	C32
气管,支气管,肺	Trachea, Bronchus and Lung	178	24.38	59.18	59.06	1.82	5.25	64	14.41	21.19	16.76	0.75	1.88	C33-C34
其他胸腔器官	Other Thoracic Organs	1	0.14	0.33	0.76	0.03	0.03	0	0.00	0.00	0.00	0.00	0.00	C37-C38
骨	Bone	6	0.82	1.99	1.52	0.05	0.19	9	2.03	2.98	3.20	0.20	0.39	C40-C41
皮肤黑色素瘤	Melanoma of Skin	1	0.14	0.33	0.26	0.02	0.02	1	0.23	0.33	0.22	0.03	0.03	C43
乳房	Breast	1	0.14	0.33	0.19	0.02	0.02	19	4.28	6.29	4.61	0.39	0.57	C50
子宫颈	Cervix Uteri	–	–	–	–	–	–	17	3.83	5.63	4.41	0.39	0.56	C53
子宫体及子宫部位不明	Uterus & Unspecified	–	–	–	–	–	–	10	2.25	3.31	2.51	0.19	0.24	C54-C55
卵巢	Ovary	–	–	–	–	–	–	3	0.68	0.99	0.71	0.03	0.08	C56
前列腺	Prostate	4	0.55	1.33	1.71	0.00	0.12	–	–	–	–	–	–	C61
睾丸	Testis	0	0.00	0.00	0.00	0.00	0.00	–	–	–	–	–	–	C62
肾及泌尿系统不明	Kidney & Unspecified Urinary Organs	3	0.41	1.00	0.70	0.00	0.05	0	0.00	0.00	0.00	0.00	0.00	C64-66,68
膀胱	Bladder	8	1.10	2.66	2.02	0.14	0.21	0	0.00	0.00	0.00	0.00	0.00	C67
脑,神经系统	Brain,Central Nervous System	20	2.74	6.65	5.17	0.37	0.59	13	2.93	4.30	3.67	0.22	0.28	C70-C72
甲状腺	Thyroid Gland	0	0.00	0.00	0.00	0.00	0.00	2	0.45	0.66	0.81	0.04	0.04	C73
淋巴瘤	Lymphoma	15	2.05	4.99	5.28	0.21	0.47	6	1.35	1.99	1.43	0.07	0.07	C81-85,88,90,96
白血病	Leukaemia	14	1.92	4.65	4.44	0.27	0.34	10	2.25	3.31	3.45	0.28	0.38	C91-C95
不明及其他恶性肿瘤	All Other Sites and Unspecified	13	1.78	4.32	4.85	0.08	0.49	4	0.90	1.32	0.79	0.02	0.09	A_O
所有部位合计	All Sites	730	100.00	242.71	222.21	8.48	21.58	444	100.00	146.99	115.11	4.81	11.05	ALL
所有部位除外 C44	All Sites but C44	729	99.86	242.38	221.90	8.44	21.54	444	100.00	146.99	115.11	4.81	11.05	ALLbC44

表 6-3-136 阜阳市颍州区 2014 年癌症发病和死亡主要指标
Table 6-3-136 Incidence and mortality of cancer in Yingzhou Qu, Fuyang Shi, 2014

部位 Site		男性 Male						女性 Female						ICD-10
		病例数 No. cases	构成 (%)	粗率 Crude rate (1/10⁵)	世标率 ASR world (1/10⁵)	累积率 Cum.rate(%)		病例数 No. cases	构成 (%)	粗率 Crude rate (1/10⁵)	世标率 ASR world (1/10⁵)	累积率 Cum.rate(%)		
						0~64	0~74					0~64	0~74	
Incidence														
口腔和咽喉(除外鼻咽癌)	Lip,Oral Cavity & Pharynx but Nasopharynx	6	0.66	1.58	1.18	0.04	0.18	5	0.79	1.35	1.08	0.06	0.14	C00-10,C12-14
鼻咽癌	Nasopharynx	4	0.44	1.06	0.80	0.03	0.10	1	0.16	0.27	0.10	0.00	0.00	C11
食管	Oesophagus	96	10.61	25.34	18.24	0.64	2.39	47	7.45	12.67	8.16	0.13	0.91	C15
胃	Stomach	141	15.58	37.22	26.65	1.05	3.29	78	12.36	21.03	14.17	0.52	1.73	C16
结直肠肛门	Colon,Rectum & Anus	35	3.87	9.24	6.83	0.31	0.94	25	3.96	6.74	4.95	0.27	0.65	C18-21
肝脏	Liver	186	20.55	49.09	36.18	2.25	4.31	79	12.52	21.30	15.36	0.87	1.71	C22
胆囊及其他	Gallbladder etc.	3	0.33	0.79	0.49	0.00	0.03	6	0.95	1.62	1.12	0.03	0.11	C23-C24
胰腺	Pancreas	10	1.10	2.64	2.06	0.06	0.27	9	1.43	2.43	1.62	0.07	0.20	C25
喉	Larynx	1	0.11	0.26	0.22	0.02	0.02	0	0.00	0.00	0.00	0.00	0.00	C32
气管,支气管,肺	Trachea, Bronchus and Lung	300	33.15	79.18	58.23	2.72	7.42	154	24.41	41.52	28.64	1.36	3.58	C33-C34
其他胸腔器官	Other Thoracic Organs	0	0.00	0.00	0.00	0.00	0.00	1	0.16	0.27	0.16	0.01	0.01	C37-C38
骨	Bone	12	1.33	3.17	2.18	0.09	0.14	7	1.11	1.89	1.48	0.12	0.12	C40-C41
皮肤黑色素瘤	Melanoma of Skin	0	0.00	0.00	0.00	0.00	0.00	0	0.00	0.00	0.00	0.00	0.00	C43
乳房	Breast	3	0.33	0.79	0.55	0.00	0.09	78	12.36	21.03	15.69	1.33	1.67	C50
子宫颈	Cervix Uteri	–	–	–	–	–	–	28	4.44	7.55	5.61	0.37	0.71	C53
子宫体及子宫部位不明	Uterus & Unspecified	–	–	–	–	–	–	37	5.86	9.98	7.28	0.55	0.87	C54-C55
卵巢	Ovary	–	–	–	–	–	–	9	1.43	2.43	1.99	0.21	0.21	C56
前列腺	Prostate	5	0.55	1.32	1.02	0.06	0.13	–	–	–	–	–	–	C61
睾丸	Testis	3	0.33	0.79	0.50	0.06	0.06	–	–	–	–	–	–	C62
肾及泌尿系统不明	Kidney & Unspecified Urinary Organs	10	1.10	2.64	1.92	0.16	0.21	2	0.32	0.54	0.29	0.01	0.01	C64-66,68
膀胱	Bladder	6	0.66	1.58	1.14	0.07	0.07	3	0.48	0.81	0.64	0.06	0.06	C67
脑,神经系统	Brain,Central Nervous System	21	2.32	5.54	4.91	0.22	0.53	10	1.58	2.70	1.87	0.17	0.20	C70-C72
甲状腺	Thyroid Gland	0	0.00	0.00	0.00	0.00	0.00	5	0.79	1.35	1.02	0.07	0.10	C73
淋巴瘤	Lymphoma	0	0.00	0.00	0.00	0.00	0.00	0	0.00	0.00	0.00	0.00	0.00	C81-85,88,90,96
白血病	Leukaemia	7	0.77	1.85	1.65	0.09	0.12	2	0.32	0.54	0.42	0.05	0.05	C91-C95
不明及其他恶性肿瘤	All Other Sites and Unspecified	56	6.19	14.78	12.48	0.65	1.18	45	7.13	12.13	10.04	0.50	1.05	A_O
所有部位合计	All Sites	905	100.00	238.86	177.22	8.52	21.50	631	100.00	170.14	121.70	6.75	14.09	ALL
所有部位除外 C44	All Sites but C44	900	99.45	237.54	175.54	8.46	21.41	626	99.21	168.79	120.71	6.71	13.96	ALLbC44
死亡 Mortality														
口腔和咽喉(除外鼻咽癌)	Lip,Oral Cavity & Pharynx but Nasopharynx	3	0.55	0.79	0.48	0.00	0.05	2	0.60	0.54	0.34	0.02	0.02	C00-10,C12-14
鼻咽癌	Nasopharynx	3	0.55	0.79	0.59	0.03	0.07	1	0.30	0.27	0.10	0.00	0.00	C11
食管	Oesophagus	49	9.01	12.93	9.13	0.17	1.13	38	11.45	10.25	6.35	0.10	0.60	C15
胃	Stomach	102	18.75	26.92	19.15	0.57	2.23	43	12.95	11.59	7.90	0.31	0.91	C16
结直肠肛门	Colon,Rectum & Anus	14	2.57	3.70	2.55	0.06	0.27	16	4.82	4.31	2.85	0.14	0.32	C18-21
肝脏	Liver	128	23.53	33.78	24.45	1.50	2.98	50	15.06	13.48	9.24	0.48	1.03	C22
胆囊及其他	Gallbladder etc.	2	0.37	0.53	0.38	0.03	0.03	3	0.90	0.81	0.52	0.03	0.03	C23-C24
胰腺	Pancreas	6	1.10	1.58	1.36	0.06	0.20	3	0.90	0.81	0.53	0.02	0.05	C25
喉	Larynx	1	0.18	0.26	0.20	0.00	0.05	0	0.00	0.00	0.00	0.00	0.00	C32
气管,支气管,肺	Trachea, Bronchus and Lung	171	31.43	45.13	32.03	1.10	3.87	104	31.33	28.04	18.61	0.90	2.10	C33-C34
其他胸腔器官	Other Thoracic Organs	0	0.00	0.00	0.00	0.00	0.00	0	0.00	0.00	0.00	0.00	0.00	C37-C38
骨	Bone	7	1.29	1.85	1.37	0.06	0.14	2	0.60	0.54	0.31	0.02	0.02	C40-C41
皮肤黑色素瘤	Melanoma of Skin	0	0.00	0.00	0.00	0.00	0.00	0	0.00	0.00	0.00	0.00	0.00	C43
乳房	Breast	1	0.18	0.26	0.20	0.00	0.05	17	5.12	4.58	3.05	0.17	0.32	C50
子宫颈	Cervix Uteri	–	–	–	–	–	–	14	4.22	3.77	2.90	0.19	0.40	C53
子宫体及子宫部位不明	Uterus & Unspecified	–	–	–	–	–	–	10	3.01	2.70	1.80	0.12	0.17	C54-C55
卵巢	Ovary	–	–	–	–	–	–	4	1.20	1.08	0.97	0.09	0.12	C56
前列腺	Prostate	4	0.74	1.06	0.78	0.03	0.10	–	–	–	–	–	–	C61
睾丸	Testis	1	0.18	0.26	0.16	0.02	0.02	–	–	–	–	–	–	C62
肾及泌尿系统不明	Kidney & Unspecified Urinary Organs	7	1.29	1.85	1.28	0.07	0.17	0	0.00	0.00	0.00	0.00	0.00	C64-66,68
膀胱	Bladder	3	0.55	0.79	0.60	0.00	0.03	3	0.90	0.81	0.64	0.06	0.06	C67
脑,神经系统	Brain,Central Nervous System	15	2.76	3.96	3.44	0.15	0.37	6	1.81	1.62	1.01	0.06	0.10	C70-C72
甲状腺	Thyroid Gland	0	0.00	0.00	0.00	0.00	0.00	1	0.30	0.27	0.22	0.00	0.04	C73
淋巴瘤	Lymphoma	0	0.00	0.00	0.00	0.00	0.00	0	0.00	0.00	0.00	0.00	0.00	C81-85,88,90,96
白血病	Leukaemia	6	1.10	1.58	1.07	0.04	0.13	5	1.51	1.35	1.21	0.07	0.07	C91-C95
不明及其他恶性肿瘤	All Other Sites and Unspecified	21	3.86	5.54	4.56	0.20	0.41	10	3.01	2.70	2.15	0.04	0.18	A_O
所有部位合计	All Sites	544	100.00	143.58	103.80	4.10	12.31	332	100.00	89.52	60.71	2.69	6.55	ALL
所有部位除外 C44	All Sites but C44	541	99.45	142.79	103.21	4.10	12.27	330	99.40	88.98	60.34	2.69	6.50	ALLbC44

表 6-3-137 阜阳市颍东区 2014 年癌症发病和死亡主要指标
Table 6-3-137　Incidence and mortality of cancer in Yingdong Qu,Fuyang Shi,2014

部位 / Site		男性 Male						女性 Female						ICD-10
		病例数 No. cases	构成 (%)	粗率 Crude rate (1/10⁵)	世标率 ASR world (1/10⁵)	累积率 Cum.rate(%)		病例数 No. cases	构成 (%)	粗率 Crude rate (1/10⁵)	世标率 ASR world (1/10⁵)	累积率 Cum.rate(%)		
						0~64	0~74					0~64	0~74	
发病 Incidence														
口腔和咽喉(除外鼻咽癌)	Lip,Oral Cavity & Pharynx but Nasopharynx	11	1.23	3.26	2.71	0.22	0.32	1	0.17	0.33	0.09	0.00	0.00	C00-10,C12-14
鼻咽癌	Nasopharynx	5	0.56	1.48	1.15	0.07	0.17	1	0.17	0.33	0.26	0.03	0.03	C11
食管	Oesophagus	100	11.16	29.63	20.87	0.83	2.57	49	8.39	15.98	10.88	0.40	1.40	C15
胃	Stomach	92	10.27	27.26	20.35	0.90	2.83	34	5.82	11.09	7.33	0.43	0.76	C16
结直肠肛门	Colon,Rectum & Anus	51	5.69	15.11	11.84	0.65	1.71	54	9.25	17.61	12.54	0.71	1.52	C18-21
肝脏	Liver	189	21.09	56.00	45.29	3.41	5.30	53	9.08	17.28	12.35	0.77	1.60	C22
胆囊及其他	Gallbladder etc.	8	0.89	2.37	1.73	0.12	0.21	17	2.91	5.54	3.68	0.29	0.40	C23-C24
胰腺	Pancreas	17	1.90	5.04	4.23	0.29	0.47	7	1.20	2.28	1.16	0.00	0.16	C25
喉	Larynx	5	0.56	1.48	1.14	0.07	0.16	0	0.00	0.00	0.00	0.00	0.00	C32
气管,支气管,肺	Trachea, Bronchus and Lung	248	27.68	73.48	54.41	3.11	6.74	105	17.98	34.24	22.07	0.96	2.62	C33-C34
其他胸腔器官	Other Thoracic Organs	3	0.33	0.89	0.85	0.06	0.06	3	0.51	0.98	0.81	0.07	0.11	C37-C38
骨	Bone	15	1.67	4.44	3.62	0.24	0.41	7	1.20	2.28	1.85	0.12	0.21	C40-C41
皮肤黑色素瘤	Melanoma of Skin	1	0.11	0.30	0.24	0.00	0.04	3	0.51	0.98	0.76	0.04	0.10	C43
乳房	Breast	1	0.11	0.30	0.31	0.04	0.04	64	10.96	20.87	16.03	1.35	1.74	C50
子宫颈	Cervix Uteri	–	–	–	–	–	–	37	6.34	12.07	9.24	0.86	0.92	C53
子宫体及子宫部位不明	Uterus & Unspecified	–	–	–	–	–	–	15	2.57	4.89	4.02	0.31	0.46	C54-C55
卵巢	Ovary	–	–	–	–	–	–	15	2.57	4.89	4.22	0.29	0.40	C56
前列腺	Prostate	9	1.00	2.67	1.52	0.03	0.13						–	C61
睾丸	Testis	3	0.33	0.89	1.15	0.06	0.06						–	C62
肾及泌尿系统不明	Kidney & Unspecified Urinary Organs	8	0.89	2.37	2.27	0.22	0.22	3	0.51	0.98	0.69	0.02	0.07	C64-66,68
膀胱	Bladder	19	2.12	5.63	3.97	0.19	0.46	7	1.20	2.28	1.62	0.10	0.20	C67
脑,神经系统	Brain,Central Nervous System	33	3.68	9.78	9.06	0.72	0.84	30	5.14	9.78	7.01	0.49	0.67	C70-C72
甲状腺	Thyroid Gland	5	0.56	1.48	1.31	0.12	0.16	10	1.71	3.26	3.47	0.23	0.34	C73
淋巴瘤	Lymphoma	17	1.90	5.04	4.04	0.26	0.55	11	1.88	3.59	2.98	0.26	0.35	C81-85,88,90,96
白血病	Leukaemia	28	3.13	8.30	8.41	0.51	0.79	27	4.62	8.80	9.24	0.59	0.78	C91-C95
不明及其他恶性肿瘤	All Other Sites and Unspecified	28	3.13	8.30	7.25	0.41	0.63	31	5.31	10.11	8.89	0.65	0.92	A_O
所有部位合计	All Sites	896	100.00	265.48	207.76	12.52	24.86	584	100.00	190.45	141.20	9.00	15.77	ALL
所有部位除外 C44	All Sites but C44	888	99.11	263.11	206.06	12.43	24.67	578	98.97	188.49	139.67	8.88	15.60	ALLbC44
死亡 Mortality														
口腔和咽喉(除外鼻咽癌)	Lip,Oral Cavity & Pharynx but Nasopharynx	2	0.32	0.59	0.56	0.03	0.07	1	0.37	0.33	0.16	0.00	0.00	C00-10,C12-14
鼻咽癌	Nasopharynx	7	1.13	2.07	1.32	0.09	0.09	4	1.50	1.30	1.06	0.09	0.09	C11
食管	Oesophagus	79	12.70	23.41	15.61	0.41	1.78	24	8.99	7.83	4.75	0.12	0.54	C15
胃	Stomach	86	13.83	25.48	17.81	0.68	2.18	21	7.87	6.85	4.35	0.19	0.60	C16
结直肠肛门	Colon,Rectum & Anus	39	6.27	11.56	8.57	0.36	1.15	20	7.49	6.52	4.39	0.21	0.58	C18-21
肝脏	Liver	141	22.67	41.78	32.95	2.44	3.98	46	17.23	15.00	9.41	0.46	1.09	C22
胆囊及其他	Gallbladder etc.	13	2.09	3.85	2.92	0.15	0.40	11	4.12	3.59	2.57	0.15	0.33	C23-C24
胰腺	Pancreas	12	1.93	3.56	2.98	0.24	0.32	9	3.37	2.93	1.99	0.07	0.30	C25
喉	Larynx	2	0.32	0.59	0.49	0.03	0.09	0	0.00	0.00	0.00	0.00	0.00	C32
气管,支气管,肺	Trachea, Bronchus and Lung	166	26.69	49.19	34.31	1.47	4.18	60	22.47	19.57	11.78	0.44	1.29	C33-C34
其他胸腔器官	Other Thoracic Organs	1	0.16	0.30	0.27	0.03	0.03	0	0.00	0.00	0.00	0.00	0.00	C37-C38
骨	Bone	8	1.29	2.37	1.72	0.03	0.23	3	1.12	0.98	0.65	0.03	0.08	C40-C41
皮肤黑色素瘤	Melanoma of Skin	1	0.16	0.30	0.24	0.00	0.04	0	0.00	0.00	0.00	0.00	0.00	C43
乳房	Breast	0	0.00	0.00	0.00	0.00	0.00	14	5.24	4.57	3.38	0.31	0.36	C50
子宫颈	Cervix Uteri	–	–	–	–	–	–	7	2.62	2.28	1.84	0.13	0.23	C53
子宫体及子宫部位不明	Uterus & Unspecified	–	–	–	–	–	–	5	1.87	1.63	1.24	0.06	0.17	C54-C55
卵巢	Ovary	–	–	–	–	–	–	3	1.12	0.98	0.85	0.04	0.15	C56
前列腺	Prostate	6	0.96	1.78	0.96	0.02	0.07						–	C61
睾丸	Testis	1	0.16	0.30	0.23	0.02	0.02						–	C62
肾及泌尿系统不明	Kidney & Unspecified Urinary Organs	2	0.32	0.59	0.48	0.05	0.05	4	1.50	1.30	0.74	0.02	0.02	C64-66,68
膀胱	Bladder	10	1.61	2.96	2.01	0.05	0.28	1	0.37	0.33	0.25	0.00	0.06	C67
脑,神经系统	Brain,Central Nervous System	18	2.89	5.33	5.02	0.32	0.51	7	2.62	2.28	1.34	0.08	0.15	C70-C72
甲状腺	Thyroid Gland	1	0.16	0.30	0.24	0.00	0.04	2	0.75	0.65	0.43	0.03	0.03	C73
淋巴瘤	Lymphoma	10	1.61	2.96	2.37	0.22	0.28	2	0.75	0.65	0.41	0.03	0.03	C81-85,88,90,96
白血病	Leukaemia	13	2.09	3.85	4.11	0.32	0.32	12	4.49	3.91	3.93	0.30	0.37	C91-C95
不明及其他恶性肿瘤	All Other Sites and Unspecified	4	0.64	1.19	0.90	0.05	0.09	11	4.12	3.59	2.15	0.07	0.26	A_O
所有部位合计	All Sites	622	100.00	184.30	136.07	7.02	16.21	267	100.00	87.07	57.68	2.84	6.73	ALL
所有部位除外 C44	All Sites but C44	620	99.68	183.70	135.65	6.99	16.18	262	98.13	85.44	56.65	2.81	6.57	ALLbC44

表 6-3-138 宿州市埇桥区 2014 年癌症发病和死亡主要指标
Table 6-3-138 Incidence and mortality of cancer in Yongqiao Qu, Suzhou Shi, 2014

部位 Site		男性 Male						女性 Female						ICD-10
		病例数 No. cases	构成 (%)	粗率 Crude rate (1/10⁵)	世标率 ASR world (1/10⁵)	累积率 Cum.rate(%)		病例数 No. cases	构成 (%)	粗率 Crude rate (1/10⁵)	世标率 ASR world (1/10⁵)	累积率 Cum.rate(%)		
						0~64	0~74					0~64	0~74	
发病 Incidence														
口腔和咽喉(除外鼻咽癌)	Lip,Oral Cavity & Pharynx but Nasopharynx	16	0.74	1.91	1.71	0.09	0.25	11	0.75	1.33	1.13	0.07	0.13	C00-10,C12-14
鼻咽癌	Nasopharynx	10	0.46	1.19	1.04	0.05	0.13	10	0.68	1.21	1.07	0.08	0.13	C11
食管	Oesophagus	159	7.33	18.98	13.96	0.47	1.58	58	3.93	7.03	4.49	0.12	0.51	C15
胃	Stomach	360	16.60	42.97	33.34	1.40	4.28	132	8.94	16.01	11.64	0.53	1.30	C16
结直肠肛门	Colon,Rectum & Anus	126	5.81	15.04	12.44	0.72	1.55	86	5.83	10.43	7.85	0.36	1.05	C18-21
肝脏	Liver	435	20.06	51.92	43.39	2.94	4.96	136	9.21	16.49	12.56	0.67	1.48	C22
胆囊及其他	Gallbladder etc.	29	1.34	3.46	2.72	0.16	0.35	36	2.44	4.37	3.12	0.15	0.38	C23-C24
胰腺	Pancreas	52	2.40	6.21	4.78	0.18	0.60	45	3.05	5.46	4.09	0.21	0.52	C25
喉	Larynx	24	1.11	2.86	2.12	0.08	0.28	3	0.20	0.36	0.47	0.04	0.07	C32
气管,支气管,肺	Trachea, Bronchus and Lung	548	25.27	65.41	52.64	2.47	6.28	237	16.06	28.74	19.59	0.90	2.18	C33-C34
其他胸腔器官	Other Thoracic Organs	8	0.37	0.95	0.81	0.06	0.06	3	0.20	0.36	0.27	0.01	0.04	C37-C38
骨	Bone	20	0.92	2.39	1.62	0.06	0.22	15	1.02	1.82	1.74	0.11	0.20	C40-C41
皮肤黑色素瘤	Melanoma of Skin	3	0.14	0.36	0.52	0.04	0.07	0	0.00	0.00	0.00	0.00	0.00	C43
乳房	Breast	6	0.28	0.72	0.75	0.05	0.09	243	16.46	29.47	25.40	2.08	2.72	C50
子宫颈	Cervix Uteri	–	–	–	–	–	–	127	8.60	15.40	13.80	1.09	1.43	C53
子宫体及子宫部位不明	Uterus & Unspecified	–	–	–	–	–	–	40	2.71	4.85	4.13	0.30	0.45	C54-C55
卵巢	Ovary	–	–	–	–	–	–	32	2.17	3.88	3.54	0.25	0.45	C56
前列腺	Prostate	40	1.84	4.77	3.35	0.05	0.38	–	–	–	–	–	–	C61
睾丸	Testis	1	0.05	0.12	0.12	0.01	0.01	–	–	–	–	–	–	C62
肾及泌尿系统不明	Kidney & Unspecified Urinary Organs	28	1.29	3.34	2.93	0.12	0.44	8	0.54	0.97	1.06	0.07	0.13	C64-66,68
膀胱	Bladder	54	2.49	6.45	5.03	0.22	0.54	12	0.81	1.46	1.10	0.09	0.13	C67
脑,神经系统	Brain,Central Nervous System	61	2.81	7.28	6.45	0.34	0.79	41	2.78	4.97	4.54	0.26	0.56	C70-C72
甲状腺	Thyroid Gland	20	0.92	2.39	2.28	0.18	0.26	51	3.46	6.19	5.09	0.44	0.46	C73
淋巴瘤	Lymphoma	40	1.84	4.77	4.45	0.29	0.50	36	2.44	4.37	3.62	0.27	0.46	C81-85,88,90,96
白血病	Leukaemia	64	2.95	7.64	6.54	0.31	0.76	59	4.00	7.16	6.18	0.47	0.53	C91-C95
不明和其他恶性肿瘤	All Other Sites and Unspecified	65	3.00	7.76	5.86	0.18	0.58	55	3.73	6.67	4.75	0.28	0.45	A_O
所有部位合计	All Sites	2169	100.00	258.91	208.83	10.49	24.96	1476	100.00	179.00	141.26	8.82	15.76	ALL
所有部位除外 C44	All Sites but C44	2140	98.66	255.44	206.25	10.41	24.76	1463	99.12	177.42	140.40	8.79	15.71	ALLbC44
死亡 Mortality														
口腔和咽喉(除外鼻咽癌)	Lip,Oral Cavity & Pharynx but Nasopharynx	11	0.61	1.31	1.06	0.06	0.16	3	0.32	0.36	0.21	0.00	0.02	C00-10,C12-14
鼻咽癌	Nasopharynx	8	0.45	0.95	0.77	0.00	0.15	6	0.65	0.73	0.53	0.02	0.06	C11
食管	Oesophagus	137	7.62	16.35	12.19	0.41	1.34	53	5.73	6.43	3.86	0.02	0.44	C15
胃	Stomach	300	16.69	35.81	26.80	1.04	3.14	99	10.70	12.01	7.97	0.26	0.84	C16
结直肠肛门	Colon,Rectum & Anus	79	4.40	9.43	7.39	0.37	0.76	49	5.30	5.94	3.75	0.15	0.37	C18-21
肝脏	Liver	416	23.15	49.66	41.31	2.72	4.56	123	13.30	14.92	11.23	0.52	1.31	C22
胆囊及其他	Gallbladder etc.	30	1.67	3.58	2.76	0.10	0.37	30	3.24	3.64	2.43	0.05	0.33	C23-C24
胰腺	Pancreas	46	2.56	5.49	4.10	0.12	0.59	34	3.68	4.12	2.75	0.08	0.34	C25
喉	Larynx	17	0.95	2.03	1.83	0.09	0.24	1	0.11	0.12	0.12	0.00	0.03	C32
气管,支气管,肺	Trachea, Bronchus and Lung	469	26.10	55.98	42.59	1.73	4.64	192	20.76	23.28	14.91	0.63	1.50	C33-C34
其他胸腔器官	Other Thoracic Organs	5	0.28	0.60	0.58	0.05	0.05	0	0.00	0.00	0.00	0.00	0.00	C37-C38
骨	Bone	14	0.78	1.67	1.12	0.02	0.18	14	1.51	1.70	1.72	0.10	0.21	C40-C41
皮肤黑色素瘤	Melanoma of Skin	3	0.17	0.36	0.30	0.02	0.02	1	0.11	0.12	0.06	0.01	0.01	C43
乳房	Breast	1	0.06	0.12	0.10	0.00	0.03	51	5.51	6.19	4.82	0.32	0.55	C50
子宫颈	Cervix Uteri	–	–	–	–	–	–	51	5.51	6.19	5.09	0.36	0.58	C53
子宫体及子宫部位不明	Uterus & Unspecified	–	–	–	–	–	–	30	3.24	3.64	3.10	0.22	0.37	C54-C55
卵巢	Ovary	–	–	–	–	–	–	19	2.05	2.30	2.31	0.17	0.29	C56
前列腺	Prostate	34	1.89	4.06	2.89	0.00	0.33	–	–	–	–	–	–	C61
睾丸	Testis	0	0.00	0.00	0.00	0.00	0.00	–	–	–	–	–	–	C62
肾及泌尿系统不明	Kidney & Unspecified Urinary Organs	16	0.89	1.91	1.60	0.08	0.24	11	1.19	1.33	1.01	0.04	0.17	C64-66,68
膀胱	Bladder	36	2.00	4.30	2.96	0.04	0.23	5	0.54	0.61	0.37	0.03	0.03	C67
脑,神经系统	Brain,Central Nervous System	52	2.89	6.21	5.05	0.21	0.61	28	3.03	3.40	2.81	0.12	0.37	C70-C72
甲状腺	Thyroid Gland	3	0.17	0.36	0.33	0.03	0.03	16	1.73	1.94	1.35	0.11	0.14	C73
淋巴瘤	Lymphoma	23	1.28	2.75	2.46	0.19	0.35	19	2.05	2.30	2.08	0.15	0.26	C81-85,88,90,96
白血病	Leukaemia	45	2.50	5.37	4.30	0.19	0.47	43	4.65	5.21	4.41	0.30	0.34	C91-C95
不明和其他恶性肿瘤	All Other Sites and Unspecified	52	2.89	6.21	5.54	0.28	0.55	47	5.08	5.70	4.20	0.26	0.41	A_O
所有部位合计	All Sites	1797	100.00	214.50	168.03	7.74	19.03	925	100.00	112.18	81.11	3.88	8.95	ALL
所有部位除外 C44	All Sites but C44	1779	99.00	212.35	166.45	7.70	18.92	910	98.38	110.36	79.98	3.83	8.88	ALLbC44

表 6-3-139　灵璧县 2014 年癌症发病和死亡主要指标
Table 6-3-139　Incidence and mortality of cancer in Lingbi Xian, 2014

部位 Site		男性 Male 病例数 No. cases	构成 (%)	粗率 Crude rate (1/10⁵)	世标率 ASR world (1/10⁵)	累积率 Cum.rate(%) 0~64	0~74	女性 Female 病例数 No. cases	构成 (%)	粗率 Crude rate (1/10⁵)	世标率 ASR world (1/10⁵)	累积率 Cum.rate(%) 0~64	0~74	ICD-10
发病 Incidence														
口腔和咽喉(除外鼻咽癌)	Lip,Oral Cavity & Pharynx but Nasopharynx	26	1.82	5.21	3.43	0.23	0.37	16	1.51	3.26	2.10	0.18	0.24	C00-10,C12-14
鼻咽癌	Nasopharynx	9	0.63	1.80	1.23	0.09	0.14	9	0.85	1.83	1.24	0.08	0.14	C11
食管	Oesophagus	165	11.58	33.06	20.30	0.82	2.48	70	6.62	14.27	7.67	0.33	0.87	C15
胃	Stomach	186	13.05	37.27	23.80	1.13	2.96	86	8.14	17.53	10.71	0.70	1.16	C16
结直肠肛门	Colon,Rectum & Anus	78	5.47	15.63	10.09	0.54	1.21	55	5.20	11.21	6.96	0.46	0.69	C18-21
肝脏	Liver	331	23.23	66.33	46.57	3.22	5.66	128	12.11	26.10	16.21	1.03	1.93	C22
胆囊及其他	Gallbladder etc.	16	1.12	3.21	2.19	0.10	0.31	8	0.76	1.63	1.05	0.07	0.12	C23-C24
胰腺	Pancreas	34	2.39	6.81	4.19	0.22	0.39	26	2.46	5.30	3.08	0.14	0.34	C25
喉	Larynx	13	0.91	2.61	1.80	0.12	0.22	3	0.28	0.61	0.34	0.01	0.04	C32
气管,支气管,肺	Trachea, Bronchus and Lung	324	22.74	64.93	41.11	1.67	5.34	191	18.07	38.94	22.80	1.17	2.90	C33-C34
其他胸腔器官	Other Thoracic Organs	6	0.42	1.20	0.96	0.05	0.09	4	0.38	0.82	0.70	0.04	0.04	C37-C38
骨	Bone	21	1.47	4.21	2.99	0.21	0.27	17	1.61	3.47	2.49	0.12	0.21	C40-C41
皮肤黑色素瘤	Melanoma of Skin	0	0.00	0.00	0.00	0.00	0.00	0	0.00	0.00	0.00	0.00	0.00	C43
乳房	Breast	0	0.00	0.00	0.00	0.00	0.00	160	15.14	32.62	24.02	2.03	2.41	C50
子宫颈	Cervix Uteri	–	–	–	–	–	–	60	5.68	12.23	8.70	0.72	0.94	C53
子宫体及子宫部位不明	Uterus & Unspecified	–	–	–	–	–	–	52	4.92	10.60	7.45	0.61	0.85	C54-C55
卵巢	Ovary	–	–	–	–	–	–	15	1.42	3.06	2.19	0.20	0.23	C56
前列腺	Prostate	14	0.98	2.81	1.22	0.00	0.06	–	–	–	–	–	–	C61
睾丸	Testis	2	0.14	0.40	0.33	0.03	0.03	–	–	–	–	–	–	C62
肾及泌尿系统不明	Kidney & Unspecified Urinary Organs	17	1.19	3.41	2.97	0.20	0.36	11	1.04	2.24	2.14	0.11	0.20	C64-66,68
膀胱	Bladder	22	1.54	4.41	2.71	0.11	0.25	5	0.47	1.02	0.47	0.00	0.05	C67
脑,神经系统	Brain,Central Nervous System	40	2.81	8.02	7.46	0.53	0.67	40	3.78	8.15	6.27	0.46	0.62	C70-C72
甲状腺	Thyroid Gland	8	0.56	1.60	1.28	0.12	0.12	32	3.03	6.52	4.88	0.41	0.52	C73
淋巴瘤	Lymphoma	19	1.33	3.81	2.59	0.12	0.25	7	0.66	1.43	0.86	0.05	0.07	C81-85,88,90,96
白血病	Leukaemia	44	3.09	8.82	9.49	0.55	0.76	24	2.27	4.89	5.51	0.32	0.40	C91-C95
不明及其他恶性肿瘤	All Other Sites and Unspecified	50	3.51	10.02	6.74	0.45	0.73	38	3.60	7.75	5.56	0.28	0.53	A_O
所有部位合计	All Sites	1425	100.00	285.55	193.47	10.51	22.69	1057	100.00	215.49	143.43	9.54	15.50	ALL
所有部位除外 C44	All Sites but C44	1409	98.88	282.35	191.18	10.35	22.46	1042	98.58	212.43	141.74	9.48	15.32	ALLbC44
死亡 Mortality														
口腔和咽喉(除外鼻咽癌)	Lip,Oral Cavity & Pharynx but Nasopharynx	1	0.10	0.20	0.07	0.00	0.00	8	1.28	1.63	1.05	0.07	0.13	C00-10,C12-14
鼻咽癌	Nasopharynx	5	0.52	1.00	0.62	0.04	0.07	5	0.80	1.02	0.62	0.02	0.08	C11
食管	Oesophagus	90	9.29	18.03	10.43	0.33	1.12	42	6.73	8.56	4.15	0.11	0.39	C15
胃	Stomach	110	11.35	22.04	13.38	0.50	1.58	49	7.85	9.99	5.56	0.32	0.60	C16
结直肠肛门	Colon,Rectum & Anus	34	3.51	6.81	4.03	0.22	0.40	30	4.81	6.12	3.56	0.21	0.38	C18-21
肝脏	Liver	330	34.06	66.13	46.34	3.15	5.65	125	20.03	25.48	15.69	0.95	1.95	C22
胆囊及其他	Gallbladder etc.	10	1.03	2.00	1.32	0.04	0.19	2	0.32	0.41	0.22	0.02	0.02	C23-C24
胰腺	Pancreas	30	3.10	6.01	3.88	0.24	0.38	16	2.56	3.26	1.74	0.06	0.18	C25
喉	Larynx	7	0.72	1.40	1.01	0.03	0.14	1	0.16	0.20	0.06	0.00	0.00	C32
气管,支气管,肺	Trachea, Bronchus and Lung	220	22.70	44.09	27.32	1.14	3.44	124	19.87	25.28	13.92	0.55	1.75	C33-C34
其他胸腔器官	Other Thoracic Organs	1	0.10	0.20	0.10	0.00	0.00	0	0.00	0.00	0.00	0.00	0.00	C37-C38
骨	Bone	13	1.34	2.61	1.59	0.09	0.18	14	2.24	2.85	1.62	0.08	0.20	C40-C41
皮肤黑色素瘤	Melanoma of Skin	1	0.10	0.20	0.08	0.00	0.00	0	0.00	0.00	0.00	0.00	0.00	C43
乳房	Breast	4	0.41	0.80	0.56	0.06	0.06	100	16.03	20.39	15.04	1.28	1.51	C50
子宫颈	Cervix Uteri	–	–	–	–	–	–	21	3.37	4.28	3.07	0.26	0.40	C53
子宫体及子宫部位不明	Uterus & Unspecified	–	–	–	–	–	–	10	1.60	2.04	1.26	0.08	0.15	C54-C55
卵巢	Ovary	–	–	–	–	–	–	6	0.96	1.22	0.82	0.07	0.07	C56
前列腺	Prostate	4	0.41	0.80	0.32	0.00	0.00	–	–	–	–	–	–	C61
睾丸	Testis	2	0.21	0.40	0.24	0.02	0.02	–	–	–	–	–	–	C62
肾及泌尿系统不明	Kidney & Unspecified Urinary Organs	4	0.41	0.80	0.59	0.04	0.07	3	0.48	0.61	0.34	0.02	0.05	C64-66,68
膀胱	Bladder	8	0.83	1.60	1.03	0.04	0.17	3	0.48	0.61	0.26	0.00	0.03	C67
脑,神经系统	Brain,Central Nervous System	17	1.75	3.41	3.22	0.21	0.27	11	1.76	2.24	1.38	0.07	0.10	C70-C72
甲状腺	Thyroid Gland	2	0.21	0.40	0.33	0.04	0.04	2	0.32	0.41	0.31	0.04	0.04	C73
淋巴瘤	Lymphoma	15	1.55	3.01	2.12	0.11	0.20	9	1.44	1.83	1.20	0.07	0.15	C81-85,88,90,96
白血病	Leukaemia	40	4.13	8.02	7.14	0.51	0.57	27	4.33	5.50	5.82	0.35	0.45	C91-C95
不明及其他恶性肿瘤	All Other Sites and Unspecified	21	2.17	4.21	2.57	0.10	0.27	16	2.56	3.26	1.67	0.05	0.17	A_O
所有部位合计	All Sites	969	100.00	194.18	128.28	6.90	14.83	624	100.00	127.22	79.38	4.69	8.80	ALL
所有部位除外 C44	All Sites but C44	963	99.38	192.97	127.54	6.85	14.78	616	98.72	125.59	78.58	4.68	8.72	ALLbC44

表 6-3-140　寿县 2014 年癌症发病和死亡主要指标
Table 6-3-140　Incidence and mortality of cancer in Shou Xian, 2014

部位 Site		男性 Male						女性 Female						ICD-10
		病例数 No. cases	构成 (%)	粗率 Crude rate (1/10⁵)	世标率 ASR world (1/10⁵)	累积率 Cum.rate(%) 0~64	0~74	病例数 No. cases	构成 (%)	粗率 Crude rate (1/10⁵)	世标率 ASR world (1/10⁵)	累积率 Cum.rate(%) 0~64	0~74	
发病 Incidence														
口腔和咽喉(除外鼻咽癌)	Lip,Oral Cavity & Pharynx but Nasopharynx	23	1.19	3.72	3.46	0.18	0.36	9	0.76	1.56	1.66	0.14	0.16	C00-10,C12-14
鼻咽癌	Nasopharynx	18	0.94	2.91	2.50	0.16	0.21	12	1.01	2.08	1.79	0.13	0.13	C11
食管	Oesophagus	279	14.49	45.11	38.05	1.24	4.39	70	5.90	12.11	10.30	0.31	1.23	C15
胃	Stomach	379	19.69	61.27	51.88	2.13	5.94	113	9.53	19.56	16.89	0.78	1.98	C16
结直肠肛门	Colon,Rectum & Anus	122	6.34	19.72	16.64	0.84	1.91	92	7.76	15.92	14.31	0.78	1.92	C18-21
肝脏	Liver	219	11.38	35.41	30.54	1.65	3.12	76	6.41	13.15	11.17	0.56	1.35	C22
胆囊及其他	Gallbladder etc.	18	0.94	2.91	2.50	0.10	0.24	6	0.51	1.04	0.98	0.04	0.16	C23-C24
胰腺	Pancreas	52	2.70	8.41	6.97	0.33	0.94	36	3.04	6.23	5.54	0.29	0.65	C25
喉	Larynx	17	0.88	2.75	2.42	0.13	0.24	2	0.17	0.35	0.23	0.02	0.02	C32
气管,支气管,肺	Trachea, Bronchus and Lung	454	23.58	73.40	61.30	1.92	6.89	152	12.82	26.30	21.44	1.06	2.17	C33-C34
其他胸腔器官	Other Thoracic Organs	8	0.42	1.29	1.34	0.10	0.13	3	0.25	0.52	0.58	0.04	0.04	C37-C38
骨	Bone	30	1.56	4.85	4.93	0.30	0.37	14	1.18	2.42	2.12	0.13	0.25	C40-C41
皮肤黑色素瘤	Melanoma of Skin	5	0.26	0.81	0.63	0.04	0.06	4	0.34	0.69	0.72	0.02	0.14	C43
乳房	Breast	3	0.16	0.49	0.34	0.01	0.04	136	11.47	23.54	19.84	1.63	2.02	C50
子宫颈	Cervix Uteri	–	–	–	–	–	–	71	5.99	12.29	10.56	0.84	1.06	C53
子宫体及子宫部位不明	Uterus & Unspecified	–	–	–	–	–	–	69	5.82	11.94	10.74	0.89	1.12	C54-C55
卵巢	Ovary	–	–	–	–	–	–	43	3.63	7.44	6.53	0.52	0.67	C56
前列腺	Prostate	37	1.92	5.98	5.28	0.16	0.47	–	–	–	–	–	–	C61
睾丸	Testis	3	0.16	0.49	0.48	0.01	0.01	–	–	–	–	–	–	C62
肾及泌尿系统不明	Kidney & Unspecified Urinary Organs	9	0.47	1.46	1.29	0.10	0.17	12	1.01	2.08	1.83	0.12	0.24	C64-66,68
膀胱	Bladder	30	1.56	4.85	4.54	0.13	0.40	8	0.67	1.38	1.23	0.05	0.20	C67
脑,神经系统	Brain,Central Nervous System	59	3.06	9.54	8.77	0.64	0.77	78	6.58	13.50	13.23	0.94	1.39	C70-C72
甲状腺	Thyroid Gland	16	0.83	2.59	2.22	0.17	0.23	52	4.38	9.00	7.38	0.63	0.73	C73
淋巴瘤	Lymphoma	32	1.66	5.17	4.65	0.27	0.48	19	1.60	3.29	3.14	0.16	0.34	C81-85,88,90,96
白血病	Leukaemia	38	1.97	6.14	5.56	0.35	0.54	37	3.12	6.40	6.01	0.41	0.49	C91-C95
不明及其他恶性肿瘤	All Other Sites and Unspecified	74	3.84	11.96	10.39	0.63	1.13	72	6.07	12.46	11.29	0.63	1.06	A_O
所有部位合计	All Sites	1925	100.00	311.22	266.67	11.62	29.04	1186	100.00	205.25	179.49	11.12	19.52	ALL
所有部位除外 C44	All Sites but C44	1918	99.64	310.09	265.82	11.58	28.94	1170	98.65	202.48	176.80	10.99	19.28	ALLbC44
死亡 Mortality														
口腔和咽喉(除外鼻咽癌)	Lip,Oral Cavity & Pharynx but Nasopharynx	4	0.29	0.65	0.72	0.01	0.04	2	0.35	0.35	0.31	0.00	0.05	C00-10,C12-14
鼻咽癌	Nasopharynx	15	1.09	2.43	1.84	0.07	0.24	4	0.69	0.69	0.61	0.03	0.03	C11
食管	Oesophagus	220	16.00	35.57	30.25	1.02	3.27	48	8.32	8.31	6.88	0.19	0.77	C15
胃	Stomach	276	20.07	44.62	37.99	1.08	4.06	69	11.96	11.94	10.04	0.41	1.13	C16
结直肠肛门	Colon,Rectum & Anus	64	4.65	10.35	9.47	0.47	0.87	42	7.28	7.27	6.00	0.32	0.70	C18-21
肝脏	Liver	198	14.40	32.01	28.13	1.36	2.81	72	12.48	12.46	10.95	0.41	1.21	C22
胆囊及其他	Gallbladder etc.	11	0.80	1.78	1.29	0.07	0.12	13	2.25	2.25	1.73	0.04	0.11	C23-C24
胰腺	Pancreas	40	2.91	6.47	5.31	0.26	0.68	20	3.47	3.46	3.21	0.18	0.39	C25
喉	Larynx	4	0.29	0.65	0.75	0.03	0.03	1	0.17	0.17	0.16	0.00	0.03	C32
气管,支气管,肺	Trachea, Bronchus and Lung	362	26.33	58.53	48.14	1.32	5.19	123	21.32	21.29	17.28	0.82	2.00	C33-C34
其他胸腔器官	Other Thoracic Organs	8	0.58	1.29	1.38	0.09	0.15	0	0.00	0.00	0.00	0.00	0.00	C37-C38
骨	Bone	16	1.16	2.59	2.50	0.13	0.24	6	1.04	1.04	0.89	0.08	0.13	C40-C41
皮肤黑色素瘤	Melanoma of Skin	2	0.15	0.32	0.28	0.02	0.02	1	0.17	0.17	0.18	0.00	0.05	C43
乳房	Breast	3	0.22	0.49	0.40	0.03	0.03	31	5.37	5.36	4.64	0.27	0.50	C50
子宫颈	Cervix Uteri	–	–	–	–	–	–	22	3.81	3.81	3.53	0.25	0.46	C53
子宫体及子宫部位不明	Uterus & Unspecified	–	–	–	–	–	–	20	3.47	3.46	2.86	0.16	0.38	C54-C55
卵巢	Ovary	–	–	–	–	–	–	13	2.25	2.25	1.94	0.11	0.24	C56
前列腺	Prostate	19	1.38	3.07	3.90	0.00	0.08	–	–	–	–	–	–	C61
睾丸	Testis	0	0.00	0.00	0.00	0.00	0.00	–	–	–	–	–	–	C62
肾及泌尿系统不明	Kidney & Unspecified Urinary Organs	6	0.44	0.97	0.89	0.05	0.11	2	0.35	0.35	0.41	0.00	0.05	C64-66,68
膀胱	Bladder	16	1.16	2.59	1.85	0.07	0.19	5	0.87	0.87	0.57	0.02	0.05	C67
脑,神经系统	Brain,Central Nervous System	34	2.47	5.50	4.86	0.33	0.42	24	4.16	4.15	4.31	0.23	0.46	C70-C72
甲状腺	Thyroid Gland	6	0.44	0.97	1.03	0.03	0.07	4	0.69	0.69	0.57	0.05	0.05	C73
淋巴瘤	Lymphoma	19	1.38	3.07	2.91	0.18	0.25	11	1.91	1.90	1.41	0.02	0.15	C81-85,88,90,96
白血病	Leukaemia	19	1.38	3.07	2.66	0.13	0.35	16	2.77	2.77	2.32	0.18	0.23	C91-C95
不明及其他恶性肿瘤	All Other Sites and Unspecified	33	2.40	5.34	5.41	0.26	0.37	28	4.85	4.85	4.17	0.13	0.32	A_O
所有部位合计	All Sites	1375	100.00	222.30	191.95	7.01	19.60	577	100.00	99.86	84.97	3.92	9.48	ALL
所有部位除外 C44	All Sites but C44	1372	99.78	221.81	191.33	6.99	19.59	574	99.48	99.34	84.43	3.91	9.43	ALLbC44

表 6-3-141　蒙城县 2014 年癌症发病和死亡主要指标
Table 6-3-141　Incidence and mortality of cancer in Mengcheng Xian, 2014

部位 / Site		男性 Male						女性 Female						ICD-10
		病例数 No. cases	构成 (%)	粗率 Crude rate (1/10⁵)	世标率 ASR world (1/10⁵)	累积率 Cum.rate(%) 0~64	0~74	病例数 No. cases	构成 (%)	粗率 Crude rate (1/10⁵)	世标率 ASR world (1/10⁵)	累积率 Cum.rate(%) 0~64	0~74	
发病 Incidence														
口腔和咽喉(除外鼻咽癌)	Lip,Oral Cavity & Pharynx but Nasopharynx	7	0.48	1.24	1.06	0.07	0.11	4	0.44	0.79	0.44	0.02	0.02	C00-10,C12-14
鼻咽癌	Nasopharynx	6	0.41	1.06	1.01	0.09	0.09	2	0.22	0.40	0.42	0.05	0.05	C11
食管	Oesophagus	217	14.85	38.33	33.60	1.19	4.38	102	11.28	20.17	14.98	0.54	1.78	C15
胃	Stomach	214	14.65	37.80	33.30	1.59	4.19	90	9.96	17.80	13.49	0.58	1.58	C16
结直肠肛门	Colon,Rectum & Anus	77	5.27	13.60	12.29	0.80	1.30	56	6.19	11.08	8.17	0.42	0.94	C18-21
肝脏	Liver	306	20.94	54.05	49.85	3.69	5.98	97	10.73	19.19	15.77	1.14	1.74	C22
胆囊及其他	Gallbladder etc.	18	1.23	3.18	2.86	0.18	0.34	14	1.55	2.77	2.20	0.07	0.30	C23-C24
胰腺	Pancreas	23	1.57	4.06	3.73	0.14	0.41	18	1.99	3.56	2.85	0.02	0.37	C25
喉	Larynx	8	0.55	1.41	1.35	0.09	0.16	2	0.22	0.40	0.29	0.02	0.02	C32
气管,支气管,肺	Trachea, Bronchus and Lung	412	28.20	72.77	66.37	3.78	7.60	164	18.14	32.44	24.99	1.21	2.64	C33-C34
其他胸腔器官	Other Thoracic Organs	2	0.14	0.35	0.41	0.04	0.04	0	0.00	0.00	0.00	0.00	0.00	C37-C38
骨	Bone	18	1.23	3.18	3.11	0.19	0.34	15	1.66	2.97	2.56	0.10	0.34	C40-C41
皮肤黑色素瘤	Melanoma of Skin	0	0.00	0.00	0.00	0.00	0.00	0	0.00	0.00	0.00	0.00	0.00	C43
乳房	Breast	4	0.27	0.71	0.66	0.05	0.09	98	10.84	19.38	15.74	1.32	1.53	C50
子宫颈	Cervix Uteri	-	-	-	-	-	-	61	6.75	12.06	9.72	0.84	0.99	C53
子宫体及子宫部位不明	Uterus & Unspecified	-	-	-	-	-	-	53	5.86	10.48	9.09	0.80	1.02	C54-C55
卵巢	Ovary	-	-	-	-	-	-	21	2.32	4.15	3.50	0.31	0.38	C56
前列腺	Prostate	16	1.10	2.83	2.26	0.11	0.24	-	-	-	-	-	-	C61
睾丸	Testis	0	0.00	0.00	0.00	0.00	0.00	-	-	-	-	-	-	C62
肾及泌尿系统不明	Kidney & Unspecified Urinary Organs	9	0.62	1.59	1.51	0.09	0.21	3	0.33	0.59	0.61	0.03	0.10	C64-66,68
膀胱	Bladder	17	1.16	3.00	2.36	0.10	0.24	1	0.11	0.20	0.11	0.00	0.00	C67
脑,神经系统	Brain,Central Nervous System	44	3.01	7.77	6.89	0.41	0.58	30	3.32	5.93	4.88	0.41	0.57	C70-C72
甲状腺	Thyroid Gland	7	0.48	1.24	1.23	0.07	0.17	8	0.88	1.58	1.31	0.10	0.14	C73
淋巴瘤	Lymphoma	11	0.75	1.94	1.88	0.08	0.19	12	1.33	2.37	1.76	0.13	0.17	C81-85,88,90,96
白血病	Leukaemia	20	1.37	3.53	3.21	0.24	0.38	24	2.65	4.75	4.52	0.23	0.35	C91-C95
不明及其他恶性肿瘤	All Other Sites and Unspecified	25	1.71	4.42	4.30	0.24	0.40	29	3.21	5.74	4.44	0.26	0.40	A_O
所有部位合计	All Sites	1461	100.00	258.04	233.24	13.25	27.44	904	100.00	178.80	141.85	8.78	15.44	ALL
所有部位除外 C44	All Sites but C44	1459	99.86	257.69	232.90	13.23	27.39	896	99.12	177.22	140.70	8.71	15.38	ALLbC44
死亡 Mortality														
口腔和咽喉(除外鼻咽癌)	Lip,Oral Cavity & Pharynx but Nasopharynx	2	0.19	0.35	0.32	0.03	0.03	1	0.19	0.20	0.07	0.00	0.00	C00-10,C12-14
鼻咽癌	Nasopharynx	3	0.28	0.53	0.59	0.03	0.03	0	0.00	0.00	0.00	0.00	0.00	C11
食管	Oesophagus	140	13.12	24.73	21.80	0.78	2.99	63	11.71	12.46	9.07	0.37	1.02	C15
胃	Stomach	154	14.43	27.20	24.65	1.18	3.03	64	11.90	12.66	8.90	0.33	0.93	C16
结直肠肛门	Colon,Rectum & Anus	35	3.28	6.18	5.59	0.34	0.54	16	2.97	3.16	2.36	0.10	0.24	C18-21
肝脏	Liver	280	26.24	49.45	45.47	3.32	5.36	83	15.43	16.42	13.56	0.80	1.56	C22
胆囊及其他	Gallbladder etc.	14	1.31	2.47	1.96	0.10	0.19	12	2.23	2.37	2.03	0.12	0.28	C23-C24
胰腺	Pancreas	20	1.87	3.53	3.07	0.12	0.24	12	2.23	2.37	1.82	0.07	0.27	C25
喉	Larynx	7	0.66	1.24	1.04	0.05	0.13	0	0.00	0.00	0.00	0.00	0.00	C32
气管,支气管,肺	Trachea, Bronchus and Lung	308	28.87	54.40	47.59	2.30	5.26	129	23.98	25.51	18.69	0.70	1.89	C33-C34
其他胸腔器官	Other Thoracic Organs	1	0.09	0.18	0.24	0.01	0.01	1	0.19	0.20	0.07	0.00	0.00	C37-C38
骨	Bone	12	1.12	2.12	1.93	0.09	0.23	12	2.23	2.37	2.07	0.04	0.28	C40-C41
皮肤黑色素瘤	Melanoma of Skin	0	0.00	0.00	0.00	0.00	0.00	0	0.00	0.00	0.00	0.00	0.00	C43
乳房	Breast	0	0.00	0.00	0.00	0.00	0.00	37	6.88	7.32	5.90	0.45	0.62	C50
子宫颈	Cervix Uteri	-	-	-	-	-	-	24	4.46	4.75	3.50	0.19	0.39	C53
子宫体及子宫部位不明	Uterus & Unspecified	-	-	-	-	-	-	22	4.09	4.35	3.72	0.25	0.51	C54-C55
卵巢	Ovary	-	-	-	-	-	-	8	1.49	1.58	1.25	0.08	0.16	C56
前列腺	Prostate	11	1.03	1.94	1.75	0.06	0.27	-	-	-	-	-	-	C61
睾丸	Testis	0	0.00	0.00	0.00	0.00	0.00	-	-	-	-	-	-	C62
肾及泌尿系统不明	Kidney & Unspecified Urinary Organs	3	0.28	0.53	0.33	0.01	0.01	0	0.00	0.00	0.00	0.00	0.00	C64-66,68
膀胱	Bladder	8	0.75	1.41	1.10	0.06	0.10	2	0.37	0.40	0.21	0.00	0.00	C67
脑,神经系统	Brain,Central Nervous System	28	2.62	4.95	4.34	0.25	0.35	21	3.90	4.15	3.24	0.13	0.43	C70-C72
甲状腺	Thyroid Gland	0	0.00	0.00	0.00	0.00	0.00	1	0.19	0.20	0.17	0.01	0.01	C73
淋巴瘤	Lymphoma	4	0.37	0.71	0.64	0.00	0.08	2	0.37	0.40	0.33	0.01	0.06	C81-85,88,90,96
白血病	Leukaemia	22	2.06	3.89	3.38	0.21	0.36	15	2.79	2.97	2.66	0.13	0.25	C91-C95
不明及其他恶性肿瘤	All Other Sites and Unspecified	15	1.41	2.65	2.47	0.09	0.18	13	2.42	2.57	2.04	0.14	0.22	A_O
所有部位合计	All Sites	1067	100.00	188.45	168.28	9.05	19.38	538	100.00	106.41	81.65	3.93	9.12	ALL
所有部位除外 C44	All Sites but C44	1061	99.44	187.39	167.34	9.02	19.31	535	99.44	105.81	81.26	3.91	9.10	ALLbC44

表 6-3-142 泾县 2014 年癌症发病和死亡主要指标
Table 6-3-142 Incidence and mortality of cancer in Jing Xian, 2014

部位 Site		男性 Male						女性 Female						ICD-10
		病例数 No. cases	构成 (%)	粗率 Crude rate (1/10⁵)	世标率 ASR world (1/10⁵)	累积率 Cum.rate(%) 0~64	0~74	病例数 No. cases	构成 (%)	粗率 Crude rate (1/10⁵)	世标率 ASR world (1/10⁵)	累积率 Cum.rate(%) 0~64	0~74	
发病 Incidence														
口腔和咽喉(除外鼻咽癌)	Lip,Oral Cavity & Pharynx but Nasopharynx	2	0.43	1.29	0.80	0.05	0.05	6	2.00	4.13	3.17	0.30	0.30	C00–10,C12–14
鼻咽癌	Nasopharynx	5	1.08	3.22	2.05	0.12	0.20	4	1.33	2.75	3.40	0.24	0.24	C11
食管	Oesophagus	37	7.97	23.81	13.17	0.55	1.62	7	2.33	4.81	2.97	0.05	0.15	C15
胃	Stomach	84	18.10	54.05	31.30	1.76	4.08	29	9.67	19.94	12.71	0.63	1.53	C16
结直肠肛门	Colon,Rectum & Anus	46	9.91	29.60	18.66	1.09	2.26	32	10.67	22.01	13.79	0.90	1.59	C18–21
肝脏	Liver	46	9.91	29.60	17.05	0.95	2.02	25	8.33	17.19	10.71	0.76	1.25	C22
胆囊及其他	Gallbladder etc.	6	1.29	3.86	1.71	0.05	0.13	6	2.00	4.13	1.95	0.00	0.20	C23–C24
胰腺	Pancreas	14	3.02	9.01	4.92	0.08	0.65	10	3.33	6.88	4.37	0.21	0.60	C25
喉	Larynx	4	0.86	2.57	1.48	0.08	0.24	0	0.00	0.00	0.00	0.00	0.00	C32
气管,支气管,肺	Trachea, Bronchus and Lung	131	28.23	84.30	46.68	2.17	5.88	48	16.00	33.01	17.40	1.08	2.07	C33–C34
其他胸腔器官	Other Thoracic Organs	1	0.22	0.64	0.75	0.06	0.06	1	0.33	0.69	0.83	0.08	0.08	C37–C38
骨	Bone	4	0.86	2.57	1.33	0.00	0.16	5	1.67	3.44	2.15	0.13	0.13	C40–C41
皮肤黑色素瘤	Melanoma of Skin	1	0.22	0.64	0.38	0.05	0.05	1	0.33	0.69	0.59	0.00	0.10	C43
乳房	Breast	0	0.00	0.00	0.00	0.00	0.00	26	8.67	17.88	13.50	1.18	1.28	C50
子宫颈	Cervix Uteri	–	–	–	–	–	–	21	7.00	14.44	9.86	0.76	1.06	C53
子宫体及子宫部位不明	Uterus & Unspecified	–	–	–	–	–	–	7	2.33	4.81	3.32	0.31	0.41	C54–C55
卵巢	Ovary	–	–	–	–	–	–	7	2.33	4.81	3.86	0.36	0.36	C56
前列腺	Prostate	9	1.94	5.79	3.27	0.08	0.41	–	–	–	–	–	–	C61
睾丸	Testis	0	0.00	0.00	0.00	0.00	0.00	–	–	–	–	–	–	C62
肾及泌尿系统不明	Kidney & Unspecified Urinary Organs	5	1.08	3.22	1.44	0.14	0.14	6	2.00	4.13	2.41	0.10	0.40	C64–66,68
膀胱	Bladder	6	1.29	3.86	1.92	0.10	0.19	3	1.00	2.06	1.45	0.02	0.22	C67
脑,神经系统	Brain,Central Nervous System	24	5.17	15.44	12.60	0.94	1.11	19	6.33	13.07	11.38	0.85	1.05	C70–C72
甲状腺	Thyroid Gland	3	0.65	1.93	1.35	0.12	0.12	14	4.67	9.63	7.93	0.57	0.67	C73
淋巴瘤	Lymphoma	8	1.72	5.15	3.64	0.33	0.41	4	1.33	2.75	1.69	0.11	0.21	C81–85,88,90,96
白血病	Leukaemia	8	1.72	5.15	3.67	0.24	0.32	6	2.00	4.13	5.41	0.33	0.33	C91–C95
不明及其他恶性肿瘤	All Other Sites and Unspecified	20	4.31	12.87	8.74	0.46	0.86	13	4.33	8.94	7.84	0.53	0.73	A_O
所有部位合计	All Sites	464	100.00	298.59	176.90	9.41	20.96	300	100.00	206.31	142.70	9.50	14.95	ALL
所有部位除外 C44	All Sites but C44	460	99.14	296.01	175.16	9.35	20.81	298	99.33	204.93	141.55	9.38	14.82	ALLbC44
死亡 Mortality														
口腔和咽喉(除外鼻咽癌)	Lip,Oral Cavity & Pharynx but Nasopharynx	3	0.98	1.93	1.07	0.09	0.17	2	1.21	1.38	0.73	0.04	0.04	C00–10,C12–14
鼻咽癌	Nasopharynx	4	1.31	2.57	1.33	0.09	0.17	2	1.21	1.38	0.68	0.07	0.07	C11
食管	Oesophagus	29	9.48	18.66	9.63	0.50	1.15	7	4.24	4.81	3.20	0.11	0.21	C15
胃	Stomach	66	21.57	42.47	23.93	1.24	2.64	25	15.15	17.19	10.37	0.55	1.34	C16
结直肠肛门	Colon,Rectum & Anus	25	8.17	16.09	9.51	0.57	0.99	14	8.48	9.63	5.74	0.30	0.59	C18–21
肝脏	Liver	34	11.11	21.88	12.77	0.58	1.39	17	10.30	11.69	7.52	0.36	0.95	C22
胆囊及其他	Gallbladder etc.	5	1.63	3.22	1.36	0.04	0.12	6	3.64	4.13	2.20	0.04	0.24	C23–C24
胰腺	Pancreas	13	4.25	8.37	4.19	0.12	0.52	10	6.06	6.88	4.64	0.17	0.66	C25
喉	Larynx	4	1.31	2.57	1.32	0.09	0.17	0	0.00	0.00	0.00	0.00	0.00	C32
气管,支气管,肺	Trachea, Bronchus and Lung	83	27.12	53.41	29.53	0.98	3.29	37	22.42	25.44	14.79	0.69	1.87	C33–C34
其他胸腔器官	Other Thoracic Organs	0	0.00	0.00	0.00	0.00	0.00	0	0.00	0.00	0.00	0.00	0.00	C37–C38
骨	Bone	4	1.31	2.57	1.72	0.00	0.16	1	0.61	0.69	0.24	0.00	0.00	C40–C41
皮肤黑色素瘤	Melanoma of Skin	0	0.00	0.00	0.00	0.00	0.00	0	0.00	0.00	0.00	0.00	0.00	C43
乳房	Breast	0	0.00	0.00	0.00	0.00	0.00	10	6.06	6.88	4.15	0.40	0.40	C50
子宫颈	Cervix Uteri	–	–	–	–	–	–	4	2.42	2.75	1.90	0.04	0.34	C53
子宫体及子宫部位不明	Uterus & Unspecified	–	–	–	–	–	–	5	3.03	3.44	1.61	0.13	0.13	C54–C55
卵巢	Ovary	–	–	–	–	–	–	4	2.42	2.75	1.64	0.12	0.22	C56
前列腺	Prostate	3	0.98	1.93	0.95	0.05	0.13	–	–	–	–	–	–	C61
睾丸	Testis	0	0.00	0.00	0.00	0.00	0.00	–	–	–	–	–	–	C62
肾及泌尿系统不明	Kidney & Unspecified Urinary Organs	2	0.65	1.29	0.60	0.04	0.12	1	0.61	0.69	0.40	0.00	0.10	C64–66,68
膀胱	Bladder	2	0.65	1.29	0.51	0.02	0.02	0	0.00	0.00	0.00	0.00	0.00	C67
脑,神经系统	Brain,Central Nervous System	8	2.61	5.15	2.82	0.22	0.38	3	1.82	2.06	4.04	0.23	0.23	C70–C72
甲状腺	Thyroid Gland	0	0.00	0.00	0.00	0.00	0.00	3	1.82	2.06	1.26	0.06	0.26	C73
淋巴瘤	Lymphoma	7	2.29	4.50	2.68	0.15	0.32	4	2.42	2.75	1.99	0.05	0.25	C81–85,88,90,96
白血病	Leukaemia	5	1.63	3.22	1.39	0.07	0.07	3	1.82	2.06	2.78	0.15	0.25	C91–C95
不明及其他恶性肿瘤	All Other Sites and Unspecified	9	2.94	5.79	5.04	0.15	0.31	7	4.24	4.81	2.87	0.17	0.27	A_O
所有部位合计	All Sites	306	100.00	196.91	110.35	5.00	12.13	165	100.00	113.47	72.75	3.68	8.43	ALL
所有部位除外 C44	All Sites but C44	304	99.35	195.63	109.84	5.00	12.13	164	99.39	112.78	72.51	3.68	8.43	ALLbC44

表 6-3-143 长乐市 2014 年癌症发病和死亡主要指标
Table 6-3-143 Incidence and mortality of cancer in Changle Shi, 2014

部位 Site		男性 Male						女性 Female						ICD-10
		病例数 No. cases	构成 (%)	粗率 Crude rate (1/10⁵)	世标率 ASR world (1/10⁵)	累积率 Cum.rate(%) 0~64	0~74	病例数 No. cases	构成 (%)	粗率 Crude rate (1/10⁵)	世标率 ASR world (1/10⁵)	累积率 Cum.rate(%) 0~64	0~74	
发病 Incidence														
口腔和咽喉(除外鼻咽癌)	Lip,Oral Cavity & Pharynx but Nasopharynx	13	1.50	3.45	2.62	0.21	0.28	6	1.02	1.77	1.36	0.07	0.19	C00-10,C12-14
鼻咽癌	Nasopharynx	29	3.34	7.69	5.78	0.51	0.58	5	0.85	1.48	1.08	0.08	0.13	C11
食管	Oesophagus	42	4.84	11.14	7.64	0.43	0.91	15	2.56	4.43	3.19	0.05	0.45	C15
胃	Stomach	225	25.95	59.68	41.26	1.88	5.19	65	11.07	19.19	14.21	0.62	1.78	C16
结直肠肛门	Colon,Rectum & Anus	55	6.34	14.59	10.33	0.63	1.17	46	7.84	13.58	9.66	0.72	1.13	C18-21
肝脏	Liver	153	17.65	40.58	29.30	1.83	3.49	31	5.28	9.15	6.68	0.42	0.93	C22
胆囊及其他	Gallbladder etc.	10	1.15	2.65	1.76	0.02	0.20	4	0.68	1.18	0.97	0.08	0.13	C23-C24
胰腺	Pancreas	21	2.42	5.57	4.02	0.24	0.47	7	1.19	2.07	1.47	0.13	0.20	C25
喉	Larynx	7	0.81	1.86	1.32	0.06	0.22	0	0.00	0.00	0.00	0.00	0.00	C32
气管,支气管,肺	Trachea, Bronchus and Lung	156	17.99	41.38	29.49	1.46	3.97	94	16.01	27.75	21.67	1.20	3.15	C33-C34
其他胸腔器官	Other Thoracic Organs	0	0.00	0.00	0.00	0.00	0.00	0	0.00	0.00	0.00	0.00	0.00	C37-C38
骨	Bone	3	0.35	0.80	0.54	0.00	0.05	3	0.51	0.89	0.72	0.06	0.06	C40-C41
皮肤黑色素瘤	Melanoma of Skin	1	0.12	0.27	0.20	0.02	0.02	1	0.17	0.30	0.25	0.03	0.03	C43
乳房	Breast	0	0.00	0.00	0.00	0.00	0.00	52	8.86	15.35	11.73	0.94	1.36	C50
子宫颈	Cervix Uteri	–	–	–	–	–	–	40	6.81	11.81	9.07	0.75	1.05	C53
子宫体及子宫部位不明	Uterus & Unspecified	–	–	–	–	–	–	29	4.94	8.56	6.20	0.56	0.74	C54-C55
卵巢	Ovary	–	–	–	–	–	–	18	3.07	5.31	3.99	0.36	0.43	C56
前列腺	Prostate	18	2.08	4.77	3.06	0.05	0.34	–	–	–	–	–	–	C61
睾丸	Testis	0	0.00	0.00	0.00	0.00	0.00	–	–	–	–	–	–	C62
肾及泌尿系统不明	Kidney & Unspecified Urinary Organs	14	1.61	3.71	2.67	0.23	0.31	3	0.51	0.89	0.47	0.03	0.03	C64-66,68
膀胱	Bladder	10	1.15	2.65	1.78	0.08	0.24	1	0.17	0.30	0.13	0.00	0.00	C67
脑,神经系统	Brain,Central Nervous System	20	2.31	5.30	3.91	0.27	0.44	13	2.21	3.84	2.74	0.23	0.28	C70-C72
甲状腺	Thyroid Gland	35	4.04	9.28	6.78	0.59	0.73	108	18.40	31.88	23.66	1.98	2.44	C73
淋巴瘤	Lymphoma	17	1.96	4.51	3.10	0.18	0.39	9	1.53	2.66	2.04	0.20	0.25	C81-85,88,90,96
白血病	Leukaemia	13	1.50	3.45	2.98	0.14	0.31	10	1.70	2.95	2.93	0.18	0.23	C91-C95
不明及其他恶性肿瘤	All Other Sites and Unspecified	25	2.88	6.63	4.37	0.32	0.37	27	4.60	7.97	6.40	0.35	0.58	A_O
所有部位合计	All Sites	867	100.00	229.97	162.89	9.16	19.68	587	100.00	173.27	130.61	9.04	15.58	ALL
所有部位除外 C44	All Sites but C44	864	99.65	229.17	162.39	9.12	19.64	584	99.49	172.38	130.24	9.04	15.58	ALLbC44
死亡 Mortality														
口腔和咽喉(除外鼻咽癌)	Lip,Oral Cavity & Pharynx but Nasopharynx	8	1.13	2.12	1.47	0.08	0.12	3	0.98	0.89	0.62	0.03	0.10	C00-10,C12-14
鼻咽癌	Nasopharynx	19	2.70	5.04	3.72	0.26	0.47	2	0.66	0.59	0.40	0.04	0.04	C11
食管	Oesophagus	34	4.82	9.02	5.72	0.27	0.55	8	2.62	2.36	1.68	0.05	0.24	C15
胃	Stomach	247	35.04	65.52	44.62	1.78	5.16	59	19.34	17.42	11.02	0.49	1.30	C16
结直肠肛门	Colon,Rectum & Anus	37	5.25	9.81	6.50	0.28	0.60	25	8.20	7.38	4.59	0.17	0.53	C18-21
肝脏	Liver	141	20.00	37.40	27.05	1.85	3.04	29	9.51	8.56	6.54	0.26	1.06	C22
胆囊及其他	Gallbladder etc.	9	1.28	2.39	1.62	0.09	0.17	4	1.31	1.18	0.91	0.05	0.10	C23-C24
胰腺	Pancreas	13	1.84	3.45	2.59	0.19	0.39	9	2.95	2.66	1.72	0.11	0.25	C25
喉	Larynx	3	0.43	0.80	0.56	0.00	0.10	0	0.00	0.00	0.00	0.00	0.00	C32
气管,支气管,肺	Trachea, Bronchus and Lung	124	17.59	32.89	23.41	1.13	3.09	54	17.70	15.94	11.49	0.65	1.57	C33-C34
其他胸腔器官	Other Thoracic Organs	0	0.00	0.00	0.00	0.00	0.00	1	0.33	0.30	0.22	0.02	0.02	C37-C38
骨	Bone	2	0.28	0.53	0.29	0.00	0.00	1	0.33	0.30	0.24	0.02	0.02	C40-C41
皮肤黑色素瘤	Melanoma of Skin	1	0.14	0.27	0.21	0.02	0.02	0	0.00	0.00	0.00	0.00	0.00	C43
乳房	Breast	0	0.00	0.00	0.00	0.00	0.00	30	9.84	8.86	6.33	0.41	0.77	C50
子宫颈	Cervix Uteri	–	–	–	–	–	–	9	2.95	2.66	1.82	0.16	0.16	C53
子宫体及子宫部位不明	Uterus & Unspecified	–	–	–	–	–	–	12	3.93	3.54	2.04	0.18	0.18	C54-C55
卵巢	Ovary	–	–	–	–	–	–	11	3.61	3.25	2.15	0.18	0.25	C56
前列腺	Prostate	4	0.57	1.06	0.60	0.02	0.02	–	–	–	–	–	–	C61
睾丸	Testis	0	0.00	0.00	0.00	0.00	0.00	–	–	–	–	–	–	C62
肾及泌尿系统不明	Kidney & Unspecified Urinary Organs	1	0.14	0.27	0.17	0.02	0.02	2	0.66	0.59	0.57	0.00	0.12	C64-66,68
膀胱	Bladder	9	1.28	2.39	1.63	0.04	0.20	0	0.00	0.00	0.00	0.00	0.00	C67
脑,神经系统	Brain,Central Nervous System	9	1.28	2.39	1.67	0.11	0.19	12	3.93	3.54	3.05	0.15	0.25	C70-C72
甲状腺	Thyroid Gland	3	0.43	0.80	0.44	0.02	0.02	4	1.31	1.18	0.95	0.04	0.18	C73
淋巴瘤	Lymphoma	11	1.56	2.92	2.01	0.13	0.27	9	2.95	2.66	1.93	0.15	0.21	C81-85,88,90,96
白血病	Leukaemia	6	0.85	1.59	1.16	0.07	0.12	4	1.31	1.18	0.81	0.04	0.04	C91-C95
不明及其他恶性肿瘤	All Other Sites and Unspecified	24	3.40	6.37	4.20	0.19	0.42	17	5.57	5.02	3.45	0.18	0.43	A_O
所有部位合计	All Sites	705	100.00	187.00	129.66	6.56	14.99	305	100.00	90.03	62.51	3.39	7.81	ALL
所有部位除外 C44	All Sites but C44	703	99.72	186.47	129.40	6.56	14.99	305	100.00	90.03	62.51	3.39	7.81	ALLbC44

表 6-3-144　厦门市区 2014 年癌症发病和死亡主要指标

Table 6-3-144　Incidence and mortality of cancer in urban areas of Xiamen Shi, 2014

部位 Site		男性 Male						女性 Female						ICD-10
		病例数 No. cases	构成 (%)	粗率 Crude rate (1/10⁵)	世标率 ASR world (1/10⁵)	累积率 Cum.rate(%)		病例数 No. cases	构成 (%)	粗率 Crude rate (1/10⁵)	世标率 ASR world (1/10⁵)	累积率 Cum.rate(%)		
						0~64	0~74					0~64	0~74	
发病 Incidence														
口腔和咽喉(除外鼻咽癌)	Lip,Oral Cavity & Pharynx but Nasopharynx	37	1.57	5.49	4.37	0.30	0.51	23	1.32	3.34	2.45	0.17	0.29	C00-10,C12-14
鼻咽癌	Nasopharynx	71	3.01	10.54	8.04	0.58	0.85	27	1.55	3.92	2.87	0.23	0.31	C11
食管	Oesophagus	218	9.25	32.37	26.10	1.95	3.15	55	3.16	7.98	6.11	0.25	0.78	C15
胃	Stomach	238	10.10	35.34	28.51	1.74	3.47	104	5.97	15.08	11.63	0.61	1.44	C16
结直肠肛门	Colon,Rectum & Anus	313	13.29	46.48	37.19	2.08	4.65	232	13.31	33.65	24.18	1.40	2.68	C18-21
肝脏	Liver	349	14.81	51.83	41.41	2.72	4.94	104	5.97	15.08	11.41	0.70	1.30	C22
胆囊及其他	Gallbladder etc.	24	1.02	3.56	2.87	0.13	0.40	15	0.86	2.18	1.35	0.04	0.09	C23-C24
胰腺	Pancreas	51	2.16	7.57	6.31	0.24	0.91	22	1.26	3.19	2.07	0.12	0.17	C25
喉	Larynx	27	1.15	4.01	3.49	0.25	0.44	3	0.17	0.44	0.35	0.03	0.05	C32
气管,支气管,肺	Trachea, Bronchus and Lung	478	20.29	70.98	56.90	3.04	7.12	210	12.05	30.46	22.65	1.37	2.41	C33-C34
其他胸腔器官	Other Thoracic Organs	7	0.30	1.04	0.79	0.06	0.08	6	0.34	0.87	0.60	0.03	0.07	C37-C38
骨	Bone	12	0.51	1.78	1.63	0.09	0.17	3	0.17	0.44	0.37	0.03	0.06	C40-C41
皮肤黑色素瘤	Melanoma of Skin	3	0.13	0.45	0.37	0.00	0.06	4	0.23	0.58	0.64	0.04	0.04	C43
乳房	Breast	12	0.51	1.78	1.53	0.10	0.22	313	17.96	45.40	33.46	2.80	3.61	C50
子宫颈	Cervix Uteri	–	–	–	–	–	–	107	6.14	15.52	11.60	1.01	1.19	C53
子宫体及子宫部位不明	Uterus & Unspecified	–	–	–	–	–	–	61	3.50	8.85	6.70	0.52	0.75	C54-C55
卵巢	Ovary	–	–	–	–	–	–	61	3.50	8.85	6.93	0.56	0.77	C56
前列腺	Prostate	88	3.74	13.07	10.31	0.23	1.38	–	–	–	–	–	–	C61
睾丸	Testis	5	0.21	0.74	0.61	0.04	0.07	–	–	–	–	–	–	C62
肾及泌尿系统不明	Kidney & Unspecified Urinary Organs	31	1.32	4.60	3.80	0.23	0.48	26	1.49	3.77	3.09	0.10	0.51	C64-66,68
膀胱	Bladder	45	1.91	6.68	5.29	0.18	0.62	15	0.86	2.18	1.61	0.10	0.18	C67
脑,神经系统	Brain,Central Nervous System	34	1.44	5.05	3.74	0.22	0.33	37	2.12	5.37	4.42	0.26	0.49	C70-C72
甲状腺	Thyroid Gland	36	1.53	5.35	4.06	0.27	0.46	106	6.08	15.37	11.45	0.94	1.03	C73
淋巴瘤	Lymphoma	70	2.97	10.40	8.57	0.58	0.91	59	3.38	8.56	6.59	0.37	0.81	C81-85,88,90,96
白血病	Leukaemia	67	2.84	9.95	9.32	0.53	0.85	36	2.07	5.22	5.20	0.30	0.52	C91-C95
不明及其他恶性肿瘤	All Other Sites and Unspecified	140	5.94	20.79	17.07	0.89	1.87	114	6.54	16.53	12.10	0.82	1.30	A_O
所有部位合计	All Sites	2356	100.00	349.87	282.28	16.45	33.93	1743	100.00	252.81	189.87	12.80	20.88	ALL
所有部位除外 C44	All Sites but C44	2343	99.45	347.94	280.79	16.41	33.74	1726	99.02	250.34	188.07	12.69	20.71	ALLbC44
死亡 Mortality														
口腔和咽喉(除外鼻咽癌)	Lip,Oral Cavity & Pharynx but Nasopharynx	33	1.71	4.90	4.06	0.27	0.45	9	0.90	1.31	0.93	0.02	0.12	C00-10,C12-14
鼻咽癌	Nasopharynx	29	1.50	4.31	3.08	0.16	0.29	11	1.10	1.60	1.05	0.05	0.11	C11
食管	Oesophagus	214	11.09	31.78	25.43	1.59	2.99	57	5.69	8.27	5.80	0.19	0.61	C15
胃	Stomach	200	10.36	29.70	23.11	0.97	2.59	103	10.28	14.94	10.50	0.54	1.07	C16
结直肠肛门	Colon,Rectum & Anus	185	9.59	27.47	21.35	0.98	2.26	136	13.57	19.73	13.77	0.66	1.47	C18-21
肝脏	Liver	325	16.84	48.26	38.16	2.44	4.35	108	10.78	15.66	11.31	0.57	1.21	C22
胆囊及其他	Gallbladder etc.	19	0.98	2.82	2.29	0.09	0.27	16	1.60	2.32	1.51	0.09	0.12	C23-C24
胰腺	Pancreas	57	2.95	8.46	6.81	0.33	0.86	29	2.89	4.21	2.84	0.13	0.25	C25
喉	Larynx	33	1.71	4.90	3.90	0.21	0.35	3	0.30	0.44	0.35	0.03	0.06	C32
气管,支气管,肺	Trachea, Bronchus and Lung	480	24.87	71.28	57.29	2.56	6.98	181	18.06	26.25	18.12	0.72	1.85	C33-C34
其他胸腔器官	Other Thoracic Organs	2	0.10	0.30	0.26	0.03	0.03	4	0.40	0.58	0.38	0.01	0.05	C37-C38
骨	Bone	8	0.41	1.19	0.97	0.01	0.11	4	0.40	0.58	0.54	0.05	0.05	C40-C41
皮肤黑色素瘤	Melanoma of Skin	1	0.05	0.15	0.08	0.00	0.00	6	0.60	0.87	0.77	0.03	0.03	C43
乳房	Breast	23	1.19	3.42	2.43	0.08	0.21	68	6.79	9.86	7.34	0.57	0.79	C50
子宫颈	Cervix Uteri	–	–	–	–	–	–	42	4.19	6.09	4.77	0.36	0.58	C53
子宫体及子宫部位不明	Uterus & Unspecified	–	–	–	–	–	–	19	1.90	2.76	1.94	0.10	0.21	C54-C55
卵巢	Ovary	–	–	–	–	–	–	18	1.80	2.61	2.16	0.15	0.30	C56
前列腺	Prostate	51	2.64	7.57	5.53	0.06	0.40	–	–	–	–	–	–	C61
睾丸	Testis	0	0.00	0.00	0.00	0.00	0.00	–	–	–	–	–	–	C62
肾及泌尿系统不明	Kidney & Unspecified Urinary Organs	17	0.88	2.52	1.84	0.03	0.26	13	1.30	1.89	1.43	0.08	0.20	C64-66,68
膀胱	Bladder	23	1.19	3.42	2.67	0.06	0.27	5	0.50	0.73	0.54	0.01	0.07	C67
脑,神经系统	Brain,Central Nervous System	29	1.50	4.31	3.28	0.15	0.33	19	1.90	2.76	2.32	0.12	0.18	C70-C72
甲状腺	Thyroid Gland	5	0.26	0.74	0.58	0.02	0.09	10	1.00	1.45	1.14	0.06	0.14	C73
淋巴瘤	Lymphoma	45	2.33	6.68	5.25	0.22	0.54	39	3.89	5.66	4.11	0.10	0.52	C81-85,88,90,96
白血病	Leukaemia	47	2.44	6.98	6.15	0.26	0.57	37	3.69	5.37	4.15	0.25	0.33	C91-C95
不明及其他恶性肿瘤	All Other Sites and Unspecified	104	5.39	15.44	13.12	0.50	1.44	65	6.49	9.43	6.51	0.36	0.60	A_O
所有部位合计	All Sites	1930	100.00	286.61	227.67	11.02	25.63	1002	100.00	145.33	104.27	5.25	10.92	ALL
所有部位除外 C44	All Sites but C44	1919	99.43	284.98	226.07	10.97	25.43	997	99.50	144.61	103.78	5.24	10.89	ALLbC44

表 6-3-145 厦门市同安区 2014 年癌症发病和死亡主要指标
Table 6-3-145　Incidence and mortality of cancer in Tong'an Qu,Xiamen Shi,2014

部位 Site	男性 Male 病例数 No. cases	构成 (%)	粗率 Crude rate (1/10⁵)	世标率 ASR world (1/10⁵)	累积率 Cum.rate(%) 0~64	0~74	女性 Female 病例数 No. cases	构成 (%)	粗率 Crude rate (1/10⁵)	世标率 ASR world (1/10⁵)	累积率 Cum.rate(%) 0~64	0~74	ICD-10
发病 Incidence													
口腔和咽喉(除外鼻咽癌) Lip,Oral Cavity & Pharynx but Nasopharynx	11	2.27	6.05	4.45	0.23	0.48	4	1.50	2.20	1.39	0.07	0.14	C00–10,C12–14
鼻咽癌 Nasopharynx	14	2.89	7.70	6.36	0.57	0.57	6	2.25	3.31	2.32	0.26	0.26	C11
食管 Oesophagus	79	16.32	43.47	33.83	1.91	4.32	17	6.37	9.37	5.37	0.13	0.51	C15
胃 Stomach	46	9.50	25.31	19.24	0.98	2.23	24	8.99	13.23	9.03	0.58	1.11	C16
结直肠肛门 Colon,Rectum & Anus	37	7.64	20.36	16.23	1.19	2.22	31	11.61	17.09	12.41	0.79	1.35	C18–21
肝脏 Liver	93	19.21	51.17	38.83	2.77	4.35	17	6.37	9.37	6.01	0.39	0.58	C22
胆囊及其他 Gallbladder etc.	4	0.83	2.20	1.54	0.07	0.07	3	1.12	1.65	1.06	0.05	0.16	C23–C24
胰腺 Pancreas	6	1.24	3.30	2.63	0.17	0.34	3	1.12	1.65	0.80	0.05	0.05	C25
喉 Larynx	5	1.03	2.75	2.15	0.12	0.29	0	0.00	0.00	0.00	0.00	0.00	C32
气管,支气管,肺 Trachea, Bronchus and Lung	101	20.87	55.58	43.62	2.25	6.03	29	10.86	15.99	10.62	0.63	1.12	C33–C34
其他胸腔器官 Other Thoracic Organs	2	0.41	1.10	0.90	0.03	0.16	0	0.00	0.00	0.00	0.00	0.00	C37–C38
骨 Bone	3	0.62	1.65	1.61	0.15	0.15	1	0.37	0.55	0.32	0.03	0.03	C40–C41
皮肤黑色素瘤 Melanoma of Skin	1	0.21	0.55	0.50	0.00	0.08	0	0.00	0.00	0.00	0.00	0.00	C43
乳房 Breast	1	0.21	0.55	0.38	0.00	0.00	39	14.61	21.50	15.11	1.35	1.65	C50
子宫颈 Cervix Uteri	–	–	–	–	–	–	26	9.74	14.33	10.20	0.91	1.06	C53
子宫体及子宫部位不明 Uterus & Unspecified	–	–	–	–	–	–	8	3.00	4.41	3.08	0.27	0.27	C54–C55
卵巢 Ovary	–	–	–	–	–	–	7	2.62	3.86	3.22	0.31	0.31	C56
前列腺 Prostate	6	1.24	3.30	2.56	0.03	0.32							C61
睾丸 Testis	1	0.21	0.55	0.34	0.03	0.03							C62
肾及泌尿系统不明 Kidney & Unspecified Urinary Organs	4	0.83	2.20	1.66	0.08	0.17	1	0.37	0.55	0.38	0.05	0.05	C64–66,68
膀胱 Bladder	12	2.48	6.60	4.80	0.34	0.34	3	1.12	1.65	0.99	0.07	0.07	C67
脑,神经系统 Brain,Central Nervous System	11	2.27	6.05	5.20	0.39	0.39	4	1.50	2.20	2.14	0.16	0.16	C70–C72
甲状腺 Thyroid Gland	4	0.83	2.20	1.58	0.17	0.17	18	6.74	9.92	7.65	0.59	0.70	C73
淋巴瘤 Lymphoma	13	2.69	7.15	5.16	0.37	0.58	8	3.00	4.41	3.65	0.25	0.32	C81–85,88,90,96
白血病 Leukaemia	11	2.27	6.05	4.62	0.32	0.53	9	3.37	4.96	4.77	0.25	0.32	C91–C95
不明及其他恶性肿瘤 All Other Sites and Unspecified	19	3.93	10.45	8.14	0.42	0.96	9	3.37	4.96	4.28	0.27	0.42	A_O
所有部位合计 All Sites	484	100.00	266.32	206.32	12.62	24.79	267	100.00	147.18	104.81	7.44	10.56	ALL
所有部位除外 C44 All Sites but C44	483	99.79	265.77	205.94	12.62	24.79	263	98.50	144.98	103.12	7.36	10.33	ALLbC44
死亡 Mortality													
口腔和咽喉(除外鼻咽癌) Lip,Oral Cavity & Pharynx but Nasopharynx	7	1.81	3.85	3.05	0.12	0.41	3	1.73	1.65	1.08	0.05	0.05	C00–10,C12–14
鼻咽癌 Nasopharynx	4	1.04	2.20	1.46	0.10	0.10	3	1.73	1.65	1.23	0.10	0.17	C11
食管 Oesophagus	70	18.13	38.52	30.06	1.34	4.04	33	19.08	18.19	10.97	0.37	1.35	C15
胃 Stomach	34	8.81	18.71	14.13	0.51	1.43	19	10.98	10.47	7.55	0.24	0.99	C16
结直肠肛门 Colon,Rectum & Anus	28	7.25	15.41	12.05	0.56	1.63	14	8.09	7.72	6.06	0.23	0.69	C18–21
肝脏 Liver	96	24.87	52.82	38.98	2.91	4.03	12	6.94	6.61	4.79	0.32	0.58	C22
胆囊及其他 Gallbladder etc.	5	1.30	2.75	2.20	0.12	0.32	2	1.16	1.10	0.60	0.05	0.05	C23–C24
胰腺 Pancreas	5	1.30	2.75	2.05	0.16	0.24	5	2.89	2.76	1.87	0.15	0.15	C25
喉 Larynx	5	1.30	2.75	2.27	0.16	0.37	0	0.00	0.00	0.00	0.00	0.00	C32
气管,支气管,肺 Trachea, Bronchus and Lung	82	21.24	45.12	35.16	1.70	4.82	32	18.50	17.64	11.23	0.65	1.14	C33–C34
其他胸腔器官 Other Thoracic Organs	0	0.00	0.00	0.00	0.00	0.00	0	0.00	0.00	0.00	0.00	0.00	C37–C38
骨 Bone	2	0.52	1.10	1.56	0.11	0.11	4	2.31	2.20	1.45	0.12	0.12	C40–C41
皮肤黑色素瘤 Melanoma of Skin	0	0.00	0.00	0.00	0.00	0.00	0	0.00	0.00	0.00	0.00	0.00	C43
乳房 Breast	1	0.26	0.55	0.28	0.00	0.00	5	2.89	2.76	1.75	0.15	0.15	C50
子宫颈 Cervix Uteri	–	–	–	–	–	–	6	3.47	3.31	2.34	0.23	0.23	C53
子宫体及子宫部位不明 Uterus & Unspecified	–	–	–	–	–	–	6	3.47	3.31	2.34	0.18	0.25	C54–C55
卵巢 Ovary	–	–	–	–	–	–	5	2.89	2.76	1.92	0.22	0.22	C56
前列腺 Prostate	5	1.30	2.75	2.15	0.06	0.22	–	–	–	–	–	–	C61
睾丸 Testis	0	0.00	0.00	0.00	0.00	0.00	–	–	–	–	–	–	C62
肾及泌尿系统不明 Kidney & Unspecified Urinary Organs	2	0.52	1.10	0.90	0.03	0.12	1	0.58	0.55	0.40	0.03	0.03	C64–66,68
膀胱 Bladder	4	1.04	2.20	1.65	0.06	0.18	0	0.00	0.00	0.00	0.00	0.00	C67
脑,神经系统 Brain,Central Nervous System	8	2.07	4.40	3.61	0.20	0.57	4	2.31	2.20	1.97	0.04	0.15	C70–C72
甲状腺 Thyroid Gland	1	0.26	0.55	0.50	0.00	0.08	1	0.58	0.55	0.38	0.04	0.04	C73
淋巴瘤 Lymphoma	7	1.81	3.85	3.15	0.05	0.46	8	4.62	4.41	2.27	0.08	0.16	C81–85,88,90,96
白血病 Leukaemia	6	1.55	3.30	2.62	0.12	0.33	4	2.31	2.20	1.61	0.14	0.26	C91–C95
不明及其他恶性肿瘤 All Other Sites and Unspecified	14	3.63	7.70	6.04	0.31	0.64	6	3.47	3.31	2.11	0.16	0.24	A_O
所有部位合计 All Sites	386	100.00	212.40	163.84	8.62	20.12	173	100.00	95.36	63.92	3.55	7.02	ALL
所有部位除外 C44 All Sites but C44	384	99.48	211.30	163.18	8.62	20.12	173	100.00	95.36	63.92	3.55	7.02	ALLbC44

表 6-3-146 莆田市涵江区 2014 年癌症发病和死亡主要指标
Table 6-3-146　Incidence and mortality of cancer in Hanjiang Qu, Putian Shi, 2014

部位 / Site		男性 Male						女性 Female						ICD-10
		病例数 No. cases	构成 (%)	粗率 Crude rate (1/10⁵)	世标率 ASR world (1/10⁵)	累积率 Cum.rate(%) 0~64	0~74	病例数 No. cases	构成 (%)	粗率 Crude rate (1/10⁵)	世标率 ASR world (1/10⁵)	累积率 Cum.rate(%) 0~64	0~74	
发病 Incidence														
口腔和咽喉(除外鼻咽癌)	Lip,Oral Cavity & Pharynx but Nasopharynx	8	0.82	3.65	2.81	0.09	0.46	3	0.54	1.35	0.94	0.06	0.15	C00-10,C12-14
鼻咽癌	Nasopharynx	15	1.55	6.84	4.66	0.37	0.52	8	1.43	3.60	2.64	0.24	0.24	C11
食管	Oesophagus	119	12.27	54.25	36.68	1.71	5.06	47	8.42	21.13	12.24	0.39	1.65	C15
胃	Stomach	297	30.62	135.40	90.83	4.57	12.29	116	20.79	52.15	33.37	1.61	4.61	C16
结直肠肛门	Colon,Rectum & Anus	77	7.94	35.10	22.30	1.40	2.49	47	8.42	21.13	12.87	0.89	1.56	C18-21
肝脏	Liver	159	16.39	72.48	50.89	3.41	6.02	59	10.57	26.53	16.03	0.93	1.82	C22
胆囊及其他	Gallbladder etc.	2	0.21	0.91	0.50	0.03	0.03	2	0.36	0.90	0.57	0.00	0.06	C23-C24
胰腺	Pancreas	18	1.86	8.21	5.69	0.13	0.76	7	1.25	3.15	1.55	0.03	0.22	C25
喉	Larynx	6	0.62	2.74	1.72	0.06	0.18	2	0.36	0.90	0.65	0.03	0.13	C32
气管,支气管,肺	Trachea, Bronchus and Lung	157	16.19	71.57	48.36	2.24	6.70	58	10.39	26.08	15.21	1.12	1.86	C33-C34
其他胸腔器官	Other Thoracic Organs	0	0.00	0.00	0.00	0.00	0.00	4	0.72	1.80	1.22	0.07	0.13	C37-C38
骨	Bone	1	0.10	0.46	0.31	0.03	0.03	3	0.54	1.35	0.87	0.06	0.06	C40-C41
皮肤黑色素瘤	Melanoma of Skin	0	0.00	0.00	0.00	0.00	0.00	0	0.00	0.00	0.00	0.00	0.00	C43
乳房	Breast	2	0.21	0.91	0.67	0.06	0.06	62	11.11	27.87	18.65	1.52	2.13	C50
子宫颈	Cervix Uteri	–	–	–	–	–	–	26	4.66	11.69	7.87	0.68	0.78	C53
子宫体及子宫部位不明	Uterus & Unspecified	–	–	–	–	–	–	17	3.05	7.64	5.16	0.35	0.60	C54-C55
卵巢	Ovary	–	–	–	–	–	–	9	1.61	4.05	2.93	0.25	0.34	C56
前列腺	Prostate	13	1.34	5.93	3.67	0.04	0.22	–	–	–	–	–	–	C61
睾丸	Testis	0	0.00	0.00	0.00	0.00	0.00	–	–	–	–	–	–	C62
肾及泌尿系统不明	Kidney & Unspecified Urinary Organs	8	0.82	3.65	2.44	0.14	0.29	6	1.08	2.70	1.99	0.15	0.21	C64-66,68
膀胱	Bladder	17	1.75	7.75	4.97	0.14	0.50	0	0.00	0.00	0.00	0.00	0.00	C67
脑,神经系统	Brain,Central Nervous System	13	1.34	5.93	4.04	0.32	0.47	12	2.15	5.40	3.30	0.21	0.40	C70-C72
甲状腺	Thyroid Gland	12	1.24	5.47	4.15	0.33	0.42	30	5.38	13.49	10.81	0.87	0.97	C73
淋巴瘤	Lymphoma	6	0.62	2.74	1.88	0.06	0.27	2	0.36	0.90	0.73	0.00	0.15	C81-85,88,90,96
白血病	Leukaemia	8	0.82	3.65	2.96	0.24	0.24	5	0.90	2.25	1.63	0.11	0.17	C91-C95
不明及其他恶性肿瘤	All Other Sites and Unspecified	32	3.30	14.59	10.72	0.60	1.34	33	5.91	14.84	10.50	0.56	0.86	A_O
所有部位合计	All Sites	970	100.00	442.20	300.23	15.97	38.37	558	100.00	250.87	161.75	10.14	19.09	ALL
所有部位除外 C44	All Sites but C44	968	99.79	441.29	299.59	15.94	38.25	554	99.28	249.08	161.06	10.11	19.07	ALLbC44
死亡 Mortality														
口腔和咽喉(除外鼻咽癌)	Lip,Oral Cavity & Pharynx but Nasopharynx	3	0.49	1.37	0.99	0.04	0.15	2	0.61	0.90	0.47	0.00	0.06	C00-10,C12-14
鼻咽癌	Nasopharynx	10	1.64	4.56	3.04	0.19	0.34	5	1.53	2.25	1.32	0.10	0.10	C11
食管	Oesophagus	54	8.84	24.62	15.84	0.57	1.90	30	9.20	13.49	6.20	0.20	0.66	C15
胃	Stomach	194	31.75	88.44	57.78	2.93	7.47	93	28.53	41.81	23.16	0.82	3.00	C16
结直肠肛门	Colon,Rectum & Anus	16	2.62	7.29	4.37	0.13	0.40	7	2.15	3.15	1.46	0.14	0.14	C18-21
肝脏	Liver	124	20.29	56.53	39.11	2.59	4.32	50	15.34	22.48	13.30	0.93	1.46	C22
胆囊及其他	Gallbladder etc.	3	0.49	1.37	0.82	0.04	0.09	5	1.53	2.25	0.84	0.03	0.03	C23-C24
胰腺	Pancreas	17	2.78	7.75	5.05	0.40	0.66	5	1.53	2.25	1.22	0.10	0.10	C25
喉	Larynx	2	0.33	0.91	0.47	0.00	0.04	1	0.31	0.45	0.29	0.03	0.03	C32
气管,支气管,肺	Trachea, Bronchus and Lung	111	18.17	50.60	33.80	1.47	4.52	33	10.12	14.84	7.88	0.49	0.83	C33-C34
其他胸腔器官	Other Thoracic Organs	0	0.00	0.00	0.00	0.00	0.00	0	0.00	0.00	0.00	0.00	0.00	C37-C38
骨	Bone	2	0.33	0.91	0.54	0.00	0.04	4	1.23	1.80	1.14	0.13	0.13	C40-C41
皮肤黑色素瘤	Melanoma of Skin	0	0.00	0.00	0.00	0.00	0.00	0	0.00	0.00	0.00	0.00	0.00	C43
乳房	Breast	2	0.33	0.91	0.53	0.00	0.06	23	7.06	10.34	6.77	0.65	0.80	C50
子宫颈	Cervix Uteri	–	–	–	–	–	–	6	1.84	2.70	1.90	0.16	0.25	C53
子宫体及子宫部位不明	Uterus & Unspecified	–	–	–	–	–	–	11	3.37	4.95	3.11	0.20	0.39	C54-C55
卵巢	Ovary	–	–	–	–	–	–	1	0.31	0.45	0.29	0.03	0.03	C56
前列腺	Prostate	8	1.31	3.65	2.18	0.04	0.22	–	–	–	–	–	–	C61
睾丸	Testis	0	0.00	0.00	0.00	0.00	0.00	–	–	–	–	–	–	C62
肾及泌尿系统不明	Kidney & Unspecified Urinary Organs	7	1.15	3.19	1.96	0.10	0.16	0	0.00	0.00	0.00	0.00	0.00	C64-66,68
膀胱	Bladder	2	0.33	0.91	0.56	0.00	0.09	0	0.00	0.00	0.00	0.00	0.00	C67
脑,神经系统	Brain,Central Nervous System	11	1.80	5.01	3.42	0.26	0.41	15	4.60	6.74	4.45	0.19	0.68	C70-C72
甲状腺	Thyroid Gland	2	0.33	0.91	0.56	0.07	0.07	0	0.00	0.00	0.00	0.00	0.00	C73
淋巴瘤	Lymphoma	1	0.16	0.46	0.35	0.00	0.06	3	0.92	1.35	0.83	0.10	0.10	C81-85,88,90,96
白血病	Leukaemia	5	0.82	2.28	1.57	0.12	0.12	4	1.23	1.80	1.79	0.14	0.14	C91-C95
不明及其他恶性肿瘤	All Other Sites and Unspecified	37	6.06	16.87	12.59	0.59	1.58	28	8.59	12.59	8.18	0.44	0.99	A_O
所有部位合计	All Sites	611	100.00	278.54	185.55	9.64	22.70	326	100.00	146.57	84.61	4.88	9.92	ALL
所有部位除外 C44	All Sites but C44	611	100.00	278.54	185.55	9.64	22.70	326	100.00	146.57	84.61	4.88	9.92	ALLbC44

表 6-3-147 长泰县 2014 年癌症发病和死亡主要指标
Table 6-3-147 Incidence and mortality of cancer in Changtai Xian, 2014

部位 Site		男性 Male						女性 Female						ICD-10
		病例数 No. cases	构成 (%)	粗率 Crude rate (1/10⁵)	世标率 ASR world (1/10⁵)	累积率 Cum.rate(%) 0~64	累积率 Cum.rate(%) 0~74	病例数 No. cases	构成 (%)	粗率 Crude rate (1/10⁵)	世标率 ASR world (1/10⁵)	累积率 Cum.rate(%) 0~64	累积率 Cum.rate(%) 0~74	
发病 Incidence														
口腔和咽喉(除外鼻咽癌)	Lip,Oral Cavity & Pharynx but Nasopharynx	1	0.37	0.97	0.80	0.00	0.20	1	0.62	1.00	0.65	0.05	0.05	C00–10,C12–14
鼻咽癌	Nasopharynx	11	4.09	10.67	7.89	0.62	0.98	0	0.00	0.00	0.00	0.00	0.00	C11
食管	Oesophagus	23	8.55	22.30	15.79	0.93	1.70	15	9.32	14.95	9.09	0.11	1.04	C15
胃	Stomach	32	11.90	31.03	23.59	1.50	3.18	13	8.07	12.96	9.72	0.66	1.39	C16
结直肠肛门	Colon,Rectum & Anus	23	8.55	22.30	15.98	0.61	2.17	13	8.07	12.96	10.16	0.42	1.47	C18–21
肝脏	Liver	47	17.47	45.57	32.96	1.98	3.83	14	8.70	13.96	10.12	0.39	0.95	C22
胆囊及其他	Gallbladder etc.	0	0.00	0.00	0.00	0.00	0.00	4	2.48	3.99	2.19	0.18	0.18	C23–C24
胰腺	Pancreas	1	0.37	0.97	0.85	0.11	0.11	3	1.86	2.99	2.59	0.08	0.38	C25
喉	Larynx	5	1.86	4.85	3.84	0.24	0.40	1	0.62	1.00	0.97	0.00	0.16	C32
气管,支气管,肺	Trachea, Bronchus and Lung	77	28.62	74.66	58.17	3.27	7.89	20	12.42	19.94	15.07	0.73	2.43	C33–C34
其他胸腔器官	Other Thoracic Organs	0	0.00	0.00	0.00	0.00	0.00	0	0.00	0.00	0.00	0.00	0.00	C37–C38
骨	Bone	1	0.37	0.97	0.85	0.11	0.11	1	0.62	1.00	0.60	0.07	0.07	C40–C41
皮肤黑色素瘤	Melanoma of Skin	0	0.00	0.00	0.00	0.00	0.00	2	1.24	1.99	1.41	0.05	0.25	C43
乳房	Breast	0	0.00	0.00	0.00	0.00	0.00	17	10.56	16.95	11.83	1.00	1.16	C50
子宫颈	Cervix Uteri	–	–	–	–	–	–	17	10.56	16.95	11.23	1.04	1.04	C53
子宫体及子宫部位不明	Uterus & Unspecified	–	–	–	–	–	–	6	3.73	5.98	3.52	0.31	0.31	C54–C55
卵巢	Ovary	–	–	–	–	–	–	5	3.11	4.98	4.08	0.23	0.39	C56
前列腺	Prostate	5	1.86	4.85	3.09	0.00	0.16	–	–	–	–	–	–	C61
睾丸	Testis	0	0.00	0.00	0.00	0.00	0.00	–	–	–	–	–	–	C62
肾及泌尿系统不明	Kidney & Unspecified Urinary Organs	3	1.12	2.91	1.64	0.07	0.07	0	0.00	0.00	0.00	0.00	0.00	C64–66,68
膀胱	Bladder	5	1.86	4.85	2.89	0.17	0.17	1	0.62	1.00	0.66	0.00	0.00	C67
脑,神经系统	Brain,Central Nervous System	8	2.97	7.76	6.46	0.38	0.74	6	3.73	5.98	4.19	0.30	0.50	C70–C72
甲状腺	Thyroid Gland	2	0.74	1.94	1.76	0.15	0.15	3	1.86	2.99	2.41	0.20	0.20	C73
淋巴瘤	Lymphoma	6	2.23	5.82	5.44	0.32	0.32	5	3.11	4.98	3.76	0.30	0.50	C81–85,88,90,96
白血病	Leukaemia	2	0.74	1.94	1.53	0.07	0.23	1	0.62	1.00	0.97	0.00	0.16	C91–C95
不明及其他恶性肿瘤	All Other Sites and Unspecified	17	6.32	16.48	13.24	0.67	1.72	13	8.07	12.96	7.79	0.51	0.92	A_O
所有部位合计	All Sites	269	100.00	260.81	196.76	11.19	24.13	161	100.00	160.51	113.02	6.61	13.58	ALL
所有部位除外 C44	All Sites but C44	266	98.88	257.90	194.30	11.19	23.81	157	97.52	156.52	110.74	6.50	13.27	ALLbC44
死亡 Mortality														
口腔和咽喉(除外鼻咽癌)	Lip,Oral Cavity & Pharynx but Nasopharynx	0	0.00	0.00	0.00	0.00	0.00	2	1.74	1.99	1.25	0.10	0.10	C00–10,C12–14
鼻咽癌	Nasopharynx	5	2.58	4.85	3.66	0.29	0.45	1	0.87	1.00	0.32	0.00	0.00	C11
食管	Oesophagus	19	9.79	18.42	13.85	0.75	1.52	13	11.30	12.96	9.01	0.58	1.10	C15
胃	Stomach	24	12.37	23.27	16.20	0.41	2.40	14	12.17	13.96	9.60	0.41	1.10	C16
结直肠肛门	Colon,Rectum & Anus	16	8.25	15.51	13.05	0.41	1.14	14	12.17	13.96	10.05	0.47	0.83	C18–21
肝脏	Liver	41	21.13	39.75	27.74	2.02	3.51	14	12.17	13.96	10.05	0.47	0.83	C22
胆囊及其他	Gallbladder etc.	0	0.00	0.00	0.00	0.00	0.00	1	0.87	1.00	0.32	0.00	0.00	C23–C24
胰腺	Pancreas	0	0.00	0.00	0.00	0.00	0.00	4	3.48	3.99	3.75	0.11	0.59	C25
喉	Larynx	0	0.00	0.00	0.00	0.00	0.00	0	0.00	0.00	0.00	0.00	0.00	C32
气管,支气管,肺	Trachea, Bronchus and Lung	57	29.38	55.26	42.89	1.88	6.05	18	15.65	17.95	12.32	0.34	1.71	C33–C34
其他胸腔器官	Other Thoracic Organs	0	0.00	0.00	0.00	0.00	0.00	0	0.00	0.00	0.00	0.00	0.00	C37–C38
骨	Bone	1	0.52	0.97	0.64	0.05	0.05	3	2.61	2.99	1.98	0.21	0.21	C40–C41
皮肤黑色素瘤	Melanoma of Skin	0	0.00	0.00	0.00	0.00	0.00	0	0.00	0.00	0.00	0.00	0.00	C43
乳房	Breast	1	0.52	0.97	0.52	0.00	0.00	4	3.48	3.99	2.71	0.26	0.26	C50
子宫颈	Cervix Uteri	–	–	–	–	–	–	6	5.22	5.98	3.92	0.32	0.32	C53
子宫体及子宫部位不明	Uterus & Unspecified	–	–	–	–	–	–	6	5.22	5.98	4.79	0.27	0.60	C54–C55
卵巢	Ovary	–	–	–	–	–	–	4	3.48	3.99	2.55	0.26	0.26	C56
前列腺	Prostate	0	0.00	0.00	0.00	0.00	0.00	–	–	–	–	–	–	C61
睾丸	Testis	0	0.00	0.00	0.00	0.00	0.00	–	–	–	–	–	–	C62
肾及泌尿系统不明	Kidney & Unspecified Urinary Organs	2	1.03	1.94	1.20	0.13	0.13	0	0.00	0.00	0.00	0.00	0.00	C64–66,68
膀胱	Bladder	0	0.00	0.00	0.00	0.00	0.00	1	0.87	1.00	0.81	0.00	0.20	C67
脑,神经系统	Brain,Central Nervous System	10	5.15	9.70	7.91	0.48	0.64	6	5.22	5.98	4.34	0.26	0.67	C70–C72
甲状腺	Thyroid Gland	1	0.52	0.97	0.96	0.00	0.16	0	0.00	0.00	0.00	0.00	0.00	C73
淋巴瘤	Lymphoma	2	1.03	1.94	2.12	0.05	0.05	0	0.00	0.00	0.00	0.00	0.00	C81–85,88,90,96
白血病	Leukaemia	1	0.52	0.97	0.57	0.07	0.07	1	0.87	1.00	0.97	0.00	0.16	C91–C95
不明及其他恶性肿瘤	All Other Sites and Unspecified	14	7.22	13.57	10.61	0.57	1.13	9	7.83	8.97	5.11	0.33	0.53	A_O
所有部位合计	All Sites	194	100.00	188.09	141.90	7.72	17.33	115	100.00	114.65	78.17	4.09	9.03	ALL
所有部位除外 C44	All Sites but C44	193	99.48	187.12	141.39	7.72	17.33	113	98.26	112.66	77.01	3.99	8.93	ALLbC44

表 6-3-148　建瓯市 2014 年癌症发病和死亡主要指标
Table 6-3-148　Incidence and mortality of cancer in Jian'ou Shi,2014

部位 Site		男性 Male						女性 Female						ICD-10
		病例数 No. cases	构成 (%)	粗率 Crude rate (1/10⁵)	世标率 ASR world (1/10⁵)	累积率 Cum.rate(%) 0~64	0~74	病例数 No. cases	构成 (%)	粗率 Crude rate (1/10⁵)	世标率 ASR world (1/10⁵)	累积率 Cum.rate(%) 0~64	0~74	
发病 Incidence														
口腔和咽喉(除外鼻咽癌)	Lip,Oral Cavity & Pharynx but Nasopharynx	5	0.85	1.77	1.37	0.09	0.09	2	0.47	0.76	0.96	0.07	0.07	C00–10,C12–14
鼻咽癌	Nasopharynx	18	3.08	6.38	4.94	0.38	0.52	7	1.65	2.66	2.36	0.21	0.21	C11
食管	Oesophagus	7	1.20	2.48	2.21	0.05	0.24	2	0.47	0.76	0.71	0.03	0.10	C15
胃	Stomach	111	18.97	39.35	32.89	2.42	3.99	39	9.22	14.83	12.34	0.80	1.51	C16
结直肠肛门	Colon,Rectum & Anus	73	12.48	25.88	22.77	1.38	2.65	50	11.82	19.01	16.46	0.94	2.10	C18–21
肝脏	Liver	116	19.83	41.13	36.27	2.25	3.80	39	9.22	14.83	12.68	0.82	1.59	C22
胆囊及其他	Gallbladder etc.	0	0.00	0.00	0.00	0.00	0.00	6	1.42	2.28	1.98	0.13	0.28	C23–C24
胰腺	Pancreas	13	2.22	4.61	4.85	0.13	0.53	9	2.13	3.42	3.57	0.15	0.31	C25
喉	Larynx	1	0.17	0.35	0.36	0.04	0.04	0	0.00	0.00	0.00	0.00	0.00	C32
气管,支气管,肺	Trachea, Bronchus and Lung	145	24.79	51.41	45.78	2.45	5.85	71	16.78	26.99	23.50	1.46	2.60	C33–C34
其他胸腔器官	Other Thoracic Organs	2	0.34	0.71	0.51	0.03	0.03	0	0.00	0.00	0.00	0.00	0.00	C37–C38
骨	Bone	4	0.68	1.42	1.15	0.08	0.15	2	0.47	0.76	0.48	0.05	0.05	C40–C41
皮肤黑色素瘤	Melanoma of Skin	0	0.00	0.00	0.00	0.00	0.00	0	0.00	0.00	0.00	0.00	0.00	C43
乳房	Breast	1	0.17	0.35	0.28	0.02	0.02	81	19.15	30.79	22.46	1.86	2.38	C50
子宫颈	Cervix Uteri	–	–	–	–	–	–	25	5.91	9.50	7.21	0.60	0.83	C53
子宫体及子宫部位不明	Uterus & Unspecified	–	–	–	–	–	–	18	4.26	6.84	5.21	0.54	0.54	C54–C55
卵巢	Ovary	–	–	–	–	–	–	3	0.71	1.14	0.87	0.09	0.09	C56
前列腺	Prostate	12	2.05	4.25	3.47	0.07	0.45	–	–	–	–	–	–	C61
睾丸	Testis	0	0.00	0.00	0.00	0.00	0.00	–	–	–	–	–	–	C62
肾及泌尿系统不明	Kidney & Unspecified Urinary Organs	5	0.85	1.77	1.45	0.09	0.23	4	0.95	1.52	1.41	0.08	0.08	C64–66,68
膀胱	Bladder	5	0.85	1.77	2.24	0.09	0.17	3	0.71	1.14	0.89	0.08	0.08	C67
脑,神经系统	Brain,Central Nervous System	10	1.71	3.55	3.05	0.22	0.43	4	0.95	1.52	1.67	0.14	0.14	C70–C72
甲状腺	Thyroid Gland	9	1.54	3.19	3.23	0.15	0.23	23	5.44	8.74	6.75	0.48	0.63	C73
淋巴瘤	Lymphoma	5	0.85	1.77	1.59	0.13	0.13	6	1.42	2.28	1.65	0.14	0.14	C81–85,88,90,96
白血病	Leukaemia	14	2.39	4.96	4.37	0.37	0.43	10	2.36	3.80	3.98	0.24	0.40	C91–C95
不明及其他恶性肿瘤	All Other Sites and Unspecified	29	4.96	10.28	10.10	0.38	1.06	19	4.49	7.22	6.71	0.43	0.66	A_O
所有部位合计	All Sites	585	100.00	207.40	182.87	10.81	21.04	423	100.00	160.81	133.84	9.32	14.78	ALL
所有部位除外 C44	All Sites but C44	578	98.80	204.92	180.17	10.72	20.81	420	99.29	159.67	132.72	9.25	14.63	ALLbC44
死亡 Mortality														
口腔和咽喉(除外鼻咽癌)	Lip,Oral Cavity & Pharynx but Nasopharynx	1	0.24	0.35	0.25	0.03	0.03	0	0.00	0.00	0.00	0.00	0.00	C00–10,C12–14
鼻咽癌	Nasopharynx	11	2.68	3.90	3.21	0.20	0.34	6	2.48	2.28	2.02	0.11	0.26	C11
食管	Oesophagus	6	1.46	2.13	1.75	0.07	0.20	1	0.41	0.38	0.26	0.03	0.03	C15
胃	Stomach	85	20.68	30.13	25.63	1.64	2.86	23	9.50	8.74	6.99	0.30	0.87	C16
结直肠肛门	Colon,Rectum & Anus	34	8.27	12.05	10.47	0.52	1.28	18	7.44	6.84	6.34	0.48	0.55	C18–21
肝脏	Liver	94	22.87	33.33	31.10	1.54	3.29	69	28.51	26.23	22.53	1.45	2.64	C22
胆囊及其他	Gallbladder etc.	2	0.49	0.71	0.53	0.02	0.02	1	0.41	0.38	0.28	0.02	0.02	C23–C24
胰腺	Pancreas	4	0.97	1.42	1.42	0.09	0.23	10	4.13	3.80	3.32	0.20	0.37	C25
喉	Larynx	0	0.00	0.00	0.00	0.00	0.00	1	0.41	0.38	0.26	0.03	0.03	C32
气管,支气管,肺	Trachea, Bronchus and Lung	95	23.11	33.68	29.68	1.62	3.72	52	21.49	19.77	17.42	0.92	1.69	C33–C34
其他胸腔器官	Other Thoracic Organs	0	0.00	0.00	0.00	0.00	0.00	0	0.00	0.00	0.00	0.00	0.00	C37–C38
骨	Bone	2	0.49	0.71	0.50	0.06	0.06	2	0.83	0.76	0.48	0.05	0.05	C40–C41
皮肤黑色素瘤	Melanoma of Skin	1	0.24	0.35	0.25	0.03	0.03	0	0.00	0.00	0.00	0.00	0.00	C43
乳房	Breast	8	1.95	2.84	2.99	0.17	0.38	6	2.48	2.28	1.85	0.07	0.30	C50
子宫颈	Cervix Uteri	–	–	–	–	–	–	10	4.13	3.80	3.16	0.16	0.32	C53
子宫体及子宫部位不明	Uterus & Unspecified	–	–	–	–	–	–	9	3.72	3.42	2.78	0.11	0.34	C54–C55
卵巢	Ovary	–	–	–	–	–	–	1	0.41	0.38	0.40	0.05	0.05	C56
前列腺	Prostate	3	0.73	1.06	0.92	0.04	0.12	–	–	–	–	–	–	C61
睾丸	Testis	0	0.00	0.00	0.00	0.00	0.00	–	–	–	–	–	–	C62
肾及泌尿系统不明	Kidney & Unspecified Urinary Organs	3	0.73	1.06	0.86	0.10	0.10	0	0.00	0.00	0.00	0.00	0.00	C64–66,68
膀胱	Bladder	1	0.24	0.35	0.25	0.03	0.03	1	0.41	0.38	0.40	0.05	0.05	C67
脑,神经系统	Brain,Central Nervous System	13	3.16	4.61	4.14	0.24	0.45	8	3.31	3.04	2.88	0.12	0.35	C70–C72
甲状腺	Thyroid Gland	2	0.49	0.71	1.25	0.02	0.02	1	0.41	0.38	0.53	0.03	0.03	C73
淋巴瘤	Lymphoma	18	4.38	6.38	6.59	0.25	0.62	5	2.07	1.90	1.38	0.11	0.11	C81–85,88,90,96
白血病	Leukaemia	15	3.65	5.32	5.89	0.29	0.57	1	0.41	0.38	0.45	0.00	0.07	C91–C95
不明及其他恶性肿瘤	All Other Sites and Unspecified	13	3.16	4.61	5.12	0.17	0.65	17	7.02	6.46	5.91	0.35	0.81	A_O
所有部位合计	All Sites	411	100.00	145.71	132.78	7.13	14.99	242	100.00	92.00	79.62	4.65	8.94	ALL
所有部位除外 C44	All Sites but C44	411	100.00	145.71	132.78	7.13	14.99	241	99.59	91.62	79.18	4.65	8.87	ALLbC44

表 6-3-149 龙岩市新罗区 2014 年癌症发病和死亡主要指标
Table 6-3-149 Incidence and mortality of cancer in Xinluo Qu, Longyan Shi, 2014

部位 / Site		男性 Male						女性 Female						ICD-10
		病例数 No. cases	构成 (%)	粗率 Crude rate (1/10⁵)	世标率 ASR world (1/10⁵)	累积率 Cum.rate(%) 0~64	累积率 Cum.rate(%) 0~74	病例数 No. cases	构成 (%)	粗率 Crude rate (1/10⁵)	世标率 ASR world (1/10⁵)	累积率 Cum.rate(%) 0~64	累积率 Cum.rate(%) 0~74	
发病 Incidence														
口腔和咽喉(除外鼻咽癌)	Lip,Oral Cavity & Pharynx but Nasopharynx	10	1.77	3.94	3.46	0.15	0.45	2	0.43	0.80	0.56	0.03	0.03	C00-10,C12-14
鼻咽癌	Nasopharynx	27	4.77	10.62	9.19	0.89	1.04	7	1.49	2.79	2.36	0.22	0.30	C11
食管	Oesophagus	16	2.83	6.30	5.72	0.51	0.57	5	1.06	1.99	1.35	0.05	0.11	C15
胃	Stomach	71	12.54	27.94	25.42	1.16	2.93	30	6.38	11.94	9.69	0.54	1.27	C16
结直肠肛门	Colon,Rectum & Anus	86	15.19	33.84	29.60	1.63	3.80	51	10.85	20.30	16.20	1.14	1.81	C18-21
肝脏	Liver	62	10.95	24.40	21.96	1.44	2.59	11	2.34	4.38	3.11	0.13	0.34	C22
胆囊及其他	Gallbladder etc.	5	0.88	1.97	1.66	0.00	0.24	3	0.64	1.19	0.94	0.10	0.10	C23-C24
胰腺	Pancreas	4	0.71	1.57	1.51	0.05	0.27	5	1.06	1.99	1.59	0.13	0.20	C25
喉	Larynx	5	0.88	1.97	2.06	0.14	0.14	0	0.00	0.00	0.00	0.00	0.00	C32
气管,支气管,肺	Trachea, Bronchus and Lung	112	19.79	44.07	41.01	1.93	5.43	43	9.15	17.11	14.21	0.85	1.82	C33-C34
其他胸腔器官	Other Thoracic Organs	3	0.53	1.18	1.08	0.07	0.16	1	0.21	0.40	0.32	0.03	0.03	C37-C38
骨	Bone	4	0.71	1.57	1.41	0.07	0.16	0	0.00	0.00	0.00	0.00	0.00	C40-C41
皮肤黑色素瘤	Melanoma of Skin	0	0.00	0.00	0.00	0.00	0.00	1	0.21	0.40	0.43	0.05	0.05	C43
乳房	Breast	0	0.00	0.00	0.00	0.00	0.00	80	17.02	31.84	26.45	2.10	2.90	C50
子宫颈	Cervix Uteri	–	–	–	–	–	–	35	7.45	13.93	11.98	1.06	1.25	C53
子宫体及子宫部位不明	Uterus & Unspecified	–	–	–	–	–	–	21	4.47	8.36	7.31	0.66	0.78	C54-C55
卵巢	Ovary	–	–	–	–	–	–	9	1.91	3.58	3.24	0.27	0.33	C56
前列腺	Prostate	21	3.71	8.26	7.95	0.16	0.59	–	–	–	–	–	–	C61
睾丸	Testis	1	0.18	0.39	0.32	0.03	0.03	–	–	–	–	–	–	C62
肾及泌尿系统不明	Kidney & Unspecified Urinary Organs	14	2.47	5.51	5.41	0.16	0.50	9	1.91	3.58	2.78	0.18	0.24	C64-66,68
膀胱	Bladder	18	3.18	7.08	6.10	0.40	0.67	3	0.64	1.19	0.96	0.07	0.15	C67
脑,神经系统	Brain,Central Nervous System	8	1.41	3.15	2.85	0.19	0.31	13	2.77	5.17	4.18	0.35	0.41	C70-C72
甲状腺	Thyroid Gland	29	5.12	11.41	9.98	0.82	1.00	81	17.23	32.24	26.53	2.38	2.52	C73
淋巴瘤	Lymphoma	18	3.18	7.08	6.43	0.41	0.74	14	2.98	5.57	4.58	0.40	0.48	C81-85,88,90,96
白血病	Leukaemia	23	4.06	9.05	8.84	0.44	0.78	14	2.98	5.57	4.53	0.34	0.47	C91-C95
不明及其他恶性肿瘤	All Other Sites and Unspecified	29	5.12	11.41	10.72	0.64	1.04	32	6.81	12.74	10.20	0.65	1.08	A_O
所有部位合计	All Sites	566	100.00	222.72	202.68	11.28	23.43	470	100.00	187.05	153.50	11.72	16.68	ALL
所有部位除外 C44	All Sites but C44	558	98.59	219.58	199.68	11.14	23.22	464	98.72	184.66	151.63	11.64	16.37	ALLbC44
死亡 Mortality														
口腔和咽喉(除外鼻咽癌)	Lip,Oral Cavity & Pharynx but Nasopharynx	6	1.65	2.36	2.05	0.15	0.21	2	1.13	0.80	0.66	0.07	0.07	C00-10,C12-14
鼻咽癌	Nasopharynx	5	1.38	1.97	1.53	0.11	0.11	3	1.69	1.19	0.85	0.05	0.05	C11
食管	Oesophagus	14	3.86	5.51	4.92	0.29	0.35	5	1.69	1.99	1.22	0.11	0.17	C15
胃	Stomach	68	18.73	26.76	23.73	0.69	2.00	31	17.51	12.34	8.63	0.31	0.99	C16
结直肠肛门	Colon,Rectum & Anus	28	7.71	11.02	10.25	0.28	0.58	27	15.25	10.75	8.70	0.46	1.09	C18-21
肝脏	Liver	57	15.70	22.43	20.31	1.32	2.57	11	6.21	4.38	3.57	0.25	0.38	C22
胆囊及其他	Gallbladder etc.	1	0.28	0.39	0.36	0.00	0.09	3	1.69	1.19	0.67	0.03	0.03	C23-C24
胰腺	Pancreas	7	1.93	2.75	2.49	0.00	0.43	4	2.26	1.59	1.59	0.16	0.24	C25
喉	Larynx	4	1.10	1.57	1.60	0.00	0.09	1	0.56	0.40	0.30	0.00	0.08	C32
气管,支气管,肺	Trachea, Bronchus and Lung	104	28.65	40.92	37.22	1.46	4.49	34	19.21	13.53	9.49	0.27	1.00	C33-C34
其他胸腔器官	Other Thoracic Organs	2	0.55	0.79	0.70	0.06	0.06	0	0.00	0.00	0.00	0.00	0.00	C37-C38
骨	Bone	0	0.00	0.00	0.00	0.00	0.00	0	0.00	0.00	0.00	0.00	0.00	C40-C41
皮肤黑色素瘤	Melanoma of Skin	0	0.00	0.00	0.00	0.00	0.00	0	0.00	0.00	0.00	0.00	0.00	C43
乳房	Breast	0	0.00	0.00	0.00	0.00	0.00	13	7.34	5.17	4.16	0.20	0.46	C50
子宫颈	Cervix Uteri	–	–	–	–	–	–	5	2.82	1.99	1.78	0.14	0.29	C53
子宫体及子宫部位不明	Uterus & Unspecified	–	–	–	–	–	–	4	2.26	1.59	1.07	0.07	0.07	C54-C55
卵巢	Ovary	–	–	–	–	–	–	6	3.39	2.39	1.88	0.13	0.21	C56
前列腺	Prostate	11	3.03	4.33	4.49	0.21	0.27	–	–	–	–	–	–	C61
睾丸	Testis	0	0.00	0.00	0.00	0.00	0.00	–	–	–	–	–	–	C62
肾及泌尿系统不明	Kidney & Unspecified Urinary Organs	4	1.10	1.57	1.17	0.07	0.07	2	1.13	0.80	0.62	0.03	0.03	C64-66,68
膀胱	Bladder	5	1.38	1.97	1.58	0.00	0.15	1	0.56	0.40	0.21	0.00	0.00	C67
脑,神经系统	Brain,Central Nervous System	7	1.93	2.75	2.47	0.14	0.19	2	1.13	0.80	0.67	0.00	0.14	C70-C72
甲状腺	Thyroid Gland	0	0.00	0.00	0.00	0.00	0.00	2	1.13	0.80	0.62	0.03	0.10	C73
淋巴瘤	Lymphoma	12	3.31	4.72	4.85	0.21	0.33	11	6.21	4.38	3.38	0.23	0.30	C81-85,88,90,96
白血病	Leukaemia	14	3.86	5.51	5.15	0.17	0.56	4	2.26	1.59	1.28	0.06	0.06	C91-C95
不明及其他恶性肿瘤	All Other Sites and Unspecified	14	3.86	5.51	5.73	0.17	0.41	8	4.52	3.18	2.51	0.15	0.21	A_O
所有部位合计	All Sites	363	100.00	142.84	130.58	5.37	12.96	177	100.00	70.44	53.86	2.74	5.95	ALL
所有部位除外 C44	All Sites but C44	359	98.90	141.27	128.97	5.37	12.90	176	99.44	70.04	53.56	2.74	5.95	ALLbC44

部位 Site		男性 Male						女性 Female						ICD-10
		病例数 No. cases	构成 (%)	粗率 Crude rate (1/10⁵)	世标率 ASR world (1/10⁵)	累积率 Cum.rate(%)		病例数 No. cases	构成 (%)	粗率 Crude rate (1/10⁵)	世标率 ASR world (1/10⁵)	累积率 Cum.rate(%)		
						0~64	0~74					0~64	0~74	
发病 Incidence														
口腔和咽喉(除外鼻咽癌)	Lip,Oral Cavity & Pharynx but Nasopharynx	12	1.57	4.59	4.72	0.41	0.55	5	1.08	2.08	1.62	0.07	0.15	C00-10,C12-14
鼻咽癌	Nasopharynx	32	4.20	12.24	12.40	1.10	1.30	12	2.60	4.99	4.63	0.35	0.50	C11
食管	Oesophagus	55	7.22	21.04	21.68	1.64	2.69	9	1.95	3.74	2.64	0.12	0.20	C15
胃	Stomach	70	9.19	26.77	28.93	2.04	3.32	36	7.81	14.97	13.40	0.66	1.82	C16
结直肠肛门	Colon,Rectum & Anus	100	13.12	38.25	39.16	2.35	4.58	62	13.45	25.78	22.22	1.48	2.30	C18-21
肝脏	Liver	131	17.19	50.10	50.76	3.77	5.87	28	6.07	11.64	10.52	0.57	1.39	C22
胆囊及其他	Gallbladder etc.	9	1.18	3.44	3.80	0.19	0.19	4	0.87	1.66	1.55	0.10	0.17	C23-C24
胰腺	Pancreas	10	1.31	3.82	3.86	0.22	0.60	9	1.95	3.74	2.83	0.13	0.28	C25
喉	Larynx	10	1.31	3.82	4.28	0.52	0.52	1	0.22	0.42	0.51	0.06	0.06	C32
气管,支气管,肺	Trachea, Bronchus and Lung	210	27.56	80.32	84.71	5.52	10.38	67	14.53	27.86	23.66	1.42	2.71	C33-C34
其他胸腔器官	Other Thoracic Organs	2	0.26	0.76	0.85	0.10	0.10	4	0.87	1.66	1.16	0.04	0.10	C37-C38
骨	Bone	2	0.26	0.76	0.80	0.08	0.08	3	0.65	1.25	0.91	0.02	0.09	C40-C41
皮肤黑色素瘤	Melanoma of Skin	3	0.39	1.15	1.11	0.06	0.13	0	0.00	0.00	0.00	0.00	0.00	C43
乳房	Breast	3	0.39	1.15	1.26	0.05	0.19	38	8.24	15.80	15.01	1.30	1.45	C50
子宫颈	Cervix Uteri	–	–	–	–	–	–	36	7.81	14.97	15.98	1.42	1.71	C53
子宫体及子宫部位不明	Uterus & Unspecified	–	–	–	–	–	–	29	6.29	12.06	12.03	1.00	1.22	C54-C55
卵巢	Ovary	–	–	–	–	–	–	4	0.87	1.66	1.57	0.12	0.19	C56
前列腺	Prostate	18	2.36	6.88	6.81	0.28	0.45	–	–	–	–	–	–	C61
睾丸	Testis	1	0.13	0.38	0.26	0.00	0.00	–	–	–	–	–	–	C62
肾及泌尿系统不明	Kidney & Unspecified Urinary Organs	6	0.79	2.29	2.05	0.17	0.17	3	0.65	1.25	1.30	0.06	0.20	C64-66,68
膀胱	Bladder	11	1.44	4.21	4.07	0.14	0.33	7	1.52	2.91	1.76	0.00	0.15	C67
脑,神经系统	Brain,Central Nervous System	8	1.05	3.06	3.66	0.23	0.40	25	5.42	10.40	8.91	0.46	1.06	C70-C72
甲状腺	Thyroid Gland	6	0.79	2.29	2.35	0.23	0.23	28	6.07	11.64	11.26	0.88	1.02	C73
淋巴瘤	Lymphoma	15	1.97	5.74	6.06	0.51	0.70	10	2.17	4.16	4.49	0.28	0.36	C81-85,88,90,96
白血病	Leukaemia	19	2.49	7.27	7.56	0.51	0.74	13	2.82	5.41	7.13	0.47	0.47	C91-C95
不明及其他恶性肿瘤	All Other Sites and Unspecified	29	3.81	11.09	11.08	0.60	1.17	28	6.07	11.64	11.75	0.95	1.27	A_O
所有部位合计	All Sites	762	100.00	291.45	302.20	20.71	34.69	461	100.00	191.71	176.85	11.94	18.84	ALL
所有部位除外 C44	All Sites but C44	757	99.34	289.54	300.46	20.60	34.59	454	98.48	188.80	174.58	11.79	18.60	ALLbC44
死亡 Mortality														
口腔和咽喉(除外鼻咽癌)	Lip,Oral Cavity & Pharynx but Nasopharynx	5	0.88	1.91	2.11	0.15	0.29	2	0.86	0.83	0.34	0.00	0.00	C00-10,C12-14
鼻咽癌	Nasopharynx	13	2.30	4.97	5.08	0.30	0.67	1	0.43	0.42	0.34	0.00	0.08	C11
食管	Oesophagus	50	8.83	19.12	19.50	1.50	2.33	4	1.72	1.66	0.94	0.00	0.00	C15
胃	Stomach	51	9.01	19.51	20.60	1.57	2.23	24	10.34	9.98	8.15	0.40	0.96	C16
结直肠肛门	Colon,Rectum & Anus	59	10.42	22.57	21.71	0.72	2.55	31	13.36	12.89	9.34	0.41	0.81	C18-21
肝脏	Liver	120	21.20	45.90	46.57	3.29	5.70	24	10.34	9.98	9.11	0.55	1.15	C22
胆囊及其他	Gallbladder etc.	6	1.06	2.29	2.52	0.11	0.18	3	1.29	1.25	1.14	0.07	0.13	C23-C24
胰腺	Pancreas	9	1.59	3.44	3.58	0.27	0.50	6	2.59	2.50	1.98	0.10	0.17	C25
喉	Larynx	7	1.24	2.68	2.95	0.20	0.20	1	0.43	0.42	0.17	0.00	0.00	C32
气管,支气管,肺	Trachea, Bronchus and Lung	169	29.86	64.64	66.30	3.26	7.25	50	21.55	20.79	16.38	0.95	1.69	C33-C34
其他胸腔器官	Other Thoracic Organs	0	0.00	0.00	0.00	0.00	0.00	1	0.43	0.42	0.17	0.00	0.00	C37-C38
骨	Bone	4	0.71	1.53	1.68	0.03	0.20	3	1.29	1.25	0.79	0.00	0.07	C40-C41
皮肤黑色素瘤	Melanoma of Skin	3	0.53	1.15	0.97	0.05	0.12	0	0.00	0.00	0.00	0.00	0.00	C43
乳房	Breast	0	0.00	0.00	0.00	0.00	0.00	11	4.74	4.57	4.30	0.31	0.53	C50
子宫颈	Cervix Uteri	–	–	–	–	–	–	10	4.31	4.16	4.69	0.46	0.62	C53
子宫体及子宫部位不明	Uterus & Unspecified	–	–	–	–	–	–	10	4.31	4.16	3.77	0.28	0.34	C54-C55
卵巢	Ovary	–	–	–	–	–	–	3	1.29	1.25	1.22	0.10	0.10	C56
前列腺	Prostate	13	2.30	4.97	5.56	0.16	0.42	–	–	–	–	–	–	C61
睾丸	Testis	2	0.35	0.76	0.69	0.05	0.05	–	–	–	–	–	–	C62
肾及泌尿系统不明	Kidney & Unspecified Urinary Organs	7	1.24	2.68	2.83	0.21	0.35	2	0.86	0.83	0.74	0.00	0.15	C64-66,68
膀胱	Bladder	6	1.06	2.29	2.00	0.00	0.15	6	2.59	2.50	1.89	0.06	0.21	C67
脑,神经系统	Brain,Central Nervous System	9	1.59	3.44	3.42	0.22	0.22	16	6.90	6.65	5.42	0.16	0.82	C70-C72
甲状腺	Thyroid Gland	0	0.00	0.00	0.00	0.00	0.00	2	0.86	0.83	0.82	0.04	0.10	C73
淋巴瘤	Lymphoma	9	1.59	3.44	4.06	0.20	0.40	6	2.59	2.50	1.63	0.06	0.06	C81-85,88,90,96
白血病	Leukaemia	12	2.12	4.59	4.72	0.31	0.38	7	3.02	2.91	3.36	0.15	0.35	C91-C95
不明及其他恶性肿瘤	All Other Sites and Unspecified	12	2.12	4.59	4.66	0.19	0.59	9	3.88	3.74	4.29	0.30	0.53	A_O
所有部位合计	All Sites	566	100.00	216.48	221.50	12.85	24.78	232	100.00	96.48	80.97	4.40	8.88	ALL
所有部位除外 C44	All Sites but C44	566	100.00	216.48	221.50	12.85	24.78	232	100.00	96.48	80.97	4.40	8.88	ALLbC44

部位 Site		男性 Male						女性 Female						ICD-10
		病例数 No. cases	构成 (%)	粗率 Crude rate (1/10⁵)	世标率 ASR world (1/10⁵)	累积率 Cum.rate(%) 0~64	0~74	病例数 No. cases	构成 (%)	粗率 Crude rate (1/10⁵)	世标率 ASR world (1/10⁵)	累积率 Cum.rate(%) 0~64	0~74	
发病 Incidence														
口腔和咽喉(除外鼻咽癌)	Lip,Oral Cavity & Pharynx but Nasopharynx	3	0.39	0.88	0.93	0.10	0.10	0	0.00	0.00	0.00	0.00	0.00	C00–10,C12–14
鼻咽癌	Nasopharynx	19	2.50	5.58	6.74	0.52	0.78	5	0.96	1.56	1.94	0.17	0.23	C11
食管	Oesophagus	40	5.26	11.74	15.18	0.75	2.27	16	3.07	4.99	6.47	0.58	0.86	C15
胃	Stomach	162	21.29	47.56	61.71	4.19	7.78	81	15.52	25.28	30.03	2.21	3.68	C16
结直肠肛门	Colon,Rectum & Anus	55	7.23	16.15	19.33	1.49	2.31	45	8.62	14.04	14.63	0.92	1.66	C18–21
肝脏	Liver	160	21.02	46.98	54.31	4.07	6.03	58	11.11	18.10	20.72	1.53	2.38	C22
胆囊及其他	Gallbladder etc.	2	0.26	0.59	0.71	0.08	0.08	6	1.15	1.87	1.65	0.12	0.12	C23–C24
胰腺	Pancreas	12	1.58	3.52	4.18	0.16	0.61	4	0.77	1.25	1.51	0.07	0.20	C25
喉	Larynx	9	1.18	2.64	3.01	0.08	0.21	4	0.77	1.25	1.50	0.06	0.19	C32
气管,支气管,肺	Trachea, Bronchus and Lung	225	29.57	66.06	85.07	5.13	10.02	67	12.84	20.91	25.75	1.82	3.52	C33–C34
其他胸腔器官	Other Thoracic Organs	1	0.13	0.29	0.32	0.03	0.03	1	0.19	0.31	0.28	0.02	0.02	C37–C38
骨	Bone	5	0.66	1.47	2.00	0.12	0.25	2	0.38	0.62	0.99	0.07	0.14	C40–C41
皮肤黑色素瘤	Melanoma of Skin	0	0.00	0.00	0.00	0.00	0.00	0	0.00	0.00	0.00	0.00	0.00	C43
乳房	Breast	5	0.66	1.47	1.68	0.04	0.27	72	13.79	22.47	24.90	2.36	2.65	C50
子宫颈	Cervix Uteri	–	–	–	–	–	–	63	12.07	19.66	20.33	1.96	2.02	C53
子宫体及子宫部位不明	Uterus & Unspecified	–	–	–	–	–	–	52	9.96	16.23	16.13	1.35	1.48	C54–C55
卵巢	Ovary	–	–	–	–	–	–	7	1.34	2.18	1.95	0.17	0.17	C56
前列腺	Prostate	7	0.92	2.06	2.38	0.12	0.31	–	–	–	–	–	–	C61
睾丸	Testis	0	0.00	0.00	0.00	0.00	0.00	–	–	–	–	–	–	C62
肾及泌尿系统不明	Kidney & Unspecified Urinary Organs	5	0.66	1.47	1.41	0.07	0.14	1	0.19	0.31	0.29	0.02	0.02	C64–66,68
膀胱	Bladder	11	1.45	3.23	4.56	0.38	0.55	1	0.19	0.31	0.30	0.03	0.03	C67
脑,神经系统	Brain,Central Nervous System	20	2.63	5.87	7.06	0.59	0.88	12	2.30	3.74	4.09	0.32	0.39	C70–C72
甲状腺	Thyroid Gland	5	0.66	1.47	2.01	0.12	0.18	7	1.34	2.18	2.44	0.13	0.32	C73
淋巴瘤	Lymphoma	1	0.13	0.29	0.34	0.03	0.03	2	0.38	0.62	0.64	0.05	0.05	C81–85,88,90,96
白血病	Leukaemia	9	1.18	2.64	2.70	0.14	0.33	8	1.53	2.50	3.18	0.20	0.27	C91–C95
不明及其他恶性肿瘤	All Other Sites and Unspecified	5	0.66	1.47	1.40	0.07	0.07	8	1.53	2.50	3.13	0.23	0.30	A_O
所有部位合计	All Sites	761	100.00	223.43	277.04	18.25	33.21	522	100.00	162.89	182.86	14.39	20.69	ALL
所有部位除外 C44	All Sites but C44	757	99.47	222.26	275.86	18.20	33.16	517	99.04	161.33	180.65	14.24	20.48	ALLbC44
死亡 Mortality														
口腔和咽喉(除外鼻咽癌)	Lip,Oral Cavity & Pharynx but Nasopharynx	2	0.34	0.59	0.86	0.03	0.03	0	0.00	0.00	0.00	0.00	0.00	C00–10,C12–14
鼻咽癌	Nasopharynx	13	2.18	3.82	4.90	0.36	0.59	0	0.00	0.00	0.00	0.00	0.00	C11
食管	Oesophagus	35	5.88	10.28	12.85	0.33	1.53	11	4.00	3.43	2.93	0.03	0.35	C15
胃	Stomach	120	20.17	35.23	44.24	2.24	5.14	58	21.09	18.10	19.98	1.26	2.50	C16
结直肠肛门	Colon,Rectum & Anus	25	4.20	7.34	8.38	0.20	0.92	22	8.00	6.86	5.93	0.24	0.44	C18–21
肝脏	Liver	129	21.68	37.87	42.03	2.84	4.56	46	16.73	14.35	16.34	1.17	1.82	C22
胆囊及其他	Gallbladder etc.	3	0.50	0.88	1.03	0.10	0.10	5	1.82	1.56	1.49	0.07	0.17	C23–C24
胰腺	Pancreas	9	1.51	2.64	3.20	0.20	0.36	3	1.09	0.94	1.12	0.07	0.14	C25
喉	Larynx	5	0.84	1.47	1.80	0.07	0.07	2	0.73	0.62	0.65	0.00	0.07	C32
气管,支气管,肺	Trachea, Bronchus and Lung	184	30.92	54.02	67.42	3.55	7.45	57	20.73	17.79	18.64	0.87	2.27	C33–C34
其他胸腔器官	Other Thoracic Organs	1	0.17	0.29	0.42	0.05	0.05	0	0.00	0.00	0.00	0.00	0.00	C37–C38
骨	Bone	6	1.01	1.76	2.05	0.08	0.21	4	1.45	1.25	1.07	0.06	0.06	C40–C41
皮肤黑色素瘤	Melanoma of Skin	0	0.00	0.00	0.00	0.00	0.00	0	0.00	0.00	0.00	0.00	0.00	C43
乳房	Breast	1	0.17	0.29	0.39	0.00	0.10	23	8.36	7.18	8.40	0.77	0.93	C50
子宫颈	Cervix Uteri	–	–	–	–	–	–	9	3.27	2.81	3.14	0.28	0.35	C53
子宫体及子宫部位不明	Uterus & Unspecified	–	–	–	–	–	–	10	3.64	3.12	3.11	0.20	0.36	C54–C55
卵巢	Ovary	–	–	–	–	–	–	3	1.09	0.94	0.94	0.10	0.10	C56
前列腺	Prostate	6	1.01	1.76	1.82	0.03	0.22	–	–	–	–	–	–	C61
睾丸	Testis	0	0.00	0.00	0.00	0.00	0.00	–	–	–	–	–	–	C62
肾及泌尿系统不明	Kidney & Unspecified Urinary Organs	5	0.84	1.47	1.55	0.02	0.16	0	0.00	0.00	0.00	0.00	0.00	C64–66,68
膀胱	Bladder	12	2.02	3.52	4.23	0.15	0.60	1	0.36	0.31	0.37	0.00	0.09	C67
脑,神经系统	Brain,Central Nervous System	20	3.36	5.87	7.42	0.55	1.00	13	4.73	4.06	4.83	0.42	0.49	C70–C72
甲状腺	Thyroid Gland	2	0.34	0.59	0.74	0.02	0.02	1	0.36	0.31	0.45	0.06	0.06	C73
淋巴瘤	Lymphoma	0	0.00	0.00	0.00	0.00	0.00	0	0.00	0.00	0.00	0.00	0.00	C81–85,88,90,96
白血病	Leukaemia	9	1.51	2.64	3.15	0.16	0.32	4	1.45	1.25	1.50	0.07	0.23	C91–C95
不明及其他恶性肿瘤	All Other Sites and Unspecified	8	1.34	2.35	2.51	0.15	0.15	3	1.09	0.94	0.84	0.03	0.12	A_O
所有部位合计	All Sites	595	100.00	174.69	210.99	11.11	23.56	275	100.00	85.81	91.72	5.73	10.54	ALL
所有部位除外 C44	All Sites but C44	590	99.16	173.23	209.58	11.05	23.51	273	99.27	85.19	91.26	5.70	10.51	ALLbC44

表 6-3-152 武宁县 2014 年癌症发病和死亡主要指标
Table 6-3-152　Incidence and mortality of cancer in Wuning Xian, 2014

部位 Site		男性 Male						女性 Female						ICD-10
		病例数 No. cases	构成 (%)	粗率 Crude rate (1/10⁵)	世标率 ASR world (1/10⁵)	累积率 Cum.rate(%)		病例数 No. cases	构成 (%)	粗率 Crude rate (1/10⁵)	世标率 ASR world (1/10⁵)	累积率 Cum.rate(%)		
						0~64	0~74					0~64	0~74	
发病 Incidence														
口腔和咽喉(除外鼻咽癌)	Lip,Oral Cavity & Pharynx but Nasopharynx	5	1.08	2.52	2.71	0.22	0.29	4	1.28	2.18	2.48	0.17	0.33	C00-10,C12-14
鼻咽癌	Nasopharynx	7	1.52	3.53	3.92	0.34	0.41	7	2.24	3.81	4.48	0.46	0.54	C11
食管	Oesophagus	28	6.07	14.10	14.22	1.01	1.77	8	2.56	4.36	3.76	0.27	0.40	C15
胃	Stomach	82	17.79	41.31	43.47	3.44	5.23	37	11.86	20.15	18.96	1.35	2.04	C16
结直肠肛门	Colon,Rectum & Anus	46	9.98	23.17	22.02	1.38	2.24	25	8.01	13.62	11.62	0.58	1.23	C18-21
肝脏	Liver	79	17.14	39.80	41.01	3.12	4.92	32	10.26	17.43	16.62	1.13	1.77	C22
胆囊及其他	Gallbladder etc.	0	0.00	0.00	0.00	0.00	0.00	2	0.64	1.09	1.28	0.10	0.18	C23~C24
胰腺	Pancreas	7	1.52	3.53	3.41	0.28	0.38	10	3.21	5.45	5.84	0.44	0.84	C25
喉	Larynx	0	0.00	0.00	0.00	0.00	0.00	0	0.00	0.00	0.00	0.00	0.00	C32
气管,支气管,肺	Trachea, Bronchus and Lung	144	31.24	72.54	70.52	4.49	8.47	50	16.03	27.24	25.90	1.68	3.15	C33~C34
其他胸腔器官	Other Thoracic Organs	1	0.22	0.50	0.52	0.00	0.00	1	0.32	0.54	0.43	0.03	0.03	C37~C38
骨	Bone	1	0.22	0.50	0.49	0.03	0.03	1	0.32	0.54	0.57	0.03	0.03	C40~C41
皮肤黑色素瘤	Melanoma of Skin	1	0.22	0.50	0.23	0.00	0.00	0	0.00	0.00	0.00	0.00	0.00	C43
乳房	Breast	0	0.00	0.00	0.00	0.00	0.00	26	8.33	14.16	15.90	1.61	1.61	C50
子宫颈	Cervix Uteri	–	–	–	–	–	–	64	20.51	34.86	34.46	3.15	3.43	C53
子宫体及子宫部位不明	Uterus & Unspecified	–	–	–	–	–	–	10	3.21	5.45	6.30	0.53	0.61	C54~C55
卵巢	Ovary	–	–	–	–	–	–	7	2.24	3.81	3.54	0.18	0.46	C56
前列腺	Prostate	11	2.39	5.54	5.10	0.16	0.34	–	–	–	–	–	–	C61
睾丸	Testis	0	0.00	0.00	0.00	0.00	0.00	–	–	–	–	–	–	C62
肾及泌尿系统不明	Kidney & Unspecified Urinary Organs	2	0.43	1.01	0.94	0.08	0.08	3	0.96	1.63	1.23	0.06	0.14	C64~66,68
膀胱	Bladder	7	1.52	3.53	4.20	0.43	0.50	2	0.64	1.09	1.03	0.05	0.13	C67
脑,神经系统	Brain,Central Nervous System	12	2.60	6.04	6.31	0.55	0.77	3	0.96	1.63	1.82	0.18	0.18	C70~C72
甲状腺	Thyroid Gland	2	0.43	1.01	1.46	0.18	0.18	1	0.32	0.54	0.55	0.05	0.05	C73
淋巴瘤	Lymphoma	1	0.22	0.50	0.63	0.06	0.06	3	0.96	1.63	0.99	0.00	0.12	C81-85,88,90,96
白血病	Leukaemia	12	2.60	6.04	5.78	0.32	0.46	7	2.24	3.81	3.52	0.26	0.26	C91~C95
不明及其他恶性肿瘤	All Other Sites and Unspecified	13	2.82	6.55	7.23	0.51	1.05	9	2.88	4.90	4.87	0.39	0.39	A_O
所有部位合计	All Sites	461	100.00	232.22	234.16	16.60	27.19	312	100.00	169.95	166.16	12.69	17.93	ALL
所有部位除外 C44	All Sites but C44	459	99.57	231.21	232.76	16.44	27.03	309	99.04	168.32	164.66	12.60	17.85	ALLbC44
死亡 Mortality														
口腔和咽喉(除外鼻咽癌)	Lip,Oral Cavity & Pharynx but Nasopharynx	4	1.18	2.01	2.18	0.17	0.28	3	1.75	1.63	1.49	0.07	0.15	C00-10,C12-14
鼻咽癌	Nasopharynx	11	3.25	5.54	7.09	0.70	0.78	5	2.92	2.72	3.37	0.38	0.38	C11
食管	Oesophagus	25	7.40	12.59	10.68	0.32	1.19	8	4.68	4.36	4.92	0.46	0.66	C15
胃	Stomach	55	16.27	27.71	28.42	2.07	3.58	18	10.53	9.81	8.91	0.48	0.93	C16
结直肠肛门	Colon,Rectum & Anus	15	4.44	7.56	7.04	0.34	0.84	14	8.19	7.63	6.89	0.25	0.86	C18-21
肝脏	Liver	70	20.71	35.26	34.47	2.45	4.17	37	21.64	20.15	18.38	1.18	1.87	C22
胆囊及其他	Gallbladder etc.	0	0.00	0.00	0.00	0.00	0.00	2	1.17	1.09	0.96	0.00	0.16	C23~C24
胰腺	Pancreas	8	2.37	4.03	3.94	0.23	0.56	5	2.92	2.72	3.10	0.34	0.34	C25
喉	Larynx	0	0.00	0.00	0.00	0.00	0.00	0	0.00	0.00	0.00	0.00	0.00	C32
气管,支气管,肺	Trachea, Bronchus and Lung	108	31.95	54.40	52.65	3.04	5.98	30	17.54	16.34	14.21	0.64	1.54	C33~C34
其他胸腔器官	Other Thoracic Organs	0	0.00	0.00	0.00	0.00	0.00	1	0.58	0.54	0.43	0.03	0.03	C37~C38
骨	Bone	0	0.00	0.00	0.00	0.00	0.00	0	0.00	0.00	0.00	0.00	0.00	C40~C41
皮肤黑色素瘤	Melanoma of Skin	1	0.30	0.50	0.23	0.00	0.00	1	0.58	0.54	0.79	0.10	0.10	C43
乳房	Breast	0	0.00	0.00	0.00	0.00	0.00	6	3.51	3.27	3.16	0.17	0.41	C50
子宫颈	Cervix Uteri	–	–	–	–	–	–	18	10.53	9.81	9.77	0.80	1.12	C53
子宫体及子宫部位不明	Uterus & Unspecified	–	–	–	–	–	–	5	2.92	2.72	2.56	0.11	0.11	C54~C55
卵巢	Ovary	–	–	–	–	–	–	2	1.17	1.09	0.76	0.00	0.08	C56
前列腺	Prostate	9	2.66	4.53	3.78	0.06	0.28	–	–	–	–	–	–	C61
睾丸	Testis	0	0.00	0.00	0.00	0.00	0.00	–	–	–	–	–	–	C62
肾及泌尿系统不明	Kidney & Unspecified Urinary Organs	2	0.59	1.01	0.66	0.00	0.07	2	1.17	1.09	0.96	0.00	0.16	C64~66,68
膀胱	Bladder	4	1.18	2.01	1.86	0.08	0.19	1	0.58	0.54	0.48	0.00	0.08	C67
脑,神经系统	Brain,Central Nervous System	9	2.66	4.53	5.21	0.52	0.63	2	1.17	1.09	0.83	0.06	0.06	C70~C72
甲状腺	Thyroid Gland	1	0.30	0.50	0.43	0.00	0.07	0	0.00	0.00	0.00	0.00	0.00	C73
淋巴瘤	Lymphoma	4	1.18	2.01	2.27	0.16	0.34	3	1.75	1.63	0.99	0.00	0.12	C81-85,88,90,96
白血病	Leukaemia	4	1.18	2.01	2.32	0.18	0.33	3	1.75	1.63	1.83	0.07	0.15	C91~C95
不明及其他恶性肿瘤	All Other Sites and Unspecified	8	2.37	4.03	3.99	0.24	0.46	5	2.92	2.72	2.50	0.21	0.21	A_O
所有部位合计	All Sites	338	100.00	170.26	167.21	10.58	19.74	171	100.00	93.15	87.31	5.35	9.54	ALL
所有部位除外 C44	All Sites but C44	336	99.41	169.26	166.46	10.58	19.74	170	99.42	92.60	87.03	5.35	9.54	ALLbC44

部位 Site		男性 Male						女性 Female						ICD-10
		病例数 No. cases	构成 (%)	粗率 Crude rate (1/10⁵)	世标率 ASR world (1/10⁵)	累积率 Cum.rate(%) 0~64	0~74	病例数 No. cases	构成 (%)	粗率 Crude rate (1/10⁵)	世标率 ASR world (1/10⁵)	累积率 Cum.rate(%) 0~64	0~74	
发病 Incidence														
口腔和咽喉(除外鼻咽癌)	Lip,Oral Cavity & Pharynx but Nasopharynx	13	2.13	5.35	4.44	0.21	0.47	7	1.49	2.96	1.86	0.03	0.23	C00-10,C12-14
鼻咽癌	Nasopharynx	14	2.30	5.76	4.00	0.29	0.44	6	1.28	2.54	1.61	0.11	0.11	C11
食管	Oesophagus	24	3.93	9.87	7.19	0.43	0.87	4	0.85	1.69	1.00	0.00	0.07	C15
胃	Stomach	41	6.72	16.86	12.71	0.61	1.29	19	4.05	8.03	5.79	0.36	0.62	C16
结直肠肛门	Colon,Rectum & Anus	87	14.26	35.78	26.96	1.17	2.94	47	10.02	19.88	13.59	0.76	1.50	C18-21
肝脏	Liver	124	20.33	51.00	37.18	2.37	4.24	24	5.12	10.15	7.25	0.37	0.62	C22
胆囊及其他	Gallbladder etc.	6	0.98	2.47	1.55	0.00	0.16	11	2.35	4.65	2.78	0.11	0.32	C23-C24
胰腺	Pancreas	5	0.82	2.06	1.82	0.11	0.17	5	1.07	2.11	1.42	0.08	0.16	C25
喉	Larynx	7	1.15	2.88	2.36	0.18	0.32	0	0.00	0.00	0.00	0.00	0.00	C32
气管,支气管,肺	Trachea, Bronchus and Lung	128	20.98	52.64	38.28	2.07	4.80	69	14.71	29.18	20.43	1.40	2.18	C33-C34
其他胸腔器官	Other Thoracic Organs	3	0.49	1.23	1.22	0.05	0.12	3	0.64	1.27	0.98	0.11	0.11	C37-C38
骨	Bone	4	0.66	1.65	1.30	0.03	0.09	6	1.28	2.54	1.85	0.10	0.24	C40-C41
皮肤黑色素瘤	Melanoma of Skin	2	0.33	0.82	0.55	0.00	0.08	1	0.21	0.42	0.19	0.00	0.00	C43
乳房	Breast	2	0.33	0.82	0.69	0.04	0.10	89	18.98	37.64	26.95	2.22	2.69	C50
子宫颈	Cervix Uteri	–	–	–	–	–	–	38	8.10	16.07	12.12	0.88	1.19	C53
子宫体及子宫部位不明	Uterus & Unspecified	–	–	–	–	–	–	28	5.97	11.84	9.10	0.84	1.02	C54-C55
卵巢	Ovary	–	–	–	–	–	–	19	4.05	8.03	6.05	0.55	0.61	C56
前列腺	Prostate	29	4.75	11.93	8.99	0.25	0.67	–	–	–	–	–	–	C61
睾丸	Testis	2	0.33	0.82	0.55	0.00	0.08	–	–	–	–	–	–	C62
肾及泌尿系统不明	Kidney & Unspecified Urinary Organs	14	2.30	5.76	4.01	0.22	0.44	8	1.71	3.38	2.35	0.10	0.39	C64-66,68
膀胱	Bladder	16	2.62	6.58	4.25	0.30	0.38	4	0.85	1.69	1.10	0.03	0.17	C67
脑,神经系统	Brain,Central Nervous System	10	1.64	4.11	3.42	0.20	0.20	19	4.05	8.03	6.73	0.35	0.68	C70-C72
甲状腺	Thyroid Gland	5	0.82	2.06	1.57	0.09	0.23	14	2.99	5.92	5.01	0.42	0.48	C73
淋巴瘤	Lymphoma	15	2.46	6.17	4.42	0.31	0.51	9	1.92	3.81	2.99	0.17	0.37	C81-85,88,90,96
白血病	Leukaemia	14	2.30	5.76	5.32	0.45	0.45	5	1.07	2.11	1.29	0.06	0.12	C91-C95
不明及其他恶性肿瘤	All Other Sites and Unspecified	45	7.38	18.51	14.86	0.69	1.74	34	7.25	14.38	10.66	0.59	1.14	A_O
所有部位合计	All Sites	610	100.00	250.87	187.63	10.06	20.79	469	100.00	198.33	143.10	9.63	15.01	ALL
所有部位除外 C44	All Sites but C44	605	99.18	248.82	185.82	10.02	20.51	461	98.29	194.95	140.71	9.55	14.72	ALLbC44
死亡 Mortality														
口腔和咽喉(除外鼻咽癌)	Lip,Oral Cavity & Pharynx but Nasopharynx	6	1.27	2.47	1.80	0.18	0.26	0	0.00	0.00	0.00	0.00	0.00	C00-10,C12-14
鼻咽癌	Nasopharynx	16	3.40	6.58	4.96	0.25	0.68	3	1.13	1.27	0.78	0.05	0.05	C11
食管	Oesophagus	22	4.67	9.05	6.68	0.57	0.79	2	0.75	0.85	0.61	0.00	0.07	C15
胃	Stomach	41	8.70	16.86	12.44	0.60	1.27	15	5.66	6.34	4.45	0.14	0.47	C16
结直肠肛门	Colon,Rectum & Anus	46	9.77	18.92	14.63	0.49	1.94	23	8.68	9.73	5.71	0.16	0.51	C18-21
肝脏	Liver	127	26.96	52.23	37.85	2.34	4.61	36	13.58	15.22	10.33	0.54	1.09	C22
胆囊及其他	Gallbladder etc.	7	1.49	2.88	2.01	0.06	0.20	8	3.02	3.38	2.05	0.07	0.20	C23-C24
胰腺	Pancreas	6	1.27	2.47	2.02	0.10	0.18	4	1.51	1.69	1.06	0.04	0.04	C25
喉	Larynx	2	0.42	0.82	0.55	0.04	0.04	0	0.00	0.00	0.00	0.00	0.00	C32
气管,支气管,肺	Trachea, Bronchus and Lung	118	25.05	48.53	36.20	1.70	4.52	62	23.40	26.22	18.24	1.17	1.98	C33-C34
其他胸腔器官	Other Thoracic Organs	0	0.00	0.00	0.00	0.00	0.00	0	0.00	0.00	0.00	0.00	0.00	C37-C38
骨	Bone	3	0.64	1.23	0.92	0.00	0.14	3	1.13	1.27	0.85	0.04	0.12	C40-C41
皮肤黑色素瘤	Melanoma of Skin	3	0.64	1.23	1.17	0.04	0.12	0	0.00	0.00	0.00	0.00	0.00	C43
乳房	Breast	0	0.00	0.00	0.00	0.00	0.00	35	13.21	14.80	11.17	0.75	1.32	C50
子宫颈	Cervix Uteri	–	–	–	–	–	–	12	4.53	5.07	3.67	0.26	0.39	C53
子宫体及子宫部位不明	Uterus & Unspecified	–	–	–	–	–	–	3	1.13	1.27	0.90	0.08	0.08	C54-C55
卵巢	Ovary	–	–	–	–	–	–	15	5.66	6.34	4.15	0.20	0.46	C56
前列腺	Prostate	11	2.34	4.52	3.26	0.07	0.22	–	–	–	–	–	–	C61
睾丸	Testis	1	0.21	0.41	0.34	0.03	0.03	–	–	–	–	–	–	C62
肾及泌尿系统不明	Kidney & Unspecified Urinary Organs	12	2.55	4.94	3.76	0.11	0.38	4	1.51	1.69	1.14	0.06	0.20	C64-66,68
膀胱	Bladder	6	1.27	2.47	1.62	0.08	0.16	2	0.75	0.85	0.51	0.00	0.00	C67
脑,神经系统	Brain,Central Nervous System	9	1.91	3.70	3.07	0.11	0.19	8	3.02	3.38	2.49	0.14	0.33	C70-C72
甲状腺	Thyroid Gland	0	0.00	0.00	0.00	0.00	0.00	0	0.00	0.00	0.00	0.00	0.00	C73
淋巴瘤	Lymphoma	11	2.34	4.52	3.53	0.20	0.42	8	3.02	3.38	2.28	0.12	0.35	C81-85,88,90,96
白血病	Leukaemia	5	1.06	2.06	1.54	0.12	0.18	8	3.02	3.38	2.90	0.19	0.19	C91-C95
不明及其他恶性肿瘤	All Other Sites and Unspecified	19	4.03	7.81	6.51	0.26	0.62	14	5.28	5.92	4.05	0.21	0.51	A_O
所有部位合计	All Sites	471	100.00	193.71	144.87	7.36	16.94	265	100.00	112.06	77.35	4.22	8.36	ALL
所有部位除外 C44	All Sites but C44	469	99.58	192.89	144.30	7.33	16.91	260	98.11	109.95	75.95	4.14	8.21	ALLbC44

部位 Site		男性 Male						女性 Female						ICD-10
		病例数 No. cases	构成 (%)	粗率 Crude rate (1/10⁵)	世标率 ASR world (1/10⁵)	累积率 Cum.rate(%)		病例数 No. cases	构成 (%)	粗率 Crude rate (1/10⁵)	世标率 ASR world (1/10⁵)	累积率 Cum.rate(%)		
						0~64	0~74					0~64	0~74	
发病 Incidence														
口腔和咽喉(除外鼻咽癌)	Lip,Oral Cavity & Pharynx but Nasopharynx	9	1.72	3.21	2.47	0.24	0.28	8	2.13	2.90	2.30	0.16	0.37	C00-10,C12-14
鼻咽癌	Nasopharynx	48	9.16	17.10	13.88	1.16	1.52	38	10.13	13.76	11.98	0.81	1.04	C11
食管	Oesophagus	26	4.96	9.26	7.68	0.53	0.93	4	1.07	1.45	1.12	0.10	0.14	C15
胃	Stomach	31	5.92	11.05	10.38	0.53	0.75	25	6.67	9.05	7.86	0.43	0.79	C16
结直肠肛门	Colon,Rectum & Anus	33	6.30	11.76	10.07	0.70	0.90	33	8.80	11.95	10.98	0.68	0.86	C18-21
肝脏	Liver	150	28.63	53.45	43.38	3.01	4.73	38	10.13	13.76	12.27	0.61	0.90	C22
胆囊及其他	Gallbladder etc.	10	1.91	3.56	2.97	0.22	0.26	19	5.07	6.88	5.64	0.37	0.59	C23-C24
胰腺	Pancreas	10	1.91	3.56	3.26	0.12	0.39	4	1.07	1.45	1.29	0.06	0.10	C25
喉	Larynx	4	0.76	1.43	1.63	0.03	0.03	0	0.00	0.00	0.00	0.00	0.00	C32
气管,支气管,肺	Trachea, Bronchus and Lung	123	23.47	43.83	38.11	2.27	3.76	51	13.60	18.46	15.68	1.00	1.51	C33-C34
其他胸腔器官	Other Thoracic Organs	3	0.57	1.07	1.02	0.06	0.06	2	0.53	0.72	0.60	0.05	0.05	C37-C38
骨	Bone	2	0.38	0.71	0.53	0.06	0.06	2	0.53	0.72	0.54	0.05	0.05	C40-C41
皮肤黑色素瘤	Melanoma of Skin	1	0.19	0.36	0.24	0.00	0.04	0	0.00	0.00	0.00	0.00	0.00	C43
乳房	Breast	1	0.19	0.36	0.29	0.02	0.02	42	11.20	15.20	12.17	1.08	1.16	C50
子宫颈	Cervix Uteri	–	–	–	–	–	–	32	8.53	11.58	9.31	0.77	0.92	C53
子宫体及子宫部位不明	Uterus & Unspecified	–	–	–	–	–	–	18	4.80	6.52	5.61	0.35	0.45	C54-C55
卵巢	Ovary	–	–	–	–	–	–	8	2.13	2.90	2.30	0.16	0.20	C56
前列腺	Prostate	12	2.29	4.28	4.33	0.06	0.40	–	–	–	–	–	–	C61
睾丸	Testis	0	0.00	0.00	0.00	0.00	0.00	–	–	–	–	–	–	C62
肾及泌尿系统不明	Kidney & Unspecified Urinary Organs	5	0.95	1.78	2.07	0.10	0.10	4	1.07	1.45	1.23	0.09	0.09	C64-66,68
膀胱	Bladder	13	2.48	4.63	4.10	0.27	0.40	7	1.87	2.53	2.44	0.12	0.16	C67
脑,神经系统	Brain,Central Nervous System	10	1.91	3.56	3.48	0.15	0.26	9	2.40	3.26	2.71	0.23	0.33	C70-C72
甲状腺	Thyroid Gland	1	0.19	0.36	0.29	0.04	0.04	0	0.00	0.00	0.00	0.00	0.00	C73
淋巴瘤	Lymphoma	4	0.76	1.43	1.11	0.10	0.14	2	0.53	0.72	0.68	0.05	0.05	C81-85,88,90,96
白血病	Leukaemia	4	0.76	1.43	1.42	0.12	0.12	3	0.80	1.09	0.78	0.06	0.10	C91-C95
不明及其他恶性肿瘤	All Other Sites and Unspecified	24	4.58	8.55	7.08	0.57	0.79	26	6.93	9.41	7.93	0.59	0.88	A_O
所有部位合计	All Sites	524	100.00	186.71	159.78	10.35	15.97	375	100.00	135.75	115.43	7.83	10.75	ALL
所有部位除外 C44	All Sites but C44	522	99.62	185.99	159.20	10.29	15.91	370	98.67	133.94	113.86	7.77	10.57	ALLbC44
死亡 Mortality														
口腔和咽喉(除外鼻咽癌)	Lip,Oral Cavity & Pharynx but Nasopharynx	4	1.14	1.43	1.10	0.09	0.13	6	2.82	2.17	1.71	0.10	0.30	C00-10,C12-14
鼻咽癌	Nasopharynx	25	7.10	8.91	6.77	0.57	0.91	16	7.51	5.79	4.71	0.24	0.51	C11
食管	Oesophagus	21	5.97	7.48	6.14	0.45	0.76	1	0.47	0.36	0.27	0.00	0.07	C15
胃	Stomach	27	7.67	9.62	8.38	0.49	0.75	13	6.10	4.71	4.24	0.15	0.39	C16
结直肠肛门	Colon,Rectum & Anus	27	7.67	9.62	8.15	0.52	0.72	25	11.74	9.05	7.93	0.37	0.79	C18-21
肝脏	Liver	120	34.09	42.76	35.87	2.55	3.55	28	13.15	10.14	8.63	0.58	0.69	C22
胆囊及其他	Gallbladder etc.	2	0.57	0.71	0.59	0.00	0.04	6	2.82	2.17	1.67	0.14	0.25	C23-C24
胰腺	Pancreas	6	1.70	2.14	1.71	0.16	0.22	2	0.94	0.72	0.54	0.04	0.08	C25
喉	Larynx	2	0.57	0.71	1.00	0.00	0.00	0	0.00	0.00	0.00	0.00	0.00	C32
气管,支气管,肺	Trachea, Bronchus and Lung	85	24.15	30.29	26.21	1.53	2.72	30	14.08	10.86	8.92	0.49	0.89	C33-C34
其他胸腔器官	Other Thoracic Organs	1	0.28	0.36	0.42	0.00	0.00	2	0.94	0.72	0.60	0.05	0.05	C37-C38
骨	Bone	1	0.28	0.36	0.29	0.02	0.02	2	0.94	0.72	0.54	0.05	0.05	C40-C41
皮肤黑色素瘤	Melanoma of Skin	1	0.28	0.36	0.24	0.00	0.04	0	0.00	0.00	0.00	0.00	0.00	C43
乳房	Breast	0	0.00	0.00	0.00	0.00	0.00	13	6.10	4.71	3.59	0.32	0.47	C50
子宫颈	Cervix Uteri	–	–	–	–	–	–	23	10.80	8.33	6.94	0.54	0.58	C53
子宫体及子宫部位不明	Uterus & Unspecified	–	–	–	–	–	–	11	5.16	3.98	3.32	0.19	0.30	C54-C55
卵巢	Ovary	–	–	–	–	–	–	2	0.94	0.72	0.50	0.03	0.07	C56
前列腺	Prostate	4	1.14	1.43	1.47	0.00	0.14	–	–	–	–	–	–	C61
睾丸	Testis	0	0.00	0.00	0.00	0.00	0.00	–	–	–	–	–	–	C62
肾及泌尿系统不明	Kidney & Unspecified Urinary Organs	2	0.57	0.71	0.87	0.06	0.06	2	0.94	0.72	0.60	0.05	0.05	C64-66,68
膀胱	Bladder	5	1.42	1.78	1.62	0.07	0.14	5	2.35	1.81	1.58	0.07	0.15	C67
脑,神经系统	Brain,Central Nervous System	4	1.14	1.43	1.45	0.06	0.10	4	1.88	1.45	1.35	0.13	0.13	C70-C72
甲状腺	Thyroid Gland	1	0.28	0.36	0.24	0.00	0.04	1	0.47	0.36	0.29	0.04	0.04	C73
淋巴瘤	Lymphoma	4	1.14	1.43	1.16	0.05	0.13	3	1.41	1.09	0.84	0.05	0.09	C81-85,88,90,96
白血病	Leukaemia	3	0.85	1.07	1.12	0.08	0.08	3	1.41	1.09	0.95	0.06	0.10	C91-C95
不明及其他恶性肿瘤	All Other Sites and Unspecified	7	1.99	2.49	2.27	0.13	0.20	15	7.04	5.43	4.96	0.21	0.52	A_O
所有部位合计	All Sites	352	100.00	125.42	107.07	6.84	10.75	213	100.00	77.11	64.68	3.88	6.58	ALL
所有部位除外 C44	All Sites but C44	352	100.00	125.42	107.07	6.84	10.75	206	96.71	74.57	62.33	3.82	6.34	ALLbC44

部位 Site		男性 Male						女性 Female						ICD-10
		病例数 No. cases	构成 (%)	粗率 Crude rate (1/10⁵)	世标率 ASR world (1/10⁵)	累积率 Cum.rate(%) 0~64	0~74	病例数 No. cases	构成 (%)	粗率 Crude rate (1/10⁵)	世标率 ASR world (1/10⁵)	累积率 Cum.rate(%) 0~64	0~74	
发病 Incidence														
口腔和咽喉(除外鼻咽癌)	Lip,Oral Cavity & Pharynx but Nasopharynx	9	2.46	5.31	6.02	0.53	0.64	4	1.67	2.46	2.04	0.17	0.17	C00~10,C12~14
鼻咽癌	Nasopharynx	17	4.64	10.04	10.22	0.74	1.13	5	2.09	3.08	3.05	0.15	0.26	C11
食管	Oesophagus	18	4.92	10.63	12.34	0.58	2.13	2	0.84	1.23	1.45	0.09	0.21	C15
胃	Stomach	32	8.74	18.90	21.76	2.09	2.70	14	5.86	8.63	8.50	0.32	1.02	C16
结直肠肛门	Colon,Rectum & Anus	32	8.74	18.90	20.43	1.27	2.72	30	12.55	18.48	19.98	0.97	2.42	C18~21
肝脏	Liver	94	25.68	55.51	61.43	4.94	7.39	26	10.88	16.02	16.78	0.88	2.03	C22
胆囊及其他	Gallbladder etc.	3	0.82	1.77	1.90	0.09	0.20	2	0.84	1.23	1.14	0.05	0.05	C23~C24
胰腺	Pancreas	5	1.37	2.95	2.70	0.13	0.24	2	0.84	1.23	1.28	0.09	0.09	C25
喉	Larynx	6	1.64	3.54	3.90	0.09	0.59	0	0.00	0.00	0.00	0.00	0.00	C32
气管,支气管,肺	Trachea, Bronchus and Lung	90	24.59	53.15	57.63	2.56	8.23	39	16.32	24.03	24.79	1.38	2.71	C33~C34
其他胸腔器官	Other Thoracic Organs	1	0.27	0.59	0.73	0.09	0.09	0	0.00	0.00	0.00	0.00	0.00	C37~C38
骨	Bone	0	0.00	0.00	0.00	0.00	0.00	0	0.00	0.00	0.00	0.00	0.00	C40~C41
皮肤黑色素瘤	Melanoma of Skin	0	0.00	0.00	0.00	0.00	0.00	1	0.42	0.62	0.70	0.00	0.17	C43
乳房	Breast	1	0.27	0.59	0.59	0.05	0.05	31	12.97	19.10	19.62	1.52	1.98	C50
子宫颈	Cervix Uteri	–	–	–	–	–	–	15	6.28	9.24	9.70	0.97	0.97	C53
子宫体及子宫部位不明	Uterus & Unspecified	–	–	–	–	–	–	15	6.28	9.24	9.48	0.87	1.05	C54~C55
卵巢	Ovary	–	–	–	–	–	–	9	3.77	5.55	5.64	0.57	0.57	C56
前列腺	Prostate	6	1.64	3.54	3.74	0.13	0.35	–	–	–	–	–	–	C61
睾丸	Testis	2	0.55	1.18	1.45	0.18	0.18	–	–	–	–	–	–	C62
肾及泌尿系统不明	Kidney & Unspecified Urinary Organs	1	0.27	0.59	0.71	0.07	0.07	0	0.00	0.00	0.00	0.00	0.00	C64~66,68
膀胱	Bladder	11	3.01	6.50	6.80	0.18	0.74	7	2.93	4.31	4.68	0.43	0.43	C67
脑,神经系统	Brain,Central Nervous System	8	2.19	4.72	5.49	0.33	0.45	14	5.86	8.63	9.93	0.60	0.83	C70~C72
甲状腺	Thyroid Gland	4	1.09	2.36	2.45	0.21	0.21	3	1.26	1.85	1.59	0.12	0.12	C73
淋巴瘤	Lymphoma	4	1.09	2.36	2.51	0.23	0.23	2	0.84	1.23	1.08	0.03	0.21	C81~85,88,90,96
白血病	Leukaemia	14	3.83	8.27	8.83	0.63	1.02	7	2.93	4.31	5.00	0.26	0.44	C91~C95
不明及其他恶性肿瘤	All Other Sites and Unspecified	8	2.19	4.72	5.49	0.57	0.57	11	4.60	6.78	6.90	0.21	0.90	A_O
所有部位合计	All Sites	366	100.00	216.13	237.14	15.71	29.94	239	100.00	147.26	153.34	9.69	16.64	ALL
所有部位除外 C44	All Sites but C44	365	99.73	215.54	236.41	15.62	29.85	235	98.33	144.80	151.05	9.64	16.42	ALLbC44
死亡 Mortality														
口腔和咽喉(除外鼻咽癌)	Lip,Oral Cavity & Pharynx but Nasopharynx	3	1.21	1.77	1.88	0.07	0.18	2	2.08	1.23	1.11	0.09	0.09	C00~10,C12~14
鼻咽癌	Nasopharynx	6	2.43	3.54	3.68	0.20	0.48	4	4.17	2.46	2.26	0.09	0.09	C11
食管	Oesophagus	17	6.88	10.04	11.37	0.60	1.71	0	0.00	0.00	0.00	0.00	0.00	C15
胃	Stomach	17	6.88	10.04	12.06	1.23	1.62	10	10.42	6.16	5.87	0.33	0.68	C16
结直肠肛门	Colon,Rectum & Anus	18	7.29	10.63	10.46	0.45	1.07	5	5.21	3.08	3.20	0.17	0.34	C18~21
肝脏	Liver	70	28.34	41.34	44.17	3.24	4.96	16	16.67	9.86	10.87	0.72	1.47	C22
胆囊及其他	Gallbladder etc.	2	0.81	1.18	1.23	0.09	0.09	1	1.04	0.62	0.62	0.05	0.05	C23~C24
胰腺	Pancreas	4	1.62	2.36	2.37	0.17	0.34	1	1.04	0.62	0.53	0.00	0.00	C25
喉	Larynx	6	2.43	3.54	3.76	0.18	0.46	0	0.00	0.00	0.00	0.00	0.00	C32
气管,支气管,肺	Trachea, Bronchus and Lung	69	27.94	40.75	44.48	2.33	6.00	15	15.63	9.24	9.75	0.75	1.10	C33~C34
其他胸腔器官	Other Thoracic Organs	0	0.00	0.00	0.00	0.00	0.00	0	0.00	0.00	0.00	0.00	0.00	C37~C38
骨	Bone	1	0.40	0.59	0.51	0.00	0.00	1	1.04	0.62	0.69	0.00	0.12	C40~C41
皮肤黑色素瘤	Melanoma of Skin	0	0.00	0.00	0.00	0.00	0.00	1	1.04	0.62	0.70	0.00	0.17	C43
乳房	Breast	0	0.00	0.00	0.00	0.00	0.00	10	10.42	6.16	6.18	0.54	0.54	C50
子宫颈	Cervix Uteri	–	–	–	–	–	–	7	7.29	4.31	4.58	0.40	0.51	C53
子宫体及子宫部位不明	Uterus & Unspecified	–	–	–	–	–	–	4	4.17	2.46	2.75	0.27	0.27	C54~C55
卵巢	Ovary	–	–	–	–	–	–	3	3.13	1.85	2.07	0.24	0.24	C56
前列腺	Prostate	6	2.43	3.54	3.20	0.04	0.04	–	–	–	–	–	–	C61
睾丸	Testis	0	0.00	0.00	0.00	0.00	0.00	–	–	–	–	–	–	C62
肾及泌尿系统不明	Kidney & Unspecified Urinary Organs	2	0.81	1.18	1.44	0.16	0.16	3	3.13	1.85	1.47	0.00	0.00	C64~66,68
膀胱	Bladder	3	1.21	1.77	1.41	0.00	0.00	2	2.08	1.23	1.45	0.00	0.17	C67
脑,神经系统	Brain,Central Nervous System	5	2.02	2.95	3.34	0.17	0.28	5	5.21	3.08	3.68	0.22	0.22	C70~C72
甲状腺	Thyroid Gland	0	0.00	0.00	0.00	0.00	0.00	0	0.00	0.00	0.00	0.00	0.00	C73
淋巴瘤	Lymphoma	7	2.83	4.13	4.75	0.47	0.47	1	1.04	0.62	0.55	0.05	0.05	C81~85,88,90,96
白血病	Leukaemia	10	4.05	5.91	6.74	0.50	0.89	1	1.04	0.62	0.76	0.10	0.10	C91~C95
不明及其他恶性肿瘤	All Other Sites and Unspecified	1	0.40	0.59	0.51	0.00	0.00	4	4.17	2.46	2.26	0.05	0.22	A_O
所有部位合计	All Sites	247	100.00	145.86	157.33	9.91	18.75	96	100.00	59.15	61.35	4.06	6.44	ALL
所有部位除外 C44	All Sites but C44	246	99.60	145.27	156.82	9.91	18.75	95	98.96	58.54	60.86	4.06	6.44	ALLbC44

表 6-3-156 安福县 2014 年癌症发病和死亡主要指标
Table 6-3-156 Incidence and mortality of cancer in Anfu Xian, 2014

部位 / Site		男性 Male 病例数 No. cases	构成 (%)	粗率 Crude rate (1/10⁵)	世标率 ASR world (1/10⁵)	累积率 Cum.rate(%) 0~64	0~74	女性 Female 病例数 No. cases	构成 (%)	粗率 Crude rate (1/10⁵)	世标率 ASR world (1/10⁵)	累积率 Cum.rate(%) 0~64	0~74	ICD-10
发病 Incidence														
口腔和咽喉(除外鼻咽癌)	Lip,Oral Cavity & Pharynx but Nasopharynx	10	2.36	4.97	4.27	0.32	0.60	3	1.13	1.57	1.09	0.08	0.17	C00-10,C12-14
鼻咽癌	Nasopharynx	9	2.12	4.48	3.21	0.31	0.31	7	2.64	3.67	3.72	0.25	0.34	C11
食管	Oesophagus	14	3.30	6.96	5.74	0.42	0.80	1	0.38	0.52	0.26	0.00	0.00	C15
胃	Stomach	66	15.57	32.82	27.41	1.57	3.65	21	7.92	11.02	8.05	0.50	0.88	C16
结直肠肛门	Colon,Rectum & Anus	40	9.43	19.89	16.25	0.84	1.99	28	10.57	14.69	11.76	0.95	1.51	C18-21
肝脏	Liver	66	15.57	32.82	26.55	1.34	3.22	17	6.42	8.92	6.32	0.31	0.68	C22
胆囊及其他	Gallbladder etc.	5	1.18	2.49	1.79	0.14	0.14	7	2.64	3.67	2.89	0.15	0.34	C23-C24
胰腺	Pancreas	7	1.65	3.48	2.90	0.05	0.32	5	1.89	2.62	2.29	0.12	0.31	C25
喉	Larynx	6	1.42	2.98	2.20	0.09	0.18	1	0.38	0.52	0.25	0.00	0.00	C32
气管,支气管,肺	Trachea, Bronchus and Lung	103	24.29	51.22	42.85	2.07	5.86	40	15.09	20.99	15.26	0.80	2.02	C33-C34
其他胸腔器官	Other Thoracic Organs	0	0.00	0.00	0.00	0.00	0.00	2	0.75	1.05	0.80	0.08	0.08	C37-C38
骨	Bone	5	1.18	2.49	2.79	0.11	0.40	1	0.38	0.52	0.57	0.00	0.09	C40-C41
皮肤黑色素瘤	Melanoma of Skin	1	0.24	0.50	0.40	0.04	0.04	0	0.00	0.00	0.00	0.00	0.00	C43
乳房	Breast	1	0.24	0.50	0.43	0.05	0.05	44	16.60	23.08	17.53	1.59	1.87	C50
子宫颈	Cervix Uteri	–	–	–	–	–	–	25	9.43	13.12	9.00	0.80	0.89	C53
子宫体及子宫部位不明	Uterus & Unspecified	–	–	–	–	–	–	12	4.53	6.30	4.65	0.39	0.48	C54-C55
卵巢	Ovary	–	–	–	–	–	–	9	3.40	4.72	3.83	0.32	0.42	C56
前列腺	Prostate	10	2.36	4.97	3.98	0.10	0.58	–	–	–	–	–	–	C61
睾丸	Testis	0	0.00	0.00	0.00	0.00	0.00	–	–	–	–	–	–	C62
肾及泌尿系统不明	Kidney & Unspecified Urinary Organs	4	0.94	1.99	1.82	0.16	0.25	5	1.89	2.62	2.17	0.24	0.24	C64-66,68
膀胱	Bladder	15	3.54	7.46	5.72	0.24	0.73	1	0.38	0.52	0.44	0.04	0.04	C67
脑,神经系统	Brain,Central Nervous System	11	2.59	5.47	4.04	0.28	0.49	7	2.64	3.67	3.70	0.31	0.31	C70-C72
甲状腺	Thyroid Gland	1	0.24	0.50	0.41	0.04	0.10	3	1.13	1.57	1.29	0.08	0.17	C73
淋巴瘤	Lymphoma	10	2.36	4.97	3.78	0.32	0.41	10	3.77	5.25	3.69	0.25	0.44	C81-85,88,90,96
白血病	Leukaemia	13	3.07	6.46	5.19	0.37	0.76	5	1.89	2.62	1.96	0.19	0.19	C91-C95
不明及其他恶性肿瘤	All Other Sites and Unspecified	27	6.37	13.43	10.33	0.47	1.36	11	4.15	5.77	4.44	0.24	0.61	A_O
所有部位合计	All Sites	424	100.00	210.84	172.03	9.33	22.26	265	100.00	139.03	105.96	7.68	12.09	ALL
所有部位除外 C44	All Sites but C44	417	98.35	207.36	169.46	9.22	22.06	263	99.25	137.98	105.15	7.68	11.99	ALLbC44
死亡 Mortality														
口腔和咽喉(除外鼻咽癌)	Lip,Oral Cavity & Pharynx but Nasopharynx	3	0.94	1.49	1.01	0.05	0.05	0	0.00	0.00	0.00	0.00	0.00	C00-10,C12-14
鼻咽癌	Nasopharynx	3	0.94	1.49	1.09	0.11	0.11	3	1.94	1.57	1.22	0.12	0.12	C11
食管	Oesophagus	12	3.76	5.97	4.81	0.30	0.58	2	1.29	1.05	0.73	0.06	0.06	C15
胃	Stomach	41	12.85	20.39	16.27	0.83	1.97	14	9.03	7.34	4.91	0.32	0.41	C16
结直肠肛门	Colon,Rectum & Anus	27	8.46	13.43	10.28	0.66	1.24	18	11.61	9.44	7.38	0.44	0.82	C18-21
肝脏	Liver	67	21.00	33.32	26.58	1.54	3.07	15	9.68	7.87	5.46	0.21	0.59	C22
胆囊及其他	Gallbladder etc.	5	1.57	2.49	1.67	0.10	0.10	6	3.87	3.15	2.44	0.09	0.37	C23-C24
胰腺	Pancreas	6	1.88	2.98	2.49	0.05	0.33	4	2.58	2.10	1.41	0.12	0.12	C25
喉	Larynx	5	1.57	2.49	1.80	0.13	0.23	2	1.29	1.05	0.92	0.10	0.10	C32
气管,支气管,肺	Trachea, Bronchus and Lung	99	31.03	49.23	40.07	2.01	5.09	35	22.58	18.36	12.83	0.52	1.36	C33-C34
其他胸腔器官	Other Thoracic Organs	1	0.31	0.50	0.28	0.00	0.00	0	0.00	0.00	0.00	0.00	0.00	C37-C38
骨	Bone	1	0.31	0.50	0.40	0.04	0.04	1	0.65	0.52	0.57	0.00	0.09	C40-C41
皮肤黑色素瘤	Melanoma of Skin	1	0.31	0.50	0.40	0.04	0.04	3	1.94	1.57	0.95	0.00	0.09	C43
乳房	Breast	0	0.00	0.00	0.00	0.00	0.00	12	7.74	6.30	4.97	0.41	0.59	C50
子宫颈	Cervix Uteri	–	–	–	–	–	–	8	5.16	4.20	3.21	0.31	0.40	C53
子宫体及子宫部位不明	Uterus & Unspecified	–	–	–	–	–	–	2	1.29	1.05	0.91	0.03	0.12	C54-C55
卵巢	Ovary	–	–	–	–	–	–	8	5.16	4.20	2.85	0.18	0.36	C56
前列腺	Prostate	8	2.51	3.98	3.06	0.05	0.24	–	–	–	–	–	–	C61
睾丸	Testis	0	0.00	0.00	0.00	0.00	0.00	–	–	–	–	–	–	C62
肾及泌尿系统不明	Kidney & Unspecified Urinary Organs	3	0.94	1.49	1.23	0.09	0.19	4	2.58	2.10	1.69	0.18	0.18	C64-66,68
膀胱	Bladder	5	1.57	2.49	1.77	0.05	0.25	0	0.00	0.00	0.00	0.00	0.00	C67
脑,神经系统	Brain,Central Nervous System	9	2.82	4.48	3.47	0.20	0.51	2	1.29	1.05	1.08	0.08	0.08	C70-C72
甲状腺	Thyroid Gland	0	0.00	0.00	0.00	0.00	0.00	0	0.00	0.00	0.00	0.00	0.00	C73
淋巴瘤	Lymphoma	3	0.94	1.49	1.31	0.03	0.12	9	5.81	4.72	3.17	0.06	0.43	C81-85,88,90,96
白血病	Leukaemia	12	3.76	5.97	4.80	0.24	0.53	5	3.23	2.62	2.77	0.21	0.21	C91-C95
不明及其他恶性肿瘤	All Other Sites and Unspecified	8	2.51	3.98	3.16	0.16	0.46	2	1.29	1.05	0.75	0.00	0.19	A_O
所有部位合计	All Sites	319	100.00	158.62	125.96	6.69	15.16	155	100.00	81.32	60.21	3.42	6.70	ALL
所有部位除外 C44	All Sites but C44	319	100.00	158.62	125.96	6.69	15.16	155	100.00	81.32	60.21	3.42	6.70	ALLbC44

表 6-3-157　万载县 2014 年癌症发病和死亡主要指标
Table 6-3-157　Incidence and mortality of cancer in Wanzai Xian, 2014

部位 Site		男性 Male						女性 Female						ICD-10
		病例数 No. cases	构成 (%)	粗率 Crude rate (1/10⁵)	世标率 ASR world (1/10⁵)	累积率 Cum.rate(%)		病例数 No. cases	构成 (%)	粗率 Crude rate (1/10⁵)	世标率 ASR world (1/10⁵)	累积率 Cum.rate(%)		
						0~64	0~74					0~64	0~74	
发病 Incidence														
口腔和咽喉(除外鼻咽癌)	Lip,Oral Cavity & Pharynx but Nasopharynx	5	0.93	2.03	1.66	0.16	0.16	1	0.25	0.42	0.27	0.00	0.00	C00-10,C12-14
鼻咽癌	Nasopharynx	28	5.23	11.34	9.50	0.75	1.01	13	3.23	5.51	4.63	0.36	0.54	C11
食管	Oesophagus	17	3.18	6.89	5.54	0.56	0.73	0	0.00	0.00	0.00	0.00	0.00	C15
胃	Stomach	52	9.72	21.07	17.85	1.31	2.00	19	4.71	8.06	6.11	0.40	0.67	C16
结直肠肛门	Colon,Rectum & Anus	57	10.65	23.09	19.94	1.19	2.49	42	10.42	17.81	14.85	0.88	1.60	C18-21
肝脏	Liver	146	27.29	59.15	51.63	3.29	5.37	57	14.14	24.17	20.32	1.14	2.66	C22
胆囊及其他	Gallbladder etc.	5	0.93	2.03	1.92	0.15	0.24	6	1.49	2.54	1.90	0.00	0.18	C23-C24
胰腺	Pancreas	5	0.93	2.03	1.47	0.02	0.11	8	1.99	3.39	2.49	0.04	0.30	C25
喉	Larynx	5	0.93	2.03	1.48	0.11	0.11	3	0.74	1.27	0.97	0.09	0.09	C32
气管,支气管,肺	Trachea, Bronchus and Lung	146	27.29	59.15	51.97	2.77	6.06	70	17.37	29.69	24.22	1.25	2.86	C33-C34
其他胸腔器官	Other Thoracic Organs	1	0.19	0.41	0.48	0.03	0.03	1	0.25	0.42	0.33	0.03	0.03	C37-C38
骨	Bone	4	0.75	1.62	1.25	0.07	0.16	4	0.99	1.70	1.39	0.05	0.23	C40-C41
皮肤黑色素瘤	Melanoma of Skin	1	0.19	0.41	0.29	0.04	0.04	0	0.00	0.00	0.00	0.00	0.00	C43
乳房	Breast	0	0.00	0.00	0.00	0.00	0.00	51	12.66	21.63	17.36	1.46	1.81	C50
子宫颈	Cervix Uteri	–	–	–	–	–	–	42	10.42	17.81	14.10	0.96	1.50	C53
子宫体及子宫部位不明	Uterus & Unspecified	–	–	–	–	–	–	31	7.69	13.15	10.72	0.83	1.27	C54-C55
卵巢	Ovary	–	–	–	–	–	–	11	2.73	4.67	3.93	0.36	0.45	C56
前列腺	Prostate	2	0.37	0.81	0.60	0.03	0.03	–	–	–	–	–	–	C61
睾丸	Testis	0	0.00	0.00	0.00	0.00	0.00	–	–	–	–	–	–	C62
肾及泌尿系统不明	Kidney & Unspecified Urinary Organs	4	0.75	1.62	1.52	0.16	0.16	6	1.49	2.54	2.53	0.18	0.36	C64-66,68
膀胱	Bladder	11	2.06	4.46	3.93	0.22	0.56	2	0.50	0.85	0.70	0.06	0.06	C67
脑,神经系统	Brain,Central Nervous System	8	1.50	3.24	2.92	0.19	0.28	7	1.74	2.97	2.31	0.22	0.22	C70-C72
甲状腺	Thyroid Gland	3	0.56	1.22	0.99	0.08	0.08	6	1.49	2.54	2.87	0.21	0.21	C73
淋巴瘤	Lymphoma	12	2.24	4.86	5.85	0.35	0.44	7	1.74	2.97	3.25	0.15	0.25	C81-85,88,90,96
白血病	Leukaemia	2	0.37	0.81	1.06	0.03	0.12	3	0.74	1.27	1.28	0.13	0.13	C91-C95
不明及其他恶性肿瘤	All Other Sites and Unspecified	21	3.93	8.51	8.13	0.46	0.81	13	3.23	5.51	5.26	0.08	0.62	A_O
所有部位合计	All Sites	535	100.00	216.74	189.98	11.97	20.98	403	100.00	170.91	141.82	8.90	16.05	ALL
所有部位除外 C44	All Sites but C44	533	99.63	215.93	189.15	11.94	20.94	401	99.50	170.06	141.12	8.87	16.02	ALLbC44
死亡 Mortality														
口腔和咽喉(除外鼻咽癌)	Lip,Oral Cavity & Pharynx but Nasopharynx	4	1.12	1.62	1.24	0.05	0.14	1	0.49	0.42	0.27	0.00	0.00	C00-10,C12-14
鼻咽癌	Nasopharynx	11	3.09	4.46	3.88	0.20	0.37	5	2.43	2.12	1.71	0.09	0.26	C11
食管	Oesophagus	13	3.65	5.27	4.87	0.37	0.63	1	0.49	0.42	0.42	0.05	0.05	C15
胃	Stomach	32	8.99	12.96	11.69	0.66	1.27	8	3.88	3.39	2.53	0.13	0.21	C16
结直肠肛门	Colon,Rectum & Anus	27	7.58	10.94	9.88	0.52	1.30	24	11.65	10.18	8.44	0.29	1.01	C18-21
肝脏	Liver	114	32.02	46.18	40.86	2.66	4.22	46	22.33	19.51	16.81	0.95	1.94	C22
胆囊及其他	Gallbladder etc.	1	0.28	0.41	0.39	0.05	0.05	7	3.40	2.97	2.05	0.00	0.18	C23-C24
胰腺	Pancreas	9	2.53	3.65	2.97	0.06	0.32	7	3.40	2.97	2.15	0.03	0.20	C25
喉	Larynx	4	1.12	1.62	1.30	0.12	0.12	1	0.49	0.42	0.30	0.04	0.04	C32
气管,支气管,肺	Trachea, Bronchus and Lung	110	30.90	44.56	40.73	1.66	5.13	47	22.82	19.93	15.87	0.70	1.68	C33-C34
其他胸腔器官	Other Thoracic Organs	1	0.28	0.41	0.54	0.03	0.03	0	0.00	0.00	0.00	0.00	0.00	C37-C38
骨	Bone	3	0.84	1.22	0.90	0.07	0.07	3	1.46	1.27	1.10	0.02	0.20	C40-C41
皮肤黑色素瘤	Melanoma of Skin	0	0.00	0.00	0.00	0.00	0.00	0	0.00	0.00	0.00	0.00	0.00	C43
乳房	Breast	0	0.00	0.00	0.00	0.00	0.00	15	7.28	6.36	5.24	0.28	0.46	C50
子宫颈	Cervix Uteri	–	–	–	–	–	–	12	5.83	5.09	3.95	0.32	0.50	C53
子宫体及子宫部位不明	Uterus & Unspecified	–	–	–	–	–	–	8	3.88	3.39	2.78	0.21	0.30	C54-C55
卵巢	Ovary	–	–	–	–	–	–	4	1.94	1.70	1.21	0.08	0.08	C56
前列腺	Prostate	4	1.12	1.62	1.22	0.06	0.06	–	–	–	–	–	–	C61
睾丸	Testis	0	0.00	0.00	0.00	0.00	0.00	–	–	–	–	–	–	C62
肾及泌尿系统不明	Kidney & Unspecified Urinary Organs	2	0.56	0.81	0.70	0.06	0.06	2	0.97	0.85	0.66	0.05	0.05	C64-66,68
膀胱	Bladder	7	1.97	2.84	2.30	0.13	0.22	1	0.49	0.42	0.35	0.04	0.04	C67
脑,神经系统	Brain,Central Nervous System	2	0.56	0.81	0.69	0.06	0.06	4	1.94	1.70	1.78	0.15	0.15	C70-C72
甲状腺	Thyroid Gland	0	0.00	0.00	0.00	0.00	0.00	1	0.49	0.42	0.35	0.00	0.09	C73
淋巴瘤	Lymphoma	4	1.12	1.62	1.74	0.12	0.12	6	2.91	2.54	2.81	0.17	0.17	C81-85,88,90,96
白血病	Leukaemia	3	0.84	1.22	1.36	0.06	0.15	0	0.00	0.00	0.00	0.00	0.00	C91-C95
不明及其他恶性肿瘤	All Other Sites and Unspecified	5	1.40	2.03	2.06	0.05	0.14	3	1.46	1.27	0.93	0.00	0.18	A_O
所有部位合计	All Sites	356	100.00	144.22	129.31	7.00	14.45	206	100.00	87.36	71.73	3.59	7.79	ALL
所有部位除外 C44	All Sites but C44	354	99.44	143.41	128.25	7.00	14.36	206	100.00	87.36	71.73	3.59	7.79	ALLbC44

表 6-3-158 上高县 2014 年癌症发病和死亡主要指标
Table 6-3-158 Incidence and mortality of cancer in Shanggao Xian, 2014

部位 Site		男性 Male						女性 Female						ICD-10
		病例数 No. cases	构成 (%)	粗率 Crude rate (1/10⁵)	世标率 ASR world (1/10⁵)	累积率 Cum.rate(%)		病例数 No. cases	构成 (%)	粗率 Crude rate (1/10⁵)	世标率 ASR world (1/10⁵)	累积率 Cum.rate(%)		
						0~64	0~74					0~64	0~74	
发病 Incidence														
口腔和咽喉(除外鼻咽癌)	Lip,Oral Cavity & Pharynx but Nasopharynx	6	1.58	3.50	2.63	0.17	0.31	3	1.21	1.86	1.51	0.19	0.19	C00-10,C12-14
鼻咽癌	Nasopharynx	13	3.43	7.59	5.92	0.49	0.71	3	1.21	1.86	1.27	0.12	0.12	C11
食管	Oesophagus	13	3.43	7.59	5.80	0.26	0.54	3	1.21	1.86	0.89	0.05	0.05	C15
胃	Stomach	36	9.50	21.02	16.59	0.60	2.17	19	7.69	11.79	8.05	0.36	1.00	C16
结直肠肛门	Colon,Rectum & Anus	29	7.65	16.93	13.69	0.91	1.50	16	6.48	9.92	6.61	0.43	0.54	C18-21
肝脏	Liver	66	17.41	38.53	31.55	1.99	3.26	10	4.05	6.20	5.06	0.17	0.66	C22
胆囊及其他	Gallbladder etc.	3	0.79	1.75	1.34	0.03	0.14	7	2.83	4.34	3.26	0.07	0.48	C23-C24
胰腺	Pancreas	4	1.06	2.34	1.87	0.10	0.21	4	1.62	2.48	2.00	0.04	0.30	C25
喉	Larynx	4	1.06	2.34	1.81	0.07	0.18	1	0.40	0.62	0.29	0.00	0.00	C32
气管,支气管,肺	Trachea, Bronchus and Lung	120	31.66	70.06	56.20	2.35	7.20	44	17.81	27.29	19.43	0.94	2.10	C33-C34
其他胸腔器官	Other Thoracic Organs	0	0.00	0.00	0.00	0.00	0.00	3	1.21	1.86	1.86	0.00	0.41	C37-C38
骨	Bone	3	0.79	1.75	1.69	0.04	0.31	2	0.81	1.24	0.63	0.03	0.03	C40-C41
皮肤黑色素瘤	Melanoma of Skin	1	0.26	0.58	0.73	0.03	0.03	1	0.40	0.62	0.45	0.04	0.04	C43
乳房	Breast	0	0.00	0.00	0.00	0.00	0.00	25	10.12	15.51	10.93	0.91	1.14	C50
子宫颈	Cervix Uteri	–	–	–	–	–	–	22	8.91	13.65	10.00	0.79	1.17	C53
子宫体及子宫部位不明	Uterus & Unspecified	–	–	–	–	–	–	14	5.67	8.68	5.77	0.57	0.57	C54-C55
卵巢	Ovary	–	–	–	–	–	–	12	4.86	7.44	6.73	0.57	0.80	C56
前列腺	Prostate	8	2.11	4.67	3.66	0.13	0.55							C61
睾丸	Testis	1	0.26	0.58	0.39	0.05	0.05							C62
肾及泌尿系统不明	Kidney & Unspecified Urinary Organs	3	0.79	1.75	1.69	0.07	0.21	3	1.21	1.86	1.21	0.05	0.19	C64-66,68
膀胱	Bladder	11	2.90	6.42	5.17	0.24	0.74	1	0.40	0.62	0.69	0.00	0.11	C67
脑,神经系统	Brain,Central Nervous System	8	2.11	4.67	4.52	0.31	0.42	11	4.45	6.82	6.05	0.34	0.63	C70-C72
甲状腺	Thyroid Gland	4	1.06	2.34	1.89	0.17	0.17	20	8.10	12.41	10.14	0.80	0.91	C73
淋巴瘤	Lymphoma	12	3.17	7.01	4.82	0.46	0.46	4	1.62	2.48	2.19	0.10	0.22	C81-85,88,90,96
白血病	Leukaemia	23	6.07	13.43	13.87	0.88	1.52	8	3.24	4.96	5.30	0.36	0.36	C91-C95
不明及其他恶性肿瘤	All Other Sites and Unspecified	11	2.90	6.42	5.95	0.47	0.47	11	4.45	6.82	5.66	0.28	0.51	A_O
所有部位合计	All Sites	379	100.00	221.27	181.78	9.79	21.15	247	100.00	153.21	115.97	7.21	12.54	ALL
所有部位除外 C44	All Sites but C44	376	99.21	219.52	180.23	9.68	21.04	243	98.38	150.73	113.42	7.13	12.23	ALLbC44
死亡 Mortality														
口腔和咽喉(除外鼻咽癌)	Lip,Oral Cavity & Pharynx but Nasopharynx	4	1.49	2.34	2.29	0.13	0.38	0	0.00	0.00	0.00	0.00	0.00	C00-10,C12-14
鼻咽癌	Nasopharynx	9	3.35	5.25	3.44	0.32	0.32	2	1.59	1.24	0.81	0.07	0.07	C11
食管	Oesophagus	12	4.46	7.01	5.30	0.28	0.64	3	2.38	1.86	0.89	0.05	0.05	C15
胃	Stomach	24	8.92	14.01	10.24	0.50	1.34	12	9.52	7.44	4.73	0.28	0.57	C16
结直肠肛门	Colon,Rectum & Anus	19	7.06	11.09	7.56	0.37	0.76	16	12.70	9.92	6.08	0.39	0.39	C18-21
肝脏	Liver	48	17.84	28.02	23.00	1.47	2.40	8	6.35	4.96	3.57	0.16	0.42	C22
胆囊及其他	Gallbladder etc.	3	1.12	1.75	1.91	0.00	0.37	4	3.17	2.48	1.92	0.00	0.23	C23-C24
胰腺	Pancreas	4	1.49	2.34	1.81	0.07	0.18	4	3.17	2.48	2.12	0.00	0.41	C25
喉	Larynx	3	1.12	1.75	1.24	0.11	0.11	0	0.00	0.00	0.00	0.00	0.00	C32
气管,支气管,肺	Trachea, Bronchus and Lung	86	31.97	50.21	39.60	1.22	5.06	28	22.22	17.37	11.59	0.63	1.21	C33-C34
其他胸腔器官	Other Thoracic Organs	1	0.37	0.58	0.28	0.00	0.00	0	0.00	0.00	0.00	0.00	0.00	C37-C38
骨	Bone	1	0.37	0.58	0.56	0.00	0.14	2	1.59	1.24	0.87	0.00	0.15	C40-C41
皮肤黑色素瘤	Melanoma of Skin	0	0.00	0.00	0.00	0.00	0.00	0	0.00	0.00	0.00	0.00	0.00	C43
乳房	Breast	0	0.00	0.00	0.00	0.00	0.00	7	5.56	4.34	2.72	0.26	0.26	C50
子宫颈	Cervix Uteri	–	–	–	–	–	–	6	4.76	3.72	2.62	0.20	0.35	C53
子宫体及子宫部位不明	Uterus & Unspecified	–	–	–	–	–	–	9	7.14	5.58	4.09	0.31	0.46	C54-C55
卵巢	Ovary	–	–	–	–	–	–	2	1.59	1.24	0.94	0.12	0.12	C56
前列腺	Prostate	4	1.49	2.34	1.84	0.00	0.25	–	–	–	–	–	–	C61
睾丸	Testis	1	0.37	0.58	0.45	0.04	0.04	–	–	–	–	–	–	C62
肾及泌尿系统不明	Kidney & Unspecified Urinary Organs	3	1.12	1.75	1.55	0.05	0.19	1	0.79	0.62	0.26	0.00	0.00	C64-66,68
膀胱	Bladder	7	2.60	4.09	2.62	0.18	0.18	0	0.00	0.00	0.00	0.00	0.00	C67
脑,神经系统	Brain,Central Nervous System	5	1.86	2.92	2.44	0.22	0.22	8	6.35	4.96	4.81	0.29	0.58	C70-C72
甲状腺	Thyroid Gland	0	0.00	0.00	0.00	0.00	0.00	1	0.79	0.62	0.37	0.03	0.03	C73
淋巴瘤	Lymphoma	9	3.35	5.25	3.67	0.15	0.40	3	2.38	1.86	1.62	0.06	0.21	C81-85,88,90,96
白血病	Leukaemia	14	5.20	8.17	8.01	0.43	1.04	7	5.56	4.34	4.07	0.23	0.34	C91-C95
不明及其他恶性肿瘤	All Other Sites and Unspecified	12	4.46	7.01	6.49	0.11	1.04	3	2.38	1.86	1.30	0.12	0.12	A_O
所有部位合计	All Sites	269	100.00	157.05	124.31	5.64	15.06	126	100.00	78.16	55.38	3.19	5.96	ALL
所有部位除外 C44	All Sites but C44	267	99.26	155.88	123.47	5.64	14.92	126	100.00	78.16	55.38	3.19	5.96	ALLbC44

部位 Site		男性 Male						女性 Female						ICD-10
		病例数 No. cases	构成 (%)	粗率 Crude rate (1/10⁵)	世标率 ASR world (1/10⁵)	累积率 Cum.rate(%)		病例数 No. cases	构成 (%)	粗率 Crude rate (1/10⁵)	世标率 ASR world (1/10⁵)	累积率 Cum.rate(%)		
						0~64	0~74					0~64	0~74	
发病 Incidence														
口腔和咽喉(除外鼻咽癌)	Lip,Oral Cavity & Pharynx but Nasopharynx	0	0.00	0.00	0.00	0.00	0.00	2	1.69	2.79	3.00	0.17	0.44	C00-10,C12-14
鼻咽癌	Nasopharynx	6	4.05	7.70	6.28	0.33	0.84	1	0.85	1.39	1.07	0.13	0.13	C11
食管	Oesophagus	0	0.00	0.00	0.00	0.00	0.00	2	1.69	2.79	2.57	0.17	0.47	C15
胃	Stomach	6	4.05	7.70	5.03	0.16	0.40	12	10.17	16.72	10.26	0.57	0.87	C16
结直肠肛门	Colon,Rectum & Anus	12	8.11	15.40	13.61	0.79	1.75	10	8.47	13.93	9.96	0.74	1.04	C18–21
肝脏	Liver	17	11.49	21.81	15.54	0.83	1.85	9	7.63	12.54	9.48	0.34	1.51	C22
胆囊及其他	Gallbladder etc.	0	0.00	0.00	0.00	0.00	0.00	0	0.00	0.00	0.00	0.00	0.00	C23–C24
胰腺	Pancreas	3	2.03	3.85	3.45	0.39	0.39	1	0.85	1.39	0.60	0.00	0.00	C25
喉	Larynx	1	0.68	1.28	1.45	0.00	0.24	0	0.00	0.00	0.00	0.00	0.00	C32
气管,支气管,肺	Trachea, Bronchus and Lung	77	52.03	98.80	72.25	3.34	9.44	22	18.64	30.65	23.33	0.79	3.05	C33–C34
其他胸腔器官	Other Thoracic Organs	0	0.00	0.00	0.00	0.00	0.00	0	0.00	0.00	0.00	0.00	0.00	C37–C38
骨	Bone	3	2.03	3.85	3.12	0.12	0.12	2	1.69	2.79	1.97	0.17	0.17	C40–C41
皮肤黑色素瘤	Melanoma of Skin	2	1.35	2.57	2.15	0.00	0.24	0	0.00	0.00	0.00	0.00	0.00	C43
乳房	Breast	0	0.00	0.00	0.00	0.00	0.00	17	14.41	23.69	17.74	1.62	1.62	C50
子宫颈	Cervix Uteri	–	–	–	–	–	–	11	9.32	15.33	11.86	0.87	1.44	C53
子宫体及子宫部位不明	Uterus & Unspecified	–	–	–	–	–	–	8	6.78	11.15	8.19	0.86	0.86	C54–C55
卵巢	Ovary	–	–	–	–	–	–	3	2.54	4.18	3.21	0.40	0.40	C56
前列腺	Prostate	1	0.68	1.28	0.40	0.00	0.00	–	–	–	–	–	–	C61
睾丸	Testis	1	0.68	1.28	0.96	0.08	0.08	–	–	–	–	–	–	C62
肾及泌尿系统不明	Kidney & Unspecified Urinary Organs	1	0.68	1.28	1.24	0.16	0.16	0	0.00	0.00	0.00	0.00	0.00	C64–66,68
膀胱	Bladder	4	2.70	5.13	3.91	0.44	0.44	1	0.85	1.39	0.60	0.00	0.00	C67
脑,神经系统	Brain,Central Nervous System	3	2.03	3.85	2.81	0.16	0.16	6	5.08	8.36	6.54	0.43	0.71	C70–C72
甲状腺	Thyroid Gland	0	0.00	0.00	0.00	0.00	0.00	2	1.69	2.79	1.97	0.17	0.17	C73
淋巴瘤	Lymphoma	5	3.38	6.42	5.54	0.13	0.88	4	3.39	5.57	5.46	0.24	0.78	C81–85,88,90,96
白血病	Leukaemia	3	2.03	3.85	4.45	0.18	0.42	2	1.69	2.79	2.45	0.28	0.28	C91–C95
不明及其他恶性肿瘤	All Other Sites and Unspecified	3	2.03	3.85	2.82	0.29	0.29	3	2.54	4.18	2.45	0.00	0.00	A_O
所有部位合计	All Sites	148	100.00	189.91	145.00	7.38	17.70	118	100.00	164.42	122.73	7.97	13.96	ALL
所有部位除外 C44	All Sites but C44	148	100.00	189.91	145.00	7.38	17.70	117	99.15	163.03	121.91	7.97	13.96	ALLbC44
死亡 Mortality														
口腔和咽喉(除外鼻咽癌)	Lip,Oral Cavity & Pharynx but Nasopharynx	1	0.74	1.28	1.08	0.00	0.27	0	0.00	0.00	0.00	0.00	0.00	C00-10,C12-14
鼻咽癌	Nasopharynx	3	2.22	3.85	3.92	0.10	0.59	3	4.55	4.18	2.97	0.22	0.22	C11
食管	Oesophagus	2	1.48	2.57	1.99	0.00	0.24	2	3.03	2.79	2.57	0.17	0.47	C15
胃	Stomach	11	8.15	14.11	9.02	0.57	0.83	8	12.12	11.15	6.25	0.36	0.36	C16
结直肠肛门	Colon,Rectum & Anus	9	6.67	11.55	8.02	0.50	0.74	4	6.06	5.57	3.86	0.31	0.31	C18–21
肝脏	Liver	19	14.07	24.38	18.60	0.83	2.33	10	15.15	13.93	10.30	0.34	1.51	C22
胆囊及其他	Gallbladder etc.	0	0.00	0.00	0.00	0.00	0.00	0	0.00	0.00	0.00	0.00	0.00	C23–C24
胰腺	Pancreas	3	2.22	3.85	2.74	0.24	0.24	1	1.52	1.39	1.20	0.00	0.30	C25
喉	Larynx	1	0.74	1.28	1.08	0.00	0.27	1	1.52	1.39	0.60	0.00	0.00	C32
气管,支气管,肺	Trachea, Bronchus and Lung	67	49.63	85.97	60.03	2.83	7.13	12	18.18	16.72	11.67	0.51	1.39	C33–C34
其他胸腔器官	Other Thoracic Organs	0	0.00	0.00	0.00	0.00	0.00	0	0.00	0.00	0.00	0.00	0.00	C37–C38
骨	Bone	2	1.48	2.57	1.08	0.00	0.00	2	3.03	2.79	3.92	0.23	0.23	C40–C41
皮肤黑色素瘤	Melanoma of Skin	1	0.74	1.28	0.70	0.00	0.00	0	0.00	0.00	0.00	0.00	0.00	C43
乳房	Breast	1	0.74	1.28	0.70	0.00	0.00	3	4.55	4.18	3.47	0.36	0.36	C50
子宫颈	Cervix Uteri	–	–	–	–	–	–	6	9.09	8.36	6.21	0.66	0.66	C53
子宫体及子宫部位不明	Uterus & Unspecified	–	–	–	–	–	–	2	3.03	2.79	2.44	0.31	0.31	C54–C55
卵巢	Ovary	–	–	–	–	–	–	3	4.55	4.18	3.52	0.41	0.41	C56
前列腺	Prostate	2	1.48	2.57	1.42	0.10	0.10	–	–	–	–	–	–	C61
睾丸	Testis	0	0.00	0.00	0.00	0.00	0.00	–	–	–	–	–	–	C62
肾及泌尿系统不明	Kidney & Unspecified Urinary Organs	0	0.00	0.00	0.00	0.00	0.00	0	0.00	0.00	0.00	0.00	0.00	C64–66,68
膀胱	Bladder	4	2.96	5.13	2.04	0.00	0.00	0	0.00	0.00	0.00	0.00	0.00	C67
脑,神经系统	Brain,Central Nervous System	0	0.00	0.00	0.00	0.00	0.00	1	1.52	1.39	0.60	0.00	0.00	C70–C72
甲状腺	Thyroid Gland	1	0.74	1.28	0.96	0.08	0.08	2	3.03	2.79	2.74	0.34	0.34	C73
淋巴瘤	Lymphoma	4	2.96	5.13	4.38	0.00	0.75	3	4.55	4.18	4.09	0.07	0.61	C81–85,88,90,96
白血病	Leukaemia	2	1.48	2.57	3.49	0.10	0.34	1	1.52	1.39	0.84	0.07	0.07	C91–C95
不明及其他恶性肿瘤	All Other Sites and Unspecified	2	1.48	2.57	1.42	0.10	0.10	2	3.03	2.79	1.64	0.00	0.00	A_O
所有部位合计	All Sites	135	100.00	173.23	122.66	5.44	14.02	66	100.00	91.96	68.90	4.36	7.55	ALL
所有部位除外 C44	All Sites but C44	134	99.26	171.94	122.26	5.44	14.02	66	100.00	91.96	68.90	4.36	7.55	ALLbC44

表 6-3-160　宜黄县 2014 年癌症发病和死亡主要指标
Table 6-3-160　Incidence and mortality of cancer in Yihuang Xian, 2014

部位 Site		男性 Male						女性 Female						ICD-10
		病例数 No. cases	构成 (%)	粗率 Crude rate (1/10⁵)	世标率 ASR world (1/10⁵)	累积率 Cum.rate(%) 0~64	0~74	病例数 No. cases	构成 (%)	粗率 Crude rate (1/10⁵)	世标率 ASR world (1/10⁵)	累积率 Cum.rate(%) 0~64	0~74	
发病 Incidence														
口腔和咽喉(除外鼻咽癌)	Lip,Oral Cavity & Pharynx but Nasopharynx	1	0.44	0.86	0.79	0.10	0.10	0	0.00	0.00	0.00	0.00	0.00	C00-10,C12-14
鼻咽癌	Nasopharynx	14	6.22	12.09	11.48	0.83	1.39	2	1.30	1.81	1.35	0.14	0.14	C11
食管	Oesophagus	5	2.22	4.32	3.82	0.12	0.65	1	0.65	0.91	0.74	0.00	0.19	C15
胃	Stomach	54	24.00	46.64	45.13	3.18	5.10	27	17.53	24.47	20.72	1.41	2.37	C16
结直肠肛门	Colon,Rectum & Anus	27	12.00	23.32	20.88	1.17	2.68	18	11.69	16.31	12.44	1.06	1.06	C18-21
肝脏	Liver	41	18.22	35.41	31.74	2.43	3.56	14	9.09	12.69	12.07	0.50	1.65	C22
胆囊及其他	Gallbladder etc.	0	0.00	0.00	0.00	0.00	0.00	2	1.30	1.81	1.21	0.05	0.05	C23-C24
胰腺	Pancreas	5	2.22	4.32	3.75	0.20	0.38	0	0.00	0.00	0.00	0.00	0.00	C25
喉	Larynx	1	0.44	0.86	0.54	0.04	0.04	0	0.00	0.00	0.00	0.00	0.00	C32
气管,支气管,肺	Trachea, Bronchus and Lung	40	17.78	34.55	32.58	2.12	3.63	18	11.69	16.31	14.71	1.07	1.67	C33-C34
其他胸腔器官	Other Thoracic Organs	0	0.00	0.00	0.00	0.00	0.00	0	0.00	0.00	0.00	0.00	0.00	C37-C38
骨	Bone	3	1.33	2.59	2.91	0.19	0.37	0	0.00	0.00	0.00	0.00	0.00	C40-C41
皮肤黑色素瘤	Melanoma of Skin	0	0.00	0.00	0.00	0.00	0.00	1	0.65	0.91	0.96	0.12	0.12	C43
乳房	Breast	0	0.00	0.00	0.00	0.00	0.00	13	8.44	11.78	8.91	0.85	0.85	C50
子宫颈	Cervix Uteri	–	–	–	–	–	–	29	18.83	26.28	20.92	1.92	2.31	C53
子宫体及子宫部位不明	Uterus & Unspecified	–	–	–	–	–	–	6	3.90	5.44	4.83	0.29	0.68	C54-C55
卵巢	Ovary	–	–	–	–	–	–	3	1.95	2.72	2.14	0.22	0.22	C56
前列腺	Prostate	4	1.78	3.45	3.03	0.10	0.10	–	–	–	–	–	–	C61
睾丸	Testis	0	0.00	0.00	0.00	0.00	0.00	–	–	–	–	–	–	C62
肾及泌尿系统不明	Kidney & Unspecified Urinary Organs	1	0.44	0.86	0.54	0.04	0.04	1	0.65	0.91	1.19	0.00	0.20	C64-66,68
膀胱	Bladder	2	0.89	1.73	1.59	0.16	0.16	0	0.00	0.00	0.00	0.00	0.00	C67
脑,神经系统	Brain,Central Nervous System	4	1.78	3.45	2.70	0.27	0.27	5	3.25	4.53	3.63	0.35	0.35	C70-C72
甲状腺	Thyroid Gland	1	0.44	0.86	0.73	0.05	0.05	3	1.95	2.72	2.05	0.13	0.13	C73
淋巴瘤	Lymphoma	0	0.00	0.00	0.00	0.00	0.00	1	0.65	0.91	0.60	0.05	0.05	C81-85,88,90,96
白血病	Leukaemia	6	2.67	5.18	5.12	0.22	0.42	4	2.60	3.62	2.88	0.31	0.31	C91-C95
不明及其他恶性肿瘤	All Other Sites and Unspecified	16	7.11	13.82	13.62	0.71	1.10	6	3.90	5.44	6.06	0.46	0.66	A_O
所有部位合计	All Sites	225	100.00	194.34	180.95	11.92	20.04	154	100.00	139.56	117.43	8.95	13.01	ALL
所有部位除外 C44	All Sites but C44	225	100.00	194.34	180.95	11.92	20.04	154	100.00	139.56	117.43	8.95	13.01	ALLbC44
死亡 Mortality														
口腔和咽喉(除外鼻咽癌)	Lip,Oral Cavity & Pharynx but Nasopharynx	1	0.66	0.86	0.79	0.10	0.10	0	0.00	0.00	0.00	0.00	0.00	C00-10,C12-14
鼻咽癌	Nasopharynx	3	1.97	2.59	2.92	0.04	0.44	2	2.53	1.81	1.52	0.10	0.28	C11
食管	Oesophagus	4	2.63	3.45	2.90	0.00	0.18	1	1.27	0.91	0.74	0.00	0.19	C15
胃	Stomach	36	23.68	31.09	33.70	1.52	3.65	14	17.72	12.69	10.56	0.27	0.86	C16
结直肠肛门	Colon,Rectum & Anus	8	5.26	6.91	6.97	0.42	0.82	10	12.66	9.06	7.04	0.39	0.58	C18-21
肝脏	Liver	40	26.32	34.55	30.69	2.13	3.46	10	12.66	9.06	9.28	0.31	1.28	C22
胆囊及其他	Gallbladder etc.	0	0.00	0.00	0.00	0.00	0.00	1	1.27	0.91	0.55	0.05	0.05	C23-C24
胰腺	Pancreas	4	2.63	3.45	3.18	0.22	0.40	1	1.27	0.91	0.55	0.05	0.05	C25
喉	Larynx	0	0.00	0.00	0.00	0.00	0.00	0	0.00	0.00	0.00	0.00	0.00	C32
气管,支气管,肺	Trachea, Bronchus and Lung	38	25.00	32.82	32.36	1.85	3.34	12	15.19	10.87	9.34	0.59	1.34	C33-C34
其他胸腔器官	Other Thoracic Organs	0	0.00	0.00	0.00	0.00	0.00	0	0.00	0.00	0.00	0.00	0.00	C37-C38
骨	Bone	1	0.66	0.86	0.72	0.00	0.18	1	1.27	0.91	0.74	0.00	0.19	C40-C41
皮肤黑色素瘤	Melanoma of Skin	0	0.00	0.00	0.00	0.00	0.00	0	0.00	0.00	0.00	0.00	0.00	C43
乳房	Breast	0	0.00	0.00	0.00	0.00	0.00	4	5.06	3.62	3.46	0.10	0.67	C50
子宫颈	Cervix Uteri	–	–	–	–	–	–	8	10.13	7.25	6.93	0.48	0.88	C53
子宫体及子宫部位不明	Uterus & Unspecified	–	–	–	–	–	–	2	2.53	1.81	1.49	0.00	0.37	C54-C55
卵巢	Ovary	–	–	–	–	–	–	1	1.27	0.91	0.82	0.08	0.08	C56
前列腺	Prostate	2	1.32	1.73	1.51	0.00	0.00	–	–	–	–	–	–	C61
睾丸	Testis	0	0.00	0.00	0.00	0.00	0.00	–	–	–	–	–	–	C62
肾及泌尿系统不明	Kidney & Unspecified Urinary Organs	1	0.66	0.86	0.54	0.04	0.04	0	0.00	0.00	0.00	0.00	0.00	C64-66,68
膀胱	Bladder	0	0.00	0.00	0.00	0.00	0.00	0	0.00	0.00	0.00	0.00	0.00	C67
脑,神经系统	Brain,Central Nervous System	1	0.66	0.86	0.58	0.05	0.05	3	3.80	2.72	2.37	0.22	0.22	C70-C72
甲状腺	Thyroid Gland	0	0.00	0.00	0.00	0.00	0.00	0	0.00	0.00	0.00	0.00	0.00	C73
淋巴瘤	Lymphoma	0	0.00	0.00	0.00	0.00	0.00	0	0.00	0.00	0.00	0.00	0.00	C81-85,88,90,96
白血病	Leukaemia	6	3.95	5.18	4.41	0.26	0.26	3	3.80	2.72	2.03	0.19	0.19	C91-C95
不明及其他恶性肿瘤	All Other Sites and Unspecified	7	4.61	6.05	5.39	0.19	0.39	6	7.59	5.44	5.71	0.47	0.47	A_O
所有部位合计	All Sites	152	100.00	131.28	126.66	6.82	13.29	79	100.00	71.59	63.10	3.28	7.68	ALL
所有部位除外 C44	All Sites but C44	152	100.00	131.28	126.66	6.82	13.29	79	100.00	71.59	63.10	3.28	7.68	ALLbC44

表 6-3-161 上饶市信州区 2014 年癌症发病和死亡主要指标
Table 6-3-161 Incidence and mortality of cancer in Xinzhou Qu, Shangrao Shi, 2014

部位 Site		男性 Male						女性 Female						ICD-10
		病例数 No. cases	构成 (%)	粗率 Crude rate (1/10⁵)	世标率 ASR world (1/10⁵)	累积率 Cum.rate(%) 0~64	0~74	病例数 No. cases	构成 (%)	粗率 Crude rate (1/10⁵)	世标率 ASR world (1/10⁵)	累积率 Cum.rate(%) 0~64	0~74	
发病 Incidence														
口腔和咽喉(除外鼻咽癌)	Lip,Oral Cavity & Pharynx but Nasopharynx	0	0.00	0.00	0.00	0.00	0.00	0	0.00	0.00	0.00	0.00	0.00	C00-10,C12-14
鼻咽癌	Nasopharynx	11	2.10	5.37	4.07	0.32	0.50	6	1.46	2.83	2.13	0.13	0.31	C11
食管	Oesophagus	31	5.90	15.12	12.74	0.56	1.79	8	1.95	3.78	2.67	0.19	0.19	C15
胃	Stomach	82	15.62	40.00	31.10	1.68	3.34	33	8.05	15.59	13.38	0.52	1.83	C16
结直肠肛门	Colon,Rectum & Anus	66	12.57	32.20	25.30	1.39	3.07	29	7.07	13.70	12.13	0.26	1.58	C18-21
肝脏	Liver	74	14.10	36.10	27.73	1.67	3.64	24	5.85	11.34	9.89	0.37	1.21	C22
胆囊及其他	Gallbladder etc.	10	1.90	4.88	3.85	0.23	0.32	13	3.17	6.14	4.23	0.27	0.27	C23-C24
胰腺	Pancreas	7	1.33	3.41	2.78	0.12	0.39	6	1.46	2.83	2.33	0.14	0.33	C25
喉	Larynx	4	0.76	1.95	1.69	0.00	0.27	1	0.24	0.47	0.40	0.00	0.00	C32
气管,支气管,肺	Trachea, Bronchus and Lung	134	25.52	65.37	49.75	1.75	5.27	60	14.63	28.35	21.61	1.25	2.19	C33-C34
其他胸腔器官	Other Thoracic Organs	3	0.57	1.46	1.22	0.05	0.05	1	0.24	0.47	0.36	0.03	0.03	C37-C38
骨	Bone	4	0.76	1.95	1.69	0.07	0.07	1	0.24	0.47	0.57	0.00	0.09	C40-C41
皮肤黑色素瘤	Melanoma of Skin	4	0.76	1.95	1.52	0.15	0.15	3	0.73	1.42	1.10	0.13	0.13	C43
乳房	Breast	1	0.19	0.49	0.33	0.03	0.03	72	17.56	34.02	26.60	1.97	3.18	C50
子宫颈	Cervix Uteri	–	–	–	–	–	–	43	10.49	20.32	15.88	1.20	1.68	C53
子宫体及子宫部位不明	Uterus & Unspecified	–	–	–	–	–	–	16	3.90	7.56	6.42	0.50	0.78	C54-C55
卵巢	Ovary	–	–	–	–	–	–	15	3.66	7.09	5.48	0.32	0.60	C56
前列腺	Prostate	22	4.19	10.73	7.83	0.11	1.08	–	–	–	–	–	–	C61
睾丸	Testis	2	0.38	0.98	0.76	0.08	0.08	–	–	–	–	–	–	C62
肾及泌尿系统不明	Kidney & Unspecified Urinary Organs	4	0.76	1.95	1.57	0.09	0.09	8	1.95	3.78	2.56	0.15	0.25	C64-66,68
膀胱	Bladder	21	4.00	10.24	7.88	0.52	0.89	4	0.98	1.89	1.50	0.03	0.12	C67
脑,神经系统	Brain,Central Nervous System	6	1.14	2.93	2.23	0.07	0.17	12	2.93	5.67	3.87	0.28	0.28	C70-C72
甲状腺	Thyroid Gland	3	0.57	1.46	1.05	0.06	0.06	12	2.93	5.67	4.19	0.30	0.40	C73
淋巴瘤	Lymphoma	13	2.48	6.34	4.94	0.26	0.63	8	1.95	3.78	3.02	0.16	0.26	C81-85,88,90,96
白血病	Leukaemia	7	1.33	3.41	2.86	0.17	0.17	22	5.37	10.39	9.00	0.56	0.75	C91-C95
不明及其他恶性肿瘤	All Other Sites and Unspecified	16	3.05	7.81	6.33	0.14	0.71	13	3.17	6.14	5.51	0.23	0.70	A_O
所有部位合计	All Sites	525	100.00	256.12	199.21	9.49	22.75	410	100.00	193.71	154.84	9.01	17.16	ALL
所有部位除外 C44	All Sites but C44	520	99.05	253.68	197.18	9.49	22.45	408	99.51	192.76	154.28	9.01	17.16	ALLbC44
死亡 Mortality														
口腔和咽喉(除外鼻咽癌)	Lip,Oral Cavity & Pharynx but Nasopharynx	4	0.97	1.95	1.61	0.07	0.17	0	0.00	0.00	0.00	0.00	0.00	C00-10,C12-14
鼻咽癌	Nasopharynx	9	2.17	4.39	3.49	0.26	0.43	2	0.92	0.94	0.75	0.04	0.13	C11
食管	Oesophagus	24	5.80	11.71	10.13	0.20	1.57	13	5.96	6.14	4.60	0.10	0.57	C15
胃	Stomach	63	15.22	30.73	23.03	0.98	2.37	26	11.93	12.28	9.39	0.45	0.92	C16
结直肠肛门	Colon,Rectum & Anus	45	10.87	21.95	16.83	0.68	1.92	27	12.39	12.76	10.40	0.24	1.27	C18-21
肝脏	Liver	65	15.70	31.71	24.49	1.43	2.71	19	8.72	8.98	6.77	0.25	0.62	C22
胆囊及其他	Gallbladder etc.	13	3.14	6.34	5.04	0.29	0.67	5	2.29	2.36	1.97	0.12	0.30	C23-C24
胰腺	Pancreas	8	1.93	3.90	2.64	0.11	0.29	2	0.92	0.94	0.67	0.05	0.05	C25
喉	Larynx	4	0.97	1.95	1.40	0.07	0.16	1	0.46	0.47	0.40	0.00	0.00	C32
气管,支气管,肺	Trachea, Bronchus and Lung	116	28.02	56.59	44.12	1.61	4.01	41	18.81	19.37	15.14	0.35	1.65	C33-C34
其他胸腔器官	Other Thoracic Organs	0	0.00	0.00	0.00	0.00	0.00	1	0.46	0.47	0.36	0.03	0.03	C37-C38
骨	Bone	3	0.72	1.46	1.44	0.08	0.18	1	0.46	0.47	0.30	0.00	0.00	C40-C41
皮肤黑色素瘤	Melanoma of Skin	3	0.72	1.46	1.44	0.03	0.12	3	1.38	1.42	1.08	0.06	0.06	C43
乳房	Breast	0	0.00	0.00	0.00	0.00	0.00	26	11.93	12.28	10.08	0.53	1.18	C50
子宫颈	Cervix Uteri	–	–	–	–	–	–	16	7.34	7.56	6.32	0.36	0.83	C53
子宫体及子宫部位不明	Uterus & Unspecified	–	–	–	–	–	–	7	3.21	3.31	2.48	0.24	0.24	C54-C55
卵巢	Ovary	–	–	–	–	–	–	4	1.83	1.89	1.34	0.07	0.07	C56
前列腺	Prostate	12	2.90	5.85	4.74	0.05	0.33	–	–	–	–	–	–	C61
睾丸	Testis	0	0.00	0.00	0.00	0.00	0.00	–	–	–	–	–	–	C62
肾及泌尿系统不明	Kidney & Unspecified Urinary Organs	4	0.97	1.95	1.65	0.05	0.24	3	1.38	1.42	0.86	0.04	0.04	C64-66,68
膀胱	Bladder	11	2.66	5.37	4.71	0.05	0.33	1	0.46	0.47	0.26	0.00	0.00	C67
脑,神经系统	Brain,Central Nervous System	5	1.21	2.44	2.00	0.14	0.23	3	1.38	1.42	1.12	0.06	0.06	C70-C72
甲状腺	Thyroid Gland	2	0.48	0.98	0.64	0.00	0.10	2	0.92	0.94	0.80	0.09	0.09	C73
淋巴瘤	Lymphoma	2	0.48	0.98	0.81	0.04	0.12	5	2.29	2.36	1.97	0.17	0.26	C81-85,88,90,96
白血病	Leukaemia	10	2.42	4.88	3.64	0.20	0.48	5	2.29	2.36	1.68	0.09	0.09	C91-C95
不明及其他恶性肿瘤	All Other Sites and Unspecified	11	2.66	5.37	4.27	0.24	0.33	5	2.29	2.36	1.80	0.08	0.17	A_O
所有部位合计	All Sites	414	100.00	201.97	158.16	6.60	16.76	218	100.00	103.00	80.54	3.41	8.63	ALL
所有部位除外 C44	All Sites but C44	412	99.52	200.99	157.37	6.60	16.76	218	100.00	103.00	80.54	3.41	8.63	ALLbC44

表 6-3-162 横峰县 2014 年癌症发病和死亡主要指标
Table 6-3-162 Incidence and mortality of cancer in Hengfeng Xian, 2014

部位 Site		男性 Male						女性 Female						ICD-10
		病例数 No. cases	构成 (%)	粗率 Crude rate (1/10⁵)	世标率 ASR world (1/10⁵)	累积率 Cum.rate(%)		病例数 No. cases	构成 (%)	粗率 Crude rate (1/10⁵)	世标率 ASR world (1/10⁵)	累积率 Cum.rate(%)		
						0~64	0~74					0~64	0~74	
发病 Incidence														
口腔和咽喉(除外鼻咽癌)	Lip,Oral Cavity & Pharynx but Nasopharynx	3	1.44	3.11	2.54	0.20	0.36	1	0.57	1.10	0.94	0.00	0.00	C00-10,C12-14
鼻咽癌	Nasopharynx	13	6.25	13.48	10.54	0.66	1.15	1	0.57	1.10	0.80	0.07	0.07	C11
食管	Oesophagus	8	3.85	8.29	6.41	0.10	0.61	1	0.57	1.10	0.87	0.00	0.00	C15
胃	Stomach	29	13.94	30.07	24.11	1.37	2.70	26	14.77	28.71	21.47	1.29	2.61	C16
结直肠肛门	Colon,Rectum & Anus	22	10.58	22.81	18.11	1.13	1.97	18	10.23	19.88	16.65	1.12	1.84	C18-21
肝脏	Liver	45	21.63	46.66	36.24	2.33	4.32	13	7.39	14.36	11.10	0.44	1.30	C22
胆囊及其他	Gallbladder etc.	0	0.00	0.00	0.00	0.00	0.00	0	0.00	0.00	0.00	0.00	0.00	C23-C24
胰腺	Pancreas	3	1.44	3.11	2.26	0.18	0.35	7	3.98	7.73	6.05	0.40	0.58	C25
喉	Larynx	0	0.00	0.00	0.00	0.00	0.00	0	0.00	0.00	0.00	0.00	0.00	C32
气管,支气管,肺	Trachea, Bronchus and Lung	40	19.23	41.47	32.97	1.66	3.81	21	11.93	23.19	17.34	0.46	1.97	C33-C34
其他胸腔器官	Other Thoracic Organs	0	0.00	0.00	0.00	0.00	0.00	0	0.00	0.00	0.00	0.00	0.00	C37-C38
骨	Bone	2	0.96	2.07	1.48	0.07	0.24	1	0.57	1.10	0.63	0.00	0.16	C40-C41
皮肤黑色素瘤	Melanoma of Skin	0	0.00	0.00	0.00	0.00	0.00	0	0.00	0.00	0.00	0.00	0.00	C43
乳房	Breast	0	0.00	0.00	0.00	0.00	0.00	19	10.80	20.98	15.11	1.27	1.27	C50
子宫颈	Cervix Uteri	–	–	–	–	–	–	31	17.61	34.23	25.41	2.04	2.55	C53
子宫体及子宫部位不明	Uterus & Unspecified	–	–	–	–	–	–	8	4.55	8.83	7.12	0.37	0.91	C54-C55
卵巢	Ovary	–	–	–	–	–	–	5	2.84	5.52	6.45	0.38	0.54	C56
前列腺	Prostate	2	0.96	2.07	1.88	0.00	0.00	–	–	–	–	–	–	C61
睾丸	Testis	0	0.00	0.00	0.00	0.00	0.00	–	–	–	–	–	–	C62
肾及泌尿系统不明	Kidney & Unspecified Urinary Organs	3	1.44	3.11	2.59	0.00	0.33	1	0.57	1.10	0.74	0.09	0.09	C64-66,68
膀胱	Bladder	6	2.88	6.22	4.71	0.15	0.32	0	0.00	0.00	0.00	0.00	0.00	C67
脑,神经系统	Brain,Central Nervous System	7	3.37	7.26	5.36	0.49	0.49	7	3.98	7.73	8.72	0.53	0.70	C70-C72
甲状腺	Thyroid Gland	2	0.96	2.07	1.47	0.15	0.15	2	1.14	2.21	1.56	0.14	0.14	C73
淋巴瘤	Lymphoma	5	2.40	5.18	5.66	0.29	0.46	4	2.27	4.42	5.10	0.33	0.51	C81-85,88,90,96
白血病	Leukaemia	13	6.25	13.48	15.17	0.65	0.65	5	2.84	5.52	4.68	0.17	0.53	C91-C95
不明及其他恶性肿瘤	All Other Sites and Unspecified	5	2.40	5.18	4.58	0.28	0.28	5	2.84	5.52	8.54	0.31	0.83	A_O
所有部位合计	All Sites	208	100.00	215.66	176.06	9.72	18.17	176	100.00	194.35	159.27	9.42	16.59	ALL
所有部位除外 C44	All Sites but C44	207	99.52	214.62	175.12	9.72	18.17	173	98.30	191.03	156.69	9.31	16.15	ALLbC44
死亡 Mortality														
口腔和咽喉(除外鼻咽癌)	Lip,Oral Cavity & Pharynx but Nasopharynx	2	1.36	2.07	1.65	0.00	0.16	0	0.00	0.00	0.00	0.00	0.00	C00-10,C12-14
鼻咽癌	Nasopharynx	4	2.72	4.15	3.32	0.09	0.42	1	1.14	1.10	1.00	0.08	0.08	C11
食管	Oesophagus	6	4.08	6.22	4.58	0.20	0.70	4	4.55	4.42	3.27	0.00	0.49	C15
胃	Stomach	19	12.93	19.70	15.97	0.56	2.21	13	14.77	14.36	11.30	0.46	1.13	C16
结直肠肛门	Colon,Rectum & Anus	17	11.56	17.63	13.16	0.75	1.58	11	12.50	12.15	9.67	0.62	1.15	C18-21
肝脏	Liver	43	29.25	44.58	33.59	2.04	3.71	13	14.77	14.36	10.76	0.32	0.99	C22
胆囊及其他	Gallbladder etc.	0	0.00	0.00	0.00	0.00	0.00	2	2.27	2.21	1.59	0.11	0.11	C23-C24
胰腺	Pancreas	2	1.36	2.07	1.41	0.09	0.26	3	3.41	3.31	2.49	0.20	0.20	C25
喉	Larynx	0	0.00	0.00	0.00	0.00	0.00	0	0.00	0.00	0.00	0.00	0.00	C32
气管,支气管,肺	Trachea, Bronchus and Lung	27	18.37	27.99	21.91	1.34	2.50	18	20.45	19.88	14.57	0.52	1.84	C33-C34
其他胸腔器官	Other Thoracic Organs	0	0.00	0.00	0.00	0.00	0.00	0	0.00	0.00	0.00	0.00	0.00	C37-C38
骨	Bone	0	0.00	0.00	0.00	0.00	0.00	0	0.00	0.00	0.00	0.00	0.00	C40-C41
皮肤黑色素瘤	Melanoma of Skin	0	0.00	0.00	0.00	0.00	0.00	0	0.00	0.00	0.00	0.00	0.00	C43
乳房	Breast	0	0.00	0.00	0.00	0.00	0.00	6	6.82	6.63	4.94	0.42	0.42	C50
子宫颈	Cervix Uteri	–	–	–	–	–	–	5	5.68	5.52	3.93	0.25	0.41	C53
子宫体及子宫部位不明	Uterus & Unspecified	–	–	–	–	–	–	1	1.14	1.10	1.07	0.00	0.18	C54-C55
卵巢	Ovary	–	–	–	–	–	–	2	2.27	2.21	1.40	0.08	0.24	C56
前列腺	Prostate	1	0.68	1.04	0.94	0.00	0.00	–	–	–	–	–	–	C61
睾丸	Testis	0	0.00	0.00	0.00	0.00	0.00	–	–	–	–	–	–	C62
肾及泌尿系统不明	Kidney & Unspecified Urinary Organs	2	1.36	2.07	1.91	0.00	0.16	0	0.00	0.00	0.00	0.00	0.00	C64-66,68
膀胱	Bladder	6	4.08	6.22	4.92	0.06	0.06	0	0.00	0.00	0.00	0.00	0.00	C67
脑,神经系统	Brain,Central Nervous System	5	3.40	5.18	3.75	0.27	0.44	4	4.55	4.42	5.28	0.32	0.49	C70-C72
甲状腺	Thyroid Gland	0	0.00	0.00	0.00	0.00	0.00	0	0.00	0.00	0.00	0.00	0.00	C73
淋巴瘤	Lymphoma	2	1.36	2.07	1.70	0.09	0.25	2	2.27	2.21	1.95	0.00	0.18	C81-85,88,90,96
白血病	Leukaemia	6	4.08	6.22	5.93	0.23	0.39	1	1.14	1.10	0.87	0.00	0.00	C91-C95
不明及其他恶性肿瘤	All Other Sites and Unspecified	5	3.40	5.18	4.98	0.14	0.47	2	2.27	2.21	5.68	0.27	0.27	A_O
所有部位合计	All Sites	147	100.00	152.41	119.73	5.87	13.31	88	100.00	97.17	79.78	3.65	8.20	ALL
所有部位除外 C44	All Sites but C44	145	98.64	150.34	117.82	5.87	13.15	87	98.86	96.07	78.98	3.58	8.14	ALLbC44

表 6-3-163 余干县 2014 年癌症发病和死亡主要指标
Table 6-3-163 Incidence and mortality of cancer in Yugan Xian, 2014

部位 Site		男性 Male						女性 Female						ICD-10
		病例数 No. cases	构成(%)	粗率 Crude rate (1/10⁵)	世标率 ASR world (1/10⁵)	累积率 Cum.rate(%) 0~64	0~74	病例数 No. cases	构成(%)	粗率 Crude rate (1/10⁵)	世标率 ASR world (1/10⁵)	累积率 Cum.rate(%) 0~64	0~74	
发病 Incidence														
口腔和咽喉(除外鼻咽癌)	Lip,Oral Cavity & Pharynx but Nasopharynx	1	0.09	0.21	0.23	0.00	0.06	0	0.00	0.00	0.00	0.00	0.00	C00–10,C12–14
鼻咽癌	Nasopharynx	31	2.80	6.58	6.38	0.46	0.73	12	1.84	2.75	2.54	0.14	0.32	C11
食管	Oesophagus	53	4.78	11.25	11.51	0.47	1.25	14	2.14	3.21	2.66	0.08	0.26	C15
胃	Stomach	192	17.31	40.76	43.10	1.92	5.69	84	12.86	19.27	16.75	0.91	1.76	C16
结直肠肛门	Colon,Rectum & Anus	69	6.22	14.65	14.92	0.65	1.80	66	10.11	15.14	13.61	0.61	1.38	C18–21
肝脏	Liver	288	25.97	61.14	61.47	3.52	6.97	98	15.01	22.49	20.83	1.14	2.40	C22
胆囊及其他	Gallbladder etc.	2	0.18	0.42	0.35	0.03	0.03	3	0.46	0.69	0.71	0.03	0.09	C23–C24
胰腺	Pancreas	18	1.62	3.82	3.85	0.24	0.52	12	1.84	2.75	2.47	0.12	0.36	C25
喉	Larynx	6	0.54	1.27	1.17	0.00	0.11	3	0.46	0.69	0.70	0.03	0.09	C32
气管,支气管,肺	Trachea, Bronchus and Lung	313	28.22	66.45	68.39	3.37	7.70	119	18.22	27.30	26.12	1.04	3.09	C33–C34
其他胸腔器官	Other Thoracic Organs	0	0.00	0.00	0.00	0.00	0.00	1	0.15	0.23	0.22	0.03	0.03	C37–C38
骨	Bone	0	0.00	0.00	0.00	0.00	0.00	2	0.31	0.46	0.40	0.03	0.03	C40–C41
皮肤黑色素瘤	Melanoma of Skin	3	0.27	0.64	0.51	0.04	0.04	0	0.00	0.00	0.00	0.00	0.00	C43
乳房	Breast	1	0.09	0.21	0.21	0.03	0.03	63	9.65	14.46	12.67	1.15	1.26	C50
子宫颈	Cervix Uteri	–	–	–	–	–	–	45	6.89	10.33	8.65	0.72	0.84	C53
子宫体及子宫部位不明	Uterus & Unspecified	–	–	–	–	–	–	34	5.21	7.80	7.73	0.55	0.85	C54–C55
卵巢	Ovary	–	–	–	–	–	–	7	1.07	1.61	1.36	0.11	0.11	C56
前列腺	Prostate	15	1.35	3.18	3.85	0.02	0.35	–	–	–	–	–	–	C61
睾丸	Testis	0	0.00	0.00	0.00	0.00	0.00	–	–	–	–	–	–	C62
肾及泌尿系统不明	Kidney & Unspecified Urinary Organs	11	0.99	2.34	2.24	0.19	0.25	12	1.84	2.75	3.05	0.10	0.40	C64–66,68
膀胱	Bladder	10	0.90	2.12	2.08	0.13	0.24	2	0.31	0.46	0.51	0.01	0.07	C67
脑,神经系统	Brain,Central Nervous System	22	1.98	4.67	5.04	0.20	0.71	20	3.06	4.59	4.00	0.19	0.50	C70–C72
甲状腺	Thyroid Gland	2	0.18	0.42	0.39	0.04	0.04	4	0.61	0.92	0.82	0.08	0.08	C73
淋巴瘤	Lymphoma	2	0.18	0.42	0.44	0.03	0.08	0	0.00	0.00	0.00	0.00	0.00	C81–85,88,90,96
白血病	Leukaemia	36	3.25	7.64	7.72	0.40	0.73	21	3.22	4.82	4.96	0.30	0.42	C91–C95
不明及其他恶性肿瘤	All Other Sites and Unspecified	34	3.07	7.22	6.65	0.42	0.76	31	4.75	7.11	6.57	0.38	0.62	A_O
所有部位合计	All Sites	1109	100.00	235.45	240.52	12.16	28.09	653	100.00	149.83	137.33	7.73	14.93	ALL
所有部位除外 C44	All Sites but C44	1106	99.73	234.81	240.01	12.13	28.07	647	99.08	148.46	136.39	7.71	14.92	ALLbC44
死亡 Mortality														
口腔和咽喉(除外鼻咽癌)	Lip,Oral Cavity & Pharynx but Nasopharynx	0	0.00	0.00	0.00	0.00	0.00	0	0.00	0.00	0.00	0.00	0.00	C00–10,C12–14
鼻咽癌	Nasopharynx	7	0.89	1.49	1.65	0.05	0.28	3	0.86	0.69	0.49	0.04	0.04	C11
食管	Oesophagus	29	3.70	6.16	6.92	0.20	0.58	6	1.73	1.38	1.24	0.00	0.12	C15
胃	Stomach	136	17.37	28.87	30.02	1.18	3.66	71	20.46	16.29	14.23	0.72	1.57	C16
结直肠肛门	Colon,Rectum & Anus	37	4.73	7.86	7.84	0.24	0.85	28	8.07	6.42	5.54	0.17	0.53	C18–21
肝脏	Liver	241	30.78	51.17	50.49	2.81	5.63	70	20.17	16.06	14.43	0.91	1.52	C22
胆囊及其他	Gallbladder etc.	1	0.13	0.21	0.14	0.00	0.00	1	0.29	0.23	0.27	0.03	0.03	C23–C24
胰腺	Pancreas	10	1.28	2.12	2.20	0.13	0.30	7	2.02	1.61	1.55	0.02	0.26	C25
喉	Larynx	7	0.89	1.49	1.35	0.02	0.08	1	0.29	0.23	0.35	0.00	0.06	C32
气管,支气管,肺	Trachea, Bronchus and Lung	233	29.76	49.47	50.55	2.17	5.28	80	23.05	18.36	16.18	0.54	1.63	C33–C34
其他胸腔器官	Other Thoracic Organs	1	0.13	0.21	0.18	0.02	0.02	1	0.29	0.23	0.22	0.03	0.03	C37–C38
骨	Bone	0	0.00	0.00	0.00	0.00	0.00	0	0.00	0.00	0.00	0.00	0.00	C40–C41
皮肤黑色素瘤	Melanoma of Skin	1	0.13	0.21	0.18	0.01	0.01	0	0.00	0.00	0.00	0.00	0.00	C43
乳房	Breast	0	0.00	0.00	0.00	0.00	0.00	16	4.61	3.67	3.57	0.28	0.39	C50
子宫颈	Cervix Uteri	–	–	–	–	–	–	8	2.31	1.84	1.45	0.13	0.13	C53
子宫体及子宫部位不明	Uterus & Unspecified	–	–	–	–	–	–	12	3.46	2.75	2.87	0.13	0.36	C54–C55
卵巢	Ovary	–	–	–	–	–	–	4	1.15	0.92	0.95	0.03	0.09	C56
前列腺	Prostate	8	1.02	1.70	2.10	0.00	0.22	–	–	–	–	–	–	C61
睾丸	Testis	2	0.26	0.42	0.47	0.01	0.07	–	–	–	–	–	–	C62
肾及泌尿系统不明	Kidney & Unspecified Urinary Organs	10	1.28	2.12	1.99	0.18	0.23	3	0.86	0.69	0.64	0.01	0.07	C64–66,68
膀胱	Bladder	5	0.64	1.06	1.11	0.05	0.16	0	0.00	0.00	0.00	0.00	0.00	C67
脑,神经系统	Brain,Central Nervous System	14	1.79	2.97	3.34	0.07	0.46	12	3.46	2.75	2.38	0.09	0.33	C70–C72
甲状腺	Thyroid Gland	0	0.00	0.00	0.00	0.00	0.00	1	0.29	0.23	0.16	0.01	0.01	C73
淋巴瘤	Lymphoma	1	0.13	0.21	0.23	0.00	0.06	0	0.00	0.00	0.00	0.00	0.00	C81–85,88,90,96
白血病	Leukaemia	12	1.53	2.55	2.31	0.14	0.19	5	1.44	1.15	1.01	0.08	0.08	C91–C95
不明及其他恶性肿瘤	All Other Sites and Unspecified	28	3.58	5.94	5.97	0.26	0.76	18	5.19	4.13	3.67	0.21	0.32	A_O
所有部位合计	All Sites	783	100.00	166.24	169.05	7.56	18.85	347	100.00	79.62	71.21	3.42	7.57	ALL
所有部位除外 C44	All Sites but C44	778	99.36	165.18	168.01	7.50	18.74	343	98.85	78.70	70.44	3.37	7.52	ALLbC44

部位 Site		男性 Male						女性 Female						ICD-10
		病例数 No. cases	构成 (%)	粗率 Crude rate (1/10⁵)	世标率 ASR world (1/10⁵)	累积率 Cum.rate(%) 0~64	0~74	病例数 No. cases	构成 (%)	粗率 Crude rate (1/10⁵)	世标率 ASR world (1/10⁵)	累积率 Cum.rate(%) 0~64	0~74	
发病 Incidence														
口腔和咽喉(除外鼻咽癌)	Lip,Oral Cavity & Pharynx but Nasopharynx	88	1.57	5.04	2.88	0.20	0.33	38	0.89	2.13	1.25	0.09	0.14	C00-10,C12-14
鼻咽癌	Nasopharynx	24	0.43	1.37	1.01	0.07	0.11	9	0.21	0.50	0.30	0.02	0.03	C11
食管	Oesophagus	635	11.34	36.36	19.65	1.23	2.52	175	4.10	9.79	4.10	0.13	0.50	C15
胃	Stomach	888	15.85	50.84	27.14	1.70	3.35	314	7.36	17.56	8.75	0.52	1.01	C16
结直肠肛门	Colon,Rectum & Anus	536	9.57	30.69	16.10	0.99	1.96	366	8.58	20.47	10.20	0.64	1.23	C18-21
肝脏	Liver	698	12.46	39.96	22.98	1.80	2.68	245	5.74	13.70	6.68	0.42	0.79	C22
胆囊及其他	Gallbladder etc.	59	1.05	3.38	1.70	0.11	0.21	41	0.96	2.29	1.07	0.05	0.15	C23-C24
胰腺	Pancreas	122	2.18	6.98	3.84	0.23	0.47	100	2.34	5.59	2.60	0.14	0.33	C25
喉	Larynx	39	0.70	2.23	1.20	0.07	0.16	10	0.23	0.56	0.32	0.02	0.03	C32
气管,支气管,肺	Trachea, Bronchus and Lung	1472	26.28	84.28	44.09	2.57	5.67	744	17.43	41.61	19.23	1.00	2.29	C33-C34
其他胸腔器官	Other Thoracic Organs	9	0.16	0.52	0.49	0.03	0.04	5	0.12	0.28	0.18	0.02	0.02	C37-C38
骨	Bone	24	0.43	1.37	0.86	0.05	0.09	17	0.40	0.95	0.46	0.03	0.05	C40-C41
皮肤黑色素瘤	Melanoma of Skin	10	0.18	0.57	0.33	0.03	0.04	4	0.09	0.22	0.09	0.00	0.01	C43
乳房	Breast	4	0.07	0.23	0.20	0.02	0.02	872	20.43	48.77	31.64	2.70	3.26	C50
子宫颈	Cervix Uteri	–	–	–	–	–	–	178	4.17	9.96	6.81	0.57	0.69	C53
子宫体及子宫部位不明	Uterus & Unspecified	–	–	–	–	–	–	191	4.48	10.68	6.53	0.58	0.73	C54-C55
卵巢	Ovary	–	–	–	–	–	–	158	3.70	8.84	5.13	0.42	0.59	C56
前列腺	Prostate	159	2.84	9.10	3.80	0.13	0.44	–	–	–	–	–	–	C61
睾丸	Testis	5	0.09	0.29	0.14	0.01	0.02	–	–	–	–	–	–	C62
肾及泌尿系统不明	Kidney & Unspecified Urinary Organs	123	2.20	7.04	3.95	0.23	0.44	65	1.52	3.64	1.75	0.09	0.22	C64-66,68
膀胱	Bladder	145	2.59	8.30	4.04	0.18	0.50	51	1.19	2.85	1.26	0.06	0.15	C67
脑,神经系统	Brain,Central Nervous System	82	1.46	4.69	3.33	0.26	0.33	94	2.20	5.26	3.06	0.22	0.33	C70-C72
甲状腺	Thyroid Gland	138	2.46	7.90	5.47	0.44	0.54	331	7.76	18.51	13.57	1.14	1.27	C73
淋巴瘤	Lymphoma	112	2.00	6.41	3.93	0.24	0.42	67	1.57	3.75	2.26	0.16	0.24	C81-85,88,90,96
白血病	Leukaemia	77	1.37	4.41	3.50	0.22	0.32	56	1.31	3.13	3.06	0.19	0.23	C91-C95
不明及其他恶性肿瘤	All Other Sites and Unspecified	152	2.71	8.70	5.76	0.37	0.58	137	3.21	7.66	3.98	0.25	0.46	A_O
所有部位合计	All Sites	5601	100.00	320.68	176.41	11.19	21.24	4268	100.00	238.70	134.26	9.46	14.79	ALL
所有部位除外 C44	All Sites but C44	5581	99.64	319.53	175.78	11.15	21.17	4240	99.34	237.14	133.58	9.42	14.72	ALLbC44
死亡 Mortality														
口腔和咽喉(除外鼻咽癌)	Lip,Oral Cavity & Pharynx but Nasopharynx	40	1.18	2.29	1.25	0.07	0.17	16	0.82	0.89	0.49	0.02	0.07	C00-10,C12-14
鼻咽癌	Nasopharynx	12	0.35	0.69	0.39	0.03	0.05	4	0.21	0.22	0.12	0.01	0.01	C11
食管	Oesophagus	393	11.55	22.50	11.70	0.65	1.47	143	7.36	8.00	3.26	0.10	0.35	C15
胃	Stomach	595	17.48	34.07	17.12	0.97	2.02	248	12.76	13.87	6.05	0.28	0.68	C16
结直肠肛门	Colon,Rectum & Anus	212	6.23	12.14	5.68	0.29	0.66	160	8.23	8.95	3.78	0.20	0.41	C18-21
肝脏	Liver	497	14.60	28.45	15.43	1.11	1.80	174	8.96	9.73	4.19	0.21	0.45	C22
胆囊及其他	Gallbladder etc.	31	0.91	1.77	0.85	0.04	0.12	36	1.85	2.01	0.78	0.04	0.08	C23-C24
胰腺	Pancreas	92	2.70	5.27	2.63	0.13	0.32	82	4.22	4.59	2.06	0.11	0.25	C25
喉	Larynx	16	0.47	0.92	0.48	0.01	0.07	1	0.05	0.06	0.04	0.00	0.00	C32
气管,支气管,肺	Trachea, Bronchus and Lung	998	29.33	57.14	28.46	1.40	3.69	498	25.63	27.85	12.14	0.59	1.41	C33-C34
其他胸腔器官	Other Thoracic Organs	4	0.12	0.23	0.19	0.01	0.02	1	0.05	0.06	0.04	0.00	0.00	C37-C38
骨	Bone	17	0.50	0.97	0.56	0.03	0.07	7	0.36	0.39	0.20	0.02	0.02	C40-C41
皮肤黑色素瘤	Melanoma of Skin	3	0.09	0.17	0.10	0.01	0.01	2	0.10	0.11	0.05	0.00	0.00	C43
乳房	Breast	8	0.24	0.46	0.21	0.01	0.03	144	7.41	8.05	4.58	0.35	0.53	C50
子宫颈	Cervix Uteri	–	–	–	–	–	–	48	2.47	2.68	1.56	0.10	0.18	C53
子宫体及子宫部位不明	Uterus & Unspecified	–	–	–	–	–	–	30	1.54	1.68	0.84	0.07	0.09	C54-C55
卵巢	Ovary	–	–	–	–	–	–	67	3.45	3.75	1.90	0.15	0.23	C56
前列腺	Prostate	53	1.56	3.03	1.08	0.02	0.08	–	–	–	–	–	–	C61
睾丸	Testis	0	0.00	0.00	0.00	0.00	0.00	–	–	–	–	–	–	C62
肾及泌尿系统不明	Kidney & Unspecified Urinary Organs	47	1.38	2.69	1.38	0.09	0.14	16	0.82	0.89	0.45	0.02	0.03	C64-66,68
膀胱	Bladder	62	1.82	3.55	1.46	0.05	0.15	26	1.34	1.45	0.55	0.02	0.06	C67
脑,神经系统	Brain,Central Nervous System	57	1.67	3.26	2.02	0.15	0.21	49	2.52	2.74	1.70	0.11	0.19	C70-C72
甲状腺	Thyroid Gland	7	0.21	0.40	0.24	0.01	0.03	12	0.62	0.67	0.45	0.03	0.05	C73
淋巴瘤	Lymphoma	71	2.09	4.06	1.99	0.11	0.21	46	2.37	2.57	1.41	0.07	0.16	C81-85,88,90,96
白血病	Leukaemia	68	2.00	3.89	2.21	0.11	0.24	37	1.90	2.07	1.61	0.10	0.14	C91-C95
不明及其他恶性肿瘤	All Other Sites and Unspecified	120	3.53	6.87	3.80	0.23	0.44	96	4.94	5.37	2.42	0.11	0.29	A_O
所有部位合计	All Sites	3403	100.00	194.83	99.23	5.53	12.01	1943	100.00	108.67	50.67	2.73	5.71	ALL
所有部位除外 C44	All Sites but C44	3395	99.76	194.38	98.99	5.52	11.98	1935	99.59	108.22	50.53	2.73	5.70	ALLbC44

表 6-3-165 章丘市 2014 年癌症发病和死亡主要指标
Table 6-3-165　Incidence and mortality of cancer in Zhangqiu Shi, 2014

部位 Site		男性 Male						女性 Female						ICD-10
		病例数 No. cases	构成 (%)	粗率 Crude rate (1/10⁵)	世标率 ASR world (1/10⁵)	累积率 Cum.rate(%) 0~64	0~74	病例数 No. cases	构成 (%)	粗率 Crude rate (1/10⁵)	世标率 ASR world (1/10⁵)	累积率 Cum.rate(%) 0~64	0~74	
发病 Incidence														
口腔和咽喉(除外鼻咽癌)	Lip,Oral Cavity & Pharynx but Nasopharynx	21	1.12	4.14	2.45	0.21	0.33	10	0.74	1.93	1.13	0.10	0.15	C00-10,C12-14
鼻咽癌	Nasopharynx	13	0.69	2.56	1.61	0.12	0.17	5	0.37	0.97	0.56	0.05	0.08	C11
食管	Oesophagus	231	12.27	45.58	26.98	1.31	3.33	60	4.45	11.60	5.35	0.20	0.55	C15
胃	Stomach	431	22.89	85.03	50.78	2.31	6.43	150	11.12	29.01	14.14	0.55	1.63	C16
结直肠肛门	Colon,Rectum & Anus	126	6.69	24.86	14.51	0.70	1.61	114	8.45	22.05	10.97	0.58	1.18	C18-21
肝脏	Liver	297	15.77	58.60	34.82	2.21	4.20	98	7.26	18.95	9.29	0.49	1.04	C22
胆囊及其他	Gallbladder etc.	16	0.85	3.16	1.93	0.08	0.26	14	1.04	2.71	1.35	0.04	0.18	C23-C24
胰腺	Pancreas	38	2.02	7.50	4.27	0.21	0.45	26	1.93	5.03	2.61	0.11	0.38	C25
喉	Larynx	12	0.64	2.37	1.28	0.05	0.12	4	0.30	0.77	0.35	0.01	0.04	C32
气管,支气管,肺	Trachea, Bronchus and Lung	462	24.54	91.15	53.56	2.20	6.69	285	21.13	55.12	26.99	1.09	3.03	C33-C34
其他胸腔器官	Other Thoracic Organs	5	0.27	0.99	0.76	0.05	0.07	2	0.15	0.39	0.20	0.01	0.03	C37-C38
骨	Bone	10	0.53	1.97	1.34	0.05	0.13	11	0.82	2.13	1.18	0.06	0.17	C40-C41
皮肤黑色素瘤	Melanoma of Skin	2	0.11	0.39	0.24	0.01	0.03	4	0.30	0.77	0.54	0.03	0.06	C43
乳房	Breast	0	0.00	0.00	0.00	0.00	0.00	224	16.60	43.32	26.11	2.19	2.75	C50
子宫颈	Cervix Uteri	–	–	–	–	–	–	43	3.19	8.32	5.35	0.39	0.57	C53
子宫体及子宫部位不明	Uterus & Unspecified	–	–	–	–	–	–	61	4.52	11.80	6.90	0.55	0.85	C54-C55
卵巢	Ovary	–	–	–	–	–	–	43	3.19	8.32	5.06	0.38	0.55	C56
前列腺	Prostate	18	0.96	3.55	2.17	0.07	0.25	–	–	–	–	–	–	C61
睾丸	Testis	0	0.00	0.00	0.00	0.00	0.00	–	–	–	–	–	–	C62
肾及泌尿系统不明	Kidney & Unspecified Urinary Organs	13	0.69	2.56	1.47	0.05	0.20	13	0.96	2.51	1.21	0.09	0.12	C64-66,68
膀胱	Bladder	40	2.12	7.89	4.60	0.15	0.57	11	0.82	2.13	1.01	0.04	0.09	C67
脑,神经系统	Brain,Central Nervous System	40	2.12	7.89	5.64	0.33	0.52	57	4.23	11.02	8.61	0.51	0.68	C70-C72
甲状腺	Thyroid Gland	13	0.69	2.56	1.69	0.14	0.19	56	4.15	10.83	7.87	0.66	0.76	C73
淋巴瘤	Lymphoma	12	0.64	2.37	2.03	0.11	0.13	6	0.44	1.16	1.04	0.07	0.09	C81-85,88,90,96
白血病	Leukaemia	18	0.96	3.55	3.06	0.18	0.27	15	1.11	2.90	2.04	0.15	0.20	C91-C95
不明及其他恶性肿瘤	All Other Sites and Unspecified	65	3.45	12.82	7.87	0.50	0.80	37	2.74	7.16	4.08	0.21	0.47	A_O
所有部位合计	All Sites	1883	100.00	371.51	223.07	11.04	26.76	1349	100.00	260.90	143.97	8.57	15.65	ALL
所有部位除外 C44	All Sites but C44	1880	99.84	370.92	222.74	11.03	26.73	1343	99.56	259.74	143.42	8.56	15.58	ALLbC44
死亡 Mortality														
口腔和咽喉(除外鼻咽癌)	Lip,Oral Cavity & Pharynx but Nasopharynx	11	0.72	2.17	1.23	0.08	0.17	8	0.89	1.55	0.76	0.04	0.07	C00-10,C12-14
鼻咽癌	Nasopharynx	4	0.26	0.79	0.42	0.03	0.03	5	0.56	0.97	0.55	0.06	0.06	C11
食管	Oesophagus	159	10.47	31.37	18.18	0.71	2.29	46	5.12	8.90	3.99	0.15	0.41	C15
胃	Stomach	373	24.56	73.59	43.63	1.86	5.32	141	15.68	27.27	13.59	0.51	1.64	C16
结直肠肛门	Colon,Rectum & Anus	87	5.73	17.16	9.62	0.48	1.08	66	7.34	12.76	5.93	0.22	0.63	C18-21
肝脏	Liver	253	16.66	49.92	29.83	1.87	3.59	85	9.45	16.44	8.26	0.41	0.96	C22
胆囊及其他	Gallbladder etc.	15	0.99	2.96	1.82	0.06	0.17	10	1.11	1.93	0.87	0.01	0.11	C23-C24
胰腺	Pancreas	35	2.30	6.91	4.12	0.20	0.49	21	2.34	4.06	1.87	0.07	0.20	C25
喉	Larynx	12	0.79	2.37	1.31	0.07	0.09	1	0.11	0.19	0.05	0.00	0.00	C32
气管,支气管,肺	Trachea, Bronchus and Lung	400	26.33	78.92	46.26	1.91	5.47	217	24.14	41.97	19.81	0.71	2.16	C33-C34
其他胸腔器官	Other Thoracic Organs	3	0.20	0.59	0.50	0.03	0.05	5	0.56	0.97	0.48	0.04	0.04	C37-C38
骨	Bone	7	0.46	1.38	0.84	0.05	0.09	9	1.00	1.74	0.95	0.05	0.14	C40-C41
皮肤黑色素瘤	Melanoma of Skin	2	0.13	0.39	0.22	0.01	0.03	3	0.33	0.58	0.32	0.01	0.04	C43
乳房	Breast	0	0.00	0.00	0.00	0.00	0.00	82	9.12	15.86	8.94	0.68	1.01	C50
子宫颈	Cervix Uteri	–	–	–	–	–	–	31	3.45	6.00	3.37	0.22	0.37	C53
子宫体及子宫部位不明	Uterus & Unspecified	–	–	–	–	–	–	22	2.45	4.25	2.37	0.17	0.32	C54-C55
卵巢	Ovary	–	–	–	–	–	–	28	3.11	5.42	3.29	0.19	0.38	C56
前列腺	Prostate	15	0.99	2.96	1.97	0.05	0.21	–	–	–	–	–	–	C61
睾丸	Testis	1	0.07	0.20	0.12	0.01	0.01	–	–	–	–	–	–	C62
肾及泌尿系统不明	Kidney & Unspecified Urinary Organs	12	0.79	2.37	1.41	0.05	0.18	8	0.89	1.55	0.67	0.03	0.09	C64-66,68
膀胱	Bladder	30	1.97	5.92	3.48	0.06	0.30	7	0.78	1.35	0.60	0.00	0.05	C67
脑,神经系统	Brain,Central Nervous System	31	2.04	6.12	3.85	0.26	0.45	38	4.23	7.35	5.02	0.28	0.46	C70-C72
甲状腺	Thyroid Gland	3	0.20	0.59	0.34	0.02	0.02	8	0.89	1.55	0.97	0.05	0.15	C73
淋巴瘤	Lymphoma	9	0.59	1.78	1.14	0.08	0.09	6	0.67	1.16	0.61	0.04	0.07	C81-85,88,90,96
白血病	Leukaemia	8	0.53	1.58	1.41	0.09	0.11	15	1.67	2.90	2.02	0.13	0.20	C91-C95
不明及其他恶性肿瘤	All Other Sites and Unspecified	49	3.23	9.67	6.03	0.39	0.60	37	4.12	7.16	3.74	0.21	0.40	A_O
所有部位合计	All Sites	1519	100.00	299.69	177.71	8.38	20.84	899	100.00	173.87	89.01	4.29	9.98	ALL
所有部位除外 C44	All Sites but C44	1515	99.74	298.90	177.20	8.35	20.78	895	99.56	173.10	88.64	4.28	9.94	ALLbC44

部位 Site		男性 Male						女性 Female						ICD-10
		病例数 No. cases	构成 (%)	粗率 Crude rate (1/10⁵)	世标率 ASR world (1/10⁵)	累积率 Cum.rate(%)		病例数 No. cases	构成 (%)	粗率 Crude rate (1/10⁵)	世标率 ASR world (1/10⁵)	累积率 Cum.rate(%)		
						0~64	0~74					0~64	0~74	
发病 Incidence														
口腔和咽喉(除外鼻咽癌)	Lip,Oral Cavity & Pharynx but Nasopharynx	48	1.31	5.55	3.28	0.21	0.41	22	0.85	2.50	1.39	0.06	0.16	C00-10,C12-14
鼻咽癌	Nasopharynx	35	0.96	4.05	2.34	0.13	0.28	13	0.50	1.48	0.71	0.05	0.07	C11
食管	Oesophagus	260	7.11	30.09	16.87	0.96	1.83	56	2.17	6.36	2.87	0.14	0.25	C15
胃	Stomach	626	17.11	72.44	41.49	2.25	4.61	294	11.40	33.39	16.78	0.99	1.73	C16
结直肠肛门	Colon,Rectum & Anus	646	17.66	74.75	42.80	2.03	5.11	441	17.11	50.08	25.32	1.38	2.79	C18-21
肝脏	Liver	350	9.57	40.50	23.29	1.49	2.54	215	8.34	24.41	12.84	0.72	1.42	C22
胆囊及其他	Gallbladder etc.	47	1.28	5.44	3.05	0.17	0.38	47	1.82	5.34	2.38	0.13	0.19	C23-C24
胰腺	Pancreas	113	3.09	13.08	7.55	0.41	0.90	78	3.03	8.86	4.21	0.19	0.45	C25
喉	Larynx	16	0.44	1.85	1.11	0.06	0.14	6	0.23	0.68	0.23	0.01	0.01	C32
气管,支气管,肺	Trachea, Bronchus and Lung	808	22.09	93.50	52.16	2.59	5.70	462	17.92	52.46	25.72	1.46	2.54	C33-C34
其他胸腔器官	Other Thoracic Organs	18	0.49	2.08	1.23	0.09	0.13	12	0.47	1.36	0.72	0.05	0.08	C37-C38
骨	Bone	6	0.16	0.69	0.59	0.02	0.02	6	0.23	0.68	0.37	0.01	0.04	C40-C41
皮肤黑色素瘤	Melanoma of Skin	6	0.16	0.69	0.35	0.00	0.03	12	0.47	1.36	0.73	0.06	0.07	C43
乳房	Breast	142	3.88	16.43	9.44	0.50	1.07	291	11.29	33.04	18.89	1.44	2.00	C50
子宫颈	Cervix Uteri	–	–	–	–	–	–	103	4.00	11.70	7.03	0.60	0.74	C53
子宫体及子宫部位不明	Uterus & Unspecified	–	–	–	–	–	–	102	3.96	11.58	6.39	0.52	0.73	C54-C55
卵巢	Ovary	–	–	–	–	–	–	116	4.50	13.17	7.64	0.59	0.86	C56
前列腺	Prostate	67	1.83	7.75	4.11	0.15	0.41	–	–	–	–	–	–	C61
睾丸	Testis	0	0.00	0.00	0.00	0.00	0.00	–	–	–	–	–	–	C62
肾及泌尿系统不明	Kidney & Unspecified Urinary Organs	52	1.42	6.02	3.64	0.19	0.45	40	1.55	4.54	2.01	0.12	0.18	C64-66,68
膀胱	Bladder	72	1.97	8.33	4.58	0.21	0.43	31	1.20	3.52	1.64	0.08	0.16	C67
脑,神经系统	Brain,Central Nervous System	30	0.82	3.47	2.13	0.11	0.28	30	1.16	3.41	1.76	0.08	0.13	C70-C72
甲状腺	Thyroid Gland	65	1.78	7.52	4.33	0.28	0.48	53	2.06	6.02	3.41	0.25	0.33	C73
淋巴瘤	Lymphoma	42	1.15	4.86	2.66	0.10	0.30	32	1.24	3.63	2.11	0.08	0.27	C81-85,88,90,96
白血病	Leukaemia	59	1.61	6.83	4.66	0.28	0.46	31	1.20	3.52	2.04	0.08	0.19	C91-C95
不明及其他恶性肿瘤	All Other Sites and Unspecified	150	4.10	17.36	10.46	0.53	1.26	85	3.30	9.65	4.78	0.24	0.50	A_O
所有部位合计	All Sites	3658	100.00	423.29	242.13	12.74	27.24	2578	100.00	292.75	151.97	9.34	15.89	ALL
所有部位除外 C44	All Sites but C44	3645	99.64	421.78	241.21	12.69	27.11	2566	99.53	291.38	151.28	9.29	15.81	ALLbC44
死亡 Mortality														
口腔和咽喉(除外鼻咽癌)	Lip,Oral Cavity & Pharynx but Nasopharynx	31	1.21	3.59	2.03	0.16	0.25	6	0.40	0.68	0.43	0.02	0.05	C00-10,C12-14
鼻咽癌	Nasopharynx	11	0.43	1.27	0.80	0.06	0.10	4	0.26	0.45	0.16	0.01	0.01	C11
食管	Oesophagus	170	6.66	19.67	11.01	0.58	1.17	17	1.12	1.93	0.83	0.05	0.20	C15
胃	Stomach	384	15.04	44.43	24.71	1.16	2.57	173	11.41	19.65	8.84	0.41	0.79	C16
结直肠肛门	Colon,Rectum & Anus	237	9.28	27.42	15.84	0.64	1.85	182	12.01	20.67	9.35	0.42	0.85	C18-21
肝脏	Liver	349	13.67	40.38	23.16	1.44	2.56	145	9.56	16.47	8.20	0.37	0.97	C22
胆囊及其他	Gallbladder etc.	37	1.45	4.28	2.38	0.13	0.26	32	2.11	3.63	1.40	0.03	0.10	C23-C24
胰腺	Pancreas	125	4.90	14.46	7.83	0.38	0.88	90	5.94	10.22	4.61	0.21	0.48	C25
喉	Larynx	13	0.51	1.50	0.83	0.04	0.07	1	0.07	0.11	0.04	0.00	0.00	C32
气管,支气管,肺	Trachea, Bronchus and Lung	785	30.75	90.84	50.43	2.31	5.69	400	26.39	45.42	20.19	0.80	1.88	C33-C34
其他胸腔器官	Other Thoracic Organs	9	0.35	1.04	0.89	0.06	0.06	8	0.53	0.91	0.46	0.03	0.03	C37-C38
骨	Bone	10	0.39	1.16	0.66	0.03	0.05	5	0.33	0.57	0.22	0.00	0.02	C40-C41
皮肤黑色素瘤	Melanoma of Skin	3	0.12	0.35	0.20	0.00	0.02	6	0.40	0.68	0.32	0.02	0.02	C43
乳房	Breast	2	0.08	0.23	0.10	0.01	0.01	114	7.52	12.95	7.18	0.45	0.82	C50
子宫颈	Cervix Uteri	–	–	–	–	–	–	37	2.44	4.20	2.48	0.22	0.26	C53
子宫体及子宫部位不明	Uterus & Unspecified	–	–	–	–	–	–	20	1.32	2.27	1.00	0.07	0.10	C54-C55
卵巢	Ovary	–	–	–	–	–	–	63	4.16	7.15	3.99	0.28	0.49	C56
前列腺	Prostate	51	2.00	5.90	2.93	0.05	0.16	–	–	–	–	–	–	C61
睾丸	Testis	1	0.04	0.12	0.09	0.01	0.01	–	–	–	–	–	–	C62
肾及泌尿系统不明	Kidney & Unspecified Urinary Organs	35	1.37	4.05	2.44	0.11	0.29	22	1.45	2.50	1.00	0.04	0.10	C64-66,68
膀胱	Bladder	40	1.57	4.63	2.35	0.04	0.18	15	0.99	1.70	0.72	0.03	0.07	C67
脑,神经系统	Brain,Central Nervous System	34	1.33	3.93	2.83	0.13	0.29	34	2.24	3.86	2.48	0.15	0.19	C70-C72
甲状腺	Thyroid Gland	2	0.08	0.23	0.11	0.00	0.00	6	0.40	0.68	0.34	0.01	0.04	C73
淋巴瘤	Lymphoma	57	2.23	6.60	3.88	0.18	0.40	37	2.44	4.20	2.52	0.11	0.32	C81-85,88,90,96
白血病	Leukaemia	45	1.76	5.21	3.74	0.21	0.35	27	1.78	3.07	2.53	0.10	0.21	C91-C95
不明及其他恶性肿瘤	All Other Sites and Unspecified	122	4.78	14.12	8.51	0.46	0.96	72	4.75	8.18	3.98	0.22	0.38	A_O
所有部位合计	All Sites	2553	100.00	295.42	167.74	8.18	18.16	1516	100.00	172.15	83.27	4.05	8.22	ALL
所有部位除外 C44	All Sites but C44	2548	99.80	294.84	167.42	8.16	18.12	1511	99.67	171.58	83.07	4.05	8.21	ALLbC44

表 6-3-167 青岛西海岸新区 2014 年癌症发病和死亡主要指标
Table 6-3-167 Incidence and mortality of cancer in Xihai'an Qu,Qingdao Shi,2014

部位 Site		男性 Male						女性 Female						ICD-10
		病例数 No. cases	构成 (%)	粗率 Crude rate (1/10⁵)	世标率 ASR world (1/10⁵)	累积率 Cum.rate(%)		病例数 No. cases	构成 (%)	粗率 Crude rate (1/10⁵)	世标率 ASR world (1/10⁵)	累积率 Cum.rate(%)		
						0~64	0~74					0~64	0~74	
发病 Incidence														
口腔和咽喉(除外鼻咽癌)	Lip,Oral Cavity & Pharynx but Nasopharynx	36	2.16	9.58	5.73	0.40	0.76	6	0.51	1.60	0.97	0.04	0.17	C00-10,C12-14
鼻咽癌	Nasopharynx	14	0.84	3.73	2.30	0.18	0.29	4	0.34	1.07	0.77	0.08	0.08	C11
食管	Oesophagus	164	9.83	43.66	24.20	1.47	3.00	14	1.20	3.74	1.69	0.09	0.13	C15
胃	Stomach	310	18.57	82.52	46.43	2.72	5.85	110	9.40	29.37	16.32	0.80	1.81	C16
结直肠肛门	Colon,Rectum & Anus	183	10.96	48.72	27.64	1.56	3.42	135	11.54	36.04	19.87	0.98	2.57	C18-21
肝脏	Liver	209	12.52	55.64	33.44	2.36	4.46	69	5.90	18.42	10.26	0.60	1.23	C22
胆囊及其他	Gallbladder etc.	27	1.62	7.19	3.72	0.09	0.50	19	1.62	5.07	2.85	0.14	0.34	C23-C24
胰腺	Pancreas	33	1.98	8.78	5.08	0.37	0.60	14	1.20	3.74	2.32	0.11	0.22	C25
喉	Larynx	13	0.78	3.46	1.84	0.13	0.16	1	0.09	0.27	0.15	0.02	0.02	C32
气管,支气管,肺	Trachea, Bronchus and Lung	418	25.04	111.27	61.62	3.04	7.78	247	21.11	65.94	35.46	1.90	4.20	C33-C34
其他胸腔器官	Other Thoracic Organs	7	0.42	1.86	1.68	0.11	0.15	2	0.17	0.53	0.36	0.01	0.05	C37-C38
骨	Bone	13	0.78	3.46	2.34	0.14	0.24	7	0.60	1.87	1.26	0.01	0.23	C40-C41
皮肤黑色素瘤	Melanoma of Skin	8	0.48	2.13	1.09	0.09	0.09	7	0.60	1.87	0.86	0.01	0.06	C43
乳房	Breast	2	0.12	0.53	0.29	0.00	0.03	236	20.17	63.00	39.79	3.52	4.09	C50
子宫颈	Cervix Uteri	−	−	−	−	−	−	31	2.65	8.28	5.14	0.44	0.52	C53
子宫体及子宫部位不明	Uterus & Unspecified	−	−	−	−	−	−	45	3.85	12.01	7.40	0.66	0.91	C54-C55
卵巢	Ovary	−	−	−	−	−	−	34	2.91	9.08	5.65	0.47	0.61	C56
前列腺	Prostate	26	1.56	6.92	3.31	0.08	0.36	−	−	−	−	−	−	C61
睾丸	Testis	1	0.06	0.27	0.23	0.02	0.02	−	−	−	−	−	−	C62
肾及泌尿系统不明	Kidney & Unspecified Urinary Organs	18	1.08	4.79	2.78	0.16	0.40	13	1.11	3.47	1.97	0.12	0.24	C64-66,68
膀胱	Bladder	50	3.00	13.31	6.84	0.44	0.56	6	0.51	1.60	0.86	0.01	0.10	C67
脑,神经系统	Brain,Central Nervous System	20	1.20	5.32	4.24	0.29	0.38	22	1.88	5.87	4.85	0.29	0.43	C70-C72
甲状腺	Thyroid Gland	9	0.54	2.40	1.79	0.16	0.16	61	5.21	16.28	10.96	0.93	1.07	C73
淋巴瘤	Lymphoma	39	2.34	10.38	6.23	0.41	0.64	27	2.31	7.21	5.84	0.33	0.56	C81-85,88,90,96
白血病	Leukaemia	26	1.56	6.92	5.44	0.28	0.56	24	2.05	6.41	5.36	0.31	0.44	C91-C95
不明及其他恶性肿瘤	All Other Sites and Unspecified	43	2.58	11.45	6.71	0.39	0.76	36	3.08	9.61	5.90	0.34	0.66	A_O
所有部位合计	All Sites	1669	100.00	444.30	254.97	14.89	31.19	1170	100.00	312.35	186.82	12.23	20.72	ALL
所有部位除外 C44	All Sites but C44	1658	99.34	441.37	253.62	14.84	31.06	1157	98.89	308.88	185.13	12.15	20.52	ALLbC44
死亡 Mortality														
口腔和咽喉(除外鼻咽癌)	Lip,Oral Cavity & Pharynx but Nasopharynx	12	1.29	3.19	1.81	0.12	0.25	3	0.62	0.80	0.41	0.03	0.03	C00-10,C12-14
鼻咽癌	Nasopharynx	3	0.32	0.80	0.50	0.04	0.07	1	0.21	0.27	0.18	0.00	0.05	C11
食管	Oesophagus	101	10.86	26.89	14.86	0.76	1.89	15	3.09	4.00	1.60	0.08	0.18	C15
胃	Stomach	163	17.53	43.39	23.12	1.03	2.70	62	12.78	16.55	8.63	0.28	1.05	C16
结直肠肛门	Colon,Rectum & Anus	50	5.38	13.31	6.60	0.18	0.77	42	8.66	11.21	5.89	0.18	0.73	C18-21
肝脏	Liver	172	18.49	45.79	26.30	1.90	3.05	74	15.26	19.76	10.63	0.53	1.25	C22
胆囊及其他	Gallbladder etc.	10	1.08	2.66	1.42	0.05	0.16	13	2.68	3.47	1.79	0.03	0.18	C23-C24
胰腺	Pancreas	29	3.12	7.72	4.26	0.28	0.53	9	1.86	2.40	1.25	0.03	0.15	C25
喉	Larynx	7	0.75	1.86	1.21	0.05	0.19	1	0.21	0.27	0.11	0.00	0.00	C32
气管,支气管,肺	Trachea, Bronchus and Lung	273	29.35	72.67	38.70	1.43	4.50	158	32.58	42.18	21.59	0.90	2.22	C33-C34
其他胸腔器官	Other Thoracic Organs	1	0.11	0.27	0.15	0.02	0.02	0	0.00	0.00	0.00	0.00	0.00	C37-C38
骨	Bone	23	2.47	6.12	3.60	0.20	0.45	5	1.03	1.33	0.87	0.04	0.14	C40-C41
皮肤黑色素瘤	Melanoma of Skin	3	0.32	0.80	0.45	0.02	0.05	5	1.03	1.33	0.60	0.01	0.01	C43
乳房	Breast	1	0.11	0.27	0.11	0.00	0.00	26	5.36	6.94	4.17	0.36	0.44	C50
子宫颈	Cervix Uteri	−	−	−	−	−	−	6	1.24	1.60	0.84	0.02	0.10	C53
子宫体及子宫部位不明	Uterus & Unspecified	−	−	−	−	−	−	14	2.89	3.74	2.33	0.10	0.37	C54-C55
卵巢	Ovary	−	−	−	−	−	−	14	2.89	3.74	2.06	0.18	0.18	C56
前列腺	Prostate	8	0.86	2.13	1.12	0.05	0.13	−	−	−	−	−	−	C61
睾丸	Testis	0	0.00	0.00	0.00	0.00	0.00	−	−	−	−	−	−	C62
肾及泌尿系统不明	Kidney & Unspecified Urinary Organs	3	0.32	0.80	0.46	0.02	0.06	3	0.62	0.80	0.46	0.00	0.04	C64-66,68
膀胱	Bladder	11	1.18	2.93	1.60	0.03	0.26	2	0.41	0.53	0.25	0.00	0.05	C67
脑,神经系统	Brain,Central Nervous System	20	2.15	5.32	4.34	0.24	0.39	8	1.65	2.14	1.28	0.05	0.11	C70-C72
甲状腺	Thyroid Gland	0	0.00	0.00	0.00	0.00	0.00	1	0.21	0.27	0.15	0.02	0.02	C73
淋巴瘤	Lymphoma	14	1.51	3.73	2.08	0.13	0.31	8	1.65	2.14	1.13	0.11	0.11	C81-85,88,90,96
白血病	Leukaemia	15	1.61	3.99	3.31	0.17	0.31	8	1.65	2.14	1.36	0.08	0.13	C91-C95
不明及其他恶性肿瘤	All Other Sites and Unspecified	11	1.18	2.93	1.38	0.07	0.10	7	1.44	1.87	1.32	0.13	0.13	A_O
所有部位合计	All Sites	930	100.00	247.57	137.38	6.80	16.19	485	100.00	129.48	68.90	3.21	7.55	ALL
所有部位除外 C44	All Sites but C44	929	99.89	247.31	137.27	6.80	16.19	485	100.00	129.48	68.90	3.21	7.55	ALLbC44

表 6-3-168 淄博市临淄区 2014 年癌症发病和死亡主要指标
Table 6-3-168 Incidence and mortality of cancer in Linzi Qu,Zibo Shi,2014

| 部位
Site | | 男性 Male | | | | | | 女性 Female | | | | | | ICD-10 |
		病例数 No. cases	构成 (%)	粗率 Crude rate (1/10⁵)	世标率 ASR world (1/10⁵)	累积率 Cum.rate(%) 0~64	0~74	病例数 No. cases	构成 (%)	粗率 Crude rate (1/10⁵)	世标率 ASR world (1/10⁵)	累积率 Cum.rate(%) 0~64	0~74	
发病 Incidence														
口腔和咽喉(除外鼻咽癌)	Lip,Oral Cavity & Pharynx but Nasopharynx	12	1.30	3.93	2.20	0.15	0.23	4	0.50	1.30	0.61	0.04	0.04	C00-10,C12-14
鼻咽癌	Nasopharynx	1	0.11	0.33	0.19	0.02	0.02	0	0.00	0.00	0.00	0.00	0.00	C11
食管	Oesophagus	54	5.84	17.70	10.14	0.47	1.28	21	2.61	6.82	3.03	0.02	0.28	C15
胃	Stomach	154	16.65	50.49	28.85	1.63	3.33	61	7.58	19.82	10.54	0.47	1.10	C16
结直肠肛门	Colon,Rectum & Anus	119	12.86	39.02	22.18	1.24	2.71	72	8.94	23.39	12.09	0.58	1.30	C18-21
肝脏	Liver	95	10.27	31.15	17.79	1.28	2.14	31	3.85	10.07	5.61	0.38	0.79	C22
胆囊及其他	Gallbladder etc.	17	1.84	5.57	3.20	0.19	0.42	12	1.49	3.90	2.03	0.06	0.23	C23-C24
胰腺	Pancreas	19	2.05	6.23	3.41	0.20	0.43	11	1.37	3.57	1.89	0.11	0.24	C25
喉	Larynx	5	0.54	1.64	0.84	0.06	0.06	1	0.12	0.32	0.14	0.00	0.00	C32
气管,支气管,肺	Trachea, Bronchus and Lung	307	33.19	100.65	55.55	2.65	6.71	205	25.47	66.60	34.80	1.93	3.89	C33-C34
其他胸腔器官	Other Thoracic Organs	3	0.32	0.98	0.53	0.04	0.09	2	0.25	0.65	0.37	0.05	0.05	C37-C38
骨	Bone	10	1.08	3.28	1.92	0.06	0.27	6	0.75	1.95	1.07	0.06	0.10	C40-C41
皮肤黑色素瘤	Melanoma of Skin	0	0.00	0.00	0.00	0.00	0.00	1	0.12	0.32	0.40	0.02	0.02	C43
乳房	Breast	1	0.11	0.33	0.19	0.02	0.02	122	15.16	39.63	23.83	2.05	2.50	C50
子宫颈	Cervix Uteri	–	–	–	–	–	–	46	5.71	14.94	8.54	0.65	0.88	C53
子宫体及子宫部位不明	Uterus & Unspecified	–	–	–	–	–	–	47	5.84	15.27	9.15	0.77	1.02	C54-C55
卵巢	Ovary	–	–	–	–	–	–	26	3.23	8.45	4.88	0.44	0.51	C56
前列腺	Prostate	27	2.92	8.85	5.46	0.09	0.54	–	–	–	–	–	–	C61
睾丸	Testis	0	0.00	0.00	0.00	0.00	0.00	–	–	–	–	–	–	C62
肾及泌尿系统不明	Kidney & Unspecified Urinary Organs	13	1.41	4.26	2.57	0.19	0.28	17	2.11	5.52	3.06	0.16	0.47	C64-66,68
膀胱	Bladder	17	1.84	5.57	3.16	0.11	0.37	8	0.99	2.60	1.44	0.02	0.24	C67
脑,神经系统	Brain,Central Nervous System	14	1.51	4.59	2.70	0.25	0.38	16	1.99	5.20	3.94	0.26	0.43	C70-C72
甲状腺	Thyroid Gland	14	1.51	4.59	2.95	0.26	0.30	63	7.83	20.47	13.81	1.20	1.33	C73
淋巴瘤	Lymphoma	12	1.30	3.93	2.92	0.14	0.34	9	1.12	2.92	1.44	0.05	0.17	C81-85,88,90,96
白血病	Leukaemia	12	1.30	3.93	3.36	0.20	0.24	13	1.61	4.22	4.23	0.22	0.27	C91-C95
不明及其他恶性肿瘤	All Other Sites and Unspecified	19	2.05	6.23	4.70	0.27	0.47	11	1.37	3.57	2.08	0.09	0.27	A_O
所有部位合计	All Sites	925	100.00	303.27	174.81	9.48	20.65	805	100.00	261.52	148.97	9.64	16.14	ALL
所有部位除外 C44	All Sites but C44	922	99.68	302.29	174.19	9.48	20.61	804	99.88	261.19	148.77	9.63	16.12	ALLbC44
死亡 Mortality														
口腔和咽喉(除外鼻咽癌)	Lip,Oral Cavity & Pharynx but Nasopharynx	1	0.18	0.33	0.19	0.02	0.02	1	0.29	0.32	0.09	0.00	0.00	C00-10,C12-14
鼻咽癌	Nasopharynx	0	0.00	0.00	0.00	0.00	0.00	1	0.29	0.32	0.20	0.00	0.05	C11
食管	Oesophagus	37	6.76	12.13	6.46	0.21	0.78	11	3.19	3.57	1.56	0.00	0.16	C15
胃	Stomach	97	17.73	31.80	17.13	0.60	1.82	39	11.30	12.67	5.93	0.16	0.51	C16
结直肠肛门	Colon,Rectum & Anus	36	6.58	11.80	6.31	0.21	0.62	26	7.54	8.45	4.14	0.22	0.34	C18-21
肝脏	Liver	79	14.44	25.90	14.83	0.95	1.89	22	6.38	7.15	3.73	0.27	0.45	C22
胆囊及其他	Gallbladder etc.	15	2.74	4.92	2.73	0.14	0.35	13	3.77	4.22	2.14	0.09	0.26	C23-C24
胰腺	Pancreas	13	2.38	4.26	2.25	0.13	0.26	9	2.61	2.92	1.51	0.05	0.25	C25
喉	Larynx	3	0.55	0.98	0.59	0.04	0.08	1	0.29	0.32	0.12	0.00	0.00	C32
气管,支气管,肺	Trachea, Bronchus and Lung	205	37.48	67.21	36.44	1.53	3.93	147	42.61	47.76	23.02	1.07	2.30	C33-C34
其他胸腔器官	Other Thoracic Organs	1	0.18	0.33	0.19	0.02	0.02	0	0.00	0.00	0.00	0.00	0.00	C37-C38
骨	Bone	6	1.10	1.97	1.22	0.02	0.18	3	0.87	0.97	0.42	0.00	0.04	C40-C41
皮肤黑色素瘤	Melanoma of Skin	0	0.00	0.00	0.00	0.00	0.00	1	0.29	0.32	0.40	0.02	0.02	C43
乳房	Breast	1	0.18	0.33	0.19	0.02	0.02	14	4.06	4.55	2.67	0.25	0.25	C50
子宫颈	Cervix Uteri	–	–	–	–	–	–	9	2.61	2.92	1.71	0.14	0.17	C53
子宫体及子宫部位不明	Uterus & Unspecified	–	–	–	–	–	–	5	1.45	1.62	0.86	0.04	0.11	C54-C55
卵巢	Ovary	–	–	–	–	–	–	10	2.90	3.25	1.72	0.15	0.15	C56
前列腺	Prostate	10	1.83	3.28	1.93	0.02	0.08	–	–	–	–	–	–	C61
睾丸	Testis	0	0.00	0.00	0.00	0.00	0.00	–	–	–	–	–	–	C62
肾及泌尿系统不明	Kidney & Unspecified Urinary Organs	7	1.28	2.30	1.46	0.04	0.13	3	0.87	0.97	0.58	0.05	0.08	C64-66,68
膀胱	Bladder	6	1.10	1.97	1.15	0.00	0.14	3	0.87	0.97	0.41	0.02	0.02	C67
脑,神经系统	Brain,Central Nervous System	10	1.83	3.28	1.94	0.18	0.22	7	2.03	2.27	2.19	0.13	0.20	C70-C72
甲状腺	Thyroid Gland	1	0.18	0.33	0.13	0.00	0.00	1	0.29	0.32	0.14	0.00	0.00	C73
淋巴瘤	Lymphoma	7	1.28	2.30	1.62	0.11	0.15	6	1.74	1.95	0.99	0.02	0.11	C81-85,88,90,96
白血病	Leukaemia	6	1.10	1.97	1.45	0.08	0.16	6	1.74	1.95	1.42	0.05	0.14	C91-C95
不明及其他恶性肿瘤	All Other Sites and Unspecified	6	1.10	1.97	1.04	0.04	0.12	7	2.03	2.27	1.31	0.02	0.16	A_O
所有部位合计	All Sites	547	100.00	179.34	99.26	4.36	10.97	345	100.00	112.08	57.25	2.76	5.78	ALL
所有部位除外 C44	All Sites but C44	546	99.82	179.01	99.13	4.36	10.97	343	99.42	111.43	56.98	2.76	5.78	ALLbC44

表 6-3-169 滕州市 2014 年癌症发病和死亡主要指标
Table 6-3-169 Incidence and mortality of cancer in Tengzhou Shi, 2014

部位 Site		男性 Male						女性 Female						ICD-10
		病例数 No. cases	构成 (%)	粗率 Crude rate (1/10⁵)	世标率 ASR world (1/10⁵)	累积率 Cum.rate(%) 0~64	0~74	病例数 No. cases	构成 (%)	粗率 Crude rate (1/10⁵)	世标率 ASR world (1/10⁵)	累积率 Cum.rate(%) 0~64	0~74	
发病 Incidence														
口腔和咽喉(除外鼻咽癌)	Lip,Oral Cavity & Pharynx but Nasopharynx	20	0.80	2.26	1.91	0.11	0.27	11	0.58	1.36	0.93	0.06	0.11	C00–10,C12–14
鼻咽癌	Nasopharynx	8	0.32	0.90	0.78	0.05	0.09	5	0.26	0.62	0.44	0.03	0.05	C11
食管	Oesophagus	409	16.37	46.16	39.14	2.04	5.00	216	11.37	26.77	17.56	0.65	2.18	C15
胃	Stomach	276	11.05	31.15	25.75	1.15	3.39	112	5.89	13.88	9.09	0.33	1.13	C16
结直肠肛门	Colon,Rectum & Anus	171	6.85	19.30	16.04	0.89	1.87	156	8.21	19.33	13.03	0.60	1.67	C18–21
肝脏	Liver	289	11.57	32.62	26.88	1.66	3.37	83	4.37	10.29	7.17	0.34	0.96	C22
胆囊及其他	Gallbladder etc.	34	1.36	3.84	3.20	0.18	0.44	32	1.68	3.97	2.51	0.12	0.31	C23–C24
胰腺	Pancreas	38	1.52	4.29	3.61	0.13	0.43	23	1.21	2.85	1.80	0.07	0.23	C25
喉	Larynx	35	1.40	3.95	3.26	0.20	0.48	5	0.26	0.62	0.44	0.01	0.08	C32
气管,支气管,肺	Trachea, Bronchus and Lung	832	33.31	93.90	78.29	3.44	10.08	438	23.05	54.28	34.92	1.35	4.11	C33–C34
其他胸腔器官	Other Thoracic Organs	7	0.28	0.79	0.61	0.03	0.08	5	0.26	0.62	0.34	0.02	0.02	C37–C38
骨	Bone	16	0.64	1.81	1.75	0.10	0.17	11	0.58	1.36	1.02	0.05	0.17	C40–C41
皮肤黑色素瘤	Melanoma of Skin	0	0.00	0.00	0.00	0.00	0.00	5	0.26	0.62	0.61	0.03	0.03	C43
乳房	Breast	2	0.08	0.23	0.18	0.01	0.01	330	17.37	40.90	29.12	2.55	3.04	C50
子宫颈	Cervix Uteri	–	–	–	–	–	–	109	5.74	13.51	9.56	0.73	0.99	C53
子宫体及子宫部位不明	Uterus & Unspecified	–	–	–	–	–	–	56	2.95	6.94	5.00	0.46	0.58	C54–C55
卵巢	Ovary	–	–	–	–	–	–	48	2.53	5.95	4.29	0.34	0.46	C56
前列腺	Prostate	42	1.68	4.74	3.85	0.06	0.43	–	–	–	–	–	–	C61
睾丸	Testis	5	0.20	0.56	0.59	0.04	0.04	–	–	–	–	–	–	C62
肾及泌尿系统不明	Kidney & Unspecified Urinary Organs	42	1.68	4.74	4.06	0.22	0.59	24	1.26	2.97	2.05	0.13	0.22	C64–66,68
膀胱	Bladder	64	2.56	7.22	5.91	0.25	0.61	14	0.74	1.74	1.31	0.09	0.20	C67
脑,神经系统	Brain,Central Nervous System	40	1.60	4.51	4.51	0.30	0.42	54	2.84	6.69	5.54	0.43	0.55	C70–C72
甲状腺	Thyroid Gland	11	0.44	1.24	0.98	0.06	0.11	39	2.05	4.83	3.25	0.26	0.30	C73
淋巴瘤	Lymphoma	68	2.72	7.67	6.43	0.43	0.66	29	1.53	3.59	2.38	0.15	0.23	C81–85,88,90,96
白血病	Leukaemia	46	1.84	5.19	5.46	0.31	0.50	52	2.74	6.44	5.29	0.28	0.56	C91–C95
不明及其他恶性肿瘤	All Other Sites and Unspecified	43	1.72	4.85	4.12	0.18	0.47	43	2.26	5.33	3.74	0.14	0.36	A_O
所有部位合计	All Sites	2498	100.00	281.92	237.31	11.86	29.51	1900	100.00	235.47	161.40	9.25	18.55	ALL
所有部位除外 C44	All Sites but C44	2480	99.28	279.89	235.64	11.80	29.30	1883	99.11	233.36	160.19	9.21	18.49	ALLbC44
死亡 Mortality														
口腔和咽喉(除外鼻咽癌)	Lip,Oral Cavity & Pharynx but Nasopharynx	17	0.95	1.92	1.54	0.04	0.20	4	0.40	0.50	0.28	0.00	0.04	C00–10,C12–14
鼻咽癌	Nasopharynx	4	0.22	0.45	0.38	0.02	0.04	4	0.40	0.50	0.44	0.02	0.04	C11
食管	Oesophagus	309	17.31	34.87	28.36	1.17	3.55	133	13.43	16.48	10.25	0.31	1.25	C15
胃	Stomach	213	11.93	24.04	19.86	0.73	2.40	87	8.79	10.78	6.94	0.25	0.78	C16
结直肠肛门	Colon,Rectum & Anus	64	3.59	7.22	5.89	0.19	0.72	65	6.57	8.06	5.20	0.16	0.63	C18–21
肝脏	Liver	229	12.83	25.84	21.15	1.26	2.71	70	7.07	8.68	6.08	0.32	0.83	C22
胆囊及其他	Gallbladder etc.	16	0.90	1.81	1.60	0.07	0.24	13	1.31	1.61	1.00	0.03	0.11	C23–C24
胰腺	Pancreas	32	1.79	3.61	2.95	0.12	0.32	17	1.72	2.11	1.29	0.05	0.18	C25
喉	Larynx	12	0.67	1.35	1.03	0.06	0.12	5	0.51	0.62	0.44	0.04	0.06	C32
气管,支气管,肺	Trachea, Bronchus and Lung	682	38.21	76.97	64.46	2.42	8.53	316	31.92	39.16	24.60	0.84	2.80	C33–C34
其他胸腔器官	Other Thoracic Organs	3	0.17	0.34	0.26	0.01	0.03	1	0.10	0.12	0.06	0.00	0.00	C37–C38
骨	Bone	15	0.84	1.69	1.65	0.09	0.18	8	0.81	0.99	0.67	0.02	0.12	C40–C41
皮肤黑色素瘤	Melanoma of Skin	1	0.06	0.11	0.07	0.00	0.00	0	0.00	0.00	0.00	0.00	0.00	C43
乳房	Breast	3	0.17	0.34	0.21	0.01	0.01	88	8.89	10.91	8.16	0.66	1.03	C50
子宫颈	Cervix Uteri	–	–	–	–	–	–	57	5.76	7.06	4.90	0.34	0.54	C53
子宫体及子宫部位不明	Uterus & Unspecified	–	–	–	–	–	–	8	0.81	0.99	0.75	0.06	0.08	C54–C55
卵巢	Ovary	–	–	–	–	–	–	25	2.53	3.10	2.27	0.17	0.27	C56
前列腺	Prostate	20	1.12	2.26	1.77	0.03	0.19	–	–	–	–	–	–	C61
睾丸	Testis	1	0.06	0.11	0.10	0.00	0.02	–	–	–	–	–	–	C62
肾及泌尿系统不明	Kidney & Unspecified Urinary Organs	22	1.23	2.48	2.00	0.11	0.30	5	0.51	0.62	0.39	0.02	0.04	C64–66,68
膀胱	Bladder	27	1.51	3.05	2.52	0.09	0.33	5	0.51	0.62	0.40	0.00	0.06	C67
脑,神经系统	Brain,Central Nervous System	31	1.74	3.50	3.20	0.19	0.24	27	2.73	3.35	2.64	0.19	0.25	C70–C72
甲状腺	Thyroid Gland	2	0.11	0.23	0.15	0.01	0.01	4	0.40	0.50	0.30	0.00	0.03	C73
淋巴瘤	Lymphoma	36	2.02	4.06	3.44	0.25	0.34	14	1.41	1.74	1.09	0.07	0.11	C81–85,88,90,96
白血病	Leukaemia	26	1.46	2.93	2.79	0.16	0.27	20	2.02	2.48	1.74	0.08	0.26	C91–C95
不明及其他恶性肿瘤	All Other Sites and Unspecified	20	1.12	2.26	2.02	0.06	0.17	14	1.41	1.74	1.17	0.05	0.11	A_O
所有部位合计	All Sites	1785	100.00	201.45	167.40	7.09	20.90	990	100.00	122.69	81.06	3.71	9.61	ALL
所有部位除外 C44	All Sites but C44	1780	99.72	200.89	166.94	7.08	20.87	984	99.39	121.95	80.58	3.69	9.60	ALLbC44

表 6-3-170 广饶县 2014 年癌症发病和死亡主要指标
Table 6-3-170 Incidence and mortality of cancer in Guangrao Xian, 2014

部位 Site		男性 Male						女性 Female						ICD-10
		病例数 No. cases	构成 (%)	粗率 Crude rate (1/10⁵)	世标率 ASR world (1/10⁵)	累积率 Cum.rate(%)		病例数 No. cases	构成 (%)	粗率 Crude rate (1/10⁵)	世标率 ASR world (1/10⁵)	累积率 Cum.rate(%)		
						0~64	0~74					0~64	0~74	
发病 Incidence														
口腔和咽喉(除外鼻咽癌)	Lip,Oral Cavity & Pharynx but Nasopharynx	7	0.92	2.67	2.14	0.12	0.31	7	1.07	2.80	1.91	0.08	0.27	C00-10,C12-14
鼻咽癌	Nasopharynx	6	0.79	2.29	1.72	0.10	0.18	5	0.76	2.00	1.96	0.11	0.18	C11
食管	Oesophagus	62	8.19	23.63	16.10	0.66	2.04	31	4.72	12.42	7.46	0.12	1.07	C15
胃	Stomach	132	17.44	50.31	35.34	1.61	4.24	52	7.91	20.83	12.09	0.56	1.48	C16
结直肠肛门	Colon,Rectum & Anus	59	7.79	22.49	15.59	0.78	2.04	50	7.61	20.03	11.53	0.71	1.31	C18-21
肝脏	Liver	79	10.44	30.11	19.76	1.18	2.17	29	4.41	11.62	6.76	0.37	0.68	C22
胆囊及其他	Gallbladder etc.	15	1.98	5.72	3.42	0.19	0.41	10	1.52	4.01	1.77	0.05	0.12	C23-C24
胰腺	Pancreas	22	2.91	8.39	5.79	0.26	0.64	14	2.13	5.61	3.54	0.17	0.49	C25
喉	Larynx	3	0.40	1.14	1.01	0.03	0.09	0	0.00	0.00	0.00	0.00	0.00	C32
气管,支气管,肺	Trachea, Bronchus and Lung	235	31.04	89.57	60.43	2.20	7.16	142	21.61	56.89	33.19	1.39	3.90	C33-C34
其他胸腔器官	Other Thoracic Organs	1	0.13	0.38	0.21	0.00	0.00	0	0.00	0.00	0.00	0.00	0.00	C37-C38
骨	Bone	8	1.06	3.05	3.17	0.19	0.25	7	1.07	2.80	1.39	0.05	0.11	C40-C41
皮肤黑色素瘤	Melanoma of Skin	1	0.13	0.38	0.36	0.00	0.06	1	0.15	0.40	0.32	0.03	0.03	C43
乳房	Breast	1	0.13	0.38	0.30	0.03	0.03	100	15.22	40.06	26.57	2.27	2.80	C50
子宫颈	Cervix Uteri	–	–	–	–	–	–	33	5.02	13.22	9.32	0.59	1.03	C53
子宫体及子宫部位不明	Uterus & Unspecified	–	–	–	–	–	–	17	2.59	6.81	4.63	0.33	0.51	C54-C55
卵巢	Ovary	–	–	–	–	–	–	15	2.28	6.01	3.95	0.28	0.53	C56
前列腺	Prostate	18	2.38	6.86	4.72	0.06	0.39	–	–	–	–	–	–	C61
睾丸	Testis	1	0.13	0.38	0.28	0.02	0.02	–	–	–	–	–	–	C62
肾及泌尿系统不明	Kidney & Unspecified Urinary Organs	9	1.19	3.43	2.59	0.09	0.42	7	1.07	2.80	2.36	0.14	0.28	C64-66,68
膀胱	Bladder	13	1.72	4.95	3.65	0.20	0.39	5	0.76	2.00	1.23	0.07	0.14	C67
脑,神经系统	Brain,Central Nervous System	27	3.57	10.29	8.14	0.52	0.72	45	6.85	18.03	13.42	0.73	1.42	C70-C72
甲状腺	Thyroid Gland	12	1.59	4.57	3.37	0.26	0.38	27	4.11	10.82	6.94	0.62	0.69	C73
淋巴瘤	Lymphoma	17	2.25	6.48	4.39	0.28	0.56	20	3.04	8.01	5.48	0.21	0.59	C81-85,88,90,96
白血病	Leukaemia	7	0.92	2.67	2.83	0.15	0.27	15	2.28	6.01	4.09	0.18	0.49	C91-C95
不明及其他恶性肿瘤	All Other Sites and Unspecified	22	2.91	8.39	7.03	0.23	0.74	25	3.81	10.02	6.07	0.24	0.68	A_O
所有部位合计	All Sites	757	100.00	288.52	202.36	9.15	23.51	657	100.00	263.22	165.98	9.28	18.78	ALL
所有部位除外 C44	All Sites but C44	755	99.74	287.76	201.84	9.15	23.44	648	98.63	259.62	163.96	9.23	18.53	ALLbC44
死亡 Mortality														
口腔和咽喉(除外鼻咽癌)	Lip,Oral Cavity & Pharynx but Nasopharynx	3	0.52	1.14	1.07	0.00	0.18	2	0.54	0.80	0.49	0.03	0.10	C00-10,C12-14
鼻咽癌	Nasopharynx	2	0.35	0.76	0.36	0.02	0.02	1	0.27	0.40	0.28	0.00	0.07	C11
食管	Oesophagus	49	8.51	18.68	13.26	0.34	1.53	24	6.52	9.62	5.62	0.09	0.74	C15
胃	Stomach	107	18.58	40.78	28.77	0.81	3.14	36	9.78	14.42	7.70	0.23	0.83	C16
结直肠肛门	Colon,Rectum & Anus	20	3.47	7.62	5.71	0.18	0.56	22	5.98	8.81	5.01	0.08	0.47	C18-21
肝脏	Liver	76	13.19	28.97	19.41	0.97	2.35	38	10.33	15.22	9.41	0.36	1.19	C22
胆囊及其他	Gallbladder etc.	7	1.22	2.67	1.66	0.11	0.17	5	1.36	2.00	0.86	0.05	0.05	C23-C24
胰腺	Pancreas	19	3.30	7.24	5.06	0.12	0.51	14	3.80	5.61	3.53	0.14	0.55	C25
喉	Larynx	4	0.69	1.52	1.25	0.00	0.14	2	0.54	0.80	0.38	0.00	0.00	C32
气管,支气管,肺	Trachea, Bronchus and Lung	216	37.50	82.33	55.18	1.74	6.40	116	31.52	46.47	25.80	1.06	2.98	C33-C34
其他胸腔器官	Other Thoracic Organs	2	0.35	0.76	0.42	0.00	0.00	1	0.27	0.40	0.33	0.03	0.03	C37-C38
骨	Bone	2	0.35	0.76	1.07	0.05	0.05	4	1.09	1.60	0.83	0.06	0.06	C40-C41
皮肤黑色素瘤	Melanoma of Skin	1	0.17	0.38	0.23	0.03	0.03	0	0.00	0.00	0.00	0.00	0.00	C43
乳房	Breast	2	0.35	0.76	0.65	0.03	0.03	20	5.43	8.01	4.90	0.46	0.53	C50
子宫颈	Cervix Uteri	–	–	–	–	–	–	10	2.72	4.01	2.40	0.17	0.23	C53
子宫体及子宫部位不明	Uterus & Unspecified	–	–	–	–	–	–	2	0.54	0.80	0.47	0.00	0.06	C54-C55
卵巢	Ovary	–	–	–	–	–	–	14	3.80	5.61	3.97	0.25	0.51	C56
前列腺	Prostate	3	0.52	1.14	0.82	0.00	0.14	–	–	–	–	–	–	C61
睾丸	Testis	0	0.00	0.00	0.00	0.00	0.00	–	–	–	–	–	–	C62
肾及泌尿系统不明	Kidney & Unspecified Urinary Organs	3	0.52	1.14	0.82	0.00	0.14	0	0.00	0.00	0.00	0.00	0.00	C64-66,68
膀胱	Bladder	11	1.91	4.19	2.62	0.00	0.12	2	0.54	0.80	0.35	0.03	0.03	C67
脑,神经系统	Brain,Central Nervous System	12	2.08	4.57	3.50	0.18	0.32	18	4.89	7.21	4.36	0.30	0.37	C70-C72
甲状腺	Thyroid Gland	1	0.17	0.38	0.20	0.02	0.02	0	0.00	0.00	0.00	0.00	0.00	C73
淋巴瘤	Lymphoma	13	2.26	4.95	3.51	0.18	0.39	13	3.53	5.21	3.11	0.05	0.45	C81-85,88,90,96
白血病	Leukaemia	9	1.56	3.43	3.01	0.21	0.27	13	3.53	5.21	3.19	0.18	0.37	C91-C95
不明及其他恶性肿瘤	All Other Sites and Unspecified	14	2.43	5.34	3.92	0.08	0.48	11	2.99	4.41	2.35	0.03	0.21	A_O
所有部位合计	All Sites	576	100.00	219.54	152.50	5.08	16.98	368	100.00	147.44	85.35	3.59	9.83	ALL
所有部位除外 C44	All Sites but C44	575	99.83	219.16	152.14	5.08	16.92	364	98.91	145.84	84.72	3.59	9.83	ALLbC44

表 6-3-171　烟台市 2014 年癌症发病和死亡主要指标
Table 6-3-171　Incidence and mortality of cancer in Yantai Shi, 2014

部位 Site		男性 Male						女性 Female						ICD-10
		病例数 No. cases	构成 (%)	粗率 Crude rate (1/10⁵)	世标率 ASR world (1/10⁵)	累积率 Cum.rate(%)		病例数 No. cases	构成 (%)	粗率 Crude rate (1/10⁵)	世标率 ASR world (1/10⁵)	累积率 Cum.rate(%)		
						0~64	0~74					0~64	0~74	
发病 Incidence														
口腔和咽喉(除外鼻咽癌)	Lip,Oral Cavity & Pharynx but Nasopharynx	67	1.91	7.47	4.71	0.29	0.52	16	0.62	1.76	1.15	0.07	0.11	C00-10,C12-14
鼻咽癌	Nasopharynx	17	0.48	1.89	1.34	0.07	0.14	7	0.27	0.77	0.47	0.04	0.07	C11
食管	Oesophagus	159	4.53	17.72	10.78	0.58	1.38	20	0.77	2.20	1.24	0.06	0.15	C15
胃	Stomach	630	17.94	70.20	42.47	2.27	5.00	287	11.06	31.50	18.02	0.93	2.07	C16
结直肠肛门	Colon,Rectum & Anus	476	13.55	53.04	31.72	1.57	3.72	285	10.98	31.28	17.96	1.01	2.03	C18-21
肝脏	Liver	549	15.63	61.17	36.93	2.68	4.25	190	7.32	20.85	12.35	0.78	1.44	C22
胆囊及其他	Gallbladder etc.	50	1.42	5.57	3.40	0.17	0.44	39	1.50	4.28	2.57	0.11	0.33	C23-C24
胰腺	Pancreas	87	2.48	9.69	5.72	0.29	0.67	62	2.39	6.80	3.80	0.16	0.45	C25
喉	Larynx	30	0.85	3.34	1.99	0.10	0.23	2	0.08	0.22	0.14	0.00	0.03	C32
气管,支气管,肺	Trachea, Bronchus and Lung	721	20.53	80.34	47.25	2.33	5.45	418	16.11	45.88	25.68	1.17	2.79	C33-C34
其他胸腔器官	Other Thoracic Organs	4	0.11	0.45	0.26	0.03	0.03	4	0.15	0.44	0.31	0.03	0.03	C37-C38
骨	Bone	23	0.65	2.56	1.54	0.03	0.19	12	0.46	1.32	0.70	0.03	0.06	C40-C41
皮肤黑色素瘤	Melanoma of Skin	11	0.31	1.23	0.85	0.07	0.07	3	0.12	0.33	0.17	0.00	0.02	C43
乳房	Breast	12	0.34	1.34	0.86	0.04	0.08	419	16.15	45.99	27.90	2.37	3.04	C50
子宫颈	Cervix Uteri	–	–	–	–	–	–	122	4.70	13.39	8.10	0.72	0.77	C53
子宫体及子宫部位不明	Uterus & Unspecified	–	–	–	–	–	–	122	4.70	13.39	8.03	0.70	0.99	C54-C55
卵巢	Ovary	–	–	–	–	–	–	82	3.16	9.00	5.92	0.42	0.74	C56
前列腺	Prostate	88	2.51	9.81	5.89	0.09	0.59	–	–	–	–	–	–	C61
睾丸	Testis	3	0.09	0.33	0.23	0.01	0.03	–	–	–	–	–	–	C62
肾及泌尿系统不明	Kidney & Unspecified Urinary Organs	82	2.33	9.14	5.45	0.30	0.58	41	1.58	4.50	2.61	0.14	0.32	C64-66,68
膀胱	Bladder	113	3.22	12.59	7.58	0.40	0.87	27	1.04	2.96	1.56	0.06	0.15	C67
脑,神经系统	Brain,Central Nervous System	54	1.54	6.02	4.36	0.26	0.40	105	4.05	11.52	6.98	0.44	0.73	C70-C72
甲状腺	Thyroid Gland	78	2.22	8.69	6.21	0.48	0.57	146	5.63	16.02	10.93	0.88	1.02	C73
淋巴瘤	Lymphoma	78	2.22	8.69	6.42	0.33	0.56	46	1.77	5.05	3.88	0.23	0.38	C81-85,88,90,96
白血病	Leukaemia	78	2.22	8.69	6.80	0.35	0.69	54	2.08	5.93	4.64	0.29	0.40	C91-C95
不明及其他恶性肿瘤	All Other Sites and Unspecified	102	2.90	11.37	6.99	0.48	0.77	86	3.31	9.44	5.79	0.34	0.66	A_O
所有部位合计	All Sites	3512	100.00	391.33	239.75	13.23	27.25	2595	100.00	284.81	170.89	10.99	18.80	ALL
所有部位除外 C44	All Sites but C44	3486	99.26	388.43	237.74	13.15	27.01	2572	99.11	282.28	169.31	10.92	18.63	ALLbC44
死亡 Mortality														
口腔和咽喉(除外鼻咽癌)	Lip,Oral Cavity & Pharynx but Nasopharynx	15	0.69	1.67	1.01	0.04	0.09	7	0.55	0.77	0.54	0.03	0.03	C00-10,C12-14
鼻咽癌	Nasopharynx	9	0.41	1.00	0.60	0.03	0.06	4	0.31	0.44	0.27	0.02	0.03	C11
食管	Oesophagus	124	5.70	13.82	8.09	0.46	0.88	18	1.41	1.98	1.02	0.04	0.10	C15
胃	Stomach	406	18.65	45.24	27.02	1.21	2.84	186	14.60	20.41	11.22	0.42	1.17	C16
结直肠肛门	Colon,Rectum & Anus	160	7.35	17.83	10.11	0.39	0.90	123	9.65	13.50	7.31	0.20	0.81	C18-21
肝脏	Liver	439	20.17	48.92	29.73	1.87	3.42	155	12.17	17.01	9.81	0.55	1.11	C22
胆囊及其他	Gallbladder etc.	36	1.65	4.01	2.69	0.12	0.32	23	1.81	2.52	1.36	0.04	0.14	C23-C24
胰腺	Pancreas	92	4.23	10.25	6.01	0.29	0.75	53	4.16	5.82	3.43	0.15	0.43	C25
喉	Larynx	13	0.60	1.45	0.92	0.05	0.11	0	0.00	0.00	0.00	0.00	0.00	C32
气管,支气管,肺	Trachea, Bronchus and Lung	583	26.78	64.96	37.56	1.79	3.90	359	28.18	39.40	21.36	0.86	2.20	C33-C34
其他胸腔器官	Other Thoracic Organs	5	0.23	0.56	0.36	0.01	0.07	1	0.08	0.11	0.05	0.00	0.00	C37-C38
骨	Bone	17	0.78	1.89	1.13	0.05	0.13	15	1.18	1.65	0.88	0.03	0.09	C40-C41
皮肤黑色素瘤	Melanoma of Skin	4	0.18	0.45	0.28	0.01	0.01	3	0.24	0.33	0.36	0.01	0.03	C43
乳房	Breast	10	0.46	1.11	0.89	0.06	0.06	107	8.40	11.74	7.06	0.49	0.81	C50
子宫颈	Cervix Uteri	–	–	–	–	–	–	35	2.75	3.84	2.26	0.19	0.20	C53
子宫体及子宫部位不明	Uterus & Unspecified	–	–	–	–	–	–	19	1.49	2.09	1.23	0.08	0.15	C54-C55
卵巢	Ovary	–	–	–	–	–	–	28	2.20	3.07	1.86	0.13	0.25	C56
前列腺	Prostate	34	1.56	3.79	2.27	0.01	0.09	–	–	–	–	–	–	C61
睾丸	Testis	1	0.05	0.11	0.08	0.00	0.01	–	–	–	–	–	–	C62
肾及泌尿系统不明	Kidney & Unspecified Urinary Organs	22	1.01	2.45	1.41	0.03	0.10	13	1.02	1.43	0.83	0.03	0.12	C64-66,68
膀胱	Bladder	26	1.19	2.90	1.67	0.02	0.11	12	0.94	1.32	0.67	0.01	0.07	C67
脑,神经系统	Brain,Central Nervous System	38	1.75	4.23	2.59	0.16	0.26	37	2.90	4.06	2.46	0.10	0.28	C70-C72
甲状腺	Thyroid Gland	3	0.14	0.33	0.15	0.00	0.00	2	0.16	0.22	0.09	0.00	0.00	C73
淋巴瘤	Lymphoma	51	2.34	5.68	3.37	0.13	0.36	22	1.73	2.41	1.69	0.04	0.15	C81-85,88,90,96
白血病	Leukaemia	56	2.57	6.24	4.14	0.23	0.45	22	1.73	2.41	1.56	0.10	0.15	C91-C95
不明及其他恶性肿瘤	All Other Sites and Unspecified	33	1.52	3.68	2.18	0.11	0.20	30	2.35	3.29	2.29	0.10	0.25	A_O
所有部位合计	All Sites	2177	100.00	242.58	144.27	7.06	15.12	1274	100.00	139.82	79.57	3.61	8.58	ALL
所有部位除外 C44	All Sites but C44	2175	99.91	242.35	144.14	7.05	15.11	1269	99.61	139.28	79.29	3.61	8.56	ALLbC44

表 6-3-172 招远市 2014 年癌症发病和死亡主要指标
Table 6-3-172 Incidence and mortality of cancer in Zhaoyuan Shi, 2014

部位 Site		男性 Male						女性 Female						ICD-10
		病例数 No. cases	构成 (%)	粗率 Crude rate (1/10⁵)	世标率 ASR world (1/10⁵)	累积率 Cum.rate(%)		病例数 No. cases	构成 (%)	粗率 Crude rate (1/10⁵)	世标率 ASR world (1/10⁵)	累积率 Cum.rate(%)		
						0~64	0~74					0~64	0~74	
发病 Incidence														
口腔和咽喉(除外鼻咽癌)	Lip,Oral Cavity & Pharynx but Nasopharynx	11	0.80	3.90	2.08	0.15	0.30	1	0.10	0.35	0.08	0.00	0.00	C00-10,C12-14
鼻咽癌	Nasopharynx	15	1.09	5.32	3.38	0.25	0.41	4	0.40	1.40	0.73	0.07	0.07	C11
食管	Oesophagus	42	3.05	14.88	7.27	0.44	0.93	6	0.61	2.10	0.78	0.04	0.04	C15
胃	Stomach	312	22.69	110.56	55.76	3.16	6.35	125	12.64	43.73	19.27	1.09	1.86	C16
结直肠肛门	Colon,Rectum & Anus	166	12.07	58.82	29.80	1.63	3.19	96	9.71	33.58	15.97	0.71	1.86	C18-21
肝脏	Liver	201	14.62	71.22	39.69	2.76	4.17	69	6.98	24.14	11.94	0.70	1.42	C22
胆囊及其他	Gallbladder etc.	16	1.16	5.67	2.74	0.05	0.35	21	2.12	7.35	3.26	0.20	0.32	C23-C24
胰腺	Pancreas	35	2.55	12.40	6.08	0.34	0.63	29	2.93	10.14	4.39	0.07	0.62	C25
喉	Larynx	17	1.24	6.02	3.09	0.24	0.40	0	0.00	0.00	0.00	0.00	0.00	C32
气管,支气管,肺	Trachea, Bronchus and Lung	328	23.85	116.23	58.94	3.07	6.77	156	15.77	54.57	24.50	1.09	2.98	C33-C34
其他胸腔器官	Other Thoracic Organs	3	0.22	1.06	0.71	0.07	0.07	0	0.00	0.00	0.00	0.00	0.00	C37-C38
骨	Bone	4	0.29	1.42	0.72	0.06	0.06	8	0.81	2.80	2.14	0.10	0.24	C40-C41
皮肤黑色素瘤	Melanoma of Skin	1	0.07	0.35	0.19	0.02	0.02	1	0.10	0.35	0.18	0.02	0.02	C43
乳房	Breast	0	0.00	0.00	0.00	0.00	0.00	163	16.48	57.02	33.10	2.78	3.49	C50
子宫颈	Cervix Uteri	–	–	–	–	–	–	58	5.86	20.29	12.77	1.13	1.24	C53
子宫体及子宫部位不明	Uterus & Unspecified	–	–	–	–	–	–	65	6.57	22.74	11.67	0.90	1.36	C54-C55
卵巢	Ovary	–	–	–	–	–	–	22	2.22	7.70	5.40	0.42	0.55	C56
前列腺	Prostate	29	2.11	10.28	5.07	0.04	0.50	–	–	–	–	–	–	C61
睾丸	Testis	1	0.07	0.35	0.38	0.02	0.02	–	–	–	–	–	–	C62
肾及泌尿系统不明	Kidney & Unspecified Urinary Organs	31	2.25	10.98	5.53	0.42	0.56	12	1.21	4.20	1.70	0.11	0.17	C64-66,68
膀胱	Bladder	54	3.93	19.13	9.90	0.45	1.05	5	0.51	1.75	0.88	0.05	0.13	C67
脑,神经系统	Brain,Central Nervous System	22	1.60	7.80	6.18	0.44	0.55	37	3.74	12.94	6.61	0.34	0.78	C70-C72
甲状腺	Thyroid Gland	15	1.09	5.32	3.07	0.27	0.31	31	3.13	10.84	7.55	0.59	0.71	C73
淋巴瘤	Lymphoma	22	1.60	7.80	4.45	0.29	0.46	17	1.72	5.95	3.19	0.23	0.34	C81-85,88,90,96
白血病	Leukaemia	25	1.82	8.86	4.91	0.23	0.51	28	2.83	9.80	7.65	0.35	0.68	C91-C95
不明及其他恶性肿瘤	All Other Sites and Unspecified	25	1.82	8.86	4.42	0.26	0.41	35	3.54	12.24	5.86	0.39	0.63	A_O
所有部位合计	All Sites	1375	100.00	487.23	254.36	14.66	28.02	989	100.00	345.98	179.63	11.37	19.51	ALL
所有部位除外 C44	All Sites but C44	1368	99.49	484.75	253.20	14.62	27.93	980	99.09	342.83	178.35	11.27	19.41	ALLbC44
死亡 Mortality														
口腔和咽喉(除外鼻咽癌)	Lip,Oral Cavity & Pharynx but Nasopharynx	6	0.61	2.13	0.86	0.04	0.04	4	0.72	1.40	0.52	0.02	0.02	C00-10,C12-14
鼻咽癌	Nasopharynx	4	0.41	1.42	0.75	0.06	0.09	5	0.90	1.75	1.22	0.09	0.09	C11
食管	Oesophagus	43	4.38	15.24	7.44	0.30	0.80	8	1.43	2.80	0.94	0.02	0.05	C15
胃	Stomach	204	20.77	72.29	34.64	1.27	3.67	83	14.87	29.04	12.56	0.56	1.39	C16
结直肠肛门	Colon,Rectum & Anus	69	7.03	24.45	11.27	0.41	0.93	65	11.65	22.74	8.71	0.36	0.78	C18-21
肝脏	Liver	185	18.84	65.55	36.19	2.56	4.03	73	13.08	25.54	12.25	0.60	1.63	C22
胆囊及其他	Gallbladder etc.	16	1.63	5.67	2.69	0.06	0.34	8	1.43	2.80	1.40	0.08	0.18	C23-C24
胰腺	Pancreas	35	3.56	12.40	5.68	0.24	0.53	19	3.41	6.65	2.79	0.04	0.33	C25
喉	Larynx	8	0.81	2.83	1.45	0.11	0.19	0	0.00	0.00	0.00	0.00	0.00	C32
气管,支气管,肺	Trachea, Bronchus and Lung	286	29.12	101.34	50.06	1.92	5.93	138	24.73	48.28	20.70	0.79	2.53	C33-C34
其他胸腔器官	Other Thoracic Organs	3	0.31	1.06	0.55	0.04	0.09	0	0.00	0.00	0.00	0.00	0.00	C37-C38
骨	Bone	7	0.71	2.48	1.29	0.10	0.15	6	1.08	2.10	1.48	0.07	0.10	C40-C41
皮肤黑色素瘤	Melanoma of Skin	3	0.31	1.06	0.61	0.02	0.10	1	0.18	0.35	0.10	0.00	0.00	C43
乳房	Breast	1	0.10	0.35	0.11	0.00	0.00	35	6.27	12.24	6.08	0.46	0.73	C50
子宫颈	Cervix Uteri	–	–	–	–	–	–	13	2.33	4.55	2.26	0.21	0.21	C53
子宫体及子宫部位不明	Uterus & Unspecified	–	–	–	–	–	–	19	3.41	6.65	3.13	0.16	0.39	C54-C55
卵巢	Ovary	–	–	–	–	–	–	7	1.25	2.45	1.23	0.12	0.17	C56
前列腺	Prostate	16	1.63	5.67	2.39	0.04	0.04	–	–	–	–	–	–	C61
睾丸	Testis	1	0.10	0.35	0.11	0.00	0.00	–	–	–	–	–	–	C62
肾及泌尿系统不明	Kidney & Unspecified Urinary Organs	9	0.92	3.19	1.54	0.12	0.20	7	1.25	2.45	0.76	0.02	0.02	C64-66,68
膀胱	Bladder	13	1.32	4.61	2.05	0.00	0.20	2	0.36	0.70	0.18	0.00	0.00	C67
脑,神经系统	Brain,Central Nervous System	22	2.24	7.80	5.81	0.29	0.60	14	2.51	4.90	2.33	0.13	0.26	C70-C72
甲状腺	Thyroid Gland	1	0.10	0.35	0.20	0.00	0.03	2	0.36	0.70	0.37	0.02	0.07	C73
淋巴瘤	Lymphoma	17	1.73	6.02	3.12	0.17	0.32	12	2.15	4.20	1.75	0.12	0.15	C81-85,88,90,96
白血病	Leukaemia	18	1.83	6.38	4.54	0.26	0.42	16	2.87	5.60	4.22	0.16	0.33	C91-C95
不明及其他恶性肿瘤	All Other Sites and Unspecified	15	1.53	5.32	3.25	0.16	0.26	21	3.76	7.35	4.36	0.22	0.33	A_O
所有部位合计	All Sites	982	100.00	347.97	176.58	8.18	18.99	558	100.00	195.20	89.34	4.25	9.75	ALL
所有部位除外 C44	All Sites but C44	978	99.59	346.55	176.07	8.15	18.97	556	99.64	194.50	89.14	4.25	9.75	ALLbC44

表 6-3-173　临朐县 2014 年癌症发病和死亡主要指标
Table 6-3-173　Incidence and mortality of cancer in Linqu Xian, 2014

部位 Site		男性 Male						女性 Female						ICD-10
		病例数 No. cases	构成 (%)	粗率 Crude rate (1/10⁵)	世标率 ASR world (1/10⁵)	累积率 Cum.rate(%) 0~64	累积率 Cum.rate(%) 0~74	病例数 No. cases	构成 (%)	粗率 Crude rate (1/10⁵)	世标率 ASR world (1/10⁵)	累积率 Cum.rate(%) 0~64	累积率 Cum.rate(%) 0~74	
发病 Incidence														
口腔和咽喉(除外鼻咽癌)	Lip,Oral Cavity & Pharynx but Nasopharynx	20	1.17	4.37	2.74	0.19	0.27	6	0.52	1.39	1.18	0.05	0.14	C00–10,C12–14
鼻咽癌	Nasopharynx	8	0.47	1.75	1.35	0.12	0.12	1	0.09	0.23	0.12	0.02	0.02	C11
食管	Oesophagus	115	6.75	25.11	16.36	0.83	1.86	28	2.45	6.47	4.72	0.09	0.54	C15
胃	Stomach	392	23.02	85.58	59.90	3.32	7.52	140	12.24	32.36	22.00	0.79	2.53	C16
结直肠肛门	Colon,Rectum & Anus	121	7.11	26.42	17.99	0.95	2.29	90	7.87	20.80	14.12	0.68	1.54	C18–21
肝脏	Liver	208	12.21	45.41	30.25	2.03	3.42	65	5.68	15.02	9.73	0.55	1.02	C22
胆囊及其他	Gallbladder etc.	25	1.47	5.46	3.92	0.16	0.53	14	1.22	3.24	2.72	0.07	0.34	C23–C24
胰腺	Pancreas	40	2.35	8.73	5.61	0.26	0.66	35	3.06	8.09	5.55	0.24	0.64	C25
喉	Larynx	9	0.53	1.96	1.38	0.07	0.22	0	0.00	0.00	0.00	0.00	0.00	C32
气管,支气管,肺	Trachea, Bronchus and Lung	514	30.18	112.22	75.33	3.41	8.74	306	26.75	70.72	47.36	1.93	5.58	C33–C34
其他胸腔器官	Other Thoracic Organs	3	0.18	0.65	0.45	0.03	0.03	3	0.26	0.69	0.85	0.05	0.05	C37–C38
骨	Bone	4	0.23	0.87	0.82	0.04	0.08	2	0.17	0.46	0.23	0.02	0.02	C40–C41
皮肤黑色素瘤	Melanoma of Skin	0	0.00	0.00	0.00	0.00	0.00	1	0.09	0.23	0.12	0.02	0.02	C43
乳房	Breast	3	0.18	0.65	0.36	0.03	0.03	166	14.51	38.37	27.01	2.18	2.89	C50
子宫颈	Cervix Uteri	–	–	–	–	–	–	37	3.23	8.55	6.59	0.53	0.65	C53
子宫体及子宫部位不明	Uterus & Unspecified	–	–	–	–	–	–	52	4.55	12.02	8.87	0.59	1.07	C54–C55
卵巢	Ovary	–	–	–	–	–	–	37	3.23	8.55	6.18	0.39	0.65	C56
前列腺	Prostate	27	1.59	5.89	3.36	0.11	0.34	–	–	–	–	–	–	C61
睾丸	Testis	1	0.06	0.22	0.10	0.00	0.00	–	–	–	–	–	–	C62
肾及泌尿系统不明	Kidney & Unspecified Urinary Organs	33	1.94	7.20	5.11	0.34	0.46	20	1.75	4.62	3.35	0.10	0.41	C64–66,68
膀胱	Bladder	36	2.11	7.86	5.21	0.19	0.60	12	1.05	2.77	1.91	0.04	0.22	C67
脑,神经系统	Brain,Central Nervous System	39	2.29	8.51	6.32	0.34	0.68	34	2.97	7.86	5.37	0.34	0.72	C70–C72
甲状腺	Thyroid Gland	5	0.29	1.09	0.77	0.05	0.09	29	2.53	6.70	5.26	0.39	0.52	C73
淋巴瘤	Lymphoma	29	1.70	6.33	4.95	0.25	0.61	17	1.49	3.93	2.88	0.15	0.37	C81–85,88,90,96
白血病	Leukaemia	27	1.59	5.89	7.34	0.39	0.59	21	1.84	4.85	3.76	0.22	0.39	C91–C95
不明及其他恶性肿瘤	All Other Sites and Unspecified	44	2.58	9.61	6.23	0.33	0.65	28	2.45	6.47	4.14	0.25	0.43	A_O
所有部位合计	All Sites	1703	100.00	371.80	255.84	13.44	29.80	1144	100.00	264.40	184.03	9.68	20.74	ALL
所有部位除外 C44	All Sites but C44	1692	99.35	369.39	254.18	13.35	29.66	1138	99.48	263.01	183.17	9.62	20.64	ALLbC44
死亡 Mortality														
口腔和咽喉(除外鼻咽癌)	Lip,Oral Cavity & Pharynx but Nasopharynx	6	0.51	1.31	0.71	0.05	0.09	1	0.16	0.23	0.17	0.02	0.02	C00–10,C12–14
鼻咽癌	Nasopharynx	5	0.43	1.09	0.69	0.04	0.08	2	0.32	0.46	0.42	0.01	0.06	C11
食管	Oesophagus	88	7.48	19.21	11.61	0.41	1.20	16	2.55	3.70	2.21	0.04	0.17	C15
胃	Stomach	268	22.79	58.51	39.30	1.75	4.57	104	16.59	24.04	16.22	0.64	1.77	C16
结直肠肛门	Colon,Rectum & Anus	54	4.59	11.79	7.67	0.35	0.88	27	4.31	6.24	3.92	0.10	0.32	C18–21
肝脏	Liver	165	14.03	36.02	24.00	1.59	2.73	71	11.32	16.41	10.76	0.51	1.11	C22
胆囊及其他	Gallbladder etc.	18	1.53	3.93	2.66	0.07	0.31	9	1.44	2.08	1.48	0.05	0.14	C23–C24
胰腺	Pancreas	28	2.38	6.11	3.69	0.17	0.40	31	4.94	7.16	5.16	0.20	0.60	C25
喉	Larynx	7	0.60	1.53	1.19	0.06	0.22	0	0.00	0.00	0.00	0.00	0.00	C32
气管,支气管,肺	Trachea, Bronchus and Lung	407	34.61	88.86	59.57	2.10	6.86	215	34.29	49.69	32.11	1.05	3.37	C33–C34
其他胸腔器官	Other Thoracic Organs	2	0.17	0.44	0.28	0.03	0.03	1	0.16	0.23	0.56	0.02	0.02	C37–C38
骨	Bone	4	0.34	0.87	0.51	0.01	0.09	3	0.48	0.69	0.92	0.03	0.07	C40–C41
皮肤黑色素瘤	Melanoma of Skin	0	0.00	0.00	0.00	0.00	0.00	0	0.00	0.00	0.00	0.00	0.00	C43
乳房	Breast	1	0.09	0.22	0.16	0.01	0.01	31	4.94	7.16	5.17	0.27	0.66	C50
子宫颈	Cervix Uteri	–	–	–	–	–	–	11	1.75	2.54	1.65	0.07	0.16	C53
子宫体及子宫部位不明	Uterus & Unspecified	–	–	–	–	–	–	11	1.75	2.54	1.70	0.14	0.19	C54–C55
卵巢	Ovary	–	–	–	–	–	–	18	2.87	4.16	3.03	0.20	0.38	C56
前列腺	Prostate	14	1.19	3.06	1.50	0.05	0.05	–	–	–	–	–	–	C61
睾丸	Testis	0	0.00	0.00	0.00	0.00	0.00	–	–	–	–	–	–	C62
肾及泌尿系统不明	Kidney & Unspecified Urinary Organs	9	0.77	1.96	1.15	0.03	0.08	11	1.75	2.54	1.70	0.03	0.16	C64–66,68
膀胱	Bladder	16	1.36	3.49	2.43	0.01	0.23	7	1.12	1.62	0.80	0.00	0.00	C67
脑,神经系统	Brain,Central Nervous System	30	2.55	6.55	5.10	0.27	0.59	11	1.75	2.54	1.97	0.12	0.29	C70–C72
甲状腺	Thyroid Gland	3	0.26	0.65	0.50	0.01	0.06	3	0.48	0.69	0.38	0.00	0.04	C73
淋巴瘤	Lymphoma	15	1.28	3.27	2.39	0.08	0.36	10	1.59	2.31	1.50	0.06	0.10	C81–85,88,90,96
白血病	Leukaemia	18	1.53	3.93	5.08	0.30	0.38	14	2.23	3.24	2.57	0.15	0.28	C91–C95
不明及其他恶性肿瘤	All Other Sites and Unspecified	18	1.53	3.93	2.33	0.07	0.22	20	3.19	4.62	2.87	0.15	0.24	A_O
所有部位合计	All Sites	1176	100.00	256.74	172.52	7.48	19.44	627	100.00	144.91	97.27	3.87	10.16	ALL
所有部位除外 C44	All Sites but C44	1174	99.83	256.31	172.23	7.46	19.42	624	99.52	144.22	96.80	3.84	10.13	ALLbC44

部位 Site		男性 Male						女性 Female						ICD-10
		病例数 No. cases	构成 (%)	粗率 Crude rate (1/10⁵)	世标率 ASR world (1/10⁵)	累积率 Cum.rate(%)		病例数 No. cases	构成 (%)	粗率 Crude rate (1/10⁵)	世标率 ASR world (1/10⁵)	累积率 Cum.rate(%)		
						0~64	0~74					0~64	0~74	
发病 Incidence														
口腔和咽喉(除外鼻咽癌)	Lip,Oral Cavity & Pharynx but Nasopharynx	13	0.84	2.91	1.72	0.15	0.15	7	0.62	1.60	0.83	0.03	0.14	C00~10,C12~14
鼻咽癌	Nasopharynx	13	0.84	2.91	2.09	0.14	0.25	4	0.35	0.91	0.43	0.02	0.04	C11
食管	Oesophagus	114	7.41	25.56	15.67	0.92	1.71	12	1.06	2.74	1.37	0.03	0.10	C15
胃	Stomach	273	17.74	61.21	36.77	1.96	4.21	110	9.73	25.10	12.96	0.73	1.35	C16
结直肠肛门	Colon,Rectum & Anus	126	8.19	28.25	16.96	1.00	1.94	95	8.40	21.68	12.09	0.71	1.42	C18~21
肝脏	Liver	235	15.27	52.69	32.89	2.34	3.82	83	7.34	18.94	9.95	0.53	1.07	C22
胆囊及其他	Gallbladder etc.	34	2.21	7.62	4.73	0.17	0.61	23	2.03	5.25	2.60	0.05	0.26	C23~C24
胰腺	Pancreas	27	1.75	6.05	3.42	0.23	0.37	24	2.12	5.48	3.14	0.14	0.50	C25
喉	Larynx	10	0.65	2.24	1.42	0.07	0.20	3	0.27	0.68	0.23	0.00	0.00	C32
气管,支气管,肺	Trachea, Bronchus and Lung	468	30.41	104.92	63.43	3.37	8.17	233	20.60	53.17	27.71	1.27	3.08	C33~C34
其他胸腔器官	Other Thoracic Organs	2	0.13	0.45	0.29	0.03	0.03	2	0.18	0.46	0.24	0.02	0.02	C37~C38
骨	Bone	13	0.84	2.91	1.77	0.12	0.26	8	0.71	1.83	1.04	0.05	0.10	C40~C41
皮肤黑色素瘤	Melanoma of Skin	0	0.00	0.00	0.00	0.00	0.00	1	0.09	0.23	0.16	0.01	0.01	C43
乳房	Breast	1	0.06	0.22	0.13	0.01	0.01	194	17.15	44.27	29.12	2.44	2.90	C50
子宫颈	Cervix Uteri	–	–	–	–	–	–	82	7.25	18.71	12.28	1.06	1.23	C53
子宫体及子宫部位不明	Uterus & Unspecified	–	–	–	–	–	–	46	4.07	10.50	6.52	0.56	0.73	C54~C55
卵巢	Ovary	–	–	–	–	–	–	25	2.21	5.71	3.33	0.32	0.38	C56
前列腺	Prostate	30	1.95	6.73	3.75	0.05	0.41							C61
睾丸	Testis	1	0.06	0.22	0.16	0.00	0.03							C62
肾及泌尿系统不明	Kidney & Unspecified Urinary Organs	13	0.84	2.91	1.90	0.09	0.35	12	1.06	2.74	1.51	0.11	0.19	C64~66,68
膀胱	Bladder	40	2.60	8.97	5.11	0.16	0.63	18	1.59	4.11	1.75	0.03	0.13	C67
脑,神经系统	Brain,Central Nervous System	32	2.08	7.17	5.45	0.36	0.59	35	3.09	7.99	5.11	0.37	0.57	C70~C72
甲状腺	Thyroid Gland	2	0.13	0.45	0.36	0.03	0.03	30	2.65	6.85	5.00	0.35	0.46	C73
淋巴瘤	Lymphoma	30	1.95	6.73	5.24	0.18	0.61	20	1.77	4.56	2.73	0.17	0.25	C81~85,88,90,96
白血病	Leukaemia	42	2.73	9.42	7.73	0.43	0.70	30	2.65	6.85	5.39	0.36	0.39	C91~C95
不明及其他恶性肿瘤	All Other Sites and Unspecified	20	1.30	4.48	2.83	0.22	0.32	34	3.01	7.76	4.50	0.24	0.31	A_O
所有部位合计	All Sites	1539	100.00	345.04	213.81	12.03	25.37	1131	100.00	258.11	149.97	9.57	15.64	ALL
所有部位除外 C44	All Sites but C44	1533	99.61	343.69	212.98	12.01	25.26	1119	98.94	255.37	148.41	9.50	15.55	ALLbC44
死亡 Mortality														
口腔和咽喉(除外鼻咽癌)	Lip,Oral Cavity & Pharynx but Nasopharynx	8	0.65	1.79	1.01	0.05	0.13	4	0.53	0.91	0.37	0.00	0.04	C00~10,C12~14
鼻咽癌	Nasopharynx	6	0.49	1.35	1.10	0.07	0.14	3	0.40	0.68	0.32	0.02	0.02	C11
食管	Oesophagus	87	7.10	19.51	11.44	0.59	1.27	12	1.59	2.74	1.42	0.02	0.14	C15
胃	Stomach	211	17.21	47.31	28.73	1.47	3.08	108	14.32	24.65	12.19	0.57	1.19	C16
结直肠肛门	Colon,Rectum & Anus	60	4.89	13.45	8.32	0.47	0.85	47	6.23	10.73	5.51	0.21	0.48	C18~21
肝脏	Liver	221	18.03	49.55	30.81	2.09	3.54	89	11.80	20.31	10.68	0.62	1.17	C22
胆囊及其他	Gallbladder etc.	22	1.79	4.93	2.94	0.10	0.32	20	2.65	4.56	2.17	0.08	0.14	C23~C24
胰腺	Pancreas	21	1.71	4.71	2.64	0.17	0.24	20	2.65	4.56	2.73	0.11	0.46	C25
喉	Larynx	5	0.41	1.12	0.69	0.01	0.11	1	0.13	0.23	0.05	0.00	0.00	C32
气管,支气管,肺	Trachea, Bronchus and Lung	431	35.15	96.63	58.39	2.88	6.98	209	27.72	47.70	24.84	1.14	2.82	C33~C34
其他胸腔器官	Other Thoracic Organs	0	0.00	0.00	0.00	0.00	0.00	0	0.00	0.00	0.00	0.00	0.00	C37~C38
骨	Bone	14	1.14	3.14	1.89	0.13	0.23	3	0.40	0.68	0.35	0.00	0.02	C40~C41
皮肤黑色素瘤	Melanoma of Skin	1	0.08	0.22	0.13	0.02	0.02	2	0.27	0.46	0.29	0.00	0.06	C43
乳房	Breast	2	0.16	0.45	0.29	0.01	0.05	66	8.75	15.06	9.53	0.81	1.06	C50
子宫颈	Cervix Uteri	–	–	–	–	–	–	22	2.92	5.02	3.06	0.28	0.34	C53
子宫体及子宫部位不明	Uterus & Unspecified	–	–	–	–	–	–	26	3.45	5.93	3.42	0.27	0.39	C54~C55
卵巢	Ovary	–	–	–	–	–	–	19	2.52	4.34	2.55	0.22	0.29	C56
前列腺	Prostate	13	1.06	2.91	1.58	0.00	0.24							C61
睾丸	Testis	1	0.08	0.22	0.16	0.00	0.03							C62
肾及泌尿系统不明	Kidney & Unspecified Urinary Organs	3	0.24	0.67	0.40	0.00	0.06	3	0.40	0.68	0.37	0.00	0.05	C64~66,68
膀胱	Bladder	25	2.04	5.60	3.28	0.03	0.30	14	1.86	3.19	1.43	0.03	0.09	C67
脑,神经系统	Brain,Central Nervous System	25	2.04	5.60	3.90	0.22	0.39	19	2.52	4.34	2.93	0.21	0.26	C70~C72
甲状腺	Thyroid Gland	4	0.33	0.90	0.65	0.04	0.08	10	1.33	2.28	1.49	0.08	0.14	C73
淋巴瘤	Lymphoma	16	1.31	3.59	2.30	0.11	0.28	17	2.25	3.88	2.68	0.16	0.27	C81~85,88,90,96
白血病	Leukaemia	37	3.02	8.30	6.30	0.36	0.59	20	2.65	4.56	3.62	0.28	0.31	C91~C95
不明及其他恶性肿瘤	All Other Sites and Unspecified	13	1.06	2.91	2.26	0.07	0.26	20	2.65	4.56	2.40	0.07	0.25	A_O
所有部位合计	All Sites	1226	100.00	274.86	169.22	8.91	19.19	754	100.00	172.07	94.41	5.17	10.00	ALL
所有部位除外 C44	All Sites but C44	1224	99.84	274.42	168.87	8.91	19.16	753	99.87	171.84	94.33	5.17	10.00	ALLbC44

表 6-3-175　汶上县 2014 年癌症发病和死亡主要指标
Table 6-3-175　Incidence and mortality of cancer in Wenshang Xian, 2014

部位 Site		男性 Male				累积率 Cum.rate(%)		女性 Female				累积率 Cum.rate(%)		ICD-10
		病例数 No. cases	构成 (%)	粗率 Crude rate (1/10⁵)	世标率 ASR world (1/10⁵)	0~64	0~74	病例数 No. cases	构成 (%)	粗率 Crude rate (1/10⁵)	世标率 ASR world (1/10⁵)	0~64	0~74	
发病 Incidence														
口腔和咽喉(除外鼻咽癌)	Lip,Oral Cavity & Pharynx but Nasopharynx	19	1.45	4.57	3.43	0.23	0.42	4	0.41	1.05	0.72	0.06	0.10	C00-10,C12-14
鼻咽癌	Nasopharynx	5	0.38	1.20	0.92	0.08	0.08	2	0.20	0.52	0.33	0.02	0.06	C11
食管	Oesophagus	338	25.82	81.38	62.54	3.10	7.96	201	20.36	52.53	36.25	1.23	4.26	C15
胃	Stomach	159	12.15	38.28	29.21	1.31	3.64	80	8.11	20.91	13.96	0.59	1.48	C16
结直肠肛门	Colon,Rectum & Anus	77	5.88	18.54	14.44	0.77	1.36	45	4.56	11.76	8.49	0.47	0.86	C18-21
肝脏	Liver	139	10.62	33.47	25.75	1.92	3.03	56	5.67	14.64	10.54	0.67	1.13	C22
胆囊及其他	Gallbladder etc.	10	0.76	2.41	1.83	0.11	0.23	13	1.32	3.40	1.98	0.08	0.13	C23-C24
胰腺	Pancreas	23	1.76	5.54	4.41	0.24	0.39	15	1.52	3.92	2.49	0.11	0.28	C25
喉	Larynx	7	0.53	1.69	1.10	0.04	0.11	3	0.30	0.78	0.49	0.02	0.06	C32
气管,支气管,肺	Trachea, Bronchus and Lung	341	26.05	82.10	63.52	2.90	7.37	159	16.11	41.56	29.79	1.52	3.50	C33-C34
其他胸腔器官	Other Thoracic Organs	5	0.38	1.20	0.93	0.10	0.10	1	0.10	0.26	0.18	0.00	0.04	C37-C38
骨	Bone	12	0.92	2.89	2.14	0.08	0.28	8	0.81	2.09	1.50	0.10	0.19	C40-C41
皮肤黑色素瘤	Melanoma of Skin	5	0.38	1.20	0.85	0.06	0.06	0	0.00	0.00	0.00	0.00	0.00	C43
乳房	Breast	1	0.08	0.24	0.21	0.03	0.03	153	15.50	39.99	28.28	2.40	2.86	C50
子宫颈	Cervix Uteri	-	-	-	-	-	-	38	3.85	9.93	7.13	0.60	0.67	C53
子宫体及子宫部位不明	Uterus & Unspecified	-	-	-	-	-	-	32	3.24	8.36	6.16	0.48	0.71	C54-C55
卵巢	Ovary	-	-	-	-	-	-	16	1.62	4.18	3.07	0.23	0.35	C56
前列腺	Prostate	21	1.60	5.06	3.73	0.24	0.50	-	-	-	-	-	-	C61
睾丸	Testis	1	0.08	0.24	0.22	0.02	0.02	-	-	-	-	-	-	C62
肾及泌尿系统不明	Kidney & Unspecified Urinary Organs	13	0.99	3.13	2.29	0.16	0.28	10	1.01	2.61	1.74	0.11	0.15	C64-66,68
膀胱	Bladder	21	1.60	5.06	4.21	0.18	0.42	9	0.91	2.35	1.77	0.10	0.18	C67
脑,神经系统	Brain,Central Nervous System	21	1.60	5.06	4.36	0.25	0.42	34	3.44	8.89	7.08	0.57	0.86	C70-C72
甲状腺	Thyroid Gland	11	0.84	2.65	1.91	0.17	0.17	39	3.95	10.19	7.99	0.67	0.71	C73
淋巴瘤	Lymphoma	20	1.53	4.82	4.12	0.25	0.50	15	1.52	3.92	2.67	0.18	0.34	C81-85,88,90,96
白血病	Leukaemia	31	2.37	7.46	7.39	0.47	0.58	24	2.43	6.27	4.44	0.28	0.36	C91-C95
不明及其他恶性肿瘤	All Other Sites and Unspecified	29	2.22	6.98	5.04	0.35	0.56	30	3.04	7.84	5.83	0.34	0.58	A_O
所有部位合计	All Sites	1309	100.00	315.17	244.57	13.04	28.50	987	100.00	257.96	182.87	10.82	19.85	ALL
所有部位除外 C44	All Sites but C44	1302	99.47	313.48	243.38	12.99	28.33	978	99.09	255.61	181.30	10.75	19.70	ALLbC44
死亡 Mortality														
口腔和咽喉(除外鼻咽癌)	Lip,Oral Cavity & Pharynx but Nasopharynx	11	1.21	2.65	1.99	0.09	0.28	1	0.20	0.26	0.22	0.01	0.01	C00-10,C12-14
鼻咽癌	Nasopharynx	3	0.33	0.72	0.68	0.05	0.05	0	0.00	0.00	0.00	0.00	0.00	C11
食管	Oesophagus	250	27.41	60.19	47.45	1.97	5.29	112	22.00	29.27	19.48	0.68	2.04	C15
胃	Stomach	114	12.50	27.45	21.31	0.88	2.37	54	10.61	14.11	9.80	0.35	1.08	C16
结直肠肛门	Colon,Rectum & Anus	34	3.73	8.19	5.71	0.28	0.57	21	4.13	5.49	3.99	0.16	0.39	C18-21
肝脏	Liver	124	13.60	29.86	22.78	1.42	3.02	46	9.04	12.02	8.38	0.44	0.87	C22
胆囊及其他	Gallbladder etc.	5	0.55	1.20	0.83	0.04	0.08	12	2.36	3.14	2.26	0.10	0.13	C23-C24
胰腺	Pancreas	19	2.08	4.57	3.62	0.16	0.40	12	2.36	3.14	2.16	0.06	0.22	C25
喉	Larynx	5	0.55	1.20	0.71	0.02	0.02	1	0.20	0.26	0.16	0.02	0.02	C32
气管,支气管,肺	Trachea, Bronchus and Lung	245	26.86	58.99	46.12	1.99	5.38	113	22.20	29.53	21.11	1.04	2.16	C33-C34
其他胸腔器官	Other Thoracic Organs	2	0.22	0.48	0.39	0.03	0.07	3	0.59	0.78	0.58	0.04	0.09	C37-C38
骨	Bone	6	0.66	1.44	1.01	0.03	0.10	4	0.79	1.05	0.80	0.07	0.12	C40-C41
皮肤黑色素瘤	Melanoma of Skin	4	0.44	0.96	0.67	0.04	0.04	1	0.20	0.26	0.16	0.02	0.02	C43
乳房	Breast	0	0.00	0.00	0.00	0.00	0.00	33	6.48	8.62	6.43	0.51	0.63	C50
子宫颈	Cervix Uteri	-	-	-	-	-	-	14	2.75	3.66	2.56	0.20	0.28	C53
子宫体及子宫部位不明	Uterus & Unspecified	-	-	-	-	-	-	7	1.38	1.83	1.26	0.10	0.15	C54-C55
卵巢	Ovary	-	-	-	-	-	-	7	1.38	1.83	1.47	0.09	0.21	C56
前列腺	Prostate	7	0.77	1.69	1.15	0.04	0.12	-	-	-	-	-	-	C61
睾丸	Testis	0	0.00	0.00	0.00	0.00	0.00	-	-	-	-	-	-	C62
肾及泌尿系统不明	Kidney & Unspecified Urinary Organs	5	0.55	1.20	0.90	0.04	0.12	2	0.39	0.52	0.38	0.05	0.05	C64-66,68
膀胱	Bladder	13	1.43	3.13	3.14	0.05	0.27	5	0.98	1.31	1.01	0.03	0.11	C67
脑,神经系统	Brain,Central Nervous System	29	3.18	6.98	5.88	0.35	0.60	23	4.52	6.01	4.93	0.36	0.58	C70-C72
甲状腺	Thyroid Gland	0	0.00	0.00	0.00	0.00	0.00	1	0.20	0.26	0.11	0.00	0.00	C73
淋巴瘤	Lymphoma	10	1.10	2.41	2.20	0.19	0.28	8	1.57	2.09	1.27	0.07	0.15	C81-85,88,90,96
白血病	Leukaemia	16	1.75	3.85	4.08	0.25	0.33	16	3.14	4.18	3.75	0.14	0.37	C91-C95
不明及其他恶性肿瘤	All Other Sites and Unspecified	10	1.10	2.41	1.74	0.07	0.22	13	2.55	3.40	2.27	0.12	0.28	A_O
所有部位合计	All Sites	912	100.00	219.58	172.35	8.01	19.63	509	100.00	133.03	94.55	4.65	9.95	ALL
所有部位除外 C44	All Sites but C44	912	100.00	219.58	172.35	8.01	19.63	507	99.61	132.51	94.10	4.62	9.89	ALLbC44

表 6-3-176 梁山县 2014 年癌症发病和死亡主要指标
Table 6-3-176 Incidence and mortality of cancer in Liangshan Xian, 2014

部位 Site		男性 Male						女性 Female						ICD-10
		病例数 No. cases	构成 (%)	粗率 Crude rate (1/10⁵)	世标率 ASR world (1/10⁵)	累积率 Cum.rate(%)		病例数 No. cases	构成 (%)	粗率 Crude rate (1/10⁵)	世标率 ASR world (1/10⁵)	累积率 Cum.rate(%)		ICD-10
						0~64	0~74					0~64	0~74	
发病 Incidence														
口腔和咽喉(除外鼻咽癌)	Lip,Oral Cavity & Pharynx but Nasopharynx	13	1.09	3.13	2.64	0.17	0.31	3	0.29	0.77	0.55	0.01	0.05	C00-10,C12-14
鼻咽癌	Nasopharynx	3	0.25	0.72	0.62	0.04	0.08	4	0.39	1.02	0.73	0.04	0.08	C11
食管	Oesophagus	173	14.46	41.63	32.06	1.35	4.00	58	5.66	14.82	9.49	0.22	1.13	C15
胃	Stomach	150	12.54	36.10	27.69	1.04	3.39	62	6.05	15.85	11.19	0.60	1.27	C16
结直肠肛门	Colon,Rectum & Anus	74	6.19	17.81	13.77	0.65	1.77	71	6.93	18.15	12.68	0.55	1.50	C18-21
肝脏	Liver	181	15.13	43.56	34.45	2.28	4.14	69	6.74	17.64	12.49	0.67	1.53	C22
胆囊及其他	Gallbladder etc.	9	0.75	2.17	1.64	0.03	0.22	11	1.07	2.81	1.98	0.15	0.19	C23-C24
胰腺	Pancreas	20	1.67	4.81	3.66	0.14	0.41	15	1.46	3.83	2.60	0.03	0.42	C25
喉	Larynx	6	0.50	1.44	1.21	0.07	0.14	1	0.10	0.26	0.21	0.00	0.05	C32
气管,支气管,肺	Trachea, Bronchus and Lung	396	33.11	95.29	74.91	3.16	9.21	210	20.51	53.68	38.12	1.86	4.64	C33-C34
其他胸腔器官	Other Thoracic Organs	2	0.17	0.48	0.41	0.04	0.04	7	0.68	1.79	1.23	0.07	0.16	C37-C38
骨	Bone	9	0.75	2.17	1.70	0.10	0.23	4	0.39	1.02	0.88	0.04	0.12	C40-C41
皮肤黑色素瘤	Melanoma of Skin	0	0.00	0.00	0.00	0.00	0.00	1	0.10	0.26	0.18	0.01	0.01	C43
乳房	Breast	0	0.00	0.00	0.00	0.00	0.00	215	21.00	54.95	40.56	3.24	4.22	C50
子宫颈	Cervix Uteri	–	–	–	–	–	–	37	3.61	9.46	7.12	0.66	0.77	C53
子宫体及子宫部位不明	Uterus & Unspecified	–	–	–	–	–	–	37	3.61	9.46	7.35	0.62	0.84	C54-C55
卵巢	Ovary	–	–	–	–	–	–	35	3.42	8.95	7.44	0.57	0.77	C56
前列腺	Prostate	14	1.17	3.37	2.39	0.03	0.23	–	–	–	–	–	–	C61
睾丸	Testis	0	0.00	0.00	0.00	0.00	0.00	–	–	–	–	–	–	C62
肾及泌尿系统不明	Kidney & Unspecified Urinary Organs	11	0.92	2.65	1.97	0.07	0.25	6	0.59	1.53	1.31	0.03	0.28	C64-66,68
膀胱	Bladder	15	1.25	3.61	2.61	0.12	0.25	5	0.49	1.28	0.78	0.03	0.08	C67
脑,神经系统	Brain,Central Nervous System	28	2.34	6.74	5.58	0.35	0.59	23	2.25	5.88	4.75	0.33	0.45	C70-C72
甲状腺	Thyroid Gland	15	1.25	3.61	2.94	0.19	0.31	91	8.89	23.26	18.50	1.54	1.75	C73
淋巴瘤	Lymphoma	16	1.34	3.85	3.34	0.14	0.52	15	1.46	3.83	2.77	0.21	0.37	C81-85,88,90,96
白血病	Leukaemia	36	3.01	8.66	8.05	0.57	0.75	27	2.64	6.90	6.13	0.40	0.51	C91-C95
不明及其他恶性肿瘤	All Other Sites and Unspecified	25	2.09	6.02	5.22	0.31	0.67	17	1.66	4.35	3.62	0.17	0.32	A_O
所有部位合计	All Sites	1196	100.00	287.80	226.87	10.84	27.53	1024	100.00	261.73	192.66	12.08	21.52	ALL
所有部位除外 C44	All Sites but C44	1192	99.67	286.84	226.07	10.75	27.44	1020	99.61	260.71	191.91	12.03	21.48	ALLbC44
死亡 Mortality														
口腔和咽喉(除外鼻咽癌)	Lip,Oral Cavity & Pharynx but Nasopharynx	7	0.77	1.68	1.49	0.06	0.22	4	0.85	1.02	0.64	0.01	0.05	C00-10,C12-14
鼻咽癌	Nasopharynx	3	0.33	0.72	0.57	0.06	0.06	1	0.21	0.26	0.08	0.00	0.00	C11
食管	Oesophagus	123	13.59	29.60	22.82	0.84	2.89	43	9.11	10.99	6.94	0.21	0.67	C15
胃	Stomach	132	14.59	31.76	24.31	0.77	3.25	46	9.75	11.76	8.72	0.52	1.03	C16
结直肠肛门	Colon,Rectum & Anus	47	5.19	11.31	8.35	0.42	0.88	35	7.42	8.95	5.73	0.18	0.59	C18-21
肝脏	Liver	143	15.80	34.41	27.13	1.71	3.36	57	12.08	14.57	10.28	0.64	1.21	C22
胆囊及其他	Gallbladder etc.	7	0.77	1.68	1.32	0.03	0.15	6	1.27	1.53	0.97	0.07	0.07	C23-C24
胰腺	Pancreas	15	1.66	3.61	2.80	0.16	0.36	6	1.27	1.53	1.09	0.04	0.07	C25
喉	Larynx	8	0.88	1.93	1.72	0.13	0.25	1	0.21	0.26	0.21	0.00	0.05	C32
气管,支气管,肺	Trachea, Bronchus and Lung	310	34.25	74.60	57.75	2.49	6.63	110	23.31	28.12	19.76	0.92	2.31	C33-C34
其他胸腔器官	Other Thoracic Organs	3	0.33	0.72	0.79	0.05	0.08	3	0.64	0.77	0.51	0.01	0.08	C37-C38
骨	Bone	9	0.99	2.17	1.74	0.10	0.22	3	0.64	0.77	0.64	0.04	0.08	C40-C41
皮肤黑色素瘤	Melanoma of Skin	0	0.00	0.00	0.00	0.00	0.00	0	0.00	0.00	0.00	0.00	0.00	C43
乳房	Breast	0	0.00	0.00	0.00	0.00	0.00	70	14.83	17.89	13.60	1.08	1.60	C50
子宫颈	Cervix Uteri	–	–	–	–	–	–	23	4.87	5.88	4.67	0.39	0.56	C53
子宫体及子宫部位不明	Uterus & Unspecified	–	–	–	–	–	–	14	2.97	3.58	2.44	0.21	0.26	C54-C55
卵巢	Ovary	–	–	–	–	–	–	13	2.75	3.32	2.54	0.16	0.29	C56
前列腺	Prostate	7	0.77	1.68	1.15	0.02	0.08	–	–	–	–	–	–	C61
睾丸	Testis	0	0.00	0.00	0.00	0.00	0.00	–	–	–	–	–	–	C62
肾及泌尿系统不明	Kidney & Unspecified Urinary Organs	7	0.77	1.68	1.16	0.05	0.11	2	0.42	0.51	0.38	0.02	0.07	C64-66,68
膀胱	Bladder	11	1.22	2.65	1.75	0.10	0.13	3	0.64	0.77	0.47	0.00	0.05	C67
脑,神经系统	Brain,Central Nervous System	26	2.87	6.26	5.40	0.31	0.71	11	2.33	2.81	2.34	0.12	0.20	C70-C72
甲状腺	Thyroid Gland	2	0.22	0.48	0.36	0.01	0.05	5	1.06	1.28	1.05	0.08	0.12	C73
淋巴瘤	Lymphoma	7	0.77	1.68	1.51	0.06	0.26	4	0.85	1.02	0.71	0.04	0.10	C81-85,88,90,96
白血病	Leukaemia	22	2.43	5.29	4.85	0.28	0.56	4	0.85	1.02	0.68	0.05	0.10	C91-C95
不明及其他恶性肿瘤	All Other Sites and Unspecified	16	1.77	3.85	3.10	0.16	0.42	8	1.69	2.04	1.66	0.07	0.26	A_O
所有部位合计	All Sites	905	100.00	217.78	170.07	7.81	20.66	472	100.00	120.64	86.13	4.82	9.93	ALL
所有部位除外 C44	All Sites but C44	902	99.67	217.05	169.57	7.80	20.60	468	99.15	119.62	85.31	4.80	9.81	ALLbC44

表 6-3-177 邹城市 2014 年癌症发病和死亡主要指标

Table 6-3-177 Incidence and mortality of cancer in Zoucheng Shi, 2014

部位 / Site		男性 Male						女性 Female						ICD-10
		病例数 No. cases	构成 (%)	粗率 Crude rate (1/10⁵)	世标率 ASR world (1/10⁵)	累积率 Cum.rate(%)		病例数 No. cases	构成 (%)	粗率 Crude rate (1/10⁵)	世标率 ASR world (1/10⁵)	累积率 Cum.rate(%)		
						0~64	0~74					0~64	0~74	
发病 Incidence														
口腔和咽喉(除外鼻咽癌)	Lip,Oral Cavity & Pharynx but Nasopharynx	35	2.02	5.84	4.21	0.34	0.44	7	0.56	1.25	0.92	0.07	0.10	C00-10,C12-14
鼻咽癌	Nasopharynx	6	0.35	1.00	0.72	0.05	0.08	4	0.32	0.72	0.52	0.01	0.06	C11
食管	Oesophagus	321	18.52	53.56	40.27	2.39	4.99	150	11.91	26.87	17.76	0.71	1.72	C15
胃	Stomach	187	10.79	31.20	23.65	1.17	2.89	54	4.29	9.67	6.53	0.31	0.76	C16
结直肠肛门	Colon,Rectum & Anus	107	6.17	17.85	13.66	0.85	1.43	92	7.31	16.48	11.22	0.74	1.29	C18-21
肝脏	Liver	193	11.14	32.20	23.89	1.56	2.77	92	7.31	16.48	11.29	0.71	1.30	C22
胆囊及其他	Gallbladder etc.	13	0.75	2.17	1.53	0.07	0.17	14	1.11	2.51	1.64	0.12	0.12	C23-C24
胰腺	Pancreas	21	1.21	3.50	2.62	0.14	0.29	24	1.91	4.30	2.74	0.14	0.22	C25
喉	Larynx	28	1.62	4.67	3.66	0.23	0.43	2	0.16	0.36	0.26	0.00	0.00	C32
气管,支气管,肺	Trachea, Bronchus and Lung	535	30.87	89.26	66.64	3.50	8.49	219	17.39	39.23	26.62	1.20	3.15	C33-C34
其他胸腔器官	Other Thoracic Organs	3	0.17	0.50	0.35	0.02	0.04	2	0.16	0.36	0.19	0.01	0.01	C37-C38
骨	Bone	16	0.92	2.67	2.15	0.10	0.24	7	0.56	1.25	0.86	0.05	0.09	C40-C41
皮肤黑色素瘤	Melanoma of Skin	3	0.17	0.50	0.41	0.02	0.05	2	0.16	0.36	0.22	0.02	0.02	C43
乳房	Breast	0	0.00	0.00	0.00	0.00	0.00	247	19.62	44.24	32.21	2.81	3.35	C50
子宫颈	Cervix Uteri	–	–	–	–	–	–	73	5.80	13.08	9.28	0.80	0.95	C53
子宫体及子宫部位不明	Uterus & Unspecified	–	–	–	–	–	–	35	2.78	6.27	4.45	0.35	0.47	C54-C55
卵巢	Ovary	–	–	–	–	–	–	35	2.78	6.27	4.64	0.37	0.46	C56
前列腺	Prostate	32	1.85	5.34	4.20	0.07	0.38	–	–	–	–	–	–	C61
睾丸	Testis	1	0.06	0.17	0.10	0.00	0.00	–	–	–	–	–	–	C62
肾及泌尿系统不明	Kidney & Unspecified Urinary Organs	32	1.85	5.34	4.30	0.26	0.52	20	1.59	3.58	2.61	0.20	0.34	C64-66,68
膀胱	Bladder	45	2.60	7.51	5.73	0.26	0.74	5	0.40	0.90	0.58	0.03	0.06	C67
脑,神经系统	Brain,Central Nervous System	30	1.73	5.01	4.09	0.28	0.37	35	2.78	6.27	4.38	0.30	0.52	C70-C72
甲状腺	Thyroid Gland	15	0.87	2.50	1.95	0.17	0.20	51	4.05	9.14	6.64	0.54	0.60	C73
淋巴瘤	Lymphoma	44	2.54	7.34	5.61	0.27	0.61	20	1.59	3.58	2.45	0.14	0.32	C81-85,88,90,96
白血病	Leukaemia	20	1.15	3.34	2.92	0.21	0.34	30	2.38	5.37	5.91	0.26	0.50	C91-C95
不明及其他恶性肿瘤	All Other Sites and Unspecified	46	2.65	7.67	5.83	0.34	0.55	39	3.10	6.99	5.87	0.26	0.53	A_O
所有部位合计	All Sites	1733	100.00	289.14	218.49	12.30	26.04	1259	100.00	225.52	159.80	10.12	16.93	ALL
所有部位除外 C44	All Sites but C44	1722	99.37	287.30	216.97	12.23	25.89	1248	99.13	223.55	158.50	10.09	16.81	ALLbC44
死亡 Mortality														
口腔和咽喉(除外鼻咽癌)	Lip,Oral Cavity & Pharynx but Nasopharynx	7	0.51	1.17	0.86	0.06	0.11	3	0.41	0.54	0.36	0.01	0.04	C00-10,C12-14
鼻咽癌	Nasopharynx	13	0.96	2.17	1.62	0.10	0.17	3	0.41	0.54	0.44	0.01	0.04	C11
食管	Oesophagus	312	22.94	52.05	40.04	1.72	4.73	114	15.57	20.42	13.83	0.48	1.14	C15
胃	Stomach	134	9.85	22.36	16.67	0.60	1.93	66	9.02	11.82	7.99	0.38	0.85	C16
结直肠肛门	Colon,Rectum & Anus	58	4.26	9.68	7.94	0.29	0.81	29	3.96	5.19	3.36	0.11	0.26	C18-21
肝脏	Liver	172	12.65	28.70	21.64	1.20	2.52	69	9.43	12.36	8.48	0.48	0.81	C22
胆囊及其他	Gallbladder etc.	13	0.96	2.17	1.49	0.03	0.14	9	1.23	1.61	1.13	0.07	0.09	C23-C24
胰腺	Pancreas	15	1.10	2.50	1.95	0.11	0.31	19	2.60	3.40	2.32	0.12	0.26	C25
喉	Larynx	16	1.18	2.67	2.05	0.10	0.17	3	0.41	0.54	0.39	0.02	0.02	C32
气管,支气管,肺	Trachea, Bronchus and Lung	498	36.62	83.09	62.21	2.68	7.52	195	26.64	34.93	23.37	0.68	2.66	C33-C34
其他胸腔器官	Other Thoracic Organs	2	0.15	0.33	0.20	0.02	0.02	1	0.14	0.18	0.09	0.00	0.00	C37-C38
骨	Bone	15	1.10	2.50	1.98	0.05	0.24	5	0.68	0.90	0.59	0.04	0.08	C40-C41
皮肤黑色素瘤	Melanoma of Skin	1	0.07	0.17	0.12	0.02	0.02	3	0.41	0.54	0.39	0.03	0.05	C43
乳房	Breast	0	0.00	0.00	0.00	0.00	0.00	46	6.28	8.24	5.87	0.53	0.61	C50
子宫颈	Cervix Uteri	–	–	–	–	–	–	37	5.05	6.63	4.68	0.34	0.52	C53
子宫体及子宫部位不明	Uterus & Unspecified	–	–	–	–	–	–	11	1.50	1.97	1.38	0.07	0.16	C54-C55
卵巢	Ovary	–	–	–	–	–	–	21	2.87	3.76	2.72	0.24	0.30	C56
前列腺	Prostate	7	0.51	1.17	0.80	0.05	0.07	–	–	–	–	–	–	C61
睾丸	Testis	1	0.07	0.17	0.10	0.00	0.00	–	–	–	–	–	–	C62
肾及泌尿系统不明	Kidney & Unspecified Urinary Organs	8	0.59	1.33	1.30	0.05	0.09	4	0.55	0.72	1.00	0.06	0.08	C64-66,68
膀胱	Bladder	18	1.32	3.00	2.24	0.09	0.19	7	0.96	1.25	0.79	0.02	0.05	C67
脑,神经系统	Brain,Central Nervous System	21	1.54	3.50	2.63	0.16	0.37	21	2.87	3.76	2.51	0.10	0.32	C70-C72
甲状腺	Thyroid Gland	1	0.07	0.17	0.13	0.00	0.02	6	0.82	1.07	0.74	0.03	0.09	C73
淋巴瘤	Lymphoma	17	1.25	2.84	2.30	0.08	0.29	18	2.46	3.22	2.13	0.11	0.28	C81-85,88,90,96
白血病	Leukaemia	14	1.03	2.34	1.75	0.08	0.26	19	2.60	3.40	3.29	0.22	0.22	C91-C95
不明及其他恶性肿瘤	All Other Sites and Unspecified	17	1.25	2.84	2.04	0.11	0.22	23	3.14	4.12	2.78	0.08	0.31	A_O
所有部位合计	All Sites	1360	100.00	226.90	172.04	7.57	20.20	732	100.00	131.12	90.62	4.20	9.23	ALL
所有部位除外 C44	All Sites but C44	1359	99.93	226.74	171.92	7.56	20.19	727	99.32	130.23	90.12	4.20	9.21	ALLbC44

表 6-3-178 宁阳县 2014 年癌症发病和死亡主要指标
Table 6-3-178 Incidence and mortality of cancer in Ningyang Xian, 2014

部位 Site		男性 Male						女性 Female						ICD-10
		病例数 No. cases	构成 (%)	粗率 Crude rate (1/10⁵)	世标率 ASR world (1/10⁵)	累积率 Cum.rate(%)		病例数 No. cases	构成 (%)	粗率 Crude rate (1/10⁵)	世标率 ASR world (1/10⁵)	累积率 Cum.rate(%)		
						0~64	0~74					0~64	0~74	
发病 Incidence														
口腔和咽喉(除外鼻咽癌)	Lip,Oral Cavity & Pharynx but Nasopharynx	38	2.16	8.97	6.68	0.44	0.84	10	0.87	2.46	1.60	0.08	0.15	C00-10,C12-14
鼻咽癌	Nasopharynx	7	0.40	1.65	1.71	0.10	0.14	3	0.26	0.74	0.53	0.04	0.04	C11
食管	Oesophagus	551	31.31	130.12	102.23	5.84	13.37	275	23.91	67.62	44.71	2.04	5.77	C15
胃	Stomach	281	15.97	66.36	51.24	2.92	6.57	123	10.70	30.24	18.87	0.94	2.13	C16
结直肠肛门	Colon,Rectum & Anus	82	4.66	19.36	15.04	0.79	1.75	59	5.13	14.51	9.38	0.68	1.14	C18-21
肝脏	Liver	180	10.23	42.51	31.88	2.19	3.80	78	6.78	19.18	12.72	0.86	1.39	C22
胆囊及其他	Gallbladder etc.	10	0.57	2.36	1.74	0.09	0.17	12	1.04	2.95	2.00	0.11	0.29	C23-C24
胰腺	Pancreas	18	1.02	4.25	3.04	0.15	0.31	12	1.04	2.95	1.98	0.08	0.24	C25
喉	Larynx	23	1.31	5.43	4.41	0.24	0.43	3	0.26	0.74	0.59	0.00	0.11	C32
气管,支气管,肺	Trachea, Bronchus and Lung	373	21.19	88.08	69.54	3.26	8.82	153	13.30	37.62	23.99	1.13	2.92	C33-C34
其他胸腔器官	Other Thoracic Organs	5	0.28	1.18	1.10	0.02	0.13	2	0.17	0.49	0.41	0.03	0.03	C37-C38
骨	Bone	4	0.23	0.94	0.71	0.02	0.06	9	0.78	2.21	1.54	0.07	0.17	C40-C41
皮肤黑色素瘤	Melanoma of Skin	2	0.11	0.47	0.28	0.03	0.03	5	0.43	1.23	0.74	0.02	0.11	C43
乳房	Breast	0	0.00	0.00	0.00	0.00	0.00	123	10.70	30.24	19.96	1.80	2.01	C50
子宫颈	Cervix Uteri	–	–	–	–	–	–	62	5.39	15.24	11.04	0.90	1.21	C53
子宫体及子宫部位不明	Uterus & Unspecified	–	–	–	–	–	–	41	3.57	10.08	6.92	0.58	0.76	C54-C55
卵巢	Ovary	–	–	–	–	–	–	40	3.48	9.84	6.72	0.50	0.79	C56
前列腺	Prostate	20	1.14	4.72	3.45	0.09	0.39	–	–	–	–	–	–	C61
睾丸	Testis	2	0.11	0.47	0.36	0.01	0.01	–	–	–	–	–	–	C62
肾及泌尿系统不明	Kidney & Unspecified Urinary Organs	17	0.97	4.01	2.88	0.15	0.29	11	0.96	2.70	1.81	0.08	0.24	C64-66,68
膀胱	Bladder	26	1.48	6.14	5.06	0.16	0.70	4	0.35	0.98	0.76	0.02	0.08	C67
脑,神经系统	Brain,Central Nervous System	31	1.76	7.32	6.56	0.36	0.61	23	2.00	5.66	4.08	0.30	0.46	C70-C72
甲状腺	Thyroid Gland	3	0.17	0.71	0.47	0.05	0.05	39	3.39	9.59	6.99	0.64	0.72	C73
淋巴瘤	Lymphoma	24	1.36	5.67	5.95	0.25	0.65	13	1.13	3.20	2.33	0.17	0.33	C81-85,88,90,96
白血病	Leukaemia	16	0.91	3.78	3.72	0.23	0.27	7	0.61	1.72	1.46	0.12	0.12	C91-C95
不明及其他恶性肿瘤	All Other Sites and Unspecified	47	2.67	11.10	10.38	0.48	1.16	43	3.74	10.57	7.39	0.34	0.77	A_O
所有部位合计	All Sites	1760	100.00	415.63	328.43	17.90	40.56	1150	100.00	282.76	188.50	11.51	21.99	ALL
所有部位除外 C44	All Sites but C44	1743	99.03	411.61	325.15	17.78	40.20	1126	97.91	276.86	185.20	11.41	21.67	ALLbC44
死亡 Mortality														
口腔和咽喉(除外鼻咽癌)	Lip,Oral Cavity & Pharynx but Nasopharynx	20	1.66	4.72	3.74	0.24	0.49	3	0.48	0.74	0.53	0.03	0.06	C00-10,C12-14
鼻咽癌	Nasopharynx	4	0.33	0.94	0.88	0.02	0.08	0	0.00	0.00	0.00	0.00	0.00	C11
食管	Oesophagus	362	29.99	85.49	67.31	3.48	8.37	192	30.72	47.21	30.14	1.20	3.68	C15
胃	Stomach	215	17.81	50.77	40.22	1.78	5.20	77	12.32	18.93	12.01	0.48	1.40	C16
结直肠肛门	Colon,Rectum & Anus	41	3.40	9.68	8.13	0.28	0.91	29	4.64	7.13	4.65	0.30	0.58	C18-21
肝脏	Liver	173	14.33	40.85	31.96	2.06	3.93	48	7.68	11.80	7.45	0.41	0.85	C22
胆囊及其他	Gallbladder etc.	5	0.41	1.18	0.93	0.03	0.11	5	0.80	1.23	0.89	0.06	0.16	C23-C24
胰腺	Pancreas	9	0.75	2.13	1.53	0.06	0.19	8	1.28	1.97	1.20	0.06	0.16	C25
喉	Larynx	10	0.83	2.36	1.90	0.10	0.21	2	0.32	0.49	0.27	0.00	0.05	C32
气管,支气管,肺	Trachea, Bronchus and Lung	279	23.12	65.89	53.15	2.03	6.56	120	19.20	29.51	18.69	0.83	2.33	C33-C34
其他胸腔器官	Other Thoracic Organs	1	0.08	0.24	0.14	0.02	0.02	2	0.32	0.49	0.39	0.02	0.06	C37-C38
骨	Bone	6	0.50	1.42	1.32	0.03	0.11	3	0.48	0.74	0.34	0.00	0.00	C40-C41
皮肤黑色素瘤	Melanoma of Skin	0	0.00	0.00	0.00	0.00	0.00	0	0.00	0.00	0.00	0.00	0.00	C43
乳房	Breast	0	0.00	0.00	0.00	0.00	0.00	38	6.08	9.34	6.05	0.51	0.71	C50
子宫颈	Cervix Uteri	–	–	–	–	–	–	12	1.92	2.95	2.10	0.13	0.25	C53
子宫体及子宫部位不明	Uterus & Unspecified	–	–	–	–	–	–	21	3.36	5.16	3.78	0.22	0.47	C54-C55
卵巢	Ovary	–	–	–	–	–	–	14	2.24	3.44	2.49	0.18	0.26	C56
前列腺	Prostate	8	0.66	1.89	1.40	0.03	0.16	–	–	–	–	–	–	C61
睾丸	Testis	0	0.00	0.00	0.00	0.00	0.00	–	–	–	–	–	–	C62
肾及泌尿系统不明	Kidney & Unspecified Urinary Organs	8	0.66	1.89	1.56	0.06	0.10	8	1.28	1.97	1.40	0.04	0.20	C64-66,68
膀胱	Bladder	9	0.75	2.13	1.89	0.00	0.32	4	0.64	0.98	0.58	0.00	0.08	C67
脑,神经系统	Brain,Central Nervous System	18	1.49	4.25	3.38	0.20	0.29	11	1.76	2.70	2.80	0.12	0.29	C70-C72
甲状腺	Thyroid Gland	0	0.00	0.00	0.00	0.00	0.00	4	0.64	0.98	0.73	0.06	0.09	C73
淋巴瘤	Lymphoma	13	1.08	3.07	2.67	0.12	0.25	9	1.44	2.21	1.64	0.13	0.23	C81-85,88,90,96
白血病	Leukaemia	7	0.58	1.65	1.99	0.12	0.15	7	1.12	1.72	1.12	0.11	0.11	C91-C95
不明及其他恶性肿瘤	All Other Sites and Unspecified	19	1.57	4.49	4.17	0.18	0.38	8	1.28	1.97	1.79	0.05	0.25	A_O
所有部位合计	All Sites	1207	100.00	285.04	228.25	10.83	27.84	625	100.00	153.67	101.05	4.96	12.27	ALL
所有部位除外 C44	All Sites but C44	1200	99.42	283.38	227.12	10.79	27.75	622	99.52	152.93	100.58	4.96	12.19	ALLbC44

表 6-3-179　肥城市 2014 年癌症发病和死亡主要指标
Table 6-3-179　Incidence and mortality of cancer in Feicheng Shi,2014

部位 / Site		男性 Male						女性 Female						ICD-10
		病例数 No. cases	构成 (%)	粗率 Crude rate (1/10⁵)	世标率 ASR world (1/10⁵)	Cum.rate(%) 0~64	Cum.rate(%) 0~74	病例数 No. cases	构成 (%)	粗率 Crude rate (1/10⁵)	世标率 ASR world (1/10⁵)	Cum.rate(%) 0~64	Cum.rate(%) 0~74	
发病 Incidence														
口腔和咽喉(除外鼻咽癌)	Lip,Oral Cavity & Pharynx but Nasopharynx	44	1.98	8.83	5.87	0.39	0.76	9	0.62	1.83	1.09	0.09	0.11	C00–10,C12–14
鼻咽癌	Nasopharynx	9	0.40	1.81	1.14	0.11	0.15	0	0.00	0.00	0.00	0.00	0.00	C11
食管	Oesophagus	540	24.27	108.43	70.40	4.05	8.74	273	18.70	55.63	29.75	1.15	3.64	C15
胃	Stomach	471	21.17	94.57	62.32	3.20	7.87	230	15.75	46.87	25.49	1.19	3.09	C16
结直肠肛门	Colon,Rectum & Anus	140	6.29	28.11	18.38	0.98	2.20	101	6.92	20.58	11.42	0.53	1.24	C18–21
肝脏	Liver	197	8.85	39.56	25.22	1.74	2.75	65	4.45	13.25	7.38	0.38	0.83	C22
胆囊及其他	Gallbladder etc.	18	0.81	3.61	2.27	0.09	0.27	17	1.16	3.46	1.98	0.10	0.28	C23–C24
胰腺	Pancreas	32	1.44	6.43	4.08	0.22	0.54	19	1.30	3.87	2.01	0.10	0.19	C25
喉	Larynx	12	0.54	2.41	1.42	0.07	0.11	3	0.21	0.61	0.27	0.01	0.01	C32
气管,支气管,肺	Trachea, Bronchus and Lung	458	20.58	91.96	59.53	2.99	7.49	210	14.38	42.80	22.98	1.02	2.50	C33–C34
其他胸腔器官	Other Thoracic Organs	3	0.13	0.60	0.42	0.02	0.02	2	0.14	0.41	0.66	0.05	0.05	C37–C38
骨	Bone	15	0.67	3.01	2.27	0.11	0.20	10	0.68	2.04	1.23	0.08	0.10	C40–C41
皮肤黑色素瘤	Melanoma of Skin	2	0.09	0.40	0.22	0.02	0.02	2	0.14	0.41	0.25	0.01	0.03	C43
乳房	Breast	3	0.13	0.60	0.37	0.02	0.04	209	14.32	42.59	27.65	2.30	2.71	C50
子宫颈	Cervix Uteri	–	–	–	–	–	–	33	2.26	6.73	4.47	0.31	0.57	C53
子宫体及子宫部位不明	Uterus & Unspecified	–	–	–	–	–	–	40	2.74	8.15	5.13	0.41	0.63	C54–C55
卵巢	Ovary	–	–	–	–	–	–	44	3.01	8.97	5.84	0.42	0.55	C56
前列腺	Prostate	25	1.12	5.02	3.47	0.10	0.44							C61
睾丸	Testis	2	0.09	0.40	0.24	0.02	0.02							C62
肾及泌尿系统不明	Kidney & Unspecified Urinary Organs	34	1.53	6.83	4.40	0.28	0.50	21	1.44	4.28	3.00	0.17	0.36	C64–66,68
膀胱	Bladder	48	2.16	9.64	6.90	0.30	0.73	11	0.75	2.24	1.24	0.07	0.18	C67
脑,神经系统	Brain,Central Nervous System	40	1.80	8.03	5.56	0.41	0.67	35	2.40	7.13	5.16	0.36	0.43	C70–C72
甲状腺	Thyroid Gland	12	0.54	2.41	1.44	0.12	0.16	46	3.15	9.37	6.31	0.51	0.62	C73
淋巴瘤	Lymphoma	12	0.54	2.41	1.93	0.12	0.18	7	0.48	1.43	0.89	0.03	0.15	C81–85,88,90,96
白血病	Leukaemia	30	1.35	6.02	4.55	0.26	0.52	14	0.96	2.85	2.78	0.19	0.21	C91–C95
不明及其他恶性肿瘤	All Other Sites and Unspecified	78	3.51	15.66	11.45	0.56	1.29	59	4.04	12.02	7.23	0.36	0.80	A_O
所有部位合计	All Sites	2225	100.00	446.76	293.87	16.19	35.67	1460	100.00	297.53	174.22	9.83	19.27	ALL
所有部位除外 C44	All Sites but C44	2209	99.28	443.55	291.43	16.11	35.44	1445	98.97	294.47	172.66	9.78	19.14	ALLbC44
死亡 Mortality														
口腔和咽喉(除外鼻咽癌)	Lip,Oral Cavity & Pharynx but Nasopharynx	20	1.27	4.02	2.57	0.16	0.25	5	0.60	1.02	0.63	0.04	0.09	C00–10,C12–14
鼻咽癌	Nasopharynx	7	0.44	1.41	0.87	0.07	0.13	1	0.12	0.20	0.14	0.01	0.01	C11
食管	Oesophagus	444	28.14	89.15	59.56	2.51	7.07	228	27.27	46.46	23.90	0.71	2.57	C15
胃	Stomach	301	19.07	60.44	40.88	1.61	4.89	100	11.96	20.38	10.72	0.39	1.22	C16
结直肠肛门	Colon,Rectum & Anus	61	3.87	12.25	8.42	0.31	0.97	59	7.06	12.02	6.91	0.28	0.78	C18–21
肝脏	Liver	168	10.65	33.73	21.39	1.54	2.49	66	7.89	13.45	7.24	0.31	0.85	C22
胆囊及其他	Gallbladder etc.	12	0.76	2.41	1.47	0.05	0.14	8	0.96	1.63	0.85	0.00	0.07	C23–C24
胰腺	Pancreas	19	1.20	3.82	2.40	0.14	0.33	18	2.15	3.67	2.01	0.07	0.21	C25
喉	Larynx	14	0.89	2.81	1.63	0.12	0.18	1	0.12	0.20	0.11	0.01	0.01	C32
气管,支气管,肺	Trachea, Bronchus and Lung	367	23.26	73.69	48.62	2.11	5.54	162	19.38	33.01	17.57	0.73	2.00	C33–C34
其他胸腔器官	Other Thoracic Organs	3	0.19	0.60	0.41	0.04	0.04	2	0.24	0.41	0.23	0.01	0.03	C37–C38
骨	Bone	8	0.51	1.61	1.03	0.06	0.08	5	0.60	1.02	0.51	0.01	0.03	C40–C41
皮肤黑色素瘤	Melanoma of Skin	1	0.06	0.20	0.14	0.01	0.01	1	0.12	0.20	0.11	0.01	0.01	C43
乳房	Breast	3	0.19	0.60	0.39	0.01	0.05	60	7.18	12.23	7.45	0.62	0.77	C50
子宫颈	Cervix Uteri	–	–	–	–	–	–	8	0.96	1.63	0.93	0.04	0.13	C53
子宫体及子宫部位不明	Uterus & Unspecified	–	–	–	–	–	–	7	0.84	1.43	0.84	0.09	0.09	C54–C55
卵巢	Ovary	–	–	–	–	–	–	18	2.15	3.67	2.17	0.13	0.30	C56
前列腺	Prostate	14	0.89	2.81	1.77	0.03	0.16	–	–	–	–	–	–	C61
睾丸	Testis	0	0.00	0.00	0.00	0.00	0.00	–	–	–	–	–	–	C62
肾及泌尿系统不明	Kidney & Unspecified Urinary Organs	16	1.01	3.21	1.96	0.10	0.18	4	0.48	0.82	0.47	0.03	0.06	C64–66,68
膀胱	Bladder	7	0.44	1.41	1.03	0.03	0.07	2	0.24	0.41	0.49	0.01	0.09	C67
脑,神经系统	Brain,Central Nervous System	26	1.65	5.22	3.58	0.23	0.46	21	2.51	4.28	2.92	0.19	0.26	C70–C72
甲状腺	Thyroid Gland	0	0.00	0.00	0.00	0.00	0.00	5	0.60	1.02	0.57	0.03	0.06	C73
淋巴瘤	Lymphoma	5	0.32	1.00	0.64	0.04	0.10	4	0.48	0.82	0.51	0.04	0.07	C81–85,88,90,96
白血病	Leukaemia	30	1.90	6.02	4.55	0.22	0.46	21	2.51	4.28	2.83	0.14	0.26	C91–C95
不明及其他恶性肿瘤	All Other Sites and Unspecified	52	3.30	10.44	7.30	0.38	0.82	28	3.35	5.71	3.55	0.15	0.31	A_O
所有部位合计	All Sites	1578	100.00	316.85	210.61	9.76	24.43	836	100.00	170.37	93.64	4.06	10.32	ALL
所有部位除外 C44	All Sites but C44	1571	99.56	315.44	209.55	9.74	24.37	834	99.76	169.96	93.43	4.04	10.30	ALLbC44

表 6-3-180 乳山市 2014 年癌症发病和死亡主要指标
Table 6-3-180　Incidence and mortality of cancer in Rushan Shi，2014

部位 Site		男性 Male						女性 Female						ICD-10
		病例数 No. cases	构成 (%)	粗率 Crude rate (1/10⁵)	世标率 ASR world (1/10⁵)	累积率 Cum.rate(%)		病例数 No. cases	构成 (%)	粗率 Crude rate (1/10⁵)	世标率 ASR world (1/10⁵)	累积率 Cum.rate(%)		ICD-10
						0~64	0~74					0~64	0~74	
发病 Incidence														
口腔和咽喉(除外鼻咽癌)	Lip,Oral Cavity & Pharynx but Nasopharynx	22	1.62	7.74	3.89	0.27	0.51	2	0.20	0.72	0.26	0.02	0.02	C00-10,C12-14
鼻咽癌	Nasopharynx	8	0.59	2.81	1.47	0.12	0.15	0	0.00	0.00	0.00	0.00	0.00	C11
食管	Oesophagus	39	2.87	13.72	6.69	0.36	0.89	3	0.29	1.08	0.59	0.03	0.03	C15
胃	Stomach	238	17.49	83.70	41.13	2.09	5.31	93	9.11	33.41	16.37	0.79	1.76	C16
结直肠肛门	Colon,Rectum & Anus	173	12.71	60.84	29.56	1.54	3.57	96	9.40	34.48	17.74	0.98	2.30	C18-21
肝脏	Liver	246	18.07	86.51	43.91	3.31	5.21	77	7.54	27.66	15.04	1.00	1.87	C22
胆囊及其他	Gallbladder etc.	26	1.91	9.14	4.46	0.27	0.55	25	2.45	8.98	4.31	0.20	0.59	C23-C24
胰腺	Pancreas	30	2.20	10.55	5.28	0.31	0.59	26	2.55	9.34	4.20	0.18	0.38	C25
喉	Larynx	11	0.81	3.87	1.85	0.14	0.21	0	0.00	0.00	0.00	0.00	0.00	C32
气管,支气管,肺	Trachea, Bronchus and Lung	309	22.70	108.67	52.40	2.81	6.28	191	18.71	68.61	34.28	1.94	4.20	C33-C34
其他胸腔器官	Other Thoracic Organs	4	0.29	1.41	0.69	0.04	0.09	3	0.29	1.08	0.44	0.04	0.04	C37-C38
骨	Bone	4	0.29	1.41	0.81	0.04	0.11	4	0.39	1.44	0.89	0.04	0.12	C40-C41
皮肤黑色素瘤	Melanoma of Skin	1	0.07	0.35	0.11	0.00	0.00	0	0.00	0.00	0.00	0.00	0.00	C43
乳房	Breast	3	0.22	1.06	0.57	0.04	0.08	191	18.71	68.61	38.75	3.46	4.05	C50
子宫颈	Cervix Uteri	–	–	–	–	–	–	46	4.51	16.52	9.24	0.89	0.89	C53
子宫体及子宫部位不明	Uterus & Unspecified	–	–	–	–	–	–	39	3.82	14.01	7.34	0.61	0.86	C54-C55
卵巢	Ovary	–	–	–	–	–	–	25	2.45	8.98	5.15	0.45	0.53	C56
前列腺	Prostate	25	1.84	8.79	4.10	0.05	0.45	–	–	–	–	–	–	C61
睾丸	Testis	2	0.15	0.70	0.75	0.05	0.05	–	–	–	–	–	–	C62
肾及泌尿系统不明	Kidney & Unspecified Urinary Organs	20	1.47	7.03	3.39	0.18	0.39	20	1.96	7.18	3.88	0.12	0.50	C64-66,68
膀胱	Bladder	66	4.85	23.21	11.41	0.54	1.21	16	1.57	5.75	2.79	0.12	0.36	C67
脑,神经系统	Brain,Central Nervous System	17	1.25	5.98	4.31	0.23	0.34	17	1.67	6.11	3.14	0.21	0.40	C70-C72
甲状腺	Thyroid Gland	20	1.47	7.03	3.82	0.31	0.38	61	5.97	21.91	12.58	1.05	1.42	C73
淋巴瘤	Lymphoma	24	1.76	8.44	4.69	0.24	0.61	16	1.57	5.75	4.03	0.24	0.42	C81-85,88,90,96
白血病	Leukaemia	22	1.62	7.74	6.76	0.32	0.56	15	1.47	5.39	4.73	0.27	0.37	C91-C95
不明及其他恶性肿瘤	All Other Sites and Unspecified	51	3.75	17.94	9.85	0.54	1.14	55	5.39	19.76	9.30	0.51	1.02	A_O
所有部位合计	All Sites	1361	100.00	478.64	241.91	13.77	28.69	1021	100.00	366.75	195.07	13.14	22.13	ALL
所有部位除外 C44	All Sites but C44	1355	99.56	476.53	240.89	13.70	28.58	1007	98.63	361.72	192.85	13.07	21.86	ALLbC44
死亡 Mortality														
口腔和咽喉(除外鼻咽癌)	Lip,Oral Cavity & Pharynx but Nasopharynx	11	1.26	3.87	1.65	0.08	0.17	2	0.43	0.72	0.38	0.04	0.04	C00-10,C12-14
鼻咽癌	Nasopharynx	6	0.69	2.11	1.07	0.09	0.09	3	0.64	1.08	0.70	0.05	0.09	C11
食管	Oesophagus	22	2.52	7.74	3.79	0.19	0.52	1	0.21	0.36	0.09	0.00	0.00	C15
胃	Stomach	156	17.89	54.86	25.86	1.19	2.73	65	13.83	23.35	10.06	0.40	0.99	C16
结直肠肛门	Colon,Rectum & Anus	41	4.70	14.42	6.57	0.24	0.68	44	9.36	15.81	7.40	0.29	0.78	C18-21
肝脏	Liver	221	25.34	77.72	39.03	2.72	4.82	67	14.26	24.07	12.61	0.74	1.61	C22
胆囊及其他	Gallbladder etc.	15	1.72	5.28	2.35	0.06	0.27	13	2.77	4.67	2.14	0.10	0.26	C23-C24
胰腺	Pancreas	22	2.52	7.74	3.74	0.12	0.42	15	3.19	5.39	2.12	0.08	0.18	C25
喉	Larynx	3	0.34	1.06	0.62	0.02	0.09	0	0.00	0.00	0.00	0.00	0.00	C32
气管,支气管,肺	Trachea, Bronchus and Lung	242	27.75	85.11	40.85	2.08	4.63	134	28.51	48.13	22.78	1.27	2.65	C33-C34
其他胸腔器官	Other Thoracic Organs	2	0.23	0.70	0.29	0.00	0.04	3	0.64	1.08	0.79	0.06	0.06	C37-C38
骨	Bone	3	0.34	1.06	0.56	0.00	0.09	5	1.06	1.80	0.90	0.03	0.08	C40-C41
皮肤黑色素瘤	Melanoma of Skin	2	0.23	0.70	0.23	0.00	0.00	1	0.21	0.36	0.09	0.00	0.00	C43
乳房	Breast	0	0.00	0.00	0.00	0.00	0.00	35	7.45	12.57	6.94	0.49	0.79	C50
子宫颈	Cervix Uteri	–	–	–	–	–	–	4	0.85	1.44	0.85	0.09	0.09	C53
子宫体及子宫部位不明	Uterus & Unspecified	–	–	–	–	–	–	9	1.91	3.23	1.65	0.09	0.18	C54-C55
卵巢	Ovary	–	–	–	–	–	–	8	1.70	2.87	1.63	0.15	0.19	C56
前列腺	Prostate	15	1.72	5.28	2.15	0.00	0.08	–	–	–	–	–	–	C61
睾丸	Testis	0	0.00	0.00	0.00	0.00	0.00	–	–	–	–	–	–	C62
肾及泌尿系统不明	Kidney & Unspecified Urinary Organs	6	0.69	2.11	0.90	0.06	0.06	1	0.21	0.36	0.12	0.00	0.00	C64-66,68
膀胱	Bladder	16	1.83	5.63	2.79	0.08	0.32	6	1.28	2.16	0.78	0.00	0.05	C67
脑,神经系统	Brain,Central Nervous System	11	1.26	3.87	3.34	0.17	0.22	11	2.34	3.95	2.00	0.11	0.26	C70-C72
甲状腺	Thyroid Gland	4	0.46	1.41	0.71	0.00	0.08	0	0.00	0.00	0.00	0.00	0.00	C73
淋巴瘤	Lymphoma	16	1.83	5.63	2.92	0.13	0.42	11	2.34	3.95	1.89	0.12	0.23	C81-85,88,90,96
白血病	Leukaemia	21	2.41	7.39	5.51	0.37	0.56	11	2.34	3.95	3.79	0.19	0.29	C91-C95
不明及其他恶性肿瘤	All Other Sites and Unspecified	37	4.24	13.01	6.51	0.27	0.66	21	4.47	7.54	3.75	0.14	0.48	A_O
所有部位合计	All Sites	872	100.00	306.66	151.43	7.88	16.96	470	100.00	168.83	83.46	4.45	9.30	ALL
所有部位除外 C44	All Sites but C44	871	99.89	306.31	151.32	7.88	16.96	469	99.79	168.47	83.24	4.45	9.25	ALLbC44

表 6-3-181 沂南县 2014 年癌症发病和死亡主要指标
Table 6-3-181 Incidence and mortality of cancer in Yinan Xian,2014

部位 Site		男性 Male						女性 Female						ICD-10
		病例数 No. cases	构成 (%)	粗率 Crude rate (1/10⁵)	世标率 ASR world (1/10⁵)	累积率 Cum.rate(%)		病例数 No. cases	构成 (%)	粗率 Crude rate (1/10⁵)	世标率 ASR world (1/10⁵)	累积率 Cum.rate(%)		
						0~64	0~74					0~64	0~74	
发病 Incidence														
口腔和咽喉(除外鼻咽癌)	Lip,Oral Cavity & Pharynx but Nasopharynx	21	1.63	4.39	2.90	0.11	0.41	6	0.59	1.32	0.85	0.07	0.07	C00–10,C12–14
鼻咽癌	Nasopharynx	11	0.85	2.30	1.57	0.10	0.16	5	0.49	1.10	0.82	0.05	0.11	C11
食管	Oesophagus	131	10.16	27.41	16.60	0.70	2.12	13	1.28	2.86	1.74	0.03	0.29	C15
胃	Stomach	215	16.67	44.99	28.38	1.66	3.45	89	8.75	19.60	12.08	0.68	1.46	C16
结直肠肛门	Colon,Rectum & Anus	124	9.61	25.95	16.97	0.83	2.17	85	8.36	18.72	11.53	0.71	1.31	C18–21
肝脏	Liver	142	11.01	29.71	19.24	1.45	2.14	53	5.21	11.67	7.33	0.46	0.83	C22
胆囊及其他	Gallbladder etc.	21	1.63	4.39	2.52	0.08	0.28	7	0.69	1.54	0.74	0.00	0.07	C23–C24
胰腺	Pancreas	16	1.24	3.35	2.14	0.12	0.26	18	1.77	3.97	2.05	0.00	0.22	C25
喉	Larynx	17	1.32	3.56	2.23	0.09	0.31	1	0.10	0.22	0.18	0.00	0.03	C32
气管,支气管,肺	Trachea, Bronchus and Lung	358	27.75	74.92	46.49	2.28	5.56	225	22.12	49.56	31.15	1.68	3.98	C33–C34
其他胸腔器官	Other Thoracic Organs	4	0.31	0.84	0.57	0.03	0.06	2	0.20	0.44	0.52	0.01	0.04	C37–C38
骨	Bone	11	0.85	2.30	2.23	0.14	0.20	9	0.88	1.98	1.51	0.08	0.12	C40–C41
皮肤黑色素瘤	Melanoma of Skin	1	0.08	0.21	0.12	0.02	0.02	2	0.20	0.44	0.27	0.02	0.02	C43
乳房	Breast	2	0.16	0.42	0.25	0.01	0.01	161	15.83	35.46	26.01	2.26	2.71	C50
子宫颈	Cervix Uteri	–	–	–	–	–	–	53	5.21	11.67	8.97	0.74	0.83	C53
子宫体及子宫部位不明	Uterus & Unspecified	–	–	–	–	–	–	49	4.82	10.79	8.20	0.72	0.89	C54–C55
卵巢	Ovary	–	–	–	–	–	–	46	4.52	10.13	8.40	0.61	0.94	C56
前列腺	Prostate	26	2.02	5.44	2.95	0.10	0.32							C61
睾丸	Testis	1	0.08	0.21	0.24	0.01	0.01	–	–	–	–	–	–	C62
肾及泌尿系统不明	Kidney & Unspecified Urinary Organs	24	1.86	5.02	3.40	0.29	0.40	17	1.67	3.74	2.56	0.15	0.36	C64–66,68
膀胱	Bladder	38	2.95	7.95	5.07	0.20	0.65	15	1.47	3.30	1.98	0.12	0.18	C67
脑,神经系统	Brain,Central Nervous System	15	1.16	3.14	2.28	0.11	0.25	25	2.46	5.51	3.89	0.20	0.35	C70–C72
甲状腺	Thyroid Gland	13	1.01	2.72	1.99	0.20	0.20	65	6.39	14.32	11.32	1.04	1.04	C73
淋巴瘤	Lymphoma	21	1.63	4.39	3.13	0.22	0.37	14	1.38	3.08	2.00	0.10	0.28	C81–85,88,90,96
白血病	Leukaemia	36	2.79	7.53	5.62	0.37	0.49	24	2.36	5.29	4.67	0.28	0.38	C91–C95
不明及其他恶性肿瘤	All Other Sites and Unspecified	42	3.26	8.79	5.93	0.41	0.61	33	3.24	7.27	4.32	0.27	0.41	A_O
所有部位合计	All Sites	1290	100.00	269.95	172.82	9.54	20.44	1017	100.00	224.02	153.08	10.34	16.93	ALL
所有部位除外 C44	All Sites but C44	1280	99.22	267.85	171.55	9.47	20.35	1003	98.62	220.94	151.59	10.28	16.80	ALLbC44
死亡 Mortality														
口腔和咽喉(除外鼻咽癌)	Lip,Oral Cavity & Pharynx but Nasopharynx	10	1.13	2.09	1.36	0.04	0.20	2	0.41	0.44	0.35	0.02	0.05	C00–10,C12–14
鼻咽癌	Nasopharynx	2	0.23	0.42	0.22	0.02	0.02	3	0.62	0.66	0.51	0.00	0.10	C11
食管	Oesophagus	105	11.90	21.97	12.98	0.43	1.60	10	2.07	2.20	1.14	0.08	0.08	C15
胃	Stomach	146	16.55	30.55	18.69	0.89	2.19	54	11.18	11.90	6.69	0.37	0.68	C16
结直肠肛门	Colon,Rectum & Anus	53	6.01	11.09	6.53	0.16	0.64	40	8.28	8.81	5.12	0.26	0.57	C18–21
肝脏	Liver	124	14.06	25.95	17.00	1.25	1.88	48	9.94	10.57	6.38	0.37	0.69	C22
胆囊及其他	Gallbladder etc.	15	1.70	3.14	1.84	0.06	0.23	8	1.66	1.76	0.98	0.04	0.11	C23–C24
胰腺	Pancreas	13	1.47	2.72	1.65	0.02	0.22	16	3.31	3.52	1.76	0.06	0.14	C25
喉	Larynx	7	0.79	1.46	0.84	0.06	0.06	0	0.00	0.00	0.00	0.00	0.00	C32
气管,支气管,肺	Trachea, Bronchus and Lung	285	32.31	59.64	35.94	1.71	4.08	167	34.58	36.79	22.54	1.00	2.98	C33–C34
其他胸腔器官	Other Thoracic Organs	1	0.11	0.21	0.09	0.02	0.02	1	0.21	0.22	0.18	0.00	0.03	C37–C38
骨	Bone	10	1.13	2.09	1.28	0.11	0.13	5	1.04	1.10	0.74	0.02	0.02	C40–C41
皮肤黑色素瘤	Melanoma of Skin	1	0.11	0.21	0.12	0.02	0.02	1	0.21	0.22	0.08	0.00	0.00	C43
乳房	Breast	2	0.23	0.42	0.23	0.00	0.00	39	8.07	8.59	5.81	0.50	0.64	C50
子宫颈	Cervix Uteri	–	–	–	–	–	–	13	2.69	2.86	1.64	0.12	0.15	C53
子宫体及子宫部位不明	Uterus & Unspecified	–	–	–	–	–	–	4	0.83	0.88	0.63	0.05	0.09	C54–C55
卵巢	Ovary	–	–	–	–	–	–	16	3.31	3.52	2.51	0.20	0.33	C56
前列腺	Prostate	13	1.47	2.72	1.63	0.05	0.19							C61
睾丸	Testis	0	0.00	0.00	0.00	0.00	0.00	–	–	–	–	–	–	C62
肾及泌尿系统不明	Kidney & Unspecified Urinary Organs	8	0.91	1.67	1.01	0.08	0.11	3	0.62	0.66	0.50	0.03	0.06	C64–66,68
膀胱	Bladder	3	0.34	0.63	0.45	0.00	0.09	2	0.41	0.44	0.28	0.00	0.03	C67
脑,神经系统	Brain,Central Nervous System	12	1.36	2.51	1.86	0.09	0.21	13	2.69	2.86	2.29	0.15	0.23	C70–C72
甲状腺	Thyroid Gland	2	0.23	0.42	0.26	0.02	0.05	1	0.21	0.22	0.07	0.00	0.00	C73
淋巴瘤	Lymphoma	17	1.93	3.56	2.59	0.18	0.33	7	1.45	1.54	0.90	0.07	0.11	C81–85,88,90,96
白血病	Leukaemia	29	3.29	6.07	4.51	0.27	0.45	19	3.93	4.19	2.88	0.17	0.28	C91–C95
不明及其他恶性肿瘤	All Other Sites and Unspecified	24	2.72	5.02	2.95	0.22	0.24	11	2.28	2.42	1.35	0.09	0.12	A_O
所有部位合计	All Sites	882	100.00	184.57	114.14	5.68	12.95	483	100.00	106.39	65.33	3.62	7.48	ALL
所有部位除外 C44	All Sites but C44	876	99.32	183.31	113.40	5.63	12.90	481	99.59	105.95	65.16	3.62	7.48	ALLbC44

表 6-3-182 沂水县 2014 年癌症发病和死亡主要指标
Table 6-3-182 Incidence and mortality of cancer in Yishui Xian, 2014

部位 Site		男性 Male						女性 Female						ICD-10
		病例数 No. cases	构成 (%)	粗率 Crude rate (1/10⁵)	世标率 ASR world (1/10⁵)	累积率 Cum.rate(%)		病例数 No. cases	构成 (%)	粗率 Crude rate (1/10⁵)	世标率 ASR world (1/10⁵)	累积率 Cum.rate(%)		
						0~64	0~74					0~64	0~74	
发病 Incidence														
口腔和咽喉(除外鼻咽癌)	Lip,Oral Cavity & Pharynx but Nasopharynx	32	1.88	5.44	3.64	0.23	0.52	11	0.91	1.97	1.20	0.07	0.17	C00-10,C12-14
鼻咽癌	Nasopharynx	14	0.82	2.38	1.55	0.11	0.20	4	0.33	0.72	0.41	0.03	0.03	C11
食管	Oesophagus	158	9.28	26.87	16.69	0.85	2.09	25	2.08	4.48	2.28	0.10	0.26	C15
胃	Stomach	325	19.08	55.27	35.06	1.89	4.12	142	11.80	25.44	15.10	0.79	1.88	C16
结直肠肛门	Colon,Rectum & Anus	157	9.22	26.70	17.19	0.97	1.92	107	8.89	19.17	10.59	0.57	1.07	C18-21
肝脏	Liver	192	11.27	32.65	21.29	1.48	2.34	85	7.07	15.23	8.81	0.49	0.96	C22
胆囊及其他	Gallbladder etc.	17	1.00	2.89	1.70	0.10	0.15	15	1.25	2.69	1.36	0.04	0.20	C23-C24
胰腺	Pancreas	23	1.35	3.91	2.56	0.10	0.37	17	1.41	3.05	1.78	0.06	0.34	C25
喉	Larynx	4	0.23	0.68	0.47	0.03	0.08	3	0.25	0.54	0.35	0.02	0.04	C32
气管,支气管,肺	Trachea, Bronchus and Lung	528	31.00	89.80	57.47	3.15	7.38	265	22.03	47.47	27.40	1.46	3.19	C33-C34
其他胸腔器官	Other Thoracic Organs	0	0.00	0.00	0.00	0.00	0.00	2	0.17	0.36	0.27	0.02	0.02	C37-C38
骨	Bone	14	0.82	2.38	1.67	0.07	0.20	13	1.08	2.33	2.15	0.13	0.21	C40-C41
皮肤黑色素瘤	Melanoma of Skin	1	0.06	0.17	0.06	0.00	0.00	0	0.00	0.00	0.00	0.00	0.00	C43
乳房	Breast	0	0.00	0.00	0.00	0.00	0.00	188	15.63	33.68	23.30	1.95	2.41	C50
子宫颈	Cervix Uteri	–	–	–	–	–	–	49	4.07	8.78	5.86	0.49	0.62	C53
子宫体及子宫部位不明	Uterus & Unspecified	–	–	–	–	–	–	50	4.16	8.96	5.97	0.56	0.58	C54-C55
卵巢	Ovary	–	–	–	–	–	–	43	3.57	7.70	5.21	0.39	0.55	C56
前列腺	Prostate	34	2.00	5.78	3.23	0.01	0.24	–	–	–	–	–	–	C61
睾丸	Testis	4	0.23	0.68	0.57	0.05	0.05	–	–	–	–	–	–	C62
肾及泌尿系统不明	Kidney & Unspecified Urinary Organs	23	1.35	3.91	2.60	0.20	0.36	10	0.83	1.79	1.07	0.05	0.15	C64-66,68
膀胱	Bladder	52	3.05	8.84	5.19	0.24	0.54	8	0.67	1.43	0.79	0.01	0.10	C67
脑,神经系统	Brain,Central Nervous System	37	2.17	6.29	4.81	0.28	0.50	46	3.82	8.24	5.40	0.39	0.61	C70-C72
甲状腺	Thyroid Gland	16	0.94	2.72	1.81	0.15	0.17	55	4.57	9.85	7.33	0.61	0.70	C73
淋巴瘤	Lymphoma	18	1.06	3.06	2.16	0.10	0.26	13	1.08	2.33	1.38	0.07	0.15	C81-85,88,90,96
白血病	Leukaemia	21	1.23	3.57	2.78	0.19	0.26	8	0.67	1.43	1.12	0.06	0.08	C91-C95
不明及其他恶性肿瘤	All Other Sites and Unspecified	33	1.94	5.61	3.71	0.23	0.45	44	3.66	7.88	5.70	0.31	0.58	A_O
所有部位合计	All Sites	1703	100.00	289.64	186.20	10.44	22.20	1203	100.00	215.49	134.82	8.69	14.91	ALL
所有部位除外 C44	All Sites but C44	1697	99.65	288.61	185.55	10.40	22.10	1189	98.84	212.98	133.08	8.65	14.76	ALLbC44
死亡 Mortality														
口腔和咽喉(除外鼻咽癌)	Lip,Oral Cavity & Pharynx but Nasopharynx	6	0.51	1.02	0.61	0.04	0.06	1	0.16	0.18	0.12	0.01	0.01	C00-10,C12-14
鼻咽癌	Nasopharynx	14	1.18	2.38	1.54	0.10	0.20	2	0.33	0.36	0.15	0.01	0.01	C11
食管	Oesophagus	121	10.24	20.58	12.49	0.48	1.41	21	3.41	3.76	1.98	0.08	0.22	C15
胃	Stomach	244	20.64	41.50	25.72	1.26	2.91	106	17.24	18.99	10.81	0.42	1.24	C16
结直肠肛门	Colon,Rectum & Anus	65	5.50	11.05	6.91	0.40	0.76	33	5.37	5.91	2.92	0.11	0.26	C18-21
肝脏	Liver	171	14.47	29.08	18.62	1.12	2.12	67	10.89	12.00	6.76	0.32	0.84	C22
胆囊及其他	Gallbladder etc.	10	0.85	1.70	1.00	0.05	0.09	4	0.65	0.72	0.40	0.01	0.06	C23-C24
胰腺	Pancreas	20	1.69	3.40	2.20	0.07	0.32	17	2.76	3.05	1.94	0.06	0.38	C25
喉	Larynx	3	0.25	0.51	0.25	0.02	0.02	5	0.81	0.90	0.54	0.02	0.07	C32
气管,支气管,肺	Trachea, Bronchus and Lung	405	34.26	68.88	43.38	2.29	5.46	197	32.03	35.29	20.53	1.05	2.59	C33-C34
其他胸腔器官	Other Thoracic Organs	0	0.00	0.00	0.00	0.00	0.00	1	0.16	0.18	0.14	0.01	0.01	C37-C38
骨	Bone	12	1.02	2.04	1.39	0.05	0.20	5	0.81	0.90	0.62	0.02	0.10	C40-C41
皮肤黑色素瘤	Melanoma of Skin	0	0.00	0.00	0.00	0.00	0.00	0	0.00	0.00	0.00	0.00	0.00	C43
乳房	Breast	0	0.00	0.00	0.00	0.00	0.00	30	4.88	5.37	3.03	0.23	0.32	C50
子宫颈	Cervix Uteri	–	–	–	–	–	–	22	3.58	3.94	2.44	0.19	0.26	C53
子宫体及子宫部位不明	Uterus & Unspecified	–	–	–	–	–	–	12	1.95	2.15	1.42	0.11	0.18	C54-C55
卵巢	Ovary	–	–	–	–	–	–	12	1.95	2.15	1.35	0.10	0.15	C56
前列腺	Prostate	12	1.02	2.04	1.20	0.01	0.10	–	–	–	–	–	–	C61
睾丸	Testis	0	0.00	0.00	0.00	0.00	0.00	–	–	–	–	–	–	C62
肾及泌尿系统不明	Kidney & Unspecified Urinary Organs	2	0.17	0.34	0.24	0.01	0.04	4	0.65	0.72	0.46	0.03	0.08	C64-66,68
膀胱	Bladder	19	1.61	3.23	1.94	0.06	0.15	4	0.65	0.72	0.38	0.01	0.04	C67
脑,神经系统	Brain,Central Nervous System	17	1.44	2.89	1.69	0.11	0.13	29	4.72	5.19	3.60	0.25	0.44	C70-C72
甲状腺	Thyroid Gland	1	0.08	0.17	0.12	0.00	0.02	5	0.81	0.90	0.59	0.02	0.08	C73
淋巴瘤	Lymphoma	15	1.27	2.55	1.72	0.08	0.27	12	1.95	2.15	1.33	0.10	0.15	C81-85,88,90,96
白血病	Leukaemia	21	1.78	3.57	2.70	0.17	0.23	11	1.79	1.97	1.53	0.11	0.13	C91-C95
不明及其他恶性肿瘤	All Other Sites and Unspecified	24	2.03	4.08	2.46	0.13	0.23	15	2.44	2.69	1.50	0.05	0.18	A_O
所有部位合计	All Sites	1182	100.00	201.03	126.18	6.45	14.74	615	100.00	110.16	64.55	3.33	7.77	ALL
所有部位除外 C44	All Sites but C44	1177	99.58	200.18	125.82	6.43	14.73	612	99.51	109.62	64.28	3.33	7.74	ALLbC44

部位 Site		男性 Male						女性 Female						ICD-10
		病例数 No. cases	构成 (%)	粗率 Crude rate (1/10⁵)	世标率 ASR world (1/10⁵)	累积率 Cum.rate(%)		病例数 No. cases	构成 (%)	粗率 Crude rate (1/10⁵)	世标率 ASR world (1/10⁵)	累积率 Cum.rate(%)		
						0~64	0~74					0~64	0~74	
发病 Incidence														
口腔和咽喉(除外鼻咽癌)	Lip,Oral Cavity & Pharynx but Nasopharynx	19	1.69	4.43	2.91	0.19	0.39	6	0.66	1.48	1.08	0.06	0.09	C00-10,C12-14
鼻咽癌	Nasopharynx	8	0.71	1.86	1.33	0.14	0.16	5	0.55	1.23	1.13	0.08	0.11	C11
食管	Oesophagus	109	9.68	25.39	14.93	0.57	1.72	10	1.10	2.47	1.14	0.05	0.08	C15
胃	Stomach	186	16.52	43.33	26.98	1.56	3.10	63	6.95	15.54	9.55	0.45	1.13	C16
结直肠肛门	Colon,Rectum & Anus	78	6.93	18.17	11.13	0.52	1.32	62	6.84	15.30	9.06	0.46	1.11	C18-21
肝脏	Liver	142	12.61	33.08	21.68	1.41	2.33	45	4.97	11.10	6.06	0.28	0.63	C22
胆囊及其他	Gallbladder etc.	10	0.89	2.33	1.31	0.00	0.17	17	1.88	4.19	2.28	0.12	0.22	C23-C24
胰腺	Pancreas	23	2.04	5.36	3.29	0.12	0.36	17	1.88	4.19	2.53	0.14	0.33	C25
喉	Larynx	9	0.80	2.10	1.32	0.07	0.16	0	0.00	0.00	0.00	0.00	0.00	C32
气管,支气管,肺	Trachea, Bronchus and Lung	326	28.95	75.94	48.21	3.23	5.57	201	22.19	49.59	30.71	1.78	3.74	C33-C34
其他胸腔器官	Other Thoracic Organs	5	0.44	1.16	0.86	0.04	0.11	0	0.00	0.00	0.00	0.00	0.00	C37-C38
骨	Bone	12	1.07	2.80	1.64	0.07	0.15	7	0.77	1.73	1.16	0.01	0.17	C40-C41
皮肤黑色素瘤	Melanoma of Skin	6	0.53	1.40	0.91	0.03	0.11	1	0.11	0.25	0.21	0.03	0.03	C43
乳房	Breast	2	0.18	0.47	0.26	0.02	0.02	175	19.32	43.18	32.36	2.80	3.33	C50
子宫颈	Cervix Uteri	–	–	–	–	–	–	44	4.86	10.86	7.79	0.71	0.77	C53
子宫体及子宫部位不明	Uterus & Unspecified	–	–	–	–	–	–	42	4.64	10.36	7.34	0.51	0.95	C54-C55
卵巢	Ovary	–	–	–	–	–	–	61	6.73	15.05	11.54	0.88	1.25	C56
前列腺	Prostate	21	1.87	4.89	2.63	0.04	0.25	–	–	–	–	–	–	C61
睾丸	Testis	1	0.09	0.23	0.17	0.02	0.02	–	–	–	–	–	–	C62
肾及泌尿系统不明	Kidney & Unspecified Urinary Organs	19	1.69	4.43	2.93	0.24	0.33	9	0.99	2.22	1.49	0.12	0.16	C64-66,68
膀胱	Bladder	23	2.04	5.36	3.22	0.11	0.41	12	1.32	2.96	1.92	0.15	0.18	C67
脑,神经系统	Brain,Central Nervous System	36	3.20	8.39	7.43	0.50	0.64	25	2.76	6.17	3.96	0.33	0.36	C70-C72
甲状腺	Thyroid Gland	3	0.27	0.70	0.52	0.05	0.05	26	2.87	6.42	4.67	0.39	0.45	C73
淋巴瘤	Lymphoma	20	1.78	4.66	3.28	0.26	0.38	17	1.88	4.19	2.93	0.27	0.34	C81-85,88,90,96
白血病	Leukaemia	27	2.40	6.29	4.40	0.25	0.43	27	2.98	6.66	5.24	0.42	0.51	C91-C95
不明及其他恶性肿瘤	All Other Sites and Unspecified	41	3.64	9.55	6.34	0.42	0.57	34	3.75	8.39	5.23	0.29	0.45	A_O
所有部位合计	All Sites	1126	100.00	262.29	167.68	9.88	18.78	906	100.00	223.54	149.36	10.33	16.40	ALL
所有部位除外 C44	All Sites but C44	1116	99.11	259.96	166.25	9.80	18.64	898	99.12	221.57	148.43	10.32	16.36	ALLbC44
死亡 Mortality														
口腔和咽喉(除外鼻咽癌)	Lip,Oral Cavity & Pharynx but Nasopharynx	9	1.05	2.10	1.40	0.10	0.18	2	0.43	0.49	0.27	0.00	0.07	C00-10,C12-14
鼻咽癌	Nasopharynx	3	0.35	0.70	0.50	0.04	0.07	2	0.43	0.49	0.36	0.02	0.05	C11
食管	Oesophagus	107	12.53	24.92	14.45	0.55	1.73	10	2.16	2.47	1.27	0.07	0.13	C15
胃	Stomach	142	16.63	33.08	20.19	0.95	2.29	46	9.96	11.35	6.88	0.37	0.72	C16
结直肠肛门	Colon,Rectum & Anus	38	4.45	8.85	5.48	0.21	0.55	36	7.79	8.88	5.22	0.28	0.61	C18-21
肝脏	Liver	122	14.29	28.42	18.12	1.22	1.88	45	9.74	11.10	6.23	0.32	0.64	C22
胆囊及其他	Gallbladder etc.	10	1.17	2.33	1.45	0.04	0.22	10	2.16	2.47	1.35	0.09	0.09	C23-C24
胰腺	Pancreas	18	2.11	4.19	2.66	0.10	0.24	11	2.38	2.71	1.70	0.10	0.24	C25
喉	Larynx	6	0.70	1.40	0.98	0.06	0.14	0	0.00	0.00	0.00	0.00	0.00	C32
气管,支气管,肺	Trachea, Bronchus and Lung	273	31.97	63.59	39.87	2.12	4.76	172	37.23	42.44	25.58	1.51	2.95	C33-C34
其他胸腔器官	Other Thoracic Organs	0	0.00	0.00	0.00	0.00	0.00	0	0.00	0.00	0.00	0.00	0.00	C37-C38
骨	Bone	10	1.17	2.33	1.35	0.04	0.15	7	1.52	1.73	1.07	0.04	0.14	C40-C41
皮肤黑色素瘤	Melanoma of Skin	3	0.35	0.70	0.50	0.04	0.07	1	0.22	0.25	0.14	0.00	0.03	C43
乳房	Breast	1	0.12	0.23	0.17	0.02	0.02	34	7.36	8.39	5.60	0.47	0.59	C50
子宫颈	Cervix Uteri	–	–	–	–	–	–	7	1.52	1.73	1.18	0.08	0.14	C53
子宫体及子宫部位不明	Uterus & Unspecified	–	–	–	–	–	–	7	1.52	1.73	1.21	0.07	0.19	C54-C55
卵巢	Ovary	–	–	–	–	–	–	13	2.81	3.21	2.40	0.20	0.27	C56
前列腺	Prostate	14	1.64	3.26	1.67	0.04	0.16	–	–	–	–	–	–	C61
睾丸	Testis	0	0.00	0.00	0.00	0.00	0.00	–	–	–	–	–	–	C62
肾及泌尿系统不明	Kidney & Unspecified Urinary Organs	5	0.59	1.16	0.64	0.04	0.04	1	0.22	0.25	0.14	0.00	0.00	C64-66,68
膀胱	Bladder	19	2.22	4.43	2.59	0.09	0.28	5	1.08	1.23	0.65	0.03	0.06	C67
脑,神经系统	Brain,Central Nervous System	19	2.22	4.43	4.01	0.27	0.36	16	3.46	3.95	2.34	0.16	0.19	C70-C72
甲状腺	Thyroid Gland	0	0.00	0.00	0.00	0.00	0.00	0	0.00	0.00	0.00	0.00	0.00	C73
淋巴瘤	Lymphoma	18	2.11	4.19	3.21	0.20	0.36	11	2.38	2.71	1.65	0.09	0.22	C81-85,88,90,96
白血病	Leukaemia	14	1.64	3.26	2.03	0.13	0.22	15	3.25	3.70	2.51	0.17	0.33	C91-C95
不明及其他恶性肿瘤	All Other Sites and Unspecified	23	2.69	5.36	3.23	0.24	0.27	11	2.38	2.71	1.84	0.10	0.19	A_O
所有部位合计	All Sites	854	100.00	198.93	124.50	6.49	13.97	462	100.00	113.99	69.59	4.16	7.86	ALL
所有部位除外 C44	All Sites but C44	851	99.65	198.23	124.15	6.47	13.95	461	99.78	113.75	69.51	4.16	7.86	ALLbC44

表 6-3-184 德州市德城区 2014 年癌症发病和死亡主要指标
Table 6-3-184 Incidence and mortality of cancer in Decheng Qu, Dezhou Shi, 2014

部位 Site		男性 Male						女性 Female						ICD-10
		病例数 No. cases	构成 (%)	粗率 Crude rate (1/10⁵)	世标率 ASR world (1/10⁵)	累积率 Cum.rate(%)		病例数 No. cases	构成 (%)	粗率 Crude rate (1/10⁵)	世标率 ASR world (1/10⁵)	累积率 Cum.rate(%)		
						0~64	0~74					0~64	0~74	
发病 Incidence														
口腔和咽喉(除外鼻咽癌)	Lip,Oral Cavity & Pharynx but Nasopharynx	6	1.03	3.08	2.19	0.12	0.21	3	0.49	1.57	1.01	0.08	0.08	C00-10,C12-14
鼻咽癌	Nasopharynx	3	0.52	1.54	1.38	0.10	0.18	1	0.16	0.52	0.34	0.04	0.04	C11
食管	Oesophagus	41	7.07	21.04	17.46	1.09	2.56	22	3.57	11.51	8.10	0.27	1.00	C15
胃	Stomach	83	14.31	42.59	34.84	1.86	5.09	21	3.40	10.98	9.01	0.30	1.32	C16
结直肠肛门	Colon,Rectum & Anus	64	11.03	32.84	25.62	1.06	3.53	35	5.67	18.30	13.03	0.89	1.51	C18-21
肝脏	Liver	82	14.14	42.07	31.72	2.02	3.56	26	4.21	13.60	10.17	0.59	1.26	C22
胆囊及其他	Gallbladder etc.	3	0.52	1.54	1.38	0.04	0.24	2	0.32	1.05	0.71	0.05	0.05	C23-C24
胰腺	Pancreas	15	2.59	7.70	5.80	0.41	0.61	18	2.92	9.41	7.27	0.37	1.07	C25
喉	Larynx	2	0.34	1.03	0.89	0.06	0.17	0	0.00	0.00	0.00	0.00	0.00	C32
气管,支气管,肺	Trachea, Bronchus and Lung	167	28.79	85.69	66.14	3.02	8.97	121	19.61	63.28	45.59	2.32	5.67	C33-C34
其他胸腔器官	Other Thoracic Organs	3	0.52	1.54	1.18	0.13	0.13	1	0.16	0.52	0.46	0.05	0.05	C37-C38
骨	Bone	2	0.34	1.03	0.81	0.00	0.09	4	0.65	2.09	2.52	0.14	0.26	C40-C41
皮肤黑色素瘤	Melanoma of Skin	0	0.00	0.00	0.00	0.00	0.00	0	0.00	0.00	0.00	0.00	0.00	C43
乳房	Breast	3	0.52	1.54	0.95	0.03	0.03	163	26.42	85.25	60.07	4.59	6.71	C50
子宫颈	Cervix Uteri	–	–	–	–	–	–	20	3.24	10.46	7.59	0.65	0.84	C53
子宫体及子宫部位不明	Uterus & Unspecified	–	–	–	–	–	–	8	1.30	4.18	3.16	0.23	0.35	C54-C55
卵巢	Ovary	–	–	–	–	–	–	30	4.86	15.69	11.57	0.78	1.43	C56
前列腺	Prostate	11	1.90	5.64	4.73	0.17	0.81	–	–	–	–	–	–	C61
睾丸	Testis	1	0.17	0.51	0.72	0.05	0.05	–	–	–	–	–	–	C62
肾及泌尿系统不明	Kidney & Unspecified Urinary Organs	13	2.24	6.67	5.23	0.43	0.63	13	2.11	6.80	5.11	0.19	0.84	C64-66,68
膀胱	Bladder	11	1.90	5.64	4.58	0.20	0.73	8	1.30	4.18	2.70	0.00	0.31	C67
脑,神经系统	Brain,Central Nervous System	7	1.21	3.59	3.07	0.21	0.32	16	2.59	8.37	6.77	0.48	0.68	C70-C72
甲状腺	Thyroid Gland	27	4.66	13.85	9.47	0.75	0.84	74	11.99	38.70	27.56	2.31	2.87	C73
淋巴瘤	Lymphoma	12	2.07	6.16	4.53	0.22	0.53	12	1.94	6.28	4.97	0.28	0.39	C81-85,88,90,96
白血病	Leukaemia	9	1.55	4.62	4.63	0.20	0.51	8	1.30	4.18	4.03	0.13	0.41	C91-C95
不明及其他恶性肿瘤	All Other Sites and Unspecified	15	2.59	7.70	6.28	0.36	0.76	11	1.78	5.75	3.99	0.32	0.40	A_O
所有部位合计	All Sites	580	100.00	297.60	233.58	12.53	30.53	617	100.00	322.69	235.73	15.05	27.55	ALL
所有部位除外 C44	All Sites but C44	579	99.83	297.09	233.25	12.49	30.49	616	99.84	322.17	235.22	15.05	27.46	ALLbC44
死亡 Mortality														
口腔和咽喉(除外鼻咽癌)	Lip,Oral Cavity & Pharynx but Nasopharynx	6	1.58	3.08	2.48	0.07	0.38	0	0.00	0.00	0.00	0.00	0.00	C00-10,C12-14
鼻咽癌	Nasopharynx	1	0.26	0.51	0.51	0.00	0.09	1	0.47	0.52	0.34	0.04	0.04	C11
食管	Oesophagus	26	6.86	13.34	10.41	0.59	1.52	9	4.21	4.71	3.14	0.00	0.42	C15
胃	Stomach	53	13.98	27.19	22.32	1.11	3.06	13	6.07	6.80	5.43	0.28	0.76	C16
结直肠肛门	Colon,Rectum & Anus	27	7.12	13.85	10.14	0.26	1.16	11	5.14	5.75	3.92	0.10	0.53	C18-21
肝脏	Liver	76	20.05	39.00	30.63	1.99	3.47	18	8.41	9.41	6.49	0.26	0.63	C22
胆囊及其他	Gallbladder etc.	0	0.00	0.00	0.00	0.00	0.00	3	1.40	1.57	1.29	0.10	0.18	C23-C24
胰腺	Pancreas	12	3.17	6.16	4.97	0.33	0.62	16	7.48	8.37	6.21	0.30	0.78	C25
喉	Larynx	0	0.00	0.00	0.00	0.00	0.00	0	0.00	0.00	0.00	0.00	0.00	C32
气管,支气管,肺	Trachea, Bronchus and Lung	124	32.72	63.62	49.28	1.80	6.72	75	35.05	39.22	28.00	1.25	3.65	C33-C34
其他胸腔器官	Other Thoracic Organs	0	0.00	0.00	0.00	0.00	0.00	1	0.47	0.52	0.34	0.04	0.04	C37-C38
骨	Bone	1	0.26	0.51	0.72	0.05	0.05	3	1.40	1.57	1.77	0.06	0.17	C40-C41
皮肤黑色素瘤	Melanoma of Skin	0	0.00	0.00	0.00	0.00	0.00	1	0.47	0.52	0.26	0.00	0.00	C43
乳房	Breast	0	0.00	0.00	0.00	0.00	0.00	17	7.94	8.89	7.04	0.55	0.84	C50
子宫颈	Cervix Uteri	–	–	–	–	–	–	6	2.80	3.14	2.46	0.19	0.27	C53
子宫体及子宫部位不明	Uterus & Unspecified	–	–	–	–	–	–	1	0.47	0.52	0.34	0.04	0.04	C54-C55
卵巢	Ovary	–	–	–	–	–	–	7	3.27	3.66	2.41	0.21	0.32	C56
前列腺	Prostate	5	1.32	2.57	1.83	0.00	0.20	–	–	–	–	–	–	C61
睾丸	Testis	0	0.00	0.00	0.00	0.00	0.00	–	–	–	–	–	–	C62
肾及泌尿系统不明	Kidney & Unspecified Urinary Organs	7	1.85	3.59	2.81	0.13	0.46	3	1.40	1.57	1.07	0.08	0.08	C64-66,68
膀胱	Bladder	5	1.32	2.57	1.56	0.04	0.04	1	0.47	0.52	0.27	0.00	0.00	C67
脑,神经系统	Brain,Central Nervous System	7	1.85	3.59	3.37	0.18	0.37	5	2.34	2.61	2.62	0.14	0.23	C70-C72
甲状腺	Thyroid Gland	2	0.53	1.03	0.72	0.03	0.03	2	0.93	1.05	0.95	0.05	0.14	C73
淋巴瘤	Lymphoma	6	1.58	3.08	2.37	0.17	0.26	6	2.80	3.14	2.44	0.15	0.35	C81-85,88,90,96
白血病	Leukaemia	10	2.64	5.13	5.01	0.29	0.40	7	3.27	3.66	3.42	0.12	0.29	C91-C95
不明及其他恶性肿瘤	All Other Sites and Unspecified	11	2.90	5.64	4.04	0.14	0.45	8	3.74	4.18	3.06	0.09	0.37	A_O
所有部位合计	All Sites	379	100.00	194.47	153.18	7.17	19.26	214	100.00	111.92	83.28	4.06	10.13	ALL
所有部位除外 C44	All Sites but C44	378	99.74	193.95	152.73	7.17	19.15	214	100.00	111.92	83.28	4.06	10.13	ALLbC44

表 6-3-185 高唐县 2014 年癌症发病和死亡主要指标
Table 6-3-185 Incidence and mortality of cancer in Gaotang Xian, 2014

部位 Site		男性 Male						女性 Female						ICD-10
		病例数 No. cases	构成 (%)	粗率 Crude rate (1/10⁵)	世标率 ASR world (1/10⁵)	累积率 Cum.rate(%)		病例数 No. cases	构成 (%)	粗率 Crude rate (1/10⁵)	世标率 ASR world (1/10⁵)	累积率 Cum.rate(%)		
						0~64	0~74					0~64	0~74	
发病 Incidence														
口腔和咽喉(除外鼻咽癌)	Lip,Oral Cavity & Pharynx but Nasopharynx	14	1.66	5.66	4.27	0.15	0.55	7	1.11	2.87	1.99	0.16	0.23	C00-10,C12-14
鼻咽癌	Nasopharynx	4	0.48	1.62	1.33	0.16	0.16	2	0.32	0.82	0.84	0.08	0.08	C11
食管	Oesophagus	163	19.36	65.88	52.33	2.53	6.34	53	8.44	21.73	14.64	0.45	1.67	C15
胃	Stomach	139	16.51	56.18	43.90	2.34	5.35	50	7.96	20.50	14.71	0.79	1.95	C16
结直肠肛门	Colon,Rectum & Anus	57	6.77	23.04	16.85	1.05	1.84	37	5.89	15.17	10.80	0.69	1.08	C18-21
肝脏	Liver	84	9.98	33.95	26.39	1.83	3.20	39	6.21	15.99	11.13	0.72	1.25	C22
胆囊及其他	Gallbladder etc.	11	1.31	4.45	3.57	0.19	0.33	8	1.27	3.28	2.79	0.23	0.43	C23-C24
胰腺	Pancreas	16	1.90	6.47	4.95	0.17	0.63	9	1.43	3.69	2.45	0.15	0.22	C25
喉	Larynx	2	0.24	0.81	0.54	0.00	0.08	0	0.00	0.00	0.00	0.00	0.00	C32
气管,支气管,肺	Trachea, Bronchus and Lung	194	23.04	78.42	61.99	3.33	7.88	96	15.29	39.36	26.85	1.64	3.09	C33-C34
其他胸腔器官	Other Thoracic Organs	1	0.12	0.40	0.31	0.00	0.08	1	0.16	0.41	0.30	0.02	0.02	C37-C38
骨	Bone	4	0.48	1.62	1.37	0.08	0.14	3	0.48	1.23	1.07	0.13	0.13	C40-C41
皮肤黑色素瘤	Melanoma of Skin	5	0.59	2.02	1.45	0.06	0.20	1	0.16	0.41	0.28	0.00	0.07	C43
乳房	Breast	2	0.24	0.81	0.59	0.06	0.06	122	19.43	50.02	38.11	3.12	4.02	C50
子宫颈	Cervix Uteri	–	–	–	–	–	–	24	3.82	9.84	7.52	0.62	0.83	C53
子宫体及子宫部位不明	Uterus & Unspecified	–	–	–	–	–	–	34	5.41	13.94	10.31	0.71	1.15	C54-C55
卵巢	Ovary	–	–	–	–	–	–	18	2.87	7.38	6.45	0.52	0.71	C56
前列腺	Prostate	17	2.02	6.87	5.47	0.08	0.70	–	–	–	–	–	–	C61
睾丸	Testis	1	0.12	0.40	0.44	0.03	0.03	–	–	–	–	–	–	C62
肾及泌尿系统不明	Kidney & Unspecified Urinary Organs	9	1.07	3.64	2.57	0.11	0.34	4	0.64	1.64	1.07	0.06	0.12	C64-66,68
膀胱	Bladder	13	1.54	5.25	4.47	0.03	0.43	10	1.59	4.10	2.78	0.17	0.37	C67
脑,神经系统	Brain,Central Nervous System	20	2.38	8.08	6.25	0.43	0.61	34	5.41	13.94	11.66	0.93	1.18	C70-C72
甲状腺	Thyroid Gland	9	1.07	3.64	3.09	0.15	0.49	28	4.46	11.48	9.20	0.85	0.98	C73
淋巴瘤	Lymphoma	16	1.90	6.47	5.01	0.36	0.75	14	2.23	5.74	4.53	0.36	0.48	C81-85,88,90,96
白血病	Leukaemia	29	3.44	11.72	10.53	0.68	1.23	8	1.27	3.28	2.20	0.15	0.21	C91 C95
不明及其他恶性肿瘤	All Other Sites and Unspecified	32	3.80	12.93	10.21	0.53	1.24	26	4.14	10.66	7.27	0.40	0.59	A_O
所有部位合计	All Sites	842	100.00	340.34	267.88	14.36	32.66	628	100.00	257.46	188.94	12.96	20.86	ALL
所有部位除外 C44	All Sites but C44	833	98.93	336.70	264.85	14.19	32.31	621	98.89	254.59	186.90	12.83	20.73	ALLbC44
死亡 Mortality														
口腔和咽喉(除外鼻咽癌)	Lip,Oral Cavity & Pharynx but Nasopharynx	6	1.14	2.43	1.84	0.03	0.21	1	0.31	0.41	0.37	0.00	0.06	C00-10,C12-14
鼻咽癌	Nasopharynx	3	0.57	1.21	1.07	0.07	0.14	2	0.62	0.82	0.68	0.05	0.12	C11
食管	Oesophagus	109	20.76	44.06	35.55	1.34	4.37	42	12.96	17.22	11.10	0.23	1.26	C15
胃	Stomach	86	16.38	34.76	27.28	1.01	3.47	30	9.26	12.30	8.31	0.42	1.07	C16
结直肠肛门	Colon,Rectum & Anus	31	5.90	12.53	9.38	0.49	0.97	14	4.32	5.74	4.23	0.23	0.41	C18-21
肝脏	Liver	70	13.33	28.29	22.84	1.56	2.64	40	12.35	16.40	11.64	0.67	1.26	C22
胆囊及其他	Gallbladder etc.	9	1.71	3.64	2.87	0.15	0.31	4	1.23	1.64	1.32	0.05	0.25	C23-C24
胰腺	Pancreas	12	2.29	4.85	3.54	0.03	0.53	10	3.09	4.10	2.88	0.16	0.29	C25
喉	Larynx	2	0.38	0.81	0.60	0.00	0.06	0	0.00	0.00	0.00	0.00	0.00	C32
气管,支气管,肺	Trachea, Bronchus and Lung	141	26.86	56.99	44.13	2.40	5.28	97	29.94	39.77	26.46	1.38	2.86	C33-C34
其他胸腔器官	Other Thoracic Organs	0	0.00	0.00	0.00	0.00	0.00	2	0.62	0.82	0.59	0.05	0.05	C37-C38
骨	Bone	2	0.38	0.81	0.54	0.00	0.08	3	0.93	1.23	0.94	0.03	0.10	C40-C41
皮肤黑色素瘤	Melanoma of Skin	0	0.00	0.00	0.00	0.00	0.00	0	0.00	0.00	0.00	0.00	0.00	C43
乳房	Breast	0	0.00	0.00	0.00	0.00	0.00	25	7.72	10.25	8.06	0.53	1.18	C50
子宫颈	Cervix Uteri	–	–	–	–	–	–	4	1.23	1.64	1.22	0.08	0.14	C53
子宫体及子宫部位不明	Uterus & Unspecified	–	–	–	–	–	–	4	1.23	1.64	1.33	0.10	0.17	C54-C55
卵巢	Ovary	–	–	–	–	–	–	7	2.16	2.87	2.26	0.20	0.27	C56
前列腺	Prostate	9	1.71	3.64	2.51	0.00	0.37	–	–	–	–	–	–	C61
睾丸	Testis	0	0.00	0.00	0.00	0.00	0.00	–	–	–	–	–	–	C62
肾及泌尿系统不明	Kidney & Unspecified Urinary Organs	6	1.14	2.43	1.95	0.08	0.29	1	0.31	0.41	0.18	0.00	0.00	C64-66,68
膀胱	Bladder	9	1.71	3.64	2.37	0.00	0.31	1	0.31	0.41	0.28	0.03	0.03	C67
脑,神经系统	Brain,Central Nervous System	11	2.10	4.45	3.24	0.11	0.31	23	7.10	9.43	8.29	0.51	0.70	C70-C72
甲状腺	Thyroid Gland	3	0.57	1.21	1.02	0.02	0.15	2	0.62	0.82	0.33	0.00	0.00	C73
淋巴瘤	Lymphoma	0	0.00	0.00	0.00	0.00	0.00	0	0.00	0.00	0.00	0.00	0.00	C81-85,88,90,96
白血病	Leukaemia	0	0.00	0.00	0.00	0.00	0.00	0	0.00	0.00	0.00	0.00	0.00	C91-C95
不明及其他恶性肿瘤	All Other Sites and Unspecified	16	3.05	6.47	4.87	0.15	0.55	12	3.70	4.92	3.61	0.16	0.35	A_O
所有部位合计	All Sites	525	100.00	212.21	165.60	7.45	20.05	324	100.00	132.83	94.07	4.90	10.57	ALL
所有部位除外 C44	All Sites but C44	523	99.62	211.40	165.01	7.45	19.98	322	99.38	132.01	93.49	4.88	10.55	ALLbC44

表 6-3-186 滨州市滨城区 2014 年癌症发病和死亡主要指标
Table 6-3-186 Incidence and mortality of cancer in Bincheng Qu, Binzhou Shi, 2014

部位 Site		男性 Male						女性 Female						ICD-10
		病例数 No. cases	构成 (%)	粗率 Crude rate (1/10⁵)	世标率 ASR world (1/10⁵)	累积率 Cum.rate(%)		病例数 No. cases	构成 (%)	粗率 Crude rate (1/10⁵)	世标率 ASR world (1/10⁵)	累积率 Cum.rate(%)		
						0~64	0~74					0~64	0~74	
发病 Incidence														
口腔和咽喉(除外鼻咽癌)	Lip,Oral Cavity & Pharynx but Nasopharynx	11	1.03	3.32	2.68	0.06	0.32	3	0.37	0.89	0.61	0.02	0.06	C00-10,C12-14
鼻咽癌	Nasopharynx	5	0.47	1.51	1.07	0.10	0.10	2	0.25	0.60	0.49	0.02	0.06	C11
食管	Oesophagus	112	10.54	33.75	28.11	1.04	3.51	42	5.17	12.51	9.04	0.12	0.95	C15
胃	Stomach	234	22.01	70.52	55.53	2.74	6.68	80	9.84	23.83	16.70	0.86	1.66	C16
结直肠肛门	Colon,Rectum & Anus	73	6.87	22.00	17.85	0.91	1.97	50	6.15	14.89	9.92	0.61	0.90	C18-21
肝脏	Liver	117	11.01	35.26	27.02	1.73	3.29	44	5.41	13.10	9.69	0.49	1.21	C22
胆囊及其他	Gallbladder etc.	16	1.51	4.82	4.40	0.15	0.53	5	0.62	1.49	1.22	0.05	0.15	C23-C24
胰腺	Pancreas	20	1.88	6.03	4.30	0.26	0.48	12	1.48	3.57	2.40	0.03	0.24	C25
喉	Larynx	10	0.94	3.01	2.44	0.10	0.38	4	0.49	1.19	0.74	0.02	0.07	C32
气管,支气管,肺	Trachea, Bronchus and Lung	245	23.05	73.84	60.23	1.97	8.20	213	26.20	63.44	44.64	1.45	5.24	C33-C34
其他胸腔器官	Other Thoracic Organs	2	0.19	0.60	0.54	0.02	0.07	1	0.12	0.30	0.17	0.02	0.02	C37-C38
骨	Bone	6	0.56	1.81	1.53	0.06	0.21	4	0.49	1.19	1.39	0.05	0.09	C40-C41
皮肤黑色素瘤	Melanoma of Skin	1	0.09	0.30	0.25	0.00	0.06	0	0.00	0.00	0.00	0.00	0.00	C43
乳房	Breast	0	0.00	0.00	0.00	0.00	0.00	123	15.13	36.63	27.02	2.25	2.93	C50
子宫颈	Cervix Uteri	–	–	–	–	–	–	28	3.44	8.34	6.47	0.51	0.57	C53
子宫体及子宫部位不明	Uterus & Unspecified	–	–	–	–	–	–	27	3.32	8.04	6.24	0.50	0.74	C54-C55
卵巢	Ovary	–	–	–	–	–	–	24	2.95	7.15	5.44	0.40	0.50	C56
前列腺	Prostate	21	1.98	6.33	4.91	0.11	0.54	–	–	–	–	–	–	C61
睾丸	Testis	1	0.09	0.30	0.22	0.03	0.03	–	–	–	–	–	–	C62
肾及泌尿系统不明	Kidney & Unspecified Urinary Organs	22	2.07	6.63	4.94	0.33	0.56	6	0.74	1.79	1.21	0.08	0.13	C64-66,68
膀胱	Bladder	22	2.07	6.63	6.63	0.14	0.61	3	0.37	0.89	0.59	0.02	0.07	C67
脑,神经系统	Brain,Central Nervous System	28	2.63	8.44	7.92	0.37	0.72	8	0.98	2.38	1.97	0.15	0.15	C70-C72
甲状腺	Thyroid Gland	34	3.20	10.25	7.63	0.59	0.82	70	8.61	20.85	15.03	1.25	1.39	C73
淋巴瘤	Lymphoma	20	1.88	6.03	4.74	0.23	0.50	16	1.97	4.77	3.51	0.18	0.47	C81-85,88,90,96
白血病	Leukaemia	26	2.45	7.84	7.86	0.46	0.52	19	2.34	5.66	5.43	0.34	0.40	C91-C95
不明及其他恶性肿瘤	All Other Sites and Unspecified	37	3.48	11.15	9.10	0.34	1.13	29	3.57	8.64	6.52	0.37	0.62	A_O
所有部位合计	All Sites	1063	100.00	320.37	259.90	11.74	31.23	813	100.00	242.14	176.43	9.79	18.61	ALL
所有部位除外 C44	All Sites but C44	1059	99.62	319.17	258.89	11.69	31.07	805	99.02	239.76	174.35	9.72	18.50	ALLbC44
死亡 Mortality														
口腔和咽喉(除外鼻咽癌)	Lip,Oral Cavity & Pharynx but Nasopharynx	5	0.75	1.51	1.03	0.08	0.08	1	0.23	0.30	0.19	0.02	0.02	C00-10,C12-14
鼻咽癌	Nasopharynx	6	0.90	1.81	1.35	0.07	0.17	2	0.46	0.60	0.77	0.03	0.07	C11
食管	Oesophagus	97	14.54	29.23	25.35	0.84	3.22	40	9.24	11.91	8.70	0.08	0.70	C15
胃	Stomach	168	25.19	50.63	42.25	1.45	4.53	61	14.09	18.17	12.77	0.39	1.38	C16
结直肠肛门	Colon,Rectum & Anus	24	3.60	7.23	5.48	0.22	0.45	31	7.16	9.23	6.15	0.15	0.62	C18-21
肝脏	Liver	81	12.14	24.41	19.29	1.07	2.56	38	8.78	11.32	8.27	0.43	0.96	C22
胆囊及其他	Gallbladder etc.	3	0.45	0.90	1.10	0.00	0.00	3	0.69	0.89	0.73	0.05	0.10	C23-C24
胰腺	Pancreas	13	1.95	3.92	3.05	0.17	0.47	9	2.08	2.68	1.80	0.07	0.19	C25
喉	Larynx	0	0.00	0.00	0.00	0.00	0.00	1	0.23	0.30	0.16	0.00	0.00	C32
气管,支气管,肺	Trachea, Bronchus and Lung	199	29.84	59.98	48.89	1.70	6.58	146	33.72	43.48	30.82	1.05	3.40	C33-C34
其他胸腔器官	Other Thoracic Organs	0	0.00	0.00	0.00	0.00	0.00	1	0.23	0.30	0.17	0.02	0.02	C37-C38
骨	Bone	6	0.90	1.81	1.79	0.09	0.21	7	1.62	2.08	1.26	0.08	0.14	C40-C41
皮肤黑色素瘤	Melanoma of Skin	0	0.00	0.00	0.00	0.00	0.00	2	0.46	0.60	0.35	0.02	0.02	C43
乳房	Breast	1	0.15	0.30	0.17	0.02	0.02	24	5.54	7.15	5.23	0.39	0.65	C50
子宫颈	Cervix Uteri	–	–	–	–	–	–	5	1.15	1.49	1.17	0.09	0.15	C53
子宫体及子宫部位不明	Uterus & Unspecified	–	–	–	–	–	–	7	1.62	2.08	1.55	0.10	0.19	C54-C55
卵巢	Ovary	–	–	–	–	–	–	11	2.54	3.28	2.64	0.15	0.29	C56
前列腺	Prostate	5	0.75	1.51	1.97	0.00	0.06	–	–	–	–	–	–	C61
睾丸	Testis	0	0.00	0.00	0.00	0.00	0.00	–	–	–	–	–	–	C62
肾及泌尿系统不明	Kidney & Unspecified Urinary Organs	4	0.60	1.21	0.88	0.06	0.06	1	0.23	0.30	0.15	0.00	0.00	C64-66,68
膀胱	Bladder	8	1.20	2.41	2.30	0.03	0.20	3	0.69	0.89	0.52	0.03	0.03	C67
脑,神经系统	Brain,Central Nervous System	17	2.55	5.12	3.91	0.20	0.39	10	2.31	2.98	2.42	0.19	0.24	C70-C72
甲状腺	Thyroid Gland	2	0.30	0.60	0.43	0.04	0.04	3	0.69	0.89	0.58	0.02	0.07	C73
淋巴瘤	Lymphoma	5	0.75	1.51	1.17	0.07	0.14	3	0.69	0.89	0.61	0.06	0.06	C81-85,88,90,96
白血病	Leukaemia	7	1.05	2.11	1.63	0.14	0.19	10	2.31	2.98	3.27	0.19	0.30	C91-C95
不明及其他恶性肿瘤	All Other Sites and Unspecified	16	2.40	4.82	4.02	0.17	0.31	14	3.23	4.17	3.16	0.12	0.33	A_O
所有部位合计	All Sites	667	100.00	201.02	166.06	6.41	19.66	433	100.00	128.96	93.42	3.73	9.92	ALL
所有部位除外 C44	All Sites but C44	663	99.40	199.82	165.17	6.35	19.60	432	99.77	128.67	93.27	3.73	9.92	ALLbC44

表 6-3-187 单县 2014 年癌症发病和死亡主要指标
Table 6-3-187 Incidence and mortality of cancer in Shan Xian, 2014

部位 Site		男性 Male						女性 Female						ICD-10
		病例数 No. cases	构成 (%)	粗率 Crude rate (1/10⁵)	世标率 ASR world (1/10⁵)	累积率 Cum.rate(%)		病例数 No. cases	构成 (%)	粗率 Crude rate (1/10⁵)	世标率 ASR world (1/10⁵)	累积率 Cum.rate(%)		
						0~64	0~74					0~64	0~74	
发病 Incidence														
口腔和咽喉(除外鼻咽癌)	Lip,Oral Cavity & Pharynx but Nasopharynx	26	1.42	4.04	3.00	0.18	0.33	14	0.92	2.34	1.56	0.08	0.19	C00-10,C12-14
鼻咽癌	Nasopharynx	12	0.66	1.86	1.65	0.10	0.16	4	0.26	0.67	0.73	0.07	0.07	C11
食管	Oesophagus	205	11.20	31.84	21.89	1.06	2.99	150	9.91	25.10	14.73	0.54	1.91	C15
胃	Stomach	215	11.74	33.39	22.57	1.32	2.65	117	7.73	19.58	12.75	0.75	1.43	C16
结直肠肛门	Colon,Rectum & Anus	106	5.79	16.46	12.11	0.74	1.44	101	6.67	16.90	11.74	0.80	1.36	C18-21
肝脏	Liver	300	16.38	46.59	35.19	2.60	4.26	122	8.06	20.42	13.55	0.86	1.50	C22
胆囊及其他	Gallbladder etc.	12	0.66	1.86	1.36	0.07	0.18	11	0.73	1.84	1.25	0.06	0.17	C23-C24
胰腺	Pancreas	33	1.80	5.13	3.80	0.23	0.49	21	1.39	3.51	2.75	0.17	0.34	C25
喉	Larynx	15	0.82	2.33	1.71	0.06	0.25	4	0.26	0.67	0.32	0.00	0.06	C32
气管,支气管,肺	Trachea, Bronchus and Lung	614	33.53	95.36	65.04	3.39	8.18	237	15.65	39.66	25.62	1.52	2.76	C33-C34
其他胸腔器官	Other Thoracic Organs	4	0.22	0.62	0.42	0.04	0.06	4	0.26	0.67	0.52	0.04	0.06	C37-C38
骨	Bone	11	0.60	1.71	1.56	0.14	0.16	9	0.59	1.51	1.12	0.09	0.13	C40-C41
皮肤黑色素瘤	Melanoma of Skin	2	0.11	0.31	0.27	0.01	0.04	1	0.07	0.17	0.26	0.01	0.01	C43
乳房	Breast	3	0.16	0.47	0.44	0.05	0.05	247	16.31	41.33	36.52	3.20	3.72	C50
子宫颈	Cervix Uteri	–	–	–	–	–	–	98	6.47	16.40	14.04	1.19	1.53	C53
子宫体及子宫部位不明	Uterus & Unspecified	–	–	–	–	–	–	55	3.63	9.20	8.07	0.72	0.87	C54-C55
卵巢	Ovary	–	–	–	–	–	–	49	3.24	8.20	7.32	0.67	0.80	C56
前列腺	Prostate	29	1.58	4.50	2.78	0.12	0.35	–	–	–	–	–	–	C61
睾丸	Testis	2	0.11	0.31	0.29	0.01	0.03	–	–	–	–	–	–	C62
肾及泌尿系统不明	Kidney & Unspecified Urinary Organs	20	1.09	3.11	2.39	0.19	0.29	8	0.53	1.34	1.22	0.10	0.16	C64-66,68
膀胱	Bladder	32	1.75	4.97	3.00	0.11	0.33	11	0.73	1.84	1.06	0.07	0.10	C67
脑,神经系统	Brain,Central Nervous System	33	1.80	5.13	3.88	0.16	0.53	38	2.51	6.36	4.77	0.31	0.46	C70-C72
甲状腺	Thyroid Gland	15	0.82	2.33	1.84	0.15	0.18	85	5.61	14.22	13.26	1.16	1.29	C73
淋巴瘤	Lymphoma	28	1.53	4.35	3.31	0.21	0.40	24	1.59	4.02	3.18	0.26	0.31	C81-85,88,90,96
白血病	Leukaemia	41	2.24	6.37	5.53	0.34	0.43	40	2.64	6.69	5.79	0.30	0.53	C91-C95
不明及其他恶性肿瘤	All Other Sites and Unspecified	73	3.99	11.34	8.27	0.51	0.96	64	4.23	10.71	8.30	0.58	0.89	A_O
所有部位合计	All Sites	1831	100.00	284.36	202.30	11.79	24.73	1514	100.00	253.35	190.42	13.56	20.66	ALL
所有部位除外 C44	All Sites but C44	1822	99.51	282.96	201.43	11.75	24.64	1510	99.74	252.68	190.00	13.55	20.62	ALLbC44
死亡 Mortality														
口腔和咽喉(除外鼻咽癌)	Lip,Oral Cavity & Pharynx but Nasopharynx	5	0.46	0.78	0.56	0.01	0.08	4	0.58	0.67	0.35	0.00	0.06	C00-10,C12-14
鼻咽癌	Nasopharynx	6	0.55	0.93	0.73	0.04	0.09	1	0.15	0.17	0.17	0.01	0.01	C11
食管	Oesophagus	101	9.31	15.69	10.36	0.52	1.30	73	10.64	12.22	6.87	0.26	0.80	C15
胃	Stomach	121	11.15	18.79	11.79	0.51	1.39	68	9.91	11.38	6.86	0.47	0.71	C16
结直肠肛门	Colon,Rectum & Anus	39	3.59	6.06	4.04	0.24	0.43	40	5.83	6.69	4.22	0.26	0.47	C18-21
肝脏	Liver	216	19.91	33.55	24.51	1.68	2.93	88	12.83	14.73	9.58	0.58	1.01	C22
胆囊及其他	Gallbladder etc.	7	0.65	1.09	0.54	0.00	0.03	5	0.73	0.84	0.48	0.02	0.07	C23-C24
胰腺	Pancreas	15	1.38	2.33	1.59	0.10	0.19	11	1.60	1.84	1.40	0.06	0.16	C25
喉	Larynx	7	0.65	1.09	0.64	0.03	0.10	3	0.44	0.50	0.20	0.00	0.03	C32
气管,支气管,肺	Trachea, Bronchus and Lung	437	40.28	67.87	44.57	2.10	5.13	174	25.36	29.12	19.10	1.21	2.09	C33-C34
其他胸腔器官	Other Thoracic Organs	2	0.18	0.31	0.22	0.01	0.03	0	0.00	0.00	0.00	0.00	0.00	C37-C38
骨	Bone	6	0.55	0.93	0.84	0.09	0.09	5	0.73	0.84	0.66	0.03	0.10	C40-C41
皮肤黑色素瘤	Melanoma of Skin	2	0.18	0.31	0.31	0.02	0.04	0	0.00	0.00	0.00	0.00	0.00	C43
乳房	Breast	2	0.18	0.31	0.23	0.00	0.04	72	10.50	12.05	10.12	0.94	1.08	C50
子宫颈	Cervix Uteri	–	–	–	–	–	–	38	5.54	6.36	5.58	0.51	0.63	C53
子宫体及子宫部位不明	Uterus & Unspecified	–	–	–	–	–	–	15	2.19	2.51	2.44	0.20	0.28	C54-C55
卵巢	Ovary	–	–	–	–	–	–	14	2.04	2.34	2.13	0.20	0.20	C56
前列腺	Prostate	11	1.01	1.71	1.08	0.04	0.15	–	–	–	–	–	–	C61
睾丸	Testis	0	0.00	0.00	0.00	0.00	0.00	–	–	–	–	–	–	C62
肾及泌尿系统不明	Kidney & Unspecified Urinary Organs	5	0.46	0.78	0.52	0.06	0.06	2	0.29	0.33	0.26	0.02	0.02	C64-66,68
膀胱	Bladder	13	1.20	2.02	1.19	0.04	0.13	6	0.87	1.00	0.62	0.03	0.09	C67
脑,神经系统	Brain,Central Nervous System	27	2.49	4.19	3.09	0.12	0.44	20	2.92	3.35	2.42	0.13	0.26	C70-C72
甲状腺	Thyroid Gland	3	0.28	0.47	0.36	0.04	0.04	2	0.29	0.33	0.32	0.02	0.05	C73
淋巴瘤	Lymphoma	10	0.92	1.55	0.96	0.01	0.15	4	0.58	0.67	0.29	0.02	0.02	C81-85,88,90,96
白血病	Leukaemia	15	1.38	2.33	1.76	0.06	0.23	13	1.90	2.18	1.56	0.05	0.18	C91-C95
不明及其他恶性肿瘤	All Other Sites and Unspecified	35	3.23	5.44	4.14	0.24	0.49	28	4.08	4.69	2.89	0.14	0.30	A_O
所有部位合计	All Sites	1085	100.00	168.51	114.02	5.97	13.54	686	100.00	114.79	78.52	5.17	8.63	ALL
所有部位除外 C44	All Sites but C44	1085	100.00	168.51	114.02	5.97	13.54	686	100.00	114.79	78.52	5.17	8.63	ALLbC44

部位 Site		男性 Male						女性 Female						ICD-10
		病例数 No. cases	构成 (%)	粗率 Crude rate (1/10⁵)	世标率 ASR world (1/10⁵)	累积率 Cum.rate(%) 0~64	0~74	病例数 No. cases	构成 (%)	粗率 Crude rate (1/10⁵)	世标率 ASR world (1/10⁵)	累积率 Cum.rate(%) 0~64	0~74	
发病 Incidence														
口腔和咽喉(除外鼻咽癌)	Lip,Oral Cavity & Pharynx but Nasopharynx	13	0.94	2.51	1.89	0.14	0.20	8	0.74	1.64	0.95	0.03	0.12	C00-10,C12-14
鼻咽癌	Nasopharynx	9	0.65	1.73	1.36	0.08	0.12	2	0.19	0.41	0.28	0.01	0.05	C11
食管	Oesophagus	168	12.19	32.38	23.76	0.97	3.26	60	5.59	12.33	7.07	0.12	0.81	C15
胃	Stomach	166	12.05	32.00	23.72	1.13	2.98	79	7.36	16.24	10.97	0.42	1.24	C16
结直肠肛门	Colon,Rectum & Anus	104	7.55	20.05	15.65	0.83	2.07	89	8.29	18.29	12.35	0.70	1.56	C18-21
肝脏	Liver	170	12.34	32.77	25.93	1.78	3.13	69	6.42	14.18	10.00	0.59	1.15	C22
胆囊及其他	Gallbladder etc.	8	0.58	1.54	1.38	0.12	0.15	11	1.02	2.26	1.63	0.04	0.23	C23-C24
胰腺	Pancreas	27	1.96	5.20	4.10	0.19	0.60	23	2.14	4.73	3.09	0.15	0.32	C25
喉	Larynx	10	0.73	1.93	1.44	0.04	0.16	6	0.56	1.23	0.89	0.00	0.15	C32
气管,支气管,肺	Trachea, Bronchus and Lung	470	34.11	90.60	67.48	3.19	8.73	216	20.11	44.40	30.94	1.78	3.79	C33-C34
其他胸腔器官	Other Thoracic Organs	1	0.07	0.19	0.21	0.02	0.02	3	0.28	0.62	0.47	0.03	0.03	C37-C38
骨	Bone	11	0.80	2.12	1.94	0.07	0.18	8	0.74	1.64	1.13	0.06	0.13	C40-C41
皮肤黑色素瘤	Melanoma of Skin	1	0.07	0.19	0.15	0.00	0.00	4	0.37	0.82	0.61	0.03	0.07	C43
乳房	Breast	1	0.07	0.19	0.15	0.00	0.00	168	15.64	34.53	26.07	2.13	2.91	C50
子宫颈	Cervix Uteri	–	–	–	–	–	–	58	5.40	11.92	9.21	0.80	0.96	C53
子宫体及子宫部位不明	Uterus & Unspecified	–	–	–	–	–	–	40	3.72	8.22	6.20	0.42	0.75	C54-C55
卵巢	Ovary	–	–	–	–	–	–	42	3.91	8.63	7.14	0.47	0.86	C56
前列腺	Prostate	16	1.16	3.08	2.32	0.06	0.28	–	–	–	–	–	–	C61
睾丸	Testis	3	0.22	0.58	0.52	0.04	0.04	–	–	–	–	–	–	C62
肾及泌尿系统不明	Kidney & Unspecified Urinary Organs	22	1.60	4.24	3.45	0.19	0.42	6	0.56	1.23	1.10	0.08	0.16	C64-66,68
膀胱	Bladder	33	2.39	6.36	4.72	0.21	0.57	7	0.65	1.44	0.94	0.02	0.04	C67
脑,神经系统	Brain,Central Nervous System	29	2.10	5.59	4.82	0.32	0.48	37	3.45	7.61	7.06	0.54	0.69	C70-C72
甲状腺	Thyroid Gland	5	0.36	0.96	0.92	0.06	0.09	66	6.15	13.57	10.26	0.83	1.03	C73
淋巴瘤	Lymphoma	27	1.96	5.20	4.74	0.36	0.50	17	1.58	3.49	2.22	0.18	0.18	C81-85,88,90,96
白血病	Leukaemia	49	3.56	9.45	8.87	0.44	0.91	26	2.42	5.34	5.03	0.29	0.41	C91-C95
不明及其他恶性肿瘤	All Other Sites and Unspecified	35	2.54	6.75	5.75	0.37	0.66	29	2.70	5.96	4.53	0.28	0.54	A_O
所有部位合计	All Sites	1378	100.00	265.62	205.26	10.62	25.56	1074	100.00	220.77	160.13	10.00	18.26	ALL
所有部位除外 C44	All Sites but C44	1368	99.27	263.70	203.61	10.48	25.37	1069	99.53	219.74	159.57	9.99	18.20	ALLbC44
死亡 Mortality														
口腔和咽喉(除外鼻咽癌)	Lip,Oral Cavity & Pharynx but Nasopharynx	9	0.97	1.73	1.22	0.05	0.14	3	0.55	0.62	0.24	0.00	0.00	C00-10,C12-14
鼻咽癌	Nasopharynx	1	0.11	0.19	0.16	0.02	0.02	2	0.37	0.41	0.28	0.01	0.05	C11
食管	Oesophagus	141	15.21	27.18	19.11	0.53	2.24	45	8.23	9.25	5.57	0.14	0.61	C15
胃	Stomach	116	12.51	22.36	15.97	0.62	1.92	74	13.53	15.21	9.31	0.30	1.00	C16
结直肠肛门	Colon,Rectum & Anus	40	4.31	7.71	5.88	0.34	0.70	28	5.12	5.76	3.89	0.24	0.48	C18-21
肝脏	Liver	148	15.97	28.53	22.24	1.51	2.66	63	11.52	12.95	8.85	0.57	0.98	C22
胆囊及其他	Gallbladder etc.	4	0.43	0.77	0.58	0.04	0.07	6	1.10	1.23	0.66	0.00	0.07	C23-C24
胰腺	Pancreas	24	2.59	4.63	3.47	0.16	0.44	8	1.46	1.64	0.92	0.04	0.07	C25
喉	Larynx	7	0.76	1.35	0.96	0.02	0.10	3	0.55	0.62	0.35	0.00	0.04	C32
气管,支气管,肺	Trachea, Bronchus and Lung	316	34.09	60.91	45.56	2.03	5.74	149	27.24	30.63	19.77	0.96	2.29	C33-C34
其他胸腔器官	Other Thoracic Organs	2	0.22	0.39	0.28	0.03	0.03	1	0.18	0.21	0.17	0.02	0.02	C37-C38
骨	Bone	6	0.65	1.16	0.97	0.03	0.16	5	0.91	1.03	0.73	0.02	0.11	C40-C41
皮肤黑色素瘤	Melanoma of Skin	0	0.00	0.00	0.00	0.00	0.00	1	0.18	0.21	0.09	0.00	0.00	C43
乳房	Breast	1	0.11	0.19	0.31	0.02	0.02	47	8.59	9.66	7.24	0.58	0.83	C50
子宫颈	Cervix Uteri	–	–	–	–	–	–	17	3.11	3.49	2.39	0.18	0.21	C53
子宫体及子宫部位不明	Uterus & Unspecified	–	–	–	–	–	–	9	1.65	1.85	1.30	0.05	0.16	C54-C55
卵巢	Ovary	–	–	–	–	–	–	13	2.38	2.67	1.80	0.08	0.25	C56
前列腺	Prostate	7	0.76	1.35	1.04	0.01	0.15	–	–	–	–	–	–	C61
睾丸	Testis	0	0.00	0.00	0.00	0.00	0.00	–	–	–	–	–	–	C62
肾及泌尿系统不明	Kidney & Unspecified Urinary Organs	11	1.19	2.12	1.76	0.15	0.18	5	0.91	1.03	0.79	0.03	0.14	C64-66,68
膀胱	Bladder	12	1.29	2.31	1.82	0.06	0.21	2	0.37	0.41	0.26	0.00	0.04	C67
脑,神经系统	Brain,Central Nervous System	21	2.27	4.05	3.26	0.19	0.38	12	2.19	2.47	1.82	0.08	0.25	C70-C72
甲状腺	Thyroid Gland	0	0.00	0.00	0.00	0.00	0.00	5	0.91	1.03	0.61	0.04	0.04	C73
淋巴瘤	Lymphoma	12	1.29	2.31	1.97	0.12	0.20	6	1.10	1.23	0.82	0.02	0.08	C81-85,88,90,96
白血病	Leukaemia	24	2.59	4.63	3.78	0.17	0.36	20	3.66	4.11	2.91	0.13	0.26	C91-C95
不明及其他恶性肿瘤	All Other Sites and Unspecified	25	2.70	4.82	3.87	0.10	0.56	23	4.20	4.73	2.88	0.10	0.32	A_O
所有部位合计	All Sites	927	100.00	178.69	134.21	6.26	16.26	547	100.00	112.44	73.65	3.60	8.32	ALL
所有部位除外 C44	All Sites but C44	925	99.78	178.30	133.91	6.24	16.24	544	99.45	111.82	73.29	3.60	8.29	ALLbC44

表 6-3-189 开封县 2014 年癌症发病和死亡主要指标
Table 6-3-189 Incidence and mortality of cancer in Kaifeng Xian, 2014

| 部位
Site | | 男性 Male | | | | | | 女性 Female | | | | | | ICD-10 |
| | | 病例数
No.
cases | 构成
(%) | 粗率
Crude
rate
(1/10⁵) | 世标率
ASR
world
(1/10⁵) | 累积率 Cum.rate(%) | | 病例数
No.
cases | 构成
(%) | 粗率
Crude
rate
(1/10⁵) | 世标率
ASR
world
(1/10⁵) | 累积率 Cum.rate(%) | | |
						0~64	0~74					0~64	0~74	
发病 Incidence														
口腔和咽喉(除外鼻咽癌)	Lip,Oral Cavity & Pharynx but Nasopharynx	18	2.07	5.04	4.58	0.34	0.52	13	1.66	3.75	2.87	0.23	0.23	C00~10,C12~14
鼻咽癌	Nasopharynx	9	1.04	2.52	2.14	0.18	0.18	4	0.51	1.15	0.97	0.08	0.08	C11
食管	Oesophagus	84	9.68	23.50	21.05	0.66	2.49	31	3.95	8.95	6.83	0.14	1.04	C15
胃	Stomach	95	10.94	26.58	23.00	1.60	2.75	46	5.86	13.28	10.09	0.44	1.46	C16
结直肠肛门	Colon,Rectum & Anus	70	8.06	19.58	17.28	0.95	1.99	44	5.61	12.70	9.73	0.59	1.09	C18~21
肝脏	Liver	113	13.02	31.61	28.76	2.15	3.53	44	5.61	12.70	10.10	0.65	1.32	C22
胆囊及其他	Gallbladder etc.	16	1.84	4.48	4.14	0.18	0.53	15	1.91	4.33	3.36	0.23	0.42	C23~C24
胰腺	Pancreas	17	1.96	4.76	4.47	0.21	0.61	14	1.78	4.04	3.05	0.26	0.42	C25
喉	Larynx	14	1.61	3.92	3.17	0.26	0.31	1	0.13	0.29	0.17	0.02	0.02	C32
气管,支气管,肺	Trachea, Bronchus and Lung	218	25.12	60.98	55.15	2.34	6.74	110	14.01	31.75	24.21	1.25	3.13	C33~C34
其他胸腔器官	Other Thoracic Organs	4	0.46	1.12	1.11	0.10	0.10	0	0.00	0.00	0.00	0.00	0.00	C37~C38
骨	Bone	15	1.73	4.20	4.08	0.26	0.39	11	1.40	3.18	2.65	0.14	0.31	C40~C41
皮肤黑色素瘤	Melanoma of Skin	3	0.35	0.84	0.91	0.01	0.17	7	0.89	2.02	1.74	0.05	0.10	C43
乳房	Breast	3	0.35	0.84	0.90	0.02	0.15	158	20.13	45.61	37.80	3.30	3.57	C50
子宫颈	Cervix Uteri	–	–	–	–	–	–	47	5.99	13.57	10.72	0.79	1.13	C53
子宫体及子宫部位不明	Uterus & Unspecified	–	–	–	–	–	–	27	3.44	7.79	6.48	0.53	0.73	C54~C55
卵巢	Ovary	–	–	–	–	–	–	34	4.33	9.81	9.02	0.54	0.98	C56
前列腺	Prostate	2	0.23	0.56	0.46	0.02	0.02	–	–	–	–	–	–	C61
睾丸	Testis	2	0.23	0.56	0.68	0.05	0.05	–	–	–	–	–	–	C62
肾及泌尿系统不明	Kidney & Unspecified Urinary Organs	6	0.69	1.68	1.55	0.13	0.13	7	0.89	2.02	1.71	0.10	0.15	C64~66,68
膀胱	Bladder	25	2.88	6.99	6.10	0.20	0.68	5	0.64	1.44	1.22	0.05	0.19	C67
脑,神经系统	Brain,Central Nervous System	29	3.34	8.11	7.54	0.43	0.66	26	3.31	7.50	6.68	0.51	0.75	C70~C72
甲状腺	Thyroid Gland	10	1.15	2.80	2.74	0.17	0.38	47	5.99	13.57	11.55	0.92	1.23	C73
淋巴瘤	Lymphoma	14	1.61	3.92	3.27	0.19	0.34	8	1.02	2.31	2.09	0.10	0.29	C81~85,88,90,96
白血病	Leukaemia	25	2.88	6.99	7.33	0.41	0.69	28	3.57	8.08	7.12	0.46	0.75	C91~C95
不明及其他恶性肿瘤	All Other Sites and Unspecified	76	8.76	21.26	19.32	0.98	2.28	58	7.39	16.74	14.26	0.84	1.69	A_O
所有部位合计	All Sites	868	100.00	242.82	219.71	11.86	25.68	785	100.00	226.59	184.41	12.24	20.94	ALL
所有部位除外 C44	All Sites but C44	860	99.08	240.58	217.58	11.77	25.47	775	98.73	223.71	181.94	12.16	20.73	ALLbC44
死亡 Mortality														
口腔和咽喉(除外鼻咽癌)	Lip,Oral Cavity & Pharynx but Nasopharynx	3	0.56	0.84	0.66	0.02	0.07	2	0.74	0.58	0.45	0.00	0.05	C00~10,C12~14
鼻咽癌	Nasopharynx	2	0.38	0.56	0.42	0.05	0.05	1	0.37	0.29	0.31	0.02	0.02	C11
食管	Oesophagus	62	11.68	17.34	15.14	0.51	1.65	20	7.41	5.77	3.76	0.12	0.38	C15
胃	Stomach	79	14.88	22.10	19.94	1.07	2.49	38	14.07	10.97	7.92	0.26	1.16	C16
结直肠肛门	Colon,Rectum & Anus	39	7.34	10.91	9.66	0.48	1.04	14	5.19	4.04	2.68	0.10	0.29	C18~21
肝脏	Liver	67	12.62	18.74	17.22	1.36	1.97	19	7.04	5.48	4.53	0.32	0.61	C22
胆囊及其他	Gallbladder etc.	10	1.88	2.80	2.25	0.13	0.21	13	4.81	3.75	2.58	0.10	0.27	C23~C24
胰腺	Pancreas	15	2.82	4.20	3.68	0.19	0.49	7	2.59	2.02	1.33	0.12	0.12	C25
喉	Larynx	4	0.75	1.12	0.83	0.08	0.08	1	0.37	0.29	0.17	0.02	0.02	C32
气管,支气管,肺	Trachea, Bronchus and Lung	170	32.02	47.56	43.27	1.46	5.40	74	27.41	21.36	16.09	0.71	2.24	C33~C34
其他胸腔器官	Other Thoracic Organs	3	0.56	0.84	1.08	0.07	0.07	0	0.00	0.00	0.00	0.00	0.00	C37~C38
骨	Bone	4	0.75	1.12	1.02	0.11	0.11	3	1.11	0.87	0.56	0.04	0.04	C40~C41
皮肤黑色素瘤	Melanoma of Skin	3	0.56	0.84	0.85	0.06	0.13	2	0.74	0.58	0.24	0.00	0.00	C43
乳房	Breast	0	0.00	0.00	0.00	0.00	0.00	11	4.07	3.18	2.46	0.23	0.23	C50
子宫颈	Cervix Uteri	–	–	–	–	–	–	13	4.81	3.75	3.03	0.20	0.39	C53
子宫体及子宫部位不明	Uterus & Unspecified	–	–	–	–	–	–	6	2.22	1.73	1.30	0.09	0.16	C54~C55
卵巢	Ovary	–	–	–	–	–	–	6	2.22	1.73	1.51	0.08	0.18	C56
前列腺	Prostate	2	0.38	0.56	0.60	0.00	0.08	–	–	–	–	–	–	C61
睾丸	Testis	0	0.00	0.00	0.00	0.00	0.00	–	–	–	–	–	–	C62
肾及泌尿系统不明	Kidney & Unspecified Urinary Organs	4	0.75	1.12	0.92	0.09	0.09	2	0.74	0.58	0.40	0.00	0.05	C64~66,68
膀胱	Bladder	11	2.07	3.08	2.60	0.03	0.18	2	0.74	0.58	0.29	0.00	0.00	C67
脑,神经系统	Brain,Central Nervous System	16	3.01	4.48	3.95	0.20	0.38	10	3.70	2.89	2.77	0.16	0.35	C70~C72
甲状腺	Thyroid Gland	1	0.19	0.28	0.15	0.00	0.00	3	1.11	0.87	0.61	0.04	0.04	C73
淋巴瘤	Lymphoma	8	1.51	2.24	1.79	0.06	0.13	2	0.74	0.58	0.42	0.05	0.05	C81~85,88,90,96
白血病	Leukaemia	13	2.45	3.64	3.72	0.17	0.40	11	4.07	3.18	2.63	0.13	0.31	C91~C95
不明及其他恶性肿瘤	All Other Sites and Unspecified	15	2.82	4.20	3.72	0.28	0.46	10	3.70	2.89	2.14	0.03	0.34	A_O
所有部位合计	All Sites	531	100.00	148.54	133.45	6.42	15.49	270	100.00	77.94	58.18	2.82	7.30	ALL
所有部位除外 C44	All Sites but C44	529	99.62	147.98	132.90	6.39	15.41	268	99.26	77.36	57.62	2.79	7.22	ALLbC44

表 6-3-190 洛阳市 2014 年癌症发病和死亡主要指标
Table 6-3-190 Incidence and mortality of cancer in Luoyang Shi,2014

部位 Site		男性 Male						女性 Female						ICD-10
		病例数 No. cases	构成 (%)	粗率 Crude rate (1/10⁵)	世标率 ASR world (1/10⁵)	累积率 Cum.rate(%)		病例数 No. cases	构成 (%)	粗率 Crude rate (1/10⁵)	世标率 ASR world (1/10⁵)	累积率 Cum.rate(%)		
						0~64	0~74					0~64	0~74	
发病 Incidence														
口腔和咽喉(除外鼻咽癌)	Lip,Oral Cavity & Pharynx but Nasopharynx	16	1.00	2.79	2.97	0.12	0.23	9	0.70	1.65	1.66	0.06	0.06	C00~10,C12~14
鼻咽癌	Nasopharynx	10	0.62	1.74	1.96	0.05	0.22	5	0.39	0.92	0.73	0.08	0.08	C11
食管	Oesophagus	121	7.52	21.09	23.89	0.96	2.27	71	5.54	13.02	14.15	0.25	1.27	C15
胃	Stomach	213	13.25	37.13	43.20	1.21	3.86	85	6.64	15.58	14.68	0.64	1.56	C16
结直肠肛门	Colon,Rectum & Anus	150	9.33	26.15	28.30	1.01	2.67	125	9.76	22.91	20.36	0.73	1.83	C18~21
肝脏	Liver	198	12.31	34.52	38.71	1.76	3.38	86	6.71	15.77	15.93	0.49	1.54	C22
胆囊及其他	Gallbladder etc.	22	1.37	3.84	5.14	0.21	0.29	33	2.58	6.05	6.40	0.20	0.39	C23~C24
胰腺	Pancreas	45	2.80	7.84	9.26	0.21	0.81	25	1.95	4.58	4.35	0.04	0.55	C25
喉	Larynx	13	0.81	2.27	2.16	0.09	0.18	1	0.08	0.18	0.43	0.00	0.00	C32
气管,支气管,肺	Trachea, Bronchus and Lung	465	28.92	81.06	87.81	3.09	8.19	180	14.05	33.00	32.33	1.12	3.22	C33~C34
其他胸腔器官	Other Thoracic Organs	8	0.50	1.39	2.69	0.06	0.10	1	0.08	0.18	0.13	0.01	0.01	C37~C38
骨	Bone	5	0.31	0.87	0.81	0.09	0.09	13	1.01	2.38	1.96	0.08	0.24	C40~C41
皮肤黑色素瘤	Melanoma of Skin	0	0.00	0.00	0.00	0.00	0.00	0	0.00	0.00	0.00	0.00	0.00	C43
乳房	Breast	7	0.44	1.22	1.14	0.04	0.08	245	19.13	44.91	36.74	2.77	4.07	C50
子宫颈	Cervix Uteri	–	–	–	–	–	–	71	5.54	13.02	10.75	0.90	1.12	C53
子宫体及子宫部位不明	Uterus & Unspecified	–	–	–	–	–	–	44	3.43	8.07	7.01	0.51	0.86	C54~C55
卵巢	Ovary	–	–	–	–	–	–	37	2.89	6.78	6.18	0.32	0.65	C56
前列腺	Prostate	45	2.80	7.84	9.34	0.07	0.67	–	–	–	–	–	–	C61
睾丸	Testis	3	0.19	0.52	0.45	0.02	0.06	–	–	–	–	–	–	C62
肾及泌尿系统不明	Kidney & Unspecified Urinary Organs	51	3.17	8.89	10.22	0.53	1.16	26	2.03	4.77	4.46	0.21	0.59	C64~66,68
膀胱	Bladder	51	3.17	8.89	9.59	0.38	0.86	22	1.72	4.03	3.94	0.12	0.24	C67
脑,神经系统	Brain,Central Nervous System	36	2.24	6.28	6.68	0.32	0.44	48	3.75	8.80	8.35	0.56	0.82	C70~C72
甲状腺	Thyroid Gland	17	1.06	2.96	2.24	0.20	0.20	47	3.67	8.62	6.77	0.53	0.71	C73
淋巴瘤	Lymphoma	24	1.49	4.18	5.21	0.14	0.31	24	1.87	4.40	4.02	0.17	0.61	C81~85,88,90,96
白血病	Leukaemia	56	3.48	9.76	9.47	0.41	1.09	30	2.34	5.50	6.50	0.25	0.51	C91~C95
不明及其他恶性肿瘤	All Other Sites and Unspecified	52	3.23	9.07	10.05	0.32	0.89	53	4.14	9.72	10.01	0.36	0.87	A_O
所有部位合计	All Sites	1608	100.00	280.32	311.31	11.28	28.03	1281	100.00	234.83	217.85	10.38	21.81	ALL
所有部位除外 C44	All Sites but C44	1604	99.75	279.62	310.61	11.27	27.94	1272	99.30	233.18	216.04	10.31	21.73	ALLbC44
死亡 Mortality														
口腔和咽喉(除外鼻咽癌)	Lip,Oral Cavity & Pharynx but Nasopharynx	10	0.88	1.74	2.19	0.03	0.10	4	0.53	0.73	0.67	0.04	0.07	C00~10,C12~14
鼻咽癌	Nasopharynx	8	0.70	1.39	1.74	0.03	0.14	1	0.13	0.18	0.14	0.02	0.02	C11
食管	Oesophagus	87	7.62	15.17	18.18	0.44	1.17	63	8.41	11.55	14.50	0.14	0.99	C15
胃	Stomach	153	13.40	26.67	31.14	0.57	2.34	52	6.94	9.53	9.17	0.30	0.70	C16
结直肠肛门	Colon,Rectum & Anus	87	7.62	15.17	17.11	0.41	1.15	69	9.21	12.65	12.21	0.39	1.01	C18~21
肝脏	Liver	165	14.45	28.76	31.68	1.46	2.65	75	10.01	13.75	13.71	0.45	1.22	C22
胆囊及其他	Gallbladder etc.	16	1.40	2.79	3.61	0.05	0.13	23	3.07	4.22	4.00	0.20	0.46	C23~C24
胰腺	Pancreas	44	3.85	7.67	10.16	0.23	0.68	24	3.20	4.40	4.07	0.04	0.40	C25
喉	Larynx	14	1.23	2.44	2.46	0.08	0.20	1	0.13	0.18	0.43	0.00	0.00	C32
气管,支气管,肺	Trachea, Bronchus and Lung	369	32.31	64.33	75.06	2.34	6.16	157	20.96	28.78	28.63	0.83	2.68	C33~C34
其他胸腔器官	Other Thoracic Organs	6	0.53	1.05	2.18	0.03	0.03	2	0.27	0.37	0.33	0.04	0.04	C37~C38
骨	Bone	3	0.26	0.52	0.91	0.01	0.05	8	1.07	1.47	1.29	0.03	0.18	C40~C41
皮肤黑色素瘤	Melanoma of Skin	1	0.09	0.17	0.21	0.03	0.03	1	0.13	0.18	0.21	0.03	0.03	C43
乳房	Breast	3	0.26	0.52	0.59	0.00	0.05	81	10.81	14.85	12.99	0.80	1.30	C50
子宫颈	Cervix Uteri	–	–	–	–	–	–	27	3.60	4.95	3.71	0.27	0.32	C53
子宫体及子宫部位不明	Uterus & Unspecified	–	–	–	–	–	–	15	2.00	2.75	2.66	0.12	0.26	C54~C55
卵巢	Ovary	–	–	–	–	–	–	23	3.07	4.22	3.66	0.14	0.51	C56
前列腺	Prostate	25	2.19	4.36	6.23	0.05	0.26	–	–	–	–	–	–	C61
睾丸	Testis	4	0.35	0.70	0.63	0.01	0.01	–	–	–	–	–	–	C62
肾及泌尿系统不明	Kidney & Unspecified Urinary Organs	22	1.93	3.84	4.32	0.14	0.49	13	1.74	2.38	2.29	0.07	0.18	C64~66,68
膀胱	Bladder	20	1.75	3.49	4.38	0.08	0.21	12	1.60	2.20	2.20	0.11	0.11	C67
脑,神经系统	Brain,Central Nervous System	21	1.84	3.66	4.06	0.20	0.36	20	2.67	3.67	4.37	0.17	0.28	C70~C72
甲状腺	Thyroid Gland	3	0.26	0.52	0.46	0.03	0.07	6	0.80	1.10	0.86	0.05	0.10	C73
淋巴瘤	Lymphoma	18	1.58	3.14	3.91	0.09	0.33	9	1.20	1.65	1.47	0.05	0.16	C81~85,88,90,96
白血病	Leukaemia	31	2.71	5.40	5.61	0.21	0.60	27	3.60	4.95	5.12	0.21	0.45	C91~C95
不明及其他恶性肿瘤	All Other Sites and Unspecified	32	2.80	5.58	6.53	0.11	0.37	36	4.81	6.60	7.00	0.22	0.53	A_O
所有部位合计	All Sites	1142	100.00	199.08	233.35	6.62	17.58	749	100.00	137.31	135.68	4.72	11.99	ALL
所有部位除外 C44	All Sites but C44	1136	99.47	198.04	232.43	6.59	17.51	742	99.07	136.02	133.85	4.69	11.95	ALLbC44

表 6-3-191　孟津县 2014 年癌症发病和死亡主要指标
Table 6-3-191　Incidence and mortality of cancer in Mengjin Xian, 2014

部位 Site		男性 Male						女性 Female						ICD-10
		病例数 No. cases	构成 (%)	粗率 Crude rate (1/10⁵)	世标率 ASR world (1/10⁵)	累积率 Cum.rate(%)		病例数 No. cases	构成 (%)	粗率 Crude rate (1/10⁵)	世标率 ASR world (1/10⁵)	累积率 Cum.rate(%)		
						0~64	0~74					0~64	0~74	
发病 Incidence														
口腔和咽喉(除外鼻咽癌)	Lip,Oral Cavity & Pharynx but Nasopharynx	5	0.81	2.16	1.66	0.14	0.14	5	0.98	2.19	1.60	0.10	0.16	C00-10,C12-14
鼻咽癌	Nasopharynx	1	0.16	0.43	0.39	0.00	0.06	0	0.00	0.00	0.00	0.00	0.00	C11
食管	Oesophagus	110	17.92	47.58	39.23	1.60	4.80	68	13.31	29.77	20.10	0.48	2.75	C15
胃	Stomach	124	20.20	53.63	43.66	1.73	6.16	52	10.18	22.77	16.18	0.74	2.08	C16
结直肠肛门	Colon,Rectum & Anus	32	5.21	13.84	11.56	0.56	1.34	22	4.31	9.63	6.77	0.48	0.92	C18-21
肝脏	Liver	53	8.63	22.92	18.37	1.10	1.91	32	6.26	14.01	10.32	0.25	1.58	C22
胆囊及其他	Gallbladder etc.	15	2.44	6.49	5.64	0.21	0.57	13	2.54	5.69	4.28	0.22	0.62	C23-C24
胰腺	Pancreas	10	1.63	4.33	3.69	0.08	0.69	7	1.37	3.06	1.99	0.14	0.20	C25
喉	Larynx	4	0.65	1.73	1.23	0.03	0.10	0	0.00	0.00	0.00	0.00	0.00	C32
气管,支气管,肺	Trachea, Bronchus and Lung	144	23.45	62.28	50.28	2.13	5.79	83	16.24	36.34	24.55	1.30	3.05	C33-C34
其他胸腔器官	Other Thoracic Organs	2	0.33	0.87	0.68	0.08	0.08	3	0.59	1.31	0.88	0.07	0.07	C37-C38
骨	Bone	4	0.65	1.73	1.27	0.10	0.10	2	0.39	0.88	0.55	0.00	0.06	C40-C41
皮肤黑色素瘤	Melanoma of Skin	2	0.33	0.87	0.54	0.03	0.03	2	0.39	0.88	0.60	0.00	0.06	C43
乳房	Breast	0	0.00	0.00	0.00	0.00	0.00	94	18.40	41.16	30.09	2.54	3.52	C50
子宫颈	Cervix Uteri	–	–	–	–	–	–	24	4.70	10.51	7.83	0.41	1.08	C53
子宫体及子宫部位不明	Uterus & Unspecified	–	–	–	–	–	–	17	3.33	7.44	5.35	0.40	0.56	C54-C55
卵巢	Ovary	–	–	–	–	–	–	9	1.76	3.94	2.83	0.28	0.28	C56
前列腺	Prostate	7	1.14	3.03	2.74	0.07	0.40	–	–	–	–	–	–	C61
睾丸	Testis	0	0.00	0.00	0.00	0.00	0.00	–	–	–	–	–	–	C62
肾及泌尿系统不明	Kidney & Unspecified Urinary Organs	8	1.30	3.46	2.74	0.24	0.43	6	1.17	2.63	1.93	0.17	0.23	C64-66,68
膀胱	Bladder	13	2.12	5.62	4.58	0.14	0.69	2	0.39	0.88	0.60	0.00	0.06	C67
脑,神经系统	Brain,Central Nervous System	20	3.26	8.65	6.94	0.44	0.66	26	5.09	11.38	10.15	0.60	1.10	C70-C72
甲状腺	Thyroid Gland	4	0.65	1.73	1.23	0.11	0.11	8	1.57	3.50	2.45	0.15	0.21	C73
淋巴瘤	Lymphoma	16	2.61	6.92	6.54	0.29	0.59	8	1.57	3.50	2.75	0.20	0.26	C81-85,88,90,96
白血病	Leukaemia	18	2.93	7.79	6.55	0.40	0.63	10	1.96	4.38	3.83	0.23	0.23	C91-C95
不明及其他恶性肿瘤	All Other Sites and Unspecified	22	3.58	9.52	7.50	0.35	0.96	18	3.52	7.88	4.96	0.33	0.39	A_O
所有部位合计	All Sites	614	100.00	265.57	217.00	9.84	26.23	511	100.00	223.73	160.58	9.06	19.50	ALL
所有部位除外 C44	All Sites but C44	611	99.51	264.27	216.07	9.81	26.13	509	99.61	222.85	160.07	9.04	19.47	ALLbC44
死亡 Mortality														
口腔和咽喉(除外鼻咽癌)	Lip,Oral Cavity & Pharynx but Nasopharynx	2	0.50	0.87	0.64	0.03	0.03	2	0.77	0.88	0.71	0.04	0.13	C00-10,C12-14
鼻咽癌	Nasopharynx	1	0.25	0.43	0.39	0.00	0.06	0	0.00	0.00	0.00	0.00	0.00	C11
食管	Oesophagus	51	12.69	22.06	18.55	0.47	2.12	49	18.77	21.45	13.24	0.18	1.54	C15
胃	Stomach	99	24.63	42.82	35.67	1.16	4.65	34	13.03	14.89	10.11	0.30	1.42	C16
结直肠肛门	Colon,Rectum & Anus	21	5.22	9.08	7.68	0.17	1.11	10	3.83	4.38	2.60	0.09	0.27	C18-21
肝脏	Liver	51	12.69	22.06	17.54	1.11	1.92	30	11.49	13.13	9.54	0.33	1.35	C22
胆囊及其他	Gallbladder etc.	12	2.99	5.19	4.95	0.14	0.40	14	5.36	6.13	4.53	0.15	0.73	C23-C24
胰腺	Pancreas	7	1.74	3.03	2.52	0.06	0.45	8	3.07	3.50	2.43	0.12	0.28	C25
喉	Larynx	1	0.25	0.43	0.25	0.03	0.03	1	0.38	0.44	0.21	0.00	0.00	C32
气管,支气管,肺	Trachea, Bronchus and Lung	90	22.39	38.93	31.92	1.04	2.98	46	17.62	20.14	12.58	0.59	1.36	C33-C34
其他胸腔器官	Other Thoracic Organs	1	0.25	0.43	0.34	0.03	0.03	0	0.00	0.00	0.00	0.00	0.00	C37-C38
骨	Bone	5	1.24	2.16	1.43	0.10	0.10	1	0.38	0.44	0.39	0.00	0.06	C40-C41
皮肤黑色素瘤	Melanoma of Skin	1	0.25	0.43	0.34	0.03	0.03	0	0.00	0.00	0.00	0.00	0.00	C43
乳房	Breast	0	0.00	0.00	0.00	0.00	0.00	16	6.13	7.01	5.24	0.41	0.65	C50
子宫颈	Cervix Uteri	–	–	–	–	–	–	7	2.68	3.06	2.39	0.07	0.41	C53
子宫体及子宫部位不明	Uterus & Unspecified	–	–	–	–	–	–	6	2.30	2.63	1.87	0.12	0.18	C54-C55
卵巢	Ovary	–	–	–	–	–	–	3	1.15	1.31	0.90	0.04	0.11	C56
前列腺	Prostate	2	0.50	0.87	0.88	0.00	0.00	–	–	–	–	–	–	C61
睾丸	Testis	0	0.00	0.00	0.00	0.00	0.00	–	–	–	–	–	–	C62
肾及泌尿系统不明	Kidney & Unspecified Urinary Organs	4	1.00	1.73	1.50	0.03	0.29	2	0.77	0.88	0.51	0.04	0.04	C64-66,68
膀胱	Bladder	5	1.24	2.16	1.71	0.03	0.26	0	0.00	0.00	0.00	0.00	0.00	C67
脑,神经系统	Brain,Central Nervous System	14	3.48	6.06	5.16	0.21	0.40	9	3.45	3.94	3.58	0.21	0.34	C70-C72
甲状腺	Thyroid Gland	2	0.50	0.87	0.63	0.03	0.03	2	0.77	0.88	0.37	0.00	0.00	C73
淋巴瘤	Lymphoma	7	1.74	3.03	2.77	0.08	0.31	4	1.53	1.75	1.11	0.03	0.09	C81-85,88,90,96
白血病	Leukaemia	12	2.99	5.19	4.65	0.30	0.37	5	1.92	2.19	1.33	0.10	0.10	C91-C95
不明及其他恶性肿瘤	All Other Sites and Unspecified	14	3.48	6.06	4.56	0.31	0.54	12	4.60	5.25	3.04	0.13	0.19	A_O
所有部位合计	All Sites	402	100.00	173.88	144.08	5.37	16.17	261	100.00	114.27	76.68	2.96	9.27	ALL
所有部位除外 C44	All Sites but C44	401	99.75	173.44	143.83	5.34	16.14	259	99.23	113.40	76.17	2.93	9.24	ALLbC44

表 6-3-192　新安县 2014 年癌症发病和死亡主要指标

Table 6-3-192　Incidence and mortality of cancer in Xin'an Xian,2014

部位 Site		男性 Male						女性 Female						ICD-10
		病例数 No. cases	构成 (%)	粗率 Crude rate (1/10⁵)	世标率 ASR world (1/10⁵)	累积率 Cum.rate(%)		病例数 No. cases	构成 (%)	粗率 Crude rate (1/10⁵)	世标率 ASR world (1/10⁵)	累积率 Cum.rate(%)		
						0~64	0~74					0~64	0~74	
发病 Incidence														
口腔和咽喉(除外鼻咽癌)	Lip,Oral Cavity & Pharynx but Nasopharynx	2	0.29	0.73	0.66	0.03	0.09	2	0.40	0.77	0.54	0.00	0.06	C00-10,C12-14
鼻咽癌	Nasopharynx	4	0.57	1.45	1.12	0.09	0.09	2	0.40	0.77	0.27	0.00	0.00	C11
食管	Oesophagus	108	15.45	39.20	28.48	1.14	3.67	54	10.74	20.87	14.91	0.64	1.87	C15
胃	Stomach	158	22.60	57.35	43.18	2.06	5.70	78	15.51	30.14	21.40	0.92	2.73	C16
结直肠肛门	Colon,Rectum & Anus	45	6.44	16.33	12.30	0.78	1.57	34	6.76	13.14	9.75	0.57	1.20	C18-21
肝脏	Liver	102	14.59	37.02	27.64	1.65	3.35	67	13.32	25.89	19.07	0.90	2.33	C22
胆囊及其他	Gallbladder etc.	4	0.57	1.45	1.16	0.03	0.16	18	3.58	6.96	4.47	0.16	0.59	C23-C24
胰腺	Pancreas	11	1.57	3.99	2.65	0.17	0.30	9	1.79	3.48	2.43	0.18	0.26	C25
喉	Larynx	7	1.00	2.54	2.11	0.07	0.29	0	0.00	0.00	0.00	0.00	0.00	C32
气管,支气管,肺	Trachea, Bronchus and Lung	167	23.89	60.62	44.02	2.18	4.86	79	15.71	30.53	20.26	1.12	2.31	C33-C34
其他胸腔器官	Other Thoracic Organs	0	0.00	0.00	0.00	0.00	0.00	1	0.20	0.39	0.33	0.03	0.03	C37-C38
骨	Bone	7	1.00	2.54	2.16	0.15	0.27	3	0.60	1.16	0.95	0.08	0.16	C40-C41
皮肤黑色素瘤	Melanoma of Skin	0	0.00	0.00	0.00	0.00	0.00	0	0.00	0.00	0.00	0.00	0.00	C43
乳房	Breast	0	0.00	0.00	0.00	0.00	0.00	43	8.55	16.62	13.39	1.09	1.43	C50
子宫颈	Cervix Uteri	–	–	–	–	–	–	31	6.16	11.98	9.71	0.69	1.09	C53
子宫体及子宫部位不明	Uterus & Unspecified	–	–	–	–	–	–	29	5.77	11.21	7.95	0.65	0.79	C54-C55
卵巢	Ovary	–	–	–	–	–	–	7	1.39	2.70	2.05	0.20	0.27	C56
前列腺	Prostate	14	2.00	5.08	3.34	0.07	0.32	–	–	–	–	–	–	C61
睾丸	Testis	1	0.14	0.36	0.27	0.00	0.07	–	–	–	–	–	–	C62
肾及泌尿系统不明	Kidney & Unspecified Urinary Organs	10	1.43	3.63	2.62	0.11	0.37	10	1.99	3.86	2.47	0.18	0.18	C64-66,68
膀胱	Bladder	6	0.86	2.18	1.80	0.13	0.27	2	0.40	0.77	0.59	0.03	0.11	C67
脑,神经系统	Brain,Central Nervous System	15	2.15	5.44	4.10	0.23	0.42	16	3.18	6.18	4.60	0.23	0.50	C70-C72
甲状腺	Thyroid Gland	6	0.86	2.18	1.65	0.15	0.15	1	0.20	0.39	0.17	0.00	0.00	C73
淋巴瘤	Lymphoma	5	0.72	1.81	1.38	0.05	0.12	2	0.40	0.77	0.65	0.02	0.10	C81-85,88,90,96
白血病	Leukaemia	9	1.29	3.27	2.48	0.15	0.21	2	0.40	0.77	0.71	0.02	0.08	C91-C95
不明及其他恶性肿瘤	All Other Sites and Unspecified	18	2.58	6.53	5.34	0.28	0.65	13	2.58	5.02	4.25	0.32	0.40	A_O
所有部位合计	All Sites	699	100.00	253.72	188.46	9.51	22.91	503	100.00	194.37	140.91	8.03	16.49	ALL
所有部位除外 C44	All Sites but C44	697	99.71	252.99	188.05	9.51	22.84	501	99.60	193.60	140.37	7.98	16.44	ALLbC44
死亡 Mortality														
口腔和咽喉(除外鼻咽癌)	Lip,Oral Cavity & Pharynx but Nasopharynx	1	0.18	0.36	0.27	0.00	0.07	1	0.27	0.39	0.17	0.00	0.00	C00-10,C12-14
鼻咽癌	Nasopharynx	3	0.54	1.09	0.78	0.05	0.05	3	0.82	1.16	0.54	0.03	0.03	C11
食管	Oesophagus	75	13.49	27.22	20.84	0.87	2.64	46	12.60	17.78	12.49	0.62	1.70	C15
胃	Stomach	126	22.66	45.73	33.46	1.11	4.08	69	18.90	26.66	17.79	0.76	2.01	C16
结直肠肛门	Colon,Rectum & Anus	33	5.94	11.98	8.71	0.28	1.21	14	3.84	5.41	4.01	0.22	0.50	C18-21
肝脏	Liver	92	16.55	33.39	25.07	1.20	2.98	64	17.53	24.73	17.30	0.60	2.25	C22
胆囊及其他	Gallbladder etc.	3	0.54	1.09	0.89	0.03	0.10	15	4.11	5.80	3.50	0.08	0.47	C23-C24
胰腺	Pancreas	11	1.98	3.99	3.03	0.15	0.38	10	2.74	3.86	2.46	0.19	0.19	C25
喉	Larynx	3	0.54	1.09	0.79	0.07	0.07	1	0.27	0.39	0.31	0.00	0.08	C32
气管,支气管,肺	Trachea, Bronchus and Lung	145	26.08	52.63	39.21	2.05	4.57	66	18.08	25.50	16.46	0.67	1.82	C33-C34
其他胸腔器官	Other Thoracic Organs	0	0.00	0.00	0.00	0.00	0.00	0	0.00	0.00	0.00	0.00	0.00	C37-C38
骨	Bone	4	0.72	1.45	1.19	0.10	0.17	3	0.82	1.16	1.02	0.13	0.13	C40-C41
皮肤黑色素瘤	Melanoma of Skin	0	0.00	0.00	0.00	0.00	0.00	0	0.00	0.00	0.00	0.00	0.00	C43
乳房	Breast	0	0.00	0.00	0.00	0.00	0.00	18	4.93	6.96	5.23	0.36	0.57	C50
子宫颈	Cervix Uteri	–	–	–	–	–	–	21	5.75	8.11	6.73	0.45	0.92	C53
子宫体及子宫部位不明	Uterus & Unspecified	–	–	–	–	–	–	10	2.74	3.86	2.23	0.08	0.14	C54-C55
卵巢	Ovary	–	–	–	–	–	–	1	0.27	0.39	0.27	0.02	0.02	C56
前列腺	Prostate	13	2.34	4.72	3.18	0.06	0.17	–	–	–	–	–	–	C61
睾丸	Testis	1	0.18	0.36	0.27	0.00	0.07	–	–	–	–	–	–	C62
肾及泌尿系统不明	Kidney & Unspecified Urinary Organs	8	1.44	2.90	2.16	0.05	0.25	4	1.10	1.55	0.96	0.06	0.06	C64-66,68
膀胱	Bladder	3	0.54	1.09	0.85	0.04	0.17	0	0.00	0.00	0.00	0.00	0.00	C67
脑,神经系统	Brain,Central Nervous System	12	2.16	4.36	3.14	0.18	0.30	11	3.01	4.25	3.16	0.25	0.32	C70-C72
甲状腺	Thyroid Gland	3	0.54	1.09	0.86	0.07	0.07	0	0.00	0.00	0.00	0.00	0.00	C73
淋巴瘤	Lymphoma	3	0.54	1.09	0.87	0.00	0.07	1	0.27	0.39	0.31	0.00	0.08	C81-85,88,90,96
白血病	Leukaemia	9	1.62	3.27	2.53	0.09	0.21	2	0.55	0.77	0.65	0.08	0.08	C91-C95
不明及其他恶性肿瘤	All Other Sites and Unspecified	8	1.44	2.90	2.07	0.07	0.25	5	1.37	1.93	1.45	0.07	0.22	A_O
所有部位合计	All Sites	556	100.00	201.81	150.16	6.45	17.87	365	100.00	141.04	97.03	4.66	11.59	ALL
所有部位除外 C44	All Sites but C44	555	99.82	201.45	150.03	6.45	17.87	365	100.00	141.04	97.03	4.66	11.59	ALLbC44

部位 Site		男性 Male						女性 Female						ICD-10
		病例数 No. cases	构成 (%)	粗率 Crude rate (1/10⁵)	世标率 ASR world (1/10⁵)	累积率 Cum.rate(%) 0~64	0~74	病例数 No. cases	构成 (%)	粗率 Crude rate (1/10⁵)	世标率 ASR world (1/10⁵)	累积率 Cum.rate(%) 0~64	0~74	
发病 Incidence														
口腔和咽喉(除外鼻咽癌)	Lip,Oral Cavity & Pharynx but Nasopharynx	1	0.21	0.54	0.38	0.05	0.05	2	0.59	1.24	0.91	0.08	0.08	C00-10,C12-14
鼻咽癌	Nasopharynx	5	1.03	2.69	2.04	0.15	0.15	1	0.30	0.62	0.34	0.00	0.00	C11
食管	Oesophagus	97	19.96	52.15	36.02	1.86	4.69	50	14.84	31.06	20.72	0.96	2.29	C15
胃	Stomach	139	28.60	74.73	50.78	3.54	6.12	36	10.68	22.36	15.58	1.10	1.40	C16
结直肠肛门	Colon,Rectum & Anus	21	4.32	11.29	7.80	0.48	0.81	21	6.23	13.05	8.96	0.65	1.17	C18-21
肝脏	Liver	59	12.14	31.72	22.74	1.63	2.48	25	7.42	15.53	11.40	0.59	1.53	C22
胆囊及其他	Gallbladder etc.	1	0.21	0.54	0.43	0.00	0.07	8	2.37	4.97	3.82	0.34	0.43	C23-C24
胰腺	Pancreas	9	1.85	4.84	3.67	0.27	0.57	6	1.78	3.73	2.80	0.05	0.30	C25
喉	Larynx	5	1.03	2.69	1.92	0.08	0.30	1	0.30	0.62	0.37	0.04	0.04	C32
气管,支气管,肺	Trachea, Bronchus and Lung	78	16.05	41.93	28.78	1.52	3.25	36	10.68	22.36	15.19	0.81	1.88	C33-C34
其他胸腔器官	Other Thoracic Organs	0	0.00	0.00	0.00	0.00	0.00	1	0.30	0.62	0.42	0.03	0.03	C37-C38
骨	Bone	11	2.26	5.91	4.94	0.30	0.55	6	1.78	3.73	3.19	0.26	0.26	C40-C41
皮肤黑色素瘤	Melanoma of Skin	0	0.00	0.00	0.00	0.00	0.00	0	0.00	0.00	0.00	0.00	0.00	C43
乳房	Breast	6	1.23	3.23	2.22	0.08	0.33	35	10.39	21.74	16.95	1.38	1.60	C50
子宫颈	Cervix Uteri	–	–	–	–	–	–	44	13.06	27.33	19.40	1.46	2.22	C53
子宫体及子宫部位不明	Uterus & Unspecified	–	–	–	–	–	–	11	3.26	6.83	4.89	0.37	0.53	C54-C55
卵巢	Ovary	–	–	–	–	–	–	5	1.48	3.11	2.43	0.24	0.24	C56
前列腺	Prostate	1	0.21	0.54	0.32	0.00	0.00	–	–	–	–	–	–	C61
睾丸	Testis	2	0.41	1.08	0.89	0.09	0.09	–	–	–	–	–	–	C62
肾及泌尿系统不明	Kidney & Unspecified Urinary Organs	4	0.82	2.15	1.45	0.05	0.19	1	0.30	0.62	0.37	0.04	0.04	C64-66,68
膀胱	Bladder	3	0.62	1.61	1.06	0.00	0.11	3	0.89	1.86	1.37	0.00	0.22	C67
脑,神经系统	Brain,Central Nervous System	8	1.65	4.30	3.85	0.26	0.41	23	6.82	14.29	11.09	1.05	1.21	C70-C72
甲状腺	Thyroid Gland	7	1.44	3.76	2.74	0.07	0.37	6	1.78	3.73	2.61	0.23	0.23	C73
淋巴瘤	Lymphoma	3	0.62	1.61	1.36	0.10	0.10	5	1.48	3.11	2.68	0.19	0.27	C81-85,88,90,96
白血病	Leukaemia	3	0.62	1.61	1.65	0.11	0.11	1	0.30	0.62	0.44	0.06	0.06	C91-C95
不明及其他恶性肿瘤	All Other Sites and Unspecified	23	4.73	12.36	9.13	0.62	1.17	10	2.97	6.21	5.46	0.43	0.43	A_O
所有部位合计	All Sites	486	100.00	261.27	184.20	11.26	21.92	337	100.00	209.34	151.40	10.36	16.45	ALL
所有部位除外 C44	All Sites but C44	484	99.59	260.20	183.53	11.26	21.81	336	99.70	208.72	151.18	10.36	16.45	ALLbC44
死亡 Mortality														
口腔和咽喉(除外鼻咽癌)	Lip,Oral Cavity & Pharynx but Nasopharynx	1	0.38	0.54	0.43	0.00	0.07	0	0.00	0.00	0.00	0.00	0.00	C00-10,C12-14
鼻咽癌	Nasopharynx	2	0.76	1.08	0.60	0.05	0.05	1	0.70	0.62	0.34	0.00	0.00	C11
食管	Oesophagus	42	16.03	22.58	15.03	0.60	1.86	30	21.13	18.64	11.41	0.23	0.93	C15
胃	Stomach	83	31.68	44.62	29.43	1.71	3.17	18	12.68	11.18	7.52	0.45	0.70	C16
结直肠肛门	Colon,Rectum & Anus	9	3.44	4.84	3.49	0.11	0.47	9	6.34	5.59	3.97	0.32	0.58	C18-21
肝脏	Liver	42	16.03	22.58	16.04	1.01	1.86	14	9.86	8.70	6.33	0.41	0.79	C22
胆囊及其他	Gallbladder etc.	0	0.00	0.00	0.00	0.00	0.00	2	1.41	1.24	1.03	0.00	0.22	C23-C24
胰腺	Pancreas	3	1.15	1.61	1.15	0.09	0.16	3	2.11	1.86	1.18	0.00	0.08	C25
喉	Larynx	3	1.15	1.61	1.22	0.03	0.26	0	0.00	0.00	0.00	0.00	0.00	C32
气管,支气管,肺	Trachea, Bronchus and Lung	46	17.56	24.73	17.39	0.86	2.12	23	16.20	14.29	9.23	0.33	1.10	C33-C34
其他胸腔器官	Other Thoracic Organs	0	0.00	0.00	0.00	0.00	0.00	0	0.00	0.00	0.00	0.00	0.00	C37-C38
骨	Bone	4	1.53	2.15	1.60	0.09	0.27	1	0.70	0.62	0.62	0.04	0.04	C40-C41
皮肤黑色素瘤	Melanoma of Skin	0	0.00	0.00	0.00	0.00	0.00	0	0.00	0.00	0.00	0.00	0.00	C43
乳房	Breast	0	0.00	0.00	0.00	0.00	0.00	6	4.23	3.73	3.02	0.23	0.36	C50
子宫颈	Cervix Uteri	–	–	–	–	–	–	12	8.45	7.45	4.97	0.33	0.49	C53
子宫体及子宫部位不明	Uterus & Unspecified	–	–	–	–	–	–	2	1.41	1.24	1.00	0.00	0.17	C54-C55
卵巢	Ovary	–	–	–	–	–	–	3	2.11	1.86	1.37	0.13	0.13	C56
前列腺	Prostate	0	0.00	0.00	0.00	0.00	0.00	–	–	–	–	–	–	C61
睾丸	Testis	0	0.00	0.00	0.00	0.00	0.00	–	–	–	–	–	–	C62
肾及泌尿系统不明	Kidney & Unspecified Urinary Organs	3	1.15	1.61	0.97	0.00	0.07	0	0.00	0.00	0.00	0.00	0.00	C64-66,68
膀胱	Bladder	2	0.76	1.08	0.61	0.00	0.00	0	0.00	0.00	0.00	0.00	0.00	C67
脑,神经系统	Brain,Central Nervous System	4	1.53	2.15	1.82	0.18	0.18	7	4.93	4.35	3.32	0.35	0.35	C70-C72
甲状腺	Thyroid Gland	1	0.38	0.54	0.45	0.00	0.11	0	0.00	0.00	0.00	0.00	0.00	C73
淋巴瘤	Lymphoma	1	0.38	0.54	0.47	0.04	0.04	0	0.00	0.00	0.00	0.00	0.00	C81-85,88,90,96
白血病	Leukaemia	0	0.00	0.00	0.00	0.00	0.00	0	0.00	0.00	0.00	0.00	0.00	C91-C95
不明及其他恶性肿瘤	All Other Sites and Unspecified	16	6.11	8.60	6.23	0.41	0.77	11	7.75	6.83	5.83	0.44	0.57	A_O
所有部位合计	All Sites	262	100.00	140.85	96.95	5.18	11.46	142	100.00	88.21	61.13	3.25	6.51	ALL
所有部位除外 C44	All Sites but C44	261	99.62	140.31	96.72	5.18	11.46	141	99.30	87.59	60.91	3.25	6.51	ALLbC44

部位 Site		男性 Male						女性 Female						ICD-10
		病例数 No. cases	构成 (%)	粗率 Crude rate (1/10⁵)	世标率 ASR world (1/10⁵)	累积率 Cum.rate(%)		病例数 No. cases	构成 (%)	粗率 Crude rate (1/10⁵)	世标率 ASR world (1/10⁵)	累积率 Cum.rate(%)		
						0~64	0~74					0~64	0~74	
发病 Incidence														
口腔和咽喉(除外鼻咽癌)	Lip,Oral Cavity & Pharynx but Nasopharynx	4	0.53	1.27	1.04	0.06	0.12	5	0.88	1.75	1.39	0.13	0.13	C00-10,C12-14
鼻咽癌	Nasopharynx	1	0.13	0.32	0.23	0.02	0.02	3	0.53	1.05	0.64	0.06	0.06	C11
食管	Oesophagus	278	36.53	88.61	70.46	4.10	8.81	162	28.47	56.80	45.32	2.11	6.41	C15
胃	Stomach	240	31.54	76.50	62.24	3.76	8.40	85	14.94	29.80	22.76	1.22	2.73	C16
结直肠肛门	Colon,Rectum & Anus	37	4.86	11.79	9.33	0.53	1.07	32	5.62	11.22	9.26	0.47	1.32	C18-21
肝脏	Liver	59	7.75	18.81	15.39	1.04	2.11	37	6.50	12.97	9.45	0.54	1.23	C22
胆囊及其他	Gallbladder etc.	3	0.39	0.96	0.91	0.03	0.17	8	1.41	2.80	2.24	0.06	0.28	C23-C24
胰腺	Pancreas	10	1.31	3.19	2.87	0.16	0.40	7	1.23	2.45	1.86	0.08	0.24	C25
喉	Larynx	1	0.13	0.32	0.22	0.03	0.03	0	0.00	0.00	0.00	0.00	0.00	C32
气管,支气管,肺	Trachea, Bronchus and Lung	45	5.91	14.34	11.59	0.69	1.45	32	5.62	11.22	8.19	0.48	0.95	C33-C34
其他胸腔器官	Other Thoracic Organs	2	0.26	0.64	0.55	0.03	0.08	2	0.35	0.70	0.40	0.03	0.03	C37-C38
骨	Bone	7	0.92	2.23	1.87	0.17	0.17	4	0.70	1.40	1.16	0.05	0.11	C40-C41
皮肤黑色素瘤	Melanoma of Skin	0	0.00	0.00	0.00	0.00	0.00	1	0.18	0.35	0.37	0.00	0.06	C43
乳房	Breast	0	0.00	0.00	0.00	0.00	0.00	50	8.79	17.53	14.09	1.26	1.61	C50
子宫颈	Cervix Uteri	–	–	–	–	–	–	53	9.31	18.58	14.90	1.06	1.81	C53
子宫体及子宫部位不明	Uterus & Unspecified	–	–	–	–	–	–	24	4.22	8.41	6.40	0.61	0.71	C54-C55
卵巢	Ovary	–	–	–	–	–	–	8	1.41	2.80	2.36	0.15	0.24	C56
前列腺	Prostate	7	0.92	2.23	1.85	0.02	0.25	–	–	–	–	–	–	C61
睾丸	Testis	3	0.39	0.96	0.74	0.03	0.03	–	–	–	–	–	–	C62
肾及泌尿系统不明	Kidney & Unspecified Urinary Organs	8	1.05	2.55	2.27	0.19	0.25	5	0.88	1.75	1.40	0.09	0.19	C64-66,68
膀胱	Bladder	13	1.71	4.14	3.37	0.15	0.50	3	0.53	1.05	0.85	0.03	0.13	C67
脑,神经系统	Brain,Central Nervous System	11	1.45	3.51	3.00	0.23	0.32	12	2.11	4.21	3.56	0.30	0.36	C70-C72
甲状腺	Thyroid Gland	4	0.53	1.27	1.26	0.04	0.22	16	2.81	5.61	4.21	0.38	0.38	C73
淋巴瘤	Lymphoma	2	0.26	0.64	0.48	0.05	0.05	0	0.00	0.00	0.00	0.00	0.00	C81-85,88,90,96
白血病	Leukaemia	7	0.92	2.23	1.44	0.07	0.07	4	0.70	1.40	1.43	0.10	0.10	C91-C95
不明及其他恶性肿瘤	All Other Sites and Unspecified	19	2.50	6.06	5.46	0.40	0.55	16	2.81	5.61	4.54	0.30	0.49	A_O
所有部位合计	All Sites	761	100.00	242.55	196.56	11.79	25.06	569	100.00	199.48	156.77	9.54	19.58	ALL
所有部位除外 C44	All Sites but C44	761	100.00	242.55	196.56	11.79	25.06	568	99.82	199.13	156.39	9.54	19.48	ALLbC44
死亡 Mortality														
口腔和咽喉(除外鼻咽癌)	Lip,Oral Cavity & Pharynx but Nasopharynx	4	0.63	1.27	1.05	0.07	0.16	3	0.81	1.05	0.68	0.06	0.06	C00-10,C12-14
鼻咽癌	Nasopharynx	1	0.16	0.32	0.25	0.03	0.03	2	0.54	0.70	0.53	0.05	0.05	C11
食管	Oesophagus	155	24.49	49.40	39.51	1.91	4.96	100	27.03	35.06	26.73	1.04	3.55	C15
胃	Stomach	216	34.12	68.85	54.15	2.84	6.19	78	21.08	27.35	19.47	0.98	2.10	C16
结直肠肛门	Colon,Rectum & Anus	22	3.48	7.01	5.50	0.22	0.52	11	2.97	3.86	2.50	0.06	0.28	C18-21
肝脏	Liver	64	10.11	20.40	16.49	0.98	2.12	36	9.73	12.62	9.14	0.50	1.16	C22
胆囊及其他	Gallbladder etc.	4	0.63	1.27	0.92	0.09	0.09	3	0.81	1.05	0.66	0.03	0.03	C23-C24
胰腺	Pancreas	13	2.05	4.14	3.40	0.24	0.42	7	1.89	2.45	2.05	0.10	0.28	C25
喉	Larynx	2	0.32	0.64	0.49	0.04	0.06	1	0.27	0.35	0.25	0.03	0.03	C32
气管,支气管,肺	Trachea, Bronchus and Lung	95	15.01	30.28	24.62	1.22	2.90	46	12.43	16.13	10.93	0.51	1.11	C33-C34
其他胸腔器官	Other Thoracic Organs	2	0.32	0.64	0.57	0.03	0.12	1	0.27	0.35	0.25	0.03	0.03	C37-C38
骨	Bone	3	0.47	0.96	0.97	0.03	0.21	3	0.81	1.05	1.02	0.02	0.21	C40-C41
皮肤黑色素瘤	Melanoma of Skin	0	0.00	0.00	0.00	0.00	0.00	0	0.00	0.00	0.00	0.00	0.00	C43
乳房	Breast	0	0.00	0.00	0.00	0.00	0.00	20	5.41	7.01	5.51	0.49	0.68	C50
子宫颈	Cervix Uteri	–	–	–	–	–	–	14	3.78	4.91	3.72	0.32	0.38	C53
子宫体及子宫部位不明	Uterus & Unspecified	–	–	–	–	–	–	8	2.16	2.80	1.62	0.06	0.15	C54-C55
卵巢	Ovary	–	–	–	–	–	–	4	1.08	1.40	1.10	0.05	0.15	C56
前列腺	Prostate	6	0.95	1.91	1.77	0.00	0.15	–	–	–	–	–	–	C61
睾丸	Testis	0	0.00	0.00	0.00	0.00	0.00	–	–	–	–	–	–	C62
肾及泌尿系统不明	Kidney & Unspecified Urinary Organs	2	0.32	0.64	0.42	0.03	0.03	2	0.54	0.70	0.56	0.00	0.06	C64-66,68
膀胱	Bladder	2	0.32	0.64	0.55	0.03	0.08	0	0.00	0.00	0.00	0.00	0.00	C67
脑,神经系统	Brain,Central Nervous System	16	2.53	5.10	4.74	0.24	0.65	5	1.35	1.75	1.32	0.14	0.14	C70-C72
甲状腺	Thyroid Gland	2	0.32	0.64	0.60	0.02	0.11	3	0.81	1.05	0.72	0.06	0.06	C73
淋巴瘤	Lymphoma	2	0.32	0.64	0.47	0.06	0.06	1	0.27	0.35	0.42	0.02	0.02	C81-85,88,90,96
白血病	Leukaemia	6	0.95	1.91	1.85	0.15	0.15	7	1.89	2.45	2.64	0.12	0.28	C91-C95
不明及其他恶性肿瘤	All Other Sites and Unspecified	16	2.53	5.10	4.39	0.21	0.41	15	4.05	5.26	3.99	0.29	0.35	A_O
所有部位合计	All Sites	633	100.00	201.76	162.70	8.42	19.40	370	100.00	129.72	95.84	4.96	11.17	ALL
所有部位除外 C44	All Sites but C44	629	99.37	200.48	161.57	8.36	19.26	368	99.46	129.02	95.19	4.93	11.08	ALLbC44

表 6-3-195 汝阳县 2014 年癌症发病和死亡主要指标
Table 6-3-195 Incidence and mortality of cancer in Ruyang Xian,2014

部位 Site		男性 Male						女性 Female						ICD-10
		病例数 No. cases	构成 (%)	粗率 Crude rate (1/10⁵)	世标率 ASR world (1/10⁵)	累积率 Cum.rate(%)		病例数 No. cases	构成 (%)	粗率 Crude rate (1/10⁵)	世标率 ASR world (1/10⁵)	累积率 Cum.rate(%)		
						0~64	0~74					0~64	0~74	
发病 Incidence														
口腔和咽喉(除外鼻咽癌)	Lip,Oral Cavity & Pharynx but Nasopharynx	11	1.56	4.16	3.66	0.24	0.32	6	1.04	2.44	2.36	0.11	0.28	C00-10,C12-14
鼻咽癌	Nasopharynx	0	0.00	0.00	0.00	0.00	0.00	2	0.35	0.81	0.68	0.00	0.08	C11
食管	Oesophagus	149	21.13	56.37	51.20	1.74	6.83	89	15.42	36.24	27.16	0.58	2.94	C15
胃	Stomach	186	26.38	70.37	63.21	3.05	7.01	72	12.48	29.32	23.40	0.82	3.07	C16
结直肠肛门	Colon,Rectum & Anus	30	4.26	11.35	9.39	0.43	0.68	37	6.41	15.06	12.19	0.66	1.53	C18-21
肝脏	Liver	44	6.24	16.65	15.18	0.87	2.14	21	3.64	8.55	6.36	0.20	0.66	C22
胆囊及其他	Gallbladder etc.	8	1.13	3.03	2.51	0.07	0.35	10	1.73	4.07	2.90	0.13	0.34	C23-C24
胰腺	Pancreas	8	1.13	3.03	2.95	0.11	0.36	11	1.91	4.48	4.10	0.23	0.49	C25
喉	Larynx	4	0.57	1.51	1.14	0.03	0.13	2	0.35	0.81	0.57	0.05	0.05	C32
气管,支气管,肺	Trachea, Bronchus and Lung	165	23.40	62.43	57.16	2.43	7.00	68	11.79	27.69	22.71	1.07	2.88	C33-C34
其他胸腔器官	Other Thoracic Organs	1	0.14	0.38	0.28	0.03	0.03	1	0.17	0.41	0.21	0.00	0.00	C37-C38
骨	Bone	4	0.57	1.51	1.64	0.07	0.25	4	0.69	1.63	1.43	0.12	0.12	C40-C41
皮肤黑色素瘤	Melanoma of Skin	1	0.14	0.38	0.46	0.00	0.08	2	0.35	0.81	0.74	0.07	0.07	C43
乳房	Breast	0	0.00	0.00	0.00	0.00	0.00	67	11.61	27.28	22.82	1.70	2.44	C50
子宫颈	Cervix Uteri	–	–	–	–	–	–	58	10.05	23.61	20.80	1.46	2.37	C53
子宫体及子宫部位不明	Uterus & Unspecified	–	–	–	–	–	–	17	2.95	6.92	6.09	0.52	0.71	C54-C55
卵巢	Ovary	–	–	–	–	–	–	13	2.25	5.29	4.71	0.28	0.58	C56
前列腺	Prostate	9	1.28	3.41	3.20	0.06	0.41	–	–	–	–	–	–	C61
睾丸	Testis	1	0.14	0.38	0.31	0.03	0.03	–	–	–	–	–	–	C62
肾及泌尿系统不明	Kidney & Unspecified Urinary Organs	3	0.43	1.14	1.04	0.09	0.09	5	0.87	2.04	1.74	0.12	0.21	C64-66,68
膀胱	Bladder	8	1.13	3.03	2.52	0.17	0.27	2	0.35	0.81	0.86	0.04	0.12	C67
脑,神经系统	Brain,Central Nervous System	15	2.13	5.68	5.30	0.28	0.54	24	4.16	9.77	8.71	0.72	0.89	C70-C72
甲状腺	Thyroid Gland	4	0.57	1.51	1.30	0.16	0.16	18	3.12	7.33	6.21	0.59	0.59	C73
淋巴瘤	Lymphoma	8	1.13	3.03	2.90	0.14	0.34	9	1.56	3.66	3.00	0.21	0.42	C81-85,88,90,96
白血病	Leukaemia	27	3.83	10.22	9.51	0.53	0.96	17	2.95	6.92	6.23	0.39	0.65	C91-C95
不明及其他恶性肿瘤	All Other Sites and Unspecified	19	2.70	7.19	6.36	0.37	0.80	22	3.81	8.96	6.67	0.48	0.56	A_O
所有部位合计	All Sites	705	100.00	266.73	241.23	10.93	28.79	577	100.00	234.93	192.65	10.54	22.06	ALL
所有部位除外 C44	All Sites but C44	704	99.86	266.35	240.86	10.88	28.74	569	98.61	231.67	190.40	10.44	21.87	ALLbC44
死亡 Mortality														
口腔和咽喉(除外鼻咽癌)	Lip,Oral Cavity & Pharynx but Nasopharynx	4	0.84	1.51	1.12	0.08	0.08	5	1.94	2.04	1.45	0.00	0.19	C00-10,C12-14
鼻咽癌	Nasopharynx	2	0.42	0.76	0.61	0.06	0.06	1	0.39	0.41	0.43	0.00	0.11	C11
食管	Oesophagus	89	18.74	33.67	29.84	1.12	4.02	45	17.44	18.32	12.92	0.25	1.47	C15
胃	Stomach	122	25.68	46.16	42.24	1.42	4.94	46	17.83	18.73	13.99	0.31	1.68	C16
结直肠肛门	Colon,Rectum & Anus	8	1.68	3.03	2.59	0.10	0.10	10	3.88	4.07	2.77	0.08	0.29	C18-21
肝脏	Liver	40	8.42	15.13	13.15	0.88	1.39	19	7.36	7.74	5.46	0.28	0.45	C22
胆囊及其他	Gallbladder etc.	5	1.05	1.89	1.60	0.06	0.14	9	3.49	3.66	2.81	0.14	0.35	C23-C24
胰腺	Pancreas	5	1.05	1.89	1.70	0.14	0.24	8	3.10	3.26	2.56	0.08	0.24	C25
喉	Larynx	2	0.42	0.76	0.69	0.00	0.08	0	0.00	0.00	0.00	0.00	0.00	C32
气管,支气管,肺	Trachea, Bronchus and Lung	143	30.11	54.10	48.33	1.66	5.65	46	17.83	18.73	14.63	0.79	1.62	C33-C34
其他胸腔器官	Other Thoracic Organs	0	0.00	0.00	0.00	0.00	0.00	1	0.39	0.41	0.31	0.04	0.04	C37-C38
骨	Bone	4	0.84	1.51	1.38	0.09	0.09	0	0.00	0.00	0.00	0.00	0.00	C40-C41
皮肤黑色素瘤	Melanoma of Skin	0	0.00	0.00	0.00	0.00	0.00	0	0.00	0.00	0.00	0.00	0.00	C43
乳房	Breast	0	0.00	0.00	0.00	0.00	0.00	15	5.81	6.11	5.46	0.41	0.68	C50
子宫颈	Cervix Uteri	–	–	–	–	–	–	11	4.26	4.48	3.70	0.24	0.43	C53
子宫体及子宫部位不明	Uterus & Unspecified	–	–	–	–	–	–	2	0.78	0.81	0.66	0.06	0.06	C54-C55
卵巢	Ovary	–	–	–	–	–	–	2	0.78	0.81	0.71	0.08	0.08	C56
前列腺	Prostate	6	1.26	2.27	1.75	0.00	0.00	–	–	–	–	–	–	C61
睾丸	Testis	1	0.21	0.38	0.31	0.03	0.03	–	–	–	–	–	–	C62
肾及泌尿系统不明	Kidney & Unspecified Urinary Organs	2	0.42	0.76	0.63	0.00	0.10	2	0.78	0.81	0.35	0.00	0.00	C64-66,68
膀胱	Bladder	5	1.05	1.89	1.88	0.05	0.22	2	0.78	0.81	0.72	0.00	0.08	C67
脑,神经系统	Brain,Central Nervous System	9	1.89	3.41	3.21	0.10	0.25	10	3.88	4.07	3.58	0.27	0.27	C70-C72
甲状腺	Thyroid Gland	1	0.21	0.38	0.46	0.00	0.08	3	1.16	1.22	0.96	0.08	0.08	C73
淋巴瘤	Lymphoma	3	0.63	1.14	0.84	0.06	0.06	2	0.78	0.81	1.01	0.00	0.17	C81-85,88,90,96
白血病	Leukaemia	15	3.16	5.68	4.95	0.37	0.45	10	3.88	4.07	3.01	0.15	0.23	C91-C95
不明及其他恶性肿瘤	All Other Sites and Unspecified	9	1.89	3.41	3.16	0.06	0.44	9	3.49	3.66	2.65	0.17	0.17	A_O
所有部位合计	All Sites	475	100.00	179.71	160.34	6.28	18.40	258	100.00	105.05	80.14	3.42	8.70	ALL
所有部位除外 C44	All Sites but C44	473	99.58	178.96	159.69	6.28	18.40	254	98.45	103.42	78.86	3.38	8.66	ALLbC44

部位 Site		男性 Male						女性 Female						ICD-10
		病例数 No. cases	构成 (%)	粗率 Crude rate (1/10⁵)	世标率 ASR world (1/10⁵)	累积率 Cum.rate(%)		病例数 No. cases	构成 (%)	粗率 Crude rate (1/10⁵)	世标率 ASR world (1/10⁵)	累积率 Cum.rate(%)		
						0~64	0~74					0~64	0~74	
发病 Incidence														
口腔和咽喉(除外鼻咽癌)	Lip,Oral Cavity & Pharynx but Nasopharynx	1	0.09	0.28	0.17	0.00	0.00	3	0.35	0.89	0.92	0.09	0.09	C00-10,C12-14
鼻咽癌	Nasopharynx	7	0.60	1.96	1.80	0.16	0.16	0	0.00	0.00	0.00	0.00	0.00	C11
食管	Oesophagus	359	30.97	100.34	88.77	3.73	10.78	211	24.65	62.48	47.71	2.14	6.18	C15
胃	Stomach	278	23.99	77.70	66.26	2.89	7.72	107	12.50	31.68	24.77	1.13	3.08	C16
结直肠肛门	Colon,Rectum & Anus	50	4.31	13.97	13.01	0.66	1.76	47	5.49	13.92	11.41	0.69	1.36	C18-21
肝脏	Liver	88	7.59	24.60	22.39	0.98	2.29	51	5.96	15.10	10.55	0.42	0.88	C22
胆囊及其他	Gallbladder etc.	10	0.86	2.79	2.61	0.03	0.31	14	1.64	4.15	3.36	0.27	0.38	C23-C24
胰腺	Pancreas	13	1.12	3.63	3.20	0.21	0.39	11	1.29	3.26	2.35	0.18	0.24	C25
喉	Larynx	10	0.86	2.79	2.42	0.13	0.38	3	0.35	0.89	0.59	0.02	0.08	C32
气管,支气管,肺	Trachea, Bronchus and Lung	181	15.62	50.59	44.08	1.79	5.68	92	10.75	27.24	20.68	1.29	2.32	C33-C34
其他胸腔器官	Other Thoracic Organs	1	0.09	0.28	0.32	0.02	0.02	4	0.47	1.18	1.04	0.05	0.16	C37-C38
骨	Bone	24	2.07	6.71	5.88	0.40	0.57	14	1.64	4.15	3.46	0.24	0.36	C40-C41
皮肤黑色素瘤	Melanoma of Skin	0	0.00	0.00	0.00	0.00	0.00	0	0.00	0.00	0.00	0.00	0.00	C43
乳房	Breast	1	0.09	0.28	0.26	0.00	0.07	119	13.90	35.24	28.11	2.43	2.94	C50
子宫颈	Cervix Uteri	–	–	–	–	–	–	41	4.79	12.14	9.81	0.66	1.22	C53
子宫体及子宫部位不明	Uterus & Unspecified	–	–	–	–	–	–	25	2.92	7.40	6.22	0.52	0.64	C54-C55
卵巢	Ovary	–	–	–	–	–	–	21	2.45	6.22	5.35	0.34	0.56	C56
前列腺	Prostate	6	0.52	1.68	1.37	0.06	0.11	–	–	–	–	–	–	C61
睾丸	Testis	2	0.17	0.56	0.55	0.06	0.06	–	–	–	–	–	–	C62
肾及泌尿系统不明	Kidney & Unspecified Urinary Organs	9	0.78	2.52	1.94	0.16	0.27	5	0.58	1.48	1.29	0.11	0.16	C64-66,68
膀胱	Bladder	22	1.90	6.15	5.75	0.25	0.57	6	0.70	1.78	1.53	0.12	0.12	C67
脑,神经系统	Brain,Central Nervous System	20	1.73	5.59	5.00	0.39	0.44	29	3.39	8.59	7.36	0.53	0.77	C70-C72
甲状腺	Thyroid Gland	10	0.86	2.79	2.33	0.13	0.24	14	1.64	4.15	3.13	0.30	0.30	C73
淋巴瘤	Lymphoma	3	0.26	0.84	0.77	0.02	0.13	5	0.58	1.48	1.24	0.06	0.18	C81-85,88,90,96
白血病	Leukaemia	33	2.85	9.22	10.38	0.56	0.73	18	2.10	5.33	4.89	0.34	0.41	C91-C95
不明及其他恶性肿瘤	All Other Sites and Unspecified	31	2.67	8.66	8.32	0.34	0.88	16	1.87	4.74	4.04	0.17	0.53	A_O
所有部位合计	All Sites	1159	100.00	323.94	287.57	12.98	33.58	856	100.00	253.46	199.79	12.08	22.94	ALL
所有部位除外 C44	All Sites but C44	1157	99.83	323.38	287.10	12.98	33.53	855	99.88	253.16	199.54	12.08	22.88	ALLbC44
死亡 Mortality														
口腔和咽喉(除外鼻咽癌)	Lip,Oral Cavity & Pharynx but Nasopharynx	1	0.14	0.28	0.26	0.00	0.07	0	0.00	0.00	0.00	0.00	0.00	C00-10,C12-14
鼻咽癌	Nasopharynx	1	0.14	0.28	0.23	0.03	0.03	1	0.23	0.30	0.31	0.00	0.05	C11
食管	Oesophagus	246	33.38	68.76	60.87	1.99	6.75	128	29.16	37.90	27.57	0.91	3.32	C15
胃	Stomach	194	26.32	54.22	48.31	1.87	5.42	98	22.32	29.02	22.08	0.88	2.41	C16
结直肠肛门	Colon,Rectum & Anus	13	1.76	3.63	3.47	0.21	0.33	14	3.19	4.15	3.13	0.13	0.35	C18-21
肝脏	Liver	69	9.36	19.29	18.02	1.03	2.03	41	9.34	12.14	8.31	0.26	0.83	C22
胆囊及其他	Gallbladder etc.	8	1.09	2.24	1.98	0.03	0.16	5	1.14	1.48	1.38	0.00	0.29	C23-C24
胰腺	Pancreas	4	0.54	1.12	0.82	0.09	0.09	5	1.14	1.48	1.26	0.11	0.11	C25
喉	Larynx	1	0.14	0.28	0.23	0.03	0.03	2	0.46	0.59	0.47	0.00	0.06	C32
气管,支气管,肺	Trachea, Bronchus and Lung	149	20.22	41.65	38.03	1.27	4.11	75	17.08	22.21	16.10	0.82	1.58	C33-C34
其他胸腔器官	Other Thoracic Organs	0	0.00	0.00	0.00	0.00	0.00	2	0.46	0.59	0.48	0.02	0.08	C37-C38
骨	Bone	2	0.27	0.56	0.45	0.05	0.05	2	0.46	0.59	0.55	0.03	0.03	C40-C41
皮肤黑色素瘤	Melanoma of Skin	0	0.00	0.00	0.00	0.00	0.00	0	0.00	0.00	0.00	0.00	0.00	C43
乳房	Breast	1	0.14	0.28	0.26	0.00	0.07	19	4.33	5.63	4.52	0.29	0.53	C50
子宫颈	Cervix Uteri	–	–	–	–	–	–	14	3.19	4.15	3.29	0.20	0.52	C53
子宫体及子宫部位不明	Uterus & Unspecified	–	–	–	–	–	–	2	0.46	0.59	0.40	0.04	0.04	C54-C55
卵巢	Ovary	–	–	–	–	–	–	10	2.28	2.96	2.74	0.11	0.40	C56
前列腺	Prostate	2	0.27	0.56	0.50	0.03	0.09	–	–	–	–	–	–	C61
睾丸	Testis	1	0.14	0.28	0.23	0.03	0.03	–	–	–	–	–	–	C62
肾及泌尿系统不明	Kidney & Unspecified Urinary Organs	4	0.54	1.12	0.88	0.07	0.12	0	0.00	0.00	0.00	0.00	0.00	C64-66,68
膀胱	Bladder	5	0.68	1.40	1.19	0.06	0.11	1	0.23	0.30	0.14	0.00	0.00	C67
脑,神经系统	Brain,Central Nervous System	9	1.22	2.52	2.32	0.14	0.27	5	1.14	1.48	1.50	0.04	0.22	C70-C72
甲状腺	Thyroid Gland	2	0.27	0.56	0.45	0.03	0.03	0	0.00	0.00	0.00	0.00	0.00	C73
淋巴瘤	Lymphoma	2	0.27	0.56	0.47	0.06	0.06	1	0.23	0.30	0.21	0.01	0.01	C81-85,88,90,96
白血病	Leukaemia	8	1.09	2.24	2.05	0.09	0.20	5	1.14	1.48	1.37	0.11	0.11	C91-C95
不明及其他恶性肿瘤	All Other Sites and Unspecified	15	2.04	4.19	4.01	0.13	0.41	9	2.05	2.66	1.98	0.15	0.20	A_O
所有部位合计	All Sites	737	100.00	205.99	185.03	7.24	20.46	439	100.00	129.99	97.81	4.12	11.15	ALL
所有部位除外 C44	All Sites but C44	735	99.73	205.43	184.52	7.24	20.41	438	99.77	129.69	97.61	4.11	11.13	ALLbC44

部位 Site		男性 Male						女性 Female						ICD-10
		病例数 No. cases	构成 (%)	粗率 Crude rate (1/10⁵)	世标率 ASR world (1/10⁵)	累积率 Cum.rate(%)		病例数 No. cases	构成 (%)	粗率 Crude rate (1/10⁵)	世标率 ASR world (1/10⁵)	累积率 Cum.rate(%)		
						0~64	0~74					0~64	0~74	
发病 Incidence														
口腔和咽喉(除外鼻咽癌)	Lip,Oral Cavity & Pharynx but Nasopharynx	11	1.51	3.51	2.64	0.21	0.33	6	0.87	1.95	1.34	0.05	0.11	C00-10,C12-14
鼻咽癌	Nasopharynx	1	0.14	0.32	0.27	0.02	0.02	4	0.58	1.30	0.64	0.02	0.02	C11
食管	Oesophagus	120	16.51	38.31	29.84	0.88	3.23	81	11.72	26.37	17.10	0.47	2.09	C15
胃	Stomach	145	19.94	46.29	37.00	1.50	4.50	46	6.66	14.97	9.91	0.47	1.08	C16
结直肠肛门	Colon,Rectum & Anus	44	6.05	14.05	10.75	0.68	1.28	45	6.51	14.65	10.03	0.39	1.21	C18-21
肝脏	Liver	86	11.83	27.45	21.67	1.47	2.58	46	6.66	14.97	9.98	0.64	1.16	C22
胆囊及其他	Gallbladder etc.	14	1.93	4.47	3.27	0.13	0.30	12	1.74	3.91	2.44	0.10	0.25	C23-C24
胰腺	Pancreas	13	1.79	4.15	3.55	0.07	0.41	6	0.87	1.95	1.26	0.10	0.16	C25
喉	Larynx	6	0.83	1.92	1.39	0.10	0.15	2	0.29	0.65	0.51	0.00	0.13	C32
气管,支气管,肺	Trachea, Bronchus and Lung	112	15.41	35.75	28.15	1.38	3.53	71	10.27	23.11	14.86	0.55	1.62	C33-C34
其他胸腔器官	Other Thoracic Organs	2	0.28	0.64	0.50	0.04	0.04	4	0.58	1.30	0.80	0.05	0.05	C37-C38
骨	Bone	10	1.38	3.19	2.55	0.23	0.30	5	0.72	1.63	1.14	0.09	0.16	C40-C41
皮肤黑色素瘤	Melanoma of Skin	0	0.00	0.00	0.00	0.00	0.00	2	0.29	0.65	0.37	0.02	0.02	C43
乳房	Breast	5	0.69	1.60	1.08	0.06	0.11	116	16.79	37.76	27.84	2.30	2.90	C50
子宫颈	Cervix Uteri	–	–	–	–	–	–	49	7.09	15.95	11.58	0.94	1.22	C53
子宫体及子宫部位不明	Uterus & Unspecified	–	–	–	–	–	–	33	4.78	10.74	7.66	0.61	0.71	C54-C55
卵巢	Ovary	–	–	–	–	–	–	23	3.33	7.49	5.63	0.39	0.62	C56
前列腺	Prostate	21	2.89	6.70	5.65	0.02	0.83	–	–	–	–	–	–	C61
睾丸	Testis	0	0.00	0.00	0.00	0.00	0.00	–	–	–	–	–	–	C62
肾及泌尿系统不明	Kidney & Unspecified Urinary Organs	16	2.20	5.11	3.92	0.27	0.51	5	0.72	1.63	1.33	0.07	0.19	C64-66,68
膀胱	Bladder	12	1.65	3.83	3.13	0.13	0.44	4	0.58	1.30	0.82	0.05	0.05	C67
脑,神经系统	Brain,Central Nervous System	34	4.68	10.85	9.03	0.57	1.08	33	4.78	10.74	8.36	0.57	0.92	C70-C72
甲状腺	Thyroid Gland	11	1.51	3.51	2.71	0.21	0.28	31	4.49	10.09	7.55	0.60	0.77	C73
淋巴瘤	Lymphoma	20	2.75	6.38	5.59	0.21	0.47	16	2.32	5.21	3.56	0.26	0.44	C81-85,88,90,96
白血病	Leukaemia	15	2.06	4.79	4.82	0.25	0.40	13	1.88	4.23	4.52	0.32	0.32	C91-C95
不明及其他恶性肿瘤	All Other Sites and Unspecified	29	3.99	9.26	7.71	0.41	0.79	38	5.50	12.37	8.61	0.59	0.89	A_O
所有部位合计	All Sites	727	100.00	232.07	185.23	8.86	21.60	691	100.00	224.95	157.85	9.65	17.10	ALL
所有部位除外 C44	All Sites but C44	724	99.59	231.12	184.39	8.82	21.57	683	98.84	222.35	156.19	9.56	16.95	ALLbC44
死亡 Mortality														
口腔和咽喉(除外鼻咽癌)	Lip,Oral Cavity & Pharynx but Nasopharynx	3	0.56	0.96	0.70	0.02	0.07	3	0.82	0.98	0.63	0.02	0.09	C00-10,C12-14
鼻咽癌	Nasopharynx	0	0.00	0.00	0.00	0.00	0.00	1	0.27	0.33	0.11	0.00	0.00	C11
食管	Oesophagus	114	21.11	36.39	28.79	0.84	2.94	69	18.75	22.46	14.24	0.25	1.77	C15
胃	Stomach	113	20.93	36.07	28.20	0.87	2.83	45	12.23	14.65	9.34	0.24	1.04	C16
结直肠肛门	Colon,Rectum & Anus	29	5.37	9.26	7.46	0.40	0.64	12	3.26	3.91	2.09	0.09	0.15	C18-21
肝脏	Liver	83	15.37	26.50	20.94	1.30	2.52	36	9.78	11.72	7.66	0.52	0.88	C22
胆囊及其他	Gallbladder etc.	8	1.48	2.55	2.02	0.02	0.21	9	2.45	2.93	1.81	0.08	0.19	C23-C24
胰腺	Pancreas	8	1.48	2.55	2.32	0.02	0.38	3	0.82	0.98	0.52	0.00	0.06	C25
喉	Larynx	1	0.19	0.32	0.30	0.00	0.05	1	0.27	0.33	0.26	0.00	0.06	C32
气管,支气管,肺	Trachea, Bronchus and Lung	103	19.07	32.88	25.31	1.08	2.69	69	18.75	22.46	14.56	0.56	1.64	C33-C34
其他胸腔器官	Other Thoracic Organs	3	0.56	0.96	0.70	0.09	0.09	0	0.00	0.00	0.00	0.00	0.00	C37-C38
骨	Bone	2	0.37	0.64	0.70	0.03	0.03	3	0.82	0.98	0.64	0.06	0.06	C40-C41
皮肤黑色素瘤	Melanoma of Skin	0	0.00	0.00	0.00	0.00	0.00	2	0.54	0.65	0.57	0.02	0.07	C43
乳房	Breast	1	0.19	0.32	0.19	0.00	0.00	31	8.42	10.09	7.24	0.49	0.90	C50
子宫颈	Cervix Uteri	–	–	–	–	–	–	8	2.17	2.60	1.70	0.09	0.22	C53
子宫体及子宫部位不明	Uterus & Unspecified	–	–	–	–	–	–	7	1.90	2.28	1.17	0.07	0.07	C54-C55
卵巢	Ovary	–	–	–	–	–	–	11	2.99	3.58	2.42	0.06	0.26	C56
前列腺	Prostate	8	1.48	2.55	2.18	0.00	0.19	–	–	–	–	–	–	C61
睾丸	Testis	0	0.00	0.00	0.00	0.00	0.00	–	–	–	–	–	–	C62
肾及泌尿系统不明	Kidney & Unspecified Urinary Organs	5	0.93	1.60	1.07	0.05	0.12	4	1.09	1.30	0.88	0.00	0.10	C64-66,68
膀胱	Bladder	3	0.56	0.96	0.70	0.00	0.07	4	1.09	1.30	0.92	0.03	0.15	C67
脑,神经系统	Brain,Central Nervous System	17	3.15	5.43	4.39	0.31	0.45	18	4.89	5.86	4.82	0.31	0.54	C70-C72
甲状腺	Thyroid Gland	1	0.19	0.32	0.30	0.00	0.05	3	0.82	0.98	0.80	0.02	0.13	C73
淋巴瘤	Lymphoma	13	2.41	4.15	3.39	0.09	0.40	7	1.90	2.28	1.71	0.14	0.20	C81-85,88,90,96
白血病	Leukaemia	11	2.04	3.51	3.41	0.19	0.29	12	3.26	3.91	3.86	0.30	0.30	C91-C95
不明及其他恶性肿瘤	All Other Sites and Unspecified	14	2.59	4.47	3.27	0.09	0.21	10	2.72	3.26	1.77	0.04	0.09	A_O
所有部位合计	All Sites	540	100.00	172.38	136.34	5.40	14.22	368	100.00	119.80	79.70	3.39	8.98	ALL
所有部位除外 C44	All Sites but C44	537	99.44	171.42	135.55	5.40	14.22	365	99.18	118.82	79.23	3.39	8.98	ALLbC44

表 6-3-198 鲁山县 2014 年癌症发病和死亡主要指标
Table 6-3-198 Incidence and mortality of cancer in Lushan Xian,2014

部位 Site		男性 Male						女性 Female						ICD-10
		病例数 No. cases	构成 (%)	粗率 Crude rate (1/10⁵)	世标率 ASR world (1/10⁵)	累积率 Cum.rate(%) 0~64	0~74	病例数 No. cases	构成 (%)	粗率 Crude rate (1/10⁵)	世标率 ASR world (1/10⁵)	累积率 Cum.rate(%) 0~64	0~74	
发病 Incidence														
口腔和咽喉(除外鼻咽癌)	Lip,Oral Cavity & Pharynx but Nasopharynx	8	0.58	1.73	1.58	0.12	0.16	6	0.69	1.38	0.98	0.08	0.08	C00-10,C12-14
鼻咽癌	Nasopharynx	7	0.51	1.51	1.23	0.07	0.11	0	0.00	0.00	0.00	0.00	0.00	C11
食管	Oesophagus	258	18.64	55.71	57.06	1.87	5.86	113	12.99	26.03	22.80	0.81	2.24	C15
胃	Stomach	281	20.30	60.67	59.45	2.51	6.62	91	10.46	20.96	17.39	0.61	1.53	C16
结直肠肛门	Colon,Rectum & Anus	57	4.12	12.31	12.15	0.59	1.35	35	4.02	8.06	7.81	0.36	0.94	C18-21
肝脏	Liver	190	13.73	41.03	41.00	2.48	4.03	77	8.85	17.73	16.11	0.69	1.48	C22
胆囊及其他	Gallbladder etc.	11	0.79	2.38	1.90	0.09	0.13	14	1.61	3.22	2.89	0.02	0.19	C23-C24
胰腺	Pancreas	21	1.52	4.53	3.99	0.23	0.45	13	1.49	2.99	2.89	0.13	0.34	C25
喉	Larynx	2	0.14	0.43	0.32	0.02	0.02	0	0.00	0.00	0.00	0.00	0.00	C32
气管,支气管,肺	Trachea, Bronchus and Lung	399	28.83	86.15	81.57	3.75	9.12	142	16.32	32.71	28.90	1.19	2.48	C33-C34
其他胸腔器官	Other Thoracic Organs	2	0.14	0.43	0.35	0.00	0.04	0	0.00	0.00	0.00	0.00	0.00	C37-C38
骨	Bone	16	1.16	3.45	3.31	0.17	0.46	12	1.38	2.76	2.34	0.23	0.23	C40-C41
皮肤黑色素瘤	Melanoma of Skin	0	0.00	0.00	0.00	0.00	0.00	0	0.00	0.00	0.00	0.00	0.00	C43
乳房	Breast	2	0.14	0.43	0.95	0.00	0.04	89	10.23	20.50	18.82	1.42	1.90	C50
子宫颈	Cervix Uteri	–	–	–	–	–	–	69	7.93	15.89	15.22	1.25	1.72	C53
子宫体及子宫部位不明	Uterus & Unspecified	–	–	–	–	–	–	124	14.25	28.56	26.04	2.18	2.68	C54-C55
卵巢	Ovary	–	–	–	–	–	–	9	1.03	2.07	1.83	0.12	0.21	C56
前列腺	Prostate	10	0.72	2.16	2.50	0.08	0.17	–	–	–	–	–	–	C61
睾丸	Testis	3	0.22	0.65	0.56	0.04	0.04	–	–	–	–	–	–	C62
肾及泌尿系统不明	Kidney & Unspecified Urinary Organs	14	1.01	3.02	3.37	0.16	0.32	4	0.46	0.92	0.97	0.09	0.09	C64-66,68
膀胱	Bladder	18	1.30	3.89	3.80	0.12	0.38	1	0.11	0.23	0.25	0.00	0.04	C67
脑,神经系统	Brain,Central Nervous System	44	3.18	9.50	8.69	0.44	1.12	27	3.10	6.22	6.82	0.33	0.63	C70-C72
甲状腺	Thyroid Gland	2	0.14	0.43	0.38	0.03	0.03	22	2.53	5.07	4.01	0.30	0.34	C73
淋巴瘤	Lymphoma	10	0.72	2.16	1.92	0.08	0.29	3	0.34	0.69	0.61	0.05	0.05	C81-85,88,90,96
白血病	Leukaemia	8	0.58	1.73	1.51	0.09	0.09	6	0.69	1.38	1.62	0.09	0.09	C91-C95
不明及其他恶性肿瘤	All Other Sites and Unspecified	21	1.52	4.53	4.40	0.20	0.41	13	1.49	2.99	2.69	0.22	0.31	A_O
所有部位合计	All Sites	1384	100.00	298.84	291.99	13.13	31.24	870	100.00	200.38	180.97	10.17	17.57	ALL
所有部位除外 C44	All Sites but C44	1382	99.86	298.41	291.10	13.11	31.22	868	99.77	199.92	180.50	10.11	17.52	ALLbC44
死亡 Mortality														
口腔和咽喉(除外鼻咽癌)	Lip,Oral Cavity & Pharynx but Nasopharynx	1	0.14	0.22	0.18	0.02	0.02	2	0.60	0.46	0.39	0.03	0.03	C00-10,C12-14
鼻咽癌	Nasopharynx	1	0.14	0.22	0.14	0.00	0.00	0	0.00	0.00	0.00	0.00	0.00	C11
食管	Oesophagus	148	20.03	31.96	32.48	0.81	3.38	56	16.92	12.90	10.82	0.31	1.18	C15
胃	Stomach	140	18.94	30.23	28.01	0.99	2.69	37	11.18	8.52	7.01	0.17	0.66	C16
结直肠肛门	Colon,Rectum & Anus	20	2.71	4.32	4.12	0.08	0.38	8	2.42	1.84	1.41	0.06	0.15	C18-21
肝脏	Liver	114	15.43	24.62	26.18	1.30	2.46	54	16.31	12.44	10.75	0.56	1.04	C22
胆囊及其他	Gallbladder etc.	1	0.14	0.22	0.14	0.00	0.00	5	1.51	1.15	1.21	0.00	0.04	C23-C24
胰腺	Pancreas	5	0.68	1.08	0.94	0.04	0.12	7	2.11	1.61	1.42	0.08	0.21	C25
喉	Larynx	1	0.14	0.22	0.14	0.00	0.00	0	0.00	0.00	0.00	0.00	0.00	C32
气管,支气管,肺	Trachea, Bronchus and Lung	247	33.42	53.33	51.41	1.93	5.15	87	26.28	20.04	18.29	0.71	1.46	C33-C34
其他胸腔器官	Other Thoracic Organs	1	0.14	0.22	0.18	0.02	0.02	0	0.00	0.00	0.00	0.00	0.00	C37-C38
骨	Bone	7	0.95	1.51	1.52	0.11	0.19	3	0.91	0.69	0.65	0.07	0.07	C40-C41
皮肤黑色素瘤	Melanoma of Skin	0	0.00	0.00	0.00	0.00	0.00	0	0.00	0.00	0.00	0.00	0.00	C43
乳房	Breast	1	0.14	0.22	0.71	0.00	0.00	16	4.83	3.69	3.19	0.25	0.25	C50
子宫颈	Cervix Uteri	–	–	–	–	–	–	18	5.44	4.15	3.75	0.24	0.41	C53
子宫体及子宫部位不明	Uterus & Unspecified	–	–	–	–	–	–	12	3.63	2.76	2.26	0.14	0.23	C54-C55
卵巢	Ovary	–	–	–	–	–	–	5	1.51	1.15	1.08	0.04	0.17	C56
前列腺	Prostate	5	0.68	1.08	2.10	0.03	0.08	–	–	–	–	–	–	C61
睾丸	Testis	1	0.14	0.22	0.21	0.02	0.02	–	–	–	–	–	–	C62
肾及泌尿系统不明	Kidney & Unspecified Urinary Organs	4	0.54	0.86	1.30	0.02	0.06	0	0.00	0.00	0.00	0.00	0.00	C64-66,68
膀胱	Bladder	10	1.35	2.16	1.69	0.03	0.16	2	0.60	0.46	0.46	0.02	0.06	C67
脑,神经系统	Brain,Central Nervous System	20	2.71	4.32	4.42	0.21	0.38	12	3.63	2.76	2.56	0.16	0.21	C70-C72
甲状腺	Thyroid Gland	1	0.14	0.22	0.14	0.00	0.00	2	0.60	0.46	0.31	0.02	0.02	C73
淋巴瘤	Lymphoma	5	0.68	1.08	0.96	0.04	0.17	2	0.60	0.46	0.46	0.05	0.05	C81-85,88,90,96
白血病	Leukaemia	2	0.27	0.43	0.42	0.03	0.03	2	0.60	0.46	0.52	0.03	0.03	C91-C95
不明及其他恶性肿瘤	All Other Sites and Unspecified	4	0.54	0.86	0.80	0.00	0.08	1	0.30	0.23	0.18	0.00	0.05	A_O
所有部位合计	All Sites	739	100.00	159.57	158.20	5.67	15.39	331	100.00	76.24	66.72	2.94	6.31	ALL
所有部位除外 C44	All Sites but C44	739	100.00	159.57	158.20	5.67	15.39	331	100.00	76.24	66.72	2.94	6.31	ALLbC44

部位 Site		男性 Male						女性 Female						ICD-10
		病例数 No. cases	构成 (%)	粗率 Crude rate (1/10⁵)	世标率 ASR world (1/10⁵)	累积率 Cum.rate(%)		病例数 No. cases	构成 (%)	粗率 Crude rate (1/10⁵)	世标率 ASR world (1/10⁵)	累积率 Cum.rate(%)		
						0~64	0~74					0~64	0~74	
发病 Incidence														
口腔和咽喉(除外鼻咽癌)	Lip,Oral Cavity & Pharynx but Nasopharynx	16	0.94	2.87	2.30	0.13	0.26	16	1.05	2.99	2.19	0.15	0.21	C00-10,C12-14
鼻咽癌	Nasopharynx	2	0.12	0.36	0.33	0.02	0.04	1	0.07	0.19	0.14	0.01	0.01	C11
食管	Oesophagus	448	26.31	80.32	64.68	3.51	8.13	349	22.90	65.12	42.63	2.38	5.45	C15
胃	Stomach	646	37.93	115.81	92.84	5.74	12.62	280	18.37	52.25	34.27	1.96	4.12	C16
结直肠肛门	Colon,Rectum & Anus	77	4.52	13.80	11.31	0.77	1.34	102	6.69	19.03	12.95	0.88	1.47	C18-21
肝脏	Liver	122	7.16	21.87	17.63	1.12	2.24	58	3.81	10.82	7.15	0.45	0.90	C22
胆囊及其他	Gallbladder etc.	17	1.00	3.05	2.59	0.10	0.37	25	1.64	4.66	2.99	0.20	0.32	C23-C24
胰腺	Pancreas	10	0.59	1.79	1.48	0.06	0.24	20	1.31	3.73	2.44	0.14	0.26	C25
喉	Larynx	11	0.65	1.97	1.61	0.06	0.22	3	0.20	0.56	0.31	0.00	0.02	C32
气管,支气管,肺	Trachea, Bronchus and Lung	155	9.10	27.79	22.30	1.25	2.78	124	8.14	23.14	15.73	0.94	1.78	C33-C34
其他胸腔器官	Other Thoracic Organs	4	0.23	0.72	0.61	0.06	0.06	8	0.52	1.49	1.05	0.05	0.15	C37-C38
骨	Bone	12	0.70	2.15	1.81	0.12	0.16	13	0.85	2.43	1.83	0.13	0.17	C40-C41
皮肤黑色素瘤	Melanoma of Skin	7	0.41	1.25	1.25	0.08	0.12	5	0.33	0.93	1.16	0.07	0.07	C43
乳房	Breast	3	0.18	0.54	0.42	0.02	0.04	169	11.09	31.53	23.56	2.03	2.33	C50
子宫颈	Cervix Uteri	−	−	−	−	−	−	113	7.41	21.09	16.66	1.45	1.61	C53
子宫体及子宫部位不明	Uterus & Unspecified	−	−	−	−	−	−	34	2.23	6.34	4.70	0.43	0.48	C54-C55
卵巢	Ovary	−	−	−	−	−	−	36	2.36	6.72	4.99	0.37	0.55	C56
前列腺	Prostate	6	0.35	1.08	0.80	0.05	0.07	−	−	−	−	−	−	C61
睾丸	Testis	0	0.00	0.00	0.00	0.00	0.00	−	−	−	−	−	−	C62
肾及泌尿系统不明	Kidney & Unspecified Urinary Organs	11	0.65	1.97	1.61	0.10	0.16	6	0.39	1.12	0.78	0.06	0.07	C64-66,68
膀胱	Bladder	16	0.94	2.87	2.29	0.16	0.30	9	0.59	1.68	1.12	0.04	0.16	C67
脑,神经系统	Brain,Central Nervous System	34	2.00	6.10	5.44	0.40	0.56	43	2.82	8.02	6.26	0.42	0.69	C70-C72
甲状腺	Thyroid Gland	7	0.41	1.25	1.28	0.07	0.10	16	1.05	2.99	2.26	0.20	0.24	C73
淋巴瘤	Lymphoma	33	1.94	5.92	4.97	0.41	0.57	20	1.31	3.73	2.74	0.23	0.33	C81-85,88,90,96
白血病	Leukaemia	18	1.06	3.23	3.26	0.24	0.29	33	2.17	6.16	5.02	0.40	0.48	C91-C95
不明及其他恶性肿瘤	All Other Sites and Unspecified	48	2.82	8.61	7.65	0.46	0.66	41	2.69	7.65	6.04	0.32	0.57	A_O
所有部位合计	All Sites	1703	100.00	305.31	248.48	14.91	31.34	1524	100.00	284.37	198.95	13.32	22.44	ALL
所有部位除外 C44	All Sites but C44	1698	99.71	304.41	247.67	14.87	31.29	1516	99.48	282.87	197.95	13.29	22.35	ALLbC44
死亡 Mortality														
口腔和咽喉(除外鼻咽癌)	Lip,Oral Cavity & Pharynx but Nasopharynx	10	0.77	1.79	1.44	0.05	0.12	6	0.69	1.12	0.73	0.07	0.07	C00-10,C12-14
鼻咽癌	Nasopharynx	1	0.08	0.18	0.15	0.01	0.01	0	0.00	0.00	0.00	0.00	0.00	C11
食管	Oesophagus	376	28.79	67.41	55.43	2.28	6.78	256	29.29	47.77	30.71	1.33	3.45	C15
胃	Stomach	475	36.37	85.16	69.08	3.57	9.10	204	23.34	38.06	24.95	1.16	3.05	C16
结直肠肛门	Colon,Rectum & Anus	44	3.37	7.89	6.43	0.34	0.62	50	5.72	9.33	6.35	0.36	0.65	C18-21
肝脏	Liver	115	8.81	20.62	16.34	0.90	2.01	52	5.95	9.70	6.16	0.43	0.56	C22
胆囊及其他	Gallbladder etc.	17	1.30	3.05	2.63	0.12	0.35	20	2.29	3.73	2.44	0.18	0.28	C23-C24
胰腺	Pancreas	11	0.84	1.97	1.67	0.06	0.27	17	1.95	3.17	2.04	0.08	0.24	C25
喉	Larynx	10	0.77	1.79	1.44	0.02	0.22	3	0.34	0.56	0.31	0.00	0.02	C32
气管,支气管,肺	Trachea, Bronchus and Lung	145	11.10	25.99	21.43	1.11	2.64	92	10.53	17.17	11.32	0.66	1.33	C33-C34
其他胸腔器官	Other Thoracic Organs	2	0.15	0.36	0.27	0.02	0.04	3	0.34	0.56	0.54	0.02	0.06	C37-C38
骨	Bone	4	0.31	0.72	0.59	0.00	0.07	7	0.80	1.31	0.89	0.01	0.15	C40-C41
皮肤黑色素瘤	Melanoma of Skin	1	0.08	0.18	0.19	0.00	0.05	0	0.00	0.00	0.00	0.00	0.00	C43
乳房	Breast	0	0.00	0.00	0.00	0.00	0.00	45	5.15	8.40	5.68	0.42	0.63	C50
子宫颈	Cervix Uteri	−	−	−	−	−	−	17	1.95	3.17	2.09	0.20	0.20	C53
子宫体及子宫部位不明	Uterus & Unspecified	−	−	−	−	−	−	5	0.57	0.93	0.61	0.03	0.08	C54-C55
卵巢	Ovary	−	−	−	−	−	−	23	2.63	4.29	2.91	0.19	0.36	C56
前列腺	Prostate	7	0.54	1.25	1.01	0.00	0.09	−	−	−	−	−	−	C61
睾丸	Testis	0	0.00	0.00	0.00	0.00	0.00	−	−	−	−	−	−	C62
肾及泌尿系统不明	Kidney & Unspecified Urinary Organs	6	0.46	1.08	0.87	0.03	0.14	2	0.23	0.37	0.23	0.01	0.01	C64-66,68
膀胱	Bladder	9	0.69	1.61	1.32	0.07	0.18	4	0.46	0.75	0.50	0.00	0.08	C67
脑,神经系统	Brain,Central Nervous System	25	1.91	4.48	3.71	0.17	0.45	21	2.40	3.92	2.82	0.18	0.28	C70-C72
甲状腺	Thyroid Gland	2	0.15	0.36	0.27	0.00	0.04	2	0.23	0.37	0.23	0.01	0.03	C73
淋巴瘤	Lymphoma	16	1.23	2.87	2.36	0.19	0.26	8	0.92	1.49	1.04	0.07	0.10	C81-85,88,90,96
白血病	Leukaemia	16	1.23	2.87	2.85	0.14	0.16	20	2.29	3.73	2.91	0.22	0.24	C91-C95
不明及其他恶性肿瘤	All Other Sites and Unspecified	14	1.07	2.51	2.18	0.10	0.19	17	1.95	3.17	2.02	0.10	0.15	A_O
所有部位合计	All Sites	1306	100.00	234.13	191.64	9.19	23.80	874	100.00	163.08	107.48	5.73	12.05	ALL
所有部位除外 C44	All Sites but C44	1305	99.92	233.95	191.39	9.19	23.80	872	99.77	162.71	107.29	5.73	12.05	ALLbC44

表 6-3-200 鹤壁市 2014 年癌症发病和死亡主要指标
Table 6-3-200 Incidence and mortality of cancer in Hebi Shi, 2014

部位 Site		男性 Male						女性 Female						ICD-10
		病例数 No. cases	构成 (%)	粗率 Crude rate (1/10⁵)	世标率 ASR world (1/10⁵)	累积率 Cum.rate(%) 0~64	0~74	病例数 No. cases	构成 (%)	粗率 Crude rate (1/10⁵)	世标率 ASR world (1/10⁵)	累积率 Cum.rate(%) 0~64	0~74	
发病 Incidence														
口腔和咽喉(除外鼻咽癌)	Lip,Oral Cavity & Pharynx but Nasopharynx	17	1.86	5.24	4.26	0.29	0.40	13	1.78	4.19	3.14	0.16	0.39	C00–10,C12–14
鼻咽癌	Nasopharynx	4	0.44	1.23	0.94	0.11	0.11	2	0.27	0.64	0.52	0.03	0.10	C11
食管	Oesophagus	224	24.45	69.06	61.04	2.94	8.20	147	20.11	47.35	36.75	1.90	4.98	C15
胃	Stomach	172	18.78	53.02	46.11	2.49	6.13	78	10.67	25.12	19.29	1.16	2.56	C16
结直肠肛门	Colon,Rectum & Anus	59	6.44	18.19	14.80	0.70	1.53	55	7.52	17.72	13.12	0.78	1.62	C18–21
肝脏	Liver	86	9.39	26.51	21.68	1.46	2.51	36	4.92	11.60	8.40	0.51	0.99	C22
胆囊及其他	Gallbladder etc.	7	0.76	2.16	1.82	0.10	0.21	15	2.05	4.83	3.80	0.12	0.55	C23–C24
胰腺	Pancreas	11	1.20	3.39	2.94	0.22	0.43	13	1.78	4.19	3.15	0.13	0.42	C25
喉	Larynx	4	0.44	1.23	1.04	0.02	0.17	2	0.27	0.64	0.59	0.00	0.10	C32
气管,支气管,肺	Trachea, Bronchus and Lung	189	20.63	58.27	51.07	2.46	6.81	75	10.26	24.16	18.60	1.15	2.52	C33–C34
其他胸腔器官	Other Thoracic Organs	5	0.55	1.54	1.31	0.09	0.17	4	0.55	1.29	0.94	0.07	0.13	C37–C38
骨	Bone	5	0.55	1.54	1.18	0.11	0.11	4	0.55	1.29	1.12	0.02	0.07	C40–C41
皮肤黑色素瘤	Melanoma of Skin	2	0.22	0.62	0.45	0.03	0.03	0	0.00	0.00	0.00	0.00	0.00	C43
乳房	Breast	1	0.11	0.31	0.53	0.00	0.00	116	15.87	37.36	27.57	2.26	2.93	C50
子宫颈	Cervix Uteri	–	–	–	–	–	–	45	6.16	14.49	10.58	0.81	1.08	C53
子宫体及子宫部位不明	Uterus & Unspecified	–	–	–	–	–	–	18	2.46	5.80	4.40	0.35	0.59	C54–C55
卵巢	Ovary	–	–	–	–	–	–	18	2.46	5.80	4.33	0.34	0.46	C56
前列腺	Prostate	14	1.53	4.32	3.81	0.13	0.34	–	–	–	–	–	–	C61
睾丸	Testis	3	0.33	0.92	0.66	0.05	0.05	–	–	–	–	–	–	C62
肾及泌尿系统不明	Kidney & Unspecified Urinary Organs	17	1.86	5.24	4.51	0.30	0.67	10	1.37	3.22	2.35	0.17	0.28	C64–66,68
膀胱	Bladder	7	0.76	2.16	1.75	0.06	0.19	3	0.41	0.97	0.79	0.04	0.08	C67
脑,神经系统	Brain,Central Nervous System	24	2.62	7.40	5.81	0.43	0.54	11	1.50	3.54	2.92	0.26	0.32	C70–C72
甲状腺	Thyroid Gland	4	0.44	1.23	1.16	0.09	0.14	15	2.05	4.83	3.87	0.24	0.44	C73
淋巴瘤	Lymphoma	6	0.66	1.85	1.72	0.02	0.16	9	1.23	2.90	2.40	0.20	0.20	C81–85,88,90,96
白血病	Leukaemia	26	2.84	8.02	7.61	0.44	0.65	27	3.69	8.70	7.05	0.50	0.66	C91–C95
不明及其他恶性肿瘤	All Other Sites and Unspecified	29	3.17	8.94	7.60	0.40	0.95	15	2.05	4.83	3.75	0.29	0.43	A_O
所有部位合计	All Sites	916	100.00	282.39	243.79	12.93	30.49	731	100.00	235.46	179.43	11.49	21.91	ALL
所有部位除外 C44	All Sites but C44	914	99.78	281.77	243.33	12.91	30.46	730	99.86	235.14	179.27	11.49	21.91	ALLbC44
死亡 Mortality														
口腔和咽喉(除外鼻咽癌)	Lip,Oral Cavity & Pharynx but Nasopharynx	7	1.11	2.16	1.74	0.05	0.18	5	1.22	1.61	1.30	0.07	0.17	C00–10,C12–14
鼻咽癌	Nasopharynx	1	0.16	0.31	0.32	0.00	0.05	1	0.24	0.32	0.26	0.03	0.03	C11
食管	Oesophagus	157	24.84	48.40	41.91	1.95	5.33	98	23.90	31.57	24.02	1.09	2.88	C15
胃	Stomach	108	17.09	33.29	28.63	1.10	3.92	53	12.93	17.07	12.56	0.43	1.37	C16
结直肠肛门	Colon,Rectum & Anus	37	5.85	11.41	9.29	0.59	0.90	30	7.32	9.66	7.11	0.35	0.86	C18–21
肝脏	Liver	72	11.39	22.20	18.31	1.17	2.04	31	7.56	9.99	7.40	0.42	0.90	C22
胆囊及其他	Gallbladder etc.	5	0.79	1.54	1.48	0.07	0.28	7	1.71	2.25	1.80	0.07	0.29	C23–C24
胰腺	Pancreas	10	1.58	3.08	2.89	0.11	0.40	9	2.20	2.90	2.23	0.16	0.26	C25
喉	Larynx	3	0.47	0.92	0.63	0.02	0.02	0	0.00	0.00	0.00	0.00	0.00	C32
气管,支气管,肺	Trachea, Bronchus and Lung	159	25.16	49.02	42.25	1.94	5.37	63	15.37	20.29	14.96	0.77	1.72	C33–C34
其他胸腔器官	Other Thoracic Organs	1	0.16	0.31	0.23	0.02	0.02	0	0.00	0.00	0.00	0.00	0.00	C37–C38
骨	Bone	4	0.63	1.23	1.05	0.10	0.10	2	0.49	0.64	0.44	0.00	0.00	C40–C41
皮肤黑色素瘤	Melanoma of Skin	1	0.16	0.31	0.53	0.00	0.00	0	0.00	0.00	0.00	0.00	0.00	C43
乳房	Breast	0	0.00	0.00	0.00	0.00	0.00	31	7.56	9.99	7.23	0.60	0.70	C50
子宫颈	Cervix Uteri	–	–	–	–	–	–	16	3.90	5.15	3.74	0.37	0.37	C53
子宫体及子宫部位不明	Uterus & Unspecified	–	–	–	–	–	–	8	1.95	2.58	1.94	0.17	0.17	C54–C55
卵巢	Ovary	–	–	–	–	–	–	9	2.20	2.90	2.05	0.12	0.23	C56
前列腺	Prostate	7	1.11	2.16	1.87	0.03	0.03	–	–	–	–	–	–	C61
睾丸	Testis	0	0.00	0.00	0.00	0.00	0.00	–	–	–	–	–	–	C62
肾及泌尿系统不明	Kidney & Unspecified Urinary Organs	7	1.11	2.16	2.03	0.09	0.35	5	1.22	1.61	1.42	0.05	0.24	C64–66,68
膀胱	Bladder	3	0.47	0.92	0.82	0.06	0.12	1	0.24	0.32	0.22	0.02	0.02	C67
脑,神经系统	Brain,Central Nervous System	18	2.85	5.55	4.78	0.20	0.51	9	2.20	2.90	2.33	0.24	0.24	C70–C72
甲状腺	Thyroid Gland	0	0.00	0.00	0.00	0.00	0.00	6	1.46	1.93	1.84	0.06	0.28	C73
淋巴瘤	Lymphoma	1	0.16	0.31	0.31	0.00	0.08	3	0.73	0.97	0.64	0.02	0.08	C81–85,88,90,96
白血病	Leukaemia	14	2.22	4.32	4.68	0.24	0.45	16	3.90	5.15	4.38	0.27	0.32	C91–C95
不明及其他恶性肿瘤	All Other Sites and Unspecified	17	2.69	5.24	4.66	0.22	0.45	7	1.71	2.25	1.75	0.08	0.20	A_O
所有部位合计	All Sites	632	100.00	194.84	168.42	7.95	20.59	410	100.00	132.06	99.61	5.39	11.33	ALL
所有部位除外 C44	All Sites but C44	631	99.84	194.53	168.18	7.93	20.56	410	100.00	132.06	99.61	5.39	11.33	ALLbC44

表 6-3-201 辉县市 2014 年癌症发病和死亡主要指标
Table 6-3-201 Incidence and mortality of cancer in Huixian Shi, 2014

部位 / Site		男性 Male 病例数 No. cases	构成 (%)	粗率 Crude rate (1/10⁵)	世标率 ASR world (1/10⁵)	累积率 Cum.rate(%) 0~64	累积率 Cum.rate(%) 0~74	女性 Female 病例数 No. cases	构成 (%)	粗率 Crude rate (1/10⁵)	世标率 ASR world (1/10⁵)	累积率 Cum.rate(%) 0~64	累积率 Cum.rate(%) 0~74	ICD-10
发病 Incidence														
口腔和咽喉(除外鼻咽癌)	Lip,Oral Cavity & Pharynx but Nasopharynx	17	1.30	3.96	3.30	0.19	0.34	6	0.62	1.41	0.98	0.06	0.06	C00–10,C12–14
鼻咽癌	Nasopharynx	4	0.31	0.93	0.71	0.04	0.04	1	0.10	0.23	0.20	0.00	0.03	C11
食管	Oesophagus	403	30.88	93.77	75.46	3.54	9.09	262	26.95	61.41	42.23	1.63	5.50	C15
胃	Stomach	304	23.30	70.74	55.93	2.99	6.69	97	9.98	22.73	15.80	0.91	2.06	C16
结直肠肛门	Colon,Rectum & Anus	75	5.75	17.45	13.59	0.67	1.60	74	7.61	17.34	11.56	0.67	1.27	C18–21
肝脏	Liver	148	11.34	34.44	26.65	1.93	3.06	63	6.48	14.77	9.86	0.59	0.95	C22
胆囊及其他	Gallbladder etc.	12	0.92	2.79	2.23	0.21	0.33	10	1.03	2.34	1.44	0.09	0.14	C23–C24
胰腺	Pancreas	16	1.23	3.72	2.71	0.18	0.18	9	0.93	2.11	1.61	0.08	0.28	C25
喉	Larynx	5	0.38	1.16	1.12	0.06	0.06	5	0.51	1.17	0.70	0.00	0.05	C32
气管,支气管,肺	Trachea, Bronchus and Lung	140	10.73	32.58	25.91	1.35	3.08	95	9.77	22.27	15.94	0.88	2.16	C33–C34
其他胸腔器官	Other Thoracic Organs	5	0.38	1.16	1.05	0.06	0.12	1	0.10	0.23	0.20	0.01	0.01	C37–C38
骨	Bone	6	0.46	1.40	1.66	0.07	0.15	6	0.62	1.41	1.02	0.08	0.11	C40–C41
皮肤黑色素瘤	Melanoma of Skin	1	0.08	0.23	0.22	0.00	0.04	4	0.41	0.94	0.96	0.03	0.12	C43
乳房	Breast	1	0.08	0.23	0.17	0.01	0.01	122	12.55	28.59	20.86	1.82	2.23	C50
子宫颈	Cervix Uteri	–	–	–	–	–	–	44	4.53	10.31	7.73	0.60	0.84	C53
子宫体及子宫部位不明	Uterus & Unspecified	–	–	–	–	–	–	39	4.01	9.14	6.34	0.58	0.73	C54–C55
卵巢	Ovary	–	–	–	–	–	–	23	2.37	5.39	4.09	0.32	0.47	C56
前列腺	Prostate	13	1.00	3.02	2.32	0.06	0.19	–	–	–	–	–	–	C61
睾丸	Testis	2	0.15	0.47	0.35	0.04	0.04	–	–	–	–	–	–	C62
肾及泌尿系统不明	Kidney & Unspecified Urinary Organs	15	1.15	3.49	2.87	0.19	0.35	9	0.93	2.11	1.56	0.12	0.18	C64–66,68
膀胱	Bladder	15	1.15	3.49	2.86	0.19	0.33	4	0.41	0.94	0.56	0.03	0.03	C67
脑,神经系统	Brain,Central Nervous System	37	2.84	8.61	7.11	0.45	0.79	27	2.78	6.33	5.39	0.35	0.57	C70–C72
甲状腺	Thyroid Gland	9	0.69	2.09	1.86	0.13	0.20	15	1.54	3.52	2.49	0.23	0.26	C73
淋巴瘤	Lymphoma	23	1.76	5.35	4.58	0.22	0.60	19	1.95	4.45	3.75	0.28	0.34	C81–85,88,90,96
白血病	Leukaemia	33	2.53	7.68	7.08	0.44	0.64	23	2.37	5.39	4.80	0.28	0.35	C91–C95
不明及其他恶性肿瘤	All Other Sites and Unspecified	21	1.61	4.89	3.90	0.21	0.54	14	1.44	3.28	2.40	0.13	0.30	A_O
所有部位合计	All Sites	1305	100.00	303.66	243.63	13.24	28.47	972	100.00	227.81	162.44	9.71	19.05	ALL
所有部位除外 C44	All Sites but C44	1305	100.00	303.66	243.63	13.24	28.47	971	99.90	227.58	162.23	9.71	19.00	ALLbC44
死亡 Mortality														
口腔和咽喉(除外鼻咽癌)	Lip,Oral Cavity & Pharynx but Nasopharynx	7	0.77	1.63	1.34	0.08	0.20	4	0.77	0.94	0.61	0.02	0.07	C00–10,C12–14
鼻咽癌	Nasopharynx	4	0.44	0.93	0.69	0.03	0.07	0	0.00	0.00	0.00	0.00	0.00	C11
食管	Oesophagus	311	34.25	72.37	58.25	2.39	6.59	182	35.14	42.66	28.48	0.85	3.32	C15
胃	Stomach	193	21.26	44.91	35.87	1.24	4.14	77	14.86	18.05	12.24	0.35	1.61	C16
结直肠肛门	Colon,Rectum & Anus	36	3.96	8.38	6.56	0.36	0.80	28	5.41	6.56	4.19	0.25	0.37	C18–21
肝脏	Liver	112	12.33	26.06	20.02	1.32	2.35	42	8.11	9.84	6.23	0.30	0.62	C22
胆囊及其他	Gallbladder etc.	6	0.66	1.40	1.24	0.06	0.22	7	1.35	1.64	1.05	0.02	0.12	C23–C24
胰腺	Pancreas	14	1.54	3.26	2.51	0.15	0.19	9	1.74	2.11	1.52	0.03	0.24	C25
喉	Larynx	2	0.22	0.47	0.38	0.02	0.08	0	0.00	0.00	0.00	0.00	0.00	C32
气管,支气管,肺	Trachea, Bronchus and Lung	122	13.44	28.39	22.40	1.10	2.88	63	12.16	14.77	9.65	0.45	0.95	C33–C34
其他胸腔器官	Other Thoracic Organs	4	0.44	0.93	1.19	0.07	0.13	0	0.00	0.00	0.00	0.00	0.00	C37–C38
骨	Bone	5	0.55	1.16	0.83	0.04	0.07	6	1.16	1.41	0.87	0.09	0.09	C40–C41
皮肤黑色素瘤	Melanoma of Skin	1	0.11	0.23	0.14	0.02	0.02	1	0.19	0.23	0.20	0.01	0.01	C43
乳房	Breast	0	0.00	0.00	0.00	0.00	0.00	25	4.83	5.86	4.38	0.37	0.55	C50
子宫颈	Cervix Uteri	–	–	–	–	–	–	11	2.12	2.58	1.98	0.14	0.23	C53
子宫体及子宫部位不明	Uterus & Unspecified	–	–	–	–	–	–	16	3.09	3.75	2.88	0.17	0.43	C54–C55
卵巢	Ovary	–	–	–	–	–	–	3	0.58	0.70	0.48	0.06	0.06	C56
前列腺	Prostate	5	0.55	1.16	0.73	0.02	0.02	–	–	–	–	–	–	C61
睾丸	Testis	1	0.11	0.23	0.18	0.02	0.02	–	–	–	–	–	–	C62
肾及泌尿系统不明	Kidney & Unspecified Urinary Organs	12	1.32	2.79	2.01	0.14	0.26	1	0.19	0.23	0.20	0.00	0.03	C64–66,68
膀胱	Bladder	5	0.55	1.16	1.00	0.06	0.16	0	0.00	0.00	0.00	0.00	0.00	C67
脑,神经系统	Brain,Central Nervous System	19	2.09	4.42	3.90	0.24	0.43	13	2.51	3.05	2.91	0.17	0.34	C70–C72
甲状腺	Thyroid Gland	2	0.22	0.47	0.46	0.00	0.10	0	0.00	0.00	0.00	0.00	0.00	C73
淋巴瘤	Lymphoma	15	1.65	3.49	2.88	0.18	0.46	10	1.93	2.34	1.63	0.09	0.22	C81–85,88,90,96
白血病	Leukaemia	19	2.09	4.42	4.12	0.23	0.34	13	2.51	3.05	2.44	0.14	0.22	C91–C95
不明及其他恶性肿瘤	All Other Sites and Unspecified	13	1.43	3.02	2.68	0.09	0.24	7	1.35	1.64	1.05	0.07	0.10	A_O
所有部位合计	All Sites	908	100.00	211.28	169.40	7.85	19.77	518	100.00	121.40	82.98	3.58	9.59	ALL
所有部位除外 C44	All Sites but C44	907	99.89	211.05	169.26	7.85	19.77	517	99.81	121.17	82.84	3.57	9.57	ALLbC44

表 6-3-202　禹州市 2014 年癌症发病和死亡主要指标
Table 6-3-202　Incidence and mortality of cancer in Yuzhou Shi,2014

部位 Site		男性 Male						女性 Female						ICD-10
		病例数 No. cases	构成 (%)	粗率 Crude rate (1/10⁵)	世标率 ASR world (1/10⁵)	累积率 Cum.rate(%)		病例数 No. cases	构成 (%)	粗率 Crude rate (1/10⁵)	世标率 ASR world (1/10⁵)	累积率 Cum.rate(%)		
						0~64	0~74					0~64	0~74	
发病 Incidence														
口腔和咽喉(除外鼻咽癌)	Lip,Oral Cavity & Pharynx but Nasopharynx	5	0.30	0.84	0.59	0.04	0.06	3	0.26	0.56	0.51	0.03	0.07	C00~10,C12~14
鼻咽癌	Nasopharynx	7	0.42	1.17	1.23	0.03	0.14	12	1.04	2.24	1.74	0.14	0.14	C11
食管	Oesophagus	159	9.46	26.57	20.62	0.77	2.85	74	6.38	13.81	9.22	0.39	1.21	C15
胃	Stomach	194	11.54	32.42	24.64	1.08	3.37	58	5.00	10.82	6.82	0.31	0.77	C16
结直肠肛门	Colon,Rectum & Anus	106	6.31	17.72	13.50	0.64	1.86	77	6.64	14.37	10.07	0.46	1.32	C18~21
肝脏	Liver	243	14.46	40.61	31.39	1.82	3.86	94	8.11	17.54	11.83	0.66	1.55	C22
胆囊及其他	Gallbladder etc.	7	0.42	1.17	1.07	0.03	0.17	15	1.29	2.80	1.75	0.12	0.19	C23~C24
胰腺	Pancreas	22	1.31	3.68	2.57	0.16	0.30	14	1.21	2.61	1.97	0.07	0.27	C25
喉	Larynx	7	0.42	1.17	0.90	0.01	0.14	4	0.35	0.75	0.56	0.03	0.06	C32
气管,支气管,肺	Trachea, Bronchus and Lung	766	45.57	128.03	97.78	4.45	12.36	256	22.09	47.76	32.18	1.48	3.94	C33~C34
其他胸腔器官	Other Thoracic Organs	2	0.12	0.33	0.27	0.01	0.04	4	0.35	0.75	0.55	0.06	0.06	C37~C38
骨	Bone	18	1.07	3.01	2.45	0.17	0.25	17	1.47	3.17	2.56	0.16	0.39	C40~C41
皮肤黑色素瘤	Melanoma of Skin	0	0.00	0.00	0.00	0.00	0.00	0	0.00	0.00	0.00	0.00	0.00	C43
乳房	Breast	0	0.00	0.00	0.00	0.00	0.00	207	17.86	38.62	28.01	2.20	2.96	C50
子宫颈	Cervix Uteri	–	–	–	–	–	–	200	17.26	37.31	26.65	2.15	2.85	C53
子宫体及子宫部位不明	Uterus & Unspecified	–	–	–	–	–	–	1	0.09	0.19	0.10	0.00	0.00	C54~C55
卵巢	Ovary	–	–	–	–	–	–	25	2.16	4.66	3.32	0.22	0.44	C56
前列腺	Prostate	6	0.36	1.00	0.70	0.01	0.05	–	–	–	–	–	–	C61
睾丸	Testis	0	0.00	0.00	0.00	0.00	0.00	–	–	–	–	–	–	C62
肾及泌尿系统不明	Kidney & Unspecified Urinary Organs	10	0.59	1.67	1.35	0.04	0.20	5	0.43	0.93	0.84	0.03	0.13	C64~66,68
膀胱	Bladder	19	1.13	3.18	2.26	0.11	0.25	2	0.17	0.37	0.25	0.00	0.03	C67
脑,神经系统	Brain,Central Nervous System	35	2.08	5.85	4.71	0.32	0.49	30	2.59	5.60	4.25	0.16	0.54	C70~C72
甲状腺	Thyroid Gland	8	0.48	1.34	1.09	0.09	0.15	19	1.64	3.54	2.61	0.22	0.30	C73
淋巴瘤	Lymphoma	0	0.00	0.00	0.00	0.00	0.00	0	0.00	0.00	0.00	0.00	0.00	C81~85,88,90,96
白血病	Leukaemia	0	0.00	0.00	0.00	0.00	0.00	0	0.00	0.00	0.00	0.00	0.00	C91~C95
不明及其他恶性肿瘤	All Other Sites and Unspecified	67	3.99	11.20	9.00	0.44	1.09	42	3.62	7.84	6.44	0.31	0.73	A_O
所有部位合计	All Sites	1681	100.00	280.96	216.13	10.20	27.65	1159	100.00	216.24	152.23	9.20	17.95	ALL
所有部位除外 C44	All Sites but C44	1671	99.41	279.28	215.07	10.17	27.55	1153	99.48	215.12	151.55	9.16	17.88	ALLbC44
死亡 Mortality														
口腔和咽喉(除外鼻咽癌)	Lip,Oral Cavity & Pharynx but Nasopharynx	2	0.18	0.33	0.25	0.00	0.03	0	0.00	0.00	0.00	0.00	0.00	C00~10,C12~14
鼻咽癌	Nasopharynx	2	0.18	0.33	0.32	0.00	0.05	5	0.84	0.93	0.93	0.07	0.07	C11
食管	Oesophagus	114	10.14	19.05	14.76	0.39	2.02	49	8.21	9.14	5.30	0.17	0.57	C15
胃	Stomach	107	9.52	17.88	12.51	0.40	1.35	35	5.86	6.53	3.68	0.08	0.34	C16
结直肠肛门	Colon,Rectum & Anus	38	3.38	6.35	4.50	0.16	0.55	31	5.19	5.78	3.55	0.05	0.42	C18~21
肝脏	Liver	237	21.09	39.61	30.64	1.79	3.73	89	14.91	16.61	11.11	0.61	1.41	C22
胆囊及其他	Gallbladder etc.	2	0.18	0.33	0.24	0.00	0.04	5	0.84	0.93	0.47	0.00	0.04	C23~C24
胰腺	Pancreas	8	0.71	1.34	1.15	0.04	0.11	7	1.17	1.31	0.96	0.04	0.11	C25
喉	Larynx	4	0.36	0.67	0.49	0.01	0.09	3	0.50	0.56	0.38	0.03	0.03	C32
气管,支气管,肺	Trachea, Bronchus and Lung	540	48.04	90.25	68.56	2.16	8.26	178	29.82	33.21	21.30	0.53	2.56	C33~C34
其他胸腔器官	Other Thoracic Organs	0	0.00	0.00	0.00	0.00	0.00	0	0.00	0.00	0.00	0.00	0.00	C37~C38
骨	Bone	7	0.62	1.17	0.81	0.02	0.07	4	0.67	0.75	0.71	0.04	0.11	C40~C41
皮肤黑色素瘤	Melanoma of Skin	0	0.00	0.00	0.00	0.00	0.00	0	0.00	0.00	0.00	0.00	0.00	C43
乳房	Breast	0	0.00	0.00	0.00	0.00	0.00	88	14.74	16.42	12.63	0.82	1.56	C50
子宫颈	Cervix Uteri	–	–	–	–	–	–	65	10.89	12.13	8.19	0.51	1.05	C53
子宫体及子宫部位不明	Uterus & Unspecified	–	–	–	–	–	–	1	0.17	0.19	0.10	0.00	0.00	C54~C55
卵巢	Ovary	–	–	–	–	–	–	5	0.84	0.93	0.63	0.05	0.08	C56
前列腺	Prostate	5	0.44	0.84	0.62	0.01	0.05	–	–	–	–	–	–	C61
睾丸	Testis	0	0.00	0.00	0.00	0.00	0.00	–	–	–	–	–	–	C62
肾及泌尿系统不明	Kidney & Unspecified Urinary Organs	4	0.36	0.67	0.56	0.00	0.10	2	0.34	0.37	0.31	0.01	0.04	C64~66,68
膀胱	Bladder	10	0.89	1.67	1.16	0.04	0.12	1	0.17	0.19	0.07	0.00	0.00	C67
脑,神经系统	Brain,Central Nervous System	18	1.60	3.01	2.67	0.19	0.25	17	2.85	3.17	2.47	0.08	0.28	C70~C72
甲状腺	Thyroid Gland	0	0.00	0.00	0.00	0.00	0.00	0	0.00	0.00	0.00	0.00	0.00	C73
淋巴瘤	Lymphoma	0	0.00	0.00	0.00	0.00	0.00	0	0.00	0.00	0.00	0.00	0.00	C81~85,88,90,96
白血病	Leukaemia	0	0.00	0.00	0.00	0.00	0.00	0	0.00	0.00	0.00	0.00	0.00	C91~C95
不明及其他恶性肿瘤	All Other Sites and Unspecified	26	2.31	4.35	3.33	0.14	0.32	12	2.01	2.24	1.45	0.02	0.19	A_O
所有部位合计	All Sites	1124	100.00	187.86	142.59	5.34	17.15	597	100.00	111.38	74.25	3.11	8.86	ALL
所有部位除外 C44	All Sites but C44	1119	99.56	187.03	142.09	5.34	17.11	596	99.83	111.20	74.18	3.11	8.86	ALLbC44

表 6-3-203 漯河市郾城区 2014 年癌症发病和死亡主要指标
Table 6-3-203 Incidence and mortality of cancer in Yancheng Qu, Luohe Shi, 2014

部位 Site		男性 Male						女性 Female						ICD-10
		病例数 No. cases	构成 (%)	粗率 Crude rate (1/10⁵)	世标率 ASR world (1/10⁵)	累积率 Cum.rate(%)		病例数 No. cases	构成 (%)	粗率 Crude rate (1/10⁵)	世标率 ASR world (1/10⁵)	累积率 Cum.rate(%)		
						0~64	0~74					0~64	0~74	
发病 Incidence														
口腔和咽喉(除外鼻咽癌)	Lip,Oral Cavity & Pharynx but Nasopharynx	6	0.89	2.29	2.04	0.16	0.16	5	0.92	2.33	1.57	0.12	0.12	C00-10,C12-14
鼻咽癌	Nasopharynx	3	0.45	1.15	0.92	0.05	0.05	0	0.00	0.00	0.00	0.00	0.00	C11
食管	Oesophagus	105	15.65	40.13	36.93	1.73	4.53	68	12.48	31.67	22.32	1.19	2.55	C15
胃	Stomach	124	18.48	47.39	44.10	1.71	5.51	61	11.19	28.41	19.47	0.90	2.36	C16
结直肠肛门	Colon,Rectum & Anus	45	6.71	17.20	15.56	0.75	1.71	35	6.42	16.30	11.16	0.58	1.19	C18-21
肝脏	Liver	100	14.90	38.22	35.24	2.46	4.50	39	7.16	18.17	13.30	0.82	1.72	C22
胆囊及其他	Gallbladder etc.	8	1.19	3.06	2.74	0.13	0.36	4	0.73	1.86	1.05	0.05	0.05	C23-C24
胰腺	Pancreas	9	1.34	3.44	3.36	0.10	0.40	9	1.65	4.19	3.31	0.24	0.43	C25
喉	Larynx	5	0.75	1.91	1.55	0.11	0.11	1	0.18	0.47	0.24	0.00	0.00	C32
气管,支气管,肺	Trachea, Bronchus and Lung	151	22.50	57.71	52.78	2.32	6.08	73	13.39	34.00	25.91	1.73	3.24	C33-C34
其他胸腔器官	Other Thoracic Organs	3	0.45	1.15	1.30	0.05	0.12	2	0.37	0.93	0.43	0.00	0.00	C37-C38
骨	Bone	8	1.19	3.06	2.48	0.22	0.32	6	1.10	2.79	1.78	0.12	0.12	C40-C41
皮肤黑色素瘤	Melanoma of Skin	1	0.15	0.38	0.29	0.04	0.04	1	0.18	0.47	0.38	0.05	0.05	C43
乳房	Breast	3	0.45	1.15	1.06	0.12	0.12	83	15.23	38.66	29.84	2.65	3.04	C50
子宫颈	Cervix Uteri	–	–	–	–	–	–	37	6.79	17.23	13.79	1.10	1.43	C53
子宫体及子宫部位不明	Uterus & Unspecified	–	–	–	–	–	–	25	4.59	11.65	9.13	0.80	0.93	C54-C55
卵巢	Ovary	–	–	–	–	–	–	17	3.12	7.92	5.87	0.46	0.52	C56
前列腺	Prostate	7	1.04	2.68	2.30	0.05	0.31	–	–	–	–	–	–	C61
睾丸	Testis	1	0.15	0.38	0.24	0.00	0.00	–	–	–	–	–	–	C62
肾及泌尿系统不明	Kidney & Unspecified Urinary Organs	9	1.34	3.44	3.21	0.24	0.38	0	0.00	0.00	0.00	0.00	0.00	C64-66,68
膀胱	Bladder	11	1.64	4.20	3.93	0.19	0.49	3	0.55	1.40	1.11	0.00	0.22	C67
脑,神经系统	Brain,Central Nervous System	16	2.38	6.11	5.74	0.38	0.58	23	4.22	10.71	7.89	0.29	0.88	C70-C72
甲状腺	Thyroid Gland	6	0.89	2.29	1.95	0.22	0.28	7	1.28	3.26	2.73	0.25	0.25	C73
淋巴瘤	Lymphoma	15	2.24	5.73	5.13	0.39	0.65	14	2.57	6.52	5.14	0.30	0.73	C81-85,88,90,96
白血病	Leukaemia	20	2.98	7.64	7.33	0.35	0.76	16	2.94	7.45	7.95	0.58	0.64	C91-C95
不明及其他恶性肿瘤	All Other Sites and Unspecified	15	2.24	5.73	6.10	0.22	0.48	16	2.94	7.45	6.74	0.53	0.53	A_O
所有部位合计	All Sites	671	100.00	256.44	236.26	11.87	27.93	545	100.00	253.87	191.11	12.75	20.98	ALL
所有部位除外 C44	All Sites but C44	668	99.55	255.30	235.12	11.82	27.78	543	99.63	252.93	190.47	12.71	20.94	ALLbC44
死亡 Mortality														
口腔和咽喉(除外鼻咽癌)	Lip,Oral Cavity & Pharynx but Nasopharynx	0	0.00	0.00	0.00	0.00	0.00	1	0.30	0.47	0.38	0.05	0.05	C00-10,C12-14
鼻咽癌	Nasopharynx	1	0.24	0.38	0.35	0.00	0.00	0	0.00	0.00	0.00	0.00	0.00	C11
食管	Oesophagus	79	19.22	30.19	27.52	0.90	3.65	50	15.15	23.29	13.86	0.56	1.05	C15
胃	Stomach	79	19.22	30.19	27.61	0.91	3.13	52	15.76	24.22	13.45	0.03	1.24	C16
结直肠肛门	Colon,Rectum & Anus	18	4.38	6.88	6.04	0.53	0.53	19	5.76	8.85	6.02	0.28	0.64	C18-21
肝脏	Liver	83	20.19	31.72	29.07	1.87	3.65	35	10.61	16.30	11.47	0.45	1.53	C22
胆囊及其他	Gallbladder etc.	2	0.49	0.76	0.63	0.04	0.04	3	0.91	1.40	0.85	0.05	0.05	C23-C24
胰腺	Pancreas	4	0.97	1.53	1.61	0.05	0.28	8	2.42	3.73	2.93	0.19	0.38	C25
喉	Larynx	1	0.24	0.38	0.35	0.00	0.00	0	0.00	0.00	0.00	0.00	0.00	C32
气管,支气管,肺	Trachea, Bronchus and Lung	110	26.76	42.04	37.12	1.34	3.79	58	17.58	27.02	16.00	0.56	1.38	C33-C34
其他胸腔器官	Other Thoracic Organs	2	0.49	0.76	0.68	0.03	0.03	1	0.30	0.47	0.20	0.00	0.00	C37-C38
骨	Bone	2	0.49	0.76	0.57	0.07	0.07	3	0.91	1.40	0.85	0.05	0.05	C40-C41
皮肤黑色素瘤	Melanoma of Skin	1	0.24	0.38	0.39	0.00	0.00	1	0.30	0.47	0.38	0.05	0.05	C43
乳房	Breast	1	0.24	0.38	0.23	0.02	0.02	32	9.70	14.91	9.86	0.46	1.06	C50
子宫颈	Cervix Uteri	–	–	–	–	–	–	14	4.24	6.52	4.59	0.27	0.51	C53
子宫体及子宫部位不明	Uterus & Unspecified	–	–	–	–	–	–	11	3.33	5.12	3.27	0.15	0.31	C54-C55
卵巢	Ovary	–	–	–	–	–	–	9	2.73	4.19	3.00	0.18	0.35	C56
前列腺	Prostate	3	0.73	1.15	1.11	0.00	0.10	–	–	–	–	–	–	C61
睾丸	Testis	0	0.00	0.00	0.00	0.00	0.00	–	–	–	–	–	–	C62
肾及泌尿系统不明	Kidney & Unspecified Urinary Organs	1	0.24	0.38	0.35	0.04	0.04	0	0.00	0.00	0.00	0.00	0.00	C64-66,68
膀胱	Bladder	3	0.73	1.15	1.04	0.00	0.05	1	0.30	0.47	0.38	0.00	0.06	C67
脑,神经系统	Brain,Central Nervous System	7	1.70	2.68	2.60	0.17	0.24	9	2.73	4.19	2.81	0.20	0.26	C70-C72
甲状腺	Thyroid Gland	1	0.24	0.38	0.24	0.00	0.00	1	0.30	0.47	0.20	0.00	0.00	C73
淋巴瘤	Lymphoma	3	0.73	1.15	1.01	0.04	0.13	7	2.12	3.26	2.26	0.05	0.35	C81-85,88,90,96
白血病	Leukaemia	5	1.22	1.91	1.94	0.09	0.23	7	2.12	3.26	2.52	0.18	0.24	C91-C95
不明及其他恶性肿瘤	All Other Sites and Unspecified	5	1.22	1.91	2.63	0.06	0.23	8	2.42	3.73	3.15	0.22	0.31	A_O
所有部位合计	All Sites	411	100.00	157.08	143.09	6.21	16.20	330	100.00	153.72	98.43	3.96	9.89	ALL
所有部位除外 C44	All Sites but C44	410	99.76	156.69	142.75	6.21	16.20	329	99.70	153.25	98.08	3.96	9.80	ALLbC44

表 6-3-204　漯河市召陵区 2014 年癌症发病和死亡主要指标
Table 6-3-204　Incidence and mortality of cancer in Zhaoling Qu, Luohe Shi, 2014

部位 Site		男性 Male						女性 Female						ICD-10
		病例数 No. cases	构成 (%)	粗率 Crude rate (1/10⁵)	世标率 ASR world (1/10⁵)	累积率 Cum.rate(%) 0~64	0~74	病例数 No. cases	构成 (%)	粗率 Crude rate (1/10⁵)	世标率 ASR world (1/10⁵)	累积率 Cum.rate(%) 0~64	0~74	
发病 Incidence														
口腔和咽喉(除外鼻咽癌)	Lip,Oral Cavity & Pharynx but Nasopharynx	5	0.81	2.04	1.97	0.16	0.24	13	2.43	5.62	4.32	0.31	0.38	C00-10,C12-14
鼻咽癌	Nasopharynx	5	0.81	2.04	1.80	0.19	0.19	3	0.56	1.30	1.06	0.12	0.12	C11
食管	Oesophagus	62	9.98	25.29	22.57	1.01	3.18	37	6.93	15.99	11.48	0.45	1.13	C15
胃	Stomach	38	6.12	15.50	12.98	0.84	1.64	21	3.93	9.07	7.21	0.38	0.97	C16
结直肠肛门	Colon,Rectum & Anus	48	7.73	19.58	17.12	1.07	1.88	43	8.05	18.58	15.31	0.82	1.58	C18-21
肝脏	Liver	109	17.55	44.47	38.67	2.26	4.90	36	6.74	15.55	11.18	0.95	1.28	C22
胆囊及其他	Gallbladder etc.	7	1.13	2.86	2.33	0.16	0.33	5	0.94	2.16	1.35	0.05	0.12	C23-C24
胰腺	Pancreas	15	2.42	6.12	5.69	0.23	0.78	4	0.75	1.73	1.34	0.06	0.13	C25
喉	Larynx	0	0.00	0.00	0.00	0.00	0.00	0	0.00	0.00	0.00	0.00	0.00	C32
气管,支气管,肺	Trachea, Bronchus and Lung	208	33.49	84.86	72.25	3.38	9.42	86	16.10	37.16	26.90	1.22	2.96	C33-C34
其他胸腔器官	Other Thoracic Organs	5	0.81	2.04	1.87	0.11	0.19	0	0.00	0.00	0.00	0.00	0.00	C37-C38
骨	Bone	9	1.45	3.67	3.17	0.13	0.37	3	0.56	1.30	1.10	0.08	0.17	C40-C41
皮肤黑色素瘤	Melanoma of Skin	1	0.16	0.41	0.45	0.00	0.07	0	0.00	0.00	0.00	0.00	0.00	C43
乳房	Breast	0	0.00	0.00	0.00	0.00	0.00	125	23.41	54.01	42.20	3.63	4.58	C50
子宫颈	Cervix Uteri	–	–	–	–	–	–	47	8.80	20.31	16.32	1.44	1.51	C53
子宫体及子宫部位不明	Uterus & Unspecified	–	–	–	–	–	–	22	4.12	9.50	7.73	0.51	1.00	C54-C55
卵巢	Ovary	–	–	–	–	–	–	23	4.31	9.94	8.18	0.70	1.13	C56
前列腺	Prostate	11	1.77	4.49	4.16	0.11	0.38	–	–	–	–	–	–	C61
睾丸	Testis	0	0.00	0.00	0.00	0.00	0.00	–	–	–	–	–	–	C62
肾及泌尿系统不明	Kidney & Unspecified Urinary Organs	9	1.45	3.67	3.35	0.26	0.41	6	1.12	2.59	2.02	0.11	0.20	C64-66,68
膀胱	Bladder	14	2.25	5.71	4.88	0.20	0.39	6	1.12	2.59	1.82	0.10	0.19	C67
脑,神经系统	Brain,Central Nervous System	15	2.42	6.12	5.43	0.44	0.61	8	1.50	3.46	2.39	0.21	0.21	C70-C72
甲状腺	Thyroid Gland	6	0.97	2.45	2.11	0.20	0.20	12	2.25	5.18	4.43	0.34	0.41	C73
淋巴瘤	Lymphoma	8	1.29	3.26	2.51	0.07	0.33	2	0.37	0.86	0.54	0.06	0.06	C81-85,88,90,96
白血病	Leukaemia	22	3.54	8.98	8.60	0.57	0.91	13	2.43	5.62	4.12	0.21	0.36	C91-C95
不明及其他恶性肿瘤	All Other Sites and Unspecified	24	3.86	9.79	8.21	0.55	1.04	19	3.56	8.21	6.44	0.44	0.66	A_O
所有部位合计	All Sites	621	100.00	253.34	220.12	11.97	27.45	534	100.00	230.71	177.42	12.16	19.14	ALL
所有部位除外 C44	All Sites but C44	617	99.36	251.71	218.96	11.87	27.34	530	99.25	228.98	176.32	12.09	19.07	ALLbC44
死亡 Mortality														
口腔和咽喉(除外鼻咽癌)	Lip,Oral Cavity & Pharynx but Nasopharynx	0	0.00	0.00	0.00	0.00	0.00	5	2.43	2.16	1.46	0.08	0.08	C00-10,C12-14
鼻咽癌	Nasopharynx	0	0.00	0.00	0.00	0.00	0.00	1	0.49	0.43	0.30	0.02	0.02	C11
食管	Oesophagus	42	10.74	17.13	15.95	0.51	1.96	20	9.71	8.64	6.59	0.08	0.64	C15
胃	Stomach	28	7.16	11.42	11.07	0.30	0.86	12	5.83	5.18	3.70	0.11	0.54	C16
结直肠肛门	Colon,Rectum & Anus	25	6.39	10.20	8.47	0.19	0.98	15	7.28	6.48	4.92	0.16	0.60	C18-21
肝脏	Liver	86	21.99	35.08	31.03	1.58	4.03	20	9.71	8.64	6.39	0.51	0.66	C22
胆囊及其他	Gallbladder etc.	2	0.51	0.82	0.64	0.08	0.08	0	0.00	0.00	0.00	0.00	0.00	C23-C24
胰腺	Pancreas	13	3.32	5.30	4.99	0.24	0.73	3	1.46	1.30	1.27	0.05	0.20	C25
喉	Larynx	0	0.00	0.00	0.00	0.00	0.00	0	0.00	0.00	0.00	0.00	0.00	C32
气管,支气管,肺	Trachea, Bronchus and Lung	156	39.90	63.64	56.65	2.46	7.00	58	28.16	25.06	18.18	0.64	1.97	C33-C34
其他胸腔器官	Other Thoracic Organs	0	0.00	0.00	0.00	0.00	0.00	0	0.00	0.00	0.00	0.00	0.00	C37-C38
骨	Bone	4	1.02	1.63	1.34	0.06	0.14	1	0.49	0.43	0.38	0.05	0.05	C40-C41
皮肤黑色素瘤	Melanoma of Skin	0	0.00	0.00	0.00	0.00	0.00	0	0.00	0.00	0.00	0.00	0.00	C43
乳房	Breast	0	0.00	0.00	0.00	0.00	0.00	47	22.82	20.31	15.80	1.03	1.83	C50
子宫颈	Cervix Uteri	–	–	–	–	–	–	3	1.46	1.30	1.34	0.00	0.22	C53
子宫体及子宫部位不明	Uterus & Unspecified	–	–	–	–	–	–	8	3.88	3.46	2.84	0.16	0.41	C54-C55
卵巢	Ovary	–	–	–	–	–	–	2	0.97	0.86	0.63	0.05	0.05	C56
前列腺	Prostate	2	0.51	0.82	0.61	0.04	0.04	–	–	–	–	–	–	C61
睾丸	Testis	0	0.00	0.00	0.00	0.00	0.00	–	–	–	–	–	–	C62
肾及泌尿系统不明	Kidney & Unspecified Urinary Organs	5	1.28	2.04	2.04	0.13	0.28	0	0.00	0.00	0.00	0.00	0.00	C64-66,68
膀胱	Bladder	5	1.28	2.04	2.90	0.00	0.17	0	0.00	0.00	0.00	0.00	0.00	C67
脑,神经系统	Brain,Central Nervous System	9	2.30	3.67	3.18	0.33	0.33	3	1.46	1.30	1.00	0.09	0.09	C70-C72
甲状腺	Thyroid Gland	1	0.26	0.41	0.39	0.05	0.05	0	0.00	0.00	0.00	0.00	0.00	C73
淋巴瘤	Lymphoma	4	1.02	1.63	1.31	0.03	0.20	0	0.00	0.00	0.00	0.00	0.00	C81-85,88,90,96
白血病	Leukaemia	6	1.53	2.45	2.15	0.16	0.25	5	2.43	2.16	1.50	0.03	0.10	C91-C95
不明及其他恶性肿瘤	All Other Sites and Unspecified	3	0.77	1.22	0.87	0.03	0.13	3	1.46	1.30	1.03	0.09	0.09	A_O
所有部位合计	All Sites	391	100.00	159.51	143.59	6.19	17.21	206	100.00	89.00	67.32	3.09	7.56	ALL
所有部位除外 C44	All Sites but C44	391	100.00	159.51	143.59	6.19	17.21	205	99.51	88.57	66.95	3.06	7.53	ALLbC44

表 6-3-205 三门峡市 2014 年癌症发病和死亡主要指标
Table 6-3-205 Incidence and mortality of cancer in Sanmenxia Shi, 2014

部位 Site		男性 Male						女性 Female						ICD-10
		病例数 No. cases	构成 (%)	粗率 Crude rate (1/10⁵)	世标率 ASR world (1/10⁵)	累积率 Cum.rate(%)		病例数 No. cases	构成 (%)	粗率 Crude rate (1/10⁵)	世标率 ASR world (1/10⁵)	累积率 Cum.rate(%)		
						0~64	0~74					0~64	0~74	
发病 Incidence														
口腔和咽喉(除外鼻咽癌)	Lip,Oral Cavity & Pharynx but Nasopharynx	7	1.59	4.79	3.50	0.08	0.45	5	1.31	3.41	1.74	0.13	0.13	C00-10,C12-14
鼻咽癌	Nasopharynx	3	0.68	2.05	1.51	0.10	0.19	1	0.26	0.68	0.25	0.00	0.00	C11
食管	Oesophagus	26	5.92	17.78	11.31	0.60	1.20	15	3.93	10.24	6.79	0.26	0.93	C15
胃	Stomach	53	12.07	36.25	24.65	0.89	2.93	16	4.19	10.92	6.06	0.26	0.56	C16
结直肠肛门	Colon,Rectum & Anus	41	9.34	28.04	17.52	0.78	1.98	32	8.38	21.84	13.40	0.66	1.56	C18-21
肝脏	Liver	57	12.98	38.99	24.71	1.42	2.57	28	7.33	19.11	11.23	0.54	1.42	C22
胆囊及其他	Gallbladder etc.	3	0.68	2.05	1.28	0.04	0.18	7	1.83	4.78	2.54	0.11	0.20	C23-C24
胰腺	Pancreas	12	2.73	8.21	5.29	0.27	0.64	12	3.14	8.19	5.26	0.15	0.72	C25
喉	Larynx	6	1.37	4.10	3.03	0.09	0.55	1	0.26	0.68	0.56	0.07	0.07	C32
气管,支气管,肺	Trachea, Bronchus and Lung	120	27.33	82.08	52.40	2.09	5.79	57	14.92	38.91	22.85	1.30	2.54	C33-C34
其他胸腔器官	Other Thoracic Organs	1	0.23	0.68	0.58	0.00	0.00	2	0.52	1.37	0.79	0.07	0.07	C37-C38
骨	Bone	5	1.14	3.42	2.59	0.00	0.33	3	0.79	2.05	1.39	0.15	0.15	C40-C41
皮肤黑色素瘤	Melanoma of Skin	0	0.00	0.00	0.00	0.00	0.00	0	0.00	0.00	0.00	0.00	0.00	C43
乳房	Breast	1	0.23	0.68	0.38	0.03	0.03	68	17.80	46.42	29.38	2.30	3.01	C50
子宫颈	Cervix Uteri	–	–	–	–	–	–	29	7.59	19.80	13.19	1.11	1.32	C53
子宫体及子宫部位不明	Uterus & Unspecified	–	–	–	–	–	–	20	5.24	13.65	8.88	0.78	1.11	C54-C55
卵巢	Ovary	–	–	–	–	–	–	10	2.62	6.83	4.57	0.39	0.48	C56
前列腺	Prostate	22	5.01	15.05	9.43	0.14	0.65	–	–	–	–	–	–	C61
睾丸	Testis	1	0.23	0.68	0.62	0.04	0.04	–	–	–	–	–	–	C62
肾及泌尿系统不明	Kidney & Unspecified Urinary Organs	11	2.51	7.52	5.91	0.25	0.58	3	0.79	2.05	1.55	0.12	0.22	C64-66,68
膀胱	Bladder	10	2.28	6.84	4.48	0.26	0.36	4	1.05	2.73	1.62	0.04	0.16	C67
脑,神经系统	Brain,Central Nervous System	4	0.91	2.74	1.75	0.17	0.17	10	2.62	6.83	4.54	0.19	0.61	C70-C72
甲状腺	Thyroid Gland	14	3.19	9.58	5.97	0.54	0.68	28	7.33	19.11	13.83	1.09	1.40	C73
淋巴瘤	Lymphoma	9	2.05	6.16	3.73	0.20	0.47	5	1.31	3.41	2.48	0.19	0.31	C81-85,88,90,96
白血病	Leukaemia	17	3.87	11.63	10.12	0.57	0.90	11	2.88	7.51	6.76	0.36	0.46	C91-C95
不明及其他恶性肿瘤	All Other Sites and Unspecified	16	3.64	10.94	7.28	0.33	0.79	15	3.93	10.24	6.11	0.53	0.53	A_O
所有部位合计	All Sites	439	100.00	300.28	198.04	8.90	21.47	382	100.00	260.77	165.77	10.81	17.96	ALL
所有部位除外 C44	All Sites but C44	431	98.18	294.80	194.36	8.75	21.09	378	98.95	258.04	164.31	10.70	17.85	ALLbC44
死亡 Mortality														
口腔和咽喉(除外鼻咽癌)	Lip,Oral Cavity & Pharynx but Nasopharynx	4	1.42	2.74	1.72	0.09	0.09	0	0.00	0.00	0.00	0.00	0.00	C00-10,C12-14
鼻咽癌	Nasopharynx	2	0.71	1.37	0.90	0.00	0.09	0	0.00	0.00	0.00	0.00	0.00	C11
食管	Oesophagus	17	6.05	11.63	8.08	0.31	1.19	8	5.00	5.46	3.46	0.04	0.47	C15
胃	Stomach	36	12.81	24.62	16.53	0.92	1.89	15	9.38	10.24	5.52	0.25	0.43	C16
结直肠肛门	Colon,Rectum & Anus	32	11.39	21.89	13.03	0.39	1.17	26	16.25	17.75	10.81	0.30	1.03	C18-21
肝脏	Liver	44	15.66	30.10	19.06	0.84	2.05	14	8.75	9.56	5.04	0.18	0.65	C22
胆囊及其他	Gallbladder etc.	2	0.71	1.37	0.79	0.00	0.14	5	3.13	3.41	2.09	0.00	0.19	C23-C24
胰腺	Pancreas	8	2.85	5.47	3.30	0.14	0.41	9	5.63	6.14	3.88	0.08	0.44	C25
喉	Larynx	2	0.71	1.37	0.88	0.00	0.14	0	0.00	0.00	0.00	0.00	0.00	C32
气管,支气管,肺	Trachea, Bronchus and Lung	91	32.38	62.24	38.79	1.25	4.06	33	20.63	22.53	13.03	0.84	1.29	C33-C34
其他胸腔器官	Other Thoracic Organs	2	0.71	1.37	0.91	0.00	0.00	1	0.63	0.68	0.56	0.07	0.07	C37-C38
骨	Bone	6	2.14	4.10	2.76	0.03	0.26	1	0.63	0.68	0.56	0.07	0.07	C40-C41
皮肤黑色素瘤	Melanoma of Skin	0	0.00	0.00	0.00	0.00	0.00	0	0.00	0.00	0.00	0.00	0.00	C43
乳房	Breast	0	0.00	0.00	0.00	0.00	0.00	16	10.00	10.92	7.07	0.51	0.72	C50
子宫颈	Cervix Uteri	–	–	–	–	–	–	7	4.38	4.78	2.71	0.22	0.22	C53
子宫体及子宫部位不明	Uterus & Unspecified	–	–	–	–	–	–	5	3.13	3.41	2.31	0.14	0.35	C54-C55
卵巢	Ovary	–	–	–	–	–	–	2	1.25	1.37	0.97	0.10	0.10	C56
前列腺	Prostate	6	2.14	4.10	2.52	0.07	0.07	–	–	–	–	–	–	C61
睾丸	Testis	1	0.36	0.68	0.62	0.04	0.04	–	–	–	–	–	–	C62
肾及泌尿系统不明	Kidney & Unspecified Urinary Organs	9	3.20	6.16	4.77	0.18	0.31	1	0.63	0.68	0.25	0.00	0.00	C64-66,68
膀胱	Bladder	3	1.07	2.05	0.99	0.00	0.00	1	0.63	0.68	0.47	0.00	0.00	C67
脑,神经系统	Brain,Central Nervous System	1	0.36	0.68	0.40	0.04	0.04	5	3.13	3.41	2.29	0.07	0.28	C70-C72
甲状腺	Thyroid Gland	1	0.36	0.68	0.41	0.03	0.03	2	1.25	1.37	1.07	0.05	0.17	C73
淋巴瘤	Lymphoma	5	1.78	3.42	2.07	0.03	0.26	2	1.25	1.37	0.73	0.00	0.12	C81-85,88,90,96
白血病	Leukaemia	5	1.78	3.42	2.41	0.11	0.30	1	0.63	0.68	0.60	0.04	0.04	C91-C95
不明及其他恶性肿瘤	All Other Sites and Unspecified	4	1.42	2.74	2.10	0.05	0.28	6	3.75	4.10	2.82	0.17	0.39	A_O
所有部位合计	All Sites	281	100.00	192.20	123.04	4.51	12.83	160	100.00	109.22	66.24	3.13	7.04	ALL
所有部位除外 C44	All Sites but C44	280	99.64	191.52	122.46	4.51	12.83	158	98.75	107.86	65.13	3.06	6.87	ALLbC44

表 6-3-206 南阳市卧龙区 2014 年癌症发病和死亡主要指标
Table 6-3-206 Incidence and mortality of cancer in Wolong Qu, Nanyang Shi, 2014

部位 Site		男性 Male						女性 Female						ICD-10
		病例数 No. cases	构成 (%)	粗率 Crude rate (1/10⁵)	世标率 ASR world (1/10⁵)	累积率 Cum.rate(%) 0~64	0~74	病例数 No. cases	构成 (%)	粗率 Crude rate (1/10⁵)	世标率 ASR world (1/10⁵)	累积率 Cum.rate(%) 0~64	0~74	
发病 Incidence														
口腔和咽喉(除外鼻咽癌)	Lip,Oral Cavity & Pharynx but Nasopharynx	15	0.98	3.21	2.83	0.19	0.26	11	1.16	2.48	2.05	0.10	0.19	C00-10,C12-14
鼻咽癌	Nasopharynx	6	0.39	1.28	0.98	0.06	0.09	3	0.32	0.68	0.60	0.00	0.08	C11
食管	Oesophagus	299	19.57	63.91	55.52	2.39	6.50	119	12.54	26.79	22.06	0.80	2.47	C15
胃	Stomach	338	22.12	72.24	63.12	3.12	7.49	120	12.64	27.02	22.53	0.94	2.35	C16
结直肠肛门	Colon,Rectum & Anus	92	6.02	19.66	17.99	0.80	1.97	58	6.11	13.06	10.39	0.52	1.19	C18-21
肝脏	Liver	194	12.70	41.47	36.22	1.90	4.46	64	6.74	14.41	11.73	0.74	1.52	C22
胆囊及其他	Gallbladder etc.	5	0.33	1.07	0.77	0.07	0.07	0	0.00	0.00	0.00	0.00	0.00	C23-24
胰腺	Pancreas	5	0.33	1.07	0.88	0.02	0.17	7	0.74	1.58	1.32	0.10	0.15	C25
喉	Larynx	4	0.26	0.85	0.70	0.02	0.09	1	0.11	0.23	0.13	0.02	0.02	C32
气管,支气管,肺	Trachea, Bronchus and Lung	382	25.00	81.65	70.25	3.12	8.32	142	14.96	31.97	27.26	1.38	3.23	C33-C34
其他胸腔器官	Other Thoracic Organs	5	0.33	1.07	0.77	0.05	0.10	6	0.63	1.35	1.10	0.03	0.11	C37-C38
骨	Bone	14	0.92	2.99	2.60	0.14	0.34	14	1.48	3.15	2.47	0.18	0.28	C40-C41
皮肤黑色素瘤	Melanoma of Skin	2	0.13	0.43	0.45	0.02	0.06	2	0.21	0.45	0.43	0.04	0.04	C43
乳房	Breast	4	0.26	0.85	0.88	0.05	0.05	155	16.33	34.89	28.87	2.42	3.04	C50
子宫颈	Cervix Uteri	–	–	–	–	–	–	75	7.90	16.88	14.52	1.10	1.67	C53
子宫体及子宫部位不明	Uterus & Unspecified	–	–	–	–	–	–	31	3.27	6.98	5.92	0.45	0.67	C54-C55
卵巢	Ovary	–	–	–	–	–	–	24	2.53	5.40	4.46	0.34	0.47	C56
前列腺	Prostate	12	0.79	2.56	2.21	0.00	0.19							C61
睾丸	Testis	3	0.20	0.64	0.47	0.01	0.01						–	C62
肾及泌尿系统不明	Kidney & Unspecified Urinary Organs	11	0.72	2.35	1.93	0.16	0.16	4	0.42	0.90	0.66	0.04	0.04	C64-66,68
膀胱	Bladder	13	0.85	2.78	2.72	0.09	0.34	2	0.21	0.45	0.33	0.00	0.05	C67
脑,神经系统	Brain,Central Nervous System	41	2.68	8.76	8.01	0.37	0.82	34	3.58	7.65	6.64	0.40	0.73	C70-C72
甲状腺	Thyroid Gland	3	0.20	0.64	0.54	0.03	0.08	19	2.00	4.28	3.53	0.33	0.33	C73
淋巴瘤	Lymphoma	18	1.18	3.85	3.40	0.15	0.27	14	1.48	3.15	3.08	0.21	0.40	C81-85,88,90,96
白血病	Leukaemia	15	0.98	3.21	2.63	0.21	0.25	9	0.95	2.03	1.90	0.09	0.18	C91-C95
不明及其他恶性肿瘤	All Other Sites and Unspecified	47	3.08	10.05	8.43	0.52	0.85	35	3.69	7.88	6.27	0.44	0.58	A_O
所有部位合计	All Sites	1528	100.00	326.60	284.30	13.50	32.91	949	100.00	213.65	178.26	10.66	19.78	ALL
所有部位除外 C44	All Sites but C44	1525	99.80	325.96	283.68	13.46	32.87	944	99.47	212.52	177.36	10.61	19.73	ALLbC44
死亡 Mortality														
口腔和咽喉(除外鼻咽癌)	Lip,Oral Cavity & Pharynx but Nasopharynx	8	0.82	1.71	1.45	0.05	0.12	10	1.96	2.25	1.70	0.10	0.15	C00-10,C12-14
鼻咽癌	Nasopharynx	3	0.31	0.64	0.65	0.04	0.08	4	0.78	0.90	0.74	0.01	0.09	C11
食管	Oesophagus	175	17.91	37.40	32.82	1.04	3.29	59	11.55	13.28	10.94	0.32	1.20	C15
胃	Stomach	211	21.60	45.10	39.81	1.64	4.30	74	14.48	16.66	13.95	0.50	1.21	C16
结直肠肛门	Colon,Rectum & Anus	57	5.83	12.18	11.29	0.35	1.22	29	5.68	6.53	5.33	0.30	0.68	C18-21
肝脏	Liver	141	14.43	30.14	26.64	1.36	3.21	49	9.59	11.03	8.88	0.49	1.14	C22
胆囊及其他	Gallbladder etc.	4	0.41	0.85	0.79	0.07	0.07	1	0.20	0.23	0.16	0.01	0.01	C23-24
胰腺	Pancreas	3	0.31	0.64	0.51	0.00	0.09	8	1.57	1.80	1.39	0.10	0.15	C25
喉	Larynx	4	0.41	0.85	0.73	0.04	0.08	0	0.00	0.00	0.00	0.00	0.00	C32
气管,支气管,肺	Trachea, Bronchus and Lung	254	26.00	54.29	47.50	1.86	5.03	72	14.09	16.21	13.39	0.56	1.60	C33-C34
其他胸腔器官	Other Thoracic Organs	4	0.41	0.85	0.62	0.03	0.08	4	0.78	0.90	0.71	0.02	0.06	C37-C38
骨	Bone	11	1.13	2.35	2.02	0.10	0.28	9	1.76	2.03	1.57	0.10	0.20	C40-C41
皮肤黑色素瘤	Melanoma of Skin	1	0.10	0.21	0.21	0.00	0.04	1	0.20	0.23	0.16	0.01	0.01	C43
乳房	Breast	1	0.10	0.21	0.14	0.01	0.01	58	11.35	13.06	10.96	0.87	1.14	C50
子宫颈	Cervix Uteri	–	–	–	–	–	–	39	7.63	8.78	7.50	0.57	0.84	C53
子宫体及子宫部位不明	Uterus & Unspecified	–	–	–	–	–	–	13	2.54	2.93	2.73	0.19	0.32	C54-C55
卵巢	Ovary	–	–	–	–	–	–	15	2.94	3.38	2.65	0.22	0.27	C56
前列腺	Prostate	6	0.61	1.28	0.97	0.02	0.02							C61
睾丸	Testis	2	0.20	0.43	0.30	0.00	0.00						–	C62
肾及泌尿系统不明	Kidney & Unspecified Urinary Organs	7	0.72	1.50	1.20	0.13	0.13	4	0.78	0.90	0.63	0.03	0.03	C64-66,68
膀胱	Bladder	10	1.02	2.14	2.08	0.05	0.26	1	0.20	0.23	0.21	0.00	0.05	C67
脑,神经系统	Brain,Central Nervous System	19	1.94	4.06	3.46	0.14	0.26	12	2.35	2.70	2.45	0.10	0.30	C70-C72
甲状腺	Thyroid Gland	3	0.31	0.64	0.54	0.05	0.05	13	2.54	2.93	2.20	0.23	0.23	C73
淋巴瘤	Lymphoma	13	1.33	2.78	2.53	0.09	0.20	9	1.76	2.03	2.01	0.13	0.27	C81-85,88,90,96
白血病	Leukaemia	12	1.23	2.56	2.18	0.14	0.22	9	1.76	2.03	1.92	0.09	0.18	C91-C95
不明及其他恶性肿瘤	All Other Sites and Unspecified	28	2.87	5.98	5.09	0.27	0.64	18	3.52	4.05	3.10	0.16	0.36	A_O
所有部位合计	All Sites	977	100.00	208.83	183.53	7.49	19.69	511	100.00	115.04	95.28	5.10	10.50	ALL
所有部位除外 C44	All Sites but C44	975	99.80	208.40	183.10	7.47	19.62	510	99.80	114.82	95.10	5.08	10.48	ALLbC44

表 6-3-207　方城县 2014 年癌症发病和死亡主要指标
Table 6-3-207　Incidence and mortality of cancer in Fangcheng Xian，2014

部位 Site		男性 Male						女性 Female						ICD-10
		病例数 No. cases	构成 (%)	粗率 Crude rate (1/10⁵)	世标率 ASR world (1/10⁵)	累积率 Cum.rate(%)		病例数 No. cases	构成 (%)	粗率 Crude rate (1/10⁵)	世标率 ASR world (1/10⁵)	累积率 Cum.rate(%)		
						0~64	0~74					0~64	0~74	
发病 Incidence														
口腔和咽喉(除外鼻咽癌)	Lip,Oral Cavity & Pharynx but Nasopharynx	12	0.73	2.01	1.57	0.08	0.21	10	0.76	1.86	1.51	0.13	0.18	C00-10,C12-14
鼻咽癌	Nasopharynx	9	0.54	1.50	1.18	0.07	0.14	3	0.23	0.56	0.46	0.04	0.04	C11
食管	Oesophagus	147	8.89	24.58	19.49	1.31	2.58	50	3.82	9.30	7.39	0.35	1.04	C15
胃	Stomach	290	17.53	48.49	37.46	2.42	4.84	95	7.25	17.68	13.41	0.76	1.62	C16
结直肠肛门	Colon,Rectum & Anus	85	5.14	14.21	11.34	0.82	1.48	76	5.80	14.14	11.13	0.68	1.34	C18-21
肝脏	Liver	171	10.34	28.59	23.05	1.63	2.59	70	5.34	13.02	9.60	0.53	1.17	C22
胆囊及其他	Gallbladder etc.	9	0.54	1.50	1.20	0.09	0.16	7	0.53	1.30	1.09	0.08	0.14	C23-C24
胰腺	Pancreas	15	0.91	2.51	1.89	0.14	0.17	11	0.84	2.05	1.41	0.06	0.11	C25
喉	Larynx	22	1.33	3.68	3.02	0.29	0.36	2	0.15	0.37	0.31	0.03	0.03	C32
气管,支气管,肺	Trachea, Bronchus and Lung	406	24.55	67.89	52.04	3.04	6.78	164	12.52	30.51	24.24	1.38	3.13	C33-C34
其他胸腔器官	Other Thoracic Organs	5	0.30	0.84	0.70	0.07	0.09	2	0.15	0.37	0.31	0.01	0.04	C37-C38
骨	Bone	22	1.33	3.68	3.21	0.20	0.35	16	1.22	2.98	2.62	0.19	0.24	C40-C41
皮肤黑色素瘤	Melanoma of Skin	1	0.06	0.17	0.14	0.02	0.02	0	0.00	0.00	0.00	0.00	0.00	C43
乳房	Breast	1	0.06	0.17	0.14	0.02	0.02	295	22.52	54.89	44.00	3.77	4.51	C50
子宫颈	Cervix Uteri	-	-	-	-	-	-	111	8.47	20.65	16.21	1.37	1.56	C53
子宫体及子宫部位不明	Uterus & Unspecified	-	-	-	-	-	-	53	4.05	9.86	8.05	0.64	0.97	C54-C55
卵巢	Ovary	-	-	-	-	-	-	37	2.82	6.88	5.82	0.45	0.75	C56
前列腺	Prostate	26	1.57	4.35	3.22	0.12	0.40	-	-	-	-	-	-	C61
睾丸	Testis	1	0.06	0.17	0.21	0.01	0.01	-	-	-	-	-	-	C62
肾及泌尿系统不明	Kidney & Unspecified Urinary Organs	10	0.60	1.67	1.23	0.07	0.13	11	0.84	2.05	1.71	0.15	0.20	C64-66,68
膀胱	Bladder	23	1.39	3.85	2.93	0.16	0.32	1	0.08	0.19	0.07	0.00	0.00	C67
脑,神经系统	Brain,Central Nervous System	20	1.21	3.34	2.84	0.23	0.23	21	1.60	3.91	3.23	0.24	0.24	C70-C72
甲状腺	Thyroid Gland	15	0.91	2.51	1.91	0.12	0.19	38	2.90	7.07	6.03	0.46	0.54	C73
淋巴瘤	Lymphoma	2	0.12	0.33	0.28	0.03	0.03	6	0.46	1.12	0.91	0.07	0.10	C81-85,88,90,96
白血病	Leukaemia	11	0.67	1.84	1.88	0.13	0.16	15	1.15	2.79	2.31	0.17	0.20	C91 C95
不明及其他恶性肿瘤	All Other Sites and Unspecified	351	21.22	58.69	45.52	2.85	5.33	216	16.49	40.19	31.35	2.04	3.35	A_O
所有部位合计	All Sites	1654	100.00	276.58	216.48	13.93	26.56	1310	100.00	243.73	193.19	13.63	21.50	ALL
所有部位除外 C44	All Sites but C44	1644	99.40	274.91	215.53	13.91	26.50	1305	99.62	242.80	191.93	13.55	21.42	ALLbC44
死亡 Mortality														
口腔和咽喉(除外鼻咽癌)	Lip,Oral Cavity & Pharynx but Nasopharynx	3	0.35	0.50	0.35	0.00	0.04	5	1.26	0.93	0.70	0.00	0.12	C00-10,C12-14
鼻咽癌	Nasopharynx	6	0.71	1.00	0.81	0.03	0.09	0	0.00	0.00	0.00	0.00	0.00	C11
食管	Oesophagus	84	9.91	14.05	9.76	0.38	1.03	26	6.53	4.84	3.20	0.04	0.35	C15
胃	Stomach	174	20.52	29.10	21.00	1.10	2.27	59	14.82	10.98	7.80	0.34	0.86	C16
结直肠肛门	Colon,Rectum & Anus	31	3.66	5.18	3.70	0.21	0.44	26	6.53	4.84	3.49	0.14	0.38	C18-21
肝脏	Liver	154	18.16	25.75	20.11	1.39	2.22	53	13.32	9.86	7.37	0.36	0.91	C22
胆囊及其他	Gallbladder etc.	4	0.47	0.67	0.52	0.05	0.05	5	1.26	0.93	0.75	0.03	0.09	C23-C24
胰腺	Pancreas	10	1.18	1.67	1.34	0.08	0.17	8	2.01	1.49	1.11	0.02	0.14	C25
喉	Larynx	0	0.00	0.00	0.00	0.00	0.00	0	0.00	0.00	0.00	0.00	0.00	C32
气管,支气管,肺	Trachea, Bronchus and Lung	242	28.54	40.47	29.11	1.26	3.20	90	22.61	16.74	12.29	0.49	1.59	C33-C34
其他胸腔器官	Other Thoracic Organs	1	0.12	0.17	0.14	0.00	0.03	4	1.01	0.74	0.38	0.00	0.03	C37-C38
骨	Bone	11	1.30	1.84	1.51	0.09	0.23	8	2.01	1.49	1.17	0.12	0.16	C40-C41
皮肤黑色素瘤	Melanoma of Skin	0	0.00	0.00	0.00	0.00	0.00	0	0.00	0.00	0.00	0.00	0.00	C43
乳房	Breast	0	0.00	0.00	0.00	0.00	0.00	26	6.53	4.84	4.10	0.31	0.60	C50
子宫颈	Cervix Uteri	-	-	-	-	-	-	11	2.76	2.05	1.56	0.10	0.19	C53
子宫体及子宫部位不明	Uterus & Unspecified	-	-	-	-	-	-	10	2.51	1.86	1.51	0.08	0.23	C54-C55
卵巢	Ovary	-	-	-	-	-	-	4	1.01	0.74	0.58	0.03	0.08	C56
前列腺	Prostate	8	0.94	1.34	0.90	0.00	0.09	-	-	-	-	-	-	C61
睾丸	Testis	0	0.00	0.00	0.00	0.00	0.00	-	-	-	-	-	-	C62
肾及泌尿系统不明	Kidney & Unspecified Urinary Organs	2	0.24	0.33	0.27	0.00	0.06	1	0.25	0.19	0.18	0.00	0.04	C64-66,68
膀胱	Bladder	6	0.71	1.00	0.71	0.03	0.08	2	0.50	0.37	0.21	0.02	0.02	C67
脑,神经系统	Brain,Central Nervous System	19	2.24	3.18	2.41	0.08	0.30	16	4.02	2.98	2.25	0.15	0.24	C70-C72
甲状腺	Thyroid Gland	1	0.12	0.17	0.09	0.00	0.00	3	0.75	0.56	0.39	0.00	0.04	C73
淋巴瘤	Lymphoma	13	1.53	2.17	1.80	0.08	0.15	2	0.50	0.37	0.29	0.03	0.03	C81-85,88,90,96
白血病	Leukaemia	10	1.18	1.67	1.51	0.10	0.16	7	1.76	1.30	1.14	0.08	0.08	C91-C95
不明及其他恶性肿瘤	All Other Sites and Unspecified	69	8.14	11.54	8.86	0.54	1.00	32	8.04	5.95	4.12	0.23	0.39	A_O
所有部位合计	All Sites	848	100.00	141.80	104.89	5.42	11.60	398	100.00	74.05	54.58	2.58	6.55	ALL
所有部位除外 C44	All Sites but C44	846	99.76	141.47	104.68	5.42	11.57	395	99.25	73.49	54.31	2.58	6.55	ALLbC44

表 6-3-208　内乡县 2014 年癌症发病和死亡主要指标
Table 6-3-208　Incidence and mortality of cancer in Neixiang Xian, 2014

部位 Site		男性 Male						女性 Female						ICD-10
		病例数 No. cases	构成 (%)	粗率 Crude rate (1/10⁵)	世标率 ASR world (1/10⁵)	累积率 Cum.rate(%)		病例数 No. cases	构成 (%)	粗率 Crude rate (1/10⁵)	世标率 ASR world (1/10⁵)	累积率 Cum.rate(%)		
						0~64	0~74					0~64	0~74	
发病 Incidence														
口腔和咽喉(除外鼻咽癌)	Lip,Oral Cavity & Pharynx but Nasopharynx	11	0.94	2.99	2.42	0.22	0.32	4	0.54	1.14	0.87	0.06	0.11	C00–10,C12–14
鼻咽癌	Nasopharynx	2	0.17	0.54	0.47	0.04	0.04	2	0.27	0.57	0.48	0.05	0.05	C11
食管	Oesophagus	357	30.46	96.98	79.22	4.73	10.47	166	22.25	47.33	35.70	1.99	4.61	C15
胃	Stomach	354	30.20	96.17	78.73	4.25	10.66	107	14.34	30.51	23.27	1.14	3.16	C16
结直肠肛门	Colon,Rectum & Anus	48	4.10	13.04	10.81	0.78	1.17	45	6.03	12.83	9.47	0.68	1.12	C18–21
肝脏	Liver	86	7.34	23.36	19.22	1.54	2.52	41	5.50	11.69	9.49	0.60	1.30	C22
胆囊及其他	Gallbladder etc.	4	0.34	1.09	0.91	0.07	0.13	5	0.67	1.43	1.09	0.07	0.12	C23–C24
胰腺	Pancreas	12	1.02	3.26	2.78	0.24	0.38	6	0.80	1.71	1.12	0.08	0.08	C25
喉	Larynx	4	0.34	1.09	0.82	0.07	0.12	1	0.13	0.29	0.22	0.00	0.06	C32
气管,支气管,肺	Trachea, Bronchus and Lung	177	15.10	48.08	39.33	2.75	5.35	67	8.98	19.10	14.43	0.93	1.85	C33–C34
其他胸腔器官	Other Thoracic Organs	3	0.26	0.81	0.64	0.02	0.06	1	0.13	0.29	0.21	0.02	0.02	C37–C38
骨	Bone	12	1.02	3.26	3.04	0.23	0.34	12	1.61	3.42	2.69	0.20	0.26	C40–C41
皮肤黑色素瘤	Melanoma of Skin	0	0.00	0.00	0.00	0.00	0.00	0	0.00	0.00	0.00	0.00	0.00	C43
乳房	Breast	1	0.09	0.27	0.16	0.00	0.00	125	16.76	35.64	26.83	2.34	2.85	C50
子宫颈	Cervix Uteri	–	–	–	–	–	–	31	4.16	8.84	6.95	0.57	0.71	C53
子宫体及子宫部位不明	Uterus & Unspecified	–	–	–	–	–	–	34	4.56	9.69	7.37	0.62	0.86	C54–C55
卵巢	Ovary	–	–	–	–	–	–	22	2.95	6.27	5.41	0.42	0.51	C56
前列腺	Prostate	7	0.60	1.90	1.28	0.06	0.06	–	–	–	–	–	–	C61
睾丸	Testis	1	0.09	0.27	0.27	0.00	0.04	–	–	–	–	–	–	C62
肾及泌尿系统不明	Kidney & Unspecified Urinary Organs	7	0.60	1.90	1.68	0.12	0.21	9	1.21	2.57	2.35	0.17	0.21	C64–66,68
膀胱	Bladder	10	0.85	2.72	2.26	0.20	0.31	3	0.40	0.86	0.64	0.02	0.06	C67
脑,神经系统	Brain,Central Nervous System	21	1.79	5.70	5.42	0.45	0.50	15	2.01	4.28	3.36	0.23	0.34	C70–C72
甲状腺	Thyroid Gland	2	0.17	0.54	0.48	0.05	0.05	16	2.14	4.56	3.75	0.23	0.33	C73
淋巴瘤	Lymphoma	18	1.54	4.89	3.80	0.21	0.41	7	0.94	2.00	1.89	0.16	0.16	C81–85,88,90,96
白血病	Leukaemia	18	1.54	4.89	4.25	0.24	0.44	11	1.47	3.14	2.22	0.17	0.17	C91–C95
不明及其他恶性肿瘤	All Other Sites and Unspecified	17	1.45	4.62	3.71	0.21	0.53	16	2.14	4.56	3.44	0.23	0.40	A_O
所有部位合计	All Sites	1172	100.00	318.38	261.70	16.47	34.14	746	100.00	212.69	163.26	10.98	19.32	ALL
所有部位除外 C44	All Sites but C44	1167	99.57	317.02	260.66	16.43	33.93	741	99.33	211.26	162.26	10.94	19.17	ALLbC44
死亡 Mortality														
口腔和咽喉(除外鼻咽癌)	Lip,Oral Cavity & Pharynx but Nasopharynx	7	0.93	1.90	1.59	0.07	0.20	1	0.26	0.29	0.15	0.00	0.00	C00–10,C12–14
鼻咽癌	Nasopharynx	1	0.13	0.27	0.27	0.00	0.04	1	0.26	0.29	0.24	0.02	0.02	C11
食管	Oesophagus	227	30.31	61.67	51.00	2.76	6.47	107	27.72	30.51	22.69	0.84	3.09	C15
胃	Stomach	239	31.91	64.93	52.23	3.03	6.90	70	18.13	19.96	14.53	0.65	1.85	C16
结直肠肛门	Colon,Rectum & Anus	32	4.27	8.69	7.18	0.42	1.01	24	6.22	6.84	5.22	0.30	0.65	C18–21
肝脏	Liver	57	7.61	15.48	12.60	0.90	1.67	27	6.99	7.70	6.20	0.33	0.82	C22
胆囊及其他	Gallbladder etc.	4	0.53	1.09	0.99	0.05	0.10	2	0.52	0.57	0.42	0.00	0.05	C23–C24
胰腺	Pancreas	8	1.07	2.17	1.84	0.12	0.27	7	1.81	2.00	1.57	0.10	0.20	C25
喉	Larynx	3	0.40	0.81	0.68	0.08	0.08	1	0.26	0.29	0.22	0.00	0.06	C32
气管,支气管,肺	Trachea, Bronchus and Lung	119	15.89	32.33	26.73	1.53	3.76	43	11.14	12.26	8.89	0.60	0.91	C33–C34
其他胸腔器官	Other Thoracic Organs	1	0.13	0.27	0.16	0.00	0.00	0	0.00	0.00	0.00	0.00	0.00	C37–C38
骨	Bone	4	0.53	1.09	1.01	0.10	0.10	3	0.78	0.86	0.55	0.04	0.04	C40–C41
皮肤黑色素瘤	Melanoma of Skin	0	0.00	0.00	0.00	0.00	0.00	0	0.00	0.00	0.00	0.00	0.00	C43
乳房	Breast	0	0.00	0.00	0.00	0.00	0.00	34	8.81	9.69	7.07	0.61	0.76	C50
子宫颈	Cervix Uteri	–	–	–	–	–	–	13	3.37	3.71	2.90	0.21	0.43	C53
子宫体及子宫部位不明	Uterus & Unspecified	–	–	–	–	–	–	16	4.15	4.56	3.47	0.19	0.50	C54–C55
卵巢	Ovary	–	–	–	–	–	–	8	2.07	2.28	1.79	0.18	0.18	C56
前列腺	Prostate	5	0.67	1.36	1.23	0.00	0.18	–	–	–	–	–	–	C61
睾丸	Testis	0	0.00	0.00	0.00	0.00	0.00	–	–	–	–	–	–	C62
肾及泌尿系统不明	Kidney & Unspecified Urinary Organs	2	0.27	0.54	0.52	0.03	0.08	1	0.26	0.29	0.18	0.02	0.02	C64–66,68
膀胱	Bladder	2	0.27	0.54	0.34	0.02	0.02	2	0.52	0.57	0.49	0.02	0.06	C67
脑,神经系统	Brain,Central Nervous System	11	1.47	2.99	2.70	0.21	0.21	9	2.33	2.57	2.24	0.14	0.30	C70–C72
甲状腺	Thyroid Gland	1	0.13	0.27	0.27	0.00	0.04	2	0.52	0.57	0.79	0.05	0.05	C73
淋巴瘤	Lymphoma	13	1.74	3.53	2.66	0.22	0.27	3	0.78	0.86	0.64	0.04	0.04	C81–85,88,90,96
白血病	Leukaemia	3	0.40	0.81	0.77	0.04	0.08	5	1.30	1.43	1.48	0.10	0.10	C91–C95
不明及其他恶性肿瘤	All Other Sites and Unspecified	10	1.34	2.72	2.27	0.11	0.27	7	1.81	2.00	1.34	0.13	0.13	A_O
所有部位合计	All Sites	749	100.00	203.47	167.04	9.69	21.77	386	100.00	110.05	83.08	4.57	10.24	ALL
所有部位除外 C44	All Sites but C44	747	99.73	202.93	166.59	9.67	21.70	385	99.74	109.77	82.96	4.57	10.24	ALLbC44

表 6-3-209 睢县 2014 年癌症发病和死亡主要指标
Table 6-3-209 Incidence and mortality of cancer in Zhui Xian,2014

部位 Site		男性 Male						女性 Female						ICD-10
		病例数 No. cases	构成 (%)	粗率 Crude rate (1/10⁵)	世标率 ASR world (1/10⁵)	累积率 Cum.rate(%) 0~64	0~74	病例数 No. cases	构成 (%)	粗率 Crude rate (1/10⁵)	世标率 ASR world (1/10⁵)	累积率 Cum.rate(%) 0~64	0~74	
发病 Incidence														
口腔和咽喉(除外鼻咽癌)	Lip,Oral Cavity & Pharynx but Nasopharynx	10	0.88	2.27	2.23	0.14	0.29	9	0.87	2.20	1.71	0.10	0.17	C00-10,C12-14
鼻咽癌	Nasopharynx	11	0.97	2.49	2.28	0.19	0.24	6	0.58	1.47	1.13	0.13	0.13	C11
食管	Oesophagus	61	5.36	13.82	12.60	0.69	1.85	65	6.25	15.91	11.28	0.62	1.44	C15
胃	Stomach	110	9.67	24.92	22.57	1.18	2.74	66	6.35	16.16	11.69	0.76	1.28	C16
结直肠肛门	Colon,Rectum & Anus	73	6.42	16.54	15.38	0.86	2.00	78	7.50	19.09	13.78	0.83	1.43	C18-21
肝脏	Liver	265	23.31	60.03	52.73	3.97	6.27	90	8.65	22.03	15.48	0.92	1.87	C22
胆囊及其他	Gallbladder etc.	23	2.02	5.21	5.05	0.24	0.70	33	3.17	8.08	6.14	0.44	0.71	C23-C24
胰腺	Pancreas	28	2.46	6.34	5.66	0.34	0.63	17	1.63	4.16	2.55	0.09	0.33	C25
喉	Larynx	17	1.50	3.85	3.62	0.16	0.50	0	0.00	0.00	0.00	0.00	0.00	C32
气管,支气管,肺	Trachea, Bronchus and Lung	310	27.26	70.22	64.50	3.35	9.07	144	13.85	35.25	25.65	1.62	3.00	C33-C34
其他胸腔器官	Other Thoracic Organs	1	0.09	0.23	0.16	0.02	0.02	1	0.10	0.24	0.17	0.02	0.02	C37-C38
骨	Bone	18	1.58	4.08	3.74	0.20	0.34	9	0.87	2.20	1.52	0.09	0.16	C40-C41
皮肤黑色素瘤	Melanoma of Skin	0	0.00	0.00	0.00	0.00	0.00	0	0.00	0.00	0.00	0.00	0.00	C43
乳房	Breast	0	0.00	0.00	0.00	0.00	0.00	204	19.62	49.94	41.23	3.58	4.22	C50
子宫颈	Cervix Uteri	–	–	–	–	–	–	62	5.96	15.18	12.45	1.10	1.28	C53
子宫体及子宫部位不明	Uterus & Unspecified	–	–	–	–	–	–	55	5.29	13.46	11.14	1.04	1.15	C54-C55
卵巢	Ovary	–	–	–	–	–	–	28	2.69	6.85	6.06	0.52	0.55	C56
前列腺	Prostate	5	0.44	1.13	1.06	0.00	0.15	–	–	–	–	–	–	C61
睾丸	Testis	4	0.35	0.91	0.77	0.05	0.10	–	–	–	–	–	–	C62
肾及泌尿系统不明	Kidney & Unspecified Urinary Organs	16	1.41	3.62	3.68	0.14	0.53	12	1.15	2.94	2.48	0.21	0.25	C64-66,68
膀胱	Bladder	22	1.93	4.98	4.14	0.25	0.40	7	0.67	1.71	1.03	0.04	0.04	C67
脑,神经系统	Brain,Central Nervous System	56	4.93	12.68	12.66	0.79	1.24	50	4.81	12.24	9.70	0.72	0.99	C70-C72
甲状腺	Thyroid Gland	15	1.32	3.40	2.82	0.22	0.27	39	3.75	9.55	7.75	0.59	0.77	C73
淋巴瘤	Lymphoma	9	0.79	2.04	1.93	0.16	0.27	8	0.77	1.96	1.44	0.07	0.19	C81-85,88,90,96
白血病	Leukaemia	58	5.10	13.14	14.49	0.87	1.22	39	3.75	9.55	8.01	0.53	0.91	C91-C95
不明及其他恶性肿瘤	All Other Sites and Unspecified	25	2.20	5.66	5.17	0.33	0.47	18	1.73	4.41	3.15	0.21	0.38	A_O
所有部位合计	All Sites	1137	100.00	257.55	237.24	14.13	29.32	1040	100.00	254.58	195.53	14.21	21.08	ALL
所有部位除外 C44	All Sites but C44	1129	99.30	255.73	235.44	14.06	29.14	1037	99.71	253.84	195.16	14.21	21.04	ALLbC44
死亡 Mortality														
口腔和咽喉(除外鼻咽癌)	Lip,Oral Cavity & Pharynx but Nasopharynx	5	0.68	1.13	1.13	0.05	0.10	2	0.47	0.49	0.35	0.00	0.04	C00-10,C12-14
鼻咽癌	Nasopharynx	3	0.41	0.68	0.63	0.02	0.06	3	0.71	0.73	0.62	0.06	0.06	C11
食管	Oesophagus	34	4.63	7.70	7.25	0.16	0.89	23	5.45	5.63	3.82	0.13	0.44	C15
胃	Stomach	80	10.90	18.12	16.56	0.70	1.83	36	8.53	8.81	5.74	0.24	0.50	C16
结直肠肛门	Colon,Rectum & Anus	32	4.36	7.25	6.68	0.31	0.86	20	4.74	4.90	3.36	0.23	0.32	C18-21
肝脏	Liver	241	32.83	54.59	48.29	3.23	5.75	88	20.85	21.54	14.79	0.68	1.62	C22
胆囊及其他	Gallbladder etc.	12	1.63	2.72	3.03	0.05	0.37	27	6.40	6.61	4.71	0.24	0.54	C23-C24
胰腺	Pancreas	20	2.72	4.53	3.63	0.24	0.39	11	2.61	2.69	1.62	0.05	0.21	C25
喉	Larynx	1	0.14	0.23	0.13	0.00	0.00	0	0.00	0.00	0.00	0.00	0.00	C32
气管,支气管,肺	Trachea, Bronchus and Lung	210	28.61	47.57	43.40	1.76	5.62	83	19.67	20.32	13.65	0.66	1.36	C33-C34
其他胸腔器官	Other Thoracic Organs	0	0.00	0.00	0.00	0.00	0.00	0	0.00	0.00	0.00	0.00	0.00	C37-C38
骨	Bone	8	1.09	1.81	1.48	0.05	0.16	6	1.42	1.47	1.01	0.07	0.10	C40-C41
皮肤黑色素瘤	Melanoma of Skin	0	0.00	0.00	0.00	0.00	0.00	0	0.00	0.00	0.00	0.00	0.00	C43
乳房	Breast	0	0.00	0.00	0.00	0.00	0.00	27	6.40	6.61	5.00	0.39	0.51	C50
子宫颈	Cervix Uteri	–	–	–	–	–	–	9	2.13	2.20	1.77	0.08	0.23	C53
子宫体及子宫部位不明	Uterus & Unspecified	–	–	–	–	–	–	4	0.95	0.98	0.67	0.06	0.06	C54-C55
卵巢	Ovary	–	–	–	–	–	–	4	0.95	0.98	0.66	0.07	0.07	C56
前列腺	Prostate	2	0.27	0.45	0.34	0.03	0.03	–	–	–	–	–	–	C61
睾丸	Testis	0	0.00	0.00	0.00	0.00	0.00	–	–	–	–	–	–	C62
肾及泌尿系统不明	Kidney & Unspecified Urinary Organs	2	0.27	0.45	0.43	0.05	0.05	1	0.24	0.24	0.09	0.00	0.00	C64-66,68
膀胱	Bladder	5	0.68	1.13	1.01	0.00	0.16	2	0.47	0.49	0.37	0.03	0.03	C67
脑,神经系统	Brain,Central Nervous System	44	5.99	9.97	9.53	0.60	0.86	50	11.85	12.24	9.01	0.61	1.01	C70-C72
甲状腺	Thyroid Gland	2	0.27	0.45	0.44	0.00	0.11	0	0.00	0.00	0.00	0.00	0.00	C73
淋巴瘤	Lymphoma	5	0.68	1.13	1.03	0.07	0.18	3	0.71	0.73	0.43	0.02	0.06	C81-85,88,90,96
白血病	Leukaemia	19	2.59	4.30	4.72	0.23	0.54	16	3.79	3.92	2.83	0.23	0.23	C91-C95
不明及其他恶性肿瘤	All Other Sites and Unspecified	9	1.23	2.04	2.01	0.10	0.21	7	1.66	1.71	1.60	0.10	0.14	A_O
所有部位合计	All Sites	734	100.00	166.26	151.72	7.65	18.16	422	100.00	103.30	72.09	3.96	7.52	ALL
所有部位除外 C44	All Sites but C44	732	99.73	165.81	151.27	7.63	18.14	422	100.00	103.30	72.09	3.96	7.52	ALLbC44

表 6-3-210 虞城县 2014 年癌症发病和死亡主要指标
Table 6-3-210 Incidence and mortality of cancer in Yucheng Xian, 2014

部位 Site		男性 Male						女性 Female						ICD-10
		病例数 No. cases	构成 (%)	粗率 Crude rate (1/10⁵)	世标率 ASR world (1/10⁵)	累积率 Cum.rate(%)		病例数 No. cases	构成 (%)	粗率 Crude rate (1/10⁵)	世标率 ASR world (1/10⁵)	累积率 Cum.rate(%)		
						0~64	0~74					0~64	0~74	
发病 Incidence														
口腔和咽喉(除外鼻咽癌)	Lip,Oral Cavity & Pharynx but Nasopharynx	27	1.95	4.71	4.29	0.29	0.45	10	0.82	1.88	1.39	0.09	0.16	C00-10,C12-14
鼻咽癌	Nasopharynx	7	0.51	1.22	1.19	0.07	0.13	16	1.31	3.00	2.54	0.23	0.30	C11
食管	Oesophagus	213	15.41	37.18	34.15	2.03	4.99	223	18.25	41.86	36.48	3.14	4.46	C15
胃	Stomach	306	22.14	53.41	47.18	2.33	6.04	117	9.57	21.96	17.84	1.36	2.16	C16
结直肠肛门	Colon,Rectum & Anus	111	8.03	19.37	17.30	0.95	2.40	52	4.26	9.76	7.91	0.46	1.06	C18-21
肝脏	Liver	203	14.69	35.43	31.69	1.75	4.17	136	11.13	25.53	21.69	1.75	2.89	C22
胆囊及其他	Gallbladder etc.	11	0.80	1.92	1.56	0.08	0.22	13	1.06	2.44	1.94	0.19	0.19	C23-C24
胰腺	Pancreas	14	1.01	2.44	2.28	0.20	0.32	11	0.90	2.06	1.68	0.13	0.24	C25
喉	Larynx	15	1.09	2.62	2.27	0.09	0.37	28	2.29	5.26	4.60	0.29	0.66	C32
气管,支气管,肺	Trachea, Bronchus and Lung	298	21.56	52.01	46.55	2.84	5.91	176	14.40	33.04	27.86	2.21	3.34	C33-C34
其他胸腔器官	Other Thoracic Organs	1	0.07	0.17	0.18	0.01	0.01	1	0.08	0.19	0.15	0.02	0.02	C37-C38
骨	Bone	6	0.43	1.05	1.05	0.03	0.13	10	0.82	1.88	1.76	0.12	0.22	C40-C41
皮肤黑色素瘤	Melanoma of Skin	0	0.00	0.00	0.00	0.00	0.00	0	0.00	0.00	0.00	0.00	0.00	C43
乳房	Breast	2	0.14	0.35	0.35	0.00	0.06	130	10.64	24.40	20.73	1.47	2.54	C50
子宫颈	Cervix Uteri	–	–	–	–	–	–	68	5.56	12.76	10.40	0.82	1.22	C53
子宫体及子宫部位不明	Uterus & Unspecified	–	–	–	–	–	–	35	2.86	6.57	5.25	0.40	0.57	C54-C55
卵巢	Ovary	–	–	–	–	–	–	54	4.42	10.14	7.80	0.48	0.84	C56
前列腺	Prostate	18	1.30	3.14	2.55	0.04	0.28	–	–	–	–	–	–	C61
睾丸	Testis	3	0.22	0.52	0.38	0.00	0.04	–	–	–	–	–	–	C62
肾及泌尿系统不明	Kidney & Unspecified Urinary Organs	13	0.94	2.27	1.97	0.11	0.15	5	0.41	0.94	0.70	0.04	0.04	C64-66,68
膀胱	Bladder	6	0.43	1.05	0.83	0.06	0.09	10	0.82	1.88	1.61	0.14	0.24	C67
脑,神经系统	Brain,Central Nervous System	19	1.37	3.32	3.16	0.22	0.38	18	1.47	3.38	2.66	0.21	0.28	C70-C72
甲状腺	Thyroid Gland	12	0.87	2.09	1.84	0.10	0.23	13	1.06	2.44	2.02	0.15	0.22	C73
淋巴瘤	Lymphoma	5	0.36	0.87	0.83	0.09	0.09	6	0.49	1.13	0.71	0.03	0.06	C81-85,88,90,96
白血病	Leukaemia	30	2.17	5.24	4.96	0.37	0.46	29	2.37	5.44	5.15	0.34	0.63	C91-C95
不明及其他恶性肿瘤	All Other Sites and Unspecified	62	4.49	10.82	10.00	0.68	1.06	61	4.99	11.45	10.05	0.77	1.25	A_O
所有部位合计	All Sites	1382	100.00	241.22	216.55	12.35	27.99	1222	100.00	229.38	192.92	14.85	23.58	ALL
所有部位除外 C44	All Sites but C44	1381	99.93	241.04	216.35	12.35	27.99	1221	99.92	229.20	192.74	14.85	23.55	ALLbC44
死亡 Mortality														
口腔和咽喉(除外鼻咽癌)	Lip,Oral Cavity & Pharynx but Nasopharynx	9	1.02	1.57	1.43	0.11	0.17	7	0.90	1.31	1.08	0.07	0.14	C00-10,C12-14
鼻咽癌	Nasopharynx	2	0.23	0.35	0.30	0.03	0.03	9	1.16	1.69	1.43	0.10	0.20	C11
食管	Oesophagus	106	12.03	18.50	16.82	0.78	2.61	131	16.82	24.59	21.49	1.71	2.83	C15
胃	Stomach	229	25.99	39.97	34.63	1.23	4.32	80	10.27	15.02	12.21	0.69	1.69	C16
结直肠肛门	Colon,Rectum & Anus	64	7.26	11.17	9.96	0.36	1.42	37	4.75	6.95	5.52	0.23	0.75	C18-21
肝脏	Liver	125	14.19	21.82	19.38	0.75	2.53	100	12.84	18.77	15.69	1.09	2.21	C22
胆囊及其他	Gallbladder etc.	12	1.36	2.09	1.80	0.06	0.26	4	0.51	0.75	0.64	0.07	0.08	C23-C24
胰腺	Pancreas	6	0.68	1.05	0.90	0.07	0.14	7	0.90	1.31	1.11	0.07	0.18	C25
喉	Larynx	12	1.36	2.09	1.87	0.09	0.27	11	1.41	2.06	1.74	0.10	0.24	C32
气管,支气管,肺	Trachea, Bronchus and Lung	197	22.36	34.38	30.52	1.32	4.20	99	12.71	18.58	14.84	0.94	1.93	C33-C34
其他胸腔器官	Other Thoracic Organs	1	0.11	0.17	0.18	0.00	0.03	0	0.00	0.00	0.00	0.00	0.00	C37-C38
骨	Bone	4	0.45	0.70	0.57	0.03	0.06	6	0.77	1.13	1.08	0.08	0.14	C40-C41
皮肤黑色素瘤	Melanoma of Skin	1	0.11	0.17	0.26	0.01	0.01	1	0.13	0.19	0.15	0.00	0.04	C43
乳房	Breast	2	0.23	0.35	0.28	0.02	0.02	94	12.07	17.64	14.56	0.98	1.86	C50
子宫颈	Cervix Uteri	–	–	–	–	–	–	37	4.75	6.95	5.44	0.30	0.73	C53
子宫体及子宫部位不明	Uterus & Unspecified	–	–	–	–	–	–	22	2.82	4.13	3.06	0.24	0.35	C54-C55
卵巢	Ovary	–	–	–	–	–	–	47	6.03	8.82	6.37	0.33	0.72	C56
前列腺	Prostate	15	1.70	2.62	2.00	0.00	0.24	–	–	–	–	–	–	C61
睾丸	Testis	2	0.23	0.35	0.24	0.00	0.04	–	–	–	–	–	–	C62
肾及泌尿系统不明	Kidney & Unspecified Urinary Organs	10	1.14	1.75	1.59	0.04	0.08	3	0.39	0.56	0.38	0.00	0.04	C64-66,68
膀胱	Bladder	7	0.79	1.22	0.95	0.02	0.08	7	0.90	1.31	1.18	0.07	0.17	C67
脑,神经系统	Brain,Central Nervous System	11	1.25	1.92	1.77	0.10	0.23	10	1.28	1.88	1.36	0.10	0.13	C70-C72
甲状腺	Thyroid Gland	9	1.02	1.57	1.21	0.04	0.11	10	1.28	1.88	1.57	0.11	0.17	C73
淋巴瘤	Lymphoma	6	0.68	1.05	0.95	0.09	0.09	7	0.90	1.31	0.80	0.03	0.11	C81-85,88,90,96
白血病	Leukaemia	15	1.70	2.62	2.39	0.13	0.26	20	2.57	3.75	3.32	0.15	0.46	C91-C95
不明及其他恶性肿瘤	All Other Sites and Unspecified	36	4.09	6.28	5.60	0.30	0.49	30	3.85	5.63	4.53	0.28	0.52	A_O
所有部位合计	All Sites	881	100.00	153.77	135.60	5.60	17.69	779	100.00	146.23	119.57	7.70	15.69	ALL
所有部位除外 C44	All Sites but C44	878	99.66	153.25	135.07	5.56	17.65	778	99.87	146.04	119.41	7.68	15.67	ALLbC44

表 6-3-211　罗山县 2014 年癌症发病和死亡主要指标

Table 6-3-211　Incidence and mortality of cancer in Luoshan Xian, 2014

部位 Site		男性 Male						女性 Female						ICD-10
		病例数 No. cases	构成 (%)	粗率 Crude rate (1/10⁵)	世标率 ASR world (1/10⁵)	累积率 Cum.rate(%)		病例数 No. cases	构成 (%)	粗率 Crude rate (1/10⁵)	世标率 ASR world (1/10⁵)	累积率 Cum.rate(%)		
						0~64	0~74					0~64	0~74	
发病 Incidence														
口腔和咽喉(除外鼻咽癌)	Lip,Oral Cavity & Pharynx but Nasopharynx	8	0.72	2.05	2.15	0.14	0.24	0	0.00	0.00	0.00	0.00	0.00	C00-10,C12-14
鼻咽癌	Nasopharynx	32	2.88	8.18	7.64	0.49	0.98	9	1.35	2.54	2.04	0.18	0.24	C11
食管	Oesophagus	94	8.47	24.03	26.46	1.23	3.02	23	3.45	6.49	6.01	0.18	0.50	C15
胃	Stomach	272	24.50	69.54	77.19	3.64	8.81	86	12.89	24.27	22.16	1.38	2.27	C16
结直肠肛门	Colon,Rectum & Anus	99	8.92	25.31	27.46	1.45	2.93	80	11.99	22.57	20.61	1.08	2.47	C18-21
肝脏	Liver	173	15.59	44.23	43.09	2.46	4.74	70	10.49	19.75	17.99	0.75	2.30	C22
胆囊及其他	Gallbladder etc.	3	0.27	0.77	0.77	0.05	0.05	6	0.90	1.69	1.45	0.07	0.19	C23-C24
胰腺	Pancreas	19	1.71	4.86	4.50	0.32	0.55	11	1.65	3.10	3.03	0.18	0.48	C25
喉	Larynx	3	0.27	0.77	0.83	0.06	0.12	2	0.30	0.56	0.40	0.05	0.05	C32
气管,支气管,肺	Trachea, Bronchus and Lung	264	23.78	67.49	72.27	3.56	8.81	93	13.94	26.24	25.63	1.01	2.31	C33-C34
其他胸腔器官	Other Thoracic Organs	3	0.27	0.77	0.78	0.09	0.09	1	0.15	0.28	0.23	0.01	0.01	C37-C38
骨	Bone	15	1.35	3.83	3.44	0.18	0.37	5	0.75	1.41	1.29	0.07	0.12	C40-C41
皮肤黑色素瘤	Melanoma of Skin	0	0.00	0.00	0.00	0.00	0.00	0	0.00	0.00	0.00	0.00	0.00	C43
乳房	Breast	4	0.36	1.02	0.87	0.06	0.11	74	11.09	20.88	16.72	1.57	1.77	C50
子宫颈	Cervix Uteri	–	–	–	–	–	–	74	11.09	20.88	16.95	1.36	1.79	C53
子宫体及子宫部位不明	Uterus & Unspecified	–	–	–	–	–	–	5	0.75	1.41	1.17	0.11	0.11	C54-C55
卵巢	Ovary	–	–	–	–	–	–	8	1.20	2.26	1.65	0.16	0.16	C56
前列腺	Prostate	14	1.26	3.58	4.97	0.23	0.39	–	–	–	–	–	–	C61
睾丸	Testis	0	0.00	0.00	0.00	0.00	0.00	–	–	–	–	–	–	C62
肾及泌尿系统不明	Kidney & Unspecified Urinary Organs	7	0.63	1.79	2.89	0.10	0.16	6	0.90	1.69	1.45	0.10	0.15	C64-66,68
膀胱	Bladder	12	1.08	3.07	3.29	0.10	0.50	2	0.30	0.56	0.51	0.06	0.06	C67
脑,神经系统	Brain,Central Nervous System	28	2.52	7.16	6.09	0.61	0.67	29	4.35	8.18	7.13	0.39	0.99	C70-C72
甲状腺	Thyroid Gland	4	0.36	1.02	0.88	0.08	0.08	52	7.80	14.67	11.13	0.96	1.08	C73
淋巴瘤	Lymphoma	14	1.26	3.58	3.37	0.23	0.40	13	1.95	3.67	3.31	0.25	0.45	C81-85,88,90,96
白血病	Leukaemia	19	1.71	4.86	4.78	0.34	0.51	4	0.60	1.13	1.29	0.11	0.11	C91-C95
不明及其他恶性肿瘤	All Other Sites and Unspecified	23	2.07	5.88	6.66	0.31	0.48	14	2.10	3.95	3.24	0.19	0.32	A_O
所有部位合计	All Sites	1110	100.00	283.79	300.36	15.73	34.01	667	100.00	188.20	165.38	10.22	17.94	ALL
所有部位除外 C44	All Sites but C44	1105	99.55	282.51	299.10	15.66	33.94	664	99.55	187.35	164.74	10.20	17.92	ALLbC44
死亡 Mortality														
口腔和咽喉(除外鼻咽癌)	Lip,Oral Cavity & Pharynx but Nasopharynx	5	0.69	1.28	1.04	0.08	0.08	0	0.00	0.00	0.00	0.00	0.00	C00-10,C12-14
鼻咽癌	Nasopharynx	8	1.10	2.05	1.99	0.09	0.34	2	0.51	0.56	0.40	0.05	0.05	C11
食管	Oesophagus	52	7.13	13.29	14.94	0.54	1.45	19	4.85	5.36	5.01	0.08	0.52	C15
胃	Stomach	169	23.18	43.21	49.72	1.86	5.14	69	17.60	19.47	17.85	0.77	1.69	C16
结直肠肛门	Colon,Rectum & Anus	46	6.31	11.76	14.20	0.68	1.23	46	11.73	12.98	11.80	0.78	1.28	C18-21
肝脏	Liver	133	18.24	34.00	32.91	2.05	3.69	49	12.50	13.83	12.99	0.52	1.72	C22
胆囊及其他	Gallbladder etc.	1	0.14	0.26	0.16	0.01	0.01	5	1.28	1.41	1.31	0.06	0.19	C23-C24
胰腺	Pancreas	16	2.19	4.09	4.52	0.18	0.42	5	1.28	1.41	1.18	0.05	0.11	C25
喉	Larynx	3	0.41	0.77	0.81	0.06	0.11	2	0.51	0.56	0.45	0.03	0.03	C32
气管,支气管,肺	Trachea, Bronchus and Lung	206	28.26	52.67	59.23	2.82	6.81	81	20.66	22.85	23.40	0.83	2.16	C33-C34
其他胸腔器官	Other Thoracic Organs	1	0.14	0.26	0.31	0.04	0.04	1	0.26	0.28	0.23	0.01	0.01	C37-C38
骨	Bone	8	1.10	2.05	1.99	0.14	0.26	2	0.51	0.56	0.53	0.00	0.05	C40-C41
皮肤黑色素瘤	Melanoma of Skin	0	0.00	0.00	0.00	0.00	0.00	0	0.00	0.00	0.00	0.00	0.00	C43
乳房	Breast	1	0.14	0.26	0.32	0.00	0.05	28	7.14	7.90	6.53	0.55	0.65	C50
子宫颈	Cervix Uteri	–	–	–	–	–	–	26	6.63	7.34	6.26	0.42	0.74	C53
子宫体及子宫部位不明	Uterus & Unspecified	–	–	–	–	–	–	2	0.51	0.56	0.46	0.02	0.09	C54-C55
卵巢	Ovary	–	–	–	–	–	–	7	1.79	1.98	1.74	0.18	0.24	C56
前列腺	Prostate	12	1.65	3.07	4.23	0.10	0.34	–	–	–	–	–	–	C61
睾丸	Testis	0	0.00	0.00	0.00	0.00	0.00	–	–	–	–	–	–	C62
肾及泌尿系统不明	Kidney & Unspecified Urinary Organs	4	0.55	1.02	1.92	0.04	0.04	2	0.51	0.56	0.54	0.04	0.04	C64-66,68
膀胱	Bladder	5	0.69	1.28	1.13	0.04	0.11	1	0.26	0.28	0.19	0.02	0.02	C67
脑,神经系统	Brain,Central Nervous System	19	2.61	4.86	4.50	0.42	0.47	20	5.10	5.64	4.91	0.32	0.64	C70-C72
甲状腺	Thyroid Gland	0	0.00	0.00	0.00	0.00	0.00	3	0.77	0.85	0.85	0.06	0.11	C73
淋巴瘤	Lymphoma	8	1.10	2.05	2.09	0.17	0.29	8	2.04	2.26	1.97	0.12	0.29	C81-85,88,90,96
白血病	Leukaemia	17	2.33	4.35	4.06	0.32	0.45	6	1.53	1.69	1.62	0.14	0.20	C91-C95
不明及其他恶性肿瘤	All Other Sites and Unspecified	15	2.06	3.83	4.86	0.16	0.40	8	2.04	2.26	1.86	0.07	0.20	A_O
所有部位合计	All Sites	729	100.00	186.38	204.91	9.80	21.74	392	100.00	110.61	102.09	5.09	11.03	ALL
所有部位除外 C44	All Sites but C44	728	99.86	186.12	204.61	9.80	21.74	391	99.74	110.32	101.81	5.08	11.02	ALLbC44

表 6-3-212 沈丘县 2014 年癌症发病和死亡主要指标
Table 6-3-212 Incidence and mortality of cancer in Shenqiu Xian, 2014

部位 Site		男性 Male						女性 Female						ICD-10
		病例数 No. cases	构成 (%)	粗率 Crude rate (1/10⁵)	世标率 ASR world (1/10⁵)	累积率 Cum.rate(%)		病例数 No. cases	构成 (%)	粗率 Crude rate (1/10⁵)	世标率 ASR world (1/10⁵)	累积率 Cum.rate(%)		
						0~64	0~74					0~64	0~74	
发病 Incidence														
口腔和咽喉(除外鼻咽癌)	Lip,Oral Cavity & Pharynx but Nasopharynx	11	0.62	1.84	1.62	0.11	0.22	8	0.55	1.38	1.28	0.12	0.15	C00-10,C12-14
鼻咽癌	Nasopharynx	13	0.74	2.18	1.83	0.17	0.20	3	0.21	0.52	0.40	0.04	0.04	C11
食管	Oesophagus	181	10.26	30.33	25.85	1.62	3.25	136	9.41	23.41	17.78	0.90	2.16	C15
胃	Stomach	211	11.96	35.36	30.07	1.74	3.71	111	7.68	19.11	14.34	0.78	1.66	C16
结直肠肛门	Colon,Rectum & Anus	103	5.84	17.26	14.80	1.07	1.64	104	7.19	17.90	13.71	0.92	1.50	C18-21
肝脏	Liver	357	20.24	59.82	52.70	3.69	6.37	143	9.89	24.62	19.46	1.27	2.22	C22
胆囊及其他	Gallbladder etc.	12	0.68	2.01	2.07	0.16	0.26	22	1.52	3.79	2.62	0.07	0.33	C23-C24
胰腺	Pancreas	26	1.47	4.36	3.84	0.22	0.54	16	1.11	2.75	2.26	0.15	0.31	C25
喉	Larynx	18	1.02	3.02	2.52	0.18	0.28	5	0.35	0.86	0.61	0.03	0.08	C32
气管,支气管,肺	Trachea, Bronchus and Lung	561	31.80	94.00	79.52	4.48	9.69	286	19.78	49.23	38.22	2.42	4.53	C33-C34
其他胸腔器官	Other Thoracic Organs	1	0.06	0.17	0.12	0.01	0.01	4	0.28	0.69	0.65	0.07	0.07	C37-C38
骨	Bone	29	1.64	4.86	4.76	0.37	0.50	19	1.31	3.27	3.03	0.23	0.26	C40-C41
皮肤黑色素瘤	Melanoma of Skin	2	0.11	0.34	0.28	0.01	0.01	2	0.14	0.34	0.20	0.00	0.03	C43
乳房	Breast	0	0.00	0.00	0.00	0.00	0.00	197	13.62	33.91	30.26	2.59	3.25	C50
子宫颈	Cervix Uteri	–	–	–	–	–	–	105	7.26	18.07	15.47	1.25	1.78	C53
子宫体及子宫部位不明	Uterus & Unspecified	–	–	–	–	–	–	16	1.11	2.75	2.55	0.20	0.30	C54-C55
卵巢	Ovary	–	–	–	–	–	–	35	2.42	6.02	5.58	0.49	0.61	C56
前列腺	Prostate	11	0.62	1.84	1.31	0.02	0.14	–	–	–	–	–	–	C61
睾丸	Testis	3	0.17	0.50	0.56	0.04	0.04	–	–	–	–	–	–	C62
肾及泌尿系统不明	Kidney & Unspecified Urinary Organs	14	0.79	2.35	2.28	0.21	0.30	7	0.48	1.20	1.08	0.10	0.13	C64-66,68
膀胱	Bladder	36	2.04	6.03	5.27	0.19	0.65	12	0.83	2.07	1.41	0.04	0.17	C67
脑,神经系统	Brain,Central Nervous System	77	4.37	12.90	11.79	0.85	1.29	94	6.50	16.18	14.93	1.19	1.63	C70-C72
甲状腺	Thyroid Gland	7	0.40	1.17	1.06	0.09	0.12	30	2.07	5.16	4.30	0.35	0.43	C73
淋巴瘤	Lymphoma	22	1.25	3.69	3.12	0.19	0.36	35	2.42	6.02	5.44	0.40	0.58	C81-85,88,90,96
白血病	Leukaemia	39	2.21	6.53	6.48	0.40	0.50	42	2.90	7.23	7.85	0.48	0.64	C91-C95
不明及其他恶性肿瘤	All Other Sites and Unspecified	30	1.70	5.03	4.29	0.31	0.43	14	0.97	2.41	1.92	0.10	0.18	A_O
所有部位合计	All Sites	1764	100.00	295.58	256.17	16.14	30.52	1446	100.00	248.92	205.37	14.17	23.05	ALL
所有部位除外 C44	All Sites but C44	1756	99.55	294.24	255.18	16.08	30.40	1438	99.45	247.54	204.29	14.11	22.96	ALLbC44
死亡 Mortality														
口腔和咽喉(除外鼻咽癌)	Lip,Oral Cavity & Pharynx but Nasopharynx	11	0.76	1.84	1.67	0.11	0.20	5	0.55	0.86	0.50	0.02	0.04	C00-10,C12-14
鼻咽癌	Nasopharynx	5	0.34	0.84	0.68	0.05	0.08	7	0.77	1.20	1.25	0.13	0.13	C11
食管	Oesophagus	177	12.16	29.66	24.71	1.27	2.94	123	13.52	21.17	14.84	0.53	1.75	C15
胃	Stomach	204	14.01	34.18	28.90	1.43	3.61	116	12.75	19.97	13.78	0.57	1.48	C16
结直肠肛门	Colon,Rectum & Anus	68	4.67	11.39	10.24	0.65	1.44	62	6.81	10.67	7.92	0.51	0.86	C18-21
肝脏	Liver	341	23.42	57.14	50.29	3.64	5.89	133	14.62	22.89	18.74	1.29	2.26	C22
胆囊及其他	Gallbladder etc.	9	0.62	1.51	1.51	0.10	0.18	19	2.09	3.27	2.42	0.08	0.35	C23-C24
胰腺	Pancreas	18	1.24	3.02	2.72	0.18	0.37	12	1.32	2.07	1.24	0.02	0.14	C25
喉	Larynx	11	0.76	1.84	1.52	0.09	0.20	1	0.11	0.17	0.15	0.00	0.02	C32
气管,支气管,肺	Trachea, Bronchus and Lung	435	29.88	72.89	60.87	3.51	7.32	211	23.19	36.32	27.07	1.41	3.19	C33-C34
其他胸腔器官	Other Thoracic Organs	1	0.07	0.17	0.15	0.02	0.02	1	0.11	0.17	0.16	0.02	0.02	C37-C38
骨	Bone	19	1.30	3.18	3.08	0.25	0.39	6	0.66	1.03	0.91	0.07	0.07	C40-C41
皮肤黑色素瘤	Melanoma of Skin	0	0.00	0.00	0.00	0.00	0.00	0	0.00	0.00	0.00	0.00	0.00	C43
乳房	Breast	0	0.00	0.00	0.00	0.00	0.00	64	7.03	11.02	9.60	0.81	0.99	C50
子宫颈	Cervix Uteri	–	–	–	–	–	–	41	4.51	7.06	5.60	0.31	0.78	C53
子宫体及子宫部位不明	Uterus & Unspecified	–	–	–	–	–	–	5	0.55	0.86	0.81	0.07	0.10	C54-C55
卵巢	Ovary	–	–	–	–	–	–	15	1.65	2.58	2.25	0.18	0.26	C56
前列腺	Prostate	10	0.69	1.68	1.32	0.05	0.13	–	–	–	–	–	–	C61
睾丸	Testis	1	0.07	0.17	0.12	0.00	0.03	–	–	–	–	–	–	C62
肾及泌尿系统不明	Kidney & Unspecified Urinary Organs	13	0.89	2.18	1.95	0.14	0.28	5	0.55	0.86	0.76	0.06	0.09	C64-66,68
膀胱	Bladder	29	1.99	4.86	3.91	0.11	0.56	8	0.88	1.38	0.91	0.01	0.15	C67
脑,神经系统	Brain,Central Nervous System	36	2.47	6.03	4.90	0.33	0.52	28	3.08	4.82	3.89	0.23	0.48	C70-C72
甲状腺	Thyroid Gland	2	0.14	0.34	0.28	0.02	0.02	4	0.44	0.69	0.57	0.03	0.08	C73
淋巴瘤	Lymphoma	24	1.65	4.02	3.55	0.23	0.47	11	1.21	1.89	1.58	0.12	0.20	C81-85,88,90,96
白血病	Leukaemia	23	1.58	3.85	3.57	0.21	0.35	23	2.53	3.96	3.85	0.28	0.45	C91-C95
不明及其他恶性肿瘤	All Other Sites and Unspecified	19	1.30	3.18	2.74	0.22	0.30	10	1.10	1.72	1.21	0.06	0.12	A_O
所有部位合计	All Sites	1456	100.00	243.97	208.68	12.60	25.29	910	100.00	156.65	119.99	6.80	14.00	ALL
所有部位除外 C44	All Sites but C44	1450	99.59	242.97	207.74	12.51	25.18	904	99.34	155.62	119.22	6.75	13.94	ALLbC44

表 6-3-213 郸城县 2014 年癌症发病和死亡主要指标
Table 6-3-213 Incidence and mortality of cancer in Dancheng Xian, 2014

部位 Site		男性 Male						女性 Female						ICD-10
		病例数 No. cases	构成 (%)	粗率 Crude rate (1/10⁵)	世标率 ASR world (1/10⁵)	累积率 Cum.rate(%)		病例数 No. cases	构成 (%)	粗率 Crude rate (1/10⁵)	世标率 ASR world (1/10⁵)	累积率 Cum.rate(%)		
						0~64	0~74					0~64	0~74	
发病 Incidence														
口腔和咽喉(除外鼻咽癌)	Lip,Oral Cavity & Pharynx but Nasopharynx	34	1.95	4.81	4.55	0.33	0.60	34	2.04	5.10	5.12	0.45	0.60	C00-10,C12-14
鼻咽癌	Nasopharynx	12	0.69	1.70	1.25	0.09	0.12	9	0.54	1.35	1.59	0.16	0.22	C11
食管	Oesophagus	252	14.42	35.68	38.75	2.17	5.36	193	11.56	28.95	29.03	1.57	4.18	C15
胃	Stomach	246	14.07	34.83	36.00	2.48	4.87	186	11.14	27.90	26.43	2.25	3.18	C16
结直肠肛门	Colon,Rectum & Anus	115	6.58	16.28	15.99	1.11	2.01	120	7.19	18.00	16.60	1.15	2.12	C18-21
肝脏	Liver	256	14.65	36.24	37.02	2.67	4.77	168	10.06	25.20	23.97	1.66	2.88	C22
胆囊及其他	Gallbladder etc.	10	0.57	1.42	1.48	0.09	0.23	15	0.90	2.25	2.02	0.14	0.20	C23-C24
胰腺	Pancreas	16	0.92	2.27	2.25	0.13	0.33	15	0.90	2.25	2.15	0.12	0.31	C25
喉	Larynx	20	1.14	2.83	3.04	0.16	0.42	14	0.84	2.10	2.08	0.16	0.24	C32
气管,支气管,肺	Trachea, Bronchus and Lung	535	30.61	75.74	76.40	5.05	10.25	199	11.92	29.85	29.25	2.08	4.03	C33-C34
其他胸腔器官	Other Thoracic Organs	5	0.29	0.71	0.87	0.09	0.12	7	0.42	1.05	1.10	0.12	0.12	C37-C38
骨	Bone	6	0.34	0.85	0.87	0.05	0.08	5	0.30	0.75	0.71	0.08	0.08	C40-C41
皮肤黑色素瘤	Melanoma of Skin	2	0.11	0.28	0.28	0.01	0.04	1	0.06	0.15	0.18	0.00	0.03	C43
乳房	Breast	1	0.06	0.14	0.11	0.01	0.01	368	22.04	55.20	50.31	3.82	6.51	C50
子宫颈	Cervix Uteri	–	–	–	–	–	–	74	4.43	11.10	9.19	0.76	1.04	C53
子宫体及子宫部位不明	Uterus & Unspecified	–	–	–	–	–	–	40	2.40	6.00	5.95	0.55	0.73	C54-C55
卵巢	Ovary	–	–	–	–	–	–	43	2.57	6.45	5.95	0.56	0.69	C56
前列腺	Prostate	12	0.69	1.70	1.64	0.08	0.18	–	–	–	–	–	–	C61
睾丸	Testis	3	0.17	0.42	0.33	0.03	0.03	–	–	–	–	–	–	C62
肾及泌尿系统不明	Kidney & Unspecified Urinary Organs	17	0.97	2.41	2.54	0.21	0.24	10	0.60	1.50	1.22	0.09	0.12	C64-66,68
膀胱	Bladder	11	0.63	1.56	1.87	0.05	0.24	8	0.48	1.20	1.21	0.07	0.10	C67
脑,神经系统	Brain,Central Nervous System	39	2.23	5.52	5.66	0.38	0.48	32	1.92	4.80	4.71	0.36	0.54	C70-C72
甲状腺	Thyroid Gland	11	0.63	1.56	1.30	0.10	0.14	14	0.84	2.10	1.94	0.12	0.24	C73
淋巴瘤	Lymphoma	23	1.32	3.26	3.30	0.22	0.36	13	0.78	1.95	2.02	0.06	0.30	C81-85,88,90,96
白血病	Leukaemia	64	3.66	9.06	10.62	0.67	0.87	43	2.57	6.45	8.74	0.43	0.58	C91-C95
不明及其他恶性肿瘤	All Other Sites and Unspecified	58	3.32	8.21	7.91	0.44	0.89	59	3.53	8.85	8.03	0.46	0.97	A_O
所有部位合计	All Sites	1748	100.00	247.47	254.04	16.63	32.64	1670	100.00	250.49	239.50	17.22	30.03	ALL
所有部位除外 C44	All Sites but C44	1733	99.14	245.35	251.94	16.53	32.39	1656	99.16	248.39	237.53	17.14	29.79	ALLbC44
死亡 Mortality														
口腔和咽喉(除外鼻咽癌)	Lip,Oral Cavity & Pharynx but Nasopharynx	22	1.50	3.11	2.86	0.22	0.32	22	1.89	3.30	3.33	0.28	0.37	C00-10,C12-14
鼻咽癌	Nasopharynx	8	0.54	1.13	0.91	0.06	0.12	6	0.52	0.90	1.06	0.09	0.15	C11
食管	Oesophagus	209	14.24	29.59	33.45	2.37	4.70	158	13.60	23.70	23.42	1.13	3.32	C15
胃	Stomach	209	14.24	29.59	27.21	1.67	3.16	146	12.56	21.90	20.34	1.32	2.53	C16
结直肠肛门	Colon,Rectum & Anus	72	4.90	10.19	9.99	0.60	1.06	71	6.11	10.65	9.52	0.68	1.13	C18-21
肝脏	Liver	244	16.62	34.54	34.26	2.81	4.27	154	13.25	23.10	22.19	1.61	2.62	C22
胆囊及其他	Gallbladder etc.	8	0.54	1.13	1.01	0.04	0.14	12	1.03	1.80	1.73	0.10	0.19	C23-C24
胰腺	Pancreas	15	1.02	2.12	2.33	0.14	0.33	14	1.20	2.10	2.06	0.07	0.36	C25
喉	Larynx	19	1.29	2.69	2.76	0.13	0.32	11	0.95	1.65	1.63	0.10	0.22	C32
气管,支气管,肺	Trachea, Bronchus and Lung	475	32.36	67.25	70.63	4.07	9.46	177	15.23	26.55	26.24	1.80	3.40	C33-C34
其他胸腔器官	Other Thoracic Organs	4	0.27	0.57	0.66	0.03	0.09	7	0.60	1.05	0.91	0.06	0.13	C37-C38
骨	Bone	5	0.34	0.71	0.61	0.03	0.07	5	0.43	0.75	0.71	0.07	0.07	C40-C41
皮肤黑色素瘤	Melanoma of Skin	1	0.07	0.14	0.19	0.00	0.03	1	0.09	0.15	0.18	0.00	0.03	C43
乳房	Breast	1	0.07	0.14	0.11	0.01	0.01	150	12.91	22.50	18.08	1.49	2.10	C50
子宫颈	Cervix Uteri	–	–	–	–	–	–	38	3.27	5.70	4.76	0.34	0.53	C53
子宫体及子宫部位不明	Uterus & Unspecified	–	–	–	–	–	–	28	2.41	4.20	4.16	0.41	0.47	C54-C55
卵巢	Ovary	–	–	–	–	–	–	30	2.58	4.50	4.04	0.22	0.47	C56
前列腺	Prostate	8	0.54	1.13	1.16	0.06	0.10	–	–	–	–	–	–	C61
睾丸	Testis	3	0.20	0.42	0.49	0.03	0.06	–	–	–	–	–	–	C62
肾及泌尿系统不明	Kidney & Unspecified Urinary Organs	14	0.95	1.98	2.12	0.18	0.24	7	0.60	1.05	0.88	0.05	0.09	C64-66,68
膀胱	Bladder	9	0.61	1.27	1.37	0.03	0.18	7	0.60	1.05	1.11	0.07	0.10	C67
脑,神经系统	Brain,Central Nervous System	34	2.32	4.81	4.55	0.34	0.46	26	2.24	3.90	3.73	0.25	0.54	C70-C72
甲状腺	Thyroid Gland	7	0.48	0.99	0.87	0.08	0.08	9	0.77	1.35	1.27	0.05	0.17	C73
淋巴瘤	Lymphoma	17	1.16	2.41	2.24	0.15	0.29	8	0.69	1.20	1.12	0.03	0.16	C81-85,88,90,96
白血病	Leukaemia	43	2.93	6.09	6.82	0.42	0.53	30	2.58	4.50	6.03	0.30	0.33	C91-C95
不明及其他恶性肿瘤	All Other Sites and Unspecified	41	2.79	5.80	5.59	0.22	0.57	45	3.87	6.75	6.41	0.30	0.89	A_O
所有部位合计	All Sites	1468	100.00	207.83	212.18	13.69	26.59	1162	100.00	174.29	164.89	10.84	20.37	ALL
所有部位除外 C44	All Sites but C44	1460	99.46	206.70	211.22	13.67	26.50	1155	99.40	173.24	163.92	10.81	20.24	ALLbC44

表 6-3-214 西平县 2014 年癌症发病和死亡主要指标
Table 6-3-214 Incidence and mortality of cancer in Xiping Xian,2014

部位 Site		男性 Male						女性 Female						ICD-10
		病例数 No. cases	构成 (%)	粗率 Crude rate (1/10⁵)	世标率 ASR world (1/10⁵)	累积率 Cum.rate(%)		病例数 No. cases	构成 (%)	粗率 Crude rate (1/10⁵)	世标率 ASR world (1/10⁵)	累积率 Cum.rate(%)		
						0~64	0~74					0~64	0~74	
发病 Incidence														
口腔和咽喉(除外鼻咽癌)	Lip,Oral Cavity & Pharynx but Nasopharynx	12	1.12	2.67	1.81	0.07	0.15	6	0.63	1.41	1.09	0.08	0.12	C00-10,C12-14
鼻咽癌	Nasopharynx	8	0.75	1.78	1.29	0.09	0.13	4	0.42	0.94	0.66	0.05	0.09	C11
食管	Oesophagus	141	13.18	31.34	25.63	1.05	2.54	87	9.06	20.48	13.20	0.38	1.67	C15
胃	Stomach	112	10.47	24.89	19.66	0.87	2.02	55	5.73	12.94	8.23	0.38	0.80	C16
结直肠肛门	Colon,Rectum & Anus	72	6.73	16.00	12.09	0.79	1.45	62	6.46	14.59	10.05	0.60	1.20	C18-21
肝脏	Liver	159	14.86	35.34	27.16	1.84	2.91	76	7.92	17.89	11.57	0.64	1.26	C22
胆囊及其他	Gallbladder etc.	19	1.78	4.22	3.21	0.14	0.33	31	3.23	7.30	5.08	0.25	0.52	C23-C24
胰腺	Pancreas	19	1.78	4.22	3.42	0.12	0.37	14	1.46	3.30	2.37	0.16	0.27	C25
喉	Larynx	13	1.21	2.89	2.40	0.20	0.20	0	0.00	0.00	0.00	0.00	0.00	C32
气管,支气管,肺	Trachea, Bronchus and Lung	289	27.01	64.23	50.77	2.15	5.66	125	13.02	29.42	18.83	1.05	1.86	C33-C34
其他胸腔器官	Other Thoracic Organs	5	0.47	1.11	0.90	0.05	0.13	4	0.42	0.94	1.16	0.06	0.09	C37-C38
骨	Bone	9	0.84	2.00	1.72	0.07	0.16	11	1.15	2.59	1.86	0.12	0.23	C40-C41
皮肤黑色素瘤	Melanoma of Skin	2	0.19	0.44	0.50	0.04	0.04	1	0.10	0.24	0.16	0.00	0.04	C43
乳房	Breast	0	0.00	0.00	0.00	0.00	0.00	164	17.08	38.60	28.16	2.56	2.90	C50
子宫颈	Cervix Uteri	–	–	–	–	–	–	65	6.77	15.30	11.38	0.95	1.22	C53
子宫体及子宫部位不明	Uterus & Unspecified	–	–	–	–	–	–	31	3.23	7.30	5.47	0.50	0.64	C54-C55
卵巢	Ovary	–	–	–	–	–	–	32	3.33	7.53	6.22	0.47	0.63	C56
前列腺	Prostate	18	1.68	4.00	3.33	0.12	0.32	–	–	–	–	–	–	C61
睾丸	Testis	0	0.00	0.00	0.00	0.00	0.00	–	–	–	–	–	–	C62
肾及泌尿系统不明	Kidney & Unspecified Urinary Organs	9	0.84	2.00	1.89	0.12	0.20	7	0.73	1.65	1.05	0.07	0.11	C64-66,68
膀胱	Bladder	17	1.59	3.78	2.68	0.09	0.33	7	0.73	1.65	0.84	0.05	0.05	C67
脑,神经系统	Brain,Central Nervous System	53	4.95	11.78	11.17	0.72	0.94	48	5.00	11.30	8.65	0.68	0.84	C70-C72
甲状腺	Thyroid Gland	2	0.19	0.44	0.37	0.03	0.03	25	2.60	5.88	4.57	0.32	0.38	C73
淋巴瘤	Lymphoma	43	4.02	9.56	7.71	0.58	0.82	20	2.08	4.71	3.38	0.28	0.43	C81-85,88,90,96
白血病	Leukaemia	34	3.18	7.56	6.80	0.45	0.61	40	4.17	9.41	7.71	0.44	0.70	C91-C95
不明及其他恶性肿瘤	All Other Sites and Unspecified	34	3.18	7.56	6.89	0.41	0.73	45	4.69	10.59	8.02	0.58	0.77	A_O
所有部位合计	All Sites	1070	100.00	237.81	191.40	10.02	20.04	960	100.00	225.95	159.69	10.69	16.83	ALL
所有部位除外 C44	All Sites but C44	1063	99.35	236.25	189.97	9.95	19.86	954	99.38	224.54	158.93	10.66	16.77	ALLbC44
死亡 Mortality														
口腔和咽喉(除外鼻咽癌)	Lip,Oral Cavity & Pharynx but Nasopharynx	7	0.83	1.56	1.03	0.06	0.06	2	0.36	0.47	0.35	0.03	0.03	C00-10,C12-14
鼻咽癌	Nasopharynx	3	0.36	0.67	0.53	0.04	0.09	3	0.53	0.71	0.46	0.04	0.04	C11
食管	Oesophagus	118	13.98	26.23	21.62	0.65	1.90	74	13.17	17.42	9.88	0.17	0.97	C15
胃	Stomach	98	11.61	21.78	17.79	0.57	1.44	45	8.01	10.59	6.30	0.23	0.58	C16
结直肠肛门	Colon,Rectum & Anus	31	3.67	6.89	5.31	0.24	0.61	33	5.87	7.77	5.27	0.26	0.51	C18-21
肝脏	Liver	155	18.36	34.45	26.52	1.76	2.61	70	12.46	16.48	10.55	0.49	1.08	C22
胆囊及其他	Gallbladder etc.	12	1.42	2.67	2.09	0.08	0.16	26	4.63	6.12	3.86	0.21	0.29	C23-C24
胰腺	Pancreas	18	2.13	4.00	3.20	0.11	0.38	13	2.31	3.06	2.27	0.11	0.28	C25
喉	Larynx	6	0.71	1.33	1.30	0.06	0.14	1	0.18	0.24	0.16	0.02	0.02	C32
气管,支气管,肺	Trachea, Bronchus and Lung	264	31.28	58.67	45.99	1.74	4.67	119	21.17	28.01	17.04	0.69	1.62	C33-C34
其他胸腔器官	Other Thoracic Organs	2	0.24	0.44	0.33	0.03	0.03	2	0.36	0.47	0.27	0.00	0.03	C37-C38
骨	Bone	6	0.71	1.33	1.28	0.03	0.13	9	1.60	2.12	1.35	0.07	0.14	C40-C41
皮肤黑色素瘤	Melanoma of Skin	0	0.00	0.00	0.00	0.00	0.00	2	0.36	0.47	0.35	0.00	0.07	C43
乳房	Breast	1	0.12	0.22	0.16	0.01	0.01	50	8.90	11.77	8.48	0.69	0.86	C50
子宫颈	Cervix Uteri	–	–	–	–	–	–	19	3.38	4.47	3.25	0.26	0.37	C53
子宫体及子宫部位不明	Uterus & Unspecified	–	–	–	–	–	–	15	2.67	3.53	2.56	0.16	0.33	C54-C55
卵巢	Ovary	–	–	–	–	–	–	12	2.14	2.82	2.14	0.09	0.27	C56
前列腺	Prostate	12	1.42	2.67	2.40	0.03	0.11	–	–	–	–	–	–	C61
睾丸	Testis	1	0.12	0.22	0.17	0.02	0.02	–	–	–	–	–	–	C62
肾及泌尿系统不明	Kidney & Unspecified Urinary Organs	5	0.59	1.11	1.24	0.06	0.13	2	0.36	0.47	0.32	0.02	0.06	C64-66,68
膀胱	Bladder	8	0.95	1.78	1.30	0.06	0.13	2	0.36	0.47	0.26	0.02	0.02	C67
脑,神经系统	Brain,Central Nervous System	28	3.32	6.22	5.72	0.28	0.53	15	2.67	3.53	2.36	0.14	0.25	C70-C72
甲状腺	Thyroid Gland	2	0.24	0.44	0.32	0.04	0.04	1	0.18	0.24	0.10	0.00	0.00	C73
淋巴瘤	Lymphoma	21	2.49	4.67	3.63	0.26	0.34	12	2.14	2.82	1.99	0.12	0.22	C81-85,88,90,96
白血病	Leukaemia	23	2.73	5.11	4.30	0.32	0.39	19	3.38	4.47	3.07	0.22	0.25	C91-C95
不明及其他恶性肿瘤	All Other Sites and Unspecified	23	2.73	5.11	4.25	0.20	0.40	16	2.85	3.77	2.86	0.15	0.19	A_O
所有部位合计	All Sites	844	100.00	187.58	150.48	6.65	14.30	562	100.00	132.27	85.48	4.22	8.47	ALL
所有部位除外 C44	All Sites but C44	840	99.53	186.69	149.66	6.65	14.22	560	99.64	131.80	85.30	4.22	8.47	ALLbC44

| 部位
Site | | 男性 Male | | | | | | 女性 Female | | | | | | ICD-10 |
| | | 病例数
No.
cases | 构成
(%) | 粗率
Crude
rate
(1/10⁵) | 世标率
ASR
world
(1/10⁵) | 累积率
Cum.rate(%) | | 病例数
No.
cases | 构成
(%) | 粗率
Crude
rate
(1/10⁵) | 世标率
ASR
world
(1/10⁵) | 累积率
Cum.rate(%) | | |
						0~64	0~74					0~64	0~74	
发病 Incidence														
口腔和咽喉(除外鼻咽癌)	Lip,Oral Cavity & Pharynx but Nasopharynx	7	0.82	1.95	1.84	0.14	0.19	8	1.05	2.35	2.22	0.11	0.26	C00–10,C12–14
鼻咽癌	Nasopharynx	3	0.35	0.83	0.77	0.05	0.05	1	0.13	0.29	0.30	0.00	0.05	C11
食管	Oesophagus	112	13.07	31.14	31.41	2.05	3.98	98	12.81	28.73	26.33	1.61	2.78	C15
胃	Stomach	289	33.72	80.36	82.12	5.73	10.27	104	13.59	30.49	27.31	1.43	2.95	C16
结直肠肛门	Colon,Rectum & Anus	43	5.02	11.96	12.37	0.90	1.60	47	6.14	13.78	13.44	1.20	1.54	C18–21
肝脏	Liver	75	8.75	20.86	20.67	1.51	2.40	26	3.40	7.62	6.87	0.35	0.82	C22
胆囊及其他	Gallbladder etc.	11	1.28	3.06	3.45	0.22	0.34	17	2.22	4.98	4.52	0.29	0.39	C23–C24
胰腺	Pancreas	18	2.10	5.01	4.96	0.21	0.45	13	1.70	3.81	3.25	0.14	0.32	C25
喉	Larynx	7	0.82	1.95	1.94	0.11	0.22	1	0.13	0.29	0.17	0.01	0.01	C32
气管,支气管,肺	Trachea, Bronchus and Lung	115	13.42	31.98	32.47	1.83	3.99	65	8.50	19.06	18.00	1.17	2.24	C33–C34
其他胸腔器官	Other Thoracic Organs	3	0.35	0.83	0.86	0.10	0.10	0	0.00	0.00	0.00	0.00	0.00	C37–C38
骨	Bone	6	0.70	1.67	1.73	0.17	0.17	6	0.78	1.76	1.83	0.10	0.23	C40–C41
皮肤黑色素瘤	Melanoma of Skin	0	0.00	0.00	0.00	0.00	0.00	0	0.00	0.00	0.00	0.00	0.00	C43
乳房	Breast	0	0.00	0.00	0.00	0.00	0.00	91	11.90	26.68	24.78	2.01	2.52	C50
子宫颈	Cervix Uteri	–	–	–	–	–	–	73	9.54	21.40	21.39	2.07	2.46	C53
子宫体及子宫部位不明	Uterus & Unspecified	–	–	–	–	–	–	34	4.44	9.97	9.79	0.92	1.07	C54–C55
卵巢	Ovary	–	–	–	–	–	–	35	4.58	10.26	9.79	0.77	1.12	C56
前列腺	Prostate	16	1.87	4.45	4.36	0.18	0.44	–	–	–	–	–	–	C61
睾丸	Testis	1	0.12	0.28	0.32	0.04	0.04	–	–	–	–	–	–	C62
肾及泌尿系统不明	Kidney & Unspecified Urinary Organs	17	1.98	4.73	4.73	0.36	0.58	10	1.31	2.93	2.69	0.11	0.38	C64–66,68
膀胱	Bladder	18	2.10	5.01	5.19	0.38	0.66	8	1.05	2.35	2.14	0.17	0.22	C67
脑,神经系统	Brain,Central Nervous System	20	2.33	5.56	5.44	0.41	0.56	15	1.96	4.40	4.37	0.41	0.47	C70–C72
甲状腺	Thyroid Gland	8	0.93	2.22	2.21	0.24	0.24	25	3.27	7.33	6.97	0.58	0.74	C73
淋巴瘤	Lymphoma	6	0.70	1.67	1.50	0.13	0.13	4	0.52	1.17	0.85	0.04	0.04	C81–85,88,90,96
白血病	Leukaemia	17	1.98	4.73	5.32	0.35	0.42	17	2.22	4.98	5.29	0.36	0.41	C91–C95
不明及其他恶性肿瘤	All Other Sites and Unspecified	65	7.58	18.08	18.00	1.16	2.21	67	8.76	19.64	17.58	1.29	1.97	A_O
所有部位合计	All Sites	857	100.00	238.31	241.66	16.28	29.06	765	100.00	224.29	209.91	15.16	23.01	ALL
所有部位除外 C44	All Sites but C44	856	99.88	238.03	241.42	16.28	29.06	762	99.61	223.41	209.15	15.14	22.94	ALLbC44
死亡 Mortality														
口腔和咽喉(除外鼻咽癌)	Lip,Oral Cavity & Pharynx but Nasopharynx	3	0.44	0.83	0.89	0.02	0.06	3	0.78	0.88	0.67	0.03	0.03	C00–10,C12–14
鼻咽癌	Nasopharynx	2	0.30	0.56	0.65	0.02	0.02	0	0.00	0.00	0.00	0.00	0.00	C11
食管	Oesophagus	100	14.81	27.81	27.98	1.60	2.80	66	17.23	19.35	16.79	0.70	1.36	C15
胃	Stomach	239	35.41	66.46	66.13	3.17	6.79	85	22.19	24.92	21.12	0.98	1.95	C16
结直肠肛门	Colon,Rectum & Anus	38	5.63	10.57	10.21	0.60	0.94	17	4.44	4.98	4.28	0.25	0.41	C18–21
肝脏	Liver	74	10.96	20.58	20.88	1.23	2.28	27	7.05	7.92	6.39	0.30	0.55	C22
胆囊及其他	Gallbladder etc.	8	1.19	2.22	2.46	0.16	0.27	8	2.09	2.35	2.06	0.07	0.12	C23–C24
胰腺	Pancreas	17	2.52	4.73	4.67	0.26	0.40	11	2.87	3.23	2.94	0.15	0.25	C25
喉	Larynx	4	0.59	1.11	1.13	0.08	0.13	1	0.26	0.29	0.17	0.01	0.01	C32
气管,支气管,肺	Trachea, Bronchus and Lung	101	14.96	28.09	28.13	1.21	3.30	48	12.53	14.07	12.27	0.64	1.15	C33–C34
其他胸腔器官	Other Thoracic Organs	1	0.15	0.28	0.27	0.03	0.03	0	0.00	0.00	0.00	0.00	0.00	C37–C38
骨	Bone	12	1.78	3.34	3.60	0.32	0.37	5	1.31	1.47	1.43	0.11	0.18	C40–C41
皮肤黑色素瘤	Melanoma of Skin	0	0.00	0.00	0.00	0.00	0.00	1	0.26	0.29	0.19	0.00	0.00	C43
乳房	Breast	0	0.00	0.00	0.00	0.00	0.00	18	4.70	5.28	4.78	0.39	0.46	C50
子宫颈	Cervix Uteri	–	–	–	–	–	–	14	3.66	4.10	3.95	0.33	0.33	C53
子宫体及子宫部位不明	Uterus & Unspecified	–	–	–	–	–	–	12	3.13	3.52	3.31	0.24	0.36	C54–C55
卵巢	Ovary	–	–	–	–	–	–	10	2.61	2.93	2.78	0.20	0.39	C56
前列腺	Prostate	10	1.48	2.78	2.88	0.07	0.37	–	–	–	–	–	–	C61
睾丸	Testis	1	0.15	0.28	0.32	0.04	0.04	–	–	–	–	–	–	C62
肾及泌尿系统不明	Kidney & Unspecified Urinary Organs	6	0.89	1.67	1.49	0.04	0.04	6	1.57	1.76	1.77	0.10	0.27	C64–66,68
膀胱	Bladder	6	0.89	1.67	1.59	0.05	0.17	1	0.26	0.29	0.17	0.00	0.00	C67
脑,神经系统	Brain,Central Nervous System	19	2.81	5.28	5.13	0.42	0.54	14	3.66	4.10	4.03	0.30	0.35	C70–C72
甲状腺	Thyroid Gland	0	0.00	0.00	0.00	0.00	0.00	2	0.52	0.59	0.58	0.00	0.05	C73
淋巴瘤	Lymphoma	4	0.59	1.11	0.93	0.07	0.07	9	2.35	2.64	2.29	0.12	0.22	C81–85,88,90,96
白血病	Leukaemia	20	2.96	5.56	5.99	0.50	0.62	11	2.87	3.23	3.38	0.22	0.28	C91–C95
不明及其他恶性肿瘤	All Other Sites and Unspecified	10	1.48	2.78	2.78	0.16	0.40	14	3.66	4.10	3.52	0.18	0.31	A_O
所有部位合计	All Sites	675	100.00	187.70	188.13	10.04	19.63	383	100.00	112.29	98.87	5.35	9.04	ALL
所有部位除外 C44	All Sites but C44	674	99.85	187.42	187.81	10.00	19.59	382	99.74	112.00	98.52	5.30	9.00	ALLbC44

部位 Site		男性 Male						女性 Female						ICD-10
		病例数 No. cases	构成 (%)	粗率 Crude rate (1/10⁵)	世标率 ASR world (1/10⁵)	累积率 Cum.rate(%)		病例数 No. cases	构成 (%)	粗率 Crude rate (1/10⁵)	世标率 ASR world (1/10⁵)	累积率 Cum.rate(%)		
						0~64	0~74					0~64	0~74	
发病 Incidence														
口腔和咽喉(除外鼻咽癌)	Lip,Oral Cavity & Pharynx but Nasopharynx	138	1.60	6.07	3.75	0.29	0.43	75	0.95	3.36	1.88	0.13	0.23	C00–10,C12–14
鼻咽癌	Nasopharynx	136	1.57	5.99	4.11	0.33	0.45	73	0.93	3.27	2.04	0.16	0.20	C11
食管	Oesophagus	338	3.91	14.88	8.66	0.55	1.06	91	1.15	4.08	1.96	0.05	0.26	C15
胃	Stomach	833	9.63	36.66	21.43	1.25	2.63	435	5.52	19.51	10.63	0.64	1.22	C16
结直肠肛门	Colon,Rectum & Anus	1009	11.66	44.41	25.90	1.49	3.13	784	9.94	35.16	19.16	1.11	2.29	C18–21
肝脏	Liver	981	11.34	43.18	26.19	1.75	2.94	331	4.20	14.85	7.55	0.39	0.83	C22
胆囊及其他	Gallbladder etc.	98	1.13	4.31	2.30	0.11	0.20	144	1.83	6.46	3.20	0.15	0.39	C23–C24
胰腺	Pancreas	223	2.58	9.82	5.63	0.27	0.67	205	2.60	9.19	4.50	0.20	0.55	C25
喉	Larynx	136	1.57	5.99	3.44	0.26	0.40	8	0.10	0.36	0.15	0.01	0.01	C32
气管,支气管,肺	Trachea, Bronchus and Lung	2278	26.34	100.26	57.15	2.99	7.15	916	11.62	41.08	21.30	1.18	2.54	C33–C34
其他胸腔器官	Other Thoracic Organs	47	0.54	2.07	1.28	0.09	0.15	30	0.38	1.35	1.08	0.07	0.10	C37–C38
骨	Bone	39	0.45	1.72	1.33	0.08	0.11	38	0.48	1.70	1.17	0.06	0.11	C40–C41
皮肤黑色素瘤	Melanoma of Skin	18	0.21	0.79	0.45	0.04	0.05	29	0.37	1.30	0.81	0.05	0.08	C43
乳房	Breast	6	0.07	0.26	0.15	0.01	0.01	1379	17.49	61.85	38.63	3.21	4.12	C50
子宫颈	Cervix Uteri	–	–	–	–	–	–	376	4.77	16.86	11.22	0.95	1.12	C53
子宫体及子宫部位不明	Uterus & Unspecified	–	–	–	–	–	–	266	3.37	11.93	7.38	0.62	0.81	C54–C55
卵巢	Ovary	–	–	–	–	–	–	266	3.37	11.93	7.64	0.62	0.80	C56
前列腺	Prostate	406	4.69	17.87	9.15	0.20	0.95	–	–	–	–	–	–	C61
睾丸	Testis	10	0.12	0.44	0.31	0.02	0.04	–	–	–	–	–	–	C62
肾及泌尿系统不明	Kidney & Unspecified Urinary Organs	219	2.53	9.64	5.96	0.39	0.71	132	1.67	5.92	3.28	0.20	0.37	C64–66,68
膀胱	Bladder	310	3.58	13.64	7.69	0.33	0.87	77	0.98	3.45	1.56	0.07	0.15	C67
脑,神经系统	Brain,Central Nervous System	148	1.71	6.51	4.71	0.29	0.48	190	2.41	8.52	5.92	0.40	0.58	C70–C72
甲状腺	Thyroid Gland	417	4.82	18.35	13.30	1.09	1.22	1330	16.87	59.65	41.53	3.56	3.97	C73
淋巴瘤	Lymphoma	307	3.55	13.51	8.73	0.51	1.00	231	2.93	10.36	6.23	0.40	0.66	C81–85,88,90,96
白血病	Leukaemia	183	2.12	8.05	7.31	0.40	0.66	156	1.98	7.00	5.80	0.35	0.53	C91–C95
不明及其他恶性肿瘤	All Other Sites and Unspecified	370	4.28	16.29	9.83	0.56	1.14	322	4.08	14.44	8.59	0.54	0.87	A_O
所有部位合计	All Sites	8650	100.00	380.72	228.76	13.30	26.47	7884	100.00	353.60	213.21	15.15	22.79	ALL
所有部位除外 C44	All Sites but C44	8607	99.50	378.83	227.62	13.23	26.35	7845	99.51	351.85	212.28	15.09	22.68	ALLbC44
死亡 Mortality														
口腔和咽喉(除外鼻咽癌)	Lip,Oral Cavity & Pharynx but Nasopharynx	84	1.47	3.70	2.04	0.15	0.22	35	1.09	1.57	0.72	0.01	0.09	C00–10,C12–14
鼻咽癌	Nasopharynx	68	1.19	2.99	1.86	0.13	0.24	37	1.15	1.66	0.96	0.04	0.13	C11
食管	Oesophagus	288	5.03	12.68	7.29	0.41	0.91	81	2.51	3.63	1.59	0.03	0.16	C15
胃	Stomach	599	10.46	26.36	14.47	0.70	1.59	275	8.54	12.33	6.05	0.28	0.62	C16
结直肠肛门	Colon,Rectum & Anus	499	8.71	21.96	12.14	0.44	1.31	318	9.87	14.26	6.81	0.32	0.72	C18–21
肝脏	Liver	813	14.20	35.78	20.97	1.28	2.37	324	10.06	14.53	7.00	0.31	0.73	C22
胆囊及其他	Gallbladder etc.	80	1.40	3.52	1.91	0.08	0.20	121	3.76	5.43	2.54	0.09	0.30	C23–C24
胰腺	Pancreas	196	3.42	8.63	4.88	0.23	0.59	171	5.31	7.67	3.57	0.14	0.40	C25
喉	Larynx	67	1.17	2.95	1.61	0.07	0.17	8	0.25	0.36	0.15	0.01	0.01	C32
气管,支气管,肺	Trachea, Bronchus and Lung	1912	33.39	84.15	46.77	2.14	5.58	684	21.24	30.68	14.80	0.67	1.66	C33–C34
其他胸腔器官	Other Thoracic Organs	30	0.52	1.32	0.74	0.04	0.07	16	0.50	0.72	0.32	0.01	0.03	C37–C38
骨	Bone	26	0.45	1.14	0.77	0.03	0.09	23	0.71	1.03	0.62	0.02	0.05	C40–C41
皮肤黑色素瘤	Melanoma of Skin	15	0.26	0.66	0.32	0.01	0.04	7	0.22	0.31	0.16	0.01	0.01	C43
乳房	Breast	3	0.05	0.13	0.06	0.00	0.00	283	8.79	12.69	7.11	0.52	0.79	C50
子宫颈	Cervix Uteri	–	–	–	–	–	–	81	2.51	3.63	2.00	0.15	0.20	C53
子宫体及子宫部位不明	Uterus & Unspecified	–	–	–	–	–	–	52	1.61	2.33	1.26	0.06	0.17	C54–C55
卵巢	Ovary	–	–	–	–	–	–	107	3.32	4.80	2.75	0.20	0.32	C56
前列腺	Prostate	189	3.30	8.32	3.92	0.04	0.25	–	–	–	–	–	–	C61
睾丸	Testis	2	0.03	0.09	0.07	0.00	0.01	–	–	–	–	–	–	C62
肾及泌尿系统不明	Kidney & Unspecified Urinary Organs	65	1.14	2.86	1.49	0.08	0.13	57	1.77	2.56	1.23	0.05	0.13	C64–66,68
膀胱	Bladder	141	2.46	6.21	3.21	0.09	0.28	37	1.15	1.66	0.65	0.01	0.04	C67
脑,神经系统	Brain,Central Nervous System	110	1.92	4.84	3.13	0.16	0.33	120	3.73	5.38	3.26	0.19	0.32	C70–C72
甲状腺	Thyroid Gland	12	0.21	0.53	0.29	0.02	0.02	16	0.50	0.72	0.36	0.02	0.03	C73
淋巴瘤	Lymphoma	202	3.53	8.89	4.96	0.22	0.54	117	3.63	5.25	2.57	0.13	0.27	C81–85,88,90,96
白血病	Leukaemia	120	2.10	5.28	3.39	0.15	0.37	71	2.20	3.18	2.07	0.11	0.20	C91–C95
不明及其他恶性肿瘤	All Other Sites and Unspecified	205	3.58	9.02	5.09	0.25	0.51	180	5.59	8.07	4.06	0.15	0.36	A_O
所有部位合计	All Sites	5726	100.00	252.02	141.37	6.74	15.81	3221	100.00	144.46	72.61	3.53	7.72	ALL
所有部位除外 C44	All Sites but C44	5712	99.76	251.41	141.08	6.72	15.79	3208	99.60	143.88	72.38	3.52	7.71	ALLbC44

部位 Site		男性 Male						女性 Female						ICD-10
		病例数 No. cases	构成 (%)	粗率 Crude rate (1/10⁵)	世标率 ASR world (1/10⁵)	累积率 Cum.rate(%)		病例数 No. cases	构成 (%)	粗率 Crude rate (1/10⁵)	世标率 ASR world (1/10⁵)	累积率 Cum.rate(%)		
						0~64	0~74					0~64	0~74	
发病 Incidence														
口腔和咽喉(除外鼻咽癌)	Lip,Oral Cavity & Pharynx but Nasopharynx	11	1.20	3.73	3.30	0.14	0.50	5	0.95	1.86	1.34	0.12	0.12	C00-10,C12-14
鼻咽癌	Nasopharynx	7	0.77	2.37	1.80	0.12	0.21	3	0.57	1.11	1.12	0.08	0.18	C11
食管	Oesophagus	191	20.92	64.69	54.60	1.89	7.84	85	16.10	31.58	25.07	0.87	3.28	C15
胃	Stomach	196	21.47	66.38	56.25	2.29	7.79	95	17.99	35.29	27.87	0.97	3.79	C16
结直肠肛门	Colon,Rectum & Anus	39	4.27	13.21	11.35	0.27	0.93	51	9.66	18.95	14.82	0.77	2.01	C18-21
肝脏	Liver	184	20.15	62.32	51.81	2.69	6.39	61	11.55	22.66	17.45	0.70	2.03	C22
胆囊及其他	Gallbladder etc.	7	0.77	2.37	1.91	0.09	0.18	2	0.38	0.74	0.65	0.06	0.06	C23–C24
胰腺	Pancreas	8	0.88	2.71	2.06	0.02	0.24	2	0.38	0.74	0.50	0.00	0.04	C25
喉	Larynx	2	0.22	0.68	0.74	0.00	0.19	0	0.00	0.00	0.00	0.00	0.00	C32
气管,支气管,肺	Trachea, Bronchus and Lung	172	18.84	58.25	48.02	2.06	5.76	82	15.53	30.46	24.73	1.01	3.09	C33–C34
其他胸腔器官	Other Thoracic Organs	1	0.11	0.34	0.29	0.04	0.04	2	0.38	0.74	0.71	0.04	0.04	C37–C38
骨	Bone	7	0.77	2.37	2.33	0.12	0.30	3	0.57	1.11	0.67	0.05	0.05	C40–C41
皮肤黑色素瘤	Melanoma of Skin	0	0.00	0.00	0.00	0.00	0.00	0	0.00	0.00	0.00	0.00	0.00	C43
乳房	Breast	5	0.55	1.69	1.45	0.10	0.10	47	8.90	17.46	13.36	1.01	1.48	C50
子宫颈	Cervix Uteri	–	–	–	–	–	–	27	5.11	10.03	7.70	0.47	0.94	C53
子宫体及子宫部位不明	Uterus & Unspecified	–	–	–	–	–	–	11	2.08	4.09	3.22	0.23	0.37	C54–C55
卵巢	Ovary	–	–	–	–	–	–	6	1.14	2.23	1.76	0.07	0.22	C56
前列腺	Prostate	10	1.10	3.39	2.94	0.09	0.32	–	–	–	–	–	–	C61
睾丸	Testis	0	0.00	0.00	0.00	0.00	0.00	–	–	–	–	–	–	C62
肾及泌尿系统不明	Kidney & Unspecified Urinary Organs	6	0.66	2.03	1.84	0.09	0.28	4	0.76	1.49	1.03	0.07	0.07	C64–66,68
膀胱	Bladder	9	0.99	3.05	2.75	0.08	0.31	2	0.38	0.74	0.56	0.04	0.04	C67
脑,神经系统	Brain,Central Nervous System	10	1.10	3.39	2.84	0.22	0.26	10	1.89	3.71	2.77	0.23	0.32	C70–C72
甲状腺	Thyroid Gland	2	0.22	0.68	0.46	0.02	0.02	4	0.76	1.49	1.31	0.10	0.14	C73
淋巴瘤	Lymphoma	9	0.99	3.05	2.36	0.12	0.34	3	0.57	1.11	0.86	0.09	0.09	C81–85,88,90,96
白血病	Leukaemia	18	1.97	6.10	5.07	0.37	0.51	6	1.14	2.23	1.60	0.15	0.15	C91–C95
不明及其他恶性肿瘤	All Other Sites and Unspecified	19	2.08	6.43	5.18	0.28	0.68	17	3.22	6.32	4.83	0.20	0.49	A_O
所有部位合计	All Sites	913	100.00	309.21	259.36	11.11	33.19	528	100.00	196.14	153.92	7.34	18.99	ALL
所有部位除外 C44	All Sites but C44	910	99.67	308.20	258.67	11.09	33.08	524	99.24	194.65	152.79	7.34	18.84	ALLbC44
死亡 Mortality														
口腔和咽喉(除外鼻咽癌)	Lip,Oral Cavity & Pharynx but Nasopharynx	6	1.10	2.03	1.78	0.04	0.26	7	2.51	2.60	2.38	0.15	0.35	C00-10,C12-14
鼻咽癌	Nasopharynx	2	0.37	0.68	0.49	0.00	0.08	1	0.36	0.37	0.40	0.04	0.04	C11
食管	Oesophagus	107	19.56	36.24	30.46	0.85	4.38	52	18.64	19.32	15.20	0.43	1.72	C15
胃	Stomach	119	21.76	40.30	34.55	1.16	4.69	72	25.81	26.75	20.21	0.45	2.73	C16
结直肠肛门	Colon,Rectum & Anus	21	3.84	7.11	6.26	0.12	0.39	24	8.60	8.92	6.71	0.36	0.82	C18–21
肝脏	Liver	129	23.58	43.69	35.92	1.81	4.74	41	14.70	15.23	11.90	0.60	1.42	C22
胆囊及其他	Gallbladder etc.	1	0.18	0.34	0.37	0.00	0.09	0	0.00	0.00	0.00	0.00	0.00	C23–C24
胰腺	Pancreas	5	0.91	1.69	1.24	0.00	0.12	1	0.36	0.37	0.39	0.00	0.10	C25
喉	Larynx	0	0.00	0.00	0.00	0.00	0.00	0	0.00	0.00	0.00	0.00	0.00	C32
气管,支气管,肺	Trachea, Bronchus and Lung	105	19.20	35.56	30.05	0.98	3.61	40	14.34	14.86	12.21	0.24	1.64	C33–C34
其他胸腔器官	Other Thoracic Organs	2	0.37	0.68	0.50	0.05	0.05	1	0.36	0.37	0.30	0.00	0.00	C37–C38
骨	Bone	5	0.91	1.69	1.18	0.09	0.17	3	1.08	1.11	0.67	0.05	0.05	C40–C41
皮肤黑色素瘤	Melanoma of Skin	0	0.00	0.00	0.00	0.00	0.00	0	0.00	0.00	0.00	0.00	0.00	C43
乳房	Breast	0	0.00	0.00	0.00	0.00	0.00	5	1.79	1.86	1.15	0.07	0.07	C50
子宫颈	Cervix Uteri	–	–	–	–	–	–	9	3.23	3.34	2.63	0.06	0.39	C53
子宫体及子宫部位不明	Uterus & Unspecified	–	–	–	–	–	–	3	1.08	1.11	0.88	0.06	0.06	C54–C55
卵巢	Ovary	–	–	–	–	–	–	1	0.36	0.37	0.39	0.00	0.10	C56
前列腺	Prostate	4	0.73	1.35	1.12	0.00	0.13	–	–	–	–	–	–	C61
睾丸	Testis	0	0.00	0.00	0.00	0.00	0.00	–	–	–	–	–	–	C62
肾及泌尿系统不明	Kidney & Unspecified Urinary Organs	2	0.37	0.68	0.57	0.02	0.12	0	0.00	0.00	0.00	0.00	0.00	C64–66,68
膀胱	Bladder	1	0.18	0.34	0.26	0.02	0.02	0	0.00	0.00	0.00	0.00	0.00	C67
脑,神经系统	Brain,Central Nervous System	8	1.46	2.71	1.90	0.13	0.21	6	2.15	2.23	1.52	0.05	0.18	C70–C72
甲状腺	Thyroid Gland	0	0.00	0.00	0.00	0.00	0.00	0	0.00	0.00	0.00	0.00	0.00	C73
淋巴瘤	Lymphoma	7	1.28	2.37	1.85	0.08	0.29	1	0.36	0.37	0.32	0.04	0.04	C81–85,88,90,96
白血病	Leukaemia	17	3.11	5.76	5.68	0.34	0.57	5	1.79	1.86	1.25	0.10	0.10	C91–C95
不明及其他恶性肿瘤	All Other Sites and Unspecified	6	1.10	2.03	1.50	0.07	0.11	7	2.51	2.60	1.86	0.07	0.16	A_O
所有部位合计	All Sites	547	100.00	185.26	155.67	5.76	20.05	279	100.00	103.64	80.37	2.77	9.99	ALL
所有部位除外 C44	All Sites but C44	547	100.00	185.26	155.67	5.76	20.05	279	100.00	103.64	80.37	2.77	9.99	ALLbC44

表 6-3-218 宜昌市 2014 年癌症发病和死亡主要指标
Table 6-3-218 Incidence and mortality of cancer in Yichang Shi,2014

部位 Site		男性 Male						女性 Female						ICD-10
		病例数 No. cases	构成 (%)	粗率 Crude rate (1/10⁵)	世标率 ASR world (1/10⁵)	累积率 Cum.rate(%) 0~64	0~74	病例数 No. cases	构成 (%)	粗率 Crude rate (1/10⁵)	世标率 ASR world (1/10⁵)	累积率 Cum.rate(%) 0~64	0~74	
发病 Incidence														
口腔和咽喉(除外鼻咽癌)	Lip,Oral Cavity & Pharynx but Nasopharynx	29	1.61	4.30	3.35	0.17	0.49	12	0.96	1.87	1.10	0.11	0.11	C00-10,C12-14
鼻咽癌	Nasopharynx	32	1.77	4.74	3.42	0.22	0.37	12	0.96	1.87	1.32	0.07	0.19	C11
食管	Oesophagus	103	5.71	15.26	10.93	0.54	1.43	24	1.92	3.74	2.40	0.08	0.30	C15
胃	Stomach	113	6.26	16.75	11.48	0.67	1.45	52	4.15	8.10	5.20	0.21	0.44	C16
结直肠肛门	Colon,Rectum & Anus	164	9.09	24.31	17.29	0.88	2.00	113	9.03	17.61	12.23	0.67	1.50	C18-21
肝脏	Liver	329	18.24	48.76	34.12	2.02	4.19	128	10.22	19.95	14.13	0.71	1.73	C22
胆囊及其他	Gallbladder etc.	10	0.55	1.48	1.03	0.03	0.08	15	1.20	2.34	1.67	0.07	0.27	C23-C24
胰腺	Pancreas	32	1.77	4.74	3.27	0.16	0.44	35	2.80	5.45	3.51	0.12	0.47	C25
喉	Larynx	22	1.22	3.26	2.47	0.11	0.37	3	0.24	0.47	0.25	0.01	0.01	C32
气管,支气管,肺	Trachea, Bronchus and Lung	623	34.53	92.33	65.08	2.90	7.91	253	20.21	39.43	25.77	1.23	2.92	C33-C34
其他胸腔器官	Other Thoracic Organs	11	0.61	1.63	1.10	0.07	0.15	3	0.24	0.47	0.38	0.01	0.06	C37-C38
骨	Bone	4	0.22	0.59	0.42	0.02	0.08	5	0.40	0.78	0.82	0.06	0.06	C40-C41
皮肤黑色素瘤	Melanoma of Skin	2	0.11	0.30	0.25	0.01	0.04	3	0.24	0.47	0.34	0.00	0.06	C43
乳房	Breast	0	0.00	0.00	0.00	0.00	0.00	158	12.62	24.62	16.56	1.35	1.79	C50
子宫颈	Cervix Uteri	–	–	–	–	–	–	105	8.39	16.36	10.90	0.79	1.19	C53
子宫体及子宫部位不明	Uterus & Unspecified	–	–	–	–	–	–	14	1.12	2.18	1.54	0.11	0.23	C54-C55
卵巢	Ovary	–	–	–	–	–	–	45	3.59	7.01	4.90	0.38	0.60	C56
前列腺	Prostate	49	2.72	7.26	5.31	0.08	0.52	–	–	–	–	–	–	C61
睾丸	Testis	2	0.11	0.30	0.25	0.01	0.04	–	–	–	–	–	–	C62
肾及泌尿系统不明	Kidney & Unspecified Urinary Organs	31	1.72	4.59	3.19	0.18	0.34	21	1.68	3.27	2.17	0.15	0.25	C64-66,68
膀胱	Bladder	52	2.88	7.71	5.23	0.16	0.45	11	0.88	1.71	0.99	0.05	0.05	C67
脑,神经系统	Brain,Central Nervous System	31	1.72	4.59	2.98	0.20	0.30	29	2.32	4.52	3.09	0.25	0.31	C70-C72
甲状腺	Thyroid Gland	45	2.49	6.67	4.81	0.36	0.48	111	8.87	17.30	12.39	1.02	1.20	C73
淋巴瘤	Lymphoma	47	2.61	6.97	5.37	0.31	0.67	27	2.16	4.21	3.14	0.14	0.41	C81-85,88,90,96
白血病	Leukaemia	24	1.33	3.56	3.60	0.19	0.34	24	1.92	3.74	3.29	0.17	0.36	C91-C95
不明及其他恶性肿瘤	All Other Sites and Unspecified	49	2.72	7.26	5.69	0.31	0.63	49	3.91	7.64	5.17	0.28	0.55	A_O
所有部位合计	All Sites	1804	100.00	267.36	190.64	9.60	22.75	1252	100.00	195.11	133.27	8.06	15.05	ALL
所有部位除外 C44	All Sites but C44	1795	99.50	266.02	189.60	9.53	22.64	1245	99.44	194.02	132.62	8.02	15.00	ALLbC44
死亡 Mortality														
口腔和咽喉(除外鼻咽癌)	Lip,Oral Cavity & Pharynx but Nasopharynx	15	1.25	2.22	1.77	0.05	0.12	3	0.48	0.47	0.35	0.01	0.07	C00-10,C12-14
鼻咽癌	Nasopharynx	16	1.33	2.37	1.78	0.05	0.27	6	0.97	0.94	0.65	0.05	0.09	C11
食管	Oesophagus	74	6.17	10.97	7.65	0.34	0.87	23	3.71	3.58	2.32	0.10	0.30	C15
胃	Stomach	68	5.67	10.08	7.27	0.31	0.90	40	6.45	6.23	3.71	0.10	0.30	C16
结直肠肛门	Colon,Rectum & Anus	74	6.17	10.97	7.62	0.29	0.82	55	8.87	8.57	5.85	0.24	0.69	C18-21
肝脏	Liver	264	22.00	39.13	27.31	1.56	3.29	75	12.10	11.69	8.30	0.34	1.00	C22
胆囊及其他	Gallbladder etc.	4	0.33	0.59	0.39	0.04	0.04	11	1.77	1.71	1.11	0.04	0.16	C23-C24
胰腺	Pancreas	34	2.83	5.04	3.56	0.14	0.43	30	4.84	4.68	3.11	0.11	0.41	C25
喉	Larynx	14	1.17	2.07	1.57	0.07	0.21	2	0.32	0.31	0.18	0.01	0.01	C32
气管,支气管,肺	Trachea, Bronchus and Lung	465	38.75	68.91	48.67	1.78	5.77	180	29.03	28.05	17.90	0.62	1.96	C33-C34
其他胸腔器官	Other Thoracic Organs	8	0.67	1.19	0.87	0.05	0.13	3	0.48	0.47	0.38	0.01	0.08	C37-C38
骨	Bone	2	0.17	0.30	0.18	0.01	0.01	5	0.81	0.78	0.74	0.05	0.05	C40-C41
皮肤黑色素瘤	Melanoma of Skin	2	0.17	0.30	0.21	0.00	0.02	0	0.00	0.00	0.00	0.00	0.00	C43
乳房	Breast	0	0.00	0.00	0.00	0.00	0.00	30	4.84	4.68	3.32	0.23	0.39	C50
子宫颈	Cervix Uteri	–	–	–	–	–	–	45	7.26	7.01	4.55	0.27	0.53	C53
子宫体及子宫部位不明	Uterus & Unspecified	–	–	–	–	–	–	2	0.32	0.31	0.19	0.01	0.01	C54-C55
卵巢	Ovary	–	–	–	–	–	–	15	2.42	2.34	1.47	0.13	0.13	C56
前列腺	Prostate	30	2.50	4.45	3.24	0.02	0.28	–	–	–	–	–	–	C61
睾丸	Testis	1	0.08	0.15	0.14	0.00	0.02	–	–	–	–	–	–	C62
肾及泌尿系统不明	Kidney & Unspecified Urinary Organs	15	1.25	2.22	1.60	0.08	0.18	9	1.45	1.40	0.84	0.05	0.07	C64-66,68
膀胱	Bladder	24	2.00	3.56	2.75	0.07	0.20	4	0.65	0.62	0.32	0.00	0.00	C67
脑,神经系统	Brain,Central Nervous System	28	2.33	4.15	3.05	0.20	0.33	19	3.06	2.96	3.13	0.15	0.26	C70-C72
甲状腺	Thyroid Gland	0	0.00	0.00	0.00	0.00	0.00	2	0.32	0.31	0.19	0.01	0.01	C73
淋巴瘤	Lymphoma	22	1.83	3.26	2.32	0.09	0.28	23	3.71	3.58	2.36	0.13	0.32	C81-85,88,90,96
白血病	Leukaemia	19	1.58	2.82	2.65	0.10	0.24	15	2.42	2.34	2.26	0.11	0.24	C91-C95
不明及其他恶性肿瘤	All Other Sites and Unspecified	21	1.75	3.11	2.66	0.11	0.24	23	3.71	3.58	2.35	0.10	0.31	A_O
所有部位合计	All Sites	1200	100.00	177.84	127.27	5.32	14.65	620	100.00	96.62	65.57	2.85	7.31	ALL
所有部位除外 C44	All Sites but C44	1199	99.92	177.70	127.17	5.31	14.63	618	99.68	96.31	65.39	2.85	7.31	ALLbC44

表 6-3-219 五峰土家族自治县 2014 年癌症发病和死亡主要指标
Table 6-3-219 Incidence and mortality of cancer in Wufeng Tujiazu Zizhixian, 2014

部位 Site		男性 Male						女性 Female						ICD-10
		病例数 No. cases	构成 (%)	粗率 Crude rate (1/10⁵)	世标率 ASR world (1/10⁵)	累积率 Cum.rate(%)		病例数 No. cases	构成 (%)	粗率 Crude rate (1/10⁵)	世标率 ASR world (1/10⁵)	累积率 Cum.rate(%)		
						0~64	0~74					0~64	0~74	
发病 Incidence														
口腔和咽喉(除外鼻咽癌)	Lip,Oral Cavity & Pharynx but Nasopharynx	5	2.07	4.78	2.82	0.14	0.28	4	1.96	4.19	3.66	0.18	0.30	C00~10,C12~14
鼻咽癌	Nasopharynx	5	2.07	4.78	2.96	0.29	0.29	4	1.96	4.19	2.93	0.29	0.29	C11
食管	Oesophagus	13	5.39	12.43	7.54	0.45	0.99	7	3.43	7.33	3.52	0.10	0.54	C15
胃	Stomach	9	3.73	8.61	5.25	0.19	0.82	5	2.45	5.23	2.67	0.19	0.19	C16
结直肠肛门	Colon,Rectum & Anus	25	10.37	23.91	13.55	0.47	1.32	18	8.82	18.84	11.83	0.79	1.21	C18~21
肝脏	Liver	54	22.41	51.65	30.88	1.66	3.82	12	5.88	12.56	7.39	0.41	0.93	C22
胆囊及其他	Gallbladder etc.	2	0.83	1.91	1.11	0.00	0.28	4	1.96	4.19	2.47	0.07	0.35	C23~C24
胰腺	Pancreas	7	2.90	6.70	3.80	0.20	0.46	6	2.94	6.28	4.13	0.31	0.61	C25
喉	Larynx	0	0.00	0.00	0.00	0.00	0.00	0	0.00	0.00	0.00	0.00	0.00	C32
气管,支气管,肺	Trachea, Bronchus and Lung	68	28.22	65.04	37.68	1.94	4.34	29	14.22	30.35	15.99	0.78	2.07	C33~C34
其他胸腔器官	Other Thoracic Organs	0	0.00	0.00	0.00	0.00	0.00	0	0.00	0.00	0.00	0.00	0.00	C37~C38
骨	Bone	1	0.41	0.96	0.49	0.06	0.06	0	0.00	0.00	0.00	0.00	0.00	C40~C41
皮肤黑色素瘤	Melanoma of Skin	2	0.83	1.91	0.94	0.00	0.14	0	0.00	0.00	0.00	0.00	0.00	C43
乳房	Breast	0	0.00	0.00	0.00	0.00	0.00	24	11.76	25.11	16.07	1.43	1.57	C50
子宫颈	Cervix Uteri	–	–	–	–	–	–	46	22.55	48.14	32.20	2.47	3.67	C53
子宫体及子宫部位不明	Uterus & Unspecified	–	–	–	–	–	–	8	3.92	8.37	5.26	0.48	0.63	C54~C55
卵巢	Ovary	–	–	–	–	–	–	6	2.94	6.28	4.45	0.32	0.44	C56
前列腺	Prostate	5	2.07	4.78	2.54	0.00	0.40	–	–	–	–	–	–	C61
睾丸	Testis	0	0.00	0.00	0.00	0.00	0.00	–	–	–	–	–	–	C62
肾及泌尿系统不明	Kidney & Unspecified Urinary Organs	5	2.07	4.78	3.03	0.23	0.35	2	0.98	2.09	1.67	0.09	0.24	C64~66,68
膀胱	Bladder	10	4.15	9.56	5.56	0.35	0.59	6	2.94	6.28	3.23	0.10	0.54	C67
脑,神经系统	Brain,Central Nervous System	6	2.49	5.74	3.46	0.37	0.37	9	4.41	9.42	7.30	0.49	0.76	C70~C72
甲状腺	Thyroid Gland	3	1.24	2.87	2.30	0.20	0.20	1	0.49	1.05	0.75	0.00	0.12	C73
淋巴瘤	Lymphoma	4	1.66	3.83	2.34	0.23	0.23	1	0.49	1.05	0.58	0.00	0.05	C81~85,88,90,96
白血病	Leukaemia	8	3.32	7.65	7.84	0.35	0.61	3	1.47	3.14	4.50	0.25	0.25	C91~C95
不明及其他恶性肿瘤	All Other Sites and Unspecified	9	3.73	8.61	5.81	0.30	0.54	9	4.41	9.42	5.31	0.22	0.47	A_O
所有部位合计	All Sites	241	100.00	230.51	139.90	7.42	16.08	204	100.00	213.48	135.90	9.00	15.24	ALL
所有部位除外 C44	All Sites but C44	235	97.51	224.77	135.79	7.29	15.71	201	98.53	210.34	133.96	8.95	15.06	ALLbC44
死亡 Mortality														
口腔和咽喉(除外鼻咽癌)	Lip,Oral Cavity & Pharynx but Nasopharynx	7	3.59	6.70	4.10	0.14	0.54	3	2.73	3.14	1.33	0.00	0.12	C00~10,C12~14
鼻咽癌	Nasopharynx	3	1.54	2.87	1.70	0.14	0.28	1	0.91	1.05	0.99	0.06	0.06	C11
食管	Oesophagus	9	4.62	8.61	4.91	0.00	0.77	1	0.91	1.05	0.38	0.00	0.00	C15
胃	Stomach	8	4.10	7.65	4.15	0.19	0.58	8	7.27	8.37	3.80	0.17	0.32	C16
结直肠肛门	Colon,Rectum & Anus	22	11.28	21.04	10.83	0.35	1.12	11	10.00	11.51	6.97	0.56	0.68	C18~21
肝脏	Liver	50	25.64	47.82	28.08	1.74	3.56	17	15.45	17.79	9.69	0.50	1.34	C22
胆囊及其他	Gallbladder etc.	2	1.03	1.91	0.88	0.00	0.14	6	5.45	6.28	3.68	0.14	0.54	C23~C24
胰腺	Pancreas	3	1.54	2.87	1.32	0.00	0.14	5	4.55	5.23	3.36	0.21	0.51	C25
喉	Larynx	3	1.54	2.87	1.58	0.06	0.18	1	0.91	1.05	0.38	0.00	0.00	C32
气管,支气管,肺	Trachea, Bronchus and Lung	60	30.77	57.39	33.17	1.89	3.95	28	25.45	29.30	16.29	0.90	1.70	C33~C34
其他胸腔器官	Other Thoracic Organs	0	0.00	0.00	0.00	0.00	0.00	1	0.91	1.05	0.74	0.07	0.07	C37~C38
骨	Bone	0	0.00	0.00	0.00	0.00	0.00	0	0.00	0.00	0.00	0.00	0.00	C40~C41
皮肤黑色素瘤	Melanoma of Skin	1	0.51	0.96	0.33	0.00	0.14	0	0.00	0.00	0.00	0.00	0.00	C43
乳房	Breast	0	0.00	0.00	0.00	0.00	0.00	5	4.55	5.23	3.20	0.34	0.34	C50
子宫颈	Cervix Uteri	–	–	–	–	–	–	10	9.09	10.46	5.15	0.24	0.51	C53
子宫体及子宫部位不明	Uterus & Unspecified	–	–	–	–	–	–	1	0.91	1.05	0.59	0.00	0.15	C54~C55
卵巢	Ovary	–	–	–	–	–	–	1	0.91	1.05	0.77	0.10	0.10	C56
前列腺	Prostate	1	0.51	0.96	0.56	0.00	0.14	–	–	–	–	–	–	C61
睾丸	Testis	0	0.00	0.00	0.00	0.00	0.00	–	–	–	–	–	–	C62
肾及泌尿系统不明	Kidney & Unspecified Urinary Organs	2	1.03	1.91	1.22	0.08	0.22	0	0.00	0.00	0.00	0.00	0.00	C64~66,68
膀胱	Bladder	4	2.05	3.83	1.62	0.04	0.04	1	0.91	1.05	0.29	0.00	0.00	C67
脑,神经系统	Brain,Central Nervous System	3	1.54	2.87	1.90	0.19	0.19	5	4.55	5.23	3.39	0.22	0.49	C70~C72
甲状腺	Thyroid Gland	2	1.03	1.91	1.24	0.10	0.10	0	0.00	0.00	0.00	0.00	0.00	C73
淋巴瘤	Lymphoma	4	2.05	3.83	1.90	0.10	0.10	2	1.82	2.09	1.36	0.10	0.24	C81~85,88,90,96
白血病	Leukaemia	6	3.08	5.74	4.69	0.31	0.43	1	0.91	1.05	0.59	0.00	0.15	C91~C95
不明及其他恶性肿瘤	All Other Sites and Unspecified	5	2.56	4.78	2.89	0.04	0.42	2	1.82	2.09	1.15	0.10	0.10	A_O
所有部位合计	All Sites	195	100.00	186.51	107.08	5.38	12.92	110	100.00	115.11	64.12	3.70	7.43	ALL
所有部位除外 C44	All Sites but C44	193	98.97	184.60	105.98	5.38	12.81	110	100.00	115.11	64.12	3.70	7.43	ALLbC44

表 6-3-220 宜城市 2014 年癌症发病和死亡主要指标
Table 6-3-220 Incidence and mortality of cancer in Yicheng Shi, 2014

部位 Site		男性 Male						女性 Female						ICD-10
		病例数 No. cases	构成 (%)	粗率 Crude rate (1/10⁵)	世标率 ASR world (1/10⁵)	累积率 Cum.rate(%)		病例数 No. cases	构成 (%)	粗率 Crude rate (1/10⁵)	世标率 ASR world (1/10⁵)	累积率 Cum.rate(%)		
						0~64	0~74					0~64	0~74	
发病 Incidence														
口腔和咽喉(除外鼻咽癌)	Lip,Oral Cavity & Pharynx but Nasopharynx	13	1.78	4.99	3.70	0.16	0.48	11	2.04	4.30	3.27	0.17	0.43	C00-10,C12-14
鼻咽癌	Nasopharynx	18	2.47	6.90	4.84	0.34	0.54	4	0.74	1.56	1.15	0.07	0.12	C11
食管	Oesophagus	47	6.45	18.03	13.33	0.37	2.11	7	1.30	2.73	2.20	0.03	0.34	C15
胃	Stomach	49	6.72	18.79	12.58	0.80	1.62	19	3.53	7.42	4.91	0.28	0.50	C16
结直肠肛门	Colon,Rectum & Anus	86	11.80	32.98	24.05	1.34	3.17	42	7.79	16.41	10.74	0.78	1.19	C18-21
肝脏	Liver	122	16.74	46.79	32.23	1.94	3.91	33	6.12	12.89	8.60	0.36	1.08	C22
胆囊及其他	Gallbladder etc.	3	0.41	1.15	0.78	0.03	0.12	8	1.48	3.13	2.24	0.05	0.35	C23-C24
胰腺	Pancreas	17	2.33	6.52	4.65	0.28	0.60	9	1.67	3.52	2.53	0.18	0.29	C25
喉	Larynx	8	1.10	3.07	2.34	0.12	0.35	0	0.00	0.00	0.00	0.00	0.00	C32
气管,支气管,肺	Trachea, Bronchus and Lung	252	34.57	96.65	65.14	3.84	8.13	92	17.07	35.94	22.99	1.18	2.35	C33-C34
其他胸腔器官	Other Thoracic Organs	0	0.00	0.00	0.00	0.00	0.00	3	0.56	1.17	0.95	0.03	0.09	C37-C38
骨	Bone	2	0.27	0.77	0.55	0.02	0.07	2	0.37	0.78	1.38	0.06	0.06	C40-C41
皮肤黑色素瘤	Melanoma of Skin	2	0.27	0.77	0.58	0.03	0.03	1	0.19	0.39	0.22	0.00	0.00	C43
乳房	Breast	3	0.41	1.15	0.73	0.06	0.06	143	26.53	55.86	37.10	3.21	3.73	C50
子宫颈	Cervix Uteri	–	–	–	–	–	–	30	5.57	11.72	8.39	0.67	0.82	C53
子宫体及子宫部位不明	Uterus & Unspecified	–	–	–	–	–	–	26	4.82	10.16	6.76	0.50	0.70	C54-C55
卵巢	Ovary	–	–	–	–	–	–	25	4.64	9.77	6.37	0.55	0.70	C56
前列腺	Prostate	13	1.78	4.99	3.51	0.02	0.35	–	–	–	–	–	–	C61
睾丸	Testis	1	0.14	0.38	0.37	0.02	0.02	–	–	–	–	–	–	C62
肾及泌尿系统不明	Kidney & Unspecified Urinary Organs	9	1.23	3.45	3.00	0.12	0.45	3	0.56	1.17	0.73	0.08	0.08	C64-66,68
膀胱	Bladder	17	2.33	6.52	4.93	0.14	0.76	6	1.11	2.34	1.35	0.12	0.12	C67
脑,神经系统	Brain,Central Nervous System	9	1.23	3.45	2.64	0.11	0.26	15	2.78	5.86	4.63	0.25	0.57	C70-C72
甲状腺	Thyroid Gland	4	0.55	1.53	1.58	0.12	0.12	17	3.15	6.64	5.24	0.36	0.48	C73
淋巴瘤	Lymphoma	10	1.37	3.84	2.79	0.13	0.45	14	2.60	5.47	3.78	0.14	0.46	C81-85,88,90,96
白血病	Leukaemia	26	3.57	9.97	9.79	0.63	0.81	15	2.78	5.86	5.12	0.27	0.51	C91-C95
不明及其他恶性肿瘤	All Other Sites and Unspecified	18	2.47	6.90	5.06	0.26	0.56	14	2.60	5.47	3.95	0.21	0.27	A_O
所有部位合计	All Sites	729	100.00	279.58	199.16	10.89	24.98	539	100.00	210.56	144.59	9.55	15.23	ALL
所有部位除外 C44	All Sites but C44	726	99.59	278.43	198.35	10.83	24.91	533	98.89	208.22	143.09	9.46	15.13	ALLbC44
死亡 Mortality														
口腔和咽喉(除外鼻咽癌)	Lip,Oral Cavity & Pharynx but Nasopharynx	3	0.59	1.15	0.68	0.06	0.06	0	0.00	0.00	0.00	0.00	0.00	C00-10,C12-14
鼻咽癌	Nasopharynx	3	0.59	1.15	0.89	0.02	0.13	0	0.00	0.00	0.00	0.00	0.00	C11
食管	Oesophagus	17	3.35	6.52	4.70	0.15	0.56	9	3.08	3.52	2.32	0.08	0.13	C15
胃	Stomach	60	11.81	23.01	16.55	0.70	2.01	32	10.96	12.50	8.26	0.31	1.00	C16
结直肠肛门	Colon,Rectum & Anus	50	9.84	19.18	12.20	0.54	1.16	25	8.56	9.77	5.83	0.19	0.54	C18-21
肝脏	Liver	117	23.03	44.87	29.89	1.75	3.46	47	16.10	18.36	11.69	0.60	1.16	C22
胆囊及其他	Gallbladder etc.	1	0.20	0.38	0.17	0.00	0.00	11	3.77	4.30	3.02	0.11	0.37	C23-C24
胰腺	Pancreas	14	2.76	5.37	3.85	0.23	0.43	7	2.40	2.73	1.92	0.08	0.23	C25
喉	Larynx	1	0.20	0.38	0.27	0.03	0.03	0	0.00	0.00	0.00	0.00	0.00	C32
气管,支气管,肺	Trachea, Bronchus and Lung	191	37.60	73.25	51.14	2.41	5.88	73	25.00	28.52	18.49	0.68	2.02	C33-C34
其他胸腔器官	Other Thoracic Organs	0	0.00	0.00	0.00	0.00	0.00	2	0.68	0.78	0.70	0.00	0.15	C37-C38
骨	Bone	4	0.79	1.53	1.00	0.07	0.13	3	1.03	1.17	0.75	0.05	0.05	C40-C41
皮肤黑色素瘤	Melanoma of Skin	0	0.00	0.00	0.00	0.00	0.00	0	0.00	0.00	0.00	0.00	0.00	C43
乳房	Breast	0	0.00	0.00	0.00	0.00	0.00	16	5.48	6.25	4.43	0.21	0.56	C50
子宫颈	Cervix Uteri	–	–	–	–	–	–	16	5.48	6.25	4.36	0.28	0.60	C53
子宫体及子宫部位不明	Uterus & Unspecified	–	–	–	–	–	–	4	1.37	1.56	1.04	0.07	0.17	C54-C55
卵巢	Ovary	–	–	–	–	–	–	3	1.03	1.17	0.72	0.08	0.08	C56
前列腺	Prostate	6	1.18	2.30	1.61	0.00	0.20	–	–	–	–	–	–	C61
睾丸	Testis	0	0.00	0.00	0.00	0.00	0.00	–	–	–	–	–	–	C62
肾及泌尿系统不明	Kidney & Unspecified Urinary Organs	2	0.39	0.77	1.01	0.03	0.03	1	0.34	0.39	0.34	0.00	0.06	C64-66,68
膀胱	Bladder	3	0.59	1.15	0.81	0.00	0.06	1	0.34	0.39	0.20	0.03	0.03	C67
脑,神经系统	Brain,Central Nervous System	8	1.57	3.07	2.15	0.06	0.24	10	3.42	3.91	2.80	0.10	0.30	C70-C72
甲状腺	Thyroid Gland	1	0.20	0.38	0.36	0.00	0.09	3	1.03	1.17	0.70	0.00	0.06	C73
淋巴瘤	Lymphoma	11	2.17	4.22	3.13	0.24	0.30	6	2.05	2.34	1.58	0.12	0.12	C81-85,88,90,96
白血病	Leukaemia	7	1.38	2.68	2.74	0.15	0.21	8	2.74	3.13	2.63	0.08	0.19	C91-C95
不明及其他恶性肿瘤	All Other Sites and Unspecified	9	1.77	3.45	2.07	0.07	0.16	15	5.14	5.86	3.58	0.16	0.31	A_O
所有部位合计	All Sites	508	100.00	194.82	135.21	6.50	15.14	292	100.00	114.07	75.35	3.26	8.13	ALL
所有部位除外 C44	All Sites but C44	508	100.00	194.82	135.21	6.50	15.14	288	98.63	112.51	74.58	3.23	8.10	ALLbC44

部位 Site		男性 Male						女性 Female						ICD-10
		病例数 No. cases	构成 (%)	粗率 Crude rate (1/10⁵)	世标率 ASR world (1/10⁵)	累积率 Cum.rate(%)		病例数 No. cases	构成 (%)	粗率 Crude rate (1/10⁵)	世标率 ASR world (1/10⁵)	累积率 Cum.rate(%)		
						0~64	0~74					0~64	0~74	
发病 Incidence														
口腔和咽喉(除外鼻咽癌)	Lip,Oral Cavity & Pharynx but Nasopharynx	19	2.65	5.89	3.91	0.20	0.45	3	0.47	0.95	0.54	0.06	0.06	C00-10,C12-14
鼻咽癌	Nasopharynx	17	2.37	5.27	3.38	0.23	0.43	10	1.56	3.18	2.15	0.21	0.21	C11
食管	Oesophagus	46	6.42	14.26	10.10	0.40	1.42	3	0.47	0.95	0.53	0.00	0.07	C15
胃	Stomach	50	6.98	15.50	10.74	0.65	1.45	25	3.89	7.96	5.27	0.24	0.67	C16
结直肠肛门	Colon,Rectum & Anus	68	9.50	21.08	14.64	0.91	1.87	55	8.55	17.50	11.72	0.51	1.59	C18-21
肝脏	Liver	97	13.55	30.08	20.40	1.17	2.67	56	8.71	17.82	12.62	0.53	1.71	C22
胆囊及其他	Gallbladder etc.	3	0.42	0.93	0.50	0.04	0.04	11	1.71	3.50	2.25	0.06	0.24	C23-C24
胰腺	Pancreas	12	1.68	3.72	2.72	0.13	0.44	8	1.24	2.55	1.99	0.10	0.33	C25
喉	Larynx	8	1.12	2.48	1.56	0.12	0.16	0	0.00	0.00	0.00	0.00	0.00	C32
气管,支气管,肺	Trachea, Bronchus and Lung	221	30.87	68.52	47.69	1.99	6.32	97	15.09	30.87	20.08	1.03	2.44	C33-C34
其他胸腔器官	Other Thoracic Organs	3	0.42	0.93	0.72	0.01	0.13	1	0.16	0.32	0.16	0.01	0.01	C37-C38
骨	Bone	5	0.70	1.55	1.24	0.05	0.09	2	0.31	0.64	0.64	0.05	0.05	C40-C41
皮肤黑色素瘤	Melanoma of Skin	1	0.14	0.31	0.18	0.00	0.00	1	0.16	0.32	0.20	0.02	0.02	C43
乳房	Breast	3	0.42	0.93	0.45	0.03	0.03	102	15.86	32.46	20.02	1.70	2.15	C50
子宫颈	Cervix Uteri	-	-	-	-	-	-	64	9.95	20.37	12.87	0.97	1.47	C53
子宫体及子宫部位不明	Uterus & Unspecified	-	-	-	-	-	-	23	3.58	7.32	4.64	0.37	0.55	C54-C55
卵巢	Ovary	-	-	-	-	-	-	16	2.49	5.09	3.18	0.29	0.29	C56
前列腺	Prostate	27	3.77	8.37	5.50	0.05	0.45							C61
睾丸	Testis	1	0.14	0.31	0.18	0.01	0.01							C62
肾及泌尿系统不明	Kidney & Unspecified Urinary Organs	16	2.23	4.96	3.49	0.17	0.53	11	1.71	3.50	2.18	0.16	0.27	C64-66,68
膀胱	Bladder	18	2.51	5.58	3.71	0.15	0.44	8	1.24	2.55	1.69	0.10	0.26	C67
脑,神经系统	Brain,Central Nervous System	27	3.77	8.37	6.98	0.38	0.70	16	2.49	5.09	4.53	0.30	0.48	C70-C72
甲状腺	Thyroid Gland	18	2.51	5.58	4.07	0.32	0.32	82	12.75	26.09	17.84	1.55	1.72	C73
淋巴瘤	Lymphoma	15	2.09	4.65	2.97	0.24	0.38	15	2.33	4.77	3.22	0.28	0.42	C81-85,88,90,96
白血病	Leukaemia	11	1.54	3.41	2.59	0.17	0.17	9	1.40	2.86	2.85	0.14	0.14	C91-C95
不明及其他恶性肿瘤	All Other Sites and Unspecified	30	4.19	9.30	6.80	0.39	0.66	25	3.89	7.96	5.23	0.43	0.50	A_O
所有部位合计	All Sites	716	100.00	222.00	154.51	7.81	19.17	643	100.00	204.62	136.41	9.11	15.66	ALL
所有部位除外 C44	All Sites but C44	708	98.88	219.52	152.83	7.73	18.95	637	99.07	202.71	135.06	9.00	15.49	ALLbC44
死亡 Mortality														
口腔和咽喉(除外鼻咽癌)	Lip,Oral Cavity & Pharynx but Nasopharynx	11	2.41	3.41	2.27	0.02	0.27	3	1.20	0.95	0.74	0.02	0.13	C00-10,C12-14
鼻咽癌	Nasopharynx	6	1.32	1.86	1.30	0.05	0.17	4	1.61	1.27	0.97	0.05	0.12	C11
食管	Oesophagus	40	8.77	12.40	9.02	0.27	1.05	7	2.81	2.23	1.47	0.00	0.16	C15
胃	Stomach	29	6.36	8.99	6.49	0.24	0.92	20	8.03	6.36	3.68	0.09	0.30	C16
结直肠肛门	Colon,Rectum & Anus	27	5.92	8.37	5.95	0.14	0.67	18	7.23	5.73	3.70	0.16	0.44	C18-21
肝脏	Liver	85	18.64	26.35	17.82	0.96	2.38	43	17.27	13.68	10.03	0.29	1.50	C22
胆囊及其他	Gallbladder etc.	2	0.44	0.62	0.30	0.02	0.02	2	0.80	0.64	0.34	0.00	0.00	C23-C24
胰腺	Pancreas	13	2.85	4.03	2.67	0.18	0.38	9	3.61	2.86	2.12	0.12	0.37	C25
喉	Larynx	0	0.00	0.00	0.00	0.00	0.00	0	0.00	0.00	0.00	0.00	0.00	C32
气管,支气管,肺	Trachea, Bronchus and Lung	168	36.84	52.09	36.20	1.38	4.43	62	24.90	19.73	12.20	0.41	1.37	C33-C34
其他胸腔器官	Other Thoracic Organs	1	0.22	0.31	0.28	0.00	0.07	2	0.80	0.64	0.40	0.04	0.04	C37-C38
骨	Bone	1	0.22	0.31	0.19	0.02	0.02	1	0.40	0.32	0.27	0.00	0.07	C40-C41
皮肤黑色素瘤	Melanoma of Skin	0	0.00	0.00	0.00	0.00	0.00	0	0.00	0.00	0.00	0.00	0.00	C43
乳房	Breast	1	0.22	0.31	0.14	0.00	0.00	22	8.84	7.00	4.74	0.30	0.62	C50
子宫颈	Cervix Uteri	-	-	-	-	-	-	12	4.82	3.82	2.45	0.13	0.31	C53
子宫体及子宫部位不明	Uterus & Unspecified	-	-	-	-	-	-	3	1.20	0.95	0.56	0.04	0.04	C54-C55
卵巢	Ovary	-	-	-	-	-	-	7	2.81	2.23	1.36	0.11	0.16	C56
前列腺	Prostate	2	0.44	0.62	0.54	0.00	0.09	-	-	-	-	-	-	C61
睾丸	Testis	0	0.00	0.00	0.00	0.00	0.00	-	-	-	-	-	-	C62
肾及泌尿系统不明	Kidney & Unspecified Urinary Organs	2	0.44	0.62	0.55	0.00	0.11	3	1.20	0.95	0.68	0.00	0.14	C64-66,68
膀胱	Bladder	9	1.97	2.79	1.72	0.00	0.16	2	0.80	0.64	0.43	0.01	0.06	C67
脑,神经系统	Brain,Central Nervous System	17	3.73	5.27	4.87	0.27	0.54	6	2.41	1.91	1.92	0.07	0.14	C70-C72
甲状腺	Thyroid Gland	0	0.00	0.00	0.00	0.00	0.00	1	0.40	0.32	0.13	0.00	0.00	C73
淋巴瘤	Lymphoma	13	2.85	4.03	2.86	0.24	0.29	5	2.01	1.59	1.04	0.08	0.15	C81-85,88,90,96
白血病	Leukaemia	15	3.29	4.65	3.60	0.25	0.29	9	3.61	2.86	3.08	0.13	0.20	C91-C95
不明及其他恶性肿瘤	All Other Sites and Unspecified	14	3.07	4.34	2.81	0.22	0.29	8	3.21	2.55	1.52	0.05	0.09	A_O
所有部位合计	All Sites	456	100.00	141.39	99.59	4.25	12.14	249	100.00	79.24	53.85	2.13	6.41	ALL
所有部位除外 C44	All Sites but C44	452	99.12	140.15	98.81	4.21	12.03	248	99.60	78.92	53.65	2.11	6.39	ALLbC44

表 6-3-222 钟祥市 2014 年癌症发病和死亡主要指标
Table 6-3-222 Incidence and mortality of cancer in Zhongxiang Shi,2014

部位 Site		男性 Male						女性 Female						ICD-10
		病例数 No. cases	构成 (%)	粗率 Crude rate (1/10⁵)	世标率 ASR world (1/10⁵)	累积率 Cum.rate(%) 0~64	0~74	病例数 No. cases	构成 (%)	粗率 Crude rate (1/10⁵)	世标率 ASR world (1/10⁵)	累积率 Cum.rate(%) 0~64	0~74	
发病 Incidence														
口腔和咽喉(除外鼻咽癌)	Lip,Oral Cavity & Pharynx but Nasopharynx	18	1.55	3.43	2.62	0.17	0.35	13	1.26	2.53	1.85	0.12	0.21	C00-10,C12-14
鼻咽癌	Nasopharynx	22	1.90	4.19	3.20	0.17	0.34	9	0.87	1.75	1.12	0.07	0.12	C11
食管	Oesophagus	85	7.33	16.21	12.49	0.53	1.67	29	2.82	5.64	4.15	0.19	0.55	C15
胃	Stomach	65	5.61	12.39	9.49	0.56	1.35	40	3.88	7.78	5.55	0.25	0.65	C16
结直肠肛门	Colon,Rectum & Anus	112	9.66	21.36	16.05	0.82	1.92	78	7.57	15.16	11.31	0.66	1.51	C18-21
肝脏	Liver	203	17.52	38.71	28.24	1.83	3.41	67	6.50	13.03	8.38	0.47	0.87	C22
胆囊及其他	Gallbladder etc.	5	0.43	0.95	0.78	0.03	0.15	5	0.49	0.97	0.66	0.04	0.08	C23-C24
胰腺	Pancreas	21	1.81	4.00	3.04	0.15	0.48	23	2.23	4.47	3.34	0.13	0.48	C25
喉	Larynx	9	0.78	1.72	1.22	0.07	0.16	1	0.10	0.19	0.18	0.00	0.05	C32
气管,支气管,肺	Trachea, Bronchus and Lung	314	27.09	59.87	46.47	2.00	5.94	139	13.50	27.02	20.08	1.07	2.59	C33-C34
其他胸腔器官	Other Thoracic Organs	9	0.78	1.72	1.59	0.09	0.17	4	0.39	0.78	0.54	0.01	0.06	C37-C38
骨	Bone	12	1.04	2.29	1.81	0.16	0.18	13	1.26	2.53	2.55	0.17	0.23	C40-C41
皮肤黑色素瘤	Melanoma of Skin	5	0.43	0.95	1.05	0.04	0.09	2	0.19	0.39	0.22	0.01	0.01	C43
乳房	Breast	1	0.09	0.19	0.10	0.01	0.01	213	20.68	41.41	28.54	2.37	3.07	C50
子宫颈	Cervix Uteri	–	–	–	–	–	–	109	10.58	21.19	14.34	1.12	1.53	C53
子宫体及子宫部位不明	Uterus & Unspecified	–	–	–	–	–	–	19	1.84	3.69	2.63	0.19	0.29	C54-C55
卵巢	Ovary	–	–	–	–	–	–	45	4.37	8.75	6.40	0.54	0.66	C56
前列腺	Prostate	27	2.33	5.15	4.06	0.06	0.46	–	–	–	–	–	–	C61
睾丸	Testis	1	0.09	0.19	0.11	0.01	0.01	–	–	–	–	–	–	C62
肾及泌尿系统不明	Kidney & Unspecified Urinary Organs	16	1.38	3.05	2.41	0.12	0.28	7	0.68	1.36	0.94	0.04	0.09	C64-66,68
膀胱	Bladder	39	3.36	7.44	5.61	0.28	0.64	8	0.78	1.56	1.12	0.09	0.14	C67
脑,神经系统	Brain,Central Nervous System	41	3.54	7.82	6.68	0.45	0.75	36	3.50	7.00	5.25	0.40	0.60	C70-C72
甲状腺	Thyroid Gland	14	1.21	2.67	1.96	0.17	0.22	55	5.34	10.69	7.38	0.67	0.70	C73
淋巴瘤	Lymphoma	46	3.97	8.77	7.21	0.48	0.69	29	2.82	5.64	4.48	0.28	0.57	C81-85,88,90,96
白血病	Leukaemia	38	3.28	7.25	6.73	0.46	0.62	42	4.08	8.17	7.04	0.55	0.70	C91-C95
不明及其他恶性肿瘤	All Other Sites and Unspecified	56	4.83	10.68	8.43	0.47	0.88	44	4.27	8.55	7.40	0.44	0.66	A_O
所有部位合计	All Sites	1159	100.00	221.00	171.35	9.15	20.79	1030	100.00	200.25	145.44	9.89	16.39	ALL
所有部位除外 C44	All Sites but C44	1138	98.19	216.99	168.18	8.97	20.47	1019	98.93	198.11	143.69	9.82	16.21	ALLbC44
死亡 Mortality														
口腔和咽喉(除外鼻咽癌)	Lip,Oral Cavity & Pharynx but Nasopharynx	8	0.86	1.53	1.11	0.08	0.17	1	0.20	0.19	0.11	0.01	0.01	C00-10,C12-14
鼻咽癌	Nasopharynx	14	1.50	2.67	1.85	0.15	0.18	3	0.60	0.58	0.31	0.01	0.01	C11
食管	Oesophagus	89	9.54	16.97	13.28	0.47	1.73	25	5.03	4.86	3.24	0.16	0.38	C15
胃	Stomach	46	4.93	8.77	6.97	0.31	0.96	27	5.43	5.25	3.68	0.18	0.43	C16
结直肠肛门	Colon,Rectum & Anus	73	7.82	13.92	10.50	0.53	1.12	39	7.85	7.58	5.83	0.21	0.71	C18-21
肝脏	Liver	192	20.58	36.61	26.95	1.64	3.30	72	14.49	14.00	9.61	0.50	1.11	C22
胆囊及其他	Gallbladder etc.	4	0.43	0.76	0.54	0.01	0.04	3	0.60	0.58	0.31	0.01	0.01	C23-C24
胰腺	Pancreas	21	2.25	4.00	3.01	0.19	0.39	17	3.42	3.31	2.33	0.06	0.30	C25
喉	Larynx	4	0.43	0.76	0.57	0.00	0.06	1	0.20	0.19	0.18	0.00	0.05	C32
气管,支气管,肺	Trachea, Bronchus and Lung	316	33.87	60.25	46.44	1.84	5.47	125	25.15	24.30	17.50	0.83	2.11	C33-C34
其他胸腔器官	Other Thoracic Organs	8	0.86	1.53	1.11	0.07	0.14	2	0.40	0.39	0.23	0.01	0.05	C37-C38
骨	Bone	7	0.75	1.33	1.07	0.06	0.12	6	1.21	1.17	0.90	0.07	0.10	C40-C41
皮肤黑色素瘤	Melanoma of Skin	5	0.54	0.95	0.84	0.04	0.08	2	0.40	0.39	0.29	0.01	0.05	C43
乳房	Breast	1	0.11	0.19	0.11	0.00	0.00	33	6.64	6.42	4.60	0.32	0.58	C50
子宫颈	Cervix Uteri	–	–	–	–	–	–	30	6.04	5.83	4.11	0.23	0.49	C53
子宫体及子宫部位不明	Uterus & Unspecified	–	–	–	–	–	–	8	1.61	1.56	1.13	0.08	0.13	C54-C55
卵巢	Ovary	–	–	–	–	–	–	18	3.62	3.50	2.62	0.23	0.29	C56
前列腺	Prostate	17	1.82	3.24	2.77	0.03	0.23	–	–	–	–	–	–	C61
睾丸	Testis	3	0.32	0.57	0.32	0.02	0.02	–	–	–	–	–	–	C62
肾及泌尿系统不明	Kidney & Unspecified Urinary Organs	9	0.96	1.72	1.57	0.06	0.10	3	0.60	0.58	0.46	0.02	0.07	C64-66,68
膀胱	Bladder	23	2.47	4.39	3.37	0.09	0.25	1	0.20	0.19	0.11	0.00	0.00	C67
脑,神经系统	Brain,Central Nervous System	25	2.68	4.77	4.03	0.23	0.43	21	4.23	4.08	2.85	0.17	0.37	C70-C72
甲状腺	Thyroid Gland	3	0.32	0.57	0.38	0.05	0.05	7	1.41	1.36	1.00	0.09	0.09	C73
淋巴瘤	Lymphoma	28	3.00	5.34	4.48	0.29	0.53	21	4.23	4.08	2.95	0.21	0.39	C81-85,88,90,96
白血病	Leukaemia	18	1.93	3.43	3.32	0.23	0.28	16	3.22	3.11	3.13	0.20	0.33	C91-C95
不明及其他恶性肿瘤	All Other Sites and Unspecified	19	2.04	3.62	2.74	0.08	0.28	16	3.22	3.11	2.14	0.09	0.22	A_O
所有部位合计	All Sites	933	100.00	177.90	137.31	6.50	15.93	497	100.00	96.62	69.62	3.69	8.25	ALL
所有部位除外 C44	All Sites but C44	931	99.79	177.52	137.10	6.48	15.92	489	98.39	95.07	68.61	3.67	8.14	ALLbC44

表 6-3-223 云梦县 2014 年癌症发病和死亡主要指标
Table 6-3-223 Incidence and mortality of cancer in Yunmeng Xian, 2014

部位 Site		男性 Male						女性 Female						ICD-10
		病例数 No. cases	构成 (%)	粗率 Crude rate (1/10⁵)	世标率 ASR world (1/10⁵)	累积率 Cum.rate(%) 0~64	0~74	病例数 No. cases	构成 (%)	粗率 Crude rate (1/10⁵)	世标率 ASR world (1/10⁵)	累积率 Cum.rate(%) 0~64	0~74	
发病 Incidence														
口腔和咽喉(除外鼻咽癌)	Lip,Oral Cavity & Pharynx but Nasopharynx	11	1.39	4.15	3.41	0.22	0.49	8	1.17	2.99	2.69	0.17	0.28	C00-10,C12-14
鼻咽癌	Nasopharynx	14	1.77	5.28	5.52	0.40	0.48	9	1.31	3.37	2.36	0.16	0.29	C11
食管	Oesophagus	48	6.08	18.11	16.06	0.82	1.98	9	1.31	3.37	2.95	0.13	0.28	C15
胃	Stomach	112	14.20	42.26	38.49	2.26	4.34	53	7.74	19.82	14.35	0.65	1.89	C16
结直肠肛门	Colon,Rectum & Anus	59	7.48	22.26	18.28	1.15	2.28	59	8.61	22.06	16.11	1.02	1.96	C18-21
肝脏	Liver	194	24.59	73.19	61.19	4.63	7.71	123	17.96	46.00	34.78	2.21	4.39	C22
胆囊及其他	Gallbladder etc.	0	0.00	0.00	0.00	0.00	0.00	0	0.00	0.00	0.00	0.00	0.00	C23-C24
胰腺	Pancreas	11	1.39	4.15	3.32	0.14	0.50	10	1.46	3.74	2.88	0.11	0.27	C25
喉	Larynx	6	0.76	2.26	1.95	0.12	0.17	4	0.58	1.50	0.86	0.05	0.05	C32
气管,支气管,肺	Trachea, Bronchus and Lung	229	29.02	86.40	81.90	3.67	9.02	84	12.26	31.41	24.49	0.80	2.42	C33-C34
其他胸腔器官	Other Thoracic Organs	3	0.38	1.13	0.97	0.07	0.15	4	0.58	1.50	1.12	0.09	0.09	C37-C38
骨	Bone	7	0.89	2.64	2.00	0.20	0.20	9	1.31	3.37	2.49	0.14	0.32	C40-C41
皮肤黑色素瘤	Melanoma of Skin	4	0.51	1.51	1.14	0.06	0.14	3	0.44	1.12	0.93	0.08	0.13	C43
乳房	Breast	2	0.25	0.75	0.57	0.05	0.05	87	12.70	32.53	25.18	2.18	2.57	C50
子宫颈	Cervix Uteri	–	–	–	–	–	–	65	9.49	24.31	18.76	1.76	1.86	C53
子宫体及子宫部位不明	Uterus & Unspecified	–	–	–	–	–	–	56	8.18	20.94	15.65	1.40	1.58	C54-C55
卵巢	Ovary	–	–	–	–	–	–	19	2.77	7.11	5.44	0.45	0.50	C56
前列腺	Prostate	9	1.14	3.40	5.23	0.00	0.24	–	–	–	–	–	–	C61
睾丸	Testis	0	0.00	0.00	0.00	0.00	0.00	–	–	–	–	–	–	C62
肾及泌尿系统不明	Kidney & Unspecified Urinary Organs	7	0.89	2.64	2.00	0.14	0.22	4	0.58	1.50	1.05	0.09	0.09	C64-66,68
膀胱	Bladder	13	1.65	4.90	3.97	0.24	0.42	4	0.58	1.50	0.94	0.04	0.11	C67
脑,神经系统	Brain,Central Nervous System	12	1.52	4.53	3.86	0.27	0.48	10	1.46	3.74	2.93	0.31	0.31	C70-C72
甲状腺	Thyroid Gland	1	0.13	0.38	0.38	0.05	0.05	24	3.50	8.97	7.03	0.60	0.81	C73
淋巴瘤	Lymphoma	27	3.42	10.19	8.62	0.73	1.00	15	2.19	5.61	4.67	0.35	0.54	C81-85,88,90,96
白血病	Leukaemia	10	1.27	3.77	3.32	0.19	0.32	13	1.90	4.86	4.05	0.31	0.37	C91-C95
不明及其他恶性肿瘤	All Other Sites and Unspecified	10	1.27	3.77	3.20	0.21	0.34	13	1.90	4.86	3.99	0.25	0.28	A_O
所有部位合计	All Sites	789	100.00	297.67	265.37	15.65	30.60	685	100.00	256.16	195.68	13.37	21.50	ALL
所有部位除外 C44	All Sites but C44	788	99.87	297.30	265.05	15.62	30.58	683	99.71	255.41	194.75	13.34	21.47	ALLbC44
死亡 Mortality														
口腔和咽喉(除外鼻咽癌)	Lip,Oral Cavity & Pharynx but Nasopharynx	4	0.84	1.51	1.33	0.05	0.26	0	0.00	0.00	0.00	0.00	0.00	C00-10,C12-14
鼻咽癌	Nasopharynx	3	0.63	1.13	2.07	0.04	0.12	2	0.74	0.75	0.56	0.02	0.09	C11
食管	Oesophagus	19	3.97	7.17	7.08	0.23	0.94	8	2.97	2.99	2.11	0.04	0.32	C15
胃	Stomach	76	15.90	28.67	27.84	1.31	2.89	38	14.13	14.21	10.63	0.51	1.24	C16
结直肠肛门	Colon,Rectum & Anus	29	6.07	10.94	8.95	0.51	1.04	22	8.18	8.23	6.21	0.18	0.73	C18-21
肝脏	Liver	129	26.99	48.67	40.36	2.96	4.98	84	31.23	31.41	23.37	1.30	2.74	C22
胆囊及其他	Gallbladder etc.	0	0.00	0.00	0.00	0.00	0.00	1	0.37	0.37	0.28	0.03	0.03	C23-C24
胰腺	Pancreas	9	1.88	3.40	3.77	0.12	0.31	10	3.72	3.74	3.01	0.14	0.30	C25
喉	Larynx	4	0.84	1.51	1.30	0.00	0.18	1	0.37	0.37	0.16	0.00	0.00	C32
气管,支气管,肺	Trachea, Bronchus and Lung	155	32.43	58.48	55.30	2.16	5.77	41	15.24	15.33	12.45	0.37	1.17	C33-C34
其他胸腔器官	Other Thoracic Organs	0	0.00	0.00	0.00	0.00	0.00	1	0.37	0.37	0.36	0.04	0.04	C37-C38
骨	Bone	5	1.05	1.89	1.52	0.14	0.19	2	0.74	0.75	0.45	0.00	0.05	C40-C41
皮肤黑色素瘤	Melanoma of Skin	1	0.21	0.38	0.30	0.04	0.04	0	0.00	0.00	0.00	0.00	0.00	C43
乳房	Breast	0	0.00	0.00	0.00	0.00	0.00	17	6.32	6.36	4.89	0.37	0.50	C50
子宫颈	Cervix Uteri	–	–	–	–	–	–	6	2.23	2.24	2.02	0.20	0.20	C53
子宫体及子宫部位不明	Uterus & Unspecified	–	–	–	–	–	–	9	3.35	3.37	2.85	0.27	0.38	C54-C55
卵巢	Ovary	–	–	–	–	–	–	1	0.37	0.37	0.30	0.02	0.02	C56
前列腺	Prostate	10	2.09	3.77	6.74	0.00	0.21	–	–	–	–	–	–	C61
睾丸	Testis	0	0.00	0.00	0.00	0.00	0.00	–	–	–	–	–	–	C62
肾及泌尿系统不明	Kidney & Unspecified Urinary Organs	2	0.42	0.75	0.52	0.03	0.03	0	0.00	0.00	0.00	0.00	0.00	C64-66,68
膀胱	Bladder	2	0.42	0.75	0.68	0.08	0.08	0	0.00	0.00	0.00	0.00	0.00	C67
脑,神经系统	Brain,Central Nervous System	10	2.09	3.77	3.25	0.22	0.38	6	2.23	2.24	1.69	0.17	0.17	C70-C72
甲状腺	Thyroid Gland	0	0.00	0.00	0.00	0.00	0.00	0	0.00	0.00	0.00	0.00	0.00	C73
淋巴瘤	Lymphoma	10	2.09	3.77	3.04	0.29	0.37	6	2.23	2.24	1.92	0.07	0.13	C81-85,88,90,96
白血病	Leukaemia	5	1.05	1.89	1.54	0.08	0.14	10	3.72	3.74	3.15	0.26	0.26	C91-C95
不明及其他恶性肿瘤	All Other Sites and Unspecified	5	1.05	1.89	1.59	0.13	0.13	4	1.49	1.50	1.38	0.04	0.10	A_O
所有部位合计	All Sites	478	100.00	180.34	167.17	8.37	18.03	269	100.00	100.59	77.80	4.06	8.49	ALL
所有部位除外 C44	All Sites but C44	478	100.00	180.34	167.17	8.37	18.03	268	99.63	100.22	77.17	4.06	8.49	ALLbC44

表 6-3-224 公安县 2014 年癌症发病和死亡主要指标
Table 6-3-224 Incidence and mortality of cancer in Gong'an Xian,2014

部位 Site		男性 Male						女性 Female						ICD-10
		病例数 No. cases	构成 (%)	粗率 Crude rate (1/10⁵)	世标率 ASR world (1/10⁵)	累积率 Cum.rate(%)		病例数 No. cases	构成 (%)	粗率 Crude rate (1/10⁵)	世标率 ASR world (1/10⁵)	累积率 Cum.rate(%)		
						0~64	0~74					0~64	0~74	
发病 Incidence														
口腔和咽喉(除外鼻咽癌)	Lip,Oral Cavity & Pharynx but Nasopharynx	33	2.23	7.46	5.07	0.33	0.72	10	0.89	2.28	1.38	0.10	0.14	C00–10,C12–14
鼻咽癌	Nasopharynx	34	2.30	7.69	5.05	0.36	0.65	12	1.07	2.73	1.58	0.14	0.14	C11
食管	Oesophagus	109	7.38	24.66	15.91	0.97	2.20	10	0.89	2.28	1.34	0.05	0.14	C15
胃	Stomach	80	5.42	18.10	11.20	0.67	1.39	40	3.57	9.10	6.02	0.33	0.80	C16
结直肠肛门	Colon,Rectum & Anus	121	8.19	27.37	17.59	0.99	2.26	98	8.75	22.30	14.73	0.82	1.65	C18–21
肝脏	Liver	239	16.18	54.06	34.19	2.37	4.38	96	8.57	21.84	14.29	0.58	2.00	C22
胆囊及其他	Gallbladder etc.	10	0.68	2.26	1.50	0.09	0.20	4	0.36	0.91	0.75	0.00	0.14	C23–C24
胰腺	Pancreas	20	1.35	4.52	2.80	0.14	0.40	24	2.14	5.46	3.73	0.13	0.45	C25
喉	Larynx	13	0.88	2.94	1.80	0.13	0.24	2	0.18	0.46	0.25	0.02	0.02	C32
气管,支气管,肺	Trachea, Bronchus and Lung	487	32.97	110.17	70.26	3.41	9.56	172	15.36	39.13	24.92	1.37	3.00	C33–C34
其他胸腔器官	Other Thoracic Organs	7	0.47	1.58	0.91	0.07	0.11	4	0.36	0.91	0.51	0.01	0.05	C37–C38
骨	Bone	13	0.88	2.94	2.16	0.15	0.18	12	1.07	2.73	2.25	0.14	0.26	C40–C41
皮肤黑色素瘤	Melanoma of Skin	2	0.14	0.45	0.28	0.02	0.02	1	0.09	0.23	0.20	0.02	0.02	C43
乳房	Breast	3	0.20	0.68	0.32	0.02	0.02	165	14.73	37.54	24.16	1.93	2.74	C50
子宫颈	Cervix Uteri	–	–	–	–	–	–	176	15.71	40.04	25.95	1.99	2.63	C53
子宫体及子宫部位不明	Uterus & Unspecified	–	–	–	–	–	–	36	3.21	8.19	5.62	0.39	0.64	C54–C55
卵巢	Ovary	–	–	–	–	–	–	53	4.73	12.06	8.34	0.64	0.83	C56
前列腺	Prostate	30	2.03	6.79	3.95	0.12	0.48							C61
睾丸	Testis	2	0.14	0.45	0.24	0.02	0.02					–	–	C62
肾及泌尿系统不明	Kidney & Unspecified Urinary Organs	22	1.49	4.98	3.17	0.24	0.34	10	0.89	2.28	1.50	0.09	0.20	C64–66,68
膀胱	Bladder	47	3.18	10.63	6.44	0.24	0.82	16	1.43	3.64	2.38	0.07	0.30	C67
脑,神经系统	Brain,Central Nervous System	51	3.45	11.54	8.44	0.63	0.83	48	4.29	10.92	7.43	0.53	0.93	C70–C72
甲状腺	Thyroid Gland	14	0.95	3.17	2.18	0.13	0.28	44	3.93	10.01	7.01	0.56	0.67	C73
淋巴瘤	Lymphoma	51	3.45	11.54	8.31	0.58	0.93	25	2.23	5.69	3.95	0.23	0.49	C81–85,88,90,96
白血病	Leukaemia	35	2.37	7.92	7.48	0.50	0.65	19	1.70	4.32	3.39	0.18	0.40	C91–C95
不明及其他恶性肿瘤	All Other Sites and Unspecified	54	3.66	12.22	8.63	0.53	1.11	43	3.84	9.78	6.21	0.31	0.69	A_O
所有部位合计	All Sites	1477	100.00	334.11	217.89	12.72	27.78	1120	100.00	254.81	167.90	10.62	19.34	ALL
所有部位除外 C44	All Sites but C44	1458	98.71	329.82	215.10	12.58	27.36	1108	98.93	252.08	166.30	10.56	19.20	ALLbC44
死亡 Mortality														
口腔和咽喉(除外鼻咽癌)	Lip,Oral Cavity & Pharynx but Nasopharynx	12	1.07	2.71	1.64	0.11	0.22	4	0.69	0.91	0.61	0.02	0.11	C00–10,C12–14
鼻咽癌	Nasopharynx	26	2.32	5.88	3.56	0.17	0.50	7	1.20	1.59	1.06	0.08	0.12	C11
食管	Oesophagus	73	6.51	16.51	10.22	0.62	1.29	11	1.89	2.50	1.56	0.03	0.19	C15
胃	Stomach	66	5.89	14.93	9.25	0.49	1.25	27	4.63	6.14	4.19	0.19	0.48	C16
结直肠肛门	Colon,Rectum & Anus	69	6.16	15.61	9.38	0.57	1.14	53	9.09	12.06	7.80	0.25	0.90	C18–21
肝脏	Liver	201	17.93	45.47	28.58	1.87	3.57	90	15.44	20.48	13.80	0.54	1.97	C22
胆囊及其他	Gallbladder etc.	7	0.62	1.58	0.95	0.07	0.10	2	0.34	0.46	0.32	0.02	0.05	C23–C24
胰腺	Pancreas	26	2.32	5.88	3.96	0.20	0.63	16	2.74	3.64	2.38	0.12	0.31	C25
喉	Larynx	12	1.07	2.71	1.46	0.08	0.16	0	0.00	0.00	0.00	0.00	0.00	C32
气管,支气管,肺	Trachea, Bronchus and Lung	449	40.05	101.57	64.71	2.98	8.74	132	22.64	30.03	19.14	0.95	2.28	C33–C34
其他胸腔器官	Other Thoracic Organs	4	0.36	0.90	0.54	0.03	0.07	3	0.51	0.68	0.40	0.00	0.03	C37–C38
骨	Bone	6	0.54	1.36	0.81	0.04	0.11	6	1.03	1.37	0.82	0.09	0.09	C40–C41
皮肤黑色素瘤	Melanoma of Skin	2	0.18	0.45	0.34	0.02	0.02	1	0.17	0.23	0.27	0.02	0.02	C43
乳房	Breast	2	0.18	0.45	0.17	0.00	0.00	46	7.89	10.47	6.73	0.45	0.79	C50
子宫颈	Cervix Uteri	–	–	–	–	–	–	48	8.23	10.92	7.51	0.32	0.74	C53
子宫体及子宫部位不明	Uterus & Unspecified	–	–	–	–	–	–	12	2.06	2.73	1.69	0.14	0.18	C54–C55
卵巢	Ovary	–	–	–	–	–	–	21	3.60	4.78	3.10	0.20	0.39	C56
前列腺	Prostate	18	1.61	4.07	2.07	0.03	0.18							C61
睾丸	Testis	3	0.27	0.68	0.32	0.02	0.02					–	–	C62
肾及泌尿系统不明	Kidney & Unspecified Urinary Organs	9	0.80	2.04	1.24	0.04	0.14	4	0.69	0.91	0.63	0.05	0.05	C64–66,68
膀胱	Bladder	25	2.23	5.66	3.39	0.07	0.42	5	0.86	1.14	0.77	0.00	0.03	C67
脑,神经系统	Brain,Central Nervous System	25	2.23	5.66	4.29	0.28	0.42	24	4.12	5.46	3.77	0.28	0.45	C70–C72
甲状腺	Thyroid Gland	3	0.27	0.68	0.45	0.02	0.06	7	1.20	1.59	1.13	0.03	0.20	C73
淋巴瘤	Lymphoma	33	2.94	7.46	4.71	0.29	0.62	17	2.92	3.87	2.43	0.18	0.30	C81–85,88,90,96
白血病	Leukaemia	24	2.14	5.43	4.36	0.27	0.50	17	2.92	3.87	3.12	0.14	0.36	C91–C95
不明及其他恶性肿瘤	All Other Sites and Unspecified	26	2.32	5.88	4.26	0.22	0.51	30	5.15	6.83	4.42	0.14	0.44	A_O
所有部位合计	All Sites	1121	100.00	253.58	160.67	8.48	20.65	583	100.00	132.64	87.66	4.22	10.47	ALL
所有部位除外 C44	All Sites but C44	1118	99.73	252.90	160.31	8.47	20.63	575	98.63	130.82	86.55	4.22	10.33	ALLbC44

表 6-3-225 洪湖市 2014 年癌症发病和死亡主要指标
Table 6-3-225 Incidence and mortality of cancer in Honghu Shi,2014

部位 Site		男性 Male						女性 Female						ICD-10
		病例数 No. cases	构成 (%)	粗率 Crude rate (1/10⁵)	世标率 ASR world (1/10⁵)	累积率 Cum.rate(%)		病例数 No. cases	构成 (%)	粗率 Crude rate (1/10⁵)	世标率 ASR world (1/10⁵)	累积率 Cum.rate(%)		
						0~64	0~74					0~64	0~74	
发病 Incidence														
口腔和咽喉(除外鼻咽癌)	Lip,Oral Cavity & Pharynx but Nasopharynx	8	0.76	1.86	1.47	0.08	0.21	6	0.78	1.53	0.98	0.06	0.10	C00-10,C12-14
鼻咽癌	Nasopharynx	34	3.23	7.90	6.06	0.49	0.69	10	1.31	2.55	1.65	0.17	0.17	C11
食管	Oesophagus	27	2.56	6.27	4.64	0.32	0.65	2	0.26	0.51	0.16	0.00	0.00	C15
胃	Stomach	97	9.21	22.54	16.77	1.11	2.13	59	7.71	15.02	9.99	0.58	1.24	C16
结直肠肛门	Colon,Rectum & Anus	72	6.84	16.73	12.37	0.78	1.36	59	7.71	15.02	10.25	0.72	1.19	C18-21
肝脏	Liver	213	20.23	49.49	36.55	2.35	4.24	75	9.80	19.09	12.35	0.83	1.48	C22
胆囊及其他	Gallbladder etc.	7	0.66	1.63	1.29	0.05	0.22	17	2.22	4.33	2.70	0.15	0.43	C23-C24
胰腺	Pancreas	20	1.90	4.65	3.23	0.20	0.45	14	1.83	3.56	2.04	0.08	0.22	C25
喉	Larynx	15	1.42	3.49	2.50	0.15	0.35	2	0.26	0.51	0.25	0.00	0.04	C32
气管,支气管,肺	Trachea, Bronchus and Lung	333	31.62	77.38	57.79	2.69	7.68	111	14.51	28.25	17.60	1.00	2.06	C33-C34
其他胸腔器官	Other Thoracic Organs	5	0.47	1.16	0.74	0.06	0.06	1	0.13	0.25	0.15	0.01	0.01	C37-C38
骨	Bone	10	0.95	2.32	2.23	0.12	0.29	9	1.18	2.29	1.27	0.07	0.14	C40-C41
皮肤黑色素瘤	Melanoma of Skin	3	0.28	0.70	0.50	0.04	0.08	2	0.26	0.51	0.34	0.01	0.04	C43
乳房	Breast	3	0.28	0.70	0.45	0.04	0.04	109	14.25	27.75	18.53	1.74	1.92	C50
子宫颈	Cervix Uteri	–	–	–	–	–	–	71	9.28	18.07	11.88	1.03	1.28	C53
子宫体及子宫部位不明	Uterus & Unspecified	–	–	–	–	–	–	23	3.01	5.85	4.04	0.32	0.47	C54-C55
卵巢	Ovary	–	–	–	–	–	–	27	3.53	6.87	4.68	0.41	0.48	C56
前列腺	Prostate	19	1.80	4.42	3.13	0.12	0.42	–	–	–	–	–	–	C61
睾丸	Testis	1	0.09	0.23	0.22	0.03	0.03	–	–	–	–	–	–	C62
肾及泌尿系统不明	Kidney & Unspecified Urinary Organs	15	1.42	3.49	2.57	0.21	0.28	10	1.31	2.55	1.74	0.10	0.26	C64-66,68
膀胱	Bladder	33	3.13	7.67	5.49	0.22	0.61	7	0.92	1.78	1.28	0.10	0.17	C67
脑,神经系统	Brain,Central Nervous System	37	3.51	8.60	7.38	0.57	0.70	30	3.92	7.64	5.39	0.36	0.67	C70-C72
甲状腺	Thyroid Gland	16	1.52	3.72	2.66	0.24	0.24	49	6.41	12.47	9.34	0.83	0.94	C73
淋巴瘤	Lymphoma	40	3.80	9.29	7.00	0.40	0.83	31	4.05	7.89	5.21	0.29	0.67	C81-85,88,90,96
白血病	Leukaemia	27	2.56	6.27	5.43	0.38	0.58	23	3.01	5.85	5.36	0.36	0.47	C91-C95
不明及其他恶性肿瘤	All Other Sites and Unspecified	18	1.71	4.18	3.44	0.22	0.41	18	2.35	4.58	2.80	0.14	0.29	A_O
所有部位合计	All Sites	1053	100.00	244.69	183.92	10.88	22.56	765	100.00	194.73	129.98	9.36	14.76	ALL
所有部位除外 C44	All Sites but C44	1048	99.53	243.52	182.98	10.83	22.45	760	99.35	193.46	129.25	9.36	14.73	ALLbC44
死亡 Mortality														
口腔和咽喉(除外鼻咽癌)	Lip,Oral Cavity & Pharynx but Nasopharynx	6	0.76	1.39	0.98	0.07	0.11	1	0.24	0.25	0.19	0.00	0.03	C00-10,C12-14
鼻咽癌	Nasopharynx	11	1.40	2.56	2.22	0.16	0.29	3	0.71	0.76	0.47	0.03	0.03	C11
食管	Oesophagus	20	2.54	4.65	3.32	0.20	0.45	3	0.71	0.76	0.34	0.02	0.02	C15
胃	Stomach	67	8.50	15.57	11.21	0.64	1.39	38	9.03	9.67	6.43	0.31	0.87	C16
结直肠肛门	Colon,Rectum & Anus	45	5.71	10.46	7.82	0.34	0.92	26	6.18	6.62	4.24	0.34	0.40	C18-21
肝脏	Liver	188	23.86	43.69	32.36	1.74	3.97	64	15.20	16.29	10.08	0.51	1.25	C22
胆囊及其他	Gallbladder etc.	6	0.76	1.39	0.91	0.00	0.13	13	3.09	3.31	2.07	0.08	0.33	C23-C24
胰腺	Pancreas	19	2.41	4.42	3.44	0.23	0.52	12	2.85	3.05	1.84	0.08	0.24	C25
喉	Larynx	14	1.78	3.25	2.36	0.06	0.34	3	0.71	0.76	0.57	0.04	0.04	C32
气管,支气管,肺	Trachea, Bronchus and Lung	293	37.18	68.08	50.09	1.96	6.65	93	22.09	23.67	14.79	0.82	1.71	C33-C34
其他胸腔器官	Other Thoracic Organs	0	0.00	0.00	0.00	0.00	0.00	0	0.00	0.00	0.00	0.00	0.00	C37-C38
骨	Bone	7	0.89	1.63	1.30	0.09	0.14	8	1.90	2.04	1.26	0.08	0.08	C40-C41
皮肤黑色素瘤	Melanoma of Skin	2	0.25	0.46	0.33	0.00	0.05	4	0.95	1.02	0.61	0.01	0.08	C43
乳房	Breast	0	0.00	0.00	0.00	0.00	0.00	24	5.70	6.11	4.28	0.39	0.54	C50
子宫颈	Cervix Uteri	–	–	–	–	–	–	26	6.18	6.62	4.48	0.43	0.51	C53
子宫体及子宫部位不明	Uterus & Unspecified	–	–	–	–	–	–	11	2.61	2.80	1.71	0.09	0.22	C54-C55
卵巢	Ovary	–	–	–	–	–	–	13	3.09	3.31	2.09	0.17	0.25	C56
前列腺	Prostate	16	2.03	3.72	2.60	0.02	0.29	–	–	–	–	–	–	C61
睾丸	Testis	1	0.13	0.23	0.22	0.03	0.03	–	–	–	–	–	–	C62
肾及泌尿系统不明	Kidney & Unspecified Urinary Organs	5	0.63	1.16	1.02	0.05	0.08	2	0.48	0.51	0.36	0.00	0.07	C64-66,68
膀胱	Bladder	13	1.65	3.02	1.90	0.00	0.11	0	0.00	0.00	0.00	0.00	0.00	C67
脑,神经系统	Brain,Central Nervous System	24	3.05	5.58	4.70	0.35	0.56	23	5.46	5.85	3.93	0.18	0.55	C70-C72
甲状腺	Thyroid Gland	1	0.13	0.23	0.17	0.02	0.02	3	0.71	0.76	0.45	0.02	0.05	C73
淋巴瘤	Lymphoma	27	3.43	6.27	4.57	0.27	0.52	25	5.94	6.36	4.01	0.22	0.57	C81-85,88,90,96
白血病	Leukaemia	17	2.16	3.95	3.26	0.20	0.36	22	5.23	5.60	4.62	0.27	0.40	C91-C95
不明及其他恶性肿瘤	All Other Sites and Unspecified	6	0.76	1.39	1.26	0.09	0.12	4	0.95	1.02	0.73	0.07	0.11	A_O
所有部位合计	All Sites	788	100.00	183.11	136.04	6.54	17.03	421	100.00	107.16	69.55	4.18	8.36	ALL
所有部位除外 C44	All Sites but C44	787	99.87	182.87	135.84	6.54	16.99	420	99.76	106.91	69.37	4.15	8.34	ALLbC44

表 6-3-226 麻城市 2014 年癌症发病和死亡主要指标
Table 6-3-226 Incidence and mortality of cancer in Macheng Shi,2014

部位 Site		男性 Male						女性 Female						ICD-10
		病例数 No. cases	构成 (%)	粗率 Crude rate (1/10⁵)	世标率 ASR world (1/10⁵)	累积率 Cum.rate(%) 0~64	0~74	病例数 No. cases	构成 (%)	粗率 Crude rate (1/10⁵)	世标率 ASR world (1/10⁵)	累积率 Cum.rate(%) 0~64	0~74	
发病 Incidence														
口腔和咽喉(除外鼻咽癌)	Lip,Oral Cavity & Pharynx but Nasopharynx	13	0.77	2.16	1.57	0.14	0.16	11	0.93	2.06	1.83	0.12	0.20	C00-10,C12-14
鼻咽癌	Nasopharynx	29	1.71	4.83	3.55	0.28	0.38	19	1.60	3.55	2.48	0.17	0.28	C11
食管	Oesophagus	172	10.13	28.64	21.70	1.13	2.89	78	6.57	14.59	10.48	0.50	1.60	C15
胃	Stomach	383	22.56	63.78	48.89	3.20	6.36	198	16.68	37.03	26.93	1.68	3.25	C16
结直肠肛门	Colon,Rectum & Anus	113	6.65	18.82	14.22	0.86	1.84	90	7.58	16.83	11.78	0.77	1.53	C18-21
肝脏	Liver	282	16.61	46.96	35.92	2.35	4.16	75	6.32	14.03	10.14	0.65	1.35	C22
胆囊及其他	Gallbladder etc.	9	0.53	1.50	1.24	0.05	0.22	6	0.51	1.12	0.83	0.05	0.13	C23-C24
胰腺	Pancreas	20	1.18	3.33	2.56	0.20	0.33	15	1.26	2.81	2.00	0.11	0.25	C25
喉	Larynx	7	0.41	1.17	0.97	0.03	0.17	1	0.08	0.19	0.11	0.00	0.00	C32
气管,支气管,肺	Trachea, Bronchus and Lung	430	25.32	71.61	54.49	3.24	7.37	171	14.41	31.98	22.30	1.16	2.75	C33-C34
其他胸腔器官	Other Thoracic Organs	3	0.18	0.50	0.33	0.03	0.03	1	0.08	0.19	0.11	0.01	0.01	C37-C38
骨	Bone	12	0.71	2.00	1.65	0.10	0.17	11	0.93	2.06	1.70	0.13	0.15	C40-C41
皮肤黑色素瘤	Melanoma of Skin	2	0.12	0.33	0.43	0.03	0.03	8	0.67	1.50	1.01	0.09	0.09	C43
乳房	Breast	0	0.00	0.00	0.00	0.00	0.00	177	14.91	33.10	23.10	2.00	2.19	C50
子宫颈	Cervix Uteri	–	–	–	–	–	–	85	7.16	15.90	10.92	0.92	1.14	C53
子宫体及子宫部位不明	Uterus & Unspecified	–	–	–	–	–	–	46	3.88	8.60	5.57	0.45	0.57	C54-C55
卵巢	Ovary	–	–	–	–	–	–	33	2.78	6.17	4.35	0.36	0.47	C56
前列腺	Prostate	16	0.94	2.66	2.10	0.11	0.20	–	–	–	–	–	–	C61
睾丸	Testis	1	0.06	0.17	0.13	0.00	0.03	–	–	–	–	–	–	C62
肾及泌尿系统不明	Kidney & Unspecified Urinary Organs	19	1.12	3.16	2.55	0.19	0.24	7	0.59	1.31	0.86	0.08	0.08	C64-66,68
膀胱	Bladder	33	1.94	5.50	4.23	0.34	0.49	6	0.51	1.12	0.81	0.02	0.15	C67
脑,神经系统	Brain,Central Nervous System	32	1.88	5.33	5.25	0.32	0.47	32	2.70	5.98	4.34	0.33	0.45	C70-C72
甲状腺	Thyroid Gland	4	0.24	0.67	0.47	0.03	0.06	37	3.12	6.92	4.78	0.43	0.47	C73
淋巴瘤	Lymphoma	50	2.94	8.33	6.74	0.46	0.83	29	2.44	5.42	4.60	0.28	0.50	C81-85,88,90,96
白血病	Leukaemia	36	2.12	6.00	6.50	0.35	0.51	17	1.43	3.18	3.60	0.21	0.24	C91-C95
不明及其他恶性肿瘤	All Other Sites and Unspecified	32	1.88	5.33	4.66	0.28	0.50	34	2.86	6.36	5.06	0.35	0.55	A_O
所有部位合计	All Sites	1698	100.00	282.78	220.16	13.72	27.46	1187	100.00	221.98	159.71	10.86	18.41	ALL
所有部位除外 C44	All Sites but C44	1693	99.71	281.95	219.50	13.66	27.40	1177	99.16	220.11	158.25	10.78	18.18	ALLbC44
死亡 Mortality														
口腔和咽喉(除外鼻咽癌)	Lip,Oral Cavity & Pharynx but Nasopharynx	5	0.37	0.83	0.66	0.05	0.08	7	1.13	1.31	0.99	0.05	0.14	C00-10,C12-14
鼻咽癌	Nasopharynx	20	1.48	3.33	2.37	0.23	0.23	8	1.29	1.50	1.09	0.08	0.13	C11
食管	Oesophagus	153	11.31	25.48	19.46	1.00	2.63	46	7.41	8.60	6.12	0.20	0.81	C15
胃	Stomach	269	19.88	44.80	35.17	1.89	4.88	120	19.32	22.44	15.94	0.66	2.03	C16
结直肠肛门	Colon,Rectum & Anus	52	3.84	8.66	6.52	0.43	0.85	58	9.34	10.85	7.74	0.43	1.03	C18-21
肝脏	Liver	263	19.44	43.80	33.26	2.23	3.87	65	10.47	12.16	8.67	0.50	1.17	C22
胆囊及其他	Gallbladder etc.	7	0.52	1.17	0.88	0.04	0.15	3	0.48	0.56	0.41	0.03	0.06	C23-C24
胰腺	Pancreas	22	1.63	3.66	2.88	0.16	0.44	14	2.25	2.62	1.90	0.13	0.21	C25
喉	Larynx	4	0.30	0.67	0.53	0.02	0.07	2	0.32	0.37	0.28	0.03	0.03	C32
气管,支气管,肺	Trachea, Bronchus and Lung	402	29.71	66.95	51.64	2.82	7.15	124	19.97	23.19	16.27	0.66	2.01	C33-C34
其他胸腔器官	Other Thoracic Organs	1	0.07	0.17	0.09	0.01	0.01	1	0.16	0.19	0.16	0.00	0.00	C37-C38
骨	Bone	8	0.59	1.33	1.19	0.06	0.12	5	0.81	0.94	1.00	0.06	0.09	C40-C41
皮肤黑色素瘤	Melanoma of Skin	1	0.07	0.17	0.15	0.00	0.02	0	0.00	0.00	0.00	0.00	0.00	C43
乳房	Breast	0	0.00	0.00	0.00	0.00	0.00	37	5.96	6.92	4.56	0.34	0.53	C50
子宫颈	Cervix Uteri	–	–	–	–	–	–	34	5.48	6.36	4.46	0.29	0.58	C53
子宫体及子宫部位不明	Uterus & Unspecified	–	–	–	–	–	–	9	1.45	1.68	1.30	0.10	0.18	C54-C55
卵巢	Ovary	–	–	–	–	–	–	16	2.58	2.99	2.32	0.12	0.34	C56
前列腺	Prostate	10	0.74	1.67	1.40	0.00	0.17	–	–	–	–	–	–	C61
睾丸	Testis	2	0.15	0.33	0.28	0.01	0.04	–	–	–	–	–	–	C62
肾及泌尿系统不明	Kidney & Unspecified Urinary Organs	8	0.59	1.33	1.31	0.05	0.13	3	0.48	0.56	0.32	0.02	0.02	C64-66,68
膀胱	Bladder	14	1.03	2.33	1.82	0.11	0.24	4	0.64	0.75	0.56	0.04	0.10	C67
脑,神经系统	Brain,Central Nervous System	29	2.14	4.83	4.20	0.26	0.47	14	2.25	2.62	1.81	0.13	0.22	C70-C72
甲状腺	Thyroid Gland	1	0.07	0.17	0.15	0.00	0.02	4	0.64	0.75	0.55	0.04	0.07	C73
淋巴瘤	Lymphoma	33	2.44	5.50	4.18	0.28	0.59	14	2.25	2.62	2.45	0.11	0.25	C81-85,88,90,96
白血病	Leukaemia	27	2.00	4.50	4.44	0.29	0.39	16	2.58	2.99	2.58	0.17	0.22	C91-C95
不明及其他恶性肿瘤	All Other Sites and Unspecified	22	1.63	3.66	3.12	0.16	0.30	17	2.74	3.18	2.31	0.09	0.29	A_O
所有部位合计	All Sites	1353	100.00	225.32	175.68	10.08	22.89	621	100.00	116.13	83.77	4.28	10.52	ALL
所有部位除外 C44	All Sites but C44	1353	100.00	225.32	175.68	10.08	22.89	620	99.84	115.95	83.62	4.26	10.50	ALLbC44

部位 Site		男性 Male						女性 Female						ICD-10
		病例数 No. cases	构成 (%)	粗率 Crude rate (1/10⁵)	世标率 ASR world (1/10⁵)	累积率 Cum.rate(%)		病例数 No. cases	构成 (%)	粗率 Crude rate (1/10⁵)	世标率 ASR world (1/10⁵)	累积率 Cum.rate(%)		
						0~64	0~74					0~64	0~74	
发病 Incidence														
口腔和咽喉(除外鼻咽癌)	Lip,Oral Cavity & Pharynx but Nasopharynx	6	1.31	3.12	2.50	0.13	0.32	15	4.70	8.42	6.25	0.45	0.73	C00-10,C12-14
鼻咽癌	Nasopharynx	13	2.83	6.77	5.02	0.32	0.50	6	1.88	3.37	2.66	0.21	0.30	C11
食管	Oesophagus	23	5.01	11.98	10.42	0.51	1.56	6	1.88	3.37	1.68	0.00	0.21	C15
胃	Stomach	66	14.38	34.37	27.62	1.76	3.69	27	8.46	15.15	9.94	0.48	1.02	C16
结直肠肛门	Colon,Rectum & Anus	36	7.84	18.75	14.89	0.91	1.83	25	7.84	14.03	10.09	0.76	1.27	C18-21
肝脏	Liver	76	16.56	39.58	30.49	2.22	3.74	26	8.15	14.59	9.74	0.36	1.20	C22
胆囊及其他	Gallbladder etc.	5	1.09	2.60	1.96	0.15	0.15	5	1.57	2.81	1.85	0.03	0.20	C23-C24
胰腺	Pancreas	10	2.18	5.21	4.44	0.17	0.78	6	1.88	3.37	2.01	0.05	0.24	C25
喉	Larynx	5	1.09	2.60	2.16	0.17	0.26	0	0.00	0.00	0.00	0.00	0.00	C32
气管,支气管,肺	Trachea, Bronchus and Lung	150	32.68	78.11	61.90	2.95	8.22	42	13.17	23.56	16.64	1.09	2.15	C33-C34
其他胸腔器官	Other Thoracic Organs	1	0.22	0.52	0.36	0.05	0.05	1	0.31	0.56	0.24	0.00	0.00	C37-C38
骨	Bone	4	0.87	2.08	1.37	0.09	0.09	5	1.57	2.81	2.09	0.14	0.24	C40-C41
皮肤黑色素瘤	Melanoma of Skin	0	0.00	0.00	0.00	0.00	0.00	0	0.00	0.00	0.00	0.00	0.00	C43
乳房	Breast	3	0.65	1.56	1.42	0.05	0.22	46	14.42	25.81	17.70	1.60	1.86	C50
子宫颈	Cervix Uteri	–	–	–	–	–	–	32	10.03	17.95	12.06	1.15	1.15	C53
子宫体及子宫部位不明	Uterus & Unspecified	–	–	–	–	–	–	8	2.51	4.49	3.18	0.23	0.33	C54-C55
卵巢	Ovary	–	–	–	–	–	–	6	1.88	3.37	2.43	0.16	0.25	C56
前列腺	Prostate	10	2.18	5.21	4.29	0.21	0.59	–	–	–	–	–	–	C61
睾丸	Testis	2	0.44	1.04	0.72	0.05	0.05	–	–	–	–	–	–	C62
肾及泌尿系统不明	Kidney & Unspecified Urinary Organs	3	0.65	1.56	1.03	0.07	0.07	3	0.94	1.68	1.04	0.05	0.15	C64-66,68
膀胱	Bladder	9	1.96	4.69	3.14	0.16	0.25	3	0.94	1.68	1.16	0.06	0.17	C67
脑,神经系统	Brain,Central Nervous System	10	2.18	5.21	3.88	0.28	0.49	11	3.45	6.17	4.32	0.27	0.45	C70-C72
甲状腺	Thyroid Gland	2	0.44	1.04	0.66	0.05	0.05	14	4.39	7.85	5.88	0.51	0.51	C73
淋巴瘤	Lymphoma	4	0.87	2.08	1.47	0.14	0.14	4	1.25	2.24	1.74	0.05	0.34	C81-85,88,90,96
白血病	Leukaemia	10	2.18	5.21	4.24	0.33	0.52	12	3.76	6.73	5.02	0.38	0.57	C91-C95
不明及其他恶性肿瘤	All Other Sites and Unspecified	11	2.40	5.73	4.67	0.25	0.67	16	5.02	8.98	6.84	0.42	0.89	A_O
所有部位合计	All Sites	459	100.00	239.03	188.65	11.00	24.24	319	100.00	178.96	124.57	8.45	14.23	ALL
所有部位除外 C44	All Sites but C44	457	99.56	237.99	187.76	10.96	24.10	315	98.75	176.72	122.90	8.40	14.00	ALLbC44
死亡 Mortality														
口腔和咽喉(除外鼻咽癌)	Lip,Oral Cavity & Pharynx but Nasopharynx	4	1.45	2.08	1.99	0.06	0.35	2	1.67	1.12	0.89	0.11	0.11	C00-10,C12-14
鼻咽癌	Nasopharynx	4	1.45	2.08	1.74	0.15	0.24	1	0.83	0.56	0.32	0.03	0.03	C11
食管	Oesophagus	16	5.82	8.33	7.09	0.28	1.04	6	5.00	3.37	1.79	0.00	0.19	C15
胃	Stomach	23	8.36	11.98	9.29	0.63	1.24	18	15.00	10.10	6.19	0.28	0.54	C16
结直肠肛门	Colon,Rectum & Anus	12	4.36	6.25	5.30	0.33	0.70	10	8.33	5.61	4.12	0.28	0.47	C18-21
肝脏	Liver	65	23.64	33.85	25.38	1.83	3.06	19	15.83	10.66	6.54	0.14	0.81	C22
胆囊及其他	Gallbladder etc.	3	1.09	1.56	1.26	0.13	0.13	3	2.50	1.68	0.97	0.00	0.09	C23-C24
胰腺	Pancreas	5	1.82	2.60	2.10	0.11	0.33	2	1.67	1.12	0.65	0.00	0.10	C25
喉	Larynx	0	0.00	0.00	0.00	0.00	0.00	0	0.00	0.00	0.00	0.00	0.00	C32
气管,支气管,肺	Trachea, Bronchus and Lung	107	38.91	55.72	43.36	1.93	5.49	32	26.67	17.95	12.37	0.57	1.75	C33-C34
其他胸腔器官	Other Thoracic Organs	1	0.36	0.52	0.49	0.06	0.06	0	0.00	0.00	0.00	0.00	0.00	C37-C38
骨	Bone	1	0.36	0.52	0.36	0.05	0.05	1	0.83	0.56	0.42	0.00	0.10	C40-C41
皮肤黑色素瘤	Melanoma of Skin	0	0.00	0.00	0.00	0.00	0.00	0	0.00	0.00	0.00	0.00	0.00	C43
乳房	Breast	0	0.00	0.00	0.00	0.00	0.00	7	5.83	3.93	2.57	0.21	0.21	C50
子宫颈	Cervix Uteri	–	–	–	–	–	–	1	0.83	0.56	0.32	0.03	0.03	C53
子宫体及子宫部位不明	Uterus & Unspecified	–	–	–	–	–	–	2	1.67	1.12	0.67	0.03	0.03	C54-C55
卵巢	Ovary	–	–	–	–	–	–	0	0.00	0.00	0.00	0.00	0.00	C56
前列腺	Prostate	4	1.45	2.08	1.52	0.14	0.24	–	–	–	–	–	–	C61
睾丸	Testis	0	0.00	0.00	0.00	0.00	0.00	–	–	–	–	–	–	C62
肾及泌尿系统不明	Kidney & Unspecified Urinary Organs	6	2.18	3.12	3.08	0.16	0.25	0	0.00	0.00	0.00	0.00	0.00	C64-66,68
膀胱	Bladder	5	1.82	2.60	1.55	0.00	0.00	1	0.83	0.56	0.42	0.00	0.10	C67
脑,神经系统	Brain,Central Nervous System	8	2.91	4.17	3.19	0.24	0.33	7	5.83	3.93	2.55	0.13	0.22	C70-C72
甲状腺	Thyroid Gland	0	0.00	0.00	0.00	0.00	0.00	0	0.00	0.00	0.00	0.00	0.00	C73
淋巴瘤	Lymphoma	1	0.36	0.52	0.33	0.03	0.03	0	0.00	0.00	0.00	0.00	0.00	C81-85,88,90,96
白血病	Leukaemia	4	1.45	2.08	1.47	0.13	0.13	2	1.67	1.12	0.99	0.05	0.13	C91-C95
不明及其他恶性肿瘤	All Other Sites and Unspecified	6	2.18	3.12	2.82	0.20	0.37	6	5.00	3.37	2.00	0.06	0.27	A_O
所有部位合计	All Sites	275	100.00	143.21	112.32	6.45	14.04	120	100.00	67.32	43.79	1.90	5.19	ALL
所有部位除外 C44	All Sites but C44	275	100.00	143.21	112.32	6.45	14.04	118	98.33	66.20	43.16	1.90	5.08	ALLbC44

表 6-3-228　恩施市 2014 年癌症发病和死亡主要指标
Table 6-3-228　Incidence and mortality of cancer in Enshi Shi, 2014

部位 Site		男性 Male						女性 Female						ICD-10
		病例数 No. cases	构成 (%)	粗率 Crude rate (1/10⁵)	世标率 ASR world (1/10⁵)	累积率 Cum.rate(%) 0~64	0~74	病例数 No. cases	构成 (%)	粗率 Crude rate (1/10⁵)	世标率 ASR world (1/10⁵)	累积率 Cum.rate(%) 0~64	0~74	
发病 Incidence														
口腔和咽喉(除外鼻咽癌)	Lip,Oral Cavity & Pharynx but Nasopharynx	35	3.93	8.28	5.79	0.35	0.82	15	2.12	3.76	2.68	0.14	0.27	C00~10,C12~14
鼻咽癌	Nasopharynx	29	3.25	6.86	4.68	0.43	0.45	18	2.55	4.52	3.03	0.25	0.32	C11
食管	Oesophagus	101	11.34	23.91	15.51	0.99	1.95	10	1.42	2.51	1.41	0.08	0.15	C15
胃	Stomach	70	7.86	16.57	11.45	0.71	1.66	19	2.69	4.77	3.25	0.17	0.36	C16
结直肠肛门	Colon,Rectum & Anus	94	10.55	22.25	14.54	0.77	1.89	58	8.22	14.56	10.28	0.66	1.27	C18~21
肝脏	Liver	133	14.93	31.48	20.99	1.32	2.46	35	4.96	8.78	5.98	0.38	0.76	C22
胆囊及其他	Gallbladder etc.	8	0.90	1.89	1.27	0.12	0.15	10	1.42	2.51	1.77	0.13	0.21	C23~C24
胰腺	Pancreas	11	1.23	2.60	1.67	0.10	0.21	5	0.71	1.25	0.96	0.05	0.15	C25
喉	Larynx	12	1.35	2.84	2.07	0.15	0.26	1	0.14	0.25	0.19	0.02	0.02	C32
气管,支气管,肺	Trachea, Bronchus and Lung	197	22.11	46.63	30.27	1.83	4.02	99	14.02	24.85	16.61	1.03	2.21	C33~C34
其他胸腔器官	Other Thoracic Organs	5	0.56	1.18	0.78	0.07	0.07	2	0.28	0.50	0.32	0.02	0.02	C37~C38
骨	Bone	10	1.12	2.37	1.75	0.16	0.20	4	0.57	1.00	0.71	0.05	0.07	C40~C41
皮肤黑色素瘤	Melanoma of Skin	3	0.34	0.71	0.63	0.05	0.09	3	0.42	0.75	0.53	0.02	0.08	C43
乳房	Breast	1	0.11	0.24	0.17	0.00	0.04	107	15.16	26.85	18.96	1.67	1.78	C50
子宫颈	Cervix Uteri	–	–	–	–	–	–	111	15.72	27.86	19.78	1.55	2.23	C53
子宫体及子宫部位不明	Uterus & Unspecified	–	–	–	–	–	–	57	8.07	14.30	10.11	0.89	1.10	C54~C55
卵巢	Ovary	–	–	–	–	–	–	16	2.27	4.02	3.27	0.24	0.36	C56
前列腺	Prostate	21	2.36	4.97	2.99	0.07	0.41	–	–	–	–	–	–	C61
睾丸	Testis	2	0.22	0.47	0.27	0.02	0.02	–	–	–	–	–	–	C62
肾及泌尿系统不明	Kidney & Unspecified Urinary Organs	9	1.01	2.13	1.41	0.09	0.18	6	0.85	1.51	0.95	0.07	0.10	C64~66,68
膀胱	Bladder	30	3.37	7.10	4.34	0.26	0.49	6	0.85	1.51	0.97	0.03	0.15	C67
脑,神经系统	Brain,Central Nervous System	12	1.35	2.84	2.52	0.17	0.19	30	4.25	7.53	6.65	0.44	0.66	C70~C72
甲状腺	Thyroid Gland	2	0.22	0.47	0.33	0.03	0.03	28	3.97	7.03	5.70	0.45	0.55	C73
淋巴瘤	Lymphoma	31	3.48	7.34	5.01	0.35	0.58	10	1.42	2.51	1.51	0.06	0.23	C81~85,88,90,96
白血病	Leukaemia	27	3.03	6.39	7.25	0.40	0.51	19	2.69	4.77	4.16	0.25	0.38	C91~C95
不明及其他恶性肿瘤	All Other Sites and Unspecified	48	5.39	11.36	7.09	0.45	0.84	37	5.24	9.29	6.42	0.47	0.70	A_O
所有部位合计	All Sites	891	100.00	210.91	142.78	8.89	17.50	706	100.00	177.18	126.21	9.13	14.15	ALL
所有部位除外 C44	All Sites but C44	875	98.20	207.12	140.26	8.71	17.18	693	98.16	173.92	124.26	9.04	13.91	ALLbC44
死亡 Mortality														
口腔和咽喉(除外鼻咽癌)	Lip,Oral Cavity & Pharynx but Nasopharynx	14	1.69	3.31	2.16	0.10	0.26	8	1.98	2.01	1.46	0.05	0.12	C00~10,C12~14
鼻咽癌	Nasopharynx	16	1.93	3.79	2.23	0.15	0.23	5	1.24	1.25	0.77	0.03	0.10	C11
食管	Oesophagus	93	11.22	22.01	14.50	0.70	1.99	13	3.22	3.26	2.14	0.09	0.25	C15
胃	Stomach	84	10.13	19.88	12.87	0.58	1.63	25	6.19	6.27	4.28	0.20	0.41	C16
结直肠肛门	Colon,Rectum & Anus	44	5.31	10.42	6.48	0.29	0.73	21	5.20	5.27	3.41	0.23	0.45	C18~21
肝脏	Liver	193	23.28	45.68	30.27	1.96	3.59	52	12.87	13.05	8.55	0.48	0.93	C22
胆囊及其他	Gallbladder etc.	3	0.36	0.71	0.66	0.06	0.06	10	2.48	2.51	1.71	0.11	0.17	C23~C24
胰腺	Pancreas	12	1.45	2.84	1.71	0.04	0.26	9	2.23	2.26	1.54	0.07	0.23	C25
喉	Larynx	29	3.50	6.86	4.66	0.27	0.61	4	0.99	1.00	0.71	0.01	0.10	C32
气管,支气管,肺	Trachea, Bronchus and Lung	212	25.57	50.18	32.36	1.87	3.61	106	26.24	26.60	17.17	0.91	2.08	C33~C34
其他胸腔器官	Other Thoracic Organs	3	0.36	0.71	0.39	0.03	0.03	1	0.25	0.25	0.19	0.02	0.02	C37~C38
骨	Bone	6	0.72	1.42	0.97	0.06	0.14	2	0.50	0.50	0.32	0.00	0.03	C40~C41
皮肤黑色素瘤	Melanoma of Skin	0	0.00	0.00	0.00	0.00	0.00	1	0.25	0.25	0.17	0.00	0.03	C43
乳房	Breast	0	0.00	0.00	0.00	0.00	0.00	16	3.96	4.02	2.91	0.28	0.32	C50
子宫颈	Cervix Uteri	–	–	–	–	–	–	40	9.90	10.04	6.62	0.40	0.74	C53
子宫体及子宫部位不明	Uterus & Unspecified	–	–	–	–	–	–	23	5.69	5.77	3.83	0.29	0.41	C54~C55
卵巢	Ovary	–	–	–	–	–	–	8	1.98	2.01	1.33	0.12	0.15	C56
前列腺	Prostate	15	1.81	3.55	2.20	0.00	0.26	–	–	–	–	–	–	C61
睾丸	Testis	0	0.00	0.00	0.00	0.00	0.00	–	–	–	–	–	–	C62
肾及泌尿系统不明	Kidney & Unspecified Urinary Organs	6	0.72	1.42	0.93	0.09	0.09	2	0.50	0.50	0.32	0.02	0.02	C64~66,68
膀胱	Bladder	10	1.21	2.37	1.30	0.05	0.10	0	0.00	0.00	0.00	0.00	0.00	C67
脑,神经系统	Brain,Central Nervous System	20	2.41	4.73	4.58	0.28	0.30	14	3.47	3.51	2.80	0.21	0.26	C70~C72
甲状腺	Thyroid Gland	1	0.12	0.24	0.09	0.00	0.00	2	0.50	0.50	0.43	0.03	0.07	C73
淋巴瘤	Lymphoma	28	3.38	6.63	5.10	0.21	0.52	12	2.97	3.01	2.04	0.11	0.23	C81~85,88,90,96
白血病	Leukaemia	17	2.05	4.02	3.30	0.21	0.29	11	2.72	2.76	1.80	0.17	0.21	C91~C95
不明及其他恶性肿瘤	All Other Sites and Unspecified	23	2.77	5.44	3.49	0.14	0.47	19	4.70	4.77	3.30	0.18	0.37	A_O
所有部位合计	All Sites	829	100.00	196.23	130.26	7.10	15.18	404	100.00	101.39	67.81	4.02	7.71	ALL
所有部位除外 C44	All Sites but C44	822	99.16	194.57	129.22	7.07	15.05	396	98.02	99.38	66.65	3.97	7.60	ALLbC44

表 6-3-229 长沙市芙蓉区 2014 年癌症发病和死亡主要指标
Table 6-3-229 Incidence and mortality of cancer in Furong Qu, Changsha Shi, 2014

部位 Site		男性 Male						女性 Female						ICD-10
		病例数 No. cases	构成 (%)	粗率 Crude rate (1/10⁵)	世标率 ASR world (1/10⁵)	累积率 Cum.rate(%) 0~64	0~74	病例数 No. cases	构成 (%)	粗率 Crude rate (1/10⁵)	世标率 ASR world (1/10⁵)	累积率 Cum.rate(%) 0~64	0~74	
发病 Incidence														
口腔和咽喉(除外鼻咽癌)	Lip,Oral Cavity & Pharynx but Nasopharynx	41	6.10	20.51	13.27	0.97	1.39	26	4.22	12.75	8.07	0.62	0.91	C00~10,C12~14
鼻咽癌	Nasopharynx	14	2.08	7.00	4.51	0.32	0.55	5	0.81	2.45	1.62	0.17	0.17	C11
食管	Oesophagus	23	3.42	11.51	6.81	0.57	0.83	3	0.49	1.47	0.80	0.02	0.09	C15
胃	Stomach	31	4.61	15.51	9.47	0.83	1.00	28	4.55	13.73	8.12	0.44	1.00	C16
结直肠肛门	Colon,Rectum & Anus	91	13.54	45.52	27.71	1.66	3.58	67	10.88	32.84	18.63	0.97	2.26	C18~21
肝脏	Liver	76	11.31	38.02	23.16	1.58	2.56	24	3.90	11.77	6.91	0.44	0.83	C22
胆囊及其他	Gallbladder etc.	6	0.89	3.00	1.89	0.08	0.34	7	1.14	3.43	1.49	0.04	0.12	C23~C24
胰腺	Pancreas	19	2.83	9.50	5.64	0.48	0.63	13	2.11	6.37	3.73	0.22	0.53	C25
喉	Larynx	13	1.93	6.50	3.70	0.27	0.50	1	0.16	0.49	0.34	0.03	0.03	C32
气管,支气管,肺	Trachea, Bronchus and Lung	183	27.23	91.54	54.46	3.49	6.84	84	13.64	41.18	22.47	1.10	2.82	C33~C34
其他胸腔器官	Other Thoracic Organs	2	0.30	1.00	0.72	0.03	0.12	0	0.00	0.00	0.00	0.00	0.00	C37~C38
骨	Bone	4	0.60	2.00	1.39	0.10	0.19	2	0.32	0.98	0.65	0.07	0.07	C40~C41
皮肤黑色素瘤	Melanoma of Skin	3	0.45	1.50	0.83	0.03	0.12	4	0.65	1.96	1.32	0.10	0.18	C43
乳房	Breast	0	0.00	0.00	0.00	0.00	0.00	152	24.68	74.51	46.99	3.62	5.70	C50
子宫颈	Cervix Uteri	–	–	–	–	–	–	35	5.68	17.16	11.60	0.95	1.20	C53
子宫体及子宫部位不明	Uterus & Unspecified	–	–	–	–	–	–	19	3.08	9.31	5.65	0.48	0.60	C54~C55
卵巢	Ovary	–	–	–	–	–	–	23	3.73	11.28	7.35	0.61	0.78	C56
前列腺	Prostate	25	3.72	12.51	6.10	0.07	0.69	–	–	–	–	–	–	C61
睾丸	Testis	1	0.15	0.50	0.37	0.03	0.03	–	–	–	–	–	–	C62
肾及泌尿系统不明	Kidney & Unspecified Urinary Organs	15	2.23	7.50	4.70	0.45	0.54	5	0.81	2.45	1.55	0.08	0.20	C64~66,68
膀胱	Bladder	15	2.23	7.50	4.17	0.26	0.49	7	1.14	3.43	1.62	0.08	0.14	C67
脑,神经系统	Brain,Central Nervous System	14	2.08	7.00	4.35	0.25	0.54	12	1.95	5.88	4.17	0.30	0.45	C70~C72
甲状腺	Thyroid Gland	10	1.49	5.00	3.30	0.25	0.40	25	4.06	12.26	10.38	0.87	0.87	C73
淋巴瘤	Lymphoma	23	3.42	11.51	6.38	0.38	0.68	22	3.57	10.78	6.39	0.35	0.82	C81~85,88,90,96
白血病	Leukaemia	18	2.68	9.00	7.26	0.41	0.55	6	0.97	2.94	2.55	0.13	0.19	C91~C95
不明及其他恶性肿瘤	All Other Sites and Unspecified	45	6.70	22.51	12.30	0.62	1.42	46	7.47	22.55	15.02	0.84	1.82	A_O
所有部位合计	All Sites	672	100.00	336.16	202.49	13.12	24.00	616	100.00	301.97	187.42	12.51	21.77	ALL
所有部位除外 C44	All Sites but C44	667	99.26	333.66	201.08	13.05	23.85	613	99.51	300.50	186.53	12.51	21.63	ALLbC44
死亡 Mortality														
口腔和咽喉(除外鼻咽癌)	Lip,Oral Cavity & Pharynx but Nasopharynx	18	3.99	9.00	5.41	0.40	0.69	5	1.52	2.45	1.67	0.09	0.22	C00~10,C12~14
鼻咽癌	Nasopharynx	10	2.22	5.00	3.06	0.23	0.29	8	2.42	3.92	2.73	0.26	0.26	C11
食管	Oesophagus	19	4.21	9.50	6.08	0.51	0.81	2	0.61	0.98	0.50	0.03	0.03	C15
胃	Stomach	28	6.21	14.01	8.24	0.57	1.05	17	5.15	8.33	4.33	0.18	0.45	C16
结直肠肛门	Colon,Rectum & Anus	40	8.87	20.01	11.07	0.56	1.30	24	7.27	11.77	6.32	0.30	0.76	C18~21
肝脏	Liver	54	11.97	27.01	16.70	1.15	1.95	14	4.24	6.86	3.59	0.15	0.38	C22
胆囊及其他	Gallbladder etc.	12	2.66	6.00	3.32	0.15	0.48	4	1.21	1.96	0.76	0.04	0.04	C23~C24
胰腺	Pancreas	13	2.88	6.50	3.49	0.18	0.42	5	1.52	2.45	1.26	0.03	0.19	C25
喉	Larynx	4	0.89	2.00	1.14	0.12	0.12	1	0.30	0.49	0.37	0.03	0.03	C32
气管,支气管,肺	Trachea, Bronchus and Lung	150	33.26	75.04	43.16	2.54	5.18	69	20.91	33.83	18.42	0.74	2.46	C33~C34
其他胸腔器官	Other Thoracic Organs	0	0.00	0.00	0.00	0.00	0.00	0	0.00	0.00	0.00	0.00	0.00	C37~C38
骨	Bone	3	0.67	1.50	0.99	0.07	0.13	0	0.00	0.00	0.00	0.00	0.00	C40~C41
皮肤黑色素瘤	Melanoma of Skin	0	0.00	0.00	0.00	0.00	0.00	2	0.61	0.98	0.44	0.04	0.04	C43
乳房	Breast	0	0.00	0.00	0.00	0.00	0.00	78	23.64	38.24	24.68	1.54	3.38	C50
子宫颈	Cervix Uteri	–	–	–	–	–	–	14	4.24	6.86	4.59	0.37	0.51	C53
子宫体及子宫部位不明	Uterus & Unspecified	–	–	–	–	–	–	8	2.42	3.92	2.24	0.17	0.25	C54~C55
卵巢	Ovary	–	–	–	–	–	–	10	3.03	4.90	2.88	0.23	0.31	C56
前列腺	Prostate	19	4.21	9.50	3.46	0.00	0.24	–	–	–	–	–	–	C61
睾丸	Testis	0	0.00	0.00	0.00	0.00	0.00	–	–	–	–	–	–	C62
肾及泌尿系统不明	Kidney & Unspecified Urinary Organs	8	1.77	4.00	2.26	0.00	0.38	4	1.21	1.96	0.96	0.06	0.06	C64~66,68
膀胱	Bladder	9	2.00	4.50	2.28	0.19	0.19	7	2.12	3.43	1.25	0.04	0.04	C67
脑,神经系统	Brain,Central Nervous System	9	2.00	4.50	4.02	0.30	0.36	11	3.33	5.39	4.98	0.42	0.42	C70~C72
甲状腺	Thyroid Gland	7	1.55	3.50	2.24	0.16	0.25	6	1.82	2.94	2.91	0.21	0.21	C73
淋巴瘤	Lymphoma	10	2.22	5.00	2.82	0.07	0.34	9	2.73	4.41	2.72	0.06	0.45	C81~85,88,90,96
白血病	Leukaemia	10	2.22	5.00	5.28	0.32	0.32	9	2.73	4.41	2.64	0.22	0.22	C91~C95
不明及其他恶性肿瘤	All Other Sites and Unspecified	28	6.21	14.01	8.66	0.45	0.90	23	6.97	11.28	7.06	0.34	0.87	A_O
所有部位合计	All Sites	451	100.00	225.61	133.69	7.98	15.38	330	100.00	161.77	97.29	5.55	11.60	ALL
所有部位除外 C44	All Sites but C44	448	99.33	224.11	133.01	7.94	15.34	329	99.70	161.28	96.96	5.55	11.52	ALLbC44

表 6-3-230 长沙市天心区 2014 年癌症发病和死亡主要指标
Table 6-3-230 Incidence and mortality of cancer in Tianxin Qu, Changsha Shi, 2014

部位 Site		男性 Male						女性 Female						ICD-10
		病例数 No. cases	构成 (%)	粗率 Crude rate (1/10⁵)	世标率 ASR world (1/10⁵)	累积率 Cum.rate(%)		病例数 No. cases	构成 (%)	粗率 Crude rate (1/10⁵)	世标率 ASR world (1/10⁵)	累积率 Cum.rate(%)		
						0~64	0~74					0~64	0~74	
发病 Incidence														
口腔和咽喉(除外鼻咽癌)	Lip,Oral Cavity & Pharynx but Nasopharynx	28	3.76	14.05	10.46	0.94	1.16	6	1.16	3.03	2.13	0.08	0.18	C00-10,C12-14
鼻咽癌	Nasopharynx	23	3.09	11.54	9.54	0.74	1.15	5	0.97	2.53	2.22	0.14	0.25	C11
食管	Oesophagus	55	7.39	27.59	20.85	1.31	2.36	3	0.58	1.52	0.78	0.00	0.00	C15
胃	Stomach	42	5.65	21.07	18.16	0.79	2.48	16	3.10	8.08	6.60	0.30	0.92	C16
结直肠肛门	Colon,Rectum & Anus	92	12.37	46.15	37.65	1.75	3.97	52	10.08	26.26	21.14	0.61	2.50	C18-21
肝脏	Liver	59	7.93	29.60	23.59	1.30	2.77	43	8.33	21.72	17.89	1.06	2.13	C22
胆囊及其他	Gallbladder etc.	8	1.08	4.01	3.19	0.09	0.41	8	1.55	4.04	3.63	0.13	0.46	C23-C24
胰腺	Pancreas	15	2.02	7.53	5.11	0.37	0.48	8	1.55	4.04	3.26	0.14	0.35	C25
喉	Larynx	8	1.08	4.01	3.47	0.24	0.34	0	0.00	0.00	0.00	0.00	0.00	C32
气管,支气管,肺	Trachea, Bronchus and Lung	257	34.54	128.93	102.07	5.29	11.53	86	16.67	43.44	31.90	1.49	3.36	C33-C34
其他胸腔器官	Other Thoracic Organs	5	0.67	2.51	2.06	0.10	0.32	0	0.00	0.00	0.00	0.00	0.00	C37-C38
骨	Bone	2	0.27	1.00	0.72	0.00	0.11	2	0.39	1.01	1.03	0.00	0.11	C40-C41
皮肤黑色素瘤	Melanoma of Skin	0	0.00	0.00	0.00	0.00	0.00	0	0.00	0.00	0.00	0.00	0.00	C43
乳房	Breast	3	0.40	1.51	1.02	0.09	0.09	122	23.64	61.62	50.21	3.59	6.14	C50
子宫颈	Cervix Uteri	–	–	–	–	–	–	38	7.36	19.19	15.26	1.24	1.87	C53
子宫体及子宫部位不明	Uterus & Unspecified	–	–	–	–	–	–	24	4.65	12.12	10.57	0.68	1.22	C54-C55
卵巢	Ovary	–	–	–	–	–	–	23	4.46	11.62	8.07	0.64	0.84	C56
前列腺	Prostate	22	2.96	11.04	8.94	0.05	0.58	–	–	–	–	–	–	C61
睾丸	Testis	1	0.13	0.50	0.43	0.04	0.04	–	–	–	–	–	–	C62
肾及泌尿系统不明	Kidney & Unspecified Urinary Organs	14	1.88	7.02	5.55	0.24	0.55	4	0.78	2.02	1.48	0.04	0.15	C64-66,68
膀胱	Bladder	17	2.28	8.53	7.41	0.16	0.78	4	0.78	2.02	1.48	0.10	0.10	C67
脑,神经系统	Brain,Central Nervous System	19	2.55	9.53	8.37	0.54	0.75	15	2.91	7.58	7.03	0.40	0.62	C70-C72
甲状腺	Thyroid Gland	9	1.21	4.52	3.42	0.33	0.33	12	2.33	6.06	4.74	0.33	0.54	C73
淋巴瘤	Lymphoma	20	2.69	10.03	7.98	0.36	0.67	13	2.52	6.57	4.42	0.18	0.48	C81-85,88,90,96
白血病	Leukaemia	15	2.02	7.53	6.82	0.47	0.69	12	2.33	6.06	6.25	0.28	0.47	C91-C95
不明及其他恶性肿瘤	All Other Sites and Unspecified	30	4.03	15.05	14.92	0.61	1.67	20	3.88	10.10	7.59	0.29	0.72	A_O
所有部位合计	All Sites	744	100.00	373.24	301.73	15.81	33.23	516	100.00	260.61	207.66	11.71	23.39	ALL
所有部位除外 C44	All Sites but C44	737	99.06	369.73	297.86	15.64	32.84	513	99.42	259.10	205.94	11.66	23.12	ALLbC44
死亡 Mortality														
口腔和咽喉(除外鼻咽癌)	Lip,Oral Cavity & Pharynx but Nasopharynx	13	2.46	6.52	4.83	0.38	0.59	3	1.04	1.52	0.90	0.00	0.10	C00-10,C12-14
鼻咽癌	Nasopharynx	8	1.52	4.01	3.25	0.35	0.35	4	1.38	2.02	1.93	0.08	0.30	C11
食管	Oesophagus	49	9.28	24.58	18.41	1.26	2.22	1	0.35	0.51	0.27	0.00	0.00	C15
胃	Stomach	28	5.30	14.05	11.77	0.62	1.25	11	3.81	5.56	4.34	0.18	0.60	C16
结直肠肛门	Colon,Rectum & Anus	55	10.42	27.59	23.12	0.99	2.37	34	11.76	17.17	12.05	0.25	0.99	C18-21
肝脏	Liver	60	11.36	30.10	24.48	1.44	2.92	37	12.80	18.69	14.31	0.70	1.62	C22
胆囊及其他	Gallbladder etc.	7	1.33	3.51	2.82	0.20	0.20	5	1.73	2.53	1.87	0.09	0.20	C23-C24
胰腺	Pancreas	12	2.27	6.02	4.25	0.21	0.32	6	2.08	3.03	2.81	0.10	0.31	C25
喉	Larynx	5	0.95	2.51	1.89	0.04	0.09	1	0.35	0.51	0.32	0.04	0.04	C32
气管,支气管,肺	Trachea, Bronchus and Lung	203	38.45	101.84	81.26	3.78	9.62	72	24.91	36.36	26.65	0.81	3.25	C33-C34
其他胸腔器官	Other Thoracic Organs	1	0.19	0.50	0.62	0.00	0.10	1	0.35	0.51	0.27	0.00	0.00	C37-C38
骨	Bone	3	0.57	1.51	1.24	0.03	0.14	1	0.35	0.51	0.38	0.00	0.00	C40-C41
皮肤黑色素瘤	Melanoma of Skin	2	0.38	1.00	0.61	0.04	0.04	0	0.00	0.00	0.00	0.00	0.00	C43
乳房	Breast	0	0.00	0.00	0.00	0.00	0.00	27	9.34	13.64	9.72	0.78	0.98	C50
子宫颈	Cervix Uteri	–	–	–	–	–	–	13	4.50	6.57	5.90	0.29	0.81	C53
子宫体及子宫部位不明	Uterus & Unspecified	–	–	–	–	–	–	5	1.73	2.53	1.98	0.11	0.22	C54-C55
卵巢	Ovary	–	–	–	–	–	–	10	3.46	5.05	3.97	0.22	0.53	C56
前列腺	Prostate	7	1.33	3.51	2.61	0.00	0.00	–	–	–	–	–	–	C61
睾丸	Testis	0	0.00	0.00	0.00	0.00	0.00	–	–	–	–	–	–	C62
肾及泌尿系统不明	Kidney & Unspecified Urinary Organs	11	2.08	5.52	4.58	0.14	0.56	2	0.69	1.01	0.54	0.03	0.03	C64-66,68
膀胱	Bladder	8	1.52	4.01	3.11	0.04	0.25	3	1.04	1.52	1.47	0.05	0.26	C67
脑,神经系统	Brain,Central Nervous System	13	2.46	6.52	6.12	0.29	0.50	10	3.46	5.05	4.14	0.27	0.38	C70-C72
甲状腺	Thyroid Gland	0	0.00	0.00	0.00	0.00	0.00	6	2.08	3.03	1.70	0.04	0.04	C73
淋巴瘤	Lymphoma	15	2.84	7.53	5.52	0.25	0.35	7	2.42	3.54	2.05	0.03	0.13	C81-85,88,90,96
白血病	Leukaemia	10	1.89	5.02	4.54	0.34	0.34	11	3.81	5.56	5.98	0.23	0.44	C91-C95
不明及其他恶性肿瘤	All Other Sites and Unspecified	18	3.41	9.03	8.82	0.34	0.88	19	6.57	9.60	6.05	0.28	0.47	A_O
所有部位合计	All Sites	528	100.00	264.88	213.85	10.80	23.11	289	100.00	145.96	109.60	4.58	11.70	ALL
所有部位除外 C44	All Sites but C44	525	99.43	263.38	212.54	10.78	22.97	288	99.65	145.46	109.36	4.58	11.70	ALLbC44

表 6-3-231　长沙市岳麓区 2014 年癌症发病和死亡主要指标
Table 6-3-231　Incidence and mortality of cancer in Yuelu Qu, Changsha Shi, 2014

部位 Site		男性 Male						女性 Female						ICD-10
		病例数 No. cases	构成 (%)	粗率 Crude rate (1/10⁵)	世标率 ASR world (1/10⁵)	累积率 Cum.rate(%) 0~64	累积率 Cum.rate(%) 0~74	病例数 No. cases	构成 (%)	粗率 Crude rate (1/10⁵)	世标率 ASR world (1/10⁵)	累积率 Cum.rate(%) 0~64	累积率 Cum.rate(%) 0~74	
发病 Incidence														
口腔和咽喉(除外鼻咽癌)	Lip,Oral Cavity & Pharynx but Nasopharynx	21	2.23	6.54	4.61	0.33	0.55	8	1.28	2.47	1.58	0.12	0.12	C00-10,C12-14
鼻咽癌	Nasopharynx	17	1.80	5.30	3.89	0.28	0.50	14	2.24	4.32	3.11	0.26	0.30	C11
食管	Oesophagus	60	6.36	18.70	13.24	0.96	1.69	8	1.28	2.47	1.47	0.07	0.17	C15
胃	Stomach	40	4.24	12.46	8.09	0.60	0.83	24	3.84	7.41	4.70	0.26	0.52	C16
结直肠肛门	Colon,Rectum & Anus	129	13.68	40.20	26.81	1.59	3.25	84	13.44	25.93	17.14	0.99	2.03	C18-21
肝脏	Liver	92	9.76	28.67	19.15	1.38	2.05	25	4.00	7.72	5.37	0.34	0.68	C22
胆囊及其他	Gallbladder etc.	21	2.23	6.54	4.61	0.30	0.56	13	2.08	4.01	2.49	0.11	0.33	C23-C24
胰腺	Pancreas	21	2.23	6.54	4.41	0.19	0.65	17	2.72	5.25	3.72	0.05	0.50	C25
喉	Larynx	18	1.91	5.61	3.92	0.36	0.50	3	0.48	0.93	0.73	0.00	0.14	C32
气管,支气管,肺	Trachea, Bronchus and Lung	354	37.54	110.31	72.55	4.14	9.24	121	19.36	37.36	25.29	1.33	3.31	C33-C34
其他胸腔器官	Other Thoracic Organs	3	0.32	0.93	0.70	0.03	0.11	1	0.16	0.31	0.23	0.03	0.03	C37-C38
骨	Bone	2	0.21	0.62	0.47	0.03	0.09	3	0.48	0.93	0.71	0.05	0.09	C40-C41
皮肤黑色素瘤	Melanoma of Skin	1	0.11	0.31	0.23	0.03	0.03	1	0.16	0.31	0.23	0.03	0.03	C43
乳房	Breast	2	0.21	0.62	0.37	0.00	0.06	107	17.12	33.03	24.15	1.94	2.71	C50
子宫颈	Cervix Uteri	–	–	–	–	–	–	43	6.88	13.27	9.37	0.75	0.93	C53
子宫体及子宫部位不明	Uterus & Unspecified	–	–	–	–	–	–	22	3.52	6.79	4.83	0.37	0.55	C54-C55
卵巢	Ovary	–	–	–	–	–	–	25	4.00	7.72	6.00	0.39	0.70	C56
前列腺	Prostate	28	2.97	8.72	5.57	0.17	0.85	–	–	–	–	–	–	C61
睾丸	Testis	0	0.00	0.00	0.00	0.00	0.00	–	–	–	–	–	–	C62
肾及泌尿系统不明	Kidney & Unspecified Urinary Organs	6	0.64	1.87	1.19	0.11	0.11	3	0.48	0.93	1.41	0.08	0.08	C64-66,68
膀胱	Bladder	13	1.38	4.05	2.27	0.07	0.23	6	0.96	1.85	1.09	0.06	0.12	C67
脑,神经系统	Brain,Central Nervous System	18	1.91	5.61	4.12	0.25	0.53	23	3.68	7.10	5.64	0.46	0.60	C70-C72
甲状腺	Thyroid Gland	5	0.53	1.56	1.11	0.07	0.11	22	3.52	6.79	4.88	0.36	0.50	C73
淋巴瘤	Lymphoma	39	4.14	12.15	9.12	0.59	1.06	22	3.52	6.79	4.94	0.27	0.70	C81-85,88,90,96
白血病	Leukaemia	13	1.38	4.05	2.75	0.15	0.31	9	1.44	2.78	2.95	0.23	0.27	C91-C95
不明及其他恶性肿瘤	All Other Sites and Unspecified	40	4.24	12.46	7.98	0.49	0.82	21	3.36	6.48	4.80	0.20	0.44	A_O
所有部位合计	All Sites	943	100.00	293.85	197.17	12.11	24.11	625	100.00	192.95	136.83	8.89	15.86	ALL
所有部位除外 C44	All Sites but C44	938	99.47	292.29	196.26	12.05	24.01	622	99.52	192.02	136.24	8.87	15.78	ALLbC44
死亡 Mortality														
口腔和咽喉(除外鼻咽癌)	Lip,Oral Cavity & Pharynx but Nasopharynx	11	1.74	3.43	2.38	0.20	0.24	2	0.64	0.62	0.48	0.06	0.06	C00-10,C12-14
鼻咽癌	Nasopharynx	11	1.74	3.43	2.39	0.24	0.24	3	0.96	0.93	0.62	0.02	0.06	C11
食管	Oesophagus	43	6.80	13.40	9.30	0.64	1.22	9	2.88	2.78	1.61	0.04	0.20	C15
胃	Stomach	21	3.32	6.54	4.21	0.32	0.40	16	5.13	4.94	3.36	0.19	0.43	C16
结直肠肛门	Colon,Rectum & Anus	55	8.70	17.14	10.83	0.64	1.19	51	16.35	15.74	9.56	0.39	1.01	C18-21
肝脏	Liver	75	11.87	23.37	15.35	0.97	1.74	27	8.65	8.34	6.20	0.43	0.75	C22
胆囊及其他	Gallbladder etc.	14	2.22	4.36	2.78	0.17	0.27	6	1.92	1.85	1.13	0.03	0.13	C23-C24
胰腺	Pancreas	13	2.06	4.05	2.54	0.03	0.41	10	3.21	3.09	2.08	0.12	0.28	C25
喉	Larynx	6	0.95	1.87	1.39	0.14	0.18	2	0.64	0.62	0.47	0.00	0.09	C32
气管,支气管,肺	Trachea, Bronchus and Lung	255	40.35	79.46	50.95	2.41	6.39	70	22.44	21.61	13.91	0.57	1.80	C33-C34
其他胸腔器官	Other Thoracic Organs	2	0.32	0.62	0.47	0.03	0.07	0	0.00	0.00	0.00	0.00	0.00	C37-C38
骨	Bone	0	0.00	0.00	0.00	0.00	0.00	2	0.64	0.62	0.49	0.03	0.07	C40-C41
皮肤黑色素瘤	Melanoma of Skin	1	0.16	0.31	0.24	0.00	0.04	0	0.00	0.00	0.00	0.00	0.00	C43
乳房	Breast	2	0.32	0.62	0.27	0.00	0.00	31	9.94	9.57	7.06	0.55	0.97	C50
子宫颈	Cervix Uteri	–	–	–	–	–	–	14	4.49	4.32	2.88	0.23	0.27	C53
子宫体及子宫部位不明	Uterus & Unspecified	–	–	–	–	–	–	12	3.85	3.70	2.41	0.14	0.28	C54-C55
卵巢	Ovary	–	–	–	–	–	–	10	3.21	3.09	2.18	0.16	0.26	C56
前列腺	Prostate	14	2.22	4.36	2.33	0.02	0.24	–	–	–	–	–	–	C61
睾丸	Testis	0	0.00	0.00	0.00	0.00	0.00	–	–	–	–	–	–	C62
肾及泌尿系统不明	Kidney & Unspecified Urinary Organs	5	0.79	1.56	0.90	0.06	0.06	1	0.32	0.31	0.24	0.00	0.04	C64-66,68
膀胱	Bladder	10	1.58	3.12	1.63	0.02	0.20	2	0.64	0.62	0.21	0.00	0.00	C67
脑,神经系统	Brain,Central Nervous System	15	2.37	4.67	3.70	0.19	0.46	6	1.92	1.85	1.06	0.08	0.08	C70-C72
甲状腺	Thyroid Gland	0	0.00	0.00	0.00	0.00	0.00	1	0.32	0.31	0.22	0.02	0.02	C73
淋巴瘤	Lymphoma	15	2.37	4.67	2.87	0.16	0.32	8	2.56	2.47	1.69	0.14	0.18	C81-85,88,90,96
白血病	Leukaemia	14	2.22	4.36	2.99	0.17	0.23	8	2.56	2.47	2.40	0.18	0.22	C91-C95
不明及其他恶性肿瘤	All Other Sites and Unspecified	50	7.91	15.58	9.51	0.41	1.02	21	6.73	6.48	4.32	0.18	0.42	A_O
所有部位合计	All Sites	632	100.00	196.94	127.02	6.82	14.92	312	100.00	96.32	64.60	3.59	7.63	ALL
所有部位除外 C44	All Sites but C44	628	99.37	195.69	126.21	6.82	14.79	310	99.36	95.70	64.23	3.56	7.60	ALLbC44

表 6-3-232　长沙市开福区 2014 年癌症发病和死亡主要指标

Table 6-3-232　Incidence and mortality of cancer in Kaifu Qu, Changsha Shi, 2014

部位 / Site		男性 Male						女性 Female						ICD-10
		病例数 No. cases	构成 (%)	粗率 Crude rate (1/10⁵)	世标率 ASR world (1/10⁵)	累积率 Cum.rate(%) 0~64	0~74	病例数 No. cases	构成 (%)	粗率 Crude rate (1/10⁵)	世标率 ASR world (1/10⁵)	累积率 Cum.rate(%) 0~64	0~74	
发病 Incidence														
口腔和咽喉(除外鼻咽癌)	Lip,Oral Cavity & Pharynx but Nasopharynx	19	2.89	8.60	6.47	0.46	0.63	8	1.53	3.46	1.83	0.12	0.20	C00–10,C12–14
鼻咽癌	Nasopharynx	15	2.28	6.79	4.02	0.25	0.49	6	1.15	2.59	1.52	0.05	0.18	C11
食管	Oesophagus	35	5.33	15.85	8.76	0.55	1.11	3	0.57	1.30	0.47	0.03	0.03	C15
胃	Stomach	19	2.89	8.60	4.49	0.38	0.45	12	2.30	5.19	2.97	0.14	0.41	C16
结直肠肛门	Colon,Rectum & Anus	89	13.55	40.29	22.11	1.22	2.63	48	9.20	20.75	11.29	0.67	1.21	C18–21
肝脏	Liver	50	7.61	22.64	11.34	0.76	1.07	14	2.68	6.05	3.09	0.14	0.34	C22
胆囊及其他	Gallbladder etc.	8	1.22	3.62	1.97	0.12	0.32	4	0.77	1.73	1.11	0.06	0.19	C23–C24
胰腺	Pancreas	18	2.74	8.15	4.02	0.18	0.48	7	1.34	3.03	1.29	0.05	0.10	C25
喉	Larynx	13	1.98	5.89	3.15	0.24	0.36	1	0.19	0.43	0.25	0.02	0.02	C32
气管,支气管,肺	Trachea, Bronchus and Lung	184	28.01	83.30	44.88	2.87	5.62	80	15.33	34.59	18.07	0.74	2.21	C33–C34
其他胸腔器官	Other Thoracic Organs	1	0.15	0.45	0.33	0.03	0.03	3	0.57	1.30	0.76	0.09	0.09	C37–C38
骨	Bone	2	0.30	0.91	0.42	0.03	0.03	3	0.57	1.30	0.76	0.09	0.09	C40–C41
皮肤黑色素瘤	Melanoma of Skin	0	0.00	0.00	0.00	0.00	0.00	2	0.38	0.86	0.55	0.03	0.08	C43
乳房	Breast	0	0.00	0.00	0.00	0.00	0.00	124	23.75	53.61	33.71	2.69	4.05	C50
子宫颈	Cervix Uteri	–	–	–	–	–	–	25	4.79	10.81	6.50	0.57	0.64	C53
子宫体及子宫部位不明	Uterus & Unspecified	–	–	–	–	–	–	11	2.11	4.76	2.70	0.21	0.26	C54–C55
卵巢	Ovary	–	–	–	–	–	–	26	4.98	11.24	6.78	0.43	0.85	C56
前列腺	Prostate	29	4.41	13.13	5.06	0.06	0.33					–	–	C61
睾丸	Testis	0	0.00	0.00	0.00	0.00	0.00					–	–	C62
肾及泌尿系统不明	Kidney & Unspecified Urinary Organs	17	2.59	7.70	4.00	0.27	0.49	3	0.57	1.30	0.76	0.08	0.08	C64–66,68
膀胱	Bladder	21	3.20	9.51	4.98	0.18	0.74	9	1.72	3.89	2.00	0.09	0.27	C67
脑,神经系统	Brain,Central Nervous System	17	2.59	7.70	7.42	0.47	0.59	15	2.87	6.49	6.04	0.29	0.64	C70–C72
甲状腺	Thyroid Gland	5	0.76	2.26	1.68	0.14	0.14	16	3.07	6.92	5.30	0.36	0.46	C73
淋巴瘤	Lymphoma	23	3.50	10.41	6.52	0.46	0.78	12	2.30	5.19	4.38	0.26	0.39	C81–85,88,90,96
白血病	Leukaemia	19	2.89	8.60	5.11	0.39	0.56	14	2.68	6.05	6.25	0.36	0.41	C91–C95
不明及其他恶性肿瘤	All Other Sites and Unspecified	73	11.11	33.05	17.32	0.99	2.19	76	14.56	32.86	19.29	1.40	2.47	A_O
所有部位合计	All Sites	657	100.00	297.44	164.05	10.04	19.05	522	100.00	225.69	137.65	8.99	15.69	ALL
所有部位除外 C44	All Sites but C44	651	99.09	294.73	162.51	9.96	18.85	517	99.04	223.53	136.51	8.99	15.49	ALLbC44
死亡 Mortality														
口腔和咽喉(除外鼻咽癌)	Lip,Oral Cavity & Pharynx but Nasopharynx	9	1.89	4.07	2.22	0.17	0.22	1	0.42	0.43	0.10	0.00	0.00	C00–10,C12–14
鼻咽癌	Nasopharynx	7	1.47	3.17	2.14	0.12	0.29	6	2.51	2.59	1.19	0.06	0.11	C11
食管	Oesophagus	39	8.19	17.66	9.51	0.63	1.17	3	1.26	1.30	0.67	0.03	0.08	C15
胃	Stomach	17	3.57	7.70	3.86	0.17	0.46	16	6.69	6.92	3.46	0.11	0.36	C16
结直肠肛门	Colon,Rectum & Anus	45	9.45	20.37	10.41	0.59	1.22	27	11.30	11.67	6.02	0.29	0.76	C18–21
肝脏	Liver	39	8.19	17.66	9.21	0.66	0.98	14	5.86	6.05	3.09	0.05	0.47	C22
胆囊及其他	Gallbladder etc.	5	1.05	2.26	1.17	0.08	0.13	1	0.42	0.43	0.26	0.03	0.03	C23–C24
胰腺	Pancreas	16	3.36	7.24	3.33	0.12	0.37	7	2.93	3.03	1.28	0.03	0.15	C25
喉	Larynx	3	0.63	1.36	0.72	0.03	0.11	0	0.00	0.00	0.00	0.00	0.00	C32
气管,支气管,肺	Trachea, Bronchus and Lung	178	37.39	80.54	41.64	2.43	5.07	66	27.62	28.54	14.85	0.82	1.79	C33–C34
其他胸腔器官	Other Thoracic Organs	0	0.00	0.00	0.00	0.00	0.00	1	0.42	0.43	0.24	0.03	0.03	C37–C38
骨	Bone	0	0.00	0.00	0.00	0.00	0.00	0	0.00	0.00	0.00	0.00	0.00	C40–C41
皮肤黑色素瘤	Melanoma of Skin	0	0.00	0.00	0.00	0.00	0.00	1	0.42	0.43	0.26	0.03	0.03	C43
乳房	Breast	1	0.21	0.45	0.23	0.03	0.03	16	6.69	6.92	3.81	0.25	0.40	C50
子宫颈	Cervix Uteri	–	–	–	–	–	–	14	5.86	6.05	3.38	0.25	0.32	C53
子宫体及子宫部位不明	Uterus & Unspecified	–	–	–	–	–	–	5	2.09	2.16	0.99	0.09	0.09	C54–C55
卵巢	Ovary	–	–	–	–	–	–	6	2.51	2.59	1.35	0.13	0.13	C56
前列腺	Prostate	8	1.68	3.62	1.59	0.03	0.18					–	–	C61
睾丸	Testis	0	0.00	0.00	0.00	0.00	0.00					–	–	C62
肾及泌尿系统不明	Kidney & Unspecified Urinary Organs	4	0.84	1.81	0.81	0.03	0.08	2	0.84	0.86	0.53	0.07	0.07	C64–66,68
膀胱	Bladder	8	1.68	3.62	1.33	0.00	0.05	5	2.09	2.16	0.72	0.03	0.03	C67
脑,神经系统	Brain,Central Nervous System	12	2.52	5.43	2.97	0.23	0.30	4	1.67	1.73	2.06	0.10	0.22	C70–C72
甲状腺	Thyroid Gland	0	0.00	0.00	0.00	0.00	0.00	5	2.09	2.16	1.11	0.06	0.13	C73
淋巴瘤	Lymphoma	12	2.52	5.43	3.22	0.23	0.35	5	2.09	2.16	2.76	0.19	0.19	C81–85,88,90,96
白血病	Leukaemia	17	3.57	7.70	5.49	0.30	0.57	6	2.51	2.59	2.03	0.11	0.19	C91–C95
不明及其他恶性肿瘤	All Other Sites and Unspecified	56	11.76	25.35	13.38	0.75	1.71	28	11.72	12.11	6.53	0.40	0.73	A_O
所有部位合计	All Sites	476	100.00	215.50	113.23	6.61	13.29	239	100.00	103.34	56.70	3.08	6.31	ALL
所有部位除外 C44	All Sites but C44	474	99.58	214.59	112.74	6.56	13.23	238	99.58	102.90	56.45	3.05	6.28	ALLbC44

表 6-3-233　长沙市雨花区 2014 年癌症发病和死亡主要指标
Table 6-3-233　Incidence and mortality of cancer in Yuhua Qu, Changsha Shi, 2014

部位 Site		男性 Male						女性 Female						ICD-10
		病例数 No. cases	构成 (%)	粗率 Crude rate (1/10⁵)	世标率 ASR world (1/10⁵)	累积率 Cum.rate(%) 0~64	0~74	病例数 No. cases	构成 (%)	粗率 Crude rate (1/10⁵)	世标率 ASR world (1/10⁵)	累积率 Cum.rate(%) 0~64	0~74	
发病 Incidence														
口腔和咽喉(除外鼻咽癌)	Lip,Oral Cavity & Pharynx but Nasopharynx	28	2.99	9.61	5.88	0.46	0.60	6	0.95	2.11	1.86	0.09	0.17	C00~10,C12~14
鼻咽癌	Nasopharynx	17	1.81	5.83	3.90	0.33	0.45	5	0.79	1.76	1.22	0.06	0.11	C11
食管	Oesophagus	32	3.42	10.98	7.42	0.48	1.04	7	1.11	2.46	1.58	0.14	0.19	C15
胃	Stomach	52	5.55	17.84	10.43	0.51	1.15	37	5.85	12.99	7.55	0.45	0.72	C16
结直肠肛门	Colon,Rectum & Anus	100	10.67	34.31	19.56	1.12	2.13	63	9.97	22.12	12.69	0.65	1.31	C18~21
肝脏	Liver	102	10.89	34.99	21.71	1.43	2.50	40	6.33	14.05	8.51	0.46	0.87	C22
胆囊及其他	Gallbladder etc.	6	0.64	2.06	1.17	0.11	0.11	7	1.11	2.46	1.57	0.11	0.23	C23~C24
胰腺	Pancreas	14	1.49	4.80	2.96	0.19	0.39	12	1.90	4.21	2.69	0.08	0.38	C25
喉	Larynx	7	0.75	2.40	1.62	0.17	0.17	2	0.32	0.70	0.37	0.00	0.06	C32
气管,支气管,肺	Trachea, Bronchus and Lung	378	40.34	129.69	82.00	5.01	10.13	122	19.30	42.84	25.19	1.44	3.00	C33~C34
其他胸腔器官	Other Thoracic Organs	1	0.11	0.34	0.23	0.02	0.02	0	0.00	0.00	0.00	0.00	0.00	C37~C38
骨	Bone	4	0.43	1.37	0.60	0.03	0.03	2	0.32	0.70	0.47	0.05	0.05	C40~C41
皮肤黑色素瘤	Melanoma of Skin	3	0.32	1.03	0.98	0.06	0.06	1	0.16	0.35	0.24	0.03	0.03	C43
乳房	Breast	3	0.32	1.03	0.68	0.06	0.06	124	19.62	43.54	29.06	2.37	3.19	C50
子宫颈	Cervix Uteri	–	–	–	–	–	–	42	6.65	14.75	9.88	0.75	1.18	C53
子宫体及子宫部位不明	Uterus & Unspecified	–	–	–	–	–	–	25	3.96	8.78	6.11	0.50	0.69	C54~C55
卵巢	Ovary	–	–	–	–	–	–	28	4.43	9.83	6.17	0.49	0.65	C56
前列腺	Prostate	30	3.20	10.29	5.50	0.07	0.62	–	–	–	–	–	–	C61
睾丸	Testis	0	0.00	0.00	0.00	0.00	0.00	–	–	–	–	–	–	C62
肾及泌尿系统不明	Kidney & Unspecified Urinary Organs	14	1.49	4.80	3.72	0.24	0.43	7	1.11	2.46	1.39	0.07	0.13	C64~66,68
膀胱	Bladder	21	2.24	7.20	4.04	0.20	0.46	9	1.42	3.16	1.96	0.11	0.29	C67
脑,神经系统	Brain,Central Nervous System	14	1.49	4.80	4.10	0.31	0.31	6	0.95	2.11	1.37	0.11	0.15	C70~C72
甲状腺	Thyroid Gland	6	0.64	2.06	1.45	0.11	0.15	3	0.47	1.05	0.69	0.00	0.06	C73
淋巴瘤	Lymphoma	27	2.88	9.26	6.20	0.35	0.75	22	3.48	7.73	5.30	0.29	0.58	C81~85,88,90,96
白血病	Leukaemia	15	1.60	5.15	3.70	0.18	0.34	16	2.53	5.62	5.77	0.35	0.51	C91~C95
不明及其他恶性肿瘤	All Other Sites and Unspecified	63	6.72	21.61	13.68	0.71	1.51	46	7.28	16.15	11.07	0.74	1.11	A_O
所有部位合计	All Sites	937	100.00	321.47	201.54	12.16	23.42	632	100.00	221.92	142.70	9.39	15.65	ALL
所有部位除外 C44	All Sites but C44	930	99.25	319.07	200.06	12.07	23.22	630	99.68	221.22	142.45	9.39	15.65	ALLbC44
死亡 Mortality														
口腔和咽喉(除外鼻咽癌)	Lip,Oral Cavity & Pharynx but Nasopharynx	9	1.20	3.09	2.09	0.16	0.24	0	0.00	0.00	0.00	0.00	0.00	C00~10,C12~14
鼻咽癌	Nasopharynx	1	0.13	0.34	0.23	0.02	0.02	3	0.72	1.05	0.40	0.00	0.00	C11
食管	Oesophagus	38	5.05	13.04	7.82	0.43	0.96	7	1.69	2.46	1.53	0.06	0.19	C15
胃	Stomach	51	6.77	17.50	9.06	0.31	0.74	35	8.45	12.29	6.80	0.39	0.60	C16
结直肠肛门	Colon,Rectum & Anus	82	10.89	28.13	16.27	0.87	1.87	60	14.49	21.07	10.91	0.48	0.92	C18~21
肝脏	Liver	94	12.48	32.25	20.10	1.19	2.25	57	13.77	20.02	11.73	0.61	1.34	C22
胆囊及其他	Gallbladder etc.	7	0.93	2.40	1.07	0.03	0.09	6	1.45	2.11	0.98	0.03	0.09	C23~C24
胰腺	Pancreas	10	1.33	3.43	2.16	0.05	0.37	10	2.42	3.51	2.35	0.08	0.41	C25
喉	Larynx	5	0.66	1.72	0.86	0.06	0.06	0	0.00	0.00	0.00	0.00	0.00	C32
气管,支气管,肺	Trachea, Bronchus and Lung	329	43.69	112.88	66.21	3.23	7.69	96	23.19	33.71	18.86	0.71	1.99	C33~C34
其他胸腔器官	Other Thoracic Organs	0	0.00	0.00	0.00	0.00	0.00	0	0.00	0.00	0.00	0.00	0.00	C37~C38
骨	Bone	0	0.00	0.00	0.00	0.00	0.00	1	0.24	0.35	0.23	0.02	0.02	C40~C41
皮肤黑色素瘤	Melanoma of Skin	2	0.27	0.69	0.47	0.05	0.05	0	0.00	0.00	0.00	0.00	0.00	C43
乳房	Breast	–	–	–	–	–	–	27	6.52	9.48	5.91	0.49	0.65	C50
子宫颈	Cervix Uteri	–	–	–	–	–	–	24	5.80	8.43	5.51	0.33	0.63	C53
子宫体及子宫部位不明	Uterus & Unspecified	–	–	–	–	–	–	4	0.97	1.40	0.97	0.10	0.10	C54~C55
卵巢	Ovary	–	–	–	–	–	–	13	3.14	4.56	2.98	0.11	0.48	C56
前列腺	Prostate	15	1.99	5.15	2.80	0.06	0.32	–	–	–	–	–	–	C61
睾丸	Testis	0	0.00	0.00	0.00	0.00	0.00	–	–	–	–	–	–	C62
肾及泌尿系统不明	Kidney & Unspecified Urinary Organs	7	0.93	2.40	1.58	0.11	0.16	6	1.45	2.11	2.07	0.11	0.19	C64~66,68
膀胱	Bladder	11	1.46	3.77	2.17	0.14	0.24	1	0.24	0.35	0.14	0.00	0.00	C67
脑,神经系统	Brain,Central Nervous System	13	1.73	4.46	3.98	0.27	0.37	7	1.69	2.46	2.13	0.13	0.17	C70~C72
甲状腺	Thyroid Gland	0	0.00	0.00	0.00	0.00	0.00	0	0.00	0.00	0.00	0.00	0.00	C73
淋巴瘤	Lymphoma	10	1.33	3.43	2.56	0.16	0.26	10	2.42	3.51	2.59	0.12	0.28	C81~85,88,90,96
白血病	Leukaemia	14	1.86	4.80	4.02	0.18	0.39	10	2.42	3.51	3.41	0.24	0.24	C91~C95
不明及其他恶性肿瘤	All Other Sites and Unspecified	55	7.30	18.87	12.35	0.51	1.43	37	8.94	12.99	7.13	0.26	0.53	A_O
所有部位合计	All Sites	753	100.00	258.34	155.80	7.84	17.52	414	100.00	145.37	86.62	4.27	8.82	ALL
所有部位除外 C44	All Sites but C44	752	99.87	258.00	155.70	7.84	17.52	413	99.76	145.02	86.50	4.27	8.82	ALLbC44

表 6-3-234 株洲市芦淞区 2014 年癌症发病和死亡主要指标
Table 6-3-234　Incidence and mortality of cancer in Lusong Qu, Zhuzhou Shi, 2014

部位 Site		男性 Male						女性 Female						ICD-10
		病例数 No. cases	构成 (%)	粗率 Crude rate (1/10⁵)	世标率 ASR world (1/10⁵)	累积率 Cum.rate(%) 0~64	0~74	病例数 No. cases	构成 (%)	粗率 Crude rate (1/10⁵)	世标率 ASR world (1/10⁵)	累积率 Cum.rate(%) 0~64	0~74	
发病 Incidence														
口腔和咽喉(除外鼻咽癌)	Lip,Oral Cavity & Pharynx but Nasopharynx	19	5.81	12.60	7.94	0.61	0.91	4	1.82	2.73	1.45	0.05	0.20	C00–10,C12–14
鼻咽癌	Nasopharynx	9	2.75	5.97	3.81	0.26	0.40	5	2.27	3.41	2.11	0.24	0.24	C11
食管	Oesophagus	13	3.98	8.62	4.73	0.26	0.65	2	0.91	1.36	0.75	0.04	0.13	C15
胃	Stomach	16	4.89	10.61	5.33	0.25	0.62	10	4.55	6.82	3.37	0.26	0.34	C16
结直肠肛门	Colon,Rectum & Anus	35	10.70	23.21	12.65	0.70	1.58	25	11.36	17.05	7.93	0.52	0.84	C18–21
肝脏	Liver	45	13.76	29.84	17.95	1.38	2.19	9	4.09	6.14	3.53	0.32	0.32	C22
胆囊及其他	Gallbladder etc.	4	1.22	2.65	1.86	0.10	0.24	3	1.36	2.05	0.76	0.05	0.05	C23–C24
胰腺	Pancreas	7	2.14	4.64	3.71	0.16	0.34	3	1.36	2.05	1.01	0.10	0.10	C25
喉	Larynx	3	0.92	1.99	0.99	0.05	0.12	0	0.00	0.00	0.00	0.00	0.00	C32
气管,支气管,肺	Trachea, Bronchus and Lung	104	31.80	68.96	36.36	2.09	4.86	28	12.73	19.10	10.61	0.62	1.56	C33–C34
其他胸腔器官	Other Thoracic Organs	1	0.31	0.66	0.43	0.05	0.05	0	0.00	0.00	0.00	0.00	0.00	C37–C38
骨	Bone	0	0.00	0.00	0.00	0.00	0.00	0	0.00	0.00	0.00	0.00	0.00	C40–C41
皮肤黑色素瘤	Melanoma of Skin	3	0.92	1.99	1.27	0.11	0.18	0	0.00	0.00	0.00	0.00	0.00	C43
乳房	Breast	0	0.00	0.00	0.00	0.00	0.00	40	18.18	27.29	17.21	1.48	1.95	C50
子宫颈	Cervix Uteri	–	–	–	–	–	–	25	11.36	17.05	10.73	0.72	1.25	C53
子宫体及子宫部位不明	Uterus & Unspecified	–	–	–	–	–	–	3	1.36	2.05	1.28	0.08	0.15	C54–C55
卵巢	Ovary	–	–	–	–	–	–	14	6.36	9.55	5.86	0.46	0.78	C56
前列腺	Prostate	11	3.36	7.29	2.82	0.05	0.28	–	–	–	–	–	–	C61
睾丸	Testis	0	0.00	0.00	0.00	0.00	0.00	–	–	–	–	–	–	C62
肾及泌尿系统不明	Kidney & Unspecified Urinary Organs	4	1.22	2.65	1.44	0.14	0.14	2	0.91	1.36	0.59	0.03	0.03	C64–66,68
膀胱	Bladder	10	3.06	6.63	4.60	0.24	0.60	3	1.36	2.05	1.05	0.11	0.11	C67
脑,神经系统	Brain,Central Nervous System	6	1.83	3.98	2.79	0.29	0.29	7	3.18	4.78	4.44	0.31	0.39	C70–C72
甲状腺	Thyroid Gland	6	1.83	3.98	2.84	0.20	0.20	4	1.82	2.73	1.80	0.14	0.23	C73
淋巴瘤	Lymphoma	6	1.83	3.98	2.20	0.19	0.28	8	3.64	5.46	5.82	0.29	0.43	C81–85,88,90,96
白血病	Leukaemia	7	2.14	4.64	2.37	0.21	0.21	7	3.18	4.78	3.97	0.34	0.34	C91–C95
不明及其他恶性肿瘤	All Other Sites and Unspecified	18	5.50	11.94	6.49	0.38	0.84	18	8.18	12.28	6.96	0.51	0.90	A_O
所有部位合计	All Sites	327	100.00	216.84	122.58	7.76	14.98	220	100.00	150.07	91.24	6.66	10.31	ALL
所有部位除外 C44	All Sites but C44	326	99.69	216.18	122.16	7.71	14.93	219	99.55	149.39	90.81	6.61	10.26	ALLbC44
死亡 Mortality														
口腔和咽喉(除外鼻咽癌)	Lip,Oral Cavity & Pharynx but Nasopharynx	6	2.71	3.98	1.96	0.16	0.16	3	2.52	2.05	1.02	0.05	0.12	C00–10,C12–14
鼻咽癌	Nasopharynx	3	1.36	1.99	1.46	0.13	0.13	2	1.68	1.36	0.82	0.08	0.08	C11
食管	Oesophagus	5	2.26	3.32	1.60	0.04	0.31	2	1.68	1.36	0.75	0.04	0.13	C15
胃	Stomach	9	4.07	5.97	2.78	0.18	0.25	6	5.04	4.09	1.93	0.14	0.22	C16
结直肠肛门	Colon,Rectum & Anus	12	5.43	7.96	3.41	0.11	0.42	13	10.92	8.87	3.76	0.21	0.37	C18–21
肝脏	Liver	36	16.29	23.87	13.44	0.96	1.51	8	6.72	5.46	2.62	0.18	0.18	C22
胆囊及其他	Gallbladder etc.	1	0.45	0.66	0.42	0.05	0.05	3	2.52	2.05	0.99	0.10	0.10	C23–C24
胰腺	Pancreas	3	1.36	1.99	1.26	0.12	0.12	3	2.52	2.05	0.78	0.00	0.07	C25
喉	Larynx	2	0.90	1.33	0.84	0.05	0.05	0	0.00	0.00	0.00	0.00	0.00	C32
气管,支气管,肺	Trachea, Bronchus and Lung	107	48.42	70.95	35.72	1.77	4.82	19	15.97	12.96	6.02	0.39	0.71	C33–C34
其他胸腔器官	Other Thoracic Organs	1	0.45	0.66	0.43	0.05	0.05	0	0.00	0.00	0.00	0.00	0.00	C37–C38
骨	Bone	0	0.00	0.00	0.00	0.00	0.00	0	0.00	0.00	0.00	0.00	0.00	C40–C41
皮肤黑色素瘤	Melanoma of Skin	1	0.45	0.66	0.43	0.05	0.05	0	0.00	0.00	0.00	0.00	0.00	C43
乳房	Breast	0	0.00	0.00	0.00	0.00	0.00	11	9.24	7.50	3.79	0.27	0.51	C50
子宫颈	Cervix Uteri	–	–	–	–	–	–	15	12.61	10.23	5.58	0.37	0.69	C53
子宫体及子宫部位不明	Uterus & Unspecified	–	–	–	–	–	–	1	0.84	0.68	0.43	0.00	0.07	C54–C55
卵巢	Ovary	–	–	–	–	–	–	6	5.04	4.09	2.28	0.13	0.31	C56
前列腺	Prostate	6	2.71	3.98	1.45	0.00	0.16	–	–	–	–	–	–	C61
睾丸	Testis	0	0.00	0.00	0.00	0.00	0.00	–	–	–	–	–	–	C62
肾及泌尿系统不明	Kidney & Unspecified Urinary Organs	4	1.81	2.65	1.66	0.20	0.20	1	0.84	0.68	0.18	0.00	0.00	C64–66,68
膀胱	Bladder	1	0.45	0.66	0.36	0.00	0.09	1	0.84	0.68	0.18	0.00	0.00	C67
脑,神经系统	Brain,Central Nervous System	3	1.36	1.99	1.29	0.14	0.14	2	1.68	1.36	0.85	0.05	0.12	C70–C72
甲状腺	Thyroid Gland	2	0.90	1.33	0.29	0.00	0.00	1	0.84	0.68	0.34	0.00	0.09	C73
淋巴瘤	Lymphoma	5	2.26	3.32	1.52	0.12	0.12	5	4.20	3.41	2.96	0.07	0.22	C81–85,88,90,96
白血病	Leukaemia	2	0.90	1.33	0.35	0.00	0.00	5	4.20	3.41	1.80	0.15	0.24	C91–C95
不明及其他恶性肿瘤	All Other Sites and Unspecified	12	5.43	7.96	4.09	0.18	0.56	12	10.08	8.19	4.15	0.27	0.51	A_O
所有部位合计	All Sites	221	100.00	146.55	74.76	4.31	9.28	119	100.00	81.18	41.28	2.50	4.75	ALL
所有部位除外 C44	All Sites but C44	221	100.00	146.55	74.76	4.31	9.28	118	99.16	80.49	40.87	2.46	4.70	ALLbC44

表 6-3-235　株洲市石峰区 2014 年癌症发病和死亡主要指标

Table 6-3-235　Incidence and mortality of cancer in Shifeng Qu, Zhuzhou Shi, 2014

部位 Site		男性 Male						女性 Female						ICD-10
		病例数 No. cases	构成 (%)	粗率 Crude rate (1/10⁵)	世标率 ASR world (1/10⁵)	累积率 Cum.rate(%) 0~64	0~74	病例数 No. cases	构成 (%)	粗率 Crude rate (1/10⁵)	世标率 ASR world (1/10⁵)	累积率 Cum.rate(%) 0~64	0~74	
发病 Incidence														
口腔和咽喉(除外鼻咽癌)	Lip,Oral Cavity & Pharynx but Nasopharynx	20	5.62	15.65	9.14	0.88	0.97	1	0.49	0.81	0.47	0.06	0.06	C00-10,C12-14
鼻咽癌	Nasopharynx	15	4.21	11.74	6.44	0.53	0.71	3	1.48	2.44	1.39	0.06	0.25	C11
食管	Oesophagus	20	5.62	15.65	8.25	0.57	1.15	0	0.00	0.00	0.00	0.00	0.00	C15
胃	Stomach	13	3.65	10.18	5.13	0.35	0.55	7	3.45	5.70	3.82	0.37	0.37	C16
结直肠肛门	Colon,Rectum & Anus	47	13.20	36.79	20.15	1.34	2.41	20	9.85	16.29	8.83	0.53	1.09	C18-21
肝脏	Liver	35	9.83	27.40	14.99	1.21	1.48	12	5.91	9.77	4.94	0.12	0.68	C22
胆囊及其他	Gallbladder etc.	4	1.12	3.13	1.38	0.06	0.14	6	2.96	4.89	2.59	0.17	0.39	C23-C24
胰腺	Pancreas	3	0.84	2.35	1.18	0.05	0.13	3	1.48	2.44	1.06	0.05	0.05	C25
喉	Larynx	4	1.12	3.13	1.49	0.06	0.26	0	0.00	0.00	0.00	0.00	0.00	C32
气管,支气管,肺	Trachea, Bronchus and Lung	125	35.11	97.84	47.89	2.21	6.13	31	15.27	25.25	12.59	0.74	1.62	C33-C34
其他胸腔器官	Other Thoracic Organs	1	0.28	0.78	0.39	0.00	0.10	0	0.00	0.00	0.00	0.00	0.00	C37-C38
骨	Bone	1	0.28	0.78	0.49	0.05	0.05	1	0.49	0.81	0.49	0.00	0.08	C40-C41
皮肤黑色素瘤	Melanoma of Skin	0	0.00	0.00	0.00	0.00	0.00	0	0.00	0.00	0.00	0.00	0.00	C43
乳房	Breast	1	0.28	0.78	0.47	0.06	0.06	42	20.69	34.21	20.95	2.03	2.24	C50
子宫颈	Cervix Uteri	–	–	–	–	–	–	14	6.90	11.40	6.51	0.66	0.66	C53
子宫体及子宫部位不明	Uterus & Unspecified	–	–	–	–	–	–	17	8.37	13.85	8.14	0.70	1.00	C54-C55
卵巢	Ovary	–	–	–	–	–	–	11	5.42	8.96	6.91	0.62	0.62	C56
前列腺	Prostate	16	4.49	12.52	5.39	0.12	0.81							C61
睾丸	Testis	1	0.28	0.78	0.23	0.00	0.00	–	–	–	–	–	–	C62
肾及泌尿系统不明	Kidney & Unspecified Urinary Organs	8	2.25	6.26	3.18	0.20	0.28	1	0.49	0.81	0.27	0.00	0.00	C64-66,68
膀胱	Bladder	7	1.97	5.48	3.09	0.15	0.43	0	0.00	0.00	0.00	0.00	0.00	C67
脑,神经系统	Brain,Central Nervous System	5	1.40	3.91	2.19	0.19	0.19	3	1.48	2.44	1.30	0.12	0.12	C70-C72
甲状腺	Thyroid Gland	1	0.28	0.78	0.45	0.04	0.04	2	0.99	1.63	0.96	0.08	0.08	C73
淋巴瘤	Lymphoma	9	2.53	7.04	4.20	0.25	0.35	9	4.43	7.33	4.83	0.33	0.58	C81-85,88,90,96
白血病	Leukaemia	3	0.84	2.35	1.46	0.06	0.22	8	3.94	6.52	6.17	0.44	0.52	C91-C95
不明及其他恶性肿瘤	All Other Sites and Unspecified	17	4.78	13.31	7.39	0.43	0.62	12	5.91	9.77	6.13	0.40	0.77	A_O
所有部位合计	All Sites	356	100.00	278.65	145.00	8.82	17.08	203	100.00	165.36	98.35	7.47	11.17	ALL
所有部位除外 C44	All Sites but C44	353	99.16	276.30	144.00	8.76	17.02	203	100.00	165.36	98.35	7.47	11.17	ALLbC44
死亡 Mortality														
口腔和咽喉(除外鼻咽癌)	Lip,Oral Cavity & Pharynx but Nasopharynx	12	4.29	9.39	4.85	0.36	0.44	2	1.41	1.63	1.00	0.09	0.09	C00-10,C12-14
鼻咽癌	Nasopharynx	8	2.86	6.26	3.14	0.13	0.50	4	2.82	3.26	1.53	0.11	0.11	C11
食管	Oesophagus	15	5.36	11.74	5.85	0.26	0.82	2	1.41	1.63	0.66	0.00	0.11	C15
胃	Stomach	6	2.14	4.70	2.16	0.06	0.24	7	4.93	5.70	3.58	0.22	0.46	C16
结直肠肛门	Colon,Rectum & Anus	22	7.86	17.22	8.32	0.42	0.97	10	7.04	8.15	4.16	0.21	0.48	C18-21
肝脏	Liver	35	12.50	27.40	13.96	0.71	1.48	11	7.75	8.96	4.09	0.12	0.49	C22
胆囊及其他	Gallbladder etc.	3	1.07	2.35	1.38	0.06	0.24	1	0.70	0.81	0.43	0.00	0.11	C23-C24
胰腺	Pancreas	4	1.43	3.13	1.70	0.11	0.19	3	2.11	2.44	1.23	0.06	0.14	C25
喉	Larynx	3	1.07	2.35	0.93	0.00	0.08	0	0.00	0.00	0.00	0.00	0.00	C32
气管,支气管,肺	Trachea, Bronchus and Lung	125	44.64	97.84	48.66	2.33	6.49	45	31.69	36.66	18.73	0.82	2.43	C33-C34
其他胸腔器官	Other Thoracic Organs	0	0.00	0.00	0.00	0.00	0.00	0	0.00	0.00	0.00	0.00	0.00	C37-C38
骨	Bone	0	0.00	0.00	0.00	0.00	0.00	0	0.00	0.00	0.00	0.00	0.00	C40-C41
皮肤黑色素瘤	Melanoma of Skin	0	0.00	0.00	0.00	0.00	0.00	1	0.70	0.81	0.43	0.00	0.11	C43
乳房	Breast	0	0.00	0.00	0.00	0.00	0.00	16	11.27	13.03	7.67	0.60	0.95	C50
子宫颈	Cervix Uteri	–	–	–	–	–	–	8	5.63	6.52	3.56	0.31	0.31	C53
子宫体及子宫部位不明	Uterus & Unspecified	–	–	–	–	–	–	8	5.63	6.52	3.62	0.16	0.67	C54-C55
卵巢	Ovary	–	–	–	–	–	–	6	4.23	4.89	3.04	0.32	0.32	C56
前列腺	Prostate	8	2.86	6.26	2.42	0.00	0.20							C61
睾丸	Testis	1	0.36	0.78	0.67	0.06	0.06	–	–	–	–	–	–	C62
肾及泌尿系统不明	Kidney & Unspecified Urinary Organs	2	0.71	1.57	0.99	0.06	0.14	2	1.41	1.63	0.54	0.00	0.00	C64-66,68
膀胱	Bladder	4	1.43	3.13	1.72	0.11	0.21	1	0.70	0.81	0.43	0.00	0.11	C67
脑,神经系统	Brain,Central Nervous System	5	1.79	3.91	1.97	0.09	0.19	3	2.11	2.44	2.21	0.08	0.27	C70-C72
甲状腺	Thyroid Gland	0	0.00	0.00	0.00	0.00	0.00	1	0.70	0.81	0.49	0.00	0.08	C73
淋巴瘤	Lymphoma	4	1.43	3.13	1.43	0.05	0.15	4	2.82	3.26	2.11	0.05	0.30	C81-85,88,90,96
白血病	Leukaemia	3	1.07	2.35	1.22	0.12	0.12	1	0.70	0.81	1.29	0.08	0.08	C91-C95
不明及其他恶性肿瘤	All Other Sites and Unspecified	20	7.14	15.65	9.25	0.55	1.00	6	4.23	4.89	2.80	0.16	0.46	A_O
所有部位合计	All Sites	280	100.00	219.16	110.63	5.51	13.53	142	100.00	115.67	63.60	3.38	8.05	ALL
所有部位除外 C44	All Sites but C44	279	99.64	218.38	110.24	5.51	13.43	142	100.00	115.67	63.60	3.38	8.05	ALLbC44

表 6-3-236 攸县 2014 年癌症发病和死亡主要指标
Table 6-3-236 Incidence and mortality of cancer in You Xian, 2014

部位 Site		男性 Male						女性 Female						ICD-10
		病例数 No. cases	构成 (%)	粗率 Crude rate (1/10⁵)	世标率 ASR world (1/10⁵)	累积率 Cum.rate(%)		病例数 No. cases	构成 (%)	粗率 Crude rate (1/10⁵)	世标率 ASR world (1/10⁵)	累积率 Cum.rate(%)		
						0~64	0~74					0~64	0~74	
发病 Incidence														
口腔和咽喉(除外鼻咽癌)	Lip,Oral Cavity & Pharynx but Nasopharynx	21	2.35	5.13	3.32	0.30	0.30	8	1.17	1.99	1.38	0.08	0.18	C00-10,C12-14
鼻咽癌	Nasopharynx	42	4.70	10.25	6.85	0.60	0.80	12	1.75	2.99	1.87	0.16	0.23	C11
食管	Oesophagus	22	2.46	5.37	3.37	0.20	0.41	12	1.75	2.99	1.88	0.18	0.24	C15
胃	Stomach	61	6.82	14.89	9.67	0.82	1.26	29	4.24	7.22	4.66	0.30	0.62	C16
结直肠肛门	Colon,Rectum & Anus	82	9.17	20.02	12.58	0.79	1.49	53	7.75	13.20	7.69	0.50	0.87	C18-21
肝脏	Liver	148	16.55	36.13	23.18	1.82	2.52	37	5.41	9.22	5.46	0.46	0.60	C22
胆囊及其他	Gallbladder etc.	6	0.67	1.46	1.03	0.02	0.18	15	2.19	3.74	2.17	0.16	0.29	C23-C24
胰腺	Pancreas	9	1.01	2.20	1.50	0.09	0.22	4	0.58	1.00	0.71	0.04	0.13	C25
喉	Larynx	18	2.01	4.39	2.62	0.20	0.29	1	0.15	0.25	0.09	0.00	0.00	C32
气管,支气管,肺	Trachea, Bronchus and Lung	293	32.77	71.52	46.79	3.14	6.48	105	15.35	26.15	15.77	1.02	1.85	C33-C34
其他胸腔器官	Other Thoracic Organs	0	0.00	0.00	0.00	0.00	0.00	1	0.15	0.25	0.18	0.01	0.01	C37-C38
骨	Bone	6	0.67	1.46	1.24	0.11	0.11	1	0.15	0.25	0.16	0.02	0.02	C40-C41
皮肤黑色素瘤	Melanoma of Skin	1	0.11	0.24	0.10	0.00	0.00	3	0.44	0.75	0.46	0.06	0.06	C43
乳房	Breast	1	0.11	0.24	0.17	0.02	0.02	82	11.99	20.42	14.62	1.20	1.48	C50
子宫颈	Cervix Uteri	–	–	–	–	–	–	55	8.04	13.70	8.97	0.77	0.91	C53
子宫体及子宫部位不明	Uterus & Unspecified	–	–	–	–	–	–	112	16.37	27.90	18.35	1.75	1.94	C54-C55
卵巢	Ovary	–	–	–	–	–	–	20	2.92	4.98	4.21	0.32	0.37	C56
前列腺	Prostate	10	1.12	2.44	1.35	0.02	0.18							C61
睾丸	Testis	4	0.45	0.98	0.70	0.05	0.08						–	C62
肾及泌尿系统不明	Kidney & Unspecified Urinary Organs	13	1.45	3.17	2.15	0.14	0.30	3	0.44	0.75	0.51	0.03	0.06	C64-66,68
膀胱	Bladder	9	1.01	2.20	1.22	0.08	0.13	3	0.44	0.75	0.32	0.02	0.02	C67
脑,神经系统	Brain,Central Nervous System	23	2.57	5.61	3.92	0.33	0.45	31	4.53	7.72	5.62	0.46	0.70	C70-C72
甲状腺	Thyroid Gland	4	0.45	0.98	0.65	0.05	0.05	9	1.32	2.24	1.88	0.17	0.17	C73
淋巴瘤	Lymphoma	39	4.36	9.52	6.21	0.43	0.76	23	3.36	5.73	4.35	0.30	0.41	C81-85,88,90,96
白血病	Leukaemia	19	2.13	4.64	3.47	0.27	0.36	9	1.32	2.24	2.51	0.13	0.24	C91-C95
不明及其他恶性肿瘤	All Other Sites and Unspecified	63	7.05	15.38	10.38	0.68	1.43	56	8.19	13.95	8.68	0.65	0.97	A_O
所有部位合计	All Sites	894	100.00	218.23	142.47	10.14	17.81	684	100.00	170.37	112.50	8.78	12.37	ALL
所有部位除外 C44	All Sites but C44	888	99.33	216.76	141.57	10.08	17.70	678	99.12	168.88	111.75	8.74	12.29	ALLbC44
死亡 Mortality														
口腔和咽喉(除外鼻咽癌)	Lip,Oral Cavity & Pharynx but Nasopharynx	10	1.29	2.44	1.52	0.12	0.17	2	0.43	0.50	0.20	0.01	0.01	C00-10,C12-14
鼻咽癌	Nasopharynx	24	3.09	5.86	3.80	0.20	0.53	8	1.73	1.99	1.07	0.06	0.16	C11
食管	Oesophagus	22	2.83	5.37	3.61	0.15	0.55	5	1.08	1.25	0.72	0.06	0.09	C15
胃	Stomach	56	7.21	13.67	8.28	0.58	1.05	36	7.78	8.97	5.13	0.19	0.65	C16
结直肠肛门	Colon,Rectum & Anus	47	6.05	11.47	7.11	0.37	0.97	34	7.34	8.47	4.54	0.33	0.41	C18-21
肝脏	Liver	132	16.99	32.22	20.88	1.47	2.48	56	12.10	13.95	8.69	0.63	0.98	C22
胆囊及其他	Gallbladder etc.	9	1.16	2.20	1.38	0.07	0.21	8	1.73	1.99	1.24	0.09	0.17	C23-C24
胰腺	Pancreas	11	1.42	2.69	1.56	0.11	0.16	9	1.94	2.24	1.57	0.04	0.33	C25
喉	Larynx	14	1.80	3.42	2.21	0.07	0.34	3	0.65	0.75	0.48	0.06	0.06	C32
气管,支气管,肺	Trachea, Bronchus and Lung	209	26.90	51.02	31.66	1.86	4.16	77	16.63	19.18	11.07	0.59	1.25	C33-C34
其他胸腔器官	Other Thoracic Organs	1	0.13	0.24	0.16	0.02	0.02	2	0.43	0.50	0.39	0.03	0.03	C37-C38
骨	Bone	2	0.26	0.49	0.26	0.02	0.02	1	0.22	0.25	0.16	0.02	0.02	C40-C41
皮肤黑色素瘤	Melanoma of Skin	0	0.00	0.00	0.00	0.00	0.00	3	0.65	0.75	0.46	0.06	0.06	C43
乳房	Breast	1	0.13	0.24	0.15	0.02	0.02	31	6.70	7.72	4.72	0.35	0.54	C50
子宫颈	Cervix Uteri	–	–	–	–	–	–	19	4.10	4.73	3.05	0.17	0.36	C53
子宫体及子宫部位不明	Uterus & Unspecified	–	–	–	–	–	–	33	7.13	8.22	5.24	0.41	0.65	C54-C55
卵巢	Ovary	–	–	–	–	–	–	3	0.65	0.75	0.53	0.05	0.05	C56
前列腺	Prostate	8	1.03	1.95	1.06	0.02	0.16							C61
睾丸	Testis	3	0.39	0.73	0.50	0.03	0.08						–	C62
肾及泌尿系统不明	Kidney & Unspecified Urinary Organs	1	0.13	0.24	0.19	0.00	0.03	2	0.43	0.50	0.31	0.03	0.03	C64-66,68
膀胱	Bladder	4	0.51	0.98	0.54	0.02	0.07	5	1.08	1.25	0.52	0.02	0.02	C67
脑,神经系统	Brain,Central Nervous System	15	1.93	3.66	2.29	0.15	0.21	10	2.16	2.49	1.61	0.08	0.21	C70-C72
甲状腺	Thyroid Gland	0	0.00	0.00	0.00	0.00	0.00	1	0.22	0.25	0.14	0.01	0.01	C73
淋巴瘤	Lymphoma	19	2.45	4.64	2.81	0.21	0.34	19	4.10	4.73	3.12	0.14	0.36	C81-85,88,90,96
白血病	Leukaemia	30	3.86	7.32	6.61	0.43	0.53	17	3.67	4.23	4.62	0.26	0.46	C91-C95
不明及其他恶性肿瘤	All Other Sites and Unspecified	159	20.46	38.81	24.12	1.34	3.13	79	17.06	19.68	11.15	0.58	1.32	A_O
所有部位合计	All Sites	777	100.00	189.67	120.70	7.26	15.22	463	100.00	115.32	70.76	4.26	8.25	ALL
所有部位除外 C44	All Sites but C44	773	99.49	188.69	120.12	7.25	15.17	459	99.14	114.33	70.35	4.26	8.20	ALLbC44

表 6-3-237 湘潭市雨湖区 2014 年癌症发病和死亡主要指标
Table 6-3-237 Incidence and mortality of cancer in Yuhu Qu, Xiangtan Shi, 2014

部位 Site		男性 Male						女性 Female						ICD-10
		病例数 No. cases	构成 (%)	粗率 Crude rate (1/10⁵)	世标率 ASR world (1/10⁵)	累积率 Cum.rate(%) 0~64	0~74	病例数 No. cases	构成 (%)	粗率 Crude rate (1/10⁵)	世标率 ASR world (1/10⁵)	累积率 Cum.rate(%) 0~64	0~74	
发病 Incidence														
口腔和咽喉(除外鼻咽癌)	Lip,Oral Cavity & Pharynx but Nasopharynx	30	3.63	11.35	6.57	0.50	0.71	10	1.64	3.81	2.24	0.15	0.23	C00-10,C12-14
鼻咽癌	Nasopharynx	9	1.09	3.40	1.87	0.16	0.16	14	2.30	5.34	3.04	0.25	0.31	C11
食管	Oesophagus	64	7.75	24.21	14.07	1.06	1.73	11	1.81	4.19	1.95	0.03	0.28	C15
胃	Stomach	39	4.72	14.75	8.29	0.52	1.08	32	5.25	12.20	6.39	0.25	0.76	C16
结直肠肛门	Colon,Rectum & Anus	72	8.72	27.24	15.55	1.11	1.84	68	11.17	25.91	13.84	0.96	1.66	C18-21
肝脏	Liver	83	10.05	31.40	18.96	1.28	2.39	24	3.94	9.15	5.25	0.25	0.79	C22
胆囊及其他	Gallbladder etc.	6	0.73	2.27	1.02	0.04	0.04	6	0.99	2.29	1.05	0.03	0.13	C23-C24
胰腺	Pancreas	18	2.18	6.81	3.68	0.21	0.44	10	1.64	3.81	1.95	0.00	0.24	C25
喉	Larynx	11	1.33	4.16	2.13	0.11	0.22	1	0.16	0.38	0.12	0.00	0.00	C32
气管,支气管,肺	Trachea, Bronchus and Lung	290	35.11	109.70	62.55	3.96	7.99	88	14.45	33.54	17.37	0.77	2.22	C33-C34
其他胸腔器官	Other Thoracic Organs	3	0.36	1.13	0.67	0.05	0.11	0	0.00	0.00	0.00	0.00	0.00	C37-C38
骨	Bone	4	0.48	1.51	0.81	0.02	0.13	4	0.66	1.52	0.84	0.03	0.11	C40-C41
皮肤黑色素瘤	Melanoma of Skin	7	0.85	2.65	1.41	0.05	0.20	5	0.82	1.91	0.96	0.06	0.10	C43
乳房	Breast	2	0.24	0.76	0.24	0.00	0.00	129	21.18	49.16	30.00	2.46	3.19	C50
子宫颈	Cervix Uteri	–	–	–	–	–	–	46	7.55	17.53	10.84	0.86	1.23	C53
子宫体及子宫部位不明	Uterus & Unspecified	–	–	–	–	–	–	16	2.63	6.10	3.63	0.26	0.45	C54-C55
卵巢	Ovary	–	–	–	–	–	–	22	3.61	8.38	5.41	0.37	0.57	C56
前列腺	Prostate	19	2.30	7.19	3.16	0.05	0.37	–	–	–	–	–	–	C61
睾丸	Testis	3	0.36	1.13	1.01	0.07	0.07	–	–	–	–	–	–	C62
肾及泌尿系统不明	Kidney & Unspecified Urinary Organs	11	1.33	4.16	2.12	0.05	0.28	3	0.49	1.14	1.40	0.10	0.10	C64-66,68
膀胱	Bladder	31	3.75	11.73	6.38	0.28	0.76	6	0.99	2.29	0.97	0.00	0.08	C67
脑,神经系统	Brain,Central Nervous System	21	2.54	7.94	7.65	0.47	0.58	25	4.11	9.53	5.28	0.39	0.53	C70-C72
甲状腺	Thyroid Gland	11	1.33	4.16	2.87	0.26	0.26	19	3.12	7.24	5.49	0.42	0.46	C73
淋巴瘤	Lymphoma	24	2.91	9.08	5.55	0.41	0.60	20	3.28	7.62	4.40	0.26	0.62	C81-85,88,90,96
白血病	Leukaemia	21	2.54	7.94	5.27	0.30	0.49	12	1.97	4.57	4.11	0.23	0.37	C91-C95
不明及其他恶性肿瘤	All Other Sites and Unspecified	47	5.69	17.78	9.50	0.64	1.04	38	6.24	14.48	9.42	0.55	0.96	A_O
所有部位合计	All Sites	826	100.00	312.46	181.36	11.61	21.50	609	100.00	232.09	135.95	8.77	15.39	ALL
所有部位除外 C44	All Sites but C44	826	100.00	312.46	181.36	11.61	21.50	609	100.00	232.09	135.95	8.77	15.39	ALLbC44
死亡 Mortality														
口腔和咽喉(除外鼻咽癌)	Lip,Oral Cavity & Pharynx but Nasopharynx	11	2.22	4.16	2.21	0.14	0.25	1	0.41	0.38	0.12	0.00	0.00	C00-10,C12-14
鼻咽癌	Nasopharynx	8	1.62	3.03	1.82	0.16	0.16	2	0.82	0.76	0.48	0.03	0.07	C11
食管	Oesophagus	37	7.47	14.00	8.08	0.54	0.99	8	3.27	3.05	1.38	0.03	0.18	C15
胃	Stomach	22	4.44	8.32	4.63	0.31	0.58	17	6.94	6.48	3.18	0.08	0.39	C16
结直肠肛门	Colon,Rectum & Anus	30	6.06	11.35	6.07	0.32	0.71	20	8.16	7.62	4.21	0.24	0.52	C18-21
肝脏	Liver	71	14.34	26.86	15.60	1.09	1.86	23	9.39	8.77	4.71	0.28	0.55	C22
胆囊及其他	Gallbladder etc.	2	0.40	0.76	0.37	0.03	0.03	5	2.04	1.91	0.68	0.00	0.06	C23-C24
胰腺	Pancreas	13	2.63	4.92	2.73	0.15	0.39	10	4.08	3.81	2.06	0.07	0.32	C25
喉	Larynx	5	1.01	1.89	0.99	0.06	0.11	1	0.41	0.38	0.12	0.00	0.00	C32
气管,支气管,肺	Trachea, Bronchus and Lung	192	38.79	72.63	39.75	2.36	4.87	59	24.08	22.48	11.27	0.53	1.35	C33-C34
其他胸腔器官	Other Thoracic Organs	2	0.40	0.76	0.59	0.05	0.05	0	0.00	0.00	0.00	0.00	0.00	C37-C38
骨	Bone	3	0.61	1.13	1.17	0.07	0.07	0	0.00	0.00	0.00	0.00	0.00	C40-C41
皮肤黑色素瘤	Melanoma of Skin	2	0.40	0.76	0.47	0.06	0.06	3	1.22	1.14	0.49	0.00	0.04	C43
乳房	Breast	0	0.00	0.00	0.00	0.00	0.00	25	10.20	9.53	5.92	0.49	0.61	C50
子宫颈	Cervix Uteri	–	–	–	–	–	–	23	9.39	8.77	5.14	0.38	0.61	C53
子宫体及子宫部位不明	Uterus & Unspecified	–	–	–	–	–	–	4	1.63	1.52	0.83	0.09	0.09	C54-C55
卵巢	Ovary	–	–	–	–	–	–	2	0.82	0.76	0.46	0.05	0.05	C56
前列腺	Prostate	6	1.21	2.27	1.00	0.03	0.14	–	–	–	–	–	–	C61
睾丸	Testis	0	0.00	0.00	0.00	0.00	0.00	–	–	–	–	–	–	C62
肾及泌尿系统不明	Kidney & Unspecified Urinary Organs	6	1.21	2.27	1.94	0.06	0.15	2	0.82	0.76	0.99	0.05	0.05	C64-66,68
膀胱	Bladder	12	2.42	4.54	2.21	0.09	0.19	0	0.00	0.00	0.00	0.00	0.00	C67
脑,神经系统	Brain,Central Nervous System	9	1.82	3.40	3.38	0.18	0.18	5	2.04	1.91	1.13	0.10	0.10	C70-C72
甲状腺	Thyroid Gland	0	0.00	0.00	0.00	0.00	0.00	0	0.00	0.00	0.00	0.00	0.00	C73
淋巴瘤	Lymphoma	22	4.44	8.32	5.33	0.30	0.59	5	2.04	1.91	1.13	0.07	0.17	C81-85,88,90,96
白血病	Leukaemia	10	2.02	3.78	2.15	0.08	0.27	12	4.90	4.57	3.77	0.16	0.39	C91-C95
不明及其他恶性肿瘤	All Other Sites and Unspecified	32	6.46	12.10	6.21	0.40	0.65	18	7.35	6.86	3.23	0.11	0.34	A_O
所有部位合计	All Sites	495	100.00	187.25	106.71	6.47	12.31	245	100.00	93.37	51.29	2.74	5.90	ALL
所有部位除外 C44	All Sites but C44	495	100.00	187.25	106.71	6.47	12.31	245	100.00	93.37	51.29	2.74	5.90	ALLbC44

表 6-3-238 衡东县 2014 年癌症发病和死亡主要指标
Table 6-3-238 Incidence and mortality of cancer in Hengdong Xian, 2014

部位 Site		男性 Male						女性 Female						ICD-10
		病例数 No. cases	构成 (%)	粗率 Crude rate (1/10⁵)	世标率 ASR world (1/10⁵)	累积率 Cum.rate(%)		病例数 No. cases	构成 (%)	粗率 Crude rate (1/10⁵)	世标率 ASR world (1/10⁵)	累积率 Cum.rate(%)		
						0~64	0~74					0~64	0~74	
发病 Incidence														
口腔和咽喉(除外鼻咽癌)	Lip,Oral Cavity & Pharynx but Nasopharynx	17	1.96	4.38	3.07	0.27	0.27	7	1.20	1.94	1.74	0.16	0.16	C00–10,C12–14
鼻咽癌	Nasopharynx	28	3.22	7.22	5.16	0.49	0.55	12	2.06	3.33	2.38	0.24	0.24	C11
食管	Oesophagus	21	2.42	5.42	3.94	0.16	0.55	8	1.37	2.22	1.63	0.06	0.26	C15
胃	Stomach	89	10.24	22.96	15.80	0.90	1.95	47	8.08	13.06	8.80	0.61	0.93	C16
结直肠肛门	Colon,Rectum & Anus	85	9.78	21.92	16.08	0.95	2.08	75	12.89	20.84	14.50	0.78	1.83	C18–21
肝脏	Liver	145	16.69	37.40	27.14	1.97	3.10	25	4.30	6.95	4.66	0.30	0.51	C22
胆囊及其他	Gallbladder etc.	8	0.92	2.06	1.46	0.08	0.23	10	1.72	2.78	1.78	0.09	0.23	C23–C24
胰腺	Pancreas	10	1.15	2.58	1.76	0.11	0.27	7	1.20	1.94	1.32	0.05	0.19	C25
喉	Larynx	12	1.38	3.10	2.23	0.08	0.34	4	0.69	1.11	0.64	0.02	0.08	C32
气管,支气管,肺	Trachea, Bronchus and Lung	278	31.99	71.71	52.42	2.74	7.25	84	14.43	23.34	15.46	0.71	1.90	C33–C34
其他胸腔器官	Other Thoracic Organs	1	0.12	0.26	0.21	0.00	0.05	2	0.34	0.56	0.61	0.04	0.04	C37–C38
骨	Bone	4	0.46	1.03	1.06	0.09	0.09	2	0.34	0.56	0.58	0.02	0.06	C40–C41
皮肤黑色素瘤	Melanoma of Skin	2	0.23	0.52	0.34	0.03	0.03	0	0.00	0.00	0.00	0.00	0.00	C43
乳房	Breast	6	0.69	1.55	0.96	0.08	0.08	58	9.97	16.12	11.32	0.95	1.09	C50
子宫颈	Cervix Uteri	–	–	–	–	–	–	80	13.75	22.23	16.34	1.25	1.80	C53
子宫体及子宫部位不明	Uterus & Unspecified	–	–	–	–	–	–	32	5.50	8.89	6.13	0.51	0.65	C54–C55
卵巢	Ovary	–	–	–	–	–	–	18	3.09	5.00	3.87	0.33	0.39	C56
前列腺	Prostate	11	1.27	2.84	1.92	0.05	0.26	–	–	–	–	–	–	C61
睾丸	Testis	2	0.23	0.52	0.55	0.05	0.05	–	–	–	–	–	–	C62
肾及泌尿系统不明	Kidney & Unspecified Urinary Organs	12	1.38	3.10	2.27	0.17	0.29	6	1.03	1.67	1.39	0.11	0.17	C64–66,68
膀胱	Bladder	17	1.96	4.38	3.01	0.13	0.35	6	1.03	1.67	1.11	0.04	0.13	C67
脑,神经系统	Brain,Central Nervous System	27	3.11	6.96	5.81	0.45	0.58	20	3.44	5.56	4.42	0.39	0.43	C70–C72
甲状腺	Thyroid Gland	4	0.46	1.03	1.01	0.07	0.10	22	3.78	6.11	4.80	0.40	0.52	C73
淋巴瘤	Lymphoma	14	1.61	3.61	3.00	0.22	0.26	14	2.41	3.89	3.27	0.23	0.29	C81–85,88,90,96
白血病	Leukaemia	27	3.11	6.96	7.20	0.47	0.54	16	2.75	4.45	3.67	0.21	0.41	C91–C95
不明及其他恶性肿瘤	All Other Sites and Unspecified	49	5.64	12.64	10.08	0.70	1.08	27	4.64	7.50	6.87	0.47	0.70	A_O
所有部位合计	All Sites	869	100.00	224.14	166.47	10.25	20.35	582	100.00	161.71	117.28	7.98	12.99	ALL
所有部位除外 C44	All Sites but C44	855	98.39	220.53	163.98	10.11	20.02	579	99.48	160.88	116.68	7.92	12.93	ALLbC44
死亡 Mortality														
口腔和咽喉(除外鼻咽癌)	Lip,Oral Cavity & Pharynx but Nasopharynx	5	0.70	1.29	0.84	0.09	0.09	0	0.00	0.00	0.00	0.00	0.00	C00–10,C12–14
鼻咽癌	Nasopharynx	21	2.93	5.42	3.81	0.35	0.40	4	1.14	1.11	0.71	0.05	0.09	C11
食管	Oesophagus	18	2.51	4.64	3.13	0.18	0.39	6	1.71	1.67	1.11	0.02	0.16	C15
胃	Stomach	83	11.59	21.41	14.62	0.80	1.83	30	8.55	8.34	5.80	0.30	0.77	C16
结直肠肛门	Colon,Rectum & Anus	39	5.45	10.06	6.91	0.45	0.78	35	9.97	9.72	6.53	0.36	0.81	C18–21
肝脏	Liver	168	23.46	43.33	31.31	1.98	3.92	33	9.40	9.17	6.24	0.50	0.75	C22
胆囊及其他	Gallbladder etc.	7	0.98	1.81	1.28	0.02	0.22	7	1.99	1.94	1.18	0.09	0.13	C23–C24
胰腺	Pancreas	10	1.40	2.58	1.79	0.07	0.26	4	1.14	1.11	0.72	0.05	0.09	C25
喉	Larynx	10	1.40	2.58	1.81	0.09	0.22	0	0.00	0.00	0.00	0.00	0.00	C32
气管,支气管,肺	Trachea, Bronchus and Lung	255	35.61	65.77	46.18	2.65	5.88	83	23.65	23.06	15.23	1.00	1.84	C33–C34
其他胸腔器官	Other Thoracic Organs	1	0.14	0.26	0.18	0.02	0.02	2	0.57	0.56	0.39	0.04	0.04	C37–C38
骨	Bone	5	0.70	1.29	1.13	0.09	0.09	5	1.42	1.39	1.24	0.09	0.15	C40–C41
皮肤黑色素瘤	Melanoma of Skin	1	0.14	0.26	0.16	0.01	0.01	0	0.00	0.00	0.00	0.00	0.00	C43
乳房	Breast	2	0.28	0.52	0.36	0.05	0.05	29	8.26	8.06	5.43	0.47	0.58	C50
子宫颈	Cervix Uteri	–	–	–	–	–	–	33	9.40	9.17	6.48	0.44	0.78	C53
子宫体及子宫部位不明	Uterus & Unspecified	–	–	–	–	–	–	18	5.13	5.00	3.22	0.25	0.37	C54–C55
卵巢	Ovary	–	–	–	–	–	–	17	4.84	4.72	3.56	0.29	0.43	C56
前列腺	Prostate	4	0.56	1.03	0.76	0.00	0.13	–	–	–	–	–	–	C61
睾丸	Testis	2	0.28	0.52	0.36	0.05	0.05	–	–	–	–	–	–	C62
肾及泌尿系统不明	Kidney & Unspecified Urinary Organs	4	0.56	1.03	0.76	0.06	0.11	4	1.14	1.11	0.91	0.03	0.16	C64–66,68
膀胱	Bladder	6	0.84	1.55	1.09	0.03	0.14	2	0.57	0.56	0.36	0.00	0.04	C67
脑,神经系统	Brain,Central Nervous System	21	2.93	5.42	3.92	0.33	0.38	7	1.99	1.94	1.42	0.11	0.17	C70–C72
甲状腺	Thyroid Gland	0	0.00	0.00	0.00	0.00	0.00	1	0.28	0.28	0.20	0.02	0.02	C73
淋巴瘤	Lymphoma	17	2.37	4.38	3.00	0.19	0.28	7	1.99	1.94	1.31	0.11	0.11	C81–85,88,90,96
白血病	Leukaemia	17	2.37	4.38	3.65	0.30	0.37	15	4.27	4.17	3.71	0.24	0.34	C91–C95
不明及其他恶性肿瘤	All Other Sites and Unspecified	20	2.79	5.16	3.61	0.25	0.38	9	2.56	2.50	2.87	0.13	0.21	A_O
所有部位合计	All Sites	716	100.00	184.68	130.66	8.05	15.99	351	100.00	97.53	68.61	4.60	8.03	ALL
所有部位除外 C44	All Sites but C44	714	99.72	184.16	130.40	8.03	15.97	349	99.43	96.97	67.33	4.55	7.98	ALLbC44

表 6-3-239　岳阳市岳阳楼区 2014 年癌症发病和死亡主要指标
Table 6-3-239　Incidence and mortality of cancer in Yueyanglou Qu,Yueyang Shi,2014

部位 / Site		男性 Male						女性 Female						ICD-10
		病例数 No. cases	构成 (%)	粗率 Crude rate (1/10⁵)	世标率 ASR world (1/10⁵)	累积率 Cum.rate(%) 0~64	0~74	病例数 No. cases	构成 (%)	粗率 Crude rate (1/10⁵)	世标率 ASR world (1/10⁵)	累积率 Cum.rate(%) 0~64	0~74	
发病 Incidence														
口腔和咽喉(除外鼻咽癌)	Lip,Oral Cavity & Pharynx but Nasopharynx	15	2.44	5.61	4.04	0.24	0.55	2	0.41	0.78	0.54	0.05	0.05	C00–10,C12–14
鼻咽癌	Nasopharynx	16	2.60	5.98	5.60	0.28	0.44	5	1.02	1.96	1.90	0.05	0.20	C11
食管	Oesophagus	26	4.23	9.73	7.20	0.40	0.90	2	0.41	0.78	0.52	0.00	0.07	C15
胃	Stomach	49	7.97	18.33	13.91	0.65	1.61	26	5.33	10.18	6.61	0.45	0.64	C16
结直肠肛门	Colon,Rectum & Anus	68	11.06	25.43	20.69	1.05	2.19	41	8.40	16.05	12.28	0.59	1.44	C18–21
肝脏	Liver	97	15.77	36.28	28.68	1.42	2.80	25	5.12	9.79	7.92	0.37	0.57	C22
胆囊及其他	Gallbladder etc.	11	1.79	4.11	3.02	0.16	0.46	9	1.84	3.52	3.23	0.15	0.26	C23–C24
胰腺	Pancreas	13	2.11	4.86	3.77	0.16	0.60	9	1.84	3.52	3.60	0.08	0.29	C25
喉	Larynx	2	0.33	0.75	0.51	0.03	0.10	0	0.00	0.00	0.00	0.00	0.00	C32
气管,支气管,肺	Trachea, Bronchus and Lung	215	34.96	80.42	62.34	2.68	7.15	62	12.70	24.28	17.66	0.52	2.17	C33–C34
其他胸腔器官	Other Thoracic Organs	0	0.00	0.00	0.00	0.00	0.00	1	0.20	0.39	0.20	0.02	0.02	C37–C38
骨	Bone	3	0.49	1.12	1.97	0.13	0.13	1	0.20	0.39	0.20	0.02	0.02	C40–C41
皮肤黑色素瘤	Melanoma of Skin	1	0.16	0.37	0.26	0.02	0.02	1	0.20	0.39	0.23	0.00	0.00	C43
乳房	Breast	0	0.00	0.00	0.00	0.00	0.00	107	21.93	41.90	29.46	2.60	3.18	C50
子宫颈	Cervix Uteri	–	–	–	–	–	–	86	17.62	33.67	24.14	1.94	2.57	C53
子宫体及子宫部位不明	Uterus & Unspecified	–	–	–	–	–	–	14	2.87	5.48	4.42	0.27	0.54	C54–C55
卵巢	Ovary	–	–	–	–	–	–	19	3.89	7.44	5.52	0.43	0.60	C56
前列腺	Prostate	14	2.28	5.24	4.69	0.10	0.48	–	–	–	–	–	–	C61
睾丸	Testis	0	0.00	0.00	0.00	0.00	0.00	–	–	–	–	–	–	C62
肾及泌尿系统不明	Kidney & Unspecified Urinary Organs	13	2.11	4.86	3.24	0.20	0.32	10	2.05	3.92	2.88	0.21	0.32	C64–66,68
膀胱	Bladder	20	3.25	7.48	7.17	0.18	0.60	3	0.61	1.17	0.74	0.03	0.03	C67
脑,神经系统	Brain,Central Nervous System	8	1.30	2.99	3.71	0.09	0.20	15	3.07	5.87	5.11	0.23	0.30	C70–C72
甲状腺	Thyroid Gland	5	0.81	1.87	1.42	0.07	0.21	20	4.10	7.83	6.00	0.55	0.55	C73
淋巴瘤	Lymphoma	23	3.74	8.60	7.53	0.37	0.58	12	2.46	4.70	3.41	0.08	0.63	C81–85,88,90,96
白血病	Leukaemia	11	1.79	4.11	2.85	0.23	0.30	13	2.66	5.09	4.95	0.21	0.34	C91 C95
不明及其他恶性肿瘤	All Other Sites and Unspecified	5	0.81	1.87	1.40	0.06	0.11	5	1.02	1.96	1.26	0.10	0.17	A_O
所有部位合计	All Sites	615	100.00	230.04	184.01	8.52	19.75	488	100.00	191.07	142.80	8.97	14.98	ALL
所有部位除外 C44	All Sites but C44	613	99.67	229.29	183.45	8.52	19.69	486	99.59	190.29	142.27	8.94	14.88	ALLbC44
死亡 Mortality														
口腔和咽喉(除外鼻咽癌)	Lip,Oral Cavity & Pharynx but Nasopharynx	6	1.06	2.24	1.59	0.08	0.27	1	0.35	0.39	0.20	0.02	0.02	C00–10,C12–14
鼻咽癌	Nasopharynx	15	2.65	5.61	4.93	0.20	0.43	4	1.41	1.57	2.14	0.00	0.00	C11
食管	Oesophagus	28	4.96	10.47	7.67	0.27	0.97	3	1.06	1.17	1.35	0.04	0.04	C15
胃	Stomach	52	9.20	19.45	15.58	0.39	1.56	17	6.01	6.66	4.29	0.22	0.34	C16
结直肠肛门	Colon,Rectum & Anus	47	8.32	17.58	16.59	0.70	1.44	26	9.19	10.18	6.99	0.28	0.74	C18–21
肝脏	Liver	94	16.64	35.16	28.49	1.50	2.94	26	9.19	10.18	9.43	0.19	0.59	C22
胆囊及其他	Gallbladder etc.	10	1.77	3.74	2.78	0.15	0.38	11	3.89	4.31	3.72	0.17	0.37	C23–C24
胰腺	Pancreas	17	3.01	6.36	4.48	0.25	0.74	8	2.83	3.13	3.24	0.10	0.15	C25
喉	Larynx	2	0.35	0.75	0.52	0.00	0.07	1	0.35	0.39	0.30	0.02	0.02	C32
气管,支气管,肺	Trachea, Bronchus and Lung	213	37.70	79.67	65.25	2.42	6.60	62	21.91	24.28	18.77	0.71	1.91	C33–C34
其他胸腔器官	Other Thoracic Organs	1	0.18	0.37	0.29	0.04	0.04	0	0.00	0.00	0.00	0.00	0.00	C37–C38
骨	Bone	1	0.18	0.37	0.84	0.05	0.05	0	0.00	0.00	0.00	0.00	0.00	C40–C41
皮肤黑色素瘤	Melanoma of Skin	0	0.00	0.00	0.00	0.00	0.00	1	0.35	0.39	0.23	0.00	0.00	C43
乳房	Breast	0	0.00	0.00	0.00	0.00	0.00	29	10.25	11.35	9.28	0.60	0.79	C50
子宫颈	Cervix Uteri	–	–	–	–	–	–	35	12.37	13.70	11.35	0.66	0.92	C53
子宫体及子宫部位不明	Uterus & Unspecified	–	–	–	–	–	–	3	1.06	1.17	1.32	0.06	0.06	C54–C55
卵巢	Ovary	–	–	–	–	–	–	10	3.53	3.92	3.02	0.19	0.30	C56
前列腺	Prostate	10	1.77	3.74	3.62	0.03	0.30	–	–	–	–	–	–	C61
睾丸	Testis	0	0.00	0.00	0.00	0.00	0.00	–	–	–	–	–	–	C62
肾及泌尿系统不明	Kidney & Unspecified Urinary Organs	7	1.24	2.62	2.65	0.00	0.05	11	3.89	4.31	3.69	0.07	0.31	C64–66,68
膀胱	Bladder	8	1.42	2.99	4.66	0.03	0.09	0	0.00	0.00	0.00	0.00	0.00	C67
脑,神经系统	Brain,Central Nervous System	14	2.48	5.24	6.95	0.29	0.46	7	2.47	2.74	3.28	0.11	0.11	C70–C72
甲状腺	Thyroid Gland	0	0.00	0.00	0.00	0.00	0.00	0	0.00	0.00	0.00	0.00	0.00	C73
淋巴瘤	Lymphoma	25	4.42	9.35	8.67	0.34	0.62	10	3.53	3.92	3.33	0.08	0.44	C81–85,88,90,96
白血病	Leukaemia	11	1.95	4.11	3.52	0.20	0.33	15	5.30	5.87	5.40	0.29	0.35	C91–C95
不明及其他恶性肿瘤	All Other Sites and Unspecified	4	0.71	1.50	1.04	0.00	0.14	3	1.06	1.17	0.82	0.02	0.15	A_O
所有部位合计	All Sites	565	100.00	211.33	180.13	6.94	17.47	283	100.00	110.81	92.17	3.81	7.60	ALL
所有部位除外 C44	All Sites but C44	563	99.65	210.59	179.61	6.94	17.40	282	99.65	110.41	91.88	3.81	7.53	ALLbC44

表 6-3-240 常德市武陵区 2014 年癌症发病和死亡主要指标
Table 6-3-240 Incidence and mortality of cancer in Wuling Qu,Changde Shi ,2014

部位 Site		男性 Male						女性 Female						ICD-10
		病例数 No. cases	构成 (%)	粗率 Crude rate (1/10⁵)	世标率 ASR world (1/10⁵)	累积率 Cum.rate(%)		病例数 No. cases	构成 (%)	粗率 Crude rate (1/10⁵)	世标率 ASR world (1/10⁵)	累积率 Cum.rate(%)		
						0~64	0~74					0~64	0~74	
发病 Incidence														
口腔和咽喉(除外鼻咽癌)	Lip,Oral Cavity & Pharynx but Nasopharynx	11	2.36	5.15	3.14	0.32	0.32	2	0.51	0.95	0.61	0.08	0.08	C00-10,C12-14
鼻咽癌	Nasopharynx	15	3.21	7.03	4.43	0.40	0.45	13	3.31	6.19	3.83	0.36	0.36	C11
食管	Oesophagus	20	4.28	9.37	5.43	0.34	0.77	2	0.51	0.95	0.61	0.08	0.08	C15
胃	Stomach	22	4.71	10.31	5.84	0.37	0.77	18	4.58	8.58	5.32	0.34	0.58	C16
结直肠肛门	Colon,Rectum & Anus	63	13.49	29.52	17.63	1.17	2.28	52	13.23	24.77	14.62	1.05	1.48	C18-21
肝脏	Liver	57	12.21	26.71	16.01	1.07	1.89	12	3.05	5.72	3.33	0.23	0.43	C22
胆囊及其他	Gallbladder etc.	4	0.86	1.87	0.92	0.03	0.08	6	1.53	2.86	1.50	0.04	0.27	C23-C24
胰腺	Pancreas	5	1.07	2.34	1.31	0.09	0.14	5	1.27	2.38	1.34	0.08	0.16	C25
喉	Larynx	9	1.93	4.22	2.18	0.08	0.20	0	0.00	0.00	0.00	0.00	0.00	C32
气管,支气管,肺	Trachea, Bronchus and Lung	159	34.05	74.50	41.97	2.53	5.22	58	14.76	27.63	16.21	0.97	1.89	C33-C34
其他胸腔器官	Other Thoracic Organs	1	0.21	0.47	0.28	0.00	0.07	1	0.25	0.48	0.33	0.04	0.04	C37-C38
骨	Bone	2	0.43	0.94	0.33	0.00	0.00	1	0.25	0.48	0.28	0.02	0.02	C40-C41
皮肤黑色素瘤	Melanoma of Skin	0	0.00	0.00	0.00	0.00	0.00	0	0.00	0.00	0.00	0.00	0.00	C43
乳房	Breast	1	0.21	0.47	0.28	0.00	0.07	78	19.85	37.16	23.14	2.09	2.64	C50
子宫颈	Cervix Uteri	–	–	–	–	–	–	41	10.43	19.53	12.02	0.83	1.41	C53
子宫体及子宫部位不明	Uterus & Unspecified	–	–	–	–	–	–	15	3.82	7.15	4.26	0.43	0.43	C54-C55
卵巢	Ovary	–	–	–	–	–	–	18	4.58	8.58	5.36	0.44	0.67	C56
前列腺	Prostate	13	2.78	6.09	3.28	0.07	0.51	–	–	–	–	–	–	C61
睾丸	Testis	1	0.21	0.47	0.46	0.03	0.03	–	–	–	–	–	–	C62
肾及泌尿系统不明	Kidney & Unspecified Urinary Organs	6	1.28	2.81	1.82	0.17	0.24	5	1.27	2.38	1.36	0.12	0.12	C64-66,68
膀胱	Bladder	11	2.36	5.15	2.90	0.13	0.41	1	0.25	0.48	0.28	0.04	0.04	C67
脑,神经系统	Brain,Central Nervous System	11	2.36	5.15	3.65	0.25	0.40	5	1.27	2.38	1.21	0.06	0.14	C70-C72
甲状腺	Thyroid Gland	1	0.21	0.47	0.62	0.04	0.04	9	2.29	4.29	3.53	0.29	0.29	C73
淋巴瘤	Lymphoma	27	5.78	12.65	7.81	0.46	0.91	25	6.36	11.91	7.60	0.54	1.09	C81-85,88,90,96
白血病	Leukaemia	13	2.78	6.09	4.40	0.23	0.46	18	4.58	8.58	5.38	0.26	0.66	C91-C95
不明及其他恶性肿瘤	All Other Sites and Unspecified	15	3.21	7.03	4.07	0.25	0.48	8	2.04	3.81	2.26	0.14	0.27	A_O
所有部位合计	All Sites	467	100.00	218.82	128.77	8.03	15.73	393	100.00	187.23	114.38	8.52	13.13	ALL
所有部位除外 C44	All Sites but C44	464	99.36	217.41	128.02	8.01	15.70	390	99.24	185.80	113.46	8.45	13.01	ALLbC44
死亡 Mortality														
口腔和咽喉(除外鼻咽癌)	Lip,Oral Cavity & Pharynx but Nasopharynx	13	3.33	6.09	3.49	0.22	0.55	1	0.58	0.48	0.28	0.02	0.02	C00-10,C12-14
鼻咽癌	Nasopharynx	8	2.05	3.75	2.02	0.15	0.19	3	1.73	1.43	0.89	0.06	0.11	C11
食管	Oesophagus	22	5.64	10.31	5.95	0.36	0.81	2	1.16	0.95	0.36	0.00	0.00	C15
胃	Stomach	21	5.38	9.84	5.36	0.29	0.67	14	8.09	6.67	3.45	0.10	0.32	C16
结直肠肛门	Colon,Rectum & Anus	21	5.38	9.84	5.27	0.41	0.58	16	9.83	7.62	4.04	0.13	0.42	C18-21
肝脏	Liver	56	14.36	26.24	14.85	1.02	1.67	17	9.83	8.10	4.41	0.23	0.57	C22
胆囊及其他	Gallbladder etc.	4	1.03	1.87	0.99	0.07	0.11	4	2.31	1.91	0.91	0.00	0.15	C23-C24
胰腺	Pancreas	6	1.54	2.81	1.58	0.08	0.20	7	4.05	3.33	1.64	0.08	0.15	C25
喉	Larynx	8	2.05	3.75	2.06	0.09	0.23	1	0.58	0.48	0.28	0.04	0.04	C32
气管,支气管,肺	Trachea, Bronchus and Lung	173	44.36	81.06	44.76	1.87	5.59	51	29.48	24.30	12.68	0.39	1.47	C33-C34
其他胸腔器官	Other Thoracic Organs	0	0.00	0.00	0.00	0.00	0.00	0	0.00	0.00	0.00	0.00	0.00	C37-C38
骨	Bone	3	0.77	1.41	1.37	0.07	0.07	1	0.58	0.48	0.33	0.04	0.04	C40-C41
皮肤黑色素瘤	Melanoma of Skin	2	0.51	0.94	0.57	0.03	0.03	0	0.00	0.00	0.00	0.00	0.00	C43
乳房	Breast	0	0.00	0.00	0.00	0.00	0.00	8	4.62	3.81	2.20	0.16	0.29	C50
子宫颈	Cervix Uteri	–	–	–	–	–	–	9	5.20	4.29	2.41	0.07	0.34	C53
子宫体及子宫部位不明	Uterus & Unspecified	–	–	–	–	–	–	3	1.73	1.43	0.80	0.04	0.09	C54-C55
卵巢	Ovary	–	–	–	–	–	–	6	3.47	2.86	1.75	0.11	0.24	C56
前列腺	Prostate	3	0.77	1.41	0.77	0.00	0.12	–	–	–	–	–	–	C61
睾丸	Testis	1	0.26	0.47	0.26	0.03	0.03	–	–	–	–	–	–	C62
肾及泌尿系统不明	Kidney & Unspecified Urinary Organs	2	0.51	0.94	0.54	0.03	0.10	1	0.58	0.48	0.16	0.00	0.00	C64-66,68
膀胱	Bladder	8	2.05	3.75	2.02	0.03	0.32	1	0.58	0.48	0.43	0.03	0.03	C67
脑,神经系统	Brain,Central Nervous System	8	2.05	3.75	2.14	0.13	0.28	5	2.89	2.38	1.26	0.04	0.17	C70-C72
甲状腺	Thyroid Gland	0	0.00	0.00	0.00	0.00	0.00	0	0.00	0.00	0.00	0.00	0.00	C73
淋巴瘤	Lymphoma	12	3.08	5.62	3.26	0.14	0.44	9	5.20	4.29	2.34	0.17	0.24	C81-85,88,90,96
白血病	Leukaemia	6	1.54	2.81	1.85	0.11	0.15	9	5.20	4.29	2.47	0.08	0.26	C91-C95
不明及其他恶性肿瘤	All Other Sites and Unspecified	13	3.33	6.09	3.85	0.22	0.43	5	2.89	2.38	1.23	0.06	0.06	A_O
所有部位合计	All Sites	390	100.00	182.74	102.94	5.35	12.57	173	100.00	82.42	44.34	1.84	5.02	ALL
所有部位除外 C44	All Sites but C44	388	99.49	181.80	102.46	5.35	12.57	173	100.00	82.42	44.34	1.84	5.02	ALLbC44

表 6-3-241 慈利县 2014 年癌症发病和死亡主要指标
Table 6-3-241　Incidence and mortality of cancer in Cili Xian, 2014

部位 Site		男性 Male						女性 Female						ICD-10
		病例数 No. cases	构成 (%)	粗率 Crude rate (1/10⁵)	世标率 ASR world (1/10⁵)	累积率 Cum.rate(%) 0~64	0~74	病例数 No. cases	构成 (%)	粗率 Crude rate (1/10⁵)	世标率 ASR world (1/10⁵)	累积率 Cum.rate(%) 0~64	0~74	
发病 Incidence														
口腔和咽喉(除外鼻咽癌)	Lip,Oral Cavity & Pharynx but Nasopharynx	20	2.16	5.50	4.06	0.28	0.36	5	0.76	1.44	0.95	0.05	0.12	C00–10,C12–14
鼻咽癌	Nasopharynx	34	3.67	9.35	5.91	0.47	0.63	9	1.37	2.60	1.67	0.14	0.18	C11
食管	Oesophagus	36	3.89	9.90	5.66	0.37	0.76	12	1.83	3.47	1.74	0.09	0.24	C15
胃	Stomach	63	6.80	17.33	9.78	0.65	1.11	33	5.03	9.53	5.48	0.36	0.72	C16
结直肠肛门	Colon,Rectum & Anus	79	8.53	21.73	11.92	0.73	1.41	56	8.54	16.17	9.31	0.57	1.24	C18–21
肝脏	Liver	149	16.09	40.98	24.08	1.63	2.86	56	8.54	16.17	10.02	0.65	1.20	C22
胆囊及其他	Gallbladder etc.	10	1.08	2.75	1.49	0.06	0.19	9	1.37	2.60	1.48	0.11	0.18	C23–C24
胰腺	Pancreas	22	2.38	6.05	3.49	0.22	0.46	9	1.37	2.60	1.95	0.12	0.19	C25
喉	Larynx	9	0.97	2.48	1.39	0.06	0.22	1	0.15	0.29	0.10	0.00	0.00	C32
气管,支气管.肺	Trachea, Bronchus and Lung	330	35.64	90.76	51.02	3.15	6.55	105	16.01	30.32	16.38	0.89	2.03	C33–C34
其他胸腔器官	Other Thoracic Organs	3	0.32	0.83	1.45	0.07	0.07	2	0.30	0.58	0.45	0.04	0.04	C37–C38
骨	Bone	6	0.65	1.65	0.87	0.07	0.07	3	0.46	0.87	1.30	0.06	0.09	C40–C41
皮肤黑色素瘤	Melanoma of Skin	3	0.32	0.83	0.39	0.01	0.05	2	0.30	0.58	0.42	0.02	0.06	C43
乳房	Breast	2	0.22	0.55	0.36	0.04	0.04	75	11.43	21.66	14.52	1.12	1.47	C50
子宫颈	Cervix Uteri	–	–	–	–	–	–	105	16.01	30.32	19.97	1.57	2.15	C53
子宫体及子宫部位不明	Uterus & Unspecified	–	–	–	–	–	–	30	4.57	8.66	5.37	0.40	0.60	C54–C55
卵巢	Ovary	–	–	–	–	–	–	17	2.59	4.91	3.54	0.27	0.31	C56
前列腺	Prostate	1	0.11	0.28	0.19	0.02	0.02	–	–	–	–	–	–	C61
睾丸	Testis	2	0.22	0.55	1.29	0.07	0.07	–	–	–	–	–	–	C62
肾及泌尿系统不明	Kidney & Unspecified Urinary Organs	3	0.32	0.83	0.50	0.06	0.06	4	0.61	1.16	0.70	0.06	0.10	C64–66,68
膀胱	Bladder	26	2.81	7.15	3.66	0.17	0.40	3	0.46	0.87	0.51	0.04	0.08	C67
脑,神经系统	Brain,Central Nervous System	20	2.16	5.50	3.92	0.27	0.48	40	6.10	11.55	7.64	0.72	0.89	C70–C72
甲状腺	Thyroid Gland	4	0.43	1.10	0.49	0.02	0.03	12	1.83	3.47	2.70	0.22	0.25	C73
淋巴瘤	Lymphoma	39	4.21	10.73	6.04	0.31	0.80	15	2.29	4.33	3.46	0.29	0.33	C81–85,88,90,96
白血病	Leukaemia	24	2.59	6.60	8.41	0.49	0.56	13	1.98	3.75	2.88	0.21	0.31	C91–C95
不明及其他恶性肿瘤	All Other Sites and Unspecified	41	4.43	11.28	7.23	0.60	0.81	40	6.10	11.55	7.26	0.53	0.84	A_O
所有部位合计	All Sites	926	100.00	254.67	153.60	9.85	18.02	656	100.00	189.45	119.79	8.55	13.61	ALL
所有部位除外 C44	All Sites but C44	917	99.03	252.19	152.13	9.75	17.82	646	98.48	186.57	118.30	8.45	13.45	ALLbC44
死亡 Mortality														
口腔和咽喉(除外鼻咽癌)	Lip,Oral Cavity & Pharynx but Nasopharynx	8	1.36	2.20	1.30	0.11	0.14	1	0.32	0.29	0.18	0.00	0.03	C00–10,C12–14
鼻咽癌	Nasopharynx	10	1.70	2.75	1.60	0.13	0.19	3	0.96	0.87	0.54	0.06	0.06	C11
食管	Oesophagus	28	4.77	7.70	4.20	0.21	0.55	7	2.24	2.02	0.91	0.01	0.12	C15
胃	Stomach	41	6.98	11.28	6.27	0.31	0.77	17	5.43	4.91	2.83	0.21	0.36	C16
结直肠肛门	Colon,Rectum & Anus	43	7.33	11.83	6.53	0.46	0.73	31	9.90	8.95	5.22	0.27	0.77	C18–21
肝脏	Liver	117	19.93	32.18	18.67	1.21	2.25	44	14.06	12.71	7.39	0.47	0.70	C22
胆囊及其他	Gallbladder etc.	3	0.51	0.83	0.48	0.01	0.07	2	0.64	0.58	0.35	0.02	0.05	C23–C24
胰腺	Pancreas	15	2.56	4.13	2.31	0.13	0.32	9	2.88	2.60	1.42	0.07	0.21	C25
喉	Larynx	5	0.85	1.38	0.65	0.04	0.08	1	0.32	0.29	0.10	0.00	0.00	C32
气管,支气管.肺	Trachea, Bronchus and Lung	219	37.31	60.23	32.78	1.95	3.86	67	21.41	19.35	10.41	0.62	1.23	C33–C34
其他胸腔器官	Other Thoracic Organs	2	0.34	0.55	1.28	0.06	0.06	0	0.00	0.00	0.00	0.00	0.00	C37–C38
骨	Bone	3	0.51	0.83	0.34	0.01	0.01	2	0.64	0.58	0.37	0.03	0.07	C40–C41
皮肤黑色素瘤	Melanoma of Skin	1	0.17	0.28	0.15	0.00	0.04	0	0.00	0.00	0.00	0.00	0.00	C43
乳房	Breast	1	0.17	0.28	0.17	0.02	0.02	28	8.95	8.09	5.14	0.47	0.54	C50
子宫颈	Cervix Uteri	–	–	–	–	–	–	33	10.54	9.53	5.83	0.46	0.73	C53
子宫体及子宫部位不明	Uterus & Unspecified	–	–	–	–	–	–	15	4.79	4.33	2.56	0.11	0.35	C54–C55
卵巢	Ovary	–	–	–	–	–	–	8	2.56	2.31	1.44	0.15	0.15	C56
前列腺	Prostate	1	0.17	0.28	0.15	0.00	0.04	–	–	–	–	–	–	C61
睾丸	Testis	0	0.00	0.00	0.00	0.00	0.00	–	–	–	–	–	–	C62
肾及泌尿系统不明	Kidney & Unspecified Urinary Organs	3	0.51	0.83	0.51	0.02	0.09	1	0.32	0.29	0.21	0.03	0.03	C64–66,68
膀胱	Bladder	15	2.56	4.13	1.98	0.06	0.24	2	0.64	0.58	0.37	0.03	0.07	C67
脑,神经系统	Brain,Central Nervous System	15	2.56	4.13	2.55	0.16	0.34	9	2.88	2.60	1.46	0.08	0.18	C70–C72
甲状腺	Thyroid Gland	0	0.00	0.00	0.00	0.00	0.00	1	0.32	0.29	0.19	0.02	0.02	C73
淋巴瘤	Lymphoma	28	4.77	7.70	4.40	0.24	0.52	7	2.24	2.02	1.89	0.11	0.14	C81–85,88,90,96
白血病	Leukaemia	15	2.56	4.13	4.54	0.28	0.38	11	3.51	3.18	2.93	0.17	0.31	C91–C95
不明及其他恶性肿瘤	All Other Sites and Unspecified	14	2.39	3.85	2.14	0.14	0.27	14	4.47	4.04	2.41	0.17	0.30	A_O
所有部位合计	All Sites	587	100.00	161.44	93.00	5.57	10.96	313	100.00	90.39	54.15	3.56	6.42	ALL
所有部位除外 C44	All Sites but C44	583	99.32	160.34	92.34	5.53	10.85	309	98.72	89.24	53.50	3.53	6.33	ALLbC44

表 6-3-242 益阳市资阳区 2014 年癌症发病和死亡主要指标
Table 6-3-242 Incidence and mortality of cancer in Ziyang Qu,Yiyang Shi,2014

部位 Site		男性 Male						女性 Female						ICD-10
		病例数 No. cases	构成 (%)	粗率 Crude rate (1/10⁵)	世标率 ASR world (1/10⁵)	累积率 Cum.rate(%)		病例数 No. cases	构成 (%)	粗率 Crude rate (1/10⁵)	世标率 ASR world (1/10⁵)	累积率 Cum.rate(%)		
						0~64	0~74					0~64	0~74	
发病 Incidence														
口腔和咽喉(除外鼻咽癌)	Lip,Oral Cavity & Pharynx but Nasopharynx	28	6.10	12.79	8.72	0.85	0.99	9	2.21	4.33	3.16	0.25	0.39	C00~10,C12~14
鼻咽癌	Nasopharynx	17	3.70	7.77	5.80	0.43	0.59	4	0.98	1.92	1.25	0.12	0.12	C11
食管	Oesophagus	22	4.79	10.05	6.68	0.48	0.86	1	0.25	0.48	0.11	0.00	0.00	C15
胃	Stomach	25	5.45	11.42	6.99	0.43	0.89	13	3.19	6.25	3.47	0.19	0.46	C16
结直肠肛门	Colon,Rectum & Anus	52	11.33	23.76	15.19	1.03	1.88	54	13.24	25.95	16.23	0.94	1.96	C18~21
肝脏	Liver	36	7.84	16.45	10.94	0.81	1.34	14	3.43	6.73	3.64	0.17	0.50	C22
胆囊及其他	Gallbladder etc.	2	0.44	0.91	0.50	0.00	0.05	3	0.74	1.44	1.00	0.08	0.16	C23~C24
胰腺	Pancreas	7	1.53	3.20	1.99	0.09	0.29	2	0.49	0.96	0.74	0.09	0.09	C25
喉	Larynx	1	0.22	0.46	1.48	0.06	0.06	3	0.74	1.44	0.80	0.02	0.08	C32
气管,支气管,肺	Trachea, Bronchus and Lung	195	42.48	89.08	53.26	3.55	6.08	78	19.12	37.48	20.79	1.27	2.56	C33~C34
其他胸腔器官	Other Thoracic Organs	0	0.00	0.00	0.00	0.00	0.00	1	0.25	0.48	0.34	0.00	0.06	C37~C38
骨	Bone	2	0.44	0.91	1.05	0.07	0.07	2	0.49	0.96	0.75	0.06	0.06	C40~C41
皮肤黑色素瘤	Melanoma of Skin	1	0.22	0.46	0.13	0.00	0.00	0	0.00	0.00	0.00	0.00	0.00	C43
乳房	Breast	0	0.00	0.00	0.00	0.00	0.00	77	18.87	37.00	24.43	2.09	2.57	C50
子宫颈	Cervix Uteri	–	–	–	–	–	–	61	14.95	29.31	19.66	1.73	2.17	C53
子宫体及子宫部位不明	Uterus & Unspecified	–	–	–	–	–	–	9	2.21	4.33	2.80	0.30	0.30	C54~C55
卵巢	Ovary	–	–	–	–	–	–	15	3.68	7.21	5.20	0.43	0.55	C56
前列腺	Prostate	7	1.53	3.20	1.88	0.08	0.30	–	–	–	–	–	–	C61
睾丸	Testis	3	0.65	1.37	2.01	0.11	0.11	–	–	–	–	–	–	C62
肾及泌尿系统不明	Kidney & Unspecified Urinary Organs	2	0.44	0.91	1.24	0.08	0.08	4	0.98	1.92	1.23	0.07	0.13	C64~66,68
膀胱	Bladder	14	3.05	6.40	3.77	0.24	0.49	7	1.72	3.36	1.78	0.05	0.26	C67
脑,神经系统	Brain,Central Nervous System	13	2.83	5.94	5.37	0.34	0.49	20	4.90	9.61	7.40	0.62	0.68	C70~C72
甲状腺	Thyroid Gland	2	0.44	0.91	0.61	0.06	0.06	9	2.21	4.33	3.72	0.27	0.33	C73
淋巴瘤	Lymphoma	16	3.49	7.31	6.47	0.52	0.64	14	3.43	6.73	3.82	0.31	0.45	C81~85,88,90,96
白血病	Leukaemia	5	1.09	2.28	2.05	0.12	0.27	2	0.49	0.96	0.76	0.03	0.08	C91~C95
不明及其他恶性肿瘤	All Other Sites and Unspecified	9	1.96	4.11	3.05	0.19	0.31	6	1.47	2.88	2.65	0.21	0.21	A_O
所有部位合计	All Sites	459	100.00	209.69	139.16	9.53	15.87	408	100.00	196.07	125.74	9.33	14.15	ALL
所有部位除外 C44	All Sites but C44	458	99.78	209.23	138.82	9.49	15.83	406	99.51	195.11	125.11	9.26	14.08	ALLbC44
死亡 Mortality														
口腔和咽喉(除外鼻咽癌)	Lip,Oral Cavity & Pharynx but Nasopharynx	13	2.87	5.94	3.82	0.29	0.42	2	0.83	0.96	0.42	0.03	0.03	C00~10,C12~14
鼻咽癌	Nasopharynx	5	1.10	2.28	1.39	0.06	0.19	3	1.25	1.44	1.02	0.11	0.11	C11
食管	Oesophagus	13	2.87	5.94	4.00	0.29	0.52	2	0.83	0.96	0.20	0.00	0.00	C15
胃	Stomach	34	7.51	15.53	9.20	0.52	1.13	15	6.25	7.21	3.69	0.23	0.36	C16
结直肠肛门	Colon,Rectum & Anus	47	10.38	21.47	12.44	0.53	1.67	20	8.33	9.61	6.32	0.35	0.68	C18~21
肝脏	Liver	82	18.10	37.46	23.57	1.50	2.89	37	15.42	17.78	9.41	0.37	1.25	C22
胆囊及其他	Gallbladder etc.	3	0.66	1.37	0.92	0.00	0.18	2	0.83	0.96	0.62	0.00	0.15	C23~C24
胰腺	Pancreas	4	0.88	1.83	0.94	0.04	0.11	1	0.42	0.48	0.37	0.05	0.05	C25
喉	Larynx	1	0.22	0.46	0.32	0.04	0.04	0	0.00	0.00	0.00	0.00	0.00	C32
气管,支气管,肺	Trachea, Bronchus and Lung	196	43.27	89.54	52.30	3.16	6.28	71	29.58	34.12	16.47	0.71	1.80	C33~C34
其他胸腔器官	Other Thoracic Organs	0	0.00	0.00	0.00	0.00	0.00	1	0.42	0.48	0.17	0.00	0.00	C37~C38
骨	Bone	3	0.66	1.37	0.63	0.04	0.04	3	1.25	1.44	0.99	0.04	0.18	C40~C41
皮肤黑色素瘤	Melanoma of Skin	0	0.00	0.00	0.00	0.00	0.00	1	0.42	0.48	0.34	0.00	0.06	C43
乳房	Breast	0	0.00	0.00	0.00	0.00	0.00	16	6.67	7.69	4.87	0.33	0.53	C50
子宫颈	Cervix Uteri	–	–	–	–	–	–	18	7.50	8.65	5.51	0.43	0.70	C53
子宫体及子宫部位不明	Uterus & Unspecified	–	–	–	–	–	–	12	5.00	5.77	3.91	0.30	0.49	C54~C55
卵巢	Ovary	–	–	–	–	–	–	3	1.25	1.44	0.96	0.10	0.10	C56
前列腺	Prostate	8	1.77	3.65	1.54	0.00	0.15	–	–	–	–	–	–	C61
睾丸	Testis	0	0.00	0.00	0.00	0.00	0.00	–	–	–	–	–	–	C62
肾及泌尿系统不明	Kidney & Unspecified Urinary Organs	0	0.00	0.00	0.00	0.00	0.00	5	2.08	2.40	0.81	0.04	0.04	C64~66,68
膀胱	Bladder	8	1.77	3.65	1.66	0.02	0.15	1	0.42	0.48	0.34	0.00	0.00	C67
脑,神经系统	Brain,Central Nervous System	13	2.87	5.94	4.36	0.27	0.50	14	5.83	6.73	4.52	0.36	0.36	C70~C72
甲状腺	Thyroid Gland	0	0.00	0.00	0.00	0.00	0.00	0	0.00	0.00	0.00	0.00	0.00	C73
淋巴瘤	Lymphoma	10	2.21	4.57	3.04	0.27	0.27	6	2.50	2.88	1.64	0.13	0.21	C81~85,88,90,96
白血病	Leukaemia	6	1.32	2.74	1.70	0.10	0.22	1	0.42	0.48	0.42	0.03	0.03	C91~C95
不明及其他恶性肿瘤	All Other Sites and Unspecified	7	1.55	3.20	1.53	0.10	0.10	6	2.50	2.88	3.25	0.13	0.33	A_O
所有部位合计	All Sites	453	100.00	206.94	123.34	7.23	14.85	240	100.00	115.33	66.26	3.74	7.49	ALL
所有部位除外 C44	All Sites but C44	453	100.00	206.94	123.34	7.23	14.85	240	100.00	115.33	66.26	3.74	7.49	ALLbC44

表 6-3-243 临武县 2014 年癌症发病和死亡主要指标
Table 6-3-243 Incidence and mortality of cancer in Linwu Xian, 2014

部位 Site		男性 Male						女性 Female						ICD-10
		病例数 No. cases	构成 (%)	粗率 Crude rate (1/10⁵)	世标率 ASR world (1/10⁵)	累积率 Cum.rate(%)		病例数 No. cases	构成 (%)	粗率 Crude rate (1/10⁵)	世标率 ASR world (1/10⁵)	累积率 Cum.rate(%)		
						0~64	0~74					0~64	0~74	
发病 Incidence														
口腔和咽喉(除外鼻咽癌)	Lip,Oral Cavity & Pharynx but Nasopharynx	5	1.34	2.45	2.14	0.23	0.23	3	1.05	1.58	1.39	0.03	0.24	C00~10,C12~14
鼻咽癌	Nasopharynx	42	11.26	20.54	17.41	1.43	1.85	16	5.59	8.42	6.70	0.60	0.71	C11
食管	Oesophagus	4	1.07	1.96	1.69	0.11	0.20	0	0.00	0.00	0.00	0.00	0.00	C15
胃	Stomach	61	16.35	29.83	25.13	1.62	3.10	30	10.49	15.79	11.57	0.80	1.30	C16
结直肠肛门	Colon,Rectum & Anus	28	7.51	13.69	11.48	0.85	1.34	26	9.09	13.68	11.34	0.75	1.33	C18~21
肝脏	Liver	77	20.64	37.66	30.54	2.21	3.36	20	6.99	10.52	7.43	0.45	0.64	C22
胆囊及其他	Gallbladder etc.	1	0.27	0.49	0.39	0.05	0.05	2	0.70	1.05	1.02	0.03	0.12	C23~C24
胰腺	Pancreas	6	1.61	2.93	2.25	0.14	0.25	1	0.35	0.53	0.57	0.00	0.09	C25
喉	Larynx	3	0.80	1.47	1.31	0.06	0.16	0	0.00	0.00	0.00	0.00	0.00	C32
气管,支气管,肺	Trachea, Bronchus and Lung	79	21.18	38.64	32.19	2.26	3.88	37	12.94	19.47	14.81	1.02	1.85	C33~C34
其他胸腔器官	Other Thoracic Organs	1	0.27	0.49	0.38	0.03	0.03	1	0.35	0.53	0.39	0.05	0.05	C37~C38
骨	Bone	8	2.14	3.91	3.38	0.27	0.27	4	1.40	2.10	1.78	0.09	0.19	C40~C41
皮肤黑色素瘤	Melanoma of Skin	1	0.27	0.49	0.56	0.00	0.09	1	0.35	0.53	0.44	0.00	0.11	C43
乳房	Breast	1	0.27	0.49	0.56	0.00	0.09	38	13.29	20.00	16.30	1.36	1.78	C50
子宫颈	Cervix Uteri	–	–	–	–	–	–	51	17.83	26.84	20.81	1.75	2.28	C53
子宫体及子宫部位不明	Uterus & Unspecified	–	–	–	–	–	–	14	4.90	7.37	5.94	0.49	0.68	C54~C55
卵巢	Ovary	–	–	–	–	–	–	6	2.10	3.16	3.23	0.22	0.33	C56
前列腺	Prostate	6	1.61	2.93	2.20	0.05	0.40	–	–	–	–	–	–	C61
睾丸	Testis	1	0.27	0.49	1.02	0.06	0.06	–	–	–	–	–	–	C62
肾及泌尿系统不明	Kidney & Unspecified Urinary Organs	1	0.27	0.49	0.56	0.00	0.09	1	0.35	0.53	0.42	0.03	0.03	C64~66,68
膀胱	Bladder	3	0.80	1.47	1.05	0.06	0.06	0	0.00	0.00	0.00	0.00	0.00	C67
脑,神经系统	Brain,Central Nervous System	8	2.14	3.91	3.96	0.27	0.39	8	2.80	4.21	3.60	0.26	0.45	C70~C72
甲状腺	Thyroid Gland	3	0.80	1.47	1.34	0.07	0.17	10	3.50	5.26	4.14	0.37	0.37	C73
淋巴瘤	Lymphoma	12	3.22	5.87	4.82	0.39	0.48	4	1.40	2.10	1.71	0.11	0.21	C81~85,88,90,96
白血病	Leukaemia	11	2.95	5.38	5.12	0.37	0.37	8	2.80	4.21	3.94	0.26	0.35	C91~C95
不明及其他恶性肿瘤	All Other Sites and Unspecified	11	2.95	5.38	4.46	0.19	0.49	5	1.75	2.63	2.39	0.18	0.29	A_O
所有部位合计	All Sites	373	100.00	182.42	153.93	10.72	17.43	286	100.00	150.50	119.91	8.86	13.42	ALL
所有部位除外 C44	All Sites but C44	370	99.20	180.96	152.53	10.72	17.24	286	100.00	150.50	119.91	8.86	13.42	ALLbC44
死亡 Mortality														
口腔和咽喉(除外鼻咽癌)	Lip,Oral Cavity & Pharynx but Nasopharynx	5	1.59	2.45	1.99	0.17	0.17	0	0.00	0.00	0.00	0.00	0.00	C00~10,C12~14
鼻咽癌	Nasopharynx	21	6.69	10.27	8.41	0.50	1.04	7	4.17	3.68	2.87	0.17	0.37	C11
食管	Oesophagus	3	0.96	1.47	1.40	0.11	0.20	1	0.60	0.53	0.25	0.00	0.00	C15
胃	Stomach	50	15.92	24.45	19.62	1.30	2.24	22	13.10	11.58	8.12	0.33	0.94	C16
结直肠肛门	Colon,Rectum & Anus	28	8.92	13.69	10.97	0.57	1.25	16	9.52	8.42	7.06	0.47	0.88	C18~21
肝脏	Liver	82	26.11	40.10	33.68	2.26	4.11	20	11.90	10.52	7.20	0.38	0.89	C22
胆囊及其他	Gallbladder etc.	1	0.32	0.49	0.39	0.05	0.05	0	0.00	0.00	0.00	0.00	0.00	C23~C24
胰腺	Pancreas	3	0.96	1.47	0.93	0.06	0.06	1	0.60	0.53	0.25	0.00	0.00	C25
喉	Larynx	4	1.27	1.96	1.68	0.06	0.27	1	0.60	0.53	0.57	0.00	0.09	C32
气管,支气管,肺	Trachea, Bronchus and Lung	82	26.11	40.10	32.63	1.76	4.20	33	19.64	17.37	12.65	0.58	1.71	C33~C34
其他胸腔器官	Other Thoracic Organs	1	0.32	0.49	0.42	0.04	0.04	0	0.00	0.00	0.00	0.00	0.00	C37~C38
骨	Bone	3	0.96	1.47	1.06	0.05	0.17	1	0.60	0.53	0.38	0.03	0.03	C40~C41
皮肤黑色素瘤	Melanoma of Skin	0	0.00	0.00	0.00	0.00	0.00	0	0.00	0.00	0.00	0.00	0.00	C43
乳房	Breast	1	0.32	0.49	0.37	0.03	0.03	17	10.12	8.95	7.25	0.67	0.88	C50
子宫颈	Cervix Uteri	–	–	–	–	–	–	15	8.93	7.89	5.61	0.45	0.56	C53
子宫体及子宫部位不明	Uterus & Unspecified	–	–	–	–	–	–	10	5.95	5.26	4.16	0.20	0.62	C54~C55
卵巢	Ovary	–	–	–	–	–	–	2	1.19	1.05	0.90	0.06	0.17	C56
前列腺	Prostate	1	0.32	0.49	0.47	0.00	0.12	–	–	–	–	–	–	C61
睾丸	Testis	0	0.00	0.00	0.00	0.00	0.00	–	–	–	–	–	–	C62
肾及泌尿系统不明	Kidney & Unspecified Urinary Organs	0	0.00	0.00	0.00	0.00	0.00	1	0.60	0.53	0.38	0.03	0.03	C64~66,68
膀胱	Bladder	2	0.64	0.98	1.03	0.00	0.21	1	0.60	0.53	0.44	0.00	0.11	C67
脑,神经系统	Brain,Central Nervous System	4	1.27	1.96	1.74	0.11	0.23	2	1.19	1.05	0.86	0.09	0.09	C70~C72
甲状腺	Thyroid Gland	1	0.32	0.49	0.28	0.00	0.00	2	1.19	1.05	0.74	0.04	0.04	C73
淋巴瘤	Lymphoma	7	2.23	3.42	2.85	0.24	0.36	5	2.98	2.63	2.01	0.12	0.22	C81~85,88,90,96
白血病	Leukaemia	9	2.87	4.40	4.65	0.32	0.32	8	4.76	4.21	3.53	0.23	0.32	C91~C95
不明及其他恶性肿瘤	All Other Sites and Unspecified	6	1.91	2.93	2.26	0.14	0.26	3	1.79	1.58	1.31	0.09	0.20	A_O
所有部位合计	All Sites	314	100.00	153.57	126.83	7.76	15.31	168	100.00	88.41	66.53	3.94	8.15	ALL
所有部位除外 C44	All Sites but C44	312	99.36	152.59	126.14	7.71	15.26	167	99.40	87.88	66.14	3.89	8.10	ALLbC44

部位 Site		男性 Male						女性 Female						ICD-10
		病例数 No. cases	构成 (%)	粗率 Crude rate (1/10⁵)	世标率 ASR world (1/10⁵)	累积率 Cum.rate(%)		病例数 No. cases	构成 (%)	粗率 Crude rate (1/10⁵)	世标率 ASR world (1/10⁵)	累积率 Cum.rate(%)		
						0~64	0~74					0~64	0~74	
发病 Incidence														
口腔和咽喉(除外鼻咽癌)	Lip,Oral Cavity & Pharynx but Nasopharynx	5	1.30	2.59	1.74	0.16	0.23	3	1.16	1.63	1.38	0.08	0.08	C00-10,C12-14
鼻咽癌	Nasopharynx	17	4.43	8.80	5.90	0.50	0.66	1	0.39	0.54	0.33	0.03	0.03	C11
食管	Oesophagus	16	4.17	8.29	4.87	0.33	0.55	2	0.77	1.09	0.57	0.00	0.09	C15
胃	Stomach	47	12.24	24.34	15.70	0.67	2.28	21	8.11	11.40	7.24	0.51	0.92	C16
结直肠肛门	Colon,Rectum & Anus	22	5.73	11.39	6.89	0.36	0.96	26	10.04	14.11	8.69	0.48	1.10	C18-21
肝脏	Liver	63	16.41	32.63	20.50	1.57	2.36	21	8.11	11.40	6.99	0.48	0.83	C22
胆囊及其他	Gallbladder etc.	4	1.04	2.07	1.16	0.11	0.11	2	0.77	1.09	0.53	0.03	0.03	C23-C24
胰腺	Pancreas	9	2.34	4.66	2.87	0.12	0.47	2	0.77	1.09	0.81	0.08	0.08	C25
喉	Larynx	5	1.30	2.59	1.62	0.07	0.25	1	0.39	0.54	0.42	0.03	0.03	C32
气管,支气管,肺	Trachea, Bronchus and Lung	126	32.81	65.26	40.86	2.93	5.01	47	18.15	25.51	14.78	0.79	1.88	C33-C34
其他胸腔器官	Other Thoracic Organs	1	0.26	0.52	0.28	0.00	0.00	1	0.39	0.54	0.33	0.03	0.03	C37-C38
骨	Bone	3	0.78	1.55	2.25	0.14	0.14	1	0.39	0.54	0.42	0.03	0.03	C40-C41
皮肤黑色素瘤	Melanoma of Skin	0	0.00	0.00	0.00	0.00	0.00	0	0.00	0.00	0.00	0.00	0.00	C43
乳房	Breast	1	0.26	0.52	0.37	0.05	0.05	39	15.06	21.17	14.79	1.20	1.56	C50
子宫颈	Cervix Uteri	–	–	–	–	–	–	26	10.04	14.11	9.25	0.74	1.00	C53
子宫体及子宫部位不明	Uterus & Unspecified	–	–	–	–	–	–	9	3.47	4.89	3.08	0.24	0.31	C54-C55
卵巢	Ovary	–	–	–	–	–	–	11	4.25	5.97	3.92	0.33	0.41	C56
前列腺	Prostate	2	0.52	1.04	0.54	0.04	0.04	–	–	–	–	–	–	C61
睾丸	Testis	0	0.00	0.00	0.00	0.00	0.00	–	–	–	–	–	–	C62
肾及泌尿系统不明	Kidney & Unspecified Urinary Organs	6	1.56	3.11	1.80	0.12	0.21	6	2.32	3.26	2.14	0.12	0.28	C64-66,68
膀胱	Bladder	9	2.34	4.66	2.70	0.04	0.32	2	0.77	1.09	0.75	0.04	0.11	C67
脑,神经系统	Brain,Central Nervous System	15	3.91	7.77	6.33	0.49	0.64	13	5.02	7.06	6.46	0.34	0.76	C70-C72
甲状腺	Thyroid Gland	3	0.78	1.55	1.61	0.11	0.11	5	1.93	2.71	1.88	0.18	0.18	C73
淋巴瘤	Lymphoma	8	2.08	4.14	2.58	0.19	0.37	4	1.54	2.17	3.11	0.14	0.24	C81-85,88,90,96
白血病	Leukaemia	8	2.08	4.14	3.13	0.27	0.27	10	3.86	5.43	4.43	0.34	0.43	C91-C95
不明及其他恶性肿瘤	All Other Sites and Unspecified	14	3.65	7.25	4.48	0.33	0.58	6	2.32	3.26	2.61	0.20	0.20	A_O
所有部位合计	All Sites	384	100.00	198.88	128.20	8.59	15.60	259	100.00	140.60	94.92	6.45	10.64	ALL
所有部位除外 C44	All Sites but C44	381	99.22	197.33	127.31	8.59	15.43	257	99.23	139.51	94.28	6.39	10.57	ALLbC44
死亡 Mortality														
口腔和咽喉(除外鼻咽癌)	Lip,Oral Cavity & Pharynx but Nasopharynx	4	1.32	2.07	1.49	0.14	0.20	2	1.54	1.09	0.66	0.07	0.07	C00-10,C12-14
鼻咽癌	Nasopharynx	10	3.31	5.18	3.35	0.31	0.38	0	0.00	0.00	0.00	0.00	0.00	C11
食管	Oesophagus	13	4.30	6.73	3.88	0.25	0.40	3	2.31	1.63	0.74	0.04	0.04	C15
胃	Stomach	51	16.89	26.41	17.17	0.84	2.54	10	7.69	5.43	3.21	0.30	0.37	C16
结直肠肛门	Colon,Rectum & Anus	33	10.93	17.09	10.43	0.53	1.32	12	9.23	6.51	3.54	0.16	0.42	C18-21
肝脏	Liver	55	18.21	28.49	17.88	1.28	2.07	13	10.00	7.06	4.59	0.37	0.54	C22
胆囊及其他	Gallbladder etc.	4	1.32	2.07	1.03	0.08	0.08	0	0.00	0.00	0.00	0.00	0.00	C23-C24
胰腺	Pancreas	7	2.32	3.63	2.24	0.08	0.32	2	1.54	1.09	0.63	0.00	0.07	C25
喉	Larynx	2	0.66	1.04	0.60	0.05	0.05	0	0.00	0.00	0.00	0.00	0.00	C32
气管,支气管,肺	Trachea, Bronchus and Lung	91	30.13	47.13	29.23	1.49	4.02	26	20.00	14.11	8.07	0.36	0.91	C33-C34
其他胸腔器官	Other Thoracic Organs	0	0.00	0.00	0.00	0.00	0.00	0	0.00	0.00	0.00	0.00	0.00	C37-C38
骨	Bone	2	0.66	1.04	0.49	0.03	0.03	0	0.00	0.00	0.00	0.00	0.00	C40-C41
皮肤黑色素瘤	Melanoma of Skin	0	0.00	0.00	0.00	0.00	0.00	0	0.00	0.00	0.00	0.00	0.00	C43
乳房	Breast	0	0.00	0.00	0.00	0.00	0.00	22	16.92	11.94	7.35	0.64	0.71	C50
子宫颈	Cervix Uteri	–	–	–	–	–	–	9	6.92	4.89	3.22	0.29	0.36	C53
子宫体及子宫部位不明	Uterus & Unspecified	–	–	–	–	–	–	8	6.15	4.34	2.64	0.17	0.33	C54-C55
卵巢	Ovary	–	–	–	–	–	–	8	6.15	4.34	2.95	0.25	0.25	C56
前列腺	Prostate	0	0.00	0.00	0.00	0.00	0.00	–	–	–	–	–	–	C61
睾丸	Testis	0	0.00	0.00	0.00	0.00	0.00	–	–	–	–	–	–	C62
肾及泌尿系统不明	Kidney & Unspecified Urinary Organs	3	0.99	1.55	0.93	0.04	0.10	2	1.54	1.09	0.76	0.03	0.11	C64-66,68
膀胱	Bladder	6	1.99	3.11	1.59	0.04	0.13	1	0.77	0.54	0.31	0.04	0.04	C67
脑,神经系统	Brain,Central Nervous System	5	1.66	2.59	1.65	0.15	0.15	2	1.54	1.09	0.69	0.04	0.13	C70-C72
甲状腺	Thyroid Gland	0	0.00	0.00	0.00	0.00	0.00	2	1.54	1.09	0.64	0.07	0.07	C73
淋巴瘤	Lymphoma	5	1.66	2.59	1.61	0.08	0.17	2	1.54	1.09	0.71	0.06	0.06	C81-85,88,90,96
白血病	Leukaemia	3	0.99	1.55	1.07	0.08	0.14	6	4.62	3.26	3.14	0.25	0.25	C91-C95
不明及其他恶性肿瘤	All Other Sites and Unspecified	8	2.65	4.14	2.68	0.18	0.31	0	0.00	0.00	0.00	0.00	0.00	A_O
所有部位合计	All Sites	302	100.00	156.41	97.30	5.62	12.41	130	100.00	70.57	43.85	3.13	4.73	ALL
所有部位除外 C44	All Sites but C44	302	100.00	156.41	97.30	5.62	12.41	130	100.00	70.57	43.85	3.13	4.73	ALLbC44

表 6-3-245 新田县 2014 年癌症发病和死亡主要指标
Table 6-3-245 Incidence and mortality of cancer in Xintian Xian, 2014

部位 Site		男性 Male 病例数 No. cases	构成 (%)	粗率 Crude rate (1/10⁵)	世标率 ASR world (1/10⁵)	累积率 Cum.rate(%) 0~64	0~74	女性 Female 病例数 No. cases	构成 (%)	粗率 Crude rate (1/10⁵)	世标率 ASR world (1/10⁵)	累积率 Cum.rate(%) 0~64	0~74	ICD-10
Incidence														
口腔和咽喉(除外鼻咽癌)	Lip,Oral Cavity & Pharynx but Nasopharynx	2	0.40	0.87	0.67	0.06	0.06	0	0.00	0.00	0.00	0.00	0.00	C00–10,C12–14
鼻咽癌	Nasopharynx	58	11.55	25.32	20.73	1.72	2.20	20	7.35	9.92	7.48	0.60	0.79	C11
食管	Oesophagus	15	2.99	6.55	5.01	0.28	0.65	3	1.10	1.49	1.26	0.10	0.18	C15
胃	Stomach	70	13.94	30.56	24.92	1.79	3.07	22	8.09	10.91	7.53	0.43	0.92	C16
结直肠肛门	Colon,Rectum & Anus	42	8.37	18.33	14.48	1.06	1.69	30	11.03	14.88	11.68	0.99	1.51	C18–21
肝脏	Liver	95	18.92	41.47	33.85	2.39	4.28	19	6.99	9.42	6.82	0.33	0.91	C22
胆囊及其他	Gallbladder etc.	4	0.80	1.75	1.33	0.06	0.13	4	1.47	1.98	1.55	0.13	0.23	C23–C24
胰腺	Pancreas	1	0.20	0.44	0.31	0.04	0.04	0	0.00	0.00	0.00	0.00	0.00	C25
喉	Larynx	5	1.00	2.18	1.71	0.09	0.26	1	0.37	0.50	0.35	0.04	0.04	C32
气管,支气管,肺	Trachea, Bronchus and Lung	127	25.30	55.44	44.07	2.77	5.42	34	12.50	16.86	11.81	0.86	1.36	C33–C34
其他胸腔器官	Other Thoracic Organs	0	0.00	0.00	0.00	0.00	0.00	0	0.00	0.00	0.00	0.00	0.00	C37–C38
骨	Bone	4	0.80	1.75	1.43	0.11	0.18	0	0.00	0.00	0.00	0.00	0.00	C40–C41
皮肤黑色素瘤	Melanoma of Skin	0	0.00	0.00	0.00	0.00	0.00	1	0.37	0.50	0.29	0.02	0.02	C43
乳房	Breast	0	0.00	0.00	0.00	0.00	0.00	46	16.91	22.82	17.61	1.53	1.91	C50
子宫颈	Cervix Uteri	–	–	–	–	–	–	30	11.03	14.88	11.30	1.00	1.17	C53
子宫体及子宫部位不明	Uterus & Unspecified	–	–	–	–	–	–	11	4.04	5.46	4.02	0.32	0.40	C54–C55
卵巢	Ovary	–	–	–	–	–	–	5	1.84	2.48	1.89	0.19	0.19	C56
前列腺	Prostate	4	0.80	1.75	1.23	0.00	0.14	–	–	–	–	–	–	C61
睾丸	Testis	2	0.40	0.87	0.73	0.08	0.08	–	–	–	–	–	–	C62
肾及泌尿系统不明	Kidney & Unspecified Urinary Organs	3	0.60	1.31	1.04	0.10	0.10	1	0.37	0.50	0.38	0.00	0.10	C64–66,68
膀胱	Bladder	6	1.20	2.62	2.20	0.12	0.29	1	0.37	0.50	0.38	0.00	0.10	C67
脑,神经系统	Brain,Central Nervous System	11	2.19	4.80	4.02	0.27	0.41	12	4.41	5.95	4.25	0.25	0.41	C70–C72
甲状腺	Thyroid Gland	1	0.20	0.44	0.33	0.03	0.03	13	4.78	6.45	5.65	0.46	0.46	C73
淋巴瘤	Lymphoma	15	2.99	6.55	6.02	0.36	0.68	2	0.74	0.99	0.73	0.04	0.14	C81–85,88,90,96
白血病	Leukaemia	11	2.19	4.80	5.02	0.35	0.35	8	2.94	3.97	4.79	0.27	0.27	C91–C95
不明及其他恶性肿瘤	All Other Sites and Unspecified	26	5.18	11.35	9.88	0.67	1.15	9	3.31	4.46	4.37	0.30	0.39	A_O
所有部位合计	All Sites	502	100.00	219.13	178.98	12.32	21.21	272	100.00	134.91	104.15	7.87	11.48	ALL
所有部位除外 C44	All Sites but C44	498	99.20	217.39	177.45	12.21	20.99	269	98.90	133.42	102.75	7.75	11.36	ALLbC44
死亡 Mortality														
口腔和咽喉(除外鼻咽癌)	Lip,Oral Cavity & Pharynx but Nasopharynx	1	0.27	0.44	0.19	0.00	0.00	0	0.00	0.00	0.00	0.00	0.00	C00–10,C12–14
鼻咽癌	Nasopharynx	27	7.30	11.79	9.68	0.76	1.22	9	6.12	4.46	2.98	0.28	0.28	C11
食管	Oesophagus	12	3.24	5.24	4.33	0.22	0.63	5	3.40	2.48	2.09	0.13	0.28	C15
胃	Stomach	45	12.16	19.64	16.23	1.15	2.06	19	12.93	9.42	6.53	0.47	0.72	C16
结直肠肛门	Colon,Rectum & Anus	32	8.65	13.97	10.92	0.78	1.24	12	8.16	5.95	4.60	0.37	0.60	C18–21
肝脏	Liver	88	23.78	38.41	31.99	2.34	3.87	11	7.48	5.46	3.90	0.27	0.44	C22
胆囊及其他	Gallbladder etc.	2	0.54	0.87	0.58	0.03	0.03	0	0.00	0.00	0.00	0.00	0.00	C23–C24
胰腺	Pancreas	1	0.27	0.44	0.31	0.04	0.04	1	0.68	0.50	0.16	0.00	0.00	C25
喉	Larynx	4	1.08	1.75	1.58	0.09	0.27	1	0.68	0.50	0.35	0.04	0.04	C32
气管,支气管,肺	Trachea, Bronchus and Lung	108	29.19	47.14	37.72	2.66	4.69	19	12.93	9.42	6.93	0.49	0.91	C33–C34
其他胸腔器官	Other Thoracic Organs	0	0.00	0.00	0.00	0.00	0.00	0	0.00	0.00	0.00	0.00	0.00	C37–C38
骨	Bone	2	0.54	0.87	0.63	0.08	0.08	0	0.00	0.00	0.00	0.00	0.00	C40–C41
皮肤黑色素瘤	Melanoma of Skin	0	0.00	0.00	0.00	0.00	0.00	0	0.00	0.00	0.00	0.00	0.00	C43
乳房	Breast	0	0.00	0.00	0.00	0.00	0.00	23	15.65	11.41	8.93	0.54	1.08	C50
子宫颈	Cervix Uteri	–	–	–	–	–	–	20	13.61	9.92	8.24	0.63	0.94	C53
子宫体及子宫部位不明	Uterus & Unspecified	–	–	–	–	–	–	3	2.04	1.49	0.88	0.06	0.06	C54–C55
卵巢	Ovary	–	–	–	–	–	–	1	0.68	0.50	0.21	0.00	0.00	C56
前列腺	Prostate	3	0.81	1.31	0.80	0.00	0.07	–	–	–	–	–	–	C61
睾丸	Testis	0	0.00	0.00	0.00	0.00	0.00	–	–	–	–	–	–	C62
肾及泌尿系统不明	Kidney & Unspecified Urinary Organs	1	0.27	0.44	0.43	0.00	0.07	1	0.68	0.50	0.38	0.00	0.10	C64–66,68
膀胱	Bladder	2	0.54	0.87	0.82	0.00	0.17	1	0.68	0.50	0.21	0.00	0.00	C67
脑,神经系统	Brain,Central Nervous System	9	2.43	3.93	3.00	0.25	0.32	10	6.80	4.96	3.87	0.26	0.41	C70–C72
甲状腺	Thyroid Gland	0	0.00	0.00	0.00	0.00	0.00	0	0.00	0.00	0.00	0.00	0.00	C73
淋巴瘤	Lymphoma	6	1.62	2.62	2.10	0.10	0.37	2	1.36	0.99	0.76	0.00	0.19	C81–85,88,90,96
白血病	Leukaemia	8	2.16	3.49	3.19	0.27	0.27	5	3.40	2.48	3.38	0.20	0.20	C91–C95
不明及其他恶性肿瘤	All Other Sites and Unspecified	19	5.14	8.29	6.81	0.52	0.73	4	2.72	1.98	1.56	0.11	0.11	A_O
所有部位合计	All Sites	370	100.00	161.51	131.33	9.29	16.13	147	100.00	72.91	55.97	3.85	6.35	ALL
所有部位除外 C44	All Sites but C44	368	99.46	160.64	130.52	9.21	16.06	147	100.00	72.91	55.97	3.85	6.35	ALLbC44

表 6-3-246 麻阳县 2014 年癌症发病和死亡主要指标
Table 6-3-246 Incidence and mortality of cancer in Mayang Xian, 2014

部位 Site		男性 Male						女性 Female						ICD-10
		病例数 No. cases	构成 (%)	粗率 Crude rate (1/10⁵)	世标率 ASR world (1/10⁵)	累积率 Cum.rate(%)		病例数 No. cases	构成 (%)	粗率 Crude rate (1/10⁵)	世标率 ASR world (1/10⁵)	累积率 Cum.rate(%)		
						0~64	0~74					0~64	0~74	
发病 Incidence														
口腔和咽喉(除外鼻咽癌)	Lip,Oral Cavity & Pharynx but Nasopharynx	4	0.98	1.89	1.29	0.12	0.12	0	0.00	0.00	0.00	0.00	0.00	C00-10,C12-14
鼻咽癌	Nasopharynx	23	5.65	10.86	8.64	0.59	1.01	13	4.19	6.80	4.82	0.42	0.66	C11
食管	Oesophagus	1	0.25	0.47	0.32	0.03	0.03	0	0.00	0.00	0.00	0.00	0.00	C15
胃	Stomach	42	10.32	19.83	14.35	0.96	1.91	31	10.00	16.21	11.32	0.73	1.42	C16
结直肠肛门	Colon,Rectum & Anus	25	6.14	11.80	8.52	0.60	1.05	23	7.42	12.03	8.55	0.63	0.96	C18-21
肝脏	Liver	88	21.62	41.55	31.25	2.14	3.73	35	11.29	18.30	12.15	0.83	1.60	C22
胆囊及其他	Gallbladder etc.	8	1.97	3.78	2.81	0.17	0.42	4	1.29	2.09	1.61	0.15	0.15	C23-C24
胰腺	Pancreas	7	1.72	3.30	2.85	0.21	0.35	5	1.61	2.61	1.63	0.03	0.18	C25
喉	Larynx	2	0.49	0.94	0.76	0.08	0.08	1	0.32	0.52	0.35	0.03	0.03	C32
气管,支气管,肺	Trachea, Bronchus and Lung	140	34.40	66.10	45.88	2.39	6.35	54	17.42	28.23	17.78	1.01	2.40	C33-C34
其他胸腔器官	Other Thoracic Organs	0	0.00	0.00	0.00	0.00	0.00	0	0.00	0.00	0.00	0.00	0.00	C37-C38
骨	Bone	0	0.00	0.00	0.00	0.00	0.00	1	0.32	0.52	0.48	0.04	0.04	C40-C41
皮肤黑色素瘤	Melanoma of Skin	0	0.00	0.00	0.00	0.00	0.00	1	0.32	0.52	0.33	0.03	0.03	C43
乳房	Breast	0	0.00	0.00	0.00	0.00	0.00	39	12.58	20.39	15.43	1.36	1.53	C50
子宫颈	Cervix Uteri	–	–	–	–	–	–	32	10.32	16.73	11.52	0.97	1.30	C53
子宫体及子宫部位不明	Uterus & Unspecified	–	–	–	–	–	–	29	9.35	15.16	11.07	0.98	1.30	C54-C55
卵巢	Ovary	–	–	–	–	–	–	2	0.65	1.05	0.72	0.08	0.08	C56
前列腺	Prostate	9	2.21	4.25	2.91	0.04	0.40	–	–	–	–	–	–	C61
睾丸	Testis	0	0.00	0.00	0.00	0.00	0.00	–	–	–	–	–	–	C62
肾及泌尿系统不明	Kidney & Unspecified Urinary Organs	2	0.49	0.94	0.67	0.07	0.07	1	0.32	0.52	0.38	0.00	0.09	C64-66,68
膀胱	Bladder	11	2.70	5.19	3.48	0.24	0.38	2	0.65	1.05	0.64	0.00	0.07	C67
脑,神经系统	Brain,Central Nervous System	13	3.19	6.14	4.18	0.33	0.42	11	3.55	5.75	3.71	0.19	0.57	C70-C72
甲状腺	Thyroid Gland	0	0.00	0.00	0.00	0.00	0.00	1	0.32	0.52	0.38	0.05	0.05	C73
淋巴瘤	Lymphoma	15	3.69	7.08	5.31	0.36	0.74	5	1.61	2.61	2.03	0.17	0.25	C81-85,88,90,96
白血病	Leukaemia	9	2.21	4.25	3.53	0.32	0.32	9	2.90	4.71	5.50	0.38	0.38	C91-C95
不明及其他恶性肿瘤	All Other Sites and Unspecified	8	1.97	3.78	2.46	0.07	0.30	11	3.55	5.75	3.90	0.25	0.61	A_O
所有部位合计	All Sites	407	100.00	192.15	139.20	8.72	17.66	310	100.00	162.08	114.28	8.31	13.70	ALL
所有部位除外 C44	All Sites but C44	404	99.26	190.73	138.58	8.72	17.66	308	99.35	161.04	113.73	8.27	13.65	ALLbC44
死亡 Mortality														
口腔和咽喉(除外鼻咽癌)	Lip,Oral Cavity & Pharynx but Nasopharynx	2	0.62	0.94	0.47	0.03	0.03	2	1.09	1.05	0.88	0.10	0.10	C00-10,C12-14
鼻咽癌	Nasopharynx	25	7.72	11.80	8.18	0.60	0.98	13	7.07	6.80	5.38	0.32	0.71	C11
食管	Oesophagus	1	0.31	0.47	0.21	0.00	0.00	0	0.00	0.00	0.00	0.00	0.00	C15
胃	Stomach	37	11.42	17.47	11.94	0.63	1.48	15	8.15	7.84	4.78	0.23	0.47	C16
结直肠肛门	Colon,Rectum & Anus	27	8.33	12.75	8.76	0.59	0.97	20	10.87	10.46	7.04	0.48	0.92	C18-21
肝脏	Liver	56	17.28	26.44	19.18	1.38	2.01	22	11.96	11.50	7.06	0.45	0.90	C22
胆囊及其他	Gallbladder etc.	2	0.62	0.94	0.71	0.04	0.13	2	1.09	1.05	0.73	0.03	0.12	C23-C24
胰腺	Pancreas	3	0.93	1.42	1.09	0.04	0.20	6	3.26	3.14	1.96	0.14	0.24	C25
喉	Larynx	1	0.31	0.47	0.21	0.00	0.00	1	0.54	0.52	0.53	0.05	0.05	C32
气管,支气管,肺	Trachea, Bronchus and Lung	117	36.11	55.24	37.91	1.77	4.97	39	21.20	20.39	13.76	0.83	1.77	C33-C34
其他胸腔器官	Other Thoracic Organs	1	0.31	0.47	0.33	0.04	0.04	0	0.00	0.00	0.00	0.00	0.00	C37-C38
骨	Bone	2	0.62	0.94	0.76	0.00	0.16	0	0.00	0.00	0.00	0.00	0.00	C40-C41
皮肤黑色素瘤	Melanoma of Skin	0	0.00	0.00	0.00	0.00	0.00	0	0.00	0.00	0.00	0.00	0.00	C43
乳房	Breast	0	0.00	0.00	0.00	0.00	0.00	13	7.07	6.80	5.53	0.49	0.49	C50
子宫颈	Cervix Uteri	–	–	–	–	–	–	16	8.70	8.37	6.58	0.68	0.68	C53
子宫体及子宫部位不明	Uterus & Unspecified	–	–	–	–	–	–	14	7.61	7.32	5.38	0.39	0.71	C54-C55
卵巢	Ovary	–	–	–	–	–	–	2	1.09	1.05	0.74	0.04	0.14	C56
前列腺	Prostate	3	0.93	1.42	0.93	0.00	0.18	–	–	–	–	–	–	C61
睾丸	Testis	0	0.00	0.00	0.00	0.00	0.00	–	–	–	–	–	–	C62
肾及泌尿系统不明	Kidney & Unspecified Urinary Organs	1	0.31	0.47	0.32	0.03	0.03	1	0.54	0.52	0.38	0.00	0.09	C64-66,68
膀胱	Bladder	6	1.85	2.83	1.66	0.04	0.22	1	0.54	0.52	0.20	0.00	0.09	C67
脑,神经系统	Brain,Central Nervous System	6	1.85	2.83	1.79	0.10	0.19	3	1.63	1.57	0.79	0.06	0.06	C70-C72
甲状腺	Thyroid Gland	0	0.00	0.00	0.00	0.00	0.00	0	0.00	0.00	0.00	0.00	0.00	C73
淋巴瘤	Lymphoma	12	3.70	5.67	4.31	0.27	0.58	2	1.09	1.05	0.39	0.00	0.00	C81-85,88,90,96
白血病	Leukaemia	12	3.70	5.67	5.35	0.33	0.51	6	3.26	3.14	2.37	0.22	0.22	C91-C95
不明及其他恶性肿瘤	All Other Sites and Unspecified	10	3.09	4.72	2.76	0.15	0.33	6	3.26	3.14	2.03	0.17	0.17	A_O
所有部位合计	All Sites	324	100.00	152.96	106.88	6.04	13.02	184	100.00	96.20	66.52	4.67	7.82	ALL
所有部位除外 C44	All Sites but C44	320	98.77	151.08	105.99	6.00	12.98	181	98.37	94.64	65.54	4.60	7.75	ALLbC44

表 6-3-247 涟源市 2014 年癌症发病和死亡主要指标
Table 6-3-247 Incidence and mortality of cancer in Lianyuan Shi, 2014

部位 / Site		男性 Male						女性 Female						ICD-10
		病例数 No. cases	构成 (%)	粗率 Crude rate (1/10⁵)	世标率 ASR world (1/10⁵)	累积率 Cum.rate(%) 0~64	累积率 Cum.rate(%) 0~74	病例数 No. cases	构成 (%)	粗率 Crude rate (1/10⁵)	世标率 ASR world (1/10⁵)	累积率 Cum.rate(%) 0~64	累积率 Cum.rate(%) 0~74	
发病 Incidence														
口腔和咽喉(除外鼻咽癌)	Lip,Oral Cavity & Pharynx but Nasopharynx	73	6.26	11.96	8.97	0.61	1.10	18	2.10	3.24	2.48	0.14	0.23	C00-10,C12-14
鼻咽癌	Nasopharynx	64	5.49	10.48	7.94	0.70	0.87	26	3.03	4.68	3.52	0.33	0.41	C11
食管	Oesophagus	42	3.60	6.88	5.13	0.38	0.69	5	0.58	0.90	0.58	0.04	0.06	C15
胃	Stomach	73	6.26	11.96	8.71	0.56	1.21	35	4.08	6.30	4.30	0.33	0.52	C16
结直肠肛门	Colon,Rectum & Anus	170	14.58	27.84	20.42	1.33	2.73	96	11.19	17.29	11.71	0.91	1.34	C18-21
肝脏	Liver	129	11.06	21.13	16.13	1.19	1.96	43	5.01	7.74	5.31	0.38	0.58	C22
胆囊及其他	Gallbladder etc.	5	0.43	0.82	0.57	0.03	0.09	1	0.12	0.18	0.14	0.01	0.01	C23-C24
胰腺	Pancreas	8	0.69	1.31	0.94	0.06	0.10	5	0.58	0.90	0.69	0.06	0.09	C25
喉	Larynx	18	1.54	2.95	2.24	0.20	0.32	2	0.23	0.36	0.19	0.00	0.03	C32
气管,支气管,肺	Trachea, Bronchus and Lung	353	30.27	57.81	41.43	2.64	5.07	134	15.62	24.14	16.01	1.08	1.95	C33-C34
其他胸腔器官	Other Thoracic Organs	3	0.26	0.49	0.39	0.03	0.05	1	0.12	0.18	0.14	0.00	0.02	C37-C38
骨	Bone	5	0.43	0.82	0.59	0.03	0.06	0	0.00	0.00	0.00	0.00	0.00	C40-C41
皮肤黑色素瘤	Melanoma of Skin	2	0.17	0.33	0.25	0.02	0.02	3	0.35	0.54	0.39	0.04	0.04	C43
乳房	Breast	2	0.17	0.33	0.20	0.00	0.02	135	15.73	24.32	18.22	1.62	1.97	C50
子宫颈	Cervix Uteri	–	–	–	–	–	–	85	9.91	15.31	11.11	0.99	1.13	C53
子宫体及子宫部位不明	Uterus & Unspecified	–	–	–	–	–	–	82	9.56	14.77	10.41	0.83	1.15	C54-C55
卵巢	Ovary	–	–	–	–	–	–	28	3.26	5.04	3.72	0.28	0.40	C56
前列腺	Prostate	21	1.80	3.44	2.56	0.14	0.41	–	–	–	–	–	–	C61
睾丸	Testis	1	0.09	0.16	0.13	0.01	0.01	–	–	–	–	–	–	C62
肾及泌尿系统不明	Kidney & Unspecified Urinary Organs	22	1.89	3.60	2.72	0.20	0.29	4	0.47	0.72	0.44	0.00	0.08	C64-66,68
膀胱	Bladder	21	1.80	3.44	2.48	0.14	0.34	6	0.70	1.08	0.75	0.07	0.07	C67
脑,神经系统	Brain,Central Nervous System	25	2.14	4.09	3.60	0.29	0.36	37	4.31	6.66	4.89	0.35	0.53	C70-C72
甲状腺	Thyroid Gland	11	0.94	1.80	1.48	0.12	0.14	28	3.26	5.04	3.84	0.28	0.38	C73
淋巴瘤	Lymphoma	30	2.57	4.91	3.81	0.31	0.46	18	2.10	3.24	2.31	0.20	0.20	C81-85,88,90,96
白血病	Leukaemia	45	3.86	7.37	6.81	0.37	0.65	29	3.38	5.22	4.43	0.27	0.42	C91-C95
不明及其他恶性肿瘤	All Other Sites and Unspecified	43	3.69	7.04	5.79	0.44	0.70	37	4.31	6.66	4.46	0.27	0.49	A_O
所有部位合计	All Sites	1166	100.00	190.96	143.33	9.80	17.66	858	100.00	154.54	110.04	8.48	12.08	ALL
所有部位除外 C44	All Sites but C44	1155	99.06	189.16	141.89	9.66	17.48	846	98.60	152.38	108.55	8.39	11.94	ALLbC44
死亡 Mortality														
口腔和咽喉(除外鼻咽癌)	Lip,Oral Cavity & Pharynx but Nasopharynx	21	2.65	3.44	2.47	0.15	0.28	9	2.34	1.62	0.97	0.05	0.13	C00-10,C12-14
鼻咽癌	Nasopharynx	23	2.90	3.77	2.61	0.13	0.33	9	2.34	1.62	0.97	0.05	0.09	C11
食管	Oesophagus	19	2.40	3.11	2.30	0.13	0.32	6	1.56	1.08	0.58	0.03	0.07	C15
胃	Stomach	55	6.94	9.01	6.38	0.36	0.84	25	6.49	4.50	3.03	0.17	0.41	C16
结直肠肛门	Colon,Rectum & Anus	52	6.56	8.52	5.79	0.26	0.82	24	6.23	4.32	2.27	0.05	0.23	C18-21
肝脏	Liver	164	20.68	26.86	19.34	1.29	2.23	72	18.70	12.97	8.25	0.45	1.01	C22
胆囊及其他	Gallbladder etc.	5	0.63	0.82	0.49	0.03	0.03	2	0.52	0.36	0.14	0.00	0.00	C23-C24
胰腺	Pancreas	14	1.77	2.29	1.43	0.06	0.16	6	1.56	1.08	0.76	0.05	0.10	C25
喉	Larynx	21	2.65	3.44	2.37	0.18	0.28	3	0.78	0.54	0.33	0.02	0.05	C32
气管,支气管,肺	Trachea, Bronchus and Lung	282	35.56	46.18	31.77	1.74	4.03	87	22.60	15.67	8.82	0.43	1.08	C33-C34
其他胸腔器官	Other Thoracic Organs	0	0.00	0.00	0.00	0.00	0.00	0	0.00	0.00	0.00	0.00	0.00	C37-C38
骨	Bone	1	0.13	0.16	0.13	0.01	0.01	2	0.52	0.36	0.26	0.01	0.04	C40-C41
皮肤黑色素瘤	Melanoma of Skin	1	0.13	0.16	0.13	0.02	0.02	1	0.26	0.18	0.14	0.00	0.02	C43
乳房	Breast	0	0.00	0.00	0.00	0.00	0.00	12	3.12	2.16	1.43	0.10	0.17	C50
子宫颈	Cervix Uteri	–	–	–	–	–	–	23	5.97	4.14	2.37	0.15	0.24	C53
子宫体及子宫部位不明	Uterus & Unspecified	–	–	–	–	–	–	21	5.45	3.78	2.44	0.16	0.31	C54-C55
卵巢	Ovary	–	–	–	–	–	–	9	2.34	1.62	1.18	0.12	0.14	C56
前列腺	Prostate	13	1.64	2.13	1.38	0.05	0.18	–	–	–	–	–	–	C61
睾丸	Testis	1	0.13	0.16	0.06	0.00	0.00	–	–	–	–	–	–	C62
肾及泌尿系统不明	Kidney & Unspecified Urinary Organs	5	0.63	0.82	0.62	0.05	0.08	0	0.00	0.00	0.00	0.00	0.00	C64-66,68
膀胱	Bladder	8	1.01	1.31	0.73	0.00	0.07	2	0.52	0.36	0.18	0.02	0.02	C67
脑,神经系统	Brain,Central Nervous System	17	2.14	2.78	2.27	0.14	0.19	12	3.12	2.16	1.44	0.09	0.14	C70-C72
甲状腺	Thyroid Gland	1	0.13	0.16	0.07	0.00	0.00	1	0.26	0.18	0.14	0.00	0.02	C73
淋巴瘤	Lymphoma	15	1.89	2.46	1.78	0.13	0.21	11	2.86	1.98	1.21	0.04	0.17	C81-85,88,90,96
白血病	Leukaemia	17	2.14	2.78	2.08	0.07	0.21	16	4.16	2.88	2.46	0.15	0.28	C91-C95
不明及其他恶性肿瘤	All Other Sites and Unspecified	58	7.31	9.50	6.79	0.42	0.84	32	8.31	5.76	3.57	0.11	0.54	A_O
所有部位合计	All Sites	793	100.00	129.87	90.99	5.23	11.12	385	100.00	69.34	42.93	2.25	5.28	ALL
所有部位除外 C44	All Sites but C44	792	99.87	129.71	90.86	5.21	11.10	380	98.70	68.44	42.42	2.25	5.20	ALLbC44

表 6-3-248 广州市 2014 年癌症发病和死亡主要指标
Table 6-3-248 Incidence and mortality of cancer in Guangzhou Shi, 2014

部位 Site		男性 Male						女性 Female						ICD-10
		病例数 No. cases	构成 (%)	粗率 Crude rate (1/10⁵)	世标率 ASR world (1/10⁵)	累积率 Cum.rate(%)		病例数 No. cases	构成 (%)	粗率 Crude rate (1/10⁵)	世标率 ASR world (1/10⁵)	累积率 Cum.rate(%)		
						0~64	0~74					0~64	0~74	
发病 Incidence														
口腔和咽喉(除外鼻咽癌)	Lip,Oral Cavity & Pharynx but Nasopharynx	171	2.21	8.10	4.85	0.33	0.59	100	1.43	4.77	2.79	0.16	0.31	C00-10,C12-14
鼻咽癌	Nasopharynx	375	4.84	17.77	11.72	0.95	1.25	134	1.91	6.39	4.29	0.35	0.46	C11
食管	Oesophagus	196	2.53	9.29	5.29	0.33	0.67	43	0.61	2.05	0.92	0.04	0.10	C15
胃	Stomach	341	4.40	16.16	8.98	0.50	1.07	225	3.21	10.73	5.61	0.32	0.64	C16
结直肠肛门	Colon,Rectum & Anus	1220	15.74	57.81	31.90	1.60	3.69	948	13.52	45.23	22.12	1.11	2.42	C18–21
肝脏	Liver	1000	12.90	47.38	28.27	2.00	3.28	240	3.42	11.45	5.71	0.26	0.67	C22
胆囊及其他	Gallbladder etc.	78	1.01	3.70	1.95	0.08	0.20	86	1.23	4.10	1.81	0.08	0.20	C23–C24
胰腺	Pancreas	143	1.85	6.78	3.76	0.20	0.42	141	2.01	6.73	3.25	0.15	0.38	C25
喉	Larynx	121	1.56	5.73	3.32	0.21	0.42	5	0.07	0.24	0.14	0.01	0.02	C32
气管,支气管,肺	Trachea, Bronchus and Lung	1887	24.35	89.41	49.39	2.52	5.87	975	13.91	46.52	22.70	1.17	2.54	C33–C34
其他胸腔器官	Other Thoracic Organs	29	0.37	1.37	0.93	0.07	0.09	22	0.31	1.05	0.59	0.03	0.06	C37–C38
骨	Bone	18	0.23	0.85	0.69	0.05	0.05	20	0.29	0.95	0.76	0.05	0.07	C40–C41
皮肤黑色素瘤	Melanoma of Skin	12	0.15	0.57	0.34	0.02	0.04	11	0.16	0.52	0.27	0.02	0.02	C43
乳房	Breast	12	0.15	0.57	0.30	0.02	0.03	1486	21.20	70.90	43.87	3.55	4.86	C50
子宫颈	Cervix Uteri	–	–	–	–	–	–	275	3.92	13.12	8.22	0.70	0.86	C53
子宫体及子宫部位不明	Uterus & Unspecified	–	–	–	–	–	–	321	4.58	15.31	9.36	0.83	1.02	C54–C55
卵巢	Ovary	–	–	–	–	–	–	182	2.60	8.68	5.92	0.44	0.60	C56
前列腺	Prostate	494	6.38	23.41	12.02	0.23	1.35	–	–	–	–	–	–	C61
睾丸	Testis	21	0.27	1.00	1.07	0.07	0.07	–	–	–	–	–	–	C62
肾及泌尿系统不明	Kidney & Unspecified Urinary Organs	156	2.01	7.39	4.48	0.29	0.49	73	1.04	3.48	2.01	0.11	0.21	C64–66,68
膀胱	Bladder	224	2.89	10.61	5.62	0.22	0.61	73	1.04	3.48	1.63	0.07	0.18	C67
脑,神经系统	Brain,Central Nervous System	211	2.72	10.00	6.81	0.43	0.69	334	4.76	15.93	9.81	0.61	1.01	C70–C72
甲状腺	Thyroid Gland	231	2.98	10.95	8.04	0.66	0.73	619	8.83	29.53	21.20	1.74	1.96	C73
淋巴瘤	Lymphoma	241	3.11	11.42	7.36	0.41	0.83	207	2.95	9.88	6.13	0.36	0.69	C81–85,88,90,96
白血病	Leukaemia	161	2.08	7.63	5.09	0.26	0.51	111	1.58	5.30	4.36	0.26	0.33	C91–C95
不明及其他恶性肿瘤	All Other Sites and Unspecified	407	5.25	19.28	12.50	0.60	1.25	380	5.42	18.13	10.63	0.62	1.08	A_O
所有部位合计	All Sites	7749	100.00	367.16	214.67	12.05	24.21	7011	100.00	334.49	194.08	13.04	20.70	ALL
所有部位除外 C44	All Sites but C44	7645	98.66	362.23	211.84	11.95	23.89	6921	98.72	330.19	191.72	12.91	20.47	ALLbC44
死亡 Mortality														
口腔和咽喉(除外鼻咽癌)	Lip,Oral Cavity & Pharynx but Nasopharynx	70	1.41	3.32	1.91	0.11	0.23	39	1.32	1.86	0.94	0.04	0.10	C00-10,C12-14
鼻咽癌	Nasopharynx	238	4.80	11.28	6.91	0.51	0.80	66	2.23	3.15	1.85	0.15	0.22	C11
食管	Oesophagus	181	3.65	8.58	4.81	0.32	0.57	28	0.94	1.34	0.61	0.02	0.09	C15
胃	Stomach	239	4.82	11.32	6.11	0.29	0.66	147	4.96	7.01	3.39	0.16	0.35	C16
结直肠肛门	Colon,Rectum & Anus	570	11.49	27.01	14.09	0.56	1.49	468	15.79	22.33	9.79	0.43	0.98	C18–21
肝脏	Liver	876	17.66	41.51	24.31	1.64	2.79	238	8.03	11.35	5.30	0.21	0.51	C22
胆囊及其他	Gallbladder etc.	46	0.93	2.18	1.06	0.02	0.09	82	2.77	3.91	1.62	0.04	0.19	C23–C24
胰腺	Pancreas	128	2.58	6.06	3.34	0.16	0.42	116	3.91	5.53	2.51	0.10	0.29	C25
喉	Larynx	55	1.11	2.61	1.50	0.07	0.18	5	0.17	0.24	0.13	0.01	0.02	C32
气管,支气管,肺	Trachea, Bronchus and Lung	1590	32.06	75.34	40.40	1.78	4.67	723	24.40	34.49	15.40	0.62	1.62	C33–C34
其他胸腔器官	Other Thoracic Organs	16	0.32	0.76	0.54	0.04	0.06	6	0.20	0.29	0.12	0.01	0.01	C37–C38
骨	Bone	21	0.42	1.00	0.71	0.04	0.07	10	0.34	0.48	0.42	0.03	0.03	C40–C41
皮肤黑色素瘤	Melanoma of Skin	7	0.14	0.33	0.19	0.01	0.02	6	0.20	0.29	0.12	0.00	0.01	C43
乳房	Breast	4	0.08	0.19	0.09	0.00	0.01	290	9.79	13.84	7.74	0.58	0.88	C50
子宫颈	Cervix Uteri	–	–	–	–	–	–	90	3.04	4.29	2.42	0.19	0.27	C53
子宫体及子宫部位不明	Uterus & Unspecified	–	–	–	–	–	–	43	1.45	2.05	1.20	0.10	0.14	C54–C55
卵巢	Ovary	–	–	–	–	–	–	94	3.17	4.48	2.64	0.17	0.30	C56
前列腺	Prostate	188	3.79	8.91	4.08	0.04	0.30	–	–	–	–	–	–	C61
睾丸	Testis	2	0.04	0.09	0.10	0.01	0.01	–	–	–	–	–	–	C62
肾及泌尿系统不明	Kidney & Unspecified Urinary Organs	67	1.35	3.17	1.71	0.08	0.21	24	0.81	1.15	0.51	0.02	0.05	C64–66,68
膀胱	Bladder	103	2.08	4.88	2.44	0.07	0.21	28	0.94	1.34	0.51	0.01	0.04	C67
脑,神经系统	Brain,Central Nervous System	90	1.81	4.26	2.59	0.15	0.26	79	2.67	3.77	2.36	0.16	0.22	C70–C72
甲状腺	Thyroid Gland	12	0.24	0.57	0.33	0.01	0.05	20	0.67	0.95	0.46	0.01	0.05	C73
淋巴瘤	Lymphoma	117	2.36	5.54	3.23	0.11	0.41	100	3.37	4.77	2.62	0.12	0.33	C81–85,88,90,96
白血病	Leukaemia	139	2.80	6.59	4.11	0.18	0.39	85	2.87	4.06	2.36	0.15	0.20	C91–C95
不明及其他恶性肿瘤	All Other Sites and Unspecified	201	4.05	9.52	5.39	0.25	0.57	176	5.94	8.40	4.04	0.17	0.40	A_O
所有部位合计	All Sites	4960	100.00	235.01	129.95	6.46	14.46	2963	100.00	141.36	69.05	3.49	7.31	ALL
所有部位除外 C44	All Sites but C44	4948	99.76	234.45	129.61	6.44	14.42	2954	99.70	140.93	68.90	3.48	7.30	ALLbC44

表 6-3-249 广州市郊区 2014 年癌症发病和死亡主要指标
Table 6-3-249 Incidence and mortality of cancer in Rural areas of Guangzhou Shi, 2014

部位 Site		男性 Male						女性 Female						ICD-10
		病例数 No. cases	构成 (%)	粗率 Crude rate (1/10⁵)	世标率 ASR world (1/10⁵)	累积率 Cum.rate(%)		病例数 No. cases	构成 (%)	粗率 Crude rate (1/10⁵)	世标率 ASR world (1/10⁵)	累积率 Cum.rate(%)		
						0~64	0~74					0~64	0~74	
发病 Incidence														
口腔和咽喉(除外鼻咽癌)	Lip,Oral Cavity & Pharynx but Nasopharynx	146	2.51	6.89	5.88	0.44	0.68	53	1.06	2.56	1.93	0.11	0.23	C00-10,C12-14
鼻咽癌	Nasopharynx	415	7.14	19.57	16.00	1.29	1.76	123	2.47	5.94	4.45	0.37	0.46	C11
食管	Oesophagus	213	3.66	10.05	8.32	0.56	1.01	28	0.56	1.35	0.91	0.04	0.11	C15
胃	Stomach	272	4.68	12.83	10.60	0.62	1.32	158	3.17	7.62	5.44	0.33	0.59	C16
结直肠肛门	Colon,Rectum & Anus	734	12.63	34.62	28.57	1.38	3.53	553	11.08	26.68	19.34	1.02	2.38	C18-21
肝脏	Liver	934	16.07	44.05	36.49	2.64	4.18	236	4.73	11.39	7.96	0.44	0.85	C22
胆囊及其他	Gallbladder etc.	53	0.91	2.50	1.95	0.10	0.22	49	0.98	2.36	1.70	0.08	0.22	C23-C24
胰腺	Pancreas	95	1.63	4.48	3.74	0.17	0.47	81	1.62	3.91	2.84	0.15	0.35	C25
喉	Larynx	69	1.19	3.25	2.75	0.16	0.39	9	0.18	0.43	0.28	0.02	0.02	C32
气管,支气管,肺	Trachea, Bronchus and Lung	1269	21.83	59.85	49.40	2.42	6.02	627	12.57	30.25	21.78	1.21	2.59	C33-C34
其他胸腔器官	Other Thoracic Organs	29	0.50	1.37	1.37	0.09	0.11	16	0.32	0.77	0.61	0.04	0.06	C37-C38
骨	Bone	29	0.50	1.37	1.23	0.08	0.10	16	0.32	0.77	0.64	0.04	0.07	C40-C41
皮肤黑色素瘤	Melanoma of Skin	10	0.17	0.47	0.42	0.03	0.05	12	0.24	0.58	0.48	0.03	0.07	C43
乳房	Breast	6	0.10	0.28	0.24	0.01	0.04	891	17.86	42.99	32.90	2.76	3.61	C50
子宫颈	Cervix Uteri	–	–	–	–	–	–	335	6.71	16.16	12.40	1.05	1.38	C53
子宫体及子宫部位不明	Uterus & Unspecified	–	–	–	–	–	–	327	6.55	15.78	12.30	1.06	1.35	C54-C55
卵巢	Ovary	–	–	–	–	–	–	133	2.67	6.42	4.97	0.39	0.50	C56
前列腺	Prostate	272	4.68	12.83	9.90	0.19	1.16	–	–	–	–	–	–	C61
睾丸	Testis	16	0.28	0.75	0.68	0.04	0.04	–	–	–	–	–	–	C62
肾及泌尿系统不明	Kidney & Unspecified Urinary Organs	112	1.93	5.28	4.34	0.27	0.50	50	1.00	2.41	1.96	0.10	0.22	C64-66,68
膀胱	Bladder	144	2.48	6.79	5.42	0.21	0.62	32	0.64	1.54	1.14	0.07	0.13	C67
脑,神经系统	Brain,Central Nervous System	178	3.06	8.39	7.30	0.45	0.73	260	5.21	12.55	9.80	0.59	1.02	C70-C72
甲状腺	Thyroid Gland	148	2.55	6.98	5.38	0.44	0.52	482	9.66	23.26	17.80	1.46	1.65	C73
淋巴瘤	Lymphoma	186	3.20	8.77	7.38	0.41	0.84	129	2.59	6.22	4.78	0.28	0.55	C81-85,88,90,96
白血病	Leukaemia	149	2.56	7.03	6.80	0.36	0.61	115	2.31	5.55	5.69	0.34	0.46	C91-C95
不明及其他恶性肿瘤	All Other Sites and Unspecified	334	5.75	15.75	13.14	0.70	1.42	274	5.49	13.22	10.03	0.52	1.10	A_O
所有部位合计	All Sites	5813	100.00	274.15	227.31	13.04	26.33	4989	100.00	240.73	182.14	12.49	19.95	ALL
所有部位除外 C44	All Sites but C44	5730	98.57	270.23	224.14	12.91	25.96	4912	98.46	237.02	179.70	12.41	19.68	ALLbC44
死亡 Mortality														
口腔和咽喉(除外鼻咽癌)	Lip,Oral Cavity & Pharynx but Nasopharynx	81	1.98	3.82	3.23	0.23	0.43	25	1.16	1.21	0.89	0.04	0.11	C00-10,C12-14
鼻咽癌	Nasopharynx	244	5.96	11.51	9.58	0.68	1.14	87	4.04	4.20	3.20	0.21	0.37	C11
食管	Oesophagus	202	4.94	9.53	7.98	0.52	0.99	38	1.77	1.83	1.07	0.03	0.09	C15
胃	Stomach	215	5.25	10.14	8.27	0.41	1.03	116	5.39	5.60	3.91	0.23	0.42	C16
结直肠肛门	Colon,Rectum & Anus	342	8.36	16.13	12.68	0.43	1.43	248	11.53	11.97	7.75	0.32	0.77	C18-21
肝脏	Liver	900	21.99	42.44	35.03	2.24	4.03	210	9.76	10.13	7.18	0.36	0.84	C22
胆囊及其他	Gallbladder etc.	41	1.00	1.93	1.47	0.07	0.15	45	2.09	2.17	1.47	0.06	0.18	C23-C24
胰腺	Pancreas	88	2.15	4.15	3.29	0.15	0.40	68	3.16	3.28	2.43	0.12	0.30	C25
喉	Larynx	45	1.10	2.12	1.70	0.09	0.19	3	0.14	0.14	0.12	0.01	0.01	C32
气管,支气管,肺	Trachea, Bronchus and Lung	1178	28.79	55.56	45.51	2.08	5.52	524	24.36	25.28	17.53	0.89	2.04	C33-C34
其他胸腔器官	Other Thoracic Organs	17	0.42	0.80	0.78	0.05	0.07	5	0.23	0.24	0.16	0.01	0.01	C37-C38
骨	Bone	26	0.64	1.23	1.05	0.04	0.05	15	0.70	0.72	0.48	0.02	0.04	C40-C41
皮肤黑色素瘤	Melanoma of Skin	7	0.17	0.33	0.30	0.02	0.04	9	0.42	0.43	0.28	0.01	0.03	C43
乳房	Breast	1	0.02	0.05	0.05	0.00	0.01	169	7.86	8.15	6.19	0.49	0.72	C50
子宫颈	Cervix Uteri	–	–	–	–	–	–	95	4.42	4.58	3.61	0.27	0.42	C53
子宫体及子宫部位不明	Uterus & Unspecified	–	–	–	–	–	–	53	2.46	2.56	1.94	0.16	0.22	C54-C55
卵巢	Ovary	–	–	–	–	–	–	47	2.19	2.27	1.67	0.11	0.20	C56
前列腺	Prostate	107	2.61	5.05	3.71	0.05	0.32	–	–	–	–	–	–	C61
睾丸	Testis	4	0.10	0.19	0.22	0.01	0.02	–	–	–	–	–	–	C62
肾及泌尿系统不明	Kidney & Unspecified Urinary Organs	44	1.08	2.08	1.67	0.08	0.18	19	0.88	0.92	0.79	0.03	0.07	C64-66,68
膀胱	Bladder	68	1.66	3.21	2.40	0.05	0.20	13	0.60	0.63	0.42	0.01	0.05	C67
脑,神经系统	Brain,Central Nervous System	64	1.56	3.02	2.89	0.18	0.26	71	3.30	3.43	2.65	0.15	0.28	C70-C72
甲状腺	Thyroid Gland	12	0.29	0.57	0.44	0.03	0.05	18	0.84	0.87	0.59	0.03	0.07	C73
淋巴瘤	Lymphoma	84	2.05	3.96	3.24	0.19	0.32	64	2.98	3.09	2.38	0.14	0.26	C81-85,88,90,96
白血病	Leukaemia	126	3.08	5.94	5.47	0.24	0.57	66	3.07	3.18	2.67	0.13	0.25	C91-C95
不明及其他恶性肿瘤	All Other Sites and Unspecified	196	4.79	9.24	7.56	0.36	0.84	143	6.65	6.90	5.15	0.24	0.54	A_O
所有部位合计	All Sites	4092	100.00	192.98	158.53	8.21	18.21	2151	100.00	103.79	74.54	4.10	8.29	ALL
所有部位除外 C44	All Sites but C44	4072	99.51	192.04	157.82	8.18	18.14	2135	99.26	103.02	74.12	4.09	8.26	ALLbC44

部位 Site		男性 Male						女性 Female						ICD-10
		病例数 No. cases	构成 (%)	粗率 Crude rate (1/10⁵)	世标率 ASR world (1/10⁵)	累积率 Cum.rate(%)		病例数 No. cases	构成 (%)	粗率 Crude rate (1/10⁵)	世标率 ASR world (1/10⁵)	累积率 Cum.rate(%)		
						0~64	0~74					0~64	0~74	
发病 Incidence														
口腔和咽喉(除外鼻咽癌)	Lip,Oral Cavity & Pharynx but Nasopharynx	13	1.91	5.33	4.62	0.37	0.37	2	0.42	0.85	0.67	0.06	0.06	C00-10,C12-14
鼻咽癌	Nasopharynx	46	6.77	18.87	16.41	1.56	1.69	21	4.44	8.93	7.12	0.59	0.76	C11
食管	Oesophagus	20	2.95	8.20	8.37	0.59	1.11	1	0.21	0.43	0.14	0.00	0.00	C15
胃	Stomach	53	7.81	21.74	20.12	1.21	2.44	30	6.34	12.76	8.95	0.57	1.17	C16
结直肠肛门	Colon,Rectum & Anus	67	9.87	27.48	24.82	1.38	3.07	44	9.30	18.72	13.69	0.89	1.54	C18-21
肝脏	Liver	192	28.28	78.74	68.02	4.99	7.20	38	8.03	16.17	11.45	0.86	1.22	C22
胆囊及其他	Gallbladder etc.	12	1.77	4.92	4.34	0.29	0.42	4	0.85	1.70	1.17	0.03	0.15	C23-C24
胰腺	Pancreas	6	0.88	2.46	2.05	0.16	0.16	6	1.27	2.55	1.75	0.10	0.16	C25
喉	Larynx	14	2.06	5.74	5.27	0.36	0.36	1	0.21	0.43	0.32	0.04	0.04	C32
气管,支气管,肺	Trachea, Bronchus and Lung	133	19.59	54.55	52.63	2.83	5.76	73	15.43	31.06	21.20	1.30	2.18	C33-C34
其他胸腔器官	Other Thoracic Organs	4	0.59	1.64	1.44	0.05	0.23	0	0.00	0.00	0.00	0.00	0.00	C37-C38
骨	Bone	4	0.59	1.64	1.47	0.12	0.19	6	1.27	2.55	1.97	0.14	0.14	C40-C41
皮肤黑色素瘤	Melanoma of Skin	2	0.29	0.82	0.72	0.03	0.09	2	0.42	0.85	0.38	0.00	0.00	C43
乳房	Breast	1	0.15	0.41	0.39	0.00	0.06	70	14.80	29.78	23.08	1.93	2.52	C50
子宫颈	Cervix Uteri	–	–	–	–	–	–	24	5.07	10.21	7.92	0.66	0.78	C53
子宫体及子宫部位不明	Uterus & Unspecified	–	–	–	–	–	–	27	5.71	11.49	8.66	0.78	0.90	C54-C55
卵巢	Ovary	–	–	–	–	–	–	24	5.07	10.21	8.20	0.72	0.90	C56
前列腺	Prostate	14	2.06	5.74	5.39	0.17	0.45							C61
睾丸	Testis	1	0.15	0.41	0.89	0.04	0.04							C62
肾及泌尿系统不明	Kidney & Unspecified Urinary Organs	7	1.03	2.87	2.73	0.24	0.35	5	1.06	2.13	1.43	0.05	0.23	C64-66,68
膀胱	Bladder	12	1.77	4.92	4.69	0.18	0.71	2	0.42	0.85	0.69	0.00	0.11	C67
脑,神经系统	Brain,Central Nervous System	15	2.21	6.15	6.35	0.35	0.47	25	5.29	10.64	8.07	0.51	0.74	C70-C72
甲状腺	Thyroid Gland	4	0.59	1.64	1.41	0.15	0.15	15	3.17	6.38	5.18	0.44	0.44	C73
淋巴瘤	Lymphoma	17	2.50	6.97	7.30	0.44	0.79	12	2.54	5.11	4.04	0.36	0.48	C81-85,88,90,96
白血病	Leukaemia	11	1.62	4.51	4.31	0.31	0.53	13	2.75	5.53	5.22	0.41	0.54	C91-C95
不明及其他恶性肿瘤	All Other Sites and Unspecified	31	4.57	12.71	12.07	0.91	1.48	28	5.92	11.91	9.08	0.65	1.02	A_O
所有部位合计	All Sites	679	100.00	278.48	255.79	16.73	28.13	473	100.00	201.24	150.36	11.08	16.11	ALL
所有部位除外 C44	All Sites but C44	674	99.26	276.43	253.74	16.53	27.82	466	98.52	198.26	148.26	10.95	15.80	ALLbC44
死亡 Mortality														
口腔和咽喉(除外鼻咽癌)	Lip,Oral Cavity & Pharynx but Nasopharynx	6	1.13	2.46	2.39	0.14	0.25	5	2.11	2.13	1.37	0.10	0.16	C00-10,C12-14
鼻咽癌	Nasopharynx	24	4.54	9.84	8.73	0.70	0.90	9	3.80	3.83	2.53	0.11	0.28	C11
食管	Oesophagus	14	2.65	5.74	6.09	0.41	0.74	1	0.42	0.43	0.17	0.00	0.00	C15
胃	Stomach	46	8.70	18.87	17.77	1.21	2.04	18	7.59	7.66	4.97	0.20	0.57	C16
结直肠肛门	Colon,Rectum & Anus	32	6.05	13.12	12.57	0.63	1.40	22	9.28	9.36	5.50	0.17	0.54	C18-21
肝脏	Liver	190	35.92	77.92	68.77	5.07	7.59	42	17.72	17.87	12.81	0.90	1.51	C22
胆囊及其他	Gallbladder etc.	13	2.46	5.33	4.70	0.26	0.51	1	0.42	0.43	0.25	0.00	0.06	C23-C24
胰腺	Pancreas	8	1.51	3.28	2.97	0.22	0.28	4	1.69	1.70	1.00	0.00	0.12	C25
喉	Larynx	1	0.19	0.41	0.39	0.00	0.00	0	0.00	0.00	0.00	0.00	0.00	C32
气管,支气管,肺	Trachea, Bronchus and Lung	125	23.63	51.27	49.95	2.29	5.85	60	25.32	25.53	16.60	0.83	1.67	C33-C34
其他胸腔器官	Other Thoracic Organs	1	0.19	0.41	0.39	0.00	0.06	0	0.00	0.00	0.00	0.00	0.00	C37-C38
骨	Bone	6	1.13	2.46	2.60	0.22	0.22	3	1.27	1.28	0.90	0.05	0.11	C40-C41
皮肤黑色素瘤	Melanoma of Skin	1	0.19	0.41	0.39	0.00	0.06	1	0.42	0.43	0.32	0.04	0.04	C43
乳房	Breast	0	0.00	0.00	0.00	0.00	0.00	16	6.75	6.81	5.29	0.43	0.54	C50
子宫颈	Cervix Uteri	–	–	–	–	–	–	7	2.95	2.98	2.33	0.23	0.23	C53
子宫体及子宫部位不明	Uterus & Unspecified	–	–	–	–	–	–	3	1.27	1.28	0.82	0.03	0.10	C54-C55
卵巢	Ovary	–	–	–	–	–	–	8	3.38	3.40	2.73	0.25	0.31	C56
前列腺	Prostate	10	1.89	4.10	3.75	0.06	0.30	–	–	–	–	–	–	C61
睾丸	Testis	0	0.00	0.00	0.00	0.00	0.00	–	–	–	–	–	–	C62
肾及泌尿系统不明	Kidney & Unspecified Urinary Organs	4	0.76	1.64	1.62	0.03	0.32	2	0.84	0.85	0.68	0.03	0.09	C64-66,68
膀胱	Bladder	4	0.76	1.64	1.81	0.00	0.24	0	0.00	0.00	0.00	0.00	0.00	C67
脑,神经系统	Brain,Central Nervous System	12	2.27	4.92	4.72	0.36	0.36	10	4.22	4.25	3.71	0.25	0.25	C70-C72
甲状腺	Thyroid Gland	0	0.00	0.00	0.00	0.00	0.00	0	0.00	0.00	0.00	0.00	0.00	C73
淋巴瘤	Lymphoma	11	2.08	4.51	4.09	0.22	0.51	8	3.38	3.40	2.67	0.21	0.34	C81-85,88,90,96
白血病	Leukaemia	4	0.76	1.64	1.49	0.09	0.21	8	3.38	3.40	2.91	0.23	0.29	C91-C95
不明及其他恶性肿瘤	All Other Sites and Unspecified	17	3.21	6.97	6.90	0.44	0.90	9	3.80	3.83	2.61	0.17	0.35	A_O
所有部位合计	All Sites	529	100.00	216.96	202.09	12.36	22.74	237	100.00	100.83	70.19	4.23	7.55	ALL
所有部位除外 C44	All Sites but C44	528	99.81	216.55	201.76	12.33	22.71	236	99.58	100.41	70.04	4.23	7.55	ALLbC44

表 6-3-251 深圳市 2014 年癌症发病和死亡主要指标
Table 6-3-251 Incidence and mortality of cancer in Shenzhen Shi,2014

部位 Site		男性 Male						女性 Female						ICD-10
		病例数 No. cases	构成 (%)	粗率 Crude rate (1/10⁵)	世标率 ASR world (1/10⁵)	累积率 Cum.rate(%)		病例数 No. cases	构成 (%)	粗率 Crude rate (1/10⁵)	世标率 ASR world (1/10⁵)	累积率 Cum.rate(%)		
						0~64	0~74					0~64	0~74	
发病 Incidence														
口腔和咽喉(除外鼻咽癌)	Lip,Oral Cavity & Pharynx but Nasopharynx	58	2.02	3.33	8.48	0.51	1.06	34	1.09	2.31	4.30	0.18	0.59	C00-10,C12-14
鼻咽癌	Nasopharynx	128	4.47	7.35	12.01	0.88	1.31	42	1.35	2.85	4.66	0.34	0.47	C11
食管	Oesophagus	84	2.93	4.83	15.61	0.78	1.79	30	0.96	2.04	6.25	0.10	0.71	C15
胃	Stomach	149	5.20	8.56	25.36	0.94	2.46	126	4.05	8.56	19.22	0.69	2.13	C16
结直肠肛门	Colon,Rectum & Anus	363	12.67	20.85	61.26	2.27	6.59	273	8.77	18.55	42.83	1.91	4.29	C18-21
肝脏	Liver	364	12.71	20.91	51.08	2.77	5.61	101	3.25	6.86	17.72	0.54	1.83	C22
胆囊及其他	Gallbladder etc.	37	1.29	2.13	7.72	0.22	0.95	25	0.80	1.70	5.03	0.11	0.64	C23-C24
胰腺	Pancreas	47	1.64	2.70	8.08	0.25	0.67	33	1.06	2.24	5.03	0.23	0.57	C25
喉	Larynx	26	0.91	1.49	4.60	0.32	0.62	3	0.10	0.20	0.68	0.00	0.04	C32
气管,支气管,肺	Trachea, Bronchus and Lung	493	17.21	28.32	93.83	3.44	9.79	272	8.74	18.48	43.73	2.16	5.10	C33-C34
其他胸腔器官	Other Thoracic Organs	16	0.56	0.92	1.94	0.10	0.25	11	0.35	0.75	1.60	0.08	0.17	C37-C38
骨	Bone	15	0.52	0.86	1.95	0.10	0.15	26	0.84	1.77	2.76	0.15	0.21	C40-C41
皮肤黑色素瘤	Melanoma of Skin	14	0.49	0.80	2.08	0.05	0.16	2	0.06	0.14	0.16	0.02	0.02	C43
乳房	Breast	3	0.10	0.17	0.38	0.01	0.05	630	20.24	42.81	62.23	5.22	7.06	C50
子宫颈	Cervix Uteri	–	–	–	–	–	–	183	5.88	12.44	19.18	1.41	2.21	C53
子宫体及子宫部位不明	Uterus & Unspecified	–	–	–	–	–	–	99	3.18	6.73	12.13	1.03	1.24	C54-C55
卵巢	Ovary	–	–	–	–	–	–	134	4.31	9.11	14.19	1.05	1.69	C56
前列腺	Prostate	133	4.64	7.64	31.24	0.36	3.15	–	–	–	–	–	–	C61
睾丸	Testis	13	0.45	0.75	0.66	0.05	0.05	–	–	–	–	–	–	C62
肾及泌尿系统不明	Kidney & Unspecified Urinary Organs	67	2.34	3.85	9.30	0.44	0.91	35	1.12	2.38	5.19	0.22	0.42	C64-66,68
膀胱	Bladder	78	2.72	4.48	13.82	0.47	1.56	24	0.77	1.63	3.63	0.17	0.32	C67
脑,神经系统	Brain,Central Nervous System	114	3.98	6.55	13.74	0.76	1.32	134	4.31	9.11	16.73	0.88	1.80	C70-C72
甲状腺	Thyroid Gland	261	9.11	14.99	15.63	1.31	1.63	593	19.06	40.30	43.50	3.77	4.36	C73
淋巴瘤	Lymphoma	119	4.15	6.84	16.83	0.72	1.90	87	2.80	5.91	12.65	0.57	1.30	C81-85,88,90,96
白血病	Leukaemia	106	3.70	6.09	14.47	0.67	1.14	66	2.12	4.49	9.41	0.39	0.67	C91-C95
不明及其他恶性肿瘤	All Other Sites and Unspecified	177	6.18	10.17	24.12	1.17	2.25	149	4.79	10.13	24.25	1.03	2.23	A_O
所有部位合计	All Sites	2865	100.00	164.57	434.19	18.60	45.38	3112	100.00	211.49	377.07	22.25	40.08	ALL
所有部位除外 C44	All Sites but C44	2816	98.29	161.76	426.97	18.20	44.76	3081	99.00	209.38	371.47	22.11	39.69	ALLbC44
死亡 Mortality														
口腔和咽喉(除外鼻咽癌)	Lip,Oral Cavity & Pharynx but Nasopharynx	8	1.02	0.46	1.45	0.05	0.20	6	1.27	0.41	1.15	0.02	0.18	C00-10,C12-14
鼻咽癌	Nasopharynx	27	3.44	1.55	2.74	0.19	0.35	9	1.90	0.61	1.74	0.12	0.23	C11
食管	Oesophagus	21	2.68	1.21	3.90	0.21	0.41	13	2.74	0.88	2.75	0.04	0.19	C15
胃	Stomach	44	5.61	2.53	8.85	0.24	0.83	38	8.02	2.58	5.68	0.26	0.61	C16
结直肠肛门	Colon,Rectum & Anus	87	11.10	5.00	17.32	0.38	1.75	57	12.03	3.87	10.09	0.39	0.86	C18-21
肝脏	Liver	179	22.83	10.28	26.83	1.16	2.63	55	11.60	3.74	9.50	0.20	0.94	C22
胆囊及其他	Gallbladder etc.	13	1.66	0.75	2.65	0.06	0.30	9	1.90	0.61	1.73	0.03	0.07	C23-C24
胰腺	Pancreas	25	3.19	1.44	5.43	0.09	0.58	12	2.53	0.82	2.31	0.07	0.24	C25
喉	Larynx	5	0.64	0.29	0.98	0.00	0.17	0	0.00	0.00	0.00	0.00	0.00	C32
气管,支气管,肺	Trachea, Bronchus and Lung	212	27.04	12.18	44.60	1.28	4.85	102	21.52	6.93	17.42	0.74	1.88	C33-C34
其他胸腔器官	Other Thoracic Organs	5	0.64	0.29	0.70	0.05	0.10	0	0.00	0.00	0.00	0.00	0.00	C37-C38
骨	Bone	3	0.38	0.17	0.23	0.01	0.01	6	1.27	0.41	0.76	0.02	0.02	C40-C41
皮肤黑色素瘤	Melanoma of Skin	2	0.26	0.11	0.13	0.01	0.01	4	0.84	0.27	0.64	0.05	0.11	C43
乳房	Breast	1	0.13	0.06	0.28	0.00	0.05	32	6.75	2.17	3.63	0.26	0.36	C50
子宫颈	Cervix Uteri	–	–	–	–	–	–	19	4.01	1.29	2.94	0.18	0.41	C53
子宫体及子宫部位不明	Uterus & Unspecified	–	–	–	–	–	–	12	2.53	0.82	2.25	0.05	0.32	C54-C55
卵巢	Ovary	–	–	–	–	–	–	19	4.01	1.29	2.70	0.19	0.25	C56
前列腺	Prostate	24	3.06	1.38	5.39	0.08	0.41	–	–	–	–	–	–	C61
睾丸	Testis	1	0.13	0.06	0.03	0.00	0.00	–	–	–	–	–	–	C62
肾及泌尿系统不明	Kidney & Unspecified Urinary Organs	9	1.15	0.52	1.76	0.07	0.23	8	1.69	0.54	1.43	0.04	0.08	C64-66,68
膀胱	Bladder	9	1.15	0.52	1.93	0.07	0.16	1	0.21	0.07	0.05	0.00	0.00	C67
脑,神经系统	Brain,Central Nervous System	17	2.17	0.98	2.43	0.16	0.20	10	2.11	0.68	1.36	0.09	0.09	C70-C72
甲状腺	Thyroid Gland	1	0.13	0.06	0.24	0.00	0.00	3	0.63	0.20	0.59	0.04	0.10	C73
淋巴瘤	Lymphoma	33	4.21	1.90	6.16	0.27	0.63	21	4.43	1.43	3.39	0.13	0.30	C81-85,88,90,96
白血病	Leukaemia	30	3.83	1.72	5.17	0.20	0.42	11	2.32	0.75	1.94	0.03	0.19	C91-C95
不明及其他恶性肿瘤	All Other Sites and Unspecified	28	3.57	1.61	5.48	0.07	0.41	27	5.70	1.83	3.72	0.21	0.36	A_O
所有部位合计	All Sites	784	100.00	45.03	144.69	4.65	14.70	474	100.00	32.21	77.77	3.16	7.79	ALL
所有部位除外 C44	All Sites but C44	783	99.87	44.98	144.48	4.65	14.70	472	99.58	32.08	77.52	3.13	7.76	ALLbC44

表 6-3-252 珠海市 2014 年癌症发病和死亡主要指标
Table 6-3-252 Incidence and mortality of cancer in Zhuhai Shi, 2014

部位 Site		男性 Male						女性 Female						ICD-10
		病例数 No. cases	构成 (%)	粗率 Crude rate (1/10⁵)	世标率 ASR world (1/10⁵)	累积率 Cum.rate(%)		病例数 No. cases	构成 (%)	粗率 Crude rate (1/10⁵)	世标率 ASR world (1/10⁵)	累积率 Cum.rate(%)		
						0~64	0~74					0~64	0~74	
发病 Incidence														
口腔和咽喉(除外鼻咽癌)	Lip,Oral Cavity & Pharynx but Nasopharynx	30	1.90	5.37	4.37	0.38	0.48	20	1.52	3.73	2.81	0.30	0.30	C00~10,C12~14
鼻咽癌	Nasopharynx	123	7.78	22.04	16.58	1.35	1.71	51	3.89	9.52	7.17	0.60	0.80	C11
食管	Oesophagus	60	3.80	10.75	9.58	0.50	1.35	16	1.22	2.99	2.57	0.09	0.41	C15
胃	Stomach	78	4.94	13.97	11.28	0.77	1.37	46	3.51	8.58	6.73	0.40	0.86	C16
结直肠肛门	Colon,Rectum & Anus	173	10.95	30.99	25.66	1.41	3.35	123	9.38	22.95	17.64	1.06	1.98	C18~21
肝脏	Liver	249	15.76	44.61	35.72	2.63	4.36	46	3.51	8.58	6.59	0.32	0.72	C22
胆囊及其他	Gallbladder etc.	16	1.01	2.87	2.40	0.09	0.28	15	1.14	2.80	1.95	0.10	0.18	C23~C24
胰腺	Pancreas	27	1.71	4.84	4.12	0.25	0.57	16	1.22	2.99	2.28	0.15	0.22	C25
喉	Larynx	11	0.70	1.97	1.57	0.11	0.21	0	0.00	0.00	0.00	0.00	0.00	C32
气管,支气管,肺	Trachea, Bronchus and Lung	333	21.08	59.66	49.22	2.85	6.10	182	13.87	33.96	26.96	1.60	3.44	C33~C34
其他胸腔器官	Other Thoracic Organs	8	0.51	1.43	1.10	0.09	0.12	2	0.15	0.37	0.21	0.01	0.01	C37~C38
骨	Bone	10	0.63	1.79	1.41	0.06	0.06	7	0.53	1.31	1.48	0.06	0.10	C40~C41
皮肤黑色素瘤	Melanoma of Skin	2	0.13	0.36	0.32	0.01	0.04	5	0.38	0.93	0.70	0.05	0.10	C43
乳房	Breast	5	0.32	0.90	0.57	0.04	0.04	237	18.06	44.23	30.93	2.47	3.29	C50
子宫颈	Cervix Uteri	–	–	–	–	–	–	82	6.25	15.30	11.11	0.94	1.18	C53
子宫体及子宫部位不明	Uterus & Unspecified	–	–	–	–	–	–	57	4.34	10.64	7.55	0.70	0.83	C54~C55
卵巢	Ovary	–	–	–	–	–	–	50	3.81	9.33	7.25	0.55	0.79	C56
前列腺	Prostate	78	4.94	13.97	11.86	0.20	1.53							C61
睾丸	Testis	5	0.32	0.90	0.75	0.06	0.06							C62
肾及泌尿系统不明	Kidney & Unspecified Urinary Organs	29	1.84	5.20	4.49	0.32	0.57	21	1.60	3.92	3.37	0.27	0.34	C64~66,68
膀胱	Bladder	47	2.97	8.42	6.93	0.16	0.76	12	0.91	2.24	1.83	0.07	0.21	C67
脑,神经系统	Brain,Central Nervous System	39	2.47	6.99	6.47	0.41	0.58	44	3.35	8.21	6.91	0.49	0.72	C70~C72
甲状腺	Thyroid Gland	44	2.78	7.88	5.84	0.46	0.52	136	10.37	25.38	19.12	1.51	1.77	C73
淋巴瘤	Lymphoma	64	4.05	11.47	9.90	0.56	1.16	28	2.13	5.23	4.34	0.30	0.48	C81~85,88,90,96
白血病	Leukaemia	54	3.42	9.67	10.03	0.57	0.80	40	3.05	7.46	7.39	0.42	0.66	C91~C95
不明及其他恶性肿瘤	All Other Sites and Unspecified	95	6.01	17.02	14.38	0.76	1.52	76	5.79	14.18	12.70	0.72	1.19	A_O
所有部位合计	All Sites	1580	100.00	283.06	234.53	14.01	27.55	1312	100.00	244.84	189.61	13.17	20.58	ALL
所有部位除外 C44	All Sites but C44	1565	99.05	280.37	232.43	13.92	27.38	1300	99.09	242.60	187.87	13.08	20.37	ALLbC44
死亡 Mortality														
口腔和咽喉(除外鼻咽癌)	Lip,Oral Cavity & Pharynx but Nasopharynx	6	0.74	1.07	0.86	0.08	0.08	3	0.68	0.56	0.46	0.03	0.06	C00~10,C12~14
鼻咽癌	Nasopharynx	49	6.06	8.78	6.77	0.50	0.80	17	3.85	3.17	2.44	0.17	0.30	C11
食管	Oesophagus	32	3.96	5.73	4.76	0.27	0.62	12	2.72	2.24	1.82	0.11	0.23	C15
胃	Stomach	33	4.08	5.91	4.79	0.26	0.54	25	5.67	4.67	3.70	0.22	0.47	C16
结直肠肛门	Colon,Rectum & Anus	82	10.14	14.69	12.02	0.51	1.52	38	8.62	7.09	5.36	0.19	0.55	C18~21
肝脏	Liver	168	20.77	30.10	24.31	1.50	3.04	40	9.07	7.46	5.95	0.17	0.76	C22
胆囊及其他	Gallbladder etc.	11	1.36	1.97	1.45	0.06	0.09	9	2.04	1.68	1.13	0.05	0.10	C23~C24
胰腺	Pancreas	19	2.35	3.40	2.85	0.23	0.33	16	3.63	2.99	2.20	0.12	0.19	C25
喉	Larynx	7	0.87	1.25	1.06	0.10	0.15	0	0.00	0.00	0.00	0.00	0.00	C32
气管,支气管,肺	Trachea, Bronchus and Lung	224	27.69	40.13	33.31	1.66	4.08	111	25.17	20.71	15.52	0.70	1.72	C33~C34
其他胸腔器官	Other Thoracic Organs	4	0.49	0.72	0.58	0.03	0.07	1	0.23	0.19	0.09	0.00	0.00	C37~C38
骨	Bone	5	0.62	0.90	0.76	0.01	0.08	4	0.91	0.75	0.56	0.02	0.07	C40~C41
皮肤黑色素瘤	Melanoma of Skin	1	0.12	0.18	0.16	0.01	0.01	0	0.00	0.00	0.00	0.00	0.00	C43
乳房	Breast	1	0.12	0.18	0.11	0.01	0.01	37	8.39	6.90	5.26	0.36	0.65	C50
子宫颈	Cervix Uteri	–	–	–	–	–	–	14	3.17	2.61	1.97	0.17	0.22	C53
子宫体及子宫部位不明	Uterus & Unspecified	–	–	–	–	–	–	12	2.72	2.24	1.74	0.12	0.20	C54~C55
卵巢	Ovary	–	–	–	–	–	–	15	3.40	2.80	2.23	0.10	0.32	C56
前列腺	Prostate	20	2.47	3.58	3.19	0.00	0.37	–	–	–	–	–	–	C61
睾丸	Testis	0	0.00	0.00	0.00	0.00	0.00	–	–	–	–	–	–	C62
肾及泌尿系统不明	Kidney & Unspecified Urinary Organs	9	1.11	1.61	1.24	0.07	0.17	2	0.45	0.37	0.28	0.03	0.03	C64~66,68
膀胱	Bladder	17	2.10	3.05	2.57	0.10	0.28	3	0.68	0.56	0.39	0.00	0.05	C67
脑,神经系统	Brain,Central Nervous System	24	2.97	4.30	3.97	0.20	0.37	16	3.63	2.99	3.27	0.18	0.35	C70~C72
甲状腺	Thyroid Gland	1	0.12	0.18	0.12	0.00	0.00	3	0.68	0.56	0.38	0.00	0.03	C73
淋巴瘤	Lymphoma	19	2.35	3.40	2.77	0.14	0.34	8	1.81	1.49	1.22	0.08	0.14	C81~85,88,90,96
白血病	Leukaemia	23	2.84	4.12	3.91	0.16	0.46	25	5.67	4.67	3.78	0.23	0.38	C91~C95
不明及其他恶性肿瘤	All Other Sites and Unspecified	54	6.67	9.67	8.42	0.37	0.81	30	6.80	5.60	4.16	0.14	0.47	A_O
所有部位合计	All Sites	809	100.00	144.93	119.97	6.27	14.21	441	100.00	82.30	63.91	3.19	7.31	ALL
所有部位除外 C44	All Sites but C44	805	99.51	144.21	119.48	6.25	14.20	441	100.00	82.30	63.91	3.19	7.31	ALLbC44

表 6-3-253 佛山市南海区 2014 年癌症发病和死亡主要指标
Table 6-3-253　Incidence and mortality of cancer in Nanhai Qu,Foshan Shi,2014

部位 Site		男性 Male 病例数 No. cases	构成 (%)	粗率 Crude rate (1/10⁵)	世标率 ASR world (1/10⁵)	累积率 Cum.rate(%) 0~64	0~74	女性 Female 病例数 No. cases	构成 (%)	粗率 Crude rate (1/10⁵)	世标率 ASR world (1/10⁵)	累积率 Cum.rate(%) 0~64	0~74	ICD-10
发病 Incidence														
口腔和咽喉(除外鼻咽癌)	Lip,Oral Cavity & Pharynx but Nasopharynx	31	1.93	4.98	3.50	0.23	0.39	12	1.00	1.88	1.31	0.07	0.13	C00–10,C12–14
鼻咽癌	Nasopharynx	122	7.60	19.59	14.28	1.07	1.62	49	4.10	7.67	5.26	0.43	0.59	C11
食管	Oesophagus	54	3.36	8.67	6.11	0.35	0.79	10	0.84	1.56	0.76	0.04	0.06	C15
胃	Stomach	70	4.36	11.24	7.93	0.52	0.99	40	3.35	6.26	3.74	0.23	0.39	C16
结直肠肛门	Colon,Rectum & Anus	144	8.97	23.12	16.13	1.00	1.84	145	12.13	22.68	13.68	0.70	1.65	C18–21
肝脏	Liver	294	18.31	47.20	34.38	2.51	3.95	83	6.95	12.98	7.96	0.47	0.97	C22
胆囊及其他	Gallbladder etc.	20	1.25	3.21	2.22	0.12	0.27	11	0.92	1.72	0.95	0.05	0.13	C23–C24
胰腺	Pancreas	28	1.74	4.50	3.17	0.15	0.44	24	2.01	3.75	2.36	0.12	0.32	C25
喉	Larynx	24	1.49	3.85	2.47	0.11	0.27	0	0.00	0.00	0.00	0.00	0.00	C32
气管,支气管,肺	Trachea, Bronchus and Lung	453	28.21	72.73	49.61	2.76	6.08	245	20.50	38.33	23.03	1.30	2.77	C33–C34
其他胸腔器官	Other Thoracic Organs	8	0.50	1.28	1.00	0.07	0.09	7	0.59	1.10	0.70	0.05	0.08	C37–C38
骨	Bone	13	0.81	2.09	1.49	0.08	0.12	9	0.75	1.41	0.70	0.03	0.05	C40–C41
皮肤黑色素瘤	Melanoma of Skin	2	0.12	0.32	0.19	0.00	0.02	2	0.17	0.31	0.20	0.01	0.03	C43
乳房	Breast	2	0.12	0.32	0.25	0.02	0.02	207	17.32	32.38	22.76	1.98	2.47	C50
子宫颈	Cervix Uteri	–	–	–	–	–	–	39	3.26	6.10	4.34	0.35	0.47	C53
子宫体及子宫部位不明	Uterus & Unspecified	–	–	–	–	–	–	49	4.10	7.67	5.70	0.49	0.57	C54–C55
卵巢	Ovary	–	–	–	–	–	–	32	2.68	5.01	3.41	0.23	0.39	C56
前列腺	Prostate	50	3.11	8.03	4.91	0.12	0.45	–	–	–	–	–	–	C61
睾丸	Testis	1	0.06	0.16	0.08	0.00	0.00	–	–	–	–	–	–	C62
肾及泌尿系统不明	Kidney & Unspecified Urinary Organs	22	1.37	3.53	2.53	0.12	0.31	10	0.84	1.56	0.96	0.05	0.11	C64–66,68
膀胱	Bladder	54	3.36	8.67	5.50	0.17	0.62	16	1.34	2.50	1.42	0.10	0.12	C67
脑,神经系统	Brain,Central Nervous System	28	1.74	4.50	3.86	0.24	0.37	45	3.77	7.04	4.59	0.28	0.49	C70–C72
甲状腺	Thyroid Gland	18	1.12	2.89	2.22	0.17	0.21	49	4.10	7.67	5.68	0.44	0.58	C73
淋巴瘤	Lymphoma	46	2.86	7.39	5.76	0.33	0.66	25	2.09	3.91	2.87	0.12	0.29	C81–85,88,90,96
白血病	Leukaemia	34	2.12	5.46	5.15	0.26	0.42	23	1.92	3.60	3.55	0.20	0.28	C91–C95
不明及其他恶性肿瘤	All Other Sites and Unspecified	88	5.48	14.13	10.82	0.61	1.16	63	5.27	9.86	6.90	0.45	0.68	A_O
所有部位合计	All Sites	1606	100.00	257.85	183.56	11.01	21.08	1195	100.00	186.94	122.84	8.19	13.62	ALL
所有部位除外 C44	All Sites but C44	1594	99.25	255.92	182.20	10.94	20.90	1184	99.08	185.22	121.83	8.12	13.51	ALLbC44
死亡 Mortality														
口腔和咽喉(除外鼻咽癌)	Lip,Oral Cavity & Pharynx but Nasopharynx	26	2.24	4.17	2.88	0.17	0.32	8	1.22	1.25	0.90	0.04	0.11	C00–10,C12–14
鼻咽癌	Nasopharynx	80	6.88	12.84	9.33	0.62	1.17	22	3.36	3.44	2.09	0.13	0.26	C11
食管	Oesophagus	47	4.04	7.55	5.20	0.28	0.67	8	1.22	1.25	0.55	0.01	0.07	C15
胃	Stomach	56	4.82	8.99	6.15	0.32	0.76	25	3.82	3.91	2.26	0.13	0.22	C16
结直肠肛门	Colon,Rectum & Anus	87	7.49	13.97	9.33	0.45	1.06	88	13.44	13.77	7.61	0.36	0.83	C18–21
肝脏	Liver	277	23.84	44.47	32.06	2.27	3.76	78	11.91	12.20	7.62	0.48	0.96	C22
胆囊及其他	Gallbladder etc.	10	0.86	1.61	1.00	0.02	0.12	6	0.92	0.94	0.45	0.01	0.07	C23–C24
胰腺	Pancreas	25	2.15	4.01	2.76	0.12	0.37	17	2.60	2.66	1.73	0.10	0.21	C25
喉	Larynx	14	1.20	2.25	1.39	0.05	0.13	0	0.00	0.00	0.00	0.00	0.00	C32
气管,支气管,肺	Trachea, Bronchus and Lung	372	32.01	59.73	40.55	2.08	5.02	202	30.84	31.60	18.83	0.95	2.33	C33–C34
其他胸腔器官	Other Thoracic Organs	6	0.52	0.96	0.69	0.03	0.06	5	0.76	0.78	0.56	0.03	0.07	C37–C38
骨	Bone	8	0.69	1.28	0.76	0.02	0.04	4	0.61	0.63	0.25	0.00	0.00	C40–C41
皮肤黑色素瘤	Melanoma of Skin	0	0.00	0.00	0.00	0.00	0.00	3	0.46	0.47	0.26	0.03	0.03	C43
乳房	Breast	2	0.17	0.32	0.20	0.00	0.02	51	7.79	7.98	5.46	0.38	0.62	C50
子宫颈	Cervix Uteri	–	–	–	–	–	–	14	2.14	2.19	1.58	0.14	0.21	C53
子宫体及子宫部位不明	Uterus & Unspecified	–	–	–	–	–	–	15	2.29	2.35	1.61	0.12	0.18	C54–C55
卵巢	Ovary	–	–	–	–	–	–	22	3.36	3.44	2.13	0.09	0.28	C56
前列腺	Prostate	19	1.64	3.05	1.92	0.05	0.21	–	–	–	–	–	–	C61
睾丸	Testis	1	0.09	0.16	0.08	0.00	0.00	–	–	–	–	–	–	C62
肾及泌尿系统不明	Kidney & Unspecified Urinary Organs	7	0.60	1.12	0.78	0.01	0.10	1	0.15	0.16	0.08	0.00	0.00	C64–66,68
膀胱	Bladder	19	1.64	3.05	1.79	0.02	0.21	8	1.22	1.25	0.52	0.01	0.01	C67
脑,神经系统	Brain,Central Nervous System	14	1.20	2.25	1.85	0.15	0.20	11	1.68	1.72	1.29	0.03	0.14	C70–C72
甲状腺	Thyroid Gland	3	0.26	0.48	0.33	0.02	0.04	1	0.15	0.16	0.11	0.00	0.03	C73
淋巴瘤	Lymphoma	30	2.58	4.82	3.52	0.17	0.42	21	3.21	3.29	2.23	0.09	0.21	C81–85,88,90,96
白血病	Leukaemia	27	2.32	4.33	3.16	0.12	0.33	18	2.75	2.82	2.98	0.14	0.23	C91–C95
不明及其他恶性肿瘤	All Other Sites and Unspecified	32	2.75	5.14	3.39	0.17	0.30	27	4.12	4.22	2.56	0.12	0.27	A_O
所有部位合计	All Sites	1162	100.00	186.56	129.12	7.14	15.24	655	100.00	102.46	63.65	3.38	7.30	ALL
所有部位除外 C44	All Sites but C44	1160	99.83	186.24	128.92	7.13	15.23	650	99.24	101.68	63.09	3.36	7.28	ALLbC44

部位 Site		男性 Male						女性 Female						ICD-10
		病例数 No. cases	构成 (%)	粗率 Crude rate (1/10⁵)	世标率 ASR world (1/10⁵)	累积率 Cum.rate(%)		病例数 No. cases	构成 (%)	粗率 Crude rate (1/10⁵)	世标率 ASR world (1/10⁵)	累积率 Cum.rate(%)		
						0~64	0~74					0~64	0~74	
发病 Incidence														
口腔和咽喉(除外鼻咽癌)	Lip,Oral Cavity & Pharynx but Nasopharynx	59	3.00	9.35	7.01	0.56	0.81	18	1.13	2.81	2.05	0.10	0.19	C00–10,C12–14
鼻咽癌	Nasopharynx	82	4.17	13.00	9.66	0.77	1.11	44	2.77	6.88	5.01	0.40	0.55	C11
食管	Oesophagus	123	6.26	19.50	14.73	1.01	1.81	9	0.57	1.41	0.77	0.03	0.06	C15
胃	Stomach	76	3.87	12.05	9.30	0.54	1.14	45	2.83	7.03	4.42	0.25	0.52	C16
结直肠肛门	Colon,Rectum & Anus	218	11.09	34.55	26.24	1.47	3.06	207	13.01	32.35	19.87	1.09	2.34	C18–21
肝脏	Liver	420	21.36	66.57	50.13	3.51	5.83	65	4.09	10.16	6.44	0.34	0.74	C22
胆囊及其他	Gallbladder etc.	41	2.09	6.50	5.15	0.23	0.67	18	1.13	2.81	1.58	0.06	0.18	C23–C24
胰腺	Pancreas	31	1.58	4.91	3.68	0.22	0.41	25	1.57	3.91	2.37	0.15	0.27	C25
喉	Larynx	30	1.53	4.76	3.44	0.23	0.34	1	0.06	0.16	0.10	0.01	0.01	C32
气管,支气管,肺	Trachea, Bronchus and Lung	393	19.99	62.29	47.49	2.49	5.69	215	13.51	33.60	20.34	0.94	2.43	C33–C34
其他胸腔器官	Other Thoracic Organs	5	0.25	0.79	0.65	0.04	0.08	4	0.25	0.63	0.61	0.03	0.04	C37–C38
骨	Bone	10	0.51	1.59	1.29	0.09	0.16	7	0.44	1.09	1.13	0.08	0.09	C40–C41
皮肤黑色素瘤	Melanoma of Skin	3	0.15	0.48	0.38	0.03	0.05	4	0.25	0.63	0.39	0.01	0.06	C43
乳房	Breast	1	0.05	0.16	0.15	0.00	0.00	290	18.23	45.32	30.91	2.48	3.40	C50
子宫颈	Cervix Uteri	–	–	–	–	–	–	68	4.27	10.63	7.27	0.62	0.81	C53
子宫体及子宫部位不明	Uterus & Unspecified	–	–	–	–	–	–	82	5.15	12.81	8.98	0.76	0.99	C54–C55
卵巢	Ovary	–	–	–	–	–	–	40	2.51	6.25	4.48	0.34	0.42	C56
前列腺	Prostate	55	2.80	8.72	7.20	0.09	0.88							C61
睾丸	Testis	4	0.20	0.63	0.88	0.05	0.05							C62
肾及泌尿系统不明	Kidney & Unspecified Urinary Organs	17	0.86	2.69	1.97	0.15	0.17	17	1.07	2.66	1.65	0.11	0.20	C64–66,68
膀胱	Bladder	30	1.53	4.76	3.55	0.18	0.41	12	0.75	1.88	1.02	0.03	0.11	C67
脑,神经系统	Brain,Central Nervous System	60	3.05	9.51	7.64	0.45	0.86	83	5.22	12.97	8.84	0.49	0.95	C70–C72
甲状腺	Thyroid Gland	21	1.07	3.33	2.57	0.19	0.29	86	5.41	13.44	10.08	0.80	0.90	C73
淋巴瘤	Lymphoma	47	2.39	7.45	6.10	0.37	0.75	49	3.08	7.66	5.25	0.35	0.56	C81–85,88,90,96
白血病	Leukaemia	57	2.90	9.03	7.58	0.44	0.83	46	2.89	7.19	5.82	0.39	0.53	C91–C95
不明及其他恶性肿瘤	All Other Sites and Unspecified	183	9.31	29.01	22.80	1.38	2.88	156	9.81	24.38	15.83	0.92	1.67	A_O
所有部位合计	All Sites	1966	100.00	311.62	239.59	14.50	28.29	1591	100.00	248.61	165.20	10.79	18.01	ALL
所有部位除外 C44	All Sites but C44	1949	99.14	308.92	237.54	14.39	28.12	1569	98.62	245.17	163.18	10.67	17.80	ALLbC44
死亡 Mortality														
口腔和咽喉(除外鼻咽癌)	Lip,Oral Cavity & Pharynx but Nasopharynx	17	1.18	2.69	2.05	0.15	0.23	7	0.97	1.09	0.49	0.02	0.02	C00–10,C12–14
鼻咽癌	Nasopharynx	77	5.35	12.20	9.17	0.79	1.10	28	3.88	4.38	2.70	0.18	0.31	C11
食管	Oesophagus	107	7.44	16.96	12.84	0.80	1.67	18	2.50	2.81	1.52	0.05	0.17	C15
胃	Stomach	57	3.96	9.03	7.19	0.34	1.08	29	4.02	4.53	2.76	0.16	0.30	C16
结直肠肛门	Colon,Rectum & Anus	114	7.92	18.07	13.78	0.74	1.72	77	10.68	12.03	6.68	0.30	0.61	C18–21
肝脏	Liver	422	29.33	66.89	50.42	3.55	6.04	88	12.21	13.75	8.56	0.37	0.99	C22
胆囊及其他	Gallbladder etc.	9	0.63	1.43	0.96	0.01	0.03	8	1.11	1.25	0.63	0.02	0.04	C23–C24
胰腺	Pancreas	24	1.67	3.80	2.77	0.20	0.27	12	1.66	1.88	1.20	0.07	0.17	C25
喉	Larynx	13	0.90	2.06	1.55	0.10	0.20	1	0.14	0.16	0.12	0.00	0.03	C32
气管,支气管,肺	Trachea, Bronchus and Lung	400	27.80	63.40	48.08	2.42	5.78	184	25.52	28.75	16.59	0.77	1.86	C33–C34
其他胸腔器官	Other Thoracic Organs	5	0.35	0.79	0.63	0.02	0.09	2	0.28	0.31	0.20	0.01	0.03	C37–C38
骨	Bone	13	0.90	2.06	1.69	0.10	0.14	7	0.97	1.09	0.72	0.04	0.06	C40–C41
皮肤黑色素瘤	Melanoma of Skin	2	0.14	0.32	0.29	0.00	0.06	0	0.00	0.00	0.00	0.00	0.00	C43
乳房	Breast	1	0.07	0.16	0.13	0.00	0.02	64	8.88	10.00	6.43	0.56	0.65	C50
子宫颈	Cervix Uteri	–	–	–	–	–	–	35	4.85	5.47	3.65	0.30	0.39	C53
子宫体及子宫部位不明	Uterus & Unspecified	–	–	–	–	–	–	21	2.91	3.28	2.07	0.14	0.24	C54–C55
卵巢	Ovary	–	–	–	–	–	–	17	2.36	2.66	1.67	0.10	0.18	C56
前列腺	Prostate	13	0.90	2.06	1.59	0.02	0.19	–	–	–	–	–	–	C61
睾丸	Testis	0	0.00	0.00	0.00	0.00	0.00	–	–	–	–	–	–	C62
肾及泌尿系统不明	Kidney & Unspecified Urinary Organs	4	0.28	0.63	0.44	0.04	0.04	3	0.42	0.47	0.30	0.00	0.06	C64–66,68
膀胱	Bladder	18	1.25	2.85	2.09	0.03	0.23	8	1.11	1.25	0.61	0.00	0.05	C67
脑,神经系统	Brain,Central Nervous System	19	1.32	3.01	2.58	0.16	0.25	21	2.91	3.28	2.58	0.12	0.25	C70–C72
甲状腺	Thyroid Gland	2	0.14	0.32	0.22	0.02	0.02	6	0.83	0.94	0.56	0.04	0.07	C73
淋巴瘤	Lymphoma	17	1.18	2.69	2.21	0.14	0.25	17	2.36	2.66	1.97	0.12	0.23	C81–85,88,90,96
白血病	Leukaemia	22	1.53	3.49	3.01	0.19	0.36	16	2.22	2.50	2.55	0.16	0.18	C91–C95
不明及其他恶性肿瘤	All Other Sites and Unspecified	83	5.77	13.16	9.93	0.66	1.05	52	7.21	8.13	5.23	0.24	0.45	A_O
所有部位合计	All Sites	1439	100.00	228.09	173.64	10.52	20.83	721	100.00	112.66	69.79	3.76	7.34	ALL
所有部位除外 C44	All Sites but C44	1439	100.00	228.09	173.64	10.52	20.83	721	100.00	112.66	69.79	3.76	7.34	ALLbC44

表 6-3-255　江门市城区 2014 年癌症发病和死亡主要指标

Table 6-3-255　Incidence and mortality of cancer in urban areas of Jiangmen Shi,2014

部位 Site		男性 Male						女性 Female						ICD-10
		病例数 No. cases	构成 (%)	粗率 Crude rate (1/10⁵)	世标率 ASR world (1/10⁵)	累积率 Cum.rate(%)		病例数 No. cases	构成 (%)	粗率 Crude rate (1/10⁵)	世标率 ASR world (1/10⁵)	累积率 Cum.rate(%)		
						0~64	0~74					0~64	0~74	
发病 Incidence														
口腔和咽喉(除外鼻咽癌)	Lip,Oral Cavity & Pharynx but Nasopharynx	36	3.38	11.24	7.62	0.61	0.90	7	0.74	2.16	2.21	0.17	0.17	C00-10,C12-14
鼻咽癌	Nasopharynx	69	6.48	21.55	15.06	1.22	1.67	33	3.48	10.16	7.25	0.54	0.80	C11
食管	Oesophagus	50	4.70	15.61	10.52	0.62	1.36	1	0.11	0.31	0.21	0.02	0.02	C15
胃	Stomach	44	4.14	13.74	9.09	0.47	1.11	33	3.48	10.16	5.71	0.24	0.59	C16
结直肠肛门	Colon,Rectum & Anus	158	14.85	49.34	33.85	1.51	4.41	149	15.70	45.87	27.83	1.60	3.07	C18-21
肝脏	Liver	185	17.39	57.77	39.84	2.95	4.60	39	4.11	12.01	7.09	0.36	0.76	C22
胆囊及其他	Gallbladder etc.	13	1.22	4.06	2.72	0.09	0.17	9	0.95	2.77	1.42	0.05	0.08	C23-C24
胰腺	Pancreas	15	1.41	4.68	3.21	0.14	0.40	19	2.00	5.85	3.39	0.22	0.38	C25
喉	Larynx	17	1.60	5.31	3.79	0.16	0.50	0	0.00	0.00	0.00	0.00	0.00	C32
气管,支气管,肺	Trachea, Bronchus and Lung	217	20.39	67.77	44.91	2.14	5.36	140	14.75	43.10	26.22	1.42	3.15	C33-C34
其他胸腔器官	Other Thoracic Organs	6	0.56	1.87	1.37	0.13	0.13	3	0.32	0.92	0.74	0.05	0.05	C37-C38
骨	Bone	9	0.85	2.81	1.88	0.09	0.13	8	0.84	2.46	1.66	0.12	0.22	C40-C41
皮肤黑色素瘤	Melanoma of Skin	3	0.28	0.94	0.64	0.04	0.08	0	0.00	0.00	0.00	0.00	0.00	C43
乳房	Breast	1	0.09	0.31	0.20	0.02	0.02	187	19.70	57.57	37.82	3.19	4.12	C50
子宫颈	Cervix Uteri	–	–	–	–	–	–	37	3.90	11.39	7.67	0.64	0.77	C53
子宫体及子宫部位不明	Uterus & Unspecified	–	–	–	–	–	–	46	4.85	14.16	9.52	0.84	1.06	C54-C55
卵巢	Ovary	–	–	–	–	–	–	30	3.16	9.24	6.55	0.48	0.71	C56
前列腺	Prostate	32	3.01	9.99	6.56	0.13	0.75	–	–	–	–	–	–	C61
睾丸	Testis	7	0.66	2.19	1.99	0.13	0.17	–	–	–	–	–	–	C62
肾及泌尿系统不明	Kidney & Unspecified Urinary Organs	19	1.79	5.93	4.46	0.23	0.34	5	0.53	1.54	0.96	0.09	0.09	C64-66,68
膀胱	Bladder	22	2.07	6.87	4.44	0.23	0.45	5	0.53	1.54	0.81	0.03	0.09	C67
脑,神经系统	Brain,Central Nervous System	28	2.63	8.74	6.14	0.50	0.61	36	3.79	11.08	7.44	0.49	0.97	C70-C72
甲状腺	Thyroid Gland	21	1.97	6.56	5.30	0.33	0.49	78	8.22	24.01	17.73	1.50	1.60	C73
淋巴瘤	Lymphoma	34	3.20	10.62	7.89	0.46	0.91	21	2.21	6.47	4.93	0.36	0.52	C81-85,88,90,96
白血病	Leukaemia	29	2.73	9.06	7.95	0.36	0.76	16	1.69	4.93	4.77	0.24	0.38	C91-C95
不明及其他恶性肿瘤	All Other Sites and Unspecified	49	4.61	15.30	11.32	0.66	1.22	47	4.95	14.47	10.49	0.72	0.97	A_O
所有部位合计	All Sites	1064	100.00	332.28	230.76	13.21	26.52	949	100.00	292.17	192.41	13.31	20.58	ALL
所有部位除外 C44	All Sites but C44	1046	98.31	326.66	227.00	13.06	26.10	938	98.84	288.79	190.05	13.12	20.35	ALLbC44
死亡 Mortality														
口腔和咽喉(除外鼻咽癌)	Lip,Oral Cavity & Pharynx but Nasopharynx	22	2.98	6.87	4.46	0.23	0.45	3	0.69	0.92	0.47	0.02	0.02	C00-10,C12-14
鼻咽癌	Nasopharynx	41	5.55	12.80	8.45	0.73	0.84	20	4.61	6.16	3.83	0.25	0.41	C11
食管	Oesophagus	37	5.01	11.55	8.08	0.35	1.06	2	0.46	0.62	0.31	0.00	0.03	C15
胃	Stomach	26	3.52	8.12	5.73	0.28	0.83	23	5.30	7.08	3.86	0.12	0.38	C16
结直肠肛门	Colon,Rectum & Anus	67	9.07	20.92	13.66	0.52	1.14	73	16.82	22.47	12.80	0.51	1.40	C18-21
肝脏	Liver	168	22.73	52.46	35.30	2.39	3.94	33	7.60	10.16	5.85	0.36	0.58	C22
胆囊及其他	Gallbladder etc.	14	1.89	4.37	2.90	0.07	0.15	13	3.00	4.00	2.22	0.14	0.17	C23-C24
胰腺	Pancreas	18	2.44	5.62	3.81	0.16	0.53	13	3.00	4.00	2.45	0.08	0.30	C25
喉	Larynx	13	1.76	4.06	2.61	0.11	0.23	0	0.00	0.00	0.00	0.00	0.00	C32
气管,支气管,肺	Trachea, Bronchus and Lung	204	27.60	63.71	41.96	1.85	4.77	103	23.73	31.71	18.24	0.85	2.03	C33-C34
其他胸腔器官	Other Thoracic Organs	4	0.54	1.25	1.17	0.08	0.12	4	0.92	1.23	0.85	0.03	0.15	C37-C38
骨	Bone	6	0.81	1.87	1.30	0.04	0.04	5	1.15	1.54	1.05	0.06	0.13	C40-C41
皮肤黑色素瘤	Melanoma of Skin	2	0.27	0.62	0.55	0.02	0.09	3	0.69	0.92	0.55	0.05	0.05	C43
乳房	Breast	0	0.00	0.00	0.00	0.00	0.00	45	10.37	13.85	9.07	0.74	1.07	C50
子宫颈	Cervix Uteri	–	–	–	–	–	–	8	1.84	2.46	1.54	0.13	0.13	C53
子宫体及子宫部位不明	Uterus & Unspecified	–	–	–	–	–	–	6	1.38	1.85	1.24	0.11	0.15	C54-C55
卵巢	Ovary	–	–	–	–	–	–	17	3.92	5.23	3.07	0.14	0.36	C56
前列腺	Prostate	8	1.08	2.50	1.58	0.00	0.15	–	–	–	–	–	–	C61
睾丸	Testis	0	0.00	0.00	0.00	0.00	0.00	–	–	–	–	–	–	C62
肾及泌尿系统不明	Kidney & Unspecified Urinary Organs	8	1.08	2.50	1.53	0.10	0.10	2	0.46	0.62	0.34	0.02	0.02	C64-66,68
膀胱	Bladder	15	2.03	4.68	3.06	0.08	0.19	2	0.46	0.62	0.38	0.00	0.06	C67
脑,神经系统	Brain,Central Nervous System	12	1.62	3.75	3.07	0.18	0.33	13	3.00	4.00	2.59	0.10	0.39	C70-C72
甲状腺	Thyroid Gland	0	0.00	0.00	0.00	0.00	0.00	1	0.23	0.31	0.13	0.00	0.00	C73
淋巴瘤	Lymphoma	24	3.25	7.49	5.40	0.26	0.63	13	3.00	4.00	2.33	0.15	0.22	C81-85,88,90,96
白血病	Leukaemia	20	2.71	6.25	5.00	0.15	0.48	11	2.53	3.39	3.04	0.13	0.24	C91-C95
不明及其他恶性肿瘤	All Other Sites and Unspecified	30	4.06	9.37	6.12	0.33	0.69	21	4.84	6.47	3.71	0.20	0.30	A_O
所有部位合计	All Sites	739	100.00	230.78	155.74	7.93	16.76	434	100.00	133.62	79.91	4.19	8.59	ALL
所有部位除外 C44	All Sites but C44	729	98.65	227.66	153.89	7.88	16.59	433	99.77	133.31	79.81	4.19	8.59	ALLbC44

表 6-3-256 肇庆市端州区 2014 年癌症发病和死亡主要指标
Table 6-3-256 Incidence and mortality of cancer in Duanzhou Qu,Zhaoqing Shi,2014

| 部位
Site | | 男性 Male | | | | | | 女性 Female | | | | | | ICD-10 |
| | | 病例数
No.
cases | 构成
(%) | 粗率
Crude
rate
(1/10⁵) | 世标率
ASR
world
(1/10⁵) | 累积率
Cum.rate(%) | | 病例数
No.
cases | 构成
(%) | 粗率
Crude
rate
(1/10⁵) | 世标率
ASR
world
(1/10⁵) | 累积率
Cum.rate(%) | | |
						0~64	0~74					0~64	0~74	
发病 Incidence														
口腔和咽喉(除外鼻咽癌)	Lip,Oral Cavity & Pharynx but Nasopharynx	23	3.11	12.20	7.43	0.55	0.91	8	1.53	4.39	2.74	0.21	0.28	C00-10,C12-14
鼻咽癌	Nasopharynx	40	5.41	21.21	14.45	0.91	1.79	14	2.68	7.68	4.60	0.35	0.42	C11
食管	Oesophagus	26	3.52	13.79	8.69	0.64	1.06	4	0.77	2.19	1.30	0.05	0.14	C15
胃	Stomach	37	5.01	19.62	11.67	0.64	1.51	18	3.45	9.87	6.53	0.37	0.80	C16
结直肠肛门	Colon,Rectum & Anus	106	14.34	56.20	34.83	1.43	4.23	52	9.96	28.51	17.64	0.85	2.10	C18-21
肝脏	Liver	112	15.16	59.39	42.12	3.28	4.55	33	6.32	18.10	10.88	0.42	1.24	C22
胆囊及其他	Gallbladder etc.	9	1.22	4.77	2.47	0.06	0.26	6	1.15	3.29	2.25	0.09	0.43	C23-C24
胰腺	Pancreas	8	1.08	4.24	2.76	0.21	0.36	8	1.53	4.39	2.77	0.21	0.30	C25
喉	Larynx	7	0.95	3.71	2.49	0.15	0.29	0	0.00	0.00	0.00	0.00	0.00	C32
气管,支气管,肺	Trachea, Bronchus and Lung	178	24.09	94.38	58.83	3.19	7.26	77	14.75	42.22	24.94	1.36	2.75	C33-C34
其他胸腔器官	Other Thoracic Organs	4	0.54	2.12	1.56	0.04	0.16	2	0.38	1.10	0.75	0.09	0.09	C37-C38
骨	Bone	9	1.22	4.77	2.89	0.15	0.36	4	0.77	2.19	1.37	0.15	0.15	C40-C41
皮肤黑色素瘤	Melanoma of Skin	0	0.00	0.00	0.00	0.00	0.00	1	0.19	0.55	0.41	0.00	0.07	C43
乳房	Breast	5	0.68	2.65	1.70	0.11	0.20	97	18.58	53.19	33.83	2.77	3.57	C50
子宫颈	Cervix Uteri	-	-	-	-	-	-	20	3.83	10.97	6.86	0.47	0.81	C53
子宫体及子宫部位不明	Uterus & Unspecified	-	-	-	-	-	-	22	4.21	12.06	7.66	0.70	0.86	C54-C55
卵巢	Ovary	-	-	-	-	-	-	11	2.11	6.03	4.23	0.24	0.56	C56
前列腺	Prostate	33	4.47	17.50	9.67	0.26	1.15							C61
睾丸	Testis	2	0.27	1.06	0.67	0.03	0.09							C62
肾及泌尿系统不明	Kidney & Unspecified Urinary Organs	10	1.35	5.30	3.39	0.15	0.41	5	0.96	2.74	1.57	0.05	0.21	C64-66,68
膀胱	Bladder	14	1.89	7.42	4.55	0.18	0.65	1	0.19	0.55	0.19	0.00	0.00	C67
脑,神经系统	Brain,Central Nervous System	34	4.60	18.03	11.88	0.70	1.53	41	7.85	22.48	13.42	0.77	1.45	C70-C72
甲状腺	Thyroid Gland	10	1.35	5.30	4.36	0.30	0.42	29	5.56	15.90	11.49	1.04	1.11	C73
淋巴瘤	Lymphoma	11	1.49	5.83	3.73	0.24	0.39	9	1.72	4.94	2.70	0.11	0.27	C81-85,88,90,96
白血病	Leukaemia	9	1.22	4.77	5.45	0.33	0.33	15	2.87	8.23	5.04	0.24	0.49	C91-C95
不明及其他恶性肿瘤	All Other Sites and Unspecified	52	7.04	27.57	17.84	0.87	1.72	45	8.62	24.68	16.60	0.97	1.83	A_O
所有部位合计	All Sites	739	100.00	391.84	253.42	14.42	29.62	522	100.00	286.25	179.78	11.49	19.91	ALL
所有部位除外 C44	All Sites but C44	731	98.92	387.60	251.36	14.37	29.49	517	99.04	283.50	178.19	11.45	19.73	ALLbC44
死亡 Mortality														
口腔和咽喉(除外鼻咽癌)	Lip,Oral Cavity & Pharynx but Nasopharynx	6	1.59	3.18	1.87	0.13	0.22	0	0.00	0.00	0.00	0.00	0.00	C00-10,C12-14
鼻咽癌	Nasopharynx	22	5.84	11.67	7.45	0.53	0.88	7	3.32	3.84	2.18	0.18	0.18	C11
食管	Oesophagus	14	3.71	7.42	4.24	0.21	0.49	4	1.90	2.19	1.30	0.00	0.16	C15
胃	Stomach	26	6.90	13.79	7.77	0.42	0.77	11	5.21	6.03	3.96	0.30	0.50	C16
结直肠肛门	Colon,Rectum & Anus	35	9.28	18.56	11.09	0.45	1.20	20	9.48	10.97	7.17	0.28	0.98	C18-21
肝脏	Liver	88	23.34	46.66	30.52	2.17	3.32	27	12.80	14.81	8.76	0.39	0.85	C22
胆囊及其他	Gallbladder etc.	5	1.33	2.65	1.15	0.00	0.08	5	2.37	2.74	1.82	0.12	0.30	C23-C24
胰腺	Pancreas	8	2.12	4.24	3.17	0.33	0.39	6	2.84	3.29	1.80	0.13	0.13	C25
喉	Larynx	3	0.80	1.59	1.03	0.07	0.15	0	0.00	0.00	0.00	0.00	0.00	C32
气管,支气管,肺	Trachea, Bronchus and Lung	124	32.89	65.75	41.31	2.39	4.95	60	28.44	32.90	19.82	1.14	2.28	C33-C34
其他胸腔器官	Other Thoracic Organs	0	0.00	0.00	0.00	0.00	0.00	0	0.00	0.00	0.00	0.00	0.00	C37-C38
骨	Bone	3	0.80	1.59	1.16	0.10	0.16	1	0.47	0.55	0.36	0.00	0.09	C40-C41
皮肤黑色素瘤	Melanoma of Skin	0	0.00	0.00	0.00	0.00	0.00	1	0.47	0.55	0.41	0.00	0.07	C43
乳房	Breast	0	0.00	0.00	0.00	0.00	0.00	21	9.95	11.52	7.49	0.64	0.98	C50
子宫颈	Cervix Uteri	-	-	-	-	-	-	8	3.79	4.39	2.88	0.20	0.38	C53
子宫体及子宫部位不明	Uterus & Unspecified	-	-	-	-	-	-	4	1.90	2.19	1.21	0.05	0.12	C54-C55
卵巢	Ovary	-	-	-	-	-	-	9	4.27	4.94	2.90	0.21	0.28	C56
前列腺	Prostate	6	1.59	3.18	1.40	0.00	0.06	-	-	-	-	-	-	C61
睾丸	Testis	0	0.00	0.00	0.00	0.00	0.00	-	-	-	-	-	-	C62
肾及泌尿系统不明	Kidney & Unspecified Urinary Organs	2	0.53	1.06	0.97	0.07	0.07	0	0.00	0.00	0.00	0.00	0.00	C64-66,68
膀胱	Bladder	2	0.53	1.06	0.71	0.04	0.10	0	0.00	0.00	0.00	0.00	0.00	C67
脑,神经系统	Brain,Central Nervous System	6	1.59	3.18	2.73	0.18	0.24	4	1.90	2.19	1.18	0.06	0.15	C70-C72
甲状腺	Thyroid Gland	0	0.00	0.00	0.00	0.00	0.00	1	0.47	0.55	0.23	0.00	0.00	C73
淋巴瘤	Lymphoma	8	2.12	4.24	3.09	0.33	0.41	3	1.42	1.65	0.92	0.00	0.18	C81-85,88,90,96
白血病	Leukaemia	7	1.86	3.71	4.08	0.23	0.29	6	2.84	3.29	1.68	0.09	0.09	C91-C95
不明及其他恶性肿瘤	All Other Sites and Unspecified	12	3.18	6.36	4.09	0.31	0.53	13	6.16	7.13	5.16	0.22	0.70	A_O
所有部位合计	All Sites	377	100.00	199.90	127.84	7.97	14.31	211	100.00	115.70	71.23	4.00	8.41	ALL
所有部位除外 C44	All Sites but C44	376	99.73	199.37	127.48	7.94	14.28	210	99.53	115.16	70.82	3.95	8.36	ALLbC44

部位 Site		男性 Male						女性 Female						ICD-10
		病例数 No. cases	构成 (%)	粗率 Crude rate (1/10⁵)	世标率 ASR world (1/10⁵)	累积率 Cum.rate(%) 0~64	0~74	病例数 No. cases	构成 (%)	粗率 Crude rate (1/10⁵)	世标率 ASR world (1/10⁵)	累积率 Cum.rate(%) 0~64	0~74	
发病 Incidence														
口腔和咽喉(除外鼻咽癌)	Lip,Oral Cavity & Pharynx but Nasopharynx	9	1.47	4.19	2.97	0.27	0.27	9	2.01	4.41	3.55	0.32	0.32	C00-10,C12-14
鼻咽癌	Nasopharynx	81	13.21	37.69	26.37	2.03	2.79	34	7.61	16.67	11.88	0.95	1.13	C11
食管	Oesophagus	15	2.45	6.98	4.84	0.28	0.59	7	1.57	3.43	1.83	0.15	0.15	C15
胃	Stomach	28	4.57	13.03	9.79	0.56	1.32	20	4.47	9.81	6.14	0.33	0.70	C16
结直肠肛门	Colon,Rectum & Anus	69	11.26	32.10	23.99	1.25	2.63	61	13.65	29.91	19.96	1.17	2.54	C18-21
肝脏	Liver	132	21.53	61.42	46.38	3.74	4.93	31	6.94	15.20	10.53	0.56	1.51	C22
胆囊及其他	Gallbladder etc.	6	0.98	2.79	2.06	0.15	0.22	4	0.89	1.96	1.47	0.05	0.23	C23-C24
胰腺	Pancreas	7	1.14	3.26	2.45	0.07	0.31	5	1.12	2.45	1.48	0.00	0.17	C25
喉	Larynx	7	1.14	3.26	2.89	0.09	0.50	2	0.45	0.98	0.58	0.05	0.05	C32
气管,支气管,肺	Trachea, Bronchus and Lung	142	23.16	66.07	49.26	3.02	5.74	53	11.86	25.99	16.67	1.03	2.05	C33-C34
其他胸腔器官	Other Thoracic Organs	1	0.16	0.47	0.44	0.04	0.04	0	0.00	0.00	0.00	0.00	0.00	C37-C38
骨	Bone	5	0.82	2.33	1.56	0.09	0.18	2	0.45	0.98	0.58	0.05	0.05	C40-C41
皮肤黑色素瘤	Melanoma of Skin	2	0.33	0.93	1.74	0.08	0.08	2	0.45	0.98	0.53	0.07	0.07	C43
乳房	Breast	0	0.00	0.00	0.00	0.00	0.00	71	15.88	34.81	23.22	1.89	2.44	C50
子宫颈	Cervix Uteri	–	–	–	–	–	–	27	6.04	13.24	8.86	0.69	0.96	C53
子宫体及子宫部位不明	Uterus & Unspecified	–	–	–	–	–	–	21	4.70	10.30	7.20	0.57	0.77	C54-C55
卵巢	Ovary	–	–	–	–	–	–	11	2.46	5.39	3.92	0.25	0.52	C56
前列腺	Prostate	12	1.96	5.58	3.64	0.09	0.35	–	–	–	–	–	–	C61
睾丸	Testis	0	0.00	0.00	0.00	0.00	0.00	–	–	–	–	–	–	C62
肾及泌尿系统不明	Kidney & Unspecified Urinary Organs	4	0.65	1.86	1.84	0.11	0.11	2	0.45	0.98	0.88	0.04	0.12	C64-66,68
膀胱	Bladder	15	2.45	6.98	5.01	0.23	0.64	2	0.45	0.98	0.36	0.00	0.00	C67
脑,神经系统	Brain,Central Nervous System	15	2.45	6.98	4.78	0.30	0.56	15	3.36	7.36	5.87	0.36	0.65	C70-C72
甲状腺	Thyroid Gland	8	1.31	3.72	3.17	0.25	0.32	27	6.04	13.24	9.48	0.78	0.86	C73
淋巴瘤	Lymphoma	14	2.28	6.51	5.28	0.36	0.79	8	1.79	3.92	3.05	0.26	0.36	C81-85,88,90,96
白血病	Leukaemia	19	3.10	8.84	7.81	0.51	0.84	4	0.89	1.96	1.64	0.15	0.15	C91-C95
不明及其他恶性肿瘤	All Other Sites and Unspecified	22	3.59	10.24	7.78	0.53	0.79	29	6.49	14.22	10.75	0.51	1.08	A_O
所有部位合计	All Sites	613	100.00	285.22	214.05	14.06	24.01	447	100.00	219.18	150.44	10.22	16.89	ALL
所有部位除外 C44	All Sites but C44	606	98.86	281.96	211.53	13.91	23.77	441	98.66	216.24	148.43	10.12	16.60	ALLbC44
死亡 Mortality														
口腔和咽喉(除外鼻咽癌)	Lip,Oral Cavity & Pharynx but Nasopharynx	6	1.35	2.79	1.95	0.13	0.22	1	0.43	0.49	0.12	0.00	0.00	C00-10,C12-14
鼻咽癌	Nasopharynx	44	9.87	20.47	15.75	1.23	1.80	16	6.81	7.85	4.96	0.32	0.49	C11
食管	Oesophagus	16	3.59	7.44	5.30	0.25	0.56	2	0.85	0.98	0.51	0.03	0.03	C15
胃	Stomach	15	3.36	6.98	5.45	0.16	0.84	17	7.23	8.34	5.44	0.33	0.73	C16
结直肠肛门	Colon,Rectum & Anus	37	8.30	17.22	12.37	0.52	1.30	31	13.19	15.20	9.05	0.50	1.08	C18-21
肝脏	Liver	119	26.68	55.37	41.25	3.35	4.59	27	11.49	13.24	7.96	0.47	0.94	C22
胆囊及其他	Gallbladder etc.	3	0.67	1.40	1.29	0.04	0.19	5	2.13	2.45	1.65	0.05	0.23	C23-C24
胰腺	Pancreas	8	1.79	3.72	2.70	0.14	0.30	6	2.55	2.94	2.31	0.06	0.32	C25
喉	Larynx	8	1.79	3.72	2.93	0.27	0.36	1	0.43	0.49	0.18	0.00	0.00	C32
气管,支气管,肺	Trachea, Bronchus and Lung	121	27.13	56.30	40.63	1.92	4.61	51	21.70	25.01	15.87	0.61	1.97	C33-C34
其他胸腔器官	Other Thoracic Organs	2	0.45	0.93	0.92	0.07	0.07	0	0.00	0.00	0.00	0.00	0.00	C37-C38
骨	Bone	3	0.67	1.40	1.17	0.09	0.09	1	0.43	0.49	0.18	0.00	0.00	C40-C41
皮肤黑色素瘤	Melanoma of Skin	1	0.22	0.47	0.45	0.00	0.07	0	0.00	0.00	0.00	0.00	0.00	C43
乳房	Breast	0	0.00	0.00	0.00	0.00	0.00	21	8.94	10.30	6.21	0.44	0.62	C50
子宫颈	Cervix Uteri	–	–	–	–	–	–	7	2.98	3.43	2.83	0.20	0.37	C53
子宫体及子宫部位不明	Uterus & Unspecified	–	–	–	–	–	–	6	2.55	2.94	2.05	0.10	0.28	C54-C55
卵巢	Ovary	–	–	–	–	–	–	6	2.55	2.94	2.43	0.09	0.26	C56
前列腺	Prostate	10	2.24	4.65	3.09	0.00	0.17	–	–	–	–	–	–	C61
睾丸	Testis	0	0.00	0.00	0.00	0.00	0.00	–	–	–	–	–	–	C62
肾及泌尿系统不明	Kidney & Unspecified Urinary Organs	2	0.45	0.93	0.54	0.06	0.06	3	1.28	1.47	1.18	0.08	0.17	C64-66,68
膀胱	Bladder	4	0.90	1.86	1.25	0.05	0.14	0	0.00	0.00	0.00	0.00	0.00	C67
脑,神经系统	Brain,Central Nervous System	7	1.57	3.26	2.28	0.23	0.23	5	2.13	2.45	1.72	0.09	0.19	C70-C72
甲状腺	Thyroid Gland	0	0.00	0.00	0.00	0.00	0.00	1	0.43	0.49	0.18	0.00	0.00	C73
淋巴瘤	Lymphoma	17	3.81	7.91	6.51	0.44	0.74	7	2.98	3.43	2.81	0.15	0.34	C81-85,88,90,96
白血病	Leukaemia	15	3.36	6.98	6.00	0.45	0.62	10	4.26	4.90	3.49	0.34	0.43	C91-C95
不明及其他恶性肿瘤	All Other Sites and Unspecified	8	1.79	3.72	2.36	0.14	0.22	11	4.68	5.39	3.53	0.15	0.53	A_O
所有部位合计	All Sites	446	100.00	207.52	154.19	9.52	17.19	235	100.00	115.23	74.67	4.01	9.00	ALL
所有部位除外 C44	All Sites but C44	446	100.00	207.52	154.19	9.52	17.19	233	99.15	114.25	74.12	4.01	8.90	ALLbC44

表 6-3-258 东莞市 2014 年癌症发病和死亡主要指标
Table 6-3-258 Incidence and mortality of cancer in Dongguan Shi, 2014

部位 Site		男性 Male						女性 Female						ICD-10
		病例数 No. cases	构成 (%)	粗率 Crude rate (1/10⁵)	世标率 ASR world (1/10⁵)	累积率 Cum.rate(%)		病例数 No. cases	构成 (%)	粗率 Crude rate (1/10⁵)	世标率 ASR world (1/10⁵)	累积率 Cum.rate(%)		
						0~64	0~74					0~64	0~74	
发病 Incidence														
口腔和咽喉(除外鼻咽癌)	Lip,Oral Cavity & Pharynx but Nasopharynx	47	1.84	4.89	4.30	0.25	0.58	27	1.22	2.88	2.26	0.16	0.26	C00-10,C12-14
鼻咽癌	Nasopharynx	170	6.64	17.69	14.66	1.06	1.73	64	2.89	6.83	5.32	0.43	0.54	C11
食管	Oesophagus	42	1.64	4.37	3.79	0.20	0.55	23	1.04	2.46	1.52	0.07	0.18	C15
胃	Stomach	116	4.53	12.07	9.69	0.48	1.18	90	4.06	9.61	6.50	0.32	0.80	C16
结直肠肛门	Colon,Rectum & Anus	316	12.34	32.88	26.83	1.50	3.27	273	12.33	29.15	19.70	1.05	2.45	C18-21
肝脏	Liver	442	17.26	45.99	37.51	2.66	4.43	92	4.15	9.82	7.25	0.36	0.90	C22
胆囊及其他	Gallbladder etc.	27	1.05	2.81	2.13	0.12	0.22	41	1.85	4.38	2.86	0.13	0.31	C23-C24
胰腺	Pancreas	54	2.11	5.62	4.28	0.21	0.49	38	1.72	4.06	2.78	0.17	0.37	C25
喉	Larynx	34	1.33	3.54	3.17	0.13	0.48	1	0.05	0.11	0.09	0.00	0.02	C32
气管,支气管,肺	Trachea, Bronchus and Lung	514	20.07	53.48	43.83	2.23	5.33	293	13.23	31.29	21.13	1.15	2.72	C33-C34
其他胸腔器官	Other Thoracic Organs	11	0.43	1.14	1.07	0.07	0.16	7	0.32	0.75	0.52	0.04	0.06	C37-C38
骨	Bone	21	0.82	2.18	2.26	0.14	0.14	14	0.63	1.50	0.89	0.06	0.06	C40-C41
皮肤黑色素瘤	Melanoma of Skin	5	0.20	0.52	0.47	0.01	0.08	7	0.32	0.75	0.51	0.05	0.06	C43
乳房	Breast	2	0.08	0.21	0.17	0.02	0.02	345	15.58	36.84	27.24	2.24	2.86	C50
子宫颈	Cervix Uteri	–	–	–	–	–	–	133	6.00	14.20	10.51	0.88	1.19	C53
子宫体及子宫部位不明	Uterus & Unspecified	–	–	–	–	–	–	83	3.75	8.86	6.64	0.58	0.78	C54-C55
卵巢	Ovary	–	–	–	–	–	–	67	3.02	7.15	5.53	0.40	0.63	C56
前列腺	Prostate	118	4.61	12.28	9.25	0.17	1.04	–	–	–	–	–	–	C61
睾丸	Testis	4	0.16	0.42	0.37	0.02	0.02	–	–	–	–	–	–	C62
肾及泌尿系统不明	Kidney & Unspecified Urinary Organs	61	2.38	6.35	5.35	0.33	0.63	30	1.35	3.20	2.48	0.17	0.20	C64-66,68
膀胱	Bladder	74	2.89	7.70	5.74	0.30	0.60	15	0.68	1.60	0.97	0.05	0.09	C67
脑,神经系统	Brain,Central Nervous System	98	3.83	10.20	8.81	0.58	0.92	101	4.56	10.79	8.49	0.62	0.82	C70-C72
甲状腺	Thyroid Gland	61	2.38	6.35	5.24	0.39	0.54	184	8.31	19.65	14.64	1.21	1.45	C73
淋巴瘤	Lymphoma	81	3.16	8.43	7.27	0.44	0.87	73	3.30	7.80	6.29	0.43	0.67	C81-85,88,90,96
白血病	Leukaemia	92	3.59	9.57	9.62	0.50	0.83	75	3.39	8.01	7.73	0.46	0.72	C91-C95
不明及其他恶性肿瘤	All Other Sites and Unspecified	171	6.68	17.79	16.37	0.81	1.84	139	6.28	14.84	11.22	0.66	1.18	A_O
所有部位合计	All Sites	2561	100.00	266.45	222.20	12.63	25.95	2215	100.00	236.54	173.04	11.68	19.32	ALL
所有部位除外 C44	All Sites but C44	2524	98.56	262.60	219.00	12.56	25.55	2175	98.19	232.27	170.14	11.54	19.02	ALLbC44
死亡 Mortality														
口腔和咽喉(除外鼻咽癌)	Lip,Oral Cavity & Pharynx but Nasopharynx	20	1.28	2.08	1.68	0.12	0.18	4	0.43	0.43	0.24	0.01	0.01	C00-10,C12-14
鼻咽癌	Nasopharynx	85	5.45	8.84	7.38	0.48	0.94	33	3.55	3.52	2.68	0.21	0.34	C11
食管	Oesophagus	34	2.18	3.54	3.01	0.14	0.41	11	1.18	1.17	0.76	0.02	0.12	C15
胃	Stomach	110	7.05	11.44	9.14	0.33	1.04	64	6.89	6.83	4.33	0.21	0.50	C16
结直肠肛门	Colon,Rectum & Anus	144	9.22	14.98	11.42	0.53	1.28	115	12.38	12.28	7.58	0.32	0.85	C18-21
肝脏	Liver	321	20.56	33.40	26.82	1.82	3.00	116	12.49	12.39	7.42	0.32	0.84	C22
胆囊及其他	Gallbladder etc.	10	0.64	1.04	0.73	0.05	0.06	15	1.61	1.60	0.99	0.04	0.12	C23-C24
胰腺	Pancreas	42	2.69	4.37	3.47	0.13	0.44	34	3.66	3.63	2.30	0.06	0.31	C25
喉	Larynx	22	1.41	2.29	1.77	0.00	0.24	1	0.11	0.11	0.04	0.00	0.00	C32
气管,支气管,肺	Trachea, Bronchus and Lung	423	27.10	44.01	35.26	1.54	4.16	215	23.14	22.96	14.71	0.72	1.81	C33-C34
其他胸腔器官	Other Thoracic Organs	1	0.06	0.10	0.10	0.01	0.01	0	0.00	0.00	0.00	0.00	0.00	C37-C38
骨	Bone	4	0.26	0.42	0.31	0.01	0.01	5	0.54	0.53	0.39	0.03	0.03	C40-C41
皮肤黑色素瘤	Melanoma of Skin	1	0.06	0.10	0.11	0.00	0.03	1	0.11	0.11	0.09	0.00	0.02	C43
乳房	Breast	0	0.00	0.00	0.00	0.00	0.00	68	7.32	7.26	5.07	0.40	0.50	C50
子宫颈	Cervix Uteri	–	–	–	–	–	–	31	3.34	3.31	2.37	0.16	0.31	C53
子宫体及子宫部位不明	Uterus & Unspecified	–	–	–	–	–	–	16	1.72	1.71	1.16	0.08	0.14	C54-C55
卵巢	Ovary	–	–	–	–	–	–	20	2.15	2.14	1.41	0.10	0.16	C56
前列腺	Prostate	38	2.43	3.95	2.69	0.04	0.16	–	–	–	–	–	–	C61
睾丸	Testis	0	0.00	0.00	0.00	0.00	0.00	–	–	–	–	–	–	C62
肾及泌尿系统不明	Kidney & Unspecified Urinary Organs	18	1.15	1.87	1.44	0.07	0.15	9	0.97	0.96	0.54	0.03	0.04	C64-66,68
膀胱	Bladder	24	1.54	2.50	1.60	0.07	0.10	8	0.86	0.85	0.42	0.00	0.05	C67
脑,神经系统	Brain,Central Nervous System	37	2.37	3.85	3.20	0.20	0.36	27	2.91	2.88	2.20	0.09	0.28	C70-C72
甲状腺	Thyroid Gland	5	0.32	0.52	0.41	0.01	0.04	4	0.43	0.43	0.30	0.02	0.04	C73
淋巴瘤	Lymphoma	37	2.37	3.85	3.08	0.16	0.40	18	1.94	1.92	1.47	0.07	0.21	C81-85,88,90,96
白血病	Leukaemia	37	2.37	3.85	3.21	0.19	0.26	32	3.44	3.42	3.01	0.10	0.32	C91-C95
不明及其他恶性肿瘤	All Other Sites and Unspecified	148	9.48	15.40	12.49	0.61	1.37	82	8.83	8.76	5.56	0.32	0.60	A_O
所有部位合计	All Sites	1561	100.00	162.41	129.33	6.50	14.63	929	100.00	99.21	65.04	3.31	7.61	ALL
所有部位除外 C44	All Sites but C44	1557	99.74	161.99	129.10	6.50	14.63	928	99.89	99.10	64.95	3.30	7.60	ALLbC44

表 6-3-259 中山市 2014 年癌症发病和死亡主要指标
Table 6-3-259 Incidence and mortality of cancer in Zhongshan Shi,2014

部位 / Site		男性 Male						女性 Female						ICD-10
		病例数 No. cases	构成 (%)	粗率 Crude rate (1/10⁵)	世标率 ASR world (1/10⁵)	累积率 Cum.rate(%) 0~64	0~74	病例数 No. cases	构成 (%)	粗率 Crude rate (1/10⁵)	世标率 ASR world (1/10⁵)	累积率 Cum.rate(%) 0~64	0~74	
发病 Incidence														
口腔和咽喉(除外鼻咽癌)	Lip,Oral Cavity & Pharynx but Nasopharynx	88	3.41	11.46	8.74	0.68	1.12	18	0.90	2.30	1.59	0.11	0.14	C00-10,C12-14
鼻咽癌	Nasopharynx	177	6.86	23.05	17.35	1.46	1.78	78	3.91	9.98	7.18	0.59	0.75	C11
食管	Oesophagus	165	6.39	21.49	16.27	1.28	2.03	5	0.25	0.64	0.41	0.05	0.05	C15
胃	Stomach	94	3.64	12.24	9.51	0.56	1.17	58	2.90	7.42	4.69	0.24	0.48	C16
结直肠肛门	Colon,Rectum & Anus	306	11.86	39.85	30.02	1.69	3.57	222	11.12	28.41	18.31	1.01	1.99	C18-21
肝脏	Liver	442	17.13	57.56	44.22	3.23	5.33	95	4.76	12.16	8.32	0.36	1.06	C22
胆囊及其他	Gallbladder etc.	47	1.82	6.12	4.73	0.21	0.56	31	1.55	3.97	2.54	0.11	0.26	C23-C24
胰腺	Pancreas	50	1.94	6.51	5.02	0.23	0.52	25	1.25	3.20	1.83	0.08	0.17	C25
喉	Larynx	40	1.55	5.21	3.95	0.25	0.48	1	0.05	0.13	0.13	0.00	0.03	C32
气管,支气管,肺	Trachea, Bronchus and Lung	612	23.71	79.70	60.42	3.28	7.36	367	18.38	46.96	30.78	1.57	3.64	C33-C34
其他胸腔器官	Other Thoracic Organs	9	0.35	1.17	1.02	0.07	0.10	1	0.05	0.13	0.10	0.01	0.01	C37-C38
骨	Bone	3	0.12	0.39	0.35	0.02	0.05	4	0.20	0.51	0.85	0.05	0.05	C40-C41
皮肤黑色素瘤	Melanoma of Skin	1	0.04	0.13	0.09	0.01	0.01	1	0.05	0.13	0.08	0.01	0.01	C43
乳房	Breast	1	0.04	0.13	0.06	0.00	0.00	307	15.37	39.29	27.93	2.35	2.98	C50
子宫颈	Cervix Uteri	–	–	–	–	–	–	96	4.81	12.28	8.70	0.76	0.89	C53
子宫体及子宫部位不明	Uterus & Unspecified	–	–	–	–	–	–	181	9.06	23.16	16.56	1.56	1.75	C54-C55
卵巢	Ovary	–	–	–	–	–	–	51	2.55	6.53	4.92	0.36	0.50	C56
前列腺	Prostate	91	3.53	11.85	9.01	0.18	1.09	–	–	–	–	–	–	C61
睾丸	Testis	2	0.08	0.26	0.19	0.02	0.02	–	–	–	–	–	–	C62
肾及泌尿系统不明	Kidney & Unspecified Urinary Organs	39	1.51	5.08	3.91	0.24	0.46	23	1.15	2.94	1.97	0.14	0.25	C64-66,68
膀胱	Bladder	84	3.25	10.94	8.21	0.39	0.93	17	0.85	2.18	1.37	0.05	0.17	C67
脑,神经系统	Brain,Central Nervous System	58	2.25	7.55	6.78	0.40	0.69	96	4.81	12.28	8.90	0.54	1.16	C70-C72
甲状腺	Thyroid Gland	45	1.74	5.86	4.52	0.38	0.49	133	6.66	17.02	12.93	1.08	1.25	C73
淋巴瘤	Lymphoma	68	2.63	8.86	7.19	0.40	0.79	49	2.45	6.27	4.53	0.31	0.51	C81-85,88,90,96
白血病	Leukaemia	63	2.44	8.20	7.10	0.42	0.72	56	2.80	7.17	5.60	0.31	0.61	C91-C95
不明及其他恶性肿瘤	All Other Sites and Unspecified	96	3.72	12.50	10.18	0.54	1.09	82	4.11	10.49	7.27	0.36	0.80	A_O
所有部位合计	All Sites	2581	100.00	336.13	258.84	15.92	30.35	1997	100.00	255.55	177.47	11.99	19.51	ALL
所有部位除外 C44	All Sites but C44	2547	98.68	331.70	255.35	15.80	29.97	1972	98.75	252.35	175.34	11.90	19.31	ALLbC44
死亡 Mortality														
口腔和咽喉(除外鼻咽癌)	Lip,Oral Cavity & Pharynx but Nasopharynx	58	3.04	7.55	5.78	0.44	0.71	4	0.44	0.51	0.34	0.02	0.04	C00-10,C12-14
鼻咽癌	Nasopharynx	131	6.87	17.06	13.01	0.91	1.58	39	4.32	4.99	3.53	0.22	0.44	C11
食管	Oesophagus	159	8.34	20.71	15.73	1.19	1.95	6	0.66	0.77	0.43	0.03	0.03	C15
胃	Stomach	75	3.93	9.77	7.55	0.34	0.96	50	5.54	6.40	4.07	0.20	0.41	C16
结直肠肛门	Colon,Rectum & Anus	160	8.39	20.84	15.61	0.53	1.82	105	11.63	13.44	7.96	0.34	0.75	C18-21
肝脏	Liver	397	20.83	51.70	39.48	2.78	4.67	95	10.52	12.16	8.11	0.27	0.94	C22
胆囊及其他	Gallbladder etc.	35	1.84	4.56	3.59	0.14	0.50	21	2.33	2.69	1.77	0.07	0.21	C23-C24
胰腺	Pancreas	40	2.10	5.21	3.89	0.19	0.43	30	3.32	3.84	2.32	0.06	0.26	C25
喉	Larynx	23	1.21	3.00	2.25	0.10	0.26	0	0.00	0.00	0.00	0.00	0.00	C32
气管,支气管,肺	Trachea, Bronchus and Lung	524	27.49	68.24	51.64	2.31	6.00	229	25.36	29.30	18.88	0.78	2.29	C33-C34
其他胸腔器官	Other Thoracic Organs	6	0.31	0.78	0.60	0.04	0.07	1	0.11	0.13	0.10	0.01	0.01	C37-C38
骨	Bone	1	0.05	0.13	0.10	0.01	0.01	3	0.33	0.38	0.41	0.02	0.02	C40-C41
皮肤黑色素瘤	Melanoma of Skin	0	0.00	0.00	0.00	0.00	0.00	5	0.55	0.64	0.41	0.02	0.04	C43
乳房	Breast	0	0.00	0.00	0.00	0.00	0.00	76	8.42	9.73	6.63	0.58	0.78	C50
子宫颈	Cervix Uteri	–	–	–	–	–	–	23	2.55	2.94	2.06	0.18	0.21	C53
子宫体及子宫部位不明	Uterus & Unspecified	–	–	–	–	–	–	40	4.43	5.12	3.54	0.29	0.40	C54-C55
卵巢	Ovary	–	–	–	–	–	–	26	2.88	3.33	2.41	0.17	0.29	C56
前列腺	Prostate	64	3.36	8.33	6.17	0.07	0.54	–	–	–	–	–	–	C61
睾丸	Testis	2	0.10	0.26	0.19	0.02	0.02	–	–	–	–	–	–	C62
肾及泌尿系统不明	Kidney & Unspecified Urinary Organs	16	0.84	2.08	1.56	0.06	0.16	7	0.78	0.90	0.47	0.01	0.03	C64-66,68
膀胱	Bladder	36	1.89	4.69	3.54	0.12	0.29	7	0.78	0.90	0.43	0.01	0.01	C67
脑,神经系统	Brain,Central Nervous System	27	1.42	3.52	2.92	0.11	0.29	23	2.55	2.94	1.64	0.07	0.11	C70-C72
甲状腺	Thyroid Gland	3	0.16	0.39	0.28	0.01	0.01	3	0.33	0.38	0.18	0.01	0.01	C73
淋巴瘤	Lymphoma	42	2.20	5.47	3.86	0.20	0.37	27	2.99	3.46	2.15	0.10	0.22	C81-85,88,90,96
白血病	Leukaemia	35	1.84	4.56	4.17	0.20	0.43	31	3.43	3.97	3.26	0.13	0.34	C91-C95
不明及其他恶性肿瘤	All Other Sites and Unspecified	72	3.78	9.38	7.11	0.31	0.72	52	5.76	6.65	4.00	0.17	0.42	A_O
所有部位合计	All Sites	1906	100.00	248.22	189.01	10.08	21.79	903	100.00	115.56	75.11	3.76	8.27	ALL
所有部位除外 C44	All Sites but C44	1891	99.21	246.27	187.48	10.04	21.65	895	99.11	114.53	74.59	3.75	8.24	ALLbC44

表 6-3-260 隆安县 2014 年癌症发病和死亡主要指标
Table 6-3-260 Incidence and mortality of cancer in Long'an Xian, 2014

部位 / Site		男性 Male						女性 Female						ICD-10
		病例数 No. cases	构成 (%)	粗率 Crude rate (1/10⁵)	世标率 ASR world (1/10⁵)	累积率 Cum.rate(%) 0~64	0~74	病例数 No. cases	构成 (%)	粗率 Crude rate (1/10⁵)	世标率 ASR world (1/10⁵)	累积率 Cum.rate(%) 0~64	0~74	
发病 Incidence														
口腔和咽喉(除外鼻咽癌)	Lip,Oral Cavity & Pharynx but Nasopharynx	9	1.83	4.12	3.10	0.32	0.32	8	1.84	4.10	3.30	0.25	0.34	C00-10,C12-14
鼻咽癌	Nasopharynx	50	10.14	22.88	18.09	1.48	2.01	36	8.28	18.47	16.05	1.21	1.76	C11
食管	Oesophagus	12	2.43	5.49	3.68	0.36	0.36	9	2.07	4.62	4.68	0.21	0.67	C15
胃	Stomach	48	9.74	21.97	15.91	1.05	2.03	16	3.68	8.21	7.33	0.60	0.78	C16
结直肠肛门	Colon,Rectum & Anus	33	6.69	15.10	11.29	0.82	1.39	21	4.83	10.77	8.10	0.57	0.93	C18-21
肝脏	Liver	207	41.99	94.74	69.77	5.24	7.72	105	24.14	53.87	42.71	3.06	4.61	C22
胆囊及其他	Gallbladder etc.	2	0.41	0.92	0.47	0.00	0.06	3	0.69	1.54	0.58	0.04	0.04	C23-C24
胰腺	Pancreas	4	0.81	1.83	1.77	0.20	0.20	1	0.23	0.51	0.28	0.04	0.04	C25
喉	Larynx	0	0.00	0.00	0.00	0.00	0.00	0	0.00	0.00	0.00	0.00	0.00	C32
气管,支气管,肺	Trachea, Bronchus and Lung	61	12.37	27.92	20.88	1.38	2.69	40	9.20	20.52	16.35	1.08	2.00	C33-C34
其他胸腔器官	Other Thoracic Organs	2	0.41	0.92	0.48	0.04	0.04	3	0.69	1.54	1.28	0.10	0.10	C37-C38
骨	Bone	1	0.20	0.46	0.30	0.00	0.08	0	0.00	0.00	0.00	0.00	0.00	C40-C41
皮肤黑色素瘤	Melanoma of Skin	1	0.20	0.46	0.09	0.00	0.00	0	0.00	0.00	0.00	0.00	0.00	C43
乳房	Breast	0	0.00	0.00	0.00	0.00	0.00	92	21.15	47.20	40.94	3.51	4.69	C50
子宫颈	Cervix Uteri	–	–	–	–	–	–	19	4.37	9.75	7.51	0.63	0.81	C53
子宫体及子宫部位不明	Uterus & Unspecified	–	–	–	–	–	–	13	2.99	6.67	5.15	0.46	0.46	C54-C55
卵巢	Ovary	–	–	–	–	–	–	22	5.06	11.29	10.01	0.85	1.13	C56
前列腺	Prostate	4	0.81	1.83	1.26	0.10	0.10							C61
睾丸	Testis	1	0.20	0.46	0.40	0.03	0.03	–	–	–	–	–	–	C62
肾及泌尿系统不明	Kidney & Unspecified Urinary Organs	2	0.41	0.92	0.78	0.07	0.07	2	0.46	1.03	0.78	0.07	0.07	C64-66,68
膀胱	Bladder	9	1.83	4.12	3.06	0.27	0.34	3	0.69	1.54	0.74	0.03	0.03	C67
脑,神经系统	Brain,Central Nervous System	4	0.81	1.83	1.51	0.10	0.18	3	0.69	1.54	2.08	0.18	0.18	C70-C72
甲状腺	Thyroid Gland	2	0.41	0.92	0.83	0.09	0.09	2	0.46	1.03	0.82	0.09	0.09	C73
淋巴瘤	Lymphoma	9	1.83	4.12	3.23	0.30	0.30	7	1.61	3.59	2.67	0.10	0.37	C81-85,88,90,96
白血病	Leukaemia	13	2.64	5.95	5.13	0.35	0.50	12	2.76	6.16	4.41	0.32	0.50	C91-C95
不明及其他恶性肿瘤	All Other Sites and Unspecified	19	3.85	8.70	6.28	0.53	0.67	18	4.14	9.23	6.78	0.49	0.68	A_O
所有部位合计	All Sites	493	100.00	225.65	168.31	12.72	19.18	435	100.00	223.17	182.54	13.88	20.25	ALL
所有部位除外 C44	All Sites but C44	486	98.58	222.44	166.06	12.48	18.94	431	99.08	221.11	181.09	13.76	20.12	ALLbC44
死亡 Mortality														
口腔和咽喉(除外鼻咽癌)	Lip,Oral Cavity & Pharynx but Nasopharynx	1	0.33	0.46	0.27	0.03	0.03	0	0.00	0.00	0.00	0.00	0.00	C00-10,C12-14
鼻咽癌	Nasopharynx	8	2.64	3.66	2.84	0.19	0.34	3	2.48	1.54	1.29	0.11	0.11	C11
食管	Oesophagus	6	1.98	2.75	1.39	0.03	0.17	2	1.65	1.03	0.19	0.00	0.00	C15
胃	Stomach	15	4.95	6.87	4.77	0.46	0.52	7	5.79	3.59	2.92	0.12	0.39	C16
结直肠肛门	Colon,Rectum & Anus	3	0.99	1.37	0.91	0.10	0.10	1	0.83	0.51	0.36	0.03	0.03	C18-21
肝脏	Liver	68	22.44	31.12	20.85	1.41	2.42	18	14.88	9.23	7.21	0.59	0.86	C22
胆囊及其他	Gallbladder etc.	0	0.00	0.00	0.00	0.00	0.00	1	0.83	0.51	0.20	0.00	0.00	C23-C24
胰腺	Pancreas	3	0.99	1.37	1.16	0.03	0.16	0	0.00	0.00	0.00	0.00	0.00	C25
喉	Larynx	0	0.00	0.00	0.00	0.00	0.00	0	0.00	0.00	0.00	0.00	0.00	C32
气管,支气管,肺	Trachea, Bronchus and Lung	27	8.91	12.36	9.95	0.81	1.14	16	13.22	8.21	3.80	0.22	0.22	C33-C34
其他胸腔器官	Other Thoracic Organs	0	0.00	0.00	0.00	0.00	0.00	0	0.00	0.00	0.00	0.00	0.00	C37-C38
骨	Bone	1	0.33	0.46	0.35	0.04	0.04	0	0.00	0.00	0.00	0.00	0.00	C40-C41
皮肤黑色素瘤	Melanoma of Skin	0	0.00	0.00	0.00	0.00	0.00	0	0.00	0.00	0.00	0.00	0.00	C43
乳房	Breast	0	0.00	0.00	0.00	0.00	0.00	1	0.83	0.51	0.43	0.04	0.04	C50
子宫颈	Cervix Uteri	–	–	–	–	–	–	0	0.00	0.00	0.00	0.00	0.00	C53
子宫体及子宫部位不明	Uterus & Unspecified	–	–	–	–	–	–	8	6.61	4.10	3.19	0.25	0.34	C54-C55
卵巢	Ovary	–	–	–	–	–	–	0	0.00	0.00	0.00	0.00	0.00	C56
前列腺	Prostate	0	0.00	0.00	0.00	0.00	0.00	–	–	–	–	–	–	C61
睾丸	Testis	0	0.00	0.00	0.00	0.00	0.00	–	–	–	–	–	–	C62
肾及泌尿系统不明	Kidney & Unspecified Urinary Organs	2	0.66	0.92	0.69	0.00	0.14	1	0.83	0.51	0.72	0.09	0.09	C64-66,68
膀胱	Bladder	0	0.00	0.00	0.00	0.00	0.00	0	0.00	0.00	0.00	0.00	0.00	C67
脑,神经系统	Brain,Central Nervous System	2	0.66	0.92	0.74	0.05	0.05	0	0.00	0.00	0.00	0.00	0.00	C70-C72
甲状腺	Thyroid Gland	0	0.00	0.00	0.00	0.00	0.00	0	0.00	0.00	0.00	0.00	0.00	C73
淋巴瘤	Lymphoma	3	0.99	1.37	1.07	0.10	0.10	1	0.83	0.51	0.42	0.03	0.03	C81-85,88,90,96
白血病	Leukaemia	7	2.31	3.20	4.08	0.21	0.34	1	0.83	0.51	0.28	0.04	0.04	C91-C95
不明及其他恶性肿瘤	All Other Sites and Unspecified	157	51.82	71.86	53.78	4.01	6.39	61	50.41	31.29	23.30	1.58	2.86	A_O
所有部位合计	All Sites	303	100.00	138.68	102.85	7.47	11.94	121	100.00	62.08	44.31	3.10	5.01	ALL
所有部位除外 C44	All Sites but C44	303	100.00	138.68	102.85	7.47	11.94	121	100.00	62.08	44.31	3.10	5.01	ALLbC44

表 6-3-261 宾阳县 2014 年癌症发病和死亡主要指标
Table 6-3-261 Incidence and mortality of cancer in Binyang Xian, 2014

部位 Site		男性 Male						女性 Female						ICD-10
		病例数 No. cases	构成 (%)	粗率 Crude rate (1/10⁵)	世标率 ASR world (1/10⁵)	累积率 Cum.rate(%) 0~64	0~74	病例数 No. cases	构成 (%)	粗率 Crude rate (1/10⁵)	世标率 ASR world (1/10⁵)	累积率 Cum.rate(%) 0~64	0~74	
发病 Incidence														
口腔和咽喉(除外鼻咽癌)	Lip,Oral Cavity & Pharynx but Nasopharynx	12	1.06	2.18	1.93	0.12	0.25	14	1.90	2.84	2.15	0.15	0.27	C00–10,C12–14
鼻咽癌	Nasopharynx	87	7.71	15.78	13.05	0.98	1.50	47	6.37	9.54	7.78	0.62	0.84	C11
食管	Oesophagus	40	3.54	7.26	6.42	0.34	0.81	7	0.95	1.42	0.85	0.08	0.08	C15
胃	Stomach	98	8.68	17.78	14.55	0.81	1.70	41	5.56	8.33	6.10	0.38	0.76	C16
结直肠肛门	Colon,Rectum & Anus	115	10.19	20.86	17.52	1.11	2.29	53	7.18	10.76	7.77	0.55	1.03	C18–21
肝脏	Liver	319	28.26	57.86	47.51	3.42	5.22	75	10.16	15.23	10.86	0.66	1.42	C22
胆囊及其他	Gallbladder etc.	9	0.80	1.63	1.40	0.07	0.18	1	0.14	0.20	0.13	0.00	0.03	C23–C24
胰腺	Pancreas	8	0.71	1.45	1.32	0.13	0.13	0	0.00	0.00	0.00	0.00	0.00	C25
喉	Larynx	2	0.18	0.36	0.30	0.00	0.03	0	0.00	0.00	0.00	0.00	0.00	C32
气管,支气管,肺	Trachea, Bronchus and Lung	251	22.23	45.53	38.30	1.84	4.51	95	12.87	19.29	12.94	0.82	1.48	C33–C34
其他胸腔器官	Other Thoracic Organs	0	0.00	0.00	0.00	0.00	0.00	3	0.41	0.61	0.38	0.02	0.05	C37–C38
骨	Bone	10	0.89	1.81	1.66	0.12	0.15	7	0.95	1.42	1.45	0.09	0.12	C40–C41
皮肤黑色素瘤	Melanoma of Skin	0	0.00	0.00	0.00	0.00	0.00	3	0.41	0.61	0.26	0.00	0.00	C43
乳房	Breast	1	0.09	0.18	0.18	0.02	0.02	129	17.48	26.19	21.04	1.79	2.04	C50
子宫颈	Cervix Uteri	–	–	–	–	–	–	73	9.89	14.82	11.58	0.98	1.14	C53
子宫体及子宫部位不明	Uterus & Unspecified	–	–	–	–	–	–	42	5.69	8.53	6.66	0.55	0.64	C54–C55
卵巢	Ovary	–	–	–	–	–	–	32	4.34	6.50	5.51	0.40	0.55	C56
前列腺	Prostate	19	1.68	3.45	2.91	0.12	0.23	–	–	–	–	–	–	C61
睾丸	Testis	1	0.09	0.18	0.19	0.00	0.03	–	–	–	–	–	–	C62
肾及泌尿系统不明	Kidney & Unspecified Urinary Organs	6	0.53	1.09	0.89	0.05	0.13	2	0.27	0.41	0.34	0.02	0.05	C64–66,68
膀胱	Bladder	14	1.24	2.54	2.15	0.14	0.21	2	0.27	0.41	0.28	0.02	0.02	C67
脑,神经系统	Brain,Central Nervous System	36	3.19	6.53	5.82	0.41	0.58	17	2.30	3.45	2.87	0.16	0.29	C70–C72
甲状腺	Thyroid Gland	10	0.89	1.81	1.49	0.12	0.16	31	4.20	6.29	5.46	0.44	0.47	C73
淋巴瘤	Lymphoma	4	0.35	0.73	0.73	0.05	0.08	0	0.00	0.00	0.00	0.00	0.00	C81–85,88,90,96
白血病	Leukaemia	9	0.80	1.63	1.34	0.08	0.08	2	0.27	0.41	0.47	0.04	0.04	C91–C95
不明及其他恶性肿瘤	All Other Sites and Unspecified	78	6.91	14.15	12.18	0.77	1.23	62	8.40	12.59	9.55	0.62	0.94	A_O
所有部位合计	All Sites	1129	100.00	204.78	171.87	10.72	19.53	738	100.00	149.86	114.43	8.38	12.25	ALL
所有部位除外 C44	All Sites but C44	1126	99.73	204.23	171.36	10.70	19.51	737	99.86	149.66	114.34	8.38	12.25	ALLbC44
死亡 Mortality														
口腔和咽喉(除外鼻咽癌)	Lip,Oral Cavity & Pharynx but Nasopharynx	6	0.78	1.09	0.96	0.08	0.12	6	1.93	1.22	0.79	0.02	0.11	C00–10,C12–14
鼻咽癌	Nasopharynx	31	4.05	5.62	4.48	0.40	0.50	17	5.47	3.45	2.67	0.20	0.33	C11
食管	Oesophagus	29	3.79	5.26	4.13	0.21	0.46	10	3.22	2.03	1.05	0.02	0.05	C15
胃	Stomach	72	9.41	13.06	10.57	0.49	1.32	40	12.86	8.12	5.30	0.29	0.61	C16
结直肠肛门	Colon,Rectum & Anus	51	6.67	9.25	7.79	0.49	1.04	22	7.07	4.47	2.86	0.14	0.36	C18–21
肝脏	Liver	290	37.91	52.60	43.46	3.16	4.84	58	18.65	11.78	8.64	0.57	1.08	C22
胆囊及其他	Gallbladder etc.	5	0.65	0.91	0.70	0.04	0.12	0	0.00	0.00	0.00	0.00	0.00	C23–C24
胰腺	Pancreas	3	0.39	0.54	0.50	0.05	0.05	0	0.00	0.00	0.00	0.00	0.00	C25
喉	Larynx	4	0.52	0.73	0.60	0.05	0.09	0	0.00	0.00	0.00	0.00	0.00	C32
气管,支气管,肺	Trachea, Bronchus and Lung	188	24.58	34.10	28.68	1.29	3.29	70	22.51	14.21	9.52	0.63	0.97	C33–C34
其他胸腔器官	Other Thoracic Organs	0	0.00	0.00	0.00	0.00	0.00	0	0.00	0.00	0.00	0.00	0.00	C37–C38
骨	Bone	11	1.44	2.00	1.50	0.07	0.17	7	2.25	1.42	1.26	0.09	0.15	C40–C41
皮肤黑色素瘤	Melanoma of Skin	0	0.00	0.00	0.00	0.00	0.00	1	0.32	0.20	0.09	0.00	0.00	C43
乳房	Breast	0	0.00	0.00	0.00	0.00	0.00	24	7.72	4.87	4.08	0.36	0.42	C50
子宫颈	Cervix Uteri	–	–	–	–	–	–	12	3.86	2.44	2.08	0.15	0.25	C53
子宫体及子宫部位不明	Uterus & Unspecified	–	–	–	–	–	–	9	2.89	1.83	1.31	0.08	0.17	C54–C55
卵巢	Ovary	–	–	–	–	–	–	3	0.96	0.61	0.51	0.04	0.04	C56
前列腺	Prostate	3	0.39	0.54	0.41	0.02	0.02	–	–	–	–	–	–	C61
睾丸	Testis	0	0.00	0.00	0.00	0.00	0.00	–	–	–	–	–	–	C62
肾及泌尿系统不明	Kidney & Unspecified Urinary Organs	3	0.39	0.54	0.42	0.02	0.06	0	0.00	0.00	0.00	0.00	0.00	C64–66,68
膀胱	Bladder	4	0.52	0.73	0.74	0.03	0.07	0	0.00	0.00	0.00	0.00	0.00	C67
脑,神经系统	Brain,Central Nervous System	23	3.01	4.17	3.56	0.23	0.45	14	4.50	2.84	2.22	0.17	0.26	C70–C72
甲状腺	Thyroid Gland	3	0.39	0.54	0.41	0.02	0.02	0	0.00	0.00	0.00	0.00	0.00	C73
淋巴瘤	Lymphoma	4	0.52	0.73	0.68	0.04	0.07	0	0.00	0.00	0.00	0.00	0.00	C81–85,88,90,96
白血病	Leukaemia	8	1.05	1.45	1.28	0.10	0.10	2	0.64	0.41	0.29	0.03	0.03	C91–C95
不明及其他恶性肿瘤	All Other Sites and Unspecified	27	3.53	4.90	4.23	0.17	0.47	16	5.14	3.25	2.08	0.12	0.19	A_O
所有部位合计	All Sites	765	100.00	138.75	115.10	6.96	13.28	311	100.00	63.15	44.76	2.90	5.01	ALL
所有部位除外 C44	All Sites but C44	761	99.48	138.03	114.52	6.92	13.20	310	99.68	62.95	44.66	2.90	5.01	ALLbC44

表 6-3-262　柳州市 2014 年癌症发病和死亡主要指标
Table 6-3-262　Incidence and mortality of cancer in Liuzhou Shi,2014

部位 Site		男性 Male						女性 Female						ICD-10
		病例数 No. cases	构成 (%)	粗率 Crude rate (1/10⁵)	世标率 ASR world (1/10⁵)	累积率 Cum.rate(%) 0~64	0~74	病例数 No. cases	构成 (%)	粗率 Crude rate (1/10⁵)	世标率 ASR world (1/10⁵)	累积率 Cum.rate(%) 0~64	0~74	
发病 Incidence														
口腔和咽喉(除外鼻咽癌)	Lip,Oral Cavity & Pharynx but Nasopharynx	26	1.57	4.30	3.65	0.25	0.43	17	1.20	2.98	2.33	0.18	0.29	C00-10,C12-14
鼻咽癌	Nasopharynx	70	4.24	11.57	9.30	0.82	1.00	33	2.34	5.78	4.39	0.32	0.45	C11
食管	Oesophagus	46	2.78	7.60	7.11	0.37	0.81	12	0.85	2.10	1.49	0.01	0.18	C15
胃	Stomach	136	8.23	22.48	19.63	1.10	2.43	62	4.39	10.86	7.95	0.48	0.82	C16
结直肠肛门	Colon,Rectum & Anus	253	15.31	41.82	37.07	1.92	4.14	159	11.25	27.85	21.51	1.28	2.34	C18-21
肝脏	Liver	283	17.13	46.78	40.30	2.71	5.01	65	4.60	11.38	8.19	0.45	0.86	C22
胆囊及其他	Gallbladder etc.	13	0.79	2.15	1.82	0.11	0.22	12	0.85	2.10	1.58	0.12	0.15	C23–C24
胰腺	Pancreas	31	1.88	5.12	4.41	0.21	0.53	13	0.92	2.28	1.72	0.07	0.13	C25
喉	Larynx	26	1.57	4.30	3.68	0.25	0.50	1	0.07	0.18	0.19	0.00	0.03	C32
气管,支气管,肺	Trachea, Bronchus and Lung	379	22.94	62.65	56.38	2.69	6.47	170	12.03	29.77	23.49	1.16	2.77	C33–C34
其他胸腔器官	Other Thoracic Organs	8	0.48	1.32	1.09	0.11	0.11	5	0.35	0.88	0.65	0.05	0.09	C37–C38
骨	Bone	4	0.24	0.66	0.71	0.05	0.05	7	0.50	1.23	0.98	0.05	0.09	C40–C41
皮肤黑色素瘤	Melanoma of Skin	5	0.30	0.83	0.69	0.02	0.09	6	0.42	1.05	0.72	0.03	0.03	C43
乳房	Breast	1	0.06	0.17	0.16	0.02	0.02	308	21.80	53.94	41.18	3.41	4.60	C50
子宫颈	Cervix Uteri	–	–	–	–	–	–	119	8.42	20.84	16.08	1.21	1.84	C53
子宫体及子宫部位不明	Uterus & Unspecified	–	–	–	–	–	–	79	5.59	13.84	11.34	1.06	1.29	C54–C55
卵巢	Ovary	–	–	–	–	–	–	64	4.53	11.21	8.78	0.71	0.88	C56
前列腺	Prostate	58	3.51	9.59	8.10	0.15	0.74	–	–	–	–	–	–	C61
睾丸	Testis	2	0.12	0.33	0.32	0.03	0.03	–	–	–	–	–	–	C62
肾及泌尿系统不明	Kidney & Unspecified Urinary Organs	23	1.39	3.80	3.36	0.34	0.34	17	1.20	2.98	2.15	0.09	0.23	C64–66,68
膀胱	Bladder	60	3.63	9.92	8.85	0.44	1.00	9	0.64	1.58	1.26	0.05	0.18	C67
脑,神经系统	Brain,Central Nervous System	24	1.45	3.97	3.52	0.24	0.31	35	2.48	6.13	4.96	0.30	0.47	C70–C72
甲状腺	Thyroid Gland	17	1.03	2.81	2.30	0.17	0.24	49	3.47	8.58	6.57	0.57	0.67	C73
淋巴瘤	Lymphoma	58	3.51	9.59	8.62	0.52	1.06	56	3.96	9.81	8.26	0.53	0.99	C81–85,88,90,96
白血病	Leukaemia	54	3.27	8.93	8.92	0.41	0.80	37	2.62	6.48	5.47	0.30	0.57	C91–C95
不明及其他恶性肿瘤	All Other Sites and Unspecified	75	4.54	12.40	11.79	0.57	1.15	78	5.52	13.66	10.66	0.60	1.03	A_O
所有部位合计	All Sites	1652	100.00	273.06	241.79	13.50	27.47	1413	100.00	247.46	191.91	13.03	20.99	ALL
所有部位除外 C44	All Sites but C44	1639	99.21	270.91	240.01	13.41	27.27	1389	98.30	243.25	188.96	12.88	20.73	ALLbC44
死亡 Mortality														
口腔和咽喉(除外鼻咽癌)	Lip,Oral Cavity & Pharynx but Nasopharynx	14	1.28	2.31	1.99	0.16	0.20	4	0.64	0.70	0.54	0.05	0.08	C00-10,C12-14
鼻咽癌	Nasopharynx	38	3.48	6.28	5.34	0.35	0.56	12	1.91	2.10	1.57	0.12	0.19	C11
食管	Oesophagus	35	3.21	5.79	4.84	0.28	0.52	8	1.27	1.40	1.05	0.00	0.10	C15
胃	Stomach	95	8.70	15.70	13.68	0.63	1.75	36	5.72	6.30	4.95	0.24	0.54	C16
结直肠肛门	Colon,Rectum & Anus	149	13.64	24.63	22.57	0.96	2.30	79	12.56	13.84	10.45	0.41	1.12	C18-21
肝脏	Liver	217	19.87	35.87	30.47	1.92	3.61	59	9.38	10.33	7.55	0.43	0.74	C22
胆囊及其他	Gallbladder etc.	6	0.55	0.99	0.82	0.02	0.05	12	1.91	2.10	1.70	0.14	0.18	C23–C24
胰腺	Pancreas	27	2.47	4.46	3.99	0.13	0.49	18	2.86	3.15	2.35	0.08	0.26	C25
喉	Larynx	18	1.65	2.98	2.67	0.10	0.20	0	0.00	0.00	0.00	0.00	0.00	C32
气管,支气管,肺	Trachea, Bronchus and Lung	283	25.92	46.78	41.97	1.83	4.36	124	19.71	21.72	16.95	0.85	1.95	C33–C34
其他胸腔器官	Other Thoracic Organs	7	0.64	1.16	0.99	0.08	0.08	1	0.16	0.18	0.14	0.00	0.03	C37–C38
骨	Bone	5	0.46	0.83	0.99	0.06	0.10	6	0.95	1.05	0.89	0.06	0.09	C40–C41
皮肤黑色素瘤	Melanoma of Skin	1	0.09	0.17	0.15	0.00	0.04	0	0.00	0.00	0.00	0.00	0.00	C43
乳房	Breast	1	0.09	0.17	0.12	0.01	0.01	80	12.72	14.01	10.73	0.80	1.27	C50
子宫颈	Cervix Uteri	–	–	–	–	–	–	29	4.61	5.08	3.95	0.30	0.41	C53
子宫体及子宫部位不明	Uterus & Unspecified	–	–	–	–	–	–	11	1.75	1.93	1.42	0.13	0.17	C54–C55
卵巢	Ovary	–	–	–	–	–	–	25	3.97	4.38	3.12	0.25	0.32	C56
前列腺	Prostate	33	3.02	5.45	5.19	0.04	0.25	–	–	–	–	–	–	C61
睾丸	Testis	1	0.09	0.17	0.12	0.01	0.01	–	–	–	–	–	–	C62
肾及泌尿系统不明	Kidney & Unspecified Urinary Organs	9	0.82	1.49	1.52	0.06	0.13	7	1.11	1.23	0.81	0.00	0.07	C64–66,68
膀胱	Bladder	19	1.74	3.14	2.73	0.03	0.24	1	0.16	0.18	0.14	0.01	0.01	C67
脑,神经系统	Brain,Central Nervous System	15	1.37	2.48	2.55	0.17	0.24	16	2.54	2.80	2.54	0.09	0.26	C70–C72
甲状腺	Thyroid Gland	0	0.00	0.00	0.00	0.00	0.00	5	0.79	0.88	0.56	0.01	0.05	C73
淋巴瘤	Lymphoma	39	3.57	6.45	5.69	0.27	0.69	32	5.09	5.60	4.90	0.29	0.62	C81–85,88,90,96
白血病	Leukaemia	38	3.48	6.28	6.09	0.24	0.52	28	4.45	4.90	4.24	0.20	0.54	C91–C95
不明及其他恶性肿瘤	All Other Sites and Unspecified	42	3.85	6.94	6.39	0.12	0.49	36	5.72	6.30	4.87	0.13	0.57	A_O
所有部位合计	All Sites	1092	100.00	180.50	160.85	7.50	16.86	629	100.00	110.16	85.41	4.61	9.55	ALL
所有部位除外 C44	All Sites but C44	1084	99.27	179.18	159.53	7.49	16.78	625	99.36	109.46	84.93	4.61	9.49	ALLbC44

表 6-3-263　桂林市 2014 年癌症发病和死亡主要指标
Table 6-3-263　Incidence and mortality of cancer in Guilin Shi, 2014

部位 Site		男性 Male						女性 Female						ICD-10
		病例数 No. cases	构成 (%)	粗率 Crude rate (1/10⁵)	世标率 ASR world (1/10⁵)	累积率 Cum.rate(%)		病例数 No. cases	构成 (%)	粗率 Crude rate (1/10⁵)	世标率 ASR world (1/10⁵)	累积率 Cum.rate(%)		
						0~64	0~74					0~64	0~74	
发病 Incidence														
口腔和咽喉(除外鼻咽癌)	Lip,Oral Cavity & Pharynx but Nasopharynx	26	2.13	6.79	5.92	0.43	0.69	12	1.23	3.12	2.66	0.28	0.28	C00-10,C12-14
鼻咽癌	Nasopharynx	52	4.26	13.58	11.20	0.93	1.43	28	2.87	7.29	5.61	0.39	0.54	C11
食管	Oesophagus	32	2.62	8.36	7.02	0.51	0.78	2	0.21	0.52	0.52	0.06	0.06	C15
胃	Stomach	91	7.45	23.77	20.09	1.17	2.46	47	4.83	12.23	9.45	0.52	1.15	C16
结直肠肛门	Colon,Rectum & Anus	173	14.17	45.18	38.91	1.90	4.48	121	12.42	31.48	25.51	1.46	3.13	C18-21
肝脏	Liver	166	13.60	43.36	35.94	2.36	4.15	43	4.41	11.19	8.58	0.45	0.92	C22
胆囊及其他	Gallbladder etc.	13	1.06	3.40	2.76	0.11	0.41	7	0.72	1.82	1.17	0.06	0.06	C23-C24
胰腺	Pancreas	30	2.46	7.84	6.41	0.28	0.63	15	1.54	3.90	2.93	0.16	0.32	C25
喉	Larynx	21	1.72	5.48	4.76	0.27	0.50	1	0.10	0.26	0.22	0.02	0.02	C32
气管,支气管,肺	Trachea, Bronchus and Lung	305	24.98	79.66	69.42	3.39	8.29	122	12.53	31.74	25.74	1.57	2.97	C33-C34
其他胸腔器官	Other Thoracic Organs	5	0.41	1.31	1.18	0.04	0.15	6	0.62	1.56	1.16	0.08	0.13	C37-C38
骨	Bone	7	0.57	1.83	1.52	0.11	0.11	9	0.92	2.34	2.41	0.09	0.30	C40-C41
皮肤黑色素瘤	Melanoma of Skin	3	0.25	0.78	0.67	0.03	0.09	4	0.41	1.04	0.86	0.05	0.10	C43
乳房	Breast	1	0.08	0.26	0.25	0.03	0.03	224	23.00	58.29	46.51	3.68	5.46	C50
子宫颈	Cervix Uteri	–	–	–	–	–	–	67	6.88	17.43	13.37	1.14	1.35	C53
子宫体及子宫部位不明	Uterus & Unspecified	–	–	–	–	–	–	47	4.83	12.23	9.98	0.99	1.10	C54-C55
卵巢	Ovary	–	–	–	–	–	–	43	4.41	11.19	9.72	0.76	1.08	C56
前列腺	Prostate	50	4.10	13.06	10.79	0.16	1.23	–	–	–	–	–	–	C61
睾丸	Testis	5	0.41	1.31	1.11	0.09	0.09	–	–	–	–	–	–	C62
肾及泌尿系统不明	Kidney & Unspecified Urinary Organs	27	2.21	7.05	5.79	0.35	0.68	11	1.13	2.86	2.53	0.11	0.27	C64-66,68
膀胱	Bladder	32	2.62	8.36	7.42	0.29	1.12	6	0.62	1.56	1.11	0.07	0.07	C67
脑,神经系统	Brain,Central Nervous System	27	2.21	7.05	5.82	0.41	0.65	29	2.98	7.55	6.93	0.35	0.83	C70-C72
甲状腺	Thyroid Gland	10	0.82	2.61	1.85	0.17	0.17	21	2.16	5.46	4.49	0.36	0.47	C73
淋巴瘤	Lymphoma	42	3.44	10.97	9.07	0.57	1.08	26	2.67	6.77	5.46	0.31	0.67	C81-85,88,90,96
白血病	Leukaemia	43	3.52	11.23	11.63	0.65	1.29	19	1.95	4.94	4.56	0.29	0.50	C91-C95
不明及其他恶性肿瘤	All Other Sites and Unspecified	60	4.91	15.67	13.84	0.77	1.44	64	6.57	16.65	13.97	0.80	1.59	A_O
所有部位合计	All Sites	1221	100.00	318.90	273.36	15.03	31.94	974	100.00	253.44	205.45	14.06	23.38	ALL
所有部位除外 C44	All Sites but C44	1210	99.10	316.02	270.88	14.93	31.73	958	98.36	249.27	202.11	13.96	23.01	ALLbC44
死亡 Mortality														
口腔和咽喉(除外鼻咽癌)	Lip,Oral Cavity & Pharynx but Nasopharynx	5	0.66	1.31	1.24	0.05	0.15	2	0.50	0.52	0.42	0.05	0.05	C00-10,C12-14
鼻咽癌	Nasopharynx	21	2.78	5.48	4.45	0.35	0.46	9	2.23	2.34	2.08	0.11	0.32	C11
食管	Oesophagus	33	4.37	8.62	7.01	0.54	0.88	2	0.50	0.52	0.50	0.00	0.05	C15
胃	Stomach	73	9.67	19.07	16.34	0.67	1.60	23	5.71	5.98	4.45	0.26	0.36	C16
结直肠肛门	Colon,Rectum & Anus	60	7.95	15.67	14.36	0.74	1.73	49	12.16	12.75	10.13	0.56	1.08	C18-21
肝脏	Liver	118	15.63	30.82	25.40	1.40	2.79	40	9.93	10.41	7.66	0.42	0.79	C22
胆囊及其他	Gallbladder etc.	7	0.93	1.83	1.50	0.08	0.21	7	1.74	1.82	1.28	0.07	0.13	C23-C24
胰腺	Pancreas	21	2.78	5.48	4.66	0.18	0.46	13	3.23	3.38	2.59	0.11	0.26	C25
喉	Larynx	13	1.72	3.40	2.95	0.18	0.29	0	0.00	0.00	0.00	0.00	0.00	C32
气管,支气管,肺	Trachea, Bronchus and Lung	234	30.99	61.12	52.66	2.24	5.88	88	21.84	22.90	17.37	0.83	1.77	C33-C34
其他胸腔器官	Other Thoracic Organs	3	0.40	0.78	0.72	0.00	0.11	4	0.99	1.04	0.90	0.03	0.14	C37-C38
骨	Bone	6	0.79	1.57	1.34	0.02	0.07	2	0.50	0.52	0.40	0.04	0.04	C40-C41
皮肤黑色素瘤	Melanoma of Skin	4	0.53	1.04	0.84	0.08	0.08	1	0.25	0.26	0.30	0.00	0.05	C43
乳房	Breast	1	0.13	0.26	0.31	0.00	0.05	47	11.66	12.23	10.02	0.70	1.17	C50
子宫颈	Cervix Uteri	–	–	–	–	–	–	16	3.97	4.16	3.37	0.28	0.39	C53
子宫体及子宫部位不明	Uterus & Unspecified	–	–	–	–	–	–	6	1.49	1.56	1.32	0.10	0.15	C54-C55
卵巢	Ovary	–	–	–	–	–	–	19	4.71	4.94	4.37	0.28	0.54	C56
前列腺	Prostate	25	3.31	6.53	5.50	0.05	0.35	–	–	–	–	–	–	C61
睾丸	Testis	1	0.13	0.26	0.17	0.02	0.02	–	–	–	–	–	–	C62
肾及泌尿系统不明	Kidney & Unspecified Urinary Organs	15	1.99	3.92	3.56	0.17	0.40	3	0.74	0.78	0.63	0.05	0.05	C64-66,68
膀胱	Bladder	8	1.06	2.09	1.83	0.00	0.24	1	0.25	0.26	0.20	0.00	0.00	C67
脑,神经系统	Brain,Central Nervous System	16	2.12	4.18	3.58	0.25	0.37	14	3.47	3.64	3.77	0.21	0.42	C70-C72
甲状腺	Thyroid Gland	3	0.40	0.78	0.68	0.06	0.06	0	0.00	0.00	0.00	0.00	0.00	C73
淋巴瘤	Lymphoma	27	3.58	7.05	5.73	0.27	0.80	17	4.22	4.42	3.37	0.21	0.31	C81-85,88,90,96
白血病	Leukaemia	33	4.37	8.62	8.99	0.48	0.81	15	3.72	3.90	3.29	0.22	0.32	C91-C95
不明及其他恶性肿瘤	All Other Sites and Unspecified	28	3.71	7.31	7.16	0.20	0.70	25	6.20	6.51	4.68	0.16	0.43	A_O
所有部位合计	All Sites	755	100.00	197.19	171.00	8.03	18.54	403	100.00	104.86	83.11	4.67	8.80	ALL
所有部位除外 C44	All Sites but C44	753	99.74	196.67	170.47	8.03	18.54	400	99.26	104.08	82.68	4.67	8.80	ALLbC44

表 6-3-264 梧州市万秀区 2014 年癌症发病和死亡主要指标
Table 6-3-264 Incidence and mortality of cancer in Wanxiu Qu, Wuzhou Shi, 2014

部位 Site		男性 Male						女性 Female						ICD-10
		病例数 No. cases	构成 (%)	粗率 Crude rate (1/10⁵)	世标率 ASR world (1/10⁵)	累积率 Cum.rate(%) 0~64	0~74	病例数 No. cases	构成 (%)	粗率 Crude rate (1/10⁵)	世标率 ASR world (1/10⁵)	累积率 Cum.rate(%) 0~64	0~74	
发病 Incidence														
口腔和咽喉(除外鼻咽癌)	Lip,Oral Cavity & Pharynx but Nasopharynx	7	1.69	4.48	2.69	0.28	0.28	4	1.38	2.62	1.59	0.13	0.20	C00–10,C12–14
鼻咽癌	Nasopharynx	44	10.60	28.19	19.09	1.56	2.15	16	5.54	10.49	7.24	0.58	0.66	C11
食管	Oesophagus	13	3.13	8.33	4.77	0.13	0.57	1	0.35	0.66	0.40	0.05	0.05	C15
胃	Stomach	18	4.34	11.53	6.21	0.48	0.63	14	4.84	9.18	4.45	0.24	0.51	C16
结直肠肛门	Colon,Rectum & Anus	67	16.14	42.93	22.21	0.92	2.51	42	14.53	27.54	13.13	0.92	1.45	C18–21
肝脏	Liver	85	20.48	54.46	34.13	2.51	3.93	18	6.23	11.80	5.99	0.26	0.73	C22
胆囊及其他	Gallbladder etc.	2	0.48	1.28	0.71	0.09	0.09	7	2.42	4.59	2.27	0.09	0.37	C23–C24
胰腺	Pancreas	4	0.96	2.56	1.42	0.09	0.16	8	2.77	5.25	1.76	0.04	0.12	C25
喉	Larynx	7	1.69	4.48	2.84	0.23	0.30	0	0.00	0.00	0.00	0.00	0.00	C32
气管,支气管,肺	Trachea, Bronchus and Lung	112	26.99	71.76	39.94	2.41	5.00	49	16.96	32.13	14.75	0.84	1.63	C33–C34
其他胸腔器官	Other Thoracic Organs	4	0.96	2.56	1.58	0.13	0.22	0	0.00	0.00	0.00	0.00	0.00	C37–C38
骨	Bone	0	0.00	0.00	0.00	0.00	0.00	0	0.00	0.00	0.00	0.00	0.00	C40–C41
皮肤黑色素瘤	Melanoma of Skin	0	0.00	0.00	0.00	0.00	0.00	0	0.00	0.00	0.00	0.00	0.00	C43
乳房	Breast	1	0.24	0.64	0.47	0.04	0.04	67	23.18	43.94	25.71	2.37	2.83	C50
子宫颈	Cervix Uteri	–	–	–	–	–	–	7	2.42	4.59	2.95	0.26	0.32	C53
子宫体及子宫部位不明	Uterus & Unspecified	–	–	–	–	–	–	16	5.54	10.49	6.92	0.61	0.75	C54–C55
卵巢	Ovary	–	–	–	–	–	–	11	3.81	7.21	6.22	0.54	0.54	C56
前列腺	Prostate	17	4.10	10.89	5.54	0.04	0.53	–	–	–	–	–	–	C61
睾丸	Testis	1	0.24	0.64	0.50	0.00	0.00	–	–	–	–	–	–	C62
肾及泌尿系统不明	Kidney & Unspecified Urinary Organs	1	0.24	0.64	0.39	0.04	0.04	2	0.69	1.31	0.93	0.09	0.09	C64–66,68
膀胱	Bladder	10	2.41	6.41	4.01	0.13	0.45	4	1.38	2.62	1.34	0.10	0.16	C67
脑,神经系统	Brain,Central Nervous System	3	0.72	1.92	1.22	0.04	0.04	4	1.38	2.62	2.95	0.22	0.22	C70–C72
甲状腺	Thyroid Gland	0	0.00	0.00	0.00	0.00	0.00	6	2.08	3.93	3.68	0.25	0.33	C73
淋巴瘤	Lymphoma	6	1.45	3.84	2.55	0.17	0.24	1	0.35	0.66	0.18	0.00	0.00	C81–85,88,90,96
白血病	Leukaemia	3	0.72	1.92	1.25	0.15	0.15	5	1.73	3.28	1.92	0.08	0.21	C91–C95
不明及其他恶性肿瘤	All Other Sites and Unspecified	10	2.41	6.41	3.49	0.14	0.36	7	2.42	4.59	4.46	0.22	0.36	A_O
所有部位合计	All Sites	415	100.00	265.89	155.00	9.59	17.68	289	100.00	189.52	108.82	7.91	11.53	ALL
所有部位除外 C44	All Sites but C44	412	99.28	263.97	153.88	9.49	17.50	284	98.27	186.24	106.44	7.76	11.32	ALLbC44
死亡 Mortality														
口腔和咽喉(除外鼻咽癌)	Lip,Oral Cavity & Pharynx but Nasopharynx	6	2.01	3.84	2.48	0.21	0.27	2	1.32	1.31	0.76	0.00	0.13	C00–10,C12–14
鼻咽癌	Nasopharynx	11	3.69	7.05	4.40	0.26	0.55	5	3.29	3.28	1.95	0.13	0.27	C11
食管	Oesophagus	23	7.72	14.74	8.87	0.61	1.05	3	1.97	1.97	0.73	0.00	0.06	C15
胃	Stomach	13	4.36	8.33	4.57	0.40	0.48	9	5.92	5.90	3.15	0.14	0.40	C16
结直肠肛门	Colon,Rectum & Anus	39	13.09	24.99	13.11	0.66	1.14	21	13.82	13.77	5.87	0.30	0.58	C18–21
肝脏	Liver	69	23.15	44.21	27.47	2.08	3.16	10	6.58	6.56	3.66	0.13	0.52	C22
胆囊及其他	Gallbladder etc.	1	0.34	0.64	0.36	0.04	0.04	6	3.95	3.93	1.83	0.05	0.33	C23–C24
胰腺	Pancreas	3	1.01	1.92	1.24	0.05	0.19	10	6.58	6.56	2.93	0.13	0.33	C25
喉	Larynx	6	2.01	3.84	2.03	0.14	0.20	1	0.66	0.66	0.38	0.00	0.06	C32
气管,支气管,肺	Trachea, Bronchus and Lung	88	29.53	56.38	31.75	2.13	3.88	38	25.00	24.92	10.45	0.40	1.06	C33–C34
其他胸腔器官	Other Thoracic Organs	1	0.34	0.64	0.36	0.04	0.04	0	0.00	0.00	0.00	0.00	0.00	C37–C38
骨	Bone	0	0.00	0.00	0.00	0.00	0.00	0	0.00	0.00	0.00	0.00	0.00	C40–C41
皮肤黑色素瘤	Melanoma of Skin	0	0.00	0.00	0.00	0.00	0.00	1	0.66	0.66	1.55	0.09	0.09	C43
乳房	Breast	0	0.00	0.00	0.00	0.00	0.00	18	11.84	11.80	6.52	0.57	0.78	C50
子宫颈	Cervix Uteri	–	–	–	–	–	–	3	1.97	1.97	1.20	0.12	0.12	C53
子宫体及子宫部位不明	Uterus & Unspecified	–	–	–	–	–	–	2	1.32	1.31	0.87	0.09	0.09	C54–C55
卵巢	Ovary	–	–	–	–	–	–	6	3.95	3.93	2.08	0.19	0.19	C56
前列腺	Prostate	8	2.68	5.13	2.41	0.04	0.13	–	–	–	–	–	–	C61
睾丸	Testis	1	0.34	0.64	0.50	0.00	0.00	–	–	–	–	–	–	C62
肾及泌尿系统不明	Kidney & Unspecified Urinary Organs	1	0.34	0.64	0.41	0.00	0.07	0	0.00	0.00	0.00	0.00	0.00	C64–66,68
膀胱	Bladder	2	0.67	1.28	0.76	0.00	0.00	1	0.66	0.66	0.30	0.00	0.07	C67
脑,神经系统	Brain,Central Nervous System	2	0.67	1.28	0.71	0.04	0.04	3	1.97	1.97	1.13	0.09	0.09	C70–C72
甲状腺	Thyroid Gland	1	0.34	0.64	0.39	0.04	0.04	1	0.66	0.66	0.26	0.00	0.09	C73
淋巴瘤	Lymphoma	6	2.01	3.84	2.15	0.17	0.17	4	2.63	2.62	1.54	0.13	0.20	C81–85,88,90,96
白血病	Leukaemia	3	1.01	1.92	1.36	0.11	0.11	3	1.97	1.97	1.34	0.08	0.14	C91–C95
不明及其他恶性肿瘤	All Other Sites and Unspecified	14	4.70	8.97	5.44	0.32	0.60	5	3.29	3.28	2.96	0.17	0.17	A_O
所有部位合计	All Sites	298	100.00	190.93	110.76	7.35	12.18	152	100.00	99.68	51.47	2.80	5.66	ALL
所有部位除外 C44	All Sites but C44	297	99.66	190.29	110.35	7.35	12.11	151	99.34	99.02	51.21	2.80	5.66	ALLbC44

表 6-3-265　苍梧县 2014 年癌症发病和死亡主要指标

Table 6-3-265　Incidence and mortality of cancer in Cangwu Xian,2014

部位 Site		男性 Male						女性 Female						ICD-10
		病例数 No. cases	构成 (%)	粗率 Crude rate (1/10⁵)	世标率 ASR world (1/10⁵)	累积率 Cum.rate(%)		病例数 No. cases	构成 (%)	粗率 Crude rate (1/10⁵)	世标率 ASR world (1/10⁵)	累积率 Cum.rate(%)		
						0~64	0~74					0~64	0~74	
发病 Incidence														
口腔和咽喉(除外鼻咽癌)	Lip,Oral Cavity & Pharynx but Nasopharynx	11	1.74	5.32	5.27	0.42	0.42	3	0.85	1.67	1.37	0.05	0.14	C00–10,C12–14
鼻咽癌	Nasopharynx	110	17.35	53.22	50.17	4.37	4.99	35	9.86	19.50	19.77	1.78	1.88	C11
食管	Oesophagus	26	4.10	12.58	11.98	0.82	1.57	9	2.54	5.01	4.84	0.43	0.73	C15
胃	Stomach	30	4.73	14.51	13.96	0.98	1.71	17	4.79	9.47	9.27	0.66	1.15	C16
结直肠肛门	Colon,Rectum & Anus	66	10.41	31.93	30.41	1.99	3.67	39	10.99	21.73	17.98	1.11	2.01	C18–21
肝脏	Liver	142	22.40	68.70	64.50	5.63	6.95	30	8.45	16.71	15.48	0.91	1.91	C22
胆囊及其他	Gallbladder etc.	4	0.63	1.94	1.93	0.16	0.25	5	1.41	2.79	2.62	0.17	0.37	C23–C24
胰腺	Pancreas	3	0.47	1.45	1.57	0.20	0.20	2	0.56	1.11	0.96	0.05	0.15	C25
喉	Larynx	8	1.26	3.87	3.38	0.20	0.38	2	0.56	1.11	1.13	0.03	0.12	C32
气管,支气管,肺	Trachea, Bronchus and Lung	159	25.08	76.92	72.92	4.84	8.61	49	13.80	27.30	24.66	1.69	2.94	C33–C34
其他胸腔器官	Other Thoracic Organs	0	0.00	0.00	0.00	0.00	0.00	0	0.00	0.00	0.00	0.00	0.00	C37–C38
骨	Bone	4	0.63	1.94	1.51	0.10	0.20	3	0.85	1.67	2.11	0.20	0.20	C40–C41
皮肤黑色素瘤	Melanoma of Skin	2	0.32	0.97	0.58	0.00	0.00	1	0.28	0.56	0.55	0.00	0.09	C43
乳房	Breast	0	0.00	0.00	0.00	0.00	0.00	46	12.96	25.63	24.39	2.22	2.32	C50
子宫颈	Cervix Uteri	–	–	–	–	–	–	34	9.58	18.94	18.33	1.52	2.00	C53
子宫体及子宫部位不明	Uterus & Unspecified	–	–	–	–	–	–	10	2.82	5.57	5.74	0.54	0.54	C54–C55
卵巢	Ovary	–	–	–	–	–	–	16	4.51	8.91	9.76	1.00	1.00	C56
前列腺	Prostate	10	1.58	4.84	3.85	0.11	0.38	–	–	–	–	–	–	C61
睾丸	Testis	1	0.16	0.48	0.30	0.00	0.00	–	–	–	–	–	–	C62
肾及泌尿系统不明	Kidney & Unspecified Urinary Organs	2	0.32	0.97	0.75	0.08	0.08	4	1.13	2.23	2.44	0.16	0.36	C64–66,68
膀胱	Bladder	7	1.10	3.39	3.01	0.10	0.49	2	0.56	1.11	0.78	0.06	0.06	C67
脑,神经系统	Brain,Central Nervous System	7	1.10	3.39	2.90	0.18	0.26	7	1.97	3.90	3.74	0.20	0.39	C70–C72
甲状腺	Thyroid Gland	2	0.32	0.97	0.92	0.10	0.10	10	2.82	5.57	5.83	0.51	0.51	C73
淋巴瘤	Lymphoma	8	1.26	3.87	4.06	0.43	0.51	4	1.13	2.23	2.42	0.20	0.29	C81–85,88,90,96
白血病	Leukaemia	11	1.74	5.32	5.16	0.44	0.53	9	2.54	5.01	4.58	0.30	0.50	C91–C95
不明及其他恶性肿瘤	All Other Sites and Unspecified	21	3.31	10.16	8.41	0.44	0.92	18	5.07	10.03	9.13	0.70	0.97	A_O
所有部位合计	All Sites	634	100.00	306.73	287.53	21.60	32.22	355	100.00	197.79	187.90	14.49	20.65	ALL
所有部位除外 C44	All Sites but C44	631	99.53	305.28	286.10	21.52	32.06	352	99.15	196.11	186.28	14.41	20.47	ALLbC44
死亡 Mortality														
口腔和咽喉(除外鼻咽癌)	Lip,Oral Cavity & Pharynx but Nasopharynx	2	0.47	0.97	1.16	0.14	0.14	0	0.00	0.00	0.00	0.00	0.00	C00–10,C12–14
鼻咽癌	Nasopharynx	61	14.32	29.51	27.22	1.52	3.30	20	11.43	11.14	10.22	0.69	1.39	C11
食管	Oesophagus	17	3.99	8.22	8.06	0.43	1.07	6	3.43	3.34	3.26	0.26	0.46	C15
胃	Stomach	22	5.16	10.64	9.05	0.23	1.17	9	5.14	5.01	4.57	0.39	0.49	C16
结直肠肛门	Colon,Rectum & Anus	48	11.27	23.22	21.44	0.93	2.47	21	12.00	11.70	8.09	0.29	0.77	C18–21
肝脏	Liver	111	26.06	53.70	50.73	3.43	5.71	25	14.29	13.93	13.00	1.10	1.50	C22
胆囊及其他	Gallbladder etc.	1	0.23	0.48	0.58	0.06	0.06	2	1.14	1.11	1.07	0.06	0.16	C23–C24
胰腺	Pancreas	0	0.00	0.00	0.00	0.00	0.00	1	0.57	0.56	0.55	0.00	0.09	C25
喉	Larynx	3	0.70	1.45	1.12	0.00	0.09	1	0.57	0.56	0.55	0.00	0.09	C32
气管,支气管,肺	Trachea, Bronchus and Lung	116	27.23	56.12	52.62	3.21	6.28	33	18.86	18.39	13.81	0.43	1.57	C33–C34
其他胸腔器官	Other Thoracic Organs	1	0.23	0.48	0.34	0.03	0.03	0	0.00	0.00	0.00	0.00	0.00	C37–C38
骨	Bone	3	0.70	1.45	1.68	0.13	0.22	0	0.00	0.00	0.00	0.00	0.00	C40–C41
皮肤黑色素瘤	Melanoma of Skin	1	0.23	0.48	0.28	0.00	0.00	1	0.57	0.56	0.55	0.00	0.09	C43
乳房	Breast	0	0.00	0.00	0.00	0.00	0.00	19	10.86	10.59	9.84	0.79	1.17	C50
子宫颈	Cervix Uteri	–	–	–	–	–	–	11	6.29	6.13	5.53	0.32	0.62	C53
子宫体及子宫部位不明	Uterus & Unspecified	–	–	–	–	–	–	4	2.29	2.23	2.10	0.08	0.26	C54–C55
卵巢	Ovary	–	–	–	–	–	–	7	4.00	3.90	3.29	0.22	0.31	C56
前列腺	Prostate	6	1.41	2.90	2.78	0.00	0.29	–	–	–	–	–	–	C61
睾丸	Testis	0	0.00	0.00	0.00	0.00	0.00	–	–	–	–	–	–	C62
肾及泌尿系统不明	Kidney & Unspecified Urinary Organs	1	0.23	0.48	0.28	0.00	0.00	0	0.00	0.00	0.00	0.00	0.00	C64–66,68
膀胱	Bladder	5	1.17	2.42	2.27	0.05	0.15	2	1.14	1.11	0.54	0.00	0.00	C67
脑,神经系统	Brain,Central Nervous System	6	1.41	2.90	3.02	0.18	0.36	2	1.14	1.11	0.70	0.00	0.10	C70–C72
甲状腺	Thyroid Gland	2	0.47	0.97	0.60	0.00	0.00	3	1.71	1.67	1.60	0.08	0.17	C73
淋巴瘤	Lymphoma	2	0.47	0.97	0.96	0.08	0.08	4	2.29	2.23	1.59	0.09	0.19	C81–85,88,90,96
白血病	Leukaemia	7	1.64	3.39	3.50	0.23	0.31	1	0.57	0.56	0.44	0.04	0.04	C91–C95
不明及其他恶性肿瘤	All Other Sites and Unspecified	11	2.58	5.32	4.81	0.29	0.66	4	2.29	2.23	2.07	0.05	0.33	A_O
所有部位合计	All Sites	426	100.00	206.10	192.51	10.94	22.38	175	100.00	97.50	82.84	4.87	9.72	ALL
所有部位除外 C44	All Sites but C44	423	99.30	204.65	191.17	10.84	22.19	175	100.00	97.50	82.84	4.87	9.72	ALLbC44

部位 Site		男性 Male						女性 Female						ICD-10
		病例数 No. cases	构成 (%)	粗率 Crude rate (1/10⁵)	世标率 ASR world (1/10⁵)	累积率 Cum.rate(%)		病例数 No. cases	构成 (%)	粗率 Crude rate (1/10⁵)	世标率 ASR world (1/10⁵)	累积率 Cum.rate(%)		
						0~64	0~74					0~64	0~74	
发病 Incidence														
口腔和咽喉(除外鼻咽癌)	Lip,Oral Cavity & Pharynx but Nasopharynx	26	1.64	5.46	4.62	0.37	0.51	3	0.33	0.69	0.47	0.02	0.06	C00-10,C12-14
鼻咽癌	Nasopharynx	89	5.62	18.69	15.75	1.31	1.73	34	3.77	7.86	6.38	0.56	0.64	C11
食管	Oesophagus	70	4.42	14.70	12.52	0.67	1.35	14	1.55	3.24	2.09	0.03	0.18	C15
胃	Stomach	100	6.32	20.99	17.63	0.89	1.82	51	5.65	11.79	8.97	0.46	1.11	C16
结直肠肛门	Colon,Rectum & Anus	142	8.97	29.81	25.83	1.22	2.55	81	8.98	18.73	13.97	0.71	1.52	C18-21
肝脏	Liver	371	23.44	77.89	66.78	4.38	7.46	61	6.76	14.10	11.09	0.58	1.37	C22
胆囊及其他	Gallbladder etc.	4	0.25	0.84	0.74	0.03	0.09	9	1.00	2.08	1.46	0.05	0.13	C23-C24
胰腺	Pancreas	18	1.14	3.78	3.35	0.19	0.39	11	1.22	2.54	2.02	0.13	0.27	C25
喉	Larynx	20	1.26	4.20	3.79	0.24	0.48	1	0.11	0.23	0.13	0.00	0.00	C32
气管,支气管,肺	Trachea, Bronchus and Lung	466	29.44	97.84	83.54	3.39	9.35	182	20.18	42.08	31.06	1.29	3.57	C33-C34
其他胸腔器官	Other Thoracic Organs	3	0.19	0.63	0.63	0.05	0.05	0	0.00	0.00	0.00	0.00	0.00	C37-C38
骨	Bone	27	1.71	5.67	5.10	0.26	0.48	11	1.22	2.54	1.68	0.08	0.12	C40-C41
皮肤黑色素瘤	Melanoma of Skin	1	0.06	0.21	0.19	0.00	0.05	0	0.00	0.00	0.00	0.00	0.00	C43
乳房	Breast	1	0.06	0.21	0.15	0.01	0.01	114	12.64	26.36	21.82	1.97	2.34	C50
子宫颈	Cervix Uteri	–	–	–	–	–	–	132	14.63	30.52	25.49	2.17	2.81	C53
子宫体及子宫部位不明	Uterus & Unspecified	–	–	–	–	–	–	32	3.55	7.40	6.08	0.54	0.70	C54-C55
卵巢	Ovary	–	–	–	–	–	–	15	1.66	3.47	2.78	0.22	0.25	C56
前列腺	Prostate	38	2.40	7.98	6.19	0.06	0.53	–	–	–	–	–	–	C61
睾丸	Testis	3	0.19	0.63	0.79	0.02	0.06	–	–	–	–	–	–	C62
肾及泌尿系统不明	Kidney & Unspecified Urinary Organs	15	0.95	3.15	2.65	0.20	0.30	9	1.00	2.08	1.88	0.19	0.24	C64-66,68
膀胱	Bladder	26	1.64	5.46	4.77	0.22	0.43	10	1.11	2.31	1.51	0.05	0.09	C67
脑,神经系统	Brain,Central Nervous System	31	1.96	6.51	5.97	0.25	0.67	35	3.88	8.09	6.47	0.35	0.79	C70-C72
甲状腺	Thyroid Gland	9	0.57	1.89	1.55	0.13	0.13	20	2.22	4.62	3.74	0.30	0.34	C73
淋巴瘤	Lymphoma	7	0.44	1.47	1.30	0.06	0.14	3	0.33	0.69	0.59	0.02	0.10	C81-85,88,90,96
白血病	Leukaemia	63	3.98	13.23	13.43	0.74	1.20	41	4.55	9.48	9.16	0.60	0.82	C91-C95
不明及其他恶性肿瘤	All Other Sites and Unspecified	53	3.35	11.13	9.88	0.54	1.01	33	3.66	7.63	5.52	0.30	0.56	A_O
所有部位合计	All Sites	1583	100.00	332.35	287.15	15.22	30.80	902	100.00	208.56	164.35	10.61	18.02	ALL
所有部位除外 C44	All Sites but C44	1567	98.99	328.99	284.30	15.12	30.60	886	98.23	204.86	161.53	10.46	17.70	ALLbC44
死亡 Mortality														
口腔和咽喉(除外鼻咽癌)	Lip,Oral Cavity & Pharynx but Nasopharynx	8	0.68	1.68	1.42	0.08	0.15	0	0.00	0.00	0.00	0.00	0.00	C00-10,C12-14
鼻咽癌	Nasopharynx	43	3.68	9.03	7.90	0.57	0.81	14	2.95	3.24	2.71	0.18	0.25	C11
食管	Oesophagus	41	3.50	8.61	7.43	0.47	0.85	5	1.05	1.16	0.80	0.00	0.08	C15
胃	Stomach	93	7.95	19.53	16.81	0.86	1.87	37	7.81	8.56	6.15	0.23	0.69	C16
结直肠肛门	Colon,Rectum & Anus	70	5.98	14.70	12.57	0.50	1.08	41	8.65	9.48	6.56	0.25	0.62	C18-21
肝脏	Liver	323	27.61	67.81	58.40	3.73	6.50	54	11.39	12.49	9.71	0.53	1.13	C22
胆囊及其他	Gallbladder etc.	0	0.00	0.00	0.00	0.00	0.00	4	0.84	0.92	0.42	0.00	0.00	C23-C24
胰腺	Pancreas	14	1.20	2.94	2.43	0.12	0.22	5	1.05	1.16	0.80	0.03	0.10	C25
喉	Larynx	16	1.37	3.36	3.02	0.14	0.31	1	0.21	0.23	0.18	0.00	0.00	C32
气管,支气管,肺	Trachea, Bronchus and Lung	421	35.98	88.39	75.68	2.82	8.10	149	31.43	34.54	24.48	1.05	2.51	C33-C34
其他胸腔器官	Other Thoracic Organs	3	0.26	0.63	0.53	0.03	0.08	1	0.21	0.23	0.18	0.00	0.04	C37-C38
骨	Bone	25	2.14	5.25	4.92	0.19	0.45	13	2.74	3.01	2.26	0.15	0.20	C40-C41
皮肤黑色素瘤	Melanoma of Skin	1	0.09	0.21	0.19	0.00	0.05	0	0.00	0.00	0.00	0.00	0.00	C43
乳房	Breast	0	0.00	0.00	0.00	0.00	0.00	32	6.75	7.40	6.21	0.60	0.68	C50
子宫颈	Cervix Uteri	–	–	–	–	–	–	44	9.28	10.17	8.34	0.63	0.96	C53
子宫体及子宫部位不明	Uterus & Unspecified	–	–	–	–	–	–	17	3.59	3.93	3.06	0.24	0.33	C54-C55
卵巢	Ovary	–	–	–	–	–	–	8	1.69	1.85	1.44	0.11	0.11	C56
前列腺	Prostate	12	1.03	2.52	2.10	0.00	0.15	–	–	–	–	–	–	C61
睾丸	Testis	0	0.00	0.00	0.00	0.00	0.00	–	–	–	–	–	–	C62
肾及泌尿系统不明	Kidney & Unspecified Urinary Organs	6	0.51	1.26	1.12	0.09	0.13	3	0.63	0.69	0.47	0.02	0.07	C64-66,68
膀胱	Bladder	7	0.60	1.47	1.21	0.03	0.08	4	0.84	0.92	0.62	0.03	0.08	C67
脑,神经系统	Brain,Central Nervous System	31	2.65	6.51	6.27	0.41	0.64	14	2.95	3.24	2.34	0.07	0.20	C70-C72
甲状腺	Thyroid Gland	1	0.09	0.21	0.14	0.00	0.00	2	0.42	0.46	0.44	0.05	0.05	C73
淋巴瘤	Lymphoma	2	0.17	0.42	0.36	0.02	0.06	0	0.00	0.00	0.00	0.00	0.00	C81-85,88,90,96
白血病	Leukaemia	34	2.91	7.14	7.27	0.44	0.54	22	4.64	5.09	4.59	0.32	0.49	C91-C95
不明及其他恶性肿瘤	All Other Sites and Unspecified	19	1.62	3.99	3.44	0.12	0.31	4	0.84	0.92	0.65	0.04	0.04	A_O
所有部位合计	All Sites	1170	100.00	245.64	213.22	10.63	22.38	474	100.00	109.60	82.45	4.54	8.62	ALL
所有部位除外 C44	All Sites but C44	1166	99.66	244.80	212.47	10.58	22.33	474	100.00	109.60	82.45	4.54	8.62	ALLbC44

表 6-3-267　北流市 2014 年癌症发病和死亡主要指标

Table 6-3-267　Incidence and mortality of cancer in Beiliu Shi,2014

部位 Site		男性 Male						女性 Female						ICD-10
		病例数 No. cases	构成 (%)	粗率 Crude rate (1/10⁵)	世标率 ASR world (1/10⁵)	累积率 Cum.rate(%)		病例数 No. cases	构成 (%)	粗率 Crude rate (1/10⁵)	世标率 ASR world (1/10⁵)	累积率 Cum.rate(%)		
						0~64	0~74					0~64	0~74	
发病 Incidence														
口腔和咽喉(除外鼻咽癌)	Lip,Oral Cavity & Pharynx but Nasopharynx	14	0.88	1.81	1.61	0.09	0.19	18	1.45	2.59	2.28	0.17	0.23	C00-10,C12-14
鼻咽癌	Nasopharynx	104	6.52	13.41	12.81	1.09	1.28	43	3.46	6.18	5.25	0.48	0.54	C11
食管	Oesophagus	90	5.65	11.61	12.14	0.50	1.25	98	7.88	14.08	10.73	0.38	1.42	C15
胃	Stomach	131	8.22	16.89	15.84	0.69	1.94	82	6.59	11.78	9.10	0.36	1.06	C16
结直肠肛门	Colon,Rectum & Anus	145	9.10	18.70	17.13	0.98	2.07	135	10.85	19.39	15.75	1.05	1.76	C18-21
肝脏	Liver	352	22.08	45.39	43.47	3.03	4.41	98	7.88	14.08	12.06	0.84	1.39	C22
胆囊及其他	Gallbladder etc.	7	0.44	0.90	0.84	0.07	0.11	12	0.96	1.72	1.39	0.09	0.22	C23-C24
胰腺	Pancreas	18	1.13	2.32	2.05	0.10	0.30	12	0.96	1.72	1.52	0.09	0.21	C25
喉	Larynx	6	0.38	0.77	0.75	0.06	0.06	1	0.08	0.14	0.16	0.00	0.03	C32
气管,支气管,肺	Trachea, Bronchus and Lung	382	23.96	49.26	46.92	2.36	4.82	159	12.78	22.84	18.68	0.94	2.41	C33-C34
其他胸腔器官	Other Thoracic Organs	3	0.19	0.39	0.37	0.03	0.06	3	0.24	0.43	0.41	0.01	0.07	C37-C38
骨	Bone	8	0.50	1.03	0.82	0.04	0.09	7	0.56	1.01	1.16	0.04	0.10	C40-C41
皮肤黑色素瘤	Melanoma of Skin	3	0.19	0.39	0.41	0.04	0.04	0	0.00	0.00	0.00	0.00	0.00	C43
乳房	Breast	1	0.06	0.13	0.12	0.01	0.01	169	13.59	24.27	20.34	1.82	2.02	C50
子宫颈	Cervix Uteri	–	–	–	–	–	–	117	9.41	16.81	14.21	1.17	1.63	C53
子宫体及子宫部位不明	Uterus & Unspecified	–	–	–	–	–	–	64	5.14	9.19	7.82	0.72	0.78	C54-C55
卵巢	Ovary	–	–	–	–	–	–	26	2.09	3.73	3.37	0.24	0.42	C56
前列腺	Prostate	30	1.88	3.87	3.26	0.03	0.33	–	–	–	–	–	–	C61
睾丸	Testis	2	0.13	0.26	0.23	0.01	0.01	–	–	–	–	–	–	C62
肾及泌尿系统不明	Kidney & Unspecified Urinary Organs	15	0.94	1.93	1.67	0.10	0.18	12	0.96	1.72	1.23	0.05	0.15	C64-66,68
膀胱	Bladder	36	2.26	4.64	5.06	0.22	0.48	7	0.56	1.01	0.79	0.04	0.08	C67
脑,神经系统	Brain,Central Nervous System	45	2.82	5.80	5.65	0.39	0.59	29	2.33	4.17	3.73	0.25	0.39	C70-C72
甲状腺	Thyroid Gland	11	0.69	1.42	1.15	0.08	0.12	32	2.57	4.60	4.04	0.32	0.37	C73
淋巴瘤	Lymphoma	27	1.69	3.48	3.29	0.23	0.31	21	1.69	3.02	2.64	0.16	0.26	C81-85,88,90,96
白血病	Leukaemia	40	2.51	5.16	5.28	0.30	0.40	23	1.85	3.30	3.53	0.23	0.29	C91-C95
不明及其他恶性肿瘤	All Other Sites and Unspecified	124	7.78	15.99	15.25	1.00	1.35	76	6.11	10.92	9.39	0.68	0.89	A_O
所有部位合计	All Sites	1594	100.00	205.55	196.11	11.47	20.41	1244	100.00	178.68	149.59	10.14	16.69	ALL
所有部位除外 C44	All Sites but C44	1567	98.31	202.07	192.63	11.35	20.15	1232	99.04	176.96	148.45	10.07	16.62	ALLbC44
死亡 Mortality														
口腔和咽喉(除外鼻咽癌)	Lip,Oral Cavity & Pharynx but Nasopharynx	8	0.61	1.03	0.82	0.02	0.05	10	1.35	1.44	1.16	0.05	0.13	C00-10,C12-14
鼻咽癌	Nasopharynx	43	3.29	5.55	5.61	0.43	0.64	19	2.56	2.73	2.20	0.13	0.25	C11
食管	Oesophagus	96	7.35	12.38	11.83	0.46	1.22	87	11.74	12.50	8.27	0.19	0.90	C15
胃	Stomach	118	9.03	15.22	14.84	0.51	1.51	69	9.31	9.91	7.81	0.33	1.02	C16
结直肠肛门	Colon,Rectum & Anus	72	5.51	9.28	9.26	0.40	0.92	57	7.69	8.19	5.94	0.23	0.65	C18-21
肝脏	Liver	354	27.08	45.65	43.92	3.01	4.66	101	13.63	14.51	12.01	0.76	1.34	C22
胆囊及其他	Gallbladder etc.	6	0.46	0.77	0.75	0.07	0.07	14	1.89	2.01	1.67	0.09	0.24	C23-C24
胰腺	Pancreas	21	1.61	2.71	2.64	0.11	0.32	7	0.94	1.01	0.86	0.03	0.12	C25
喉	Larynx	6	0.46	0.77	0.74	0.03	0.14	0	0.00	0.00	0.00	0.00	0.00	C32
气管,支气管,肺	Trachea, Bronchus and Lung	372	28.46	47.97	47.35	1.99	4.78	157	21.19	22.55	17.11	0.78	2.02	C33-C34
其他胸腔器官	Other Thoracic Organs	3	0.23	0.39	0.37	0.03	0.06	0	0.00	0.00	0.00	0.00	0.00	C37-C38
骨	Bone	8	0.61	1.03	0.91	0.07	0.07	3	0.40	0.43	0.27	0.01	0.01	C40-C41
皮肤黑色素瘤	Melanoma of Skin	2	0.15	0.26	0.49	0.02	0.02	0	0.00	0.00	0.00	0.00	0.00	C43
乳房	Breast	0	0.00	0.00	0.00	0.00	0.00	49	6.61	7.04	5.93	0.49	0.70	C50
子宫颈	Cervix Uteri	–	–	–	–	–	–	38	5.13	5.46	4.55	0.31	0.59	C53
子宫体及子宫部位不明	Uterus & Unspecified	–	–	–	–	–	–	10	1.35	1.44	1.16	0.06	0.19	C54-C55
卵巢	Ovary	–	–	–	–	–	–	12	1.62	1.72	1.56	0.11	0.19	C56
前列腺	Prostate	20	1.53	2.58	2.80	0.02	0.25	–	–	–	–	–	–	C61
睾丸	Testis	2	0.15	0.26	0.36	0.02	0.02	–	–	–	–	–	–	C62
肾及泌尿系统不明	Kidney & Unspecified Urinary Organs	5	0.38	0.64	0.67	0.07	0.10	6	0.81	0.86	0.83	0.09	0.09	C64-66,68
膀胱	Bladder	19	1.45	2.45	2.88	0.10	0.20	7	0.94	1.01	0.81	0.02	0.11	C67
脑,神经系统	Brain,Central Nervous System	40	3.06	5.16	5.30	0.33	0.45	19	2.56	2.73	2.09	0.10	0.22	C70-C72
甲状腺	Thyroid Gland	4	0.31	0.52	0.47	0.02	0.08	6	0.81	0.86	0.72	0.04	0.10	C73
淋巴瘤	Lymphoma	25	1.91	3.22	3.01	0.20	0.35	17	2.29	2.44	2.17	0.13	0.22	C81-85,88,90,96
白血病	Leukaemia	33	2.52	4.26	4.43	0.17	0.31	22	2.97	3.16	3.16	0.20	0.26	C91-C95
不明及其他恶性肿瘤	All Other Sites and Unspecified	50	3.83	6.45	6.19	0.40	0.59	31	4.18	4.45	3.84	0.20	0.47	A_O
所有部位合计	All Sites	1307	100.00	168.54	165.66	8.49	16.82	741	100.00	106.43	84.13	4.36	9.82	ALL
所有部位除外 C44	All Sites but C44	1300	99.46	167.64	164.88	8.45	16.76	736	99.33	105.72	83.60	4.35	9.75	ALLbC44

表 6-3-268 扶绥县 2014 年癌症发病和死亡主要指标
Table 6-3-268 Incidence and mortality of cancer in Fusui Xian, 2014

部位 Site		男性 Male						女性 Female						ICD-10
		病例数 No. cases	构成 (%)	粗率 Crude rate (1/10⁵)	世标率 ASR world (1/10⁵)	累积率 Cum.rate(%)		病例数 No. cases	构成 (%)	粗率 Crude rate (1/10⁵)	世标率 ASR world (1/10⁵)	累积率 Cum.rate(%)		
						0~64	0~74					0~64	0~74	
发病 Incidence														
口腔和咽喉(除外鼻咽癌)	Lip,Oral Cavity & Pharynx but Nasopharynx	7	0.92	2.86	3.09	0.24	0.41	2	0.53	0.93	0.80	0.00	0.20	C00-10,C12-14
鼻咽癌	Nasopharynx	41	5.37	16.76	16.91	1.20	2.16	17	4.49	7.93	7.13	0.69	0.69	C11
食管	Oesophagus	23	3.01	9.40	10.06	0.69	1.39	6	1.58	2.80	2.16	0.00	0.24	C15
胃	Stomach	79	10.35	32.29	34.07	2.42	4.31	29	7.65	13.52	11.80	0.75	1.44	C16
结直肠肛门	Colon,Rectum & Anus	45	5.90	18.39	18.79	1.20	2.30	26	6.86	12.12	10.09	0.57	1.33	C18-21
肝脏	Liver	327	42.86	133.64	131.87	9.97	15.05	87	22.96	40.57	35.41	2.72	3.87	C22
胆囊及其他	Gallbladder etc.	6	0.79	2.45	2.56	0.19	0.27	2	0.53	0.93	0.95	0.07	0.17	C23-C24
胰腺	Pancreas	8	1.05	3.27	3.48	0.13	0.50	3	0.79	1.40	1.27	0.15	0.15	C25
喉	Larynx	6	0.79	2.45	2.15	0.09	0.31	0	0.00	0.00	0.00	0.00	0.00	C32
气管,支气管,肺	Trachea, Bronchus and Lung	118	15.47	48.23	48.53	3.36	6.04	59	15.57	27.51	22.86	1.18	2.73	C33-C34
其他胸腔器官	Other Thoracic Organs	4	0.52	1.63	1.53	0.04	0.23	0	0.00	0.00	0.00	0.00	0.00	C37-C38
骨	Bone	3	0.39	1.23	0.89	0.05	0.05	2	0.53	0.93	0.70	0.05	0.05	C40-C41
皮肤黑色素瘤	Melanoma of Skin	1	0.13	0.41	0.45	0.00	0.11	0	0.00	0.00	0.00	0.00	0.00	C43
乳房	Breast	0	0.00	0.00	0.00	0.00	0.00	38	10.03	17.72	16.73	1.52	1.88	C50
子宫颈	Cervix Uteri	–	–	–	–	–	–	26	6.86	12.12	11.36	0.79	1.46	C53
子宫体及子宫部位不明	Uterus & Unspecified	–	–	–	–	–	–	3	0.79	1.40	1.54	0.16	0.16	C54-C55
卵巢	Ovary	–	–	–	–	–	–	6	1.58	2.80	3.01	0.17	0.33	C56
前列腺	Prostate	8	1.05	3.27	2.94	0.00	0.42	–	–	–	–	–	–	C61
睾丸	Testis	1	0.13	0.41	0.33	0.02	0.02	–	–	–	–	–	–	C62
肾及泌尿系统不明	Kidney & Unspecified Urinary Organs	4	0.52	1.63	1.92	0.23	0.23	1	0.26	0.47	0.55	0.07	0.07	C64-66,68
膀胱	Bladder	8	1.05	3.27	3.37	0.04	0.52	5	1.32	2.33	1.53	0.04	0.13	C67
脑,神经系统	Brain,Central Nervous System	24	3.15	9.81	10.22	0.61	1.22	24	6.33	11.19	10.69	0.63	1.34	C70-C72
甲状腺	Thyroid Gland	4	0.52	1.63	1.67	0.02	0.19	11	2.90	5.13	4.59	0.44	0.44	C73
淋巴瘤	Lymphoma	8	1.05	3.27	3.61	0.32	0.40	9	2.37	4.20	4.54	0.40	0.56	C81-85,88,90,96
白血病	Leukaemia	7	0.92	2.86	3.32	0.17	0.25	5	1.32	2.33	2.96	0.14	0.24	C91-C95
不明及其他恶性肿瘤	All Other Sites and Unspecified	31	4.06	12.67	11.44	0.60	1.33	18	4.75	8.39	6.50	0.28	0.73	A_O
所有部位合计	All Sites	763	100.00	311.83	313.21	21.57	37.71	379	100.00	176.74	157.16	10.81	18.17	ALL
所有部位除外 C44	All Sites but C44	757	99.21	309.38	311.23	21.46	37.49	374	98.68	174.41	155.72	10.78	18.06	ALLbC44
死亡 Mortality														
口腔和咽喉(除外鼻咽癌)	Lip,Oral Cavity & Pharynx but Nasopharynx	4	0.68	1.63	1.63	0.16	0.16	2	1.00	0.93	0.58	0.05	0.05	C00-10,C12-14
鼻咽癌	Nasopharynx	37	6.31	15.12	14.74	1.28	1.76	7	3.48	3.26	3.03	0.30	0.38	C11
食管	Oesophagus	16	2.73	6.54	7.66	0.54	1.10	2	1.00	0.93	0.56	0.00	0.10	C15
胃	Stomach	64	10.92	26.16	26.49	1.43	3.56	19	9.45	8.86	7.13	0.42	0.80	C16
结直肠肛门	Colon,Rectum & Anus	26	4.44	10.63	10.80	0.36	1.57	18	8.96	8.39	6.21	0.28	0.64	C18-21
肝脏	Liver	270	46.08	110.35	107.55	8.23	12.26	60	29.85	27.98	22.27	1.21	2.55	C22
胆囊及其他	Gallbladder etc.	4	0.68	1.63	1.63	0.11	0.11	3	1.49	1.40	1.22	0.07	0.17	C23-C24
胰腺	Pancreas	4	0.68	1.63	1.79	0.07	0.24	0	0.00	0.00	0.00	0.00	0.00	C25
喉	Larynx	6	1.02	2.45	2.11	0.04	0.37	0	0.00	0.00	0.00	0.00	0.00	C32
气管,支气管,肺	Trachea, Bronchus and Lung	95	16.21	38.83	38.60	2.48	4.65	25	12.44	11.66	9.77	0.40	1.43	C33-C34
其他胸腔器官	Other Thoracic Organs	3	0.51	1.23	1.08	0.04	0.12	0	0.00	0.00	0.00	0.00	0.00	C37-C38
骨	Bone	3	0.51	1.23	0.89	0.05	0.05	1	0.50	0.47	0.55	0.05	0.05	C40-C41
皮肤黑色素瘤	Melanoma of Skin	2	0.34	0.82	0.86	0.07	0.07	1	0.50	0.47	0.57	0.07	0.07	C43
乳房	Breast	1	0.17	0.41	0.45	0.00	0.11	17	8.46	7.93	8.24	0.65	0.99	C50
子宫颈	Cervix Uteri	–	–	–	–	–	–	9	4.48	4.20	3.34	0.12	0.50	C53
子宫体及子宫部位不明	Uterus & Unspecified	–	–	–	–	–	–	2	1.00	0.93	0.71	0.04	0.04	C54-C55
卵巢	Ovary	–	–	–	–	–	–	3	1.49	1.40	1.58	0.09	0.17	C56
前列腺	Prostate	6	1.02	2.45	2.41	0.04	0.32	–	–	–	–	–	–	C61
睾丸	Testis	0	0.00	0.00	0.00	0.00	0.00	–	–	–	–	–	–	C62
肾及泌尿系统不明	Kidney & Unspecified Urinary Organs	5	0.85	2.04	2.43	0.23	0.32	0	0.00	0.00	0.00	0.00	0.00	C64-66,68
膀胱	Bladder	0	0.00	0.00	0.00	0.00	0.00	1	0.50	0.47	0.18	0.00	0.00	C67
脑,神经系统	Brain,Central Nervous System	7	1.19	2.86	3.03	0.18	0.29	8	3.98	3.73	3.51	0.16	0.42	C70-C72
甲状腺	Thyroid Gland	0	0.00	0.00	0.00	0.00	0.00	3	1.49	1.40	1.24	0.00	0.16	C73
淋巴瘤	Lymphoma	11	1.88	4.50	4.22	0.31	0.40	5	2.49	2.33	1.88	0.08	0.16	C81-85,88,90,96
白血病	Leukaemia	5	0.85	2.04	2.10	0.09	0.18	2	1.00	0.93	1.10	0.08	0.08	C91-C95
不明及其他恶性肿瘤	All Other Sites and Unspecified	17	2.90	6.95	6.41	0.26	0.60	13	6.47	6.06	4.86	0.21	0.67	A_O
所有部位合计	All Sites	586	100.00	239.49	236.89	15.96	28.24	201	100.00	93.73	78.51	4.27	9.44	ALL
所有部位除外 C44	All Sites but C44	584	99.66	238.68	236.17	15.91	28.19	199	99.00	92.80	77.93	4.27	9.34	ALLbC44

表 6-3-269　琼海市 2014 年癌症发病和死亡主要指标
Table 6-3-269　Incidence and mortality of cancer in Qionghai Shi, 2014

部位 Site		男性 Male						女性 Female						ICD-10
		病例数 No. cases	构成 (%)	粗率 Crude rate (1/10⁵)	世标率 ASR world (1/10⁵)	累积率 Cum.rate(%) 0~64	0~74	病例数 No. cases	构成 (%)	粗率 Crude rate (1/10⁵)	世标率 ASR world (1/10⁵)	累积率 Cum.rate(%) 0~64	0~74	
发病 Incidence														
口腔和咽喉(除外鼻咽癌)	Lip,Oral Cavity & Pharynx but Nasopharynx	17	2.69	6.43	5.11	0.39	0.61	1	0.26	0.42	0.31	0.04	0.04	C00-10,C12-14
鼻咽癌	Nasopharynx	23	3.64	8.70	7.42	0.49	0.88	8	2.11	3.36	3.09	0.33	0.33	C11
食管	Oesophagus	8	1.27	3.03	2.97	0.08	0.16	3	0.79	1.26	0.66	0.03	0.03	C15
胃	Stomach	50	7.91	18.91	17.17	0.76	1.96	23	6.07	9.65	6.77	0.39	0.67	C16
结直肠肛门	Colon,Rectum & Anus	74	11.71	27.99	26.66	1.12	2.75	55	14.51	23.08	16.44	0.95	1.64	C18-21
肝脏	Liver	131	20.73	49.56	43.03	2.94	5.06	39	10.29	16.36	11.93	0.70	0.93	C22
胆囊及其他	Gallbladder etc.	2	0.32	0.76	0.49	0.00	0.07	1	0.26	0.42	0.38	0.02	0.02	C23-C24
胰腺	Pancreas	7	1.11	2.65	1.89	0.05	0.26	5	1.32	2.10	1.67	0.12	0.12	C25
喉	Larynx	8	1.27	3.03	2.80	0.05	0.36	2	0.53	0.84	0.61	0.06	0.06	C32
气管,支气管,肺	Trachea, Bronchus and Lung	157	24.84	59.39	52.84	2.20	5.30	51	13.46	21.40	16.71	0.74	1.74	C33-C34
其他胸腔器官	Other Thoracic Organs	7	1.11	2.65	2.79	0.28	0.36	1	0.26	0.42	0.35	0.00	0.00	C37-C38
骨	Bone	7	1.11	2.65	2.28	0.17	0.25	1	0.26	0.42	0.27	0.00	0.07	C40-C41
皮肤黑色素瘤	Melanoma of Skin	2	0.32	0.76	0.55	0.00	0.14	0	0.00	0.00	0.00	0.00	0.00	C43
乳房	Breast	0	0.00	0.00	0.00	0.00	0.00	66	17.41	27.69	22.55	1.93	2.38	C50
子宫颈	Cervix Uteri	–	–	–	–	–	–	33	8.71	13.85	10.96	0.95	1.17	C53
子宫体及子宫部位不明	Uterus & Unspecified	–	–	–	–	–	–	18	4.75	7.55	5.96	0.58	0.65	C54-C55
卵巢	Ovary	–	–	–	–	–	–	15	3.96	6.29	5.19	0.39	0.47	C56
前列腺	Prostate	25	3.96	9.46	9.04	0.21	0.58	–	–	–	–	–	–	C61
睾丸	Testis	4	0.63	1.51	1.28	0.11	0.11	–	–	–	–	–	–	C62
肾及泌尿系统不明	Kidney & Unspecified Urinary Organs	11	1.74	4.16	4.12	0.14	0.54	1	0.26	0.42	0.50	0.06	0.06	C64-66,68
膀胱	Bladder	25	3.96	9.46	8.11	0.34	0.77	1	0.26	0.42	0.18	0.00	0.00	C67
脑,神经系统	Brain,Central Nervous System	35	5.54	13.24	11.79	0.79	1.17	14	3.69	5.87	5.33	0.39	0.46	C70-C72
甲状腺	Thyroid Gland	3	0.47	1.13	1.19	0.05	0.13	11	2.90	4.62	3.77	0.29	0.29	C73
淋巴瘤	Lymphoma	5	0.79	1.89	1.76	0.05	0.21	6	1.58	2.52	2.27	0.25	0.25	C81-85,88,90,96
白血病	Leukaemia	11	1.74	4.16	3.93	0.19	0.33	12	3.17	5.04	4.65	0.34	0.49	C91 C95
不明及其他恶性肿瘤	All Other Sites and Unspecified	20	3.16	7.57	7.30	0.29	0.74	12	3.17	5.04	3.96	0.21	0.51	A_O
所有部位合计	All Sites	632	100.00	239.08	214.50	10.71	22.76	379	100.00	159.03	124.51	8.79	12.41	ALL
所有部位除外 C44	All Sites but C44	630	99.68	238.32	213.41	10.71	22.76	376	99.21	157.77	123.52	8.73	12.35	ALLbC44
死亡 Mortality														
口腔和咽喉(除外鼻咽癌)	Lip,Oral Cavity & Pharynx but Nasopharynx	7	1.51	2.65	2.17	0.15	0.23	1	0.38	0.42	0.50	0.00	0.08	C00-10,C12-14
鼻咽癌	Nasopharynx	22	4.75	8.32	6.33	0.45	0.67	5	1.91	2.10	2.21	0.25	0.25	C11
食管	Oesophagus	8	1.73	3.03	2.72	0.10	0.33	4	1.53	1.68	0.86	0.00	0.00	C15
胃	Stomach	44	9.50	16.64	15.70	0.47	1.21	27	10.31	11.33	7.61	0.38	0.58	C16
结直肠肛门	Colon,Rectum & Anus	41	8.86	15.51	14.25	0.44	1.21	36	13.74	15.11	10.18	0.47	0.84	C18-21
肝脏	Liver	121	26.13	45.77	39.89	2.63	4.46	35	13.36	14.69	10.37	0.40	1.06	C22
胆囊及其他	Gallbladder etc.	2	0.43	0.76	0.52	0.03	0.03	3	1.15	1.26	1.23	0.02	0.11	C23-C24
胰腺	Pancreas	7	1.51	2.65	2.14	0.00	0.30	2	0.76	0.84	0.65	0.03	0.03	C25
喉	Larynx	7	1.51	2.65	2.17	0.00	0.30	1	0.38	0.42	0.31	0.03	0.03	C32
气管,支气管,肺	Trachea, Bronchus and Lung	115	24.84	43.50	39.45	1.54	4.30	35	13.36	14.69	9.96	0.45	0.87	C33-C34
其他胸腔器官	Other Thoracic Organs	5	1.08	1.89	2.09	0.20	0.28	1	0.38	0.42	0.35	0.00	0.00	C37-C38
骨	Bone	8	1.73	3.03	2.86	0.20	0.36	8	3.05	3.36	2.57	0.16	0.36	C40-C41
皮肤黑色素瘤	Melanoma of Skin	0	0.00	0.00	0.00	0.00	0.00	0	0.00	0.00	0.00	0.00	0.00	C43
乳房	Breast	1	0.22	0.38	0.31	0.03	0.03	30	11.45	12.59	10.60	0.82	1.15	C50
子宫颈	Cervix Uteri	–	–	–	–	–	–	19	7.25	7.97	6.06	0.54	0.61	C53
子宫体及子宫部位不明	Uterus & Unspecified	–	–	–	–	–	–	12	4.58	5.04	3.71	0.13	0.45	C54-C55
卵巢	Ovary	–	–	–	–	–	–	10	3.82	4.20	3.56	0.10	0.48	C56
前列腺	Prostate	12	2.59	4.54	3.56	0.05	0.12	–	–	–	–	–	–	C61
睾丸	Testis	0	0.00	0.00	0.00	0.00	0.00	–	–	–	–	–	–	C62
肾及泌尿系统不明	Kidney & Unspecified Urinary Organs	3	0.65	1.13	1.37	0.03	0.03	1	0.38	0.42	0.35	0.00	0.00	C64-66,68
膀胱	Bladder	9	1.94	3.40	3.92	0.08	0.15	1	0.38	0.42	0.27	0.02	0.02	C67
脑,神经系统	Brain,Central Nervous System	19	4.10	7.19	6.95	0.46	0.61	8	3.05	3.36	3.03	0.17	0.25	C70-C72
甲状腺	Thyroid Gland	1	0.22	0.38	0.26	0.02	0.02	2	0.76	0.84	0.61	0.08	0.08	C73
淋巴瘤	Lymphoma	3	0.65	1.13	0.93	0.07	0.07	2	0.76	0.84	0.68	0.00	0.08	C81-85,88,90,96
白血病	Leukaemia	9	1.94	3.40	3.33	0.27	0.35	7	2.67	2.94	2.22	0.14	0.22	C91-C95
不明及其他恶性肿瘤	All Other Sites and Unspecified	19	4.10	7.19	5.08	0.24	0.38	12	4.58	5.04	4.43	0.26	0.43	A_O
所有部位合计	All Sites	463	100.00	175.15	156.01	7.46	15.43	262	100.00	109.94	82.34	4.43	7.96	ALL
所有部位除外 C44	All Sites but C44	460	99.35	174.01	155.38	7.46	15.43	260	99.24	109.10	81.50	4.37	7.90	ALLbC44

表 6-3-270　昌江黎族自治县 2014 年癌症发病和死亡主要指标
Table 6-3-270　Incidence and mortality of cancer in Changjiang Lizu Zizhixian, 2014

部位 Site		男性 Male						女性 Female						ICD-10
		病例数 No. cases	构成 (%)	粗率 Crude rate (1/10⁵)	世标率 ASR world (1/10⁵)	Cum.rate(%) 0~64	0~74	病例数 No. cases	构成 (%)	粗率 Crude rate (1/10⁵)	世标率 ASR world (1/10⁵)	Cum.rate(%) 0~64	0~74	
发病 Incidence														
口腔和咽喉(除外鼻咽癌)	Lip,Oral Cavity & Pharynx but Nasopharynx	8	2.33	6.62	6.74	0.46	0.88	5	2.54	4.68	3.66	0.20	0.39	C00–10,C12–14
鼻咽癌	Nasopharynx	12	3.50	9.93	9.06	0.71	0.92	8	4.06	7.49	5.99	0.63	0.63	C11
食管	Oesophagus	21	6.12	17.38	15.96	0.70	1.97	5	2.54	4.68	4.09	0.13	0.67	C15
胃	Stomach	27	7.87	22.35	21.43	1.12	2.41	13	6.60	12.16	9.47	0.85	0.85	C16
结直肠肛门	Colon,Rectum & Anus	24	7.00	19.86	19.07	1.31	2.37	18	9.14	16.84	13.54	0.67	1.40	C18–21
肝脏	Liver	96	27.99	79.45	71.91	4.70	8.35	19	9.64	17.78	15.98	0.80	2.07	C22
胆囊及其他	Gallbladder etc.	4	1.17	3.31	3.78	0.00	0.44	1	0.51	0.94	0.83	0.10	0.10	C23–C24
胰腺	Pancreas	6	1.75	4.97	4.32	0.04	0.46	6	3.05	5.61	4.99	0.35	0.71	C25
喉	Larynx	3	0.87	2.48	2.58	0.12	0.34	0	0.00	0.00	0.00	0.00	0.00	C32
气管,支气管,肺	Trachea, Bronchus and Lung	71	20.70	58.76	60.16	2.70	6.79	21	10.66	19.65	13.82	0.72	1.26	C33–C34
其他胸腔器官	Other Thoracic Organs	1	0.29	0.83	1.51	0.08	0.08	0	0.00	0.00	0.00	0.00	0.00	C37–C38
骨	Bone	3	0.87	2.48	3.79	0.28	0.28	1	0.51	0.94	0.59	0.00	0.00	C40–C41
皮肤黑色素瘤	Melanoma of Skin	2	0.58	1.66	1.84	0.23	0.23	1	0.51	0.94	0.65	0.05	0.05	C43
乳房	Breast	1	0.29	0.83	1.31	0.00	0.22	41	20.81	38.36	32.36	2.62	3.53	C50
子宫颈	Cervix Uteri	–	–	–	–	–	–	10	5.08	9.36	6.68	0.43	0.61	C53
子宫体及子宫部位不明	Uterus & Unspecified	–	–	–	–	–	–	2	1.02	1.87	1.49	0.09	0.09	C54–C55
卵巢	Ovary	–	–	–	–	–	–	9	4.57	8.42	7.58	0.59	0.77	C56
前列腺	Prostate	5	1.46	4.14	3.14	0.00	0.21	–	–	–	–	–	–	C61
睾丸	Testis	0	0.00	0.00	0.00	0.00	0.00	–	–	–	–	–	–	C62
肾及泌尿系统不明	Kidney & Unspecified Urinary Organs	3	0.87	2.48	3.36	0.10	0.31	0	0.00	0.00	0.00	0.00	0.00	C64–66,68
膀胱	Bladder	6	1.75	4.97	4.63	0.12	0.34	1	0.51	0.94	0.54	0.00	0.00	C67
脑,神经系统	Brain,Central Nervous System	13	3.79	10.76	10.44	0.73	1.37	8	4.06	7.49	8.64	0.38	0.74	C70–C72
甲状腺	Thyroid Gland	7	2.04	5.79	6.57	0.53	0.53	11	5.58	10.29	8.34	0.53	0.71	C73
淋巴瘤	Lymphoma	11	3.21	9.10	9.32	0.46	1.10	6	3.05	5.61	4.63	0.24	0.60	C81–85,88,90,96
白血病	Leukaemia	4	1.17	3.31	3.71	0.23	0.45	4	2.03	3.74	6.40	0.23	0.41	C91–C95
不明及其他恶性肿瘤	All Other Sites and Unspecified	15	4.37	12.41	11.24	0.42	1.07	7	3.55	6.55	5.39	0.44	0.44	A_O
所有部位合计	All Sites	343	100.00	283.88	275.87	15.03	31.10	197	100.00	184.33	155.66	10.06	16.04	ALL
所有部位除外 C44	All Sites but C44	339	98.83	280.57	272.60	14.99	30.84	195	98.98	182.45	154.17	9.96	15.95	ALLbC44
死亡 Mortality														
口腔和咽喉(除外鼻咽癌)	Lip,Oral Cavity & Pharynx but Nasopharynx	3	1.63	2.48	2.31	0.08	0.30	0	0.00	0.00	0.00	0.00	0.00	C00–10,C12–14
鼻咽癌	Nasopharynx	6	3.26	4.97	4.47	0.34	0.56	3	3.03	2.81	1.98	0.13	0.13	C11
食管	Oesophagus	9	4.89	7.45	6.98	0.47	0.90	3	3.03	2.81	2.03	0.04	0.23	C15
胃	Stomach	21	11.41	17.38	16.46	0.94	1.80	9	9.09	8.42	6.22	0.39	0.75	C16
结直肠肛门	Colon,Rectum & Anus	9	4.89	7.45	7.10	0.54	0.54	10	10.10	9.36	6.87	0.28	0.82	C18–21
肝脏	Liver	61	33.15	50.49	46.23	3.27	5.63	19	19.19	17.78	13.33	0.81	1.17	C22
胆囊及其他	Gallbladder etc.	1	0.54	0.83	1.03	0.13	0.13	1	1.01	0.94	0.51	0.04	0.04	C23–C24
胰腺	Pancreas	6	3.26	4.97	5.90	0.00	0.86	5	5.05	4.68	4.09	0.33	0.50	C25
喉	Larynx	1	0.54	0.83	1.31	0.00	0.22	0	0.00	0.00	0.00	0.00	0.00	C32
气管,支气管,肺	Trachea, Bronchus and Lung	43	23.37	35.59	35.49	1.20	3.76	21	21.21	19.65	13.07	0.38	1.11	C33–C34
其他胸腔器官	Other Thoracic Organs	0	0.00	0.00	0.00	0.00	0.00	0	0.00	0.00	0.00	0.00	0.00	C37–C38
骨	Bone	1	0.54	0.83	0.80	0.05	0.05	1	1.01	0.94	0.89	0.06	0.06	C40–C41
皮肤黑色素瘤	Melanoma of Skin	0	0.00	0.00	0.00	0.00	0.00	0	0.00	0.00	0.00	0.00	0.00	C43
乳房	Breast	0	0.00	0.00	0.00	0.00	0.00	9	9.09	8.42	5.75	0.43	0.43	C50
子宫颈	Cervix Uteri	–	–	–	–	–	–	3	3.03	2.81	2.07	0.09	0.09	C53
子宫体及子宫部位不明	Uterus & Unspecified	–	–	–	–	–	–	1	1.01	0.94	0.95	0.09	0.09	C54–C55
卵巢	Ovary	–	–	–	–	–	–	0	0.00	0.00	0.00	0.00	0.00	C56
前列腺	Prostate	1	0.54	0.83	1.03	0.13	0.13	–	–	–	–	–	–	C61
睾丸	Testis	0	0.00	0.00	0.00	0.00	0.00	–	–	–	–	–	–	C62
肾及泌尿系统不明	Kidney & Unspecified Urinary Organs	3	1.63	2.48	1.98	0.00	0.21	0	0.00	0.00	0.00	0.00	0.00	C64–66,68
膀胱	Bladder	1	0.54	0.83	0.88	0.00	0.00	1	1.01	0.94	0.72	0.00	0.18	C67
脑,神经系统	Brain,Central Nervous System	5	2.72	4.14	5.03	0.44	0.44	2	2.02	1.87	2.35	0.17	0.17	C70–C72
甲状腺	Thyroid Gland	0	0.00	0.00	0.00	0.00	0.00	2	2.02	1.87	1.37	0.09	0.09	C73
淋巴瘤	Lymphoma	8	4.35	6.62	7.52	0.29	0.93	2	2.02	1.87	1.20	0.05	0.05	C81–85,88,90,96
白血病	Leukaemia	2	1.09	1.66	2.10	0.08	0.30	4	4.04	3.74	4.89	0.20	0.38	C91–C95
不明及其他恶性肿瘤	All Other Sites and Unspecified	3	1.63	2.48	3.43	0.10	0.54	3	3.03	2.81	2.18	0.13	0.13	A_O
所有部位合计	All Sites	184	100.00	152.29	150.06	8.06	17.30	99	100.00	92.63	70.47	3.73	6.44	ALL
所有部位除外 C44	All Sites but C44	184	100.00	152.29	150.06	8.06	17.30	98	98.99	91.70	69.88	3.73	6.44	ALLbC44

表 6-3-271 陵水黎族自治县 2014 年癌症发病和死亡主要指标
Table 6-3-271　Incidence and mortality of cancer in Lingshui Lizu Zizhixian, 2014

部位 Site		男性 Male						女性 Female						ICD-10
		病例数 No. cases	构成 (%)	粗率 Crude rate (1/10⁵)	世标率 ASR world (1/10⁵)	累积率 Cum.rate(%)		病例数 No. cases	构成 (%)	粗率 Crude rate (1/10⁵)	世标率 ASR world (1/10⁵)	累积率 Cum.rate(%)		
						0~64	0~74					0~64	0~74	
发病 Incidence														
口腔和咽喉(除外鼻咽癌)	Lip,Oral Cavity & Pharynx but Nasopharynx	26	6.02	13.44	11.36	0.95	1.12	8	3.40	4.52	3.88	0.38	0.38	C00-10,C12-14
鼻咽癌	Nasopharynx	25	5.79	12.93	11.92	1.07	1.39	8	3.40	4.52	3.69	0.37	0.37	C11
食管	Oesophagus	36	8.33	18.61	17.70	1.22	2.25	5	2.13	2.82	1.89	0.14	0.14	C15
胃	Stomach	48	11.11	24.82	25.09	1.52	3.49	10	4.26	5.65	5.02	0.38	0.65	C16
结直肠肛门	Colon,Rectum & Anus	19	4.40	9.82	8.77	0.57	0.89	15	6.38	8.47	7.60	0.54	1.03	C18-21
肝脏	Liver	116	26.85	59.97	56.00	3.99	6.77	23	9.79	12.99	11.37	0.62	1.56	C22
胆囊及其他	Gallbladder etc.	0	0.00	0.00	0.00	0.00	0.00	0	0.00	0.00	0.00	0.00	0.00	C23-C24
胰腺	Pancreas	2	0.46	1.03	1.09	0.06	0.22	3	1.28	1.69	1.49	0.10	0.23	C25
喉	Larynx	25	5.79	12.93	11.88	0.93	1.36	0	0.00	0.00	0.00	0.00	0.00	C32
气管,支气管,肺	Trachea, Bronchus and Lung	57	13.19	29.47	29.71	1.30	4.19	28	11.91	15.81	13.66	0.84	1.95	C33-C34
其他胸腔器官	Other Thoracic Organs	1	0.23	0.52	0.59	0.07	0.07	1	0.43	0.56	0.50	0.04	0.04	C37-C38
骨	Bone	3	0.69	1.55	1.68	0.15	0.15	0	0.00	0.00	0.00	0.00	0.00	C40-C41
皮肤黑色素瘤	Melanoma of Skin	0	0.00	0.00	0.00	0.00	0.00	1	0.43	0.56	0.26	0.00	0.00	C43
乳房	Breast	0	0.00	0.00	0.00	0.00	0.00	49	20.85	27.67	23.73	2.01	2.36	C50
子宫颈	Cervix Uteri	–	–	–	–	–	–	19	8.09	10.73	9.54	0.77	0.98	C53
子宫体及子宫部位不明	Uterus & Unspecified	–	–	–	–	–	–	7	2.98	3.95	3.27	0.28	0.38	C54-C55
卵巢	Ovary	–	–	–	–	–	–	5	2.13	2.82	2.33	0.24	0.24	C56
前列腺	Prostate	10	2.31	5.17	4.93	0.20	0.53	–	–	–	–	–	–	C61
睾丸	Testis	2	0.46	1.03	1.17	0.06	0.06	–	–	–	–	–	–	C62
肾及泌尿系统不明	Kidney & Unspecified Urinary Organs	4	0.93	2.07	1.85	0.09	0.20	1	0.43	0.56	0.54	0.00	0.14	C64-66,68
膀胱	Bladder	7	1.62	3.62	3.42	0.16	0.38	1	0.43	0.56	0.45	0.06	0.06	C67
脑,神经系统	Brain,Central Nervous System	17	3.94	8.79	7.82	0.62	0.62	13	5.53	7.34	5.91	0.37	0.78	C70-C72
甲状腺	Thyroid Gland	2	0.46	1.03	0.87	0.08	0.08	18	7.66	10.16	8.44	0.66	0.77	C73
淋巴瘤	Lymphoma	12	2.78	6.20	6.98	0.40	0.73	6	2.55	3.39	3.59	0.24	0.24	C81-85,88,90,96
白血病	Leukaemia	9	2.08	4.65	5.39	0.27	0.43	6	2.55	3.39	2.88	0.16	0.27	C91-C95
不明及其他恶性肿瘤	All Other Sites and Unspecified	11	2.55	5.69	5.38	0.39	0.61	8	3.40	4.52	4.11	0.36	0.47	A_O
所有部位合计	All Sites	432	100.00	223.35	213.61	14.10	25.53	235	100.00	132.71	114.13	8.57	13.03	ALL
所有部位除外 C44	All Sites but C44	429	99.31	221.80	212.28	13.99	25.42	230	97.87	129.88	111.67	8.42	12.77	ALLbC44
死亡 Mortality														
口腔和咽喉(除外鼻咽癌)	Lip,Oral Cavity & Pharynx but Nasopharynx	9	4.29	4.65	3.72	0.30	0.30	2	2.33	1.13	1.00	0.12	0.12	C00-10,C12-14
鼻咽癌	Nasopharynx	7	3.33	3.62	3.46	0.38	0.38	2	2.33	1.13	1.01	0.08	0.08	C11
食管	Oesophagus	9	4.29	4.65	4.63	0.36	0.68	2	2.33	1.13	0.52	0.00	0.00	C15
胃	Stomach	24	11.43	12.41	12.05	0.66	1.79	8	9.30	4.52	4.09	0.26	0.63	C16
结直肠肛门	Colon,Rectum & Anus	5	2.38	2.59	2.98	0.13	0.56	3	3.49	1.69	1.13	0.10	0.10	C18-21
肝脏	Liver	87	41.43	44.98	42.07	2.87	4.99	24	27.91	13.55	9.67	0.60	0.95	C22
胆囊及其他	Gallbladder etc.	0	0.00	0.00	0.00	0.00	0.00	0	0.00	0.00	0.00	0.00	0.00	C23-C24
胰腺	Pancreas	0	0.00	0.00	0.00	0.00	0.00	2	2.33	1.13	0.99	0.06	0.19	C25
喉	Larynx	17	8.10	8.79	7.40	0.58	0.69	5	5.81	2.82	1.97	0.15	0.15	C32
气管,支气管,肺	Trachea, Bronchus and Lung	35	16.67	18.10	17.54	1.22	2.19	14	16.28	7.91	4.76	0.13	0.34	C33-C34
其他胸腔器官	Other Thoracic Organs	1	0.48	0.52	0.59	0.07	0.07	0	0.00	0.00	0.00	0.00	0.00	C37-C38
骨	Bone	1	0.48	0.52	0.44	0.06	0.06	0	0.00	0.00	0.00	0.00	0.00	C40-C41
皮肤黑色素瘤	Melanoma of Skin	0	0.00	0.00	0.00	0.00	0.00	0	0.00	0.00	0.00	0.00	0.00	C43
乳房	Breast	0	0.00	0.00	0.00	0.00	0.00	6	6.98	3.39	2.91	0.27	0.27	C50
子宫颈	Cervix Uteri	–	–	–	–	–	–	3	3.49	1.69	1.48	0.14	0.14	C53
子宫体及子宫部位不明	Uterus & Unspecified	–	–	–	–	–	–	4	4.65	2.26	1.81	0.19	0.19	C54-C55
卵巢	Ovary	–	–	–	–	–	–	1	1.16	0.56	0.50	0.04	0.04	C56
前列腺	Prostate	1	0.48	0.52	0.65	0.00	0.16	–	–	–	–	–	–	C61
睾丸	Testis	1	0.48	0.52	0.74	0.03	0.03	–	–	–	–	–	–	C62
肾及泌尿系统不明	Kidney & Unspecified Urinary Organs	0	0.00	0.00	0.00	0.00	0.00	0	0.00	0.00	0.00	0.00	0.00	C64-66,68
膀胱	Bladder	0	0.00	0.00	0.00	0.00	0.00	0	0.00	0.00	0.00	0.00	0.00	C67
脑,神经系统	Brain,Central Nervous System	3	1.43	1.55	1.22	0.08	0.08	4	4.65	2.26	1.71	0.10	0.24	C70-C72
甲状腺	Thyroid Gland	1	0.48	0.52	0.44	0.06	0.06	1	1.16	0.56	0.46	0.05	0.05	C73
淋巴瘤	Lymphoma	5	2.38	2.59	2.40	0.17	0.28	0	0.00	0.00	0.00	0.00	0.00	C81-85,88,90,96
白血病	Leukaemia	0	0.00	0.00	0.00	0.00	0.00	3	3.49	1.69	1.87	0.08	0.08	C91-C95
不明及其他恶性肿瘤	All Other Sites and Unspecified	4	1.90	2.07	1.79	0.15	0.15	2	2.33	1.13	0.44	0.00	0.00	A_O
所有部位合计	All Sites	210	100.00	108.57	102.11	7.10	12.48	86	100.00	48.56	36.31	2.38	3.59	ALL
所有部位除外 C44	All Sites but C44	207	98.57	107.02	100.75	6.99	12.37	85	98.84	48.00	36.09	2.38	3.59	ALLbC44

表 6-3-272　重庆市渝中区 2014 年癌症发病和死亡主要指标

Table 6-3-272　Incidence and mortality of cancer in Yuzhong Qu, Chongqing Shi, 2014

部位 Site		男性 Male						女性 Female						ICD-10
		病例数 No. cases	构成 (%)	粗率 Crude rate (1/10⁵)	世标率 ASR world (1/10⁵)	累积率 Cum.rate(%)		病例数 No. cases	构成 (%)	粗率 Crude rate (1/10⁵)	世标率 ASR world (1/10⁵)	累积率 Cum.rate(%)		
						0~64	0~74					0~64	0~74	
发病 Incidence														
口腔和咽喉(除外鼻咽癌)	Lip,Oral Cavity & Pharynx but Nasopharynx	21	1.83	6.56	4.01	0.35	0.43	9	1.04	2.77	2.02	0.21	0.21	C00-10,C12-14
鼻咽癌	Nasopharynx	18	1.57	5.62	4.13	0.35	0.46	7	0.81	2.15	1.41	0.14	0.14	C11
食管	Oesophagus	40	3.48	12.50	8.71	0.42	1.17	11	1.27	3.38	1.52	0.02	0.14	C15
胃	Stomach	66	5.74	20.62	15.30	0.99	1.95	32	3.70	9.84	5.86	0.43	0.67	C16
结直肠肛门	Colon,Rectum & Anus	140	12.17	43.74	31.99	1.64	4.36	97	11.20	29.83	18.29	0.94	2.28	C18-21
肝脏	Liver	126	10.96	39.36	26.87	1.86	3.00	36	4.16	11.07	6.65	0.33	0.69	C22
胆囊及其他	Gallbladder etc.	13	1.13	4.06	2.71	0.19	0.33	15	1.73	4.61	2.62	0.03	0.32	C23-C24
胰腺	Pancreas	32	2.78	10.00	6.77	0.19	0.75	20	2.31	6.15	3.08	0.14	0.33	C25
喉	Larynx	17	1.48	5.31	3.93	0.10	0.49	2	0.23	0.62	0.56	0.04	0.10	C32
气管,支气管,肺	Trachea, Bronchus and Lung	324	28.17	101.22	76.26	3.78	10.06	134	15.47	41.21	24.74	1.10	3.09	C33-C34
其他胸腔器官	Other Thoracic Organs	4	0.35	1.25	1.14	0.08	0.16	3	0.35	0.92	0.56	0.04	0.04	C37-C38
骨	Bone	3	0.26	0.94	0.77	0.03	0.12	4	0.46	1.23	0.97	0.07	0.14	C40-C41
皮肤黑色素瘤	Melanoma of Skin	2	0.17	0.62	0.32	0.02	0.02	2	0.23	0.62	0.56	0.06	0.06	C43
乳房	Breast	2	0.17	0.62	0.41	0.05	0.05	172	19.86	52.90	36.53	2.95	3.94	C50
子宫颈	Cervix Uteri	-	-	-	-	-	-	49	5.66	15.07	9.99	0.73	1.15	C53
子宫体及子宫部位不明	Uterus & Unspecified	-	-	-	-	-	-	20	2.31	6.15	4.73	0.42	0.60	C54-C55
卵巢	Ovary	-	-	-	-	-	-	22	2.54	6.77	4.57	0.40	0.53	C56
前列腺	Prostate	69	6.00	21.56	14.02	0.19	1.59	-	-	-	-	-	-	C61
睾丸	Testis	1	0.09	0.31	0.13	0.02	0.02	-	-	-	-	-	-	C62
肾及泌尿系统不明	Kidney & Unspecified Urinary Organs	38	3.30	11.87	7.94	0.48	0.86	29	3.35	8.92	7.76	0.40	0.88	C64-66,68
膀胱	Bladder	48	4.17	15.00	9.94	0.29	1.11	12	1.39	3.69	2.12	0.11	0.22	C67
脑,神经系统	Brain,Central Nervous System	17	1.48	5.31	5.43	0.34	0.45	24	2.77	7.38	7.42	0.40	0.51	C70-C72
甲状腺	Thyroid Gland	33	2.87	10.31	8.16	0.58	0.80	67	7.74	20.61	17.19	1.43	1.66	C73
淋巴瘤	Lymphoma	50	4.35	15.62	11.72	0.60	1.51	30	3.46	9.23	6.40	0.31	0.73	C81-85,88,90,96
白血病	Leukaemia	48	4.17	15.00	14.11	0.69	1.32	37	4.27	11.38	7.59	0.42	0.78	C91-C95
不明及其他恶性肿瘤	All Other Sites and Unspecified	38	3.30	11.87	10.23	0.58	0.75	32	3.70	9.84	8.98	0.57	0.80	A_O
所有部位合计	All Sites	1150	100.00	359.27	264.99	13.82	31.74	866	100.00	266.35	182.13	11.69	20.02	ALL
所有部位除外 C44	All Sites but C44	1146	99.65	358.02	264.28	13.78	31.70	862	99.54	265.12	181.15	11.62	19.88	ALLbC44
死亡 Mortality														
口腔和咽喉(除外鼻咽癌)	Lip,Oral Cavity & Pharynx but Nasopharynx	8	1.16	2.50	1.74	0.05	0.16	6	1.53	1.85	1.11	0.06	0.11	C00-10,C12-14
鼻咽癌	Nasopharynx	13	1.88	4.06	3.09	0.15	0.40	6	1.53	1.85	1.20	0.08	0.14	C11
食管	Oesophagus	30	4.34	9.37	6.46	0.23	0.76	9	2.30	2.77	1.18	0.00	0.06	C15
胃	Stomach	30	4.34	9.37	5.99	0.38	0.68	17	4.34	5.23	2.89	0.12	0.30	C16
结直肠肛门	Colon,Rectum & Anus	62	8.96	19.37	13.04	0.75	1.41	56	14.29	17.22	8.52	0.45	0.71	C18-21
肝脏	Liver	91	13.15	28.43	19.13	0.99	2.26	25	6.38	7.69	3.74	0.17	0.29	C22
胆囊及其他	Gallbladder etc.	8	1.16	2.50	1.53	0.04	0.10	13	3.32	4.00	2.10	0.12	0.18	C23-C24
胰腺	Pancreas	38	5.49	11.87	8.44	0.33	0.99	19	4.85	5.84	2.67	0.04	0.23	C25
喉	Larynx	9	1.30	2.81	1.78	0.08	0.13	0	0.00	0.00	0.00	0.00	0.00	C32
气管,支气管,肺	Trachea, Bronchus and Lung	287	41.47	89.66	65.73	3.00	8.81	109	27.81	33.52	18.57	0.64	2.17	C33-C34
其他胸腔器官	Other Thoracic Organs	3	0.43	0.94	0.40	0.02	0.02	2	0.51	0.62	0.38	0.04	0.04	C37-C38
骨	Bone	5	0.72	1.56	1.48	0.10	0.27	3	0.77	0.92	0.47	0.02	0.08	C40-C41
皮肤黑色素瘤	Melanoma of Skin	1	0.14	0.31	0.27	0.03	0.03	1	0.26	0.31	0.10	0.00	0.00	C43
乳房	Breast	1	0.14	0.31	0.13	0.02	0.02	23	5.87	7.07	4.31	0.35	0.47	C50
子宫颈	Cervix Uteri	-	-	-	-	-	-	21	5.36	6.46	3.74	0.30	0.42	C53
子宫体及子宫部位不明	Uterus & Unspecified	-	-	-	-	-	-	3	0.77	0.92	0.55	0.04	0.04	C54-C55
卵巢	Ovary	-	-	-	-	-	-	12	3.06	3.69	2.55	0.22	0.22	C56
前列腺	Prostate	20	2.89	6.25	3.23	0.03	0.12	-	-	-	-	-	-	C61
睾丸	Testis	0	0.00	0.00	0.00	0.00	0.00	-	-	-	-	-	-	C62
肾及泌尿系统不明	Kidney & Unspecified Urinary Organs	13	1.88	4.06	2.46	0.16	0.22	6	1.53	1.85	1.44	0.08	0.14	C64-66,68
膀胱	Bladder	9	1.30	2.81	2.02	0.00	0.30	1	0.26	0.31	0.12	0.00	0.00	C67
脑,神经系统	Brain,Central Nervous System	9	1.30	2.81	2.56	0.16	0.24	16	4.08	4.92	5.21	0.26	0.32	C70-C72
甲状腺	Thyroid Gland	2	0.29	0.62	0.66	0.00	0.14	2	0.51	0.62	0.28	0.02	0.02	C73
淋巴瘤	Lymphoma	22	3.18	6.87	5.22	0.32	0.62	13	3.32	4.00	2.88	0.17	0.34	C81-85,88,90,96
白血病	Leukaemia	13	1.88	4.06	2.29	0.03	0.25	12	3.06	3.69	2.22	0.06	0.24	C91-C95
不明及其他恶性肿瘤	All Other Sites and Unspecified	18	2.60	5.62	5.24	0.19	0.60	17	4.34	5.23	3.94	0.16	0.40	A_O
所有部位合计	All Sites	692	100.00	216.19	152.90	7.08	18.54	392	100.00	120.57	70.19	3.39	6.90	ALL
所有部位除外 C44	All Sites but C44	691	99.86	215.88	152.56	7.08	18.48	392	100.00	120.57	70.19	3.39	6.90	ALLbC44

表 6-3-273 重庆市沙坪坝区 2014 年癌症发病和死亡主要指标
Table 6-3-273 Incidence and mortality of cancer in Shapingba Qu,Chongqing Shi,2014

部位 Site		男性 Male						女性 Female						ICD-10
		病例数 No. cases	构成 (%)	粗率 Crude rate (1/10⁵)	世标率 ASR world (1/10⁵)	累积率 Cum.rate(%)		病例数 No. cases	构成 (%)	粗率 Crude rate (1/10⁵)	世标率 ASR world (1/10⁵)	累积率 Cum.rate(%)		
						0~64	0~74					0~64	0~74	
发病 Incidence														
口腔和咽喉(除外鼻咽癌)	Lip,Oral Cavity & Pharynx but Nasopharynx	24	1.60	4.71	3.89	0.24	0.45	20	1.78	4.03	3.06	0.13	0.38	C00-10,C12-14
鼻咽癌	Nasopharynx	22	1.47	4.32	3.25	0.25	0.45	10	0.89	2.01	1.75	0.15	0.23	C11
食管	Oesophagus	110	7.33	21.59	17.28	0.87	2.07	31	2.77	6.25	4.82	0.24	0.67	C15
胃	Stomach	107	7.13	21.00	16.19	0.96	2.01	48	4.28	9.67	7.26	0.51	0.77	C16
结直肠肛门	Colon,Rectum & Anus	182	12.13	35.72	28.84	1.89	3.56	120	10.70	24.17	18.01	0.94	2.04	C18-21
肝脏	Liver	137	9.13	26.89	20.96	1.43	2.42	60	5.35	12.09	9.02	0.55	0.93	C22
胆囊及其他	Gallbladder etc.	9	0.60	1.77	1.50	0.08	0.26	5	0.45	1.01	0.60	0.04	0.09	C23-C24
胰腺	Pancreas	27	1.80	5.30	4.14	0.24	0.45	23	2.05	4.63	3.66	0.12	0.49	C25
喉	Larynx	26	1.73	5.10	4.51	0.08	0.72	0	0.00	0.00	0.00	0.00	0.00	C32
气管,支气管,肺	Trachea, Bronchus and Lung	515	34.33	101.09	81.03	4.53	10.07	193	17.22	38.88	27.87	1.67	3.43	C33-C34
其他胸腔器官	Other Thoracic Organs	2	0.13	0.39	0.34	0.01	0.04	2	0.18	0.40	0.29	0.04	0.04	C37-C38
骨	Bone	5	0.33	0.98	1.30	0.08	0.08	3	0.27	0.60	0.95	0.07	0.07	C40-C41
皮肤黑色素瘤	Melanoma of Skin	5	0.33	0.98	1.42	0.05	0.08	3	0.27	0.60	0.36	0.00	0.03	C43
乳房	Breast	5	0.33	0.98	1.09	0.08	0.08	194	17.31	39.08	30.81	2.59	3.30	C50
子宫颈	Cervix Uteri	–	–	–	–	–	–	80	7.14	16.12	12.24	1.10	1.25	C53
子宫体及子宫部位不明	Uterus & Unspecified	–	–	–	–	–	–	41	3.66	8.26	6.44	0.57	0.80	C54-C55
卵巢	Ovary	–	–	–	–	–	–	53	4.73	10.68	8.55	0.62	0.84	C56
前列腺	Prostate	65	4.33	12.76	9.73	0.10	1.00	–	–	–	–	–	–	C61
睾丸	Testis	7	0.47	1.37	1.12	0.07	0.07	–	–	–	–	–	–	C62
肾及泌尿系统不明	Kidney & Unspecified Urinary Organs	43	2.87	8.44	7.35	0.46	0.85	25	2.23	5.04	4.27	0.22	0.55	C64-66,68
膀胱	Bladder	41	2.73	8.05	6.59	0.29	0.95	16	1.43	3.22	2.25	0.04	0.31	C67
脑,神经系统	Brain,Central Nervous System	35	2.33	6.87	5.93	0.40	0.62	54	4.82	10.88	10.50	0.70	1.09	C70-C72
甲状腺	Thyroid Gland	20	1.33	3.93	3.23	0.28	0.34	49	4.37	9.87	7.75	0.65	0.72	C73
淋巴瘤	Lymphoma	48	3.20	9.42	8.42	0.44	1.14	33	2.94	6.65	5.38	0.33	0.74	C81-85,88,90,96
白血病	Leukaemia	26	1.73	5.10	5.46	0.27	0.43	11	0.98	2.22	1.45	0.10	0.14	C91-C95
不明及其他恶性肿瘤	All Other Sites and Unspecified	39	2.60	7.66	6.26	0.27	0.81	47	4.19	9.47	7.52	0.39	0.95	A_O
所有部位合计	All Sites	1500	100.00	294.43	239.82	13.36	28.95	1121	100.00	225.83	174.80	11.77	19.86	ALL
所有部位除外 C44	All Sites but C44	1485	99.00	291.49	237.33	13.21	28.66	1111	99.11	223.81	173.12	11.70	19.68	ALLbC44
死亡 Mortality														
口腔和咽喉(除外鼻咽癌)	Lip,Oral Cavity & Pharynx but Nasopharynx	17	1.30	3.34	2.76	0.07	0.34	6	0.93	1.21	0.98	0.02	0.15	C00-10,C12-14
鼻咽癌	Nasopharynx	19	1.45	3.73	2.85	0.15	0.37	5	0.77	1.01	0.68	0.06	0.06	C11
食管	Oesophagus	113	8.63	22.18	17.60	0.86	1.95	29	4.48	5.84	4.46	0.07	0.62	C15
胃	Stomach	98	7.49	19.24	15.25	0.63	1.79	54	8.33	10.88	7.03	0.38	0.64	C16
结直肠肛门	Colon,Rectum & Anus	97	7.41	19.04	15.01	0.53	1.60	67	10.34	13.50	9.00	0.38	0.79	C18-21
肝脏	Liver	169	12.91	33.17	25.59	1.47	3.00	69	10.65	13.90	9.28	0.38	0.87	C22
胆囊及其他	Gallbladder etc.	8	0.61	1.57	1.19	0.07	0.14	14	2.16	2.82	1.81	0.05	0.11	C23-C24
胰腺	Pancreas	38	2.90	7.46	5.82	0.32	0.78	33	5.09	6.65	4.75	0.17	0.59	C25
喉	Larynx	16	1.22	3.14	2.47	0.08	0.37	1	0.15	0.20	0.08	0.00	0.00	C32
气管,支气管,肺	Trachea, Bronchus and Lung	534	40.79	104.82	83.15	3.63	10.35	151	23.30	30.42	21.30	0.74	2.41	C33-C34
其他胸腔器官	Other Thoracic Organs	7	0.53	1.37	1.74	0.07	0.13	0	0.00	0.00	0.00	0.00	0.00	C37-C38
骨	Bone	9	0.69	1.77	1.80	0.06	0.09	11	1.70	2.22	1.61	0.07	0.18	C40-C41
皮肤黑色素瘤	Melanoma of Skin	2	0.15	0.39	0.20	0.01	0.01	2	0.31	0.40	0.21	0.02	0.02	C43
乳房	Breast	2	0.15	0.39	0.37	0.00	0.03	45	6.94	9.07	6.40	0.51	0.62	C50
子宫颈	Cervix Uteri	–	–	–	–	–	–	25	3.86	5.04	3.66	0.23	0.43	C53
子宫体及子宫部位不明	Uterus & Unspecified	–	–	–	–	–	–	9	1.39	1.81	1.34	0.08	0.17	C54-C55
卵巢	Ovary	–	–	–	–	–	–	22	3.40	4.43	3.37	0.18	0.45	C56
前列腺	Prostate	36	2.75	7.07	5.60	0.02	0.31	–	–	–	–	–	–	C61
睾丸	Testis	1	0.08	0.20	0.18	0.00	0.00	–	–	–	–	–	–	C62
肾及泌尿系统不明	Kidney & Unspecified Urinary Organs	10	0.76	1.96	1.72	0.09	0.27	9	1.39	1.81	1.29	0.09	0.13	C64-66,68
膀胱	Bladder	24	1.83	4.71	3.65	0.05	0.34	8	1.23	1.61	1.06	0.00	0.08	C67
脑,神经系统	Brain,Central Nervous System	21	1.60	4.12	3.21	0.19	0.34	20	3.09	4.03	3.24	0.18	0.41	C70-C72
甲状腺	Thyroid Gland	1	0.08	0.20	0.18	0.02	0.02	4	0.62	0.81	0.57	0.04	0.04	C73
淋巴瘤	Lymphoma	34	2.60	6.67	5.65	0.20	0.70	17	2.62	3.42	2.64	0.19	0.32	C81-85,88,90,96
白血病	Leukaemia	21	1.60	4.12	3.82	0.18	0.33	17	2.62	3.42	3.84	0.19	0.32	C91-C95
不明及其他恶性肿瘤	All Other Sites and Unspecified	32	2.44	6.28	4.73	0.22	0.58	30	4.63	6.04	6.97	0.31	0.81	A_O
所有部位合计	All Sites	1309	100.00	256.94	204.55	8.95	23.86	648	100.00	130.54	95.57	4.21	10.24	ALL
所有部位除外 C44	All Sites but C44	1307	99.85	256.55	204.17	8.95	23.78	645	99.54	129.94	95.10	4.19	10.18	ALLbC44

表 6-3-274 重庆市九龙坡区 2014 年癌症发病和死亡主要指标

Table 6-3-274 Incidence and mortality of cancer in Jiulongpo Qu, Chongqing Shi, 2014

部位 / Site		男性 Male						女性 Female						ICD-10
		病例数 No. cases	构成 (%)	粗率 Crude rate (1/10⁵)	世标率 ASR world (1/10⁵)	累积率 Cum.rate(%)		病例数 No. cases	构成 (%)	粗率 Crude rate (1/10⁵)	世标率 ASR world (1/10⁵)	累积率 Cum.rate(%)		
						0~64	0~74					0~64	0~74	
发病 Incidence														
口腔和咽喉(除外鼻咽癌)	Lip,Oral Cavity & Pharynx but Nasopharynx	40	2.52	9.09	4.79	0.34	0.53	13	1.18	2.93	1.76	0.13	0.21	C00-10,C12-14
鼻咽癌	Nasopharynx	25	1.57	5.68	3.76	0.32	0.36	11	0.99	2.48	1.44	0.13	0.13	C11
食管	Oesophagus	106	6.67	24.08	13.12	0.68	1.81	26	2.35	5.85	2.77	0.10	0.33	C15
胃	Stomach	96	6.04	21.81	11.65	0.82	1.33	38	3.44	8.55	4.68	0.27	0.55	C16
结直肠肛门	Colon,Rectum & Anus	187	11.77	42.49	22.90	1.32	2.97	109	9.86	24.53	13.23	0.68	1.52	C18-21
肝脏	Liver	167	10.51	37.94	21.91	1.43	2.57	65	5.88	14.63	7.84	0.39	0.87	C22
胆囊及其他	Gallbladder etc.	15	0.94	3.41	1.69	0.09	0.19	19	1.72	4.28	2.16	0.07	0.29	C23-C24
胰腺	Pancreas	35	2.20	7.95	4.63	0.28	0.61	28	2.53	6.30	3.05	0.12	0.32	C25
喉	Larynx	22	1.38	5.00	2.85	0.22	0.39	0	0.00	0.00	0.00	0.00	0.00	C32
气管,支气管,肺	Trachea, Bronchus and Lung	535	33.67	121.56	66.35	3.83	8.50	201	18.17	45.23	21.90	0.94	2.21	C33-C34
其他胸腔器官	Other Thoracic Organs	6	0.38	1.36	0.78	0.06	0.09	2	0.18	0.45	0.25	0.01	0.05	C37-C38
骨	Bone	7	0.44	1.59	1.38	0.07	0.12	6	0.54	1.35	0.86	0.07	0.10	C40-C41
皮肤黑色素瘤	Melanoma of Skin	3	0.19	0.68	0.36	0.03	0.03	7	0.63	1.58	1.31	0.07	0.13	C43
乳房	Breast	2	0.13	0.45	0.25	0.02	0.05	221	19.98	49.73	30.74	2.55	3.16	C50
子宫颈	Cervix Uteri	–	–	–	–	–	–	86	7.78	19.35	12.36	1.02	1.23	C53
子宫体及子宫部位不明	Uterus & Unspecified	–	–	–	–	–	–	23	2.08	5.18	3.45	0.24	0.39	C54-C55
卵巢	Ovary	–	–	–	–	–	–	38	3.44	8.55	5.68	0.41	0.64	C56
前列腺	Prostate	76	4.78	17.27	8.14	0.20	0.90	–	–	–	–	–	–	C61
睾丸	Testis	1	0.06	0.23	0.13	0.02	0.02	–	–	–	–	–	–	C62
肾及泌尿系统不明	Kidney & Unspecified Urinary Organs	30	1.89	6.82	4.80	0.24	0.57	28	2.53	6.30	3.38	0.22	0.38	C64-66,68
膀胱	Bladder	58	3.65	13.18	6.83	0.26	0.83	6	0.54	1.35	0.58	0.00	0.06	C67
脑,神经系统	Brain,Central Nervous System	32	2.01	7.27	5.15	0.39	0.44	31	2.80	6.98	4.15	0.30	0.46	C70-C72
甲状腺	Thyroid Gland	19	1.20	4.32	3.02	0.23	0.28	37	3.35	8.33	5.75	0.40	0.57	C73
淋巴瘤	Lymphoma	45	2.83	10.22	6.04	0.26	0.89	33	2.98	7.43	4.03	0.25	0.50	C81-85,88,90,96
白血病	Leukaemia	37	2.33	8.41	7.85	0.45	0.55	23	2.08	5.18	4.36	0.30	0.42	C91-C95
不明及其他恶性肿瘤	All Other Sites and Unspecified	45	2.83	10.22	7.96	0.49	0.62	55	4.97	12.38	7.70	0.45	0.77	A_O
所有部位合计	All Sites	1589	100.00	361.03	206.33	12.05	24.61	1106	100.00	248.86	143.42	9.13	15.29	ALL
所有部位除外 C44	All Sites but C44	1582	99.56	359.44	205.45	11.98	24.54	1093	98.82	245.94	141.86	9.04	15.12	ALLbC44
死亡 Mortality														
口腔和咽喉(除外鼻咽癌)	Lip,Oral Cavity & Pharynx but Nasopharynx	16	1.37	3.64	1.75	0.05	0.13	4	0.67	0.90	0.59	0.03	0.08	C00-10,C12-14
鼻咽癌	Nasopharynx	16	1.37	3.64	2.16	0.17	0.25	3	0.50	0.68	0.35	0.01	0.04	C11
食管	Oesophagus	72	6.16	16.36	8.66	0.35	1.07	27	4.54	6.08	2.68	0.06	0.27	C15
胃	Stomach	61	5.22	13.86	7.21	0.43	0.85	33	5.55	7.43	3.74	0.24	0.32	C16
结直肠肛门	Colon,Rectum & Anus	82	7.01	18.63	9.46	0.52	0.96	56	9.41	12.60	5.78	0.18	0.58	C18-21
肝脏	Liver	157	13.43	35.67	20.03	1.17	2.20	63	10.59	14.18	6.89	0.33	0.69	C22
胆囊及其他	Gallbladder etc.	16	1.37	3.64	1.91	0.14	0.26	16	2.69	3.60	1.79	0.07	0.21	C23-C24
胰腺	Pancreas	48	4.11	10.91	5.99	0.40	0.68	30	5.04	6.75	3.10	0.09	0.32	C25
喉	Larynx	15	1.28	3.41	1.71	0.04	0.18	2	0.34	0.45	0.14	0.00	0.00	C32
气管,支气管,肺	Trachea, Bronchus and Lung	510	43.63	115.88	60.91	3.12	7.53	158	26.55	35.55	16.58	0.65	1.70	C33-C34
其他胸腔器官	Other Thoracic Organs	6	0.51	1.36	0.88	0.06	0.10	0	0.00	0.00	0.00	0.00	0.00	C37-C38
骨	Bone	8	0.68	1.82	1.27	0.09	0.09	3	0.50	0.68	0.38	0.01	0.04	C40-C41
皮肤黑色素瘤	Melanoma of Skin	3	0.26	0.68	0.38	0.03	0.03	2	0.34	0.45	0.25	0.03	0.03	C43
乳房	Breast	3	0.26	0.68	0.28	0.00	0.02	38	6.39	8.55	4.83	0.41	0.49	C50
子宫颈	Cervix Uteri	–	–	–	–	–	–	30	5.04	6.75	3.94	0.34	0.41	C53
子宫体及子宫部位不明	Uterus & Unspecified	–	–	–	–	–	–	7	1.18	1.58	0.78	0.04	0.04	C54-C55
卵巢	Ovary	–	–	–	–	–	–	21	3.53	4.73	2.78	0.21	0.35	C56
前列腺	Prostate	26	2.22	5.91	2.54	0.00	0.21	–	–	–	–	–	–	C61
睾丸	Testis	0	0.00	0.00	0.00	0.00	0.00	–	–	–	–	–	–	C62
肾及泌尿系统不明	Kidney & Unspecified Urinary Organs	5	0.43	1.14	0.64	0.04	0.08	7	1.18	1.58	0.63	0.03	0.03	C64-66,68
膀胱	Bladder	14	1.20	3.18	1.51	0.02	0.17	3	0.50	0.68	0.22	0.00	0.00	C67
脑,神经系统	Brain,Central Nervous System	22	1.88	5.00	3.13	0.18	0.36	24	4.03	5.40	3.65	0.18	0.33	C70-C72
甲状腺	Thyroid Gland	3	0.26	0.68	0.26	0.00	0.00	1	0.17	0.23	0.08	0.00	0.00	C73
淋巴瘤	Lymphoma	30	2.57	6.82	3.71	0.15	0.49	21	3.53	4.73	2.30	0.11	0.29	C81-85,88,90,96
白血病	Leukaemia	25	2.14	5.68	3.56	0.17	0.25	21	3.53	4.73	4.74	0.24	0.35	C91-C95
不明及其他恶性肿瘤	All Other Sites and Unspecified	31	2.65	7.04	4.00	0.16	0.48	25	4.20	5.63	2.56	0.09	0.19	A_O
所有部位合计	All Sites	1169	100.00	265.61	141.94	7.29	16.40	595	100.00	133.88	68.78	3.36	6.76	ALL
所有部位除外 C44	All Sites but C44	1166	99.74	264.92	141.61	7.29	16.37	595	100.00	133.88	68.78	3.36	6.76	ALLbC44

表 6-3-275 重庆市江津区 2014 年癌症发病和死亡主要指标
Table 6-3-275 Incidence and mortality of cancer in Jiangjin Qu, Chongqing Shi, 2014

部位 / Site		男性 Male						女性 Female						ICD-10
		病例数 No. cases	构成 (%)	粗率 Crude rate (1/10⁵)	世标率 ASR world (1/10⁵)	累积率 Cum.rate(%) 0~64	0~74	病例数 No. cases	构成 (%)	粗率 Crude rate (1/10⁵)	世标率 ASR world (1/10⁵)	累积率 Cum.rate(%) 0~64	0~74	
发病 Incidence														
口腔和咽喉(除外鼻咽癌)	Lip,Oral Cavity & Pharynx but Nasopharynx	29	1.79	4.55	2.55	0.16	0.29	11	1.11	1.79	1.19	0.09	0.11	C00–10,C12–14
鼻咽癌	Nasopharynx	36	2.22	5.65	3.37	0.30	0.36	16	1.61	2.60	1.68	0.15	0.15	C11
食管	Oesophagus	170	10.51	26.67	13.92	0.71	1.74	43	4.34	6.99	4.02	0.20	0.49	C15
胃	Stomach	97	6.00	15.21	8.05	0.44	1.04	63	6.36	10.24	5.38	0.30	0.60	C16
结直肠肛门	Colon,Rectum & Anus	210	12.98	32.94	17.98	1.06	2.12	122	12.31	19.83	11.58	0.79	1.43	C18–21
肝脏	Liver	224	13.84	35.14	22.38	1.70	2.40	57	5.75	9.26	5.71	0.34	0.53	C22
胆囊及其他	Gallbladder etc.	10	0.62	1.57	0.87	0.05	0.10	7	0.71	1.14	0.59	0.03	0.09	C23–C24
胰腺	Pancreas	23	1.42	3.61	1.82	0.09	0.22	10	1.01	1.63	0.95	0.08	0.10	C25
喉	Larynx	29	1.79	4.55	2.52	0.16	0.33	2	0.20	0.33	0.16	0.00	0.02	C32
气管,支气管,肺	Trachea, Bronchus and Lung	481	29.73	75.45	42.25	2.83	4.92	136	13.72	22.10	12.72	0.83	1.49	C33–C34
其他胸腔器官	Other Thoracic Organs	4	0.25	0.63	0.41	0.04	0.04	2	0.20	0.33	0.16	0.01	0.01	C37–C38
骨	Bone	13	0.80	2.04	1.51	0.11	0.14	5	0.50	0.81	0.75	0.04	0.07	C40–C41
皮肤黑色素瘤	Melanoma of Skin	1	0.06	0.16	0.08	0.00	0.02	3	0.30	0.49	0.22	0.02	0.04	C43
乳房	Breast	1	0.06	0.16	0.10	0.01	0.01	155	15.64	25.19	16.55	1.46	1.68	C50
子宫颈	Cervix Uteri	–	–	–	–	–	–	98	9.89	15.93	10.63	0.83	1.12	C53
子宫体及子宫部位不明	Uterus & Unspecified	–	–	–	–	–	–	45	4.54	7.31	5.55	0.52	0.59	C54–C55
卵巢	Ovary	–	–	–	–	–	–	29	2.93	4.71	3.20	0.23	0.37	C56
前列腺	Prostate	41	2.53	6.43	2.83	0.05	0.28	–	–	–	–	–	–	C61
睾丸	Testis	3	0.19	0.47	0.48	0.02	0.02	–	–	–	–	–	–	C62
肾及泌尿系统不明	Kidney & Unspecified Urinary Organs	14	0.87	2.20	1.46	0.09	0.15	13	1.31	2.11	1.31	0.08	0.11	C64–66,68
膀胱	Bladder	43	2.66	6.74	3.72	0.15	0.38	6	0.61	0.98	0.66	0.05	0.09	C67
脑,神经系统	Brain,Central Nervous System	37	2.29	5.80	4.24	0.29	0.42	33	3.33	5.36	3.74	0.28	0.38	C70–C72
甲状腺	Thyroid Gland	11	0.68	1.73	1.17	0.10	0.13	30	3.03	4.88	4.79	0.41	0.43	C73
淋巴瘤	Lymphoma	33	2.04	5.18	3.91	0.28	0.39	28	2.83	4.55	3.16	0.20	0.40	C81–85,88,90,96
白血病	Leukaemia	33	2.04	5.18	5.41	0.32	0.42	24	2.42	3.90	4.99	0.33	0.37	C91–C95
不明及其他恶性肿瘤	All Other Sites and Unspecified	75	4.64	11.76	6.72	0.42	0.68	53	5.35	8.61	5.60	0.40	0.60	A_O
所有部位合计	All Sites	1618	100.00	253.79	147.75	9.36	16.60	991	100.00	161.07	105.27	7.66	11.28	ALL
所有部位除外 C44	All Sites but C44	1602	99.01	251.28	146.52	9.30	16.46	975	98.39	158.47	103.70	7.57	11.13	ALLbC44
死亡 Mortality														
口腔和咽喉(除外鼻咽癌)	Lip,Oral Cavity & Pharynx but Nasopharynx	10	0.81	1.57	0.74	0.05	0.08	2	0.26	0.33	0.18	0.01	0.03	C00–10,C12–14
鼻咽癌	Nasopharynx	17	1.38	2.67	1.56	0.11	0.16	8	1.05	1.30	0.60	0.02	0.06	C11
食管	Oesophagus	103	8.35	16.16	8.39	0.38	0.96	52	6.84	8.45	4.49	0.20	0.55	C15
胃	Stomach	102	8.27	16.00	9.07	0.42	0.87	84	11.05	13.65	6.89	0.30	0.50	C16
结直肠肛门	Colon,Rectum & Anus	108	8.75	16.94	9.55	0.48	1.06	67	8.82	10.89	6.23	0.38	0.70	C18–21
肝脏	Liver	262	21.23	41.10	23.89	1.41	2.42	105	13.82	17.07	8.86	0.36	0.61	C22
胆囊及其他	Gallbladder etc.	5	0.41	0.78	0.48	0.03	0.05	4	0.53	0.65	0.32	0.02	0.05	C23–C24
胰腺	Pancreas	17	1.38	2.67	1.34	0.06	0.16	6	0.79	0.98	0.57	0.04	0.06	C25
喉	Larynx	14	1.13	2.20	1.24	0.08	0.13	4	0.53	0.65	0.29	0.00	0.02	C32
气管,支气管,肺	Trachea, Bronchus and Lung	415	33.63	65.10	35.62	1.90	3.67	179	23.55	29.09	14.70	0.53	1.44	C33–C34
其他胸腔器官	Other Thoracic Organs	1	0.08	0.16	0.10	0.01	0.01	1	0.13	0.16	0.04	0.00	0.00	C37–C38
骨	Bone	16	1.30	2.51	1.23	0.04	0.12	3	0.39	0.49	0.20	0.00	0.00	C40–C41
皮肤黑色素瘤	Melanoma of Skin	1	0.08	0.16	0.08	0.00	0.02	2	0.26	0.33	0.16	0.01	0.03	C43
乳房	Breast	15	1.22	2.35	1.10	0.02	0.09	55	7.24	8.94	6.15	0.49	0.55	C50
子宫颈	Cervix Uteri	–	–	–	–	–	–	60	7.89	9.75	5.79	0.35	0.60	C53
子宫体及子宫部位不明	Uterus & Unspecified	–	–	–	–	–	–	22	2.89	3.58	1.85	0.14	0.21	C54–C55
卵巢	Ovary	–	–	–	–	–	–	14	1.84	2.28	1.59	0.11	0.15	C56
前列腺	Prostate	18	1.46	2.82	1.37	0.02	0.13	–	–	–	–	–	–	C61
睾丸	Testis	1	0.08	0.16	0.05	0.00	0.00	–	–	–	–	–	–	C62
肾及泌尿系统不明	Kidney & Unspecified Urinary Organs	3	0.24	0.47	0.50	0.03	0.03	3	0.39	0.49	0.23	0.02	0.02	C64–66,68
膀胱	Bladder	15	1.22	2.35	1.64	0.06	0.22	2	0.26	0.33	0.17	0.00	0.02	C67
脑,神经系统	Brain,Central Nervous System	29	2.35	4.55	3.08	0.14	0.30	13	1.71	2.11	1.34	0.09	0.15	C70–C72
甲状腺	Thyroid Gland	2	0.16	0.31	0.18	0.01	0.03	8	1.05	1.30	1.38	0.13	0.13	C73
淋巴瘤	Lymphoma	16	1.30	2.51	1.58	0.10	0.16	18	2.37	2.93	1.65	0.08	0.17	C81–85,88,90,96
白血病	Leukaemia	28	2.27	4.39	3.94	0.19	0.33	20	2.63	3.25	3.16	0.20	0.21	C91–C95
不明及其他恶性肿瘤	All Other Sites and Unspecified	36	2.92	5.65	3.59	0.15	0.30	28	3.68	4.55	2.90	0.16	0.27	A_O
所有部位合计	All Sites	1234	100.00	193.56	110.33	5.71	11.29	760	100.00	123.53	69.75	3.63	6.53	ALL
所有部位除外 C44	All Sites but C44	1230	99.68	192.93	110.02	5.70	11.28	757	99.61	123.04	69.52	3.63	6.51	ALLbC44

表 6-3-276 丰都县 2014 年癌症发病和死亡主要指标
Table 6-3-276 Incidence and mortality of cancer in Fengdu Xian, 2014

部位 Site		男性 Male						女性 Female						ICD-10
		病例数 No. cases	构成 (%)	粗率 Crude rate (1/10⁵)	世标率 ASR world (1/10⁵)	累积率 Cum.rate(%) 0~64	0~74	病例数 No. cases	构成 (%)	粗率 Crude rate (1/10⁵)	世标率 ASR world (1/10⁵)	累积率 Cum.rate(%) 0~64	0~74	
发病 Incidence														
口腔和咽喉(除外鼻咽癌)	Lip,Oral Cavity & Pharynx but Nasopharynx	14	1.20	4.06	2.27	0.14	0.29	10	1.51	2.94	2.53	0.17	0.20	C00–10,C12–14
鼻咽癌	Nasopharynx	22	1.89	6.38	4.38	0.36	0.51	7	1.06	2.06	1.13	0.07	0.10	C11
食管	Oesophagus	113	9.72	32.78	19.98	1.07	2.82	30	4.54	8.83	5.17	0.27	0.58	C15
胃	Stomach	98	8.43	28.43	17.22	0.88	2.08	47	7.11	13.83	7.40	0.46	0.66	C16
结直肠肛门	Colon,Rectum & Anus	98	8.43	28.43	18.99	1.03	2.31	62	9.38	18.24	11.54	0.73	1.28	C18–21
肝脏	Liver	211	18.16	61.21	42.89	3.36	4.91	55	8.32	16.18	10.45	0.64	1.14	C22
胆囊及其他	Gallbladder etc.	8	0.69	2.32	1.39	0.11	0.18	10	1.51	2.94	2.33	0.13	0.24	C23–C24
胰腺	Pancreas	25	2.15	7.25	3.81	0.15	0.41	11	1.66	3.24	1.78	0.08	0.31	C25
喉	Larynx	9	0.77	2.61	1.64	0.09	0.23	0	0.00	0.00	0.00	0.00	0.00	C32
气管,支气管,肺	Trachea, Bronchus and Lung	345	29.69	100.08	63.19	3.72	7.77	165	24.96	48.54	30.34	1.85	3.87	C33–C34
其他胸腔器官	Other Thoracic Organs	2	0.17	0.58	0.66	0.03	0.06	1	0.15	0.29	0.19	0.00	0.03	C37–C38
骨	Bone	3	0.26	0.87	0.37	0.00	0.04	7	1.06	2.06	1.92	0.15	0.19	C40–C41
皮肤黑色素瘤	Melanoma of Skin	1	0.09	0.29	0.15	0.01	0.01	0	0.00	0.00	0.00	0.00	0.00	C43
乳房	Breast	1	0.09	0.29	0.15	0.01	0.01	79	11.95	23.24	17.56	1.53	1.74	C50
子宫颈	Cervix Uteri	–	–	–	–	–	–	45	6.81	13.24	10.67	0.93	1.13	C53
子宫体及子宫部位不明	Uterus & Unspecified	–	–	–	–	–	–	12	1.82	3.53	2.13	0.17	0.23	C54–C55
卵巢	Ovary	–	–	–	–	–	–	12	1.82	3.53	2.79	0.21	0.28	C56
前列腺	Prostate	25	2.15	7.25	3.73	0.06	0.40	–	–	–	–	–	–	C61
睾丸	Testis	0	0.00	0.00	0.00	0.00	0.00	–	–	–	–	–	–	C62
肾及泌尿系统不明	Kidney & Unspecified Urinary Organs	20	1.72	5.80	5.30	0.23	0.48	5	0.76	1.47	0.85	0.02	0.12	C64–66,68
膀胱	Bladder	20	1.72	5.80	3.02	0.13	0.27	5	0.76	1.47	0.83	0.03	0.09	C67
脑,神经系统	Brain,Central Nervous System	28	2.41	8.12	6.06	0.44	0.51	26	3.93	7.65	5.15	0.39	0.55	C70–C72
甲状腺	Thyroid Gland	8	0.69	2.32	2.46	0.20	0.23	7	1.06	2.06	1.74	0.15	0.19	C73
淋巴瘤	Lymphoma	20	1.72	5.80	3.94	0.32	0.44	12	1.82	3.53	2.96	0.22	0.36	C81–85,88,90,96
白血病	Leukaemia	15	1.29	4.35	6.20	0.37	0.40	9	1.36	2.65	4.91	0.26	0.26	C91–C95
不明及其他恶性肿瘤	All Other Sites and Unspecified	76	6.54	22.05	18.19	1.09	1.65	44	6.66	12.94	12.00	0.79	1.24	A_O
所有部位合计	All Sites	1162	100.00	337.07	225.99	13.78	26.00	661	100.00	194.46	136.37	9.25	14.79	ALL
所有部位除外 C44	All Sites but C44	1146	98.62	332.43	222.44	13.56	25.66	652	98.64	191.81	135.02	9.17	14.67	ALLbC44
死亡 Mortality														
口腔和咽喉(除外鼻咽癌)	Lip,Oral Cavity & Pharynx but Nasopharynx	4	0.56	1.16	0.71	0.03	0.14	3	0.78	0.88	0.33	0.01	0.01	C00–10,C12–14
鼻咽癌	Nasopharynx	5	0.71	1.45	0.82	0.07	0.11	1	0.26	0.29	0.19	0.00	0.03	C11
食管	Oesophagus	77	10.86	22.34	12.80	0.61	1.71	34	8.81	10.00	4.98	0.18	0.54	C15
胃	Stomach	57	8.04	16.53	10.07	0.40	1.19	34	8.81	10.00	4.84	0.10	0.50	C16
结直肠肛门	Colon,Rectum & Anus	22	3.10	6.38	3.25	0.12	0.38	20	5.18	5.88	2.55	0.08	0.27	C18–21
肝脏	Liver	133	18.76	38.58	27.74	2.07	3.03	54	13.99	15.89	9.11	0.53	0.90	C22
胆囊及其他	Gallbladder etc.	5	0.71	1.45	0.68	0.00	0.04	5	1.30	1.47	0.85	0.04	0.15	C23–C24
胰腺	Pancreas	7	0.99	2.03	1.39	0.08	0.19	6	1.55	1.77	1.05	0.08	0.11	C25
喉	Larynx	3	0.42	0.87	0.50	0.03	0.07	2	0.52	0.59	0.26	0.00	0.00	C32
气管,支气管,肺	Trachea, Bronchus and Lung	235	33.15	68.17	40.07	2.02	4.65	110	28.50	32.36	18.49	0.95	2.09	C33–C34
其他胸腔器官	Other Thoracic Organs	0	0.00	0.00	0.00	0.00	0.00	0	0.00	0.00	0.00	0.00	0.00	C37–C38
骨	Bone	6	0.85	1.74	0.96	0.02	0.09	4	1.04	1.18	0.65	0.06	0.06	C40–C41
皮肤黑色素瘤	Melanoma of Skin	0	0.00	0.00	0.00	0.00	0.00	0	0.00	0.00	0.00	0.00	0.00	C43
乳房	Breast	0	0.00	0.00	0.00	0.00	0.00	7	1.81	2.06	1.95	0.17	0.20	C50
子宫颈	Cervix Uteri	–	–	–	–	–	–	11	2.85	3.24	2.72	0.26	0.29	C53
子宫体及子宫部位不明	Uterus & Unspecified	–	–	–	–	–	–	5	1.30	1.47	1.08	0.05	0.15	C54–C55
卵巢	Ovary	–	–	–	–	–	–	1	0.26	0.29	0.13	0.01	0.01	C56
前列腺	Prostate	5	0.71	1.45	0.78	0.03	0.06	–	–	–	–	–	–	C61
睾丸	Testis	0	0.00	0.00	0.00	0.00	0.00	–	–	–	–	–	–	C62
肾及泌尿系统不明	Kidney & Unspecified Urinary Organs	2	0.28	0.58	2.25	0.09	0.13	2	0.52	0.59	0.38	0.03	0.07	C64–66,68
膀胱	Bladder	11	1.55	3.19	1.48	0.06	0.10	0	0.00	0.00	0.00	0.00	0.00	C67
脑,神经系统	Brain,Central Nervous System	7	0.99	2.03	1.01	0.06	0.06	8	2.07	2.35	1.31	0.08	0.15	C70–C72
甲状腺	Thyroid Gland	0	0.00	0.00	0.00	0.00	0.00	0	0.00	0.00	0.00	0.00	0.00	C73
淋巴瘤	Lymphoma	11	1.55	3.19	4.12	0.23	0.33	5	1.30	1.47	2.99	0.14	0.14	C81–85,88,90,96
白血病	Leukaemia	8	1.13	2.32	2.46	0.16	0.19	7	1.81	2.06	1.86	0.15	0.19	C91–C95
不明及其他恶性肿瘤	All Other Sites and Unspecified	111	15.66	32.20	20.06	0.96	2.14	67	17.36	19.71	11.21	0.47	1.21	A_O
所有部位合计	All Sites	709	100.00	205.66	131.14	7.03	14.62	386	100.00	113.56	66.93	3.39	7.08	ALL
所有部位除外 C44	All Sites but C44	707	99.72	205.08	130.75	7.03	14.58	380	98.45	111.79	65.75	3.35	6.93	ALLbC44

表 6-3-277 成都市青羊区 2014 年癌症发病和死亡主要指标
Table 6-3-277 Incidence and mortality of cancer in Qingyang Qu,Chengdu Shi,2014

部位 Site		男性 Male						女性 Female						ICD-10
		病例数 No. cases	构成 (%)	粗率 Crude rate (1/10⁵)	世标率 ASR world (1/10⁵)	累积率 Cum.rate(%)		病例数 No. cases	构成 (%)	粗率 Crude rate (1/10⁵)	世标率 ASR world (1/10⁵)	累积率 Cum.rate(%)		
						0~64	0~74					0~64	0~74	
发病 Incidence														
口腔和咽喉(除外鼻咽癌)	Lip,Oral Cavity & Pharynx but Nasopharynx	23	1.98	7.29	5.27	0.22	0.69	10	1.10	3.08	1.95	0.08	0.18	C00-10,C12-14
鼻咽癌	Nasopharynx	18	1.55	5.71	4.21	0.32	0.49	7	0.77	2.15	1.70	0.13	0.24	C11
食管	Oesophagus	63	5.43	19.98	15.47	0.93	2.00	22	2.41	6.77	4.76	0.23	0.53	C15
胃	Stomach	71	6.12	22.52	15.64	0.94	1.48	45	4.93	13.84	9.26	0.39	1.08	C16
结直肠肛门	Colon,Rectum & Anus	149	12.83	47.25	32.15	1.07	3.36	129	14.13	39.68	27.34	0.98	2.96	C18-21
肝脏	Liver	140	12.06	44.40	31.39	1.75	3.24	69	7.56	21.22	14.41	0.69	1.45	C22
胆囊及其他	Gallbladder etc.	16	1.38	5.07	3.66	0.19	0.40	23	2.52	7.07	5.36	0.32	0.74	C23-C24
胰腺	Pancreas	46	3.96	14.59	10.63	0.38	1.28	35	3.83	10.76	6.99	0.18	0.88	C25
喉	Larynx	12	1.03	3.81	3.03	0.24	0.34	0	0.00	0.00	0.00	0.00	0.00	C32
气管,支气管,肺	Trachea, Bronchus and Lung	333	28.68	105.61	75.90	3.53	9.40	164	17.96	50.44	32.49	0.95	3.27	C33-C34
其他胸腔器官	Other Thoracic Organs	2	0.17	0.63	0.46	0.06	0.06	1	0.11	0.31	0.29	0.04	0.04	C37-C38
骨	Bone	6	0.52	1.90	1.77	0.11	0.22	5	0.55	1.54	1.05	0.04	0.14	C40-C41
皮肤黑色素瘤	Melanoma of Skin	4	0.34	1.27	1.06	0.07	0.12	4	0.44	1.23	0.78	0.04	0.04	C43
乳房	Breast	1	0.09	0.32	0.16	0.00	0.00	96	10.51	29.53	22.32	1.69	2.51	C50
子宫颈	Cervix Uteri	–	–	–	–	–	–	48	5.26	14.76	11.70	0.96	1.27	C53
子宫体及子宫部位不明	Uterus & Unspecified	–	–	–	–	–	–	19	2.08	5.84	4.81	0.39	0.54	C54-C55
卵巢	Ovary	–	–	–	–	–	–	30	3.29	9.23	7.55	0.69	0.84	C56
前列腺	Prostate	67	5.77	21.25	14.52	0.42	1.73	–	–	–	–	–	–	C61
睾丸	Testis	6	0.52	1.90	1.18	0.06	0.12	–	–	–	–	–	–	C62
肾及泌尿系统不明	Kidney & Unspecified Urinary Organs	23	1.98	7.29	5.64	0.33	0.64	13	1.42	4.00	2.78	0.07	0.27	C64-66,68
膀胱	Bladder	41	3.53	13.00	10.09	0.44	1.34	11	1.20	3.38	2.01	0.03	0.14	C67
脑,神经系统	Brain,Central Nervous System	20	1.72	6.34	6.35	0.45	0.71	25	2.74	7.69	5.82	0.35	0.60	C70-C72
甲状腺	Thyroid Gland	21	1.81	6.66	4.52	0.40	0.45	68	7.45	20.91	15.54	1.23	1.48	C73
淋巴瘤	Lymphoma	37	3.19	11.73	8.19	0.33	1.15	33	3.61	10.15	7.33	0.25	1.03	C81-85,88,90,96
白血病	Leukaemia	28	2.41	8.88	7.45	0.33	0.60	24	2.63	7.38	8.68	0.56	0.60	C91-C95
不明及其他恶性肿瘤	All Other Sites and Unspecified	34	2.93	10.78	10.31	0.59	1.01	32	3.50	9.84	8.33	0.46	0.82	A_O
所有部位合计	All Sites	1161	100.00	368.19	269.05	13.14	30.83	913	100.00	280.81	203.26	10.74	21.67	ALL
所有部位除外 C44	All Sites but C44	1161	100.00	368.19	269.05	13.14	30.83	907	99.34	278.96	201.83	10.61	21.49	ALLbC44
死亡 Mortality														
口腔和咽喉(除外鼻咽癌)	Lip,Oral Cavity & Pharynx but Nasopharynx	9	1.16	2.85	1.90	0.04	0.26	6	1.20	1.85	1.05	0.04	0.04	C00-10,C12-14
鼻咽癌	Nasopharynx	11	1.42	3.49	2.71	0.10	0.37	3	0.60	0.92	0.69	0.04	0.08	C11
食管	Oesophagus	45	5.79	14.27	10.62	0.53	1.28	16	3.19	4.92	3.11	0.15	0.31	C15
胃	Stomach	54	6.95	17.13	11.33	0.40	1.00	25	4.98	7.69	5.16	0.22	0.54	C16
结直肠肛门	Colon,Rectum & Anus	85	10.94	26.96	16.32	0.44	1.29	56	11.16	17.22	10.99	0.20	1.02	C18-21
肝脏	Liver	109	14.03	34.57	24.82	1.44	2.56	55	10.96	16.92	11.51	0.42	1.13	C22
胆囊及其他	Gallbladder etc.	14	1.80	4.44	3.52	0.17	0.49	19	3.78	5.84	4.45	0.28	0.54	C23-C24
胰腺	Pancreas	38	4.89	12.05	8.75	0.46	1.05	25	4.98	7.69	4.96	0.20	0.53	C25
喉	Larynx	6	0.77	1.90	1.66	0.17	0.17	0	0.00	0.00	0.00	0.00	0.00	C32
气管,支气管,肺	Trachea, Bronchus and Lung	266	34.23	84.36	59.83	2.50	6.89	125	24.90	38.45	24.08	0.58	2.27	C33-C34
其他胸腔器官	Other Thoracic Organs	1	0.13	0.32	0.23	0.03	0.03	1	0.20	0.31	0.29	0.04	0.04	C37-C38
骨	Bone	3	0.39	0.95	0.65	0.01	0.12	3	0.60	0.92	0.56	0.02	0.07	C40-C41
皮肤黑色素瘤	Melanoma of Skin	2	0.26	0.63	0.59	0.07	0.07	3	0.60	0.92	0.65	0.02	0.04	C43
乳房	Breast	0	0.00	0.00	0.00	0.00	0.00	38	7.57	11.69	8.74	0.65	0.96	C50
子宫颈	Cervix Uteri	–	–	–	–	–	–	20	3.98	6.15	4.67	0.34	0.56	C53
子宫体及子宫部位不明	Uterus & Unspecified	–	–	–	–	–	–	2	0.40	0.62	0.50	0.00	0.10	C54-C55
卵巢	Ovary	–	–	–	–	–	–	19	3.78	5.84	4.40	0.31	0.56	C56
前列腺	Prostate	36	4.63	11.42	7.47	0.08	0.78	–	–	–	–	–	–	C61
睾丸	Testis	1	0.13	0.32	0.22	0.00	0.06	–	–	–	–	–	–	C62
肾及泌尿系统不明	Kidney & Unspecified Urinary Organs	10	1.29	3.17	2.02	0.06	0.21	9	1.79	2.77	1.92	0.00	0.20	C64-66,68
膀胱	Bladder	18	2.32	5.71	3.72	0.04	0.24	6	1.20	1.85	0.99	0.00	0.06	C67
脑,神经系统	Brain,Central Nervous System	7	0.90	2.22	1.63	0.15	0.20	10	1.99	3.08	2.25	0.15	0.21	C70-C72
甲状腺	Thyroid Gland	1	0.13	0.32	0.31	0.00	0.05	1	0.20	0.31	0.15	0.00	0.00	C73
淋巴瘤	Lymphoma	27	3.47	8.56	5.97	0.36	0.69	29	5.78	8.92	6.00	0.16	0.78	C81-85,88,90,96
白血病	Leukaemia	18	2.32	5.71	4.44	0.12	0.44	15	2.99	4.61	6.26	0.33	0.38	C91-C95
不明及其他恶性肿瘤	All Other Sites and Unspecified	16	2.06	5.07	4.27	0.25	0.46	16	3.19	4.92	4.08	0.14	0.19	A_O
所有部位合计	All Sites	777	100.00	246.41	172.97	7.41	18.72	502	100.00	154.40	107.45	4.31	10.58	ALL
所有部位除外 C44	All Sites but C44	777	100.00	246.41	172.97	7.41	18.72	501	99.80	154.09	107.26	4.31	10.58	ALLbC44

表 6-3-278　成都市龙泉驿区 2014 年癌症发病和死亡主要指标
Table 6-3-278　Incidence and mortality of cancer in Longquanyi Qu,Chengdu Shi,2014

部位 / Site	男性 Male 病例数 No. cases	构成 (%)	粗率 Crude rate (1/10⁵)	世标率 ASR world (1/10⁵)	累积率 Cum.rate(%) 0~64	0~74	女性 Female 病例数 No. cases	构成 (%)	粗率 Crude rate (1/10⁵)	世标率 ASR world (1/10⁵)	累积率 Cum.rate(%) 0~64	0~74	ICD-10
发病 Incidence													
口腔和咽喉(除外鼻咽癌) Lip,Oral Cavity & Pharynx but Nasopharynx	13	1.21	4.21	2.98	0.19	0.29	4	0.67	1.27	1.09	0.10	0.10	C00~10,C12~14
鼻咽癌 Nasopharynx	28	2.61	9.06	7.44	0.53	0.80	6	1.01	1.91	1.23	0.09	0.09	C11
食管 Oesophagus	151	14.07	48.86	34.97	1.89	4.02	21	3.53	6.68	4.65	0.19	0.62	C15
胃 Stomach	82	7.64	26.54	18.23	0.74	1.82	39	6.55	12.40	8.45	0.41	0.87	C16
结直肠肛门 Colon,Rectum & Anus	109	10.16	35.27	24.95	1.06	2.67	68	11.43	21.63	15.86	0.62	2.04	C18~21
肝脏 Liver	143	13.33	46.27	32.39	1.76	3.77	47	7.90	14.95	10.17	0.37	1.24	C22
胆囊及其他 Gallbladder etc.	12	1.12	3.88	2.58	0.20	0.26	16	2.69	5.09	3.33	0.19	0.33	C23~C24
胰腺 Pancreas	23	2.14	7.44	5.31	0.18	0.64	14	2.35	4.45	3.12	0.11	0.29	C25
喉 Larynx	15	1.40	4.85	3.34	0.15	0.40	2	0.34	0.64	0.54	0.00	0.11	C32
气管,支气管,肺 Trachea, Bronchus and Lung	294	27.40	95.14	66.26	3.12	7.93	117	19.66	37.21	26.31	1.27	2.93	C33~C34
其他胸腔器官 Other Thoracic Organs	3	0.28	0.97	0.67	0.05	0.05	3	0.50	0.95	0.71	0.08	0.08	C37~C38
骨 Bone	12	1.12	3.88	2.49	0.17	0.32	8	1.34	2.54	2.20	0.13	0.18	C40~C41
皮肤黑色素瘤 Melanoma of Skin	1	0.09	0.32	0.27	0.02	0.02	0	0.00	0.00	0.00	0.00	0.00	C43
乳房 Breast	2	0.19	0.65	0.38	0.00	0.06	57	9.58	18.13	13.50	1.07	1.39	C50
子宫颈 Cervix Uteri	–	–	–	–	–	–	34	5.71	10.81	8.50	0.65	0.86	C53
子宫体及子宫部位不明 Uterus & Unspecified	–	–	–	–	–	–	20	3.36	6.36	5.49	0.42	0.70	C54~C55
卵巢 Ovary	–	–	–	–	–	–	27	4.54	8.59	6.54	0.43	0.70	C56
前列腺 Prostate	29	2.70	9.38	6.27	0.06	0.65							C61
睾丸 Testis	0	0.00	0.00	0.00	0.00	0.00							C62
肾及泌尿系统不明 Kidney & Unspecified Urinary Organs	6	0.56	1.94	1.49	0.07	0.17	7	1.18	2.23	1.31	0.08	0.08	C64~66,68
膀胱 Bladder	24	2.24	7.77	5.27	0.26	0.55	6	1.01	1.91	1.36	0.05	0.12	C67
脑,神经系统 Brain,Central Nervous System	28	2.61	9.06	7.53	0.43	0.72	5	0.84	1.59	1.04	0.04	0.04	C70~C72
甲状腺 Thyroid Gland	12	1.12	3.88	2.94	0.21	0.37	19	3.19	6.04	4.56	0.39	0.39	C73
淋巴瘤 Lymphoma	20	1.86	6.47	4.44	0.25	0.49	23	3.87	7.32	5.44	0.36	0.63	C81~85,88,90,96
白血病 Leukaemia	27	2.52	8.74	8.82	0.42	0.77	23	3.87	7.32	7.87	0.40	0.72	C91~C95
不明及其他恶性肿瘤 All Other Sites and Unspecified	39	3.63	12.62	8.80	0.47	1.00	29	4.87	9.22	6.95	0.25	0.87	A_O
所有部位合计 All Sites	1073	100.00	347.22	247.80	12.23	27.78	595	100.00	189.24	140.23	7.70	15.37	ALL
所有部位除外 C44 All Sites but C44	1066	99.35	344.96	246.31	12.17	27.63	587	98.66	186.70	138.52	7.70	15.26	ALLbC44
死亡 Mortality													
口腔和咽喉(除外鼻咽癌) Lip,Oral Cavity & Pharynx but Nasopharynx	6	0.82	1.94	1.37	0.09	0.19	1	0.30	0.32	0.16	0.02	0.02	C00~10,C12~14
鼻咽癌 Nasopharynx	12	1.64	3.88	3.17	0.16	0.34	1	0.30	0.32	0.22	0.03	0.03	C11
食管 Oesophagus	99	13.56	32.04	23.28	1.06	2.81	8	2.38	2.54	1.81	0.02	0.21	C15
胃 Stomach	58	7.95	18.77	12.99	0.48	1.20	27	8.04	8.59	5.82	0.16	0.45	C16
结直肠肛门 Colon,Rectum & Anus	51	6.99	16.50	11.90	0.31	1.20	37	11.01	11.77	8.04	0.41	0.70	C18~21
肝脏 Liver	131	17.95	42.39	30.38	1.75	3.61	37	11.01	11.77	7.86	0.35	0.84	C22
胆囊及其他 Gallbladder etc.	3	0.41	0.97	0.93	0.10	0.10	5	1.49	1.59	1.14	0.07	0.19	C23~C24
胰腺 Pancreas	18	2.47	5.82	4.03	0.09	0.54	14	4.17	4.45	2.98	0.15	0.28	C25
喉 Larynx	13	1.78	4.21	2.99	0.16	0.40	1	0.30	0.32	0.26	0.00	0.07	C32
气管,支气管,肺 Trachea, Bronchus and Lung	237	32.47	76.69	52.86	2.28	5.77	95	28.27	30.22	21.53	1.00	2.44	C33~C34
其他胸腔器官 Other Thoracic Organs	1	0.14	0.32	0.23	0.00	0.06	0	0.00	0.00	0.00	0.00	0.00	C37~C38
骨 Bone	10	1.37	3.24	2.23	0.13	0.33	2	0.60	0.64	0.47	0.00	0.05	C40~C41
皮肤黑色素瘤 Melanoma of Skin	0	0.00	0.00	0.00	0.00	0.00	1	0.30	0.32	0.28	0.00	0.05	C43
乳房 Breast	1	0.14	0.32	0.17	0.01	0.01	23	6.85	7.32	5.36	0.51	0.57	C50
子宫颈 Cervix Uteri	–	–	–	–	–	–	14	4.17	4.45	3.38	0.23	0.41	C53
子宫体及子宫部位不明 Uterus & Unspecified	–	–	–	–	–	–	9	2.68	2.86	2.14	0.11	0.27	C54~C55
卵巢 Ovary	–	–	–	–	–	–	14	4.17	4.45	3.39	0.08	0.49	C56
前列腺 Prostate	14	1.92	4.53	3.19	0.00	0.16	–	–	–	–	–	–	C61
睾丸 Testis	0	0.00	0.00	0.00	0.00	0.00	–	–	–	–	–	–	C62
肾及泌尿系统不明 Kidney & Unspecified Urinary Organs	3	0.41	0.97	0.73	0.06	0.06	4	1.19	1.27	0.75	0.06	0.06	C64~66,68
膀胱 Bladder	9	1.23	2.91	2.00	0.02	0.13	5	1.49	1.59	1.13	0.08	0.08	C67
脑,神经系统 Brain,Central Nervous System	17	2.33	5.50	4.10	0.16	0.40	4	1.19	1.27	1.01	0.03	0.08	C70~C72
甲状腺 Thyroid Gland	2	0.27	0.65	0.53	0.02	0.07	1	0.30	0.32	0.16	0.00	0.00	C73
淋巴瘤 Lymphoma	12	1.64	3.88	2.73	0.11	0.36	8	2.38	2.54	1.92	0.05	0.25	C81~85,88,90,96
白血病 Leukaemia	13	1.78	4.21	3.26	0.20	0.30	10	2.98	3.18	2.58	0.10	0.26	C91~C95
不明及其他恶性肿瘤 All Other Sites and Unspecified	20	2.74	6.47	4.76	0.14	0.51	15	4.46	4.77	3.81	0.12	0.46	A_O
所有部位合计 All Sites	730	100.00	236.23	167.85	7.34	18.54	336	100.00	106.87	76.20	3.58	8.25	ALL
所有部位除外 C44 All Sites but C44	726	99.45	234.93	166.87	7.32	18.48	330	98.21	104.96	75.02	3.54	8.20	ALLbC44

部位 Site		男性 Male						女性 Female						ICD-10
		病例数 No. cases	构成 (%)	粗率 Crude rate (1/10⁵)	世标率 ASR world (1/10⁵)	累积率 Cum.rate(%)		病例数 No. cases	构成 (%)	粗率 Crude rate (1/10⁵)	世标率 ASR world (1/10⁵)	累积率 Cum.rate(%)		
						0~64	0~74					0~64	0~74	
发病 Incidence														
口腔和咽喉(除外鼻咽癌)	Lip,Oral Cavity & Pharynx but Nasopharynx	39	2.27	9.61	6.01	0.31	0.68	13	1.06	3.24	1.68	0.10	0.17	C00–10,C12–14
鼻咽癌	Nasopharynx	33	1.92	8.13	5.32	0.48	0.64	23	1.88	5.73	3.51	0.30	0.43	C11
食管	Oesophagus	298	17.33	73.45	45.43	2.87	5.72	27	2.21	6.72	3.90	0.20	0.44	C15
胃	Stomach	198	11.51	48.80	29.94	1.64	3.55	72	5.89	17.93	11.18	0.58	1.38	C16
结直肠肛门	Colon,Rectum & Anus	214	12.44	52.75	32.91	1.87	4.13	171	13.99	42.57	26.23	1.34	3.17	C18–21
肝脏	Liver	198	11.51	48.80	30.57	1.61	3.56	77	6.30	19.17	11.19	0.54	1.10	C22
胆囊及其他	Gallbladder etc.	20	1.16	4.93	2.96	0.14	0.29	34	2.78	8.46	4.98	0.29	0.56	C23–C24
胰腺	Pancreas	47	2.73	11.58	6.98	0.26	0.81	23	1.88	5.73	3.43	0.08	0.51	C25
喉	Larynx	22	1.28	5.42	3.38	0.17	0.46	3	0.25	0.75	0.38	0.00	0.03	C32
气管,支气管,肺	Trachea, Bronchus and Lung	320	18.60	78.88	47.69	2.43	5.41	210	17.18	52.28	31.65	1.66	3.80	C33–C34
其他胸腔器官	Other Thoracic Organs	2	0.12	0.49	0.27	0.03	0.03	4	0.33	1.00	0.52	0.04	0.04	C37–C38
骨	Bone	14	0.81	3.45	2.67	0.16	0.28	11	0.90	2.74	1.84	0.12	0.20	C40–C41
皮肤黑色素瘤	Melanoma of Skin	8	0.47	1.97	1.30	0.07	0.14	5	0.41	1.24	0.72	0.04	0.13	C43
乳房	Breast	5	0.29	1.23	0.81	0.09	0.09	202	16.53	50.29	32.42	2.88	3.42	C50
子宫颈	Cervix Uteri	–	–	–	–	–	–	53	4.34	13.20	8.48	0.77	0.88	C53
子宫体及子宫部位不明	Uterus & Unspecified	–	–	–	–	–	–	47	3.85	11.70	7.60	0.65	0.74	C54–C55
卵巢	Ovary	–	–	–	–	–	–	30	2.45	7.47	6.15	0.47	0.56	C56
前列腺	Prostate	47	2.73	11.58	6.73	0.09	0.68	–	–	–	–	–	–	C61
睾丸	Testis	1	0.06	0.25	0.26	0.02	0.02	–	–	–	–	–	–	C62
肾及泌尿系统不明	Kidney & Unspecified Urinary Organs	15	0.87	3.70	2.42	0.18	0.29	16	1.31	3.98	2.41	0.11	0.21	C64–66,68
膀胱	Bladder	61	3.55	15.04	9.11	0.36	1.03	19	1.55	4.73	2.99	0.11	0.49	C67
脑,神经系统	Brain,Central Nervous System	41	2.38	10.11	8.49	0.51	0.85	47	3.85	11.70	8.42	0.63	0.83	C70–C72
甲状腺	Thyroid Gland	7	0.41	1.73	1.38	0.11	0.11	21	1.72	5.23	3.80	0.29	0.41	C73
淋巴瘤	Lymphoma	19	1.10	4.68	3.11	0.19	0.35	13	1.06	3.24	2.09	0.09	0.29	C81–85,88,90,96
白血病	Leukaemia	34	1.98	8.38	6.02	0.32	0.58	28	2.29	6.97	5.68	0.29	0.52	C91–C95
不明及其他恶性肿瘤	All Other Sites and Unspecified	77	4.48	18.98	12.28	0.75	1.26	73	5.97	18.17	11.66	0.67	1.15	A_O
所有部位合计	All Sites	1720	100.00	423.95	266.05	14.64	30.94	1222	100.00	304.23	192.91	12.24	21.44	ALL
所有部位除外 C44	All Sites but C44	1716	99.77	422.97	265.32	14.58	30.89	1219	99.75	303.49	192.40	12.22	21.39	ALLbC44
死亡 Mortality														
口腔和咽喉(除外鼻咽癌)	Lip,Oral Cavity & Pharynx but Nasopharynx	24	1.80	5.92	3.90	0.17	0.56	6	0.90	1.49	0.84	0.04	0.08	C00–10,C12–14
鼻咽癌	Nasopharynx	23	1.73	5.67	3.64	0.27	0.46	4	0.60	1.00	0.61	0.04	0.04	C11
食管	Oesophagus	227	17.03	55.95	34.51	1.98	4.25	23	3.47	5.73	3.23	0.12	0.31	C15
胃	Stomach	183	13.73	45.11	27.78	1.16	3.45	57	8.60	14.19	8.21	0.34	0.78	C16
结直肠肛门	Colon,Rectum & Anus	113	8.48	27.85	16.47	0.80	1.90	77	11.61	19.17	11.09	0.40	1.13	C18–21
肝脏	Liver	202	15.15	49.79	31.33	1.65	3.75	80	12.07	19.92	12.07	0.49	1.60	C22
胆囊及其他	Gallbladder etc.	13	0.98	3.20	1.88	0.09	0.24	19	2.87	4.73	2.78	0.12	0.32	C23–C24
胰腺	Pancreas	45	3.38	11.09	6.74	0.22	0.90	21	3.17	5.23	2.88	0.04	0.31	C25
喉	Larynx	12	0.90	2.96	1.76	0.09	0.25	2	0.30	0.50	0.21	0.00	0.04	C32
气管,支气管,肺	Trachea, Bronchus and Lung	291	21.83	71.73	43.01	2.07	4.75	166	25.04	41.33	24.81	1.22	2.81	C33–C34
其他胸腔器官	Other Thoracic Organs	0	0.00	0.00	0.00	0.00	0.00	2	0.30	0.50	0.33	0.01	0.04	C37–C38
骨	Bone	17	1.28	4.19	2.82	0.16	0.31	7	1.06	1.74	1.54	0.08	0.15	C40–C41
皮肤黑色素瘤	Melanoma of Skin	3	0.23	0.74	0.44	0.02	0.05	6	0.90	1.49	0.90	0.03	0.12	C43
乳房	Breast	3	0.23	0.74	0.48	0.06	0.06	50	7.54	12.45	8.43	0.63	1.05	C50
子宫颈	Cervix Uteri	–	–	–	–	–	–	20	3.02	4.98	3.16	0.22	0.38	C53
子宫体及子宫部位不明	Uterus & Unspecified	–	–	–	–	–	–	17	2.56	4.23	2.45	0.16	0.29	C54–C55
卵巢	Ovary	–	–	–	–	–	–	12	1.81	2.99	1.86	0.12	0.21	C56
前列腺	Prostate	21	1.58	5.18	3.33	0.09	0.18	–	–	–	–	–	–	C61
睾丸	Testis	1	0.08	0.25	0.10	0.00	0.00	–	–	–	–	–	–	C62
肾及泌尿系统不明	Kidney & Unspecified Urinary Organs	12	0.90	2.96	2.22	0.08	0.20	7	1.06	1.74	0.90	0.00	0.06	C64–66,68
膀胱	Bladder	32	2.40	7.89	4.71	0.06	0.32	3	0.45	0.75	0.38	0.00	0.04	C67
脑,神经系统	Brain,Central Nervous System	25	1.88	6.16	5.38	0.30	0.50	17	2.56	4.23	2.69	0.13	0.26	C70–C72
甲状腺	Thyroid Gland	1	0.08	0.25	0.12	0.01	0.01	3	0.45	0.75	0.47	0.04	0.04	C73
淋巴瘤	Lymphoma	8	0.60	1.97	1.01	0.06	0.06	6	0.90	1.49	0.97	0.06	0.14	C81–85,88,90,96
白血病	Leukaemia	27	2.03	6.66	4.75	0.26	0.41	14	2.11	3.49	2.89	0.17	0.30	C91–C95
不明及其他恶性肿瘤	All Other Sites and Unspecified	50	3.75	12.32	7.70	0.42	0.99	44	6.64	10.95	6.25	0.23	0.72	A_O
所有部位合计	All Sites	1333	100.00	328.56	204.07	10.02	23.59	663	100.00	165.06	99.93	4.71	11.17	ALL
所有部位除外 C44	All Sites but C44	1333	100.00	328.56	204.07	10.02	23.59	660	99.55	164.32	99.57	4.71	11.14	ALLbC44

表 6-3-280 自贡市自流井区 2014 年癌症发病和死亡主要指标
Table 6-3-280　Incidence and mortality of cancer in Ziliujing Qu,Zigong Shi,2014

部位 Site		男性 Male						女性 Female						ICD-10
		病例数 No. cases	构成 (%)	粗率 Crude rate (1/10⁵)	世标率 ASR world (1/10⁵)	累积率 Cum.rate(%)		病例数 No. cases	构成 (%)	粗率 Crude rate (1/10⁵)	世标率 ASR world (1/10⁵)	累积率 Cum.rate(%)		
						0~64	0~74					0~64	0~74	
发病 Incidence														
口腔和咽喉(除外鼻咽癌)	Lip,Oral Cavity & Pharynx but Nasopharynx	15	1.98	8.40	5.38	0.17	0.45	0	0.00	0.00	0.00	0.00	0.00	C00-10,C12-14
鼻咽癌	Nasopharynx	10	1.32	5.60	3.70	0.40	0.40	2	0.50	1.09	0.65	0.07	0.07	C11
食管	Oesophagus	56	7.40	31.35	19.68	1.31	2.47	10	2.49	5.43	2.89	0.07	0.44	C15
胃	Stomach	34	4.49	19.03	11.02	0.61	1.31	21	5.24	11.41	6.64	0.34	0.77	C16
结直肠肛门	Colon,Rectum & Anus	72	9.51	40.30	25.27	1.45	3.01	43	10.72	23.36	13.58	0.67	1.66	C18-21
肝脏	Liver	109	14.40	61.02	41.62	2.69	4.68	23	5.74	12.49	6.63	0.25	0.75	C22
胆囊及其他	Gallbladder etc.	9	1.19	5.04	3.32	0.14	0.20	13	3.24	7.06	3.86	0.20	0.42	C23-C24
胰腺	Pancreas	16	2.11	8.96	4.90	0.12	0.59	11	2.74	5.98	3.40	0.21	0.36	C25
喉	Larynx	17	2.25	9.52	6.10	0.45	0.60	1	0.25	0.54	0.26	0.00	0.00	C32
气管,支气管,肺	Trachea, Bronchus and Lung	264	34.87	147.78	92.54	4.67	11.31	80	19.95	43.46	24.36	1.52	2.75	C33-C34
其他胸腔器官	Other Thoracic Organs	3	0.40	1.68	1.14	0.09	0.17	2	0.50	1.09	0.74	0.08	0.08	C37-C38
骨	Bone	6	0.79	3.36	1.99	0.09	0.23	2	0.50	1.09	0.57	0.00	0.08	C40-C41
皮肤黑色素瘤	Melanoma of Skin	0	0.00	0.00	0.00	0.00	0.00	0	0.00	0.00	0.00	0.00	0.00	C43
乳房	Breast	0	0.00	0.00	0.00	0.00	0.00	66	16.46	35.85	22.11	2.02	2.30	C50
子宫颈	Cervix Uteri	–	–	–	–	–	–	25	6.23	13.58	8.90	0.75	0.82	C53
子宫体及子宫部位不明	Uterus & Unspecified	–	–	–	–	–	–	6	1.50	3.26	2.01	0.18	0.18	C54-C55
卵巢	Ovary	–	–	–	–	–	–	11	2.74	5.98	3.66	0.32	0.47	C56
前列腺	Prostate	37	4.89	20.71	11.90	0.26	0.73	–	–	–	–	–	–	C61
睾丸	Testis	3	0.40	1.68	1.22	0.07	0.07	–	–	–	–	–	–	C62
肾及泌尿系统不明	Kidney & Unspecified Urinary Organs	17	2.25	9.52	5.71	0.30	0.66	5	1.25	2.72	1.59	0.08	0.23	C64-66,68
膀胱	Bladder	19	2.51	10.64	6.04	0.32	0.66	12	2.99	6.52	4.09	0.26	0.54	C67
脑,神经系统	Brain,Central Nervous System	11	1.45	6.16	4.12	0.36	0.59	7	1.75	3.80	2.53	0.16	0.29	C70-C72
甲状腺	Thyroid Gland	9	1.19	5.04	3.38	0.27	0.27	12	2.99	6.52	3.92	0.21	0.36	C73
淋巴瘤	Lymphoma	3	0.40	1.68	1.05	0.03	0.20	8	2.00	4.35	2.75	0.20	0.34	C81-85,88,90,96
白血病	Leukaemia	16	2.11	8.96	6.93	0.46	0.46	8	2.00	4.35	2.66	0.11	0.41	C91-C95
不明及其他恶性肿瘤	All Other Sites and Unspecified	31	4.10	17.35	12.25	0.68	1.17	33	8.23	17.93	10.33	0.63	1.00	A_O
所有部位合计	All Sites	757	100.00	423.75	269.27	14.94	30.24	401	100.00	217.83	128.12	8.40	14.32	ALL
所有部位除外 C44	All Sites but C44	755	99.74	422.63	268.77	14.94	30.24	397	99.00	215.66	127.03	8.35	14.27	ALLbC44
死亡 Mortality														
口腔和咽喉(除外鼻咽癌)	Lip,Oral Cavity & Pharynx but Nasopharynx	10	1.95	5.60	3.83	0.19	0.49	3	1.45	1.63	0.97	0.03	0.18	C00-10,C12-14
鼻咽癌	Nasopharynx	6	1.17	3.36	2.25	0.24	0.24	0	0.00	0.00	0.00	0.00	0.00	C11
食管	Oesophagus	36	7.02	20.15	12.47	0.70	1.72	10	4.83	5.43	2.82	0.08	0.37	C15
胃	Stomach	21	4.09	11.76	7.05	0.41	0.77	10	4.83	5.43	2.99	0.22	0.22	C16
结直肠肛门	Colon,Rectum & Anus	36	7.02	20.15	12.33	0.35	1.54	25	12.08	13.58	6.64	0.24	0.45	C18-21
肝脏	Liver	98	19.10	54.86	35.17	2.06	3.90	25	12.08	13.58	7.60	0.33	0.92	C22
胆囊及其他	Gallbladder etc.	2	0.39	1.12	0.76	0.00	0.00	7	3.38	3.80	2.32	0.10	0.31	C23-C24
胰腺	Pancreas	21	4.09	11.76	6.80	0.17	0.81	6	2.90	3.26	1.57	0.03	0.10	C25
喉	Larynx	9	1.75	5.04	3.13	0.29	0.29	0	0.00	0.00	0.00	0.00	0.00	C32
气管,支气管,肺	Trachea, Bronchus and Lung	214	41.72	119.79	74.64	3.99	8.75	57	27.54	30.96	17.46	0.98	1.84	C33-C34
其他胸腔器官	Other Thoracic Organs	1	0.19	0.56	0.34	0.00	0.08	1	0.48	0.54	0.40	0.05	0.05	C37-C38
骨	Bone	3	0.58	1.68	0.83	0.00	0.08	0	0.00	0.00	0.00	0.00	0.00	C40-C41
皮肤黑色素瘤	Melanoma of Skin	0	0.00	0.00	0.00	0.00	0.00	2	0.97	1.09	0.75	0.08	0.08	C43
乳房	Breast	0	0.00	0.00	0.00	0.00	0.00	15	7.25	8.15	5.42	0.36	0.73	C50
子宫颈	Cervix Uteri	–	–	–	–	–	–	5	2.42	2.72	1.63	0.10	0.25	C53
子宫体及子宫部位不明	Uterus & Unspecified	–	–	–	–	–	–	8	3.86	4.35	2.60	0.13	0.26	C54-C55
卵巢	Ovary	–	–	–	–	–	–	7	3.38	3.80	2.21	0.14	0.28	C56
前列腺	Prostate	10	1.95	5.60	2.66	0.00	0.00	–	–	–	–	–	–	C61
睾丸	Testis	0	0.00	0.00	0.00	0.00	0.00	–	–	–	–	–	–	C62
肾及泌尿系统不明	Kidney & Unspecified Urinary Organs	2	0.39	1.12	0.50	0.00	0.00	2	0.97	1.09	0.36	0.00	0.00	C64-66,68
膀胱	Bladder	5	0.97	2.80	2.09	0.04	0.12	0	0.00	0.00	0.00	0.00	0.00	C67
脑,神经系统	Brain,Central Nervous System	11	2.14	6.16	4.02	0.23	0.43	3	1.45	1.63	1.13	0.08	0.14	C70-C72
甲状腺	Thyroid Gland	0	0.00	0.00	0.00	0.00	0.00	1	0.48	0.54	0.31	0.08	0.08	C73
淋巴瘤	Lymphoma	0	0.00	0.00	0.00	0.00	0.00	3	1.45	1.63	1.02	0.10	0.10	C81-85,88,90,96
白血病	Leukaemia	14	2.73	7.84	6.41	0.40	0.40	7	3.38	3.80	2.21	0.14	0.29	C91-C95
不明及其他恶性肿瘤	All Other Sites and Unspecified	14	2.73	7.84	7.88	0.35	0.66	10	4.83	5.43	3.63	0.19	0.34	A_O
所有部位合计	All Sites	513	100.00	287.16	183.17	9.43	20.30	207	100.00	112.45	64.04	3.38	6.98	ALL
所有部位除外 C44	All Sites but C44	513	100.00	287.16	183.17	9.43	20.30	207	100.00	112.45	64.04	3.38	6.98	ALLbC44

表 6-3-281 攀枝花市仁和区 2014 年癌症发病和死亡主要指标

表 6-3-281 攀枝花市仁和区 2014 年癌症发病和死亡主要指标
Table 6-3-281 Incidence and mortality of cancer in Renhe Qu, Panzhihua Shi, 2014

部位 Site		男性 Male						女性 Female						ICD-10
		病例数 No. cases	构成 (%)	粗率 Crude rate (1/10⁵)	世标率 ASR world (1/10⁵)	累积率 Cum.rate(%) 0~64	0~74	病例数 No. cases	构成 (%)	粗率 Crude rate (1/10⁵)	世标率 ASR world (1/10⁵)	累积率 Cum.rate(%) 0~64	0~74	
发病 Incidence														
口腔和咽喉(除外鼻咽癌)	Lip,Oral Cavity & Pharynx but Nasopharynx	6	2.18	5.13	3.36	0.26	0.47	1	0.51	0.87	0.54	0.00	0.13	C00-10,C12-14
鼻咽癌	Nasopharynx	11	4.00	9.41	6.28	0.35	0.77	8	4.10	6.98	4.36	0.37	0.37	C11
食管	Oesophagus	14	5.09	11.98	7.52	0.52	1.06	5	2.56	4.37	2.47	0.07	0.29	C15
胃	Stomach	13	4.73	11.12	8.84	0.78	1.15	10	5.13	8.73	5.41	0.39	0.57	C16
结直肠肛门	Colon,Rectum & Anus	36	13.09	30.81	19.78	1.04	2.44	13	6.67	11.35	7.03	0.38	0.96	C18-21
肝脏	Liver	58	21.09	49.63	35.33	2.87	4.10	23	11.79	20.08	14.28	1.17	1.97	C22
胆囊及其他	Gallbladder etc.	4	1.45	3.42	1.49	0.04	0.04	1	0.51	0.87	0.54	0.00	0.13	C23-C24
胰腺	Pancreas	7	2.55	5.99	3.34	0.24	0.35	4	2.05	3.49	2.59	0.29	0.29	C25
喉	Larynx	7	2.55	5.99	3.63	0.18	0.48	0	0.00	0.00	0.00	0.00	0.00	C32
气管,支气管,肺	Trachea, Bronchus and Lung	69	25.09	59.04	41.03	2.91	5.31	23	11.79	20.08	12.27	0.68	1.66	C33-C34
其他胸腔器官	Other Thoracic Organs	1	0.36	0.86	0.37	0.00	0.00	0	0.00	0.00	0.00	0.00	0.00	C37-C38
骨	Bone	1	0.36	0.86	0.56	0.00	0.09	2	1.03	1.75	1.65	0.11	0.11	C40-C41
皮肤黑色素瘤	Melanoma of Skin	0	0.00	0.00	0.00	0.00	0.00	0	0.00	0.00	0.00	0.00	0.00	C43
乳房	Breast	0	0.00	0.00	0.00	0.00	0.00	33	16.92	28.81	18.14	1.39	1.70	C50
子宫颈	Cervix Uteri	–	–	–	–	–	–	18	9.23	15.72	10.22	0.70	1.23	C53
子宫体及子宫部位不明	Uterus & Unspecified	–	–	–	–	–	–	12	6.15	10.48	7.12	0.48	0.88	C54-C55
卵巢	Ovary	–	–	–	–	–	–	7	3.59	6.11	4.61	0.30	0.65	C56
前列腺	Prostate	11	4.00	9.41	4.79	0.10	0.64						–	C61
睾丸	Testis	0	0.00	0.00	0.00	0.00	0.00						–	C62
肾及泌尿系统不明	Kidney & Unspecified Urinary Organs	3	1.09	2.57	1.56	0.09	0.19	3	1.54	2.62	1.78	0.19	0.19	C64-66,68
膀胱	Bladder	10	3.64	8.56	5.51	0.26	0.74	3	1.54	2.62	1.70	0.17	0.17	C67
脑,神经系统	Brain,Central Nervous System	5	1.82	4.28	3.06	0.20	0.39	2	1.03	1.75	1.65	0.11	0.11	C70-C72
甲状腺	Thyroid Gland	0	0.00	0.00	0.00	0.00	0.00	4	4.10	6.98	5.36	0.41	0.68	C73
淋巴瘤	Lymphoma	2	0.73	1.71	1.01	0.00	0.20	3	1.54	2.62	1.47	0.07	0.07	C81-85,88,90,96
白血病	Leukaemia	10	3.64	8.56	8.81	0.54	0.65	5	2.56	4.37	3.41	0.18	0.40	C91-C95
不明及其他恶性肿瘤	All Other Sites and Unspecified	7	2.55	5.99	4.56	0.21	0.42	11	5.64	9.60	5.65	0.38	0.47	A_O
所有部位合计	All Sites	275	100.00	235.32	160.84	10.60	19.50	195	100.00	170.25	112.26	7.82	13.01	ALL
所有部位除外 C44	All Sites but C44	275	100.00	235.32	160.84	10.60	19.50	191	97.95	166.76	110.18	7.65	12.84	ALLbC44
死亡 Mortality														
口腔和咽喉(除外鼻咽癌)	Lip,Oral Cavity & Pharynx but Nasopharynx	6	2.80	5.13	2.97	0.13	0.44	1	0.90	0.87	0.54	0.00	0.13	C00-10,C12-14
鼻咽癌	Nasopharynx	2	0.93	1.71	0.82	0.00	0.11	2	1.80	1.75	0.96	0.05	0.05	C11
食管	Oesophagus	10	4.67	8.56	5.67	0.35	0.76	2	1.80	1.75	1.05	0.07	0.07	C15
胃	Stomach	10	4.67	8.56	6.17	0.32	0.88	8	7.21	6.98	4.33	0.30	0.48	C16
结直肠肛门	Colon,Rectum & Anus	24	11.21	20.54	13.15	0.52	1.21	7	6.31	6.11	2.99	0.03	0.39	C18-21
肝脏	Liver	57	26.64	48.78	33.00	2.08	4.24	26	23.42	22.70	15.31	1.08	2.14	C22
胆囊及其他	Gallbladder etc.	2	0.93	1.71	0.81	0.04	0.04	1	0.90	0.87	0.54	0.00	0.13	C23-C24
胰腺	Pancreas	5	2.34	4.28	2.63	0.19	0.30	3	2.70	2.62	1.46	0.03	0.21	C25
喉	Larynx	2	0.93	1.71	1.26	0.10	0.21	0	0.00	0.00	0.00	0.00	0.00	C32
气管,支气管,肺	Trachea, Bronchus and Lung	59	27.57	50.49	34.11	2.30	4.77	13	11.71	11.35	7.69	0.51	0.95	C33-C34
其他胸腔器官	Other Thoracic Organs	1	0.47	0.86	0.37	0.00	0.00	0	0.00	0.00	0.00	0.00	0.00	C37-C38
骨	Bone	2	0.93	1.71	1.17	0.05	0.14	1	0.90	0.87	0.36	0.00	0.00	C40-C41
皮肤黑色素瘤	Melanoma of Skin	0	0.00	0.00	0.00	0.00	0.00	0	0.00	0.00	0.00	0.00	0.00	C43
乳房	Breast	0	0.00	0.00	0.00	0.00	0.00	13	11.71	11.35	7.46	0.61	0.70	C50
子宫颈	Cervix Uteri	–	–	–	–	–	–	7	6.31	6.11	4.47	0.50	0.50	C53
子宫体及子宫部位不明	Uterus & Unspecified	–	–	–	–	–	–	8	7.21	6.98	4.06	0.10	0.50	C54-C55
卵巢	Ovary	–	–	–	–	–	–	7	6.31	6.11	4.12	0.31	0.58	C56
前列腺	Prostate	2	0.93	1.71	0.76	0.00	0.11	–	–	–	–	–	–	C61
睾丸	Testis	0	0.00	0.00	0.00	0.00	0.00	–	–	–	–	–	–	C62
肾及泌尿系统不明	Kidney & Unspecified Urinary Organs	1	0.47	0.86	0.56	0.00	0.09	1	0.90	0.87	0.41	0.03	0.03	C64-66,68
膀胱	Bladder	3	1.40	2.57	1.69	0.10	0.19	2	1.80	1.75	1.03	0.08	0.08	C67
脑,神经系统	Brain,Central Nervous System	7	3.27	5.99	4.14	0.24	0.63	1	0.90	0.87	0.54	0.05	0.05	C70-C72
甲状腺	Thyroid Gland	0	0.00	0.00	0.00	0.00	0.00	1	0.90	0.87	0.54	0.00	0.13	C73
淋巴瘤	Lymphoma	2	0.93	1.71	1.01	0.00	0.20	4	3.60	3.49	2.11	0.10	0.19	C81-85,88,90,96
白血病	Leukaemia	12	5.61	10.27	9.98	0.59	0.78	3	2.70	2.62	1.89	0.15	0.24	C91-C95
不明及其他恶性肿瘤	All Other Sites and Unspecified	7	3.27	5.99	3.61	0.13	0.34	0	0.00	0.00	0.00	0.00	0.00	A_O
所有部位合计	All Sites	214	100.00	183.12	123.88	7.14	15.46	111	100.00	96.91	61.86	4.02	7.57	ALL
所有部位除外 C44	All Sites but C44	214	100.00	183.12	123.88	7.14	15.46	111	100.00	96.91	61.86	4.02	7.57	ALLbC44

表 6-3-282　泸县 2014 年癌症发病和死亡主要指标
Table 6-3-282　Incidence and mortality of cancer in Lu Xian, 2014

部位 Site		男性 Male						女性 Female						ICD-10
		病例数 No. cases	构成 (%)	粗率 Crude rate (1/10⁵)	世标率 ASR world (1/10⁵)	累积率 Cum.rate(%) 0~64	0~74	病例数 No. cases	构成 (%)	粗率 Crude rate (1/10⁵)	世标率 ASR world (1/10⁵)	累积率 Cum.rate(%) 0~64	0~74	
发病 Incidence														
口腔和咽喉(除外鼻咽癌)	Lip,Oral Cavity & Pharynx but Nasopharynx	19	0.78	3.41	2.08	0.11	0.28	15	1.17	2.88	1.50	0.11	0.15	C00-10,C12-14
鼻咽癌	Nasopharynx	41	1.69	7.35	4.36	0.38	0.55	15	1.17	2.88	1.69	0.15	0.20	C11
食管	Oesophagus	293	12.08	52.53	30.72	1.48	4.09	104	8.14	19.94	10.60	0.42	1.35	C15
胃	Stomach	102	4.20	18.29	11.06	0.63	1.41	40	3.13	7.67	4.35	0.27	0.50	C16
结直肠肛门	Colon,Rectum & Anus	237	9.77	42.49	25.57	1.41	3.20	144	11.28	27.61	14.44	0.74	1.62	C18-21
肝脏	Liver	343	14.14	61.49	37.67	2.55	4.73	108	8.46	20.71	11.29	0.67	1.35	C22
胆囊及其他	Gallbladder etc.	15	0.62	2.69	1.60	0.03	0.21	6	0.47	1.15	0.64	0.04	0.09	C23-C24
胰腺	Pancreas	56	2.31	10.04	5.88	0.26	0.76	36	2.82	6.90	3.64	0.24	0.38	C25
喉	Larynx	23	0.95	4.12	2.42	0.11	0.28	1	0.08	0.19	0.11	0.01	0.01	C32
气管,支气管,肺	Trachea, Bronchus and Lung	988	40.73	177.13	105.83	5.91	13.83	331	25.92	63.46	35.11	1.81	4.40	C33-C34
其他胸腔器官	Other Thoracic Organs	1	0.04	0.18	0.10	0.01	0.01	4	0.31	0.77	0.63	0.04	0.07	C37-C38
骨	Bone	23	0.95	4.12	2.52	0.12	0.32	13	1.02	2.49	1.58	0.07	0.15	C40-C41
皮肤黑色素瘤	Melanoma of Skin	2	0.08	0.36	0.23	0.01	0.01	0	0.00	0.00	0.00	0.00	0.00	C43
乳房	Breast	1	0.04	0.18	0.10	0.01	0.01	148	11.59	28.37	17.57	1.45	1.87	C50
子宫颈	Cervix Uteri	–	–	–	–	–	–	89	6.97	17.06	11.34	0.97	1.13	C53
子宫体及子宫部位不明	Uterus & Unspecified	–	–	–	–	–	–	33	2.58	6.33	3.59	0.29	0.40	C54-C55
卵巢	Ovary	–	–	–	–	–	–	26	2.04	4.98	3.48	0.27	0.39	C56
前列腺	Prostate	40	1.65	7.17	3.75	0.03	0.32	–	–	–	–	–	–	C61
睾丸	Testis	5	0.21	0.90	0.49	0.05	0.05	–	–	–	–	–	–	C62
肾及泌尿系统不明	Kidney & Unspecified Urinary Organs	12	0.49	2.15	1.29	0.07	0.14	4	0.31	0.77	0.54	0.04	0.07	C64-66,68
膀胱	Bladder	42	1.73	7.53	4.50	0.20	0.59	7	0.55	1.34	0.73	0.03	0.10	C67
脑,神经系统	Brain,Central Nervous System	43	1.77	7.71	6.67	0.42	0.57	43	3.37	8.24	5.33	0.32	0.59	C70-C72
甲状腺	Thyroid Gland	4	0.16	0.72	0.61	0.05	0.07	15	1.17	2.88	2.35	0.18	0.23	C73
淋巴瘤	Lymphoma	35	1.44	6.27	4.14	0.30	0.43	18	1.41	3.45	2.24	0.16	0.24	C81-85,88,90,96
白血病	Leukaemia	45	1.85	8.07	6.81	0.37	0.77	39	3.05	7.48	5.49	0.37	0.51	C91-C95
不明及其他恶性肿瘤	All Other Sites and Unspecified	56	2.31	10.04	6.36	0.39	0.76	38	2.98	7.29	4.30	0.27	0.49	A_O
所有部位合计	All Sites	2426	100.00	434.95	264.76	14.90	33.38	1277	100.00	244.82	142.54	8.93	16.30	ALL
所有部位除外 C44	All Sites but C44	2406	99.18	431.36	262.65	14.78	33.14	1268	99.30	243.09	141.83	8.90	16.24	ALLbC44
死亡 Mortality														
口腔和咽喉(除外鼻咽癌)	Lip,Oral Cavity & Pharynx but Nasopharynx	10	0.65	1.79	1.12	0.04	0.15	9	1.32	1.73	0.83	0.06	0.08	C00-10,C12-14
鼻咽癌	Nasopharynx	21	1.35	3.76	2.15	0.19	0.26	11	1.62	2.11	1.01	0.07	0.10	C11
食管	Oesophagus	210	13.55	37.65	22.31	1.02	3.02	55	8.09	10.54	5.05	0.16	0.53	C15
胃	Stomach	70	4.52	12.55	7.47	0.41	0.93	32	4.71	6.13	3.47	0.20	0.41	C16
结直肠肛门	Colon,Rectum & Anus	116	7.48	20.80	12.53	0.58	1.47	74	10.88	14.19	6.73	0.24	0.76	C18-21
肝脏	Liver	244	15.74	43.75	26.69	1.78	3.23	66	9.71	12.65	6.52	0.31	0.69	C22
胆囊及其他	Gallbladder etc.	7	0.45	1.25	0.79	0.01	0.13	5	0.74	0.96	0.53	0.03	0.09	C23-C24
胰腺	Pancreas	39	2.52	6.99	4.22	0.20	0.51	22	3.24	4.22	2.37	0.12	0.26	C25
喉	Larynx	16	1.03	2.87	1.64	0.06	0.19	3	0.44	0.58	0.36	0.01	0.06	C32
气管,支气管,肺	Trachea, Bronchus and Lung	655	42.26	117.43	70.22	3.66	9.19	211	31.03	40.45	21.14	0.93	2.58	C33-C34
其他胸腔器官	Other Thoracic Organs	3	0.19	0.54	0.28	0.01	0.01	1	0.15	0.19	0.13	0.00	0.02	C37-C38
骨	Bone	15	0.97	2.69	1.55	0.06	0.20	10	1.47	1.92	1.00	0.03	0.11	C40-C41
皮肤黑色素瘤	Melanoma of Skin	2	0.13	0.36	0.23	0.01	0.01	0	0.00	0.00	0.00	0.00	0.00	C43
乳房	Breast	2	0.13	0.36	0.24	0.03	0.03	44	6.47	8.44	5.29	0.40	0.60	C50
子宫颈	Cervix Uteri	–	–	–	–	–	–	25	3.68	4.79	3.07	0.24	0.31	C53
子宫体及子宫部位不明	Uterus & Unspecified	–	–	–	–	–	–	18	2.65	3.45	1.78	0.13	0.16	C54-C55
卵巢	Ovary	–	–	–	–	–	–	11	1.62	2.11	1.28	0.11	0.15	C56
前列腺	Prostate	14	0.90	2.51	1.33	0.00	0.09	–	–	–	–	–	–	C61
睾丸	Testis	2	0.13	0.36	0.19	0.01	0.01	–	–	–	–	–	–	C62
肾及泌尿系统不明	Kidney & Unspecified Urinary Organs	8	0.52	1.43	0.90	0.06	0.11	2	0.29	0.38	0.18	0.01	0.01	C64-66,68
膀胱	Bladder	15	0.97	2.69	1.49	0.04	0.14	3	0.44	0.58	0.34	0.00	0.04	C67
脑,神经系统	Brain,Central Nervous System	24	1.55	4.30	3.73	0.22	0.32	34	5.00	6.52	3.84	0.21	0.38	C70-C72
甲状腺	Thyroid Gland	0	0.00	0.00	0.00	0.00	0.00	0	0.00	0.00	0.00	0.00	0.00	C73
淋巴瘤	Lymphoma	32	2.06	5.74	3.94	0.25	0.44	10	1.47	1.92	1.24	0.08	0.13	C81-85,88,90,96
白血病	Leukaemia	30	1.94	5.38	5.06	0.27	0.43	21	3.09	4.03	3.46	0.13	0.35	C91-C95
不明及其他恶性肿瘤	All Other Sites and Unspecified	15	0.97	2.69	1.82	0.08	0.23	13	1.91	2.49	1.28	0.05	0.13	A_O
所有部位合计	All Sites	1550	100.00	277.89	169.92	9.02	21.12	680	100.00	130.37	70.93	3.52	7.97	ALL
所有部位除外 C44	All Sites but C44	1544	99.61	276.82	169.26	9.01	21.03	676	99.41	129.60	70.69	3.52	7.97	ALLbC44

表 6-3-283 盐亭县 2014 年癌症发病和死亡主要指标
Table 6-3-283 Incidence and mortality of cancer in Yanting Xian, 2014

部位 Site		男性 Male						女性 Female						ICD-10
		病例数 No. cases	构成 (%)	粗率 Crude rate (1/10⁵)	世标率 ASR world (1/10⁵)	累积率 Cum.rate(%) 0~64	0~74	病例数 No. cases	构成 (%)	粗率 Crude rate (1/10⁵)	世标率 ASR world (1/10⁵)	累积率 Cum.rate(%) 0~64	0~74	
发病 Incidence														
口腔和咽喉(除外鼻咽癌)	Lip,Oral Cavity & Pharynx but Nasopharynx	14	0.96	4.45	3.51	0.13	0.45	9	1.03	3.09	2.27	0.18	0.22	C00~10,C12~14
鼻咽癌	Nasopharynx	10	0.69	3.18	2.32	0.22	0.28	4	0.46	1.37	0.98	0.06	0.10	C11
食管	Oesophagus	381	26.11	121.20	90.49	5.24	11.28	230	26.23	79.03	56.82	3.82	6.99	C15
胃	Stomach	468	32.08	148.88	111.20	6.41	14.18	249	28.39	85.56	59.62	3.19	7.24	C16
结直肠肛门	Colon,Rectum & Anus	54	3.70	17.18	12.57	0.89	1.59	32	3.65	11.00	7.35	0.33	0.88	C18~21
肝脏	Liver	216	14.80	68.71	51.13	3.54	5.48	104	11.86	35.73	25.22	1.64	2.99	C22
胆囊及其他	Gallbladder etc.	1	0.07	0.32	0.25	0.02	0.02	0	0.00	0.00	0.00	0.00	0.00	C23~C24
胰腺	Pancreas	7	0.48	2.23	1.69	0.14	0.22	5	0.57	1.72	1.04	0.03	0.14	C25
喉	Larynx	1	0.07	0.32	0.25	0.02	0.02	1	0.11	0.34	0.28	0.04	0.04	C32
气管,支气管,肺	Trachea, Bronchus and Lung	196	13.43	62.35	46.72	2.92	5.53	60	6.84	20.62	14.70	0.99	1.68	C33~C34
其他胸腔器官	Other Thoracic Organs	3	0.21	0.95	0.74	0.03	0.13	0	0.00	0.00	0.00	0.00	0.00	C37~C38
骨	Bone	10	0.69	3.18	2.46	0.18	0.18	6	0.68	2.06	1.44	0.10	0.10	C40~C41
皮肤黑色素瘤	Melanoma of Skin	1	0.07	0.32	0.19	0.00	0.00	1	0.11	0.34	0.28	0.03	0.03	C43
乳房	Breast	1	0.07	0.32	0.19	0.00	0.00	50	5.70	17.18	13.18	1.16	1.26	C50
子宫颈	Cervix Uteri	–	–	–	–	–	–	29	3.31	9.96	7.50	0.65	0.79	C53
子宫体及子宫部位不明	Uterus & Unspecified	–	–	–	–	–	–	29	3.31	9.96	7.09	0.42	0.81	C54~C55
卵巢	Ovary	–	–	–	–	–	–	13	1.48	4.47	3.39	0.28	0.28	C56
前列腺	Prostate	5	0.34	1.59	1.47	0.00	0.04	–	–	–	–	–	–	C61
睾丸	Testis	0	0.00	0.00	0.00	0.00	0.00	–	–	–	–	–	–	C62
肾及泌尿系统不明	Kidney & Unspecified Urinary Organs	3	0.21	0.95	0.69	0.04	0.10	1	0.11	0.34	0.21	0.02	0.02	C64~66,68
膀胱	Bladder	7	0.48	2.23	1.67	0.05	0.25	3	0.34	1.03	0.67	0.04	0.09	C67
脑,神经系统	Brain,Central Nervous System	28	1.92	8.91	6.61	0.45	0.67	10	1.14	3.44	3.09	0.27	0.27	C70~C72
甲状腺	Thyroid Gland	2	0.14	0.64	0.47	0.05	0.05	3	0.34	1.03	0.77	0.08	0.08	C73
淋巴瘤	Lymphoma	14	0.96	4.45	3.45	0.32	0.42	10	1.14	3.44	2.91	0.24	0.33	C81~85,88,90,96
白血病	Leukaemia	10	0.69	3.18	3.52	0.26	0.26	5	0.57	1.72	1.22	0.10	0.14	C91~C95
不明及其他恶性肿瘤	All Other Sites and Unspecified	27	1.85	8.59	6.57	0.51	0.73	23	2.62	7.90	5.69	0.34	0.71	A_O
所有部位合计	All Sites	1459	100.00	464.12	348.17	21.40	41.86	877	100.00	301.34	215.72	14.00	25.19	ALL
所有部位除外 C44	All Sites but C44	1454	99.66	462.53	346.97	21.34	41.72	873	99.54	299.96	214.72	13.94	25.04	ALLbC44
死亡 Mortality														
口腔和咽喉(除外鼻咽癌)	Lip,Oral Cavity & Pharynx but Nasopharynx	13	1.13	4.14	3.08	0.12	0.38	3	0.46	1.03	0.82	0.08	0.08	C00~10,C12~14
鼻咽癌	Nasopharynx	8	0.70	2.54	1.83	0.11	0.27	2	0.30	0.69	0.53	0.05	0.05	C11
食管	Oesophagus	291	25.33	92.57	70.97	3.45	8.36	169	25.64	58.07	40.39	2.13	4.34	C15
胃	Stomach	388	33.77	123.43	93.95	3.94	10.23	190	28.83	65.28	45.34	2.40	5.29	C16
结直肠肛门	Colon,Rectum & Anus	34	2.96	10.82	8.11	0.48	0.80	34	5.16	11.68	8.12	0.42	0.95	C18~21
肝脏	Liver	181	15.75	57.58	44.05	2.41	4.68	92	13.96	31.61	21.44	0.90	2.13	C22
胆囊及其他	Gallbladder etc.	1	0.09	0.32	0.19	0.00	0.00	1	0.15	0.34	0.25	0.03	0.03	C23~C24
胰腺	Pancreas	5	0.44	1.59	1.35	0.09	0.09	3	0.46	1.03	0.63	0.02	0.02	C25
喉	Larynx	2	0.17	0.64	0.51	0.04	0.04	0	0.00	0.00	0.00	0.00	0.00	C32
气管,支气管,肺	Trachea, Bronchus and Lung	147	12.79	46.76	35.83	1.71	3.87	52	7.89	17.87	12.63	0.87	1.27	C33~C34
其他胸腔器官	Other Thoracic Organs	1	0.09	0.32	0.24	0.00	0.06	0	0.00	0.00	0.00	0.00	0.00	C37~C38
骨	Bone	7	0.61	2.23	1.54	0.06	0.14	6	0.91	2.06	1.51	0.11	0.11	C40~C41
皮肤黑色素瘤	Melanoma of Skin	0	0.00	0.00	0.00	0.00	0.00	1	0.15	0.34	0.25	0.03	0.03	C43
乳房	Breast	1	0.09	0.32	0.19	0.00	0.00	24	3.64	8.25	6.44	0.61	0.61	C50
子宫颈	Cervix Uteri	–	–	–	–	–	–	26	3.95	8.93	5.99	0.24	0.73	C53
子宫体及子宫部位不明	Uterus & Unspecified	–	–	–	–	–	–	11	1.67	3.78	2.72	0.19	0.28	C54~C55
卵巢	Ovary	–	–	–	–	–	–	8	1.21	2.75	2.16	0.14	0.23	C56
前列腺	Prostate	2	0.17	0.64	0.64	0.00	0.06	–	–	–	–	–	–	C61
睾丸	Testis	0	0.00	0.00	0.00	0.00	0.00	–	–	–	–	–	–	C62
肾及泌尿系统不明	Kidney & Unspecified Urinary Organs	1	0.09	0.32	0.19	0.00	0.00	1	0.15	0.34	0.23	0.02	0.02	C64~66,68
膀胱	Bladder	5	0.44	1.59	1.18	0.02	0.16	2	0.30	0.69	0.50	0.02	0.02	C67
脑,神经系统	Brain,Central Nervous System	24	2.09	7.63	5.84	0.37	0.49	11	1.67	3.78	3.00	0.22	0.22	C70~C72
甲状腺	Thyroid Gland	0	0.00	0.00	0.00	0.00	0.00	1	0.15	0.34	0.28	0.03	0.03	C73
淋巴瘤	Lymphoma	17	1.48	5.41	4.65	0.31	0.43	5	0.76	1.72	1.63	0.15	0.15	C81~85,88,90,96
白血病	Leukaemia	7	0.61	2.23	1.66	0.14	0.14	2	0.30	0.69	0.42	0.00	0.04	C91~C95
不明及其他恶性肿瘤	All Other Sites and Unspecified	14	1.22	4.45	3.82	0.31	0.45	15	2.28	5.15	3.61	0.15	0.47	A_O
所有部位合计	All Sites	1149	100.00	365.51	279.84	13.55	30.65	659	100.00	226.43	158.89	8.81	17.11	ALL
所有部位除外 C44	All Sites but C44	1147	99.83	364.87	279.37	13.53	30.59	658	99.85	226.09	158.67	8.81	17.05	ALLbC44

部位 Site		男性 Male						女性 Female						ICD-10
		病例数 No. cases	构成 (%)	粗率 Crude rate (1/10⁵)	世标率 ASR world (1/10⁵)	累积率 Cum.rate(%)		病例数 No. cases	构成 (%)	粗率 Crude rate (1/10⁵)	世标率 ASR world (1/10⁵)	累积率 Cum.rate(%)		
						0~64	0~74					0~64	0~74	
发病 Incidence														
口腔和咽喉(除外鼻咽癌)	Lip,Oral Cavity & Pharynx but Nasopharynx	7	0.84	2.06	1.17	0.08	0.20	6	1.08	1.78	1.03	0.08	0.12	C00-10,C12-14
鼻咽癌	Nasopharynx	13	1.55	3.82	2.34	0.12	0.37	12	2.17	3.56	2.60	0.22	0.30	C11
食管	Oesophagus	171	20.43	50.29	29.17	1.37	3.93	97	17.51	28.80	16.20	0.61	2.21	C15
胃	Stomach	231	27.60	67.93	39.74	1.69	5.18	76	13.72	22.57	12.72	0.64	1.70	C16
结直肠肛门	Colon,Rectum & Anus	31	3.70	9.12	5.77	0.34	0.66	19	3.43	5.64	3.19	0.15	0.37	C18-21
肝脏	Liver	113	13.50	33.23	22.12	1.65	2.50	58	10.47	17.22	10.24	0.62	1.20	C22
胆囊及其他	Gallbladder etc.	6	0.72	1.76	1.28	0.07	0.14	4	0.72	1.19	0.74	0.05	0.05	C23-C24
胰腺	Pancreas	4	0.48	1.18	0.73	0.02	0.12	10	1.81	2.97	1.43	0.04	0.14	C25
喉	Larynx	2	0.24	0.59	0.35	0.00	0.06	0	0.00	0.00	0.00	0.00	0.00	C32
气管,支气管,肺	Trachea, Bronchus and Lung	198	23.66	58.23	36.12	2.24	4.97	83	14.98	24.65	14.54	0.87	1.66	C33-C34
其他胸腔器官	Other Thoracic Organs	0	0.00	0.00	0.00	0.00	0.00	4	0.72	1.19	0.76	0.06	0.06	C37-C38
骨	Bone	8	0.96	2.35	1.45	0.09	0.19	4	0.72	1.19	0.70	0.07	0.07	C40-C41
皮肤黑色素瘤	Melanoma of Skin	0	0.00	0.00	0.00	0.00	0.00	0	0.00	0.00	0.00	0.00	0.00	C43
乳房	Breast	2	0.24	0.59	0.40	0.05	0.05	19	3.43	5.64	4.54	0.36	0.40	C50
子宫颈	Cervix Uteri	–	–	–	–	–	–	56	10.11	16.63	10.68	0.89	1.24	C53
子宫体及子宫部位不明	Uterus & Unspecified	–	–	–	–	–	–	53	9.57	15.74	9.78	0.76	1.19	C54-C55
卵巢	Ovary	–	–	–	–	–	–	4	0.72	1.19	0.95	0.07	0.11	C56
前列腺	Prostate	5	0.60	1.47	0.78	0.00	0.08	–	–	–	–	–	–	C61
睾丸	Testis	1	0.12	0.29	0.65	0.03	0.03	–	–	–	–	–	–	C62
肾及泌尿系统不明	Kidney & Unspecified Urinary Organs	8	0.96	2.35	1.45	0.09	0.19	3	0.54	0.89	0.49	0.02	0.09	C64-66,68
膀胱	Bladder	11	1.31	3.23	1.92	0.11	0.19	1	0.18	0.30	0.11	0.00	0.00	C67
脑,神经系统	Brain,Central Nervous System	6	0.72	1.76	1.06	0.12	0.12	17	3.07	5.05	3.96	0.22	0.34	C70-C72
甲状腺	Thyroid Gland	0	0.00	0.00	0.00	0.00	0.00	0	0.00	0.00	0.00	0.00	0.00	C73
淋巴瘤	Lymphoma	11	1.31	3.23	2.14	0.11	0.29	15	2.71	4.45	3.09	0.19	0.35	C81-85,88,90,96
白血病	Leukaemia	1	0.12	0.29	0.19	0.02	0.02	2	0.36	0.59	0.42	0.04	0.04	C91-C95
不明及其他恶性肿瘤	All Other Sites and Unspecified	8	0.96	2.35	1.47	0.11	0.17	11	1.99	3.27	1.87	0.14	0.18	A_O
所有部位合计	All Sites	837	100.00	246.15	150.30	8.31	19.44	554	100.00	164.51	100.04	6.10	11.82	ALL
所有部位除外 C44	All Sites but C44	834	99.64	245.26	149.74	8.26	19.36	553	99.82	164.22	99.83	6.07	11.80	ALLbC44
死亡 Mortality														
口腔和咽喉(除外鼻咽癌)	Lip,Oral Cavity & Pharynx but Nasopharynx	6	0.90	1.76	1.05	0.08	0.17	7	1.82	2.08	1.24	0.11	0.15	C00-10,C12-14
鼻咽癌	Nasopharynx	14	2.11	4.12	2.99	0.19	0.36	6	1.56	1.78	1.20	0.10	0.14	C11
食管	Oesophagus	133	20.06	39.11	23.07	1.24	3.04	68	17.66	20.19	11.33	0.44	1.37	C15
胃	Stomach	168	25.34	49.41	29.17	1.22	3.64	59	15.32	17.52	9.75	0.40	1.20	C16
结直肠肛门	Colon,Rectum & Anus	25	3.77	7.35	4.93	0.33	0.50	11	2.86	3.27	1.92	0.06	0.28	C18-21
肝脏	Liver	103	15.54	30.29	20.47	1.51	2.20	44	11.43	13.07	7.70	0.36	0.95	C22
胆囊及其他	Gallbladder etc.	8	1.21	2.35	1.70	0.11	0.18	3	0.78	0.89	0.52	0.03	0.03	C23-C24
胰腺	Pancreas	4	0.60	1.18	0.73	0.02	0.12	12	3.12	3.56	1.79	0.08	0.18	C25
喉	Larynx	2	0.30	0.59	0.35	0.00	0.06	0	0.00	0.00	0.00	0.00	0.00	C32
气管,支气管,肺	Trachea, Bronchus and Lung	156	23.53	45.88	28.78	1.70	3.70	70	18.18	20.79	12.30	0.76	1.41	C33-C34
其他胸腔器官	Other Thoracic Organs	0	0.00	0.00	0.00	0.00	0.00	1	0.26	0.30	0.21	0.02	0.02	C37-C38
骨	Bone	5	0.75	1.47	0.96	0.09	0.11	1	0.26	0.30	0.22	0.02	0.02	C40-C41
皮肤黑色素瘤	Melanoma of Skin	0	0.00	0.00	0.00	0.00	0.00	0	0.00	0.00	0.00	0.00	0.00	C43
乳房	Breast	1	0.15	0.29	0.21	0.02	0.02	12	3.12	3.56	2.53	0.21	0.25	C50
子宫颈	Cervix Uteri	–	–	–	–	–	–	20	5.19	5.94	3.57	0.34	0.37	C53
子宫体及子宫部位不明	Uterus & Unspecified	–	–	–	–	–	–	30	7.79	8.91	5.27	0.38	0.67	C54-C55
卵巢	Ovary	–	–	–	–	–	–	2	0.52	0.59	0.64	0.05	0.05	C56
前列腺	Prostate	5	0.75	1.47	0.78	0.00	0.08	–	–	–	–	–	–	C61
睾丸	Testis	0	0.00	0.00	0.00	0.00	0.00	–	–	–	–	–	–	C62
肾及泌尿系统不明	Kidney & Unspecified Urinary Organs	5	0.75	1.47	0.92	0.07	0.10	3	0.78	0.89	0.49	0.02	0.09	C64-66,68
膀胱	Bladder	9	1.36	2.65	1.51	0.07	0.14	1	0.26	0.30	0.11	0.00	0.00	C67
脑,神经系统	Brain,Central Nervous System	5	0.75	1.47	0.91	0.08	0.11	19	4.94	5.64	4.67	0.30	0.42	C70-C72
甲状腺	Thyroid Gland	0	0.00	0.00	0.00	0.00	0.00	0	0.00	0.00	0.00	0.00	0.00	C73
淋巴瘤	Lymphoma	12	1.81	3.53	2.37	0.11	0.34	10	2.60	2.97	2.19	0.15	0.23	C81-85,88,90,96
白血病	Leukaemia	0	0.00	0.00	0.00	0.00	0.00	0	0.00	0.00	0.00	0.00	0.00	C91-C95
不明及其他恶性肿瘤	All Other Sites and Unspecified	2	0.30	0.59	0.32	0.00	0.03	6	1.56	1.78	0.92	0.06	0.06	A_O
所有部位合计	All Sites	663	100.00	194.98	121.22	6.84	14.91	385	100.00	114.33	68.57	3.88	7.89	ALL
所有部位除外 C44	All Sites but C44	663	100.00	194.98	121.22	6.84	14.91	384	99.74	114.03	68.36	3.85	7.87	ALLbC44

表 6-3-285 乐山市市中区 2014 年癌症发病和死亡主要指标
Table 6-3-285 Incidence and mortality of cancer in Shizhong Qu,Leshan Shi,2014

部位 Site		男性 Male						女性 Female						ICD-10
		病例数 No. cases	构成 (%)	粗率 Crude rate (1/10⁵)	世标率 ASR world (1/10⁵)	累积率 Cum.rate(%) 0~64	0~74	病例数 No. cases	构成 (%)	粗率 Crude rate (1/10⁵)	世标率 ASR world (1/10⁵)	累积率 Cum.rate(%) 0~64	0~74	
发病 Incidence														
口腔和咽喉(除外鼻咽癌)	Lip,Oral Cavity & Pharynx but Nasopharynx	14	1.64	4.69	2.33	0.14	0.20	9	1.57	2.94	2.11	0.14	0.21	C00-10,C12-14
鼻咽癌	Nasopharynx	13	1.53	4.36	2.38	0.19	0.25	4	0.70	1.31	0.72	0.05	0.08	C11
食管	Oesophagus	99	11.62	33.19	16.39	0.72	2.08	9	1.57	2.94	1.29	0.05	0.12	C15
胃	Stomach	47	5.52	15.76	7.33	0.33	0.68	35	6.09	11.45	5.29	0.30	0.61	C16
结直肠肛门	Colon,Rectum & Anus	92	10.80	30.84	16.16	0.78	2.02	68	11.83	22.25	11.26	0.67	1.27	C18-21
肝脏	Liver	125	14.67	41.90	22.97	1.36	2.90	36	6.26	11.78	5.55	0.28	0.56	C22
胆囊及其他	Gallbladder etc.	13	1.53	4.36	1.80	0.05	0.11	17	2.96	5.56	2.95	0.19	0.41	C23-C24
胰腺	Pancreas	13	1.53	4.36	2.35	0.12	0.26	17	2.96	5.56	2.90	0.17	0.40	C25
喉	Larynx	14	1.64	4.69	2.33	0.14	0.25	3	0.52	0.98	0.47	0.02	0.05	C32
气管,支气管,肺	Trachea, Bronchus and Lung	233	27.35	78.11	39.30	2.15	4.45	104	18.09	34.03	16.35	0.76	1.77	C33-C34
其他胸腔器官	Other Thoracic Organs	7	0.82	2.35	1.49	0.05	0.16	0	0.00	0.00	0.00	0.00	0.00	C37-C38
骨	Bone	13	1.53	4.36	3.35	0.11	0.29	2	0.35	0.65	0.28	0.02	0.02	C40-C41
皮肤黑色素瘤	Melanoma of Skin	2	0.23	0.67	0.42	0.02	0.05	2	0.35	0.65	0.27	0.02	0.02	C43
乳房	Breast	2	0.23	0.67	0.32	0.02	0.02	86	14.96	28.14	17.06	1.39	1.75	C50
子宫颈	Cervix Uteri	–	–	–	–	–	–	44	7.65	14.40	8.87	0.78	0.92	C53
子宫体及子宫部位不明	Uterus & Unspecified	–	–	–	–	–	–	21	3.65	6.87	4.10	0.40	0.46	C54-C55
卵巢	Ovary	–	–	–	–	–	–	24	4.17	7.85	5.81	0.50	0.57	C56
前列腺	Prostate	28	3.29	9.39	3.81	0.02	0.37	–	–	–	–	–	–	C61
睾丸	Testis	1	0.12	0.34	0.18	0.02	0.02	–	–	–	–	–	–	C62
肾及泌尿系统不明	Kidney & Unspecified Urinary Organs	11	1.29	3.69	1.83	0.14	0.17	7	1.22	2.29	1.24	0.09	0.16	C64-66,68
膀胱	Bladder	11	1.29	3.69	1.64	0.08	0.17	10	1.74	3.27	1.63	0.07	0.23	C67
脑,神经系统	Brain,Central Nervous System	20	2.35	6.70	3.93	0.24	0.46	9	1.57	2.94	1.94	0.12	0.23	C70-C72
甲状腺	Thyroid Gland	1	0.12	0.34	0.27	0.02	0.02	3	0.52	0.98	0.62	0.05	0.09	C73
淋巴瘤	Lymphoma	23	2.70	7.71	4.12	0.22	0.52	17	2.96	5.56	2.78	0.22	0.35	C81-85,88,90,96
白血病	Leukaemia	22	2.58	7.38	5.50	0.35	0.55	17	2.96	5.56	5.58	0.31	0.36	C91-C95
不明及其他恶性肿瘤	All Other Sites and Unspecified	48	5.63	16.09	9.13	0.50	1.15	31	5.39	10.14	6.29	0.32	0.71	A_O
所有部位合计	All Sites	852	100.00	285.62	149.34	7.78	17.15	575	100.00	188.14	105.37	6.89	11.33	ALL
所有部位除外 C44	All Sites but C44	839	98.47	281.26	147.17	7.68	16.91	567	98.61	185.52	103.96	6.82	11.11	ALLbC44
死亡 Mortality														
口腔和咽喉(除外鼻咽癌)	Lip,Oral Cavity & Pharynx but Nasopharynx	9	1.32	3.02	1.58	0.02	0.28	1	0.29	0.33	0.20	0.02	0.02	C00-10,C12-14
鼻咽癌	Nasopharynx	5	0.73	1.68	1.04	0.11	0.11	2	0.57	0.65	0.22	0.00	0.00	C11
食管	Oesophagus	104	15.27	34.86	17.47	0.74	2.27	9	2.59	2.94	1.37	0.05	0.15	C15
胃	Stomach	40	5.87	13.41	6.38	0.28	0.59	25	7.18	8.18	3.43	0.16	0.36	C16
结直肠肛门	Colon,Rectum & Anus	59	8.66	19.78	9.66	0.31	1.23	46	13.22	15.05	6.83	0.27	0.78	C18-21
肝脏	Liver	110	16.15	36.88	19.89	1.22	2.41	29	8.33	9.49	4.29	0.20	0.40	C22
胆囊及其他	Gallbladder etc.	11	1.62	3.69	1.59	0.05	0.11	16	4.60	5.24	2.76	0.18	0.35	C23-C24
胰腺	Pancreas	13	1.91	4.36	2.49	0.11	0.36	12	3.45	3.93	1.96	0.10	0.24	C25
喉	Larynx	8	1.17	2.68	1.20	0.02	0.10	1	0.29	0.33	0.10	0.00	0.00	C32
气管,支气管,肺	Trachea, Bronchus and Lung	200	29.37	67.05	33.35	1.72	3.82	94	27.01	30.76	14.22	0.60	1.46	C33-C34
其他胸腔器官	Other Thoracic Organs	2	0.29	0.67	0.32	0.00	0.03	0	0.00	0.00	0.00	0.00	0.00	C37-C38
骨	Bone	12	1.76	4.02	3.15	0.11	0.25	2	0.57	0.65	0.38	0.05	0.05	C40-C41
皮肤黑色素瘤	Melanoma of Skin	1	0.15	0.34	0.18	0.00	0.04	0	0.00	0.00	0.00	0.00	0.00	C43
乳房	Breast	2	0.29	0.67	0.32	0.02	0.02	25	7.18	8.18	4.73	0.38	0.41	C50
子宫颈	Cervix Uteri	–	–	–	–	–	–	6	1.72	1.96	1.18	0.13	0.13	C53
子宫体及子宫部位不明	Uterus & Unspecified	–	–	–	–	–	–	14	4.02	4.58	2.73	0.25	0.35	C54-C55
卵巢	Ovary	–	–	–	–	–	–	13	3.74	4.25	3.22	0.27	0.27	C56
前列腺	Prostate	14	2.06	4.69	1.93	0.00	0.21	–	–	–	–	–	–	C61
睾丸	Testis	0	0.00	0.00	0.00	0.00	0.00	–	–	–	–	–	–	C62
肾及泌尿系统不明	Kidney & Unspecified Urinary Organs	2	0.29	0.67	0.37	0.03	0.03	3	0.86	0.98	0.46	0.04	0.04	C64-66,68
膀胱	Bladder	7	1.03	2.35	1.03	0.00	0.16	7	2.01	2.29	0.88	0.00	0.13	C67
脑,神经系统	Brain,Central Nervous System	16	2.35	5.36	2.83	0.18	0.29	7	2.01	2.29	1.19	0.05	0.16	C70-C72
甲状腺	Thyroid Gland	1	0.15	0.34	0.13	0.00	0.00	0	0.00	0.00	0.00	0.00	0.00	C73
淋巴瘤	Lymphoma	16	2.35	5.36	2.82	0.09	0.35	13	3.74	4.25	1.99	0.07	0.28	C81-85,88,90,96
白血病	Leukaemia	18	2.64	6.03	3.88	0.24	0.43	11	3.16	3.60	3.62	0.22	0.22	C91-C95
不明及其他恶性肿瘤	All Other Sites and Unspecified	31	4.55	10.39	5.47	0.27	0.76	12	3.45	3.93	2.92	0.12	0.29	A_O
所有部位合计	All Sites	681	100.00	228.30	117.08	5.54	13.86	348	100.00	113.86	58.64	3.15	6.08	ALL
所有部位除外 C44	All Sites but C44	674	98.97	225.95	115.88	5.52	13.70	347	99.71	113.54	58.52	3.15	6.08	ALLbC44

表 6-3-286 长宁县 2014 年癌症发病和死亡主要指标
Table 6-3-286 Incidence and mortality of cancer in Changning Xian, 2014

部位 Site		男性 Male						女性 Female						ICD-10
		病例数 No. cases	构成 (%)	粗率 Crude rate (1/10⁵)	世标率 ASR world (1/10⁵)	累积率 Cum.rate(%) 0~64	0~74	病例数 No. cases	构成 (%)	粗率 Crude rate (1/10⁵)	世标率 ASR world (1/10⁵)	累积率 Cum.rate(%) 0~64	0~74	
发病 Incidence														
口腔和咽喉(除外鼻咽癌)	Lip,Oral Cavity & Pharynx but Nasopharynx	14	2.87	5.72	4.62	0.28	0.55	2	0.71	0.92	0.83	0.07	0.07	C00-10,C12-14
鼻咽癌	Nasopharynx	6	1.23	2.45	1.71	0.13	0.19	2	0.71	0.92	0.71	0.08	0.08	C11
食管	Oesophagus	56	11.48	22.89	16.14	0.84	2.35	5	1.79	2.29	1.70	0.00	0.25	C15
胃	Stomach	20	4.10	8.17	5.12	0.39	0.45	11	3.93	5.05	3.15	0.08	0.40	C16
结直肠肛门	Colon,Rectum & Anus	53	10.86	21.66	14.52	0.70	1.85	27	9.64	12.39	8.34	0.47	1.21	C18-21
肝脏	Liver	100	20.49	40.87	28.64	2.18	3.20	32	11.43	14.69	9.13	0.69	0.95	C22
胆囊及其他	Gallbladder etc.	4	0.82	1.63	1.29	0.13	0.13	3	1.07	1.38	1.07	0.07	0.13	C23-C24
胰腺	Pancreas	7	1.43	2.86	2.49	0.11	0.37	1	0.36	0.46	0.29	0.00	0.07	C25
喉	Larynx	7	1.43	2.86	2.20	0.15	0.34	1	0.36	0.46	0.37	0.00	0.06	C32
气管,支气管,肺	Trachea, Bronchus and Lung	125	25.61	51.09	35.11	2.06	4.40	62	22.14	28.45	17.36	1.02	1.87	C33-C34
其他胸腔器官	Other Thoracic Organs	0	0.00	0.00	0.00	0.00	0.00	1	0.36	0.46	0.27	0.02	0.02	C37-C38
骨	Bone	6	1.23	2.45	1.66	0.17	0.17	3	1.07	1.38	1.14	0.07	0.07	C40-C41
皮肤黑色素瘤	Melanoma of Skin	0	0.00	0.00	0.00	0.00	0.00	0	0.00	0.00	0.00	0.00	0.00	C43
乳房	Breast	0	0.00	0.00	0.00	0.00	0.00	31	11.07	14.23	9.61	0.91	0.97	C50
子宫颈	Cervix Uteri	–	–	–	–	–	–	31	11.07	14.23	9.58	0.67	1.22	C53
子宫体及子宫部位不明	Uterus & Unspecified	–	–	–	–	–	–	8	2.86	3.67	2.53	0.21	0.35	C54-C55
卵巢	Ovary	–	–	–	–	–	–	9	3.21	4.13	2.80	0.22	0.35	C56
前列腺	Prostate	5	1.02	2.04	1.06	–	–	–	–	–	–	–	–	C61
睾丸	Testis	0	0.00	0.00	0.00	0.00	0.00	–	–	–	–	–	–	C62
肾及泌尿系统不明	Kidney & Unspecified Urinary Organs	3	0.61	1.23	0.72	0.00	0.07	3	1.07	1.38	0.77	0.02	0.10	C64-66,68
膀胱	Bladder	16	3.28	6.54	4.05	0.24	0.45	4	1.43	1.84	0.75	0.02	0.02	C67
脑,神经系统	Brain,Central Nervous System	10	2.05	4.09	2.61	0.12	0.27	7	2.50	3.21	2.28	0.15	0.29	C70-C72
甲状腺	Thyroid Gland	1	0.20	0.41	0.30	0.04	0.04	4	1.43	1.84	1.79	0.11	0.11	C73
淋巴瘤	Lymphoma	18	3.69	7.36	5.88	0.38	0.70	8	2.86	3.67	2.67	0.20	0.32	C81-85,88,90,96
白血病	Leukaemia	7	1.43	2.86	2.61	0.19	0.19	10	3.57	4.59	3.40	0.23	0.30	C91-C95
不明及其他恶性肿瘤	All Other Sites and Unspecified	30	6.15	12.26	8.87	0.71	1.15	15	5.36	6.88	4.09	0.24	0.51	A_O
所有部位合计	All Sites	488	100.00	199.44	139.58	8.82	16.88	280	100.00	128.50	84.64	5.55	9.72	ALL
所有部位除外 C44	All Sites but C44	485	99.39	198.22	138.74	8.77	16.75	279	99.64	128.04	84.43	5.55	9.72	ALLbC44
死亡 Mortality														
口腔和咽喉(除外鼻咽癌)	Lip,Oral Cavity & Pharynx but Nasopharynx	4	1.04	1.63	1.40	0.11	0.17	1	0.56	0.46	0.39	0.04	0.04	C00-10,C12-14
鼻咽癌	Nasopharynx	6	1.57	2.45	1.88	0.15	0.21	3	1.68	1.38	1.02	0.06	0.12	C11
食管	Oesophagus	41	10.70	16.76	11.79	0.70	1.66	8	4.47	3.67	1.96	0.04	0.24	C15
胃	Stomach	25	6.53	10.22	6.84	0.35	0.83	12	6.70	5.51	3.35	0.10	0.44	C16
结直肠肛门	Colon,Rectum & Anus	26	6.79	10.63	7.07	0.35	1.02	12	6.70	5.51	3.39	0.25	0.31	C18-21
肝脏	Liver	90	23.50	36.78	26.40	2.00	3.14	27	15.08	12.39	7.55	0.55	0.82	C22
胆囊及其他	Gallbladder etc.	1	0.26	0.41	0.25	0.02	0.02	2	1.12	0.92	0.60	0.06	0.06	C23-C24
胰腺	Pancreas	2	0.52	0.82	0.66	0.00	0.13	2	1.12	0.92	0.52	0.04	0.04	C25
喉	Larynx	3	0.78	1.23	0.96	0.07	0.15	0	0.00	0.00	0.00	0.00	0.00	C32
气管,支气管,肺	Trachea, Bronchus and Lung	122	31.85	49.86	33.69	2.10	3.88	53	29.61	24.32	15.61	0.99	1.78	C33-C34
其他胸腔器官	Other Thoracic Organs	0	0.00	0.00	0.00	0.00	0.00	0	0.00	0.00	0.00	0.00	0.00	C37-C38
骨	Bone	4	1.04	1.63	1.34	0.11	0.19	2	1.12	0.92	0.36	0.00	0.00	C40-C41
皮肤黑色素瘤	Melanoma of Skin	0	0.00	0.00	0.00	0.00	0.00	0	0.00	0.00	0.00	0.00	0.00	C43
乳房	Breast	0	0.00	0.00	0.00	0.00	0.00	4	2.23	1.84	1.26	0.12	0.19	C50
子宫颈	Cervix Uteri	–	–	–	–	–	–	18	10.06	8.26	5.61	0.34	0.60	C53
子宫体及子宫部位不明	Uterus & Unspecified	–	–	–	–	–	–	2	1.12	0.92	0.62	0.08	0.08	C54-C55
卵巢	Ovary	–	–	–	–	–	–	5	2.79	2.29	1.48	0.14	0.14	C56
前列腺	Prostate	3	0.78	1.23	0.65	0.00	0.07	–	–	–	–	–	–	C61
睾丸	Testis	0	0.00	0.00	0.00	0.00	0.00	–	–	–	–	–	–	C62
肾及泌尿系统不明	Kidney & Unspecified Urinary Organs	0	0.00	0.00	0.00	0.00	0.00	2	1.12	0.92	0.43	0.00	0.07	C64-66,68
膀胱	Bladder	4	1.04	1.63	1.01	0.04	0.10	1	0.56	0.46	0.21	0.00	0.00	C67
脑,神经系统	Brain,Central Nervous System	14	3.66	5.72	3.69	0.17	0.44	7	3.91	3.21	3.19	0.13	0.32	C70-C72
甲状腺	Thyroid Gland	1	0.26	0.41	0.15	0.00	0.00	1	0.56	0.46	0.29	0.00	0.07	C73
淋巴瘤	Lymphoma	10	2.61	4.09	3.38	0.25	0.37	7	3.91	3.21	2.61	0.17	0.23	C81-85,88,90,96
白血病	Leukaemia	12	3.13	4.90	4.33	0.28	0.48	5	2.79	2.29	2.31	0.18	0.18	C91-C95
不明及其他恶性肿瘤	All Other Sites and Unspecified	15	3.92	6.13	4.32	0.30	0.57	5	2.79	2.29	1.34	0.04	0.17	A_O
所有部位合计	All Sites	383	100.00	156.53	109.81	6.90	13.43	179	100.00	82.15	54.10	3.33	5.92	ALL
所有部位除外 C44	All Sites but C44	381	99.48	155.71	109.31	6.86	13.39	179	100.00	82.15	54.10	3.33	5.92	ALLbC44

部位 Site		男性 Male						女性 Female						ICD-10
		病例数 No. cases	构成 (%)	粗率 Crude rate (1/10⁵)	世标率 ASR world (1/10⁵)	累积率 Cum.rate(%)		病例数 No. cases	构成 (%)	粗率 Crude rate (1/10⁵)	世标率 ASR world (1/10⁵)	累积率 Cum.rate(%)		
						0~64	0~74					0~64	0~74	
发病 Incidence														
口腔和咽喉(除外鼻咽癌)	Lip,Oral Cavity & Pharynx but Nasopharynx	21	1.41	3.52	2.46	0.11	0.45	6	0.71	1.14	0.71	0.06	0.09	C00-10,C12-14
鼻咽癌	Nasopharynx	18	1.20	3.02	2.11	0.17	0.27	10	1.19	1.90	1.31	0.11	0.11	C11
食管	Oesophagus	162	10.84	27.18	18.04	0.99	2.45	47	5.58	8.92	5.01	0.28	0.57	C15
胃	Stomach	160	10.71	26.85	18.42	1.31	2.41	59	7.01	11.20	6.61	0.36	0.79	C16
结直肠肛门	Colon,Rectum & Anus	138	9.24	23.15	15.85	0.94	1.97	77	9.14	14.62	8.88	0.54	1.16	C18-21
肝脏	Liver	289	19.34	48.49	33.89	2.56	3.90	88	10.45	16.70	10.83	0.70	1.29	C22
胆囊及其他	Gallbladder etc.	2	0.13	0.34	0.22	0.02	0.02	6	0.71	1.14	0.69	0.02	0.12	C23-C24
胰腺	Pancreas	29	1.94	4.87	3.22	0.23	0.44	15	1.78	2.85	1.72	0.09	0.23	C25
喉	Larynx	2	0.13	0.34	0.28	0.03	0.03	0	0.00	0.00	0.00	0.00	0.00	C32
气管,支气管,肺	Trachea, Bronchus and Lung	490	32.80	82.22	55.42	3.51	7.19	173	20.55	32.84	20.25	1.29	2.53	C33-C34
其他胸腔器官	Other Thoracic Organs	3	0.20	0.50	0.33	0.02	0.04	5	0.59	0.95	0.66	0.02	0.09	C37-C38
骨	Bone	15	1.00	2.52	1.78	0.10	0.16	3	0.36	0.57	0.30	0.02	0.04	C40-C41
皮肤黑色素瘤	Melanoma of Skin	0	0.00	0.00	0.00	0.00	0.00	1	0.12	0.19	0.20	0.01	0.01	C43
乳房	Breast	3	0.20	0.50	0.32	0.01	0.06	124	14.73	23.54	15.13	1.26	1.59	C50
子宫颈	Cervix Uteri	-	-	-	-	-	-	57	6.77	10.82	7.73	0.67	0.81	C53
子宫体及子宫部位不明	Uterus & Unspecified	-	-	-	-	-	-	29	3.44	5.50	3.57	0.30	0.38	C54-C55
卵巢	Ovary	-	-	-	-	-	-	25	2.97	4.75	3.54	0.28	0.32	C56
前列腺	Prostate	23	1.54	3.86	2.58	0.15	0.37	-	-	-	-	-	-	C61
睾丸	Testis	0	0.00	0.00	0.00	0.00	0.00	-	-	-	-	-	-	C62
肾及泌尿系统不明	Kidney & Unspecified Urinary Organs	12	0.80	2.01	1.39	0.07	0.17	7	0.83	1.33	0.86	0.06	0.08	C64-66,68
膀胱	Bladder	21	1.41	3.52	2.29	0.16	0.25	6	0.71	1.14	0.69	0.04	0.10	C67
脑,神经系统	Brain,Central Nervous System	33	2.21	5.54	5.76	0.37	0.49	23	2.73	4.37	3.31	0.22	0.30	C70-C72
甲状腺	Thyroid Gland	4	0.27	0.67	0.48	0.03	0.07	14	1.66	2.66	1.82	0.13	0.19	C73
淋巴瘤	Lymphoma	19	1.27	3.19	2.65	0.15	0.29	15	1.78	2.85	2.30	0.15	0.20	C81-85,88,90,96
白血病	Leukaemia	7	0.47	1.17	0.87	0.05	0.10	8	0.95	1.52	1.58	0.14	0.14	C91-C95
不明及其他恶性肿瘤	All Other Sites and Unspecified	43	2.88	7.21	4.96	0.38	0.54	44	5.23	8.35	5.67	0.37	0.54	A_O
所有部位合计	All Sites	1494	100.00	250.67	173.32	11.36	21.67	842	100.00	159.82	103.39	7.11	11.70	ALL
所有部位除外 C44	All Sites but C44	1489	99.67	249.83	172.74	11.30	21.61	838	99.52	159.06	103.01	7.09	11.66	ALLbC44
死亡 Mortality														
口腔和咽喉(除外鼻咽癌)	Lip,Oral Cavity & Pharynx but Nasopharynx	8	0.82	1.34	0.91	0.05	0.15	0	0.00	0.00	0.00	0.00	0.00	C00-10,C12-14
鼻咽癌	Nasopharynx	12	1.23	2.01	1.41	0.14	0.14	6	1.39	1.14	0.89	0.07	0.07	C11
食管	Oesophagus	111	11.42	18.62	12.50	0.58	1.75	20	4.62	3.80	1.73	0.06	0.13	C15
胃	Stomach	98	10.08	16.44	10.81	0.56	1.48	38	8.78	7.21	4.22	0.24	0.54	C16
结直肠肛门	Colon,Rectum & Anus	68	7.00	11.41	7.56	0.34	0.90	37	8.55	7.02	3.87	0.20	0.42	C18-21
肝脏	Liver	186	19.14	31.21	22.28	1.66	2.57	64	14.78	12.15	7.35	0.44	0.88	C22
胆囊及其他	Gallbladder etc.	1	0.10	0.17	0.08	0.00	0.00	3	0.69	0.57	0.31	0.02	0.04	C23-C24
胰腺	Pancreas	13	1.34	2.18	1.49	0.13	0.21	9	2.08	1.71	1.02	0.04	0.13	C25
喉	Larynx	0	0.00	0.00	0.00	0.00	0.00	0	0.00	0.00	0.00	0.00	0.00	C32
气管,支气管,肺	Trachea, Bronchus and Lung	391	40.23	65.60	43.21	2.36	5.19	148	34.18	28.09	14.79	0.60	1.64	C33-C34
其他胸腔器官	Other Thoracic Organs	0	0.00	0.00	0.00	0.00	0.00	2	0.46	0.38	0.31	0.02	0.02	C37-C38
骨	Bone	13	1.34	2.18	1.46	0.06	0.13	5	1.15	0.95	0.75	0.05	0.08	C40-C41
皮肤黑色素瘤	Melanoma of Skin	0	0.00	0.00	0.00	0.00	0.00	0	0.00	0.00	0.00	0.00	0.00	C43
乳房	Breast	0	0.00	0.00	0.00	0.00	0.00	37	8.55	7.02	4.26	0.35	0.45	C50
子宫颈	Cervix Uteri	-	-	-	-	-	-	14	3.23	2.66	1.98	0.18	0.18	C53
子宫体及子宫部位不明	Uterus & Unspecified	-	-	-	-	-	-	9	2.08	1.71	1.10	0.10	0.12	C54-C55
卵巢	Ovary	-	-	-	-	-	-	6	1.39	1.14	0.78	0.06	0.08	C56
前列腺	Prostate	3	0.31	0.50	0.36	0.03	0.06	-	-	-	-	-	-	C61
睾丸	Testis	0	0.00	0.00	0.00	0.00	0.00	-	-	-	-	-	-	C62
肾及泌尿系统不明	Kidney & Unspecified Urinary Organs	3	0.31	0.50	0.43	0.03	0.05	0	0.00	0.00	0.00	0.00	0.00	C64-66,68
膀胱	Bladder	9	0.93	1.51	0.95	0.03	0.14	0	0.00	0.00	0.00	0.00	0.00	C67
脑,神经系统	Brain,Central Nervous System	16	1.65	2.68	3.17	0.19	0.26	9	2.08	1.71	1.34	0.08	0.13	C70-C72
甲状腺	Thyroid Gland	1	0.10	0.17	0.12	0.02	0.02	2	0.46	0.38	0.33	0.03	0.03	C73
淋巴瘤	Lymphoma	7	0.72	1.17	0.96	0.05	0.11	7	1.62	1.33	1.06	0.06	0.11	C81-85,88,90,96
白血病	Leukaemia	8	0.82	1.34	1.39	0.08	0.13	3	0.69	0.57	0.57	0.04	0.06	C91-C95
不明及其他恶性肿瘤	All Other Sites and Unspecified	24	2.47	4.03	3.02	0.23	0.36	14	3.23	2.66	1.91	0.09	0.17	A_O
所有部位合计	All Sites	972	100.00	163.09	112.10	6.53	13.65	433	100.00	82.19	48.57	2.73	5.28	ALL
所有部位除外 C44	All Sites but C44	968	99.59	162.42	111.59	6.48	13.60	432	99.77	82.00	48.37	2.71	5.27	ALLbC44

表 6-3-288 雅安市雨城区 2014 年癌症发病和死亡主要指标
Table 6-3-288 Incidence and mortality of cancer in Yucheng Qu, Ya'an Shi, 2014

部位 Site		男性 Male						女性 Female						ICD-10
		病例数 No. cases	构成 (%)	粗率 Crude rate (1/10⁵)	世标率 ASR world (1/10⁵)	累积率 Cum.rate(%)		病例数 No. cases	构成 (%)	粗率 Crude rate (1/10⁵)	世标率 ASR world (1/10⁵)	累积率 Cum.rate(%)		
						0~64	0~74					0~64	0~74	
发病 Incidence														
口腔和咽喉(除外鼻咽癌)	Lip,Oral Cavity & Pharynx but Nasopharynx	9	1.93	5.07	4.36	0.11	0.65	3	0.74	1.77	1.38	0.10	0.21	C00-10,C12-14
鼻咽癌	Nasopharynx	7	1.50	3.94	2.98	0.28	0.28	6	1.47	3.54	2.76	0.14	0.33	C11
食管	Oesophagus	26	5.57	14.64	11.53	0.69	1.17	3	0.74	1.77	1.19	0.00	0.23	C15
胃	Stomach	29	6.21	16.33	13.59	0.62	1.46	14	3.44	8.27	5.31	0.23	0.47	C16
结直肠肛门	Colon,Rectum & Anus	97	20.77	54.61	43.14	1.96	5.52	64	15.72	37.80	27.59	1.18	3.26	C18-21
肝脏	Liver	46	9.85	25.90	21.08	1.36	2.48	19	4.67	11.22	8.33	0.25	1.07	C22
胆囊及其他	Gallbladder etc.	8	1.71	4.50	3.78	0.11	0.51	2	0.49	1.18	1.10	0.07	0.16	C23-C24
胰腺	Pancreas	13	2.78	7.32	5.99	0.14	0.56	10	2.46	5.91	4.23	0.18	0.47	C25
喉	Larynx	5	1.07	2.81	2.18	0.11	0.11	0	0.00	0.00	0.00	0.00	0.00	C32
气管,支气管,肺	Trachea, Bronchus and Lung	106	22.70	59.67	46.98	1.59	4.88	58	14.25	34.26	24.33	1.37	2.82	C33-C34
其他胸腔器官	Other Thoracic Organs	0	0.00	0.00	0.00	0.00	0.00	0	0.00	0.00	0.00	0.00	0.00	C37-C38
骨	Bone	5	1.07	2.81	2.25	0.14	0.23	8	1.97	4.73	3.47	0.10	0.40	C40-C41
皮肤黑色素瘤	Melanoma of Skin	1	0.21	0.56	0.48	0.05	0.05	1	0.25	0.59	0.46	0.00	0.12	C43
乳房	Breast	0	0.00	0.00	0.00	0.00	0.00	65	15.97	38.39	28.68	2.22	3.08	C50
子宫颈	Cervix Uteri	–	–	–	–	–	–	32	7.86	18.90	14.48	0.95	1.46	C53
子宫体及子宫部位不明	Uterus & Unspecified	–	–	–	–	–	–	11	2.70	6.50	4.87	0.38	0.59	C54-C55
卵巢	Ovary	–	–	–	–	–	–	20	4.91	11.81	10.13	0.76	0.99	C56
前列腺	Prostate	12	2.57	6.76	4.87	0.11	0.32	–	–	–	–	–	–	C61
睾丸	Testis	2	0.43	1.13	1.21	0.08	0.08	–	–	–	–	–	–	C62
肾及泌尿系统不明	Kidney & Unspecified Urinary Organs	11	2.36	6.19	4.89	0.19	0.38	2	0.49	1.18	0.68	0.03	0.03	C64-66,68
膀胱	Bladder	25	5.35	14.07	11.71	0.37	1.30	12	2.95	7.09	5.31	0.18	0.70	C67
脑,神经系统	Brain,Central Nervous System	13	2.78	7.32	5.72	0.27	0.69	16	3.93	9.45	7.21	0.57	0.76	C70-C72
甲状腺	Thyroid Gland	5	1.07	2.81	2.08	0.15	0.15	23	5.65	13.58	10.58	0.83	1.16	C73
淋巴瘤	Lymphoma	8	1.71	4.50	3.70	0.16	0.61	5	1.23	2.95	2.12	0.09	0.18	C81-85,88,90,96
白血病	Leukaemia	4	0.86	2.25	1.90	0.13	0.24	6	1.47	3.54	2.58	0.12	0.24	C91-C95
不明及其他恶性肿瘤	All Other Sites and Unspecified	35	7.49	19.70	17.88	1.00	1.98	27	6.63	15.95	12.83	0.69	1.65	A_O
所有部位合计	All Sites	467	100.00	262.90	212.29	9.63	23.65	407	100.00	240.39	179.61	10.45	20.38	ALL
所有部位除外 C44	All Sites but C44	457	97.86	257.27	207.39	9.42	23.11	403	99.02	238.03	178.09	10.38	20.20	ALLbC44
死亡 Mortality														
口腔和咽喉(除外鼻咽癌)	Lip,Oral Cavity & Pharynx but Nasopharynx	5	1.59	2.81	2.29	0.10	0.31	2	0.97	1.18	0.92	0.11	0.11	C00-10,C12-14
鼻咽癌	Nasopharynx	6	1.90	3.38	2.55	0.13	0.22	0	0.00	0.00	0.00	0.00	0.00	C11
食管	Oesophagus	15	4.76	8.44	6.58	0.30	0.70	3	1.46	1.77	1.10	0.05	0.16	C15
胃	Stomach	25	7.94	14.07	11.14	0.62	1.16	12	5.83	7.09	4.88	0.27	0.50	C16
结直肠肛门	Colon,Rectum & Anus	41	13.02	23.08	17.94	0.73	2.13	29	14.08	17.13	12.49	0.53	1.65	C18-21
肝脏	Liver	45	14.29	25.33	20.70	1.04	2.53	18	8.74	10.63	7.69	0.28	1.16	C22
胆囊及其他	Gallbladder etc.	3	0.95	1.69	1.44	0.11	0.20	3	1.46	1.77	1.56	0.07	0.28	C23-C24
胰腺	Pancreas	14	4.44	7.88	6.56	0.21	0.51	10	4.85	5.91	4.23	0.20	0.41	C25
喉	Larynx	5	1.59	2.81	2.49	0.06	0.27	0	0.00	0.00	0.00	0.00	0.00	C32
气管,支气管,肺	Trachea, Bronchus and Lung	83	26.35	46.73	38.30	1.36	4.18	42	20.39	24.81	17.22	0.56	1.88	C33-C34
其他胸腔器官	Other Thoracic Organs	2	0.63	1.13	0.86	0.07	0.07	1	0.49	0.59	0.38	0.05	0.05	C37-C38
骨	Bone	2	0.63	1.13	0.99	0.03	0.03	5	2.43	2.95	2.32	0.15	0.36	C40-C41
皮肤黑色素瘤	Melanoma of Skin	1	0.32	0.56	0.48	0.05	0.05	1	0.49	0.59	0.46	0.00	0.12	C43
乳房	Breast	0	0.00	0.00	0.00	0.00	0.00	24	11.65	14.18	10.37	0.67	1.06	C50
子宫颈	Cervix Uteri	–	–	–	–	–	–	8	3.88	4.73	3.46	0.16	0.49	C53
子宫体及子宫部位不明	Uterus & Unspecified	–	–	–	–	–	–	6	2.91	3.54	2.74	0.21	0.31	C54-C55
卵巢	Ovary	–	–	–	–	–	–	6	2.91	3.54	2.96	0.15	0.46	C56
前列腺	Prostate	12	3.81	6.76	4.55	0.05	0.14	–	–	–	–	–	–	C61
睾丸	Testis	0	0.00	0.00	0.00	0.00	0.00	–	–	–	–	–	–	C62
肾及泌尿系统不明	Kidney & Unspecified Urinary Organs	9	2.86	5.07	3.93	0.13	0.57	1	0.49	0.59	0.31	0.00	0.00	C64-66,68
膀胱	Bladder	10	3.17	5.63	4.52	0.17	0.52	6	2.91	3.54	2.11	0.00	0.23	C67
脑,神经系统	Brain,Central Nervous System	8	2.54	4.50	3.52	0.20	0.41	7	3.40	4.13	2.96	0.18	0.28	C70-C72
甲状腺	Thyroid Gland	0	0.00	0.00	0.00	0.00	0.00	0	0.00	0.00	0.00	0.00	0.00	C73
淋巴瘤	Lymphoma	4	1.27	2.25	1.74	0.11	0.23	6	2.91	3.54	3.11	0.17	0.48	C81-85,88,90,96
白血病	Leukaemia	7	2.22	3.94	3.33	0.21	0.33	6	2.91	3.54	2.69	0.14	0.14	C91-C95
不明及其他恶性肿瘤	All Other Sites and Unspecified	18	5.71	10.13	7.56	0.44	0.91	10	4.85	5.91	4.48	0.30	0.51	A_O
所有部位合计	All Sites	315	100.00	177.33	141.46	6.14	15.49	206	100.00	121.67	88.44	4.24	10.64	ALL
所有部位除外 C44	All Sites but C44	310	98.41	174.52	139.42	6.04	15.26	205	99.51	121.08	87.91	4.17	10.57	ALLbC44

表 6-3-289 名山县 2014 年癌症发病和死亡主要指标
Table 6-3-289 Incidence and mortality of cancer in Mingshan Xian, 2014

部位 Site		男性 Male						女性 Female						ICD-10
		病例数 No. cases	构成 (%)	粗率 Crude rate (1/10⁵)	世标率 ASR world (1/10⁵)	累积率 Cum.rate(%) 0~64	0~74	病例数 No. cases	构成 (%)	粗率 Crude rate (1/10⁵)	世标率 ASR world (1/10⁵)	累积率 Cum.rate(%) 0~64	0~74	
发病 Incidence														
口腔和咽喉(除外鼻咽癌)	Lip,Oral Cavity & Pharynx but Nasopharynx	9	2.78	6.27	5.60	0.20	0.72	4	1.57	2.93	2.69	0.13	0.39	C00-10,C12-14
鼻咽癌	Nasopharynx	8	2.47	5.57	4.19	0.32	0.43	4	1.57	2.93	2.30	0.23	0.23	C11
食管	Oesophagus	28	8.64	19.51	15.92	0.86	2.30	1	0.39	0.73	0.66	0.08	0.08	C15
胃	Stomach	15	4.63	10.45	8.58	0.31	1.20	13	5.12	9.51	6.85	0.48	0.48	C16
结直肠肛门	Colon,Rectum & Anus	54	16.67	37.63	30.23	1.69	3.97	41	16.14	29.99	23.42	1.49	2.90	C18-21
肝脏	Liver	47	14.51	32.75	25.69	1.89	3.22	13	5.12	9.51	7.10	0.39	0.91	C22
胆囊及其他	Gallbladder etc.	0	0.00	0.00	0.00	0.00	0.00	2	0.79	1.46	1.23	0.08	0.23	C23-C24
胰腺	Pancreas	8	2.47	5.57	4.58	0.24	0.64	1	0.39	0.73	0.47	0.06	0.06	C25
喉	Larynx	2	0.62	1.39	1.17	0.12	0.12	0	0.00	0.00	0.00	0.00	0.00	C32
气管,支气管,肺	Trachea, Bronchus and Lung	64	19.75	44.60	36.00	2.26	4.16	44	17.32	32.18	24.08	1.59	2.58	C33-C34
其他胸腔器官	Other Thoracic Organs	0	0.00	0.00	0.00	0.00	0.00	0	0.00	0.00	0.00	0.00	0.00	C37-C38
骨	Bone	4	1.23	2.79	2.35	0.17	0.17	1	0.39	0.73	0.70	0.00	0.12	C40-C41
皮肤黑色素瘤	Melanoma of Skin	1	0.31	0.70	0.46	0.06	0.06	3	1.18	2.19	1.59	0.08	0.23	C43
乳房	Breast	2	0.62	1.39	1.15	0.06	0.17	31	12.20	22.67	17.13	1.38	2.19	C50
子宫颈	Cervix Uteri	–	–	–	–	–	–	21	8.27	15.36	11.53	0.79	1.49	C53
子宫体及子宫部位不明	Uterus & Unspecified	–	–	–	–	–	–	10	3.94	7.31	5.82	0.48	0.71	C54-C55
卵巢	Ovary	–	–	–	–	–	–	15	5.91	10.97	8.04	0.57	0.98	C56
前列腺	Prostate	13	4.01	9.06	7.09	0.08	0.66	–	–	–	–	–	–	C61
睾丸	Testis	1	0.31	0.70	0.42	0.00	0.00	–	–	–	–	–	–	C62
肾及泌尿系统不明	Kidney & Unspecified Urinary Organs	3	0.93	2.09	1.40	0.10	0.10	3	1.18	2.19	1.77	0.06	0.35	C64-66,68
膀胱	Bladder	10	3.09	6.97	5.07	0.18	0.41	2	0.79	1.46	0.93	0.05	0.05	C67
脑,神经系统	Brain,Central Nervous System	19	5.86	13.24	12.36	0.76	1.36	13	5.12	9.51	7.64	0.60	0.98	C70-C72
甲状腺	Thyroid Gland	2	0.62	1.39	1.27	0.16	0.16	4	1.57	2.93	2.25	0.09	0.20	C73
淋巴瘤	Lymphoma	11	3.40	7.66	6.41	0.30	0.82	7	2.76	5.12	4.54	0.54	0.54	C81-85,88,90,96
白血病	Leukaemia	10	3.09	6.97	6.87	0.25	0.36	5	1.97	3.66	3.15	0.36	0.36	C91-C95
不明及其他恶性肿瘤	All Other Sites and Unspecified	13	4.01	9.06	7.16	0.58	0.58	16	6.30	11.70	8.71	0.44	0.96	A_O
所有部位合计	All Sites	324	100.00	225.77	183.99	10.59	21.63	254	100.00	185.76	142.61	9.97	17.00	ALL
所有部位除外 C44	All Sites but C44	322	99.38	224.37	182.90	10.47	21.51	248	97.64	181.38	139.60	9.93	16.73	ALLbC44
死亡 Mortality														
口腔和咽喉(除外鼻咽癌)	Lip,Oral Cavity & Pharynx but Nasopharynx	4	2.16	2.79	2.45	0.08	0.22	0	0.00	0.00	0.00	0.00	0.00	C00-10,C12-14
鼻咽癌	Nasopharynx	3	1.62	2.09	1.56	0.20	0.20	3	2.34	2.19	1.64	0.17	0.17	C11
食管	Oesophagus	14	7.57	9.76	7.92	0.30	1.22	1	0.78	0.73	0.66	0.08	0.08	C15
胃	Stomach	6	3.24	4.18	3.35	0.12	0.66	10	7.81	7.31	5.39	0.39	0.39	C16
结直肠肛门	Colon,Rectum & Anus	22	11.89	15.33	11.92	0.65	1.40	24	18.75	17.55	12.64	0.50	1.43	C18-21
肝脏	Liver	33	17.84	22.99	17.99	1.21	2.13	11	8.59	8.04	5.84	0.30	0.71	C22
胆囊及其他	Gallbladder etc.	0	0.00	0.00	0.00	0.00	0.00	2	1.56	1.46	1.23	0.08	0.23	C23-C24
胰腺	Pancreas	7	3.78	4.88	3.94	0.22	0.45	2	1.56	1.46	0.95	0.12	0.12	C25
喉	Larynx	0	0.00	0.00	0.00	0.00	0.00	0	0.00	0.00	0.00	0.00	0.00	C32
气管,支气管,肺	Trachea, Bronchus and Lung	57	30.81	39.72	31.40	1.78	3.56	30	23.44	21.94	15.97	0.99	1.60	C33-C34
其他胸腔器官	Other Thoracic Organs	0	0.00	0.00	0.00	0.00	0.00	0	0.00	0.00	0.00	0.00	0.00	C37-C38
骨	Bone	2	1.08	1.39	1.30	0.06	0.06	1	0.78	0.73	0.60	0.04	0.04	C40-C41
皮肤黑色素瘤	Melanoma of Skin	0	0.00	0.00	0.00	0.00	0.00	0	0.00	0.00	0.00	0.00	0.00	C43
乳房	Breast	2	1.08	1.39	1.15	0.06	0.17	8	6.25	5.85	4.20	0.28	0.54	C50
子宫颈	Cervix Uteri	–	–	–	–	–	–	13	10.16	9.51	7.28	0.50	0.88	C53
子宫体及子宫部位不明	Uterus & Unspecified	–	–	–	–	–	–	3	2.34	2.19	2.08	0.11	0.23	C54-C55
卵巢	Ovary	–	–	–	–	–	–	7	5.47	5.12	4.13	0.30	0.54	C56
前列腺	Prostate	5	2.70	3.48	2.85	0.08	0.22	–	–	–	–	–	–	C61
睾丸	Testis	1	0.54	0.70	0.42	0.00	0.00	–	–	–	–	–	–	C62
肾及泌尿系统不明	Kidney & Unspecified Urinary Organs	1	0.54	0.70	0.40	0.00	0.00	1	0.78	0.73	0.47	0.06	0.06	C64-66,68
膀胱	Bladder	4	2.16	2.79	2.30	0.10	0.36	0	0.00	0.00	0.00	0.00	0.00	C67
脑,神经系统	Brain,Central Nervous System	6	3.24	4.18	3.90	0.21	0.44	6	4.69	4.39	3.58	0.18	0.56	C70-C72
甲状腺	Thyroid Gland	0	0.00	0.00	0.00	0.00	0.00	0	0.00	0.00	0.00	0.00	0.00	C73
淋巴瘤	Lymphoma	6	3.24	4.18	3.34	0.28	0.42	1	0.78	0.73	0.70	0.00	0.12	C81-85,88,90,96
白血病	Leukaemia	6	3.24	4.18	4.60	0.14	0.26	1	0.78	0.73	0.70	0.00	0.12	C91-C95
不明及其他恶性肿瘤	All Other Sites and Unspecified	6	3.24	4.18	3.62	0.04	0.19	4	3.13	2.93	1.78	0.10	0.10	A_O
所有部位合计	All Sites	185	100.00	128.91	104.43	5.52	11.97	128	100.00	93.61	69.86	4.20	7.89	ALL
所有部位除外 C44	All Sites but C44	184	99.46	128.21	104.01	5.52	11.97	127	99.22	92.88	69.39	4.17	7.85	ALLbC44

表 6-3-290 荥经县 2014 年癌症发病和死亡主要指标
Table 6-3-290　Incidence and mortality of cancer in Yingjing Xian, 2014

部位 Site		男性 Male						女性 Female						ICD-10
		病例数 No. cases	构成 (%)	粗率 Crude rate (1/10⁵)	世标率 ASR world (1/10⁵)	累积率 Cum.rate(%)		病例数 No. cases	构成 (%)	粗率 Crude rate (1/10⁵)	世标率 ASR world (1/10⁵)	累积率 Cum.rate(%)		
						0~64	0~74					0~64	0~74	
发病 Incidence														
口腔和咽喉(除外鼻咽癌)	Lip,Oral Cavity & Pharynx but Nasopharynx	3	1.64	3.87	3.02	0.00	0.47	0	0.00	0.00	0.00	0.00	0.00	C00-10,C12-14
鼻咽癌	Nasopharynx	4	2.19	5.17	3.96	0.26	0.47	0	0.00	0.00	0.00	0.00	0.00	C11
食管	Oesophagus	9	4.92	11.62	8.31	0.45	0.97	1	0.70	1.33	0.66	0.00	0.00	C15
胃	Stomach	12	6.56	15.50	12.51	0.91	1.91	12	8.39	15.92	12.04	0.35	0.84	C16
结直肠肛门	Colon,Rectum & Anus	33	18.03	42.62	30.98	1.42	3.25	23	16.08	30.52	23.55	2.03	2.84	C18-21
肝脏	Liver	22	12.02	28.41	22.16	1.30	2.71	12	8.39	15.92	12.29	0.72	1.47	C22
胆囊及其他	Gallbladder etc.	3	1.64	3.87	3.49	0.08	0.50	3	2.10	3.98	2.69	0.11	0.38	C23-C24
胰腺	Pancreas	5	2.73	6.46	5.31	0.34	0.55	1	0.70	1.33	1.29	0.00	0.22	C25
喉	Larynx	0	0.00	0.00	0.00	0.00	0.00	0	0.00	0.00	0.00	0.00	0.00	C32
气管,支气管,肺	Trachea, Bronchus and Lung	43	23.50	55.53	41.44	1.65	5.52	20	13.99	26.54	20.25	0.99	2.06	C33-C34
其他胸腔器官	Other Thoracic Organs	1	0.55	1.29	0.65	0.00	0.00	1	0.70	1.33	0.74	0.00	0.00	C37-C38
骨	Bone	2	1.09	2.58	2.35	0.11	0.32	0	0.00	0.00	0.00	0.00	0.00	C40-C41
皮肤黑色素瘤	Melanoma of Skin	0	0.00	0.00	0.00	0.00	0.00	0	0.00	0.00	0.00	0.00	0.00	C43
乳房	Breast	0	0.00	0.00	0.00	0.00	0.00	25	17.48	33.17	25.62	2.05	2.80	C50
子宫颈	Cervix Uteri	–	–	–	–	–	–	12	8.39	15.92	12.61	1.15	1.36	C53
子宫体及子宫部位不明	Uterus & Unspecified	–	–	–	–	–	–	5	3.50	6.63	5.02	0.35	0.56	C54-C55
卵巢	Ovary	–	–	–	–	–	–	4	2.80	5.31	4.12	0.25	0.47	C56
前列腺	Prostate	10	5.46	12.91	9.22	0.00	0.73	–	–	–	–	–	–	C61
睾丸	Testis	1	0.55	1.29	0.87	0.07	0.07	–	–	–	–	–	–	C62
肾及泌尿系统不明	Kidney & Unspecified Urinary Organs	3	1.64	3.87	3.09	0.22	0.48	1	0.70	1.33	1.01	0.08	0.08	C64-66,68
膀胱	Bladder	15	8.20	19.37	15.04	0.32	2.21	3	2.10	3.98	2.56	0.00	0.27	C67
脑,神经系统	Brain,Central Nervous System	2	1.09	2.58	1.97	0.18	0.18	8	5.59	10.62	8.67	0.49	0.92	C70-C72
甲状腺	Thyroid Gland	1	0.55	1.29	1.36	0.09	0.09	2	2.10	3.98	3.50	0.26	0.26	C73
淋巴瘤	Lymphoma	3	1.64	3.87	3.03	0.30	0.30	0	0.00	0.00	0.00	0.00	0.00	C81-85,88,90,96
白血病	Leukaemia	6	3.28	7.75	6.41	0.36	0.78	5	3.50	6.63	7.49	0.44	0.44	C91-C95
不明及其他恶性肿瘤	All Other Sites and Unspecified	5	2.73	6.46	4.99	0.07	0.54	4	2.80	5.31	5.95	0.31	0.58	A_O
所有部位合计	All Sites	183	100.00	236.34	180.17	8.14	22.06	143	100.00	189.75	150.04	9.58	15.56	ALL
所有部位除外 C44	All Sites but C44	181	98.91	233.76	177.78	8.14	21.85	142	99.30	188.43	148.97	9.58	15.29	ALLbC44
死亡 Mortality														
口腔和咽喉(除外鼻咽癌)	Lip,Oral Cavity & Pharynx but Nasopharynx	2	1.39	2.58	1.69	0.00	0.26	0	0.00	0.00	0.00	0.00	0.00	C00-10,C12-14
鼻咽癌	Nasopharynx	3	2.08	3.87	2.87	0.19	0.45	0	0.00	0.00	0.00	0.00	0.00	C11
食管	Oesophagus	9	6.25	11.62	9.69	0.29	1.76	3	4.55	3.98	3.24	0.15	0.37	C15
胃	Stomach	5	3.47	6.46	5.91	0.29	0.97	9	13.64	11.94	8.58	0.43	0.65	C16
结直肠肛门	Colon,Rectum & Anus	9	6.25	11.62	7.57	0.25	0.78	2	3.03	2.65	1.82	0.00	0.27	C18-21
肝脏	Liver	29	20.14	37.45	28.50	1.41	3.87	9	13.64	11.94	9.70	0.48	1.18	C22
胆囊及其他	Gallbladder etc.	2	1.39	2.58	2.30	0.00	0.47	1	1.52	1.33	1.07	0.00	0.27	C23-C24
胰腺	Pancreas	6	4.17	7.75	5.83	0.59	0.59	3	4.55	3.98	3.35	0.22	0.44	C25
喉	Larynx	1	0.69	1.29	0.72	0.00	0.00	0	0.00	0.00	0.00	0.00	0.00	C32
气管,支气管,肺	Trachea, Bronchus and Lung	46	31.94	59.41	46.50	2.24	6.58	13	19.70	17.25	13.94	0.33	1.46	C33-C34
其他胸腔器官	Other Thoracic Organs	2	1.39	2.58	1.29	0.00	0.00	2	3.03	2.65	1.86	0.11	0.11	C37-C38
骨	Bone	1	0.69	1.29	1.05	0.00	0.26	1	1.52	1.33	1.12	0.11	0.11	C40-C41
皮肤黑色素瘤	Melanoma of Skin	0	0.00	0.00	0.00	0.00	0.00	0	0.00	0.00	0.00	0.00	0.00	C43
乳房	Breast	0	0.00	0.00	0.00	0.00	0.00	2	3.03	2.65	2.16	0.11	0.32	C50
子宫颈	Cervix Uteri	–	–	–	–	–	–	7	10.61	9.29	6.92	0.57	0.84	C53
子宫体及子宫部位不明	Uterus & Unspecified	–	–	–	–	–	–	2	3.03	2.65	1.75	0.15	0.15	C54-C55
卵巢	Ovary	–	–	–	–	–	–	4	6.06	5.31	4.36	0.41	0.68	C56
前列腺	Prostate	3	2.08	3.87	3.14	0.00	0.78	–	–	–	–	–	–	C61
睾丸	Testis	0	0.00	0.00	0.00	0.00	0.00	–	–	–	–	–	–	C62
肾及泌尿系统不明	Kidney & Unspecified Urinary Organs	1	0.69	1.29	1.05	0.00	0.26	2	3.03	2.65	2.30	0.08	0.30	C64-66,68
膀胱	Bladder	7	4.86	9.04	6.76	0.28	1.02	1	1.52	1.33	1.29	0.00	0.22	C67
脑,神经系统	Brain,Central Nervous System	8	5.56	10.33	8.45	0.48	0.90	3	4.55	3.98	3.59	0.24	0.46	C70-C72
甲状腺	Thyroid Gland	0	0.00	0.00	0.00	0.00	0.00	0	0.00	0.00	0.00	0.00	0.00	C73
淋巴瘤	Lymphoma	3	2.08	3.87	2.91	0.14	0.35	0	0.00	0.00	0.00	0.00	0.00	C81-85,88,90,96
白血病	Leukaemia	2	1.39	2.58	2.43	0.15	0.36	1	1.52	1.33	1.07	0.00	0.27	C91-C95
不明及其他恶性肿瘤	All Other Sites and Unspecified	5	3.47	6.46	5.55	0.17	0.64	1	1.52	1.33	0.66	0.00	0.00	A_O
所有部位合计	All Sites	144	100.00	185.97	144.22	6.50	20.31	66	100.00	87.58	68.80	3.39	8.08	ALL
所有部位除外 C44	All Sites but C44	141	97.92	182.10	140.93	6.42	19.76	65	98.48	86.25	68.14	3.39	8.08	ALLbC44

表 6-3-291 汉源县 2014 年癌症发病和死亡主要指标
Table 6-3-291 Incidence and mortality of cancer in Hanyuan Xian, 2014

部位 Site		男性 Male						女性 Female						ICD-10
		病例数 No. cases	构成 (%)	粗率 Crude rate (1/10⁵)	世标率 ASR world (1/10⁵)	累积率 Cum.rate(%)		病例数 No. cases	构成 (%)	粗率 Crude rate (1/10⁵)	世标率 ASR world (1/10⁵)	累积率 Cum.rate(%)		
						0~64	0~74					0~64	0~74	
发病 Incidence														
口腔和咽喉(除外鼻咽癌)	Lip,Oral Cavity & Pharynx but Nasopharynx	7	1.78	4.14	3.30	0.16	0.16	2	0.59	1.25	2.16	0.07	0.18	C00-10,C12-14
鼻咽癌	Nasopharynx	11	2.79	6.50	5.36	0.39	0.39	6	1.78	3.74	2.78	0.16	0.39	C11
食管	Oesophagus	30	7.61	17.72	14.10	0.97	1.96	12	3.56	7.48	4.85	0.15	0.67	C15
胃	Stomach	57	14.47	33.68	24.93	1.58	3.03	22	6.53	13.71	9.36	0.58	0.91	C16
结直肠肛门	Colon,Rectum & Anus	42	10.66	24.81	18.94	0.91	2.44	39	11.57	24.31	17.93	0.60	2.39	C18-21
肝脏	Liver	67	17.01	39.58	31.31	2.23	3.96	20	5.93	12.46	10.01	0.56	1.44	C22
胆囊及其他	Gallbladder etc.	3	0.76	1.77	1.56	0.12	0.12	2	0.59	1.25	0.91	0.07	0.07	C23-C24
胰腺	Pancreas	13	3.30	7.68	5.86	0.25	0.56	9	2.67	5.61	4.06	0.20	0.62	C25
喉	Larynx	1	0.25	0.59	0.26	0.00	0.00	1	0.30	0.62	0.69	0.07	0.07	C32
气管,支气管,肺	Trachea, Bronchus and Lung	53	13.45	31.31	23.70	1.37	2.76	57	16.91	35.53	24.79	1.42	3.09	C33-C34
其他胸腔器官	Other Thoracic Organs	2	0.51	1.18	0.85	0.09	0.09	4	1.19	2.49	2.46	0.18	0.27	C37-C38
骨	Bone	2	0.51	1.18	1.35	0.11	0.11	1	0.30	0.62	0.53	0.04	0.04	C40-C41
皮肤黑色素瘤	Melanoma of Skin	0	0.00	0.00	0.00	0.00	0.00	2	0.59	1.25	0.95	0.05	0.14	C43
乳房	Breast	0	0.00	0.00	0.00	0.00	0.00	23	6.82	14.33	11.97	1.10	1.28	C50
子宫颈	Cervix Uteri	-	-	-	-	-	-	27	8.01	16.83	12.56	1.16	1.36	C53
子宫体及子宫部位不明	Uterus & Unspecified	-	-	-	-	-	-	14	4.15	8.73	6.47	0.60	0.71	C54-C55
卵巢	Ovary	-	-	-	-	-	-	10	2.97	6.23	5.08	0.42	0.51	C56
前列腺	Prostate	9	2.28	5.32	3.81	0.00	0.31	-	-	-	-	-	-	C61
睾丸	Testis	0	0.00	0.00	0.00	0.00	0.00	-	-	-	-	-	-	C62
肾及泌尿系统不明	Kidney & Unspecified Urinary Organs	4	1.02	2.36	1.78	0.07	0.27	3	0.89	1.87	1.64	0.12	0.21	C64-66,68
膀胱	Bladder	39	9.90	23.04	16.89	0.60	1.85	3	0.89	1.87	1.45	0.12	0.12	C67
脑,神经系统	Brain,Central Nervous System	11	2.79	6.50	5.23	0.43	0.63	24	7.12	14.96	12.63	0.63	1.51	C70-C72
甲状腺	Thyroid Gland	6	1.52	3.54	2.75	0.24	0.24	25	7.42	15.58	12.82	1.05	1.36	C73
淋巴瘤	Lymphoma	8	2.03	4.73	3.41	0.28	0.39	7	2.08	4.36	3.77	0.29	0.38	C81-85,88,90,96
白血病	Leukaemia	6	1.52	3.54	3.60	0.22	0.22	3	0.89	1.87	1.23	0.10	0.10	C91-C95
不明及其他恶性肿瘤	All Other Sites and Unspecified	23	5.84	13.59	10.48	0.61	1.03	21	6.23	13.09	9.01	0.25	0.95	A_O
所有部位合计	All Sites	394	100.00	232.78	179.48	10.61	20.54	337	100.00	210.03	160.11	9.99	18.79	ALL
所有部位除外 C44	All Sites but C44	391	99.24	231.01	178.14	10.57	20.29	331	98.22	206.29	157.61	9.89	18.70	ALLbC44
死亡 Mortality														
口腔和咽喉(除外鼻咽癌)	Lip,Oral Cavity & Pharynx but Nasopharynx	7	3.35	4.14	3.40	0.15	0.35	0	0.00	0.00	0.00	0.00	0.00	C00-10,C12-14
鼻咽癌	Nasopharynx	3	1.44	1.77	1.70	0.10	0.10	2	1.45	1.25	1.22	0.11	0.11	C11
食管	Oesophagus	25	11.96	14.77	11.94	0.56	1.61	11	7.97	6.86	3.93	0.07	0.50	C15
胃	Stomach	30	14.35	17.72	14.30	0.61	1.87	15	10.87	9.35	6.06	0.29	0.74	C16
结直肠肛门	Colon,Rectum & Anus	15	7.18	8.86	7.08	0.20	0.80	12	8.70	7.48	5.11	0.25	0.54	C18-21
肝脏	Liver	47	22.49	27.77	20.80	1.52	2.65	16	11.59	9.97	7.96	0.33	1.12	C22
胆囊及其他	Gallbladder etc.	0	0.00	0.00	0.00	0.00	0.00	1	0.72	0.62	0.23	0.00	0.00	C23-C24
胰腺	Pancreas	7	3.35	4.14	3.45	0.14	0.31	5	3.62	3.12	2.44	0.21	0.21	C25
喉	Larynx	0	0.00	0.00	0.00	0.00	0.00	0	0.00	0.00	0.00	0.00	0.00	C32
气管,支气管,肺	Trachea, Bronchus and Lung	34	16.27	20.09	14.98	0.85	1.82	29	21.01	18.07	12.33	0.62	1.30	C33-C34
其他胸腔器官	Other Thoracic Organs	0	0.00	0.00	0.00	0.00	0.00	1	0.72	0.62	0.69	0.07	0.07	C37-C38
骨	Bone	1	0.48	0.59	0.74	0.05	0.05	0	0.00	0.00	0.00	0.00	0.00	C40-C41
皮肤黑色素瘤	Melanoma of Skin	0	0.00	0.00	0.00	0.00	0.00	0	0.00	0.00	0.00	0.00	0.00	C43
乳房	Breast	0	0.00	0.00	0.00	0.00	0.00	4	2.90	2.49	1.54	0.10	0.10	C50
子宫颈	Cervix Uteri	-	-	-	-	-	-	8	5.80	4.99	3.39	0.24	0.34	C53
子宫体及子宫部位不明	Uterus & Unspecified	-	-	-	-	-	-	5	3.62	3.12	2.06	0.20	0.20	C54-C55
卵巢	Ovary	-	-	-	-	-	-	0	0.00	0.00	0.00	0.00	0.00	C56
前列腺	Prostate	2	0.96	1.18	0.81	0.00	0.11	-	-	-	-	-	-	C61
睾丸	Testis	0	0.00	0.00	0.00	0.00	0.00	-	-	-	-	-	-	C62
肾及泌尿系统不明	Kidney & Unspecified Urinary Organs	1	0.48	0.59	0.46	0.00	0.11	0	0.00	0.00	0.00	0.00	0.00	C64-66,68
膀胱	Bladder	12	5.74	7.09	4.62	0.19	0.19	1	0.72	0.62	0.45	0.00	0.11	C67
脑,神经系统	Brain,Central Nervous System	4	1.91	2.36	2.04	0.18	0.18	10	7.25	6.23	6.05	0.36	0.54	C70-C72
甲状腺	Thyroid Gland	0	0.00	0.00	0.00	0.00	0.00	1	0.72	0.62	0.32	0.00	0.00	C73
淋巴瘤	Lymphoma	9	4.31	5.32	4.15	0.28	0.48	4	2.90	2.49	2.11	0.22	0.22	C81-85,88,90,96
白血病	Leukaemia	3	1.44	1.77	1.28	0.11	0.11	4	2.90	2.49	1.99	0.10	0.19	C91-C95
不明及其他恶性肿瘤	All Other Sites and Unspecified	9	4.31	5.32	4.27	0.31	0.40	9	6.52	5.61	4.94	0.16	0.57	A_O
所有部位合计	All Sites	209	100.00	123.48	96.02	5.25	11.13	138	100.00	86.01	62.82	3.35	6.88	ALL
所有部位除外 C44	All Sites but C44	207	99.04	122.30	94.85	5.18	11.06	137	99.28	85.38	62.50	3.35	6.88	ALLbC44

表 6-3-292 石棉县 2014 年癌症发病和死亡主要指标
Table 6-3-292 Incidence and mortality of cancer in Shimian Xian, 2014

部位 Site		男性 Male						女性 Female						ICD-10
		病例数 No. cases	构成 (%)	粗率 Crude rate (1/10⁵)	世标率 ASR world (1/10⁵)	累积率 Cum.rate(%) 0~64	0~74	病例数 No. cases	构成 (%)	粗率 Crude rate (1/10⁵)	世标率 ASR world (1/10⁵)	累积率 Cum.rate(%) 0~64	0~74	
发病 Incidence														
口腔和咽喉(除外鼻咽癌)	Lip,Oral Cavity & Pharynx but Nasopharynx	2	1.31	3.15	3.00	0.18	0.44	0	0.00	0.00	0.00	0.00	0.00	C00-10,C12-14
鼻咽癌	Nasopharynx	3	1.96	4.73	4.33	0.54	0.54	4	3.03	6.54	6.16	0.20	0.72	C11
食管	Oesophagus	8	5.23	12.60	9.18	0.33	0.92	4	3.03	6.54	5.03	0.09	0.67	C15
胃	Stomach	23	15.03	36.23	28.98	1.61	3.45	12	9.09	19.62	14.40	1.02	1.60	C16
结直肠肛门	Colon,Rectum & Anus	21	13.73	33.08	25.59	0.48	2.58	11	8.33	17.98	13.78	0.99	1.57	C18-21
肝脏	Liver	22	14.38	34.65	26.41	2.02	3.20	13	9.85	21.25	16.71	1.03	2.19	C22
胆囊及其他	Gallbladder etc.	1	0.65	1.58	1.05	0.13	0.13	1	0.76	1.63	1.06	0.13	0.13	C23-C24
胰腺	Pancreas	3	1.96	4.73	3.81	0.31	0.64	4	3.03	6.54	5.36	0.10	1.00	C25
喉	Larynx	5	3.27	7.88	5.69	0.31	0.64	0	0.00	0.00	0.00	0.00	0.00	C32
气管,支气管,肺	Trachea, Bronchus and Lung	25	16.34	39.38	30.98	1.23	3.60	19	14.39	31.06	21.08	0.61	1.71	C33-C34
其他胸腔器官	Other Thoracic Organs	0	0.00	0.00	0.00	0.00	0.00	0	0.00	0.00	0.00	0.00	0.00	C37-C38
骨	Bone	1	0.65	1.58	0.92	0.00	0.00	1	0.76	1.63	0.71	0.00	0.00	C40-C41
皮肤黑色素瘤	Melanoma of Skin	0	0.00	0.00	0.00	0.00	0.00	0	0.00	0.00	0.00	0.00	0.00	C43
乳房	Breast	1	0.65	1.58	1.05	0.13	0.13	23	17.42	37.60	28.70	2.90	2.90	C50
子宫颈	Cervix Uteri	–	–	–	–	–	–	15	11.36	24.52	19.23	1.41	2.19	C53
子宫体及子宫部位不明	Uterus & Unspecified	–	–	–	–	–	–	1	0.76	1.63	1.06	0.13	0.13	C54-C55
卵巢	Ovary	–	–	–	–	–	–	5	3.79	8.17	5.51	0.28	0.60	C56
前列腺	Prostate	7	4.58	11.03	8.27	0.00	0.00	–	–	–	–	–	–	C61
睾丸	Testis	0	0.00	0.00	0.00	0.00	0.00	–	–	–	–	–	–	C62
肾及泌尿系统不明	Kidney & Unspecified Urinary Organs	3	1.96	4.73	3.02	0.22	0.22	0	0.00	0.00	0.00	0.00	0.00	C64-66,68
膀胱	Bladder	8	5.23	12.60	9.22	0.56	1.22	3	2.27	4.90	3.38	0.14	0.46	C67
脑,神经系统	Brain,Central Nervous System	2	1.31	3.15	2.88	0.19	0.19	4	3.03	6.54	4.94	0.56	0.56	C70-C72
甲状腺	Thyroid Gland	1	0.65	1.58	1.44	0.18	0.18	3	2.27	4.90	4.38	0.30	0.56	C73
淋巴瘤	Lymphoma	4	2.61	6.30	5.23	0.33	0.33	0	0.00	0.00	0.00	0.00	0.00	C81-85,88,90,96
白血病	Leukaemia	5	3.27	7.88	5.64	0.58	0.58	0	0.00	0.00	0.00	0.00	0.00	C91-C95
不明及其他恶性肿瘤	All Other Sites and Unspecified	8	5.23	12.60	9.46	0.50	1.09	9	6.82	14.71	9.92	0.37	1.02	A_O
所有部位合计	All Sites	153	100.00	240.98	186.14	9.83	20.08	132	100.00	215.80	161.41	10.27	18.01	ALL
所有部位除外 C44	All Sites but C44	152	99.35	239.41	184.58	9.83	19.82	129	97.73	210.90	158.14	10.27	17.69	ALLbC44
死亡 Mortality														
口腔和咽喉(除外鼻咽癌)	Lip,Oral Cavity & Pharynx but Nasopharynx	2	2.20	3.15	2.38	0.26	0.26	0	0.00	0.00	0.00	0.00	0.00	C00-10,C12-14
鼻咽癌	Nasopharynx	1	1.10	1.58	1.56	0.00	0.26	1	1.56	1.63	1.56	0.00	0.26	C11
食管	Oesophagus	6	6.59	9.45	7.03	0.23	0.82	1	1.56	1.63	1.28	0.00	0.32	C15
胃	Stomach	11	12.09	17.33	13.47	0.31	1.16	6	9.38	9.81	6.99	0.54	0.54	C16
结直肠肛门	Colon,Rectum & Anus	8	8.79	12.60	8.73	0.00	0.33	4	6.25	6.54	4.69	0.00	0.58	C18-21
肝脏	Liver	23	25.27	36.23	29.06	1.96	3.66	13	20.31	21.25	16.49	0.93	2.03	C22
胆囊及其他	Gallbladder etc.	0	0.00	0.00	0.00	0.00	0.00	0	0.00	0.00	0.00	0.00	0.00	C23-C24
胰腺	Pancreas	4	4.40	6.30	6.11	0.18	0.77	3	4.69	4.90	3.31	0.21	0.21	C25
喉	Larynx	1	1.10	1.58	1.05	0.13	0.13	0	0.00	0.00	0.00	0.00	0.00	C32
气管,支气管,肺	Trachea, Bronchus and Lung	19	20.88	29.93	24.17	1.35	3.78	22	34.38	35.97	26.15	1.66	2.44	C33-C34
其他胸腔器官	Other Thoracic Organs	1	1.10	1.58	1.44	0.18	0.18	0	0.00	0.00	0.00	0.00	0.00	C37-C38
骨	Bone	1	1.10	1.58	0.92	0.00	0.00	1	1.56	1.63	0.71	0.00	0.00	C40-C41
皮肤黑色素瘤	Melanoma of Skin	0	0.00	0.00	0.00	0.00	0.00	0	0.00	0.00	0.00	0.00	0.00	C43
乳房	Breast	0	0.00	0.00	0.00	0.00	0.00	6	9.38	9.81	8.43	0.88	0.88	C50
子宫颈	Cervix Uteri	–	–	–	–	–	–	2	3.13	3.27	3.12	0.00	0.52	C53
子宫体及子宫部位不明	Uterus & Unspecified	–	–	–	–	–	–	0	0.00	0.00	0.00	0.00	0.00	C54-C55
卵巢	Ovary	–	–	–	–	–	–	0	0.00	0.00	0.00	0.00	0.00	C56
前列腺	Prostate	0	0.00	0.00	0.00	0.00	0.00	–	–	–	–	–	–	C61
睾丸	Testis	0	0.00	0.00	0.00	0.00	0.00	–	–	–	–	–	–	C62
肾及泌尿系统不明	Kidney & Unspecified Urinary Organs	0	0.00	0.00	0.00	0.00	0.00	0	0.00	0.00	0.00	0.00	0.00	C64-66,68
膀胱	Bladder	1	1.10	1.58	1.05	0.13	0.13	0	0.00	0.00	0.00	0.00	0.00	C67
脑,神经系统	Brain,Central Nervous System	2	2.20	3.15	3.43	0.10	0.36	3	4.69	4.90	3.26	0.26	0.26	C70-C72
甲状腺	Thyroid Gland	0	0.00	0.00	0.00	0.00	0.00	0	0.00	0.00	0.00	0.00	0.00	C73
淋巴瘤	Lymphoma	3	3.30	4.73	3.88	0.26	0.26	0	0.00	0.00	0.00	0.00	0.00	C81-85,88,90,96
白血病	Leukaemia	5	5.49	7.88	6.45	0.66	0.66	0	0.00	0.00	0.00	0.00	0.00	C91-C95
不明及其他恶性肿瘤	All Other Sites and Unspecified	3	3.30	4.73	3.83	0.00	0.59	2	3.13	3.27	2.41	0.00	0.26	A_O
所有部位合计	All Sites	91	100.00	143.33	114.56	5.76	13.37	64	100.00	104.63	78.41	4.48	8.30	ALL
所有部位除外 C44	All Sites but C44	91	100.00	143.33	114.56	5.76	13.37	63	98.44	103.00	76.85	4.48	8.04	ALLbC44

表 6-3-293 天全县 2014 年癌症发病和死亡主要指标
Table 6-3-293 Incidence and mortality of cancer in Tianquan Xian, 2014

部位 Site		男性 Male						女性 Female						ICD-10
		病例数 No. cases	构成 (%)	粗率 Crude rate (1/10⁵)	世标率 ASR world (1/10⁵)	累积率 Cum.rate(%) 0~64	0~74	病例数 No. cases	构成 (%)	粗率 Crude rate (1/10⁵)	世标率 ASR world (1/10⁵)	累积率 Cum.rate(%) 0~64	0~74	
发病 Incidence														
口腔和咽喉(除外鼻咽癌)	Lip,Oral Cavity & Pharynx but Nasopharynx	3	1.69	3.75	2.94	0.33	0.33	3	2.08	3.98	3.12	0.19	0.40	C00–10,C12–14
鼻咽癌	Nasopharynx	2	1.12	2.50	2.10	0.22	0.22	2	1.39	2.65	2.11	0.07	0.28	C11
食管	Oesophagus	15	8.43	18.76	16.35	0.90	2.46	4	2.78	5.31	3.32	0.00	0.52	C15
胃	Stomach	12	6.74	15.01	12.97	1.07	1.49	10	6.94	13.27	11.58	0.59	1.65	C16
结直肠肛门	Colon,Rectum & Anus	17	9.55	21.26	17.54	0.93	2.33	17	11.81	22.57	17.55	0.82	2.40	C18–21
肝脏	Liver	44	24.72	55.03	43.81	2.99	6.11	15	10.42	19.91	15.36	0.86	1.55	C22
胆囊及其他	Gallbladder etc.	3	1.69	3.75	3.44	0.25	0.46	3	2.08	3.98	2.95	0.11	0.63	C23–C24
胰腺	Pancreas	12	6.74	15.01	11.38	0.71	0.97	3	2.08	3.98	2.66	0.22	0.22	C25
喉	Larynx	2	1.12	2.50	2.10	0.22	0.22	0	0.00	0.00	0.00	0.00	0.00	C32
气管,支气管,肺	Trachea, Bronchus and Lung	24	13.48	30.01	24.59	1.25	3.12	19	13.19	25.22	20.05	1.14	2.61	C33–C34
其他胸腔器官	Other Thoracic Organs	0	0.00	0.00	0.00	0.00	0.00	0	0.00	0.00	0.00	0.00	0.00	C37–C38
骨	Bone	2	1.12	2.50	2.97	0.16	0.16	3	2.08	3.98	3.98	0.24	0.24	C40–C41
皮肤黑色素瘤	Melanoma of Skin	0	0.00	0.00	0.00	0.00	0.00	0	0.00	0.00	0.00	0.00	0.00	C43
乳房	Breast	0	0.00	0.00	0.00	0.00	0.00	17	11.81	22.57	16.92	1.40	1.40	C50
子宫颈	Cervix Uteri	–	–	–	–	–	–	9	6.25	11.95	10.10	0.54	1.28	C53
子宫体及子宫部位不明	Uterus & Unspecified	–	–	–	–	–	–	4	2.78	5.31	4.46	0.32	0.53	C54–C55
卵巢	Ovary	–	–	–	–	–	–	3	2.08	3.98	2.55	0.25	0.25	C56
前列腺	Prostate	3	1.69	3.75	3.13	0.14	0.35	–	–	–	–	–	–	C61
睾丸	Testis	0	0.00	0.00	0.00	0.00	0.00	–	–	–	–	–	–	C62
肾及泌尿系统不明	Kidney & Unspecified Urinary Organs	5	2.81	6.25	5.31	0.18	0.86	1	0.69	1.33	1.12	0.11	0.11	C64–66,68
膀胱	Bladder	5	2.81	6.25	4.32	0.18	0.45	2	1.39	2.65	1.85	0.19	0.19	C67
脑,神经系统	Brain,Central Nervous System	5	2.81	6.25	5.14	0.34	0.55	14	9.72	18.58	14.24	1.15	1.93	C70–C72
甲状腺	Thyroid Gland	0	0.00	0.00	0.00	0.00	0.00	4	2.78	5.31	4.10	0.48	0.48	C73
淋巴瘤	Lymphoma	10	5.62	12.51	10.44	1.09	1.35	4	2.78	5.31	3.82	0.23	0.49	C81–85,88,90,96
白血病	Leukaemia	5	2.81	6.25	6.54	0.38	0.64	3	2.08	3.98	3.02	0.00	0.47	C91–C95
不明及其他恶性肿瘤	All Other Sites and Unspecified	9	5.06	11.26	9.23	0.60	0.81	4	2.78	5.31	4.25	0.40	0.40	A_O
所有部位合计	All Sites	178	100.00	222.61	184.30	11.97	22.86	144	100.00	191.15	149.13	9.30	18.03	ALL
所有部位除外 C44	All Sites but C44	177	99.44	221.36	183.45	11.90	22.79	143	99.31	189.82	148.01	9.19	17.92	ALLbC44
死亡 Mortality														
口腔和咽喉(除外鼻咽癌)	Lip,Oral Cavity & Pharynx but Nasopharynx	3	2.19	3.75	2.81	0.22	0.22	0	0.00	0.00	0.00	0.00	0.00	C00–10,C12–14
鼻咽癌	Nasopharynx	0	0.00	0.00	0.00	0.00	0.00	0	0.00	0.00	0.00	0.00	0.00	C11
食管	Oesophagus	13	9.49	16.26	12.92	0.89	1.82	2	2.82	2.65	1.47	0.11	0.11	C15
胃	Stomach	8	5.84	10.00	8.63	0.21	1.30	5	7.04	6.64	5.14	0.20	0.67	C16
结直肠肛门	Colon,Rectum & Anus	11	8.03	13.76	10.70	0.18	1.06	13	18.31	17.26	12.63	0.44	1.70	C18–21
肝脏	Liver	34	24.82	42.52	33.34	2.24	4.43	11	15.49	14.60	11.10	0.64	0.85	C22
胆囊及其他	Gallbladder etc.	1	0.73	1.25	1.24	0.00	0.21	2	2.82	2.65	2.09	0.00	0.52	C23–C24
胰腺	Pancreas	6	4.38	7.50	6.19	0.46	0.46	1	1.41	1.33	0.86	0.11	0.11	C25
喉	Larynx	1	0.73	1.25	0.84	0.10	0.10	0	0.00	0.00	0.00	0.00	0.00	C32
气管,支气管,肺	Trachea, Bronchus and Lung	35	25.55	43.77	34.52	1.71	4.36	20	28.17	26.55	19.31	1.01	2.48	C33–C34
其他胸腔器官	Other Thoracic Organs	1	0.73	1.25	1.06	0.11	0.11	0	0.00	0.00	0.00	0.00	0.00	C37–C38
骨	Bone	3	2.19	3.75	3.21	0.00	0.41	2	2.82	2.65	2.85	0.12	0.12	C40–C41
皮肤黑色素瘤	Melanoma of Skin	0	0.00	0.00	0.00	0.00	0.00	0	0.00	0.00	0.00	0.00	0.00	C43
乳房	Breast	0	0.00	0.00	0.00	0.00	0.00	5	7.04	6.64	5.01	0.35	0.61	C50
子宫颈	Cervix Uteri	–	–	–	–	–	–	1	1.41	1.33	0.90	0.07	0.07	C53
子宫体及子宫部位不明	Uterus & Unspecified	–	–	–	–	–	–	0	0.00	0.00	0.00	0.00	0.00	C54–C55
卵巢	Ovary	–	–	–	–	–	–	3	4.23	3.98	2.96	0.27	0.27	C56
前列腺	Prostate	2	1.46	2.50	1.79	0.00	0.26	–	–	–	–	–	–	C61
睾丸	Testis	0	0.00	0.00	0.00	0.00	0.00	–	–	–	–	–	–	C62
肾及泌尿系统不明	Kidney & Unspecified Urinary Organs	0	0.00	0.00	0.00	0.00	0.00	0	0.00	0.00	0.00	0.00	0.00	C64–66,68
膀胱	Bladder	3	2.19	3.75	2.23	0.00	0.00	1	1.41	1.33	0.61	0.00	0.00	C67
脑,神经系统	Brain,Central Nervous System	1	0.73	1.25	1.24	0.00	0.21	2	2.82	2.65	2.25	0.15	0.41	C70–C72
甲状腺	Thyroid Gland	1	0.73	1.25	1.28	0.00	0.00	0	0.00	0.00	0.00	0.00	0.00	C73
淋巴瘤	Lymphoma	8	5.84	10.00	8.24	0.53	0.95	1	1.41	1.33	1.05	0.00	0.26	C81–85,88,90,96
白血病	Leukaemia	3	2.19	3.75	3.52	0.00	0.67	1	1.41	1.33	1.27	0.00	0.21	C91–C95
不明及其他恶性肿瘤	All Other Sites and Unspecified	3	2.19	3.75	2.50	0.18	0.18	1	1.41	1.33	1.27	0.00	0.21	A_O
所有部位合计	All Sites	137	100.00	171.33	136.25	6.85	16.75	71	100.00	94.25	70.76	3.47	8.62	ALL
所有部位除外 C44	All Sites but C44	137	100.00	171.33	136.25	6.85	16.75	71	100.00	94.25	70.76	3.47	8.62	ALLbC44

表 6-3-294 芦山县 2014 年癌症发病和死亡主要指标
Table 6-3-294 Incidence and mortality of cancer in Lushan Xian,2014

部位 Site		男性 Male						女性 Female						ICD-10
		病例数 No. cases	构成 (%)	粗率 Crude rate (1/10⁵)	世标率 ASR world (1/10⁵)	累积率 Cum.rate(%)		病例数 No. cases	构成 (%)	粗率 Crude rate (1/10⁵)	世标率 ASR world (1/10⁵)	累积率 Cum.rate(%)		
						0~64	0~74					0~64	0~74	
发病 Incidence														
口腔和咽喉(除外鼻咽癌)	Lip,Oral Cavity & Pharynx but Nasopharynx	7	4.24	11.19	8.70	0.62	1.14	1	0.99	1.67	1.43	0.00	0.24	C00-10,C12-14
鼻咽癌	Nasopharynx	1	0.61	1.60	1.54	0.13	0.13	0	0.00	0.00	0.00	0.00	0.00	C11
食管	Oesophagus	25	15.15	39.96	31.20	1.87	4.13	2	1.98	3.35	2.87	0.00	0.48	C15
胃	Stomach	17	10.30	27.17	20.96	1.39	2.90	3	2.97	5.02	3.19	0.17	0.47	C16
结直肠肛门	Colon,Rectum & Anus	23	13.94	36.76	26.98	1.36	3.53	12	11.88	20.09	14.08	1.01	1.49	C18-21
肝脏	Liver	29	17.58	46.35	36.15	2.23	4.72	11	10.89	18.42	14.64	0.71	1.73	C22
胆囊及其他	Gallbladder etc.	0	0.00	0.00	0.00	0.00	0.00	1	0.99	1.67	1.25	0.10	0.10	C23-C24
胰腺	Pancreas	4	2.42	6.39	4.89	0.13	1.02	3	2.97	5.02	3.37	0.14	0.44	C25
喉	Larynx	0	0.00	0.00	0.00	0.00	0.00	0	0.00	0.00	0.00	0.00	0.00	C32
气管,支气管,肺	Trachea, Bronchus and Lung	24	14.55	38.36	28.31	1.71	4.04	12	11.88	20.09	13.64	0.70	2.20	C33-C34
其他胸腔器官	Other Thoracic Organs	0	0.00	0.00	0.00	0.00	0.00	1	0.99	1.67	1.53	0.10	0.10	C37-C38
骨	Bone	2	1.21	3.20	2.39	0.10	0.40	0	0.00	0.00	0.00	0.00	0.00	C40-C41
皮肤黑色素瘤	Melanoma of Skin	1	0.61	1.60	1.98	0.12	0.12	1	0.99	1.67	1.01	0.13	0.13	C43
乳房	Breast	0	0.00	0.00	0.00	0.00	0.00	16	15.84	26.79	21.02	1.73	1.97	C50
子宫颈	Cervix Uteri	–	–	–	–	–	–	2	1.98	3.35	2.37	0.30	0.30	C53
子宫体及子宫部位不明	Uterus & Unspecified	–	–	–	–	–	–	4	3.96	6.70	4.95	0.47	0.77	C54-C55
卵巢	Ovary	–	–	–	–	–	–	3	2.97	5.02	3.45	0.39	0.39	C56
前列腺	Prostate	2	1.21	3.20	2.02	0.00	0.30							C61
睾丸	Testis	0	0.00	0.00	0.00	0.00	0.00	–	–	–	–	–	–	C62
肾及泌尿系统不明	Kidney & Unspecified Urinary Organs	2	1.21	3.20	2.43	0.09	0.32	2	1.98	3.35	2.62	0.28	0.28	C64-66,68
膀胱	Bladder	4	2.42	6.39	5.29	0.09	0.68	1	0.99	1.67	1.40	0.14	0.14	C67
脑,神经系统	Brain,Central Nervous System	9	5.45	14.38	11.65	0.92	1.15	11	10.89	18.42	15.57	1.32	1.32	C70-C72
甲状腺	Thyroid Gland	0	0.00	0.00	0.00	0.00	0.00	5	4.95	8.37	6.30	0.37	0.60	C73
淋巴瘤	Lymphoma	3	1.82	4.79	3.00	0.33	0.33	2	1.98	3.35	2.44	0.13	0.36	C81-85,88,90,96
白血病	Leukaemia	5	3.03	7.99	6.51	0.31	0.54	2	1.98	3.35	3.98	0.24	0.24	C91-C95
不明及其他恶性肿瘤	All Other Sites and Unspecified	7	4.24	11.19	8.61	0.28	1.26	6	5.94	10.05	8.05	0.52	0.52	A_O
所有部位合计	All Sites	165	100.00	263.72	202.61	11.69	26.70	101	100.00	169.10	129.17	8.91	14.25	ALL
所有部位除外 C44	All Sites but C44	163	98.79	260.52	200.05	11.69	26.18	98	97.03	164.07	125.19	8.79	14.12	ALLbC44
死亡 Mortality														
口腔和咽喉(除外鼻咽癌)	Lip,Oral Cavity & Pharynx but Nasopharynx	2	1.67	3.20	3.20	0.13	0.13	0	0.00	0.00	0.00	0.00	0.00	C00-10,C12-14
鼻咽癌	Nasopharynx	1	0.83	1.60	1.06	0.09	0.09	0	0.00	0.00	0.00	0.00	0.00	C11
食管	Oesophagus	16	13.33	25.57	19.38	1.35	2.63	3	5.17	5.02	3.20	0.00	0.24	C15
胃	Stomach	10	8.33	15.98	12.66	0.28	1.86	2	3.45	3.35	1.38	0.00	0.00	C16
结直肠肛门	Colon,Rectum & Anus	14	11.67	22.38	15.43	0.68	2.03	7	12.07	11.72	9.11	0.14	1.46	C18-21
肝脏	Liver	27	22.50	43.15	33.29	2.27	4.60	7	12.07	11.72	9.12	0.33	0.81	C22
胆囊及其他	Gallbladder etc.	0	0.00	0.00	0.00	0.00	0.00	0	0.00	0.00	0.00	0.00	0.00	C23-C24
胰腺	Pancreas	4	3.33	6.39	4.80	0.10	0.99	4	6.90	6.70	4.40	0.00	0.48	C25
喉	Larynx	0	0.00	0.00	0.00	0.00	0.00	0	0.00	0.00	0.00	0.00	0.00	C32
气管,支气管,肺	Trachea, Bronchus and Lung	26	21.67	41.56	31.54	1.91	4.96	10	17.24	16.74	12.12	0.13	1.98	C33-C34
其他胸腔器官	Other Thoracic Organs	0	0.00	0.00	0.00	0.00	0.00	0	0.00	0.00	0.00	0.00	0.00	C37-C38
骨	Bone	0	0.00	0.00	0.00	0.00	0.00	1	1.72	1.67	0.76	0.00	0.00	C40-C41
皮肤黑色素瘤	Melanoma of Skin	1	0.83	1.60	0.83	0.00	0.00	0	0.00	0.00	0.00	0.00	0.00	C43
乳房	Breast	0	0.00	0.00	0.00	0.00	0.00	4	6.90	6.70	5.01	0.14	1.04	C50
子宫颈	Cervix Uteri	–	–	–	–	–	–	2	3.45	3.35	2.80	0.28	0.28	C53
子宫体及子宫部位不明	Uterus & Unspecified	–	–	–	–	–	–	2	3.45	3.35	2.64	0.00	0.54	C54-C55
卵巢	Ovary	–	–	–	–	–	–	6	10.34	10.05	6.36	0.70	0.70	C56
前列腺	Prostate	5	4.17	7.99	7.11	0.00	0.52	–	–	–	–	–	–	C61
睾丸	Testis	0	0.00	0.00	0.00	0.00	0.00	–	–	–	–	–	–	C62
肾及泌尿系统不明	Kidney & Unspecified Urinary Organs	1	0.83	1.60	1.37	0.00	0.23	0	0.00	0.00	0.00	0.00	0.00	C64-66,68
膀胱	Bladder	3	2.50	4.79	4.41	0.00	0.52	2	3.45	3.35	1.97	0.00	0.30	C67
脑,神经系统	Brain,Central Nervous System	0	0.00	0.00	0.00	0.00	0.00	3	5.17	5.02	3.57	0.17	0.41	C70-C72
甲状腺	Thyroid Gland	0	0.00	0.00	0.00	0.00	0.00	0	0.00	0.00	0.00	0.00	0.00	C73
淋巴瘤	Lymphoma	1	0.83	1.60	1.25	0.10	0.10	1	1.72	1.67	1.37	0.17	0.17	C81-85,88,90,96
白血病	Leukaemia	5	4.17	7.99	7.04	0.41	0.64	1	1.72	1.67	1.08	0.09	0.09	C91-C95
不明及其他恶性肿瘤	All Other Sites and Unspecified	4	3.33	6.39	4.76	0.00	0.75	3	5.17	5.02	3.41	0.00	0.60	A_O
所有部位合计	All Sites	120	100.00	191.80	148.13	7.34	20.07	58	100.00	97.11	68.28	2.15	9.10	ALL
所有部位除外 C44	All Sites but C44	119	99.17	190.20	146.76	7.34	19.84	57	98.28	95.43	67.28	2.15	9.10	ALLbC44

表 6-3-295 宝兴县 2014 年癌症发病和死亡主要指标
Table 6-3-295 Incidence and mortality of cancer in Baoxing Xian, 2014

部位 Site		男性 Male						女性 Female						ICD-10
		病例数 No. cases	构成 (%)	粗率 Crude rate (1/10⁵)	世标率 ASR world (1/10⁵)	累积率 Cum.rate(%)		病例数 No. cases	构成 (%)	粗率 Crude rate (1/10⁵)	世标率 ASR world (1/10⁵)	累积率 Cum.rate(%)		
						0~64	0~74					0~64	0~74	
发病 Incidence														
口腔和咽喉(除外鼻咽癌)	Lip,Oral Cavity & Pharynx but Nasopharynx	3	5.17	9.93	6.69	0.40	0.40	0	0.00	0.00	0.00	0.00	0.00	C00-10,C12-14
鼻咽癌	Nasopharynx	1	1.72	3.31	2.80	0.28	0.28	1	2.00	3.47	2.21	0.18	0.18	C11
食管	Oesophagus	7	12.07	23.17	21.07	1.14	2.23	0	0.00	0.00	0.00	0.00	0.00	C15
胃	Stomach	10	17.24	33.10	27.27	1.53	3.30	4	8.00	13.89	9.18	0.39	1.08	C16
结直肠肛门	Colon,Rectum & Anus	5	8.62	16.55	13.83	0.66	1.89	7	14.00	24.30	17.87	1.11	2.47	C18-21
肝脏	Liver	7	12.07	23.17	17.82	0.94	2.86	2	4.00	6.94	4.53	0.00	0.68	C22
胆囊及其他	Gallbladder etc.	0	0.00	0.00	0.00	0.00	0.00	1	2.00	3.47	2.61	0.22	0.22	C23-C24
胰腺	Pancreas	1	1.72	3.31	2.75	0.00	0.69	1	2.00	3.47	2.61	0.22	0.22	C25
喉	Larynx	0	0.00	0.00	0.00	0.00	0.00	1	2.00	3.47	2.21	0.18	0.18	C32
气管,支气管,肺	Trachea, Bronchus and Lung	12	20.69	39.72	32.96	1.03	5.41	12	24.00	41.66	27.71	1.23	2.59	C33-C34
其他胸腔器官	Other Thoracic Organs	0	0.00	0.00	0.00	0.00	0.00	1	2.00	3.47	3.14	0.39	0.39	C37-C38
骨	Bone	1	1.72	3.31	3.26	0.00	0.54	2	4.00	6.94	5.55	0.51	0.51	C40-C41
皮肤黑色素瘤	Melanoma of Skin	0	0.00	0.00	0.00	0.00	0.00	0	0.00	0.00	0.00	0.00	0.00	C43
乳房	Breast	0	0.00	0.00	0.00	0.00	0.00	4	8.00	13.89	9.03	0.85	0.85	C50
子宫颈	Cervix Uteri	–	–	–	–	–	–	1	2.00	3.47	1.80	0.00	0.00	C53
子宫体及子宫部位不明	Uterus & Unspecified	–	–	–	–	–	–	1	2.00	3.47	3.14	0.39	0.39	C54-C55
卵巢	Ovary	–	–	–	–	–	–	3	6.00	10.41	8.17	0.73	0.73	C56
前列腺	Prostate	1	1.72	3.31	3.03	0.38	0.38	–	–	–	–	–	–	C61
睾丸	Testis	1	1.72	3.31	2.82	0.18	0.18	–	–	–	–	–	–	C62
肾及泌尿系统不明	Kidney & Unspecified Urinary Organs	0	0.00	0.00	0.00	0.00	0.00	1	2.00	3.47	2.61	0.22	0.22	C64-66,68
膀胱	Bladder	3	5.17	9.93	10.45	0.00	0.69	0	0.00	0.00	0.00	0.00	0.00	C67
脑,神经系统	Brain,Central Nervous System	2	3.45	6.62	6.67	0.22	0.91	2	4.00	6.94	4.57	0.38	0.38	C70-C72
甲状腺	Thyroid Gland	1	1.72	3.31	3.26	0.00	0.54	0	0.00	0.00	0.00	0.00	0.00	C73
淋巴瘤	Lymphoma	0	0.00	0.00	0.00	0.00	0.00	1	2.00	3.47	2.21	0.18	0.18	C81-85,88,90,96
白血病	Leukaemia	2	3.45	6.62	8.07	0.66	0.66	1	2.00	3.47	1.80	0.00	0.00	C91-C95
不明及其他恶性肿瘤	All Other Sites and Unspecified	1	1.72	3.31	3.85	0.00	0.00	4	8.00	13.89	10.66	0.28	1.52	A_O
所有部位合计	All Sites	58	100.00	191.96	166.60	7.41	20.96	50	100.00	173.58	121.64	7.47	12.80	ALL
所有部位除外 C44	All Sites but C44	58	100.00	191.96	166.60	7.41	20.96	49	98.00	170.11	119.28	7.47	12.80	ALLbC44
死亡 Mortality														
口腔和咽喉(除外鼻咽癌)	Lip,Oral Cavity & Pharynx but Nasopharynx	0	0.00	0.00	0.00	0.00	0.00	0	0.00	0.00	0.00	0.00	0.00	C00-10,C12-14
鼻咽癌	Nasopharynx	0	0.00	0.00	0.00	0.00	0.00	0	0.00	0.00	0.00	0.00	0.00	C11
食管	Oesophagus	7	15.22	23.17	20.66	0.76	2.68	0	0.00	0.00	0.00	0.00	0.00	C15
胃	Stomach	10	21.74	33.10	24.54	1.59	3.66	0	0.00	0.00	0.00	0.00	0.00	C16
结直肠肛门	Colon,Rectum & Anus	6	13.04	19.86	15.68	0.86	2.10	5	29.41	17.36	9.89	0.56	0.56	C18-21
肝脏	Liver	7	15.22	23.17	22.51	1.24	2.48	1	5.88	3.47	1.80	0.00	0.00	C22
胆囊及其他	Gallbladder etc.	0	0.00	0.00	0.00	0.00	0.00	0	0.00	0.00	0.00	0.00	0.00	C23-C24
胰腺	Pancreas	1	2.17	3.31	2.13	0.18	0.18	0	0.00	0.00	0.00	0.00	0.00	C25
喉	Larynx	1	2.17	3.31	2.00	0.00	0.54	0	0.00	0.00	0.00	0.00	0.00	C32
气管,支气管,肺	Trachea, Bronchus and Lung	7	15.22	23.17	19.57	0.59	3.05	4	23.53	13.89	9.21	0.22	0.90	C33-C34
其他胸腔器官	Other Thoracic Organs	0	0.00	0.00	0.00	0.00	0.00	0	0.00	0.00	0.00	0.00	0.00	C37-C38
骨	Bone	1	2.17	3.31	3.26	0.00	0.54	0	0.00	0.00	0.00	0.00	0.00	C40-C41
皮肤黑色素瘤	Melanoma of Skin	0	0.00	0.00	0.00	0.00	0.00	0	0.00	0.00	0.00	0.00	0.00	C43
乳房	Breast	0	0.00	0.00	0.00	0.00	0.00	2	11.76	6.94	5.46	0.46	0.46	C50
子宫颈	Cervix Uteri	–	–	–	–	–	–	1	5.88	3.47	2.21	0.18	0.18	C53
子宫体及子宫部位不明	Uterus & Unspecified	–	–	–	–	–	–	2	11.76	6.94	5.75	0.61	0.61	C54-C55
卵巢	Ovary	–	–	–	–	–	–	0	0.00	0.00	0.00	0.00	0.00	C56
前列腺	Prostate	0	0.00	0.00	0.00	0.00	0.00	–	–	–	–	–	–	C61
睾丸	Testis	0	0.00	0.00	0.00	0.00	0.00	–	–	–	–	–	–	C62
肾及泌尿系统不明	Kidney & Unspecified Urinary Organs	0	0.00	0.00	0.00	0.00	0.00	0	0.00	0.00	0.00	0.00	0.00	C64-66,68
膀胱	Bladder	2	4.35	6.62	7.69	0.00	0.69	0	0.00	0.00	0.00	0.00	0.00	C67
脑,神经系统	Brain,Central Nervous System	2	4.35	6.62	4.75	0.00	0.69	1	5.88	3.47	2.21	0.18	0.18	C70-C72
甲状腺	Thyroid Gland	0	0.00	0.00	0.00	0.00	0.00	0	0.00	0.00	0.00	0.00	0.00	C73
淋巴瘤	Lymphoma	1	2.17	3.31	3.26	0.00	0.54	0	0.00	0.00	0.00	0.00	0.00	C81-85,88,90,96
白血病	Leukaemia	1	2.17	3.31	3.03	0.38	0.38	1	5.88	3.47	1.80	0.00	0.00	C91-C95
不明及其他恶性肿瘤	All Other Sites and Unspecified	0	0.00	0.00	0.00	0.00	0.00	0	0.00	0.00	0.00	0.00	0.00	A_O
所有部位合计	All Sites	46	100.00	152.25	129.08	5.60	16.29	17	100.00	59.02	38.35	2.21	2.90	ALL
所有部位除外 C44	All Sites but C44	46	100.00	152.25	129.08	5.60	16.29	17	100.00	59.02	38.35	2.21	2.90	ALLbC44

表 6-3-296 开阳县 2014 年癌症发病和死亡主要指标
Table 6-3-296 Incidence and mortality of cancer in Kaiyang Xian, 2014

部位 Site		男性 Male						女性 Female						ICD-10
		病例数 No. cases	构成 (%)	粗率 Crude rate (1/10⁵)	世标率 ASR world (1/10⁵)	累积率 Cum.rate(%)		病例数 No. cases	构成 (%)	粗率 Crude rate (1/10⁵)	世标率 ASR world (1/10⁵)	累积率 Cum.rate(%)		
						0~64	0~74					0~64	0~74	
发病 Incidence														
口腔和咽喉(除外鼻咽癌)	Lip,Oral Cavity & Pharynx but Nasopharynx	5	1.27	2.69	1.97	0.16	0.24	1	0.30	0.58	0.47	0.06	0.06	C00-10,C12-14
鼻咽癌	Nasopharynx	7	1.78	3.76	3.02	0.25	0.33	3	0.91	1.74	1.07	0.09	0.09	C11
食管	Oesophagus	8	2.03	4.30	2.94	0.23	0.34	2	0.60	1.16	0.61	0.03	0.03	C15
胃	Stomach	25	6.35	13.43	10.03	0.40	1.42	13	3.93	7.54	5.49	0.25	0.73	C16
结直肠肛门	Colon,Rectum & Anus	49	12.44	26.32	21.22	1.16	2.56	23	6.95	13.34	10.74	0.47	1.35	C18-21
肝脏	Liver	71	18.02	38.13	29.54	2.38	3.11	42	12.69	24.35	16.63	0.82	1.79	C22
胆囊及其他	Gallbladder etc.	1	0.25	0.54	0.51	0.05	0.05	5	1.51	2.90	2.25	0.18	0.29	C23-C24
胰腺	Pancreas	4	1.02	2.15	1.91	0.21	0.21	5	1.51	2.90	2.43	0.12	0.20	C25
喉	Larynx	7	1.78	3.76	3.14	0.16	0.37	2	0.60	1.16	0.73	0.06	0.06	C32
气管,支气管,肺	Trachea, Bronchus and Lung	138	35.03	74.12	58.29	3.43	6.46	73	22.05	42.33	31.45	1.81	3.87	C33-C34
其他胸腔器官	Other Thoracic Organs	1	0.25	0.54	0.33	0.00	0.00	2	0.60	1.16	1.32	0.12	0.12	C37-C38
骨	Bone	6	1.52	3.22	2.90	0.24	0.31	3	0.91	1.74	1.60	0.15	0.15	C40-C41
皮肤黑色素瘤	Melanoma of Skin	0	0.00	0.00	0.00	0.00	0.00	1	0.30	0.58	0.43	0.00	0.11	C43
乳房	Breast	1	0.25	0.54	0.36	0.04	0.04	33	9.97	19.14	14.78	1.22	1.48	C50
子宫颈	Cervix Uteri	-	-	-	-	-	-	39	11.78	22.61	16.71	1.20	1.93	C53
子宫体及子宫部位不明	Uterus & Unspecified	-	-	-	-	-	-	24	7.25	13.92	10.28	0.76	1.16	C54-C55
卵巢	Ovary	-	-	-	-	-	-	6	1.81	3.48	2.80	0.18	0.36	C56
前列腺	Prostate	2	0.51	1.07	0.75	0.00	0.11					-	-	C61
睾丸	Testis	0	0.00	0.00	0.00	0.00	0.00					-	-	C62
肾及泌尿系统不明	Kidney & Unspecified Urinary Organs	3	0.76	1.61	1.24	0.04	0.23	1	0.30	0.58	0.63	0.06	0.06	C64-66,68
膀胱	Bladder	14	3.55	7.52	5.45	0.31	0.65	2	0.60	1.16	1.12	0.00	0.11	C67
脑,神经系统	Brain,Central Nervous System	19	4.82	10.20	9.55	0.56	1.03	20	6.04	11.60	9.05	0.62	0.97	C70-C72
甲状腺	Thyroid Gland	3	0.76	1.61	1.16	0.08	0.08	4	1.21	2.32	1.98	0.18	0.18	C73
淋巴瘤	Lymphoma	4	1.02	2.15	1.43	0.07	0.15	2	0.60	1.16	0.76	0.08	0.08	C81-85,88,90,96
白血病	Leukaemia	16	4.06	8.59	7.73	0.44	0.69	15	4.53	8.70	9.78	0.57	0.87	C91-C95
不明及其他恶性肿瘤	All Other Sites and Unspecified	10	2.54	5.37	5.63	0.26	0.48	10	3.02	5.80	3.65	0.24	0.24	A_O
所有部位合计	All Sites	394	100.00	211.60	169.09	10.48	18.85	331	100.00	191.93	146.76	9.26	16.28	ALL
所有部位除外 C44	All Sites but C44	388	98.48	208.38	166.37	10.34	18.50	323	97.58	187.29	144.10	9.10	16.11	ALLbC44
死亡 Mortality														
口腔和咽喉(除外鼻咽癌)	Lip,Oral Cavity & Pharynx but Nasopharynx	6	2.00	3.22	2.54	0.11	0.37	0	0.00	0.00	0.00	0.00	0.00	C00-10,C12-14
鼻咽癌	Nasopharynx	5	1.67	2.69	2.45	0.12	0.23	1	0.52	0.58	0.37	0.03	0.03	C11
食管	Oesophagus	6	2.00	3.22	2.43	0.11	0.26	2	1.04	1.16	0.63	0.00	0.00	C15
胃	Stomach	18	6.00	9.67	7.27	0.51	0.90	13	6.74	7.54	6.34	0.31	0.60	C16
结直肠肛门	Colon,Rectum & Anus	32	10.67	17.19	14.24	0.58	1.89	26	13.47	15.08	11.24	0.27	1.21	C18-21
肝脏	Liver	52	17.33	27.93	23.39	1.62	2.04	34	17.62	19.71	13.16	0.75	1.42	C22
胆囊及其他	Gallbladder etc.	0	0.00	0.00	0.00	0.00	0.00	5	2.59	2.90	2.26	0.15	0.23	C23-C24
胰腺	Pancreas	5	1.67	2.69	2.44	0.21	0.29	5	2.59	2.90	2.35	0.11	0.19	C25
喉	Larynx	2	0.67	1.07	0.80	0.10	0.10	2	1.04	1.16	0.58	0.06	0.06	C32
气管,支气管,肺	Trachea, Bronchus and Lung	116	38.67	62.30	48.62	2.09	5.68	47	24.35	27.25	19.78	1.10	1.99	C33-C34
其他胸腔器官	Other Thoracic Organs	0	0.00	0.00	0.00	0.00	0.00	1	0.52	0.58	0.63	0.06	0.06	C37-C38
骨	Bone	7	2.33	3.76	2.90	0.33	0.33	1	0.52	0.58	0.47	0.06	0.06	C40-C41
皮肤黑色素瘤	Melanoma of Skin	0	0.00	0.00	0.00	0.00	0.00	0	0.00	0.00	0.00	0.00	0.00	C43
乳房	Breast	1	0.33	0.54	0.51	0.05	0.05	8	4.15	4.64	4.23	0.40	0.40	C50
子宫颈	Cervix Uteri	-	-	-	-	-	-	17	8.81	9.86	7.52	0.46	0.94	C53
子宫体及子宫部位不明	Uterus & Unspecified	-	-	-	-	-	-	11	5.70	6.38	4.25	0.31	0.42	C54-C55
卵巢	Ovary	-	-	-	-	-	-	1	0.52	0.58	0.49	0.00	0.08	C56
前列腺	Prostate	3	1.00	1.61	1.18	0.06	0.16					-	-	C61
睾丸	Testis	0	0.00	0.00	0.00	0.00	0.00					-	-	C62
肾及泌尿系统不明	Kidney & Unspecified Urinary Organs	1	0.33	0.54	0.29	0.02	0.02	0	0.00	0.00	0.00	0.00	0.00	C64-66,68
膀胱	Bladder	6	2.00	3.22	2.66	0.04	0.15	3	1.55	1.74	1.43	0.06	0.06	C67
脑,神经系统	Brain,Central Nervous System	15	5.00	8.06	6.03	0.28	0.97	3	1.55	1.74	1.22	0.00	0.14	C70-C72
甲状腺	Thyroid Gland	0	0.00	0.00	0.00	0.00	0.00	1	0.52	0.58	0.38	0.05	0.05	C73
淋巴瘤	Lymphoma	5	1.67	2.69	1.90	0.07	0.26	2	1.04	1.16	1.01	0.09	0.09	C81-85,88,90,96
白血病	Leukaemia	14	4.67	7.52	6.59	0.34	0.71	6	3.11	3.48	2.95	0.27	0.27	C91-C95
不明及其他恶性肿瘤	All Other Sites and Unspecified	6	2.00	3.22	2.29	0.18	0.18	4	2.07	2.32	1.37	0.03	0.11	A_O
所有部位合计	All Sites	300	100.00	161.12	128.53	6.84	14.58	193	100.00	111.91	82.65	4.56	8.34	ALL
所有部位除外 C44	All Sites but C44	295	98.33	158.43	126.69	6.71	14.46	189	97.93	109.59	81.29	4.53	8.23	ALLbC44

表 6-3-297 遵义市汇川区 2014 年癌症发病和死亡主要指标
Table 6-3-297 Incidence and mortality of cancer in Huichuan Qu,Zunyi Shi,2014

部位 Site		男性 Male						女性 Female						ICD-10
		病例数 No. cases	构成 (%)	粗率 Crude rate (1/10⁵)	世标率 ASR world (1/10⁵)	累积率 Cum.rate(%) 0~64	0~74	病例数 No. cases	构成 (%)	粗率 Crude rate (1/10⁵)	世标率 ASR world (1/10⁵)	累积率 Cum.rate(%) 0~64	0~74	
发病 Incidence														
口腔和咽喉(除外鼻咽癌)	Lip,Oral Cavity & Pharynx but Nasopharynx	5	1.45	2.74	2.14	0.15	0.32	4	1.17	2.26	2.64	0.15	0.15	C00-10,C12-14
鼻咽癌	Nasopharynx	15	4.34	8.21	6.85	0.62	0.77	5	1.47	2.82	2.45	0.20	0.20	C11
食管	Oesophagus	15	4.34	8.21	6.11	0.31	0.74	5	1.47	2.82	2.11	0.10	0.28	C15
胃	Stomach	21	6.07	11.49	8.18	0.52	1.01	12	3.52	6.77	4.63	0.18	0.43	C16
结直肠肛门	Colon,Rectum & Anus	40	11.56	21.88	16.04	0.87	2.12	38	11.14	21.44	16.56	1.11	2.12	C18-21
肝脏	Liver	49	14.16	26.81	20.17	1.17	2.16	24	7.04	13.54	9.36	0.44	1.07	C22
胆囊及其他	Gallbladder etc.	4	1.16	2.19	1.64	0.14	0.24	5	1.47	2.82	2.15	0.12	0.42	C23-C24
胰腺	Pancreas	5	1.45	2.74	2.23	0.17	0.32	6	1.76	3.39	2.40	0.08	0.48	C25
喉	Larynx	5	1.45	2.74	2.13	0.12	0.30	0	0.00	0.00	0.00	0.00	0.00	C32
气管,支气管,肺	Trachea, Bronchus and Lung	113	32.66	61.82	44.86	2.27	5.34	73	21.41	41.19	32.19	1.54	3.63	C33-C34
其他胸腔器官	Other Thoracic Organs	1	0.29	0.55	0.32	0.00	0.00	1	0.29	0.56	0.34	0.00	0.00	C37-C38
骨	Bone	2	0.58	1.09	1.38	0.08	0.08	3	0.88	1.69	1.16	0.00	0.08	C40-C41
皮肤黑色素瘤	Melanoma of Skin	0	0.00	0.00	0.00	0.00	0.00	1	0.29	0.56	0.65	0.07	0.07	C43
乳房	Breast	0	0.00	0.00	0.00	0.00	0.00	64	18.77	36.12	30.40	2.66	2.82	C50
子宫颈	Cervix Uteri	–	–	–	–	–	–	25	7.33	14.11	11.04	0.86	1.20	C53
子宫体及子宫部位不明	Uterus & Unspecified	–	–	–	–	–	–	14	4.11	7.90	6.35	0.50	0.66	C54-C55
卵巢	Ovary	–	–	–	–	–	–	14	4.11	7.90	6.64	0.53	0.77	C56
前列腺	Prostate	10	2.89	5.47	3.96	0.06	0.67	–	–	–	–	–	–	C61
睾丸	Testis	2	0.58	1.09	1.41	0.07	0.07	–	–	–	–	–	–	C62
肾及泌尿系统不明	Kidney & Unspecified Urinary Organs	2	0.58	1.09	1.04	0.12	0.12	1	0.29	0.56	0.43	0.04	0.04	C64-66,68
膀胱	Bladder	12	3.47	6.57	4.78	0.19	0.55	5	1.47	2.82	2.02	0.13	0.13	C67
脑,神经系统	Brain,Central Nervous System	8	2.31	4.38	3.67	0.17	0.35	3	0.88	1.69	1.25	0.07	0.07	C70-C72
甲状腺	Thyroid Gland	2	0.58	1.09	0.94	0.09	0.09	15	4.40	8.46	6.29	0.51	0.51	C73
淋巴瘤	Lymphoma	6	1.73	3.28	2.62	0.21	0.31	5	1.47	2.82	1.99	0.15	0.25	C81-85,88,90,96
白血病	Leukaemia	17	4.91	9.30	8.41	0.39	1.06	7	2.05	3.95	2.99	0.24	0.32	C91-C95
不明及其他恶性肿瘤	All Other Sites and Unspecified	12	3.47	6.57	5.18	0.35	0.53	11	3.23	6.21	4.14	0.31	0.41	A_O
所有部位合计	All Sites	346	100.00	189.30	144.06	8.07	17.12	341	100.00	192.43	150.18	9.99	16.13	ALL
所有部位除外 C44	All Sites but C44	345	99.71	188.76	143.50	8.02	17.06	339	99.41	191.30	149.37	9.89	16.03	ALLbC44
死亡 Mortality														
口腔和咽喉(除外鼻咽癌)	Lip,Oral Cavity & Pharynx but Nasopharynx	3	1.46	1.64	1.35	0.12	0.22	2	1.61	1.13	0.65	0.00	0.00	C00-10,C12-14
鼻咽癌	Nasopharynx	9	4.37	4.92	3.63	0.24	0.49	1	0.81	0.56	0.20	0.00	0.00	C11
食管	Oesophagus	7	3.40	3.83	2.82	0.11	0.36	2	1.61	1.13	0.83	0.04	0.14	C15
胃	Stomach	21	10.19	11.49	7.88	0.45	0.80	7	5.65	3.95	2.63	0.06	0.22	C16
结直肠肛门	Colon,Rectum & Anus	15	7.28	8.21	5.85	0.24	0.65	15	12.10	8.46	6.13	0.33	0.92	C18-21
肝脏	Liver	40	19.42	21.88	16.04	1.04	1.85	20	16.13	11.29	7.56	0.23	0.86	C22
胆囊及其他	Gallbladder etc.	2	0.97	1.09	0.80	0.05	0.15	4	3.23	2.26	1.61	0.00	0.28	C23-C24
胰腺	Pancreas	2	0.97	1.09	0.90	0.00	0.15	3	2.42	1.69	1.21	0.00	0.30	C25
喉	Larynx	4	1.94	2.19	1.48	0.06	0.13	0	0.00	0.00	0.00	0.00	0.00	C32
气管,支气管,肺	Trachea, Bronchus and Lung	72	34.95	39.39	27.97	1.34	3.16	33	26.61	18.62	14.22	0.60	1.86	C33-C34
其他胸腔器官	Other Thoracic Organs	2	0.97	1.09	0.77	0.00	0.08	0	0.00	0.00	0.00	0.00	0.00	C37-C38
骨	Bone	1	0.49	0.55	0.69	0.04	0.04	3	2.42	1.69	1.02	0.04	0.04	C40-C41
皮肤黑色素瘤	Melanoma of Skin	0	0.00	0.00	0.00	0.00	0.00	0	0.00	0.00	0.00	0.00	0.00	C43
乳房	Breast	0	0.00	0.00	0.00	0.00	0.00	10	8.06	5.64	4.42	0.36	0.36	C50
子宫颈	Cervix Uteri	–	–	–	–	–	–	3	2.42	1.69	1.38	0.09	0.17	C53
子宫体及子宫部位不明	Uterus & Unspecified	–	–	–	–	–	–	3	2.42	1.69	1.61	0.12	0.20	C54-C55
卵巢	Ovary	–	–	–	–	–	–	1	0.81	0.56	0.65	0.07	0.07	C56
前列腺	Prostate	2	0.97	1.09	0.55	0.00	0.00	–	–	–	–	–	–	C61
睾丸	Testis	0	0.00	0.00	0.00	0.00	0.00	–	–	–	–	–	–	C62
肾及泌尿系统不明	Kidney & Unspecified Urinary Organs	1	0.49	0.55	0.47	0.06	0.06	2	1.61	1.13	0.55	0.03	0.03	C64-66,68
膀胱	Bladder	5	2.43	2.74	1.71	0.03	0.13	0	0.00	0.00	0.00	0.00	0.00	C67
脑,神经系统	Brain,Central Nervous System	4	1.94	2.19	1.51	0.04	0.14	1	0.81	0.56	0.34	0.04	0.04	C70-C72
甲状腺	Thyroid Gland	0	0.00	0.00	0.00	0.00	0.00	0	0.00	0.00	0.00	0.00	0.00	C73
淋巴瘤	Lymphoma	1	0.49	0.55	0.41	0.00	0.10	4	3.23	2.26	2.52	0.09	0.27	C81-85,88,90,96
白血病	Leukaemia	12	5.83	6.57	5.96	0.30	0.68	7	5.65	3.95	3.24	0.24	0.33	C91-C95
不明及其他恶性肿瘤	All Other Sites and Unspecified	3	1.46	1.64	1.39	0.09	0.16	3	2.42	1.69	1.13	0.12	0.12	A_O
所有部位合计	All Sites	206	100.00	112.71	82.19	4.19	9.36	124	100.00	69.97	51.92	2.46	6.21	ALL
所有部位除外 C44	All Sites but C44	205	99.51	112.16	81.62	4.13	9.30	123	99.19	69.41	51.45	2.41	6.15	ALLbC44

表 6-3-298 镇宁布依族苗族自治县 2014 年癌症发病和死亡主要指标
Table 6-3-298 Incidence and mortality of cancer in Zhenning Buyeizu Miaozu Zizhixian, 2014

部位 Site		男性 Male						女性 Female						ICD-10
		病例数 No. cases	构成 (%)	粗率 Crude rate (1/10⁵)	世标率 ASR world (1/10⁵)	累积率 Cum.rate(%) 0~64	0~74	病例数 No. cases	构成 (%)	粗率 Crude rate (1/10⁵)	世标率 ASR world (1/10⁵)	累积率 Cum.rate(%) 0~64	0~74	
发病 Incidence														
口腔和咽喉(除外鼻咽癌)	Lip,Oral Cavity & Pharynx but Nasopharynx	4	1.26	2.93	2.83	0.07	0.35	1	0.50	0.80	0.71	0.09	0.09	C00-10,C12-14
鼻咽癌	Nasopharynx	8	2.52	5.87	5.54	0.40	0.55	4	1.98	3.18	2.10	0.14	0.14	C11
食管	Oesophagus	8	2.52	5.87	5.32	0.41	0.55	2	0.99	1.59	1.03	0.00	0.12	C15
胃	Stomach	39	12.30	28.60	24.26	1.09	2.38	29	14.36	23.08	19.73	0.91	1.53	C16
结直肠肛门	Colon,Rectum & Anus	18	5.68	13.20	11.92	0.63	1.14	7	3.47	5.57	4.40	0.36	0.48	C18-21
肝脏	Liver	70	22.08	51.34	44.01	2.31	4.46	23	11.39	18.30	13.63	0.74	1.61	C22
胆囊及其他	Gallbladder etc.	2	0.63	1.47	1.19	0.04	0.16	2	0.99	1.59	1.03	0.00	0.12	C23-C24
胰腺	Pancreas	4	1.26	2.93	2.94	0.23	0.23	4	1.98	3.18	2.50	0.18	0.45	C25
喉	Larynx	2	0.63	1.47	1.25	0.09	0.23	3	1.49	2.39	1.88	0.07	0.21	C32
气管,支气管,肺	Trachea, Bronchus and Lung	91	28.71	66.74	57.28	3.90	6.36	38	18.81	30.24	23.98	1.10	2.40	C33-C34
其他胸腔器官	Other Thoracic Organs	3	0.95	2.20	1.74	0.09	0.20	1	0.50	0.80	0.90	0.09	0.09	C37-C38
骨	Bone	4	1.26	2.93	2.14	0.17	0.17	4	1.98	3.18	2.45	0.14	0.28	C40-C41
皮肤黑色素瘤	Melanoma of Skin	0	0.00	0.00	0.00	0.00	0.00	1	0.50	0.80	0.78	0.05	0.05	C43
乳房	Breast	1	0.32	0.73	0.70	0.00	0.12	15	7.43	11.94	10.13	0.88	0.88	C50
子宫颈	Cervix Uteri	–	–	–	–	–	–	27	13.37	21.48	17.37	1.66	1.66	C53
子宫体及子宫部位不明	Uterus & Unspecified	–	–	–	–	–	–	5	2.48	3.98	3.35	0.32	0.32	C54-C55
卵巢	Ovary	–	–	–	–	–	–	1	0.50	0.80	0.71	0.00	0.12	C56
前列腺	Prostate	5	1.58	3.67	2.70	0.12	0.12	–	–	–	–	–	–	C61
睾丸	Testis	0	0.00	0.00	0.00	0.00	0.00	–	–	–	–	–	–	C62
肾及泌尿系统不明	Kidney & Unspecified Urinary Organs	7	2.21	5.13	4.62	0.31	0.60	4	1.98	3.18	2.90	0.27	0.27	C64-66,68
膀胱	Bladder	5	1.58	3.67	2.70	0.24	0.24	2	0.99	1.59	1.34	0.07	0.07	C67
脑,神经系统	Brain,Central Nervous System	16	5.05	11.73	9.79	0.69	1.11	7	3.47	5.57	3.98	0.27	0.41	C70-C72
甲状腺	Thyroid Gland	2	0.63	1.47	1.38	0.09	0.20	0	0.00	0.00	0.00	0.00	0.00	C73
淋巴瘤	Lymphoma	0	0.00	0.00	0.00	0.00	0.00	0	0.00	0.00	0.00	0.00	0.00	C81-85,88,90,96
白血病	Leukaemia	2	0.63	1.47	1.20	0.13	0.13	1	0.50	0.80	0.71	0.00	0.12	C91-C95
不明及其他恶性肿瘤	All Other Sites and Unspecified	26	8.20	19.07	17.23	1.30	1.86	21	10.40	16.71	13.68	0.67	1.68	A_O
所有部位合计	All Sites	317	100.00	232.48	200.75	12.29	21.15	202	100.00	160.73	129.26	8.00	13.09	ALL
所有部位除外 C44	All Sites but C44	315	99.37	231.01	199.28	12.14	21.00	198	98.02	157.55	126.95	7.96	12.65	ALLbC44
死亡 Mortality														
口腔和咽喉(除外鼻咽癌)	Lip,Oral Cavity & Pharynx but Nasopharynx	3	1.19	2.20	2.27	0.00	0.28	1	0.72	0.80	0.71	0.09	0.09	C00-10,C12-14
鼻咽癌	Nasopharynx	5	1.98	3.67	3.55	0.26	0.26	4	2.88	3.18	2.56	0.18	0.31	C11
食管	Oesophagus	7	2.77	5.13	4.99	0.41	0.55	1	0.72	0.80	0.33	0.00	0.00	C15
胃	Stomach	33	13.04	24.20	20.36	1.10	2.27	19	13.67	15.12	11.74	0.50	1.02	C16
结直肠肛门	Colon,Rectum & Anus	16	6.32	11.73	10.61	0.41	1.18	6	4.32	4.77	3.40	0.27	0.27	C18-21
肝脏	Liver	73	28.85	53.54	46.28	2.01	5.05	15	10.79	11.94	9.21	0.94	0.94	C22
胆囊及其他	Gallbladder etc.	0	0.00	0.00	0.00	0.00	0.00	1	0.72	0.80	0.71	0.00	0.12	C23-C24
胰腺	Pancreas	5	1.98	3.67	3.64	0.23	0.34	1	0.72	0.80	0.54	0.00	0.14	C25
喉	Larynx	1	0.40	0.73	0.45	0.00	0.00	2	1.44	1.59	1.31	0.00	0.14	C32
气管,支气管,肺	Trachea, Bronchus and Lung	65	25.69	47.67	37.88	2.09	4.26	37	26.62	29.44	22.74	0.95	2.56	C33-C34
其他胸腔器官	Other Thoracic Organs	2	0.79	1.47	1.22	0.04	0.16	0	0.00	0.00	0.00	0.00	0.00	C37-C38
骨	Bone	2	0.79	1.47	0.94	0.04	0.04	0	0.00	0.00	0.00	0.00	0.00	C40-C41
皮肤黑色素瘤	Melanoma of Skin	0	0.00	0.00	0.00	0.00	0.00	0	0.00	0.00	0.00	0.00	0.00	C43
乳房	Breast	0	0.00	0.00	0.00	0.00	0.00	7	5.04	5.57	4.20	0.20	0.32	C50
子宫颈	Cervix Uteri	–	–	–	–	–	–	15	10.79	11.94	9.35	0.79	0.91	C53
子宫体及子宫部位不明	Uterus & Unspecified	–	–	–	–	–	–	3	2.16	2.39	1.88	0.07	0.21	C54-C55
卵巢	Ovary	–	–	–	–	–	–	0	0.00	0.00	0.00	0.00	0.00	C56
前列腺	Prostate	4	1.58	2.93	2.25	0.12	0.12	–	–	–	–	–	–	C61
睾丸	Testis	0	0.00	0.00	0.00	0.00	0.00	–	–	–	–	–	–	C62
肾及泌尿系统不明	Kidney & Unspecified Urinary Organs	2	0.79	1.47	1.50	0.17	0.17	3	2.16	2.39	2.06	0.19	0.19	C64-66,68
膀胱	Bladder	2	0.79	1.47	1.24	0.16	0.16	1	0.72	0.80	0.76	0.00	0.00	C67
脑,神经系统	Brain,Central Nervous System	9	3.56	6.60	5.00	0.28	0.68	7	5.04	5.57	4.62	0.35	0.35	C70-C72
甲状腺	Thyroid Gland	0	0.00	0.00	0.00	0.00	0.00	0	0.00	0.00	0.00	0.00	0.00	C73
淋巴瘤	Lymphoma	0	0.00	0.00	0.00	0.00	0.00	0	0.00	0.00	0.00	0.00	0.00	C81-85,88,90,96
白血病	Leukaemia	0	0.00	0.00	0.00	0.00	0.00	0	0.00	0.00	0.00	0.00	0.00	C91-C95
不明及其他恶性肿瘤	All Other Sites and Unspecified	24	9.49	17.60	15.28	0.99	1.56	16	11.51	12.73	10.79	0.61	1.12	A_O
所有部位合计	All Sites	253	100.00	185.54	157.46	8.30	17.08	139	100.00	110.60	86.89	4.77	8.68	ALL
所有部位除外 C44	All Sites but C44	250	98.81	183.34	155.53	8.13	16.77	137	98.56	109.01	85.29	4.59	8.50	ALLbC44

表 6-3-299 册亨县 2014 年癌症发病和死亡主要指标
Table 6-3-299 Incidence and mortality of cancer in Ceheng Xian, 2014

部位 Site		男性 Male						女性 Female						ICD-10
		病例数 No. cases	构成 (%)	粗率 Crude rate (1/10⁵)	世标率 ASR world (1/10⁵)	累积率 Cum.rate(%)		病例数 No. cases	构成 (%)	粗率 Crude rate (1/10⁵)	世标率 ASR world (1/10⁵)	累积率 Cum.rate(%)		
						0~64	0~74					0~64	0~74	
发病 Incidence														
口腔和咽喉(除外鼻咽癌)	Lip,Oral Cavity & Pharynx but Nasopharynx	0	0.00	0.00	0.00	0.00	0.00	0	0.00	0.00	0.00	0.00	0.00	C00–10,C12–14
鼻咽癌	Nasopharynx	7	4.67	7.15	7.06	0.51	0.93	1	0.44	1.07	1.12	0.11	0.11	C11
食管	Oesophagus	3	2.00	3.06	4.26	0.06	0.22	2	0.88	2.14	2.25	0.25	0.25	C15
胃	Stomach	9	6.00	9.19	10.69	0.44	0.60	22	9.69	23.52	19.08	1.37	1.37	C16
结直肠肛门	Colon,Rectum & Anus	9	6.00	9.19	9.53	0.83	0.99	8	3.52	8.55	7.13	0.70	0.70	C18–21
肝脏	Liver	56	37.33	57.21	54.32	4.09	5.77	20	8.81	21.38	18.17	1.36	1.50	C22
胆囊及其他	Gallbladder etc.	0	0.00	0.00	0.00	0.00	0.00	0	0.00	0.00	0.00	0.00	0.00	C23–C24
胰腺	Pancreas	0	0.00	0.00	0.00	0.00	0.00	1	0.44	1.07	0.97	0.00	0.00	C25
喉	Larynx	3	2.00	3.06	2.98	0.22	0.48	1	0.44	1.07	0.70	0.00	0.00	C32
气管,支气管,肺	Trachea, Bronchus and Lung	32	21.33	32.69	29.61	2.25	3.25	24	10.57	25.66	20.67	1.15	2.37	C33–C34
其他胸腔器官	Other Thoracic Organs	0	0.00	0.00	0.00	0.00	0.00	0	0.00	0.00	0.00	0.00	0.00	C37–C38
骨	Bone	2	1.33	2.04	2.17	0.22	0.22	1	0.44	1.07	1.76	0.07	0.07	C40–C41
皮肤黑色素瘤	Melanoma of Skin	0	0.00	0.00	0.00	0.00	0.00	0	0.00	0.00	0.00	0.00	0.00	C43
乳房	Breast	2	1.33	2.04	1.81	0.17	0.17	39	17.18	41.69	34.21	2.89	3.04	C50
子宫颈	Cervix Uteri	–	–	–	–	–	–	69	30.40	73.76	63.94	5.57	5.86	C53
子宫体及子宫部位不明	Uterus & Unspecified	–	–	–	–	–	–	14	6.17	14.97	13.18	1.39	1.39	C54–C55
卵巢	Ovary	–	–	–	–	–	–	1	0.44	1.07	0.83	0.07	0.07	C56
前列腺	Prostate	0	0.00	0.00	0.00	0.00	0.00	–	–	–	–	–	–	C61
睾丸	Testis	1	0.67	1.02	1.48	0.08	0.08	–	–	–	–	–	–	C62
肾及泌尿系统不明	Kidney & Unspecified Urinary Organs	1	0.67	1.02	0.76	0.06	0.06	2	0.88	2.14	1.84	0.13	0.13	C64–66,68
膀胱	Bladder	4	2.67	4.09	3.75	0.22	0.37	5	2.20	5.34	4.79	0.43	0.64	C67
脑,神经系统	Brain,Central Nervous System	6	4.00	6.13	6.57	0.58	0.58	4	1.76	4.28	4.65	0.25	0.40	C70–C72
甲状腺	Thyroid Gland	0	0.00	0.00	0.00	0.00	0.00	0	0.00	0.00	0.00	0.00	0.00	C73
淋巴瘤	Lymphoma	0	0.00	0.00	0.00	0.00	0.00	0	0.00	0.00	0.00	0.00	0.00	C81–85,88,90,96
白血病	Leukaemia	0	0.00	0.00	0.00	0.00	0.00	0	0.00	0.00	0.00	0.00	0.00	C91–C95
不明及其他恶性肿瘤	All Other Sites and Unspecified	15	10.00	15.32	16.43	0.84	1.48	13	5.73	13.90	12.52	0.83	0.98	A_O
所有部位合计	All Sites	150	100.00	153.23	151.41	10.56	15.19	227	100.00	242.66	207.79	16.59	18.88	ALL
所有部位除外 C44	All Sites but C44	149	99.33	152.21	150.55	10.56	15.19	227	100.00	242.66	207.79	16.59	18.88	ALLbC44
死亡 Mortality														
口腔和咽喉(除外鼻咽癌)	Lip,Oral Cavity & Pharynx but Nasopharynx	1	0.75	1.02	1.04	0.00	0.26	0	0.00	0.00	0.00	0.00	0.00	C00–10,C12–14
鼻咽癌	Nasopharynx	6	4.51	6.13	5.67	0.38	0.70	3	2.29	3.21	2.83	0.21	0.43	C11
食管	Oesophagus	3	2.26	3.06	2.57	0.17	0.33	13	9.92	13.90	10.39	0.65	0.65	C15
胃	Stomach	12	9.02	12.26	13.18	0.93	1.41	13	9.92	13.90	10.39	0.65	0.65	C16
结直肠肛门	Colon,Rectum & Anus	5	3.76	5.11	5.45	0.50	0.50	9	6.87	9.62	8.34	0.68	1.04	C18–21
肝脏	Liver	46	34.59	46.99	45.18	3.02	5.48	17	12.98	18.17	15.42	1.24	1.24	C22
胆囊及其他	Gallbladder etc.	0	0.00	0.00	0.00	0.00	0.00	0	0.00	0.00	0.00	0.00	0.00	C23–C24
胰腺	Pancreas	0	0.00	0.00	0.00	0.00	0.00	0	0.00	0.00	0.00	0.00	0.00	C25
喉	Larynx	4	3.01	4.09	3.71	0.28	0.54	3	2.29	3.21	1.97	0.07	0.07	C32
气管,支气管,肺	Trachea, Bronchus and Lung	30	22.56	30.65	30.13	1.89	3.63	11	8.40	11.76	9.54	0.36	0.93	C33–C34
其他胸腔器官	Other Thoracic Organs	0	0.00	0.00	0.00	0.00	0.00	0	0.00	0.00	0.00	0.00	0.00	C37–C38
骨	Bone	2	1.50	2.04	1.94	0.22	0.22	0	0.00	0.00	0.00	0.00	0.00	C40–C41
皮肤黑色素瘤	Melanoma of Skin	0	0.00	0.00	0.00	0.00	0.00	0	0.00	0.00	0.00	0.00	0.00	C43
乳房	Breast	0	0.00	0.00	0.00	0.00	0.00	5	3.82	5.34	4.20	0.42	0.42	C50
子宫颈	Cervix Uteri	–	–	–	–	–	–	42	32.06	44.90	41.03	4.16	4.30	C53
子宫体及子宫部位不明	Uterus & Unspecified	–	–	–	–	–	–	5	3.82	5.34	4.39	0.43	0.43	C54–C55
卵巢	Ovary	–	–	–	–	–	–	2	1.53	2.14	1.70	0.18	0.18	C56
前列腺	Prostate	0	0.00	0.00	0.00	0.00	0.00	–	–	–	–	–	–	C61
睾丸	Testis	0	0.00	0.00	0.00	0.00	0.00	–	–	–	–	–	–	C62
肾及泌尿系统不明	Kidney & Unspecified Urinary Organs	0	0.00	0.00	0.00	0.00	0.00	0	0.00	0.00	0.00	0.00	0.00	C64–66,68
膀胱	Bladder	5	3.76	5.11	4.71	0.32	0.64	2	1.53	2.14	2.00	0.14	0.36	C67
脑,神经系统	Brain,Central Nervous System	3	2.26	3.06	2.60	0.23	0.23	3	2.29	3.21	3.70	0.21	0.21	C70–C72
甲状腺	Thyroid Gland	0	0.00	0.00	0.00	0.00	0.00	1	0.76	1.07	1.12	0.11	0.11	C73
淋巴瘤	Lymphoma	0	0.00	0.00	0.00	0.00	0.00	0	0.00	0.00	0.00	0.00	0.00	C81–85,88,90,96
白血病	Leukaemia	0	0.00	0.00	0.00	0.00	0.00	0	0.00	0.00	0.00	0.00	0.00	C91–C95
不明及其他恶性肿瘤	All Other Sites and Unspecified	16	12.03	16.34	18.13	0.94	1.10	15	11.45	16.03	17.35	1.06	1.50	A_O
所有部位合计	All Sites	133	100.00	135.87	134.29	8.88	15.03	131	100.00	140.04	123.97	9.92	11.86	ALL
所有部位除外 C44	All Sites but C44	131	98.50	133.82	132.68	8.82	14.97	131	100.00	140.04	123.97	9.92	11.86	ALLbC44

表 6-3-300 福泉市 2014 年癌症发病和死亡主要指标
Table 6-3-300 Incidence and mortality of cancer in Fuquan Shi, 2014

部位 Site		男性 Male						女性 Female						ICD-10
		病例数 No. cases	构成 (%)	粗率 Crude rate (1/10⁵)	世标率 ASR world (1/10⁵)	累积率 Cum.rate(%)		病例数 No. cases	构成 (%)	粗率 Crude rate (1/10⁵)	世标率 ASR world (1/10⁵)	累积率 Cum.rate(%)		
						0~64	0~74					0~64	0~74	
发病 Incidence														
口腔和咽喉(除外鼻咽癌)	Lip,Oral Cavity & Pharynx but Nasopharynx	5	1.76	3.31	3.02	0.18	0.33	3	1.58	2.20	1.66	0.09	0.24	C00-10,C12-14
鼻咽癌	Nasopharynx	6	2.11	3.97	3.47	0.26	0.36	3	1.58	2.20	1.96	0.18	0.18	C11
食管	Oesophagus	4	1.41	2.65	2.55	0.22	0.38	0	0.00	0.00	0.00	0.00	0.00	C15
胃	Stomach	13	4.58	8.60	6.98	0.34	0.91	12	6.32	8.82	7.63	0.65	1.02	C16
结直肠肛门	Colon,Rectum & Anus	34	11.97	22.49	19.78	0.75	2.89	12	6.32	8.82	6.93	0.60	0.86	C18-21
肝脏	Liver	50	17.61	33.07	26.91	1.18	3.37	16	8.42	11.76	10.15	0.21	1.39	C22
胆囊及其他	Gallbladder etc.	1	0.35	0.66	0.61	0.08	0.08	4	2.11	2.94	2.22	0.15	0.26	C23-C24
胰腺	Pancreas	9	3.17	5.95	4.40	0.26	0.47	2	1.05	1.47	1.57	0.08	0.08	C25
喉	Larynx	0	0.00	0.00	0.00	0.00	0.00	1	0.53	0.73	0.49	0.04	0.04	C32
气管,支气管,肺	Trachea, Bronchus and Lung	92	32.39	60.85	51.65	2.85	7.02	39	20.53	28.66	22.71	1.31	2.79	C33-C34
其他胸腔器官	Other Thoracic Organs	1	0.35	0.66	0.43	0.00	0.00	1	0.53	0.73	0.63	0.00	0.16	C37-C38
骨	Bone	3	1.06	1.98	1.68	0.04	0.30	0	0.00	0.00	0.00	0.00	0.00	C40-C41
皮肤黑色素瘤	Melanoma of Skin	0	0.00	0.00	0.00	0.00	0.00	0	0.00	0.00	0.00	0.00	0.00	C43
乳房	Breast	2	0.70	1.32	1.25	0.00	0.26	30	15.79	22.05	17.17	1.52	1.63	C50
子宫颈	Cervix Uteri	–	–	–	–	–	–	16	8.42	11.76	8.87	0.69	0.96	C53
子宫体及子宫部位不明	Uterus & Unspecified	–	–	–	–	–	–	9	4.74	6.61	5.24	0.45	0.60	C54-C55
卵巢	Ovary	–	–	–	–	–	–	3	1.58	2.20	2.11	0.19	0.19	C56
前列腺	Prostate	7	2.46	4.63	4.64	0.08	0.60	–	–	–	–	–	–	C61
睾丸	Testis	1	0.35	0.66	0.97	0.05	0.05	–	–	–	–	–	–	C62
肾及泌尿系统不明	Kidney & Unspecified Urinary Organs	2	0.70	1.32	1.22	0.15	0.15	1	0.53	0.73	0.81	0.08	0.08	C64-66,68
膀胱	Bladder	11	3.87	7.28	6.38	0.13	1.17	0	0.00	0.00	0.00	0.00	0.00	C67
脑,神经系统	Brain,Central Nervous System	13	4.58	8.60	6.85	0.51	0.72	17	8.95	12.49	10.74	0.58	1.33	C70-C72
甲状腺	Thyroid Gland	2	0.70	1.32	1.11	0.08	0.08	2	1.05	1.47	1.31	0.12	0.12	C73
淋巴瘤	Lymphoma	2	0.70	1.32	1.43	0.11	0.11	2	1.05	1.47	1.63	0.13	0.13	C81-85,88,90,96
白血病	Leukaemia	7	2.46	4.63	3.54	0.34	0.34	3	1.58	2.20	2.86	0.19	0.19	C91-C95
不明及其他恶性肿瘤	All Other Sites and Unspecified	19	6.69	12.57	9.60	0.66	0.97	14	7.37	10.29	11.33	0.76	1.02	A_O
所有部位合计	All Sites	284	100.00	187.83	158.48	8.26	20.55	190	100.00	139.62	118.01	8.01	13.27	ALL
所有部位除外 C44	All Sites but C44	275	96.83	181.88	154.11	8.04	20.17	190	100.00	139.62	118.01	8.01	13.27	ALLbC44
死亡 Mortality														
口腔和咽喉(除外鼻咽癌)	Lip,Oral Cavity & Pharynx but Nasopharynx	4	1.99	2.65	2.94	0.09	0.24	2	1.85	1.47	1.27	0.00	0.26	C00-10,C12-14
鼻咽癌	Nasopharynx	6	2.99	3.97	2.96	0.20	0.35	4	3.70	2.94	2.59	0.23	0.23	C11
食管	Oesophagus	2	1.00	1.32	1.32	0.15	0.15	0	0.00	0.00	0.00	0.00	0.00	C15
胃	Stomach	16	7.96	10.58	7.95	0.30	1.08	7	6.48	5.14	4.62	0.40	0.61	C16
结直肠肛门	Colon,Rectum & Anus	20	9.95	13.23	11.60	0.56	1.71	9	8.33	6.61	5.48	0.34	0.55	C18-21
肝脏	Liver	40	19.90	26.46	21.28	1.18	2.27	15	13.89	11.02	7.83	0.29	0.93	C22
胆囊及其他	Gallbladder etc.	0	0.00	0.00	0.00	0.00	0.00	2	1.85	1.47	1.18	0.07	0.17	C23-C24
胰腺	Pancreas	5	2.49	3.31	2.58	0.23	0.33	2	1.85	1.47	1.44	0.08	0.24	C25
喉	Larynx	1	0.50	0.66	0.43	0.00	0.00	1	0.93	0.73	0.49	0.04	0.04	C32
气管,支气管,肺	Trachea, Bronchus and Lung	68	33.83	44.97	36.81	1.44	5.13	28	25.93	20.58	15.68	0.53	2.02	C33-C34
其他胸腔器官	Other Thoracic Organs	1	0.50	0.66	0.43	0.00	0.00	1	0.93	0.73	0.63	0.00	0.16	C37-C38
骨	Bone	0	0.00	0.00	0.00	0.00	0.00	2	1.85	1.47	1.04	0.11	0.11	C40-C41
皮肤黑色素瘤	Melanoma of Skin	0	0.00	0.00	0.00	0.00	0.00	0	0.00	0.00	0.00	0.00	0.00	C43
乳房	Breast	0	0.00	0.00	0.00	0.00	0.00	9	8.33	6.61	4.81	0.51	0.51	C50
子宫颈	Cervix Uteri	–	–	–	–	–	–	1	0.93	0.73	0.66	0.08	0.08	C53
子宫体及子宫部位不明	Uterus & Unspecified	–	–	–	–	–	–	3	2.78	2.20	1.57	0.13	0.13	C54-C55
卵巢	Ovary	–	–	–	–	–	–	1	0.93	0.73	0.51	0.04	0.04	C56
前列腺	Prostate	4	1.99	2.65	2.58	0.00	0.10	–	–	–	–	–	–	C61
睾丸	Testis	0	0.00	0.00	0.00	0.00	0.00	–	–	–	–	–	–	C62
肾及泌尿系统不明	Kidney & Unspecified Urinary Organs	1	0.50	0.66	0.61	0.08	0.08	0	0.00	0.00	0.00	0.00	0.00	C64-66,68
膀胱	Bladder	6	2.99	3.97	3.06	0.00	0.47	0	0.00	0.00	0.00	0.00	0.00	C67
脑,神经系统	Brain,Central Nervous System	8	3.98	5.29	4.62	0.31	0.31	6	5.56	4.41	4.25	0.37	0.48	C70-C72
甲状腺	Thyroid Gland	2	1.00	1.32	0.83	0.07	0.07	0	0.00	0.00	0.00	0.00	0.00	C73
淋巴瘤	Lymphoma	0	0.00	0.00	0.00	0.00	0.00	0	0.00	0.00	0.00	0.00	0.00	C81-85,88,90,96
白血病	Leukaemia	3	1.49	1.98	2.02	0.16	0.16	2	1.85	1.47	1.44	0.13	0.13	C91-C95
不明及其他恶性肿瘤	All Other Sites and Unspecified	14	6.97	9.26	6.58	0.46	0.73	13	12.04	9.55	10.22	0.62	0.99	A_O
所有部位合计	All Sites	201	100.00	132.94	108.60	5.21	13.17	108	100.00	79.37	65.70	3.97	7.70	ALL
所有部位除外 C44	All Sites but C44	195	97.01	128.97	106.09	5.06	13.02	107	99.07	78.63	64.90	3.89	7.62	ALLbC44

部位 / Site		男性 Male						女性 Female						ICD-10
		病例数 No. cases	构成 (%)	粗率 Crude rate (1/10⁵)	世标率 ASR world (1/10⁵)	累积率 Cum.rate(%) 0~64	0~74	病例数 No. cases	构成 (%)	粗率 Crude rate (1/10⁵)	世标率 ASR world (1/10⁵)	累积率 Cum.rate(%) 0~64	0~74	
发病 Incidence														
口腔和咽喉(除外鼻咽癌)	Lip,Oral Cavity & Pharynx but Nasopharynx	6	1.04	2.23	1.19	0.08	0.14	3	0.59	1.14	1.17	0.08	0.08	C00-10,C12-14
鼻咽癌	Nasopharynx	11	1.90	4.08	2.73	0.19	0.28	7	1.37	2.65	1.61	0.14	0.19	C11
食管	Oesophagus	13	2.25	4.83	2.99	0.21	0.26	6	1.17	2.27	1.27	0.09	0.19	C15
胃	Stomach	31	5.35	11.51	6.19	0.31	0.78	24	4.69	9.08	4.92	0.20	0.57	C16
结直肠肛门	Colon,Rectum & Anus	86	14.85	31.92	16.93	0.90	2.02	64	12.50	24.22	13.10	0.71	1.73	C18-21
肝脏	Liver	65	11.23	24.13	13.43	0.97	1.47	22	4.30	8.33	4.75	0.15	0.56	C22
胆囊及其他	Gallbladder etc.	5	0.86	1.86	1.09	0.06	0.15	4	0.78	1.51	0.89	0.03	0.11	C23-C24
胰腺	Pancreas	24	4.15	8.91	4.78	0.23	0.55	10	1.95	3.79	1.75	0.02	0.23	C25
喉	Larynx	6	1.04	2.23	1.25	0.09	0.19	1	0.20	0.38	0.24	0.02	0.02	C32
气管,支气管,肺	Trachea, Bronchus and Lung	145	25.04	53.82	27.37	1.29	3.24	88	17.19	33.31	18.32	0.91	2.39	C33-C34
其他胸腔器官	Other Thoracic Organs	2	0.35	0.74	0.33	0.00	0.05	3	0.59	1.14	0.72	0.09	0.09	C37-C38
骨	Bone	3	0.52	1.11	0.68	0.07	0.07	6	1.17	2.27	1.45	0.11	0.21	C40-C41
皮肤黑色素瘤	Melanoma of Skin	1	0.17	0.37	0.12	0.00	0.00	1	0.20	0.38	0.14	0.00	0.00	C43
乳房	Breast	1	0.17	0.37	0.12	0.00	0.00	75	14.65	28.39	17.85	1.35	2.10	C50
子宫颈	Cervix Uteri	–	–	–	–	–	–	21	4.10	7.95	4.89	0.38	0.56	C53
子宫体及子宫部位不明	Uterus & Unspecified	–	–	–	–	–	–	19	3.71	7.19	4.52	0.37	0.45	C54-C55
卵巢	Ovary	–	–	–	–	–	–	19	3.71	7.19	4.60	0.34	0.53	C56
前列腺	Prostate	40	6.91	14.85	6.76	0.06	0.91	–	–	–	–	–	–	C61
睾丸	Testis	1	0.17	0.37	0.30	0.03	0.03	–	–	–	–	–	–	C62
肾及泌尿系统不明	Kidney & Unspecified Urinary Organs	15	2.59	5.57	3.32	0.22	0.42	7	1.37	2.65	2.24	0.18	0.23	C64-66,68
膀胱	Bladder	27	4.66	10.02	5.87	0.29	0.60	8	1.56	3.03	1.78	0.10	0.26	C67
脑,神经系统	Brain,Central Nervous System	17	2.94	6.31	3.73	0.22	0.38	19	3.71	7.19	4.41	0.28	0.54	C70-C72
甲状腺	Thyroid Gland	20	3.45	7.42	4.84	0.36	0.46	56	10.94	21.20	14.03	1.08	1.51	C73
淋巴瘤	Lymphoma	14	2.42	5.20	3.53	0.17	0.53	15	2.93	5.68	3.17	0.27	0.32	C81-85,88,90,96
白血病	Leukaemia	19	3.28	7.05	5.11	0.21	0.61	17	3.32	6.43	4.48	0.19	0.47	C91-C95
不明及其他恶性肿瘤	All Other Sites and Unspecified	27	4.66	10.02	6.04	0.44	0.63	17	3.32	6.43	4.81	0.35	0.40	A_O
所有部位合计	All Sites	579	100.00	214.92	118.72	6.42	13.79	512	100.00	193.79	117.11	7.45	13.76	ALL
所有部位除外 C44	All Sites but C44	576	99.48	213.81	118.16	6.39	13.76	510	99.61	193.04	116.75	7.45	13.71	ALLbC44
死亡 Mortality														
口腔和咽喉(除外鼻咽癌)	Lip,Oral Cavity & Pharynx but Nasopharynx	3	0.53	1.11	0.59	0.05	0.05	2	0.57	0.76	0.23	0.00	0.00	C00-10,C12-14
鼻咽癌	Nasopharynx	6	1.05	2.23	1.23	0.10	0.10	2	0.57	0.76	0.49	0.03	0.07	C11
食管	Oesophagus	11	1.93	4.08	2.08	0.10	0.10	3	0.86	1.14	0.55	0.03	0.08	C15
胃	Stomach	33	5.79	12.25	6.76	0.36	0.93	21	6.00	7.95	4.14	0.20	0.43	C16
结直肠肛门	Colon,Rectum & Anus	65	11.40	24.13	12.76	0.67	1.54	56	16.00	21.20	9.94	0.26	1.16	C18-21
肝脏	Liver	77	13.51	28.58	16.58	0.98	1.94	31	8.86	11.73	6.48	0.25	0.77	C22
胆囊及其他	Gallbladder etc.	11	1.93	4.08	1.98	0.15	0.15	12	3.43	4.54	2.31	0.13	0.22	C23-C24
胰腺	Pancreas	30	5.26	11.14	6.02	0.29	0.72	13	3.71	4.92	2.28	0.06	0.26	C25
喉	Larynx	6	1.05	2.23	1.26	0.06	0.22	0	0.00	0.00	0.00	0.00	0.00	C32
气管,支气管,肺	Trachea, Bronchus and Lung	182	31.93	67.56	33.98	1.62	3.92	76	21.71	28.77	14.87	0.62	1.78	C33-C34
其他胸腔器官	Other Thoracic Organs	5	0.88	1.86	1.05	0.03	0.16	2	0.57	0.76	0.48	0.06	0.06	C37-C38
骨	Bone	1	0.18	0.37	0.21	0.00	0.05	2	0.57	0.76	0.48	0.02	0.07	C40-C41
皮肤黑色素瘤	Melanoma of Skin	0	0.00	0.00	0.00	0.00	0.00	1	0.29	0.38	0.14	0.00	0.00	C43
乳房	Breast	1	0.18	0.37	0.24	0.03	0.03	32	9.14	12.11	6.98	0.45	0.96	C50
子宫颈	Cervix Uteri	–	–	–	–	–	–	5	1.43	1.89	1.21	0.10	0.15	C53
子宫体及子宫部位不明	Uterus & Unspecified	–	–	–	–	–	–	10	2.86	3.79	2.32	0.26	0.26	C54-C55
卵巢	Ovary	–	–	–	–	–	–	17	4.86	6.43	3.39	0.22	0.42	C56
前列腺	Prostate	31	5.44	11.51	5.01	0.12	0.49	–	–	–	–	–	–	C61
睾丸	Testis	0	0.00	0.00	0.00	0.00	0.00	–	–	–	–	–	–	C62
肾及泌尿系统不明	Kidney & Unspecified Urinary Organs	13	2.28	4.83	2.80	0.18	0.40	4	1.14	1.51	1.45	0.04	0.14	C64-66,68
膀胱	Bladder	17	2.98	6.31	3.08	0.11	0.36	3	0.86	1.14	0.47	0.03	0.03	C67
脑,神经系统	Brain,Central Nervous System	22	3.86	8.17	4.24	0.19	0.52	15	4.29	5.68	3.32	0.17	0.39	C70-C72
甲状腺	Thyroid Gland	0	0.00	0.00	0.00	0.00	0.00	3	0.86	1.14	0.58	0.06	0.06	C73
淋巴瘤	Lymphoma	15	2.63	5.57	3.55	0.12	0.52	7	2.00	2.65	1.32	0.08	0.08	C81-85,88,90,96
白血病	Leukaemia	23	4.04	8.54	5.04	0.15	0.47	17	4.86	6.43	3.67	0.17	0.36	C91-C95
不明及其他恶性肿瘤	All Other Sites and Unspecified	18	3.16	6.68	3.52	0.23	0.36	16	4.57	6.06	3.16	0.17	0.31	A_O
所有部位合计	All Sites	570	100.00	211.58	111.98	5.54	13.21	350	100.00	132.48	70.25	3.39	8.06	ALL
所有部位除外 C44	All Sites but C44	567	99.47	210.47	111.26	5.48	13.12	346	98.86	130.96	69.66	3.39	8.00	ALLbC44

部位 Site		男性 Male						女性 Female						ICD-10
		病例数 No. cases	构成 (%)	粗率 Crude rate (1/10⁵)	世标率 ASR world (1/10⁵)	累积率 Cum.rate(%) 0~64	0~74	病例数 No. cases	构成 (%)	粗率 Crude rate (1/10⁵)	世标率 ASR world (1/10⁵)	累积率 Cum.rate(%) 0~64	0~74	
发病 Incidence														
口腔和咽喉(除外鼻咽癌)	Lip,Oral Cavity & Pharynx but Nasopharynx	10	1.56	3.84	2.37	0.21	0.29	2	0.34	0.78	0.51	0.05	0.05	C00-10,C12-14
鼻咽癌	Nasopharynx	7	1.10	2.69	1.57	0.11	0.19	5	0.84	1.96	1.13	0.08	0.13	C11
食管	Oesophagus	11	1.72	4.22	2.35	0.14	0.28	4	0.67	1.57	0.84	0.02	0.14	C15
胃	Stomach	35	5.48	13.43	7.60	0.36	1.05	21	3.54	8.23	4.58	0.29	0.45	C16
结直肠肛门	Colon,Rectum & Anus	91	14.24	34.91	20.09	1.12	2.58	70	11.78	27.44	15.82	1.15	1.88	C18-21
肝脏	Liver	71	11.11	27.23	16.11	1.04	1.92	33	5.56	12.94	6.20	0.27	0.57	C22
胆囊及其他	Gallbladder etc.	15	2.35	5.75	3.39	0.21	0.39	26	4.38	10.19	5.39	0.18	0.69	C23-C24
胰腺	Pancreas	19	2.97	7.29	3.56	0.16	0.31	21	3.54	8.23	3.96	0.20	0.36	C25
喉	Larynx	4	0.63	1.53	0.75	0.03	0.07	0	0.00	0.00	0.00	0.00	0.00	C32
气管,支气管,肺	Trachea, Bronchus and Lung	157	24.57	60.22	34.59	1.78	4.57	65	10.94	25.48	13.35	0.68	1.56	C33-C34
其他胸腔器官	Other Thoracic Organs	6	0.94	2.30	1.73	0.11	0.11	1	0.17	0.39	0.23	0.02	0.02	C37-C38
骨	Bone	5	0.78	1.92	1.59	0.09	0.15	5	0.84	1.96	1.81	0.09	0.15	C40-C41
皮肤黑色素瘤	Melanoma of Skin	3	0.47	1.15	0.53	0.00	0.04	3	0.51	1.18	0.78	0.05	0.10	C43
乳房	Breast	3	0.47	1.15	0.60	0.05	0.05	81	13.64	31.76	20.33	1.69	2.07	C50
子宫颈	Cervix Uteri	–	–	–	–	–	–	27	4.55	10.59	6.76	0.54	0.59	C53
子宫体及子宫部位不明	Uterus & Unspecified	–	–	–	–	–	–	29	4.88	11.37	7.19	0.67	0.76	C54-C55
卵巢	Ovary	–	–	–	–	–	–	24	4.04	9.41	6.15	0.52	0.64	C56
前列腺	Prostate	30	4.69	11.51	5.59	0.15	0.66	–	–	–	–	–	–	C61
睾丸	Testis	5	0.78	1.92	1.63	0.11	0.11	–	–	–	–	–	–	C62
肾及泌尿系统不明	Kidney & Unspecified Urinary Organs	10	1.56	3.84	2.45	0.16	0.20	9	1.52	3.53	3.26	0.22	0.22	C64-66,68
膀胱	Bladder	25	3.91	9.59	5.28	0.28	0.60	6	1.01	2.35	1.30	0.05	0.16	C67
脑,神经系统	Brain,Central Nervous System	26	4.07	9.97	6.34	0.42	0.60	30	5.05	11.76	8.08	0.52	0.84	C70-C72
甲状腺	Thyroid Gland	26	4.07	9.97	7.22	0.61	0.65	66	11.11	25.88	18.47	1.51	1.77	C73
淋巴瘤	Lymphoma	11	1.72	4.22	2.80	0.16	0.38	6	1.01	2.35	1.48	0.08	0.23	C81-85,88,90,96
白血病	Leukaemia	37	5.79	14.19	10.50	0.59	0.87	30	5.05	11.76	8.44	0.51	0.94	C91-C95
不明及其他恶性肿瘤	All Other Sites and Unspecified	32	5.01	12.27	9.13	0.68	0.86	30	5.05	11.76	7.62	0.43	0.98	A_O
所有部位合计	All Sites	639	100.00	245.11	147.79	8.56	16.94	594	100.00	232.89	143.67	9.83	15.29	ALL
所有部位除外 C44	All Sites but C44	630	98.59	241.66	145.69	8.39	16.70	590	99.33	231.32	142.78	9.78	15.17	ALLbC44
死亡 Mortality														
口腔和咽喉(除外鼻咽癌)	Lip,Oral Cavity & Pharynx but Nasopharynx	7	1.48	2.69	1.52	0.09	0.17	2	0.66	0.78	0.49	0.03	0.08	C00-10,C12-14
鼻咽癌	Nasopharynx	7	1.48	2.69	1.66	0.14	0.24	7	2.31	2.74	1.52	0.06	0.21	C11
食管	Oesophagus	9	1.91	3.45	1.75	0.08	0.17	5	1.65	1.96	0.85	0.03	0.09	C15
胃	Stomach	39	8.26	14.96	8.40	0.30	1.27	13	4.29	5.10	2.70	0.15	0.31	C16
结直肠肛门	Colon,Rectum & Anus	43	9.11	16.49	9.19	0.58	1.12	41	13.53	16.07	8.70	0.40	1.05	C18-21
肝脏	Liver	75	15.89	28.77	16.94	0.93	2.10	39	12.87	15.29	7.06	0.32	0.57	C22
胆囊及其他	Gallbladder etc.	8	1.69	3.07	1.59	0.06	0.20	22	7.26	8.63	4.22	0.13	0.50	C23-C24
胰腺	Pancreas	27	5.72	10.36	5.58	0.30	0.63	15	4.95	5.88	2.87	0.15	0.31	C25
喉	Larynx	3	0.64	1.15	0.53	0.00	0.04	0	0.00	0.00	0.00	0.00	0.00	C32
气管,支气管,肺	Trachea, Bronchus and Lung	142	30.08	54.47	29.71	1.49	3.48	65	21.45	25.48	12.89	0.63	1.34	C33-C34
其他胸腔器官	Other Thoracic Organs	3	0.64	1.15	0.65	0.05	0.05	1	0.33	0.39	0.26	0.03	0.03	C37-C38
骨	Bone	4	0.85	1.53	0.76	0.02	0.06	2	0.66	0.78	0.26	0.00	0.00	C40-C41
皮肤黑色素瘤	Melanoma of Skin	1	0.21	0.38	0.14	0.00	0.00	2	0.66	0.78	0.41	0.00	0.04	C43
乳房	Breast	0	0.00	0.00	0.00	0.00	0.00	30	9.90	11.76	6.67	0.55	0.61	C50
子宫颈	Cervix Uteri	–	–	–	–	–	–	6	1.98	2.35	1.50	0.13	0.13	C53
子宫体及子宫部位不明	Uterus & Unspecified	–	–	–	–	–	–	2	0.66	0.78	0.38	0.03	0.03	C54-C55
卵巢	Ovary	–	–	–	–	–	–	6	1.98	2.35	1.27	0.06	0.16	C56
前列腺	Prostate	21	4.45	8.06	3.42	0.00	0.23	–	–	–	–	–	–	C61
睾丸	Testis	1	0.21	0.38	0.12	0.00	0.00	–	–	–	–	–	–	C62
肾及泌尿系统不明	Kidney & Unspecified Urinary Organs	7	1.48	2.69	1.32	0.05	0.11	4	1.32	1.57	1.30	0.10	0.10	C64-66,68
膀胱	Bladder	10	2.12	3.84	1.60	0.03	0.15	4	1.32	1.57	0.84	0.03	0.13	C67
脑,神经系统	Brain,Central Nervous System	16	3.39	6.14	4.43	0.21	0.41	7	2.31	2.74	1.53	0.10	0.15	C70-C72
甲状腺	Thyroid Gland	3	0.64	1.15	0.61	0.06	0.06	1	0.33	0.39	0.28	0.02	0.02	C73
淋巴瘤	Lymphoma	9	1.91	3.45	2.08	0.14	0.28	1	0.33	0.39	0.23	0.03	0.03	C81-85,88,90,96
白血病	Leukaemia	15	3.18	5.75	4.18	0.18	0.32	11	3.63	4.31	2.44	0.14	0.28	C91-C95
不明及其他恶性肿瘤	All Other Sites and Unspecified	22	4.66	8.44	5.51	0.32	0.54	17	5.61	6.67	3.94	0.15	0.48	A_O
所有部位合计	All Sites	472	100.00	181.05	101.71	5.04	11.63	303	100.00	118.80	62.61	3.26	6.65	ALL
所有部位除外 C44	All Sites but C44	469	99.36	179.90	101.09	4.98	11.57	302	99.67	118.40	62.46	3.26	6.65	ALLbC44

表 6-3-303 昆明市西山区 2014 年癌症发病和死亡主要指标
Table 6-3-303 Incidence and mortality of cancer in Xishan Qu, Kunming Shi, 2014

部位 Site		男性 Male						女性 Female						ICD-10
		病例数 No. cases	构成 (%)	粗率 Crude rate (1/10⁵)	世标率 ASR world (1/10⁵)	累积率 Cum.rate(%) 0~64	0~74	病例数 No. cases	构成 (%)	粗率 Crude rate (1/10⁵)	世标率 ASR world (1/10⁵)	累积率 Cum.rate(%) 0~64	0~74	
发病 Incidence														
口腔和咽喉(除外鼻咽癌)	Lip,Oral Cavity & Pharynx but Nasopharynx	6	0.73	2.27	1.71	0.13	0.13	4	0.60	1.52	0.84	0.02	0.12	C00-10,C12-14
鼻咽癌	Nasopharynx	15	1.82	5.67	3.09	0.22	0.37	5	0.75	1.90	1.17	0.05	0.17	C11
食管	Oesophagus	26	3.15	9.83	5.20	0.28	0.68	8	1.20	3.04	1.73	0.08	0.30	C15
胃	Stomach	48	5.82	18.15	9.01	0.66	1.05	26	3.90	9.87	5.54	0.39	0.55	C16
结直肠肛门	Colon,Rectum & Anus	116	14.06	43.85	21.51	1.14	2.35	93	13.94	35.30	18.66	1.03	2.35	C18-21
肝脏	Liver	97	11.76	36.67	18.54	1.12	1.97	55	8.25	20.87	10.59	0.41	1.16	C22
胆囊及其他	Gallbladder etc.	21	2.55	7.94	3.37	0.08	0.42	16	2.40	6.07	2.64	0.16	0.23	C23-C24
胰腺	Pancreas	32	3.88	12.10	5.83	0.36	0.70	13	1.95	4.93	2.40	0.14	0.27	C25
喉	Larynx	7	0.85	2.65	1.87	0.13	0.17	0	0.00	0.00	0.00	0.00	0.00	C32
气管,支气管,肺	Trachea, Bronchus and Lung	234	28.36	88.46	43.02	2.40	5.34	103	15.44	39.09	20.03	1.10	2.43	C33-C34
其他胸腔器官	Other Thoracic Organs	10	1.21	3.78	1.80	0.10	0.18	3	0.45	1.14	0.74	0.08	0.08	C37-C38
骨	Bone	16	1.94	6.05	3.63	0.28	0.41	3	0.45	1.14	0.76	0.05	0.09	C40-C41
皮肤黑色素瘤	Melanoma of Skin	1	0.12	0.38	0.22	0.00	0.04	4	0.60	1.52	0.91	0.08	0.14	C43
乳房	Breast	1	0.12	0.38	0.22	0.00	0.04	105	15.74	39.85	24.64	1.92	2.84	C50
子宫颈	Cervix Uteri	–	–	–	–	–	–	28	4.20	10.63	6.47	0.53	0.60	C53
子宫体及子宫部位不明	Uterus & Unspecified	–	–	–	–	–	–	23	3.45	8.73	5.16	0.44	0.48	C54-C55
卵巢	Ovary	–	–	–	–	–	–	27	4.05	10.25	6.51	0.52	0.72	C56
前列腺	Prostate	33	4.00	12.48	5.29	0.14	0.48	–	–	–	–	–	–	C61
睾丸	Testis	2	0.24	0.76	0.42	0.02	0.02	–	–	–	–	–	–	C62
肾及泌尿系统不明	Kidney & Unspecified Urinary Organs	16	1.94	6.05	3.22	0.10	0.32	8	1.20	3.04	1.72	0.08	0.26	C64-66,68
膀胱	Bladder	40	4.85	15.12	6.90	0.30	0.65	9	1.35	3.42	1.27	0.00	0.08	C67
脑,神经系统	Brain,Central Nervous System	27	3.27	10.21	8.24	0.53	0.72	26	3.90	9.87	8.48	0.63	0.70	C70-C72
甲状腺	Thyroid Gland	14	1.70	5.29	3.74	0.30	0.34	55	8.25	20.87	13.53	1.12	1.40	C73
淋巴瘤	Lymphoma	17	2.06	6.43	3.23	0.21	0.38	11	1.65	4.17	2.80	0.17	0.32	C81-85,88,90,96
白血病	Leukaemia	25	3.03	9.45	7.61	0.48	0.59	18	2.70	6.83	6.74	0.44	0.63	C91-C95
不明及其他恶性肿瘤	All Other Sites and Unspecified	21	2.55	7.94	4.18	0.24	0.44	24	3.60	9.11	4.67	0.23	0.44	A_O
所有部位合计	All Sites	825	100.00	311.89	161.85	9.22	17.78	667	100.00	253.15	147.98	9.65	16.36	ALL
所有部位除外 C44	All Sites but C44	817	99.03	308.86	160.39	9.16	17.64	663	99.40	251.63	147.31	9.61	16.32	ALLbC44
死亡 Mortality														
口腔和咽喉(除外鼻咽癌)	Lip,Oral Cavity & Pharynx but Nasopharynx	0	0.00	0.00	0.00	0.00	0.00	0	0.00	0.00	0.00	0.00	0.00	C00-10,C12-14
鼻咽癌	Nasopharynx	4	0.87	1.51	0.66	0.02	0.05	2	0.74	0.76	0.47	0.00	0.08	C11
食管	Oesophagus	15	3.27	5.67	2.64	0.12	0.33	4	1.49	1.52	0.83	0.00	0.16	C15
胃	Stomach	31	6.75	11.72	5.71	0.35	0.65	14	5.20	5.31	2.63	0.18	0.30	C16
结直肠肛门	Colon,Rectum & Anus	54	11.76	20.41	9.17	0.39	0.95	32	11.90	12.14	5.97	0.28	0.65	C18-21
肝脏	Liver	75	16.34	28.35	13.92	0.77	1.45	40	14.87	15.18	7.60	0.27	0.82	C22
胆囊及其他	Gallbladder etc.	10	2.18	3.78	1.56	0.02	0.20	12	4.46	4.55	1.76	0.08	0.12	C23-C24
胰腺	Pancreas	22	4.79	8.32	3.92	0.21	0.51	10	3.72	3.80	1.79	0.13	0.19	C25
喉	Larynx	4	0.87	1.51	0.65	0.03	0.07	0	0.00	0.00	0.00	0.00	0.00	C32
气管,支气管,肺	Trachea, Bronchus and Lung	148	32.24	55.95	26.59	1.43	3.16	64	23.79	24.29	11.50	0.48	1.29	C33-C34
其他胸腔器官	Other Thoracic Organs	5	1.09	1.89	0.83	0.02	0.06	1	0.37	0.38	0.22	0.03	0.03	C37-C38
骨	Bone	7	1.53	2.65	1.32	0.13	0.13	1	0.37	0.38	0.21	0.03	0.03	C40-C41
皮肤黑色素瘤	Melanoma of Skin	0	0.00	0.00	0.00	0.00	0.00	1	0.37	0.38	0.23	0.02	0.02	C43
乳房	Breast	1	0.22	0.38	0.22	0.00	0.04	29	10.78	11.01	6.35	0.50	0.64	C50
子宫颈	Cervix Uteri	–	–	–	–	–	–	10	3.72	3.80	2.10	0.16	0.19	C53
子宫体及子宫部位不明	Uterus & Unspecified	–	–	–	–	–	–	5	1.86	1.90	0.91	0.04	0.08	C54-C55
卵巢	Ovary	–	–	–	–	–	–	9	3.35	3.42	2.19	0.15	0.25	C56
前列腺	Prostate	17	3.70	6.43	2.70	0.11	0.23	–	–	–	–	–	–	C61
睾丸	Testis	0	0.00	0.00	0.00	0.00	0.00	–	–	–	–	–	–	C62
肾及泌尿系统不明	Kidney & Unspecified Urinary Organs	8	1.74	3.02	1.23	0.03	0.10	2	0.74	0.76	0.48	0.00	0.10	C64-66,68
膀胱	Bladder	15	3.27	5.67	2.17	0.00	0.20	5	1.86	1.90	0.68	0.00	0.04	C67
脑,神经系统	Brain,Central Nervous System	21	4.58	7.94	6.65	0.37	0.56	12	4.46	4.55	5.39	0.34	0.38	C70-C72
甲状腺	Thyroid Gland	1	0.22	0.38	0.25	0.02	0.02	3	1.12	1.14	0.41	0.03	0.03	C73
淋巴瘤	Lymphoma	4	0.87	1.51	0.55	0.02	0.02	2	0.74	0.76	0.91	0.04	0.08	C81-85,88,90,96
白血病	Leukaemia	9	1.96	3.40	1.70	0.11	0.15	5	1.86	1.90	1.14	0.13	0.13	C91-C95
不明及其他恶性肿瘤	All Other Sites and Unspecified	8	1.74	3.02	1.44	0.07	0.10	6	2.23	2.28	0.95	0.00	0.10	A_O
所有部位合计	All Sites	459	100.00	173.52	83.88	4.22	8.98	269	100.00	102.09	54.69	2.87	5.69	ALL
所有部位除外 C44	All Sites but C44	455	99.13	172.01	83.14	4.20	8.93	268	99.63	101.71	54.56	2.87	5.69	ALLbC44

部位 Site		男性 Male						女性 Female						ICD-10
		病例数 No. cases	构成 (%)	粗率 Crude rate (1/10⁵)	世标率 ASR world (1/10⁵)	累积率 Cum.rate(%)		病例数 No. cases	构成 (%)	粗率 Crude rate (1/10⁵)	世标率 ASR world (1/10⁵)	累积率 Cum.rate(%)		
						0~64	0~74					0~64	0~74	
发病 Incidence														
口腔和咽喉(除外鼻咽癌)	Lip,Oral Cavity & Pharynx but Nasopharynx	3	0.29	0.81	0.66	0.02	0.06	6	0.80	1.69	1.50	0.10	0.18	C00-10,C12-14
鼻咽癌	Nasopharynx	14	1.36	3.77	3.25	0.35	0.35	9	1.20	2.53	2.52	0.26	0.26	C11
食管	Oesophagus	23	2.23	6.20	5.60	0.15	0.67	2	0.27	0.56	0.37	0.03	0.03	C15
胃	Stomach	68	6.58	18.32	15.72	0.95	2.00	42	5.58	11.82	9.45	0.48	0.88	C16
结直肠肛门	Colon,Rectum & Anus	134	12.97	36.10	32.30	2.02	3.49	80	10.62	22.51	17.61	1.13	2.07	C18-21
肝脏	Liver	99	9.58	26.67	23.30	1.37	2.54	40	5.31	11.26	9.60	0.65	1.01	C22
胆囊及其他	Gallbladder etc.	18	1.74	4.85	5.25	0.20	0.50	18	2.39	5.07	3.81	0.24	0.48	C23-C24
胰腺	Pancreas	9	0.87	2.42	1.79	0.15	0.25	8	1.06	2.25	1.83	0.10	0.25	C25
喉	Larynx	5	0.48	1.35	1.13	0.07	0.07	1	0.13	0.28	0.13	0.00	0.00	C32
气管,支气管,肺	Trachea, Bronchus and Lung	414	40.08	111.52	99.24	5.54	11.04	153	20.32	43.05	35.57	2.37	3.70	C33-C34
其他胸腔器官	Other Thoracic Organs	4	0.39	1.08	1.04	0.08	0.12	5	0.66	1.41	1.02	0.08	0.08	C37-C38
骨	Bone	6	0.58	1.62	2.28	0.08	0.16	7	0.93	1.97	1.84	0.16	0.19	C40-C41
皮肤黑色素瘤	Melanoma of Skin	2	0.19	0.54	0.45	0.05	0.05	3	0.40	0.84	1.01	0.09	0.09	C43
乳房	Breast	3	0.29	0.81	0.58	0.04	0.09	115	15.27	32.36	27.01	2.35	2.90	C50
子宫颈	Cervix Uteri	–	–	–	–	–	–	47	6.24	13.23	10.65	0.91	1.11	C53
子宫体及子宫部位不明	Uterus & Unspecified	–	–	–	–	–	–	27	3.59	7.60	6.73	0.61	0.73	C54-C55
卵巢	Ovary	–	–	–	–	–	–	19	2.52	5.35	4.77	0.39	0.47	C56
前列腺	Prostate	34	3.29	9.16	7.50	0.17	0.54	–	–	–	–	–	–	C61
睾丸	Testis	1	0.10	0.27	0.16	0.01	0.01	–	–	–	–	–	–	C62
肾及泌尿系统不明	Kidney & Unspecified Urinary Organs	17	1.65	4.58	4.88	0.25	0.50	4	0.53	1.13	0.94	0.05	0.13	C64-66,68
膀胱	Bladder	49	4.74	13.20	12.62	0.46	1.40	13	1.73	3.66	2.46	0.11	0.31	C67
脑,神经系统	Brain,Central Nervous System	12	1.16	3.23	2.80	0.26	0.26	19	2.52	5.35	4.49	0.44	0.52	C70-C72
甲状腺	Thyroid Gland	14	1.36	3.77	3.30	0.30	0.34	64	8.50	18.01	14.70	1.34	1.46	C73
淋巴瘤	Lymphoma	20	1.94	5.39	4.96	0.42	0.56	13	1.73	3.66	3.34	0.27	0.39	C81-85,88,90,96
白血病	Leukaemia	29	2.81	7.81	6.49	0.32	0.67	11	1.46	3.10	3.16	0.24	0.24	C91-C95
不明及其他恶性肿瘤	All Other Sites and Unspecified	55	5.32	14.82	12.92	0.70	1.32	47	6.24	13.23	10.37	0.69	1.17	A_O
所有部位合计	All Sites	1033	100.00	278.26	248.24	13.95	26.99	753	100.00	211.89	174.89	13.07	18.64	ALL
所有部位除外 C44	All Sites but C44	1023	99.03	275.57	245.96	13.85	26.85	747	99.20	210.21	173.91	13.07	18.48	ALLbC44
死亡 Mortality														
口腔和咽喉(除外鼻咽癌)	Lip,Oral Cavity & Pharynx but Nasopharynx	2	0.35	0.54	0.47	0.03	0.03	3	1.09	0.84	0.42	0.00	0.04	C00-10,C12-14
鼻咽癌	Nasopharynx	3	0.53	0.81	0.63	0.06	0.06	2	0.73	0.56	0.56	0.06	0.06	C11
食管	Oesophagus	13	2.30	3.50	3.42	0.10	0.36	0	0.00	0.00	0.00	0.00	0.00	C15
胃	Stomach	51	9.03	13.74	12.13	0.56	1.48	31	11.27	8.72	6.81	0.26	0.53	C16
结直肠肛门	Colon,Rectum & Anus	34	6.02	9.16	7.99	0.40	0.76	24	8.73	6.75	5.06	0.28	0.44	C18-21
肝脏	Liver	82	14.51	22.09	18.63	1.03	2.03	30	10.91	8.44	7.33	0.38	0.70	C22
胆囊及其他	Gallbladder etc.	11	1.95	2.96	3.65	0.08	0.28	13	4.73	3.66	2.59	0.14	0.38	C23-C24
胰腺	Pancreas	12	2.12	3.23	2.67	0.23	0.27	7	2.55	1.97	1.38	0.10	0.10	C25
喉	Larynx	5	0.88	1.35	0.97	0.02	0.02	0	0.00	0.00	0.00	0.00	0.00	C32
气管,支气管,肺	Trachea, Bronchus and Lung	268	47.43	72.19	63.57	3.06	7.23	88	32.00	24.76	19.68	1.13	1.88	C33-C34
其他胸腔器官	Other Thoracic Organs	0	0.00	0.00	0.00	0.00	0.00	2	0.73	0.56	0.39	0.02	0.02	C37-C38
骨	Bone	6	1.06	1.62	2.12	0.06	0.14	2	0.73	0.56	0.51	0.02	0.06	C40-C41
皮肤黑色素瘤	Melanoma of Skin	0	0.00	0.00	0.00	0.00	0.00	0	0.00	0.00	0.00	0.00	0.00	C43
乳房	Breast	1	0.18	0.27	0.16	0.01	0.01	25	9.09	7.04	6.12	0.51	0.70	C50
子宫颈	Cervix Uteri	–	–	–	–	–	–	7	2.55	1.97	1.68	0.14	0.22	C53
子宫体及子宫部位不明	Uterus & Unspecified	–	–	–	–	–	–	5	1.82	1.41	1.24	0.10	0.18	C54-C55
卵巢	Ovary	–	–	–	–	–	–	1	0.36	0.28	0.16	0.00	0.04	C56
前列腺	Prostate	13	2.30	3.50	3.66	0.00	0.09	–	–	–	–	–	–	C61
睾丸	Testis	0	0.00	0.00	0.00	0.00	0.00	–	–	–	–	–	–	C62
肾及泌尿系统不明	Kidney & Unspecified Urinary Organs	3	0.53	0.81	1.45	0.02	0.07	3	1.09	0.84	0.62	0.00	0.12	C64-66,68
膀胱	Bladder	14	2.48	3.77	3.45	0.06	0.22	2	0.73	0.56	0.27	0.00	0.00	C67
脑,神经系统	Brain,Central Nervous System	9	1.59	2.42	2.11	0.18	0.18	5	1.82	1.41	1.31	0.13	0.13	C70-C72
甲状腺	Thyroid Gland	0	0.00	0.00	0.00	0.00	0.00	0	0.00	0.00	0.00	0.00	0.00	C73
淋巴瘤	Lymphoma	6	1.06	1.62	1.31	0.09	0.09	5	1.82	1.41	1.25	0.08	0.15	C81-85,88,90,96
白血病	Leukaemia	10	1.77	2.69	2.19	0.09	0.27	5	1.82	1.41	1.02	0.06	0.10	C91-C95
不明及其他恶性肿瘤	All Other Sites and Unspecified	22	3.89	5.93	5.71	0.25	0.56	15	5.45	4.22	3.14	0.20	0.40	A_O
所有部位合计	All Sites	565	100.00	152.19	136.30	6.31	14.15	275	100.00	77.39	61.53	3.59	6.23	ALL
所有部位除外 C44	All Sites but C44	561	99.29	151.12	134.74	6.25	14.09	274	99.64	77.10	61.37	3.59	6.19	ALLbC44

表 6-3-305 玉溪市红塔区 2014 年癌症发病和死亡主要指标
Table 6-3-305 Incidence and mortality of cancer in Hongta Qu,Yuxi Shi,2014

部位 Site		男性 Male						女性 Female						ICD-10
		病例数 No. cases	构成 (%)	粗率 Crude rate (1/10⁵)	世标率 ASR world (1/10⁵)	累积率 Cum.rate(%)		病例数 No. cases	构成 (%)	粗率 Crude rate (1/10⁵)	世标率 ASR world (1/10⁵)	累积率 Cum.rate(%)		
						0~64	0~74					0~64	0~74	
发病 Incidence														
口腔和咽喉(除外鼻咽癌)	Lip,Oral Cavity & Pharynx but Nasopharynx	5	1.03	2.32	1.73	0.14	0.29	3	0.60	1.35	0.94	0.10	0.10	C00-10,C12-14
鼻咽癌	Nasopharynx	14	2.89	6.50	4.42	0.33	0.38	0	0.00	0.00	0.00	0.00	0.00	C11
食管	Oesophagus	11	2.27	5.11	3.83	0.30	0.43	1	0.20	0.45	0.28	0.02	0.02	C15
胃	Stomach	29	5.98	13.47	8.65	0.53	1.07	16	3.22	7.22	4.23	0.16	0.43	C16
结直肠肛门	Colon,Rectum & Anus	62	12.78	28.81	19.04	1.09	2.27	49	9.86	22.11	14.85	1.02	1.70	C18-21
肝脏	Liver	44	9.07	20.44	13.67	0.85	1.63	24	4.83	10.83	8.23	0.48	0.95	C22
胆囊及其他	Gallbladder etc.	9	1.86	4.18	2.73	0.17	0.37	19	3.82	8.57	4.84	0.12	0.60	C23-C24
胰腺	Pancreas	14	2.89	6.50	3.53	0.02	0.33	8	1.61	3.61	2.13	0.00	0.33	C25
喉	Larynx	1	0.21	0.46	0.30	0.02	0.02	1	0.20	0.45	0.35	0.04	0.04	C32
气管,支气管,肺	Trachea, Bronchus and Lung	161	33.20	74.81	49.35	2.50	5.87	56	11.27	25.27	15.93	0.90	1.93	C33-C34
其他胸腔器官	Other Thoracic Organs	0	0.00	0.00	0.00	0.00	0.00	4	0.80	1.80	1.63	0.15	0.15	C37-C38
骨	Bone	7	1.44	3.25	2.85	0.12	0.33	12	2.41	5.41	6.15	0.39	0.39	C40-C41
皮肤黑色素瘤	Melanoma of Skin	2	0.41	0.93	0.69	0.07	0.07	3	0.60	1.35	0.90	0.09	0.09	C43
乳房	Breast	2	0.41	0.93	0.66	0.05	0.12	78	15.69	35.19	24.99	2.13	2.45	C50
子宫颈	Cervix Uteri	–	–	–	–	–	–	72	14.49	32.49	24.59	2.14	2.32	C53
子宫体及子宫部位不明	Uterus & Unspecified	–	–	–	–	–	–	27	5.43	12.18	8.70	0.83	0.95	C54-C55
卵巢	Ovary	–	–	–	–	–	–	13	2.62	5.87	4.71	0.32	0.51	C56
前列腺	Prostate	18	3.71	8.36	4.60	0.09	0.52	–	–	–	–	–	–	C61
睾丸	Testis	6	1.24	2.79	1.86	0.17	0.17	–	–	–	–	–	–	C62
肾及泌尿系统不明	Kidney & Unspecified Urinary Organs	2	0.41	0.93	0.54	0.05	0.05	2	0.40	0.90	0.44	0.00	0.00	C64-66,68
膀胱	Bladder	16	3.30	7.43	4.54	0.08	0.56	5	1.01	2.26	1.10	0.03	0.03	C67
脑,神经系统	Brain,Central Nervous System	17	3.51	7.90	7.06	0.43	0.75	19	3.82	8.57	8.05	0.41	0.78	C70-C72
甲状腺	Thyroid Gland	0	0.00	0.00	0.00	0.00	0.00	11	2.21	4.96	3.33	0.30	0.30	C73
淋巴瘤	Lymphoma	12	2.47	5.58	3.65	0.23	0.36	13	2.62	5.87	3.91	0.31	0.31	C81-85,88,90,96
白血病	Leukaemia	18	3.71	8.36	7.16	0.43	0.75	15	3.02	6.77	6.12	0.46	0.59	C91-C95
不明及其他恶性肿瘤	All Other Sites and Unspecified	35	7.22	16.26	11.11	0.63	1.41	46	9.26	20.75	14.51	0.82	1.48	A_O
所有部位合计	All Sites	485	100.00	225.35	151.96	8.31	17.77	497	100.00	224.24	160.92	11.23	16.46	ALL
所有部位除外 C44	All Sites but C44	465	95.88	216.05	145.58	7.95	16.96	466	93.76	210.26	151.80	10.73	15.42	ALLbC44
死亡 Mortality														
口腔和咽喉(除外鼻咽癌)	Lip,Oral Cavity & Pharynx but Nasopharynx	2	0.51	0.93	0.54	0.05	0.05	2	0.94	0.90	0.67	0.08	0.08	C00-10,C12-14
鼻咽癌	Nasopharynx	7	1.77	3.25	2.37	0.25	0.25	1	0.47	0.45	0.34	0.04	0.04	C11
食管	Oesophagus	7	1.77	3.25	2.40	0.13	0.26	1	0.47	0.45	0.29	0.00	0.07	C15
胃	Stomach	23	5.81	10.69	7.47	0.52	0.93	12	5.66	5.41	3.00	0.13	0.26	C16
结直肠肛门	Colon,Rectum & Anus	42	10.61	19.51	12.71	0.58	1.29	23	10.85	10.38	6.36	0.16	0.87	C18-21
肝脏	Liver	57	14.39	26.48	17.78	1.17	2.05	23	10.85	10.38	7.70	0.40	1.02	C22
胆囊及其他	Gallbladder etc.	7	1.77	3.25	2.14	0.14	0.27	16	7.55	7.22	4.36	0.10	0.65	C23-C24
胰腺	Pancreas	15	3.79	6.97	4.03	0.11	0.51	4	1.89	1.80	1.11	0.03	0.18	C25
喉	Larynx	1	0.25	0.46	0.17	0.00	0.00	1	0.47	0.45	0.35	0.04	0.04	C32
气管,支气管,肺	Trachea, Bronchus and Lung	158	39.90	73.41	46.07	1.93	5.74	55	25.94	24.82	15.27	0.67	1.66	C33-C34
其他胸腔器官	Other Thoracic Organs	1	0.25	0.46	0.34	0.00	0.00	0	0.00	0.00	0.00	0.00	0.00	C37-C38
骨	Bone	3	0.76	1.39	0.88	0.02	0.17	2	0.94	0.90	0.70	0.04	0.10	C40-C41
皮肤黑色素瘤	Melanoma of Skin	1	0.25	0.46	0.29	0.00	0.07	1	0.47	0.45	0.35	0.04	0.04	C43
乳房	Breast	0	0.00	0.00	0.00	0.00	0.00	16	7.55	7.22	4.75	0.39	0.46	C50
子宫颈	Cervix Uteri	–	–	–	–	–	–	9	4.25	4.06	2.89	0.27	0.27	C53
子宫体及子宫部位不明	Uterus & Unspecified	–	–	–	–	–	–	3	1.42	1.35	0.90	0.09	0.09	C54-C55
卵巢	Ovary	–	–	–	–	–	–	6	2.83	2.71	1.69	0.07	0.20	C56
前列腺	Prostate	12	3.03	5.58	2.81	0.00	0.13	–	–	–	–	–	–	C61
睾丸	Testis	0	0.00	0.00	0.00	0.00	0.00	–	–	–	–	–	–	C62
肾及泌尿系统不明	Kidney & Unspecified Urinary Organs	4	1.01	1.86	1.09	0.09	0.09	1	0.47	0.45	0.29	0.00	0.07	C64-66,68
膀胱	Bladder	14	3.54	6.50	3.47	0.05	0.12	4	1.89	1.80	0.91	0.04	0.04	C67
脑,神经系统	Brain,Central Nervous System	6	1.52	2.79	2.43	0.19	0.25	8	3.77	3.61	2.47	0.11	0.29	C70-C72
甲状腺	Thyroid Gland	1	0.25	0.46	0.20	0.00	0.00	1	0.47	0.45	0.30	0.03	0.03	C73
淋巴瘤	Lymphoma	8	2.02	3.72	2.07	0.05	0.19	3	1.42	1.35	1.03	0.13	0.13	C81-85,88,90,96
白血病	Leukaemia	15	3.79	6.97	4.91	0.26	0.53	11	5.19	4.96	3.98	0.27	0.40	C91-C95
不明及其他恶性肿瘤	All Other Sites and Unspecified	12	3.03	5.58	3.89	0.14	0.46	9	4.25	4.06	2.32	0.06	0.19	A_O
所有部位合计	All Sites	396	100.00	183.99	118.07	5.68	13.38	212	100.00	95.65	62.03	3.21	7.19	ALL
所有部位除外 C44	All Sites but C44	392	98.99	182.14	116.76	5.65	13.27	207	97.64	93.40	60.85	3.17	7.15	ALLbC44

部位		男性 Male						女性 Female						ICD-10
Site		病例数 No. cases	构成 (%)	粗率 Crude rate (1/10⁵)	世标率 ASR world (1/10⁵)	累积率 Cum.rate(%) 0~64	0~74	病例数 No. cases	构成 (%)	粗率 Crude rate (1/10⁵)	世标率 ASR world (1/10⁵)	累积率 Cum.rate(%) 0~64	0~74	
发病 Incidence														
口腔和咽喉(除外鼻咽癌)	Lip,Oral Cavity & Pharynx but Nasopharynx	3	1.44	3.54	2.26	0.11	0.30	2	1.27	2.45	5.33	0.24	0.24	C00~10,C12~14
鼻咽癌	Nasopharynx	8	3.83	9.44	7.68	0.64	0.81	1	0.63	1.22	0.69	0.06	0.06	C11
食管	Oesophagus	8	3.83	9.44	6.22	0.30	0.49	2	1.27	2.45	1.37	0.00	0.18	C15
胃	Stomach	15	7.18	17.69	11.67	0.90	1.45	8	5.06	9.79	5.71	0.37	0.55	C16
结直肠肛门	Colon,Rectum & Anus	21	10.05	24.77	15.92	0.88	1.97	15	9.49	18.36	11.80	1.03	1.21	C18~21
肝脏	Liver	36	17.22	42.46	28.42	2.17	3.43	10	6.33	12.24	8.05	0.76	0.94	C22
胆囊及其他	Gallbladder etc.	5	2.39	5.90	3.97	0.16	0.49	8	5.06	9.79	7.04	0.29	1.00	C23~C24
胰腺	Pancreas	4	1.91	4.72	3.35	0.05	0.57	3	1.90	3.67	2.66	0.24	0.42	C25
喉	Larynx	4	1.91	4.72	3.58	0.19	0.55	0	0.00	0.00	0.00	0.00	0.00	C32
气管,支气管,肺	Trachea, Bronchus and Lung	55	26.32	64.87	45.58	2.06	6.19	24	15.19	29.37	17.69	0.78	2.38	C33~C34
其他胸腔器官	Other Thoracic Organs	1	0.48	1.18	0.98	0.00	0.16	1	0.63	1.22	0.69	0.06	0.06	C37~C38
骨	Bone	2	0.96	2.36	1.23	0.10	0.10	1	0.63	1.22	1.06	0.00	0.18	C40~C41
皮肤黑色素瘤	Melanoma of Skin	1	0.48	1.18	0.89	0.11	0.11	0	0.00	0.00	0.00	0.00	0.00	C43
乳房	Breast	0	0.00	0.00	0.00	0.00	0.00	23	14.56	28.15	18.02	1.73	1.91	C50
子宫颈	Cervix Uteri	–	–	–	–	–	–	20	12.66	24.48	18.26	1.73	1.73	C53
子宫体及子宫部位不明	Uterus & Unspecified	–	–	–	–	–	–	6	3.80	7.34	5.46	0.36	0.72	C54~C55
卵巢	Ovary	–	–	–	–	–	–	3	1.90	3.67	2.71	0.31	0.31	C56
前列腺	Prostate	4	1.91	4.72	3.53	0.22	0.58	–	–	–	–	–	–	C61
睾丸	Testis	0	0.00	0.00	0.00	0.00	0.00	–	–	–	–	–	–	C62
肾及泌尿系统不明	Kidney & Unspecified Urinary Organs	4	1.91	4.72	3.49	0.25	0.41	0	0.00	0.00	0.00	0.00	0.00	C64~66,68
膀胱	Bladder	2	0.96	2.36	1.66	0.11	0.30	3	1.90	3.67	2.55	0.08	0.26	C67
脑,神经系统	Brain,Central Nervous System	7	3.35	8.26	7.84	0.50	0.82	8	5.06	9.79	8.66	0.71	0.71	C70~C72
甲状腺	Thyroid Gland	3	1.44	3.54	2.86	0.16	0.32	4	2.53	4.90	3.66	0.08	0.61	C73
淋巴瘤	Lymphoma	5	2.39	5.90	3.85	0.24	0.44	1	0.63	1.22	0.71	0.00	0.18	C81~85,88,90,96
白血病	Leukaemia	4	1.91	4.72	3.81	0.19	0.36	5	3.16	6.12	6.33	0.42	0.42	C91~C95
不明及其他恶性肿瘤	All Other Sites and Unspecified	17	8.13	20.05	13.65	0.52	1.59	10	6.33	12.24	8.38	0.37	1.26	A_O
所有部位合计	All Sites	209	100.00	246.49	172.44	9.86	21.45	158	100.00	193.36	136.86	9.64	15.31	ALL
所有部位除外 C44	All Sites but C44	205	98.09	241.78	169.25	9.70	21.29	157	99.37	192.13	136.15	9.64	15.14	ALLbC44
死亡 Mortality														
口腔和咽喉(除外鼻咽癌)	Lip,Oral Cavity & Pharynx but Nasopharynx	2	1.22	2.36	1.54	0.00	0.38	2	2.50	2.45	4.99	0.16	0.34	C00~10,C12~14
鼻咽癌	Nasopharynx	2	1.22	2.36	2.22	0.19	0.19	0	0.00	0.00	0.00	0.00	0.00	C11
食管	Oesophagus	12	7.32	14.15	10.09	0.76	0.92	1	1.25	1.22	0.65	0.00	0.00	C15
胃	Stomach	17	10.37	20.05	13.16	0.50	1.73	8	10.00	9.79	4.46	0.24	0.24	C16
结直肠肛门	Colon,Rectum & Anus	15	9.15	17.69	11.85	0.70	1.44	10	12.50	12.24	7.78	0.33	1.22	C18~21
肝脏	Liver	27	16.46	31.84	22.02	1.42	2.87	7	8.75	8.57	4.67	0.27	0.45	C22
胆囊及其他	Gallbladder etc.	1	0.61	1.18	0.98	0.00	0.16	5	6.25	6.12	4.95	0.47	0.64	C23~C24
胰腺	Pancreas	4	2.44	4.72	3.35	0.05	0.57	3	3.75	3.67	2.75	0.12	0.48	C25
喉	Larynx	4	2.44	4.72	3.32	0.11	0.44	0	0.00	0.00	0.00	0.00	0.00	C32
气管,支气管,肺	Trachea, Bronchus and Lung	54	32.93	63.69	42.62	1.76	6.15	17	21.25	20.80	13.84	0.68	1.92	C33~C34
其他胸腔器官	Other Thoracic Organs	0	0.00	0.00	0.00	0.00	0.00	1	1.25	1.22	0.98	0.12	0.12	C37~C38
骨	Bone	1	0.61	1.18	1.34	0.08	0.08	2	2.50	2.45	2.04	0.12	0.30	C40~C41
皮肤黑色素瘤	Melanoma of Skin	0	0.00	0.00	0.00	0.00	0.00	0	0.00	0.00	0.00	0.00	0.00	C43
乳房	Breast	0	0.00	0.00	0.00	0.00	0.00	8	10.00	9.79	7.81	0.82	1.00	C50
子宫颈	Cervix Uteri	–	–	–	–	–	–	5	6.25	6.12	4.42	0.23	0.59	C53
子宫体及子宫部位不明	Uterus & Unspecified	–	–	–	–	–	–	2	2.50	2.45	1.52	0.14	0.14	C54~C55
卵巢	Ovary	–	–	–	–	–	–	2	2.50	2.45	1.69	0.12	0.30	C56
前列腺	Prostate	4	2.44	4.72	2.94	0.17	0.36	–	–	–	–	–	–	C61
睾丸	Testis	0	0.00	0.00	0.00	0.00	0.00	–	–	–	–	–	–	C62
肾及泌尿系统不明	Kidney & Unspecified Urinary Organs	1	0.61	1.18	0.98	0.00	0.16	1	1.25	1.22	0.66	0.06	0.06	C64~66,68
膀胱	Bladder	4	2.44	4.72	3.50	0.16	0.49	0	0.00	0.00	0.00	0.00	0.00	C67
脑,神经系统	Brain,Central Nervous System	1	0.61	1.18	0.89	0.11	0.11	1	1.25	1.22	0.98	0.08	0.08	C70~C72
甲状腺	Thyroid Gland	1	0.61	1.18	0.94	0.08	0.08	1	1.25	1.22	1.06	0.00	0.18	C73
淋巴瘤	Lymphoma	2	1.22	2.36	1.08	0.05	0.05	0	0.00	0.00	0.00	0.00	0.00	C81~85,88,90,96
白血病	Leukaemia	5	3.05	5.90	4.54	0.24	0.60	2	2.50	2.45	2.28	0.16	0.16	C91~C95
不明及其他恶性肿瘤	All Other Sites and Unspecified	7	4.27	8.26	4.99	0.27	0.44	2	2.50	2.45	1.41	0.06	0.24	A_O
所有部位合计	All Sites	164	100.00	193.42	132.36	6.66	17.24	80	100.00	97.90	68.92	4.20	8.45	ALL
所有部位除外 C44	All Sites but C44	162	98.78	191.06	131.11	6.60	17.19	79	98.75	96.68	68.21	4.20	8.27	ALLbC44

表 6-3-307　保山市隆阳区 2014 年癌症发病和死亡主要指标
Table 6-3-307　Incidence and mortality of cancer in Longyang Qu, Baoshan Shi, 2014

部位 Site		男性 Male						女性 Female						ICD-10
		病例数 No. cases	构成 (%)	粗率 Crude rate (1/10⁵)	世标率 ASR world (1/10⁵)	累积率 Cum.rate(%) 0~64	0~74	病例数 No. cases	构成 (%)	粗率 Crude rate (1/10⁵)	世标率 ASR world (1/10⁵)	累积率 Cum.rate(%) 0~64	0~74	
发病 Incidence														
口腔和咽喉(除外鼻咽癌)	Lip,Oral Cavity & Pharynx but Nasopharynx	13	1.62	2.79	2.05	0.16	0.24	6	0.80	1.31	0.92	0.06	0.09	C00-10,C12-14
鼻咽癌	Nasopharynx	14	1.74	3.01	2.34	0.21	0.28	7	0.93	1.52	1.16	0.09	0.16	C11
食管	Oesophagus	30	3.73	6.44	5.01	0.39	0.76	9	1.20	1.96	1.36	0.05	0.18	C15
胃	Stomach	109	13.56	23.40	17.48	1.03	2.30	56	7.47	12.18	7.91	0.45	0.90	C16
结直肠肛门	Colon,Rectum & Anus	87	10.82	18.68	14.40	0.97	1.97	72	9.60	15.66	10.76	0.67	1.40	C18-21
肝脏	Liver	122	15.17	26.19	19.65	1.49	2.27	52	6.93	11.31	8.10	0.42	0.96	C22
胆囊及其他	Gallbladder etc.	22	2.74	4.72	3.46	0.22	0.41	15	2.00	3.26	2.08	0.12	0.29	C23-C24
胰腺	Pancreas	15	1.87	3.22	2.31	0.12	0.31	11	1.47	2.39	1.70	0.06	0.20	C25
喉	Larynx	11	1.37	2.36	2.10	0.12	0.29	2	0.27	0.44	0.41	0.02	0.06	C32
气管,支气管,肺	Trachea, Bronchus and Lung	152	18.91	32.63	25.31	1.91	3.27	65	8.67	14.14	9.09	0.62	1.00	C33-C34
其他胸腔器官	Other Thoracic Organs	2	0.25	0.43	0.28	0.02	0.02	4	0.53	0.87	0.58	0.04	0.04	C37-C38
骨	Bone	10	1.24	2.15	1.73	0.11	0.19	10	1.33	2.18	1.91	0.12	0.16	C40-C41
皮肤黑色素瘤	Melanoma of Skin	3	0.37	0.64	0.43	0.04	0.04	3	0.40	0.65	0.63	0.02	0.08	C43
乳房	Breast	4	0.50	0.86	0.66	0.05	0.09	101	13.47	21.97	16.22	1.40	1.54	C50
子宫颈	Cervix Uteri	–	–	–	–	–	–	79	10.53	17.19	12.15	1.04	1.26	C53
子宫体及子宫部位不明	Uterus & Unspecified	–	–	–	–	–	–	29	3.87	6.31	4.69	0.42	0.45	C54-C55
卵巢	Ovary	–	–	–	–	–	–	20	2.67	4.35	3.30	0.25	0.40	C56
前列腺	Prostate	15	1.87	3.22	1.98	0.02	0.26	–	–	–	–	–	–	C61
睾丸	Testis	2	0.25	0.43	0.68	0.03	0.03	–	–	–	–	–	–	C62
肾及泌尿系统不明	Kidney & Unspecified Urinary Organs	4	0.50	0.86	0.58	0.02	0.05	9	1.20	1.96	1.64	0.10	0.20	C64-66,68
膀胱	Bladder	22	2.74	4.72	3.42	0.14	0.42	5	0.67	1.09	0.75	0.01	0.12	C67
脑,神经系统	Brain,Central Nervous System	39	4.85	8.37	7.05	0.50	0.87	43	5.73	9.35	7.76	0.55	0.83	C70-C72
甲状腺	Thyroid Gland	8	1.00	1.72	1.37	0.10	0.18	35	4.67	7.61	5.71	0.41	0.56	C73
淋巴瘤	Lymphoma	6	0.75	1.29	1.00	0.08	0.11	6	0.80	1.31	1.07	0.07	0.16	C81-85,88,90,96
白血病	Leukaemia	28	3.48	6.01	6.11	0.34	0.46	13	1.73	2.83	3.03	0.18	0.24	C91-C95
不明及其他恶性肿瘤	All Other Sites and Unspecified	86	10.70	18.46	15.27	1.08	1.66	98	13.07	21.32	17.15	1.20	1.78	A_O
所有部位合计	All Sites	804	100.00	172.59	134.68	9.14	16.52	750	100.00	163.16	120.09	8.36	13.05	ALL
所有部位除外 C44	All Sites but C44	787	97.89	168.94	131.66	8.91	16.14	732	97.60	159.24	117.31	8.19	12.76	ALLbC44
死亡 Mortality														
口腔和咽喉(除外鼻咽癌)	Lip,Oral Cavity & Pharynx but Nasopharynx	6	1.09	1.29	0.97	0.08	0.12	3	0.79	0.65	0.40	0.04	0.04	C00-10,C12-14
鼻咽癌	Nasopharynx	4	0.72	0.86	0.66	0.05	0.09	1	0.26	0.22	0.17	0.00	0.04	C11
食管	Oesophagus	29	5.25	6.23	4.97	0.35	0.72	8	2.11	1.74	1.31	0.04	0.17	C15
胃	Stomach	81	14.67	17.39	13.13	0.64	1.75	54	14.25	11.75	7.47	0.40	0.88	C16
结直肠肛门	Colon,Rectum & Anus	50	9.06	10.73	7.69	0.31	1.01	37	9.76	8.05	5.49	0.30	0.66	C18-21
肝脏	Liver	103	18.66	22.11	16.85	1.26	2.01	39	10.29	8.48	5.70	0.32	0.69	C22
胆囊及其他	Gallbladder etc.	14	2.54	3.01	2.13	0.13	0.25	15	3.96	3.26	1.97	0.10	0.20	C23-C24
胰腺	Pancreas	10	1.81	2.15	1.41	0.06	0.18	12	3.17	2.61	1.62	0.08	0.16	C25
喉	Larynx	5	0.91	1.07	0.86	0.06	0.13	1	0.26	0.22	0.17	0.00	0.04	C32
气管,支气管,肺	Trachea, Bronchus and Lung	139	25.18	29.84	22.74	1.55	3.19	49	12.93	10.66	7.13	0.36	0.94	C33-C34
其他胸腔器官	Other Thoracic Organs	0	0.00	0.00	0.00	0.00	0.00	2	0.53	0.44	0.26	0.00	0.03	C37-C38
骨	Bone	4	0.72	0.86	0.62	0.04	0.08	3	0.79	0.65	0.44	0.04	0.04	C40-C41
皮肤黑色素瘤	Melanoma of Skin	2	0.36	0.43	0.39	0.02	0.06	2	0.53	0.44	0.34	0.01	0.06	C43
乳房	Breast	0	0.00	0.00	0.00	0.00	0.00	33	8.71	7.18	5.12	0.35	0.59	C50
子宫颈	Cervix Uteri	–	–	–	–	–	–	23	6.07	5.00	3.39	0.26	0.37	C53
子宫体及子宫部位不明	Uterus & Unspecified	–	–	–	–	–	–	15	3.96	3.26	2.16	0.18	0.26	C54-C55
卵巢	Ovary	–	–	–	–	–	–	11	2.90	2.39	1.79	0.14	0.21	C56
前列腺	Prostate	11	1.99	2.36	1.66	0.02	0.27	–	–	–	–	–	–	C61
睾丸	Testis	0	0.00	0.00	0.00	0.00	0.00	–	–	–	–	–	–	C62
肾及泌尿系统不明	Kidney & Unspecified Urinary Organs	2	0.36	0.43	0.28	0.03	0.03	3	0.79	0.65	0.48	0.05	0.05	C64-66,68
膀胱	Bladder	10	1.81	2.15	1.60	0.02	0.21	4	1.06	0.87	0.54	0.03	0.07	C67
脑,神经系统	Brain,Central Nervous System	16	2.90	3.43	3.26	0.23	0.39	16	4.22	3.48	2.84	0.16	0.32	C70-C72
甲状腺	Thyroid Gland	1	0.18	0.21	0.17	0.00	0.04	6	1.58	1.31	0.95	0.05	0.08	C73
淋巴瘤	Lymphoma	5	0.91	1.07	0.88	0.07	0.10	3	0.79	0.65	0.51	0.04	0.08	C81-85,88,90,96
白血病	Leukaemia	17	3.08	3.65	3.60	0.16	0.30	14	3.69	3.05	2.75	0.21	0.25	C91-C95
不明及其他恶性肿瘤	All Other Sites and Unspecified	43	7.79	9.23	7.35	0.49	0.79	25	6.60	5.44	4.19	0.21	0.29	A_O
所有部位合计	All Sites	552	100.00	118.49	91.22	5.55	11.72	379	100.00	82.45	57.19	3.37	6.53	ALL
所有部位除外 C44	All Sites but C44	544	98.55	116.78	89.82	5.47	11.57	369	97.36	80.27	55.52	3.30	6.47	ALLbC44

表 6-3-308 腾冲市 2014 年癌症发病和死亡主要指标
Table 6-3-308 Incidence and mortality of cancer in Tengchong Shi,2014

部位 Site		男性 Male						女性 Female						ICD-10
		病例数 No. cases	构成 (%)	粗率 Crude rate (1/10⁵)	世标率 ASR world (1/10⁵)	累积率 Cum.rate(%) 0~64	0~74	病例数 No. cases	构成 (%)	粗率 Crude rate (1/10⁵)	世标率 ASR world (1/10⁵)	累积率 Cum.rate(%) 0~64	0~74	
发病 Incidence														
口腔和咽喉(除外鼻咽癌)	Lip,Oral Cavity & Pharynx but Nasopharynx	3	0.51	0.88	0.83	0.08	0.08	9	1.66	2.88	2.60	0.17	0.22	C00~10,C12~14
鼻咽癌	Nasopharynx	8	1.36	2.35	2.02	0.23	0.23	3	0.55	0.96	0.71	0.07	0.07	C11
食管	Oesophagus	7	1.19	2.05	1.93	0.19	0.26	1	0.18	0.32	0.23	0.03	0.03	C15
胃	Stomach	55	9.34	16.14	14.42	1.13	1.87	31	5.71	9.91	7.89	0.42	0.99	C16
结直肠肛门	Colon,Rectum & Anus	71	12.05	20.83	17.90	1.18	2.25	51	9.39	16.31	13.32	1.01	1.67	C18~21
肝脏	Liver	65	11.04	19.07	16.20	1.19	1.94	27	4.97	8.63	7.07	0.49	0.84	C22
胆囊及其他	Gallbladder etc.	13	2.21	3.81	3.27	0.19	0.47	18	3.31	5.76	4.40	0.27	0.58	C23~C24
胰腺	Pancreas	13	2.21	3.81	3.40	0.14	0.51	12	2.21	3.84	2.65	0.16	0.35	C25
喉	Larynx	5	0.85	1.47	1.46	0.10	0.20	0	0.00	0.00	0.00	0.00	0.00	C32
气管,支气管,肺	Trachea, Bronchus and Lung	134	22.75	39.31	34.44	1.73	4.73	56	10.31	17.91	14.92	0.77	1.98	C33~C34
其他胸腔器官	Other Thoracic Organs	1	0.17	0.29	0.30	0.04	0.04	3	0.55	0.96	1.01	0.02	0.02	C37~C38
骨	Bone	9	1.53	2.64	2.52	0.15	0.20	13	2.39	4.16	3.96	0.19	0.49	C40~C41
皮肤黑色素瘤	Melanoma of Skin	3	0.51	0.88	0.93	0.04	0.11	2	0.37	0.64	0.62	0.08	0.08	C43
乳房	Breast	1	0.17	0.29	0.23	0.03	0.03	53	9.76	16.95	13.69	1.09	1.27	C50
子宫颈	Cervix Uteri	–	–	–	–	–	–	85	15.65	27.18	20.92	1.75	2.15	C53
子宫体及子宫部位不明	Uterus & Unspecified	–	–	–	–	–	–	20	3.68	6.40	5.38	0.53	0.65	C54~C55
卵巢	Ovary	–	–	–	–	–	–	29	5.34	9.27	7.53	0.67	0.73	C56
前列腺	Prostate	12	2.04	3.52	3.03	0.12	0.43							C61
睾丸	Testis	0	0.00	0.00	0.00	0.00	0.00	–	–	–	–	–	–	C62
肾及泌尿系统不明	Kidney & Unspecified Urinary Organs	11	1.87	3.23	3.23	0.19	0.43	5	0.92	1.60	1.33	0.15	0.15	C64~66,68
膀胱	Bladder	51	8.66	14.96	12.84	0.61	1.72	9	1.66	2.88	2.22	0.04	0.37	C67
脑,神经系统	Brain,Central Nervous System	21	3.57	6.16	5.55	0.33	0.62	30	5.52	9.59	8.18	0.64	0.69	C70~C72
甲状腺	Thyroid Gland	8	1.36	2.35	1.87	0.13	0.13	17	3.13	5.44	4.49	0.31	0.49	C73
淋巴瘤	Lymphoma	13	2.21	3.81	3.71	0.20	0.39	5	0.92	1.60	1.16	0.12	0.12	C81~85,88,90,96
白血病	Leukaemia	27	4.58	7.92	7.59	0.58	0.68	20	3.68	6.40	5.84	0.47	0.59	C91~C95
不明及其他恶性肿瘤	All Other Sites and Unspecified	58	9.85	17.02	14.75	0.82	1.59	44	8.10	14.07	11.21	0.75	1.22	A_O
所有部位合计	All Sites	589	100.00	172.80	152.40	9.39	18.91	543	100.00	173.65	141.33	10.21	15.75	ALL
所有部位除外 C44	All Sites but C44	568	96.43	166.64	146.94	9.14	18.36	529	97.42	169.17	137.60	9.99	15.35	ALLbC44
死亡 Mortality														
口腔和咽喉(除外鼻咽癌)	Lip,Oral Cavity & Pharynx but Nasopharynx	2	0.51	0.59	0.53	0.07	0.07	0	0.00	0.00	0.00	0.00	0.00	C00~10,C12~14
鼻咽癌	Nasopharynx	6	1.52	1.76	1.39	0.08	0.22	1	0.34	0.32	0.26	0.03	0.03	C11
食管	Oesophagus	8	2.03	2.35	2.17	0.13	0.30	1	0.34	0.32	0.22	0.02	0.02	C15
胃	Stomach	35	8.88	10.27	9.34	0.58	1.11	28	9.52	8.95	6.58	0.35	0.66	C16
结直肠肛门	Colon,Rectum & Anus	35	8.88	10.27	8.48	0.46	0.94	36	12.24	11.51	9.27	0.54	1.09	C18~21
肝脏	Liver	60	15.23	17.60	15.19	1.08	2.00	22	7.48	7.04	5.90	0.33	0.74	C22
胆囊及其他	Gallbladder etc.	5	1.27	1.47	1.37	0.06	0.18	13	4.42	4.16	3.42	0.26	0.43	C23~C24
胰腺	Pancreas	10	2.54	2.93	2.57	0.11	0.37	14	4.76	4.48	3.05	0.16	0.35	C25
喉	Larynx	6	1.52	1.76	1.67	0.00	0.27	1	0.34	0.32	0.23	0.03	0.03	C32
气管,支气管,肺	Trachea, Bronchus and Lung	108	27.41	31.68	27.92	1.48	3.61	46	15.65	14.71	12.09	0.64	1.44	C33~C34
其他胸腔器官	Other Thoracic Organs	1	0.25	0.29	0.27	0.00	0.07	0	0.00	0.00	0.00	0.00	0.00	C37~C38
骨	Bone	6	1.52	1.76	1.53	0.13	0.18	10	3.40	3.20	3.36	0.15	0.32	C40~C41
皮肤黑色素瘤	Melanoma of Skin	3	0.76	0.88	0.88	0.04	0.16	0	0.00	0.00	0.00	0.00	0.00	C43
乳房	Breast	0	0.00	0.00	0.00	0.00	0.00	17	5.78	5.44	4.08	0.30	0.48	C50
子宫颈	Cervix Uteri	–	–	–	–	–	–	29	9.86	9.27	7.76	0.57	1.03	C53
子宫体及子宫部位不明	Uterus & Unspecified	–	–	–	–	–	–	9	3.06	2.88	2.25	0.25	0.25	C54~C55
卵巢	Ovary	–	–	–	–	–	–	8	2.72	2.56	1.99	0.13	0.26	C56
前列腺	Prostate	3	0.76	0.88	0.71	0.00	0.00	–	–	–	–	–	–	C61
睾丸	Testis	1	0.25	0.29	0.20	0.02	0.02	–	–	–	–	–	–	C62
肾及泌尿系统不明	Kidney & Unspecified Urinary Organs	5	1.27	1.47	1.52	0.06	0.20	3	1.02	0.96	0.65	0.04	0.04	C64~66,68
膀胱	Bladder	30	7.61	8.80	7.77	0.39	0.97	7	2.38	2.24	1.61	0.04	0.16	C67
脑,神经系统	Brain,Central Nervous System	18	4.57	5.28	4.75	0.30	0.56	12	4.08	3.84	3.39	0.29	0.34	C70~C72
甲状腺	Thyroid Gland	0	0.00	0.00	0.00	0.00	0.00	3	1.02	0.96	0.83	0.02	0.14	C73
淋巴瘤	Lymphoma	7	1.78	2.05	1.92	0.16	0.16	1	0.34	0.32	0.23	0.03	0.03	C81~85,88,90,96
白血病	Leukaemia	22	5.58	6.45	5.88	0.43	0.53	14	4.76	4.48	4.02	0.31	0.38	C91~C95
不明及其他恶性肿瘤	All Other Sites and Unspecified	23	5.84	6.75	5.84	0.33	0.76	19	6.46	6.08	4.52	0.27	0.33	A_O
所有部位合计	All Sites	394	100.00	115.59	101.89	5.90	12.67	294	100.00	94.02	75.72	4.76	8.54	ALL
所有部位除外 C44	All Sites but C44	384	97.46	112.66	99.57	5.79	12.35	291	98.98	93.06	75.10	4.76	8.54	ALLbC44

表 6-3-309 个旧市 2014 年癌症发病和死亡主要指标
Table 6-3-309 Incidence and mortality of cancer in Gejiu Shi,2014

部位 / Site		男性 Male						女性 Female						ICD-10
		病例数 No. cases	构成 (%)	粗率 Crude rate (1/10⁵)	世标率 ASR world (1/10⁵)	累积率 Cum.rate(%) 0~64	0~74	病例数 No. cases	构成 (%)	粗率 Crude rate (1/10⁵)	世标率 ASR world (1/10⁵)	累积率 Cum.rate(%) 0~64	0~74	
发病 Incidence														
口腔和咽喉(除外鼻咽癌)	Lip,Oral Cavity & Pharynx but Nasopharynx	10	2.02	5.11	2.86	0.17	0.24	3	0.78	1.53	1.06	0.12	0.12	C00-10,C12-14
鼻咽癌	Nasopharynx	8	1.61	4.09	2.51	0.20	0.20	1	0.26	0.51	0.13	0.00	0.00	C11
食管	Oesophagus	14	2.82	7.16	4.18	0.33	0.50	1	0.26	0.51	0.30	0.03	0.03	C15
胃	Stomach	22	4.44	11.25	7.78	0.63	1.05	8	2.07	4.08	2.67	0.12	0.41	C16
结直肠肛门	Colon,Rectum & Anus	55	11.09	28.13	17.27	1.18	1.94	48	12.44	24.50	15.78	0.99	1.98	C18-21
肝脏	Liver	59	11.90	30.17	19.73	1.46	2.36	14	3.63	7.14	3.84	0.24	0.49	C22
胆囊及其他	Gallbladder etc.	18	3.63	9.21	5.58	0.29	0.63	13	3.37	6.63	3.62	0.14	0.53	C23-C24
胰腺	Pancreas	14	2.82	7.16	4.39	0.33	0.51	5	1.30	2.55	1.13	0.00	0.13	C25
喉	Larynx	10	2.02	5.11	3.62	0.08	0.60	0	0.00	0.00	0.00	0.00	0.00	C32
气管,支气管,肺	Trachea, Bronchus and Lung	155	31.25	79.27	48.51	2.20	5.58	57	14.77	29.09	17.26	1.08	2.27	C33-C34
其他胸腔器官	Other Thoracic Organs	3	0.60	1.53	0.86	0.05	0.05	1	0.26	0.51	0.37	0.05	0.05	C37-C38
骨	Bone	2	0.40	1.02	0.69	0.03	0.10	1	0.26	0.51	0.54	0.03	0.03	C40-C41
皮肤黑色素瘤	Melanoma of Skin	2	0.40	1.02	0.82	0.00	0.20	0	0.00	0.00	0.00	0.00	0.00	C43
乳房	Breast	1	0.20	0.51	0.18	0.00	0.00	71	18.39	36.23	23.67	2.08	2.53	C50
子宫颈	Cervix Uteri	–	–	–	–	–	–	27	6.99	13.78	9.26	0.82	0.90	C53
子宫体及子宫部位不明	Uterus & Unspecified	–	–	–	–	–	–	19	4.92	9.70	6.24	0.43	0.79	C54-C55
卵巢	Ovary	–	–	–	–	–	–	19	4.92	9.70	6.51	0.66	0.66	C56
前列腺	Prostate	15	3.02	7.67	4.59	0.07	0.45	–	–	–	–	–	–	C61
睾丸	Testis	0	0.00	0.00	0.00	0.00	0.00	–	–	–	–	–	–	C62
肾及泌尿系统不明	Kidney & Unspecified Urinary Organs	13	2.62	6.65	3.76	0.26	0.33	3	0.78	1.53	0.68	0.00	0.07	C64-66,68
膀胱	Bladder	31	6.25	15.85	9.63	0.63	1.00	5	1.30	2.55	1.42	0.13	0.13	C67
脑,神经系统	Brain,Central Nervous System	21	4.23	10.74	7.95	0.58	0.93	17	4.40	8.68	6.84	0.45	0.58	C70-C72
甲状腺	Thyroid Gland	2	0.40	1.02	0.84	0.06	0.06	19	4.92	9.70	6.68	0.57	0.66	C73
淋巴瘤	Lymphoma	8	1.61	4.09	2.44	0.10	0.27	13	3.37	6.63	4.21	0.29	0.58	C81-85,88,90,96
白血病	Leukaemia	10	2.02	5.11	6.52	0.37	0.48	10	2.59	5.10	4.03	0.29	0.35	C91-C95
不明及其他恶性肿瘤	All Other Sites and Unspecified	23	4.64	11.76	7.06	0.41	0.89	31	8.03	15.82	9.90	0.58	1.04	A_O
所有部位合计	All Sites	496	100.00	253.67	161.75	9.44	18.36	386	100.00	196.99	126.13	9.13	14.34	ALL
所有部位除外 C44	All Sites but C44	484	97.58	247.54	158.29	9.23	17.95	380	98.45	193.93	124.90	9.10	14.23	ALLbC44
死亡 Mortality														
口腔和咽喉(除外鼻咽癌)	Lip,Oral Cavity & Pharynx but Nasopharynx	7	2.05	3.58	1.96	0.11	0.18	2	1.08	1.02	0.77	0.08	0.08	C00-10,C12-14
鼻咽癌	Nasopharynx	4	1.17	2.05	1.20	0.11	0.11	2	1.08	1.02	0.54	0.00	0.07	C11
食管	Oesophagus	14	4.11	7.16	4.69	0.28	0.65	0	0.00	0.00	0.00	0.00	0.00	C15
胃	Stomach	19	5.57	9.72	6.29	0.33	0.92	8	4.30	4.08	2.45	0.13	0.27	C16
结直肠肛门	Colon,Rectum & Anus	30	8.80	15.34	9.37	0.53	1.08	18	9.68	9.19	4.65	0.22	0.56	C18-21
肝脏	Liver	35	10.26	17.90	11.26	0.70	1.42	12	6.45	6.12	2.64	0.19	0.19	C22
胆囊及其他	Gallbladder etc.	17	4.99	8.69	5.03	0.25	0.42	11	5.91	5.61	3.12	0.14	0.44	C23-C24
胰腺	Pancreas	10	2.93	5.11	3.40	0.27	0.44	6	3.23	3.06	1.31	0.09	0.09	C25
喉	Larynx	7	2.05	3.58	2.74	0.08	0.49	1	0.54	0.51	0.47	0.04	0.04	C32
气管,支气管,肺	Trachea, Bronchus and Lung	122	35.78	62.40	37.78	1.30	3.99	34	18.28	17.35	9.30	0.62	1.03	C33-C34
其他胸腔器官	Other Thoracic Organs	3	0.88	1.53	0.79	0.05	0.05	0	0.00	0.00	0.00	0.00	0.00	C37-C38
骨	Bone	4	1.17	2.05	1.26	0.09	0.09	2	1.08	1.02	0.29	0.00	0.00	C40-C41
皮肤黑色素瘤	Melanoma of Skin	2	0.59	1.02	0.65	0.00	0.10	0	0.00	0.00	0.00	0.00	0.00	C43
乳房	Breast	0	0.00	0.00	0.00	0.00	0.00	11	5.91	5.61	3.58	0.24	0.44	C50
子宫颈	Cervix Uteri	–	–	–	–	–	–	3	1.61	1.53	0.91	0.09	0.09	C53
子宫体及子宫部位不明	Uterus & Unspecified	–	–	–	–	–	–	5	2.69	2.55	1.32	0.12	0.12	C54-C55
卵巢	Ovary	–	–	–	–	–	–	16	8.60	8.17	5.14	0.42	0.56	C56
前列腺	Prostate	11	3.23	5.63	3.68	0.04	0.38	–	–	–	–	–	–	C61
睾丸	Testis	0	0.00	0.00	0.00	0.00	0.00	–	–	–	–	–	–	C62
肾及泌尿系统不明	Kidney & Unspecified Urinary Organs	8	2.35	4.09	2.33	0.11	0.18	2	1.08	1.02	0.44	0.04	0.04	C64-66,68
膀胱	Bladder	4	1.17	2.05	1.20	0.00	0.10	1	0.54	0.51	0.20	0.00	0.00	C67
脑,神经系统	Brain,Central Nervous System	8	2.35	4.09	3.71	0.17	0.52	10	5.38	5.10	2.59	0.18	0.25	C70-C72
甲状腺	Thyroid Gland	0	0.00	0.00	0.00	0.00	0.00	1	0.54	0.51	0.28	0.04	0.04	C73
淋巴瘤	Lymphoma	8	2.35	4.09	2.06	0.13	0.13	9	4.84	4.59	2.50	0.12	0.35	C81-85,88,90,96
白血病	Leukaemia	7	2.05	3.58	3.32	0.09	0.33	10	5.38	5.10	4.05	0.28	0.36	C91-C95
不明及其他恶性肿瘤	All Other Sites and Unspecified	21	6.16	10.74	6.03	0.27	0.72	22	11.83	11.23	6.46	0.33	0.72	A_O
所有部位合计	All Sites	341	100.00	174.40	108.76	4.90	12.31	186	100.00	94.92	53.02	3.36	5.75	ALL
所有部位除外 C44	All Sites but C44	334	97.95	170.82	106.71	4.86	12.00	183	98.39	93.39	52.43	3.33	5.72	ALLbC44

表 6-3-310 屏边苗族自治县 2014 年癌症发病和死亡主要指标
Table 6-3-310 Incidence and mortality of cancer in Pingbian Miaozu Zizhixian, 2014

部位 Site		男性 Male						女性 Female						ICD-10
		病例数 No. cases	构成 (%)	粗率 Crude rate (1/10⁵)	世标率 ASR world (1/10⁵)	累积率 Cum.rate(%)		病例数 No. cases	构成 (%)	粗率 Crude rate (1/10⁵)	世标率 ASR world (1/10⁵)	累积率 Cum.rate(%)		
						0~64	0~74					0~64	0~74	
发病 Incidence														
口腔和咽喉(除外鼻咽癌)	Lip,Oral Cavity & Pharynx but Nasopharynx	1	0.73	1.21	0.83	0.07	0.07	1	0.87	1.33	0.95	0.08	0.08	C00-10,C12-14
鼻咽癌	Nasopharynx	2	1.46	2.43	1.69	0.07	0.07	0	0.00	0.00	0.00	0.00	0.00	C11
食管	Oesophagus	0	0.00	0.00	0.00	0.00	0.00	1	0.87	1.33	1.10	0.11	0.11	C15
胃	Stomach	11	8.03	13.34	10.14	0.56	0.56	13	11.30	17.29	13.77	0.98	1.47	C16
结直肠肛门	Colon,Rectum & Anus	18	13.14	21.83	18.92	0.85	2.74	10	8.70	13.30	11.70	0.88	1.59	C18-21
肝脏	Liver	43	31.39	52.14	42.76	3.08	4.71	12	10.43	15.96	12.68	0.80	1.28	C22
胆囊及其他	Gallbladder etc.	0	0.00	0.00	0.00	0.00	0.00	4	3.48	5.32	5.13	0.47	0.70	C23-C24
胰腺	Pancreas	2	1.46	2.43	2.28	0.18	0.18	4	3.48	5.32	4.35	0.29	0.55	C25
喉	Larynx	0	0.00	0.00	0.00	0.00	0.00	1	0.87	1.33	1.18	0.15	0.15	C32
气管,支气管,肺	Trachea, Bronchus and Lung	37	27.01	44.86	41.20	1.43	5.23	26	22.61	34.58	27.59	1.18	3.52	C33-C34
其他胸腔器官	Other Thoracic Organs	0	0.00	0.00	0.00	0.00	0.00	0	0.00	0.00	0.00	0.00	0.00	C37-C38
骨	Bone	0	0.00	0.00	0.00	0.00	0.00	1	0.87	1.33	1.05	0.00	0.26	C40-C41
皮肤黑色素瘤	Melanoma of Skin	0	0.00	0.00	0.00	0.00	0.00	0	0.00	0.00	0.00	0.00	0.00	C43
乳房	Breast	0	0.00	0.00	0.00	0.00	0.00	13	11.30	17.29	13.83	1.17	1.39	C50
子宫颈	Cervix Uteri	–	–	–	–	–	–	3	2.61	3.99	3.22	0.34	0.34	C53
子宫体及子宫部位不明	Uterus & Unspecified	–	–	–	–	–	–	0	0.00	0.00	0.00	0.00	0.00	C54-C55
卵巢	Ovary	–	–	–	–	–	–	0	0.00	0.00	0.00	0.00	0.00	C56
前列腺	Prostate	0	0.00	0.00	0.00	0.00	0.00	–	–	–	–	–	–	C61
睾丸	Testis	0	0.00	0.00	0.00	0.00	0.00	–	–	–	–	–	–	C62
肾及泌尿系统不明	Kidney & Unspecified Urinary Organs	0	0.00	0.00	0.00	0.00	0.00	1	0.87	1.33	1.18	0.15	0.15	C64-66,68
膀胱	Bladder	4	2.92	4.85	3.99	0.41	0.41	0	0.00	0.00	0.00	0.00	0.00	C67
脑,神经系统	Brain,Central Nervous System	9	6.57	10.91	10.26	0.71	1.26	5	4.35	6.65	6.35	0.58	0.58	C70-C72
甲状腺	Thyroid Gland	1	0.73	1.21	0.78	0.06	0.06	3	2.61	3.99	2.96	0.16	0.42	C73
淋巴瘤	Lymphoma	2	1.46	2.43	2.80	0.18	0.41	4	3.48	5.32	5.05	0.34	0.34	C81-85,88,90,96
白血病	Leukaemia	0	0.00	0.00	0.00	0.00	0.00	4	3.48	5.32	3.59	0.15	0.41	C91-C95
不明及其他恶性肿瘤	All Other Sites and Unspecified	7	5.11	8.49	7.84	0.31	1.00	9	7.83	11.97	8.72	0.53	1.06	A_O
所有部位合计	All Sites	137	100.00	166.11	143.51	7.92	16.70	115	100.00	152.95	124.40	8.35	14.39	ALL
所有部位除外 C44	All Sites but C44	137	100.00	166.11	143.51	7.92	16.70	113	98.26	150.29	122.38	8.27	14.05	ALLbC44
死亡 Mortality														
口腔和咽喉(除外鼻咽癌)	Lip,Oral Cavity & Pharynx but Nasopharynx	1	1.08	1.21	0.83	0.07	0.07	0	0.00	0.00	0.00	0.00	0.00	C00-10,C12-14
鼻咽癌	Nasopharynx	1	1.08	1.21	0.85	0.07	0.07	0	0.00	0.00	0.00	0.00	0.00	C11
食管	Oesophagus	1	1.08	1.21	1.01	0.10	0.10	0	0.00	0.00	0.00	0.00	0.00	C15
胃	Stomach	7	7.53	8.49	6.61	0.39	0.39	12	18.18	15.96	12.78	0.62	1.55	C16
结直肠肛门	Colon,Rectum & Anus	7	7.53	8.49	7.19	0.27	0.90	2	3.03	2.66	2.49	0.18	0.44	C18-21
肝脏	Liver	27	29.03	32.74	26.32	2.11	2.65	12	18.18	15.96	11.87	0.74	1.23	C22
胆囊及其他	Gallbladder etc.	0	0.00	0.00	0.00	0.00	0.00	0	0.00	0.00	0.00	0.00	0.00	C23-C24
胰腺	Pancreas	1	1.08	1.21	0.85	0.00	0.00	3	4.55	3.99	3.29	0.08	0.56	C25
喉	Larynx	0	0.00	0.00	0.00	0.00	0.00	0	0.00	0.00	0.00	0.00	0.00	C32
气管,支气管,肺	Trachea, Bronchus and Lung	27	29.03	32.74	28.92	1.61	3.01	19	28.79	25.27	18.01	0.70	1.86	C33-C34
其他胸腔器官	Other Thoracic Organs	1	1.08	1.21	0.84	0.07	0.07	0	0.00	0.00	0.00	0.00	0.00	C37-C38
骨	Bone	0	0.00	0.00	0.00	0.00	0.00	0	0.00	0.00	0.00	0.00	0.00	C40-C41
皮肤黑色素瘤	Melanoma of Skin	1	1.08	1.21	1.07	0.13	0.13	0	0.00	0.00	0.00	0.00	0.00	C43
乳房	Breast	0	0.00	0.00	0.00	0.00	0.00	4	6.06	5.32	4.33	0.45	0.45	C50
子宫颈	Cervix Uteri	–	–	–	–	–	–	3	4.55	3.99	2.82	0.23	0.23	C53
子宫体及子宫部位不明	Uterus & Unspecified	–	–	–	–	–	–	1	1.52	1.33	0.90	0.08	0.08	C54-C55
卵巢	Ovary	–	–	–	–	–	–	0	0.00	0.00	0.00	0.00	0.00	C56
前列腺	Prostate	0	0.00	0.00	0.00	0.00	0.00	–	–	–	–	–	–	C61
睾丸	Testis	0	0.00	0.00	0.00	0.00	0.00	–	–	–	–	–	–	C62
肾及泌尿系统不明	Kidney & Unspecified Urinary Organs	1	1.08	1.21	0.84	0.07	0.07	1	1.52	1.33	1.18	0.15	0.15	C64-66,68
膀胱	Bladder	0	0.00	0.00	0.00	0.00	0.00	1	1.52	1.33	0.94	0.08	0.08	C67
脑,神经系统	Brain,Central Nervous System	9	9.68	10.91	10.38	0.78	1.41	2	3.03	2.66	2.12	0.23	0.23	C70-C72
甲状腺	Thyroid Gland	0	0.00	0.00	0.00	0.00	0.00	0	0.00	0.00	0.00	0.00	0.00	C73
淋巴瘤	Lymphoma	3	3.23	3.64	3.52	0.41	0.41	1	1.52	1.33	1.46	0.09	0.09	C81-85,88,90,96
白血病	Leukaemia	0	0.00	0.00	0.00	0.00	0.00	2	3.03	2.66	1.60	0.07	0.07	C91-C95
不明及其他恶性肿瘤	All Other Sites and Unspecified	6	6.45	7.28	5.74	0.37	0.60	3	4.55	3.99	2.79	0.23	0.23	A_O
所有部位合计	All Sites	93	100.00	112.76	94.98	6.38	9.82	66	100.00	87.78	66.57	3.92	7.24	ALL
所有部位除外 C44	All Sites but C44	91	97.85	110.34	92.90	6.15	9.58	66	100.00	87.78	66.57	3.92	7.24	ALLbC44

表 6-3-311　林芝县 2014 年癌症发病和死亡主要指标
Table 6-3-311　Incidence and mortality of cancer in Nyingchi Xian,2014

部位 Site		男性 Male						女性 Female						ICD-10
		病例数 No. cases	构成 (%)	粗率 Crude rate (1/10⁵)	世标率 ASR world (1/10⁵)	累积率 Cum.rate(%) 0~64	0~74	病例数 No. cases	构成 (%)	粗率 Crude rate (1/10⁵)	世标率 ASR world (1/10⁵)	累积率 Cum.rate(%) 0~64	0~74	
发病 Incidence														
口腔和咽喉(除外鼻咽癌)	Lip,Oral Cavity & Pharynx but Nasopharynx	0	0.00	0.00	0.00	0.00	0.00	0	0.00	0.00	0.00	0.00	0.00	C00~10,C12~14
鼻咽癌	Nasopharynx	0	0.00	0.00	0.00	0.00	0.00	0	0.00	0.00	0.00	0.00	0.00	C11
食管	Oesophagus	1	9.09	4.47	4.58	0.57	0.57	0	0.00	0.00	0.00	0.00	0.00	C15
胃	Stomach	2	18.18	8.94	7.36	0.80	0.80	5	45.45	22.93	20.72	1.01	1.01	C16
结直肠肛门	Colon,Rectum & Anus	3	27.27	13.41	14.92	0.82	2.05	0	0.00	0.00	0.00	0.00	0.00	C18~21
肝脏	Liver	4	36.36	17.88	16.72	1.88	1.88	2	18.18	9.17	10.83	0.00	1.11	C22
胆囊及其他	Gallbladder etc.	0	0.00	0.00	0.00	0.00	0.00	1	9.09	4.59	4.15	0.00	0.00	C23~C24
胰腺	Pancreas	0	0.00	0.00	0.00	0.00	0.00	0	0.00	0.00	0.00	0.00	0.00	C25
喉	Larynx	0	0.00	0.00	0.00	0.00	0.00	0	0.00	0.00	0.00	0.00	0.00	C32
气管,支气管,肺	Trachea, Bronchus and Lung	1	9.09	4.47	2.78	0.23	0.23	0	0.00	0.00	0.00	0.00	0.00	C33~C34
其他胸腔器官	Other Thoracic Organs	0	0.00	0.00	0.00	0.00	0.00	0	0.00	0.00	0.00	0.00	0.00	C37~C38
骨	Bone	0	0.00	0.00	0.00	0.00	0.00	0	0.00	0.00	0.00	0.00	0.00	C40~C41
皮肤黑色素瘤	Melanoma of Skin	0	0.00	0.00	0.00	0.00	0.00	0	0.00	0.00	0.00	0.00	0.00	C43
乳房	Breast	0	0.00	0.00	0.00	0.00	0.00	0	0.00	0.00	0.00	0.00	0.00	C50
子宫颈	Cervix Uteri	–	–	–	–	–	–	0	0.00	0.00	0.00	0.00	0.00	C53
子宫体及子宫部位不明	Uterus & Unspecified	–	–	–	–	–	–	0	0.00	0.00	0.00	0.00	0.00	C54~C55
卵巢	Ovary	–	–	–	–	–	–	1	9.09	4.59	6.68	0.00	1.11	C56
前列腺	Prostate	0	0.00	0.00	0.00	0.00	0.00	–	–	–	–	–	–	C61
睾丸	Testis	0	0.00	0.00	0.00	0.00	0.00	–	–	–	–	–	–	C62
肾及泌尿系统不明	Kidney & Unspecified Urinary Organs	0	0.00	0.00	0.00	0.00	0.00	0	0.00	0.00	0.00	0.00	0.00	C64~66,68
膀胱	Bladder	0	0.00	0.00	0.00	0.00	0.00	0	0.00	0.00	0.00	0.00	0.00	C67
脑,神经系统	Brain,Central Nervous System	0	0.00	0.00	0.00	0.00	0.00	1	9.09	4.59	3.17	0.26	0.26	C70~C72
甲状腺	Thyroid Gland	0	0.00	0.00	0.00	0.00	0.00	0	0.00	0.00	0.00	0.00	0.00	C73
淋巴瘤	Lymphoma	0	0.00	0.00	0.00	0.00	0.00	0	0.00	0.00	0.00	0.00	0.00	C81~85,88,90,96
白血病	Leukaemia	0	0.00	0.00	0.00	0.00	0.00	0	0.00	0.00	0.00	0.00	0.00	C91~C95
不明及其他恶性肿瘤	All Other Sites and Unspecified	0	0.00	0.00	0.00	0.00	0.00	1	9.09	4.59	5.05	0.63	0.63	A_O
所有部位合计	All Sites	11	100.00	49.17	46.36	4.32	5.54	11	100.00	50.45	50.61	1.90	4.13	ALL
所有部位除外 C44	All Sites but C44	11	100.00	49.17	46.36	4.32	5.54	11	100.00	50.45	50.61	1.90	4.13	ALLbC44
死亡 Mortality														
口腔和咽喉(除外鼻咽癌)	Lip,Oral Cavity & Pharynx but Nasopharynx	0	0.00	0.00	0.00	0.00	0.00	0	0.00	0.00	0.00	0.00	0.00	C00~10,C12~14
鼻咽癌	Nasopharynx	0	0.00	0.00	0.00	0.00	0.00	0	0.00	0.00	0.00	0.00	0.00	C11
食管	Oesophagus	0	0.00	0.00	0.00	0.00	0.00	0	0.00	0.00	0.00	0.00	0.00	C15
胃	Stomach	2	50.00	8.94	7.36	0.80	0.80	4	66.67	18.34	14.43	0.22	0.22	C16
结直肠肛门	Colon,Rectum & Anus	0	0.00	0.00	0.00	0.00	0.00	0	0.00	0.00	0.00	0.00	0.00	C18~21
肝脏	Liver	2	50.00	8.94	8.15	0.93	0.93	2	33.33	9.17	10.83	0.00	1.11	C22
胆囊及其他	Gallbladder etc.	0	0.00	0.00	0.00	0.00	0.00	0	0.00	0.00	0.00	0.00	0.00	C23~C24
胰腺	Pancreas	0	0.00	0.00	0.00	0.00	0.00	0	0.00	0.00	0.00	0.00	0.00	C25
喉	Larynx	0	0.00	0.00	0.00	0.00	0.00	0	0.00	0.00	0.00	0.00	0.00	C32
气管,支气管,肺	Trachea, Bronchus and Lung	0	0.00	0.00	0.00	0.00	0.00	0	0.00	0.00	0.00	0.00	0.00	C33~C34
其他胸腔器官	Other Thoracic Organs	0	0.00	0.00	0.00	0.00	0.00	0	0.00	0.00	0.00	0.00	0.00	C37~C38
骨	Bone	0	0.00	0.00	0.00	0.00	0.00	0	0.00	0.00	0.00	0.00	0.00	C40~C41
皮肤黑色素瘤	Melanoma of Skin	0	0.00	0.00	0.00	0.00	0.00	0	0.00	0.00	0.00	0.00	0.00	C43
乳房	Breast	0	0.00	0.00	0.00	0.00	0.00	0	0.00	0.00	0.00	0.00	0.00	C50
子宫颈	Cervix Uteri	–	–	–	–	–	–	0	0.00	0.00	0.00	0.00	0.00	C53
子宫体及子宫部位不明	Uterus & Unspecified	–	–	–	–	–	–	0	0.00	0.00	0.00	0.00	0.00	C54~C55
卵巢	Ovary	–	–	–	–	–	–	0	0.00	0.00	0.00	0.00	0.00	C56
前列腺	Prostate	0	0.00	0.00	0.00	0.00	0.00	–	–	–	–	–	–	C61
睾丸	Testis	0	0.00	0.00	0.00	0.00	0.00	–	–	–	–	–	–	C62
肾及泌尿系统不明	Kidney & Unspecified Urinary Organs	0	0.00	0.00	0.00	0.00	0.00	0	0.00	0.00	0.00	0.00	0.00	C64~66,68
膀胱	Bladder	0	0.00	0.00	0.00	0.00	0.00	0	0.00	0.00	0.00	0.00	0.00	C67
脑,神经系统	Brain,Central Nervous System	0	0.00	0.00	0.00	0.00	0.00	0	0.00	0.00	0.00	0.00	0.00	C70~C72
甲状腺	Thyroid Gland	0	0.00	0.00	0.00	0.00	0.00	0	0.00	0.00	0.00	0.00	0.00	C73
淋巴瘤	Lymphoma	0	0.00	0.00	0.00	0.00	0.00	0	0.00	0.00	0.00	0.00	0.00	C81~85,88,90,96
白血病	Leukaemia	0	0.00	0.00	0.00	0.00	0.00	0	0.00	0.00	0.00	0.00	0.00	C91~C95
不明及其他恶性肿瘤	All Other Sites and Unspecified	0	0.00	0.00	0.00	0.00	0.00	0	0.00	0.00	0.00	0.00	0.00	A_O
所有部位合计	All Sites	4	100.00	17.88	15.51	1.73	1.73	6	100.00	27.52	25.26	0.22	1.33	ALL
所有部位除外 C44	All Sites but C44	4	100.00	17.88	15.51	1.73	1.73	6	100.00	27.52	25.26	0.22	1.33	ALLbC44

表 6-3-312 西安市碑林区 2014 年癌症发病和死亡主要指标
Table 6-3-312 Incidence and mortality of cancer in Beilin Qu, Xi'an Shi, 2014

部位 Site		男性 Male						女性 Female						ICD-10
		病例数 No. cases	构成 (%)	粗率 Crude rate (1/10⁵)	世标率 ASR world (1/10⁵)	累积率 Cum.rate(%) 0~64	0~74	病例数 No. cases	构成 (%)	粗率 Crude rate (1/10⁵)	世标率 ASR world (1/10⁵)	累积率 Cum.rate(%) 0~64	0~74	
发病 Incidence														
口腔和咽喉(除外鼻咽癌)	Lip,Oral Cavity & Pharynx but Nasopharynx	5	0.54	1.38	0.86	0.02	0.12	8	1.20	2.30	0.89	0.00	0.03	C00-10,C12-14
鼻咽癌	Nasopharynx	2	0.21	0.55	0.47	0.06	0.06	3	0.45	0.86	0.56	0.04	0.04	C11
食管	Oesophagus	33	3.53	9.12	5.71	0.26	0.56	21	3.16	6.03	2.88	0.03	0.19	C15
胃	Stomach	97	10.39	26.81	16.80	0.67	1.94	39	5.86	11.19	5.55	0.29	0.61	C16
结直肠肛门	Colon,Rectum & Anus	89	9.53	24.60	15.48	0.61	1.40	76	11.43	21.81	10.44	0.34	0.93	C18-21
肝脏	Liver	89	9.53	24.60	15.23	0.84	1.72	39	5.86	11.19	4.71	0.14	0.38	C22
胆囊及其他	Gallbladder etc.	21	2.25	5.80	3.12	0.06	0.30	36	5.41	10.33	4.78	0.15	0.46	C23-C24
胰腺	Pancreas	38	4.07	10.50	6.61	0.30	0.65	28	4.21	8.04	4.84	0.30	0.57	C25
喉	Larynx	5	0.54	1.38	0.45	0.00	0.00	0	0.00	0.00	0.00	0.00	0.00	C32
气管,支气管,肺	Trachea, Bronchus and Lung	328	35.12	90.67	55.03	2.12	6.27	152	22.86	43.62	22.05	0.86	2.22	C33-C34
其他胸腔器官	Other Thoracic Organs	2	0.21	0.55	0.18	0.00	0.00	2	0.30	0.57	0.33	0.02	0.05	C37-C38
骨	Bone	7	0.75	1.93	1.09	0.04	0.09	3	0.45	0.86	0.24	0.00	0.00	C40-C41
皮肤黑色素瘤	Melanoma of Skin	1	0.11	0.28	0.08	0.00	0.00	0	0.00	0.00	0.00	0.00	0.00	C43
乳房	Breast	1	0.11	0.28	0.29	0.04	0.04	63	9.47	18.08	11.81	0.84	1.27	C50
子宫颈	Cervix Uteri	–	–	–	–	–	–	35	5.26	10.04	6.77	0.55	0.67	C53
子宫体及子宫部位不明	Uterus & Unspecified	–	–	–	–	–	–	14	2.11	4.02	2.70	0.24	0.32	C54-C55
卵巢	Ovary	–	–	–	–	–	–	32	4.81	9.18	5.40	0.38	0.60	C56
前列腺	Prostate	58	6.21	16.03	7.59	0.04	0.53	–	–	–	–	–	–	C61
睾丸	Testis	3	0.32	0.83	0.77	0.06	0.06	–	–	–	–	–	–	C62
肾及泌尿系统不明	Kidney & Unspecified Urinary Organs	14	1.50	3.87	2.85	0.13	0.38	10	1.50	2.87	1.80	0.08	0.16	C64-66,68
膀胱	Bladder	23	2.46	6.36	3.91	0.14	0.28	6	0.90	1.72	0.50	0.00	0.00	C67
脑,神经系统	Brain,Central Nervous System	11	1.18	3.04	2.06	0.15	0.20	15	2.26	4.30	2.61	0.15	0.30	C70-C72
甲状腺	Thyroid Gland	5	0.54	1.38	0.95	0.09	0.09	12	1.80	3.44	2.00	0.15	0.18	C73
淋巴瘤	Lymphoma	31	3.32	8.57	5.93	0.33	0.67	17	2.56	4.88	2.80	0.12	0.28	C81-85,88,90,96
白血病	Leukaemia	20	2.14	5.53	3.96	0.31	0.40	17	2.56	4.88	5.87	0.27	0.38	C91-C95
不明及其他恶性肿瘤	All Other Sites and Unspecified	51	5.46	14.10	9.01	0.44	1.02	37	5.56	10.62	7.04	0.26	0.59	A_O
所有部位合计	All Sites	934	100.00	258.18	158.42	6.69	16.77	665	100.00	190.85	106.57	5.22	10.25	ALL
所有部位除外 C44	All Sites but C44	930	99.57	257.07	157.46	6.62	16.65	659	99.10	189.13	105.68	5.20	10.16	ALLbC44
死亡 Mortality														
口腔和咽喉(除外鼻咽癌)	Lip,Oral Cavity & Pharynx but Nasopharynx	2	0.34	0.55	0.28	0.00	0.05	8	2.11	2.30	1.01	0.02	0.05	C00-10,C12-14
鼻咽癌	Nasopharynx	3	0.51	0.83	0.64	0.08	0.08	2	0.53	0.57	0.36	0.02	0.02	C11
食管	Oesophagus	29	4.92	8.02	4.70	0.21	0.41	13	3.42	3.73	1.72	0.03	0.11	C15
胃	Stomach	63	10.70	17.41	11.43	0.44	1.32	30	7.89	8.61	4.02	0.15	0.44	C16
结直肠肛门	Colon,Rectum & Anus	52	8.83	14.37	8.34	0.32	0.66	38	10.00	10.91	4.99	0.05	0.32	C18-21
肝脏	Liver	66	11.21	18.24	11.38	0.53	1.35	29	7.63	8.32	3.57	0.15	0.29	C22
胆囊及其他	Gallbladder etc.	13	2.21	3.59	2.03	0.06	0.25	25	6.58	7.17	3.32	0.09	0.30	C23-C24
胰腺	Pancreas	26	4.41	7.19	4.34	0.11	0.36	22	5.79	6.31	3.52	0.22	0.41	C25
喉	Larynx	2	0.34	0.55	0.18	0.00	0.00	0	0.00	0.00	0.00	0.00	0.00	C32
气管,支气管,肺	Trachea, Bronchus and Lung	229	38.88	63.30	39.17	1.59	4.43	97	25.53	27.84	14.21	0.54	1.30	C33-C34
其他胸腔器官	Other Thoracic Organs	2	0.34	0.55	0.18	0.00	0.00	0	0.00	0.00	0.00	0.00	0.00	C37-C38
骨	Bone	1	0.17	0.28	0.17	0.02	0.02	0	0.00	0.00	0.00	0.00	0.00	C40-C41
皮肤黑色素瘤	Melanoma of Skin	0	0.00	0.00	0.00	0.00	0.00	0	0.00	0.00	0.00	0.00	0.00	C43
乳房	Breast	0	0.00	0.00	0.00	0.00	0.00	26	6.84	7.46	4.47	0.26	0.49	C50
子宫颈	Cervix Uteri	–	–	–	–	–	–	14	3.68	4.02	2.64	0.20	0.24	C53
子宫体及子宫部位不明	Uterus & Unspecified	–	–	–	–	–	–	3	0.79	0.86	0.60	0.07	0.07	C54-C55
卵巢	Ovary	–	–	–	–	–	–	16	4.21	4.59	2.64	0.18	0.26	C56
前列腺	Prostate	20	3.40	5.53	2.65	0.02	0.16	–	–	–	–	–	–	C61
睾丸	Testis	2	0.34	0.55	0.54	0.04	0.04	–	–	–	–	–	–	C62
肾及泌尿系统不明	Kidney & Unspecified Urinary Organs	7	1.19	1.93	1.44	0.10	0.15	6	1.58	1.72	1.08	0.00	0.08	C64-66,68
膀胱	Bladder	10	1.70	2.76	1.48	0.09	0.09	3	0.79	0.86	0.26	0.00	0.00	C67
脑,神经系统	Brain,Central Nervous System	5	0.85	1.38	0.85	0.08	0.08	11	2.89	3.16	1.74	0.11	0.18	C70-C72
甲状腺	Thyroid Gland	0	0.00	0.00	0.00	0.00	0.00	2	0.53	0.57	0.26	0.00	0.00	C73
淋巴瘤	Lymphoma	22	3.74	6.08	4.29	0.24	0.48	9	2.37	2.58	1.60	0.08	0.18	C81-85,88,90,96
白血病	Leukaemia	13	2.21	3.59	2.53	0.20	0.25	7	1.84	2.01	2.25	0.10	0.13	C91-C95
不明及其他恶性肿瘤	All Other Sites and Unspecified	22	3.74	6.08	3.79	0.16	0.40	19	5.00	5.45	3.62	0.11	0.32	A_O
所有部位合计	All Sites	589	100.00	162.81	100.43	4.28	10.59	380	100.00	109.06	57.87	2.47	5.18	ALL
所有部位除外 C44	All Sites but C44	586	99.49	161.98	99.77	4.24	10.50	376	98.95	107.91	57.40	2.45	5.13	ALLbC44

表 6-3-313 西安市莲湖区 2014 年癌症发病和死亡主要指标
Table 6-3-313　Incidence and mortality of cancer in Lianhu Qu,Xi'an Shi,2014

部位 Site		男性 Male 病例数 No. cases	构成 (%)	粗率 Crude rate (1/10⁵)	世标率 ASR world (1/10⁵)	累积率 Cum.rate(%) 0~64	0~74	女性 Female 病例数 No. cases	构成 (%)	粗率 Crude rate (1/10⁵)	世标率 ASR world (1/10⁵)	累积率 Cum.rate(%) 0~64	0~74	ICD-10
发病 Incidence														
口腔和咽喉(除外鼻咽癌)	Lip,Oral Cavity & Pharynx but Nasopharynx	13	1.31	3.93	2.93	0.06	0.26	5	0.65	1.53	0.96	0.00	0.04	C00-10,C12-14
鼻咽癌	Nasopharynx	7	0.71	2.12	1.40	0.11	0.16	2	0.26	0.61	0.44	0.06	0.06	C11
食管	Oesophagus	46	4.65	13.90	8.60	0.40	0.80	16	2.09	4.90	2.41	0.03	0.20	C15
胃	Stomach	108	10.92	32.63	21.32	0.87	2.78	38	4.97	11.64	6.95	0.35	0.76	C16
结直肠肛门	Colon,Rectum & Anus	83	8.39	25.08	16.26	0.56	1.86	65	8.50	19.90	10.56	0.34	1.03	C18-21
肝脏	Liver	139	14.05	42.00	28.31	1.22	3.68	64	8.37	19.60	10.80	0.52	1.13	C22
胆囊及其他	Gallbladder etc.	17	1.72	5.14	3.19	0.08	0.43	32	4.18	9.80	5.24	0.11	0.44	C23-C24
胰腺	Pancreas	37	3.74	11.18	7.02	0.35	0.70	30	3.92	9.19	5.53	0.21	0.62	C25
喉	Larynx	6	0.61	1.81	1.15	0.06	0.16	1	0.13	0.31	0.12	0.00	0.00	C32
气管,支气管,肺	Trachea, Bronchus and Lung	324	32.76	97.90	61.86	2.31	6.94	138	18.04	42.26	23.51	0.85	2.34	C33-C34
其他胸腔器官	Other Thoracic Organs	7	0.71	2.12	1.35	0.07	0.17	4	0.52	1.22	0.60	0.00	0.00	C37-C38
骨	Bone	7	0.71	2.12	1.48	0.09	0.14	7	0.92	2.14	1.24	0.04	0.13	C40-C41
皮肤黑色素瘤	Melanoma of Skin	2	0.20	0.60	0.38	0.03	0.03	2	0.26	0.61	0.39	0.03	0.03	C43
乳房	Breast	1	0.10	0.30	0.17	0.01	0.01	89	11.63	27.25	16.96	1.05	1.93	C50
子宫颈	Cervix Uteri	–	–	–	–	–	–	30	3.92	9.19	6.08	0.50	0.59	C53
子宫体及子宫部位不明	Uterus & Unspecified	–	–	–	–	–	–	60	7.84	18.37	12.11	1.04	1.29	C54-C55
卵巢	Ovary	–	–	–	–	–	–	32	4.18	9.80	6.32	0.42	0.71	C56
前列腺	Prostate	27	2.73	8.16	4.12	0.00	0.20	–	–	–	–	–	–	C61
睾丸	Testis	1	0.10	0.30	0.21	0.02	0.02	–	–	–	–	–	–	C62
肾及泌尿系统不明	Kidney & Unspecified Urinary Organs	27	2.73	8.16	4.90	0.22	0.58	18	2.35	5.51	3.92	0.10	0.22	C64-66,68
膀胱	Bladder	20	2.02	6.04	3.65	0.08	0.33	12	1.57	3.67	1.72	0.02	0.10	C67
脑,神经系统	Brain,Central Nervous System	36	3.64	10.88	7.71	0.48	0.83	34	4.44	10.41	7.03	0.41	0.70	C70-C72
甲状腺	Thyroid Gland	2	0.20	0.60	0.41	0.00	0.10	18	2.35	5.51	3.97	0.23	0.40	C73
淋巴瘤	Lymphoma	14	1.42	4.23	2.42	0.12	0.17	7	0.92	2.14	1.03	0.06	0.09	C81-85,88,90,96
白血病	Leukaemia	26	2.63	7.86	5.41	0.30	0.76	23	3.01	7.04	6.44	0.28	0.81	C91-C95
不明及其他恶性肿瘤	All Other Sites and Unspecified	39	3.94	11.78	7.87	0.32	0.97	38	4.97	11.64	8.01	0.34	0.99	A_O
所有部位合计	All Sites	989	100.00	298.83	192.14	7.76	22.08	765	100.00	234.25	142.34	6.97	14.61	ALL
所有部位除外 C44	All Sites but C44	988	99.90	298.53	191.84	7.76	22.03	763	99.74	233.63	141.96	6.97	14.56	ALLbC44
死亡 Mortality														
口腔和咽喉(除外鼻咽癌)	Lip,Oral Cavity & Pharynx but Nasopharynx	4	0.59	1.21	0.70	0.02	0.07	5	1.10	1.53	0.79	0.00	0.00	C00-10,C12-14
鼻咽癌	Nasopharynx	2	0.29	0.60	0.39	0.03	0.03	1	0.22	0.31	0.27	0.03	0.03	C11
食管	Oesophagus	40	5.87	12.09	7.78	0.15	0.69	18	3.97	5.51	2.56	0.00	0.08	C15
胃	Stomach	65	9.54	19.64	12.95	0.59	1.54	23	5.08	7.04	4.32	0.21	0.49	C16
结直肠肛门	Colon,Rectum & Anus	43	6.31	12.99	8.61	0.32	1.02	35	7.73	10.72	5.34	0.15	0.52	C18-21
肝脏	Liver	92	13.51	27.80	18.22	0.80	2.31	40	8.83	12.25	7.15	0.33	0.70	C22
胆囊及其他	Gallbladder etc.	17	2.50	5.14	3.26	0.12	0.42	29	6.40	8.88	4.77	0.12	0.48	C23-C24
胰腺	Pancreas	30	4.41	9.06	5.41	0.26	0.45	20	4.42	6.12	3.69	0.14	0.39	C25
喉	Larynx	1	0.15	0.30	0.30	0.00	0.05	2	0.44	0.61	0.25	0.00	0.00	C32
气管,支气管,肺	Trachea, Bronchus and Lung	251	36.86	75.84	47.71	1.64	5.11	117	25.83	35.83	19.44	0.64	1.83	C33-C34
其他胸腔器官	Other Thoracic Organs	3	0.44	0.91	0.50	0.03	0.03	2	0.44	0.61	0.25	0.00	0.00	C37-C38
骨	Bone	5	0.73	1.51	1.07	0.05	0.15	3	0.66	0.92	0.40	0.02	0.02	C40-C41
皮肤黑色素瘤	Melanoma of Skin	1	0.15	0.30	0.20	0.02	0.02	0	0.00	0.00	0.00	0.00	0.00	C43
乳房	Breast	3	0.44	0.91	0.68	0.02	0.12	35	7.73	10.72	5.99	0.34	0.60	C50
子宫颈	Cervix Uteri	–	–	–	–	–	–	15	3.31	4.59	2.97	0.24	0.31	C53
子宫体及子宫部位不明	Uterus & Unspecified	–	–	–	–	–	–	8	1.77	2.45	1.83	0.07	0.16	C54-C55
卵巢	Ovary	–	–	–	–	–	–	22	4.86	6.74	4.07	0.19	0.56	C56
前列腺	Prostate	18	2.64	5.44	3.00	0.05	0.15	–	–	–	–	–	–	C61
睾丸	Testis	1	0.15	0.30	0.21	0.02	0.02	–	–	–	–	–	–	C62
肾及泌尿系统不明	Kidney & Unspecified Urinary Organs	23	3.38	6.95	4.17	0.20	0.50	6	1.32	1.84	1.21	0.00	0.08	C64-66,68
膀胱	Bladder	10	1.47	3.02	1.70	0.00	0.10	7	1.55	2.14	1.14	0.00	0.00	C67
脑,神经系统	Brain,Central Nervous System	21	3.08	6.35	4.85	0.26	0.51	16	3.53	4.90	3.42	0.09	0.38	C70-C72
甲状腺	Thyroid Gland	0	0.00	0.00	0.00	0.00	0.00	2	0.44	0.61	0.35	0.00	0.00	C73
淋巴瘤	Lymphoma	8	1.17	2.42	1.37	0.01	0.07	5	1.10	1.53	0.63	0.02	0.06	C81-85,88,90,96
白血病	Leukaemia	17	2.50	5.14	3.61	0.24	0.44	12	2.65	3.67	2.43	0.03	0.40	C91-C95
不明及其他恶性肿瘤	All Other Sites and Unspecified	26	3.82	7.86	5.00	0.18	0.53	30	6.62	9.19	5.35	0.06	0.76	A_O
所有部位合计	All Sites	681	100.00	205.77	131.69	5.02	14.35	453	100.00	138.71	78.60	2.70	7.85	ALL
所有部位除外 C44	All Sites but C44	681	100.00	205.77	131.69	5.02	14.35	452	99.78	138.40	78.48	2.70	7.85	ALLbC44

部位 Site		男性 Male						女性 Female						ICD-10
		病例数 No. cases	构成 (%)	粗率 Crude rate (1/10⁵)	世标率 ASR world (1/10⁵)	累积率 Cum.rate(%)		病例数 No. cases	构成 (%)	粗率 Crude rate (1/10⁵)	世标率 ASR world (1/10⁵)	累积率 Cum.rate(%)		
						0~64	0~74					0~64	0~74	
发病 Incidence														
口腔和咽喉(除外鼻咽癌)	Lip,Oral Cavity & Pharynx but Nasopharynx	11	2.13	4.88	5.26	0.17	0.54	1	0.30	0.49	0.38	0.03	0.03	C00-10,C12-14
鼻咽癌	Nasopharynx	2	0.39	0.89	0.97	0.03	0.14	2	0.61	0.97	0.75	0.04	0.15	C11
食管	Oesophagus	33	6.38	14.63	16.68	0.68	2.13	23	6.99	11.19	10.28	0.34	1.07	C15
胃	Stomach	66	12.77	29.27	31.18	1.37	3.40	25	7.60	12.17	10.64	0.56	1.20	C16
结直肠肛门	Colon,Rectum & Anus	48	9.28	21.29	24.32	1.05	2.81	29	8.81	14.11	13.13	0.32	1.49	C18-21
肝脏	Liver	59	11.41	26.16	25.08	1.50	2.24	22	6.69	10.71	9.63	0.37	1.09	C22
胆囊及其他	Gallbladder etc.	9	1.74	3.99	3.83	0.17	0.54	11	3.34	5.35	5.26	0.17	0.39	C23-C24
胰腺	Pancreas	18	3.48	7.98	7.17	0.19	0.69	14	4.26	6.81	5.71	0.20	0.72	C25
喉	Larynx	0	0.00	0.00	0.00	0.00	0.00	0	0.00	0.00	0.00	0.00	0.00	C32
气管,支气管,肺	Trachea, Bronchus and Lung	162	31.33	71.84	76.61	2.85	7.83	59	17.93	28.71	25.74	1.17	2.66	C33-C34
其他胸腔器官	Other Thoracic Organs	3	0.58	1.33	1.24	0.04	0.17	3	0.91	1.46	1.37	0.15	0.15	C37-C38
骨	Bone	3	0.58	1.33	1.24	0.04	0.17	2	0.61	0.97	0.90	0.00	0.10	C40-C41
皮肤黑色素瘤	Melanoma of Skin	0	0.00	0.00	0.00	0.00	0.00	2	0.61	0.97	1.03	0.04	0.14	C43
乳房	Breast	1	0.19	0.44	0.33	0.00	0.00	34	10.33	16.54	14.74	0.89	1.64	C50
子宫颈	Cervix Uteri	–	–	–	–	–	–	23	6.99	11.19	9.55	0.77	0.87	C53
子宫体及子宫部位不明	Uterus & Unspecified	–	–	–	–	–	–	15	4.56	7.30	6.25	0.46	0.78	C54-C55
卵巢	Ovary	–	–	–	–	–	–	18	5.47	8.76	7.71	0.58	1.13	C56
前列腺	Prostate	20	3.87	8.87	8.88	0.03	0.42	–	–	–	–	–	–	C61
睾丸	Testis	3	0.58	1.33	0.98	0.05	0.05	–	–	–	–	–	–	C62
肾及泌尿系统不明	Kidney & Unspecified Urinary Organs	10	1.93	4.43	4.14	0.16	0.40	8	2.43	3.89	3.30	0.27	0.49	C64-66,68
膀胱	Bladder	11	2.13	4.88	4.77	0.14	0.38	0	0.00	0.00	0.00	0.00	0.00	C67
脑,神经系统	Brain,Central Nervous System	18	3.48	7.98	7.54	0.33	1.24	5	1.52	2.43	2.35	0.08	0.29	C70-C72
甲状腺	Thyroid Gland	4	0.77	1.77	1.66	0.14	0.14	10	3.04	4.87	3.70	0.36	0.36	C73
淋巴瘤	Lymphoma	1	0.19	0.44	0.31	0.03	0.03	2	0.61	0.97	1.12	0.06	0.17	C81-85,88,90,96
白血病	Leukaemia	5	0.97	2.22	6.93	0.38	0.38	7	2.13	3.41	3.38	0.20	0.41	C91-C95
不明及其他恶性肿瘤	All Other Sites and Unspecified	30	5.80	13.30	19.17	0.74	1.70	14	4.26	6.81	5.78	0.37	0.80	A_O
所有部位合计	All Sites	517	100.00	229.27	248.28	10.08	25.49	329	100.00	160.09	142.70	7.44	16.14	ALL
所有部位除外 C44	All Sites but C44	516	99.81	228.82	247.31	10.08	25.49	328	99.70	159.61	142.40	7.44	16.14	ALLbC44
死亡 Mortality														
口腔和咽喉(除外鼻咽癌)	Lip,Oral Cavity & Pharynx but Nasopharynx	8	2.23	3.55	3.77	0.14	0.64	0	0.00	0.00	0.00	0.00	0.00	C00-10,C12-14
鼻咽癌	Nasopharynx	2	0.56	0.89	0.97	0.03	0.14	0	0.00	0.00	0.00	0.00	0.00	C11
食管	Oesophagus	23	6.41	10.20	11.48	0.52	1.11	15	7.61	7.30	6.06	0.06	0.49	C15
胃	Stomach	41	11.42	18.18	19.15	0.63	1.83	17	8.63	8.27	7.22	0.28	0.92	C16
结直肠肛门	Colon,Rectum & Anus	25	6.96	11.09	12.08	0.46	1.42	15	7.61	7.30	6.58	0.22	0.54	C18-21
肝脏	Liver	47	13.09	20.84	21.40	1.15	1.98	17	8.63	8.27	7.65	0.16	0.78	C22
胆囊及其他	Gallbladder etc.	7	1.95	3.10	3.39	0.08	0.56	8	4.06	3.89	3.73	0.21	0.21	C23-C24
胰腺	Pancreas	17	4.74	7.54	7.16	0.19	0.80	10	5.08	4.87	4.10	0.10	0.65	C25
喉	Larynx	0	0.00	0.00	0.00	0.00	0.00	0	0.00	0.00	0.00	0.00	0.00	C32
气管,支气管,肺	Trachea, Bronchus and Lung	128	35.65	56.76	60.51	2.35	5.69	44	22.34	21.41	18.55	0.73	1.91	C33-C34
其他胸腔器官	Other Thoracic Organs	1	0.28	0.44	0.32	0.04	0.04	0	0.00	0.00	0.00	0.00	0.00	C37-C38
骨	Bone	1	0.28	0.44	0.66	0.00	0.11	3	1.52	1.46	1.13	0.10	0.10	C40-C41
皮肤黑色素瘤	Melanoma of Skin	0	0.00	0.00	0.00	0.00	0.00	0	0.00	0.00	0.00	0.00	0.00	C43
乳房	Breast	1	0.28	0.44	0.33	0.00	0.00	17	8.63	8.27	7.21	0.36	0.89	C50
子宫颈	Cervix Uteri	–	–	–	–	–	–	11	5.58	5.35	4.49	0.34	0.34	C53
子宫体及子宫部位不明	Uterus & Unspecified	–	–	–	–	–	–	4	2.03	1.95	1.64	0.13	0.24	C54-C55
卵巢	Ovary	–	–	–	–	–	–	11	5.58	5.35	4.53	0.17	0.83	C56
前列腺	Prostate	9	2.51	3.99	4.65	0.03	0.16	–	–	–	–	–	–	C61
睾丸	Testis	1	0.28	0.44	0.25	0.02	0.02	–	–	–	–	–	–	C62
肾及泌尿系统不明	Kidney & Unspecified Urinary Organs	4	1.11	1.77	1.51	0.06	0.06	4	2.03	1.95	1.57	0.19	0.19	C64-66,68
膀胱	Bladder	6	1.67	2.66	2.89	0.06	0.30	1	0.51	0.49	0.30	0.00	0.00	C67
脑,神经系统	Brain,Central Nervous System	11	3.06	4.88	4.83	0.16	0.95	3	1.52	1.46	1.22	0.04	0.14	C70-C72
甲状腺	Thyroid Gland	1	0.28	0.44	0.52	0.06	0.06	0	0.00	0.00	0.00	0.00	0.00	C73
淋巴瘤	Lymphoma	0	0.00	0.00	0.00	0.00	0.00	1	0.51	0.49	0.52	0.06	0.06	C81-85,88,90,96
白血病	Leukaemia	7	1.95	3.10	2.99	0.20	0.31	4	2.03	1.95	6.21	0.28	0.28	C91-C95
不明及其他恶性肿瘤	All Other Sites and Unspecified	19	5.29	8.43	12.75	0.51	1.23	12	6.09	5.84	4.53	0.25	0.57	A_O
所有部位合计	All Sites	359	100.00	159.20	171.61	6.71	17.42	197	100.00	95.86	87.22	3.71	9.16	ALL
所有部位除外 C44	All Sites but C44	359	100.00	159.20	171.61	6.71	17.42	196	99.49	95.38	86.92	3.71	9.16	ALLbC44

表 6-3-315　西安市雁塔区 2014 年癌症发病和死亡主要指标
Table 6-3-315　Incidence and mortality of cancer in Yanta Qu,Xi'an Shi,2014

部位 Site		男性 Male						女性 Female						ICD-10
		病例数 No. cases	构成 (%)	粗率 Crude rate (1/10⁵)	世标率 ASR world (1/10⁵)	累积率 Cum.rate(%) 0~64	0~74	病例数 No. cases	构成 (%)	粗率 Crude rate (1/10⁵)	世标率 ASR world (1/10⁵)	累积率 Cum.rate(%) 0~64	0~74	
发病 Incidence														
口腔和咽喉(除外鼻咽癌)	Lip,Oral Cavity & Pharynx but Nasopharynx	16	1.51	3.91	2.79	0.14	0.33	6	0.70	1.47	0.92	0.04	0.07	C00–10,C12–14
鼻咽癌	Nasopharynx	5	0.47	1.22	1.11	0.05	0.13	0	0.00	0.00	0.00	0.00	0.00	C11
食管	Oesophagus	71	6.70	17.36	13.01	0.45	1.36	30	3.48	7.33	5.35	0.18	0.81	C15
胃	Stomach	135	12.75	33.01	24.65	1.20	3.02	42	4.87	10.27	6.84	0.31	0.67	C16
结直肠肛门	Colon,Rectum & Anus	110	10.39	26.90	19.49	0.99	1.96	73	8.46	17.84	12.26	0.56	1.59	C18–21
肝脏	Liver	102	9.63	24.94	18.37	1.34	1.81	41	4.75	10.02	6.78	0.32	0.81	C22
胆囊及其他	Gallbladder etc.	21	1.98	5.14	3.84	0.12	0.37	25	2.90	6.11	4.06	0.13	0.43	C23–C24
胰腺	Pancreas	37	3.49	9.05	7.06	0.37	0.89	23	2.67	5.62	3.91	0.29	0.45	C25
喉	Larynx	5	0.47	1.22	0.86	0.05	0.08	0	0.00	0.00	0.00	0.00	0.00	C32
气管,支气管,肺	Trachea, Bronchus and Lung	290	27.38	70.92	52.27	2.38	5.73	139	16.11	33.97	23.11	1.24	2.88	C33–C34
其他胸腔器官	Other Thoracic Organs	5	0.47	1.22	0.77	0.03	0.03	1	0.12	0.24	0.24	0.01	0.01	C37–C38
骨	Bone	5	0.47	1.22	0.87	0.05	0.10	6	0.70	1.47	1.77	0.08	0.15	C40–C41
皮肤黑色素瘤	Melanoma of Skin	0	0.00	0.00	0.00	0.00	0.00	1	0.12	0.24	0.16	0.02	0.02	C43
乳房	Breast	2	0.19	0.49	0.31	0.02	0.02	167	19.35	40.82	28.78	2.20	3.16	C50
子宫颈	Cervix Uteri	–	–	–	–	–	–	46	5.33	11.24	8.08	0.75	0.92	C53
子宫体及子宫部位不明	Uterus & Unspecified	–	–	–	–	–	–	30	3.48	7.33	5.30	0.41	0.54	C54–C55
卵巢	Ovary	–	–	–	–	–	–	55	6.37	13.44	10.05	0.78	1.06	C56
前列腺	Prostate	49	4.63	11.98	8.42	0.12	0.74	–	–	–	–	–	–	C61
睾丸	Testis	2	0.19	0.49	0.37	0.01	0.05	–	–	–	–	–	–	C62
肾及泌尿系统不明	Kidney & Unspecified Urinary Organs	32	3.02	7.83	5.91	0.28	0.73	25	2.90	6.11	4.80	0.28	0.56	C64–66,68
膀胱	Bladder	42	3.97	10.27	7.67	0.36	0.70	16	1.85	3.91	2.74	0.09	0.34	C67
脑,神经系统	Brain,Central Nervous System	24	2.27	5.87	4.32	0.32	0.47	34	3.94	8.31	6.32	0.38	0.60	C70–C72
甲状腺	Thyroid Gland	11	1.04	2.69	2.13	0.15	0.19	30	3.48	7.33	5.33	0.45	0.57	C73
淋巴瘤	Lymphoma	22	2.08	5.38	4.24	0.17	0.43	19	2.20	4.64	2.93	0.14	0.29	C81–85,88,90,96
白血病	Leukaemia	25	2.36	6.11	6.73	0.34	0.61	15	1.74	3.67	4.57	0.25	0.42	C91–C95
不明及其他恶性肿瘤	All Other Sites and Unspecified	48	4.53	11.74	9.14	0.47	0.87	39	4.52	9.53	7.03	0.35	0.67	A_O
所有部位合计	All Sites	1059	100.00	258.98	194.33	9.41	20.64	863	100.00	210.94	151.33	9.26	17.00	ALL
所有部位除外 C44	All Sites but C44	1056	99.72	258.25	193.78	9.38	20.55	862	99.88	210.69	151.15	9.26	16.96	ALLbC44
死亡 Mortality														
口腔和咽喉(除外鼻咽癌)	Lip,Oral Cavity & Pharynx but Nasopharynx	5	1.01	1.22	0.78	0.05	0.05	4	1.23	0.98	0.64	0.00	0.06	C00–10,C12–14
鼻咽癌	Nasopharynx	3	0.61	0.73	0.54	0.03	0.09	2	0.61	0.49	0.34	0.04	0.04	C11
食管	Oesophagus	37	7.49	9.05	6.70	0.22	0.60	14	4.29	3.42	2.30	0.12	0.26	C15
胃	Stomach	78	15.79	19.07	14.33	0.48	1.84	32	9.82	7.82	5.12	0.21	0.49	C16
结直肠肛门	Colon,Rectum & Anus	43	8.70	10.52	7.66	0.22	0.85	23	7.06	5.62	3.95	0.22	0.51	C18–21
肝脏	Liver	62	12.55	15.16	11.38	0.81	1.26	28	8.59	6.84	4.65	0.21	0.60	C22
胆囊及其他	Gallbladder etc.	8	1.62	1.96	1.56	0.07	0.15	10	3.07	2.44	1.42	0.05	0.08	C23–C24
胰腺	Pancreas	15	3.04	3.67	2.72	0.20	0.39	13	3.99	3.18	2.26	0.16	0.27	C25
喉	Larynx	5	1.01	1.22	0.96	0.04	0.18	0	0.00	0.00	0.00	0.00	0.00	C32
气管,支气管,肺	Trachea, Bronchus and Lung	141	28.54	34.48	25.25	0.97	2.42	74	22.70	18.09	11.77	0.40	1.35	C33–C34
其他胸腔器官	Other Thoracic Organs	4	0.81	0.98	0.74	0.01	0.05	0	0.00	0.00	0.00	0.00	0.00	C37–C38
骨	Bone	6	1.21	1.47	1.05	0.11	0.11	4	1.23	0.98	1.07	0.04	0.08	C40–C41
皮肤黑色素瘤	Melanoma of Skin	1	0.20	0.24	0.15	0.00	0.00	27	8.28	6.60	4.56	0.33	0.44	C43
乳房	Breast	1	0.20	0.24	0.15	0.00	0.00	16	4.91	3.91	2.81	0.24	0.36	C50
子宫颈	Cervix Uteri	–	–	–	–	–	–	8	2.45	1.96	1.41	0.09	0.15	C53
子宫体及子宫部位不明	Uterus & Unspecified	–	–	–	–	–	–	12	3.68	2.93	2.07	0.16	0.23	C54–C55
卵巢	Ovary	–	–	–	–	–	–	12	3.68	2.93	2.07	0.16	0.23	C56
前列腺	Prostate	9	1.82	2.20	1.61	0.00	0.05	–	–	–	–	–	–	C61
睾丸	Testis	0	0.00	0.00	0.00	0.00	0.00	–	–	–	–	–	–	C62
肾及泌尿系统不明	Kidney & Unspecified Urinary Organs	9	1.82	2.20	1.59	0.04	0.13	8	2.45	1.96	1.45	0.10	0.19	C64–66,68
膀胱	Bladder	8	1.62	1.96	1.42	0.06	0.11	2	0.61	0.49	0.37	0.02	0.06	C67
脑,神经系统	Brain,Central Nervous System	12	2.43	2.93	2.17	0.15	0.31	14	4.29	3.42	2.49	0.13	0.27	C70–C72
甲状腺	Thyroid Gland	0	0.00	0.00	0.00	0.00	0.00	0	0.00	0.00	0.00	0.00	0.00	C73
淋巴瘤	Lymphoma	11	2.23	2.69	2.14	0.10	0.22	10	3.07	2.44	1.57	0.02	0.16	C81–85,88,90,96
白血病	Leukaemia	14	2.83	3.42	2.70	0.18	0.35	7	2.15	1.71	1.65	0.10	0.14	C91–C95
不明及其他恶性肿瘤	All Other Sites and Unspecified	22	4.45	5.38	3.92	0.10	0.31	18	5.52	4.40	2.82	0.11	0.22	A_O
所有部位合计	All Sites	494	100.00	120.81	89.55	3.90	9.47	326	100.00	79.68	54.72	2.73	5.97	ALL
所有部位除外 C44	All Sites but C44	492	99.60	120.32	89.18	3.88	9.40	326	100.00	79.68	54.72	2.73	5.97	ALLbC44

表 6-3-316 高陵县 2014 年癌症发病和死亡主要指标
Table 6-3-316 Incidence and mortality of cancer in Gaoling Xian,2014

部位 Site		男性 Male						女性 Female						ICD-10
		病例数 No. cases	构成 (%)	粗率 Crude rate (1/10⁵)	世标率 ASR world (1/10⁵)	累积率 Cum.rate(%) 0~64	0~74	病例数 No. cases	构成 (%)	粗率 Crude rate (1/10⁵)	世标率 ASR world (1/10⁵)	累积率 Cum.rate(%) 0~64	0~74	
发病 Incidence														
口腔和咽喉(除外鼻咽癌)	Lip,Oral Cavity & Pharynx but Nasopharynx	1	0.27	0.61	0.49	0.05	0.05	1	0.38	0.60	0.37	0.05	0.05	C00-10,C12-14
鼻咽癌	Nasopharynx	1	0.27	0.61	0.43	0.04	0.04	0	0.00	0.00	0.00	0.00	0.00	C11
食管	Oesophagus	61	16.76	37.26	25.22	1.31	3.48	13	4.98	7.86	4.83	0.13	0.61	C15
胃	Stomach	52	14.29	31.76	21.63	1.05	2.43	16	6.13	9.68	6.27	0.16	0.89	C16
结直肠肛门	Colon,Rectum & Anus	22	6.04	13.44	8.76	0.49	0.84	13	4.98	7.86	5.44	0.22	0.93	C18–21
肝脏	Liver	45	12.36	27.49	19.61	1.39	2.41	18	6.90	10.89	6.87	0.45	0.63	C22
胆囊及其他	Gallbladder etc.	8	2.20	4.89	3.30	0.16	0.52	17	6.51	10.28	6.28	0.09	0.51	C23–C24
胰腺	Pancreas	9	2.47	5.50	3.83	0.22	0.52	8	3.07	4.84	2.99	0.13	0.34	C25
喉	Larynx	7	1.92	4.28	2.94	0.16	0.40	0	0.00	0.00	0.00	0.00	0.00	C32
气管,支气管,肺	Trachea, Bronchus and Lung	98	26.92	59.86	40.81	2.22	5.23	36	13.79	21.77	14.61	0.85	2.06	C33–C34
其他胸腔器官	Other Thoracic Organs	0	0.00	0.00	0.00	0.00	0.00	2	0.77	1.21	0.76	0.04	0.11	C37–C38
骨	Bone	7	1.92	4.28	4.60	0.21	0.33	3	1.15	1.81	2.12	0.11	0.18	C40–C41
皮肤黑色素瘤	Melanoma of Skin	2	0.55	1.22	0.83	0.10	0.10	1	0.38	0.60	0.49	0.04	0.04	C43
乳房	Breast	1	0.27	0.61	0.48	0.04	0.04	36	13.79	21.77	15.31	1.40	1.74	C50
子宫颈	Cervix Uteri	–	–	–	–	–	–	24	9.20	14.51	9.98	0.86	1.17	C53
子宫体及子宫部位不明	Uterus & Unspecified	–	–	–	–	–	–	20	7.66	12.10	9.04	0.81	0.88	C54–C55
卵巢	Ovary	–	–	–	–	–	–	12	4.60	7.26	4.77	0.45	0.59	C56
前列腺	Prostate	1	0.27	0.61	0.49	0.00	0.12	–	–	–	–	–	–	C61
睾丸	Testis	1	0.27	0.61	0.49	0.05	0.05	–	–	–	–	–	–	C62
肾及泌尿系统不明	Kidney & Unspecified Urinary Organs	3	0.82	1.83	1.18	0.05	0.11	3	1.15	1.81	1.41	0.08	0.15	C64–66,68
膀胱	Bladder	7	1.92	4.28	2.85	0.18	0.18	2	0.77	1.21	0.81	0.05	0.05	C67
脑,神经系统	Brain,Central Nervous System	12	3.30	7.33	5.03	0.33	0.57	11	4.21	6.65	4.00	0.25	0.47	C70–C72
甲状腺	Thyroid Gland	2	0.55	1.22	0.94	0.07	0.07	7	2.68	4.23	3.17	0.29	0.29	C73
淋巴瘤	Lymphoma	3	0.82	1.83	1.12	0.05	0.17	5	1.92	3.02	2.74	0.18	0.18	C81–85,88,90,96
白血病	Leukaemia	6	1.65	3.66	4.06	0.28	0.28	1	0.38	0.60	0.42	0.00	0.07	C91–C95
不明及其他恶性肿瘤	All Other Sites and Unspecified	15	4.12	9.16	6.48	0.50	0.62	12	4.60	7.26	5.79	0.36	0.43	A_O
所有部位合计	All Sites	364	100.00	222.33	155.55	8.95	18.57	261	100.00	157.84	108.47	7.04	12.36	ALL
所有部位除外 C44	All Sites but C44	364	100.00	222.33	155.55	8.95	18.57	259	99.23	156.63	107.66	7.00	12.32	ALLbC44
死亡 Mortality														
口腔和咽喉(除外鼻咽癌)	Lip,Oral Cavity & Pharynx but Nasopharynx	2	0.79	1.22	0.89	0.09	0.09	1	0.59	0.60	1.20	0.07	0.07	C00-10,C12-14
鼻咽癌	Nasopharynx	0	0.00	0.00	0.00	0.00	0.00	0	0.00	0.00	0.00	0.00	0.00	C11
食管	Oesophagus	27	10.71	16.49	10.69	0.45	1.29	16	9.41	9.68	6.17	0.16	0.62	C15
胃	Stomach	31	12.30	18.93	12.76	0.75	1.29	18	10.59	10.89	7.35	0.28	0.84	C16
结直肠肛门	Colon,Rectum & Anus	14	5.56	8.55	5.84	0.37	0.55	12	7.06	7.26	4.39	0.18	0.49	C18–21
肝脏	Liver	29	11.51	17.71	11.75	0.49	1.27	19	11.18	11.49	7.40	0.43	0.74	C22
胆囊及其他	Gallbladder etc.	3	1.19	1.83	1.39	0.05	0.30	11	6.47	6.65	4.18	0.04	0.49	C23–C24
胰腺	Pancreas	13	5.16	7.94	5.36	0.26	0.86	3	1.76	1.81	1.14	0.09	0.16	C25
喉	Larynx	4	1.59	2.44	1.75	0.05	0.30	1	0.59	0.60	0.41	0.00	0.10	C32
气管,支气管,肺	Trachea, Bronchus and Lung	88	34.92	53.75	36.05	1.80	4.81	34	20.00	20.56	13.77	0.87	1.74	C33–C34
其他胸腔器官	Other Thoracic Organs	1	0.40	0.61	0.33	0.00	0.00	0	0.00	0.00	0.00	0.00	0.00	C37–C38
骨	Bone	1	0.40	0.61	0.42	0.05	0.05	4	2.35	2.42	1.50	0.17	0.17	C40–C41
皮肤黑色素瘤	Melanoma of Skin	0	0.00	0.00	0.00	0.00	0.00	1	0.59	0.60	0.49	0.04	0.04	C43
乳房	Breast	0	0.00	0.00	0.00	0.00	0.00	16	9.41	9.68	6.41	0.58	0.83	C50
子宫颈	Cervix Uteri	–	–	–	–	–	–	7	4.12	4.23	3.05	0.25	0.25	C53
子宫体及子宫部位不明	Uterus & Unspecified	–	–	–	–	–	–	3	1.76	1.81	1.26	0.08	0.15	C54–C55
卵巢	Ovary	–	–	–	–	–	–	4	2.35	2.42	1.46	0.18	0.18	C56
前列腺	Prostate	7	2.78	4.28	3.14	0.00	0.12	–	–	–	–	–	–	C61
睾丸	Testis	0	0.00	0.00	0.00	0.00	0.00	–	–	–	–	–	–	C62
肾及泌尿系统不明	Kidney & Unspecified Urinary Organs	2	0.79	1.22	0.97	0.00	0.24	2	1.18	1.21	0.82	0.08	0.08	C64–66,68
膀胱	Bladder	4	1.59	2.44	1.69	0.10	0.23	0	0.00	0.00	0.00	0.00	0.00	C67
脑,神经系统	Brain,Central Nervous System	10	3.97	6.11	3.84	0.09	0.45	7	4.12	4.23	3.64	0.15	0.43	C70–C72
甲状腺	Thyroid Gland	0	0.00	0.00	0.00	0.00	0.00	0	0.00	0.00	0.00	0.00	0.00	C73
淋巴瘤	Lymphoma	0	0.00	0.00	0.00	0.00	0.00	1	0.59	0.60	1.20	0.07	0.07	C81–85,88,90,96
白血病	Leukaemia	0	0.00	0.00	0.00	0.00	0.00	0	0.00	0.00	0.00	0.00	0.00	C91–C95
不明及其他恶性肿瘤	All Other Sites and Unspecified	16	6.35	9.77	7.77	0.47	0.64	10	5.88	6.05	4.56	0.28	0.42	A_O
所有部位合计	All Sites	252	100.00	153.92	104.64	5.03	12.49	170	100.00	102.81	70.39	4.00	7.87	ALL
所有部位除外 C44	All Sites but C44	252	100.00	153.92	104.64	5.03	12.49	170	100.00	102.81	70.39	4.00	7.87	ALLbC44

表 6-3-317 铜川市王益区 2014 年癌症发病和死亡主要指标
Table 6-3-317 Incidence and mortality of cancer in Wangyi Qu, Tongchuan Shi, 2014

部位 / Site		男性 Male						女性 Female						ICD-10
		病例数 No. cases	构成 (%)	粗率 Crude rate (1/10⁵)	世标率 ASR world (1/10⁵)	累积率 Cum.rate(%) 0~64	0~74	病例数 No. cases	构成 (%)	粗率 Crude rate (1/10⁵)	世标率 ASR world (1/10⁵)	累积率 Cum.rate(%) 0~64	0~74	
发病 Incidence														
口腔和咽喉(除外鼻咽癌)	Lip,Oral Cavity & Pharynx but Nasopharynx	3	1.06	2.93	1.83	0.12	0.26	1	0.46	1.00	0.33	0.00	0.00	C00-10,C12-14
鼻咽癌	Nasopharynx	2	0.70	1.96	1.05	0.10	0.10	1	0.46	1.00	0.61	0.06	0.06	C11
食管	Oesophagus	23	8.10	22.50	13.83	0.69	1.94	12	5.50	12.00	5.72	0.06	0.85	C15
胃	Stomach	40	14.08	39.13	24.66	0.59	3.66	12	5.50	12.00	6.76	0.27	0.61	C16
结直肠肛门	Colon,Rectum & Anus	22	7.75	21.52	11.54	0.51	1.06	21	9.63	21.00	11.85	0.67	1.48	C18-21
肝脏	Liver	37	13.03	36.19	22.40	1.94	2.50	21	9.63	21.00	12.39	0.68	1.26	C22
胆囊及其他	Gallbladder etc.	4	1.41	3.91	2.24	0.06	0.34	9	4.13	9.00	6.22	0.36	0.83	C23-C24
胰腺	Pancreas	9	3.17	8.80	6.20	0.29	0.71	6	2.75	6.00	3.20	0.22	0.34	C25
喉	Larynx	3	1.06	2.93	2.02	0.17	0.31	0	0.00	0.00	0.00	0.00	0.00	C32
气管,支气管,肺	Trachea, Bronchus and Lung	98	34.51	95.87	56.12	3.06	6.69	28	12.84	28.00	14.08	0.62	1.41	C33-C34
其他胸腔器官	Other Thoracic Organs	1	0.35	0.98	0.56	0.00	0.14	1	0.46	1.00	0.55	0.05	0.05	C37-C38
骨	Bone	0	0.00	0.00	0.00	0.00	0.00	1	0.46	1.00	0.39	0.00	0.00	C40-C41
皮肤黑色素瘤	Melanoma of Skin	0	0.00	0.00	0.00	0.00	0.00	0	0.00	0.00	0.00	0.00	0.00	C43
乳房	Breast	0	0.00	0.00	0.00	0.00	0.00	52	23.85	52.00	32.67	2.90	3.72	C50
子宫颈	Cervix Uteri	–	–	–	–	–	–	16	7.34	16.00	9.45	0.76	1.11	C53
子宫体及子宫部位不明	Uterus & Unspecified	–	–	–	–	–	–	7	3.21	7.00	4.59	0.48	0.48	C54-C55
卵巢	Ovary	–	–	–	–	–	–	3	1.38	3.00	2.39	0.30	0.30	C56
前列腺	Prostate	8	2.82	7.83	3.28	0.11	0.11	–	–	–	–	–	–	C61
睾丸	Testis	0	0.00	0.00	0.00	0.00	0.00	–	–	–	–	–	–	C62
肾及泌尿系统不明	Kidney & Unspecified Urinary Organs	6	2.11	5.87	3.05	0.24	0.24	0	0.00	0.00	0.00	0.00	0.00	C64-66,68
膀胱	Bladder	6	2.11	5.87	2.78	0.10	0.10	2	0.92	2.00	1.86	0.23	0.23	C67
脑,神经系统	Brain,Central Nervous System	4	1.41	3.91	2.17	0.17	0.31	5	2.29	5.00	3.05	0.24	0.36	C70-C72
甲状腺	Thyroid Gland	2	0.70	1.96	1.12	0.00	0.28	1	0.46	1.00	0.61	0.06	0.06	C73
淋巴瘤	Lymphoma	3	1.06	2.93	1.70	0.17	0.17	1	0.46	1.00	0.45	0.00	0.11	C81-85,88,90,96
白血病	Leukaemia	2	0.70	1.96	2.26	0.20	0.20	8	3.67	8.00	4.19	0.18	0.41	C91-C95
不明及其他恶性肿瘤	All Other Sites and Unspecified	11	3.87	10.76	6.66	0.33	0.61	10	4.59	10.00	5.96	0.55	0.55	A_O
所有部位合计	All Sites	284	100.00	277.82	165.45	8.83	19.73	218	100.00	217.98	127.32	8.68	14.22	ALL
所有部位除外 C44	All Sites but C44	280	98.59	273.90	162.90	8.71	19.47	217	99.54	216.98	126.99	8.68	14.22	ALLbC44
死亡 Mortality														
口腔和咽喉(除外鼻咽癌)	Lip,Oral Cavity & Pharynx but Nasopharynx	2	0.85	1.96	1.09	0.12	0.12	0	0.00	0.00	0.00	0.00	0.00	C00-10,C12-14
鼻咽癌	Nasopharynx	0	0.00	0.00	0.00	0.00	0.00	0	0.00	0.00	0.00	0.00	0.00	C11
食管	Oesophagus	14	5.96	13.70	7.97	0.33	1.31	8	5.56	8.00	4.41	0.00	0.22	C15
胃	Stomach	33	14.04	32.28	18.63	0.42	2.09	9	6.25	9.00	4.79	0.31	0.43	C16
结直肠肛门	Colon,Rectum & Anus	19	8.09	18.59	8.96	0.44	0.72	15	10.42	15.00	9.87	0.60	1.20	C18-21
肝脏	Liver	31	13.19	30.32	17.32	1.00	2.12	19	13.19	19.00	11.02	0.58	1.39	C22
胆囊及其他	Gallbladder etc.	3	1.28	2.93	2.26	0.11	0.39	5	3.47	5.00	3.41	0.12	0.46	C23-C24
胰腺	Pancreas	8	3.40	7.83	4.91	0.29	0.57	4	2.78	4.00	1.65	0.05	0.16	C25
喉	Larynx	1	0.43	0.98	0.56	0.00	0.14	0	0.00	0.00	0.00	0.00	0.00	C32
气管,支气管,肺	Trachea, Bronchus and Lung	101	42.98	98.80	60.46	3.37	7.14	25	17.36	25.00	12.76	0.53	1.34	C33-C34
其他胸腔器官	Other Thoracic Organs	1	0.43	0.98	0.56	0.00	0.14	1	0.69	1.00	0.55	0.05	0.05	C37-C38
骨	Bone	1	0.43	0.98	0.34	0.00	0.00	3	2.08	3.00	1.17	0.00	0.11	C40-C41
皮肤黑色素瘤	Melanoma of Skin	0	0.00	0.00	0.00	0.00	0.00	0	0.00	0.00	0.00	0.00	0.00	C43
乳房	Breast	0	0.00	0.00	0.00	0.00	0.00	23	15.97	23.00	13.36	1.19	1.31	C50
子宫颈	Cervix Uteri	–	–	–	–	–	–	8	5.56	8.00	4.52	0.29	0.53	C53
子宫体及子宫部位不明	Uterus & Unspecified	–	–	–	–	–	–	6	4.17	6.00	2.69	0.16	0.16	C54-C55
卵巢	Ovary	–	–	–	–	–	–	2	1.39	2.00	1.62	0.17	0.17	C56
前列腺	Prostate	4	1.70	3.91	1.38	0.00	0.00	–	–	–	–	–	–	C61
睾丸	Testis	0	0.00	0.00	0.00	0.00	0.00	–	–	–	–	–	–	C62
肾及泌尿系统不明	Kidney & Unspecified Urinary Organs	3	1.28	2.93	1.65	0.15	0.15	0	0.00	0.00	0.00	0.00	0.00	C64-66,68
膀胱	Bladder	2	0.85	1.96	0.94	0.06	0.06	3	2.08	3.00	1.99	0.12	0.24	C67
脑,神经系统	Brain,Central Nervous System	2	0.85	1.96	1.46	0.17	0.17	2	1.39	2.00	0.99	0.07	0.18	C70-C72
甲状腺	Thyroid Gland	1	0.43	0.98	0.56	0.00	0.14	1	0.69	1.00	0.61	0.06	0.06	C73
淋巴瘤	Lymphoma	0	0.00	0.00	0.00	0.00	0.00	0	0.00	0.00	0.00	0.00	0.00	C81-85,88,90,96
白血病	Leukaemia	0	0.00	0.00	0.00	0.00	0.00	1	0.69	1.00	0.33	0.00	0.00	C91-C95
不明及其他恶性肿瘤	All Other Sites and Unspecified	9	3.83	8.80	6.09	0.53	0.67	9	6.25	9.00	5.53	0.42	0.54	A_O
所有部位合计	All Sites	235	100.00	229.88	135.13	6.98	15.92	144	100.00	143.99	81.25	4.71	8.56	ALL
所有部位除外 C44	All Sites but C44	232	98.72	226.95	133.67	6.88	15.81	144	100.00	143.99	81.25	4.71	8.56	ALLbC44

表 6-3-318 陇县 2014 年癌症发病和死亡主要指标
Table 6-3-318 Incidence and mortality of cancer in Long Xian, 2014

部位 Site		男性 Male						女性 Female						ICD-10
		病例数 No. cases	构成 (%)	粗率 Crude rate (1/10⁵)	世标率 ASR world (1/10⁵)	累积率 Cum.rate(%)		病例数 No. cases	构成 (%)	粗率 Crude rate (1/10⁵)	世标率 ASR world (1/10⁵)	累积率 Cum.rate(%)		
						0~64	0~74					0~64	0~74	
发病 Incidence														
口腔和咽喉(除外鼻咽癌)	Lip,Oral Cavity & Pharynx but Nasopharynx	4	1.46	2.80	2.42	0.04	0.47	0	0.00	0.00	0.00	0.00	0.00	C00-10,C12-14
鼻咽癌	Nasopharynx	2	0.73	1.40	1.23	0.09	0.09	0	0.00	0.00	0.00	0.00	0.00	C11
食管	Oesophagus	27	9.85	18.93	14.23	0.72	1.84	14	6.17	10.87	8.35	0.52	1.03	C15
胃	Stomach	57	20.80	39.96	29.42	1.68	3.55	17	7.49	13.20	9.51	0.72	0.89	C16
结直肠肛门	Colon,Rectum & Anus	19	6.93	13.32	10.19	0.54	1.39	9	3.96	6.99	4.48	0.36	0.53	C18-21
肝脏	Liver	46	16.79	32.25	24.36	1.76	2.77	29	12.78	22.52	17.79	1.07	1.99	C22
胆囊及其他	Gallbladder etc.	4	1.46	2.80	2.00	0.10	0.21	16	7.05	12.43	9.87	0.56	1.36	C23-C24
胰腺	Pancreas	2	0.73	1.40	1.04	0.05	0.21	0	0.00	0.00	0.00	0.00	0.00	C25
喉	Larynx	0	0.00	0.00	0.00	0.00	0.00	0	0.00	0.00	0.00	0.00	0.00	C32
气管,支气管,肺	Trachea, Bronchus and Lung	62	22.63	43.46	33.59	2.13	3.79	29	12.78	22.52	17.90	1.39	2.19	C33-C34
其他胸腔器官	Other Thoracic Organs	0	0.00	0.00	0.00	0.00	0.00	0	0.00	0.00	0.00	0.00	0.00	C37-C38
骨	Bone	1	0.36	0.70	0.71	0.04	0.04	0	0.00	0.00	0.00	0.00	0.00	C40-C41
皮肤黑色素瘤	Melanoma of Skin	1	0.36	0.70	0.51	0.06	0.06	0	0.00	0.00	0.00	0.00	0.00	C43
乳房	Breast	0	0.00	0.00	0.00	0.00	0.00	22	9.69	17.09	11.73	1.05	1.05	C50
子宫颈	Cervix Uteri	–	–	–	–	–	–	37	16.30	28.74	22.13	1.59	2.85	C53
子宫体及子宫部位不明	Uterus & Unspecified	–	–	–	–	–	–	7	3.08	5.44	4.40	0.09	0.72	C54-C55
卵巢	Ovary	–	–	–	–	–	–	5	2.20	3.88	2.84	0.29	0.29	C56
前列腺	Prostate	3	1.09	2.10	1.86	0.00	0.32	–	–	–	–	–	–	C61
睾丸	Testis	0	0.00	0.00	0.00	0.00	0.00	–	–	–	–	–	–	C62
肾及泌尿系统不明	Kidney & Unspecified Urinary Organs	5	1.82	3.50	2.55	0.23	0.39	4	1.76	3.11	2.82	0.23	0.23	C64-66,68
膀胱	Bladder	11	4.01	7.71	5.80	0.36	0.73	3	1.32	2.33	1.92	0.09	0.20	C67
脑,神经系统	Brain,Central Nervous System	8	2.92	5.61	4.39	0.30	0.56	15	6.61	11.65	8.85	0.55	0.90	C70-C72
甲状腺	Thyroid Gland	0	0.00	0.00	0.00	0.00	0.00	4	1.76	3.11	2.16	0.18	0.18	C73
淋巴瘤	Lymphoma	5	1.82	3.50	2.57	0.22	0.33	3	1.32	2.33	1.76	0.14	0.14	C81-85,88,90,96
白血病	Leukaemia	8	2.92	5.61	5.58	0.36	0.46	10	4.41	7.77	9.02	0.45	0.62	C91-C95
不明及其他恶性肿瘤	All Other Sites and Unspecified	9	3.28	6.31	4.89	0.34	0.45	3	1.32	2.33	1.75	0.05	0.17	A_O
所有部位合计	All Sites	274	100.00	192.07	147.34	9.02	17.67	227	100.00	176.30	137.28	9.33	15.35	ALL
所有部位除外 C44	All Sites but C44	272	99.27	190.67	146.19	8.97	17.52	227	100.00	176.30	137.28	9.33	15.35	ALLbC44
死亡 Mortality														
口腔和咽喉(除外鼻咽癌)	Lip,Oral Cavity & Pharynx but Nasopharynx	1	0.51	0.70	0.64	0.00	0.16	0	0.00	0.00	0.00	0.00	0.00	C00-10,C12-14
鼻咽癌	Nasopharynx	0	0.00	0.00	0.00	0.00	0.00	0	0.00	0.00	0.00	0.00	0.00	C11
食管	Oesophagus	26	13.33	18.23	14.26	0.45	1.52	7	5.15	5.44	4.60	0.09	0.60	C15
胃	Stomach	41	21.03	28.74	22.99	0.99	3.18	16	11.76	12.43	9.77	0.42	1.17	C16
结直肠肛门	Colon,Rectum & Anus	5	2.56	3.50	2.90	0.10	0.47	3	2.21	2.33	1.66	0.05	0.23	C18-21
肝脏	Liver	43	22.05	30.14	23.04	1.51	2.53	27	19.85	20.97	16.37	1.02	1.83	C22
胆囊及其他	Gallbladder etc.	3	1.54	2.10	2.10	0.05	0.21	6	4.41	4.66	3.72	0.05	0.68	C23-C24
胰腺	Pancreas	3	1.54	2.10	1.54	0.09	0.25	2	1.47	1.55	1.22	0.04	0.16	C25
喉	Larynx	1	0.51	0.70	0.64	0.00	0.11	0	0.00	0.00	0.00	0.00	0.00	C32
气管,支气管,肺	Trachea, Bronchus and Lung	42	21.54	29.44	23.37	0.94	3.45	24	17.65	18.64	14.01	0.81	1.56	C33-C34
其他胸腔器官	Other Thoracic Organs	0	0.00	0.00	0.00	0.00	0.00	0	0.00	0.00	0.00	0.00	0.00	C37-C38
骨	Bone	2	1.03	1.40	0.91	0.11	0.11	0	0.00	0.00	0.00	0.00	0.00	C40-C41
皮肤黑色素瘤	Melanoma of Skin	0	0.00	0.00	0.00	0.00	0.00	0	0.00	0.00	0.00	0.00	0.00	C43
乳房	Breast	0	0.00	0.00	0.00	0.00	0.00	9	6.62	6.99	6.77	0.37	0.48	C50
子宫颈	Cervix Uteri	–	–	–	–	–	–	24	17.65	18.64	14.10	0.83	2.03	C53
子宫体及子宫部位不明	Uterus & Unspecified	–	–	–	–	–	–	0	0.00	0.00	0.00	0.00	0.00	C54-C55
卵巢	Ovary	–	–	–	–	–	–	1	0.74	0.78	0.56	0.05	0.05	C56
前列腺	Prostate	3	1.54	2.10	1.69	0.00	0.16	–	–	–	–	–	–	C61
睾丸	Testis	0	0.00	0.00	0.00	0.00	0.00	–	–	–	–	–	–	C62
肾及泌尿系统不明	Kidney & Unspecified Urinary Organs	0	0.00	0.00	0.00	0.00	0.00	0	0.00	0.00	0.00	0.00	0.00	C64-66,68
膀胱	Bladder	4	2.05	2.80	2.08	0.10	0.37	2	1.47	1.55	0.97	0.05	0.05	C67
脑,神经系统	Brain,Central Nervous System	10	5.13	7.01	5.18	0.38	0.54	8	5.88	6.21	4.80	0.36	0.54	C70-C72
甲状腺	Thyroid Gland	0	0.00	0.00	0.00	0.00	0.00	0	0.00	0.00	0.00	0.00	0.00	C73
淋巴瘤	Lymphoma	3	1.54	2.10	1.39	0.11	0.11	1	0.74	0.78	0.53	0.04	0.04	C81-85,88,90,96
白血病	Leukaemia	3	1.54	2.10	3.20	0.17	0.17	3	2.21	2.33	2.64	0.20	0.20	C91-C95
不明及其他恶性肿瘤	All Other Sites and Unspecified	5	2.56	3.50	2.57	0.22	0.33	3	2.21	2.33	1.75	0.10	0.21	A_O
所有部位合计	All Sites	195	100.00	136.69	108.49	5.22	13.67	136	100.00	105.62	83.44	4.50	9.83	ALL
所有部位除外 C44	All Sites but C44	195	100.00	136.69	108.49	5.22	13.67	136	100.00	105.62	83.44	4.50	9.83	ALLbC44

表 6-3-319 千阳县 2014 年癌症发病和死亡主要指标
Table 6-3-319　Incidence and mortality of cancer in Qianyang Xian, 2014

部位 Site		男性 Male						女性 Female						ICD-10
		病例数 No. cases	构成 (%)	粗率 Crude rate (1/10⁵)	世标率 ASR world (1/10⁵)	累积率 Cum.rate(%) 0~64	累积率 0~74	病例数 No. cases	构成 (%)	粗率 Crude rate (1/10⁵)	世标率 ASR world (1/10⁵)	累积率 Cum.rate(%) 0~64	累积率 0~74	
发病 Incidence														
口腔和咽喉(除外鼻咽癌)	Lip,Oral Cavity & Pharynx but Nasopharynx	3	2.08	4.70	3.07	0.24	0.36	1	0.75	1.55	0.79	0.00	0.13	C00–10,C12–14
鼻咽癌	Nasopharynx	0	0.00	0.00	0.00	0.00	0.00	0	0.00	0.00	0.00	0.00	0.00	C11
食管	Oesophagus	11	7.64	17.23	10.33	0.69	0.98	0	0.00	0.00	0.00	0.00	0.00	C15
胃	Stomach	22	15.28	34.47	19.53	1.46	2.67	10	7.52	15.50	9.60	0.78	1.17	C16
结直肠肛门	Colon,Rectum & Anus	13	9.03	20.37	13.35	1.10	1.41	11	8.27	17.05	7.80	0.55	0.99	C18–21
肝脏	Liver	16	11.11	25.07	16.80	1.32	1.92	9	6.77	13.95	7.85	0.54	0.81	C22
胆囊及其他	Gallbladder etc.	3	2.08	4.70	2.47	0.13	0.42	5	3.76	7.75	4.66	0.31	0.59	C23–C24
胰腺	Pancreas	6	4.17	9.40	4.84	0.31	0.47	5	3.76	7.75	4.39	0.21	0.47	C25
喉	Larynx	0	0.00	0.00	0.00	0.00	0.00	0	0.00	0.00	0.00	0.00	0.00	C32
气管,支气管,肺	Trachea, Bronchus and Lung	39	27.08	61.10	32.02	2.53	3.45	17	12.78	26.35	14.71	1.10	2.06	C33–C34
其他胸腔器官	Other Thoracic Organs	0	0.00	0.00	0.00	0.00	0.00	1	0.75	1.55	1.23	0.10	0.10	C37–C38
骨	Bone	1	0.69	1.57	1.03	0.10	0.10	1	0.75	1.55	1.09	0.09	0.09	C40–C41
皮肤黑色素瘤	Melanoma of Skin	0	0.00	0.00	0.00	0.00	0.00	0	0.00	0.00	0.00	0.00	0.00	C43
乳房	Breast	1	0.69	1.57	1.07	0.13	0.13	21	15.79	32.55	22.30	2.06	2.22	C50
子宫颈	Cervix Uteri	–	–	–	–	–	–	16	12.03	24.80	16.10	1.29	1.69	C53
子宫体及子宫部位不明	Uterus & Unspecified	–	–	–	–	–	–	1	0.75	1.55	1.01	0.10	0.10	C54–C55
卵巢	Ovary	–	–	–	–	–	–	3	2.26	4.65	2.82	0.25	0.38	C56
前列腺	Prostate	0	0.00	0.00	0.00	0.00	0.00	–	–	–	–	–	–	C61
睾丸	Testis	0	0.00	0.00	0.00	0.00	0.00	–	–	–	–	–	–	C62
肾及泌尿系统不明	Kidney & Unspecified Urinary Organs	5	3.47	7.83	3.49	0.12	0.56	1	0.75	1.55	0.94	0.12	0.12	C64–66,68
膀胱	Bladder	4	2.78	6.27	3.23	0.13	0.55	2	1.50	3.10	1.57	0.10	0.10	C67
脑,神经系统	Brain,Central Nervous System	6	4.17	9.40	7.18	0.60	0.72	7	5.26	10.85	6.54	0.44	0.86	C70–C72
甲状腺	Thyroid Gland	0	0.00	0.00	0.00	0.00	0.00	3	2.26	4.65	3.18	0.32	0.32	C73
淋巴瘤	Lymphoma	6	4.17	9.40	9.94	0.76	0.76	13	9.77	20.15	13.53	1.24	1.51	C81–85,88,90,96
白血病	Leukaemia	2	1.39	3.13	2.29	0.12	0.12	1	0.75	1.55	2.32	0.14	0.14	C91–C95
不明及其他恶性肿瘤	All Other Sites and Unspecified	6	4.17	9.40	7.32	0.35	0.76	5	3.76	7.75	5.21	0.42	0.56	A_O
所有部位合计	All Sites	144	100.00	225.61	137.97	10.09	15.41	133	100.00	206.18	127.65	10.18	14.41	ALL
所有部位除外 C44	All Sites but C44	144	100.00	225.61	137.97	10.09	15.41	133	100.00	206.18	127.65	10.18	14.41	ALLbC44
死亡 Mortality														
口腔和咽喉(除外鼻咽癌)	Lip,Oral Cavity & Pharynx but Nasopharynx	1	1.19	1.57	1.07	0.13	0.13	0	0.00	0.00	0.00	0.00	0.00	C00–10,C12–14
鼻咽癌	Nasopharynx	1	1.19	1.57	0.50	0.00	0.00	0	0.00	0.00	0.00	0.00	0.00	C11
食管	Oesophagus	7	8.33	10.97	6.58	0.34	0.63	1	1.45	1.55	0.34	0.00	0.00	C15
胃	Stomach	12	14.29	18.80	10.02	0.71	1.41	7	10.14	10.85	4.60	0.20	0.49	C16
结直肠肛门	Colon,Rectum & Anus	5	5.95	7.83	4.18	0.12	0.28	5	7.25	7.75	3.18	0.14	0.42	C18–21
肝脏	Liver	15	17.86	23.50	16.33	1.29	1.60	10	14.49	15.50	6.94	0.22	1.05	C22
胆囊及其他	Gallbladder etc.	2	2.38	3.13	1.40	0.00	0.29	3	4.35	4.65	2.64	0.20	0.36	C23–C24
胰腺	Pancreas	5	5.95	7.83	3.60	0.21	0.37	3	4.35	4.65	2.36	0.10	0.23	C25
喉	Larynx	0	0.00	0.00	0.00	0.00	0.00	0	0.00	0.00	0.00	0.00	0.00	C32
气管,支气管,肺	Trachea, Bronchus and Lung	23	27.38	36.04	17.39	1.21	1.75	12	17.39	18.60	8.46	0.46	1.20	C33–C34
其他胸腔器官	Other Thoracic Organs	0	0.00	0.00	0.00	0.00	0.00	0	0.00	0.00	0.00	0.00	0.00	C37–C38
骨	Bone	0	0.00	0.00	0.00	0.00	0.00	1	1.45	1.55	1.23	0.10	0.10	C40–C41
皮肤黑色素瘤	Melanoma of Skin	0	0.00	0.00	0.00	0.00	0.00	0	0.00	0.00	0.00	0.00	0.00	C43
乳房	Breast	0	0.00	0.00	0.00	0.00	0.00	2	2.90	3.10	2.03	0.25	0.25	C50
子宫颈	Cervix Uteri	–	–	–	–	–	–	4	5.80	6.20	3.73	0.29	0.45	C53
子宫体及子宫部位不明	Uterus & Unspecified	–	–	–	–	–	–	0	0.00	0.00	0.00	0.00	0.00	C54–C55
卵巢	Ovary	–	–	–	–	–	–	2	2.90	3.10	2.18	0.27	0.27	C56
前列腺	Prostate	0	0.00	0.00	0.00	0.00	0.00	–	–	–	–	–	–	C61
睾丸	Testis	0	0.00	0.00	0.00	0.00	0.00	–	–	–	–	–	–	C62
肾及泌尿系统不明	Kidney & Unspecified Urinary Organs	1	1.19	1.57	1.03	0.10	0.10	1	1.45	1.55	1.09	0.14	0.14	C64–66,68
膀胱	Bladder	0	0.00	0.00	0.00	0.00	0.00	3	4.35	4.65	5.12	0.26	0.26	C67
脑,神经系统	Brain,Central Nervous System	2	2.38	3.13	2.02	0.25	0.25	3	4.35	4.65	2.16	0.12	0.42	C70–C72
甲状腺	Thyroid Gland	0	0.00	0.00	0.00	0.00	0.00	1	1.45	1.55	1.09	0.14	0.14	C73
淋巴瘤	Lymphoma	1	1.19	1.57	0.95	0.12	0.12	7	10.14	10.85	7.22	0.75	0.90	C81–85,88,90,96
白血病	Leukaemia	2	2.38	3.13	1.28	0.00	0.32	0	0.00	0.00	0.00	0.00	0.00	C91–C95
不明及其他恶性肿瘤	All Other Sites and Unspecified	7	8.33	10.97	9.21	0.41	0.72	4	5.80	6.20	5.20	0.44	0.44	A_O
所有部位合计	All Sites	84	100.00	131.61	75.55	4.88	7.97	69	100.00	106.96	59.57	4.09	7.13	ALL
所有部位除外 C44	All Sites but C44	84	100.00	131.61	75.55	4.88	7.97	69	100.00	106.96	59.57	4.09	7.13	ALLbC44

表 6-3-320 潼关县 2014 年癌症发病和死亡主要指标
Table 6-3-320 Incidence and mortality of cancer in Tongguan Xian, 2014

部位 / Site	男性 Male						女性 Female						ICD-10
	病例数 No. cases	构成 (%)	粗率 Crude rate (1/10⁵)	世标率 ASR world (1/10⁵)	累积率 Cum.rate(%) 0~64	0~74	病例数 No. cases	构成 (%)	粗率 Crude rate (1/10⁵)	世标率 ASR world (1/10⁵)	累积率 Cum.rate(%) 0~64	0~74	
发病 Incidence													
口腔和咽喉(除外鼻咽癌) Lip,Oral Cavity & Pharynx but Nasopharynx	2	1.59	2.48	1.69	0.18	0.18	4	3.05	4.96	3.51	0.34	0.34	C00-10,C12-14
鼻咽癌 Nasopharynx	1	0.79	1.24	0.85	0.11	0.11	0	0.00	0.00	0.00	0.00	0.00	C11
食管 Oesophagus	27	21.43	33.53	23.47	1.44	2.78	12	9.16	14.87	10.19	0.96	1.37	C15
胃 Stomach	28	22.22	34.78	26.57	1.90	2.57	10	7.63	12.39	6.92	0.45	0.87	C16
结直肠肛门 Colon,Rectum & Anus	9	7.14	11.18	8.59	0.64	1.17	4	3.05	4.96	2.68	0.09	0.26	C18-21
肝脏 Liver	17	13.49	21.11	15.82	1.12	1.94	6	4.58	7.43	5.65	0.67	0.67	C22
胆囊及其他 Gallbladder etc.	2	1.59	2.48	1.40	0.00	0.14	5	3.82	6.19	3.92	0.24	0.65	C23-C24
胰腺 Pancreas	1	0.79	1.24	1.17	0.15	0.15	1	0.76	1.24	0.83	0.07	0.07	C25
喉 Larynx	0	0.00	0.00	0.00	0.00	0.00	0	0.00	0.00	0.00	0.00	0.00	C32
气管,支气管,肺 Trachea, Bronchus and Lung	28	22.22	34.78	23.67	1.38	2.76	10	7.63	12.39	8.12	0.49	0.66	C33-C34
其他胸腔器官 Other Thoracic Organs	0	0.00	0.00	0.00	0.00	0.00	0	0.00	0.00	0.00	0.00	0.00	C37-C38
骨 Bone	0	0.00	0.00	0.00	0.00	0.00	0	0.00	0.00	0.00	0.00	0.00	C40-C41
皮肤黑色素瘤 Melanoma of Skin	0	0.00	0.00	0.00	0.00	0.00	1	0.76	1.24	0.87	0.11	0.11	C43
乳房 Breast	0	0.00	0.00	0.00	0.00	0.00	22	16.79	27.26	19.84	1.89	2.06	C50
子宫颈 Cervix Uteri	–	–	–	–	–	–	19	14.50	23.54	16.18	1.29	1.53	C53
子宫体及子宫部位不明 Uterus & Unspecified	–	–	–	–	–	–	14	10.69	17.34	12.53	1.34	1.34	C54-C55
卵巢 Ovary	–	–	–	–	–	–	4	3.05	4.96	3.74	0.36	0.36	C56
前列腺 Prostate	6	4.76	7.45	5.01	0.36	0.60	–	–	–	–	–	–	C61
睾丸 Testis	0	0.00	0.00	0.00	0.00	0.00	–	–	–	–	–	–	C62
肾及泌尿系统不明 Kidney & Unspecified Urinary Organs	2	1.59	2.48	1.69	0.18	0.18	2	1.53	2.48	1.76	0.15	0.15	C64-66,68
膀胱 Bladder	1	0.79	1.24	0.55	0.00	0.00	0	0.00	0.00	0.00	0.00	0.00	C67
脑,神经系统 Brain,Central Nervous System	0	0.00	0.00	0.00	0.00	0.00	5	3.82	6.19	4.24	0.38	0.47	C70-C72
甲状腺 Thyroid Gland	0	0.00	0.00	0.00	0.00	0.00	5	3.82	6.19	4.72	0.53	0.53	C73
淋巴瘤 Lymphoma	1	0.79	1.24	0.55	0.00	0.00	3	2.29	3.72	2.63	0.26	0.26	C81-85,88,90,96
白血病 Leukaemia	0	0.00	0.00	0.00	0.00	0.00	2	1.53	2.48	1.87	0.16	0.16	C91-C95
不明及其他恶性肿瘤 All Other Sites and Unspecified	1	0.79	1.24	0.97	0.00	0.24	2	1.53	2.48	1.73	0.22	0.22	A_O
所有部位合计 All Sites	126	100.00	156.49	112.00	7.45	12.82	131	100.00	162.29	111.92	9.97	12.06	ALL
所有部位除外 C44 All Sites but C44	126	100.00	156.49	112.00	7.45	12.82	131	100.00	162.29	111.92	9.97	12.06	ALLbC44
死亡 Mortality													
口腔和咽喉(除外鼻咽癌) Lip,Oral Cavity & Pharynx but Nasopharynx	1	0.93	1.24	0.85	0.11	0.11	0	0.00	0.00	0.00	0.00	0.00	C00-10,C12-14
鼻咽癌 Nasopharynx	1	0.93	1.24	0.85	0.11	0.11	0	0.00	0.00	0.00	0.00	0.00	C11
食管 Oesophagus	20	18.52	24.84	16.58	0.75	2.09	3	3.70	3.72	1.88	0.09	0.26	C15
胃 Stomach	22	20.37	27.32	20.74	1.15	2.21	6	7.41	7.43	4.39	0.20	0.70	C16
结直肠肛门 Colon,Rectum & Anus	11	10.19	13.66	10.56	0.64	1.55	2	2.47	2.48	1.38	0.09	0.17	C18-21
肝脏 Liver	14	12.96	17.39	11.93	0.62	1.43	5	6.17	6.19	4.83	0.48	0.73	C22
胆囊及其他 Gallbladder etc.	2	1.85	2.48	1.40	0.00	0.14	3	3.70	3.72	2.55	0.13	0.46	C23-C24
胰腺 Pancreas	1	0.93	1.24	1.17	0.15	0.15	2	2.47	2.48	1.76	0.14	0.14	C25
喉 Larynx	1	0.93	1.24	0.84	0.07	0.07	0	0.00	0.00	0.00	0.00	0.00	C32
气管,支气管,肺 Trachea, Bronchus and Lung	22	20.37	27.32	18.60	1.17	2.12	7	8.64	8.67	5.73	0.29	0.37	C33-C34
其他胸腔器官 Other Thoracic Organs	0	0.00	0.00	0.00	0.00	0.00	0	0.00	0.00	0.00	0.00	0.00	C37-C38
骨 Bone	0	0.00	0.00	0.00	0.00	0.00	0	0.00	0.00	0.00	0.00	0.00	C40-C41
皮肤黑色素瘤 Melanoma of Skin	0	0.00	0.00	0.00	0.00	0.00	0	0.00	0.00	0.00	0.00	0.00	C43
乳房 Breast	0	0.00	0.00	0.00	0.00	0.00	15	18.52	18.58	13.03	1.30	1.38	C50
子宫颈 Cervix Uteri	–	–	–	–	–	–	17	20.99	21.06	14.79	1.24	1.48	C53
子宫体及子宫部位不明 Uterus & Unspecified	–	–	–	–	–	–	9	11.11	11.15	8.11	0.90	0.90	C54-C55
卵巢 Ovary	–	–	–	–	–	–	4	4.94	4.96	3.79	0.40	0.40	C56
前列腺 Prostate	5	4.63	6.21	4.16	0.25	0.50	–	–	–	–	–	–	C61
睾丸 Testis	0	0.00	0.00	0.00	0.00	0.00	–	–	–	–	–	–	C62
肾及泌尿系统不明 Kidney & Unspecified Urinary Organs	2	1.85	2.48	1.70	0.21	0.21	1	1.23	1.24	0.93	0.08	0.08	C64-66,68
膀胱 Bladder	0	0.00	0.00	0.00	0.00	0.00	0	0.00	0.00	0.00	0.00	0.00	C67
脑,神经系统 Brain,Central Nervous System	0	0.00	0.00	0.00	0.00	0.00	0	0.00	0.00	0.00	0.00	0.00	C70-C72
甲状腺 Thyroid Gland	1	0.93	1.24	0.85	0.11	0.11	2	2.47	2.48	1.76	0.14	0.14	C73
淋巴瘤 Lymphoma	2	1.85	2.48	1.40	0.00	0.14	2	2.47	2.48	1.76	0.15	0.15	C81-85,88,90,96
白血病 Leukaemia	1	0.93	1.24	2.94	0.16	0.16	1	1.23	1.24	1.07	0.09	0.09	C91-C95
不明及其他恶性肿瘤 All Other Sites and Unspecified	2	1.85	2.48	1.52	0.00	0.24	2	2.47	2.48	1.57	0.11	0.11	A_O
所有部位合计 All Sites	108	100.00	134.14	96.11	5.49	11.35	81	100.00	100.35	69.31	5.81	7.56	ALL
所有部位除外 C44 All Sites but C44	107	99.07	132.90	95.56	5.49	11.35	80	98.77	99.11	68.61	5.81	7.56	ALLbC44

表 6-3-321 商洛市商州区 2014 年癌症发病和死亡主要指标
Table 6-3-321 Incidence and mortality of cancer in Shangzhou Qu, Shangluo Shi, 2014

部位 Site		男性 Male 病例数 No. cases	构成 (%)	粗率 Crude rate (1/10⁵)	世标率 ASR world (1/10⁵)	累积率 Cum.rate(%) 0~64	累积率 Cum.rate(%) 0~74	女性 Female 病例数 No. cases	构成 (%)	粗率 Crude rate (1/10⁵)	世标率 ASR world (1/10⁵)	累积率 Cum.rate(%) 0~64	累积率 Cum.rate(%) 0~74	ICD-10
发病 Incidence														
口腔和咽喉(除外鼻咽癌)	Lip,Oral Cavity & Pharynx but Nasopharynx	16	1.35	5.37	4.28	0.15	0.61	6	0.92	2.26	1.54	0.10	0.17	C00-10,C12-14
鼻咽癌	Nasopharynx	5	0.42	1.68	1.29	0.08	0.08	0	0.00	0.00	0.00	0.00	0.00	C11
食管	Oesophagus	264	22.35	88.54	68.58	3.65	8.78	123	18.92	46.29	34.43	1.71	4.64	C15
胃	Stomach	310	26.25	103.97	82.25	4.50	10.80	85	13.08	31.99	23.12	1.07	2.90	C16
结直肠肛门	Colon,Rectum & Anus	37	3.13	12.41	9.54	0.55	1.08	31	4.77	11.67	8.68	0.53	1.11	C18-21
肝脏	Liver	140	11.85	46.96	36.92	2.69	4.44	55	8.46	20.70	14.72	0.81	1.71	C22
胆囊及其他	Gallbladder etc.	11	0.93	3.69	2.93	0.13	0.37	25	3.85	9.41	6.90	0.45	0.67	C23-C24
胰腺	Pancreas	11	0.93	3.69	2.80	0.11	0.29	7	1.08	2.63	2.02	0.10	0.35	C25
喉	Larynx	2	0.17	0.67	0.41	0.00	0.00	0	0.00	0.00	0.00	0.00	0.00	C32
气管,支气管,肺	Trachea, Bronchus and Lung	237	20.07	79.49	62.47	3.27	8.49	96	14.77	36.13	26.41	1.33	3.25	C33-C34
其他胸腔器官	Other Thoracic Organs	1	0.08	0.34	0.26	0.03	0.03	3	0.46	1.13	0.74	0.02	0.09	C37-C38
骨	Bone	6	0.51	2.01	1.66	0.15	0.15	7	1.08	2.63	2.56	0.18	0.24	C40-C41
皮肤黑色素瘤	Melanoma of Skin	3	0.25	1.01	0.83	0.10	0.10	0	0.00	0.00	0.00	0.00	0.00	C43
乳房	Breast	2	0.17	0.67	0.51	0.00	0.13	64	9.85	24.09	18.63	1.69	1.98	C50
子宫颈	Cervix Uteri	–						40	6.15	15.05	11.79	0.88	1.48	C53
子宫体及子宫部位不明	Uterus & Unspecified	–						20	3.08	7.53	5.72	0.50	0.62	C54-C55
卵巢	Ovary	–						10	1.54	3.76	2.94	0.31	0.31	C56
前列腺	Prostate	12	1.02	4.02	3.01	0.04	0.33	–					–	C61
睾丸	Testis	0	0.00	0.00	0.00	0.00	0.00	–					–	C62
肾及泌尿系统不明	Kidney & Unspecified Urinary Organs	10	0.85	3.35	2.75	0.05	0.28	3	0.46	1.13	0.86	0.07	0.13	C64-66,68
膀胱	Bladder	24	2.03	8.05	6.27	0.32	0.73	5	0.77	1.88	1.43	0.08	0.20	C67
脑,神经系统	Brain,Central Nervous System	29	2.46	9.73	8.39	0.63	0.92	23	3.54	8.66	6.89	0.54	0.77	C70-C72
甲状腺	Thyroid Gland	2	0.17	0.67	0.51	0.04	0.04	13	2.00	4.89	4.72	0.40	0.40	C73
淋巴瘤	Lymphoma	10	0.85	3.35	2.70	0.13	0.44	4	0.62	1.51	1.14	0.11	0.11	C81-85,88,90,96
白血病	Leukaemia	17	1.44	5.70	6.14	0.37	0.50	14	2.15	5.27	4.79	0.35	0.41	C91-C95
不明及其他恶性肿瘤	All Other Sites and Unspecified	32	2.71	10.73	8.64	0.49	1.07	16	2.46	6.02	4.64	0.32	0.62	A_O
所有部位合计	All Sites	1181	100.00	396.10	313.15	17.48	39.66	650	100.00	244.62	184.69	11.56	22.16	ALL
所有部位除外 C44	All Sites but C44	1176	99.58	394.42	311.86	17.42	39.48	649	99.85	244.24	184.42	11.54	22.14	ALLbC44
死亡 Mortality														
口腔和咽喉(除外鼻咽癌)	Lip,Oral Cavity & Pharynx but Nasopharynx	9	1.11	3.02	2.49	0.11	0.42	1	0.26	0.38	0.27	0.00	0.00	C00-10,C12-14
鼻咽癌	Nasopharynx	6	0.74	2.01	1.68	0.16	0.16	1	0.26	0.38	0.16	0.00	0.00	C11
食管	Oesophagus	201	24.75	67.41	51.39	2.39	6.22	66	17.05	24.84	17.93	0.93	2.32	C15
胃	Stomach	197	24.26	66.07	51.50	2.76	6.54	67	17.31	25.21	18.43	0.71	2.56	C16
结直肠肛门	Colon,Rectum & Anus	25	3.08	8.38	6.33	0.25	0.65	14	3.62	5.27	3.73	0.21	0.46	C18-21
肝脏	Liver	94	11.58	31.53	24.42	1.43	2.79	46	11.89	17.31	12.21	0.66	1.37	C22
胆囊及其他	Gallbladder etc.	8	0.99	2.68	2.21	0.07	0.35	14	3.62	5.27	3.87	0.26	0.43	C23-C24
胰腺	Pancreas	7	0.86	2.35	1.55	0.05	0.12	3	0.78	1.13	0.80	0.02	0.15	C25
喉	Larynx	4	0.49	1.34	1.01	0.04	0.09	0	0.00	0.00	0.00	0.00	0.00	C32
气管,支气管,肺	Trachea, Bronchus and Lung	175	21.55	58.69	45.91	2.34	5.99	60	15.50	22.58	16.64	0.85	2.03	C33-C34
其他胸腔器官	Other Thoracic Organs	1	0.12	0.34	0.48	0.03	0.03	1	0.26	0.38	0.27	0.02	0.02	C37-C38
骨	Bone	4	0.49	1.34	1.05	0.10	0.10	6	1.55	2.26	2.27	0.15	0.21	C40-C41
皮肤黑色素瘤	Melanoma of Skin	1	0.12	0.34	0.26	0.03	0.03	0	0.00	0.00	0.00	0.00	0.00	C43
乳房	Breast	1	0.12	0.34	0.26	0.00	0.06	20	5.17	7.53	5.89	0.49	0.61	C50
子宫颈	Cervix Uteri	–						17	4.39	6.40	4.58	0.35	0.48	C53
子宫体及子宫部位不明	Uterus & Unspecified	–						11	2.84	4.14	2.80	0.20	0.25	C54-C55
卵巢	Ovary	–						8	2.07	3.01	2.28	0.16	0.28	C56
前列腺	Prostate	9	1.11	3.02	2.25	0.11	0.36	–					–	C61
睾丸	Testis	1	0.12	0.34	0.17	0.00	0.00	–					–	C62
肾及泌尿系统不明	Kidney & Unspecified Urinary Organs	2	0.25	0.67	0.51	0.02	0.09	3	0.78	1.13	0.90	0.10	0.10	C64-66,68
膀胱	Bladder	13	1.60	4.36	3.25	0.17	0.41	4	1.03	1.51	1.00	0.00	0.13	C67
脑,神经系统	Brain,Central Nervous System	18	2.22	6.04	4.96	0.35	0.60	11	2.84	4.14	3.27	0.22	0.39	C70-C72
甲状腺	Thyroid Gland	2	0.25	0.67	0.44	0.03	0.03	1	0.26	0.38	0.27	0.02	0.02	C73
淋巴瘤	Lymphoma	9	1.11	3.02	2.24	0.07	0.25	7	1.81	2.63	2.13	0.20	0.25	C81-85,88,90,96
白血病	Leukaemia	11	1.35	3.69	3.26	0.23	0.29	4	1.03	1.51	1.51	0.10	0.15	C91-C95
不明及其他恶性肿瘤	All Other Sites and Unspecified	14	1.72	4.70	3.89	0.28	0.51	22	5.68	8.28	6.06	0.39	0.69	A_O
所有部位合计	All Sites	812	100.00	272.34	211.52	11.03	26.08	387	100.00	145.64	107.28	6.05	12.90	ALL
所有部位除外 C44	All Sites but C44	812	100.00	272.34	211.52	11.03	26.08	386	99.74	145.26	107.01	6.05	12.90	ALLbC44

表 6-3-322　景泰县 2014 年癌症发病和死亡主要指标
Table 6-3-322　Incidence and mortality of cancer in Jingtai Xian,2014

部位 / Site		男性 Male						女性 Female						ICD-10
		病例数 No. cases	构成 (%)	粗率 Crude rate (1/10⁵)	世标率 ASR world (1/10⁵)	累积率 Cum.rate(%) 0~64	0~74	病例数 No. cases	构成 (%)	粗率 Crude rate (1/10⁵)	世标率 ASR world (1/10⁵)	累积率 Cum.rate(%) 0~64	0~74	
发病 Incidence														
口腔和咽喉(除外鼻咽癌)	Lip,Oral Cavity & Pharynx but Nasopharynx	5	1.57	4.09	5.28	0.21	0.61	4	1.63	3.48	5.18	0.40	0.84	C00-10,C12-14
鼻咽癌	Nasopharynx	1	0.31	0.82	0.78	0.07	0.07	1	0.41	0.87	0.59	0.05	0.05	C11
食管	Oesophagus	13	4.09	10.63	17.81	0.07	2.46	4	1.63	3.48	5.59	0.00	0.65	C15
胃	Stomach	79	24.84	64.61	88.06	4.17	10.30	19	7.72	16.53	21.86	1.33	2.87	C16
结直肠肛门	Colon,Rectum & Anus	24	7.55	19.63	27.38	1.47	2.87	20	8.13	17.40	23.29	1.04	2.53	C18-21
肝脏	Liver	49	15.41	40.08	51.48	3.57	5.85	25	10.16	21.75	30.93	1.29	3.24	C22
胆囊及其他	Gallbladder etc.	5	1.57	4.09	5.89	0.23	0.87	2	0.81	1.74	2.20	0.25	0.25	C23-C24
胰腺	Pancreas	17	5.35	13.90	20.09	0.65	2.08	8	3.25	6.96	11.18	0.51	1.16	C25
喉	Larynx	1	0.31	0.82	1.58	0.00	0.39	1	0.41	0.87	1.21	0.15	0.15	C32
气管,支气管,肺	Trachea, Bronchus and Lung	55	17.30	44.98	66.33	3.05	8.72	25	10.16	21.75	26.26	1.71	2.34	C33-C34
其他胸腔器官	Other Thoracic Organs	1	0.31	0.82	0.95	0.10	0.10	2	0.81	1.74	2.41	0.12	0.12	C37-C38
骨	Bone	7	2.20	5.73	7.36	0.35	0.99	0	0.00	0.00	0.00	0.00	0.00	C40-C41
皮肤黑色素瘤	Melanoma of Skin	0	0.00	0.00	0.00	0.00	0.00	0	0.00	0.00	0.00	0.00	0.00	C43
乳房	Breast	1	0.31	0.82	0.95	0.10	0.10	49	19.92	42.63	45.15	4.24	4.45	C50
子宫颈	Cervix Uteri	–	–	–	–	–	–	19	7.72	16.53	18.09	1.81	1.81	C53
子宫体及子宫部位不明	Uterus & Unspecified	–	–	–	–	–	–	13	5.28	11.31	12.06	1.30	1.30	C54-C55
卵巢	Ovary	–	–	–	–	–	–	10	4.07	8.70	10.92	0.78	1.20	C56
前列腺	Prostate	6	1.89	4.91	6.89	0.00	0.64							C61
睾丸	Testis	1	0.31	0.82	0.89	0.07	0.07							C62
肾及泌尿系统不明	Kidney & Unspecified Urinary Organs	4	1.26	3.27	3.88	0.24	0.24	4	1.63	3.48	5.43	0.18	0.60	C64-66,68
膀胱	Bladder	7	2.20	5.73	8.92	0.26	0.87	1	0.41	0.87	1.76	0.00	0.44	C67
脑,神经系统	Brain,Central Nervous System	17	5.35	13.90	16.35	1.40	1.79	15	6.10	13.05	15.36	1.03	2.10	C70-C72
甲状腺	Thyroid Gland	4	1.26	3.27	4.58	0.25	0.68	6	2.44	5.22	6.30	0.65	0.65	C73
淋巴瘤	Lymphoma	5	1.57	4.09	5.21	0.36	0.76	5	2.03	4.35	5.51	0.47	0.68	C81-85,88,90,96
白血病	Leukaemia	5	1.57	4.09	6.27	0.17	1.17	7	2.85	6.09	7.72	0.42	0.42	C91-C95
不明及其他恶性肿瘤	All Other Sites and Unspecified	11	3.46	9.00	10.60	0.67	0.67	6	2.44	5.22	7.63	0.51	0.72	A_O
所有部位合计	All Sites	318	100.00	260.09	357.54	17.46	42.29	246	100.00	214.02	266.64	18.24	28.60	ALL
所有部位除外 C44	All Sites but C44	316	99.37	258.46	355.69	17.39	42.22	243	98.78	211.41	263.45	17.89	28.25	ALLbC44
死亡 Mortality														
口腔和咽喉(除外鼻咽癌)	Lip,Oral Cavity & Pharynx but Nasopharynx	2	1.05	1.64	2.04	0.07	0.07	0	0.00	0.00	0.00	0.00	0.00	C00-10,C12-14
鼻咽癌	Nasopharynx	1	0.52	0.82	0.91	0.11	0.11	1	0.93	0.87	0.83	0.07	0.07	C11
食管	Oesophagus	13	6.81	10.63	18.13	0.14	1.75	8	7.48	6.96	10.09	0.41	1.07	C15
胃	Stomach	42	21.99	34.35	47.99	1.89	5.32	14	13.08	12.18	17.62	0.41	2.16	C16
结直肠肛门	Colon,Rectum & Anus	9	4.71	7.36	10.63	0.28	1.28	12	11.21	10.44	16.14	0.81	1.25	C18-21
肝脏	Liver	46	24.08	37.62	47.79	3.30	5.34	14	13.08	12.18	16.49	0.82	1.69	C22
胆囊及其他	Gallbladder etc.	2	1.05	1.64	2.39	0.14	0.35	0	0.00	0.00	0.00	0.00	0.00	C23-C24
胰腺	Pancreas	13	6.81	10.63	14.58	0.67	1.10	4	3.74	3.48	6.65	0.22	0.43	C25
喉	Larynx	0	0.00	0.00	0.00	0.00	0.00	0	0.00	0.00	0.00	0.00	0.00	C32
气管,支气管,肺	Trachea, Bronchus and Lung	35	18.32	28.63	43.77	1.44	6.09	21	19.63	18.27	22.61	1.27	1.92	C33-C34
其他胸腔器官	Other Thoracic Organs	0	0.00	0.00	0.00	0.00	0.00	0	0.00	0.00	0.00	0.00	0.00	C37-C38
骨	Bone	5	2.62	4.09	5.08	0.40	0.61	0	0.00	0.00	0.00	0.00	0.00	C40-C41
皮肤黑色素瘤	Melanoma of Skin	0	0.00	0.00	0.00	0.00	0.00	0	0.00	0.00	0.00	0.00	0.00	C43
乳房	Breast	0	0.00	0.00	0.00	0.00	0.00	8	7.48	6.96	7.33	0.75	0.75	C50
子宫颈	Cervix Uteri	–	–	–	–	–	–	5	4.67	4.35	7.38	0.15	1.24	C53
子宫体及子宫部位不明	Uterus & Unspecified	–	–	–	–	–	–	1	0.93	0.87	1.27	0.00	0.21	C54-C55
卵巢	Ovary	–	–	–	–	–	–	5	4.67	4.35	5.78	0.20	0.83	C56
前列腺	Prostate	3	1.57	2.45	3.35	0.14	0.35	–	–	–	–	–	–	C61
睾丸	Testis	0	0.00	0.00	0.00	0.00	0.00	–	–	–	–	–	–	C62
肾及泌尿系统不明	Kidney & Unspecified Urinary Organs	2	1.05	1.64	2.11	0.00	0.00	2	1.87	1.74	2.90	0.18	0.18	C64-66,68
膀胱	Bladder	4	2.09	3.27	6.03	0.14	0.53	0	0.00	0.00	0.00	0.00	0.00	C67
脑,神经系统	Brain,Central Nervous System	7	3.66	5.73	7.03	0.61	0.61	6	5.61	5.22	7.09	0.30	1.16	C70-C72
甲状腺	Thyroid Gland	1	0.52	0.82	1.27	0.00	0.21	1	0.93	0.87	1.76	0.00	0.44	C73
淋巴瘤	Lymphoma	1	0.52	0.82	1.12	0.14	0.14	0	0.00	0.00	0.00	0.00	0.00	C81-85,88,90,96
白血病	Leukaemia	2	1.05	1.64	2.85	0.00	0.61	4	3.74	3.48	4.46	0.31	0.31	C91-C95
不明及其他恶性肿瘤	All Other Sites and Unspecified	3	1.57	2.45	4.21	0.17	0.17	1	0.93	0.87	0.94	0.05	0.05	A_O
所有部位合计	All Sites	191	100.00	156.22	221.27	9.66	24.65	107	100.00	93.09	129.32	5.96	13.76	ALL
所有部位除外 C44	All Sites but C44	191	100.00	156.22	221.27	9.66	24.65	107	100.00	93.09	129.32	5.96	13.76	ALLbC44

部位 Site		男性 Male 病例数 No. cases	构成 (%)	粗率 Crude rate (1/10⁵)	世标率 ASR world (1/10⁵)	累积率 Cum.rate(%) 0~64	0~74	女性 Female 病例数 No. cases	构成 (%)	粗率 Crude rate (1/10⁵)	世标率 ASR world (1/10⁵)	累积率 Cum.rate(%) 0~64	0~74	ICD-10
发病 Incidence														
口腔和咽喉(除外鼻咽癌)	Lip,Oral Cavity & Pharynx but Nasopharynx	13	0.63	2.40	1.98	0.12	0.24	10	0.87	1.97	1.37	0.12	0.15	C00-10,C12-14
鼻咽癌	Nasopharynx	10	0.48	1.85	1.36	0.10	0.17	2	0.17	0.39	0.31	0.04	0.04	C11
食管	Oesophagus	296	14.34	54.75	46.88	2.85	6.61	133	11.57	26.26	20.72	1.06	2.81	C15
胃	Stomach	957	46.37	177.01	146.81	9.82	19.33	251	21.83	49.55	36.40	2.38	4.82	C16
结直肠肛门	Colon,Rectum & Anus	104	5.04	19.24	16.11	1.04	1.83	51	4.43	10.07	7.51	0.44	1.01	C18-21
肝脏	Liver	179	8.67	33.11	26.23	1.92	3.15	74	6.43	14.61	10.96	0.79	1.31	C22
胆囊及其他	Gallbladder etc.	21	1.02	3.88	3.20	0.14	0.48	46	4.00	9.08	6.38	0.36	0.78	C23-C24
胰腺	Pancreas	23	1.11	4.25	3.41	0.23	0.38	13	1.13	2.57	1.91	0.15	0.26	C25
喉	Larynx	12	0.58	2.22	1.86	0.16	0.26	1	0.09	0.20	0.12	0.01	0.01	C32
气管,支气管,肺	Trachea, Bronchus and Lung	170	8.24	31.44	27.86	1.51	3.86	93	8.09	18.36	13.59	0.89	1.81	C33-C34
其他胸腔器官	Other Thoracic Organs	6	0.29	1.11	0.93	0.04	0.14	5	0.43	0.99	0.74	0.02	0.12	C37-C38
骨	Bone	14	0.68	2.59	2.28	0.14	0.25	14	1.22	2.76	2.06	0.13	0.32	C40-C41
皮肤黑色素瘤	Melanoma of Skin	5	0.24	0.92	0.81	0.02	0.13	3	0.26	0.59	0.45	0.03	0.03	C43
乳房	Breast	1	0.05	0.18	0.15	0.01	0.01	120	10.43	23.69	17.39	1.34	1.98	C50
子宫颈	Cervix Uteri	–	–	–	–	–	–	56	4.87	11.06	7.69	0.65	0.82	C53
子宫体及子宫部位不明	Uterus & Unspecified	–	–	–	–	–	–	37	3.22	7.30	4.81	0.45	0.49	C54-C55
卵巢	Ovary	–	–	–	–	–	–	42	3.65	8.29	6.30	0.51	0.61	C56
前列腺	Prostate	15	0.73	2.77	2.39	0.14	0.36	–	–	–	–	–	–	C61
睾丸	Testis	1	0.05	0.18	0.41	0.02	0.02	–	–	–	–	–	–	C62
肾及泌尿系统不明	Kidney & Unspecified Urinary Organs	15	0.73	2.77	2.48	0.15	0.25	9	0.78	1.78	1.21	0.07	0.13	C64-66,68
膀胱	Bladder	39	1.89	7.21	5.69	0.39	0.62	9	0.78	1.78	1.39	0.03	0.16	C67
脑,神经系统	Brain,Central Nervous System	34	1.65	6.29	5.04	0.39	0.54	46	4.00	9.08	7.66	0.58	0.76	C70-C72
甲状腺	Thyroid Gland	6	0.29	1.11	0.89	0.06	0.10	14	1.22	2.76	2.47	0.16	0.22	C73
淋巴瘤	Lymphoma	30	1.45	5.55	4.61	0.32	0.49	22	1.91	4.34	3.42	0.26	0.40	C81-85,88,90,96
白血病	Leukaemia	45	2.18	8.32	6.94	0.37	0.72	41	3.57	8.09	8.15	0.54	0.73	C91-C95
不明及其他恶性肿瘤	All Other Sites and Unspecified	68	3.29	12.58	10.85	0.60	1.07	58	5.04	11.45	8.81	0.56	0.99	A_O
所有部位合计	All Sites	2064	100.00	381.76	319.19	20.55	41.03	1150	100.00	227.02	171.81	11.56	20.74	ALL
所有部位除外 C44	All Sites but C44	2053	99.47	379.73	317.21	20.50	40.79	1131	98.35	223.27	168.77	11.38	20.37	ALLbC44
死亡 Mortality														
口腔和咽喉(除外鼻咽癌)	Lip,Oral Cavity & Pharynx but Nasopharynx	11	0.94	2.03	1.76	0.07	0.24	1	0.16	0.20	0.11	0.01	0.01	C00-10,C12-14
鼻咽癌	Nasopharynx	5	0.43	0.92	0.69	0.08	0.08	1	0.16	0.20	0.15	0.02	0.02	C11
食管	Oesophagus	207	17.63	38.29	34.16	1.62	5.12	68	11.20	13.42	11.18	0.53	1.56	C15
胃	Stomach	603	51.36	111.53	96.83	5.73	13.84	162	26.69	31.98	24.20	1.38	3.25	C16
结直肠肛门	Colon,Rectum & Anus	62	5.28	11.47	9.35	0.60	1.18	36	5.93	7.11	5.32	0.36	0.73	C18-21
肝脏	Liver	81	6.90	14.98	12.87	0.81	1.49	45	7.41	8.88	6.44	0.44	0.82	C22
胆囊及其他	Gallbladder etc.	8	0.68	1.48	1.22	0.06	0.21	8	1.32	1.58	1.23	0.06	0.21	C23-C24
胰腺	Pancreas	5	0.43	0.92	0.82	0.06	0.13	8	1.32	1.58	1.20	0.06	0.21	C25
喉	Larynx	5	0.43	0.92	0.74	0.03	0.10	0	0.00	0.00	0.00	0.00	0.00	C32
气管,支气管,肺	Trachea, Bronchus and Lung	78	6.64	14.43	12.66	0.59	1.78	45	7.41	8.88	6.44	0.39	0.87	C33-C34
其他胸腔器官	Other Thoracic Organs	4	0.34	0.74	0.63	0.03	0.06	5	0.82	0.99	0.73	0.03	0.10	C37-C38
骨	Bone	7	0.60	1.29	1.06	0.06	0.06	8	1.32	1.58	1.19	0.09	0.12	C40-C41
皮肤黑色素瘤	Melanoma of Skin	1	0.09	0.18	0.13	0.00	0.00	4	0.66	0.79	0.56	0.03	0.06	C43
乳房	Breast	1	0.09	0.18	0.15	0.01	0.01	64	10.54	12.63	8.74	0.85	0.94	C50
子宫颈	Cervix Uteri	–	–	–	–	–	–	45	7.41	8.88	6.29	0.57	0.66	C53
子宫体及子宫部位不明	Uterus & Unspecified	–	–	–	–	–	–	11	1.81	2.17	1.58	0.14	0.17	C54-C55
卵巢	Ovary	–	–	–	–	–	–	30	4.94	5.92	4.12	0.39	0.45	C56
前列腺	Prostate	3	0.26	0.55	0.55	0.00	0.10	–	–	–	–	–	–	C61
睾丸	Testis	0	0.00	0.00	0.00	0.00	0.00	–	–	–	–	–	–	C62
肾及泌尿系统不明	Kidney & Unspecified Urinary Organs	10	0.85	1.85	1.55	0.13	0.16	2	0.33	0.39	0.29	0.01	0.04	C64-66,68
膀胱	Bladder	9	0.77	1.66	1.52	0.09	0.22	5	0.82	0.99	0.71	0.05	0.08	C67
脑,神经系统	Brain,Central Nervous System	24	2.04	4.44	3.50	0.24	0.41	14	2.31	2.76	2.45	0.18	0.25	C70-C72
甲状腺	Thyroid Gland	3	0.26	0.55	0.50	0.01	0.07	5	0.82	0.99	0.63	0.03	0.06	C73
淋巴瘤	Lymphoma	10	0.85	1.85	1.71	0.09	0.24	8	1.32	1.58	1.25	0.09	0.15	C81-85,88,90,96
白血病	Leukaemia	16	1.36	2.96	2.82	0.20	0.23	9	1.48	1.78	1.74	0.12	0.15	C91-C95
不明及其他恶性肿瘤	All Other Sites and Unspecified	21	1.79	3.88	3.09	0.16	0.33	23	3.79	4.54	3.34	0.24	0.47	A_O
所有部位合计	All Sites	1174	100.00	217.14	188.31	10.64	26.06	607	100.00	119.83	89.88	6.08	11.36	ALL
所有部位除外 C44	All Sites but C44	1172	99.83	216.77	188.04	10.62	26.05	602	99.18	118.84	89.15	6.06	11.23	ALLbC44

表 6-3-324　张掖市甘州区 2014 年癌症发病和死亡主要指标
Table 6-3-324　Incidence and mortality of cancer in Ganzhou Qu,Zhangye Shi,2014

部位 / Site	男性 Male						女性 Female						ICD-10
	病例数 No. cases	构成 (%)	粗率 Crude rate (1/10^5)	世标率 ASR world (1/10^5)	累积率 Cum.rate(%) 0~64	0~74	病例数 No. cases	构成 (%)	粗率 Crude rate (1/10^5)	世标率 ASR world (1/10^5)	累积率 Cum.rate(%) 0~64	0~74	
发病 Incidence													
口腔和咽喉(除外鼻咽癌) Lip,Oral Cavity & Pharynx but Nasopharynx	7	0.76	2.66	2.73	0.18	0.23	2	0.37	0.78	0.45	0.04	0.04	C00-10,C12-14
鼻咽癌 Nasopharynx	4	0.43	1.52	1.19	0.09	0.14	0	0.00	0.00	0.00	0.00	0.00	C11
食管 Oesophagus	159	17.26	60.34	53.35	2.70	7.08	64	11.96	25.09	22.79	1.24	2.97	C15
胃 Stomach	321	34.85	121.81	104.15	6.43	13.27	109	20.37	42.74	38.36	2.28	4.61	C16
结直肠肛门 Colon,Rectum & Anus	52	5.65	19.73	15.68	1.05	2.12	36	6.73	14.12	11.47	0.72	1.64	C18-21
肝脏 Liver	112	12.16	42.50	35.21	2.25	4.24	46	8.60	18.04	18.63	0.61	1.99	C22
胆囊及其他 Gallbladder etc.	8	0.87	3.04	2.58	0.08	0.44	4	0.75	1.57	1.55	0.04	0.18	C23-C24
胰腺 Pancreas	22	2.39	8.35	6.55	0.40	0.86	9	1.68	3.53	3.36	0.09	0.52	C25
喉 Larynx	0	0.00	0.00	0.00	0.00	0.00	0	0.00	0.00	0.00	0.00	0.00	C32
气管,支气管,肺 Trachea, Bronchus and Lung	112	12.16	42.50	35.71	2.38	4.45	47	8.79	18.43	14.58	1.04	1.73	C33-C34
其他胸腔器官 Other Thoracic Organs	3	0.33	1.14	0.94	0.06	0.06	1	0.19	0.39	0.35	0.00	0.06	C37-C38
骨 Bone	7	0.76	2.66	2.67	0.14	0.27	4	0.75	1.57	0.92	0.06	0.06	C40-C41
皮肤黑色素瘤 Melanoma of Skin	1	0.11	0.38	0.30	0.00	0.00	1	0.19	0.39	0.19	0.02	0.02	C43
乳房 Breast	0	0.00	0.00	0.00	0.00	0.00	61	11.40	23.92	18.33	1.51	1.79	C50
子宫颈 Cervix Uteri	–	–	–	–	–	–	30	5.61	11.76	8.60	0.59	0.91	C53
子宫体及子宫部位不明 Uterus & Unspecified	–	–	–	–	–	–	11	2.06	4.31	4.10	0.30	0.38	C54-C55
卵巢 Ovary	–	–	–	–	–	–	22	4.11	8.63	7.43	0.59	0.85	C56
前列腺 Prostate	11	1.19	4.17	3.38	0.08	0.37	–	–	–	–	–	–	C61
睾丸 Testis	4	0.43	1.52	1.67	0.10	0.10	–	–	–	–	–	–	C62
肾及泌尿系统不明 Kidney & Unspecified Urinary Organs	6	0.65	2.28	1.73	0.10	0.25	5	0.93	1.96	1.92	0.12	0.18	C64-66,68
膀胱 Bladder	18	1.95	6.83	5.54	0.12	0.49	5	0.93	1.96	1.51	0.01	0.24	C67
脑,神经系统 Brain,Central Nervous System	18	1.95	6.83	5.73	0.40	0.40	18	3.36	7.06	7.18	0.59	0.70	C70-C72
甲状腺 Thyroid Gland	4	0.43	1.52	1.32	0.05	0.22	16	2.99	6.27	5.66	0.42	0.48	C73
淋巴瘤 Lymphoma	13	1.41	4.93	4.26	0.22	0.49	3	0.56	1.18	1.11	0.03	0.09	C81-85,88,90,96
白血病 Leukaemia	4	0.43	1.52	1.65	0.14	0.14	4	0.75	1.57	1.25	0.04	0.16	C91-C95
不明及其他恶性肿瘤 All Other Sites and Unspecified	35	3.80	13.28	11.39	0.80	1.12	37	6.92	14.51	12.75	0.89	1.58	A_O
所有部位合计 All Sites	921	100.00	349.49	297.74	17.78	36.74	535	100.00	209.77	182.49	11.22	21.18	ALL
所有部位除外 C44 All Sites but C44	916	99.46	347.59	296.10	17.67	36.63	530	99.07	207.81	180.55	11.07	21.03	ALLbC44
死亡 Mortality													
口腔和咽喉(除外鼻咽癌) Lip,Oral Cavity & Pharynx but Nasopharynx	3	0.51	1.14	1.04	0.00	0.05	3	0.97	1.18	0.93	0.03	0.15	C00-10,C12-14
鼻咽癌 Nasopharynx	5	0.85	1.90	1.53	0.15	0.15	1	0.32	0.39	0.32	0.04	0.04	C11
食管 Oesophagus	91	15.50	34.53	29.48	1.17	3.97	43	13.87	16.86	13.92	0.74	1.97	C15
胃 Stomach	208	35.43	78.93	64.80	2.51	8.84	57	18.39	22.35	18.97	0.91	2.84	C16
结直肠肛门 Colon,Rectum & Anus	22	3.75	8.35	9.73	0.22	0.98	23	7.42	9.02	6.75	0.34	0.95	C18-21
肝脏 Liver	104	17.72	39.46	34.37	1.88	3.85	33	10.65	12.94	12.28	0.53	1.48	C22
胆囊及其他 Gallbladder etc.	5	0.85	1.90	1.33	0.07	0.16	3	0.97	1.18	1.08	0.03	0.03	C23-C24
胰腺 Pancreas	8	1.36	3.04	2.58	0.08	0.49	9	2.90	3.53	3.18	0.26	0.37	C25
喉 Larynx	0	0.00	0.00	0.00	0.00	0.00	0	0.00	0.00	0.00	0.00	0.00	C32
气管,支气管,肺 Trachea, Bronchus and Lung	64	10.90	24.29	22.28	1.12	2.38	28	9.03	10.98	9.55	0.44	1.10	C33-C34
其他胸腔器官 Other Thoracic Organs	1	0.17	0.38	0.34	0.00	0.09	1	0.32	0.39	0.23	0.03	0.03	C37-C38
骨 Bone	6	1.02	2.28	2.29	0.18	0.23	0	0.00	0.00	0.00	0.00	0.00	C40-C41
皮肤黑色素瘤 Melanoma of Skin	1	0.17	0.38	0.25	0.03	0.03	0	0.00	0.00	0.00	0.00	0.00	C43
乳房 Breast	2	0.34	0.76	0.43	0.05	0.05	26	8.39	10.19	7.71	0.51	0.97	C50
子宫颈 Cervix Uteri	–	–	–	–	–	–	20	6.45	7.84	5.87	0.40	0.72	C53
子宫体及子宫部位不明 Uterus & Unspecified	–	–	–	–	–	–	13	4.19	5.10	4.33	0.30	0.62	C54-C55
卵巢 Ovary	–	–	–	–	–	–	7	2.26	2.74	2.61	0.23	0.32	C56
前列腺 Prostate	4	0.68	1.52	1.28	0.00	0.17	–	–	–	–	–	–	C61
睾丸 Testis	0	0.00	0.00	0.00	0.00	0.00	–	–	–	–	–	–	C62
肾及泌尿系统不明 Kidney & Unspecified Urinary Organs	9	1.53	3.42	3.95	0.12	0.27	2	0.65	0.78	0.67	0.04	0.10	C64-66,68
膀胱 Bladder	9	1.53	3.42	2.60	0.09	0.22	5	1.61	1.96	1.17	0.09	0.15	C67
脑,神经系统 Brain,Central Nervous System	13	2.21	4.93	4.98	0.32	0.52	13	4.19	5.10	4.34	0.27	0.50	C70-C72
甲状腺 Thyroid Gland	5	0.85	1.90	1.43	0.13	0.21	2	0.65	0.78	0.66	0.04	0.13	C73
淋巴瘤 Lymphoma	4	0.68	1.52	1.15	0.03	0.12	1	0.32	0.39	0.30	0.00	0.00	C81-85,88,90,96
白血病 Leukaemia	8	1.36	3.04	2.74	0.15	0.20	2	0.65	0.78	0.43	0.04	0.04	C91-C95
不明及其他恶性肿瘤 All Other Sites and Unspecified	15	2.56	5.69	4.87	0.30	0.45	18	5.81	7.06	6.21	0.47	0.70	A_O
所有部位合计 All Sites	587	100.00	222.75	193.44	8.59	23.41	310	100.00	121.55	101.50	5.73	13.18	ALL
所有部位除外 C44 All Sites but C44	587	100.00	222.75	193.44	8.59	23.41	307	99.03	120.37	100.53	5.69	13.08	ALLbC44

表 6-3-325　临潭县 2014 年癌症发病和死亡主要指标

Table 6-3-325　Incidence and mortality of cancer in Lintan Xian, 2014

部位 / Site		男性 Male						女性 Female						ICD-10
		病例数 No. cases	构成 (%)	粗率 Crude rate (1/10^5)	世标率 ASR world (1/10^5)	累积率 Cum.rate(%) 0~64	累积率 Cum.rate(%) 0~74	病例数 No. cases	构成 (%)	粗率 Crude rate (1/10^5)	世标率 ASR world (1/10^5)	累积率 Cum.rate(%) 0~64	累积率 Cum.rate(%) 0~74	
发病 Incidence														
口腔和咽喉(除外鼻咽癌)	Lip,Oral Cavity & Pharynx but Nasopharynx	2	0.91	2.85	3.25	0.41	0.41	2	1.29	3.04	2.74	0.23	0.23	C00-10,C12-14
鼻咽癌	Nasopharynx	0	0.00	0.00	0.00	0.00	0.00	1	0.65	1.52	1.52	0.19	0.19	C11
食管	Oesophagus	22	10.05	31.35	46.24	2.11	5.18	4	2.58	6.07	6.90	0.33	0.33	C15
胃	Stomach	85	38.81	121.11	173.00	9.38	24.47	39	25.16	59.20	75.70	3.96	6.69	C16
结直肠肛门	Colon,Rectum & Anus	10	4.57	14.25	18.22	1.04	2.57	9	5.81	13.66	15.23	1.25	1.85	C18-21
肝脏	Liver	18	8.22	25.65	31.63	2.38	3.13	13	8.39	19.73	26.88	1.41	2.02	C22
胆囊及其他	Gallbladder etc.	0	0.00	0.00	0.00	0.00	0.00	1	0.65	1.52	2.41	0.00	0.60	C23-C24
胰腺	Pancreas	6	2.74	8.55	10.34	0.68	1.43	1	0.65	1.52	2.41	0.00	0.60	C25
喉	Larynx	2	0.91	2.85	3.25	0.41	0.41	0	0.00	0.00	0.00	0.00	0.00	C32
气管,支气管,肺	Trachea, Bronchus and Lung	24	10.96	34.20	53.74	1.85	6.86	11	7.10	16.70	18.10	1.47	1.47	C33-C34
其他胸腔器官	Other Thoracic Organs	2	0.91	2.85	3.14	0.32	0.32	1	0.65	1.52	1.52	0.19	0.19	C37-C38
骨	Bone	3	1.37	4.27	3.63	0.34	0.34	1	0.65	1.52	1.12	0.07	0.07	C40-C41
皮肤黑色素瘤	Melanoma of Skin	0	0.00	0.00	0.00	0.00	0.00	0	0.00	0.00	0.00	0.00	0.00	C43
乳房	Breast	0	0.00	0.00	0.00	0.00	0.00	19	12.26	28.84	28.25	2.47	2.78	C50
子宫颈	Cervix Uteri	–	–	–	–	–	–	18	11.61	27.32	28.83	2.69	2.69	C53
子宫体及子宫部位不明	Uterus & Unspecified	–	–	–	–	–	–	14	9.03	21.25	28.70	1.39	2.00	C54-C55
卵巢	Ovary	–	–	–	–	–	–	2	1.29	3.04	2.69	0.23	0.23	C56
前列腺	Prostate	3	1.37	4.27	8.82	0.12	0.12	–	–	–	–	–	–	C61
睾丸	Testis	1	0.46	1.42	1.48	0.18	0.18	–	–	–	–	–	–	C62
肾及泌尿系统不明	Kidney & Unspecified Urinary Organs	4	1.83	5.70	7.16	0.50	0.88	2	1.29	3.04	3.10	0.35	0.35	C64-66,68
膀胱	Bladder	4	1.83	5.70	7.86	0.59	1.37	0	0.00	0.00	0.00	0.00	0.00	C67
脑,神经系统	Brain,Central Nervous System	9	4.11	12.82	14.23	0.96	1.74	6	3.87	9.11	10.76	0.47	1.07	C70-C72
甲状腺	Thyroid Gland	3	1.37	4.27	4.93	0.37	0.37	3	1.94	4.55	4.31	0.39	0.39	C73
淋巴瘤	Lymphoma	1	0.46	1.42	1.47	0.12	0.12	1	0.65	1.52	1.52	0.19	0.19	C81-85,88,90,96
白血病	Leukaemia	2	0.91	2.85	3.76	0.18	0.18	1	0.65	1.52	1.52	0.19	0.19	C91-C95
不明及其他恶性肿瘤	All Other Sites and Unspecified	18	8.22	25.65	28.28	2.42	2.80	6	3.87	9.11	9.56	0.72	0.72	A_O
所有部位合计	All Sites	219	100.00	312.04	424.43	24.38	52.89	155	100.00	235.27	273.80	18.16	24.84	ALL
所有部位除外 C44	All Sites but C44	216	98.63	307.77	419.86	23.87	52.38	155	100.00	235.27	273.80	18.16	24.84	ALLbC44
死亡 Mortality														
口腔和咽喉(除外鼻咽癌)	Lip,Oral Cavity & Pharynx but Nasopharynx	0	0.00	0.00	0.00	0.00	0.00	1	1.28	1.52	2.41	0.00	0.60	C00-10,C12-14
鼻咽癌	Nasopharynx	0	0.00	0.00	0.00	0.00	0.00	0	0.00	0.00	0.00	0.00	0.00	C11
食管	Oesophagus	15	12.10	21.37	45.91	0.37	3.81	4	5.13	6.07	6.62	0.49	0.79	C15
胃	Stomach	53	42.74	75.52	112.11	5.07	15.53	18	23.08	27.32	31.07	1.67	3.19	C16
结直肠肛门	Colon,Rectum & Anus	7	5.65	9.97	17.25	0.45	2.01	8	10.26	12.14	18.77	0.87	0.87	C18-21
肝脏	Liver	22	17.74	31.35	40.48	2.73	5.42	8	10.26	12.14	14.03	0.70	1.91	C22
胆囊及其他	Gallbladder etc.	0	0.00	0.00	0.00	0.00	0.00	0	0.00	0.00	0.00	0.00	0.00	C23-C24
胰腺	Pancreas	1	0.81	1.42	2.94	0.00	0.00	1	1.28	1.52	2.41	0.00	0.60	C25
喉	Larynx	0	0.00	0.00	0.00	0.00	0.00	0	0.00	0.00	0.00	0.00	0.00	C32
气管,支气管,肺	Trachea, Bronchus and Lung	14	11.29	19.95	38.68	0.45	5.11	7	8.97	10.63	13.26	0.45	1.67	C33-C34
其他胸腔器官	Other Thoracic Organs	0	0.00	0.00	0.00	0.00	0.00	0	0.00	0.00	0.00	0.00	0.00	C37-C38
骨	Bone	0	0.00	0.00	0.00	0.00	0.00	0	0.00	0.00	0.00	0.00	0.00	C40-C41
皮肤黑色素瘤	Melanoma of Skin	0	0.00	0.00	0.00	0.00	0.00	0	0.00	0.00	0.00	0.00	0.00	C43
乳房	Breast	0	0.00	0.00	0.00	0.00	0.00	4	5.13	6.07	6.97	0.28	0.59	C50
子宫颈	Cervix Uteri							12	15.38	18.21	21.45	1.27	3.39	C53
子宫体及子宫部位不明	Uterus & Unspecified							5	6.41	7.59	7.68	0.40	0.71	C54-C55
卵巢	Ovary							3	3.85	4.55	5.14	0.35	0.35	C56
前列腺	Prostate	1	0.81	1.42	3.68	0.00	0.00	–	–	–	–	–	–	C61
睾丸	Testis	0	0.00	0.00	0.00	0.00	0.00	–	–	–	–	–	–	C62
肾及泌尿系统不明	Kidney & Unspecified Urinary Organs	2	1.61	2.85	5.38	0.00	1.16	0	0.00	0.00	0.00	0.00	0.00	C64-66,68
膀胱	Bladder	1	0.81	1.42	1.47	0.12	0.12	0	0.00	0.00	0.00	0.00	0.00	C67
脑,神经系统	Brain,Central Nervous System	5	4.03	7.12	8.05	0.74	0.74	2	2.56	3.04	3.69	0.08	0.08	C70-C72
甲状腺	Thyroid Gland	0	0.00	0.00	0.00	0.00	0.00	1	1.28	1.52	0.88	0.07	0.07	C73
淋巴瘤	Lymphoma	2	1.61	2.85	6.26	0.00	1.56	0	0.00	0.00	0.00	0.00	0.00	C81-85,88,90,96
白血病	Leukaemia	0	0.00	0.00	0.00	0.00	0.00	0	0.00	0.00	0.00	0.00	0.00	C91-C95
不明及其他恶性肿瘤	All Other Sites and Unspecified	1	0.81	1.42	1.66	0.14	0.14	4	5.13	6.07	7.31	0.14	0.75	A_O
所有部位合计	All Sites	124	100.00	176.68	283.88	10.07	35.61	78	100.00	118.39	141.70	6.78	15.59	ALL
所有部位除外 C44	All Sites but C44	124	100.00	176.68	283.88	10.07	35.61	78	100.00	118.39	141.70	6.78	15.59	ALLbC44

表 6-3-326　西宁市 2014 年癌症发病和死亡主要指标
Table 6-3-326　Incidence and mortality of cancer in Xining Shi,2014

部位 / Site		男性 Male 病例数 No. cases	构成 (%)	粗率 Crude rate (1/10⁵)	世标率 ASR world (1/10⁵)	累积率 Cum.rate(%) 0~64	0~74	女性 Female 病例数 No. cases	构成 (%)	粗率 Crude rate (1/10⁵)	世标率 ASR world (1/10⁵)	累积率 Cum.rate(%) 0~64	0~74	ICD-10
发病 Incidence														
口腔和咽喉(除外鼻咽癌)	Lip,Oral Cavity & Pharynx but Nasopharynx	5	0.35	1.08	0.97	0.07	0.11	5	0.47	1.05	0.74	0.07	0.07	C00–10,C12–14
鼻咽癌	Nasopharynx	5	0.35	1.08	0.82	0.06	0.10	6	0.56	1.26	1.04	0.08	0.14	C11
食管	Oesophagus	86	6.01	18.59	17.89	0.82	1.78	33	3.08	6.91	5.26	0.10	0.48	C15
胃	Stomach	263	18.39	56.84	50.56	2.35	5.32	99	9.23	20.72	17.58	0.95	1.64	C16
结直肠肛门	Colon,Rectum & Anus	121	8.46	26.15	21.41	0.89	2.19	102	9.51	21.35	16.46	0.61	1.76	C18–21
肝脏	Liver	229	16.01	49.49	41.25	2.46	4.03	83	7.74	17.37	14.33	0.76	1.35	C22
胆囊及其他	Gallbladder etc.	28	1.96	6.05	5.70	0.30	0.67	36	3.36	7.53	6.76	0.24	0.46	C23–C24
胰腺	Pancreas	43	3.01	9.29	7.67	0.38	0.94	29	2.70	6.07	4.86	0.22	0.49	C25
喉	Larynx	15	1.05	3.24	2.70	0.12	0.35	2	0.19	0.42	0.35	0.04	0.04	C32
气管,支气管,肺	Trachea, Bronchus and Lung	332	23.22	71.75	60.59	2.51	5.78	157	14.63	32.86	27.45	1.25	2.45	C33–C34
其他胸腔器官	Other Thoracic Organs	4	0.28	0.86	0.79	0.04	0.12	6	0.56	1.26	0.95	0.07	0.14	C37–C38
骨	Bone	20	1.40	4.32	4.25	0.19	0.34	15	1.40	3.14	2.80	0.13	0.23	C40–C41
皮肤黑色素瘤	Melanoma of Skin	2	0.14	0.43	0.24	0.01	0.01	1	0.09	0.21	0.12	0.01	0.01	C43
乳房	Breast	1	0.07	0.22	0.14	0.01	0.01	160	14.91	33.49	25.53	1.87	2.61	C50
子宫颈	Cervix Uteri	–	–	–	–	–	–	65	6.06	13.60	10.09	0.86	1.04	C53
子宫体及子宫部位不明	Uterus & Unspecified	–	–	–	–	–	–	22	2.05	4.60	3.74	0.35	0.38	C54–C55
卵巢	Ovary	–	–	–	–	–	–	46	4.29	9.63	7.02	0.58	0.74	C56
前列腺	Prostate	47	3.29	10.16	8.64	0.09	0.47	–	–	–	–	–	–	C61
睾丸	Testis	2	0.14	0.43	0.62	0.01	0.01	–	–	–	–	–	–	C62
肾及泌尿系统不明	Kidney & Unspecified Urinary Organs	34	2.38	7.35	6.47	0.42	0.69	23	2.14	4.81	3.84	0.17	0.35	C64–66,68
膀胱	Bladder	31	2.17	6.70	6.53	0.26	0.64	12	1.12	2.51	1.88	0.09	0.15	C67
脑,神经系统	Brain,Central Nervous System	36	2.52	7.78	7.13	0.46	0.77	45	4.19	9.42	7.08	0.40	0.78	C70–C72
甲状腺	Thyroid Gland	10	0.70	2.16	1.77	0.10	0.18	39	3.63	8.16	6.61	0.62	0.70	C73
淋巴瘤	Lymphoma	18	1.26	3.89	3.52	0.23	0.39	11	1.03	2.30	1.78	0.13	0.19	C81–85,88,90,96
白血病	Leukaemia	26	1.82	5.62	5.15	0.33	0.47	10	0.93	2.09	1.90	0.14	0.17	C91–C95
不明及其他恶性肿瘤	All Other Sites and Unspecified	72	5.03	15.56	13.94	0.77	1.35	66	6.15	13.81	11.15	0.71	1.21	A_O
所有部位合计	All Sites	1430	100.00	309.04	268.74	12.88	26.72	1073	100.00	224.58	179.33	10.45	17.58	ALL
所有部位除外 C44	All Sites but C44	1418	99.16	306.45	266.38	12.76	26.59	1064	99.16	222.69	177.77	10.35	17.44	ALLbC44
死亡 Mortality														
口腔和咽喉(除外鼻咽癌)	Lip,Oral Cavity & Pharynx but Nasopharynx	2	0.28	0.43	0.33	0.02	0.02	2	0.50	0.42	0.30	0.02	0.02	C00–10,C12–14
鼻咽癌	Nasopharynx	2	0.28	0.43	0.46	0.06	0.06	1	0.25	0.21	0.13	0.00	0.03	C11
食管	Oesophagus	53	7.54	11.45	10.25	0.45	1.10	13	3.02	2.51	2.28	0.00	0.09	C15
胃	Stomach	111	15.79	23.99	21.51	0.76	2.19	43	10.83	9.00	8.01	0.37	0.63	C16
结直肠肛门	Colon,Rectum & Anus	48	6.83	10.37	8.29	0.28	0.65	37	9.32	7.74	5.93	0.13	0.52	C18–21
肝脏	Liver	123	17.50	26.58	22.09	1.22	2.14	63	15.87	13.19	10.87	0.53	1.14	C22
胆囊及其他	Gallbladder etc.	9	1.28	1.95	1.97	0.00	0.18	17	4.28	3.56	3.29	0.12	0.20	C23–C24
胰腺	Pancreas	25	3.56	5.40	4.21	0.19	0.49	19	4.79	3.98	3.19	0.10	0.29	C25
喉	Larynx	8	1.14	1.73	1.66	0.06	0.13	1	0.25	0.21	0.17	0.02	0.02	C32
气管,支气管,肺	Trachea, Bronchus and Lung	211	30.01	45.60	36.41	1.10	3.22	82	20.65	17.16	14.86	0.50	1.15	C33–C34
其他胸腔器官	Other Thoracic Organs	1	0.14	0.22	0.14	0.00	0.04	1	0.25	0.21	0.18	0.02	0.02	C37–C38
骨	Bone	10	1.42	2.16	1.57	0.09	0.13	7	1.76	1.47	1.08	0.03	0.12	C40–C41
皮肤黑色素瘤	Melanoma of Skin	1	0.14	0.22	0.12	0.00	0.00	1	0.25	0.21	0.12	0.01	0.01	C43
乳房	Breast	1	0.14	0.22	0.14	0.01	0.01	35	8.82	7.33	5.47	0.29	0.49	C50
子宫颈	Cervix Uteri	–	–	–	–	–	–	10	2.52	2.09	1.70	0.09	0.15	C53
子宫体及子宫部位不明	Uterus & Unspecified	–	–	–	–	–	–	9	2.27	1.88	1.56	0.14	0.14	C54–C55
卵巢	Ovary	–	–	–	–	–	–	7	1.76	1.47	1.15	0.05	0.11	C56
前列腺	Prostate	18	2.56	3.89	3.14	0.03	0.19	–	–	–	–	–	–	C61
睾丸	Testis	0	0.00	0.00	0.00	0.00	0.00	–	–	–	–	–	–	C62
肾及泌尿系统不明	Kidney & Unspecified Urinary Organs	9	1.28	1.95	1.80	0.08	0.15	7	1.76	1.47	1.49	0.06	0.12	C64–66,68
膀胱	Bladder	8	1.14	1.73	2.11	0.03	0.03	6	1.51	1.26	0.88	0.00	0.03	C67
脑,神经系统	Brain,Central Nervous System	21	2.99	4.54	4.50	0.25	0.48	11	2.77	2.30	1.69	0.05	0.20	C70–C72
甲状腺	Thyroid Gland	1	0.14	0.22	0.14	0.01	0.01	2	0.50	0.42	0.66	0.01	0.01	C73
淋巴瘤	Lymphoma	5	0.71	1.08	0.80	0.06	0.09	3	0.76	0.63	0.46	0.00	0.09	C81–85,88,90,96
白血病	Leukaemia	9	1.28	1.95	1.67	0.14	0.18	3	0.76	0.63	0.77	0.04	0.04	C91–C95
不明及其他恶性肿瘤	All Other Sites and Unspecified	27	3.84	5.84	4.91	0.36	0.58	18	4.53	3.77	3.03	0.13	0.25	A_O
所有部位合计	All Sites	703	100.00	151.93	128.25	5.20	12.08	397	100.00	83.09	69.27	2.72	5.87	ALL
所有部位除外 C44	All Sites but C44	701	99.72	151.50	127.92	5.17	12.05	396	99.75	82.88	68.84	2.72	5.87	ALLbC44

表 6-3-327 湟中县 2014 年癌症发病和死亡主要指标
Table 6-3-327 Incidence and mortality of cancer in Huangzhong Xian, 2014

部位 Site		男性 Male						女性 Female						ICD-10
		病例数 No. cases	构成 (%)	粗率 Crude rate (1/10⁵)	世标率 ASR world (1/10⁵)	累积率 Cum.rate(%) 0~64	0~74	病例数 No. cases	构成 (%)	粗率 Crude rate (1/10⁵)	世标率 ASR world (1/10⁵)	累积率 Cum.rate(%) 0~64	0~74	
发病 Incidence														
口腔和咽喉(除外鼻咽癌)	Lip,Oral Cavity & Pharynx but Nasopharynx	8	1.61	3.21	3.05	0.21	0.36	2	0.63	0.84	0.67	0.07	0.07	C00–10,C12–14
鼻咽癌	Nasopharynx	0	0.00	0.00	0.00	0.00	0.00	1	0.32	0.42	0.46	0.00	0.08	C11
食管	Oesophagus	47	9.48	18.84	22.13	1.09	2.68	23	7.30	9.70	10.41	0.37	0.95	C15
胃	Stomach	165	33.27	66.15	69.06	4.62	8.63	51	16.19	21.50	22.07	1.13	2.63	C16
结直肠肛门	Colon,Rectum & Anus	33	6.65	13.23	13.78	0.76	1.70	37	11.75	15.60	14.51	0.84	1.65	C18–21
肝脏	Liver	97	19.56	38.89	37.77	2.91	4.09	36	11.43	15.18	14.21	1.06	1.87	C22
胆囊及其他	Gallbladder etc.	8	1.61	3.21	3.63	0.21	0.68	6	1.90	2.53	3.39	0.10	0.21	C23–C24
胰腺	Pancreas	8	1.61	3.21	3.64	0.19	0.34	7	2.22	2.95	2.67	0.10	0.37	C25
喉	Larynx	0	0.00	0.00	0.00	0.00	0.00	0	0.00	0.00	0.00	0.00	0.00	C32
气管,支气管,肺	Trachea, Bronchus and Lung	58	11.69	23.25	23.50	1.50	3.22	40	12.70	16.87	17.91	0.82	2.21	C33–C34
其他胸腔器官	Other Thoracic Organs	1	0.20	0.40	0.47	0.00	0.12	2	0.63	0.84	0.86	0.11	0.11	C37–C38
骨	Bone	6	1.21	2.41	2.22	0.19	0.30	4	1.27	1.69	1.61	0.15	0.15	C40–C41
皮肤黑色素瘤	Melanoma of Skin	1	0.20	0.40	0.34	0.04	0.04	0	0.00	0.00	0.00	0.00	0.00	C43
乳房	Breast	1	0.20	0.40	0.28	0.02	0.02	26	8.25	10.96	8.76	0.76	0.87	C50
子宫颈	Cervix Uteri	–	–	–	–	–	–	14	4.44	5.90	6.11	0.50	0.77	C53
子宫体及子宫部位不明	Uterus & Unspecified	–	–	–	–	–	–	10	3.17	4.22	3.60	0.31	0.38	C54–C55
卵巢	Ovary	–	–	–	–	–	–	6	1.90	2.53	2.52	0.22	0.22	C56
前列腺	Prostate	4	0.81	1.60	1.86	0.06	0.13	–	–	–	–	–	–	C61
睾丸	Testis	1	0.20	0.40	0.31	0.03	0.03	–	–	–	–	–	–	C62
肾及泌尿系统不明	Kidney & Unspecified Urinary Organs	3	0.60	1.20	1.14	0.10	0.10	6	1.90	2.53	2.48	0.17	0.32	C64–66,68
膀胱	Bladder	6	1.21	2.41	2.55	0.08	0.54	2	0.63	0.84	1.75	0.05	0.05	C67
脑,神经系统	Brain,Central Nervous System	17	3.43	6.82	7.16	0.49	0.80	16	5.08	6.75	6.57	0.43	0.85	C70–C72
甲状腺	Thyroid Gland	1	0.20	0.40	0.47	0.00	0.12	4	1.27	1.69	1.44	0.10	0.17	C73
淋巴瘤	Lymphoma	0	0.00	0.00	0.00	0.00	0.00	0	0.00	0.00	0.00	0.00	0.00	C81–85,88,90,96
白血病	Leukaemia	9	1.81	3.61	4.03	0.26	0.41	4	1.27	1.69	1.63	0.12	0.12	C91–C95
不明及其他恶性肿瘤	All Other Sites and Unspecified	22	4.44	8.82	9.59	0.49	1.11	18	5.71	7.59	8.89	0.51	0.90	A_O
所有部位合计	All Sites	496	100.00	198.86	206.97	13.25	25.41	315	100.00	132.82	132.54	7.90	14.96	ALL
所有部位除外 C44	All Sites but C44	494	99.60	198.06	205.89	13.20	25.36	311	98.73	131.14	130.52	7.79	14.78	ALLbC44
死亡 Mortality														
口腔和咽喉(除外鼻咽癌)	Lip,Oral Cavity & Pharynx but Nasopharynx	0	0.00	0.00	0.00	0.00	0.00	0	0.00	0.00	0.00	0.00	0.00	C00–10,C12–14
鼻咽癌	Nasopharynx	0	0.00	0.00	0.00	0.00	0.00	2	0.92	0.84	0.80	0.03	0.11	C11
食管	Oesophagus	53	13.38	21.25	24.91	0.83	3.32	21	9.63	8.85	8.97	0.15	1.08	C15
胃	Stomach	126	31.82	50.52	54.60	2.83	6.42	48	22.02	20.24	21.89	0.89	2.78	C16
结直肠肛门	Colon,Rectum & Anus	13	3.28	5.21	5.60	0.13	0.69	22	10.09	9.28	9.25	0.40	1.21	C18–21
肝脏	Liver	98	24.75	39.29	39.70	2.91	4.03	32	14.68	13.49	11.87	0.90	1.47	C22
胆囊及其他	Gallbladder etc.	3	0.76	1.20	1.27	0.04	0.28	7	3.21	2.95	3.89	0.18	0.37	C23–C24
胰腺	Pancreas	7	1.77	2.81	3.33	0.15	0.34	4	1.83	1.69	1.59	0.08	0.28	C25
喉	Larynx	1	0.25	0.40	0.45	0.06	0.06	1	0.46	0.42	0.33	0.04	0.04	C32
气管,支气管,肺	Trachea, Bronchus and Lung	50	12.63	20.05	20.88	1.21	2.78	33	15.14	13.91	14.92	0.57	1.72	C33–C34
其他胸腔器官	Other Thoracic Organs	0	0.00	0.00	0.00	0.00	0.00	0	0.00	0.00	0.00	0.00	0.00	C37–C38
骨	Bone	3	0.76	1.20	1.16	0.02	0.14	4	1.83	1.69	1.73	0.13	0.21	C40–C41
皮肤黑色素瘤	Melanoma of Skin	0	0.00	0.00	0.00	0.00	0.00	0	0.00	0.00	0.00	0.00	0.00	C43
乳房	Breast	0	0.00	0.00	0.00	0.00	0.00	5	2.29	2.11	1.78	0.17	0.17	C50
子宫颈	Cervix Uteri	–	–	–	–	–	–	6	2.75	2.53	2.32	0.21	0.21	C53
子宫体及子宫部位不明	Uterus & Unspecified	–	–	–	–	–	–	6	2.75	2.53	2.26	0.18	0.25	C54–C55
卵巢	Ovary	–	–	–	–	–	–	3	1.38	1.26	1.41	0.08	0.08	C56
前列腺	Prostate	1	0.25	0.40	0.44	0.00	0.07	–	–	–	–	–	–	C61
睾丸	Testis	1	0.25	0.40	0.44	0.00	0.07	–	–	–	–	–	–	C62
肾及泌尿系统不明	Kidney & Unspecified Urinary Organs	4	1.01	1.60	1.67	0.13	0.13	2	0.92	0.84	0.94	0.00	0.08	C64–66,68
膀胱	Bladder	1	0.25	0.40	0.41	0.00	0.00	3	1.38	1.26	2.22	0.05	0.13	C67
脑,神经系统	Brain,Central Nervous System	9	2.27	3.61	3.76	0.18	0.25	4	1.83	1.69	1.50	0.06	0.25	C70–C72
甲状腺	Thyroid Gland	2	0.51	0.80	0.88	0.00	0.12	3	1.38	1.26	1.37	0.05	0.13	C73
淋巴瘤	Lymphoma	0	0.00	0.00	0.00	0.00	0.00	0	0.00	0.00	0.00	0.00	0.00	C81–85,88,90,96
白血病	Leukaemia	7	1.77	2.81	3.17	0.22	0.29	2	0.92	0.84	0.76	0.07	0.07	C91–C95
不明及其他恶性肿瘤	All Other Sites and Unspecified	17	4.29	6.82	7.72	0.25	0.98	10	4.59	4.22	5.07	0.30	0.53	A_O
所有部位合计	All Sites	396	100.00	158.77	170.39	8.96	19.97	218	100.00	91.92	94.88	4.53	11.17	ALL
所有部位除外 C44	All Sites but C44	393	99.24	157.56	168.94	8.91	19.68	217	99.54	91.50	94.34	4.48	11.11	ALLbC44

表 6-3-328 互助土族自治县 2014 年癌症发病和死亡主要指标
Table 6-3-328 Incidence and mortality of cancer in Huzhu Tuzu Zizhixian, 2014

部位 Site		男性 Male						女性 Female						ICD-10
		病例数 No. cases	构成 (%)	粗率 Crude rate (1/10⁵)	世标率 ASR world (1/10⁵)	累积率 Cum.rate(%)		病例数 No. cases	构成 (%)	粗率 Crude rate (1/10⁵)	世标率 ASR world (1/10⁵)	累积率 Cum.rate(%)		
						0~64	0~74					0~64	0~74	
发病 Incidence														
口腔和咽喉(除外鼻咽喉)	Lip,Oral Cavity & Pharynx but Nasopharynx	1	0.25	0.48	0.55	0.00	0.09	0	0.00	0.00	0.00	0.00	0.00	C00-10,C12-14
鼻咽癌	Nasopharynx	1	0.25	0.48	0.55	0.00	0.09	1	0.45	0.52	0.32	0.03	0.03	C11
食管	Oesophagus	41	10.20	19.59	23.81	1.03	3.45	9	4.04	4.72	6.27	0.30	0.64	C15
胃	Stomach	128	31.84	61.16	67.13	3.28	8.46	35	15.70	18.35	22.21	1.01	2.05	C16
结直肠肛门	Colon,Rectum & Anus	36	8.96	17.20	16.83	0.95	1.76	14	6.28	7.34	7.44	0.50	1.08	C18-21
肝脏	Liver	76	18.91	36.31	33.03	2.41	3.97	20	8.97	10.49	9.86	0.66	0.85	C22
胆囊及其他	Gallbladder etc.	3	0.75	1.43	1.84	0.00	0.41	7	3.14	3.67	3.61	0.11	0.45	C23-C24
胰腺	Pancreas	5	1.24	2.39	2.42	0.07	0.26	3	1.35	1.57	1.50	0.10	0.20	C25
喉	Larynx	2	0.50	0.96	0.56	0.05	0.05	0	0.00	0.00	0.00	0.00	0.00	C32
气管,支气管,肺	Trachea, Bronchus and Lung	30	7.46	14.33	14.91	0.72	1.81	35	15.70	18.35	19.63	0.77	1.91	C33-C34
其他胸腔器官	Other Thoracic Organs	0	0.00	0.00	0.00	0.00	0.00	0	0.00	0.00	0.00	0.00	0.00	C37-C38
骨	Bone	5	1.24	2.39	2.36	0.12	0.12	3	1.35	1.57	1.55	0.08	0.24	C40-C41
皮肤黑色素瘤	Melanoma of Skin	0	0.00	0.00	0.00	0.00	0.00	0	0.00	0.00	0.00	0.00	0.00	C43
乳房	Breast	2	0.50	0.96	1.01	0.05	0.14	21	9.42	11.01	8.22	0.67	0.77	C50
子宫颈	Cervix Uteri	–	–	–	–	–	–	10	4.48	5.24	4.63	0.38	0.57	C53
子宫体及子宫部位不明	Uterus & Unspecified	–	–	–	–	–	–	13	5.83	6.82	5.53	0.51	0.60	C54-C55
卵巢	Ovary	–	–	–	–	–	–	4	1.79	2.10	1.72	0.11	0.21	C56
前列腺	Prostate	4	1.00	1.91	2.36	0.00	0.41	–	–	–	–	–	–	C61
睾丸	Testis	0	0.00	0.00	0.00	0.00	0.00	–	–	–	–	–	–	C62
肾及泌尿系统不明	Kidney & Unspecified Urinary Organs	1	0.25	0.48	0.55	0.00	0.09	1	0.45	0.52	0.42	0.05	0.05	C64-66,68
膀胱	Bladder	12	2.99	5.73	6.36	0.33	0.68	1	0.45	0.52	0.55	0.05	0.05	C67
脑,神经系统	Brain,Central Nervous System	14	3.48	6.69	5.51	0.48	0.58	11	4.93	5.77	6.23	0.37	0.68	C70-C72
甲状腺	Thyroid Gland	2	0.50	0.96	0.95	0.05	0.14	7	3.14	3.67	3.15	0.26	0.26	C73
淋巴瘤	Lymphoma	0	0.00	0.00	0.00	0.00	0.00	0	0.00	0.00	0.00	0.00	0.00	C81-85,88,90,96
白血病	Leukaemia	3	0.75	1.43	1.09	0.08	0.08	0	0.00	0.00	0.00	0.00	0.00	C91-C95
不明及其他恶性肿瘤	All Other Sites and Unspecified	36	8.96	17.20	18.39	0.94	2.12	28	12.56	14.68	17.13	0.66	1.64	A_O
所有部位合计	All Sites	402	100.00	192.07	200.21	10.57	24.70	223	100.00	116.91	119.96	6.63	12.26	ALL
所有部位除外 C44	All Sites but C44	395	98.26	188.72	196.67	10.45	24.25	221	99.10	115.87	118.96	6.58	12.21	ALLbC44
死亡 Mortality														
口腔和咽喉(除外鼻咽喉)	Lip,Oral Cavity & Pharynx but Nasopharynx	0	0.00	0.00	0.00	0.00	0.00	1	0.53	0.52	0.56	0.00	0.09	C00-10,C12-14
鼻咽癌	Nasopharynx	0	0.00	0.00	0.00	0.00	0.00	1	0.53	0.52	0.56	0.00	0.09	C11
食管	Oesophagus	38	11.59	18.16	24.78	0.59	3.21	11	5.79	5.77	7.38	0.24	0.74	C15
胃	Stomach	108	32.93	51.60	58.19	2.86	7.60	37	19.47	19.40	25.31	0.78	2.47	C16
结直肠肛门	Colon,Rectum & Anus	30	9.15	14.33	17.62	0.72	2.08	8	4.21	4.19	4.26	0.37	0.62	C18-21
肝脏	Liver	67	20.43	32.01	30.28	2.31	3.67	21	11.05	11.01	11.01	0.61	1.29	C22
胆囊及其他	Gallbladder etc.	4	1.22	1.91	4.46	0.00	0.25	8	4.21	4.19	4.50	0.18	0.64	C23-C24
胰腺	Pancreas	5	1.52	2.39	2.54	0.09	0.28	3	1.58	1.57	1.68	0.07	0.26	C25
喉	Larynx	2	0.61	0.96	0.74	0.07	0.07	0	0.00	0.00	0.00	0.00	0.00	C32
气管,支气管,肺	Trachea, Bronchus and Lung	27	8.23	12.90	14.19	0.36	1.70	34	17.89	17.83	19.44	0.53	1.54	C33-C34
其他胸腔器官	Other Thoracic Organs	2	0.61	0.96	1.13	0.14	0.14	0	0.00	0.00	0.00	0.00	0.00	C37-C38
骨	Bone	2	0.61	0.96	0.91	0.05	0.05	5	2.63	2.62	2.36	0.14	0.23	C40-C41
皮肤黑色素瘤	Melanoma of Skin	0	0.00	0.00	0.00	0.00	0.00	0	0.00	0.00	0.00	0.00	0.00	C43
乳房	Breast	1	0.30	0.48	0.55	0.00	0.09	18	9.47	9.44	8.04	0.46	0.89	C50
子宫颈	Cervix Uteri	–	–	–	–	–	–	9	4.74	4.72	4.29	0.28	0.62	C53
子宫体及子宫部位不明	Uterus & Unspecified	–	–	–	–	–	–	4	2.11	2.10	2.00	0.15	0.25	C54-C55
卵巢	Ovary	–	–	–	–	–	–	2	1.05	1.05	0.75	0.06	0.06	C56
前列腺	Prostate	4	1.22	1.91	2.39	0.00	0.51	–	–	–	–	–	–	C61
睾丸	Testis	0	0.00	0.00	0.00	0.00	0.00	–	–	–	–	–	–	C62
肾及泌尿系统不明	Kidney & Unspecified Urinary Organs	2	0.61	0.96	1.11	0.07	0.16	1	0.53	0.52	0.42	0.05	0.05	C64-66,68
膀胱	Bladder	2	0.61	0.96	1.03	0.00	0.00	2	1.05	1.05	1.17	0.00	0.25	C67
脑,神经系统	Brain,Central Nervous System	8	2.44	3.82	3.47	0.28	0.37	6	3.16	3.15	2.78	0.19	0.34	C70-C72
甲状腺	Thyroid Gland	0	0.00	0.00	0.00	0.00	0.00	5	2.63	2.62	2.59	0.20	0.30	C73
淋巴瘤	Lymphoma	0	0.00	0.00	0.00	0.00	0.00	0	0.00	0.00	0.00	0.00	0.00	C81-85,88,90,96
白血病	Leukaemia	2	0.61	0.96	1.16	0.06	0.06	3	1.58	1.57	1.28	0.13	0.13	C91-C95
不明及其他恶性肿瘤	All Other Sites and Unspecified	24	7.32	11.47	11.86	0.63	1.13	11	5.79	5.77	9.66	0.29	0.69	A_O
所有部位合计	All Sites	328	100.00	156.71	176.42	8.24	21.37	190	100.00	99.61	110.02	4.74	11.55	ALL
所有部位除外 C44	All Sites but C44	325	99.09	155.28	175.31	8.16	21.29	190	100.00	99.61	110.02	4.74	11.55	ALLbC44

部位 Site		男性 Male						女性 Female						ICD-10
		病例数 No. cases	构成 (%)	粗率 Crude rate (1/10⁵)	世标率 ASR world (1/10⁵)	累积率 Cum.rate(%)		病例数 No. cases	构成 (%)	粗率 Crude rate (1/10⁵)	世标率 ASR world (1/10⁵)	累积率 Cum.rate(%)		
						0~64	0~74					0~64	0~74	
发病 Incidence														
口腔和咽喉(除外鼻咽癌)	Lip,Oral Cavity & Pharynx but Nasopharynx	6	1.80	4.01	3.27	0.19	0.51	2	0.92	1.40	1.05	0.10	0.10	C00-10,C12-14
鼻咽癌	Nasopharynx	1	0.30	0.67	0.63	0.08	0.08	1	0.46	0.70	0.63	0.00	0.00	C11
食管	Oesophagus	24	7.19	16.04	13.20	0.73	1.34	11	5.07	7.68	6.26	0.14	0.56	C15
胃	Stomach	105	31.44	70.16	59.67	3.42	7.70	40	18.43	27.93	24.58	0.68	2.39	C16
结直肠肛门	Colon,Rectum & Anus	20	5.99	13.36	10.89	0.73	1.14	13	5.99	9.08	7.33	0.50	1.04	C18-21
肝脏	Liver	57	17.07	38.09	33.41	2.24	3.79	35	16.13	24.44	20.30	0.98	2.23	C22
胆囊及其他	Gallbladder etc.	2	0.60	1.34	1.30	0.06	0.06	2	0.92	1.40	1.27	0.08	0.18	C23-C24
胰腺	Pancreas	2	0.60	1.34	1.18	0.06	0.06	3	1.38	2.09	2.64	0.00	0.11	C25
喉	Larynx	1	0.30	0.67	0.60	0.06	0.06	0	0.00	0.00	0.00	0.00	0.00	C32
气管,支气管,肺	Trachea, Bronchus and Lung	57	17.07	38.09	32.08	1.31	4.05	32	14.75	22.34	18.76	0.61	1.90	C33-C34
其他胸腔器官	Other Thoracic Organs	2	0.60	1.34	1.35	0.09	0.09	0	0.00	0.00	0.00	0.00	0.00	C37-C38
骨	Bone	7	2.10	4.68	4.65	0.18	0.48	7	3.23	4.89	4.62	0.28	0.39	C40-C41
皮肤黑色素瘤	Melanoma of Skin	0	0.00	0.00	0.00	0.00	0.00	1	0.46	0.70	0.64	0.08	0.08	C43
乳房	Breast	1	0.30	0.67	0.37	0.03	0.03	19	8.76	13.27	9.88	0.86	1.11	C50
子宫颈	Cervix Uteri	-	-	-	-	-	-	16	7.37	11.17	8.33	0.57	0.93	C53
子宫体及子宫部位不明	Uterus & Unspecified	-	-	-	-	-	-	2	0.92	1.40	1.27	0.08	0.08	C54-C55
卵巢	Ovary	-	-	-	-	-	-	6	2.76	4.19	3.28	0.35	0.35	C56
前列腺	Prostate	6	1.80	4.01	3.57	0.08	0.34	-	-	-	-	-	-	C61
睾丸	Testis	0	0.00	0.00	0.00	0.00	0.00	-	-	-	-	-	-	C62
肾及泌尿系统不明	Kidney & Unspecified Urinary Organs	1	0.30	0.67	0.71	0.00	0.00	1	0.46	0.70	0.64	0.08	0.08	C64-66,68
膀胱	Bladder	10	2.99	6.68	5.26	0.18	0.60	0	0.00	0.00	0.00	0.00	0.00	C67
脑,神经系统	Brain,Central Nervous System	20	5.99	13.36	10.87	0.65	1.01	9	4.15	6.28	5.57	0.26	0.62	C70-C72
甲状腺	Thyroid Gland	3	0.90	2.00	1.49	0.14	0.14	5	2.30	3.49	3.06	0.29	0.29	C73
淋巴瘤	Lymphoma	0	0.00	0.00	0.00	0.00	0.00	0	0.00	0.00	0.00	0.00	0.00	C81-85,88,90,96
白血病	Leukaemia	0	0.00	0.00	0.00	0.00	0.00	1	0.46	0.70	0.56	0.05	0.05	C91-C95
不明及其他恶性肿瘤	All Other Sites and Unspecified	9	2.69	6.01	4.31	0.43	0.43	11	5.07	7.68	6.68	0.37	0.62	A_O
所有部位合计	All Sites	334	100.00	223.17	188.79	10.67	21.92	217	100.00	151.51	127.35	6.37	13.11	ALL
所有部位除外 C44	All Sites but C44	334	100.00	223.17	188.79	10.67	21.92	216	99.54	150.81	126.72	6.37	13.01	ALLbC44
死亡 Mortality														
口腔和咽喉(除外鼻咽癌)	Lip,Oral Cavity & Pharynx but Nasopharynx	1	0.47	0.67	0.50	0.00	0.00	0	0.00	0.00	0.00	0.00	0.00	C00-10,C12-14
鼻咽癌	Nasopharynx	0	0.00	0.00	0.00	0.00	0.00	1	0.80	0.70	0.63	0.00	0.00	C11
食管	Oesophagus	22	10.38	14.70	12.25	0.54	1.05	7	5.60	4.89	4.20	0.08	0.54	C15
胃	Stomach	69	32.55	46.10	38.64	2.06	4.65	32	25.60	22.34	20.87	0.60	2.03	C16
结直肠肛门	Colon,Rectum & Anus	9	4.25	6.01	4.83	0.16	0.42	6	4.80	4.19	3.75	0.21	0.36	C18-21
肝脏	Liver	35	16.51	23.39	20.32	1.21	1.98	27	21.60	18.85	14.74	0.91	1.66	C22
胆囊及其他	Gallbladder etc.	0	0.00	0.00	0.00	0.00	0.00	1	0.80	0.70	0.63	0.00	0.11	C23-C24
胰腺	Pancreas	3	1.42	2.00	1.81	0.14	0.14	3	2.40	2.09	1.72	0.08	0.18	C25
喉	Larynx	0	0.00	0.00	0.00	0.00	0.00	0	0.00	0.00	0.00	0.00	0.00	C32
气管,支气管,肺	Trachea, Bronchus and Lung	44	20.75	29.40	24.47	1.53	3.41	17	13.60	11.87	9.49	0.37	1.01	C33-C34
其他胸腔器官	Other Thoracic Organs	0	0.00	0.00	0.00	0.00	0.00	0	0.00	0.00	0.00	0.00	0.00	C37-C38
骨	Bone	3	1.42	2.00	2.55	0.11	0.21	1	0.80	0.70	0.64	0.08	0.08	C40-C41
皮肤黑色素瘤	Melanoma of Skin	0	0.00	0.00	0.00	0.00	0.00	0	0.00	0.00	0.00	0.00	0.00	C43
乳房	Breast	1	0.47	0.67	0.50	0.00	0.00	3	2.40	2.09	1.62	0.10	0.21	C50
子宫颈	Cervix Uteri	-	-	-	-	-	-	10	8.00	6.98	4.72	0.28	0.57	C53
子宫体及子宫部位不明	Uterus & Unspecified	-	-	-	-	-	-	1	0.80	0.70	0.63	0.00	0.00	C54-C55
卵巢	Ovary	-	-	-	-	-	-	2	1.60	1.40	1.10	0.12	0.12	C56
前列腺	Prostate	2	0.94	1.34	1.33	0.00	0.16	-	-	-	-	-	-	C61
睾丸	Testis	0	0.00	0.00	0.00	0.00	0.00	-	-	-	-	-	-	C62
肾及泌尿系统不明	Kidney & Unspecified Urinary Organs	1	0.47	0.67	0.51	0.04	0.04	0	0.00	0.00	0.00	0.00	0.00	C64-66,68
膀胱	Bladder	1	0.47	0.67	0.50	0.00	0.00	0	0.00	0.00	0.00	0.00	0.00	C67
脑,神经系统	Brain,Central Nervous System	8	3.77	5.35	4.89	0.36	0.72	6	4.80	4.19	3.60	0.23	0.44	C70-C72
甲状腺	Thyroid Gland	0	0.00	0.00	0.00	0.00	0.00	1	0.80	0.70	0.80	0.05	0.05	C73
淋巴瘤	Lymphoma	1	0.47	0.67	0.85	0.05	0.05	0	0.00	0.00	0.00	0.00	0.00	C81-85,88,90,96
白血病	Leukaemia	1	0.47	0.67	1.54	0.06	0.06	0	0.00	0.00	0.00	0.00	0.00	C91-C95
不明及其他恶性肿瘤	All Other Sites and Unspecified	11	5.19	7.35	5.94	0.42	0.58	7	5.60	4.89	3.66	0.13	0.44	A_O
所有部位合计	All Sites	212	100.00	141.65	121.42	6.68	13.46	125	100.00	87.27	72.81	3.24	7.81	ALL
所有部位除外 C44	All Sites but C44	212	100.00	141.65	121.42	6.68	13.46	125	100.00	87.27	72.81	3.24	7.81	ALLbC44

表 6-3-330 海南藏族自治州 2014 年癌症发病和死亡主要指标
Table 6-3-330　Incidence and mortality of cancer in Hainan Zangzu Zizhizhou, 2014

部位 Site		男性 Male						女性 Female						ICD-10
		病例数 No. cases	构成 (%)	粗率 Crude rate (1/10⁵)	世标率 ASR world (1/10⁵)	累积率 Cum.rate(%)		病例数 No. cases	构成 (%)	粗率 Crude rate (1/10⁵)	世标率 ASR world (1/10⁵)	累积率 Cum.rate(%)		
						0~64	0~74					0~64	0~74	
发病 Incidence														
口腔和咽喉(除外鼻咽癌)	Lip,Oral Cavity & Pharynx but Nasopharynx	2	0.52	0.85	1.16	0.06	0.17	0	0.00	0.00	0.00	0.00	0.00	C00-10,C12-14
鼻咽癌	Nasopharynx	2	0.52	0.85	0.85	0.08	0.08	1	0.28	0.42	0.63	0.06	0.06	C11
食管	Oesophagus	31	8.03	13.17	18.41	0.83	2.28	7	1.97	2.97	3.78	0.14	0.56	C15
胃	Stomach	116	30.05	49.28	62.67	4.32	7.69	69	19.38	29.32	33.70	1.54	3.94	C16
结直肠肛门	Colon,Rectum & Anus	12	3.11	5.10	6.64	0.29	0.92	24	6.74	10.20	11.60	0.65	1.44	C18-21
肝脏	Liver	96	24.87	40.78	53.55	3.14	6.95	47	13.20	19.97	23.34	1.74	2.90	C22
胆囊及其他	Gallbladder etc.	1	0.26	0.42	0.51	0.00	0.00	7	1.97	2.97	3.82	0.11	0.66	C23-C24
胰腺	Pancreas	12	3.11	5.10	5.95	0.51	0.80	8	2.25	3.40	4.10	0.27	0.37	C25
喉	Larynx	1	0.26	0.42	0.40	0.03	0.03	1	0.28	0.42	0.62	0.08	0.08	C32
气管,支气管,肺	Trachea, Bronchus and Lung	42	10.88	17.84	24.51	1.74	2.85	22	6.18	9.35	10.97	0.62	1.36	C33-C34
其他胸腔器官	Other Thoracic Organs	1	0.26	0.42	0.40	0.03	0.03	0	0.00	0.00	0.00	0.00	0.00	C37-C38
骨	Bone	9	2.33	3.82	4.45	0.36	0.47	6	1.69	2.55	2.69	0.24	0.24	C40-C41
皮肤黑色素瘤	Melanoma of Skin	0	0.00	0.00	0.00	0.00	0.00	0	0.00	0.00	0.00	0.00	0.00	C43
乳房	Breast	0	0.00	0.00	0.00	0.00	0.00	22	6.18	9.35	10.11	0.84	1.21	C50
子宫颈	Cervix Uteri	–	–	–	–	–	–	63	17.70	26.77	26.51	2.21	2.78	C53
子宫体及子宫部位不明	Uterus & Unspecified	–	–	–	–	–	–	23	6.46	9.77	9.35	0.80	1.05	C54-C55
卵巢	Ovary	–	–	–	–	–	–	5	1.40	2.12	2.13	0.20	0.20	C56
前列腺	Prostate	4	1.04	1.70	2.36	0.00	0.41	–	–	–	–	–	–	C61
睾丸	Testis	2	0.52	0.85	0.53	0.04	0.04	–	–	–	–	–	–	C62
肾及泌尿系统不明	Kidney & Unspecified Urinary Organs	13	3.37	5.52	7.18	0.38	1.01	3	0.84	1.27	1.22	0.12	0.12	C64-66,68
膀胱	Bladder	5	1.30	2.12	3.05	0.24	0.39	0	0.00	0.00	0.00	0.00	0.00	C67
脑,神经系统	Brain,Central Nervous System	16	4.15	6.80	7.18	0.44	0.70	12	3.37	5.10	5.27	0.45	0.58	C70-C72
甲状腺	Thyroid Gland	2	0.52	0.85	0.76	0.02	0.02	9	2.53	3.82	3.95	0.30	0.42	C73
淋巴瘤	Lymphoma	1	0.26	0.42	0.59	0.06	0.06	1	0.28	0.42	0.30	0.02	0.02	C81-85,88,90,96
白血病	Leukaemia	10	2.59	4.25	4.16	0.23	0.49	10	2.81	4.25	4.67	0.35	0.35	C91-C95
不明及其他恶性肿瘤	All Other Sites and Unspecified	8	2.07	3.40	4.73	0.27	0.38	16	4.49	6.80	7.96	0.42	0.84	A_O
所有部位合计	All Sites	386	100.00	163.97	210.05	13.08	25.79	356	100.00	151.26	166.71	11.17	19.19	ALL
所有部位除外 C44	All Sites but C44	382	98.96	162.27	207.74	12.88	25.47	353	99.16	149.98	165.45	11.17	19.07	ALLbC44
死亡 Mortality														
口腔和咽喉(除外鼻咽癌)	Lip,Oral Cavity & Pharynx but Nasopharynx	2	0.68	0.85	0.89	0.10	0.10	0	0.00	0.00	0.00	0.00	0.00	C00-10,C12-14
鼻咽癌	Nasopharynx	1	0.34	0.42	0.65	0.08	0.08	1	0.54	0.42	0.49	0.00	0.00	C11
食管	Oesophagus	24	8.19	10.19	15.10	0.60	1.97	6	3.26	2.55	3.06	0.14	0.34	C15
胃	Stomach	93	31.74	39.51	51.58	3.04	6.37	40	21.74	17.00	20.01	0.97	2.31	C16
结直肠肛门	Colon,Rectum & Anus	8	2.73	3.40	5.34	0.10	0.50	9	4.89	3.82	3.82	0.15	0.37	C18-21
肝脏	Liver	89	30.38	37.81	51.90	3.11	6.92	29	15.76	12.32	14.09	0.89	1.93	C22
胆囊及其他	Gallbladder etc.	1	0.34	0.42	0.67	0.00	0.11	8	4.35	3.40	4.31	0.11	0.78	C23-C24
胰腺	Pancreas	8	2.73	3.40	4.32	0.36	0.51	10	5.43	4.25	5.21	0.39	0.61	C25
喉	Larynx	0	0.00	0.00	0.00	0.00	0.00	1	0.54	0.42	0.30	0.02	0.02	C32
气管,支气管,肺	Trachea, Bronchus and Lung	31	10.58	13.17	16.33	0.86	2.08	16	8.70	6.80	8.16	0.36	0.91	C33-C34
其他胸腔器官	Other Thoracic Organs	1	0.34	0.42	0.65	0.08	0.08	0	0.00	0.00	0.00	0.00	0.00	C37-C38
骨	Bone	5	1.71	2.12	2.55	0.25	0.25	4	2.17	1.70	2.18	0.24	0.24	C40-C41
皮肤黑色素瘤	Melanoma of Skin	0	0.00	0.00	0.00	0.00	0.00	0	0.00	0.00	0.00	0.00	0.00	C43
乳房	Breast	0	0.00	0.00	0.00	0.00	0.00	3	1.63	1.27	1.28	0.02	0.12	C50
子宫颈	Cervix Uteri	–	–	–	–	–	–	30	16.30	12.75	13.60	1.18	1.38	C53
子宫体及子宫部位不明	Uterus & Unspecified	–	–	–	–	–	–	7	3.80	2.97	2.99	0.24	0.37	C54-C55
卵巢	Ovary	–	–	–	–	–	–	4	2.17	1.70	2.29	0.15	0.25	C56
前列腺	Prostate	6	2.05	2.55	4.43	0.08	0.53	–	–	–	–	–	–	C61
睾丸	Testis	0	0.00	0.00	0.00	0.00	0.00	–	–	–	–	–	–	C62
肾及泌尿系统不明	Kidney & Unspecified Urinary Organs	3	1.02	1.27	2.49	0.06	0.06	2	1.09	0.85	0.92	0.04	0.16	C64-66,68
膀胱	Bladder	2	0.68	0.85	1.05	0.11	0.11	0	0.00	0.00	0.00	0.00	0.00	C67
脑,神经系统	Brain,Central Nervous System	6	2.05	2.55	3.00	0.14	0.14	6	3.26	2.55	2.59	0.09	0.32	C70-C72
甲状腺	Thyroid Gland	0	0.00	0.00	0.00	0.00	0.00	1	0.54	0.42	0.27	0.02	0.02	C73
淋巴瘤	Lymphoma	0	0.00	0.00	0.00	0.00	0.00	1	0.54	0.42	0.30	0.02	0.02	C81-85,88,90,96
白血病	Leukaemia	5	1.71	2.12	2.44	0.11	0.22	1	0.54	0.42	0.50	0.06	0.06	C91-C95
不明及其他恶性肿瘤	All Other Sites and Unspecified	8	2.73	3.40	3.88	0.21	0.32	5	2.72	2.12	2.46	0.02	0.35	A_O
所有部位合计	All Sites	293	100.00	124.46	167.25	9.28	20.36	184	100.00	78.18	88.81	5.14	10.68	ALL
所有部位除外 C44	All Sites but C44	291	99.32	123.61	165.99	9.28	20.25	182	98.91	77.33	87.93	5.14	10.56	ALLbC44

表 6-3-331 大武口市 2014 年癌症发病和死亡主要指标
Table 6-3-331 Incidence and mortality of cancer in Dawukou Shi,2014

部位 Site		男性 Male						女性 Female						ICD-10
		病例数 No. cases	构成 (%)	粗率 Crude rate (1/10⁵)	世标率 ASR world (1/10⁵)	累积率 Cum.rate(%) 0~64	0~74	病例数 No. cases	构成 (%)	粗率 Crude rate (1/10⁵)	世标率 ASR world (1/10⁵)	累积率 Cum.rate(%) 0~64	0~74	
发病 Incidence														
口腔和咽喉(除外鼻咽癌)	Lip,Oral Cavity & Pharynx but Nasopharynx	1	0.28	0.73	0.49	0.06	0.06	0	0.00	0.00	0.00	0.00	0.00	C00–10,C12–14
鼻咽癌	Nasopharynx	2	0.55	1.46	0.84	0.07	0.07	1	0.43	0.74	0.40	0.03	0.03	C11
食管	Oesophagus	22	6.06	16.10	11.29	0.27	1.72	4	1.70	2.98	1.83	0.07	0.26	C15
胃	Stomach	65	17.91	47.56	32.23	1.60	4.13	18	7.66	13.39	8.34	0.31	0.81	C16
结直肠肛门	Colon,Rectum & Anus	31	8.54	22.68	14.39	0.76	1.76	24	10.21	17.85	11.85	0.65	1.74	C18–21
肝脏	Liver	54	14.88	39.51	27.22	2.14	3.35	26	11.06	19.34	11.73	0.68	1.49	C22
胆囊及其他	Gallbladder etc.	3	0.83	2.20	1.25	0.05	0.16	3	1.28	2.23	1.17	0.07	0.07	C23–C24
胰腺	Pancreas	13	3.58	9.51	6.61	0.43	0.98	7	2.98	5.21	3.22	0.08	0.48	C25
喉	Larynx	1	0.28	0.73	0.30	0.00	0.00	0	0.00	0.00	0.00	0.00	0.00	C32
气管,支气管.肺	Trachea, Bronchus and Lung	83	22.87	60.73	39.30	1.18	5.03	33	14.04	24.55	16.16	0.79	1.68	C33–C34
其他胸腔器官	Other Thoracic Organs	1	0.28	0.73	0.49	0.06	0.06	1	0.43	0.74	0.55	0.06	0.06	C37–C38
骨	Bone	1	0.28	0.73	0.43	0.04	0.04	2	0.85	1.49	2.29	0.13	0.13	C40–C41
皮肤黑色素瘤	Melanoma of Skin	0	0.00	0.00	0.00	0.00	0.00	0	0.00	0.00	0.00	0.00	0.00	C43
乳房	Breast	1	0.28	0.73	0.52	0.04	0.04	35	14.89	26.04	16.07	1.30	1.51	C50
子宫颈	Cervix Uteri	–	–	–	–	–	–	17	7.23	12.65	8.26	0.52	0.92	C53
子宫体及子宫部位不明	Uterus & Unspecified	–	–	–	–	–	–	5	2.13	3.72	2.34	0.17	0.27	C54–C55
卵巢	Ovary	–	–	–	–	–	–	11	4.68	8.18	5.00	0.45	0.45	C56
前列腺	Prostate	12	3.31	8.78	5.89	0.08	0.86	–	–	–	–	–	–	C61
睾丸	Testis	0	0.00	0.00	0.00	0.00	0.00	–	–	–	–	–	–	C62
肾及泌尿系统不明	Kidney & Unspecified Urinary Organs	11	3.03	8.05	5.69	0.34	0.78	2	0.85	1.49	1.16	0.00	0.00	C64–66,68
膀胱	Bladder	10	2.75	7.32	4.25	0.20	0.63	1	0.43	0.74	0.40	0.00	0.00	C67
脑,神经系统	Brain,Central Nervous System	9	2.48	6.59	4.20	0.39	0.39	11	4.68	8.18	5.70	0.41	0.81	C70–C72
甲状腺	Thyroid Gland	8	2.20	5.85	3.96	0.35	0.46	17	7.23	12.65	8.45	0.81	0.91	C73
淋巴瘤	Lymphoma	5	1.38	3.66	2.83	0.18	0.30	4	1.70	2.98	2.12	0.16	0.26	C81–85,88,90,96
白血病	Leukaemia	5	1.38	3.66	2.26	0.14	0.24	4	1.70	2.98	6.21	0.35	0.35	C91–C95
不明及其他恶性肿瘤	All Other Sites and Unspecified	25	6.89	18.29	11.35	0.62	1.18	9	3.83	6.69	4.04	0.12	0.43	A_O
所有部位合计	All Sites	363	100.00	265.62	175.80	9.01	22.21	235	100.00	174.81	117.27	7.16	12.67	ALL
所有部位除外 C44	All Sites but C44	357	98.35	261.23	172.89	8.82	21.91	232	98.72	172.58	116.22	7.16	12.57	ALLbC44
死亡 Mortality														
口腔和咽喉(除外鼻咽癌)	Lip,Oral Cavity & Pharynx but Nasopharynx	4	1.74	2.93	2.05	0.24	0.24	0	0.00	0.00	0.00	0.00	0.00	C00–10,C12–14
鼻咽癌	Nasopharynx	0	0.00	0.00	0.00	0.00	0.00	0	0.00	0.00	0.00	0.00	0.00	C11
食管	Oesophagus	19	8.26	13.90	8.73	0.30	1.18	2	1.52	1.49	0.98	0.00	0.20	C15
胃	Stomach	42	18.26	30.73	20.43	1.15	2.58	20	15.15	14.88	9.40	0.41	0.81	C16
结直肠肛门	Colon,Rectum & Anus	11	4.78	8.05	5.93	0.10	0.77	9	6.82	6.69	4.50	0.14	0.74	C18–21
肝脏	Liver	29	12.61	21.22	13.29	0.98	1.30	14	10.61	10.41	5.62	0.13	0.85	C22
胆囊及其他	Gallbladder etc.	2	0.87	1.46	0.74	0.00	0.11	3	2.27	2.23	1.04	0.00	0.20	C23–C24
胰腺	Pancreas	6	2.61	4.39	2.89	0.10	0.53	6	4.55	4.46	3.23	0.29	0.39	C25
喉	Larynx	1	0.43	0.73	0.30	0.00	0.00	0	0.00	0.00	0.00	0.00	0.00	C32
气管,支气管.肺	Trachea, Bronchus and Lung	78	33.91	57.07	35.38	1.02	4.63	30	22.73	22.32	14.61	0.31	1.20	C33–C34
其他胸腔器官	Other Thoracic Organs	1	0.43	0.73	0.49	0.06	0.06	1	0.76	0.74	0.62	0.08	0.08	C37–C38
骨	Bone	0	0.00	0.00	0.00	0.00	0.00	3	2.27	2.23	1.57	0.08	0.08	C40–C41
皮肤黑色素瘤	Melanoma of Skin	0	0.00	0.00	0.00	0.00	0.00	0	0.00	0.00	0.00	0.00	0.00	C43
乳房	Breast	0	0.00	0.00	0.00	0.00	0.00	8	6.06	5.95	4.51	0.35	0.44	C50
子宫颈	Cervix Uteri	–	–	–	–	–	–	10	7.58	7.44	5.41	0.51	0.51	C53
子宫体及子宫部位不明	Uterus & Unspecified	–	–	–	–	–	–	2	1.52	1.49	0.72	0.00	0.00	C54–C55
卵巢	Ovary	–	–	–	–	–	–	4	3.03	2.98	1.98	0.16	0.26	C56
前列腺	Prostate	3	1.30	2.20	1.52	0.06	0.06	–	–	–	–	–	–	C61
睾丸	Testis	0	0.00	0.00	0.00	0.00	0.00	–	–	–	–	–	–	C62
肾及泌尿系统不明	Kidney & Unspecified Urinary Organs	3	1.30	2.20	1.28	0.00	0.11	4	3.03	2.98	1.68	0.06	0.16	C64–66,68
膀胱	Bladder	4	1.74	2.93	1.84	0.04	0.26	1	0.76	0.74	0.57	0.00	0.10	C67
脑,神经系统	Brain,Central Nervous System	5	2.17	3.66	4.32	0.23	0.23	3	2.27	2.23	1.46	0.11	0.22	C70–C72
甲状腺	Thyroid Gland	0	0.00	0.00	0.00	0.00	0.00	1	0.76	0.74	0.57	0.00	0.10	C73
淋巴瘤	Lymphoma	6	2.61	4.39	3.08	0.10	0.42	3	2.27	2.23	1.78	0.10	0.20	C81–85,88,90,96
白血病	Leukaemia	3	1.30	2.20	1.03	0.00	0.11	1	0.76	0.74	0.62	0.08	0.08	C91–C95
不明及其他恶性肿瘤	All Other Sites and Unspecified	13	5.65	9.51	5.76	0.26	0.38	7	5.30	5.21	2.92	0.04	0.24	A_O
所有部位合计	All Sites	230	100.00	168.30	109.07	4.64	12.97	132	100.00	98.19	63.79	2.84	6.63	ALL
所有部位除外 C44	All Sites but C44	229	99.57	167.57	108.64	4.60	12.93	130	98.48	96.70	63.06	2.84	6.53	ALLbC44

表 6-3-332 惠农县 2014 年癌症发病和死亡主要指标
Table 6-3-332 Incidence and mortality of cancer in Huinong Xian,2014

部位 Site		男性 Male						女性 Female						ICD-10
		病例数 No. cases	构成 (%)	粗率 Crude rate (1/10⁵)	世标率 ASR world (1/10⁵)	累积率 Cum.rate(%)		病例数 No. cases	构成 (%)	粗率 Crude rate (1/10⁵)	世标率 ASR world (1/10⁵)	累积率 Cum.rate(%)		
						0~64	0~74					0~64	0~74	
发病 Incidence														
口腔和咽喉(除外鼻咽癌)	Lip,Oral Cavity & Pharynx but Nasopharynx	3	1.24	3.25	1.78	0.17	0.17	2	0.99	2.21	1.47	0.05	0.19	C00~10,C12~14
鼻咽癌	Nasopharynx	1	0.41	1.08	1.15	0.00	0.19	0	0.00	0.00	0.00	0.00	0.00	C11
食管	Oesophagus	13	5.39	14.07	8.27	0.09	1.12	11	5.45	12.15	6.55	0.11	1.20	C15
胃	Stomach	42	17.43	45.46	27.84	1.48	3.38	17	8.42	18.77	11.07	0.60	1.56	C16
结直肠肛门	Colon,Rectum & Anus	23	9.54	24.90	14.73	0.87	1.36	17	8.42	18.77	11.79	0.58	1.57	C18~21
肝脏	Liver	35	14.52	37.89	25.20	1.66	3.26	11	5.45	12.15	6.43	0.29	0.72	C22
胆囊及其他	Gallbladder etc.	3	1.24	3.25	1.45	0.00	0.16	3	1.49	3.31	1.44	0.09	0.09	C23~C24
胰腺	Pancreas	6	2.49	6.49	3.21	0.12	0.28	4	1.98	4.42	2.12	0.05	0.18	C25
喉	Larynx	2	0.83	2.16	1.44	0.15	0.15	1	0.50	1.10	0.35	0.00	0.00	C32
气管,支气管,肺	Trachea, Bronchus and Lung	61	25.31	66.03	39.28	1.91	4.81	35	17.33	38.65	19.62	0.79	2.17	C33~C34
其他胸腔器官	Other Thoracic Organs	0	0.00	0.00	0.00	0.00	0.00	0	0.00	0.00	0.00	0.00	0.00	C37~C38
骨	Bone	2	0.83	2.16	1.37	0.12	0.12	0	0.00	0.00	0.00	0.00	0.00	C40~C41
皮肤黑色素瘤	Melanoma of Skin	0	0.00	0.00	0.00	0.00	0.00	0	0.00	0.00	0.00	0.00	0.00	C43
乳房	Breast	1	0.41	1.08	0.58	0.05	0.05	35	17.33	38.65	23.01	1.72	2.54	C50
子宫颈	Cervix Uteri	–	–	–	–	–	–	10	4.95	11.04	6.59	0.51	0.66	C53
子宫体及子宫部位不明	Uterus & Unspecified	–	–	–	–	–	–	9	4.46	9.94	6.63	0.61	0.75	C54~C55
卵巢	Ovary	–	–	–	–	–	–	5	2.48	5.52	3.48	0.05	0.47	C56
前列腺	Prostate	6	2.49	6.49	3.10	0.00	0.48	–	–	–	–	–	–	C61
睾丸	Testis	1	0.41	1.08	1.15	0.00	0.19	–	–	–	–	–	–	C62
肾及泌尿系统不明	Kidney & Unspecified Urinary Organs	7	2.90	7.58	4.26	0.31	0.31	5	2.48	5.52	3.77	0.27	0.42	C64~66,68
膀胱	Bladder	8	3.32	8.66	4.96	0.27	0.46	3	1.49	3.31	2.02	0.17	0.30	C67
脑,神经系统	Brain,Central Nervous System	11	4.56	11.91	7.58	0.52	0.68	12	5.94	13.25	7.87	0.49	0.77	C70~C72
甲状腺	Thyroid Gland	3	1.24	3.25	2.85	0.24	0.24	5	2.48	5.52	3.64	0.35	0.48	C73
淋巴瘤	Lymphoma	3	1.24	3.25	1.61	0.13	0.13	6	2.97	6.63	3.80	0.14	0.69	C81~85,88,90,96
白血病	Leukaemia	2	0.83	2.16	2.23	0.14	0.14	1	0.50	1.10	0.75	0.07	0.07	C91~C95
不明及其他恶性肿瘤	All Other Sites and Unspecified	8	3.32	8.66	4.90	0.35	0.51	10	4.95	11.04	7.18	0.64	0.77	A_O
所有部位合计	All Sites	241	100.00	260.88	158.94	8.58	18.19	202	100.00	223.08	129.56	7.60	15.61	ALL
所有部位除外 C44	All Sites but C44	240	99.59	259.80	157.98	8.46	18.07	201	99.50	221.97	128.76	7.54	15.54	ALLbC44
死亡 Mortality														
口腔和咽喉(除外鼻咽喉)	Lip,Oral Cavity & Pharynx but Nasopharynx	1	0.61	1.08	0.69	0.07	0.07	1	0.95	1.10	0.38	0.00	0.00	C00~10,C12~14
鼻咽癌	Nasopharynx	2	1.23	2.16	2.30	0.00	0.38	0	0.00	0.00	0.00	0.00	0.00	C11
食管	Oesophagus	11	6.75	11.91	5.99	0.09	0.60	8	7.62	8.83	4.87	0.00	0.83	C15
胃	Stomach	23	14.11	24.90	14.84	0.86	1.86	7	6.67	7.73	4.45	0.09	0.53	C16
结直肠肛门	Colon,Rectum & Anus	5	3.07	5.41	3.49	0.20	0.68	8	7.62	8.83	6.00	0.20	0.92	C18~21
肝脏	Liver	36	22.09	38.97	24.07	1.81	2.68	11	10.48	12.15	6.95	0.51	0.79	C22
胆囊及其他	Gallbladder etc.	1	0.61	1.08	0.40	0.00	0.00	3	2.86	3.31	1.44	0.09	0.09	C23~C24
胰腺	Pancreas	6	3.68	6.49	3.60	0.19	0.35	4	3.81	4.42	1.96	0.05	0.05	C25
喉	Larynx	0	0.00	0.00	0.00	0.00	0.00	1	0.95	1.10	0.35	0.00	0.00	C32
气管,支气管,肺	Trachea, Bronchus and Lung	44	26.99	47.63	27.74	1.15	3.05	22	20.95	24.30	11.58	0.47	0.89	C33~C34
其他胸腔器官	Other Thoracic Organs	1	0.61	1.08	0.65	0.00	0.16	0	0.00	0.00	0.00	0.00	0.00	C37~C38
骨	Bone	2	1.23	2.16	1.37	0.12	0.12	0	0.00	0.00	0.00	0.00	0.00	C40~C41
皮肤黑色素瘤	Melanoma of Skin	0	0.00	0.00	0.00	0.00	0.00	0	0.00	0.00	0.00	0.00	0.00	C43
乳房	Breast	0	0.00	0.00	0.00	0.00	0.00	13	12.38	14.36	8.79	0.71	0.99	C50
子宫颈	Cervix Uteri	–	–	–	–	–	–	4	3.81	4.42	2.96	0.31	0.31	C53
子宫体及子宫部位不明	Uterus & Unspecified	–	–	–	–	–	–	0	0.00	0.00	0.00	0.00	0.00	C54~C55
卵巢	Ovary	–	–	–	–	–	–	1	0.95	1.10	0.59	0.05	0.05	C56
前列腺	Prostate	3	1.84	3.25	1.16	0.00	0.00	–	–	–	–	–	–	C61
睾丸	Testis	0	0.00	0.00	0.00	0.00	0.00	–	–	–	–	–	–	C62
肾及泌尿系统不明	Kidney & Unspecified Urinary Organs	0	0.00	0.00	0.00	0.00	0.00	2	1.90	2.21	0.91	0.00	0.13	C64~66,68
膀胱	Bladder	6	3.68	6.49	4.05	0.00	0.54	4	3.81	4.42	2.53	0.18	0.32	C67
脑,神经系统	Brain,Central Nervous System	8	4.91	8.66	5.39	0.36	0.36	4	3.81	4.42	2.84	0.09	0.37	C70~C72
甲状腺	Thyroid Gland	1	0.61	1.08	0.40	0.00	0.00	1	0.95	1.10	0.53	0.00	0.13	C73
淋巴瘤	Lymphoma	2	1.23	2.16	1.18	0.05	0.05	2	1.90	2.21	1.27	0.09	0.23	C81~85,88,90,96
白血病	Leukaemia	6	3.68	6.49	5.33	0.24	0.62	2	1.90	2.21	3.74	0.22	0.22	C91~C95
不明及其他恶性肿瘤	All Other Sites and Unspecified	5	3.07	5.41	2.05	0.00	0.16	7	6.67	7.73	4.91	0.42	0.69	A_O
所有部位合计	All Sites	163	100.00	176.45	104.69	4.94	11.69	105	100.00	115.96	67.05	3.49	7.52	ALL
所有部位除外 C44	All Sites but C44	162	99.39	175.36	104.34	4.94	11.69	105	100.00	115.96	67.05	3.49	7.52	ALLbC44

表 6-3-333 平罗县 2014 年癌症发病和死亡主要指标
Table 6-3-333 Incidence and mortality of cancer in Pingluo Xian, 2014

部位 Site		男性 Male						女性 Female						ICD-10
		病例数 No. cases	构成(%)	粗率 Crude rate (1/10⁵)	世标率 ASR world (1/10⁵)	累积率 Cum.rate(%)		病例数 No. cases	构成(%)	粗率 Crude rate (1/10⁵)	世标率 ASR world (1/10⁵)	累积率 Cum.rate(%)		
						0~64	0~74					0~64	0~74	
发病 Incidence														
口腔和咽喉(除外鼻咽癌)	Lip,Oral Cavity & Pharynx but Nasopharynx	4	1.16	2.55	2.11	0.15	0.26	2	0.83	1.30	1.16	0.06	0.17	C00-10,C12-14
鼻咽癌	Nasopharynx	2	0.58	1.27	0.90	0.11	0.11	3	1.24	1.94	1.20	0.09	0.09	C11
食管	Oesophagus	37	10.76	23.54	18.44	0.39	2.60	12	4.96	7.78	4.87	0.16	0.51	C15
胃	Stomach	80	23.26	50.90	39.24	2.00	5.49	16	6.61	10.37	7.45	0.53	0.87	C16
结直肠肛门	Colon,Rectum & Anus	22	6.40	14.00	10.93	0.40	1.35	23	9.50	14.91	11.07	0.40	1.42	C18-21
肝脏	Liver	43	12.50	27.36	23.04	1.42	2.96	19	7.85	12.31	9.13	0.57	1.31	C22
胆囊及其他	Gallbladder etc.	5	1.45	3.18	2.24	0.09	0.22	3	1.24	1.94	1.81	0.05	0.27	C23-C24
胰腺	Pancreas	9	2.62	5.73	4.52	0.17	0.65	7	2.89	4.54	3.13	0.23	0.36	C25
喉	Larynx	1	0.29	0.64	0.52	0.06	0.06	0	0.00	0.00	0.00	0.00	0.00	C32
气管,支气管,肺	Trachea, Bronchus and Lung	56	16.28	35.63	26.87	1.02	3.67	28	11.57	18.15	12.53	0.62	1.47	C33-C34
其他胸腔器官	Other Thoracic Organs	2	0.58	1.27	0.89	0.09	0.09	0	0.00	0.00	0.00	0.00	0.00	C37-C38
骨	Bone	2	0.58	1.27	0.82	0.06	0.06	2	0.83	1.30	1.15	0.10	0.10	C40-C41
皮肤黑色素瘤	Melanoma of Skin	1	0.29	0.64	0.65	0.00	0.11	0	0.00	0.00	0.00	0.00	0.00	C43
乳房	Breast	0	0.00	0.00	0.00	0.00	0.00	40	16.53	25.92	18.61	1.54	2.07	C50
子宫颈	Cervix Uteri	–	–	–	–	–	–	13	5.37	8.43	6.19	0.61	0.61	C53
子宫体及子宫部位不明	Uterus & Unspecified	–	–	–	–	–	–	12	4.96	7.78	5.42	0.51	0.51	C54-C55
卵巢	Ovary	–	–	–	–	–	–	5	2.07	3.24	2.56	0.20	0.33	C56
前列腺	Prostate	10	2.91	6.36	4.20	0.06	0.31	–	–	–	–	–	–	C61
睾丸	Testis	2	0.58	1.27	0.80	0.04	0.04	–	–	–	–	–	–	C62
肾及泌尿系统不明	Kidney & Unspecified Urinary Organs	11	3.20	7.00	4.94	0.32	0.43	8	3.31	5.18	4.54	0.20	0.54	C64-66,68
膀胱	Bladder	8	2.33	5.09	3.89	0.18	0.56	3	1.24	1.94	1.39	0.16	0.16	C67
脑,神经系统	Brain,Central Nervous System	11	3.20	7.00	6.09	0.35	0.59	13	5.37	8.43	6.16	0.41	0.68	C70-C72
甲状腺	Thyroid Gland	8	2.33	5.09	4.06	0.30	0.40	13	5.37	8.43	6.64	0.46	0.78	C73
淋巴瘤	Lymphoma	2	0.58	1.27	1.14	0.04	0.15	2	0.83	1.30	1.36	0.11	0.11	C81-85,88,90,96
白血病	Leukaemia	9	2.62	5.73	8.04	0.42	0.53	10	4.13	6.48	5.03	0.25	0.63	C91-C95
不明及其他恶性肿瘤	All Other Sites and Unspecified	19	5.52	12.09	10.01	0.50	1.50	8	3.31	5.18	3.74	0.16	0.37	A_O
所有部位合计	All Sites	344	100.00	218.89	174.36	8.16	22.15	242	100.00	156.84	115.14	7.42	13.36	ALL
所有部位除外 C44	All Sites but C44	341	99.13	216.98	172.81	8.09	21.98	241	99.59	156.19	114.69	7.38	13.33	ALLbC44
死亡 Mortality														
口腔和咽喉(除外鼻咽癌)	Lip,Oral Cavity & Pharynx but Nasopharynx	2	0.95	1.27	1.16	0.06	0.17	1	0.84	0.65	0.33	0.00	0.00	C00-10,C12-14
鼻咽癌	Nasopharynx	1	0.47	0.64	0.65	0.00	0.11	0	0.00	0.00	0.00	0.00	0.00	C11
食管	Oesophagus	30	14.22	19.09	15.43	0.39	2.18	14	11.76	9.07	6.01	0.27	0.77	C15
胃	Stomach	48	22.75	30.54	21.62	0.77	2.58	19	15.97	12.31	8.29	0.25	1.10	C16
结直肠肛门	Colon,Rectum & Anus	9	4.27	5.73	4.35	0.05	0.51	6	5.04	3.89	3.10	0.21	0.31	C18-21
肝脏	Liver	39	18.48	24.82	21.15	1.14	2.84	18	15.13	11.67	8.19	0.38	1.13	C22
胆囊及其他	Gallbladder etc.	3	1.42	1.91	1.27	0.06	0.06	1	0.84	0.65	0.52	0.05	0.05	C23-C24
胰腺	Pancreas	5	2.37	3.18	2.28	0.07	0.18	11	9.24	7.13	5.53	0.34	0.82	C25
喉	Larynx	0	0.00	0.00	0.00	0.00	0.00	0	0.00	0.00	0.00	0.00	0.00	C32
气管,支气管,肺	Trachea, Bronchus and Lung	46	21.80	29.27	22.32	0.96	2.91	26	21.85	16.85	11.06	0.73	1.10	C33-C34
其他胸腔器官	Other Thoracic Organs	0	0.00	0.00	0.00	0.00	0.00	0	0.00	0.00	0.00	0.00	0.00	C37-C38
骨	Bone	4	1.90	2.55	1.92	0.06	0.17	0	0.00	0.00	0.00	0.00	0.00	C40-C41
皮肤黑色素瘤	Melanoma of Skin	0	0.00	0.00	0.00	0.00	0.00	0	0.00	0.00	0.00	0.00	0.00	C43
乳房	Breast	0	0.00	0.00	0.00	0.00	0.00	5	4.20	3.24	2.46	0.18	0.28	C50
子宫颈	Cervix Uteri	–	–	–	–	–	–	2	1.68	1.30	1.05	0.10	0.10	C53
子宫体及子宫部位不明	Uterus & Unspecified	–	–	–	–	–	–	1	0.84	0.65	0.44	0.04	0.04	C54-C55
卵巢	Ovary	–	–	–	–	–	–	1	0.84	0.65	0.64	0.04	0.04	C56
前列腺	Prostate	2	0.95	1.27	0.92	0.00	0.14	–	–	–	–	–	–	C61
睾丸	Testis	0	0.00	0.00	0.00	0.00	0.00	–	–	–	–	–	–	C62
肾及泌尿系统不明	Kidney & Unspecified Urinary Organs	2	0.95	1.27	0.76	0.00	0.00	0	0.00	0.00	0.00	0.00	0.00	C64-66,68
膀胱	Bladder	3	1.42	1.91	0.98	0.00	0.00	0	0.00	0.00	0.00	0.00	0.00	C67
脑,神经系统	Brain,Central Nervous System	4	1.90	2.55	2.06	0.26	0.26	5	4.20	3.24	2.15	0.13	0.26	C70-C72
甲状腺	Thyroid Gland	0	0.00	0.00	0.00	0.00	0.00	1	0.84	0.65	0.52	0.06	0.06	C73
淋巴瘤	Lymphoma	0	0.00	0.00	0.00	0.00	0.00	0	0.00	0.00	0.00	0.00	0.00	C81-85,88,90,96
白血病	Leukaemia	8	3.79	5.09	4.05	0.33	0.44	6	5.04	3.89	2.81	0.12	0.25	C91-C95
不明及其他恶性肿瘤	All Other Sites and Unspecified	5	2.37	3.18	2.50	0.11	0.36	2	1.68	1.30	2.18	0.08	0.08	A_O
所有部位合计	All Sites	211	100.00	134.26	103.43	4.28	12.91	119	100.00	77.12	55.27	2.97	6.41	ALL
所有部位除外 C44	All Sites but C44	210	99.53	133.62	102.78	4.28	12.80	119	100.00	77.12	55.27	2.97	6.41	ALLbC44

表 6-3-334 青铜峡市 2014 年癌症发病和死亡主要指标

Table 6-3-334 Incidence and mortality of cancer in Qingtongxia Shi, 2014

部位 Site		男性 Male						女性 Female						ICD-10
		病例数 No. cases	构成(%)	粗率 Crude rate (1/10⁵)	世标率 ASR world (1/10⁵)	累积率 Cum.rate(%) 0~64	0~74	病例数 No. cases	构成(%)	粗率 Crude rate (1/10⁵)	世标率 ASR world (1/10⁵)	累积率 Cum.rate(%) 0~64	0~74	
发病 Incidence														
口腔和咽喉(除外鼻咽癌)	Lip,Oral Cavity & Pharynx but Nasopharynx	4	1.30	2.89	2.28	0.19	0.19	1	0.39	0.76	1.00	0.06	0.06	C00-10,C12-14
鼻咽癌	Nasopharynx	4	1.30	2.89	2.35	0.26	0.26	1	0.39	0.76	1.37	0.00	0.00	C11
食管	Oesophagus	23	7.49	16.60	15.54	0.68	2.11	3	1.18	2.28	1.91	0.13	0.31	C15
胃	Stomach	60	19.54	43.31	43.30	1.82	5.65	25	9.84	18.98	17.08	0.80	2.51	C16
结直肠肛门	Colon,Rectum & Anus	28	9.12	20.21	16.82	0.92	2.21	14	5.51	10.63	7.73	0.44	0.75	C18-21
肝脏	Liver	51	16.61	36.81	32.37	2.33	3.03	23	9.06	17.46	14.99	0.89	1.52	C22
胆囊及其他	Gallbladder etc.	4	1.30	2.89	2.26	0.00	0.00	5	1.97	3.80	3.46	0.05	0.50	C23-C24
胰腺	Pancreas	9	2.93	6.50	6.44	0.08	0.73	5	1.97	3.80	3.03	0.08	0.43	C25
喉	Larynx	1	0.33	0.72	0.84	0.00	0.14	0	0.00	0.00	0.00	0.00	0.00	C32
气管,支气管,肺	Trachea, Bronchus and Lung	53	17.26	38.25	36.43	1.66	4.62	28	11.02	21.25	17.29	0.93	1.78	C33-C34
其他胸腔器官	Other Thoracic Organs	0	0.00	0.00	0.00	0.00	0.00	0	0.00	0.00	0.00	0.00	0.00	C37-C38
骨	Bone	3	0.98	2.17	1.95	0.04	0.18	4	1.57	3.04	2.71	0.15	0.15	C40-C41
皮肤黑色素瘤	Melanoma of Skin	1	0.33	0.72	0.57	0.00	0.00	1	0.39	0.76	0.82	0.00	0.14	C43
乳房	Breast	0	0.00	0.00	0.00	0.00	0.00	48	18.90	36.43	28.27	2.43	2.97	C50
子宫颈	Cervix Uteri	–	–	–	–	–	–	25	9.84	18.98	17.96	1.41	1.68	C53
子宫体及子宫部位不明	Uterus & Unspecified	–	–	–	–	–	–	6	2.36	4.55	4.23	0.13	0.58	C54-C55
卵巢	Ovary	–	–	–	–	–	–	8	3.15	6.07	4.96	0.34	0.61	C56
前列腺	Prostate	14	4.56	10.11	8.73	0.44	0.80	–	–	–	–	–	–	C61
睾丸	Testis	0	0.00	0.00	0.00	0.00	0.00	–	–	–	–	–	–	C62
肾及泌尿系统不明	Kidney & Unspecified Urinary Organs	4	1.30	2.89	2.88	0.27	0.27	3	1.18	2.28	2.16	0.08	0.22	C64-66,68
膀胱	Bladder	7	2.28	5.05	5.10	0.35	0.53	2	0.79	1.52	1.35	0.00	0.14	C67
脑,神经系统	Brain,Central Nervous System	11	3.58	7.94	7.08	0.48	0.76	23	9.06	17.46	14.56	1.20	1.66	C70-C72
甲状腺	Thyroid Gland	4	1.30	2.89	2.72	0.12	0.49	9	3.54	6.83	5.95	0.39	0.66	C73
淋巴瘤	Lymphoma	4	1.30	2.89	2.64	0.12	0.26	1	0.39	0.76	0.47	0.04	0.04	C81-85,88,90,96
白血病	Leukaemia	6	1.95	4.33	4.33	0.31	0.31	6	2.36	4.55	3.73	0.26	0.26	C91-C95
不明及其他恶性肿瘤	All Other Sites and Unspecified	16	5.21	11.55	11.03	0.59	1.38	13	5.12	9.87	8.59	0.78	0.96	A_O
所有部位合计	All Sites	307	100.00	221.59	206.52	10.65	23.93	254	100.00	192.79	163.63	10.60	18.12	ALL
所有部位除外 C44	All Sites but C44	303	98.70	218.70	203.48	10.44	23.58	253	99.61	192.03	162.87	10.50	18.03	ALLbC44
死亡 Mortality														
口腔和咽喉(除外鼻咽癌)	Lip,Oral Cavity & Pharynx but Nasopharynx	2	1.05	1.44	0.90	0.11	0.11	0	0.00	0.00	0.00	0.00	0.00	C00-10,C12-14
鼻咽癌	Nasopharynx	2	1.05	1.44	1.59	0.09	0.23	1	0.97	0.76	1.37	0.00	0.00	C11
食管	Oesophagus	21	10.99	15.16	15.42	0.46	1.88	3	2.91	2.28	1.69	0.04	0.22	C15
胃	Stomach	35	18.32	25.26	25.91	0.86	3.22	20	19.42	15.18	12.82	0.56	1.55	C16
结直肠肛门	Colon,Rectum & Anus	6	3.14	4.33	4.80	0.15	0.47	3	2.91	2.28	1.45	0.08	0.08	C18-21
肝脏	Liver	40	20.94	28.87	25.67	1.88	2.16	16	15.53	12.14	10.72	0.65	1.10	C22
胆囊及其他	Gallbladder etc.	3	1.57	2.17	1.70	0.00	0.00	0	0.00	0.00	0.00	0.00	0.00	C23-C24
胰腺	Pancreas	4	2.09	2.89	2.36	0.06	0.06	3	2.91	2.28	2.89	0.08	0.26	C25
喉	Larynx	1	0.52	0.72	0.84	0.00	0.14	0	0.00	0.00	0.00	0.00	0.00	C32
气管,支气管,肺	Trachea, Bronchus and Lung	43	22.51	31.04	29.03	1.40	2.66	24	23.30	18.22	14.82	0.37	2.07	C33-C34
其他胸腔器官	Other Thoracic Organs	0	0.00	0.00	0.00	0.00	0.00	0	0.00	0.00	0.00	0.00	0.00	C37-C38
骨	Bone	2	1.05	1.44	1.59	0.09	0.23	1	0.97	0.76	1.14	0.06	0.06	C40-C41
皮肤黑色素瘤	Melanoma of Skin	0	0.00	0.00	0.00	0.00	0.00	0	0.00	0.00	0.00	0.00	0.00	C43
乳房	Breast	0	0.00	0.00	0.00	0.00	0.00	6	5.83	4.55	4.18	0.12	0.61	C50
子宫颈	Cervix Uteri	–	–	–	–	–	–	6	5.83	4.55	5.08	0.34	0.34	C53
子宫体及子宫部位不明	Uterus & Unspecified	–	–	–	–	–	–	3	2.91	2.28	2.02	0.10	0.27	C54-C55
卵巢	Ovary	–	–	–	–	–	–	1	0.97	0.76	0.45	0.04	0.04	C56
前列腺	Prostate	4	2.09	2.89	3.31	0.06	0.24	–	–	–	–	–	–	C61
睾丸	Testis	0	0.00	0.00	0.00	0.00	0.00	–	–	–	–	–	–	C62
肾及泌尿系统不明	Kidney & Unspecified Urinary Organs	1	0.52	0.72	0.75	0.09	0.09	0	0.00	0.00	0.00	0.00	0.00	C64-66,68
膀胱	Bladder	3	1.57	2.17	1.97	0.00	0.18	0	0.00	0.00	0.00	0.00	0.00	C67
脑,神经系统	Brain,Central Nervous System	7	3.66	5.05	4.68	0.53	0.53	6	5.83	4.55	5.11	0.28	0.59	C70-C72
甲状腺	Thyroid Gland	1	0.52	0.72	0.75	0.09	0.09	1	0.97	0.76	0.82	0.00	0.14	C73
淋巴瘤	Lymphoma	3	1.57	2.17	1.68	0.07	0.21	1	0.97	0.76	0.76	0.10	0.10	C81-85,88,90,96
白血病	Leukaemia	7	3.66	5.05	5.15	0.33	0.33	3	2.91	2.28	2.19	0.18	0.18	C91-C95
不明及其他恶性肿瘤	All Other Sites and Unspecified	6	3.14	4.33	4.68	0.27	0.55	5	4.85	3.80	3.19	0.15	0.15	A_O
所有部位合计	All Sites	191	100.00	137.86	132.78	6.54	13.40	103	100.00	78.18	70.68	3.12	7.76	ALL
所有部位除外 C44	All Sites but C44	189	98.95	136.42	131.35	6.45	13.31	100	97.09	75.90	68.43	3.05	7.68	ALLbC44

表 6-3-335 中卫市 2014 年癌症发病和死亡主要指标
Table 6-3-335 Incidence and mortality of cancer in Zhongwei Shi, 2014

部位 Site		男性 Male						女性 Female						ICD-10
		病例数 No. cases	构成 (%)	粗率 Crude rate (1/10⁵)	世标率 ASR world (1/10⁵)	累积率 Cum.rate(%) 0~64	0~74	病例数 No. cases	构成 (%)	粗率 Crude rate (1/10⁵)	世标率 ASR world (1/10⁵)	累积率 Cum.rate(%) 0~64	0~74	
发病 Incidence														
口腔和咽喉(除外鼻咽癌)	Lip,Oral Cavity & Pharynx but Nasopharynx	6	1.16	3.02	3.16	0.13	0.22	4	0.97	2.12	1.67	0.10	0.10	C00-10,C12-14
鼻咽癌	Nasopharynx	4	0.77	2.01	1.54	0.14	0.14	0	0.00	0.00	0.00	0.00	0.00	C11
食管	Oesophagus	42	8.11	21.13	20.05	0.80	2.31	17	4.12	9.02	8.41	0.25	1.21	C15
胃	Stomach	122	23.55	61.37	59.25	3.50	6.92	44	10.65	23.35	22.27	1.00	2.42	C16
结直肠肛门	Colon,Rectum & Anus	37	7.14	18.61	18.25	1.09	2.14	22	5.33	11.68	9.96	0.61	1.42	C18-21
肝脏	Liver	95	18.34	47.79	42.82	2.95	4.81	36	8.72	19.11	17.89	0.85	2.01	C22
胆囊及其他	Gallbladder etc.	6	1.16	3.02	3.09	0.07	0.61	13	3.15	6.90	5.17	0.29	0.52	C23-C24
胰腺	Pancreas	15	2.90	7.55	7.13	0.39	0.90	11	2.66	5.84	5.51	0.26	1.04	C25
喉	Larynx	0	0.00	0.00	0.00	0.00	0.00	3	0.73	1.59	1.34	0.08	0.17	C32
气管,支气管,肺	Trachea, Bronchus and Lung	78	15.06	39.24	37.13	1.58	4.93	53	12.83	28.13	26.32	1.30	3.11	C33-C34
其他胸腔器官	Other Thoracic Organs	1	0.19	0.50	0.42	0.04	0.04	2	0.48	1.06	0.93	0.05	0.14	C37-C38
骨	Bone	7	1.35	3.52	3.04	0.12	0.42	11	2.66	5.84	4.76	0.15	0.47	C40-C41
皮肤黑色素瘤	Melanoma of Skin	1	0.19	0.50	0.40	0.00	0.00	0	0.00	0.00	0.00	0.00	0.00	C43
乳房	Breast	3	0.58	1.51	1.36	0.07	0.17	41	9.93	21.76	17.88	1.54	1.72	C50
子宫颈	Cervix Uteri	-	-	-	-	-	-	29	7.02	15.39	12.24	1.08	1.25	C53
子宫体及子宫部位不明	Uterus & Unspecified	-	-	-	-	-	-	39	9.44	20.70	16.44	1.47	1.64	C54-C55
卵巢	Ovary	-	-	-	-	-	-	6	1.45	3.18	3.02	0.29	0.29	C56
前列腺	Prostate	12	2.32	6.04	5.89	0.00	0.33	-	-	-	-	-	-	C61
睾丸	Testis	0	0.00	0.00	0.00	0.00	0.00	-	-	-	-	-	-	C62
肾及泌尿系统不明	Kidney & Unspecified Urinary Organs	6	1.16	3.02	3.35	0.17	0.38	2	0.48	1.06	1.03	0.07	0.19	C64-66,68
膀胱	Bladder	18	3.47	9.05	9.02	0.64	1.06	7	1.69	3.72	3.33	0.05	0.46	C67
脑,神经系统	Brain,Central Nervous System	20	3.86	10.06	8.91	0.71	0.90	30	7.26	15.92	14.16	0.76	1.34	C70-C72
甲状腺	Thyroid Gland	1	0.19	0.50	0.47	0.05	0.05	16	3.87	8.49	7.06	0.46	0.92	C73
淋巴瘤	Lymphoma	1	0.19	0.50	0.30	0.02	0.02	0	0.00	0.00	0.00	0.00	0.00	C81-85,88,90,96
白血病	Leukaemia	12	2.32	6.04	6.67	0.29	0.59	4	0.97	2.12	1.81	0.15	0.15	C91-C95
不明及其他恶性肿瘤	All Other Sites and Unspecified	31	5.98	15.59	15.36	0.99	1.85	23	5.57	12.21	10.59	0.50	0.93	A_O
所有部位合计	All Sites	518	100.00	260.57	247.62	13.76	28.77	413	100.00	219.21	191.79	11.31	21.51	ALL
所有部位除外 C44	All Sites but C44	513	99.03	258.06	245.31	13.64	28.42	406	98.31	215.49	188.84	11.21	21.21	ALLbC44
死亡 Mortality														
口腔和咽喉(除外鼻咽癌)	Lip,Oral Cavity & Pharynx but Nasopharynx	2	0.58	1.01	0.79	0.03	0.14	0	0.00	0.00	0.00	0.00	0.00	C00-10,C12-14
鼻咽癌	Nasopharynx	2	0.58	1.01	0.89	0.08	0.08	0	0.00	0.00	0.00	0.00	0.00	C11
食管	Oesophagus	24	7.00	12.07	11.82	0.55	1.45	7	3.40	3.72	3.06	0.04	0.50	C15
胃	Stomach	77	22.45	38.73	38.30	1.50	4.13	36	17.48	19.11	16.62	0.70	1.89	C16
结直肠肛门	Colon,Rectum & Anus	23	6.71	11.57	10.45	0.66	0.87	10	4.85	5.31	4.42	0.37	0.37	C18-21
肝脏	Liver	75	21.87	37.73	34.69	2.33	3.80	22	10.68	11.68	11.15	0.46	1.33	C22
胆囊及其他	Gallbladder etc.	3	0.87	1.51	1.54	0.04	0.22	9	4.37	4.78	4.14	0.28	0.28	C23-C24
胰腺	Pancreas	7	2.04	3.52	3.37	0.10	0.40	10	4.85	5.31	4.64	0.26	0.58	C25
喉	Larynx	0	0.00	0.00	0.00	0.00	0.00	2	0.97	1.06	0.84	0.03	0.11	C32
气管,支气管,肺	Trachea, Bronchus and Lung	76	22.16	38.23	36.83	1.18	4.38	36	17.48	19.11	17.55	0.65	1.96	C33-C34
其他胸腔器官	Other Thoracic Organs	1	0.29	0.50	0.42	0.04	0.04	0	0.00	0.00	0.00	0.00	0.00	C37-C38
骨	Bone	9	2.62	4.53	4.14	0.18	0.48	6	2.91	3.18	2.65	0.21	0.32	C40-C41
皮肤黑色素瘤	Melanoma of Skin	1	0.29	0.50	0.40	0.00	0.00	0	0.00	0.00	0.00	0.00	0.00	C43
乳房	Breast	0	0.00	0.00	0.00	0.00	0.00	10	4.85	5.31	4.28	0.34	0.43	C50
子宫颈	Cervix Uteri	-	-	-	-	-	-	7	3.40	3.72	2.99	0.21	0.33	C53
子宫体及子宫部位不明	Uterus & Unspecified	-	-	-	-	-	-	6	2.91	3.18	2.85	0.32	0.32	C54-C55
卵巢	Ovary	-	-	-	-	-	-	5	2.43	2.65	2.14	0.18	0.26	C56
前列腺	Prostate	4	1.17	2.01	1.83	0.00	0.12	-	-	-	-	-	-	C61
睾丸	Testis	1	0.29	0.50	0.30	0.02	0.02	-	-	-	-	-	-	C62
肾及泌尿系统不明	Kidney & Unspecified Urinary Organs	4	1.17	2.01	1.93	0.10	0.31	3	1.46	1.59	1.85	0.10	0.10	C64-66,68
膀胱	Bladder	5	1.46	2.52	2.56	0.12	0.33	1	0.49	0.53	0.57	0.00	0.00	C67
脑,神经系统	Brain,Central Nervous System	6	1.75	3.02	2.65	0.14	0.24	13	6.31	6.90	6.80	0.56	0.56	C70-C72
甲状腺	Thyroid Gland	1	0.29	0.50	0.40	0.00	0.00	3	1.46	1.59	1.43	0.05	0.17	C73
淋巴瘤	Lymphoma	0	0.00	0.00	0.00	0.00	0.00	1	0.49	0.53	0.44	0.04	0.04	C81-85,88,90,96
白血病	Leukaemia	7	2.04	3.52	3.05	0.17	0.26	2	0.97	1.06	0.87	0.06	0.06	C91-C95
不明及其他恶性肿瘤	All Other Sites and Unspecified	15	4.37	7.55	8.06	0.42	0.81	17	8.25	9.02	8.33	0.38	0.73	A_O
所有部位合计	All Sites	343	100.00	172.54	164.41	7.65	18.08	206	100.00	109.34	97.63	5.23	10.34	ALL
所有部位除外 C44	All Sites but C44	342	99.71	172.04	163.83	7.57	18.01	199	96.60	105.62	94.08	5.13	10.01	ALLbC44

表 6-3-336 乌鲁木齐市天山区 2014 年癌症发病和死亡主要指标
Table 6-3-336 Incidence and mortality of cancer in Tianshan Qu, Ürümqi Shi, 2014

部位 Site		男性 Male						女性 Female						ICD-10
		病例数 No. cases	构成 (%)	粗率 Crude rate (1/10⁵)	世标率 ASR world (1/10⁵)	累积率 Cum.rate(%)		病例数 No. cases	构成 (%)	粗率 Crude rate (1/10⁵)	世标率 ASR world (1/10⁵)	累积率 Cum.rate(%)		
						0~64	0~74					0~64	0~74	
发病 Incidence														
口腔和咽喉(除外鼻咽癌)	Lip,Oral Cavity & Pharynx but Nasopharynx	8	1.23	3.38	1.78	0.08	0.22	5	0.69	2.02	1.85	0.18	0.18	C00-10,C12-14
鼻咽癌	Nasopharynx	4	0.61	1.69	1.36	0.12	0.12	4	0.55	1.62	1.07	0.07	0.12	C11
食管	Oesophagus	21	3.22	8.87	4.52	0.12	0.60	5	0.69	2.02	1.24	0.08	0.13	C15
胃	Stomach	75	11.50	31.67	18.51	0.94	2.28	34	4.68	13.76	7.41	0.34	0.83	C16
结直肠肛门	Colon,Rectum & Anus	62	9.51	26.18	15.86	0.76	2.04	44	6.06	17.80	10.65	0.58	1.18	C18-21
肝脏	Liver	48	7.36	20.27	12.80	0.76	1.61	28	3.86	11.33	6.51	0.36	0.75	C22
胆囊及其他	Gallbladder etc.	15	2.30	6.33	3.68	0.10	0.53	15	2.07	6.07	3.11	0.08	0.36	C23-C24
胰腺	Pancreas	15	2.30	6.33	3.83	0.20	0.55	19	2.62	7.69	4.00	0.20	0.36	C25
喉	Larynx	2	0.31	0.84	0.81	0.10	0.10	0	0.00	0.00	0.00	0.00	0.00	C32
气管,支气管,肺	Trachea, Bronchus and Lung	133	20.40	56.16	33.12	1.55	4.21	70	9.64	28.32	14.99	0.69	1.73	C33-C34
其他胸腔器官	Other Thoracic Organs	3	0.46	1.27	1.00	0.05	0.12	0	0.00	0.00	0.00	0.00	0.00	C37-C38
骨	Bone	4	0.61	1.69	1.26	0.07	0.15	3	0.41	1.21	1.39	0.06	0.12	C40-C41
皮肤黑色素瘤	Melanoma of Skin	1	0.15	0.42	0.25	0.02	0.02	1	0.14	0.40	0.22	0.00	0.05	C43
乳房	Breast	1	0.15	0.42	0.22	0.02	0.02	140	19.28	56.64	36.64	2.81	3.91	C50
子宫颈	Cervix Uteri	–	–	–	–	–	–	53	7.30	21.44	13.25	1.17	1.28	C53
子宫体及子宫部位不明	Uterus & Unspecified	–	–	–	–	–	–	22	3.03	8.90	5.50	0.44	0.65	C54-C55
卵巢	Ovary	–	–	–	–	–	–	27	3.72	10.92	8.05	0.58	0.91	C56
前列腺	Prostate	66	10.12	27.87	13.46	0.30	1.42	–	–	–	–	–	–	C61
睾丸	Testis	0	0.00	0.00	0.00	0.00	0.00	–	–	–	–	–	–	C62
肾及泌尿系统不明	Kidney & Unspecified Urinary Organs	24	3.68	10.13	6.38	0.42	0.71	19	2.62	7.69	5.04	0.30	0.52	C64-66,68
膀胱	Bladder	24	3.68	10.13	6.08	0.37	0.66	7	0.96	2.83	1.57	0.04	0.26	C67
脑,神经系统	Brain,Central Nervous System	17	2.61	7.18	4.37	0.44	0.44	31	4.27	12.54	9.00	0.55	1.04	C70-C72
甲状腺	Thyroid Gland	50	7.67	21.11	14.16	1.22	1.36	122	16.80	49.36	33.78	2.90	3.12	C73
淋巴瘤	Lymphoma	17	2.61	7.18	4.75	0.24	0.73	17	2.34	6.88	4.75	0.34	0.56	C81-85,88,90,96
白血病	Leukaemia	13	1.99	5.49	3.64	0.27	0.27	11	1.52	4.45	3.39	0.20	0.31	C91-C95
不明及其他恶性肿瘤	All Other Sites and Unspecified	49	7.52	20.69	14.35	1.05	1.61	49	6.75	19.83	10.58	0.46	0.90	A_O
所有部位合计	All Sites	652	100.00	275.33	166.17	9.19	19.74	726	100.00	293.74	183.99	12.41	19.25	ALL
所有部位除外 C44	All Sites but C44	641	98.31	270.69	163.20	8.99	19.34	719	99.04	290.91	182.79	12.39	19.18	ALLbC44
死亡 Mortality														
口腔和咽喉(除外鼻咽癌)	Lip,Oral Cavity & Pharynx but Nasopharynx	3	0.77	1.27	0.92	0.07	0.14	4	1.32	1.62	1.19	0.10	0.10	C00-10,C12-14
鼻咽癌	Nasopharynx	2	0.52	0.84	0.67	0.05	0.12	2	0.66	0.81	0.57	0.02	0.08	C11
食管	Oesophagus	15	3.87	6.33	3.80	0.11	0.48	1	0.33	0.40	0.14	0.00	0.00	C15
胃	Stomach	50	12.89	21.11	10.35	0.45	1.13	25	8.28	10.11	5.55	0.35	0.52	C16
结直肠肛门	Colon,Rectum & Anus	36	9.28	15.20	7.91	0.17	0.82	28	9.27	11.33	6.36	0.16	0.81	C18-21
肝脏	Liver	43	11.08	18.16	11.81	0.77	1.56	22	7.28	8.90	5.01	0.30	0.57	C22
胆囊及其他	Gallbladder etc.	10	2.58	4.22	2.32	0.08	0.35	16	5.30	6.47	3.32	0.14	0.36	C23-C24
胰腺	Pancreas	13	3.35	5.49	3.39	0.22	0.43	16	5.30	6.47	3.78	0.18	0.40	C25
喉	Larynx	1	0.26	0.42	0.27	0.00	0.07	0	0.00	0.00	0.00	0.00	0.00	C32
气管,支气管,肺	Trachea, Bronchus and Lung	127	32.73	53.63	30.52	0.94	3.90	56	18.54	22.66	11.22	0.40	1.16	C33-C34
其他胸腔器官	Other Thoracic Organs	1	0.26	0.42	0.14	0.00	0.00	2	0.66	0.81	0.80	0.10	0.10	C37-C38
骨	Bone	4	1.03	1.69	1.36	0.10	0.17	2	0.66	0.81	1.46	0.08	0.08	C40-C41
皮肤黑色素瘤	Melanoma of Skin	0	0.00	0.00	0.00	0.00	0.00	2	0.66	0.81	0.53	0.02	0.07	C43
乳房	Breast	0	0.00	0.00	0.00	0.00	0.00	18	5.96	7.28	4.53	0.33	0.44	C50
子宫颈	Cervix Uteri	–	–	–	–	–	–	12	3.97	4.86	2.90	0.15	0.37	C53
子宫体及子宫部位不明	Uterus & Unspecified	–	–	–	–	–	–	4	1.32	1.62	0.96	0.03	0.14	C54-C55
卵巢	Ovary	–	–	–	–	–	–	18	5.96	7.28	4.52	0.25	0.58	C56
前列腺	Prostate	19	4.90	8.02	3.96	0.02	0.32	–	–	–	–	–	–	C61
睾丸	Testis	0	0.00	0.00	0.00	0.00	0.00	–	–	–	–	–	–	C62
肾及泌尿系统不明	Kidney & Unspecified Urinary Organs	7	1.80	2.96	1.64	0.05	0.25	6	1.99	2.43	1.24	0.03	0.08	C64-66,68
膀胱	Bladder	7	1.80	2.96	1.51	0.10	0.10	7	2.32	2.83	1.51	0.05	0.21	C67
脑,神经系统	Brain,Central Nervous System	10	2.58	4.22	2.81	0.17	0.17	11	3.64	4.45	2.88	0.15	0.31	C70-C72
甲状腺	Thyroid Gland	7	1.80	2.96	1.55	0.10	0.10	7	2.32	2.83	1.65	0.11	0.16	C73
淋巴瘤	Lymphoma	7	1.80	2.96	1.56	0.07	0.20	8	2.65	3.24	1.90	0.12	0.23	C81-85,88,90,96
白血病	Leukaemia	9	2.32	3.80	2.46	0.14	0.28	7	2.32	2.83	2.12	0.14	0.19	C91-C95
不明及其他恶性肿瘤	All Other Sites and Unspecified	17	4.38	7.18	5.16	0.32	0.46	28	9.27	11.33	5.81	0.29	0.51	A_O
所有部位合计	All Sites	388	100.00	163.85	94.12	3.95	11.06	302	100.00	122.19	69.96	3.49	7.48	ALL
所有部位除外 C44	All Sites but C44	386	99.48	163.00	93.48	3.95	10.99	299	99.01	120.98	69.35	3.47	7.40	ALLbC44

表 6-3-337 克拉玛依市 2014 年癌症发病和死亡主要指标
Table 6-3-337 Incidence and mortality of cancer in Karamay Shi, 2014

部位 Site		男性 Male						女性 Female						ICD-10
		病例数 No. cases	构成 (%)	粗率 Crude rate (1/10⁵)	世标率 ASR world (1/10⁵)	累积率 Cum.rate(%)		病例数 No. cases	构成 (%)	粗率 Crude rate (1/10⁵)	世标率 ASR world (1/10⁵)	累积率 Cum.rate(%)		
						0~64	0~74					0~64	0~74	
发病 Incidence														
口腔和咽喉(除外鼻咽癌)	Lip,Oral Cavity & Pharynx but Nasopharynx	4	1.44	2.67	1.05	0.04	0.04	5	1.87	3.41	2.20	0.13	0.32	C00-10,C12-14
鼻咽癌	Nasopharynx	0	0.00	0.00	0.00	0.00	0.00	2	0.75	1.36	0.82	0.07	0.07	C11
食管	Oesophagus	13	4.69	8.67	5.94	0.31	0.75	3	1.12	2.05	1.30	0.06	0.15	C15
胃	Stomach	22	7.94	14.68	10.24	0.78	1.11	10	3.73	6.82	4.42	0.19	0.28	C16
结直肠肛门	Colon,Rectum & Anus	29	10.47	19.35	12.92	0.69	1.61	19	7.09	12.95	9.27	0.32	1.13	C18-21
肝脏	Liver	31	11.19	20.68	15.79	0.65	2.34	7	2.61	4.77	2.83	0.08	0.36	C22
胆囊及其他	Gallbladder etc.	3	1.08	2.00	1.77	0.00	0.14	5	1.87	3.41	1.87	0.06	0.23	C23-C24
胰腺	Pancreas	10	3.61	6.67	4.74	0.13	0.59	6	2.24	4.09	2.99	0.06	0.33	C25
喉	Larynx	0	0.00	0.00	0.00	0.00	0.00	1	0.37	0.68	0.45	0.06	0.06	C32
气管,支气管,肺	Trachea, Bronchus and Lung	54	19.49	36.03	24.71	1.21	3.36	26	9.70	17.72	12.00	0.46	1.54	C33-C34
其他胸腔器官	Other Thoracic Organs	0	0.00	0.00	0.00	0.00	0.00	1	0.37	0.68	1.18	0.07	0.07	C37-C38
骨	Bone	5	1.81	3.34	1.43	0.09	0.09	1	0.37	0.68	0.35	0.03	0.03	C40-C41
皮肤黑色素瘤	Melanoma of Skin	0	0.00	0.00	0.00	0.00	0.00	0	0.00	0.00	0.00	0.00	0.00	C43
乳房	Breast	2	0.72	1.33	0.89	0.10	0.10	44	16.42	29.99	18.61	1.44	2.26	C50
子宫颈	Cervix Uteri	−	−	−	−	−	−	6	2.24	4.09	2.54	0.18	0.28	C53
子宫体及子宫部位不明	Uterus & Unspecified	−	−	−	−	−	−	9	3.36	6.14	3.93	0.39	0.48	C54-C55
卵巢	Ovary	−	−	−	−	−	−	9	3.36	6.14	4.38	0.34	0.61	C56
前列腺	Prostate	9	3.25	6.00	2.79	0.06	0.23	−	−	−	−	−	−	C61
睾丸	Testis	0	0.00	0.00	0.00	0.00	0.00	−	−	−	−	−	−	C62
肾及泌尿系统不明	Kidney & Unspecified Urinary Organs	5	1.81	3.34	2.54	0.00	0.33	6	2.24	4.09	3.54	0.14	0.32	C64-66,68
膀胱	Bladder	9	3.25	6.00	4.76	0.20	0.20	1	0.37	0.68	0.35	0.00	0.09	C67
脑,神经系统	Brain,Central Nervous System	4	1.44	2.67	1.29	0.10	0.10	3	1.12	2.05	1.12	0.07	0.07	C70-C72
甲状腺	Thyroid Gland	52	18.77	34.69	22.19	2.06	2.06	83	30.97	56.58	34.27	2.97	3.25	C73
淋巴瘤	Lymphoma	9	3.25	6.00	3.33	0.17	0.17	6	2.24	4.09	2.60	0.09	0.27	C81-85,88,90,96
白血病	Leukaemia	6	2.17	4.00	4.17	0.13	0.26	6	2.24	4.09	3.34	0.23	0.23	C91-C95
不明及其他恶性肿瘤	All Other Sites and Unspecified	10	3.61	6.67	5.27	0.21	0.67	9	3.36	6.14	4.23	0.13	0.32	A_O
所有部位合计	All Sites	277	100.00	184.81	125.83	6.92	14.14	268	100.00	182.69	118.59	7.56	12.76	ALL
所有部位除外 C44	All Sites but C44	275	99.28	183.47	124.35	6.92	13.84	262	97.76	178.60	115.35	7.48	12.50	ALLbC44
死亡 Mortality														
口腔和咽喉(除外鼻咽癌)	Lip,Oral Cavity & Pharynx but Nasopharynx	1	0.66	0.67	0.42	0.04	0.04	1	1.02	0.68	0.58	0.00	0.10	C00-10,C12-14
鼻咽癌	Nasopharynx	1	0.66	0.67	0.47	0.06	0.06	1	1.02	0.68	0.27	0.00	0.00	C11
食管	Oesophagus	7	4.61	4.67	2.28	0.03	0.16	4	4.08	2.73	1.60	0.16	0.16	C15
胃	Stomach	22	14.47	14.68	9.63	0.38	1.17	6	6.12	4.09	2.28	0.15	0.24	C16
结直肠肛门	Colon,Rectum & Anus	8	5.26	5.34	2.63	0.09	0.26	7	7.14	4.77	2.68	0.08	0.44	C18-21
肝脏	Liver	20	13.16	13.34	10.16	0.49	0.96	8	8.16	5.45	2.89	0.13	0.48	C22
胆囊及其他	Gallbladder etc.	1	0.66	0.67	0.65	0.00	0.16	3	3.06	2.05	1.07	0.06	0.14	C23-C24
胰腺	Pancreas	9	5.92	6.00	3.94	0.03	0.35	2	2.04	1.36	0.93	0.00	0.18	C25
喉	Larynx	0	0.00	0.00	0.00	0.00	0.00	0	0.00	0.00	0.00	0.00	0.00	C32
气管,支气管,肺	Trachea, Bronchus and Lung	55	36.18	36.69	22.54	0.61	2.47	27	27.55	18.41	12.78	0.41	1.52	C33-C34
其他胸腔器官	Other Thoracic Organs	1	0.66	0.67	0.32	0.03	0.03	0	0.00	0.00	0.00	0.00	0.00	C37-C38
骨	Bone	1	0.66	0.67	0.21	0.00	0.00	3	3.06	2.05	1.20	0.03	0.13	C40-C41
皮肤黑色素瘤	Melanoma of Skin	0	0.00	0.00	0.00	0.00	0.00	1	1.02	0.68	0.35	0.00	0.09	C43
乳房	Breast	0	0.00	0.00	0.00	0.00	0.00	3	3.06	2.05	1.28	0.10	0.19	C50
子宫颈	Cervix Uteri	−	−	−	−	−	−	4	4.08	2.73	1.80	0.07	0.26	C53
子宫体及子宫部位不明	Uterus & Unspecified	−	−	−	−	−	−	2	2.04	1.36	0.78	0.07	0.07	C54-C55
卵巢	Ovary	−	−	−	−	−	−	5	5.10	3.41	2.59	0.28	0.37	C56
前列腺	Prostate	1	0.66	0.67	0.74	0.00	0.00	−	−	−	−	−	−	C61
睾丸	Testis	0	0.00	0.00	0.00	0.00	0.00	−	−	−	−	−	−	C62
肾及泌尿系统不明	Kidney & Unspecified Urinary Organs	1	0.66	0.67	0.29	0.00	0.00	2	2.04	1.36	2.02	0.07	0.07	C64-66,68
膀胱	Bladder	2	1.32	1.33	1.26	0.06	0.06	0	0.00	0.00	0.00	0.00	0.00	C67
脑,神经系统	Brain,Central Nervous System	4	2.63	2.67	2.49	0.11	0.11	6	6.12	4.09	2.34	0.14	0.23	C70-C72
甲状腺	Thyroid Gland	1	0.66	0.67	0.65	0.00	0.16	1	1.02	0.68	0.35	0.03	0.03	C73
淋巴瘤	Lymphoma	8	5.26	5.34	5.43	0.23	0.53	3	3.06	2.05	1.87	0.04	0.13	C81-85,88,90,96
白血病	Leukaemia	2	1.32	1.33	1.24	0.04	0.18	2	2.04	1.36	0.93	0.04	0.04	C91-C95
不明及其他恶性肿瘤	All Other Sites and Unspecified	7	4.61	4.67	3.35	0.06	0.53	7	7.14	4.77	3.80	0.28	0.46	A_O
所有部位合计	All Sites	152	100.00	101.41	68.70	2.27	7.23	98	100.00	66.81	44.42	2.14	5.32	ALL
所有部位除外 C44	All Sites but C44	150	98.68	100.08	67.76	2.27	7.06	98	100.00	66.81	44.42	2.14	5.32	ALLbC44

表 6-3-338 农七师 2014 年癌症发病和死亡主要指标
Table 6-3-338 Incidence and mortality of cancer in Di Qi Shi, 2014

部位 Site		男性 Male						女性 Female						ICD-10
		病例数 No. cases	构成 (%)	粗率 Crude rate (1/10⁵)	世标率 ASR world (1/10⁵)	累积率 Cum.rate(%) 0~64	0~74	病例数 No. cases	构成 (%)	粗率 Crude rate (1/10⁵)	世标率 ASR world (1/10⁵)	累积率 Cum.rate(%) 0~64	0~74	
发病 Incidence														
口腔和咽喉(除外鼻咽癌)	Lip,Oral Cavity & Pharynx but Nasopharynx	2	1.12	2.26	1.34	0.12	0.12	2	1.17	2.28	1.23	0.09	0.09	C00-10,C12-14
鼻咽癌	Nasopharynx	5	2.79	5.64	3.78	0.31	0.45	0	0.00	0.00	0.00	0.00	0.00	C11
食管	Oesophagus	15	8.38	16.93	8.66	0.52	0.89	5	2.92	5.70	2.42	0.00	0.42	C15
胃	Stomach	23	12.85	25.97	14.17	1.07	1.33	11	6.43	12.54	6.63	0.33	0.98	C16
结直肠肛门	Colon,Rectum & Anus	24	13.41	27.10	13.59	0.75	1.53	14	8.19	15.95	7.70	0.22	0.97	C18-21
肝脏	Liver	36	20.11	40.64	23.77	1.97	2.88	17	9.94	19.37	10.75	0.28	1.29	C22
胆囊及其他	Gallbladder etc.	0	0.00	0.00	0.00	0.00	0.00	1	0.58	1.14	0.55	0.00	0.14	C23–C24
胰腺	Pancreas	2	1.12	2.26	1.08	0.00	0.12	2	1.17	2.28	1.19	0.00	0.20	C25
喉	Larynx	0	0.00	0.00	0.00	0.00	0.00	0	0.00	0.00	0.00	0.00	0.00	C32
气管,支气管,肺	Trachea, Bronchus and Lung	41	22.91	46.29	21.77	0.78	2.59	27	15.79	30.77	13.80	0.25	1.79	C33–C34
其他胸腔器官	Other Thoracic Organs	1	0.56	1.13	0.39	0.00	0.00	0	0.00	0.00	0.00	0.00	0.00	C37–C38
骨	Bone	1	0.56	1.13	0.74	0.07	0.07	0	0.00	0.00	0.00	0.00	0.00	C40–C41
皮肤黑色素瘤	Melanoma of Skin	0	0.00	0.00	0.00	0.00	0.00	0	0.00	0.00	0.00	0.00	0.00	C43
乳房	Breast	2	1.12	2.26	1.51	0.17	0.17	56	32.75	63.82	35.93	2.96	3.77	C50
子宫颈	Cervix Uteri	–	–	–	–	–	–	4	2.34	4.56	2.15	0.05	0.25	C53
子宫体及子宫部位不明	Uterus & Unspecified	–	–	–	–	–	–	7	4.09	7.98	4.72	0.36	0.60	C54–C55
卵巢	Ovary	–	–	–	–	–	–	4	2.34	4.56	2.71	0.29	0.29	C56
前列腺	Prostate	3	1.68	3.39	1.14	0.00	0.00	–	–	–	–	–	–	C61
睾丸	Testis	1	0.56	1.13	0.56	0.05	0.05	–	–	–	–	–	–	C62
肾及泌尿系统不明	Kidney & Unspecified Urinary Organs	2	1.12	2.26	1.27	0.07	0.21	3	1.75	3.42	2.13	0.25	0.25	C64–66,68
膀胱	Bladder	6	3.35	6.77	3.58	0.05	0.68	4	2.34	4.56	2.74	0.19	0.33	C67
脑,神经系统	Brain,Central Nervous System	2	1.12	2.26	2.37	0.15	0.15	0	0.00	0.00	0.00	0.00	0.00	C70–C72
甲状腺	Thyroid Gland	1	0.56	1.13	0.53	0.00	0.13	7	4.09	7.98	4.92	0.48	0.61	C73
淋巴瘤	Lymphoma	3	1.68	3.39	1.47	0.09	0.09	3	1.75	3.42	1.94	0.15	0.25	C81–85,88,90,96
白血病	Leukaemia	2	1.12	2.26	4.11	0.22	0.22	0	0.00	0.00	0.00	0.00	0.00	C91–C95
不明及其他恶性肿瘤	All Other Sites and Unspecified	7	3.91	7.90	4.27	0.19	0.43	4	2.34	4.56	2.38	0.09	0.36	A_O
所有部位合计	All Sites	179	100.00	202.09	110.09	6.58	12.10	171	100.00	194.87	103.90	5.97	12.58	ALL
所有部位除外 C44	All Sites but C44	175	97.77	197.57	107.64	6.46	11.86	170	99.42	193.73	103.48	5.97	12.58	ALLbC44
死亡 Mortality														
口腔和咽喉(除外鼻咽癌)	Lip,Oral Cavity & Pharynx but Nasopharynx	2	1.25	2.26	1.08	0.00	0.12	0	0.00	0.00	0.00	0.00	0.00	C00-10,C12-14
鼻咽癌	Nasopharynx	1	0.63	1.13	0.35	0.00	0.00	0	0.00	0.00	0.00	0.00	0.00	C11
食管	Oesophagus	14	8.75	15.81	8.48	0.54	0.92	7	8.75	7.98	3.72	0.11	0.52	C15
胃	Stomach	20	12.50	22.58	10.23	0.52	0.65	3	3.75	3.42	1.92	0.15	0.15	C16
结直肠肛门	Colon,Rectum & Anus	5	3.13	5.64	2.06	0.00	0.13	8	10.00	9.12	4.28	0.11	0.62	C18-21
肝脏	Liver	53	33.13	59.84	33.91	2.31	3.58	22	27.50	25.07	12.43	0.42	1.65	C22
胆囊及其他	Gallbladder etc.	0	0.00	0.00	0.00	0.00	0.00	3	3.75	3.42	1.39	0.00	0.10	C23–C24
胰腺	Pancreas	0	0.00	0.00	0.00	0.00	0.00	1	1.25	1.14	0.59	0.00	0.10	C25
喉	Larynx	2	1.25	2.26	0.92	0.00	0.13	0	0.00	0.00	0.00	0.00	0.00	C32
气管,支气管,肺	Trachea, Bronchus and Lung	40	25.00	45.16	21.90	1.03	2.44	22	27.50	25.07	11.87	0.42	1.14	C33–C34
其他胸腔器官	Other Thoracic Organs	1	0.63	1.13	0.39	0.00	0.00	0	0.00	0.00	0.00	0.00	0.00	C37–C38
骨	Bone	1	0.63	1.13	0.72	0.00	0.12	0	0.00	0.00	0.00	0.00	0.00	C40–C41
皮肤黑色素瘤	Melanoma of Skin	0	0.00	0.00	0.00	0.00	0.00	0	0.00	0.00	0.00	0.00	0.00	C43
乳房	Breast	0	0.00	0.00	0.00	0.00	0.00	3	3.75	3.42	2.29	0.22	0.22	C50
子宫颈	Cervix Uteri	–	–	–	–	–	–	1	1.25	1.14	0.38	0.00	0.00	C53
子宫体及子宫部位不明	Uterus & Unspecified	–	–	–	–	–	–	0	0.00	0.00	0.00	0.00	0.00	C54–C55
卵巢	Ovary	–	–	–	–	–	–	0	0.00	0.00	0.00	0.00	0.00	C56
前列腺	Prostate	2	1.25	2.26	0.79	0.00	0.00	–	–	–	–	–	–	C61
睾丸	Testis	0	0.00	0.00	0.00	0.00	0.00	–	–	–	–	–	–	C62
肾及泌尿系统不明	Kidney & Unspecified Urinary Organs	3	1.88	3.39	2.27	0.17	0.29	1	1.25	1.14	0.55	0.00	0.14	C64–66,68
膀胱	Bladder	2	1.25	2.26	0.74	0.00	0.12	1	1.25	1.14	0.85	0.11	0.11	C67
脑,神经系统	Brain,Central Nervous System	4	2.50	4.52	2.17	0.14	0.27	2	2.50	2.28	2.83	0.14	0.14	C70–C72
甲状腺	Thyroid Gland	2	1.25	2.26	0.74	0.00	0.00	0	0.00	0.00	0.00	0.00	0.00	C73
淋巴瘤	Lymphoma	3	1.88	3.39	1.87	0.10	0.10	2	2.50	2.28	1.19	0.00	0.20	C81–85,88,90,96
白血病	Leukaemia	2	1.25	2.26	0.91	0.04	0.04	2	2.50	2.28	1.91	0.09	0.09	C91–C95
不明及其他恶性肿瘤	All Other Sites and Unspecified	3	1.88	3.39	1.81	0.06	0.18	2	2.50	2.28	0.93	0.00	0.14	A_O
所有部位合计	All Sites	160	100.00	180.64	91.35	4.90	8.98	80	100.00	91.17	47.14	1.76	5.31	ALL
所有部位除外 C44	All Sites but C44	160	100.00	180.64	91.35	4.90	8.98	79	98.75	90.03	46.58	1.76	5.17	ALLbC44

表 6-3-339 石河子市 2014 年癌症发病和死亡主要指标
Table 6-3-339 Incidence and mortality of cancer in Shihezi Shi, 2014

部位 / Site		男性 Male						女性 Female						ICD-10
		病例数 No. cases	构成 (%)	粗率 Crude rate (1/10⁵)	世标率 ASR world (1/10⁵)	累积率 Cum.rate(%) 0~64	0~74	病例数 No. cases	构成 (%)	粗率 Crude rate (1/10⁵)	世标率 ASR world (1/10⁵)	累积率 Cum.rate(%) 0~64	0~74	
发病 Incidence														
口腔和咽喉(除外鼻咽癌)	Lip,Oral Cavity & Pharynx but Nasopharynx	13	1.51	4.48	2.68	0.23	0.30	4	0.51	1.39	0.75	0.05	0.08	C00–10,C12–14
鼻咽癌	Nasopharynx	7	0.81	2.41	1.19	0.10	0.13	7	0.89	2.43	1.26	0.07	0.16	C11
食管	Oesophagus	22	2.55	7.58	4.00	0.19	0.53	17	2.16	5.90	2.74	0.13	0.37	C15
胃	Stomach	129	14.97	44.45	24.18	1.29	3.06	41	5.21	14.23	6.97	0.36	0.90	C16
结直肠肛门	Colon,Rectum & Anus	148	17.17	51.00	27.52	1.60	3.42	86	10.93	29.84	15.55	0.99	2.09	C18–21
肝脏	Liver	129	14.97	44.45	25.95	1.78	3.16	52	6.61	18.05	10.40	0.58	1.30	C22
胆囊及其他	Gallbladder etc.	23	2.67	7.93	5.29	0.27	0.68	13	1.65	4.51	2.00	0.10	0.25	C23–C24
胰腺	Pancreas	12	1.39	4.14	2.01	0.04	0.33	5	0.64	1.74	1.04	0.04	0.13	C25
喉	Larynx	1	0.12	0.34	0.33	0.04	0.04	1	0.13	0.35	0.30	0.04	0.04	C32
气管,支气管,肺	Trachea, Bronchus and Lung	142	16.47	48.93	25.07	1.17	3.14	181	23.00	62.81	33.02	2.42	3.88	C33–C34
其他胸腔器官	Other Thoracic Organs	0	0.00	0.00	0.00	0.00	0.00	4	0.51	1.39	0.75	0.07	0.10	C37–C38
骨	Bone	1	0.12	0.34	0.24	0.03	0.03	1	0.13	0.35	0.27	0.03	0.03	C40–C41
皮肤黑色素瘤	Melanoma of Skin	0	0.00	0.00	0.00	0.00	0.00	0	0.00	0.00	0.00	0.00	0.00	C43
乳房	Breast	0	0.00	0.00	0.00	0.00	0.00	203	25.79	70.45	41.82	3.74	4.46	C50
子宫颈	Cervix Uteri	–	–	–	–	–	–	43	5.46	14.92	8.64	0.77	0.89	C53
子宫体及子宫部位不明	Uterus & Unspecified	–	–	–	–	–	–	13	1.65	4.51	2.70	0.22	0.25	C54–C55
卵巢	Ovary	–	–	–	–	–	–	20	2.54	6.94	3.80	0.33	0.41	C56
前列腺	Prostate	49	5.68	16.89	8.06	0.44	1.05	–	–	–	–	–	–	C61
睾丸	Testis	1	0.12	0.34	0.13	0.00	0.03	–	–	–	–	–	–	C62
肾及泌尿系统不明	Kidney & Unspecified Urinary Organs	16	1.86	5.51	3.76	0.24	0.46	15	1.91	5.21	4.27	0.27	0.43	C64–66,68
膀胱	Bladder	17	1.97	5.86	4.69	0.27	0.41	20	2.54	6.94	3.79	0.33	0.45	C67
脑,神经系统	Brain,Central Nervous System	6	0.70	2.07	1.14	0.12	0.12	3	0.38	1.04	0.94	0.05	0.08	C70–C72
甲状腺	Thyroid Gland	10	1.16	3.45	2.55	0.26	0.26	20	2.54	6.94	4.81	0.44	0.47	C73
淋巴瘤	Lymphoma	13	1.51	4.48	3.92	0.22	0.38	7	0.89	2.43	2.61	0.18	0.24	C81–85,88,90,96
白血病	Leukaemia	2	0.23	0.69	0.27	0.02	0.02	2	0.25	0.69	0.61	0.08	0.08	C91–C95
不明及其他恶性肿瘤	All Other Sites and Unspecified	121	14.04	41.70	22.00	1.11	2.75	29	3.68	10.06	5.55	0.44	0.68	A_O
所有部位合计	All Sites	862	100.00	297.04	164.99	9.43	20.30	787	100.00	273.11	154.59	11.71	17.77	ALL
所有部位除外 C44	All Sites but C44	862	100.00	297.04	164.99	9.43	20.30	787	100.00	273.11	154.59	11.71	17.77	ALLbC44
死亡 Mortality														
口腔和咽喉(除外鼻咽癌)	Lip,Oral Cavity & Pharynx but Nasopharynx	7	0.91	2.41	1.17	0.05	0.14	4	1.01	1.39	0.71	0.03	0.09	C00–10,C12–14
鼻咽癌	Nasopharynx	10	1.30	3.45	1.66	0.02	0.24	0	0.00	0.00	0.00	0.00	0.00	C11
食管	Oesophagus	26	3.39	8.96	4.22	0.26	0.39	18	4.53	6.25	2.04	0.03	0.11	C15
胃	Stomach	96	12.50	33.08	17.05	0.90	2.18	35	8.82	12.15	4.71	0.16	0.51	C16
结直肠肛门	Colon,Rectum & Anus	82	10.68	28.26	14.52	0.84	1.84	43	10.83	14.92	7.81	0.52	1.00	C18–21
肝脏	Liver	118	15.36	40.66	20.45	1.02	2.33	30	7.56	10.41	5.22	0.24	0.62	C22
胆囊及其他	Gallbladder etc.	6	0.78	2.07	1.45	0.07	0.21	11	2.77	3.82	1.68	0.09	0.18	C23–C24
胰腺	Pancreas	25	3.26	8.61	4.42	0.24	0.62	10	2.52	3.47	1.87	0.11	0.17	C25
喉	Larynx	8	1.04	2.76	1.32	0.07	0.14	3	0.76	1.04	0.48	0.03	0.06	C32
气管,支气管,肺	Trachea, Bronchus and Lung	163	21.22	56.17	28.03	1.22	3.51	64	16.12	22.21	10.11	0.47	1.20	C33–C34
其他胸腔器官	Other Thoracic Organs	0	0.00	0.00	0.00	0.00	0.00	2	0.50	0.69	0.19	0.00	0.00	C37–C38
骨	Bone	0	0.00	0.00	0.00	0.00	0.00	1	0.25	0.35	0.27	0.03	0.03	C40–C41
皮肤黑色素瘤	Melanoma of Skin	0	0.00	0.00	0.00	0.00	0.00	2	0.50	0.69	0.30	0.00	0.06	C43
乳房	Breast	3	0.39	1.03	0.60	0.06	0.06	40	10.08	13.88	6.16	0.32	0.64	C50
子宫颈	Cervix Uteri	–	–	–	–	–	–	10	2.52	3.47	1.41	0.04	0.13	C53
子宫体及子宫部位不明	Uterus & Unspecified	–	–	–	–	–	–	10	2.52	3.47	1.48	0.07	0.16	C54–C55
卵巢	Ovary	–	–	–	–	–	–	12	3.02	4.16	1.98	0.15	0.26	C56
前列腺	Prostate	28	3.65	9.65	5.35	0.36	0.63	–	–	–	–	–	–	C61
睾丸	Testis	1	0.13	0.34	0.09	0.00	0.00	–	–	–	–	–	–	C62
肾及泌尿系统不明	Kidney & Unspecified Urinary Organs	14	1.82	4.82	2.48	0.16	0.28	6	1.51	2.08	0.80	0.04	0.07	C64–66,68
膀胱	Bladder	12	1.56	4.14	1.77	0.06	0.22	2	0.50	0.69	0.30	0.02	0.02	C67
脑,神经系统	Brain,Central Nervous System	4	0.52	1.38	0.50	0.03	0.03	5	1.26	1.74	0.88	0.04	0.10	C70–C72
甲状腺	Thyroid Gland	4	0.52	1.38	0.59	0.05	0.05	2	0.50	0.69	0.23	0.00	0.00	C73
淋巴瘤	Lymphoma	17	2.21	5.86	3.31	0.21	0.39	11	2.77	3.82	1.71	0.10	0.22	C81–85,88,90,96
白血病	Leukaemia	28	3.65	9.65	4.73	0.27	0.59	15	3.78	5.21	2.36	0.09	0.21	C91–C95
不明及其他恶性肿瘤	All Other Sites and Unspecified	116	15.10	39.97	18.45	0.82	2.32	61	15.37	21.17	9.35	0.52	0.82	A_O
所有部位合计	All Sites	768	100.00	264.65	132.17	6.68	16.17	397	100.00	137.77	62.06	3.10	6.67	ALL
所有部位除外 C44	All Sites but C44	767	99.87	264.30	132.04	6.68	16.13	397	100.00	137.77	62.06	3.10	6.67	ALLbC44